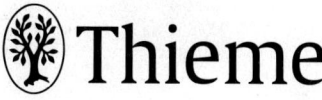

Pharmakologie und Toxikologie

Arzneimittelwirkungen verstehen – Medikamente gezielt einsetzen

Heinz Lüllmann
Klaus Mohr
Martin Wehling

15., komplett überarbeitete Auflage
1. Auflage begründet von Gustav Kuschinsky und Heinz Lüllmann

259 Abbildungen, 47 Tabellen

Georg Thieme Verlag Stuttgart · New York

em. Prof. Dr. med. Heinz Lüllmann
Institut für Pharmakologie der Universität
Hospitalstraße 4
24105 Kiel

Prof. Dr. med. Klaus Mohr
Pharmazeutisches Institut der Universität
Abteilung für Pharmakologie und Toxikologie
An der Immenburg 4
53121 Bonn

Prof. Dr. med. Martin Wehling
Universität Heidelberg
Fakultät für klinische Medizin, Mannheim
Institut für klinische Pharmakologie
Theodor-Kutzer-Ufer
68167 Mannheim

1. Auflage 1964
  1. Nachdruck 1964
  2. Nachdruck 1964
2. Auflage 1966
3. Auflage 1967
4. Auflage 1970
5. Auflage 1972
6. Auflage 1974
7. Auflage 1976
8. Auflage 1978
9. Auflage 1981
  1. Nachdruck 1983
10. Auflage 1984
11. Auflage 1987
  1. Nachdruck 1989
12. Auflage 1989
13. Auflage 1993
14. Auflage 1999

1. englische Auflage 1973

1. spanische Auflage 1967
  1. Nachdruck 1968
  2. Nachdruck 1969
2. spanische Auflage 1974
  1. Nachdruck 1975

1. italienische Auflage 1968
2. italienische Auflage 1970
3. italienische Auflage 1974
4. italienische Auflage 1998
5. italienische Auflage 2001

1. japanische Auflage 1968
2. japanische Auflage 1971
  1. Nachdruck 1972
  2. Nachdruck 1973
  3. Nachdruck 1974
3. japanische Auflage 1977
1. türkische Auflage 1989
1. tschechische Auflage 2001

Zeichnungen: Ruth Hammelehle, Kirchheim
Umschlaggestaltung: Thieme Verlagsgruppe

© 1964, 2003 Georg Thieme Verlag, Rüdigerstraße 14,
D-70469 Stuttgart
Unsere Homepage: http://www.thieme.de
Printed in Germany

Satz: Druckhaus Götz GmbH, D-71636 Ludwigsburg

Druck: BAWA Print & Partner GmbH, München

ISBN 3-13-368515-5   1 2 3 4 5 6

Bibliografische Information Der Deutschen Bibliothek
Die Deutsche Bibliothek verzeichnet diese Publikation in
der Deutschen Nationalbibliografie; detaillierte bibliografische
Daten sind im Internet über http://dnb.ddb.de abrufbar.

Wichtiger Hinweis:

Wie jede Wissenschaft ist die Medizin ständigen Entwicklungen
unterworfen. Forschung und klinische Erfahrung erweitern unsere Erkenntnisse, insbesondere was Behandlung und medikamentöse Therapie anbelangt. Soweit in diesem Werk eine Dosierung oder eine Applikation erwähnt wird, darf der Leser zwar
darauf vertrauen, dass Autoren, Herausgeber und Verlag große
Sorgfalt darauf verwandt haben, dass diese Angabe **dem Wissensstand bei Fertigstellung des Werkes** entspricht.

Für Angaben über Dosierungsanweisungen und Applikationsformen kann vom Verlag jedoch keine Gewähr übernommen
werden. **Jeder Benutzer ist angehalten,** durch sorgfältige Prüfung der Beipackzettel der verwendeten Präparate und gegebenenfalls nach Konsultation eines Spezialisten festzustellen, ob
die dort gegebene Empfehlung für Dosierungen oder die Beachtung von Kontraindikationen gegenüber der Angabe in diesem
Buch abweicht. Eine solche Prüfung ist besonders wichtig bei
selten verwendeten Präparaten oder solchen, die neu auf den
Markt gebracht worden sind. **Jede Dosierung oder Applikation
erfolgt auf eigene Gefahr des Benutzers.** Autoren und Verlag
appellieren an jeden Benutzer, ihm etwa auffallende Ungenau-
igkeiten dem Verlag mitzuteilen.

Internationale Freinamen für Pharmaka erscheinen im Text in
normaler oder fett hervorgehobener Schrift, Handelspräparate
erscheinen durchweg kursiv. Wenn es sich bei dem Präparat um
einen geschützten Warennamen handelt, ist dieser mit ® versehen.

Ein Arzneimittel, von dem behauptet wird, dass es keine Nebenwirkungen habe, steht im dringenden Verdacht, auch keine Hauptwirkung zu besitzen.

Gustav Kuschinsky

Ein Wort vorweg…

…zur Zielsetzung und zur Auswahl des Inhalts

Der Wissenszuwachs wird in allen Fächern der Medizin und verwandter Wissenschaften von Jahr zu Jahr größer, dies gilt für die Pharmakologie und insbesondere auch für die Arzneimitteltherapie. Die Informationsflut, die auf die Studierenden und therapeutisch tätigen Ärzte eindringt, ist nur einigermaßen zu bewältigen, wenn der Stoff auf gesicherte Erfahrung beschränkt bleibt, verständlich dargelegt und kritisch bewertet wird. So haben wir uns wieder bemüht, eine aktuelle, didaktisch klar und übersichtlich gegliederte Darstellung unseres Fachgebietes vorzulegen, die sich am **pharmako-therapeutisch Wesentlichen** ausrichtet. Molekularbiologische und gentechnische Methoden haben tiefe Einblicke in Lebensvorgänge ermöglicht. Aber nur diejenigen Ergebnisse aus diesen Fachgebieten können in einem Lehrbuch der Pharmakologie und Toxikologie, das sich der Arzneimittel-Therapie widmet, herangezogen werden, die zum Verständnis der Wirkung von Heilmitteln notwendig sind.

Es ist uns weiterhin ein Anliegen, bei den Studierenden und jungen Ärzten eine **„pharmakologische Denkungsart"** zu induzieren, den Leser zu prägen. Aufgrund der raschen Entwicklung und des dauernden Wandels im Arzneimittelwesen müssen Sie sich im Berufsleben ständig neu orientieren und durch eine kritische pharmakologische Analyse Entschlüsse fassen können. Der Arzneimittelmarkt ist in Deutschland besonders kompliziert durch das Übermaß an Präparaten und die Schwierigkeit, sich objektiv zu informieren.

Nicht nur die Fülle an pharmakotherapeutischem Wissen zwingt zu einer **rationalen Arzneimitteltherapie**, sondern auch nichtmedizinische ökonomische Gesichtspunkte beeinflussen das ärztliche Handeln und Verordnen. Die Folgerungen für jeden Therapeuten werden – mehr den je – sein müssen:

- nur notwendige Wirkstoffe, deren Effektivität gesichert ist, zu verordnen und diejenigen Präparate fortzulassen, deren Nutzen fraglich ist;
- das preisgünstigste Präparat auszuwählen, wenn ein Wirkstoff (nach Ablauf des Patentschutzes) unter mehreren Handelsnamen und als Generikum angeboten wird;
- überflüssige Analogpräparate zu meiden, die nichts Neues bringen, aber den Markt verzerren und die Kosten erhöhen;
- Mischpräparate mit großer Zurückhaltung zu verordnen;
- seine Kenntnisse aus unabhängigen Quellen zu erweitern und der Fortentwicklung anzupassen.

Wir hoffen, dass die Betonung **therapeutischer Aspekte**, wie sie im Text und in den Tabellen „Notwendiger Wirkstoffe" zum Ausdruck kommt, die Studierenden motiviert, sich mit der Pharmakologie als einer Grundlage ärztlichen Handelns zu befassen, und für Ärzte eine Hilfe in ihren täglich notwendigen Entscheidungen bedeutet. Die Pharmakologie findet ihre Erfüllung in einer optimalen Arzneimitteltherapie kranker oder gefährdeter Menschen. Diese optimale Therapie kann nur von der Gesamtheit kritischer Ärzte entwickelt werden, daher ist es eine kluge Bescheidenheit, wenn ein Therapeut zuerst einmal das Wissen und die Erfahrungen seiner weltweiten Kollegenschaft übernimmt. Unsere so häufig berufene „Therapie-Freiheit" darf nur *eines* bedeuten, nämlich den besten Wirkstoff anzuwenden.

...zum didaktischen Konzept und zur Gestaltung

Wir möchten Ihnen einen möglichst direkten Zugriff auf die Inhalte bieten und die Orientierung in der Fülle des dargebotenen Wissens erleichtern. Folgende „Bausteine" sollen dazu beitragen:

Überblick

Der Überblick fasst die wichtigsten Informationen zu den im nachfolgenden Text behandelten Arzneistoffgruppen zusammen und gibt Ihnen damit eine Einführung in das Thema. Er dient aber auch zur Festigung des Wissens, indem Sie ihn bei der Wiederholung des gelernten Stoffes als Merkhilfe einsetzen können.

Haupttext

Der Haupttext liefert das für das Medizinstudium notwendige pharmakologische Grundlagenwissen und für den Therapeuten aktuelle Informationen zu den einzelnen Arzneistoffen. Bei der Beschreibung der Wirkstoffe haben wir, wo immer möglich, die wesentlichen Merkmale anhand einer **Leitsubstanz** dargestellt. Analogsubstanzen werden möglichst knapp beschrieben, um unnötige Wiederholungen zu vermeiden.

Zur raschen Orientierung sind

- **Wirkungsweise**,
- **Pharmakokinetik**,
- **Anwendung** und
- **Nebenwirkungen**

durch Farbdreiecke gekennzeichnet.

Abschnitte mit kleinem Schrifttyp geben weniger wichtige Inhalte wieder, wie bespielsweise Informationen zu veralteten Medikamenten oder seltene Nebenwirkungen. Ein solides Basiswissen erhalten Sie auch ohne diese Abschnitte, gleichwohl runden sie die pharmakologischen Kenntnisse ab.

Box 1.1

Zusatzinformationen

Auch die Boxen enthalten Informationen, die nicht zum unbedingt notwendigen Grundwissen gehören, aber eine interessante Zusatzlektüre bieten. Häufig werden hier Bezüge zur medizinischen Praxis hergestellt, kritische Gedanken formuliert, oder es wird eine bemerkenswerte Arzneimittel-Eigenschaft beleuchtet.

Notwendige Wirkstoffe

Aufbau der Tabellen

Wirkstoff	Handelsname*	Alternative	Bemerkungen
internationaler Freiname	*Handelsname*®, vorzugsweise des Erstanbieters, mit Zubereitungsformen	wirkstoffgleiche preiswerte Präparate, wenn vorhanden *Generika* (ohne®) und/oder weitere *Handelsnamen*®	hier ist Raum für ergänzende Angaben
Eigene Eintragungen:	Hier können Sie weitere Wirkstoffe ergänzen.		

* Handelspräparate können an der kursiven Schrift erkannt werden.

Weitere Wirkstoffe

Diese kleine Liste enthält Arzneimittel, die nicht in die „Notwendige Wirkstoffe"-Tabellen aufgenommen wurden. Dies ermöglicht Ihnen die Einordnung weiterer Präparate in die entsprechende Arzneimittelgruppe.

Therapeutische Aspekte

Bei vielen Arzneimittelgruppen stellen wir in gesonderten Abschnitten Therapiekonzepte vor; sie sind an dem grünen Randbalken zu erkennen.

Danksagung

Für Beratung und Hilfe danken wir Herrn Prof. Dr. Pieter A. van Zwieten (Amsterdam), Frau Prof. Dr. Ursula Ravens (Dresden) und Frau Prof. Dr. Renate Lüllmann-Rauch (Anatomisches Institut, Kiel). Unser Dank gilt Herrn Dr. Uwe Hoffmann für seine minutiöse Textkritik. Auch den Studierenden der Medizin und Pharmazie, die uns Kritik und Anregungen übermittelten, sind wir dankbar und erwarten auch für diese Auflage rege Anteilnahme.

Für die verständnisvolle redaktionelle und drucktechnische Betreuung sind wir Frau Marianne Mauch und Frau Dagmar Kleemann vom Georg Thieme Verlag zu Dank verpflichtet. Die Gestaltung der Abbildungen lag in den bewährten Händen von Frau Ruth Hammelehle, Kirchheim.

Im Januar 2003

Inhaltsverzeichnis

3 Andere Überträger- und Mediatorstoffe 94

4 Glatte Muskulatur 110

12 Mittel zur Behandlung der Gicht 297

13 Gehirn 302

1 Generelle Prinzipien

1.1 Definition und Aufgaben der Pharmakologie

Je nach dem Standpunkt, den der Betrachter einnimmt, kann der Begriff Pharmakologie weit oder eng gefasst werden. Die umfassendste **Definition** könnte etwa lauten: „Pharmakologie ist die Lehre von der Wirkung der Substanzen auf Lebendiges." Diese Definition lässt die Qualität der Wirkung – ob heilend oder schädlich – offen. Danach umfasst der Begriff Pharmakon sowohl den Arzneistoff als auch das Gift. Vielfach wird aber Pharmakon mit Arzneistoff gleichgesetzt, und die Definition könnte lauten: „Pharmakologie ist die Lehre von den Arzneistoffen." Die Weltgesundheitsorganisation definiert den Begriff Pharmakon, der dem englischen Begriff „drug" entspricht, folgendermaßen: *„A drug is any substance or product that is used or intended to be used to modify or explore physiological systems or pathological states for the benefit of the recipient."* Somit zählen auch Substanzen, die zu diagnostischen Zwecken verwendet werden, zu den Arzneistoffen.

Ein **Arzneistoff** (Wirkstoff = Pharmakon) muss dem Patienten zugeführt werden, innerlich z. B. als Tablette, äußerlich z. B. als Bestandteil einer Salbe. Die Form, in welcher der Arzneistoff verabreicht wird, heißt Zubereitungsform oder Darreichungsform. Der Begriff **Arzneimittel** (Medikament) bezeichnet den Arzneistoff in einer bestimmten Darreichungsform.

Aufgaben der Pharmakologie sind:
- die Wirkungen von Substanzen auf den Organismus zu charakterisieren und die Eignung von Substanzen zu therapeutischen Zwecken zu bewerten;
- den Wirkungsmechanismus von Substanzen aufzudecken, nicht zuletzt in der Hoffnung, gezielt besser wirksame und verträgliche Arzneistoffe entwickeln zu können;
- den Verbleib von dargereichten Substanzen im Körper zu analysieren.

Pharmakologische Forschung. Die Pharmakologie ist nicht durch eine spezielle Methodik gekennzeichnet. Es werden diejenigen Verfahren angewandt, die zur Klärung einer Fragestellung geeignet sind. So arbeitet die moderne Experimentalpharmakologie mit Methoden aus einer großen Anzahl von Fächern (z. B. Physiologie, Biochemie, Radiochemie, Biophysik, Mikrobiologie, Immunologie, Histologie, Molekularbiologie), ohne eine spezifisch pharmakologische Methodik entwickelt zu haben oder auch entwickeln zu wollen! Wir glauben vielmehr, dass die Pharmakologie eigentlich nur durch die Intention der Fragestellung charakterisiert werden kann: Wo, wie und warum eine Substanz wirkt, wird untersucht, um eventuell einen Arzneistoff zu erhalten oder den Wirkungsmechanismus eines Arzneistoffes zu

---

Box 1.1

Droge, ein missverstandener Begriff

Unter **Droge** versteht man im Deutschen Pflanzen oder Teile von ihnen (Wurzeln, Stengel, Blätter, Blüten, Saft), die durch Trocknen haltbar gemacht sind (plattdeutsch: drögen = trocknen) und irgendwelche Wirkstoffe enthalten. Die Drogen bilden also den Grundstock der Phytotherapie. Der Begriff Droge hat aber in der letzten Zeit, vor allem in der Laienpresse und auf der politischen Ebene (Ernennung von „Drogenbeauftragten") eine Ausweitung gefunden, die nicht korrekt

ist. So spricht man jetzt ganz allgemein von Drogenabhängigkeit, auch wenn das Rauschmittel als chemische Substanz genommen wird, wie Morphin, Heroin, Cocain, „Ecstasy" usw. Ein Beispiel für eine Drogenabhängigkeit wäre nur der Haschisch-Gebrauch und in tropischen Ländern Opium-Rauchen und Betelnuss-Kauen. Der englische Begriff „drug", dessen Etymologie unklar ist, kann also im Grunde nicht mit dem deutschen Wort Droge übersetzt werden.

erklären. Die pharmakologische Forschung sammelt nicht Erkenntnisse um ihrer selbst willen, sondern letztlich, **um Menschen und Tieren zu helfen.**

Es besteht kein grundsätzlicher Unterschied in Gedankengängen und Methodik zwischen der pharmakologischen und der toxikologischen Forschung. Im Gegenteil, es ist ein fließender Übergang zwischen den beiden Gebieten vorhanden. Dies folgt schon zwangsläufig daraus, dass eigentlich jeder **Arzneistoff zum Gift** werden kann, wenn er nur hoch genug dosiert wird (Paracelsus: „Dosis sola facit venenum").

Sobald eine neue Substanz vorliegt, die eventuell medizinisches Interesse beansprucht, wird zuerst die **„deskriptive Pharmakologie"** bemüht werden; es wird untersucht und deskriptiv festgehalten, was eine Substanz bewirkt. Gleichzeitig gibt die **„deskriptive Toxikologie"** die Beschreibung, wie giftig die Substanz ist und welche Symptome auftreten. Der nächste Schritt sollte dann die „pharmakologische und toxikologische Grundlagenforschung" sein; die Frage lautet dann: Warum hat eine Substanz eine bestimmte Wirkung und Giftigkeit? Dieser Erkenntnisschritt überwindet die einfache Empirie und führt zum Verstehen des Wirkungsmechanismus. Diese Stufe zusammen mit der deskriptiven Pharmakologie wird als **Pharmakodynamik** bezeichnet.

Bei der Erforschung von pharmakologischen Wirkungen spielen der zeitliche Ablauf und die Intensität der Effekte eine wichtige Rolle. Diese beiden Parameter sind Funktionen von Konzentrationsverläufen in verschiedenen Kompartimenten des Organismus. Mit diesen beschäftigt sich die **Pharmakokinetik.**

Falls nun von einer Substanz angenommen werden darf, dass sie von therapeutischem Wert sein könnte, tritt die **klinische Pharmakologie** in Erscheinung. Aufgrund der vorliegenden tierexperimentellen Befunde und mit Hilfe von quantifizierenden Methoden werden die Substanzen am Menschen unter dem Gesichtspunkt des unmittelbaren Wertes für die Therapie untersucht. In der klinischen Pharmakologie vereinigt sich das experimentelle Fach mit der Klinik. Die Untersuchung neuer, prospektiver Heilmittel am Menschen unterliegt strengen Regeln, die ethischen und statistischen Gesichtspunkten Rechnung tragen müssen.

Box 1.2

Fachärzte in der Pharmakologie

Wie in anderen medizinischen Fächern gibt es auch eine Weiterbildungsordnung zur Anerkennung als „Arzt für Pharmakologie und Toxikologie". Seit 1988 gibt es den „Arzt für klinische Pharmakologie". Als wesentliches Unterscheidungsmerkmal sehen wir an, dass der „Klinische Pharmakologe" pharmakologische Fragestellungen aktiv am Patienten bzw. Probanden untersucht. Die Weiterbildungsordnung sieht eine Ausbildung von 1 Jahr in experimenteller Pharmakologie und von 2 Jahren in klinischer Pharmakologie vor sowie mindestens $1^1/_2$ Jahre klinische Tätigkeit.

1.2 Wirkungsmechanismen

Unter dem Wirkungsmechanismus einer Substanz versteht man die ihrer Wirkung zugrunde liegenden biochemischen und biophysikalischen Vorgänge, die sich zellulär abspielen.

Der Wirkungsmechanismus erklärt die Wirkung einer Substanz aufgrund ihres Eingriffs in bekannte physiologische oder biochemische Prozesse, ordnet einen speziellen Fall in größere allgemeine Gesetzmäßigkeiten ein und befriedigt damit das menschliche Kausalbedürfnis. Damit wird die Wirkung einer Substanz aus dem empirisch-deskriptiven Niveau heraufgehoben auf eine Stufe, in der sie mit Verständnis in einen durchschaubaren größeren Zusammenhang gestellt werden kann, sie „leuchtet ein". Unter dem didaktischen Gesichtspunkt bedeutet dieser Schritt eine Umwandlung von Lernwissen in ableitbares, individuell nachvollziehbares Verständniswissen! Aus diesem Grund haben wir uns im vorliegenden Lehrbuch bemüht, wann immer es anging, Wirkungsmechanismen oder zumindest Zusammenhänge darzustellen, um ein Verstehen möglich zu machen.

Box 1.3

Wirkungsmechanismen von Arzneistoffen – Beispiele

Reaktion mit definierten Rezeptoren:
- Rezeptoragonisten und -antagonisten an den Erkennungsstellen für körpereigene Signalstoffe, wie Acetylcholin-, Catecholamin-, Histamin-, γ-Aminobuttersäure-, Insulin-Rezeptoren etc.

Beeinflussung von Enzymen:
- Hemmstoffe der Acetylcholinesterase, der Monoaminoxidase, der Xanthinoxidase, des „angiotensin converting enzyme", der Protonenpumpe in den Belegzellen des Magens;
- Aktivierung der Guanylatcyclase durch Stickstoffmonoxid.

Interferenz mit spezifischen Transportvorgängen:
- Pharmaka mit Säurecharakter, die den renalen Säuretransportmechanismus beschäftigen, wie Probenecid;
- Cocain, das den Noradrenalin-Transport in die Zellen erschwert.

Kovalente Bindung an essenzielle Substanzen des Zellstoffwechsels:
- Bindung von Zytostatika an DNS.

1.3 Rezeptoren

Um eine Wirkung hervorzurufen, muss sich ein Wirkstoff an einen Reaktionspartner im Organismus binden. Bei vielen Arzneistoffen handelt es sich dabei um Proteine, die normalerweise als Bindungspartner für körpereigene Überträgerstoffe dienen. Diese Rezeptorproteine oder „Rezeptoren" haben zwei wesentliche Eigenschaften:

1. verfügen sie über eine spezifische Bindungsstelle, die nur einem bestimmten Überträgerstoff die Anlagerung erlaubt;
2. ändert sich infolge der Überträgerstoff-Bindung die Konformation bzw. der Funktionszustand des Rezeptorproteins.

1.3.1 Ligand-gesteuerte Ionenkanäle

Als Beispiel sei der **nicotinische Acetylcholin-Rezeptor** (S. 248) in der motorischen Endplatte von Skelettmuskelfasern genannt (Abb. 1.**1**). Er besteht aus fünf (Glyko-)Protein-Untereinheiten mit einem Molekulargewicht von jeweils 40–60 kDa; diese sind so in der Phospholipid-Doppelmembran verankert, dass sie in ihrem Zentrum einen transmembranalen Kanal bilden. In jeder der Untereinheiten windet sich der Proteinfaden jeweils viermal in Form einer α-Helix durch die Zellmembran. Zwei der Untereinheiten sind identisch und verfügen an ihrer extrazellulären Seite über eine spezifische Bindungsstelle für Acetylcholin. Eine allgemeine Bezeichnung für einen sich an einen Rezeptor bindenden Stoff ist **„Ligand"**.

Schüttet der motorische Nerv an seinem Nervenende Acetylcholin aus und werden beide Bindungsstellen jeweils von einem Acetylcholin-Molekül besetzt, öffnet sich der Ionenkanal. Es handelt sich um einen unspezifischen Ionenkanal, der Natrium-Ionen und Kalium-Ionen passieren lassen kann. Bei Öffnung des Kanalproteins fließt aber mehr Na^+ einwärts als K^+ auswärts, weil die Innenseite der Membran im polarisierten Zustand negativ geladen ist und dies den Einstrom positiv geladener Teilchen fördert. Funktionell ist der Na^+-Einstrom entscheidend: Er führt zur Depolarisation der motorischen Endplatte, und dies ruft in der Umgebung der Endplatte ein fortgeleitetes Aktionspotential hervor.

Acetylcholin besitzt keine große Haftdauer, sondern löst sich rasch wieder von seiner Bindungsstelle. Alternativ kann es in Kontakt mit der Acetylcholin-Esterase kommen und gespalten werden. Der ganze Vorgang (Überträgerstoff-Freisetzung, -Wirkung, -Inaktivierung) spielt sich im Zeitraum von wenigen Millisekunden ab – eine Voraussetzung für die Steuerung rascher Bewegungen der Skelettmuskulatur.

In die Gruppe der Ligand-gesteuerten Ionenkanäle gehören beispielsweise auch der Rezeptor für γ-Aminobuttersäure vom Subtyp „GABA_A-Rezeptor", welcher einen Ionenkanal für Chlorid-Ionen enthält (S. 340f), der im ZNS vorkommende Glutamat-Rezeptor vom NMDA-Typ (S. 314) sowie der Serotonin-Rezeptor vom Subtyp „5-HT$_3$-Rezeptor".

Auf diese Weise wird die Bindung eines Signalstoffes in eine Änderung der Zellfunktion überführt.

Es lassen sich hinsichtlich des Aufbaus des Rezeptorproteins und der „Signaltransduktion" vier Arten von Rezeptoren unterscheiden. Diese werden im folgenden ausführlicher beschrieben, so dass später bei der Besprechung spezieller Wirkstoffe nur noch der Rezeptortyp genannt zu werden braucht.

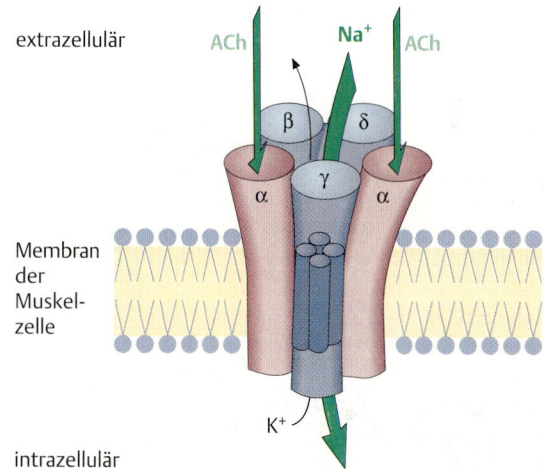

Abb. 1.1 Ligand-gesteuerter Ionenkanal. Vereinfachte Darstellung des nicotinischen Acetylcholinrezeptors der motorischen Endplatte. Zwei der fünf Untereinheiten besitzen eine Bindungsstelle für Acetylcholin. Werden beide Bindungsstellen besetzt, so öffnet sich der Ionenkanal.

Physiologisch und pharmakologisch interessant ist, dass die Untereinheiten von Ligand-gesteuerten Ionenkanälen in verschiedenen Aminosäure-Sequenzen vorkommen. So kennt man derzeit allein für die α-Untereinheit des GABA_A-Rezeptors 5 „Untereinheits-Subtypen", die mit den Indizes α$_1$–α$_5$ bezeichnet werden. Alle Subtypen sprechen auf das typische Benzodiazepin Diazepam an, vermitteln aber differente Effekte, nämlich Anxiolyse, Sedierung, amnestische, antikonvulsive und myotonolytische Wirkungen.

Wenn für einen gegebenen Neurotransmitter eine große Vielfalt an Rezeptor-Baumustern vorliegt und wenn ein spezielles Baumuster in einer bestimmten Lokalisation bzw. Funktion die Transmitter-Wirkung vermittelt, dann eröffnet sich die Perspektive zur Entwicklung von sehr spezifisch wirkenden Arzneistoffen.

1.3.2 G-Protein-gekoppelte Rezeptoren

Diese Gruppe umfasst eine Vielzahl von Rezeptoren, z. B. die Rezeptoren für Noradrenalin, Adrenalin und Dopamin, die Histamin-Rezeptoren, die muscarinischen Acetylcholin-Rezeptoren, die Opioid-Rezeptoren und die Prostaglandin-Rezeptoren.

Das Rezeptorprotein besteht aus einem Peptidfaden (ca. 500 Aminosäuren, 60 kDa), der sich siebenfach in Form von α-Helices durch die Phospholipid-Matrix der Zellmembran windet (Abb. 1.**2**). Die α-Helices sind vermutlich kreisförmig angeordnet (Abb. 1.**3**) und enthalten in ihrer Mitte eine von außen zugängliche Tasche, in deren Tiefe sich die Bindungsstelle des Überträgerstoffes befindet. Die Signaltransduktion geschieht unter Vermittlung eines Guanylnucleotid-bindenden Proteins (G-Protein, Abb. 1.**3**). Dieses liegt am inneren Blatt der Phospholipid-Doppelmembran und kann sich seitlich (lateral) bewegen. Das G-Protein besteht aus drei Untereinheiten, α (5 kDa), β (35 kDa) und γ (7 kDa). Die α-Untereinheit hat im Ruhezustand Guanosindiphosphat (GDP) gebunden.

Die Anlagerung des Überträgerstoffes an die spezifische Bindungsstelle verändert auf nicht näher bekannte Weise die Konformation des Rezeptorproteins in einer Art, dass dieses Kontakt mit dem G-Protein aufnehmen kann. Daraufhin löst sich GDP und stattdessen bindet sich Guanosintriphosphat (GTP) an die α-Untereinheit. Diese trennt sich von den beiden anderen Untereinheiten des

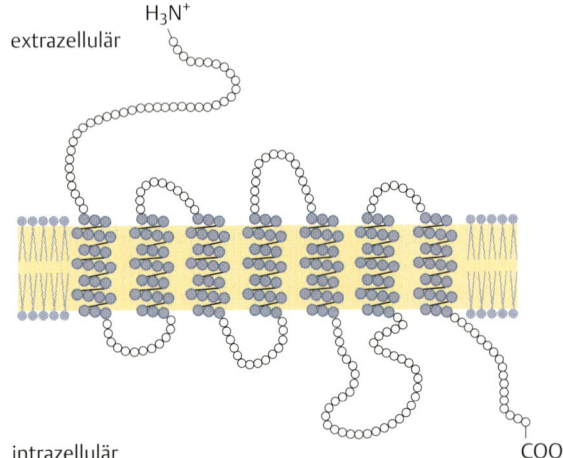

Abb. 1.**2** **G-Protein-gekoppelter Rezeptor.** Transmembranale Anordnung des Peptid-Fadens. Die dritte (von links gezählt) zytoplasmatische Schleife ist für die Kontaktaufnahme mit dem G-Protein wichtig.

G-Proteins ab und vermag per diffusionem mit einem benachbart liegenden plasmalemmalen „Effektorprotein" in Kontakt zu kommen und dessen Funktionszustand zu verändern. Dies wird weiter unten genauer ge-

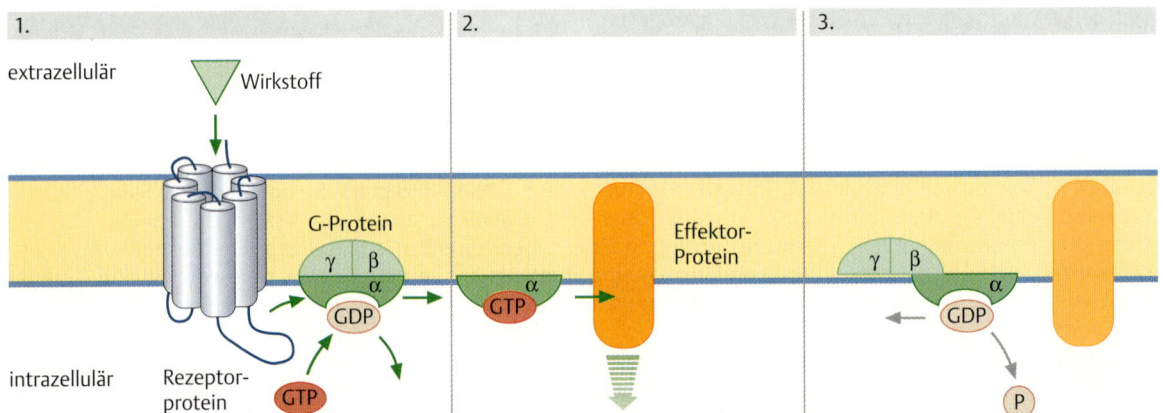

Abb. 1.**3** **Mittlerfunktion des G-Proteins. 1.** Erregung des Rezeptorproteins durch einen Wirkstoff mit nachfolgender Aktivierung des G-Proteins (Guanylnukleotid-bindendes Protein). **2.** Die GTP-besetzte α-Untereinheit des G-Proteins verändert den Funktionszustand eines Effektorproteins. **3.** Die α-Untereinheit wirkt als GTPase; im GDP-besetzten Zustand ist die α-Untereinheit inaktiv und verbindet sich wieder mit der βγ-Untereinheit.

schildert. Auch die βγ-Untereinheit kann Effektorproteine beeinflussen.

Ist der Rezeptor weiterhin vom Überträgerstoff besetzt, kann er ein zweites G-Protein aktivieren. Auf diese Weise erlaubt die Koppelung über G-Proteine eine Verstärkung des Stimulationssignals.

Die α-Untereinheit hat auch die Eigenschaften einer GTPase. Nach Abtrennung eines Phosphorsäure-Restes vom GTP liegt GDP an der Guanylnucleotid-Bindungsstelle vor, woraufhin sich die α-Untereinheit vom Effektorprotein löst und wieder mit den beiden anderen Untereinheiten Kontakt aufnimmt: der Ausgangszustand ist wiederhergestellt.

Spezifität der Signalübertragung. Es gibt nicht nur verschiedene Rezeptorproteine (für die jeweiligen Überträgerstoffe), sondern auch verschiedene G-Proteine und verschiedene Effektorproteine. So kann die Bindung eines bestimmten Überträgerstoffes an „sein" Rezeptorprotein über ein bestimmtes G-Protein an ein bestimmtes Effektorprotein weitervermittelt werden. Die Spezifität eines G-Proteins für einen bestimmten Rezeptor und ein bestimmtes Effektorprotein scheint in der α-Untereinheit begründet zu sein.

Effektorproteine

Ein wichtiges Effektorprotein, dessen Funktion durch G-Proteine gesteuert wird, ist die membranständige **Adenylatcyclase** (Abb. 1.4). Sie katalysiert die Bildung von zyklischem Adenosinmonophosphat (*cAMP*). Dieses kann im Cytosol diffundieren und hat die Funktion eines intrazellulären Botenstoffes. Unter seiner Einwirkung löst sich im Enzym *Proteinkinase A* die regulatorische Untereinheit ab, was eine „Enthemmung" der katalytischen Untereinheit zur Folge hat. Das Enzym überträgt Phosphatreste auf Serin- oder Thyronin-Reste von bestimmten Funktionsproteinen, wodurch sich deren Aktivität verändert.

Beispielsweise wird durch Phosphorylierung die Lipase-Aktivität erhöht und die Lipolyse gefördert. Die Glykogen-Synthetase hingegen wird durch Phosphorylierung gehemmt. Umgekehrt wird die Glykogen-Spaltung gefördert. Auf diese Weise vermag das „Stresshormon" Adrenalin durch Bindung an β-Rezeptoren über Vermittlung durch cAMP den Stoffwechsel des Organismus in Richtung auf vermehrte Bereitstellung von Energieträgern umzustellen.

In den Herzmuskelzellen werden die membranständigen Calcium-Kanalproteine phosphoryliert. Dies erhöht die Neigung der Calcium-Kanäle, sich während eines Aktionspotentials zu öffnen. Es strömen vermehrt Calcium-Ionen in die Myokardzellen ein, und deren Kontraktionskraft steigt. Dies ist einer der Gründe für die positiv inotrope Wirkung von Adrenalin.

Experimentell lässt sich zeigen, dass eine Erregung von Histamin-Rezeptoren am Herzen ebenfalls über cAMP-Bildung zur Steigerung der Kontraktionskraft führen kann. Hier zeichnet sich ein biologischer Sinn dieser auf den ersten Blick sehr kompliziert anmutenden Signaltransduktion über G-Proteine ab; einerseits ist dem Organismus die Beeinflussung einer Zellfunktion über verschiedene Botenstoffe bzw. deren Rezeptoren möglich, andererseits gibt es schon auf der Ebene der Zellmembran die Zusammenschaltung der Stimuli auf eine gemeinsame Endstrecke (hier z. B. Aktivierung der Adenylatcyclase), um danach mit *einem* intrazellulären Signaltransduktionweg auszukommen.

Bisher wurde nur über die Aktivierung der Adenylatcyclase durch *stimulatorisch wirkende G-Proteine (Gs)* gesprochen. Es ist jedoch auch eine Hemmung des Enzyms durch ein anderes G-Protein (*Gi, inhibitorisch*) möglich, das von anderen Rezeptoren aktiviert wird. Auf diese Weise wirkt Adenosin am Herzen kraftsenkend. Hier wird erkennbar, dass die Signaltransduktion über G-Proteine auch eine Verarbeitung gegensätzlich gerichteter Stimuli auf der Ebene des Effektorproteins zulässt.

Es ist einleuchtend, dass die G-Protein-vermittelte Signaltransduktion mehr Zeit in Anspruch nimmt, als beim Ligand-gesteuerten Ionenkanal benötigt wird. Der Effekt entwickelt sich im Sekundenmaßstab.

Die Folgen der Aktivierung der Adenylatcyclase sind reversibel, denn cAMP wird durch das intrazelluläre Enzym Phosphodiesterase inaktiviert, und die von der Proteinkinase auf Funktionsproteine übertragenen Phosphatreste werden durch Phosphatasen abgespalten.

Es sei erwähnt, dass Signaltransduktionswege auch zu Phosphodiesterasen und Phosphatasen führen und deren Aktivität ebenfalls einer Regulation unterworfen ist.

Ein anderes Effektorprotein, das über andere Rezeptoren und andere G-Proteine reguliert wird, ist die membran-

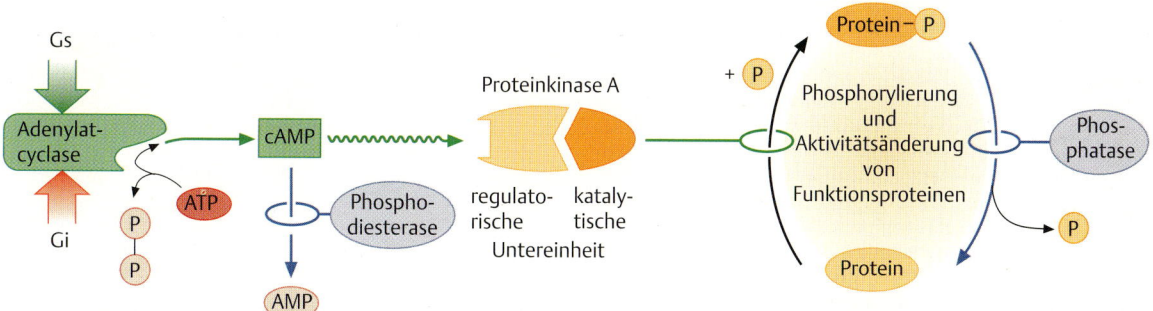

Abb. 1.4 Wirkungen der Adenylatcyclase. Das G-Protein-regulierte Effektorprotein Adenylatcyclase wirkt über den intrazellulären Botenstoff cAMP und die Proteinkinase A. Die Effekte sind reversibel unter Einwirkung von Phosphodiesterasen und Phosphatasen.

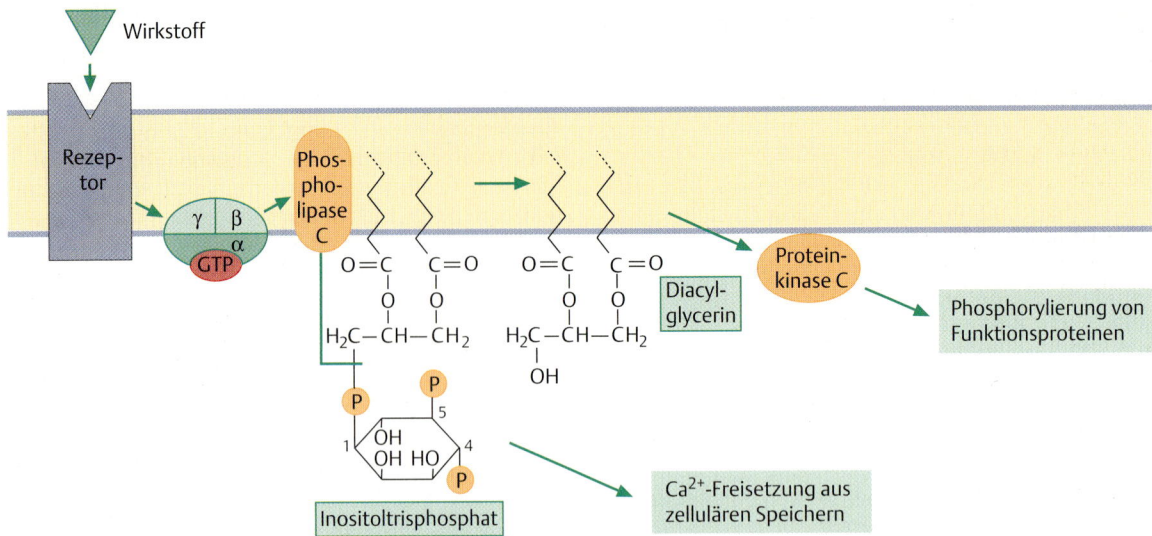

Abb. 1.**5** **Phospholipase C.** Das G-Protein-regulierte Effektorprotein Phospholipase C spaltet das Membranlipid Phosphatidylinositol zu den beiden Botenstoffen Inositoltrisphosphat und Diacylglycerin.

ständige **Phospholipase C** (Abb. 1.5). Substrat für dieses Enzym stellen Phosphatidylinositol-Phospholipide dar, die normale Bestandteile der Phospholipid-Matrix der Zellmembran sind. Phospholipase C kann aus Phosphatidylinositol das *Inositol (1,4,5) trisphosphat* („IP$_3$") freisetzen, welches als intrazellulärer Botenstoff dient. Es stimuliert das endoplasmatische Retikulum zur Abgabe von Calcium-Ionen in das Cytosol und vermag so eine Drüsensekretion anzuregen oder eine Tonusentwicklung glatter Muskulatur zu fördern. Auf diesem Wege bewirken beispielsweise die muscarinischen Acetylcholin-Rezeptoren vom M$_3$-Subtyp eine Drüsensekretion und α$_1$-adrenerge Rezeptoren eine Tonuserhöhung glatter Muskulatur.

Vom Phosphatidylinositol bleibt nach IP$_3$-Abspaltung in der Membran das *Diacylglycerin* zurück. Dieses aktiviert das Enzym Proteinkinase C, welches seinerseits über Phosphorylierung von Funktionsproteinen die Zellfunktion beeinflusst.

Andere Effektorproteine, die von G-Protein-gekoppelten Rezeptoren gesteuert werden, sind

– Ionenkanäle, besonders ein Kaliumkanal-Protein am Herzen, das nach Stimulation der muscarinischen M$_2$-Rezeptoren zur Öffnung angeregt wird;
– Guanylatcyclase, welche cGMP bildet, das seinerseits eine Proteinkinase aktiviert;
– Phospholipase A$_2$, die z.B. für die Bildung von Prostaglandinen wichtig ist.

Box 1.5

Zelluläre Regulation der Rezeptorfunktion

Die Ausstattung einer Zelle mit Rezeptoren und die Effektivität der Signaltransduktion können regulativen Veränderungen unterliegen. Werden bestimmte G-Protein-gekoppelte Rezeptoren vermehrt stimuliert, kann eine *Phosphorylierung des Rezeptorproteins* stattfinden, welche die *G-Protein-Koppelung stört* und so die Signaltransduktion hemmt. Die Rezeptoren können darüber hinaus mittels Endozytose aus der Zellmembran entnommen werden (*„Rezeptor-Internalisierung"*), um später wieder in die Membran rückgeführt oder aber um abgebaut zu werden. Auch durch *Hemmung der Rezeptor-Neusynthese* kann die Rezeptordichte reduziert werden. Die Ausstattung mit G-Proteinen ist ebenfalls variabel. Infolge dieser „Desensitivierung" kann unter einer Dauertherapie mit einem Agonisten dessen therapeutische Wirksamkeit abnehmen (z.B. tokolytische Wirkung von β$_2$-Sympathomimetika, s. S. 82), und umgekehrt kann eine Dauertherapie mit einem Antagonisten die Empfindlichkeit des Rezeptorsystems erhöhen (z.B. Überempfindlichkeit extrapyramidaler Dopaminrezeptoren unter chronischer Neuroleptika-Medikation, Spätdyskinesie, s. S. 329).

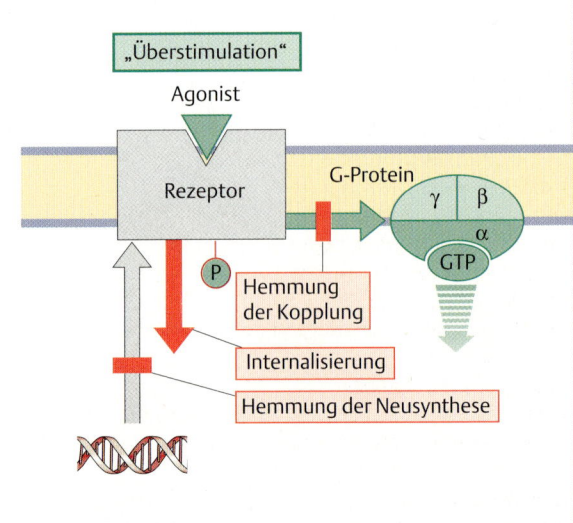

1.3.3 Rezeptoren mit Enzymaktivität

In diese Gruppe gehören der Insulin-Rezeptor und die Rezeptoren für verschiedene Wachstumsfaktoren. Die Struktur des **Insulin-Rezeptors** ist in Abb. 1.**6** vereinfacht dargestellt. Es handelt sich um ein Glykoprotein aus je zwei α-(135 kDA) und β-(95 kDa) Untereinheiten, die über Disulfidbrücken miteinander verbunden sind. Die extrazellulär liegenden α-Untereinheiten enthalten die Insulin-Bindungsstelle. Deren Besetzung verändert die Konformation der in das Zellinnere ragenden Anteile der β-Untereinheiten, so dass an diesen eine Tyrosinkinase-Aktivität „angeschaltet" wird. Das Enzym überträgt Phosphatgruppen auf die Aminosäure Tyrosin in Proteinen, was eine Änderung des Funktionszustandes der Proteine zur Folge hat. Zunächst katalysiert die Tyrosinkinase die Phosphorylierung der β-Untereinheiten („Autophosphorylierung"); dies verstärkt die Enzymaktivität. Dann werden andere zelluläre Proteine phosphoryliert. Auf diese Weise kann Insulin plasmalemmale Transportproteine (z.B. für Glucose) stimulieren, Enzymaktivitäten erhöhen und die Neusynthese von Enzymmolekülen regulieren. Besonders bei den **Wachstumsfaktoren** ist die Regulation der Umsetzung der Erbinformation in die Synthese von Proteinen wichtig. Die

Rezeptoren mit Tyrosinkinase-Aktivität beeinflussen mittelbar also auch die Transkription.

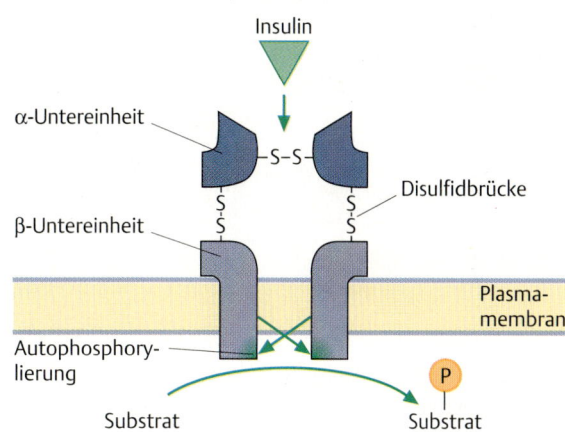

Abb. 1.**6 Rezeptor mit Tyrosinkinase-Akvitität.** Die Insulinbindung an die α-Untereinheit löst eine Autophosphorylierung der β-Untereinheit und in der Folge die Phosphorylierung anderer zellulärer Proteine aus.

1.3.4 DNS-Transkription-regulierende Rezeptoren

Diese Gruppe von Rezeptoren unterscheidet sich von den bisher besprochenen Bindungsstellen durch ihre Lokalisation in der Zelle. Sie liegen nicht in der Zellmembran und sind daher nicht vom Extrazellulärraum her zugänglich, sondern sind im Zytosol oder innerhalb des Zellkerns gelegen. Für die entsprechenden Liganden setzt dies voraus, dass sie hydrophober Natur sind und die Zellmembran zu durchdringen vermögen oder ein plasmalemmales Transportsystem benutzen. Die Rezeptorproteine bestehen aus 500 – 1000 Aminosäuren und verfügen über zwei spezifische Bindungsstellen: eine für die Bindung des spezifischen Liganden; die andere Haftregion, die als Folge der ersten Besetzung freigelegt wird, ist zur Anlagerung an die Promotor-Region von bestimmten Genen fähig. Die Ligand-Rezeptor-Komplexe fungieren als Transkriptionsfaktoren und können so die Genexpression fördern oder hemmen – je nach dem betroffenen Gen. Die veränderte Expression wird mittels der mRNS (Transkription) auf die Protein-Synthese in den Ribosomen übertragen (Translation). Der gesamte Vorgang nimmt Zeit in Anspruch, es kann Stunden dauern, bis sich der Effekt bemerkbar macht (vergleiche mit der kurzen Latenz „Nicht-genomischer" Wirkungen von Steroidhormonen, S. 369).
Eine große Anzahl von körpereigenen Wirkstoffen und körperfremden Substanzen reagiert mit diesen Transkription-regulierenden Rezeptoren. Für die Wirkung müssen stets zwei Ligand-Rezeptor-Komplexe gebunden werden (Abb. 1.**7**). Für alle Glucocorticoidhormone gilt, dass beide Komplexe gleich sind: **homodimere Rezeptoren**. Bei anderen Ligandentypen wie dem Schilddrüsenhormon und dem Vitamin-D-Hormon muss der

eine Komplex aus cis-Retinoinsäure und dem Retinoid-X-Rezeptor bestehen, damit der Hormon-Rezeptor-Komplex zur Wirkung kommt: **heterodimerer Rezeptor-Komplex**.

Zu der Gruppe der Rezeptor-Superfamilie der Transkriptions-Faktoren gehört auch der Peroxisomen-Proliferator-aktivierte Rezeptor (**PPAR**), der in mehreren Isoformen vorliegt. Pharmakologisch von Interesse sind PPAR-α und PPAR-γ. Sie kommen in verschiedenen Geweben vor und aktivieren eine Reihe von Prozessen, z.B. Differenzierung von Adipozyten sowie Fett-, Cholesterin- und Glucose-Stoffwechsel. Die Lipid-senkenden Fibrate (S. 198) weisen eine Affinität zum PPAR-α auf und die „antidiabetischen Glitazone" eine zum PPAR-γ (S. 403).

Typischerweise beeinflussen Hormon-Rezeptor-Komplexe die Expression mehrerer oder vieler Gene. Ob es gelingt, durch Pharmaka einen gezielten Effekt auf die Transkription eines bestimmten Gens zu erreichen, scheint im Augenblick noch fraglich. Im Falle der Estradiol-Wirkungen ist es immerhin gelungen, spezielle Aspekte der Estradiol-Wirkung differenziert zu beeinflussen.

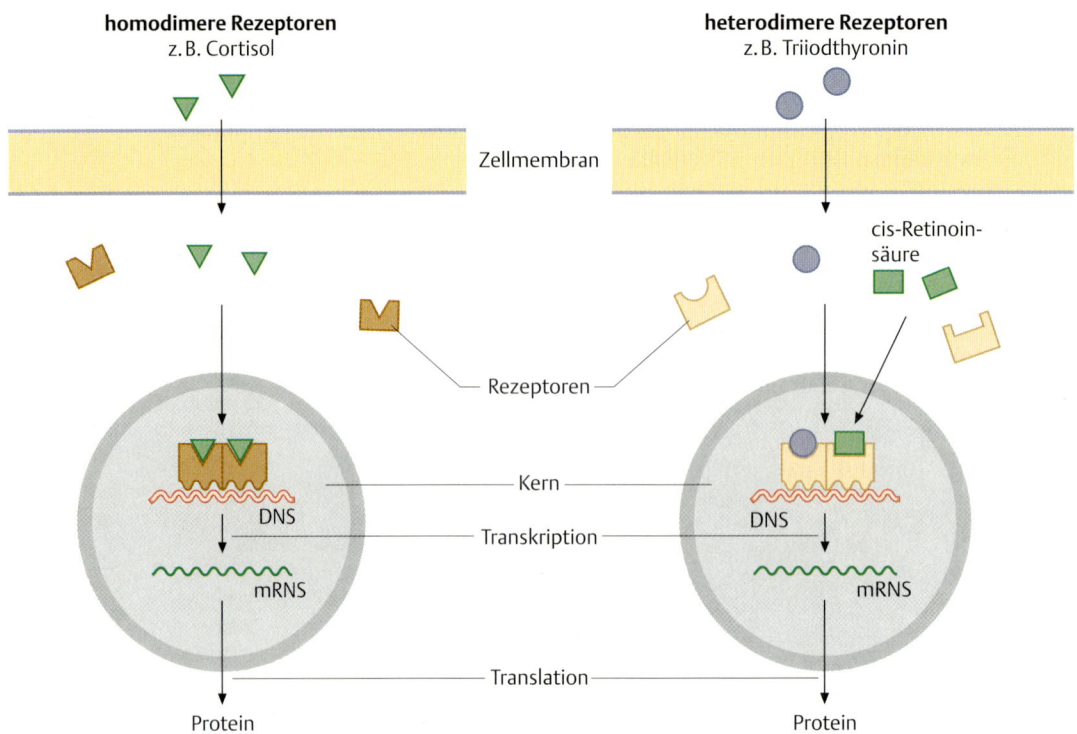

homodimere Rezeptoren
z. B. Cortisol

heterodimere Rezeptoren
z. B. Triiodthyronin

Zellmembran

cis-Retinoin-
säure

Rezeptoren

Kern

DNS

Transkription

DNS

mRNS

mRNS

Translation

Protein

Protein

Abb. 1.7   Transkription-regulierende Rezeptoren. Die Wirkstoffe finden ihre Rezeptoren entweder im Zytosol oder im Zellkern. Die Ligand-Rezeptor-Komplexe wirken zu zweit (als Dimere) auf die Promotor-Region von Genen ein und modulieren so die Gen-Transkription. Die Dimere können homolog sein (gilt für alle Steroidhormone) oder heterolog aufgebaut werden (z. B. Vitamin-D-Hormon, Trijodthyronin). Im letzteren Fall ist der Partner ein Komplex aus cis-Retinoinsäure und dem Retinoid-X-Rezeptor.

1.4   Agonisten und Antagonisten

Agonisten sind Substanzen, die sich mit dem Rezeptor verbinden und eine Aktivierung des Rezeptorproteins auslösen (hohe Affinität und „intrinsic activity"). **Kompetitive Antagonisten** verbinden sich reversibel mit denselben Rezeptoren, lösen aber keine Aktivierung aus (hohe Affinität, fehlende „intrinsic activity") und blockieren damit konzentrationsabhängig einen Teil der Rezeptoren, so dass der Agonist an Wirksamkeit verliert (z. B. Acetylcholin – Atropin, Acetylcholin – d-Tubocurarin, Noradrenalin – Sympatholytika, Histamin – Antihistaminika).

Neben den reinen Agonisten und den reinen Antagonisten gibt es Substanzen, die nur eine schwache „intrinsic activity" besitzen und je nach den Bedingungen agonistische oder antagonistische Eigenschaften aufweisen. Dies sei anhand der Abb. 1.8 erläutert.

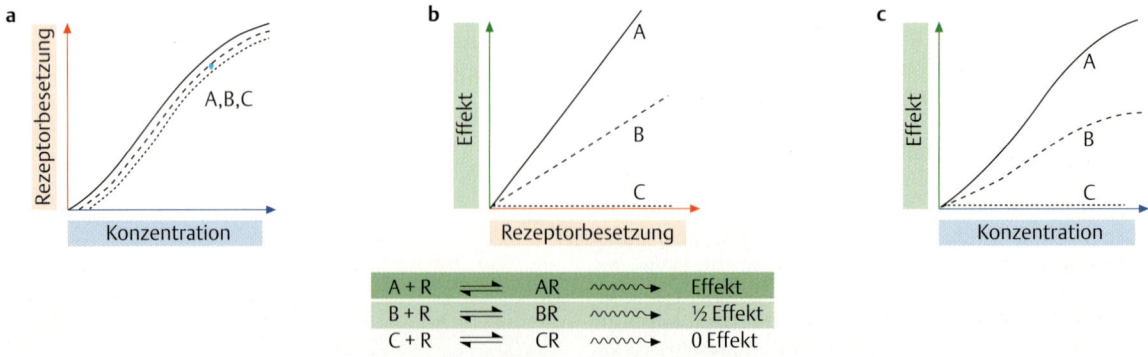

a   Rezeptorbesetzung / Konzentration — A,B,C

b   Effekt / Rezeptorbesetzung — A, B, C

c   Effekt / Konzentration — A, B, C

A + R	⇌	AR	⤳	Effekt
B + R	⇌	BR	⤳	½ Effekt
C + R	⇌	CR	⤳	0 Effekt

Abb. 1.8   Unterschiedliche intrinsische Aktivitäten. Rezeptorbesetzung und Effekt bei drei Substanzen mit gleicher Affinität (**a**), aber unterschiedlicher „intrinsic activity" (**b**): A = maximale, B = mittlere, C = fehlende „intrinsic activity". (**c**): Konzentrationsabhängigkeit des Effektes.

Die Substanzen A, B und C vermögen sich jeweils mit gleicher Affinität konzentrationsabhängig an die Rezeptoren anzulagern. Die Transduktion der Rezeptorbesetzung in den Effekt geschieht jedoch mit unterschiedlicher Effektivität. Die Bindung von A löst den vollen Effekt aus; A hat die maximal mögliche „intrinsic activity" und ist ein Agonist. Die Bindung von C ruft keinerlei Effekt hervor; C besitzt also keine „intrinsic activity", kann aber die Rezeptorbesetzung durch einen Agonisten A blockieren und ist daher ein Antagonist. Substanz B nimmt eine Mittelstellung ein. Ihre Bindung an die Rezeptoren wird nur mit der Hälfte der möglichen Effektivität bzw. „intrinsic activity" transduziert. Der bei Besetzung aller Rezeptoren bewirkte Maximaleffekt von B ist somit nur halb so groß wie der von A. Aufgrund seiner geringeren „intrinsic activity" kann B als **partieller Agonist** bezeichnet werden. Die Besetzung der Rezeptoren durch B verhindert die Anlagerung von A und damit die Auslösung des Effektes von A, der ja doppelt so groß wäre wie der von B. In dieser Situation wirkt B also antagonistisch gegenüber A. Anders als im Falle des Antagonisten C geht aber die Rezeptorbesetzung durch B mit ei-

nem – wenn auch nicht voll ausgeprägten – Effekt einher. Im Vergleich zu einem „richtigen" Antagonisten wird B daher auch **partieller Antagonist** genannt.

Die Transduktion der Rezeptorbesetzung in den Effekt muss also nicht einem „Alles- (z.B. Substanz A) oder Nichts- (z.B. Substanz C) Gesetz" gehorchen; es ist vorstellbar, dass ein Kontinuum möglicher „intrinsic activities" existiert, dessen Endpunkte durch Substanzen ohne bzw. mit maximaler „intrinsic activity" gebildet werden. Die Wirkung von Substanzen, deren „intrinsic activity" innerhalb dieser Grenzen liegt, kann je nach den Umständen als partiell agonistisch oder als partiell antagonistisch imponieren. Beispiele für Pharmaka, die als partielle Antagonisten aufgefasst werden müssen, sind einige β-Blocker, die schwache sympathomimetische Eigenschaften besitzen (S. 87), und einige Opiate wie Pentazocin und Buprenorphin (S. 275).

Neben dem kompetitiven Antagonismus lassen sich weitere Arten von Antagonismen klassifizieren: **nicht-kompetitiver**, **funktioneller** und **chemischer Antagonismus**. Im folgenden sind die verschiedenen Formen und ihre Charakteristika kurz dargestellt (Abb. 1.9).

Box 1.6

Induktion oder Selektion einer Rezeptorkonformation?

Der „klassischen" Vorstellung (oberes Teilbild) zufolge führt ein Agonist zur Aktivierung des Rezeptorproteins, indem seine Bindung das Rezeptorprotein in eine andere Konformation überführt: *Induktion einer Konformation*. Ein Antagonist dagegen bindet sich an den Rezeptor, ohne eine Konformationsänderung auszulösen.

Aus dem Bereich der G-Protein-gekoppelten Rezeptoren gibt es Hinweise, dass der molekulare Wirkungsmechanismus von Agonisten und Antagonisten anders sein könnte. So ergaben biochemisch-pharmakologische Untersuchungen, dass „klassische Antagonisten" wie z. B. Atropin eine – wenngleich geringe – Veränderung der Rezeptorfunktion herbeiführen können, die der von Agonisten entgegengesetzt ist. Dies zeigt, dass sich das Rezeptorsystem *spontan* in einem gewissen Aktivitätszustand befindet, aus dem heraus es in Richtung vollständiger Inaktivität ausgelenkt werden kann.

Offenbar gehen Rezeptorproteine gelegentlich von selbst, also in Abwesenheit eines Agonisten, in die aktive Konformation über. Bezogen auf die Rezeptorgesamtheit ist dieses Ereignis selten, und deshalb erscheint die Rezeptorpopulation in ihrer Gesamtheit normalerweise inaktiv. Man kennt künstliche und natürliche Rezeptormutanten, die spontan eine hohe Aktivität aufweisen; bei diesen ist die Wahrscheinlichkeit des Vorliegens der aktiven Konformation überhöht.

Dem Modell der *Selektion einer Rezeptorkonformation* (unteres Teilbild) zufolge binden sich Agonisten bevorzugt an die aktive Konformation, und sog. „Antagonisten" haben eine hohe Affinität zur inaktiven Konformation. In Gegenwart eines Agonisten oder Antagonisten wird das spontane Gleichgewicht zwischen aktiver und inaktiver Konformation dementsprechend in Richtung aktiv bzw. inaktiv verschoben. Deshalb können also „klassische Antagonisten" einen messbaren Effekt haben, der dem von Agonisten entgegengerichtet ist (entgegengesetzte intrinsische Aktivität); genaugenommen ist somit die Bezeichnung „inverser Agonist" zutreffender. Ein „neutraler Antagonist" würde sich an die Rezeptoren binden, ohne in das spontane Gleichgewicht zwischen inaktiver und

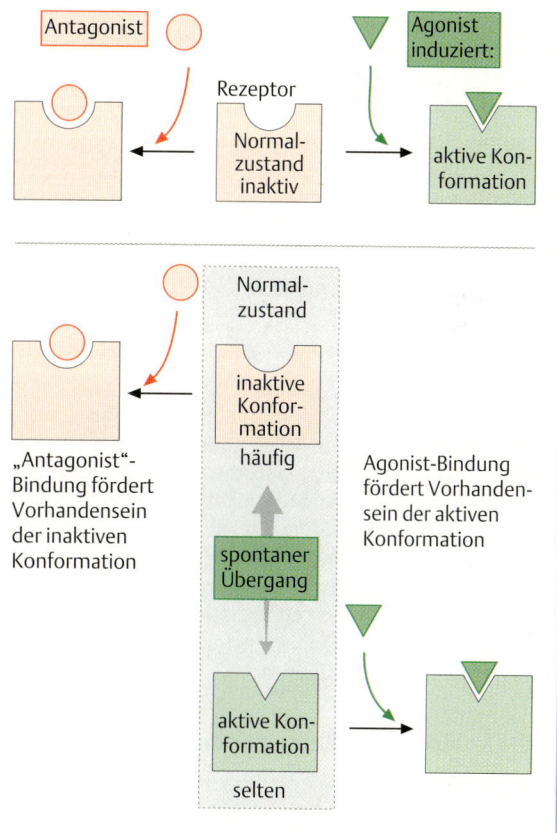

aktiver Konformation einzugreifen, er hätte also gleiche Affinität zu den beiden Zuständen. In praxi sind neutrale Antagonisten aber kaum bekannt.

kompetitiver Antagonismus

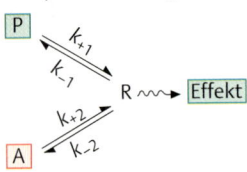

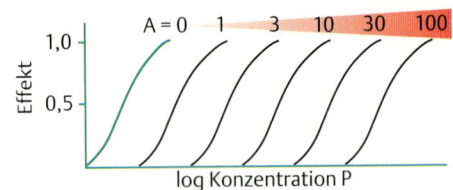

allosterischer Antagonismus

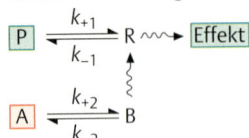

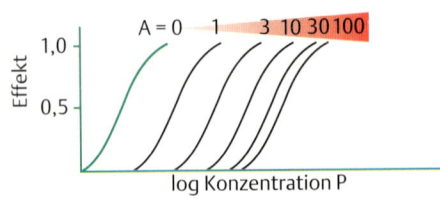

eigentlicher nicht-kompetitiver Antagonismus

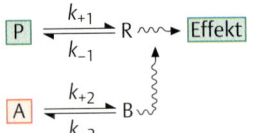

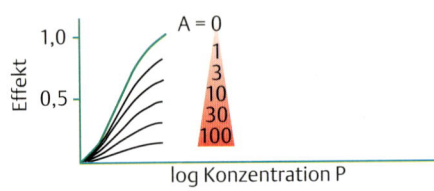

irreversible Bindung des Antagonisten

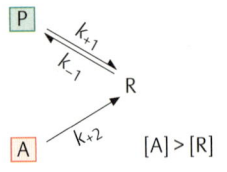

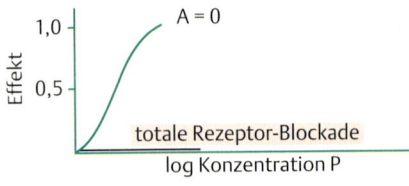

Abb. 1.9 Antagonismus-Formen. Links: Wechselwirkung zwischen agonistischem Pharmakon (P), Rezeptor (R), Antagonist (A) und Bindungsstellen (B) außerhalb des aktiven Rezeptorzentrums. **Rechts:** Konzentrations-Wirkungs-Kurven des agonistischen Pharmakon in Anwesenheit steigender Konzentrationen des Antagonisten (A). Die Pfeile symbolisieren die Assoziations- und Dissoziationsgeschwindigkeiten, die Affinität zum Rezeptor entspricht dem inversen Wert der Gleichgewichtskonstanten $1/K_D = k_{+1}/k_{-1}$. Die geschlängelten Pfeile symbolisieren die Überführung der Rezeptoren- bzw. Bindungsstellen-Besetzung in den Effekt. Aus Gründen der Übersichtlichkeit wurden die Gleichgewichtsprodukte PR und AB bzw. AR weggelassen.

Kompetitiver Antagonismus

Antagonist und Agonist konkurrieren um den gleichen Rezeptor. Der Antagonist wird reversibel an der spezifischen Bindungsstelle angelagert und kann nach dem Massenwirkungsgesetz durch den Agonisten „verdrängt" werden. Der Ausdruck „die Verdrängung vom Rezeptor" ist zwar anschaulich, aber nicht ganz korrekt. Die Agonist-Moleküle können nicht ohne weiteres den Antagonisten vom Bindungsort verdrängen, denn die Dissoziation des Rezeptor-Antagonist-Komplexes erfolgt unabhängig von der Gegenwart der Agonist-Moleküle. Erst nach erfolgter Dissoziation konkurriert der Agonist mit dem Antagonisten um die erneute Besetzung des jetzt freien Rezeptors.

Nicht-kompetitiver Antagonismus

Im Gegensatz zum kompetitiven Antagonismus werden unter dem Begriff „nicht-kompetitiv" recht unterschiedliche antagonistische Wirkungsmechanismen zusammengefasst. Eine vermehrte Zufuhr des Agonisten kann diese Form von Antagonismus nicht überwinden.
- Die Anlagerung eines antagonistisch wirksamen Pharmakon z.B. in der Umgebung des eigentlichen Bindungsareals des Rezeptors kann eine Veränderung der spezifischen Stereostruktur (Konformation)

des Rezeptorproteins induzieren, so dass der Agonist nicht mehr optimal passt und seine Wirkung abgeschwächt wird (allosterischer Antagonismus).
- Der Angriffspunkt des nicht-kompetitiven Antagonisten kann auch jenseits der Agonist-Rezeptor-Ebene liegen und mit der Reaktionsfolge Rezeptor → Reiz → Effekt interferieren, z.B. Hemmstoffe der Protonenpumpe der Belegzelle, die mit der (Histamin-, Acetylcholin-, Gastrin-)Rezeptor-abhängigen Stimulation der Magensäuresekretion interferieren.
- Als nicht-kompetitiv gelten aber auch Antagonismen, bei denen eine irreversible (kovalente) Bindung des Antagonisten an spezifische oder unspezifische Bindungsstellen erfolgt (z.B. der α-Rezeptorblocker Phenoxybenzamin).

Funktioneller Antagonismus

Bedingung: Agonist und Antagonist besitzen unterschiedliche zelluläre Wirkorte, die gegensätzlichen Wirkungen werden aber an ein und demselben Organ ausgelöst. Beispiel Histamin – Noradrenalin (Gefäßweite, Blutdruck). Beachte: Formal können die Konzentrations-Wirkungs-Kurven bei funktionellem und nicht-kompetitivem Antagonismus identisch sein.

Chemischer Antagonismus

Bedingung: Die chemische Reaktion zwischen den Beteiligten (evtl. Gift und Antidot) könnte auch unabhängig vom Organismus stattfinden. Beispiel: Heparin – Protamin (Blutgerinnung), Quecksilber – 2,3-Dimercapto-1-propansulfonsäure (Vergiftung).

1.5 Struktur-Wirkungs-Beziehungen

Die Struktur-Wirkungs-Beziehungen bauen auf den Rezeptorvorstellungen auf; da Rezeptoren gewisse chemische, physikochemische und physikalische Eigenschaften aufweisen, muss natürlich auch gefordert werden, dass die Wirkstoffe ganz bestimmte, dazu passende Strukturen besitzen. Es konnte nun tatsächlich für eine ganze Reihe von Substanzgruppen gezeigt werden, welche chemischen Struktureigenschaften vorliegen müssen, damit eine bestimmte Wirkung erzielt wird. Voraussagen über die biologische Wirkung einer chemischen Verbindung sind aber nur mit größter Zurückhaltung möglich, weil die Situation im Organismus so komplex ist.

Ein anderes Verfahren (eine Art „degeneriertes Struktur-Wirkungs-Prinzip") wird heute sehr häufig aus kommerziellen Gründen geübt, um zu sogenannten **Analogpräparaten** („me too"-Präparate) zu gelangen: Ist eine Substanz als wirksam und umsatzträchtig erkannt, so wird versucht, die nicht für die Wirkung entscheidenden Teile des Moleküls zu verändern. Beispiele für dieses Vorgehen sind Neuroleptika (irrelevante Änderung im Ringsystem und in der Seitenkette in Position 10 des Phenothiazin), Benzodiazepine, Saluretika, β-Blocker und ACE-Hemmstoffe. Neue grundlegende Erkenntnisse sind bei diesem Vorgehen kaum zu erhoffen oder nur durch Zufall zu gewinnen.

Stereospezifität der Arzneistoff-Wirkung

Voraussetzung für eine gezielte Arzneistoff-Wirkung ist die bevorzugte Anlagerung einer Substanz an einen bestimmten molekularen Reaktionspartner, z.B. einen Rezeptor. Die besondere Affinität eines Pharmakon zu „seinem" Rezeptor bedeutet, dass eine sehr gute Passform oder Komplementarität zwischen beiden Partnern besteht. Aus diesem Grunde besitzen stereoisomere Substanzen, in denen die einzelnen Atome zwar gegenseitig gleich verknüpft, aber andersartig räumlich angeordnet sind, eine unterschiedliche Komplementarität zu Wirkorten und damit unterschiedliche pharmakologische Eigenschaften.

Eine für die Arzneimitteltherapie wichtige Form der Stereoisomerie ist die **Enantiomerie**. Sie liegt vor, wenn die räumliche Struktur zweier Substanzen – der beiden Enantiomere – so beschaffen ist, dass sie zueinander spiegelbildlich aufgebaut sind und dass sich die beiden Spiegelbilder nicht zur Deckung bringen lassen. Meist beruht die Enantiomerie darauf, dass in einem Molekül ein sog. asymmetrisches Kohlenstoff-Atom vorhanden ist, welches vier verschiedene Substituenten trägt. In Abb. **1.10a** ist ein solches Enantiomeren-Paar schematisch dargestellt.

Die Abstände eines bestimmten Atoms zu den benachbarten Atomen ist in beiden Enantiomeren identisch. Daher gleichen sich die Enantiomere in nahezu allen chemischen und physikalischen Eigenschaften. Sie unterscheiden sich jedoch in ihrer optischen Aktivität, denn sie drehen die Polarisationsebene von polarisiertem Licht in entgegengesetzter Richtung. Das polarisierte Licht wird von der (+ bzw. d)-Form nach rechts, von der (– bzw. l)-Form nach links gedreht. Unabhängig von der Richtung der Ablenkung polarisierten Lichtes können die beiden Enantiomere auch mit Hilfe von zwei Klassifikationssystemen beschrieben werden. Die Zuordnung kann im Vergleich mit der Bezugssubstanz D- bzw. L-Glycerinaldehyd in die **D- bzw. L-Reihe** erfolgen.

Box 1.7

Möglichkeiten und Grenzen der Arzneistoff-Entwicklung über Struktur-Wirkungs-Beziehungen

Struktur-Wirkungs-Beziehungen sind umso deutlicher darzustellen, je einfacher das Testobjekt ist. An isolierten Enzymen oder isolierten Organen lassen sich für eine große Reihe von Substanzgruppen derartige Beziehungen aufstellen. Bei Anwendung von Substanzen im intakten Organismus werden derartige Struktur-Wirkungs-Beziehungen mehr oder minder stark überlagert von zusätzlichen Prozessen, z.B. Verteilung und Abbau der betreffenden Substanzen.

Für die Vorhersage der therapeutischen Eignung sind neben der erwünschten Wirkung auch die unerwünschten Effekte zu berücksichtigen. Sind letztere die Folge einer Interaktion mit anderen Wirkorten als denen für den gewünschten Effekt, so muss auch für diese Interaktion eine Struktur-Wirkungs-Analyse angestellt werden. Schließlich kann nicht ausgeschlossen werden, dass eine neue, hinsichtlich der erwünschten und unerwünschten Interaktionen „maßgeschneiderte" Substanz auch neue, zusätzliche Wechselwirkungsmöglichkeiten besitzt, beispielsweise auf das Immunsystem als Antigen wirkt. Kurz gesagt, die Struktur-Wirkungs-Analyse kann für die Strukturplanung neuer Arzneistoffe mit besseren therapeutischen Eigenschaften eine wichtige Hilfe sein, eine Testung am biologischen System (Versuch an isolierten Organen und an Tieren) wird sie jedoch nicht ersetzen können. Spezielle Probleme ergeben sich bei antimikrobiellen Wirkstoffen: Es kommt nicht nur darauf an, dass die entsprechenden Substanzen eine hohe Affinität zu irgendeinem Reaktionspartner im Stoffwechsel des Bakteriums haben, sondern sie müssen auch in dieses hineingelangen können. Die beiden Schritte erfordern sicherlich völlig unterschiedliche chemische Eigenschaften, so dass Untersuchungen am entscheidenden Reaktionspartner nichts über die therapeutische Brauchbarkeit aussagen müssen.

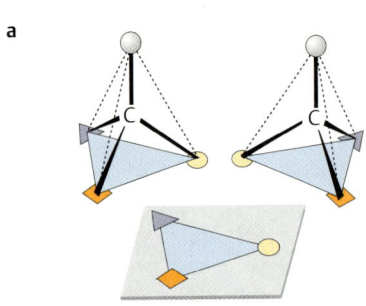

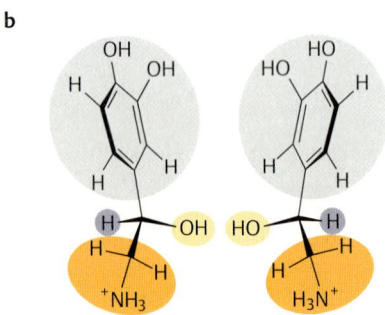

Abb. 1.**10** **Stereospezifität. a** Stereoselektivität der Rezeptor-besetzung. Nur eines der beiden Enantiomere weist die notwendige Komplementarität zum Rezeptor-Areal auf. **b** Enantiomere des Noradrenalin, die linksdrehende Form ist wesentlich wirksamer.

Unter Berücksichtigung der Anordnung der Substituenten am asymmetrischen C-Atom sowie ihrer Ordnungszahlen ist eine Einteilung nach dem ***R-S-System*** möglich. Bei der chemischen Synthese einer Substanz mit asymmetrischem C-Atom aus nicht-chiralen Vorstufen entsteht meist ein Gemisch (Racemat), in dem die Enantiomere in einem Mengenverhältnis von 1:1 enthalten sind und das dementsprechend das polarisierte Licht nicht dreht. Die Auftrennung der Enantiomere erfordert wegen ihrer physikochemischen Gleichheit einen hohen technischen Aufwand. Daher liegen chemisch synthetisierte Pharmaka mit asymmetrischen C-Atomen in den pharmazeutischen Zubereitungen meist als **Racemat** vor (z. B. β-Blocker, orale Antikoagulantien, Säureantiphlogistika usw.). In der Natur erfolgen die enzymatisch gesteuerten Synthesen stereoselektiv, so dass nur eines der

beiden möglichen Enantiomere entsteht (z. B. (–),D,*R*-Adrenalin, (–),L,*S*-Hyoscyamin).

Befindet sich das asymmetrische Zentrum eines Pharmakon-Moleküls in dem Bereich, der sich an den Rezeptor anlagert, und sind an der Bindung drei Gruppen beteiligt, so besitzt nur eines der Enantiomere die optimale Komplementarität zum Rezeptor. Dies ist in Abb. 1.**10 b** illustriert. So ist z. B. im Falle des β-Blockers Propranolol die (–)-Form ca. 100fach stärker wirksam als die (+)-Form. Für den β-Rezeptor-blockierenden Effekt der pharmazeutischen Zubereitungsformen, die Racemate darstellen, ist also nur die Hälfte der zugeführten Substanzmenge verantwortlich. Neben der Bindung an β-Rezeptoren lagert sich Propranolol auch unspezifisch in Zellmembranen ein, was bei hohen Dosierungen z. B. zu Störungen der Herzfunktion führen kann. Für die Einlagerung in Zellmembranen ist aber keine besondere Passform erforderlich, so dass hier (–)- und (+)-Form gleich wirksam sind. Die an dem gewünschten therapeutischen Effekt (β-Blockade) unbeteiligte (+)-Form ist also pharmakologisch durchaus nicht inert, sondern trägt zu den unerwünschten Wirkungen bei.

Die unterschiedliche räumliche Struktur beeinflusst auch die Komplementarität zu Arzneistoff-abbauenden Enzymen, so dass die metabolische Umwandlung von Enantiomeren stereoselektiv auf verschiedenen Wegen erfolgen kann. So wird das (wirksamere) (–)-*S*-Enantiomer des oralen Antikoagulans Warfarin in der Leber vorwiegend am Cumarin-Ring, das (+),*R*-Enantiomer an der Seitenkette umgebaut; dabei erfolgt die Ausscheidung der *S*-Form rascher als die der *R*-Form. Bemerkenswert ist auch, dass ein anderes zusätzlich gegebenes Pharmakon mit unterschiedlicher Wirksamkeit in den Abbau beider Enantiomere einzugreifen vermag.

Diese Beispiele machen deutlich, dass die Enantiomere einer Substanz sowohl in ihren pharmakodynamischen wie auch in ihren pharmakokinetischen Eigenschaften verschieden sein können. Die Verabreichung eines Racemates stellt also eigentlich die Gabe zweier unterschiedlicher Wirkstoffe dar und gleicht damit der Anwendung eines Kombinationspräparates. Wenn das eine Enantiomer pharmakologisch völlig unwirksam ist, so stellt seine Zufuhr zwar puristisch betrachtet das unnötige Einbringen einer Fremdsubstanz in den Organismus dar. Hat sich das Racemat jedoch jahrelang als Arzneimittel bewährt, ist die Einführung des wirksamen Enantiomer als „neues" Medikament keine wirkliche Innovation.

1.6 Dosis-Wirkungs-Kurve

Vorbemerkung. Ist der pharmakologische Blick klinisch-therapeutisch ausgerichtet, interessiert besonders der Zusammenhang zwischen der zugeführten Arzneistoff-Menge (Dosis) und der Wirkung. Diesen beschreibt die *Dosis-Wirkungs-Kurve* (Abb. 1.**11**). Eine bestimmte Dosis führt, in Abhängigkeit von den pharmakokinetischen Eigenschaften einer Substanz, zu bestimmten Konzentrationen im Blut und in der Umgebung des Wirkortes. Die Bestimmung einer *Konzentrations-Wirkungs-Kurve* erlaubt wegen der Ausschaltung pharmakokinetischer Einflüsse schon einen etwas besseren Zugang zu den Vorgängen auf molekularer Ebene.

Zwischen der Konzentration und der Wirkung liegt auf molekularer Ebene die Bindung an den Wirkort. *Konzentrations-Bindungs-Kurven* sind beispielsweise unter Verwendung von radioaktiv markierten Arzneistoffen messbar. Schließlich lässt sich der Zusammenhang zwischen der Bindung und der Wirkung quantifizieren: *Bindungs-Wirkungs-Kurve*. Es sei aber betont, dass zwischen der Bindung an einen Rezeptor (z. B. in der Zellmembran einer Gefäßmuskelzelle) und der Funktionsänderung (Tonusänderung) viele intrazellulär ablaufende Reaktionen liegen, so dass der Zusammenhang zwischen Bindung und Effekt keineswegs linear sein muss.

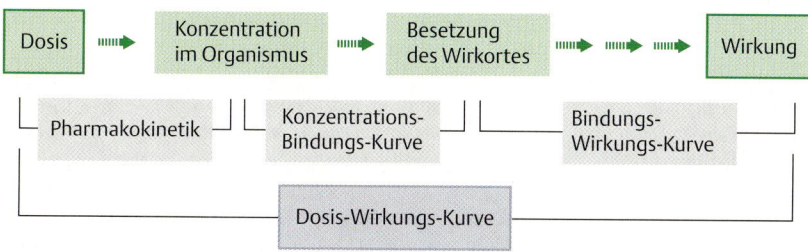

Abb. 1.**11** **Komponenten einer Dosis-Wirkungs-Kurve.**

Wirkstärke, „intrinsic activity" und Steilheit. Die Abhängigkeit der Wirkung von der Dosis bzw. Konzentration eines Pharmakon ist eine für jede Substanz charakteristische Funktion. Diese wird in der Dosis-Wirkungs-Kurve dargestellt, aus der die drei folgenden Werte entnommen werden können: Wirkstärke (Wirksamkeit, „potency"), Größe des Maximaleffektes („intrinsic activity") und Steilheit. Als Dimensionen bewähren sich häufig: Abszisse: Dosis bzw. Konzentrationen in logarithmischem Maßstab; Ordinate: Reaktion in Prozent des maximal möglichen Effektes.

Zwei charakteristische Beispiele aus der experimentellen Medizin sollen diese Abhängigkeit veranschaulichen. Abb. 1.12 zeigt das Ergebnis eines Versuches am isolierten Ileum des Meerschweinchens. Zwei Substanzen werden bezüglich ihrer *Wirkstärke* und ihrer *„intrinsic activity"* verglichen. Es ergibt sich: Eine Substanz (Acetylcholin) besitzt eine höhere Wirkstärke, d.h., sie ist in niedriger Konzentration wirksamer als die andere Verbindung (Arecolin); jene hat ihrerseits eine höhere „intrinsic activity", denn der maximal mögliche Effekt ist größer. Ein Beispiel für Dosis-Wirkungs-Kurven mit unterschiedlicher *Steilheit*, die am Menschen gewonnen wurden, zeigt Abb. 1.**13**.

Die Beurteilung einer Konzentrations-(Dosis-)Wirkungs-Kurve wird durch einige grundsätzliche Schwierigkeiten verkompliziert, wenn das Interesse unter dem Aspekt von Struktur-Wirkungs-Beziehungen auf die quantitative Interaktion zwischen Wirkstoff und Rezeptor gerichtet ist. Die erste Unsicherheit liegt darin begründet, dass die tatsächlich herrschende Konzentration des Pharmakon vor den Rezeptoren nicht exakt bekannt oder messbar ist. In Untersuchungen am intakten Organismus ist man im Allgemeinen auf Bestimmungen der Konzentration im Serum angewiesen und nimmt stillschweigend an, dass dieselbe Konzentration auch vor den Rezeptoren in der Biophase (S. 16) herrsche. Dies ist aber aus naheliegenden Gründen meistens nicht der Fall. Auch bei Untersuchungen an isolierten Organen, einer Standardmethode der Pharmakologie, muss die Konzentration, die im Inkubationsmedium herrscht, nicht derjenigen in der Biophase gleichen.

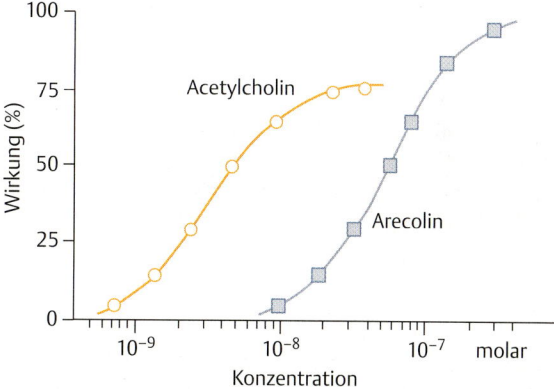

Abb. 1.**12** **Wirkstärke und „intrinsic activity".** Konzentrations-Wirkungs-Kurven von Acetylcholin (○) und Arecolin (▢) am isolierten Ileum des Meerschweinchens. Abszisse: molare Konzentration logarithmisch; Ordinate: Effekt in % der maximal möglichen Verkürzung, die Arecolin auszulösen vermag. Die „intrinsic activity" wird durch die Größe des Maximaleffektes angezeigt. Die Wirksamkeit wird durch die Konzentration des Wirkstoffes angegeben, die für einen bestimmten Effekt nötig ist (Ablesung auf dem 50%-Niveau oder auf dem Niveau des Kurvenwendepunktes).

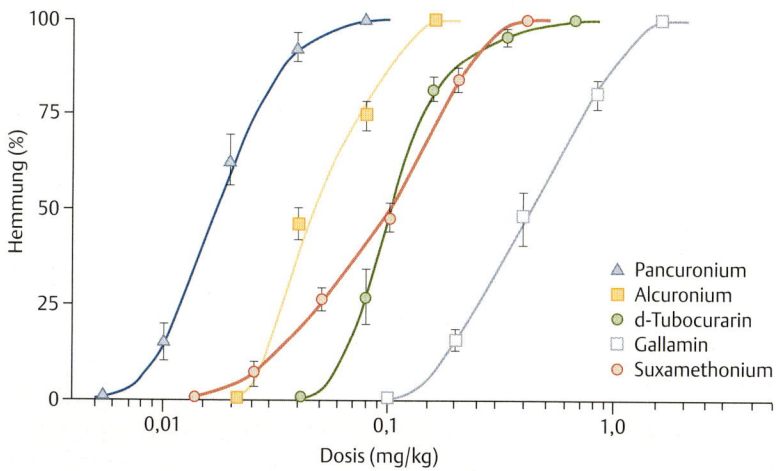

Abb. 1.**13** **Kurvensteilheit.** Dosis-Wirkungs-Kurven einiger Muskelrelaxantien beim Menschen. Bei Patienten in chirurgisch indizierter Narkose wurde durch regelmäßige Nervenreizung die Beugemuskulatur der Finger stimuliert und die muskuläre Kraftentwicklung gemessen. Ordinate: Hemmung der Kontraktionskraft in % des Kontrollwertes vor Gabe eines Muskelrelaxans, Abszisse: verabreichte Dosis in mg/kg. Die vier nicht-depolarisierenden Pharmaka Pancuronium, Alcuronium, d-Tubocurarin und Gallamin müssen unterschiedlich dosiert werden, um ein bestimmtes „Ausmaß" an Muskellähmung zu erzielen. Das depolarisierende Muskelrelaxans Suxamethonium besitzt eine flachere Dosis-Wirkungs-Kurve. (Ergebnisse aus der Abteilung für Anästhesiologie der Universität Kiel.)

Therapeutische Breite

Die therapeutische Breite bedeutet den Abstand zwischen der Dosis für den gewünschten Effekt und der Dosis für eine toxische Wirkung. Je größer dieser „Sicherheitsabstand", desto geringer ist die Gefährdung des Patienten.

Die Probleme, die bei der Beurteilung eines Pharmakon bezüglich der therapeutischen Breite und beim Vergleich zweier Substanzen auftreten, werden im Folgenden an einem Beispiel erörtert (Abb. 1.**14**). Die Kurven I und II zeigen Konzentrations-Wirkungs-Kurven zweier Substanzen (A und B), die beide dieselbe ED_{50} von 10^{-7} g/ml besitzen. Unter **ED_{50}** (Effektivdosis 50%) versteht man die Dosis (oder Konzentration), die zu einer Reaktion führt, die 50% der maximalen beträgt oder bei der in 50% der Fälle der erwartete Effekt eintritt. So wertvoll diese Größe für den Vergleich von Substanzen ist, so sagt sie doch nichts über die Neigung der Kurve aus.

Obwohl die Kurven I und II dieselbe ED_{50} aufweisen, fällt die Beurteilung der Substanzen A und B unterschiedlich aus, wenn ihre Letalitätskurven mit in die Betrachtung einbezogen werden. Die Kurve III entspricht wie Kurve I der Substanz A, die LD_{50} beträgt 10^{-4} g/ml. Unter **LD_{50}** (dosis letalis 50%) versteht man die Dosis (Konzentration), bei der 50% der Versuchstiere sterben. Die Substanz A zeichnet sich dadurch aus, dass eine kleine Zunahme der Konzentration bereits eine außerordentliche Zunahme der Reaktion bzw. der Letalität mit sich bringt (steile Dosis-Wirkungs- bzw. Dosis-Letalitäts-Kurve). Die Substanz B verhält sich anders: Ebenso wie die Dosis-Wirkungs-Kurve verläuft die Letalitätskurve (IV) sehr flach, eine Zunahme der Konzentration ruft nur eine geringe Zunahme der Wirksamkeit bzw. Letalität hervor, die LD_{50} gleicht aber der von Substanz A.

Die Bedeutung von steilen oder flachen Abhängigkeiten wird sofort klar, wenn man sich in dem Diagramm ansieht, welche Verhältnisse vorliegen, wenn eine maximale Reaktion mit Substanz A oder Substanz B ausgelöst werden soll. Eine 100%ige Wirkung benötigt von der Substanz A eine Konzentration von etwa $3 \cdot 10^{-7}$, die minimale letale Dosis (LD_{10}) liegt bei etwa $3 \cdot 10^{-5}$ g/ml. Es ist also ein Sicherheitsabstand von zwei Zehnerpotenzen vorhanden. Für die Substanz B ergibt sich für die maximale Wirkung eine Konzentration von 10^{-5} g/ml, das entspricht aber schon einer LD_{20}: Will man den maximalen Effekt erzwingen, werden also 20% der Versuchstiere sterben! Ohne Gefährdung der Tiere ist also mit Substanz B keine maximale Wirkung zu erzielen. Was hier aus einem Tierversuch heraus erläutert ist, gilt natürlich mit besonderem Nachdruck für die Pharmakotherapie: Nur die Substanz A wäre als Heilmittel geeignet (genügende therapeutische Breite).

Quantitative Maßzahlen für die therapeutische Breite, die aus Tierversuchen gewonnen werden, ergeben sich als Quotienten aus Punkten der Letalitäts- und der Dosis-Wirkungs-Kurve. So wird der therapeutische Index häufig definiert als

$$\text{therapeutischer Index} = \frac{LD_{50}}{ED_{50}}.$$

Je größer der Wert, d. h., je weiter die Kurven voneinander entfernt, um so größer ist die therapeutische Breite. Dieses Maß hat aber einen großen Nachteil, denn es gibt die Verhältnisse nur richtig wieder, wenn alle Kurven parallel verlaufen. Sobald aber Unterschiede in der Steilheit vorhanden sind, ist der so definierte therapeutische Index kein Maß mehr für die therapeutische Breite, wie aus unserem obigen Beispiel mit den Substanzen A und B hervorgeht: Beide Substanzen haben denselben therapeutischen Index, was zu einem glatten Fehlschluss verleitet. Der Quotient LD_{50}/ED_{50} ist also zur Beurteilung von Substanzen mit unterschiedlich geneigten Abhängigkeitskurven ungeeignet. Beim Vergleich solcher Substanzen treffen andere Maße die tatsächlichen Verhältnisse sehr viel besser. Die Zusammenstellung der Werte aus unserem Beispiel möge dies verdeutlichen (Tabelle in Abb. 1.**14**). Da aus experimentellen Gründen der LD_{10} und der ED_{90} eine größere Unsicherheit anhaftet als der LD_{25} und der ED_{75}, ist der Quotient LD_{25}/ED_{75} vielleicht die günstigste Möglichkeit.

Während bei Tierversuchen die therapeutische Breite auf die Letalitätskurve bezogen werden kann, wird man sich in der klinischen Therapie auf die Dosis-Toxizitäts-Kurve (bedeutungsvolle Nebenwirkungen!) beziehen, die formal ein ebenso gutes Bezugssystem bietet wie die Letalitätskurve.

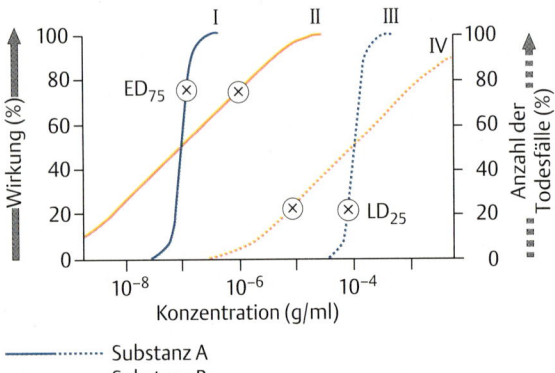

Abb. 1.**14** **Therapeutischer Index.** Konzentrations-Wirkungs-Kurven bzw. Konzentrations-Letalitäts-Kurven. Abszisse: Konzentrationen (g/ml Serum) in logarithmischem Maßstab, Ordinaten: Wirkung bzw. Anzahl der Todesfälle in % der maximal möglichen. Mit Kreuzen sind die ED_{75} und LD_{25} markiert. Die Kurven I und III entsprechen Substanz A, die Kurven II und IV Substanz B. Der therapeutische Index ist ein Quotient zur Charakterisierung der therapeutischen Breite, d. h., des Abstands zwischen der Kurve für den gewünschten und für den toxischen Effekt. Quotienten zur Charakterisierung der therapeutischen Breite sind hier:

An dieser Stelle sei noch auf einen Zusammenhang hingewiesen, der sich zwar zwanglos aus der „therapeutischen Breite" ergibt, aber doch, vor allem in der Arzneimittelreklame, immer wieder übersehen wird: *Es interessiert für die Therapie nicht die absolute Wirksamkeit* (Dosis in g oder mg) *einer Substanz, sondern nur die therapeutische Breite.* Deshalb ist die Aussage: „Die neue Substanz X ist 2-mal so wirksam wie das bisherige Medikament Y!" völlig uninteressant, entscheidend wäre die Feststellung: „die neue Substanz X hat eine 2fach größere therapeutische Breite als das bisherige Medikament Y!"

Substanz	$\dfrac{LD_{50}}{ED_{50}}$	$\mathbf{\dfrac{LD_{25}}{ED_{75}}}$	$\dfrac{LD_{10}}{ED_{90}}$
A	1000	≈ 500	≈ 250
B	1000	≈ 10	≈ 0,25

1.7 Biologische Streuung

Wenn beim wiederholten Messen ein und desselben Vorganges die Messwerte nicht identisch, sondern um einen Mittelpunkt herum gruppiert sind, so wird diese Erscheinung Streuung genannt. Der dazu errechnete Mittelwert ist „unscharf", er weist eine Unsicherheit auf, als deren quantitatives Maß die Varianz, die Standardabweichung s oder der Standardfehler des Mittelwerts s_x angegeben werden können:

$$\frac{\sum x^2}{n-1} = s^2 = \text{Varianz,}$$

$$s_{\overline{x}} = \frac{s}{\sqrt{n}}$$

$x =$ Abweichung des einzelnen Messwertes X vom Mittelwert $\overline{x}$
$n =$ Anzahl der einzelnen Messwerte
$\sum x^2 =$ Summe der Abweichungsquadrate
$s =$ Standardabweichung
$s_{\overline{x}} =$ Standardfehler des Mittelwertes

Dieses einfache Verfahren ist allerdings nur zulässig, wenn bestimmte Voraussetzungen gegeben sind, wie eine genügend große Anzahl von Messwerten und die Kenntnis der Normalverteilung. Eine eigene Disziplin, die Biostatistik, widmet sich der Erarbeitung von Verfahren, die auf den speziellen biologischen Fall anwendbar sind, um die Relevanz eines Ergebnisses zu prüfen.
Die Biologie und damit auch die Medizin und im speziellen Fall die experimentelle und klinische Pharmakologie stehen nun vor einer anderen Situation als die klassischen naturwissenschaftlichen Fächer. In diesen gilt, dass die Streuung ausschließlich bedingt wird durch den Messvorgang! In der Biologie ist diese Streuung natürlich auch vorhanden, aber klein im Verhältnis zu der Streuung, die dadurch entsteht, dass die Biologie es ausschließlich mit Individuen zu tun hat. Die Unterschiede zwischen den einzelnen Individuen, und damit auch die biologische Streuung, werden immer größer, je differenzierter eine Spezies ist. Den Extremwert erreicht die Streuung beim Menschen, dessen physische und psychische Individualisierung am weitesten fortgeschritten scheint.
Die große biologische Streuung, mit der es die experimentelle und in noch stärkerem Ausmaß die klinische Pharmakologie zu tun hat, stellt eine außerordentliche experimentelle Belastung dar: Ein einzelner Versuch oder eine einzelne klinische Beobachtung hat keine beweisende Bedeutung, sondern erst statistisches Vorgehen kann zu reproduzierbaren und damit gesicherten Ergebnissen führen! Auf der anderen Seite soll hier nicht eintönig statistischer Methodik das Wort geredet wer-

den. Die Einzelbeobachtung ist wichtig, zur Sicherung bedarf es aber immer einer Mehrzahl von Versuchen bzw. Beobachtungen unter identischen Bedingungen (kontrollierte klinische Untersuchung von Arzneimitteln, S. 44).
Ein besonders schwieriges Problem ergibt sich immer dann in der Pharmakologie und vor allem in der Therapie, wenn nur ein marginaler Effekt zu beobachten ist. Dann müssen im letzteren Fall Untersuchungen an einer sehr großen Anzahl von Patienten vorgenommen werden, um zu statistisch gesicherten Aussagen zu kommen (im Amerikanischen als „Megatrials" apostrophiert). Derartige Arzneimittelprüfungen sind nicht mehr an einer einzelnen Klinik, sondern nur noch im Verbund vieler Krankenhäuser durchzuführen. Häufig muss die Beobachtung dann über längere Zeiträume ausgedehnt werden. Daraus ergeben sich große organisatorische Probleme, die, wenn sie nicht optimal gelöst werden können, erheblich zur Streuung der Ergebnisse und damit zur Unsicherheit beitragen (S. 46).

> **Box 1.8**
>
> **Klinische Prüfung: Ein Gedankenexperiment**
>
> Ein typisches Beispiel für die Untersuchung eines marginalen Effektes sei hier konstruiert: Es soll geprüft werden, ob das Pharmakon X die Re-Infarkt-Häufigkeit vermindert. Dazu werden 10 000 ausgesuchte Infarkt-Patienten für 3 Jahre in die Beobachtung einbezogen. Die Hälfte von ihnen, also 5000, erhalten das Verum X als Tablette, die andere Hälfte ein Placebo, das gleichartig aussieht. Nach 3-jähriger Beobachtungszeit ergibt sich Folgendes:
>
> 1. Von den jeweils 5000 Patienten pro Gruppe sind annähernd 1000 Patienten ausgefallen (Tod aus unabhängigen Gründen, verzogen, mangelnde Zuverlässigkeit, starke Nebenwirkungen);
> 2. in der Placebo-(Kontroll-)Gruppe haben in 3 Jahren 10% einen Re-Infarkt erlitten, das sind 400 Patienten;
> 3. in der Verum-Gruppe ist das Ergebnis statistisch signifikant um 15% besser, d. h. es sind nur 340 Re-Infarkte vorgekommen.
>
> Als Ergebnis ergibt sich also: 60 Patienten von den anfänglichen 5000 Infarkt-Kranken können vor einem Re-Infarkt bewahrt werden, wenn 5000, später 4000 Patienten das Verum X einnehmen. Das heißt aber auch, dass 3940 Patienten das Verum X unnötig schlucken und entsprechende Nebenwirkungen entwickeln können, denn entweder hätten sie sowieso keinen Re-Infarkt bekommen, oder sie erleiden doch einen zweiten Infarkt. Die „number needed to treat" (NNT) gibt an, wie viele Patienten (im statistischen Mittel) behandelt werden müssen, damit bei *einem* Patienten der therapeutische Erfolg eintritt. Im vorliegenden Fall wäre, bezogen auf die Ausgangszahl der Patienten, NNT = 5000 : 60 = ca. 83.

1.8 Pharmakokinetik

Wird ein Pharmakon zugeführt, ergibt sich ein bestimmter zeitlicher Verlauf, mit dem sein Effekt eintritt und später wieder abklingt. Der Verlauf der Wirkung kann bedingt sein durch eine entsprechende Änderung der

Pharmakon-Konzentration im Körper, muss es aber nicht. Drei kinetische Vorgänge können den zeitlichen Ablauf der Pharmakon-Wirkung prägen: Pharmakokinetik, Rezeptorkinetik und Transformationskinetik

Wirkstoff 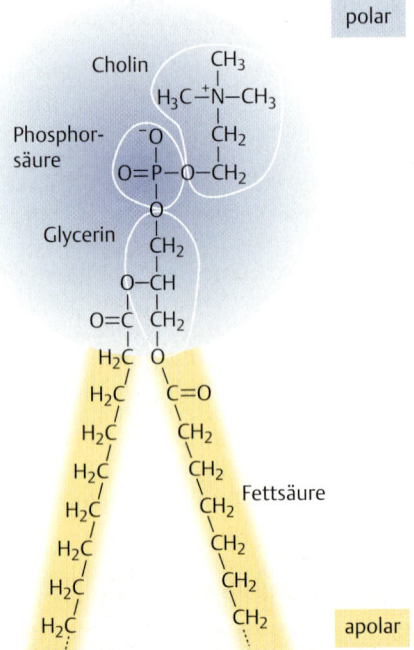 Blut Bio- phase	**Pharmako- kinetik**	– Dosis – Applikationsart – galenische Verfügbarkeit – Invasion in das venöse System – präsystemische Elimination (Leber, Lunge) – Austritt aus dem Kapillarbett in das Gewebe, – Verteilung, Elimination (Metabolismus, Exkretion) – Konzentration in der Biophase
Bindungsstellen (Rezeptoren)	**Rezeptor- kinetik**	Biophase: Assoziation an den und Dissoziation vom Wirkort
Transduktion in den Effekt	**Trans- duktions- kinetik**	Transduktion der Pharmakon-Bindung in den pharmakologischen oder toxischen Effekt

Abb. 1.15 Zeitverlauf der Arzneistoff-Wirkung. Für Zeitgang und Ausprägung der Wirkung eines Arzneimittels sind nach seiner Gabe zahlreiche Faktoren und Prozesse bestimmend. Je nach Art der Substanz und des biologischen Effektes kann der geschwindigkeitsbegrenzende Schritt die Pharmakokinetik (die Bereitstellung des Pharmakon in der Biophase), die Rezeptorkinetik oder auch die Kinetik der Transformation (Transduktion) der Pharmakon-Bindung in den Effekt sein.

(Abb. 1.15). Die Vorgänge, die nach Gabe eines Medikamentes ablaufen und die zeitlichen Änderungen seiner Konzentration in der Biophase bestimmen, werden unter dem Begriff der **Pharmakokinetik** zusammengefasst. Als **Biophase** wird der Raum bezeichnet, von dem aus Pharmaka direkt mit ihren Bindungsstellen reagieren können. Die Biophase kann Teil des extrazellulären Raumes sein, z. B. für Suxamethonium der synaptische Spalt der motorischen Endplatte, oder im Cytosol eines Mikroorganismus liegen, z. B. für Trimethoprim als einem Hemmstoff der bakteriellen Dihydrofolsäure-Reduktase.

Die Interaktion von Pharmaka aus der Biophase heraus mit den Bindungsstellen unterliegt verschiedenen Gesetzmäßigkeiten (**Rezeptorkinetik**), je nachdem, um welche Art von Bindungsstellen es sich handelt: hochspezifische Bindungsstellen (Rezeptoren) oder z. B. Orte unspezifischer Adsorption. Wenn die Wechselwirkung zwischen Pharmakon und Bindungsstellen langsamer abläuft als der Aufbau der Wirkkonzentration in der Biophase, wird diese Interaktion zum geschwindigkeitsbegrenzenden Schritt. Dies wird besonders dann der Fall sein, wenn die Konzentration in der Biophase sehr schnell ansteigt (z. B. nach intravenöser Bolus-Injektion). Im übrigen besteht kein Zusammenhang zwischen einer Affinität zum Rezeptor und der Geschwindigkeit eines Bindungs-Prozesses. Die Affinität ist umgekehrt proportional zur Dissoziationskonstanten (K_D), die wiederum dem Quotienten (k_{-1}/k_{+1}) aus der Dissoziationsgeschwindigkeitskonstanten k_{-1} und der Assoziationsgeschwindigkeitskonstanten k_{+1} entspricht:

$$\frac{1}{\text{Affinität}} = K_D = \frac{k_{-1}}{k_{+1}}$$

Also können gleiche Affinitäten resultieren, wenn beide Geschwindigkeitskonstanten sehr hoch oder beide sehr niedrig sind. Beispiele für zwei Substanzen mit vergleichbarer Affinität beim Menschen, aber sehr unterschiedlichen Geschwindigkeitskonstanten sind Digitoxin, das sehr langsam assoziiert und dissoziiert, und Atropin, das eine recht hohe Wechselzahl am Rezeptor aufweist.

Im Anschluss an die Bindung der Pharmaka an die spezifischen oder unspezifischen Bindungsorte erfolgt die Umsetzung in den biologischen Effekt: **Transformationskinetik**. Die Transformation (= Transduktion) kann zeit-

lich schnell und scheinbar unmittelbar erfolgen, so z. B. der Anstieg der Ionenpermeabilität der Endplattenmembran nach Bindung von Acetylcholin an die nicotinischen Acetylcholin-Rezeptoren; sie benötigt aber häufig eine Reihe von Schritten oder kann auch ein recht langsamer Prozess sein. Ein Beispiel für Letzteres ist die Wirkung von Steroidhormonen auf die Eiweiß-Synthese. In diesen Fällen läuft die Transformation langsamer ab als die beiden vorgeschalteten kinetischen Prozesse und wird für den Zeitverlauf des Effektes bestimmend. Eine Zusammenstellung der Prozesse und Faktoren, die den Zeitverlauf der Arzneistoff-Wirkung beeinflussen, gibt Abb. 1.15.

Die **Pharmakokinetik** ist also der Zweig der Pharmakologie, der sich mit den **zeitlichen Änderungen der Pharmakon-Konzentrationen** in den verschiedenen Kompartimenten des Organismus befasst. Da die Stärke der Wir-

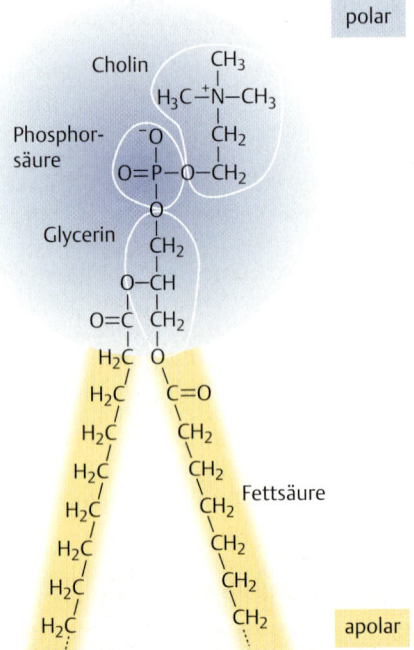

Abb. 1.16 Phospholipid-Molekül. Phospholipide, im Beispiel Phosphatidylcholin (Lecithin), bestehen aus einer polaren Kopfgruppe und apolaren Fettsäureketten.

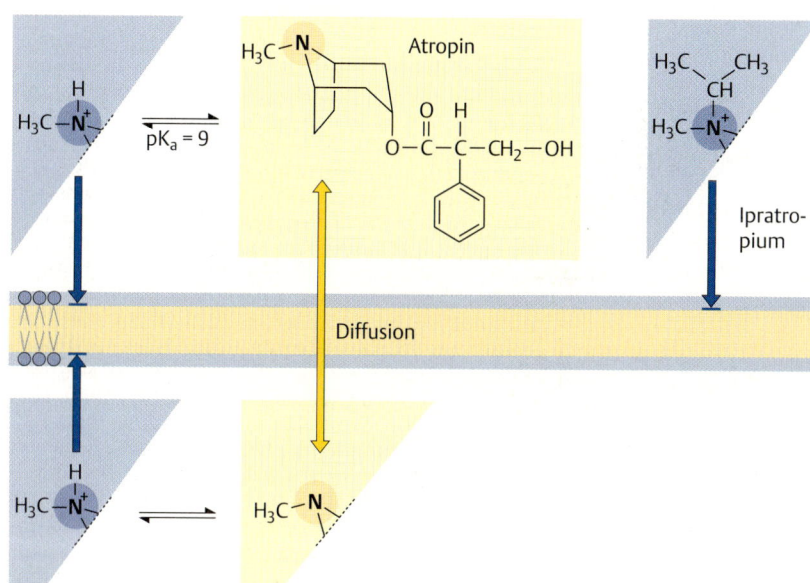

Abb. 1.**17** **Phospholipid-Barriere.** Die Phospholipid-Doppelmembran besitzt eine Barrierefunktion gegenüber polaren Substanzen. Bei Atropin besteht ein Dissoziationsgleichgewicht zwischen geladener Form und ungeladener Form; die unpolare Form kann durch die Membran diffundieren, im wäßrigen Milieu stellt sich wieder das Dissoziationsgleichgewicht ein. Das Atropin-Derivat Ipratropium enthält einen ständig positiv geladenen Stickstoff, es ist deshalb nur schlecht membrangängig. Vorteil: Ipratropium überwindet die Blut-Hirn-Schranke nicht; Nachteil: bei oraler Zufuhr wird aus dem Darm nur ein Bruchteil der zugeführten Menge in den Körper aufgenommen.

kung im Allgemeinen von der Wirkstoff-Konzentration abhängt, ist das Wissen um die Konzentration eines Pharmakon am Wirkort von großer Bedeutung. Vielfach ist es eine Frage der Pharmakon-Konzentration, ob der gewünschte Effekt zustande kommt oder ob gar toxische Erscheinungen auftreten. Die Konzentration in der Biophase ist allerdings meist nicht erfassbar; sie ist aber häufig der Konzentration im Blutplasma äquivalent, und so wird meist „der Blutspiegel" eines Pharmakon gemessen. Seinen zeitlichen Veränderungen liegen die Vorgänge Resorption, Verteilung und Elimination zugrunde.

Die Vorgänge zeigen immer wieder, dass der Arzneistoff auf Zellbarrieren trifft, sei es die Darmschleimhaut, das Kapillarendothel oder die Nierentubuluszelle. Für das pharmakokinetische Verhalten des Stoffes ist es wichtig, ob er diese Barrieren zu überwinden vermag.

Die Grundlage jeder zellulären Barriere stellt die Phospholipid-Matrix des Plasmalemm dar. In der Phospholipid-Doppelschicht sind die Phospholipid-Moleküle (Abb. 1.**16**) so angeordnet, dass ihre apolaren Fettsäure-Reste in das Innere der Membran weisen. Die Fähigkeit eines polaren Stoffes, in das hydrophobe Innere einzudringen, ist außerordentlich gering. Diese Barrierefunktion der Phospholipid-Doppelmembran gegenüber geladenen Teilchen bildet die Grundlage dafür, dass im Zellinneren andere Ionenkonzentrationen aufrechterhalten werden können als im Extrazellulärraum. Analog können Arzneistoffe, die eine ständige Ladung tragen, Zellmembranen nur schlecht passieren (Abb. 1.**17**). Für „physiologische" polare Teilchen stehen Transportproteine in der Zellmembran bereit, so beispielsweise für Glukose entsprechende „Carrier" im Plasmalemm der Darmepithelzellen und des Endothels der Hirngefäße. Bestimmte polare Pharmaka können Transporteinrichtungen nutzen und sind dementsprechend trotz ihrer Polarität gut membrangängig, beispielsweise das Anti-Parkinson-Mittel L-Dopa, welches Aminosäure-Transportproteine benutzt.

1.8.1 Applikation und Resorption

Ein Pharmakon kann nur dann wirken, wenn es an den eigentlichen Wirkort gelangt, der ja in den allerseltensten Fällen an der Körperoberfläche gelegen und damit direkt zugänglich ist. Das Pharmakon muss daher in den Körper eindringen, es muss resorbiert werden.

Resorption (im angloamerikanischen Sprachgebrauch „absorption") kann definiert werden als Aufnahme eines Arzneistoffes vom Applikationsort in die Blutbahn. Resorption spielt immer dann eine Rolle, wenn das Pharmakon nicht direkt in die Blutbahn injiziert wird. Sie beruht auf den physikalischen Prozessen der Diffusion und der Verteilung, häufig auch auf dem Transport mittels eines Transportproteins.

Die **Resorptionsgeschwindigkeit** entspricht der Aufnahme von Substanzmenge pro Zeiteinheit. Sie hängt vom Applikationsort, der Zubereitungsform des Mittels, den physikochemischen Eigenschaften des Pharmakon und gegebenenfalls der Mitwirkung von Transportproteinen ab. Die Resorption des einzelnen Wirkstoff-Moleküls gilt dann als abgeschlossen, wenn es die Blutbahn erreicht hat. Auch bei lokaler Applikation muss der Wirkstoff vom Ort der Auftragung auf Haut oder Schleimhaut zum tiefergelegenen Wirkort gelangen. Hier bezeichnet der Begriff Resorption das Vordringen zum Wirkort. Beispiele sind die Lokalanästhetika, die Schleimhaut-abschwellenden Sympathomimetika und die durch Inhalation applizierten Broncholytika. In diesen Fällen müssen die Pharmaka von der Oberfläche bis zu den sensiblen Rezeptoren, zu der Gefäßmuskulatur oder zu den glatten Bronchialmuskeln gelangen.

Folgende Faktoren begünstigen die Resorption: geringe Molekülgröße, mangelnde Polarität, gute Fettlöslichkeit, starke Durchblutung und gute Permeabilitätsverhältnisse an der Applikationsstelle, eventuell mit Nutzung eines Aufnahme-Transportproteins.

Der Begriff **Resorptionsquote** wird meist in Bezug auf die Aufnahme aus dem Darm verwendet.

$$\text{Resorptionsquote [\%]} = \frac{\text{resorbierte Substanzmenge}}{\text{zur Resorption verfügbare Substanzmenge}} \times 100$$

Applikationsarten

Lokale Applikation

Die lokale Therapie ist dadurch gekennzeichnet, dass die Pharmakon-Konzentration nur im Bereich des Applikationsortes ausreichend hoch ist, um eine Wirkung auszuüben. Die Möglichkeit einer lokalen Therapie beschränkt sich nicht nur auf die äußere Haut, sondern lässt sich wesentlich erweitern. Die Inhalation eines Broncholytikum, die orale Gabe von Kohle zur Adsorption von Giften im Darm, die lokale Applikation eines Chemotherapeutikum bei infektiöser Vaginitis oder die Injektion eines Glucocorticoid in ein Gelenk sind Beispiele für eine lokale Therapie. Die aufgenommene Menge gelangt vom Wirkort zwar auch in die Blutbahn, aber sie ist meist zu gering, als dass sich im Gesamtorganismus eine wirksame Konzentration ergeben könnte. Die Systemwirkungen sind daher bei der lokalen Therapie im Allgemeinen zu vernachlässigen. Damit zeichnet sich diese Applikationsart durch eine große therapeutische Breite bezüglich systemischer Wirkungen aus, sie hat jedoch auch Nachteile (z. B. leichte Allergisierung bei Aufbringen von Substanzen direkt auf Haut und Schleimhäute).

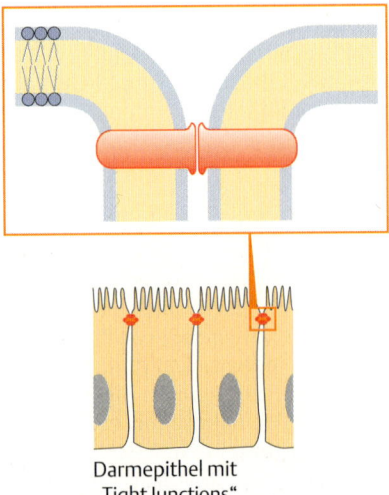

Darmepithel mit „Tight Junctions"

Abb. 1.18   „Tight junction". Die Darmepithelzellen sind untereinander mittels einer oder mehrerer gürtelförmiger Zonulae occludentes („Tight junctions") verbunden. Der Aufbau einer Verbindung ist oben in Vergrößerung gezeigt: Besondere Proteine (z. B. Occludin) überbrücken den Spalt zwischen den beiden Plasmalemm-Außenseiten. Ein Epithel ist umso „dichter", je mehr Tight junctions die Zellen miteinander verbinden und den interzellulären Durchtritt von Substanzen verhindern.

Box 1.9

Sonderfall Augentropfen

Einen Sonderfall der lokalen Applikation stellt die Gabe von Substanzen in Form von Augentropfen dar. Auf die äußere Oberfläche des Auges muss eine sehr hohe Konzentration des Wirkstoffes aufgebracht werden, damit das große Diffusionshindernis Cornea bzw. Konjunktiva plus Sklera überwunden wird und am Erfolgsorgan, z. B. Musculus ciliaris oder Epithel des Corpus ciliare, trotz der ständigen Drainage des Kammerwassers die erforderliche Konzentration aufgebaut wird. Weiterhin sorgt die Tränensekretion für eine schnelle Verdünnung auf der Oberfläche. Als Beispiel seien genannt das Parasympathomimetikum Pilocarpin 2%ige Lösung (ein Tropfen enthält 1 mg), oder der β-Blocker Timolol 0,5%ige Lösung (ein Tropfen enthält 0,25 mg). Bei systemischer Gabe dieser Dosen (und Verteilung auf ca. 70 kg Körpergewicht) ist mit einer allgemeinen Wirkung zu rechnen, und in der Tat sind kardiodepressive Nebenwirkungen nach der Gabe von Timolol-Augentropfen beschrieben worden.

Systemische Applikation

Bei diesem Vorgehen soll die Substanz in die Blutbahn gelangen, um so ihren Wirkort erreichen zu können. Die Substanz kann über den Darm (enteral) oder über andere Applikationsorte zugeführt werden. Unter parenteraler Zufuhr wird meist die Darreichung mittels Injektion verstanden. Der Darm wird auch umgangen bei Zufuhr mittels Inhalation oder über die Haut (transkutane Applikation).

Orale Applikation. Die häufigste Applikationsform ist die orale Zufuhr eines Medikaments. Die gastrointestinale Resorption (Abb. 1.**18**) ist prinzipiell abhängig von:

-   den *physikochemischen Eigenschaften* des Pharmakon-Moleküls wie Größe, Löslichkeit, bei Säuren und Basen Grad der Dissoziation, „Passform" für einen physiologischen Transportmechanismus usw.;
-   der Form der Arzneimittelzubereitung (Lösung, Pulver, Tablette, Dragee) und deren Eigenschaften wie Korngröße der Präparation, Zerfallgeschwindigkeit der Zubereitung, Zustand der Tabletten- bzw. Dragee-Grundmasse usw. Aus diesen galenischen Parametern ergibt sich das Ausmaß der *galenischen Verfügbarkeit* (S. 37): Nur wenn das Pharmakon vollständig und rechtzeitig der resorbierenden Schleimhaut zur Verfügung gestellt wird, entsprechen sich deklarierte Dosis des Arzneimittels und die zur Resorption angebotene Menge;
-   dem *Funktionszustand des Gastrointestinaltraktes*: Füllungszustand des Magens, pH-Wert im Magen und Dünndarm, Durchblutung des Gastrointestinaltraktes (Stauung im Portalkreislauf), Transportgeschwindigkeit des Speisebreis, welche die Kontaktzeit des Pharmakon mit der resorbierenden Schleimhaut bestimmt.

Box 1.10

Präsystemische Elimination

Nach oraler Einnahme muss ein Pharmakon im Regelfall von der gastrointestinalen Schleimhaut resorbiert werden. Schon in den Darmepithelzellen kann ein Abbau von Arzneistoffen stattfinden. Die Drainage des Blutes aus diesem Gebiet erfolgt über die Pfortader, deren zweites Kapillargebiet in der Leber eine erhebliche Vergrößerung des Gefäßquerschnittes mit sich bringt; das Blut umfließt die Leberzellen also sehr langsam, so dass ein intensiver Stoffaustausch möglich wird. Ein mehr oder minder großer Anteil des resorbierten Arzneimittels kann somit abgefangen werden (Verlust bei der 1. Leberpassage, ein sog. „first pass effect"). Anschließend fließt das Blut über das rechte Herz in die Lunge, wo aufgrund der Kapillarisation ein intensiver Kontakt mit den Zellen des Lungengewebes auftritt. Hier kann wiederum ein Teil der enteral resorbierten Arzneimittelmenge hängenbleiben, zumal die Lunge eine hohe Bindungskapazität für amphiphile und lipophile Substanzen besitzt. Erst wenn die Lunge passiert ist, gelangt der Rest der Pharmakon-Moleküle über das linke Herz in den großen Kreislauf und kann sich verteilen. Der Vorgang, dass ein Anteil einer enteral resorbierten Pharmakon-Menge vor Erreichen des großen Kreislaufs abgebaut wird, wird konsequenterweise als **präsystemische Elimination** bezeichnet. Bei der intravenösen Injektion wird zwar das Pharmakon direkt in das Blut gebracht, aber dieses muss vor Erreichen des großen Kreislaufs ebenfalls die Lunge passieren. Je nach den physikochemischen Eigenschaften des Wirkstoffes wird dabei wiederum ein mehr oder minder großer Anteil abgefangen und ggf. abgebaut, so dass nach intravenöser (und subkutaner oder intramuskulärer) Injektion, aber auch nach bukkaler oder rektaler Resorption, ebenfalls eine präsystemische Elimination möglich ist. Bei schnellem Anfluten eines Arzneimittels, wie nach intravenöser Bolus-Injektion, kann die Lunge als Puffer wirken und die nachfolgenden Organe, so die Herzmuskulatur, die nur über den Koronarkreislauf direkt erreicht wird, vor zu hohen Konzentrationsspitzen schützen. Verlässt ein Wirkstoff das Lungengewebe und gelangt wieder in die Blutbahn, liegt ein „Depot-Effekt" vor, jedoch keine präsystemische Elimination.

Es gibt auch den Fall, wo die präsystemische Elimination eines Wirkstoffes erwünscht ist. Dies leuchtet sofort ein bei einer **Inhalationstherapie** einer Bronchialerkrankung: Der Anteil an Wirkstoff, der verschluckt wird (meistens >50%), soll möglichst durch eine hohe präsystemische Elimination von einer systemischen Wirkung ausgeschlossen werden. Als Beispiel sind die für die Therapie eines Asthma bronchiale bevorzugt benutzten Glucocorticoide und β_2-Mimetika zu nennen.

Nach der Aufnahme aus dem Darm (*enterale Applikation*) passiert das Pharmakon die Leber (Pfortaderkreislauf), in der es eventuell bereits verändert oder abgefangen werden kann (sog. *„first pass effect"*, s. Box **1.10**). Nur bei Aufnahme des Arzneimittels durch die Mund- und Ösophagusschleimhaut (*bukkale* oder *sublinguale Applikation*) sowie bei *rektaler Zufuhr* wird es nicht durch den Pfortaderkreislauf abtransportiert. In der Praxis zeigt sich, dass nach rektaler Anwendung die Konzentration im Blut für den Einzelfall nicht vorhersehbar ist und meist weit niedriger liegt als angenommen wird. Andererseits ist die rektale Applikation äußerst wertvoll bei Erbrechen (z. B. bei Gastritis Metoclopramid-Zäpfchen) oder Krampfanfällen (Diazepam-Rektiole). Falls eine Substanz in der Leber schnell abgebaut wird, kann ein erheblicher quantitativer Unterschied zwischen der Wirkung nach sublingualer und enteraler Applikation bestehen. Die Resorption eines solchen Wirkstoffes ist zwangsläufig unsicher, da ein unvorhersehbarer Anteil jeweils schon vorher zerstört wird. Auch ein teilweiser Abbau durch Bakterien kann die enterale Resorption beeinträchtigen, hierfür sind Digoxin und Methotrexat Beispiele.

Parenterale Applikation

Injektion: Sie vermeidet die Nachteile der oralen Einnahme, erfordert dafür aber eine sterile Injektionstechnik. Die schnellste Verteilung eines Pharmakon erreicht man mit der intravasalen Injektion (intravenös, intraarteriell). Aufgrund der guten Durchblutung der Muskulatur und der großen Oberfläche des Peritoneum werden Substanzen nach intramuskulärer und intraperitonealer (Notfallmaßnahme) Injektion sehr schnell, nach subkutaner Einspritzung jedoch merklich langsamer resorbiert.
Inhalation: Eine weitere Applikationsform für bestimmte Arzneimittel ist die Inhalation. Gas- und Dampfnarkotika werden auf diesem Wege zugeführt. Die Resorption erfolgt sehr schnell.

Transkutane Applikation: Die Zufuhr über die Haut ist bei lipophilen Arzneistoffen mit geringer Molekülgröße möglich (Abb. **1.19**). Dieser Zufuhrweg vermeidet ein Abfangen in der Leber, z. B. von Estradiol (S. 384) oder Glyceryltrinitrat (S. 162). Auch Nicotin (S. 535), Scopolamin (S. 306) und Fentanyl (S. 274) stehen für die transkutane Applikation in Form von speziellen Pflastern zum Zwecke einer kontinuierlichen Arzneistoffgabe zur Verfügung. Diese werden transdermale therapeutische Systeme genannt.

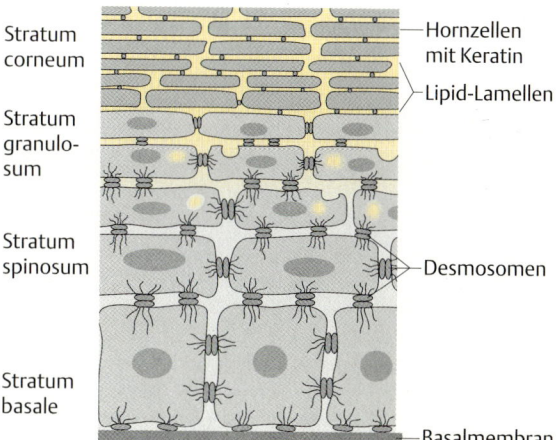

Stratum corneum — Hornzellen mit Keratin

— Lipid-Lamellen

Stratum granulosum

Stratum spinosum — Desmosomen

Stratum basale — Basalmembran

Abb. 1.**19** **„Lipid-Zement" im Plattenepithel.** Aufbau der äußeren Haut. Die Zellen sondern in die Interzellularspalten lamellär geschichtete Lipide ab (gelb), die hier eine kontinuierliche Diffusionsbarriere bilden. Die Epithelzellen sind untereinander durch Desmosomen verbunden. Im verhornten Plattenepithel besteht die Hornschicht aus dem Keratin der abgestorbenen Keratinozyten und dem dazwischenliegenden „Lipid-Zement". Die Lipid-Lamellen sind auch im unverhornten Plattenepithel vorhanden und ermöglichen die Zufuhr lipophiler Arzneistoffe mit geringer Molekülgröße.

Box 1.11

Welcher Blutspiegel-Verlauf ist gewünscht?

Bei vielen Erkrankungen ist es notwendig, einen **konstanten Blutspiegel** eines Pharmakon aufrecht zu halten. Dieses Ziel ist um so schwieriger zu erreichen, je schneller ein Arzneimittel eliminiert wird. Die optimale Maßnahme stellt die intravenöse Infusion nach vorheriger Aufsättigung dar, wenn die Infusionsgeschwindigkeit im rechten Verhältnis zur Eliminationsgeschwindigkeit steht. Dieses Verfahren ist aber nur unter klinischen Bedingungen durchzuführen. Technisch weniger aufwändige Applikationsweisen, die Infusionen mehr oder minder gut imitieren, stehen zur Verfügung: intramuskuläre oder subkutane Depot-Injektionen; orale Zufuhr von Zubereitungen mit retardierter Freisetzung; Applikation von Hautpflastern mit kontinuierlicher Arzneimittelabgabe, um einen gleichmäßigen Blutspiegel zu erreichen.

Es gibt Bedingungen, bei denen – im Gegensatz zu dem meist angestrebten konstanten Blutspiegel – ein durchaus stark, aber **kontrolliert schwankender** Blutspiegel eines Wirkstoffes gewünscht wird. Ein sofort einleuchtendes Beispiel ist die Zufuhr von Insulin beim Insulinmangel-Diabetes mit Hilfe von gesteuerten Insulinpumpen, die das Hormon dem aktuellen Bedarf entsprechend abgeben. Komplizierte Verhältnisse herrschen bei der rhythmischen Zufuhr von Gonadotropin-freisetzendem Hormon durch entsprechende Pumpen, die monatelang durchgeführt werden muss, um eine hypothalamisch bedingte Sterilität zu behandeln (S. ■). In der Therapie der Angina pectoris mit organischen Nitraten ist eine halbtägige „Nitratpause" notwendig, um einem Wirkverlust vorzubeugen (S. 161).

1.8.2 Verteilung

Das nach der Resorption in der Blutbahn vorhandene Pharmakon wird je nach seinen Eigenschaften die Blutbahn mehr oder weniger leicht verlassen (s. u.) und sich auf die Gewebe und Organe verteilen (Abb. 1.20). An wässrigen Lösungsräumen sind das Blutplasma, die Interstitial-Flüssigkeit sowie der Intrazellulärraum vorhanden. Das Pharmakon kann sich jedoch auch an verschiedene Strukturen anlagern: im Blut an die Plasmaproteine oder an die Erythrozyten; im Gewebe an Rezeptoren, es kann sich in die Phospholipid-Doppelschicht von Membranen, in Fettvakuolen oder in die Knochensubstanz einlagern. Somit wird verständlich, dass sich viele Pharmaka *nicht* gleichmäßig im Organismus verteilen. Hervorgehoben sei, dass nur der ungebundene, freie Anteil des Wirkstoffes diffundieren kann und zum Wechsel des „Aufenthaltsortes" befähigt ist. Nur ungebundene Pharmakonmoleküle können Wirkorte besetzen. Auch für den Eintritt in Eliminationswege ist der freie Anteil entscheidend.

Verteilungsräume

Bemerkenswerterweise ist das zentrale Kompartiment Blut, das für die Verteilung von Substanzen verantwortlich ist, sehr klein im Vergleich zu den beiden anderen Kompartimenten Interstitial- und Intrazellulärraum (Tab. 1.1). Zusätzlich zu diesen drei Räumen sind noch spezielle Kompartimente vorhanden, deren Zugänglichkeit durch besondere Barrieren erschwert ist: Das Zentralnervensystem (Blut-Liquor-Schranke, s. u.), der Fetus (Placenta-Schranke), das Kammerwasser des Auges und die Endolymphe des Innenohres. Diese speziellen Räume besitzen größte Bedeutung für die Therapie und für Arzneimittelnebenwirkungen.

Die morphologische Grenze zwischen dem Blutplasmaraum und dem Interstitialraum wird von den **Gefäßendothelien** gebildet. Die Gefäßendothelzellen sind untereinander durch Zonulae occludentes verbunden. Die Durchlässigkeit der Endothelien ist unterschiedlich. Es können verschiedene Typen von Endothelien unterschieden werden (Abb. 1.21).

– *Endothel ohne Fenster und ohne pinozytotische Aktivität:* Es besitzt die geringste Durchlässigkeit. Dieser Endotheltyp ist für das Nervensystem charakteristisch. Er bildet die Grundlage der Blut-Hirn-Schranke; eine gleichartige Schranke ist in peripheren Nerven vorhanden. Nur membrangängige Substanzen oder solche, die ein Transport-Protein benutzen, können dieses Endothel passieren.

– *Endothel mit pinozytotischer Aktivität:* In Vesikeln, die sich von der Zellmembran abschnüren, findet ein transzellulärer Austausch von „Plasmatröpfchen" zwischen Blutplasma und Interstitialraum statt. Diesen Endotheltyp weisen z. B. Herz- und Skelettmuskulatur auf. Im Inneren der pinozytotischen Bläs-

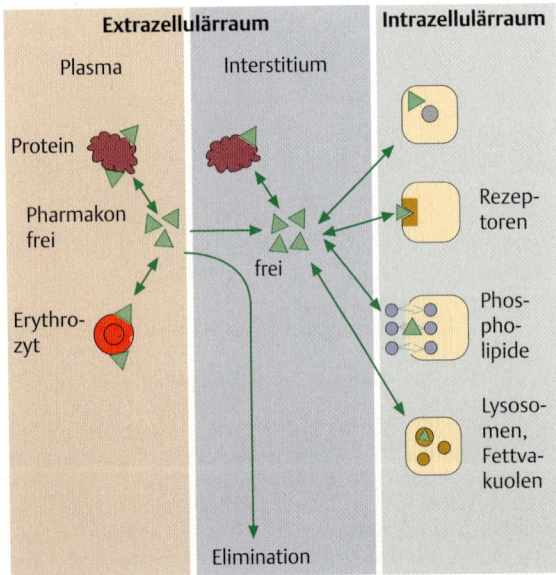

Abb. 1.20   Verteilung. Übersicht über mögliche „Aufenthaltsorte" eines Pharmakon (grünes Dreieck) im Organismus.

Tabelle 1.1   Lösungsräume von Pharmaka

Raum	Anteil am Körpergewicht
Blutplasmavolumen	ca. 4%
Interstitialraum	ca. 20%
Intrazellulärraum	ca. 50%

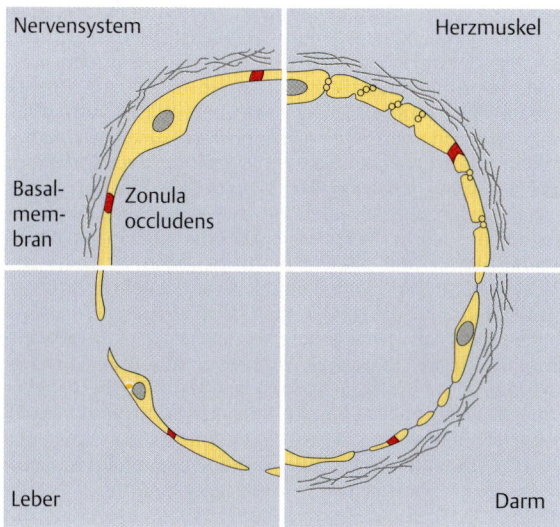

Abb. 1.21 Kapillarendothelien. Die verschiedenen Endothelarten unterscheiden sich in der Durchlässigkeit.

chen können polare Substanzen rasch in das Gewebe gelangen.
- *Endothel mit „Sprossenfenstern" innerhalb der Endothelzellen:* Dieser Endotheltyp ist beispielsweise im Darm vorhanden und erlaubt einen raschen Stoffaustausch.
- *Endothel mit weiten Fenstern und fehlender Umhüllung durch eine Basalmembran:* Diese Form ist für die Leber charakteristisch und erlaubt sogar Makromolekülen (z.B. Plasmaproteinen, die von der Leber gebildet werden) die rasche Passage der Kapillarwand.

Die gute Durchlässigkeit des Gefäßendothels (der Typen 2–4) macht es verständlich, dass (niedermolekulare) Pharmaka außerordentlich schnell aus dem Blut in den Interstitialraum gelangen. Vom kinetischen Gesichtspunkt aus imponieren der Plasmaraum und der Interstitialraum dann als ein Kompartiment.
Die morphologische Grenze zwischen dem Extrazellulärraum und dem Intrazellulärraum bilden die **Zellmembranen**. Wichtig für Verteilungsphänomene von Wirkstoffen ist die Tatsache, dass die Membranen aus einer Doppelschicht von Lipiden bestehen, die für geladene Substanzen impermeabel ist.

Es gibt nur sehr wenige Substanzen, die bei ihrer Verteilung im Organismus die angegebenen Räume quantitativ widerspiegeln: So bleibt z.B. der niedermolekulare Farbstoff Evans blue im Plasmaraum, weil er quantitativ an Plasmaalbumine gebunden wird; der mehrwertige Zuckeralkohol Mannit verteilt sich gleichmäßig über den Extrazellulärraum, und Ethanol setzt sich zusätzlich mit dem Intrazellulärraum ins Gleichgewicht. Für die meisten Pharmaka und Gifte gelten kompliziertere Verhältnisse, da zusätzliche Phänomene mitbestimmend werden, die von der Natur des Wirkstoff-Moleküls abhängen.

Unspezifische Verteilungsprozesse

Für die Verteilung im Organismus sowie für die Resorption und die Ausscheidung ist das physikochemische Löslichkeitsverhalten häufig von entscheidender Bedeutung. Unter diesem Gesichtspunkt können Substanzen in drei Gruppen unterteilt werden:
- *Rein wasserlösliche Verbindungen:* Sie werden, falls kein Transportprotein mitwirkt, nach oraler Gabe schlecht resorbiert, nach intravenöser Zufuhr verteilen sie sich nur über den Extrazellulärraum und werden renal gut ausgeschieden. In diese Gruppe gehören nur sehr wenige Wirkstoffe, so die osmotischen Diuretika.
- *Rein lipidlösliche Substanzen:* Sie werden sich entsprechend ihrem Octanol/Wasser-Koeffizienten in den Körperfetten anreichern, vor allem in den Neutralfetten der Fettzellen. Das Musterbeispiel für ein derartiges Verhalten bieten chlorierte Kohlenwasserstoffe wie die Insektizide Chlorphenothan und Hexachlorcyclohexan (S. 500). Auch die Inhalationsnarkotika sind überwiegend lipidlösliche Verbindungen. Neben ihrer Neigung, sich in den Neutralfetten zu lösen, reichern sie sich auch in den Lipiden der zellulären Membranen an.
- *Amphiphile Pharmaka:* Ein Molekül wird dann als amphiphil bezeichnet, wenn es einen hydrophilen und einen hydrophoben Anteil besitzt, die in nicht zu großer Entfernung voneinander stehen (sonst ergeben sich Tenside). Abb. 1.22 demonstriert dies an zwei Beispielen.

Amphiphile Substanzen sammeln sich an **Interphasen** an, wo ein wässriges Milieu mit einer apolaren Phase zusammentrifft. Dies ist der Fall in jeder zellulären Membran, ob Plasmalemm oder intrazelluläre Membranen (Mitochondrien, Kern, endoplasmatisches Retikulum, Lysosomen). Die Phospholipide von Zellmembranen (Abb. 1.16) bieten mit ihren Fettsäureketten eine Möglichkeit zur *hydrophoben Interaktion* und mit den negativ geladenen Phosphorsäuregruppen bzw. den daran befindlichen polaren Substituenten eine Möglichkeit zur *elektrostatischen Interaktion*.
Diese Akkumulation an Membranen ist für eine größere Zahl von *kationisch amphiphilen Pharmaka* nachgewiesen und fällt quantitativ stark ins Gewicht: Der Quotient aus Konzentration in der Zelle zu der im Plasma (bzw. in der Inkubationslösung bei isolierten Organen) kann

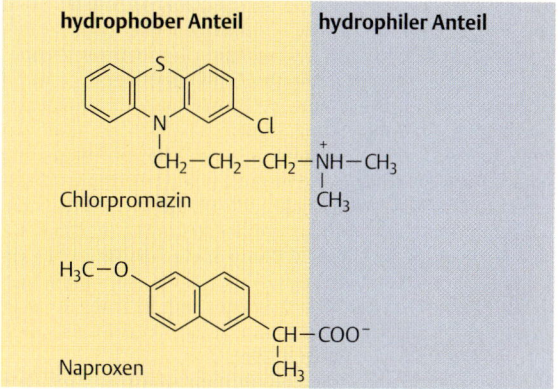

Abb. 1.22 Amphiphile Pharmaka. Amine in geladener Form (Onium-Verbindung) und dissoziierte Säure-Gruppen sind sehr hydrophil, aromatische und gesättigte Ringsysteme stark hydrophob.

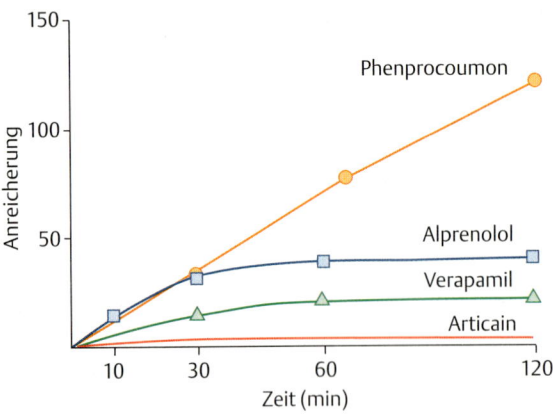

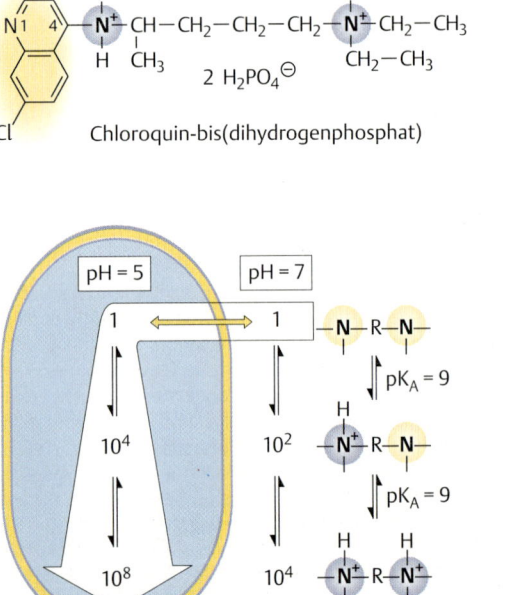

Abb. 1.23 Anreicherung einiger Pharmaka in Herzmuskelzellen. Isolierte, kontrahierende (Frequenz 2 Hz) Herzvorhöfe von Meerschweinchen wurden in einer Tyrode-Lösung inkubiert, der eine radioaktiv markierte Substanz zum Zeitpunkt Null zugesetzt wurde. Die jeweilige Konzentration war so gewählt, dass sie keine pharmakologische Wirkung ausübte. Die Akkumulation der Pharmaka wird als Anreicherung (Konzentration im Gewebe/Konzentration in der Tyrode-Lösung) auf der Ordinate angegeben. Die drei kationischen amphiphilen Verbindungen Articain 10^{-5}M (Lokalanästhetikum), Verapamil 10^{-7}M (Ca-Antagonist) und Alprenolol 10^{-7}M (β-Blocker) erreichen nach ca. 1 Stunde ein Verteilungsgleichgewicht, das mit zunehmender Hydrophobie höher liegt: Articain wird um den Faktor 3 angereichert, Verapamil um ca. das 25fache und Alprenolol um das ca. 35fache. Die neutrale, hydrophobe Substanz Phenprocoumon 10^{-7}M (Cumarin-Derivat) wird noch stärker akkumuliert, der Prozess ist nach 2 Stunden noch nicht abgeschlossen, obwohl bereits eine Anreicherung um den Faktor 130 vorliegt. Die hier experimentell gezeigte Anreicherung erfolgt rein passiv, sie ist ein physikochemischer Verteilungsprozess. Die Substanzen sind in den Zellen nicht gleichmäßig verteilt, sondern überwiegend in Membranen und hydrophoben Zellkompartimenten enthalten, so dass an einzelnen subzellulären Orten sehr hohe Konzentrationen vorliegen können.

Werte bis zu 150 und mehr annehmen (Abb. 1.**23**). *Anionisch amphiphile Pharmaka* weisen häufig eine hohe Plasmaeiweißbindung auf. Ihre Einlagerung in Zellmembranen wird wahrscheinlich durch eine Abstoßung zwischen der negativ geladenen Phosphatgruppe der Phospholipide und der anionischen Carboxylgruppe erschwert.

Amphiphile Pharmaka werden kaum in den Neutralfetten der Fettzellen gefunden, sie sind eben nicht lipophil. Da die meisten amphiphilen Pharmaka schwache Basen oder Säuren sind, liegen ihre Amin- und Carbonsäure-Gruppen bei biologischen pH-Werten z. T. in ungeladener Form vor. Diese Gruppen sind damit hydrophob, was dann ein gutes Penetrationsvermögen der gesamten Substanz durch Lipidbarrieren gewährleistet. Die Größe der Dissoziationskonstanten ist daher für Verteilungsphänomene von Bedeutung.

Eine Besonderheit ist die Anreicherung von Substanzen, die einen protonierbaren Stickstoff enthalten, im Inneren von **Lysosomen**. Die Anreicherung beruht darauf, dass die Substanzen in ungeladener Form leicht die Membran des Lysosom passieren und in seinem Inneren wegen der dort herrschenden hohen Protonenkonzentration (pH ~ 5) zum allergrößten Teil in die kationische Form übergehen. In der geladenen Form können sie die lysosomale Membran nicht mehr überwinden und bleiben daher im Lysosom „gefangen" (s. a. Box 1.**12**).

Box 1.12

Anreicherung von Chloroquin in „sauren" Zellorganellen

Chloroquin enthält in der Seitenkette zwei basische Stickstoffe (pK_{a1} ~ 10,8, pK_{a2} ~ 8,4), die beim pH-Wert der Körperflüssigkeiten überwiegend protoniert sind (oberes Bild).

Die kationisch-amphiphile Substanz kann wegen ihres dibasischen Charakters in Zellorganellen mit saurem Inhalt besonders stark angereichert werden. Dies ist in der Abbildung für eine dibasische Modellsubstanz illustriert, für deren basische Stickstoffe der Einfachheit halber jeweils ein pK_a = 9 angenommen sei.

In der basischen Form ist die Substanz membrangängig und vermag in die Zellorganelle einzudringen. Hier findet sofort eine Protonierung statt, wobei das Dissoziationsgleichgewicht stärker zur diprotonierten Form verschoben ist als im neutralen Milieu. Die protonierte Form vermag das apolare Innere einer Phospholipidmembran passiv nicht zu überwinden, so dass kein Konzentrationsausgleich mit der Umgebung stattfindet. Auf diese Weise kann die diprotonierte Form in einer sauren Zellorganelle allein aufgrund passiver Verteilungsvorgänge eine erheblich höhere Konzentration erreichen als in der Umgebung. Dieser Vorgang erklärt die Anreicherung von Chloroquin und ähnlichen Pharmaka in den sauren Verdauungsvakuolen der Malaria-Erreger und die lange Verweildauer dieser Substanzen im menschlichen Organismus, da sie in den Lysosomen „gefangen" sind.

Die Konzentration der protonierten Formen ist als Vielfaches der Konzentration der basischen Form ausgedrückt, welche gleich eins gesetzt wurde.

Ein weiteres Phänomen, das von der Hydrophobie der Pharmakon-Moleküle abhängt, spielt für Verteilungsphänomene (und Arzneimittelinteraktionen) eine wichtige Rolle; es ist die **Bindung an Proteine** des Plasmas und der Interstitialraum-Flüssigkeit über hydrophobe Wechselkräfte. Der gebundene Anteil steht jeweils im Gleichgewicht mit dem freien Anteil, welcher der aktuell wirksamen Konzentration entspricht. Die Eiweißbindung kann bei manchen Pharmaka sehr hohe Werte annehmen, wie z. B. in der Gruppe der oralen Antidiabetika, der Antikoagulantien, der Säureantiphlogistika und bei den Digitalisglykosiden. Da der Proteingehalt in der Interstitialraum-Flüssigkeit geringer ist als der im Blutplasma, wird die Gesamtkonzentration (gebunden und frei) eines stark eiweißgebundenen Pharmakon im Interstitialraum niedriger liegen als im Plasma; trotzdem werden die freien Konzentrationen etwa gleich sein.

Spezifische Verteilungsprozesse

Während bisher Verteilungsphänomene erörtert wurden, die sich aus den einfachen physikochemischen Eigenschaften der Wirkstoff-Moleküle ableiten, muss für die Pharmakokinetik auch in Betracht gezogen werden, dass spezifische biologische Vorgänge das Verteilungsverhalten wesentlich beeinflussen können. Im Folgenden werden beispielhaft zwei grundlegende Prozesse besprochen:

- Bindung eines Pharmakon mit hoher Affinität an Rezeptoren und
- Teilnahme eines Pharmakon an aktiven Transportvorgängen und transmembraner Transport durch P-Glykoproteine.

1. Bindung an Rezeptoren. Eine Reihe von Pharmaka reagiert mit den Rezeptoren für körpereigene Wirkstoffe (Überträgersubstanzen), hierzu gehören z. B. die Parasympatholytika, die β-Rezeptoren-blockierenden Substanzen, die Antihistaminika und die Muskelrelaxantien.

Box 1.13

Ladungszustände von Aminen

Viele Arzneistoffe sind stickstoffhaltige Verbindungen. Der Stickstoff kann ungeladen oder positiv geladen vorliegen, was für die pharmakologischen Eigenschaften der Substanzen von großer Bedeutung ist.

Dreibindige Amine sind Basen. Sie können ein Proton übernehmen und bilden mit Säuren Salze.

Wie aus der Elektronenformulierung (| bedeutet Elektronenpaar) hervorgeht, besitzt der Stickstoff im dreibindigen (hier tertiären) Amin ein freies Elektronenpaar, mit dem das Proton koordinativ gebunden wird. Jetzt ist der Stickstoff vierbindig und positiv geladen; das gebildete Salz, im Beispiel das Hydrochlorid, ist immer völlig dissoziiert. Die Salzbildung eines Amin hängt ab vom pH-Wert der Lösung und einer für jede Substanz charakteristischen Größe, der **Dissoziationskonstanten** K. Der negative Logarithmus von K wird in Analogie zum pH-Wert als **pK-Wert** bezeichnet. Er gibt den pH-Wert der Lösung an, bei dem 50 % der betreffenden Gruppe dissoziiert sind.

Die positive Ladung bringt eine hohe Polarität mit sich; gegenüber der unpolaren Base sind die physikochemischen Eigenschaften grundlegend verändert.

Von **primären, sekundären und tertiären Aminen** spricht man, wenn ein, zwei oder drei Kohlenstoff-Atome am Stickstoff gebunden sind. In diesen Verbindungen kann der Stickstoff unprotoniert oder protoniert vorliegen, das einzelne Molekül wechselt zwischen beiden Zuständen. Dabei hängt die Wahrscheinlichkeit, dass der jeweilige Zustand vorliegt bzw. die Lage des Dissoziationsgleichgewichtes, von der Dissozia-

tionskonstante und vom aktuellen pH-Wert ab. Bei **quartären Aminen** sind vier Kohlenstoffe am Stickstoff gebunden. Hier ist der Stickstoff dauerhaft positiv geladen, die Verbindung ist also ständig polar oder – umgekehrt ausgedrückt – niemals in einer ungeladenen, membrangängigen Form.

Praktische Beispiele für diese Erörterung wird der Leser in den speziellen Kapiteln genügend finden. Besonderes Interesse kommt in diesem Zusammenhang aber den Aminen zu, die bei physiologischem pH-Wert in drei- und gleichzeitig vierbindiger Form vorliegen (pK-Wert im physiologischen pH-Bereich). Ein Beispiel hierfür ist bei den Lokalanästhetika erörtert: Nur die freie Base ist lipidlöslich und kann damit in den Nerv eindringen. Am Wirkort jedoch ist wahrscheinlich die vierbindige Form wirksam. Auch in anderem Zusammenhang wird die schlechtere Löslichkeit der Onium-Verbindungen in Lipiden ausgenutzt: Während Atropin als Base in das Zentralnervensystem eindringen kann und dementsprechend zu zentralen Vergiftungen führt, hat die quaternisierte Form, z. B. das Isopropylatropin = Ipratropium, keine zentralen Wirkungen mehr! Für den eigentlichen, parasympatholytischen Effekt sind aber beide Substanzen in vierbindiger Form notwendig.

Für die biologische Wirkung gleichartig zu beurteilen sind die beiden Onium-Verbindungen

tertiäres Amin in Salzform, vierbindiger Stickstoff   quartäres Amin, vierbindiger Stickstoff

Zu den Onium-Verbindungen im Gegensatz steht

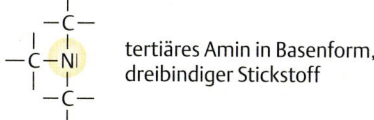

tertiäres Amin in Basenform, dreibindiger Stickstoff

Bei therapeutischer Dosierung, wenn also die Rezeptoren überwiegend besetzt sind, kann der spezifisch gebundene Anteil quantitativ eine Rolle spielen und überlagert sich der unspezifischen Verteilung.

2. Teilnahme an aktiven Transportvorgängen. Als Beispiel für die Einschleusung eines Pharmakon in einen aktiven Transportprozess und die daraus entstehende Konsequenz für die Verteilung soll zunächst der **renale Säure-Sekretions- und -Rückresorptionsprozess** besprochen werden.

Chemisch präzise betrachtet handelt es sich um dissoziierte Säuren – also um Säuren, die ihr Proton abgegeben haben und somit negativ geladen, anionisch, vorliegen. Ganz korrekt wäre es demnach, vom „Transportprozess für organische Anionen" zu sprechen.

Alle niedermolekularen Substanzen, also auch die Säuren, werden entsprechend ihrer freien Plasma-Konzentration glomerulär filtriert. Die Säuren, zu denen eine Reihe physiologischer Verbindungen gehören, wie z.B. die Aminosäuren, die Harnsäure und die Carbonsäuren aus dem Intermediärstoffwechsel, werden im oberen Abschnitt des proximalen Konvolut rückresorbiert (Abb. 1.**24**). Bei diesem Mechanismus handelt es sich um einen aktiven Prozess, der sehr unspezifisch hinsichtlich seines Substrates ist und der eine große quantitative Leistungsfähigkeit besitzt, d.h. in der Regel nicht überfordert werden kann. Distal von diesem aktiven Säure-Rückresorptionsmechanismus befindet sich ein aktiver Säure-Sekretionsmechanismus, der ebenfalls recht unspezifisch ist, aber eine begrenzte Kapazität aufweist. Die Elimination von Säuren, die den Körper endgültig verlassen, erfolgt über diesen Sekretionsmechanismus, da distal von diesem Ort Säuren nicht mehr rückresorbiert werden. Pharmaka vom Säure-Typ werden ebenfalls über diesen Mechanismus transportiert, was zu folgenden Konsequenzen führen kann:

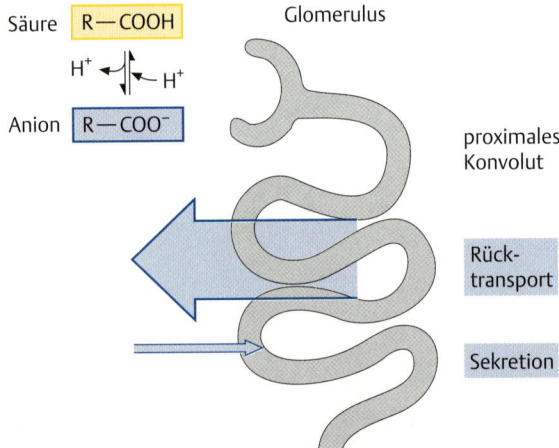

Abb. 1.**24** **Renal-tubulärer Säuretransport.** Die durch Transportproteine vermittelten Transportprozesse betreffen das Säure-Anion. Sie ermöglichen die transmembranale Passage dieses polaren Teilchens. Die undissoziierte Säure ist gut membrangängig und benötigt kein Transportsystem.

– Verteilung und renale Elimination werden nicht mehr von rein physikochemischen Parametern bestimmt, sondern weitgehend von den aktiven Transportprozessen determiniert. Ein Beispiel für den Einfluss aktiver Prozesse auf das gesamte kinetische Verhalten eines Arzneimittels bieten einige Penicilline und Cephalosporine, die aktiv über den Säure-Sekretionsmechanismus ausgeschieden werden. Hieraus resultiert die vergleichsweise schnelle Elimination dieser Antibiotika. Wird der Säure-Sekretionsmechanismus anderweitig beschäftigt (z.B. durch die Säure Probenecid), so ist die renale Eliminationsgeschwindigkeit der β-Lactam-Antibiotika wesentlich verlangsamt.

– Nicht nur das kinetische Verhalten von Arzneimitteln wird durch Modifikation der Säure-Transportprozesse beeinflusst, sondern umgekehrt auch das kinetische Verhalten von körpereigenen Substanzen durch Arzneimittel. Ein wichtiges Beispiel bietet die Harnsäure: Urat wird glomerulär filtriert und quantitativ rückresorbiert, die endgültige Ausscheidung erfolgt über den aktiven Säure-Sekretionsmechanismus, der eben in der Lage ist, die täglich anfallende Harnsäure zu sezernieren; wird – auch beim Stoffwechselgesunden – der Anfall an Harnsäure durch extreme Ernährung erhöht, tritt bereits ein Rückstau von Harnsäure auf. Jede Reduktion der Säure-Sekretionskapazität für Harnsäure durch das Angebot anderer ebenfalls zu sezernierender Säuren wird die Harnsäure-Sekretion beeinträchtigen. Beispiele für die Interferenz sind mit der Nahrung aufgenommene Säuren und eine Reihe von Pharmaka, die Säuren sind oder zu Säuren umgewandelt werden. Hierzu gehören Thiazid-Diuretika, Sulfonamide, Sulfonylharnstoff-Derivate, Nicotinsäure und die Urikosurika (letztere, wenn sie zu niedrig dosiert werden; S. 299). Erst wenn die Urikosurika in so hoher Dosierung gegeben werden, dass auch der Säure-Rückresorptions-Mechanismus ausgelastet wird, kommt es zu einer vermehrten Harnsäure-Ausscheidung, die jetzt aber ausschließlich aus dem glomerulären Filtrat stammt. Diese urikosurische Wirkung tritt auch bei manchen Medikamenten als Nebenwirkung nach hoher Dosierung auf (z.B. Acetylsalicylsäure und Phenylbutazon).

3. Ein weiteres Beispiel für den aktiven Transport von Pharmaka ist das **P-Glykoprotein**. Es handelt sich um ein membrangebundenes Transport-Glykoprotein, das in der Lage ist, eine Reihe chemisch unterschiedlicher Substanzen durch eine Zellmembran gegen den Konzentrationsgradienten herauszupumpen. Die benötigte Energie gewinnt es aus der Spaltung von ATP. P-Glykoprotein gehört in die Familie der ABC-Transporter (*ATP-b*inding *c*assette), es wird codiert durch das MDR1-Gen (*m*ulti-*d*rug *r*esistence). P-Glykoprotein ist vornehmlich im Bürstensaum des proximalen Tubulus, in den Canaliculi der Hepatozyten, aber auch in den Darmepithelien und den Kapillarendothelien der Hirngefäße lokalisiert. Es besitzt ein breites Substratspektrum und ist zuerst in Tumorzellen beschrieben worden. P-Glykoprotein ist für die Arzneimitteltherapie aus folgenden Gründen wichtig:

- Durch die Transportaktivität wird die rein passive physikochemische Verteilung von Pharmaka modifiziert. Das kann bedeuten, dass Wirkstoffe hinter einer Barriere (Zellmembran, Blut-Hirn-Schranke) in geringeren Konzentrationen vorliegen als erwartet. Es erklärt, weshalb ein Wirkstoff sein Ziel nicht erreicht: Die eingedrungenen Moleküle werden ständig heraustransportiert, das Resultat ist das Unwirksamwerden eines Medikamentes.
- Die Ausstattung einer Zelle mit P-Glykoproteinen kann induziert werden und die Effektivität des Systems so stark ansteigen, dass ein Medikament unwirksam wird. Das gilt sowohl für Tumorzellen (das Neoplasma wird therapieresistent) als auch für pathogene Bakterien (s. S. 482: gesteigerter Auswärtstransport) und für Protozoen (Wirkungsverlust der Anti-Malaria-Mittel): „multiple drug resistance" (S. 456).
- Durch Konkurrenz von mehreren Wirkstoffen um die Bindungsstelle an P-Glykoproteinen kann sich die Pharmakokinetik der betreffenden Pharmaka ändern, eine besondere Form der Arzneimittel-Interferenz.

Blut-Hirn-Schranke

Bei der Erörterung von pharmakokinetischen Problemen ist einem Kompartiment besondere Beachtung zu schenken: Der Liquorraum, in den das Zentralnervensystem eingebettet ist, wird vom Blutraum durch eine spezielle Schranke, die Blut-Hirn-Schranke, getrennt. Die Blutgefäße, die Hirn und Rückenmark durchziehen, sind von einem spezialisierten Endothel ausgekleidet, dessen Zellen durch Zonulae occludentes undurchlässig miteinander verknüpft sind und die keine pinozytotische Aktivität aufweisen (Abb. 1.25, A). Zusätzlich besitzen die Endothelien noch eine Ausstattung an verschiedenen Enzymen, die zum schnellen Abbau eingedrungener Substanzen führen und darüber hinaus auch Substanzen in die Blutbahn zurücktransportieren können (P-Glykoproteine, siehe oben). Der Liquor und die Zellen des Zentralnervensystems liegen damit hinter einer Schranke, die von wasserlöslichen Substanzen per diffusionem nicht durchdrungen werden kann. Für physiologisch benötigte Verbindungen wie Aminosäuren oder Glucose sind eigene Transportprozesse vorhanden. Auch in umgekehrter Richtung, vom Liquor zum Blut, sind spezielle Transportmechanismen im Gefäßendothel nachweisbar, die z. B. saure wasserlösliche Stoffwechselprodukte aus dem Liquor eliminieren.

Die Hirnzellen, aber auch die glatte Gefäßmuskulatur, sind also vom Plasma-Milieu getrennt und befinden sich im Liquor-Milieu. Unter pathophysiologischen Bedingungen, wie nach Hirntrauma, bei meningealen Infektionen oder bei osmotischen Belastungen, kann die Funktion der Blut-Hirn-Schranke beeinträchtigt sein, die Schranke wird „leck".

Zum inneren Liquorraum ist das Zentralnervensystem durch das Ependym, zum äußeren durch Gliazellen begrenzt. Beide Strukturen weisen interzelluläre Spalten auf, so dass die Interstitialraum-Flüssigkeit des Gehirns und des Rückenmarks gleichzusetzen ist mit dem Liquor. Von besonderem physiologischen und pharmakologi-

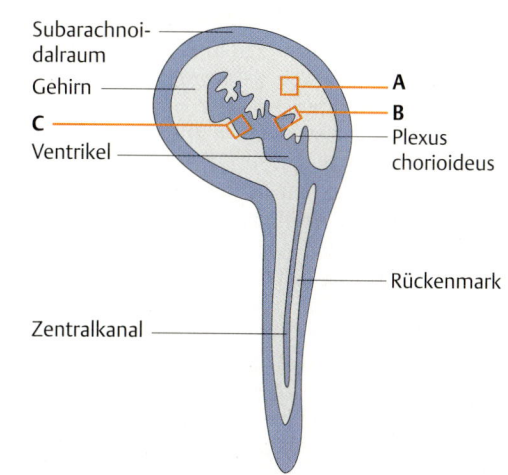

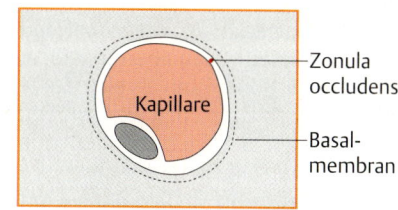

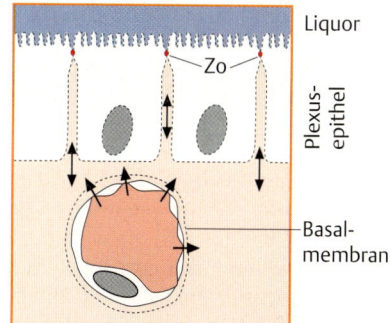

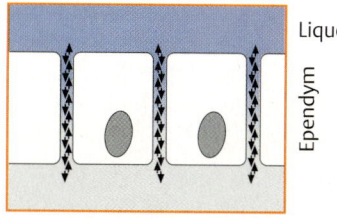

Abb. 1.25 Blut-Hirn- und Blut-Liquor-Schranke. Die Lokalisation der einzelnen Strukturen ist durch A, B und C im vereinfachten Schema des Zentralnervensystems angegeben.
A: Normaltyp eines Gefäßes im Hirn bzw. Rückenmark. Die Gefäßendothelien sind durch Zonulae occludentes (Zo) undurchlässig miteinander verbunden und besitzen keine pinozytotische Aktivität. Das Endothel stellt damit die Schranke dar.
B: Blut-Liquor-Schranke in spezialisierten Abschnitten des Gehirns wie im Plexus chorioideus und im Bereich der zirkumventrikulären Organe: Die Gefäße besitzen gefenstertes Endothel. Hierdurch wird ein Stofftransport aus den Kapillaren in die umliegenden Zellen und in umgekehrter Richtung ermöglicht. Das diese Bereiche bedeckende Epithel ist durch Zonulae occludentes zum Liquor hin abgeschlossen, hier liegt die Diffusionsbarriere.
C: Die übliche Begrenzung des Hirngewebes zum Liquorraum ist ein Ependym, dessen Interzellulärspalten frei durchlässig sind, so dass die Extrazellulär-Flüssigkeit und der Liquor gleichartig zusammengesetzt sind.

schen Interesse sind einige kleine Areale des Gehirns, die nicht hinter der Blut-Hirn-Schranke liegen, sondern dem Plasma-Milieu angehören. Sie werden als **zirkumventrikuläre Organe** zusammengefasst, von denen die Area postrema und die Eminentia mediana genannt seien. Dort besitzen die Kapillaren gefenstertes Endothel, sind also extrem gut in beiden Richtungen durchlässig, dagegen weist das Ependym an diesen Stellen Zonulae occludentes auf (Tanycyten). Die Grenze zwischen dem Liquor und dem Blutplasma-Milieu liegt hier an der Oberfläche der Auskleidung: Blut-Liquor-Schranke (Abb. 1.**25**, B). Der Übergang von einem zirkumventrikulären Organ zu dem umgebenden Hirngewebe ist durch einen abrupten Wechsel in der Bauweise der Kapillaren (gefenstert – undurchlässig) sowie durch einen raschen Wechsel in der Gestaltung der Oberflächenbedeckung (undurchlässiger Tanycytenverband – durchlässiges Ependym) gekennzeichnet (Abb. 1.**25**, C). Zwischen beiden Hirnrealen existiert eine schmale „Grauzone", in der sich Blutplasma- und Liquor-Milieu überschneiden.

Die **Area postrema** kann als eine Ansammlung von Chemorezeptoren angesehen werden. Mittels dieser Sensoren kann das Zentralnervensystem direkt Informationen über das Blut-Milieu erhalten, was u. a. für die Funktion des Atemzentrums wichtig ist. Auch für das Brechzentrum liegen in der Area postrema Chemorezeptoren, deren Erregung den Brechvorgang auslösen kann. Über diesen Mechanismus führt eine Reihe von Substanzen zum „zentralen" Erbrechen, auch wenn sie die Blut-Liquor-Schranke nicht zu durchdringen vermögen. In der **Eminentia mediana** enden neurosekretorische Axone, die Hormone zur funktionellen Steuerung des Hypophysenvorderlappens freisetzen. Diese Hormone werden von den Kapillaren mit gefensterten Endothelien aufgenommen. Eine Pfortader zieht dann zum Hypophysenvorderlappen, um sich dort wiederum in ein Kapillarnetz mit gefenstertem Endothel aufzuzweigen.

Placenta-Schranke

Zwischen dem mütterlichen Blut und dem fetalen Kreislauf liegt die sog. Placenta-Schranke. Sie besteht aus dem Syncytiotrophoblasten, der sich durch die Verschmelzung vieler Zellen gebildet hat. Dementsprechend fehlen Interzellularspalten, es ist aber ein lebhafter transzytotischer Austausch vorhanden. Die Durchlässigkeit der Placenta-Schranke ist höher als die der Blut-Hirn-Schranke. Dies ist von großer praktischer Bedeutung für die Arzneimitteltherapie der Graviden. Alle Pharmaka, die zentrale Wirkungen besitzen, also die Blut-Hirn-Schranke überwinden können, gehen auch leicht auf den Fetus über. Diese Tatsache muss, besonders kurz vor dem Geburtstermin, berücksichtigt werden, da das Neugeborene, das im Zeitraum von einigen Stunden nach der Applikation der Substanz an die Mutter geboren wird, mit einer entsprechenden Gewebskonzentration auf die Welt kommt. Die Wirkung der Arzneimittel dauert in der Regel beim Neugeborenen erheblich länger als beim Erwachsenen, weil die Eliminationsmechanismen noch unreif sind.

Scheinbares Verteilungsvolumen

Das scheinbare (apparente) Verteilungsvolumen V_{app} spielt eine Rolle bei pharmakokinetischen Betrachtungen (S. 33). Bei seiner Berechnung wird aber auf biologische Sinnhaftigkeit nicht geachtet: Es wird angenommen, im gesamten Verteilungsraum herrsche die gleiche Konzentration wie im Plasma, und es wird die Gesamtkonzentration im Plasma berücksichtigt, also nicht zwischen frei und Plasmaeiweiß-gebunden differenziert. V_{app} gibt an, in welchem Volumen sich ein Pharmakon rechnerisch verteilt haben müsste, wenn nach Zufuhr einer bestimmten Dosis eine bestimmte Plasmakonzentration resultiert (Box 1.**14**).

Der Rechnung liegt folgender Sachverhalt zugrunde: Konzentration = Menge/Volumen.

Nach Umformung und bezogen auf ein Pharmakon ergibt sich:

$$V_{app} = \frac{\text{Pharmakonmenge im Körper}}{\text{Gesamt-Plasmakonzentration}}$$

Um einen vom Körpergewicht unabhängigen Parameter zu haben, wird der Wert in der Einheit „Liter pro Kilogramm Körpergewicht" angegeben.

Box 1.14

Scheinbares Verteilungsvolumen: Eine fiktive Größe

	Plasmaeiweißbindung (%)	Scheinbares Verteilungsvolumen (l/kg)	l/70 kg
Chloroquin	61	115	8050
Diclofenac	99,5	0,17	11,9

Die Werte von V_{app} in l/kg wurden der Anschaulichkeit halber in l/70 kg umgerechnet.
Im Falle von Chloroquin liegt das scheinbare Verteilungsvolumen erheblich über dem Volumen eines 70 kg schweren Men-

schen. Die Ursache ist, dass zugeführtes Chloroquin sich kaum im Plasma befindet, sondern im Gewebe akkumuliert; es reichert sich stark in Lysosomen an. Dementsprechend geht in die Berechnung von V_{app} ein sehr niedriger Wert für die Plasmakonzentration ein.
Diclofenac scheint sich nur in einem Volumen von 12 l zu verteilen. Tatsächlich kann es sich im gesamten Körper verteilen, es erreicht auch das Gehirn, was sich unter anderem an seiner fiebersenkenden Wirkung zeigt. Die Ursache für den rechnerisch niedrigen Wert liegt in der hohen Plasmaeiweiß-Bindung. Ein großer Teil der im Körper befindlichen Diclofenac-Menge hält sich deshalb im Plasma auf. In der Berechnung von V_{app} hat der Nenner somit einen großen Zahlenwert.

1.8.3   Elimination

Unter diesem Begriff werden alle Vorgänge zusammengefasst, die zum Unwirksamwerden eines Pharmakon beitragen: **Ausscheidung** durch verschiedene Organe und **chemische Umwandlung (Biotransformation)** des Moleküls (Abb. 1.**26**).

Ausscheidung

Pharmaka können auf verschiedenen Wegen ausgeschieden werden: Im Urin und in den Faeces erscheinen im Allgemeinen die Hauptmengen der ursprünglichen Substanz oder deren Abbauprodukte. Gut lipidlösliche Substanzen werden von der **Niere** relativ schlecht ausgeschieden, da während der tubulären Passage eine ständige Rückdiffusion erfolgt. Bei starker Plasmaeiweiß-Bindung eines Pharmakon ist seine glomeruläre Filtrationsrate verhältnismäßig niedrig. Von dem filtrierten Anteil wird dann noch ein größerer Teil aufgrund der hydrophoben Eigenschaften der betreffenden Moleküle im Tubulus rückdiffundieren. Bei Beeinträchtigung der Nierenfunktion ist das Ausmaß der Harngängigkeit eines Pharmakon stets zu berücksichtigen. Gerade die am bes-

ten renal eliminierbaren Stoffe werden bei Niereninsuffizienz zu höheren Blutspiegeln Anlass geben. Dagegen sind Substanzen mit einer niedrigen renalen Elimination unter dieser Bedingung pharmakokinetisch besonders günstig.

In die **Faeces** gelangen die Verbindungen entweder durch eine Ausscheidung mit der Galle oder durch eine Absonderung von der Darmschleimhaut.

Der Ausscheidung mit dem Schweiß, dem Speichel oder der Milch kommt keine quantitative Bedeutung zu. Die Elimination durch die Lungen ist für manche Substanzen (Narkotika) der entscheidende Weg.

Einige Pharmaka werden am Ort ihrer Ausscheidung konzentriert und können dadurch lokale toxische Konzentrationen erreichen. Wichtige Beispiele für dieses Verhalten sind die Nierenschädigungen durch Quecksilber-Verbindungen, Phenole und Aminoglykosid-Antibiotika.

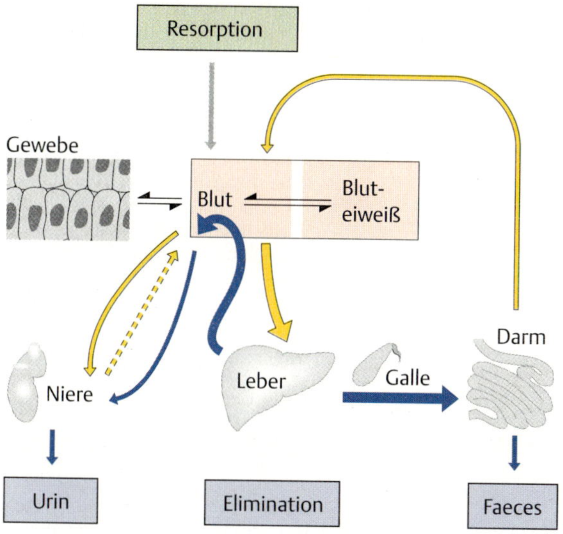

Biotransformation

Entsprechend der Vielzahl chemischer Verbindungen, die dem Organismus als körperfremde Substanzen (Xenobiotika) zugeführt werden, gibt es eine sehr große Anzahl von Möglichkeiten der Biotransformation, die zu unwirksamen oder auch zu wirksamen Metaboliten führen.

Abb. 1.**26**   **Verteilung und Ausscheidung von Pharmaka.** Ist eine Substanz (nach enteraler Resorption oder parenteraler Gabe) in das Blut gelangt, verteilt sie sich zwischen dem Blut und den Geweben, wobei Löslichkeit, Molekulargröße und elektrische Ladung entscheidend das Verhalten bestimmen. In den Primärharn gelangen die Substanzen durch glomeruläre Filtration (bis zu einem Mol.-Gew. von ca. 70 000) und tubuläre Sekretion, gut lipidlösliche Pharmaka (gelb) werden meistens tubulär rückresorbiert und können damit renal nicht oder nur schlecht ausgeschieden werden. Der Hauptsitz des Arzneimittelabbaues ist die Leber, die die Pharmaka und/oder ihre Metaboliten, deren Wasserlöslichkeit im Allgemeinen höher ist (blau), wieder an das Blut zurückgibt oder über die Galle ausscheidet. Die biliär eliminierten Produkte verlassen den Körper entweder mit den Faeces oder können (z. B. nach bakterieller Abspaltung eines Glucuronsäure-Restes) wieder rückresorbiert werden (enterohepatischer Kreislauf).

> **Box 1.15**
>
> **Giftung, Bioaktivierung**
>
> Wird eine Substanz erst im Organismus so verändert, dass sie zum Gift wird, so wird dieser Prozess Giftung genannt (z. B. Umwandlung von Methanol zu Formaldehyd und Ameisensäure oder des Insektizids E605 = Diethyl-*p*-nitrophenyl-thiophosphat zu E600 = Diethyl-*p*-nitrophenyl-phosphat). Es gibt auch eine Reihe von Arzneistoffen, die primär Vorstufen sind und erst durch metabolische Umwandlung pharmakologisch wirksam werden (im angloamerikanischen Sprachgebrauch als „prodrug" bezeichnet). Hierzu gehören z. B. Chlordiazepoxid (S. 341), Tilidin (S. 275), Levodopa (S. 257), Enalapril (S. 108).

Um einen Teil der Abbauschritte, denen ein Arzneimittel unterworfen sein kann, zu demonstrieren, ist in der Abb. 1.**28** der metabolische Abbau von Chlorpromazin dargestellt. Nebeneinander verlaufen Hydroxylierungen, Demethylierung und Oxidationen und schließlich Glucuronidierung; dieser letzte Schritt erhöht die Wasserlöslichkeit und erleichert die Ausscheidung.

Allgemein lassen sich die Biotransformationsreaktionen in zwei Phasen aufteilen:

- **Phase-I-Reaktionen** (rot in Abb. 1.**28**) führen zu einer Veränderung der Struktur des Arzneistoffes (z. B. Oxidation, Reduktion, Hydrolyse). Für oxidative Abbauschritte sind die **mischfunktionellen Oxidasen** von großer Bedeutung. Sie enthalten *Cytochrom P450* und sind im endoplasmatischen Retikulum lokalisiert. Es gibt verschiedene *Isoenzyme* mit unterschiedlicher Substratspezifität.

Aufgrund der Unterschiede zwischen den kodierenden Genen werden derzeit 12 Isoenzym-Familien unterschieden (CYP1, CYP2, CYP3 etc.), die sich ihrerseits jeweils weiter unterteilen lassen. „CYP3 A4 " beispielsweise ist zu einem erheblichen Umfang an der Arzneistoff-Biotransformation beteiligt und kann für Arzneimittel-Interaktionen verantwortlich sein (s. S. 53). Es findet sich auch außerhalb der Leber, so z. B. in der Darmschleimhaut.

– **Phase-II-Reaktionen** (blau in Abb. 1.28) sind Kopplungsreaktionen wie z. B. die Anbindung von Glucuronsäure, Schwefelsäure oder Glycin. Eine besondere Bedeutung kommt der Kopplung (Konjugation) mit aktivierter Glucuronsäure zu. So werden alkoholische und phenolische Hydroxy-Gruppen, ringständige Carboxy-Gruppen, Amino- und Amid-Gruppen mit Glucuronsäure konjugiert, was im Allgemeinen zu besserer Wasserlöslichkeit und renaler Eliminierbarkeit führt (Abb. 1.27 und 1.28).

Unspezifische Mechanismen. Die meisten für die Biotransformation verantwortlichen Enzyme sind vor allem in der *Leber*, und zwar im *endoplasmatischen Retikulum* bzw. in den daraus gewonnenen Mikrosomen zu finden (Abb. 1.29). Diese Enzyme können durch eine größere Zahl von Pharmaka aus ganz verschiedenen chemischen Klassen vermehrt werden, auch wenn das betreffende Pharmakon nur eines der im endoplasmatischen Retikulum lokalisierten Enzyme beansprucht. Die Folge dieser Enzyminduktion ist ein beschleunigter Abbau der entsprechenden Pharmaka, aber auch andere körperfremde

und körpereigene Substanzen können dadurch schneller abgebaut werden. Derartige **Enzyminduktoren** sind z. B. Phenobarbital, Carbamazepin, Phenytoin, Rifampicin, Chlorphenothan (DDT), Hexachlorcyclohexan (Lindan), Tolbutamid und einige Kanzerogene.

Besonders unter den letzteren befinden sich Substanzen, die eine Art der Enzyminduktion hervorrufen, welche sich qualitativ von der durch Barbiturate ausgelösten unterscheidet. Es wird daher auch von einer Enzyminduktion vom Phenobarbital-Typ und einer solchen vom Methylcholanthren-Typ gesprochen.

Spezifische Mechanismen. Neben diesen Möglichkeiten, die allgemein und unspezifisch sind, existieren spezifische Abbauwege für solche Wirkstoffe, bei denen es sich gleichzeitig um körpereigene Substanzen handelt. So wird Acetylcholin durch die hochspezifische Acetylcholinesterase hydrolysiert und auf diese Weise unwirksam gemacht.

Die *Lunge* besitzt eine bemerkenswerte Fähigkeit, körpereigene Wirkstoffe zu inaktivieren (Serotonin, Noradrenalin) und zu bilden (Angiotensin II, Prostaglandine E und F). Außerdem werden amphiphile Pharmaka stark im Lungengewebe angereichert, wie Neuroleptika und Thymoleptika, und verschwinden damit vorübergehend aus dem Kreislauf.

Pharmakogenetik

Für viele Abbauvorgänge wurden bei Versuchstieren beträchtliche Geschlechtsdifferenzen gefunden. Diese scheinen mit Ausnahme des chronischen Alkohol-Ab-

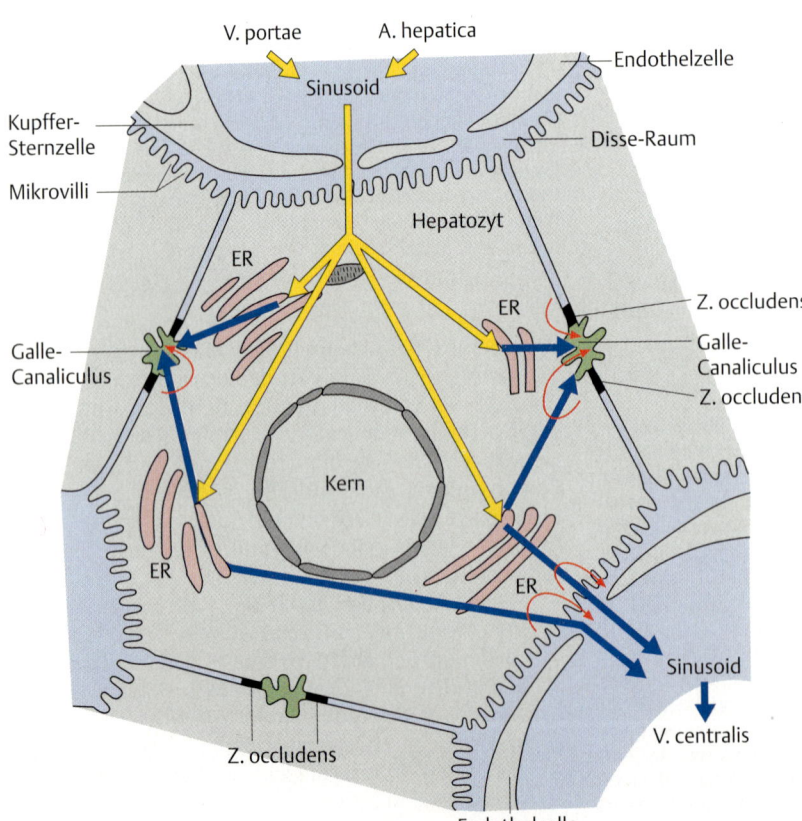

V. portae   A. hepatica

Sinusoid

Endothelzelle

Kupffer-Sternzelle

Disse-Raum

Mikrovilli

Hepatozyt

ER

ER

Z. occludens

Galle-Canaliculus

Galle-Canaliculus

Z. occludens

Kern

ER

ER

Sinusoid

Z. occludens

V. centralis

Endothelzelle

Abb. 1.27 Kopplung und Ausscheidung lipophiler Pharmaka. Die Pharmaka werden über die V. portae oder die A. hepatica der Leberzelle angeboten. Sie dringen leicht in den Hepatozyten ein (gelbe Pfeile), werden am glatten endoplasmatischen Retikulum (ER) hydroxyliert und an Glucuronsäure gekoppelt. Als hydrophile Metabolite gelangen sie entweder ins Blut zurück oder in die Galle-Kanäle (blaue Pfeile). Dabei überwinden sie die Zellmembran an spezifischen Durchtrittsstellen vermittels ATP-abhängiger Transportproteine (rote Pfeile).

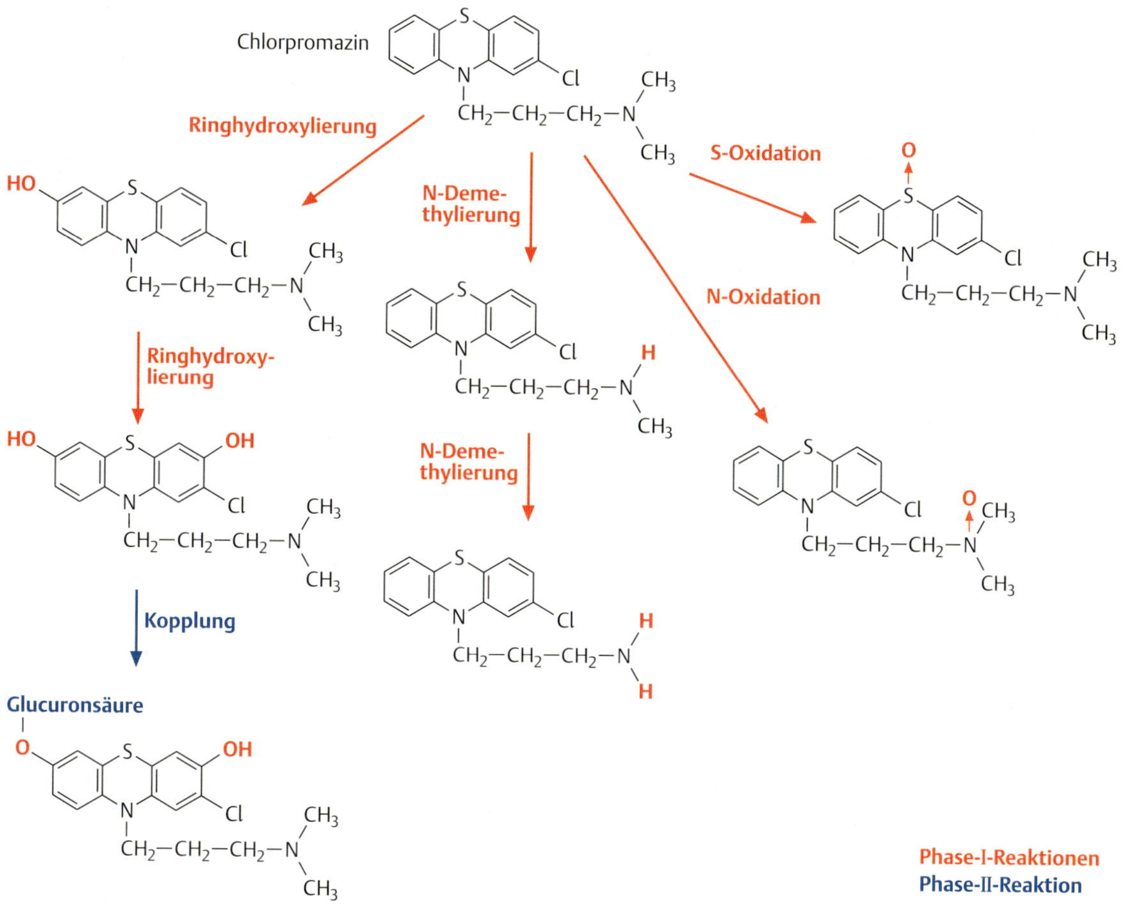

Chlorpromazin

Ringhydroxylierung

HO

Cl

S-Oxidation

O

Cl

N-Deme-thylierung

N-Oxidation

Ringhydroxy-lierung

HO

OH

Cl

O

Cl

N-Deme-thylierung

Kopplung

Glucuronsäure

O

OH

Cl

H

Cl

H

H

Phase-I-Reaktionen
Phase-II-Reaktion

Abb. 1.28 Biotransformation von Chlorpromazin. Metabolischer Abbau von Chlorpromazin als Beispiel für die mögliche Komplexität des Wirkstoff-Abbaus. Drei prinzipielle Abbauwege sind angegeben: Links: Ringhydroxylierung mit nachfolgender Kopplung; Mitte: Demethylierung; rechts: Oxidation von Schwefel und Stickstoff. Die gezeigten Prozesse laufen nebeneinander ab, so dass eine unübersehbare Anzahl von Metaboliten gleichzeitig vorhanden ist, von denen ein Teil noch biologische Wirkung besitzt.

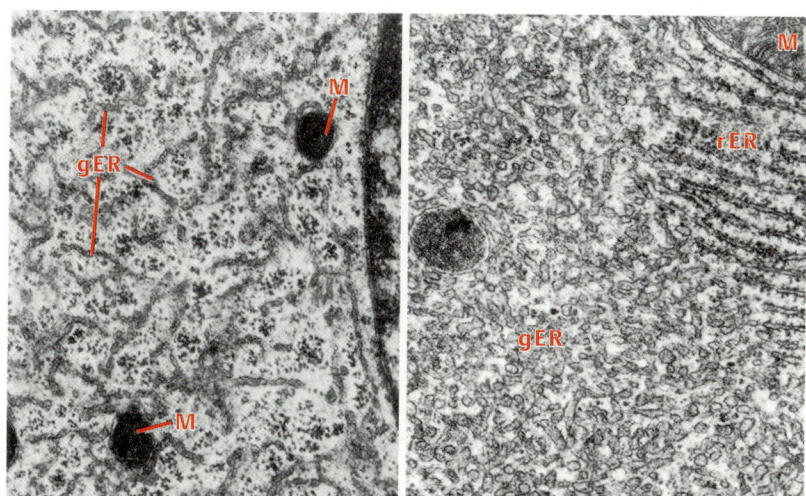

Abb. 1.29 Enzyminduktion. Zunahme des glatten endoplasmatischen Retikulum in der Leberzelle als morphologischer Ausdruck einer Enzyminduktion. Links: Ausschnitt einer Leberzelle von einer unbehandelten Ratte. Die Schläuche des glatten ER (gER) liegen locker verteilt im Zytoplasma, zwischen ihnen Glykogen-Partikel. Rechts: Ausschnitt einer Leberzelle von einer Ratte, die für einige Wochen mit einem trizyklischen Antidepressivum behandelt worden war. Die Schläuche des glatten ER (gER) liegen dicht gepackt. rER: raues endoplasmatisches Retikulum; M: Mitochondrium. Vergrößerung 25 000fach. (Elektronenmikroskopische Aufnahmen aus dem Anatomischen Institut der Universität Kiel.)

usus (S. 527) beim Menschen allerdings kaum ausgeprägt zu sein. Wesentlich wichtiger sind geschlechtsunabhängige genetische Differenzen im Metabolismus von zahlreichen Medikamenten. In diesem Zusammenhang hat sich insbesondere in der Klinischen Pharmakologie eine eigene Forschungsrichtung entwickelt, die den *genetischen Polymorphismus der Biotransformation* zum Thema hat: die **Pharmakogenetik**. Die wichtigsten Befunde im Zusammenhang mit der genetischen Variabilität der Biotransformation verschiedener Pharmaka seien hier kurz zusammengefasst.

Das wohl bekannteste Beispiel ist die Pharmakogenetik der *N-Acetylierung verschiedener Pharmaka*, insbesondere des Tuberkulostatikum Isoniazid. Man kann die Patienten hinsichtlich der Eliminationsgeschwindigkeit des Isoniazid durch Acetylierung in zwei Gruppen einteilen: In unseren Breiten metabolisiert etwa die Hälfte der Menschen Isoniazid schnell und die andere Hälfte langsam (diese Prozentzahlen sind in anderen Regionen völlig anders, kanadische Eskimos sind nur in 5 % der Fälle langsame „Acetylierer"). Als molekulare Ursache konnte eine zytosolische N-Acetyltransferase (NAT2) identifiziert werden, die in der Leber von langsamen Acetylierern im Vergleich zu schnellen Acetylierern eine deutlich verminderte Aktivität besitzt. Aufgrund eines teilweise gemeinsamen Biotransformationsweges gibt es weitere Pharmaka, deren Metabolismus wie der des Isoniazid durch den sog. **„Acetyliererstatus"** bestimmt wird. Es sind dies z. B. verschiedene Sulfonamide, Hydralazin, Coffein, Clonazepam und Nitrazepam.

Welche klinische Bedeutung hat der Acetyliererstatus? Es konnte gezeigt werden, dass Patienten, die Isoniazid langsam inaktivieren, wegen der dann erfolgenden Akkumulation des Pharmakon häufiger toxische Konzentrationen und häufiger eine periphere Neuropathie entwickeln. Auf der anderen Seite wird das Auftreten einer Isoniazid-Hepatitis eher bei schnellen Acetylierern beobachtet. Weiter ist der medikamentös induzierte Lupus erythematodes nach Hydralazin vorwiegend eine Erkrankung der langsamen Acetylierer.

Da auch Gifte über derartige Metabolismuswege inaktiviert werden, spielen pharmakogenetische Aspekte auch hinsichtlich der Karzinogenese eine Rolle. So konnte ein statistisch signifikanter Zusammenhang zwischen Blasenkrebs und dem Status des Langsam-Acetylierers bei Arbeitern nachgewiesen werden, die karzinogenen Aminen ausgesetzt waren.

Als zweites bekanntes Beispiel für einen genetischen Polymorphismus mit Relevanz für die Biotransformation von Pharmaka sei hier der sog. Debrisoquin-Spartein-Polymorphismus erwähnt. Benannt wurde er nach den heute nicht mehr gebräuchlichen Pharmaka, die zu seiner Entdeckung führten. Unter dieser Bezeichnung versteht man genetische Unterschiede hinsichtlich der *Metabolisierung von Pharmaka durch mischfunktionelle Oxidasen*, deren prominentester und in diesem Zusammenhang wichtigster Vertreter das Cytochrom-P450-Isoenzym CYP2 D6 ist. Dieses Enzym führt durch Oxidation und Schaffung von OH-Gruppen am Pharmakon zu seiner besseren Wasserlöslichkeit und Konjugierbarkeit, woraus dann eine verstärkte renale Elimination resultiert. Diese mischfunktionelle Oxidase fehlt in etwa 8 % der Fälle einer europäischen Mischpopulation. Diese Personen werden als „schlechte Metabolisierer" bezeichnet. Es gibt eine ganze Reihe von klinisch sehr wichtigen Beispielen, in denen der **Metabolisiererstatus** mit Pharmakon-Nebenwirkungen und -Wirkungen korreliert ist.

Neben vielen anderen Stoffen sind hier besonders Kardiaka zu erwähnen, z. B. β-Blocker wie Metoprolol und Timolol, vor allem aber Antiarrhythmika wie Flecainid, Mexiletin und Propafenon sowie einige Psychopharmaka (Nortriptylin, Desipramin, Imipramin, Amitriptylin). Insbesondere in Bezug auf Flecainid wurde der Metabolisiererstatus dazu herangezogen, die ungünstigen Ergebnisse im „cardiac arrhythmia suppression trial" (CAST) zu erklären, in dem unter der Behandlung mit Flecainid nach Myokardinfarkt eine erhöhte Mortalität beobachtet wurde. Es besteht die berechtigte Annahme, dass eine Charakterisierung der Patienten hinsichtlich ihres Metabolisiererstatus die überhäufig aufgetretenen tödlichen Komplikationen durch eine Dosisanpassung hätte vermindern können (Gefahr einer Überdosierung von Flecainid bei schlechten Metabolisierern). Zur Einleitung einer antiarrhythmischen Therapie kann daher in Zukunft eine Bestimmung des Metabolisiererstatus sinnvoll sein. Dieser kann gemessen werden durch die kontrollierte Gabe von Debrisoquin oder Spartein mit anschließender Urinsammlung und Bestimmung des Verhältnisses zwischen der unveränderten Substanz und ihren Metaboliten. In Zukunft wird es auch möglich sein, anhand von Blutproben die spezifischen Gene für die mischfunktionellen Oxidasen auf molekularbiologische Weise zu analysieren und so den Metabolisiererstatus zu bestimmen.

Auch einige seltene pharmakogenetische Varianten können wegen ihrer drastischen Konsequenzen sehr wichtig sein. Ein bekanntes Beispiel ist die *Suxamethonium-Apnoe* aufgrund einer fehlenden oder abnormen Pseudocholinesterase, die in weniger als 1 % der Fälle einer europäischen Population auftritt. Nach Gabe von Suxamethonium bei einer Narkose, das aufgrund des Enzymmangels nicht abgebaut wird, kommt es bei den Patienten zu einer prolongierten Apnoe, die durch Substitution des Enzyms behandelt werden kann.

Für die richtige Dosierung oder Auswahl eines Medikamentes müssen also auch die individuellen genetischen Merkmale eines Patienten hinsichtlich des Medikamenten-Metabolismus berücksichtigt werden. Erfahrungsgemäß betrifft dies natürlich insbesondere Substanzen, die eine geringe therapeutische Breite besitzen und bei gestörtem Metabolismus leicht toxische Werte erreichen können.

Einfluss des Lebensalters

Neugeborene und besonders **Frühgeborene** können durch Medikamente gefährdet werden, weil die Ausstattung der Leber mit Enzymen nicht vollendet und die renale Ausscheidung noch unzureichend ist. Dies gilt natürlich auch für Medikamente, die der Gebärenden gegeben werden und auf den Fetus kurz vor seiner Geburt übergehen.

Im **höheren Alter** kann die Elimination von Pharmaka nicht nur durch eine verminderte Nierenfunktion, sondern auch durch eine Verlangsamung metabolischer Prozesse in der Leber verzögert sein, was eine Dosisanpassung erforderlich macht. Während Konjugationen verhältnismäßig ungestört ablaufen, ist mit einer Beeinträchtigung von Dealkylierungen und Hydroxylierungen zu rechnen. So läuft z. B. die Konjugation von Oxazepam ungestört ab, während die Demethylierung und Hydroxylierung von Diazepam über Desmethyldiazepam zu Oxazepam stark verzögert sind. Ähnliches gilt für die Demethylierung und Inaktivierung von Pethidin. Ferner ist zu bedenken, dass das extrazelluläre Flüssigkeitsvolumen beim alten Menschen vermindert ist. Aus diesen

Gründen muss bei alten Menschen im Allgemeinen die Norm-Dosierung reduziert werden, um Nebenwirkungen zu vermeiden.

Die Eliminationsgeschwindigkeit eines Pharmakon hängt also wesentlich von der Leistungsfähigkeit der Leber und der Niere ab. Jede Beeinträchtigung der Elimination führt zu einem höheren und langsamer abfallenden Blutspiegel im Vergleich zu normalen Bedingungen. Daraus ergeben sich eine längere Wirksamkeit, eventuell toxische Erscheinungen und eine Neigung zur Kumulation.

1.8.4   Kumulation

Unter Kumulation versteht man eine langsam zunehmende Plasma- und Gewebekonzentration eines Pharmakon bei Zufuhr in regelmäßigen zeitlichen Abständen. Sie tritt immer dann auf, wenn pro Zeiteinheit mehr

Substanz zugeführt wird als in derselben Zeit eliminiert werden kann. Dementsprechend kann jede Verbindung kumulieren, wenn die Gaben nur schnell genug aufeinanderfolgen. Man spricht aber in der praktischen Medi-

---

Box 1.16

Zelluläre Kumulation bei gleichbleibendem Plasmaspiegel

Bei der üblichen Kumulation geht die Zunahme des Substanzgehaltes in Blut und Gewebe parallel. Das Pharmakon verteilt sich zwischen dem Plasma und den Geweben entsprechend seiner Löslichkeit in den verschiedenen Kompartimenten, d. h., das Konzentrationsverhältnis Gewebe zu Plasma bleibt während der Kumulation konstant. Von diesem Verhalten gibt es Ausnahmen: Der Konzentrationsquotient kann während der Dauerbehandlung zunehmen, was bedeutet, dass die Konzentration im Gewebe überproportional ansteigt (Bild **a**). Dies ist ein Zeichen für das Entstehen neuer Bindungsstellen, wie es z. B. für die arzneimittelbedingte Phospholipid-Speicherkrankheit typisch ist. Hierbei häufen sich in Lysosomen nicht abbaubare Pharmakon-Phospholipid-Komplexe an (Bild **b**), so

dass der intralysosomale Bestand an Pharmakon zunimmt, obwohl die Substanzkonzentration in Plasma und Gewebsflüssigkeit gleich bleibt.

Therapeutisch kann dies z. B. bei chronischer Anwendung von Chloroquin vorkommen; die vergrößerten Lysosomen sind bei einer augenärztlichen Spaltlampen-Untersuchung in Form von feinen Ablagerungen in der Cornea des Auges erkennbar. Auch das Antiarrhythmikum Amiodaron ist eine Substanz, die lysosomal zusammen mit Phospholipiden gespeichert wird. Als Folge davon treten Cornea- und evtl. Linsentrübungen auf; in der Lunge sind die Makrophagen angefüllt mit lipidhaltigen Lysosomen, eine Fibrose kann sich entwickeln.

a

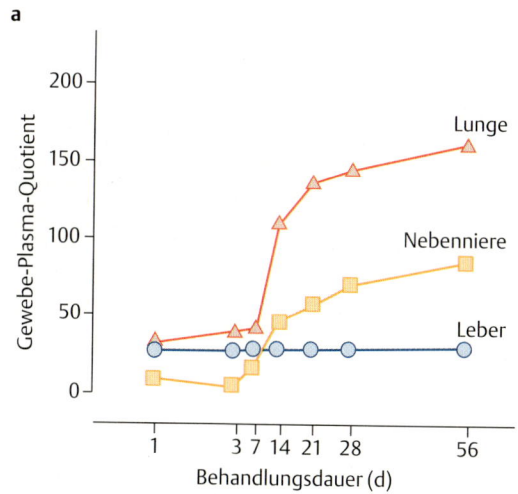

b

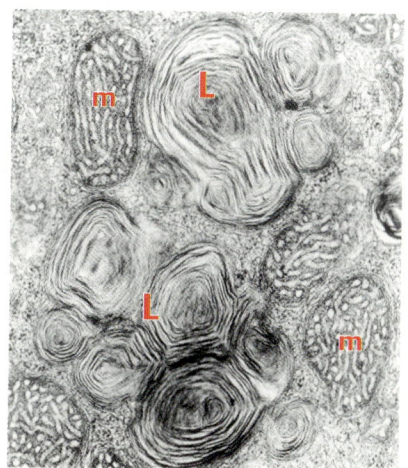

a Gewebe-Plasma-Quotienten nach chronischer Zufuhr von [³H]Chlorphentermin an Ratten. Im Gegensatz zur Leber reichern Nebenniere und Lunge das Pharmakon im Laufe der Zeit überproportional an. Ursache ist die „Speicherung" von Chlorphentermin in Phospholipid-Aggregaten, die sich in Lysosomen bilden, weil die Lipide aufgrund des eingelagerten Chlorphentermin dem Abbau durch Phospholipasen entzogen sind.

b Nebennierenrinde: Ausschnitt aus einer Zelle der Zona reticularis einer Ratte, die 3 Wochen mit der amphiphilen koronarerweiternden Substanz Perhexilin behandelt wurde. Die vergrößerten Lysosomen (L) enthalten lamelläres Speichermaterial (Ausdruck einer allgemeinen Phospholipidspeicherung). m: Mitochondrien vom tubulären Typ. Vergr. 29 000 × (Aufnahme: Anatomisches Institut der Universität Kiel).

zin nur dann von Kumulation, wenn Pharmaka auch bei niedriger Applikationsfrequenz (1–2-mal täglich) im Organismus angereichert werden (s.a. Abb. **1.35**, S. 35). Der Plasmaspiegel erreicht dann ein konstantes Niveau (Kumulationsgleichgewicht), wenn die pro Zeiteinheit ausgeschiedene Substanzmenge der zugeführten Substanzmenge entspricht. Beispiele für kumulierende Substanzen sind Phenprocoumon, Methadon, Digitoxin, Chlorphenothan.

1.8.5 Pharmakokinetische Modellvorstellungen

┌─ **Überblick** ─────────────────────────────

Pharmakokinetische Grundbegriffe

Clearance Cl: Pro Zeiteinheit vom Wirkstoff befreites Plasmavolumen.
Sie charakterisiert die Leistungsfähigkeit des oder der Eliminationsorgane.
Von Clearance und Dosierung hängt bei Dauertherapie die Höhe des Gleichgewichts-Plasmaspiegels ab.

Scheinbares Verteilungsvolumen V_{app}: Fiktive Größe, die angibt, in welchem Volumen sich eine Pharmakonmenge (Dosis) befinden müsste, wenn überall die gleiche Konzentration wie im Plasma herrschen würde.

Plasma-Eliminations-Halbwertzeit $t_{1/2}$: Zeitraum, in dem sich die Plasmakonzentration halbiert (bei monophasischer Elimination).
Sie hängt von Clearance und Verteilungsvolumen ab;
sie charakterisiert die Verweildauer eines Pharmakon im Körper;

sie erlaubt die Abschätzung, nach welcher Zeit bei regelmäßiger Einnahme der Gleichgewichts-Plasmaspiegel erreicht ist (ca. $4 \times t_{1/2}$).

Absolute Bioverfügbarkeit F_{abs}: Anteil einer (oral) dargereichten Pharmakon-Dosis, der systemisch verfügbar ist.
F_{abs} wird bestimmt von Darreichungsform (galenische Verfügbarkeit), Wirkstoff-Eigenschaften und Organismus.
Die Plasmakonzentration hängt ab von der systemisch verfügbaren Dosis = $Dosis_{dargereicht} \times F_{abs}$.

Dosis-lineare Kinetik: Substanz-Bewegungen im Körper geschehen proportional zur Pharmakon-Konzentration.
Die Charakteristik der Plasmakonzentrations-Zeit-Kurve (Zeitverlauf des Plasmaspiegels) ist deshalb unabhängig von der zugeführten Dosis.
Die absolute Höhe des Plasmaspiegels ist proportional zur Dosis.

└───

Pharmakokinetische Modelle werden mit dem Ziel entwickelt, die deskriptive Ebene zu verlassen und das pharmakokinetische Verhalten eines Arzneistoffes mit Hilfe von Maßzahlen zu charakterisieren. Die Maßzahlen sollen es ermöglichen, den Zeitgang der Wirkstoff-Konzentration im Plasma für verschiedene Situationen vorherzusagen, z.B. Veränderung der Dosis, der Einnahmehäufigkeit oder der Funktion der Eliminationsorgane.

Eliminationshalbwertzeit, Clearance und Verteilungsvolumen

Der einfachste denkbare Fall ergibt sich unter folgenden Bedingungen: Eine Substanz, die im Körper keiner Veränderung unterliegt, wird intravenös injiziert, sie verteilt sich – bezogen auf die Eliminationsgeschwindigkeit – momentan *in einem* Kompartiment (Ein-Kompartiment-Modell), die renale Ausscheidung erfolgt streng konzentrationsabhängig. Der Verlauf des Blutspiegels ist in Abb. **1.30** für eine normale Nierenfunktion (Kurve 1) und für zwei Zustände verminderter Nierenfunktion (Kurven 2 und 3) dargestellt. Im linearen System resultieren Kurven, deren Steilheit mit der Zeit abnimmt und die sich immer langsamer dem Endwert nähern. Im halblogarithmischen System dagegen ergeben sich Geraden, die das Vorliegen einer exponentiellen Funktion anzeigen und das Ablesen der **Plasmaeliminations-Halbwertzeit $t_{1/2}$** bzw. der Eliminationskonstanten gestatten:

$$t_{1/2} = \frac{\ln 2}{k} \tag{1}$$

Das Absinken der Plasmakonzentration folgt der Funktion

$$c = c_0 \times e^{-k \times t} \tag{2}$$

c: Konzentration zum Zeitpunkt t
c_0: Ausgangs-Konzentration, d.h. zum Zeitpunkt t = 0
k: Geschwindigkeits-Konstante

Der exponentielle Abfall der Konzentration lässt sich biologisch folgendermaßen erklären (Abb. **1.31**): Vereinfachend sei angenommen, dass der Arzneistoff durch glomeruläre Filtration ausgeschieden und nicht rückresorbiert wird. In den Nieren wird pro Zeiteinheit eine bestimmte Menge des Blutplasmas als Primärharn glomerulär abfiltriert, normalerweise ca. 120 ml/min. In dem abfiltrierten Plasma ist der Arzneistoff gelöst. Daraus ergibt sich, dass die pro Zeiteinheit eliminierte Substanzmenge proportional zur Substanzkonzentration im Plasma ist. Infolge der renalen Elimination sinkt die Plasmakonzentration und damit die pro Zeiteinheit eliminierte Menge. Deshalb flacht die Konzentrations-Zeit-Kurve ab. Dementsprechend eignet sich die Eliminationsgeschwindigkeit (eliminierte Menge/Zeit) nicht als Maßzahl zur Charakterisierung des Eliminationsprozesses.
Die Halbwertzeit $t_{1/2}$ des Prozesses (bzw. die Geschwindigkeitskonstante *k*) ist jedoch eine konstante Größe: Wie Abb. **1.31** zeigt, fällt innerhalb eines Zeitintervalles von $t_{1/2}$ die Plasmakonzentration immer auf die Hälfte ihres Ausgangswertes ab, unabhängig von dessen absoluter Höhe.
Ebenfalls konstant ist die formal pro Zeiteinheit von der Substanz befreite Plasmamenge. Diese wird als **Clearance (Cl)** bezeichnet.

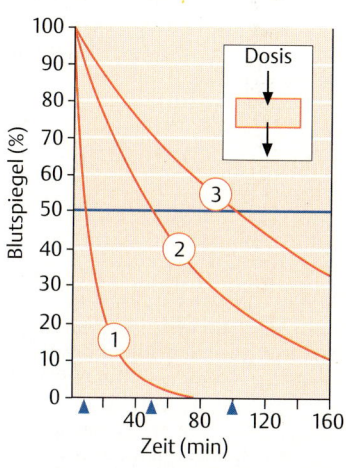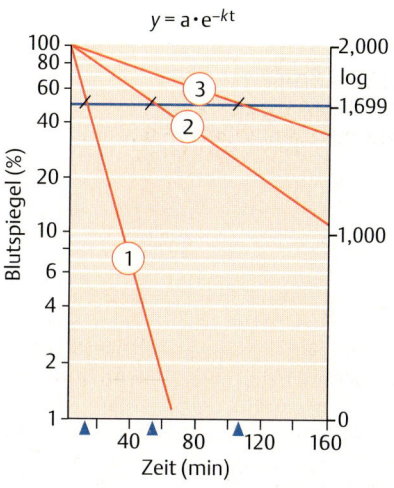

$$y = a \cdot e^{-kt}$$

Abb. 1.30 Ein-Kompartiment-Modell. Blutspiegel-Verläufe nach intravenöser Injektion eines Pharmakon, das den Intravasalraum ausschließlich über die Niere streng konzentrationsabhängig verlassen kann. Über den Kurven sind das Blockschema und die mathematische Formulierung, die den Prozess beschreibt, angegeben. Der Blutspiegel (y) fällt einfach exponentiell ab. **Links** sind im linearen System 3 Kurven dargestellt, die aus unterschiedlichen Evasionskonstanten resultieren ($t_{1/2}$ von 10, 50 bzw. 100 min entsprechend $k = 0{,}07$; $0{,}014$ bzw. $0{,}007$ min^{-1}). Im halblogarithmischen System (**rechts**) ergeben sich Geraden, deren Schnittpunkte mit der 50%-Linie (entspricht 1,699 auf der logarithmischen Ordinate) markiert sind. Die Projektion dieser Punkte auf die Abszisse ergibt die Halbwertzeiten. Ordinate: Blutspiegel in % des Ausgangswertes.

$$Cl = \frac{\text{vom Pharmakon befreites Plasmavolumen}}{\text{Zeitintervall}} \quad (3)$$

Die Einheit ist [Vol/Zeit], z. B. [ml/min].
Die Halbwertzeit der Elimination wird allerdings nicht allein durch die Nierenfunktion bzw. Clearance bestimmt. Dies zeigt wiederum die Betrachtung der biologischen Situation. In den Nieren wird pro Zeiteinheit soviel Substanz zur Ausscheidung gebracht, wie in dem glomerulär filtrierten Plasmavolumen vorhanden ist. Welche Bedeutung das ausgeschiedene Substanzquantum für die Abnahme des Substanzbestandes im Körper hat, hängt davon ab, welcher Anteil der insgesamt im Körper vorhandenen Pharmakon-Menge sich im Plasma befindet. Hält sich die Substanz überwiegend im Gewebe und kaum im Plasma auf, bringt die „Klärung" eines Plasmaquantums die Elimination der Substanz aus dem Organismus kaum voran. Die Substanz strömt aus den „Gewebedepots" in das Plasma nach, und formal betrachtet muss das Plasmaquantum erneut geklärt werden. Das formal insgesamt von der Substanz zu befreiende Plasmavolumen entspricht dem **scheinbaren Verteilungsvolumen V_{app}** der Substanz. Dies ist rechnerisch das Verhältnis zwischen Pharmakon-Menge im Körper und Plasmakonzentration (S. 26).
Mit anderen Worten: Je größer V_{app} ist, desto langsamer wird bei einer gegebenen Clearance die Elimination des Pharmakon aus dem Körper vonstatten gehen. Es gilt:

$$t_{1/2} = \ln 2 \times V_{app}/Cl \quad (4)$$

Es sei angemerkt, dass meist bei der Berechnung sowohl von V_{app} als auch von Cl die Gesamtkonzentration eines Pharmakon im Plasma berücksichtigt wird, also keine Differenzierung zwischen frei und Plasmaeiweiß-gebunden erfolgt. Der „Fehler" kürzt sich bei der Berechnung von $t_{1/2}$ gewissermaßen weg.
In dem Beispiel aus Abb. 1.30 beruht die Zunahme von $t_{1/2}$ auf der eingeschränkten Nierenfunktion. Das Verteilungsvolumen V_{app} hat sich nicht geändert, was daran erkennbar ist, dass nach Injektion der Dosis in allen drei Fällen jeweils gleiche initiale Plasmakonzentrationen resultierten. Allgemein gilt jedoch, dass die Zunahme einer Eliminations-Halbwertzeit an sich keine Auskunft gibt, ob sich die Leistungsfähigkeit der Eliminationsorgane oder das Verteilungsvolumen verändert hat.
Die renale Eliminationsfähigkeit kann meist auch für solche Arzneistoffe durch eine Clearance gekennzeichnet werden, die einer tubulären Rückresorption unterliegen oder die tubulär sezerniert werden. Vorausset-

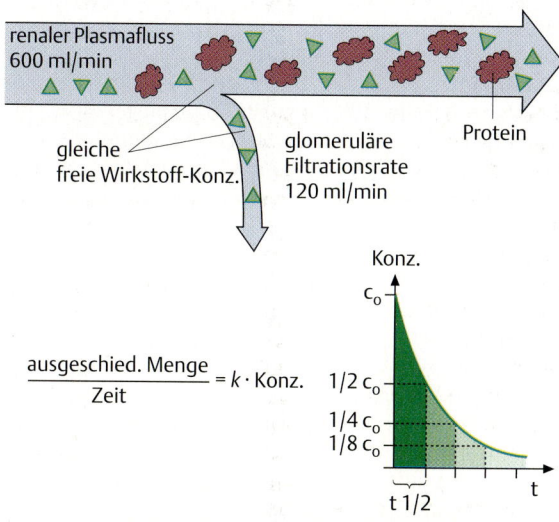

$$\frac{\text{ausgeschied. Menge}}{\text{Zeit}} = k \cdot \text{Konz.}$$

Abb. 1.31 Ausscheidung durch glomeruläre Filtration. Abnahme der Arzneistoff-Konzentration im Plasma (Konz.) in Abhängigkeit von der Zeit (t).

zung ist, dass diese Vorgänge ebenfalls linear von der Konzentration abhängen.

Auch die hepatische Elimination durch Biotransformation kann durch eine Clearance charakterisiert werden. Denn meist arbeiten die Enzyme in einem Bereich, in dem die Umsatzgeschwindigkeit proportional zur Substratkonzentration ist. Unter dieser Bedingung bleibt das formal vom Pharmakon befreite Plasmavolumen, also die Clearance, konstant und unabhängig von der Pharmakon-Konzentration.

Beim Abbau von Ethanol gilt dies nicht; hier ist bereits bei sehr niedrigen Konzentrationen der Sättigungsbereich der abbauenden Enzyme erreicht. Die Umsatzgeschwindigkeit ist also konstant und unabhängig von der Substratkonzentration. Die Blutkonzentrations-Zeit-Kurve fällt nicht exponentiell, sondern linear ab.

Die Fähigkeit des Organismus zur Elimination eines Pharmakon wird durch die **Gesamt-Clearance (Cl$_{tot}$)** beschrieben. Diese ist die Summe der Clearance-Werte der einzelnen Eliminationswege.

$$Cl_{tot} = Cl_{ren} + Cl_{hep} + Cl_x \qquad (5)$$

In Gleichung (4) geht Cl$_{tot}$ ein.

Bateman-Funktion

Das nächste Beispiel demonstriert den einfachsten Fall des Blutspiegel-Verlaufes nach Gabe eines Pharmakons per os. Die enterale Resorption wird durch eine Resorptions-(Invasions-)Konstante und die Ausscheidung aus dem Blut durch eine Eliminations-(Evasions-)Konstante charakterisiert, wobei beide Prozesse irreversibel sind. Die Resorption in das Blutkompartiment sowie die Elimination sind durch zwei entgegengesetzt gerichtete Exponentialfunktionen repräsentiert (blaue und grüne Kurve in Abb. 1.**32**). Der resultierende Blutspiegel (rote Kurve) ist aber nicht die einfache Summe aus den Invasions- und Evasionsprozessen, weil die Evasion ja erst wirksam werden kann, wenn eine Invasion stattgefunden hat und dementsprechend immer effektiver wird, je höher der Blutspiegel ansteigt. Das Zusammenspiel der beiden Funktionen (Gleichung in der Abb. 1.**32**) wird als Bateman-Funktion bezeichnet. Es sei hier erwähnt, dass die Bateman-Funktion auch angewendet werden kann, wenn statt einer Resorption aus dem Darm eine Resorption aus einem intramuskulär oder subkutan applizierten Arzneimitteldepot erfolgt.

Die Fläche unter der Blutspiegel-Zeit-Kurve (abgekürzt AUC, von „area under the curve") hängt von der aufgenommenen Arzneistoffmenge und von der Gesamt-Clearance ab:

$$AUC = Dosis/Cl_{tot} \qquad (6)$$

Dieser Zusammenhang erlaubt die Berechnung der Clearance:

$$Cl_{tot} = Dosis/AUC \qquad (7)$$

Invasions- und Evasionskonstanten. Um die Bedeutung der Invasions- bzw. Evasionskonstanten für den Blutspiegel-Verlauf zu demonstrieren, sind Serien von Blutspiegel-Kurven für identische Bedingungen mit Ausnahme der jeweils interessierenden Variablen in Abb. 1.**33** dargestellt.

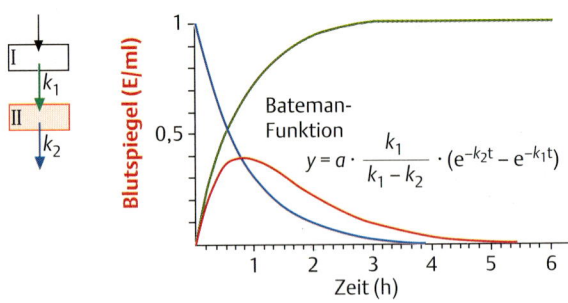

Abb. 1.32 Bateman-Funktion. Blutspiegel-Verlauf nach Gabe eines Pharmakon in ein dem Blut vorgeschaltetes Kompartiment (I, schwarz), aus dem es durch Invasion (Resorption) in das Blut (II, rot) gelangt und von dort eliminiert wird. Das Blockschema und die mathematische Formulierung (Bateman-Funktion) sind angegeben: y = Blutspiegel zur Zeit t, a = Dosis/V$_{app}$, k$_1$ = Invasionskonstante, k$_2$ = Evasionskonstante. Grüne und blaue Kurve entsprechen den isoliert betrachteten Invasions- und Evasionsprozessen, die rote Linie beschreibt den tatsächlichen Verlauf des Blutspiegels. Ordinate: Konzentration des Pharmakon im Blut in willkürlichen Einheiten/ml; Abszisse: Zeit.

In Abb. 1.**33a** variiert die *Eliminationsgeschwindigkeit* über einen großen Bereich: Es resultieren unterschiedlich hohe Blutspiegel mit verschieden langer Plateaudauer. Mit abnehmender Eliminationsleistung nimmt die Fläche unter der Kurve zu. Die Berechnung von Cl$_{tot}$ aus Dosis und AUC würde abnehmende Werte für die Gesamt-Clearance ergeben. Hier sei an das klinisch wichtige Therapieproblem erinnert, das sich aus einer Beeinträchtigung der Elimination (Niereninsuffizienz, Leberschaden) ergibt: Die „normale Dosierung" eines Arzneimittels führt zu überhöhten Blutspiegeln mit entsprechenden Vergiftungssymptomen.

Die Abb. 1.**33b** demonstriert Blutspiegel-Verläufe, wenn bei konstanter Evasionsgeschwindigkeit die *Invasionskonstante* variiert wird. Auch hier ist der unterschiedlich hohe Blutspiegel und die unterschiedliche Dauer eines bestimmten Blutspiegel-Niveaus evident. Die Form der Kurven ändert sich, die Fläche unter den Kurven bleibt hingegen gleich (Abb. 1.**33b** gibt nur den vorderen Abschnitt der Kurven wieder). Dies zeigt an, dass die Gesamt-Clearance unverändert ist.

Eine *Erhöhung der Dosis* (Zunahme von *a* in der Bateman-Funktion) würde die Form der Blutspiegelkurve aus Abb. 1.**32** im Prinzip unverändert lassen – der Blutspiegel wäre allerdings zu jedem Zeitpunkt proportional zur Dosissteigerung erhöht. Entsprechend würde die Fläche unter der Kurve proportional zur Dosis zunehmen.

Aufrechterhalten eines therapeutischen Blutspiegels. Unter therapeutischem Gesichtspunkt ist es notwendig, einen bestimmten minimalen Blutspiegel für längere Zeit zu überschreiten. Wie in Abb. 1.**33b** sichtbar, verweilt der Blutspiegel über längere Zeit in einem bestimmten Konzentrationsbereich, wenn die Invasion des Arzneistoffes verzögert erfolgt. Allerdings sind dann auch die maximal erreichten Blutspiegel niedriger. Um dennoch den minimalen therapeutischen Blutspiegel zu erzeugen, muss die Dosis erhöht werden (Abb. 1.**34**). Diese Situation ist ähnlich wie bei der Gabe einer Substanz in Form eines Retard-Präparates.

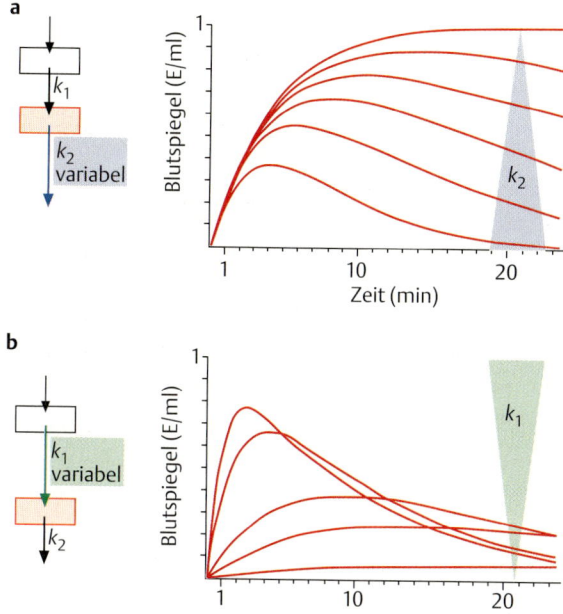

Kumulative Bateman-Funktion. Das übliche Vorgehen in der Arzneimitteltherapie besteht darin, Pharmaka in regelmäßigen Intervallen über längere Zeit zuzuführen. Ein wichtiges Problem der Pharmakokinetik ist dementsprechend die Beschreibung der Blutspiegel-Kurven (oder der Pharmakon-Konzentrationen in anderen Kompartimenten) bei chronischer Zufuhr eines Arzneimittels. Mathematisch handelt es sich dabei um „kumulative Bateman-Funktionen", denn nach jedem Intervall addiert sich die neue Dosis zu der noch im Organismus vorhandenen Arzneimittelmenge. Auch für die kumulative Bateman-Funktion sind wieder die Dosis und die Invasions- und Evasionskonstanten entscheidende Größen; als neue Variable kommt jetzt das Zeitintervall τ zwischen der Gabe der einzelnen Dosen hinzu. Je häufiger die Gabe einer Dosis erfolgt, desto kleiner ist der Wert für τ.

Um den Blutspiegel-Verlauf bei unterschiedlichen Eliminationskonstanten bei längerdauernder Zufuhr zu demonstrieren, ist folgendes Beispiel gerechnet und in der Abb. 1.**35** zeichnerisch dargestellt: Drei Pharmaka sollen sich nur durch die Evasionskonstante unterscheiden, sie erfordern gleiche therapeutische Blutspiegel und werden in gleicher Dosierung gegeben. Bei hoher Eliminationsgeschwindigkeit (untere Kurve) ist am Ende des Intervalls die Substanz bereits völlig ausgeschieden, so dass in jedem Intervall eine einfache Bateman-Funktion resultiert; der Blutspiegel steigt im Laufe der Zeit nicht an, und der notwendige therapeutische Blutspiegel wird nicht erreicht.

Bei mäßiger Evasionsgeschwindigkeit resultiert die mittlere Kurve der Abb. 1.**35**; in den ersten Tagen nach Therapiebeginn steigt der Blutspiegel undulierend an, erreicht den „therapeutischen" Blutspiegel, und läuft in ein Gleichgewicht zwischen Zufuhr und Ausscheidung ein. Dies ergibt sich daraus, dass die pro Zeiteinheit ausgeschiedene Substanzmenge proportional zur Konzent-

Abb. 1.**33 Einfluss von Evasions- bzw. Invasionskonstante auf den Blutspiegel-Verlauf.** Es handelt sich um dasselbe System und dieselbe mathematische Beschreibung wie in Abb. 1.**32**. Wird die zugeführte Dosis (= 1,0) und die Invasionskonstante k_1 (= 0,25 min^{-1}) konstant gehalten, die Eliminationskonstante k_2 aber systematisch variiert (0,0; 0,01; 0,025; 0,05; 0,1; 0,25; 0,5 min^{-1}), so ergeben sich die Kurven von **a**. Dagegen resultieren die Kurven von **b**, wenn die Dosis (= 1,0) und die Eliminationskonstante k_2 (= 0,1 min^{-1}) unverändert bleiben, aber die Invasionskonstante k_1 systematisch verändert wird (von 1,0; 0,5; 0,1; 0,05 bis 0,01 min^{-1}). Koordinaten wie Abb. 1.**32**.

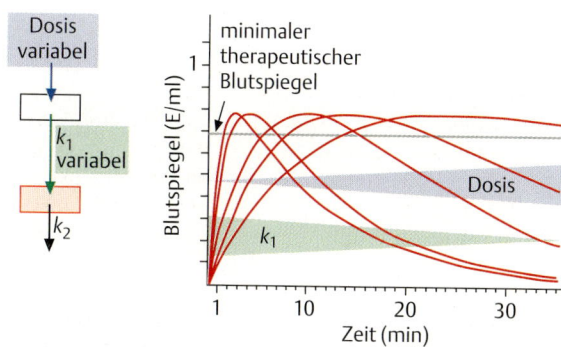

Abb. 1.**34 Kompensation einer verlangsamten Invasion durch Dosis-Steigerung.** Blutspiegel-Verläufe (Bateman-Funktionen), wie sie resultieren, wenn bei variierenden Invasionskonstanten k_1 die zugeführten Dosen des Pharmakon so gewählt werden, dass in jedem Fall dieselbe Blutspiegelhöhe erreicht wird. Die k_1-Werte unterschieden sich folgendermaßen (Kurven von links nach rechts): 1,0; 0,5; 0,1; 0,05; 0,01, die Dosen mussten entsprechend von 1,0 auf 1,16; 2,0; 3,1 bzw. 10,0 erhöht werden, um dieselben Blutspiegel-Werte zu erreichen. Beachte die unterschiedliche Dauer der therapeutisch wirksamen Blutspiegel. Koordinaten wie Abb. 1.**32**.

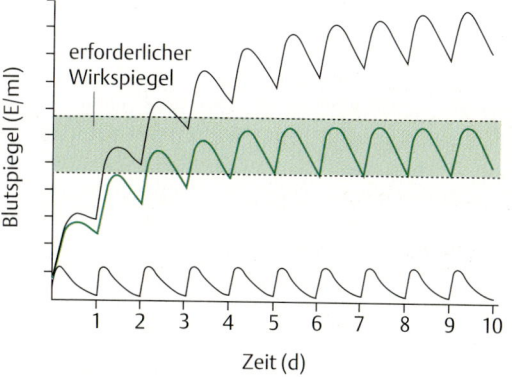

Abb. 1.**35 Wiederholte Zufuhr bei unterschiedlicher Evasion.** Blutspiegel-Verläufe bei täglicher Zufuhr von drei Pharmaka in ein dem Blut vorgeschaltetes Kompartiment. Die Substanzen unterscheiden sich nur durch ihre Evasionskonstanten k_2. Mathematisch handelt es sich um kumulative Bateman-Funktionen, in denen als neue Variable die Intervallgröße τ (Frequenz der Zufuhr) hinzukommt. Für die drei abgebildeten Kurven sind die Dosen, die Invasionskonstanten und die Intervalle (in Tagen) konstant gehalten, lediglich die Evasionskonstanten unterscheiden sich wie folgt: 0,2 (untere Kurve), 0,02 (mittlere Kurve) und 0,01 min^{-1} (obere Kurve). Ordinate: Konzentration der Pharmaka im Blut in willkürlichen Einheiten/ml; Abszisse: Zeit in Tagen.

ration ist. Je höher das Konzentrationsniveau steigt, desto mehr Substanz wird also im Dosisintervall ausgeschieden. Bei einem bestimmten Konzentrationsniveau halten sich Zufuhr und Ausscheidung die Waage und das Plateau der Kumulationskurve ist erreicht. Dieses Pharmakon besitzt die erforderlichen pharmakokinetischen Parameter unter den angegebenen Bedingungen.

Die obere Kurve zeigt den Blutspiegelverlauf nach wiederholter Gabe eines Arzneimittels mit langsamer Eliminationsgeschwindigkeit. Die Konzentration im Blut überschreitet bald den therapeutischen Wert und steigt noch über lange Zeit an. Besonders auffällig ist das sehr späte Erreichen eines Gleichgewichtes zwischen Zufuhr und Ausscheidung. Diese Substanz kumuliert und kann bei entsprechend geringer therapeutischer Breite zur Intoxikation führen.

Der im Kumulations-Gleichgewicht herrschende **mittlere Blutspiegel (c_{kumul})** hängt von der aufgenommenen Dosis, der Gesamtclearance (Cl_{tot}) und dem Dosierungsintervall (τ) wie folgt ab:

$$c_{kumul} = D/(Cl_{tot} \times \tau) \tag{8}$$

Diese Beziehung erlaubt es, bei bekannter Clearance eines Arzneistoffes zu berechnen, welche Dosis in welchem Intervall zugeführt werden muss, um einen gewünschten Blutspiegel zu erreichen. Als Faustregel gilt, dass bei richtiger Applikation etwa 4 Halbwertzeiten zur Aufsättigung benötigt werden.

Bei Dauerinfusion einer Substanz gilt:

$$c_{kumul} = \text{Infusionsgeschwindigkeit}/Cl_{tot} \tag{9}$$

Infusionsgeschwindigkeit ist Dosis pro Zeiteinheit, z. B. mg pro Minute.

Die Amplitude, mit der die Plasmakonzentration um das Kumulationsgleichgewicht unduliert, ist umso kleiner, je kleiner die Einzeldosen sind, auf die eine Tagesdosis verteilt wird.

Dosierungsunterbrechung. In den meisten Fällen ist das Ziel einer langwährenden Therapie, durch geeignete Wahl der Einzeldosis und der Intervallgröße einen „konstanten" Blutspiegel (d. h. einschließlich der Tagesschwankungen) einzustellen. Der Blutspiegel soll ein Gleichgewicht bei gegebenen Konstanten erreichen. Die Invasions- und Evasionsgeschwindigkeiten, die Dosis und die Intervalldauer sind die bestimmenden Größen. Abb. 1.36 zeigt, welchen Einfluss die zweimalige Unterlassung der Zufuhr der notwendigen Dosis auf den Blutspiegel hat (Unzuverlässigkeit eines Patienten in der Arzneimittel-Einnahme: „Non-Compliance"[1]). Dargestellt ist wiederum eine kumulative Bateman-Funktion, die nach täglicher Gabe einer bestimmten Dosis bald das gewünschte Gleichgewicht erreicht hat. Am 13. und

---

[1] Compliance (Willfährigkeit, Unterwürfigkeit, Einwilligung) ist eines der vielen Beispiele für nicht notwendige Anglizismen. Der Begriff wird im klinischen Sprachgebrauch benutzt, um die Zuverlässigkeit der Patienten hinsichtlich der Befolgung ärztlicher Verordnungen zu kennzeichnen. In der Physiologie bedeutet „compliance" Dehnbarkeit, z. B. der Lunge oder der Gefäße. Anstatt von „Patienten-Compliance" könnte man auch von der „Mitarbeitsbereitschaft", der „Therapie-Treue" oder der „Zuverlässigkeit des Patienten" sprechen.

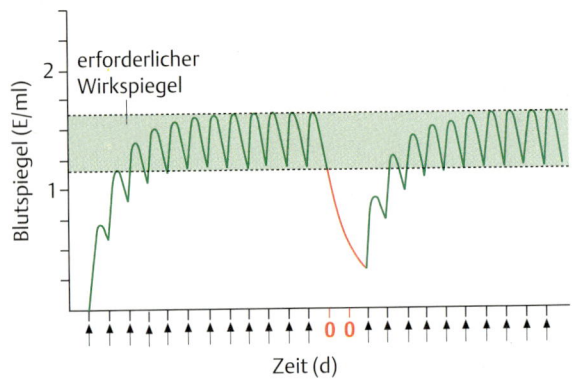

Abb. 1.36   Vergessene Einnahme. Einfluss einer kurzfristigen Unterbrechung der Zufuhr eines Arzneimittels auf den „Gleichgewichts-Blutspiegel" bei chronischer Therapie. Durch tägliche Gabe war der erforderliche Wirkspiegel nach 7 Tagen erreicht, gleichzeitig hat sich ein Gleichgewicht zwischen Zufuhr und Ausscheidung eingestellt. Die nur zweimalige Unterlassung der Pharmakonzufuhr bewirkt, dass der erforderliche Wirkspiegel erst nach etwa 4 Tagen wieder erreicht wird. Koordinaten wie Abb. 1.**35**.

14. Tag vergisst der Patient, die Tablette zu nehmen. Der Blutspiegel sinkt drastisch ab, denn nur die Eliminationskonstante ist jetzt entscheidend.

Nach Wiederaufnahme der Zufuhr dauert es aber noch weitere 4 Tage, bis das Gleichgewicht wieder erreicht ist. *Die zweitägige Unterlassung lässt den Blutspiegel also für etwa 6 Tage den benötigten therapeutischen Wert unterschreiten!*

Enzyminduktion und Blutspiegel. Das nächste Beispiel soll den Einfluß einer Arzneimittelinterferenz auf das Blutspiegel-Gleichgewicht erläutern. Bei einem Patienten ist ein optimaler Blutspiegel eingestellt (Abb. 1.**37**),

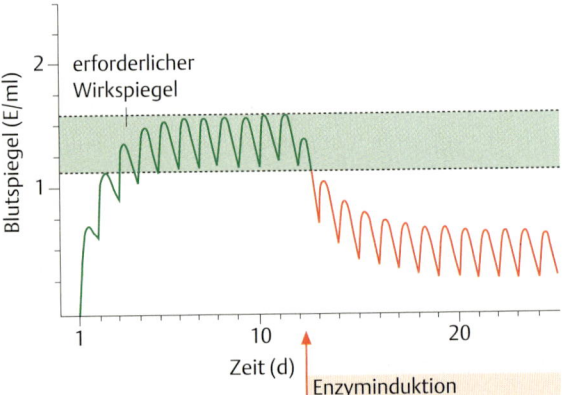

Abb. 1.37   Enzyminduktion. Einfluss einer Zunahme der Evasionsgeschwindigkeit auf den „Gleichgewichts-Blutspiegel" bei chronischer Therapie. Vom 12. Tag an nimmt die Evasionskonstante exponentiell mit einer Halbwertzeit von 2 Tagen von 0,02 auf 0,06 min^{-1} zu. Die Ursache liegt in einer Enzyminduktion durch ein weiteres Pharmakon. Die erhöhte Eliminationsgeschwindigkeit lässt den Blutspiegel absinken und sich auf ein neues, niedrigeres Niveau einstellen, das unter dem erforderlichen Wirkspiegel liegt. Koordinaten wie Abb. 1.**35**.

dieser Patient nimmt aber vom 12. Tag an ein zusätzliches Medikament, das eine Enzyminduktion in der Leber auslöst. Dadurch wird die Eliminationsgeschwindigkeit des ersten Pharmakon vergrößert. In unserem Beispiel erreicht die Evasionskonstante ihren neuen Wert exponentiell mit einer Halbwertzeit von 2 Tagen. Durch die gesteigerte Elimination sinkt der Blutspiegel erheblich ab und unterschreitet den therapeutischen Wert: *Die Therapie ist wirkungslos geworden.*

Mehr als ein Kompartiment. Die oben angestellten Betrachtungen betreffen eine Situation, in der die Verteilung des Arzneistoffes so rasch vonstatten geht, dass Plasmaspiegel und Gewebespiegel parallel verlaufen und ein Einkompartiment-Modell adäquat ist. Nach intravenöser Zufuhr eines Pharmakon tritt im Allgemeinen ein biphasischer Abfall der Plasmakonzentration in Erscheinung (Abb. 1.38). Das rasche Absinken in der α-Phase entspricht der Verteilung, und erst die β-Phase ist Ausdruck der Ausscheidung aus dem Körper. In der α-Phase steigt die Pharmakonmenge im Gewebe, während sie im Plasma sinkt. Hier wäre zur Beschreibung ein Zweikompartiment-Modell angebracht. Es sind sogar Vielkompartiment-Modelle entwickelt worden, deren

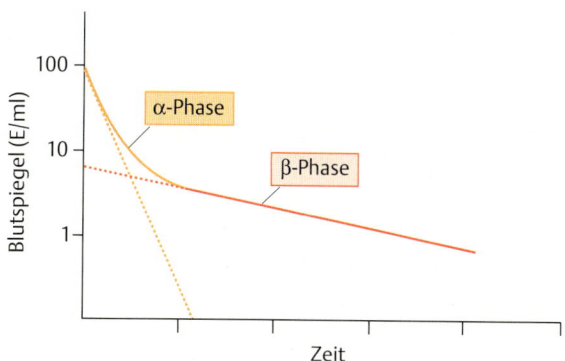

Abb. 1.**38** **α- und β-Phase.** Biphasischer Abfall der Plasmakonzentration nach intravenöser Zufuhr eines Pharmakon. α-Phase: Verteilung; β-Phase: Elimination. Beachte die logarithmische Teilung der Ordinate.

Handhabung und klinische Relevanz aber eher schwer nachvollziehbar sind. Sie werden daher hier nicht näher erläutert.

1.8.6 Bioverfügbarkeit und Bioäquivalenz

Bioverfügbarkeit

Unter dem englischen Begriff „bioavailability" wurde ursprünglich die Eigenschaft von Tabletten, Dragees, Kapseln verstanden, ihre eigentlichen Inhaltsstoffe genügend schnell freizugeben, um sie dem Intestinaltrakt zur Resorption zur Verfügung zu stellen (entspricht jetzt „galenischer Verfügbarkeit"). Heute wird der Begriff Bioverfügbarkeit weiter gefaßt: Bioverfügbarkeit = Ausmaß der Verfügbarkeit eines applizierten Wirkstoffes am Wirkort bzw. im Plasma. Wird eine Substanz oral dargereicht, so bestimmen verschiedene Vorgänge, in welchem Ausmaß die Substanz schließlich zur systemischen Verteilung gelangt. Diese sind in Abb. 1.**39** zusammengestellt. Im Magen-Darm-Trakt muss die Darreichungsform zunächst zerfallen (Desintegration), bevor der Wirkstoff im Magen-Darm-Saft in Lösung gehen kann (Dissolution). Diese beiden Vorgänge sollen unter dem Begriff galenische Verfügbarkeit zusammengefasst werden.

Je nach Zusammensetzung, Oberflächenbekleidung, Pressdruck usw. der Tabletten oder Dragees zerfallen die Fertigarzneimittel unterschiedlich schnell im Magen-Darm-Kanal. Außerdem besitzt die Grundmasse eine verschieden ausgeprägte Adsorptionsfähigkeit, so dass selbst die Freigabe des Pharmakons aus einer zerfallenen Tablette nicht gewährleistet sein muss. Eine **vollständige galenische Verfügbarkeit** ist dagegen immer gegeben, wenn ein Arzneimittel in Lösung eingenommen wird. Der gelöste Wirkstoff steht im Prinzip zur Diffusion in die Darmschleimhaut zur Verfügung. Er ist im Magen-Darm-Trakt aber verschiedenen Einflüssen ausgesetzt, welche die freie Konzentration des Stoffes vermindern können, sei es durch Zerstörung (Penicillin G durch Salz-

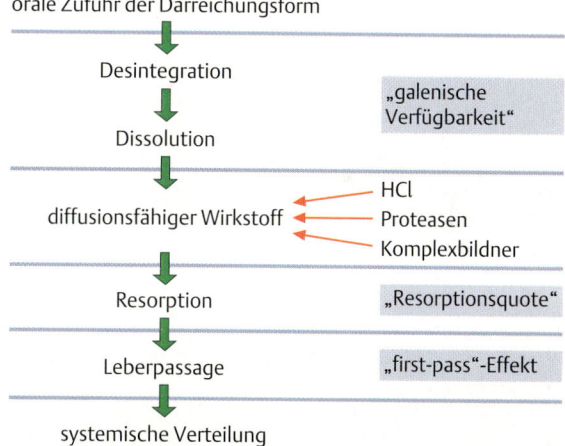

Abb. 1.**39** **Von der Applikation zum Kreislauf.** Weg eines Arzneistoffes von der oralen Aufnahme bis zur systemischen Verteilung.

säure, Peptide durch Proteasen) oder durch Bildung nicht resorbierbarer Komplexe (Ausfällung von Tetracyclinen oder von Fluorid mit Calcium-Ionen, Adsorption an nicht-resorbierbare Antazida oder medizinische Kohle). Den galenischen Problemen folgen die biologischen Prozesse. So wird keineswegs jeder gelöste Wirkstoff tatsächlich resorbiert. Eine dauerhaft geladene Substanz, wie beispielsweise das quartäre Ipratropium, kann die Zellmembranen der Darmepithelzellen nur schlecht überwinden und wird deshalb unvollständig resorbiert. Es besitzt eine niedrige **Resorptionsquote** (= tatsächlich resorbierte Menge/zur Resorption bereitstehende Menge).

Nach der Resorption kann ein Pharmakon in der Leber, der Lunge oder auch schon in der Darmschleimhaut abgebaut werden. Dieser Vorgang wird präsystemische Elimination genannt oder in Bezug auf die Leber auch als **„first-pass"-Effekt** bezeichnet. Eine Bindung des resorbierten Pharmakon in Darm, Leber oder Lunge kann ebenfalls als präsystemische Elimination imponieren.

Daraus ergibt sich schließlich die Bioverfügbarkeit, die gemessen werden kann, indem ein Wirkstoff oral und intravenös zugeführt und jeweils die Plasmakonzentrations-Zeit-Kurve bestimmt wird (Abb. 1.**40**). Die Fläche unter der Kurve (AUC) ist der aufgenommenen Menge proportional.

Die (absolute) Bioverfügbarkeit F_{abs} ist demnach:

$$F_{abs} = AUC_{peroral}/AUC_{intravenös}$$

Ist die Bioverfügbarkeit bei Verwendung einer anderen oralen Darreichungsform niedriger als bei Verwendung einer Lösung (vollständige galenische Verfügbarkeit), so beruht der Unterschied auf einer mangelnden galenischen Verfügbarkeit.

Bioäquivalenz

Wenn ein und derselbe Wirkstoff von verschiedenen Firmen in eigenen Fertigarzneimitteln auf den Markt gebracht wird, können sich die Darreichungsformen so unterscheiden, dass eine unterschiedliche galenische Verfügbarkeit besteht. Um dies zu prüfen, kann ein neues

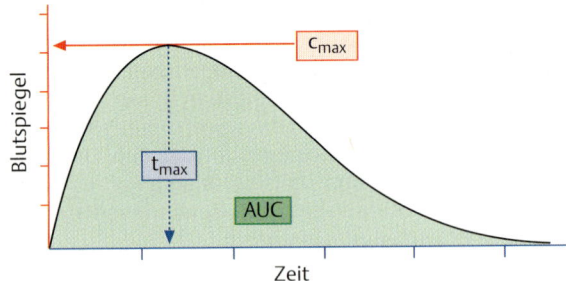

Abb. 1.40 Deskriptive Kurvenparameter. Plasmakonzentrations-Zeit-Kurve mit den Maßzahlen, die zur Beurteilung der Bioäquivalenz herangezogen werden.

Präparat im Vergleich zu einem Standardpräparat oral zugeführt und jeweils die Blutspiegel-Zeit-Kurve berechnet werden. Aus den beiden Flächen unter der Kurve lässt sich die relative Bioverfügbarkeit bestimmen:

$$F_{rel} = AUC_{Testpräp}/AUC_{Standard}$$

Therapeutische Gleichwertigkeit (Bioäquivalenz) wäre gegeben, wenn auch der Zeitverlauf des Blutspiegels dem des Standardpräparates gleichen würde. Es müsste die maximal erreichte Plasmakonzentration c_{max} gleich sein und auch t_{max} (der Zeitpunkt nach der Einnahme, zu dem c_{max} erreicht wird) müsste identisch sein (Abb. 1.**40**).

1.8.7 Eliminationshalbwertzeit der β-Phase und Abklinggeschwindigkeit der Wirkung

Zum Abschluss sei betont, dass sich Plasmaspiegel bzw. Konzentration in der Biophase und Effekt eines Pharmakon keineswegs immer parallel ändern. Die Beziehung zwischen aktueller Plasmakonzentration und Ausmaß einer Wirkung ist viel komplizierter. Die Beziehungen werden besonders deutlich, wenn in einem Beispiel ein

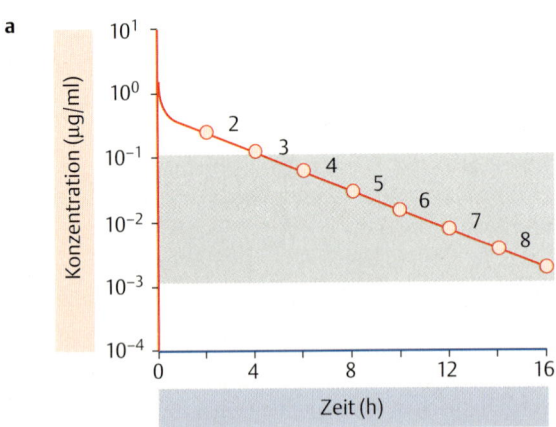

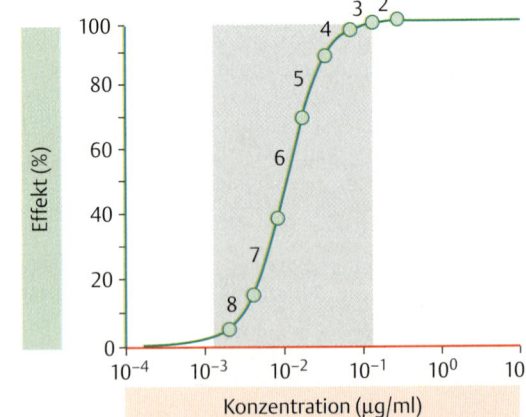

Abb. 1.41 Elimination eines Pharmakon und Abklingen der Wirkung. a Verlauf des Plasmaspiegels über die Zeit nach intravenöser Zufuhr einer Substanz.
b Konzentrations-Wirkungs-Kurve des betreffenden Pharmakon.
Auf der Plasmaspiegel-Kurve sind die Intervalle, die einer Eliminationshalbwertzeit entsprechen, mit Ziffern gekennzeichnet. Diese Konzentrationsschritte sind auf der Konzentrations-Wir-

kungs-Kurve mit denselben Zahlen markiert. Der Bereich der Konzentrations-Wirkungs-Beziehung ist in beiden Kurven grau unterlegt. Wie aus der Abbildung deutlich wird, nimmt der pharmakologische Effekt während der ersten Halbwertzeiten kaum ab, obwohl der Plasmaspiegel gleichmäßig abfällt. Dagegen geht die Wirkung schnell verloren, wenn der Plasmaspiegel den steilen Teil der Konzentrations-Wirkungs-Kurve durchläuft (Intervall 5–7). Näheres s. Text.

Pharmakon mit großer therapeutischer Breite gewählt wird, das bezüglich eines bestimmten Effektes überdosiert werden kann (z. B. Penicillin G und Empfindlichkeit eines Erregers, β-Blocker und Hemmung der β-Rezeptoren). Im Folgenden soll an einem Beispiel gezeigt werden, wie komplex die Abhängigkeit sein kann. Dabei ist vereinfachend angenommen worden, dass die Konzentration im Plasma mit der in der Biophase identisch ist. Auf der Eliminationskurve (Abb. **1.41 a**) sind die einzelnen Zeiträume, in denen die Konzentration auf die Hälfte absinkt, mit Ziffern gekennzeichnet. In Abb. **1.41 b** ist die Dosis-Wirkungs-Kurve für die Substanz veranschaulicht, sie erstreckt sich von der Schwellenkonzentration $10^{-3}\,\mu g/ml$ bis zum maximalen Effekt, der bei etwa $10^{-1}\,\mu g/ml$ erreicht ist. Die β-Phase beginnt bereits bei ca. $5 \times 10^{-1}\,\mu g/ml$. Es vergehen also zwei Halbwertzeiten, ohne dass der maximale pharmakologische Effekt sich ändert. Erst im 3. Intervall erreichen wir die eigentliche Konzentrations-Wirkungs-Kurve. In den folgenden Intervallen geht der Effekt entsprechend dem steilen Teil der Konzentrations-Wirkungs-Beziehung rasch verloren.

Dieses Beispiel demonstriert Folgendes:
1. Das Abklingen eines pharmakologischen Effektes, der unmittelbar konzentrationsabhängig und nicht interaktionsüberdauernd ist, hängt davon ab, ob die Ausgangskonzentration oberhalb oder innerhalb der Dosis-Wirkungs-Kurve liegt. Ist ersteres der Fall, vergehen einige Halbwertzeiten, ehe der Effekt überhaupt abzuklingen beginnt.
2. Beim Durchlaufen des Konzentrationsbereiches, der der eigentlichen Dosis-Wirkungs-Kurve entspricht, ist der Effekt nicht der Konzentration einfach linear korreliert. Es gibt also keine einfache Beziehung zwischen der Geschwindigkeit, mit der ein Wirkstoffspiegel absinkt, und der Geschwindigkeit, mit der ein pharmakologischer Effekt verschwindet.

Es muss daher nicht verwundern, wenn in vielen Fällen der praktischen Therapie die Angaben über Eliminationshalbwertzeit und Wirkdauer von Arzneimitteln scheinbar nicht zur Deckung zu bringen sind.

1.9 Einführung neuer und Bewertung vorhandener Arzneimittel

Die Wissenschaft bräuchte 10 Jahre lang keine Fortschritte zu machen. Es wäre für den Patienten viel wichtiger, wenn das, was man bereits weiß, in die Praxis Eingang fände.

Gustav Kuschinsky, um 1955

Es ist hier die Stelle, ein Problem anzusprechen, das von fundamentaler Bedeutung für die Arzneimittel-Therapie ist, aber nicht nur für diese. Es ist die Frage: Wie wird gesichertes Wissen in den täglichen Alltag eingeführt und zum Wohle der Patienten angewendet?
Gesichertes Wissen über die Wirkungen und Nebenwirkungen eines Arzneimittels kann im Allgemeinen nur an einer großen Zahl von Patienten unter standardisierten Bedingungen erworben werden (s. S. 43). Diese relevante Information wird meistens in angesehenen klinischen Zeitschriften* publiziert, bei denen Manuskripte ein Gutachtergremium durchlaufen und bei denen die Autoren ihre finanziellen Bindungen an die betroffene Pharma-Firma im Anhang der Veröffentlichung angeben müssen. Dagegen sollte sich der Therapeut nicht auf Symposium-Berichte (veranstaltet von Herstellerfirmen) und auf Mitteilungen in Supplement-Heften, die nicht dem Gutachter-System unterworfen werden, verlassen. Wenn also ein gesichertes Wissen über eine neue Substanz vorliegt, erhebt sich die Frage: Wie wird der einzelne Arzt erreicht und veranlasst, eine neue therapeutische Variante in sein Behandlungsschema aufzunehmen? Welche Informationsquellen stehen dem in der Klinik tätigen oder niedergelassenen Arzt nun zur Verfügung? Dies sind:

– Ärzte-Besucher der Arzneimittelfirmen,
– Teilnahme an „gesponserten" Vorträgen oder Symposien,
– Teilnahme an neutralen Fortbildungsveranstaltungen (Ärztekammer),
– Besprechungen als Mitglied eines „Qualitätszirkels" aus Kollegen,
– gezieltes Lesen angesehener klinischer Zeitschriften,
– Information aus Lehrbüchern,
– aus (Internet-)Verlautbarungen neutraler Fachgremien.

Es braucht nicht hervorgehoben zu werden, dass die beiden zuerst genannten Quellen unzureichend sind. Es ist klar, dass ein Therapeut, wenn er objektive Information erhalten will, Zeit aufwenden muss, aber dieser Aufwand, die ständige Weiterbildung, muss erbracht werden, sonst wird der Arzt von der außerordentlich schnellen Entwicklung auf dem Arzneimittel-Gebiet in wenigen Jahren völlig überholt.
Wie unvollkommen die Umsetzung von gesichertem Wissen in die Praxis vor sich geht, zeigen einige kritische Untersuchungen auf Gebieten, in denen die Therapie-Empfehlungen allgemein anerkannt sind und verbindlich sein sollten. So ist die Hypertonie-Behandlung, wenn die notwendigen Zielwerte von 135/85 mm Hg zugrunde gelegt werden, nur bei 5 % der Patienten eines bestimmten Kollektivs erfolgreich. So war eine notwendige Lipidsenkung im Blut zur Sekundärprävention einer Koronarerkrankung bei weniger als 10 % von ca. 4000 Patienten ausreichend mit Statinen vorgenommen worden. Ähnliche Berichte liegen über die mangelhafte Behandlung der Herzmuskel-Insuffizienz vor. Die träge und ungenügende Umsetzung des Wissens in die Praxis ist ein weltweites Problem.

---

* Bespielhaft sind: New England Journal of Medicine, The Lancet und British Journal of Medicine

Zu Beginn des Jahres 2001 hat der Vorsitzende der Arzneimittelkommission der Deutschen Ärzteschaft als **Hemmnisse einer rationalen Arzneitherapie** in Deutschland folgende Punkte zusammengestellt (entnommen aus Intern. Praxis *41*, 870, 2001):

1. immer noch existierende Intransparenz und Irrationalität des deutschen Arzneimittelmarktes,
2. staatliche Protektion alternativer paramedizinischer Heilverfahren,
3. die durch die pharmazeutische Industrie induzierten gerichtlichen Blockaden wichtiger Regularien der verfassten Ärzteschaft und des Staates,
4. zweifelhafte Preispolitik der Pharmaindustrie bei den sog. Innovationen,
5. Verflechtung akademisch-medizinischer Forschung mit Industrie-Interessen,
6. verwirrende, oft irreführende Diskussion der Leitlinien,
7. Probleme der Arzneimittel-Sicherheit,
8. Industrie-Sponsoring der ärztlichen Fortbildung,
9. unzureichende Einbindung der Patienten in den therapeutischen Prozess,
10. ungenügende Aus- und Weiterbildung in Klinischer Pharmakologie.

1.9.1 Probleme des deutschen Arzneimittelmarktes

Während früher die Spezialitäten in der Bundesrepublik Deutschland nur registriert zu werden brauchten, ist mit dem Inkrafttreten des neuen Arzneimittelgesetzes am 1. Januar 1978 eine Zulassung notwendig, die an eine Reihe von Auflagen gebunden ist. Anfangs bestand Hoffnung, dass damit das „In-den-Handel-bringen" überflüssiger und sinnloser Medikamente oder Kombinationen wesentlich eingeschränkt und so der Arzneimittelmarkt übersichtlicher würde.

„Altlasten". Leider ist der deutsche Markt immer noch durch eine „Altlast" von Präparaten überladen, die in den Handel kamen, bevor das Arzneimittelgesetz vom Januar 1978 gültig wurde. Das Gesetz regelt das Verfahren für die Zulassung neuer Medikamente; der Hersteller muss anhand seiner Unterlagen den Nachweis der „Wirksamkeit" des Stoffes und seiner „Unbedenklichkeit" führen. Vorher brauchten neue Spezialitäten nur registriert zu werden. Für derartige Medikamente sieht das Gesetz ein Nachzulassungsverfahren vor, in der Zwischenzeit bis zum Ablauf von Übergangsregelungen dürfen diese Präparate weiter verkauft werden. Die Übergangsfrist wurde immer wieder verlängert, jetzt bis zum Jahre 2006. So haben wir auf dem Markt nebeneinander Präparate, die ein Zulassungsverfahren absolviert haben, und Präparate, deren Wirksamkeit nicht hat belegt werden müssen.

Analogsubstanzen. Ein neuer Wirkstoff steht für einige Jahre unter Patentschutz und darf während dieser Zeit nur vom Patentinhaber vermarktet werden. Wenn sich ein neuer Arzneistoff als therapeutisch wertvoll und umsatzträchtig erweist, dauert es meist nicht lange, bis andere Hersteller strukturell abgewandelte Substanzen auf den Markt bringen, die einen identischen Wirkungsmechanismus besitzen. Häufig sind die strukturellen Unterschiede sehr geringfügig und pharmakologisch irrelevant, patentrechtlich aber sind sie entscheidend. Solche *Analogsubstanzen* (auch „me too"-Präparate genannt) findet man in der Gruppe der β-Blocker, der ACE-Hemmstoffe, der Benzodiazepine, der nicht-steroidalen Antiphlogistika und in vielen Antibiotika-Gruppen. Sie bereichern nicht die pharmakotherapeutischen Möglichkeiten, tragen aber dazu bei, den Markt unübersichtlich zu machen.

Zweitanmelder-Präparate. Ist der Patentschutz für einen Arzneistoff abgelaufen, können auch andere Hersteller Präparate mit demselben Inhaltsstoff anbieten. Wenn die Medikamente die gleichen galenischen Eigenschaften besitzen wie das Originalpräparat, ist eine einfache „bezugnehmende Zulassung" unter Berufung auf die vom Erstanmelder vorgelegten Studienergebnisse zu Wirksamkeit und Unbedenklichkeit möglich. Die Zweitanmelder-Präparate können naturgemäß preiswerter angeboten werden, und sie können mit beliebigen Namen versehen sein. Dies sorgt für weitere Unübersichtlichkeit auf dem Markt. Häufig werden solche Präparate als **Generika** bezeichnet, aber dieser Begriff bezieht sich korrekterweise nur auf Präparate, die unter dem Internationalen Freinamen mit Herstellerangabe vertrieben werden. Echte Generika machen den *Markt übersichtlicher.*

Kombinationspräparate. Ein weiteres Problem am deutschen Arzneimittelmarkt sind die vielen Kombinationspräparate, die keinen erkennbaren Fortschritt erbringen.

Box 1.17

Arzneimittel-Wirrwarr

Ein erlebtes Beispiel möge die Gefährdung der Patienten eindrucksvoll belegen: Eine alte Patientin erhält von ihrem Arzt wegen eines Harnwegsinfektes Cotrimoxazol in Form des Präparates Kepinol® und entwickelt eine allergische Dermatitis bullosa, die einen langen Krankenhausaufenthalt notwendig macht. Ein Jahr später erhält die Patientin von demselben praktischen Arzt wegen eines erneuten Harnwegsinfektes wiederum Cotrimoxazol, diesmal unter dem Namen TMS 480®. Die Patientin erkrankt nunmehr lebensbedrohlich an einer Dermatitis bullosa und muss erneut lange stationär behandelt werden. Zwei Aspekte sind schlimm an diesem Fall: 1. dass ein Arzt Namen verordnet und nicht weiß, welche Wirkstoffe ein Präparat enthält; 2. dass unser Arzneimittelrecht es zulässt, ein und denselben Wirkstoff unter beliebig vielen Namen in den Handel zu bringen.

Dieser Zwischenfall hat sich Mitte der 80er Jahre zugetragen. Die Rote Liste 2001 enthält noch immer 10 verschiedene Handelsnamen für Cotrimoxazol. Darunter auch Kepinol® und TMS 480® – Namen, die keinerlei Assoziation zum Namen des Wirkstoffes Cotrimoxazol hervorrufen, sondern zusammenhanglos gelernt werden müssen und das Gedächtnis unnötig belasten. – Das trifft auch 2002 noch zu.

Hierbei sind oft Substanzen mit inkompatiblen kinetischen Eigenschaften gemischt. Beispiele hierfür sind Kombinationen von Cromoglykat, das erst nach langfristiger Anwendung prophylaktisch bei allergisch bedingtem Asthma wirkt, mit β-Mimetika, die akut im Asthma-Anfall indiziert sind. Die fixen Kombinationen schließen ein sinnvolles Dosierungsschema und damit auch eine effektive Anwendung von vornherein aus. Das gleiche gilt für die Kombination des rasch und kurz wirksamen Saluretikum Furosemid mit einem Aldosteron-Antagonisten, dessen Wirkung erst nach Tagen einsetzt.

Ein weiteres Übel auf dem Gebiet der Kombinationspräparate ist die Mischung eines anerkannten Wirkstoffes mit einem oder mehreren gleichgültigen, unwirksamen Substanzen, der Arzneistoff wird „garniert" und ist dann teurer als es dem Wirkprinzip entspricht. Beliebte Zusätze sind Vitamin C oder Coffein in unterschwelligen Dosen.

Box 1.18

Kombinationspräparate

Häufig bedarf ein Kranker mehrerer Arzneimittel gleichzeitig. Jedoch berechtigt dies nicht, Pharmaka ohne nähere Überlegung in fixer Kombination, d. h. in einer Zubereitung zu verordnen. Von dieser Regel gibt es nur wenige Ausnahmen, z. B. bei der antihypertensiven Therapie, bei oralen Kontrazeptiva oder die Kombination von L-Dopa mit einem Decarboxylase-Hemmstoff und schließlich Cotrimoxazol.

Ein praktischer Gesichtspunkt zugunsten einer fixen Kombination von Pharmaka in einer Tablette wäre das Unvermögen mancher Patienten, mehrere Einzeltabletten zuverlässig einzunehmen.

Nachteile von Kombinationspräparaten sind:
– Eine individuelle Dosisanpassung ist nicht möglich.
– Es ist unmöglich, Unterschiede im therapeutischen Effekt zwischen zwei, drei oder gar mehr Komponenten festzustellen bzw. zu klären, welcher von mehreren Bestandteilen für eine beobachtete Wirkung verantwortlich ist.
– Die Gefahr von vorher nicht übersehbaren toxischen oder allergischen Wirkungen wächst mit der Zahl der Bestandteile.
– Die Wirkungsdauer der Komponenten ist oft ungleichmäßig (pharmakokinetische Inkompatibilität).
– Das anfangs bestehende Gleichgewicht zwischen den Wirkungen der Komponenten kann durch eine Enzyminduktion im Laufe der Therapie gestört werden.

Ein Kombinationspräparat mit mehr als zwei Komponenten erscheint vom rationalen Standpunkt aus sinnlos. Der heutige „Arzneimittelschatz" enthält Hunderte solcher Produkte.

Finanzielle Interessen. Arzneimittelhersteller sind keine karitativen Vereinigungen. Die enormen Kosten für die Entwicklung neuer Arzneimittel müssen erwirtschaftet werden und darüber hinaus ein Gewinn. Das Streben nach Gewinn halten wir für natürlich, nur so kommt pharmakotherapeutischer Fortschritt zustande. In dieser Hinsicht sind die ehemaligen kommunistischen Staaten auf dem Gebiet der Arzneimittelinnovation ein eindrucksvolles Negativbeispiel, denn dort ist in all den Jahren keine Neuheit entwickelt worden.

Ein neues Präparat muss den verordnenden Ärzten bekannt gemacht werden. Dafür ist das „Marketing" der Pharmafirmen zuständig. Pharmakotherapeutische Vor-

teile des Neuen gegenüber dem Bestehenden müssen hervorgehoben werden. Bei echten Innovationen ist das keine Schwierigkeit, bei „me too"-Präparaten auf solider Basis kaum möglich, bei Generika kann nur über den Preis und die Galenik argumentiert werden. Um die Aufmerksamkeit auf das Neue zu lenken und seine Attraktivität zu fördern, stehen mehr oder minder subtile Möglichkeiten zur Verfügung. Es können sinnvolle oder auch unsinnige, großformatige, augenfällige Anzeigen in die Fachpresse eingebracht werden, Kugelschreiber, Notizblöcke usw. mit dem Präparat-Logo verteilt oder den Ärzten sonstwie „Gutes getan" werden, es können Fach-Pressekonferenzen mit Wissenschaftlern (die evtl. vom Hersteller Honorar bekommen oder ihm wegen Forschungsförderung verbunden sind) veranstaltet werden, es können vom Hersteller „gesponserte" Symposien evtl. an exotischen Orten organisiert werden, aus denen (von der Firma bezahlte) Supplement-Hefte von Fachzeitschriften hervorgehen, es kann das Präparat an Krankenhaus-Apotheken „verschenkt" werden, damit es so in die Therapie eingeführt und dann vom niedergelassenen Arzt weiterverschrieben werde. In der Konkurrenzsituation am Pharmamarkt führt erfahrungsgemäß *aggressive Werbung* mit teuren Anzeigen, Hochglanzbroschüren oder gar Einladungen zu aufwändig gestalteten „Fortbildungsveranstaltungen" immer wieder zu einer *Überbewertung* von einzelnen Präparaten. Wir wollen nicht ausschließen, dass über diese Marketing-Techniken der Umsatz erheblich mehr gefördert werden kann, als es einem neuen Präparat bei neutraler Analyse seines pharmakotherapeutischen Wertes zukommt. Aber es sei deutlich gesagt: Das Ausmaß, in dem sich ein „Marketing-abhängiger Mehrwert" erzeugen lässt, hängt entscheidend von der Empfänglichkeit und der Kritikfähigkeit der Ärzte ab. Ein fundiertes und aktuelles pharmakologisches Wissen, das aus unabhängigen Quellen stammt, macht kritikfähig und resistent gegen Scheinsachlichkeit.

Politische Interessen. Aus pharmakotherapeutischer Perspektive sachlich notwendige Veränderungen unseres Arzneimittelmarktes sind nur möglich, wenn sie politisch durchsetzbar – mehrheitsfähig – sind. So ist der „Erhalt mittelständischer Unternehmen und ihrer Arbeitsplätze" zwar kein medizinisch-therapeutischer Gesichtspunkt, wenn es um Präparate von zweifelhaftem Nutzen geht, wohl aber ein politisches (nicht medizinisches) Argument. Aus unserer Sicht muss das gesundheitliche Wohl des Patienten der bestimmende Wert sein. Es geht nicht an, dass Patienten unwirksame oder unnötige Medikamente einnehmen (und die Solidargemeinschaft dies bezahlt), um Arbeitsplätze zu sichern.

Von politischer und industrieller Seite wird immer wieder behauptet, dass der Arzneimittel-Markt den Bedingungen des **Freien Marktes** gehorchen müsse. Eine basale Eigenschaft des Freien Marktes ist die Möglichkeit des Endverbrauchers, zu entscheiden, ob das von ihm erworbene Produkt gut oder schlecht ist und dementsprechend wieder gekauft wird oder nicht. Diese Grundbedingung trifft auf den Arzneimittel-Markt nicht zu:
– Der Endverbraucher, der Patient, kann nicht beurteilen, ob das ihm verordnete Medikament das optimale Präparat war, ob es gut oder weniger gut gewirkt hat.

– Der Endverbraucher, der Patient, entscheidet nicht über einen erneuten Kauf oder dessen Ablehnung.
– Das Medikament wird vom Arzt verschrieben, der sicher häufig seine Schwierigkeiten hat, die Güte eines Präparates zu beurteilen (beachte: bis zu 30 Handelspräparate für einen Wirkstoff oder 10–20 „me too"-Präparate für ein Wirkprinzip!).
– Nicht der verschreibende Arzt hat die Kosten für die Medikamente zu tragen, sondern die Solidargemeinschaft der Versicherten (Krankenkassen), deren Geld leicht auszugeben ist.

Es fehlt auf dem Arzneimittel-Markt also das grundsätzliche Regulativ des „Freien Marktes".

Die Konkurrenz auf dem Arzneimittelmarkt findet nur zwischen den Pharma-Firmen statt: Welche Firma hat die erfolgreichste Reklame und erreicht damit mehr Ärzte und im Falle der nicht-rezeptpflichtigen Präparate mehr Patienten als die Konkurrenzfirmen?

Festbeträge. Um eine Kostendämpfung durch Senkung der Medikamentenpreise zu erzwingen, hat der Gesetzgeber Festbeträge für solche Arzneistoffe festgelegt, für die alternative Handelspräparate vorliegen. Der Kassenpatient muss den Betrag, den das Medikament mehr kostet als der Festbetrag, privat zuzahlen. Da der Festbetrag unter dem primären Preis des Originalpräparates liegt, die Zweitanbieterpräparate aber dem Festbetrag entsprechen oder darunter liegen, ist es im Interesse der Patienten, dass ihnen preiswerte Alternativen mit demselben Wirkstoff verschrieben werden. Es liegt also am verordnenden Arzt, zu prüfen, ob sich die Zuzahlung für ein teures Originalpräparat lohnt. Viele forschende Firmen ziehen die Konsequenz, indem sie die Preise auf die Festbeträge senken, sobald Konkurrenz-Präparate aufgetreten und Festbeträge bestimmt worden sind.

1.9.2   Von der chemischen Struktur zum Arzneistoff: Schritte zur Entwicklung einer neuen Wirksubstanz

Von der Synthese einer neuen Substanz bis zu ihrem Einsatz als zugelassenes Arzneimittel vergehen oft 7–10 Jahre. Neben dieser großen Zeitspanne sind auch die Kosten erwähnenswert, die heute 500 Millionen Euro betragen. Im Folgenden soll der lange Weg von einer neuen Substanz, die möglicherweise als Arzneistoff infrage kommt, bis zu ihrer Zulassung auf dem Markt geschildert werden.

Präklinische Forschung

Entdeckt werden neue Substanzen mit potenzieller pharmakotherapeutischer Bedeutung gelegentlich durch eine Zufallsbeobachtung, die aber eine Offenheit, Flexibilität und auch Phantasie des Forschers voraussetzt. Ein berühmtes Beispiel für eine derartige Abfolge ist die Beobachtung von A. Fleming 1928, der ein Absterben von Bakterien im Bereich von Schimmelbildung auf der Kulturplatte feststellte, und der wissenschaftlichen Untersuchung dieses Phänomens durch H. W. Florey, E. Chain und Mitarbeiter um 1940 herum, die zur Isolation und Produktion von Penicillin führte. Inzwischen ist die Suche nach neuen Wirkstoffen extrem rationalisiert worden:
Inzwischen geschieht die Suche nach neuen Substanzen teilweise nach einem „kontrollierten Zufallsprinzip". Tausende neuer Verbindungen lassen sich mit Methoden der kombinatorischen Chemie synthetisieren und dann mit Verfahren der Hochdurchsatz-Testung auf Kandidaten mit bestimmten gewünschten Wirkungen hin durchmustern.
Es hängt nun sehr von der Art der Erkrankung ab, für die ein neues Wirkprinzip entwickelt werden soll, ob die Test-Modelle aussagekräftig sind oder nicht. So scheint es relativ einfach zu sein, eine möglicherweise antibiotisch wirkende Substanz an isolierten Bakterienkulturen zu prüfen. Schon in diesem einfachen Ansatz wird sich zeigen lassen, ob eine antibakterielle Potenz vorhanden ist und damit eine Fortsetzung der Untersuchung lohnend erscheint oder nicht. Sehr viel schwieriger ist schon die Untersuchung von Substanzen, die auf ein Organsystem des Tieres und des Menschen einwirken sollen, speziell auf einen pathophysiologischen Zustand. Für manche Bedingungen gibt es auch hier noch Modelle, so kann eine Herzmuskelinsuffizienz im Tier ausgelöst werden, um Kardiaka zu prüfen; an spontan hypertensiven Ratten werden blutdrucksenkende Verbindungen untersucht; an Nebennieren-exstirpierten Tieren lässt sich die Substitutionspotenz neuer Substanzen darstellen usw. Es gibt aber eine Reihe von menschlichen Erkrankungen, für die keine Modellsituation vorhanden ist. Hierzu gehören z. B. die rheumatoide Arthritis, aber vor allem die psychischen Erkrankungen. Für die Untersuchung antipsychotisch wirkender Arzneimittel stehen keinerlei Modelle zur Verfügung; dies macht natürlich die Forschung auf dem Gebiet der Pathophysiologie des ZNS und des pharmakologischen Eingriffs in das krankhafte Geschehen extrem schwierig.
Sollte die Testung neuer Substanzen (das „Screening") Hinweise für eine mögliche therapeutische Anwendung einer Substanz ergeben, was bei ca. 100 von 10 000 untersuchten Substanzen der Fall ist, werden weitere Untersuchungen notwendig, in denen die Dosis-Wirkungs-Beziehungen der Hauptwirkung, die Nebenwirkungen und die toxischen Effekte der Substanz geprüft werden. Daneben müssen Kenntnisse über die Resorption, Verteilung, den Metabolismus und die Elimination erarbeitet, und es muss zur therapeutischen Breite, zur mutagenen, karzinogenen und teratogenen Wirkung Stellung genommen werden. Hierzu sind lang dauernde Versuchsreihen mit vielen Tieren (2 Spezies) notwendig. Von den ursprünglich 10 000 Substanzen sind jetzt noch etwa 10 übrig geblieben, für die eine Prüfung am Menschen aussichtsreich und vertretbar erscheint, auch dann, wenn der molekulare Wirkungsmechanismus noch nicht erkannt werden konnte.

Klinische Prüfung

Die Untersuchung neuer prospektiver Arzneimittel am Menschen ist (wie übrigens auch die Prüfung am Tier) durch Gesetze und Verordnungen streng geregelt. Insbesondere die §§ 40 und 41 des Arzneimittelgesetzes sind hierfür wesentlich.

Dieses Gesetz basiert u. a. auf Empfehlungen, die in der Deklaration von Helsinki, revidiert durch den Weltärztebund in Tokio 1975, niedergelegt sind. Die auch im Gesetz erwähnten und mit einer entscheidenden Rolle im Überwachungsprozess klinischer Studien bedachten Ethik-Kommissionen gründen ihre Entscheidungen über die ethische Zulässigkeit klinischer Studien auf die Prinzipien dieser Deklarationen und auf eine modernere Richtlinie der „good clinical practice" (GCP). Letztere legt insbesondere Qualitätsstandards für die Planung, Durchführung, Überwachung und Analyse klinischer Studien fest und wird über das EG-Recht in absehbarer Zukunft zum rechtsverbindlichen Standard der klinischen Studien auch in Deutschland werden.

Wenn man versucht, die im AMG und den GCP-Richtlinien festgelegten Grundsätze zusammenzufassen, ist folgendes bei der klinischen Prüfung zu beachten:

Allgemeine Grundsätze
- Biomedizinische Forschung am Menschen muss nach allgemein anerkannten wissenschaftlichen Regeln durchgeführt werden und sollte auf ausreichenden Labor- und Tierversuchen sowie einer gründlichen Kenntnis der wissenschaftlichen Literatur beruhen.
- Planung und Durchführung jedes Versuchs am Menschen sollten eindeutig in einem Versuchsprotokoll niedergelegt werden, das einem unabhängigen, besonders für diese Aufgabe gebildeten Ausschuss (Ethik-Kommission) zugeleitet werden muss, der es begutachten und kommentieren soll, sowie Ratschläge geben kann.
- Biomedizinische Forschung am Menschen ist nur dann gerechtfertigt, wenn das Ziel des Versuchs in einem vernünftigen Verhältnis zum Risiko für die Versuchsperson steht.
- Jedem derartigen Projekt sollte eine gründliche Beurteilung der wahrscheinlichen Risiken im Vergleich zu dem vorhersehbaren Nutzen für die Versuchsperson oder andere vorausgehen. Die Sorge um die Belange der Versuchsperson muss immer Vorrang vor den Interessen der Wissenschaft und der Gesellschaft haben.
- Der Arzt ist verpflichtet, bei der Veröffentlichung der Versuchsergebnisse dafür Sorge zu tragen, dass die gefundenen Resultate unverändert wiedergegeben werden. Berichte über solche Versuche, die nicht mit den in dieser Deklaration niedergelegten Grundsätzen übereinstimmen, sollten nicht zur Veröffentlichung angenommen werden.
- Vor jedem Versuch am Menschen muss eine potenzielle Versuchsperson ausreichend über Sinn, Zweck, Verfahren, erwartete Erfolge und mögliche Risiken sowie unangenehme Begleitumstände des Versuchs unterrichtet werden. Die Versuchsperson sollte darauf hingewiesen werden, dass sie die völlige Freiheit hat, den Versuch abzulehnen, und die einmal gegebene Zustimmung in jedem Versuchsstadium widerrufen werden kann. Der Arzt sollte die freiwillig und nach ausgiebiger Aufklärung gegebene Einwilligung der Versuchsperson möglichst schriftlich einholen.
- Falls die Versuchsperson nicht die volle Geschäftsfähigkeit besitzt, sollte die Einwilligung nach Aufklärung vom gesetzlichen Vertreter entsprechend dem nationalen Recht eingeholt werden. Wenn psychische oder geistige Unfähigkeit eine Zustimmung verhindert oder die Versuchsperson minderjährig ist, ersetzt die Einwilligung des nach nationalem Recht zuständigen Rechtsvertreters oder des Erziehungsberechtigten die Einwilligung der Versuchsperson.
- Bei der Behandlung einer kranken Person muss der Arzt die Freiheit haben, neue diagnostische und therapeutische Verfahren anzuwenden, wenn diese nach seiner Meinung Hoffnung auf Rettung eines Lebens, Wiederherstellung der Gesundheit oder Linderung des Leidens geben.
- Die möglichen Vorteile, Risiken und Unannehmlichkeiten eines neuen Verfahrens sollten gegen die Vorteile der besten bis dahin bekannten diagnostischen und therapeutischen Methoden abgewogen werden.
- Bei jedem medizinischen Versuch sollte sichergestellt sein, dass allen Patienten – einschließlich der Personen einer notwendigen Kontrollgruppe – die beste bewährte diagnostische und therapeutische Methode zur Verfügung steht.
- Die Ablehnung eines Patienten, sich für einen Versuch zur Verfügung zu stellen, darf das Arzt-Patienten-Verhältnis nicht beeinträchtigen. Insbesondere muss der Patient darauf hingewiesen werden, dass eine Ablehnung oder ein Abbruch der Untersuchung für ihn mit keinerlei Nachteilen verbunden ist.

Aus dem Gesagten wird deutlich, dass neben der pharmakologisch-toxikologischen Charakterisierung einer neuen Substanz für die legale Durchführung klinischer Studien ganz entscheidend ist
- die Nutzen-Risiko-Abwägung,
- die qualifizierte Aufklärung des Probanden oder Patienten,
- die Einschaltung verschiedener Überwachungs- und Kontrollinstanzen wie die örtliche Ethik-Kommission, das BfArM[1] (insbesondere im Hinblick auf die pharmakologisch-toxikologische Testung) sowie örtliche Behörden, die die Einhaltung der im AMG festgelegten Bestimmungen bei der Durchführung klinischer Studien im Ganzen überwachen (z. B. die Versicherungspflicht für Probanden/Patienten durch den Studienträger, die Vollständigkeit der Unterlagen wie Prüfplan, Aufklärungsbogen, Ethik-Kommissionsvotum u. v. m.).

All diese Vorkehrungen dienen einerseits der Sicherheit der Probanden und Patienten, schaffen andererseits als Verfahrensregeln aber auch die Möglichkeit, neue Arzneimittel überhaupt entwickeln zu können. Letzteres stellt wiederum eine Verpflichtung der Medizin dar, nach der sie den Fortschritt zum Wohle der Patienten fördern muss.

---

[1] Bundesinstitut für Arzneimittel und Medizinprodukte

Die verschiedenen Schritte zur Prüfung neuer potentieller Pharmaka werden üblicherweise in 4 Phasen eingeteilt:

Phase I. In der Phase I der klinischen Prüfung wird die entsprechende Substanz an **gesunden Probanden** hinsichtlich der Verträglichkeit, der Kinetik, des Metabolismus und der Elimination untersucht. Die verwendeten Dosen müssen aus den Tierversuchen extrapoliert werden, es wird stets mit sehr niedrigen Dosierungen begonnen. Da es sich um Gesunde handelt, ist häufig keine rechte Information über die vermutete Hauptwirkung zu erhalten. Problematisch wird das Vorgehen in der Phase I, wenn einer gesunden Versuchsperson die Belastung durch das prospektive Mittel nicht zugemutet werden kann; dies gilt vor allem für Zytostatika. Die Dauer der Phase beträgt im Allgemeinen 9 – 24 Monate.

Phase II. In dieser Phase wird die zu untersuchende Substanz *erstmals* einer kleinen Anzahl von **Patienten** appliziert. Hierbei wird natürlich das Hauptaugenmerk auf die Effekte gelegt, wegen derer die Substanz eingesetzt werden soll, also die Hauptwirkung. Daneben werden Daten über die Pharmakokinetik und Verträglichkeit gesammelt.

Phase III. Diese Phase dient der breiten Testung der Wirksubstanz an einer größeren Patientengruppe. Diese **kontrollierten Studien** werden entweder gegen eine „Placebo-Therapie", wenn die Patienten ohne Gefahr vorübergehend auf eine wirksame Therapie verzichten können, oder gegen die bisher beste Arzneimittel-Therapie durchgeführt. Die Anzahl von Patienten, an denen eine derartige Prüfung auf Wirksamkeit und auf die Häufigkeit von Nebenwirkungen vorgenommen werden muss, hängt entscheidend ab von
- dem Ausmaß an Wirksamkeit (viel besser als das bisherige oder nur vergleichbar oder sogar schlechter) und
- der Inzidenz bestimmter Gesundheitsstörungen in der normalen Gesamtbevölkerung, die auch unter der Therapie als Nebenwirkung auftreten, und dann statistisch von der spontanen Häufigkeit abgegrenzt werden müssen. Dazu sind unter manchen Bedingungen viele tausend Patienten notwendig.

Aus den Daten der ersten 3 Phasen sollten im positiv verlaufenden Untersuchungsgang die Anforderungen des Arzneimittelgesetzes auf die Zulassung als neues Medikament erfüllt sein. Die Forderungen beziehen sich auf den **Wirksamkeitsnachweis** bei bestimmten Indikationen und die **Unbedenklichkeit** bei dieser Anwendung.

Phase IV. In dieser Phase werden alle Erkenntnisse zum Wirkstoff zusammengetragen, die nach der Zulassung während der breiten Anwendung – jeder Arzt kann das neue Arzneimittel jetzt anwenden – zur Kenntnis kommen. In dieser **Nachzulassungsperiode** können auch Erfahrungen gesammelt werden, die sich aus der Anwendung der neuen Substanz bei speziellen Kollektiven ergeben, z.B. bei Graviden, bei Dialyse-Patienten, bei sehr alten Menschen usw.

In die Phase IV fallen auch kontrollierte Studien, um **Langzeitwirkungen** zu objektivieren. Das gilt für alle chronischen Erkrankungen, die eine geringe Mortalität aufweisen (z.B. koronare Herzerkrankung, primär chronische Polyarthritis). In dieser Situation muss die mögliche lebensverlängernde Wirkung der neuen Substanz in 5 – 10jährigen Studien festgestellt werden. Für die endgültige Einordnung eines Pharmakon in unseren Arzneischatz sind diese Langzeitbeobachtungen unerlässlich. Leider sind sie äußerst aufwändig, kostspielig und daher bis jetzt auch für viele wichtige Arzneimittel nur in beschränktem Umfang verfügbar.

Methodik klinischer Prüfungen

Kontrollierte klinische Studien

Die zu prüfende Substanz muss verglichen werden entweder mit einem Placebo oder dem bisher wirksamsten Medikament (Abb. 1.42). Eine Placebo-„Therapie" ist ethisch nur zu vertreten, wenn eine Nichttherapie keine Nachteile für den Patienten bringt. Die beiden Probanden- oder Patienten-Gruppen müssen in allen Aspekten vergleichbar sein und die Teilnehmer auf die beiden Gruppen zufallsmäßig verteilt werden. Das Scheinmedikament darf sich äußerlich nicht von dem „Verum" unterscheiden. Um eine Voreingenommenheit oder Erwartungshaltung der Untersucher oder der Patienten zu ver-

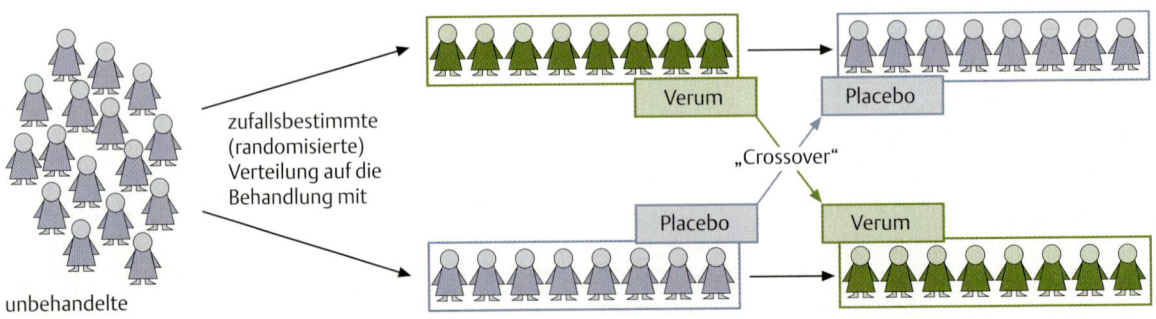

Abb. 1.**42** **Kontrollierte Klinische Studie.** Die Patienten werden in zwei Gruppen aufgeteilt, von denen die eine mit dem zu untersuchenden Medikament (Verum), die andere mit einem Placebo behandelt wird. Um die Aussagekraft der Studie zu erhöhen, kann die Behandlung zu einem späteren Zeitpunkt getauscht werden (Crossover).

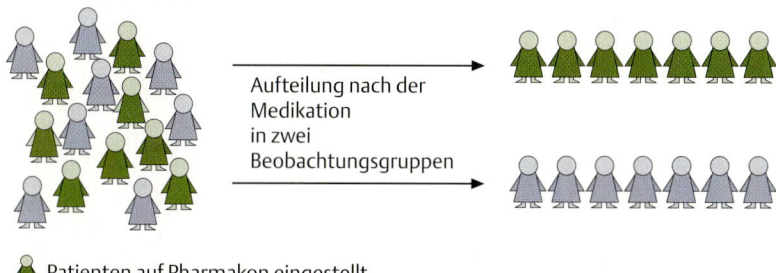

Abb. 1.**43** **Kohortenstudie.** Patienten, die an einer bestimmten Krankheit leiden, werden aufgeteilt in solche, die auf ein Medikament eingestellt sind, und solche, die es nicht bekommen. Der Vergleich dieser beiden Kohorten gibt Aufschluß über Haupt- und Nebenwirkungen des Medikaments unter Langzeittherapie.

🟢 Patienten auf Pharmakon eingestellt

⚪ Patienten nicht mit Pharmakon behandelt

meiden (sog. Rosenthal-Effekt), dürfen weder die Ärzte noch die Patienten wissen, wer das zu untersuchende Verum erhält und wer die Vergleichssubstanz bzw. das Placebo-Präparat bekommt (**doppelter Blindversuch**).

Die Anzahl an Patienten, die in eine derartige Untersuchung einbezogen werden müssen, um ein statistisch gesichertes Ergebnis zu erhalten, hängt ab von:

- der Größe des zu erwartenden Effektes (je größer die Wirkung, umso weniger Patienten werden benötigt);
- das Ausmaß der Unsicherheit der einzelnen Messung (Streuung des Effektes). Je größer die Spontanvariablität der Messgröße, desto mehr Patienten müssen in die Untersuchung einbezogen werden, um Medikamenten-bedingte Unterschiede erfassen zu können;
- dem angestrebten Signifikanzniveau.

Die Aussagekraft einer solchen Studie kann durch einen **Austausch der Behandlung** (sog. „Crossover") verstärkt werden, weil jeder Patient dadurch zu seiner eigenen Kontrolle wird.

Es ist selbstverständlich, dass während einer derartigen Untersuchung auch unerwünschte Wirkungen registriert und mit der Häufigkeit ihres Auftretens in der Kontrollgruppe oder -phase verglichen werden. Es sei nochmals daran erinnert, dass bei der Placebo-„Therapie" je nach den gegebenen Bedingungen die Patienten oder Probanden über eine Reihe von Nebenwirkungen berichten, die von den Arzneimittel-bedingten Nebenwirkungen subtrahiert werden müssen.

Diese hier geschilderte, optimale Untersuchung zur Erfassung von Wirkungen und Nebenwirkungen einer Arzneisubstanz fußt also auf einem Placebo-kontrollierten, auf Zufallsauswahl beruhenden („randomisierten"), doppelblinden, über Kreuz durchgeführten Vorgehen, das aber einen begrenzenden Nachteil aufweist: Den gewaltigen Aufwand! Deshalb sind die maximal erzielbaren Patientenzahlen begrenzt und reichen im Allgemeinen nicht aus, um seltene, aber gravierende Nebenwirkungen auszuschließen. Aus diesem Grunde wird eine neue Substanz weiteren, allerdings schlechter kontrollierten Studien unterworfen, die aber dann sehr große Patientenzahlen umfassen und erst nach der Zulassung des Arzneistoffes durchgeführt werden können. Es handelt sich um *Kohorten-* und um *Fallkontrollstudien*. Sie sind der Phase-IV-Erprobung zuzuordnen, deren Zeitdauer unbegrenzt ist.

Kohortenstudien, Fallkontrollstudien

Diese beiden Ansätze eignen sich besonders für die Aufdeckung seltener Nebenwirkungen. In der **Kohortenstudie** (Abb. 1.43) werden Patienten, die einer bestimmten Therapie unterliegen, über eine lange Zeit beobachtet. Das Beobachtungsergebnis wird verglichen mit dem einer Gruppe (Kohorte), die an derselben Erkrankung leidet, aber anders behandelt wird. Der Unterschied gegenüber der oben beschriebenen kontrollierten klinischen Untersuchung besteht darin, dass die Variablen mit Ausnahme der zu prüfenden Arzneimittel-Therapie nicht gut standardisiert sind und damit die Vergleichbarkeit eingeschränkt ist. Registriert wird in einer derartigen Studie das Auftreten (oder Nichtauftreten) von Haupt- und Nebenwirkungen im Vergleich zur Kontrollkohorte. Da die Patienten über lange Zeit beobachtet werden müssen, sind auch die Kohortenstudien noch sehr aufwendig, ihr großer Wert ist aber unbestritten.

In der **Fallkontrollstudie** (Abb. 1.44) wird geprüft, ob bestimmte Erscheinungen (Nebenwirkungen?), die bei behandelten Patienten (alle mit derselben Grunderkrankung) auftreten, die Folge einer Arzneimittel-Therapie sein könnten. Zu diesem Zweck wird eine Kontrollgruppe von Patienten zusammengestellt, welche die bestimmte Erscheinung nicht aufweisen. Dann wird vergli-

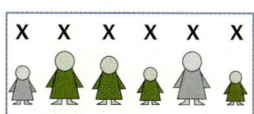

Patienten mit fraglicher Nebenwirkung **X** („Erscheinung")

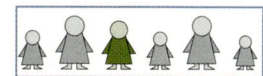

Zusammenstellung einer komplementären Gruppe von Patienten ohne diese „Erscheinung"

Vergleich bezüglich des Musters der Medikamenten-Einnahme; Häufung der Anwendung eines bestimmten Medikamentes (grün) in der **X**-Gruppe

Abb. 1.**44** **Fallkontrollstudie.** Patienten, bei denen eine fragliche Medikamentenwirkung (**X**) auftritt, werden herausgesucht („Fälle"). Als „Kontrolle" wird eine Gruppe von Patienten ohne diese Erscheinung zusammengestellt, die in wichtigen Charakteristika wie Alter, Geschlecht, Sozialstatus usw. den „Fällen" gleichen. Es wird geprüft, ob in der Fallgruppe ein Medikament gehäuft angewandt wird.

chen, ob ein bestimmtes Arzneimittel in der „Fall-Gruppe" häufiger angewandt wurde als in der „Kontroll-Gruppe". Die Schwierigkeit dieses Verfahrens besteht darin, ein wirklich vergleichbares Kollektiv zu erstellen, das in allen Charakteristika wie Alter, Geschlecht, Größe, Tabak- und Alkoholkonsum, Sozialstatus usw. übereinstimmt.

Dieses Verfahren ist mit großer Unsicherheit belastet, wenn es sich nicht um ganz markante und seltene Nebenwirkungen handelt.

Fallberichte

Schließlich soll noch das einfachste und wertvolle Verfahren des **Fallberichtes** erwähnt werden. Beobachtet ein behandelnder Arzt eine Auffälligkeit nach der Behandlung mit einem Pharmakon, könnte es sich um ein kausal verknüpftes Ereignis handeln, aber ein zufälliges Zusammentreffen ist bei einem Einzelfall nicht ausgeschlossen. Ein kausaler Zusammenhang wird immer wahrscheinlicher, je mehr derartige Beobachtungen gemacht werden. Es entsteht dann eine **Fallberichtsserie**. Es ist daher sehr wichtig, dass Fallbeobachtungen gemeldet und gesammelt werden, Anlaufstellen für derartige Fallberichte sind die Bundesärztekammer und das BfArM.

Psychologische Schwierigkeiten bei der klinischen Prüfung neuer Substanzen

Die nach allen Regeln der Kunst durchgeführte klinische Prüfung einer neuen, potenziell als Medikament infrage kommenden Substanz ist ein aufwändiges Unternehmen. Eine große Zahl von Patienten mit definierten Eigenschaften muss in die Untersuchung einbezogen werden, eine Vergleichsgruppe (mit bisher optimaler Behandlung oder wenn möglich mit Placebo-Therapie) ist aufzustellen. Um in absehbarer Zeit genügend große Fallzahlen zu sammeln, ist die Untersuchung multizentrisch anzulegen, d.h. mehrere Kliniken sind für die Fragestellung zu interessieren und zu einer Kooperation zu gewinnen. Der Anstoß zu einer derartigen ersten Untersuchung einer neuen Substanz als prospektivem Arzneimittel kommt natürlich von der herstellenden Pharma-Firma, die konsequenterweise auch die Gesamtkosten übernimmt. In diesem Zusammenhang treten grundsätzliche Probleme auf:

1. Hat eine Gruppe von Klinikern wirklich wissenschaftliches Interesse daran, die infrage kommende Substanz zu untersuchen? Enttäuschungen über den Ausgang des aufwändigen Unternehmens („nicht besser wirksam als bisherige Therapie") sind fast die Regel. Außerdem entsteht die Frage, ob die benötigte Arbeitszeit sich in einer wissenschaftlichen Publikation niederschlagen kann, denn publizieren möchten sowohl der Klinikleiter als auch die beteiligten Assistenten. Aber die Publikation negativer (nicht positiver) Ergebnisse ist weder für die betreffenden Ärzte attraktiv, noch für die betroffene Pharma-Firma. Im Allgemeinen können die Wissenschaftler sowieso nur nach „Genehmigung" des Textes durch die involvierte Firma publizieren.

2. Worin bestehen die Kosten? Die tatsächlichen finanziellen Ausgaben müssen natürlich ersetzt werden, aber das Projekt muss auch für die Untersucher finanziell attraktiv gestaltet werden: Reisekostenerstattung, Bezahlung von Kongressteilnahme in fernen Ländern, Bezahlung zusätzlicher Assistenten, Anschaffung wissenschaftlicher Geräte für die Klinik, „sponsoring" von Vorträgen, vorteilhafter Erwerb von Aktien der betreffenden Firma, und schließlich möglicherweise ein persönliches Entgelt.

Damit ist eine finanzielle Abhängigkeit geschaffen, die weltweit die Unabhängigkeit und Objektivität der klinischen Forschung bedroht. Die Situation hat sich in den letzten Jahren immer mehr zugespitzt, so dass renommierte Institutionen und angesehene medizinische Journale auf Abhilfe gesonnen haben.

Eine Folgerung ist, dass die Autoren klinischer Arbeiten, in denen über Arzneimittel berichtet wird, in einer Fußnote deklarieren müssen, ob und wenn ja, in welchem Ausmaß sie finanziell mit der betreffenden Pharma-Firma verbunden sind.

Eine bittere Erkenntnis ergibt sich aus der Tatsache, dass positive Ergebnisse veröffentlicht werden, negative aber häufig nicht im Druck erscheinen: Die sog. Metaanalysen (Zusammenfassung von Publikationen über dieselbe Substanz, deren Zweck darin besteht, einen Überblick über möglichst große Patienten-Zahlen zu erhalten) ergeben oft ein zu günstiges Bild, denn sie können nur die positiven Resultate der Einzelstudien addieren.

Die Überbewertung positiver Befunde kommt auch darin zum Ausdruck, dass auf der Basis derartiger Unterlagen von den Behörden zugelassene neue Arzneimittel nach kurzer Zeit wieder vom Markt genommen werden müssen, weil bisher nicht berichtete Nebenwirkungen auftreten. So mussten in einem Jahr mehrere neue Medikamente zurückgezogen werden: Mibefradil (Ca-Antagonist), Bromfenac (nicht-steroidales Antiphlogistikum), Trovafloxazin (Chemotherapeutikum), Troglitazon (orales Antidiabetikum) und Cerivastatin (Lipidsenker).

Andererseits kann auch in einem noch so aufwändigen und teuren Zulassungsverfahren eine seltene, gravierende Nebenwirkung alleine aus statistischen Gründen einer Erfassung entgehen. In der Regel müssen bis zur Zulassung 3000–5000 Patienten mit dem neuen Wirkstoff behandelt worden sein. Eine Nebenwirkung, die bei 1 auf 10 000 behandelten Fällen auftritt, braucht somit vor der Zulassung nicht aufzutreten. Sie wird erst entdeckt, wenn alle nach der Zulassung „aufpassen".

Die Abhängigkeit der (klinisch-) pharmakologischen Forschung von der Industrie wird noch gefördert durch die finanzielle Situation, die im Augenblick herrscht: Der ökonomische Aufwand für die Universitäten wird merklich reduziert, dafür die Zusammenarbeit mit der Industrie propagiert. Das mag für manche Wissenschaftsgebiete sinnvoll sein, aber sicher nicht für die (klinische) Pharmakologie, die ihre Unabhängigkeit behalten sollte, um eine optimale Therapie ohne finanzielle Zwänge für den kranken Menschen zu vertreten.

1.10   Placebo-Therapie

Zufuhr von Scheinmedikamenten kann Besserungen oder gar Heilungen zur Folge haben. Die Erfolgsquote ist abhängig von der Art der Erkrankung, der Persönlichkeit des Patienten und der Suggestivkraft des Arztes. Scheinmedikamente erfüllen in der praktischen Medizin eine wichtige Aufgabe, sie sollten aber nur unter zwei Bedingungen angewandt werden:
- wenn eine echte Pharmakotherapie nicht möglich oder nicht notwendig ist und
- wenn beim Arzt das Bewußtsein vorhanden ist, mit Hilfe einer Scheintherapie eine Psychotherapie zu treiben.

Placebo-Gaben können nicht nur günstige, sondern auch ungünstige Veränderungen psychischer und körperlicher Funktionen hervorrufen. Nach Placebo-Applikation beobachtete man in zahlreichen Untersuchungen Nebenwirkungen, die zwar nicht bedenklich waren, die aber auch sonst nach Arzneimittel-Einnahme häufig als störend beschrieben werden. So kam es in einer Beobachtungsreihe in 10–25% der Fälle zu trockenem Mund,

Nausea, Schwindelgefühl, Konzentrationsschwierigkeiten, Schläfrigkeit, Kopfschmerzen und sogar in 50% zu Dösigkeit. Die Häufigkeit der beobachteten Nebenwirkungen ist davon abhängig, ob der Patient überhaupt nach Nebenwirkungen befragt und wie diese Befragung durchgeführt wird. Aus derartigen Beobachtungen geht hervor, dass manche Nebenwirkungen durch die psychische Alteration, die mit der therapeutischen Maßnahme verbunden ist, ausgelöst werden. Dabei spielen außer der Befragung durch den Arzt Erwartungsangst, Mißtrauen und allzu starke Selbstbeobachtung eine wichtige Rolle. Auch bei gesunden Versuchspersonen ruft die Gabe von Placebo-Präparaten Nebenwirkungen hervor. Bei einer Untersuchung, die über 1200 Personen umfaßte, traten bei 19% Nebenwirkungen leichterer Art auf. Dieselben Symptome, die Ausdruck einer Befindlichkeitsstörung sind, werden durch Befragung bei Personen evoziert, die an einer übertriebenen Angst vor „Umweltgiften" wie Holzschutzmitteln, Überland-Stromleitungen, Insektiziden usw. leiden.

1.11   Homöopathische Arzneimittel

Basierend auf Ideen, die bereits im Altertum geäußert wurden, begründete der sächsische Arzt Christian Friedrich Samuel Hahnemann (1755–1843) die Homöopathie. Innerhalb dieses Lehrgebäudes weisen die Arzneimittel zwei Besonderheiten auf, die sie grundlegend von Medikamenten mit pharmakodynamischer Wirkung unterscheiden. Die nicht antastbaren Grundregeln Hahnemanns sind (Abb. **1.45**):
- Substanzen, im Allgemeinen Pflanzenextrakte (meistens 1 Teil Droge und 9 Teile Lösungsmedium = Urtinktur), gewinnen mit zunehmender **Verdünnung** an Wirksamkeit. Die Verdünnung in Dezimal- oder Centesimal-Schritten hat nach einem besonderen, zeitaufwändigen Ritus zu erfolgen, sonst stellt sich die **„Potenzierung"** nicht ein. Das Ausmaß der Verdünnung wird bei Dezimal-Schritten mit D und einem Index angegeben, so bedeutet D_3 eine Verdünnung um $3 \times$ das Zehnfache, also um den Faktor 1000, D_6 um das Millionenfache. Als Hochpotenzen werden D_{20} bis D_{30} bezeichnet und verwendet. Bei der Centesimal-Verdünnung ist die Nomenklatur entsprechend, C_3 heißt $3 \times$ um das Hundertfache verdünnt, also um das Millionenfache, und so fort.
- Die Auswahl des Arzneimittels und der Verdünnung geschieht nach der **Ähnlichkeitsregel**: Similia similibus curentur. Die homöopathischen Arzneimittel werden zuerst an gesunden Versuchspersonen in „normaler" Dosis untersucht, und die Symptome, die sie hervorrufen, müssen akribisch festgehalten werden. Zeigt nun ein Kranker ein gewisses Symptommuster, so wird unter den homöopathischen Mitteln dasjenige ausgesucht, das beim Gesunden eben die-

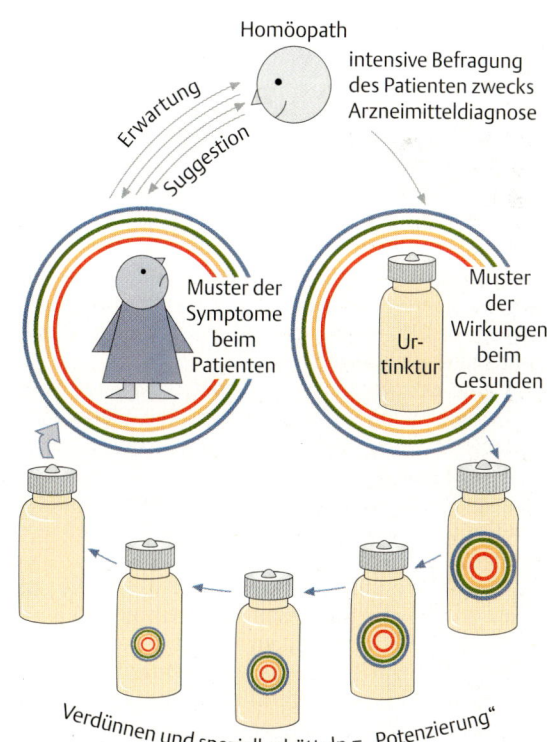

Abb. 1.**45**   **Homöopathie.** Vereinfachte Darstellung der Prinzipien der Homöopathie. Erklärung im Text.

ses Mosaik an Symptomen ausgelöst hat, und in verdünnter, „potenzierter" Form gegeben. Die Homöopathie sucht die Arzneimittel nach Symptomen, nicht nach zugrundeliegenden Prozessen aus. Die Ähnlichkeitsregel schließt eine kausale Therapie aus.

Die Analyse des Symptomenmusters erfordert, dass der homöopathische Therapeut den Patienten intensiv befragt. Auf diese Weise kann der Patient ein Ausmaß an menschlicher Zuwendung erfahren, wie er es in der wissenschaftlichen Medizin zuvor nicht erlebt hat. Das seelische Wohlbefinden ist bekanntlich eine wichtige Grundlage des „Sich-Gesund-Fühlens". So ist es nur scheinbar paradox, dass aus wissenschaftlich-medizinischer Sicht das homöopathische Arzneimittel meist als somatisch unwirksam angesehen werden muss, jedoch der homöopathischen Therapie (zu der das besondere Umfeld der Arzneimittelanwendung gehört) ihre Erfolge keineswegs abgesprochen werden. So gesehen, ist die Homöopathie eine Psychotherapie mit großen Erwartungen des Patienten und hoher Suggestivkraft bei den Therapeuten.

Gegen die Verwendung homöopathischer Arzneimittel ist so lange nichts einzuwenden, wie die Möglichkeit der Heilung durch Mittel oder Methoden der wissenschaftlichen Medizin (Therapie einer schweren Infektion mit spezifisch wirkenden Antibiotika, Operation eines Neoplasma usw.) nicht verpasst wird. Die Homöopathie muss sich beschränken auf Patienten, deren Erkrankung durch eine rationale Arzneimitteltherapie nicht besser behandelbar ist.

Es sollte noch auf einen besonderen Aspekt hingewiesen werden. Die homöopathische Lehre, wie sie von Hahnemann um 1800 aus Unzufriedenheit mit den damaligen (Arznei-)therapeutischen Möglichkeiten begründet wurde, ist ein starres Lehrgebäude, das keine Veränderung durchgemacht hat. Seit 1800 hat das medizinische Wissen auf allen Gebieten der theoretischen und der praktischen Medizin geradezu unglaublich zugenommen, so auch auf dem Gebiet der wissenschaftlichen Arzneimittel-Therapie. Die Homöopathie ist unbeeindruckt von dem Wissensfortschritt der letzten 2 Jahrhunderte und vertritt immer noch das Dogma von damals.

Übrigens hat 1996 eine Expertengruppe der Europäischen Kommission die Feststellung getroffen, dass homöopathische Arzneimittel denselben Prüfbedingungen unterworfen werden müssen wie die Arzneimittel der wissenschaftlichen Medizin und unter diesen Bedingungen (kontrollierte klinische Studien, S. 44) ihre Wirksamkeit und Unbedenklichkeit zu demonstrieren hätten. Ebenfalls verlangt die US-amerikanische Regierung, dass alternative Behandlungsmethoden mit denselben Kriterien für Qualität, Gewissenhaftigkeit und ethischen Grundlagen bewertet werden müssen wie die „Schulmedizin". Nach der augenblicklichen Einstellung unserer amtlichen Stellen können die „Erfolge" von Außenseitermethoden, zu denen auch die Homöopathie gehört, jedoch nur von Ausübenden der entsprechenden Methode beurteilt werden (sog. **Binnenanerkennung**). Dies ist eine Unmöglichkeit, die jeder kritischen Wissenschaftlichkeit widerspricht[1], aber den Fortbestand des Lehrgebäudes sichert.

1.12 Phytotherapie

Phytotherapeutika sind Arzneimittel, die aus Pflanzen oder Pflanzenteilen zubereitet sind und keine chemisch synthetisierten Substanzen enthalten. Sie repräsentieren die ursprüngliche Form der Medikamente, wurden schon im Altertum angewandt und sind über das Mittelalter mit den Kräutergärten und Kräuterbüchlein bis in unsere Zeit erhalten geblieben.

Es ist eine weit verbreitete Neigung, der Phytotherapie eine Sonderstellung zuzusprechen, die Heilpflanzen ideologisch zu verbrämen, sie in einen Gegensatz zur wissenschaftlichen Medizin zu stellen und sie in die „alternative Medizin" einzuordnen. Das haben die pflanzlichen Heilmittel nicht verdient, sondern sie sollten nüchtern betrachtet werden:

1. Eine größere Zahl von Pflanzenspezies enthält biologisch wirksame Inhaltsstoffe, die teils eine heilende, teils eine toxische Wirkung besitzen.
2. Viele wichtige Wirkstoffe sind primär Inhaltsstoffe von Pflanzen. Es spricht nichts dagegen, pflanzliche Zubereitungen in klinischen Studien zu prüfen und bei vorteilhaften Wirkungen diese anzuwenden bzw. deren aktive Prinzipien zu identifizieren.
3. Die Anwendung eines Phytotherapeutikum ist zwangsläufig die Zufuhr eines Substanzgemisches, nämlich aller Inhaltsstoffe der betreffenden Pflanze (s. dazu auch Box 1.18, S. 41).
4. Der Wirkstoffgehalt einer pflanzlichen Droge schwankt in Abhängigkeit von Standort-, Wachstums- und Erntebedingungen, Alter und Behandlung der Droge. Dies macht eine Standardisierung notwendig. Wenn jedoch bei einem Pflanzenextrakt mit vielen Inhaltsstoffen nicht bekannt ist, auf welchem eine bestimmte Wirkung beruht, ist die Standardisierung auf einen der Inhaltsstoffe von fraglichem Nutzen.
5. Da der Wirkstoffgehalt also schwanken kann und Interferenzen zwischen den vielen Inhaltsstoffen auftreten können, ist ein Phytotherapeutikum mit einer therapeutischen Unsicherheit belastet.
6. Der weit verbreitete Glaube, reine Naturprodukte seien „immer gut und nicht giftig", ist nicht richtig, denn eine große Zahl von Pflanzen enthalten giftige Substanzen.

Zur Illustration der einzelnen Punkte seien einige Beispiele genannt: Wertvolle Inhaltsstoffe sind Morphin aus der Mohnpflanze, Digoxin aus dem Fingerhut, d-Tubocurarin aus Strychnos- und Chondrodendron-Arten,

---

[1] Siehe hierzu Johannes Köbberling: Der Wissenschaft verpflichtet. Med. Klin. 1997 : 92 : 181.

Colchicin aus der Herbstzeitlosen, Coffein aus der Kaffeebohne. Für Inhaltsstoffe mit recht zweifelhaftem Charakter könnten genannt werden: Nicotin aus den Tabakblättern, Arecolin aus der Betelnuss, Cocain aus den Cocablättern. Zu den immer wieder verwendeten Drogen, deren therapeutischer Nutzen aber bisher nicht bewiesen ist, gehören Ginkgo biloba, Ginseng-Wurzel, das Johanniskraut (Hypericum perforatum), der Weißdorn (Crataegus laevigata), der Halbschmarotzer Mistel (Viscum album, differenziert nach verschiedenen Wirtsbäumen). Manche scheinbar harmlosen Naturprodukte können über die Beeinflussung von Enzymen eine Interferenz mit wichtigen Arzneimitteln auslösen, was z.B. für Grapefruit-Saft und Johanniskraut gilt (s. S. 53, Box 1.23). Und schließlich sind gifthaltige Pflanzen anzuführen, die in Unkenntnis eingenommen werden: das Kreuzkraut (Senecio vulgaris) im Kräutertee enthält, wie auch andere heimischen Kräuter, Pyrrolizidin-Alkaloide (induzieren Leberzirrhose und pulmonalen Hochdruck;

s. Box 22.15, S. 542). Osterluzei (Aristolochia dematitis) ist durch ihren Gehalt an Aristolochiasäure toxisch (wirkt karzinogen), dieses Kraut wird als Nieren-Therapeutikum angesehen.

Zusammengefasst lässt sich feststellen, dass die moderne Medizin der Pflanzenwelt eine große Zahl wichtiger Wirkstoffe verdankt. Bei schweren und kritischen Erkrankungen wird ein Therapeut immer der Reinsubstanz den Vorzug geben, weil die Dosierung genormt und exakt ist und die Gefahr von Interferenzen durch Begleitsubstanzen entfällt. So wird heute niemand mehr einem Patienten mit stärksten Schmerzen Opium-Pulver statt Morphin verordnen oder bei einer schweren Herzinsuffizienz einen Tee aus Fingerhutblättern statt Digoxin verschreiben. Ein Phytotherapeutikum mit wissenschaftlich belegter Wirksamkeit wird also meist nur einen Übergang darstellen zur Identifizierung und Reindarstellung des betreffenden Wirkstoffs.

1.13 Nebenwirkungen (unerwünschte Arzneimittelwirkungen)

Fast alle Arzneimittel rufen nicht nur die für die Therapie erwarteten Wirkungen hervor, sondern darüber hinaus oft **unerwünschte Wirkungen**, auch Nebenwirkungen genannt. Die auf Nebenwirkungen zu beziehenden

„Krankheiten" sind immerhin so häufig, dass sie einen beachtlichen Prozentsatz der Patienten betreffen, die in Krankenhäuser aufgenommen bzw. stationär behandelt werden.

1.13.1 Toxische Nebenwirkungen

Dieser Typ einer Nebenwirkung ist dadurch charakterisiert, dass bei jedem Menschen eine bestimmte Schädigung hervorzurufen ist, wenn nur die Gesamtdosis groß genug ist. Die toxische Schädigung kann Folge einer **übersteigerten Hauptwirkung** sein: Beispiele dafür sind Antidiabetika, die bei zu hoher Dosierung eine Hypoglykämie erzeugen, und Herzglykoside, bei denen atrioventrikuläre Überleitungsstörungen auftreten können. Arzneimitteltoxische Reaktionen können sich bei entsprechender Dosierung aus dem gewünschten Wirkungsmechanismus ergeben, auf dem die Hauptwirkung beruht. Derartige **Mechanismus-abhängige Nebenwirkungen** sind z.B. peptische Ulzera durch nicht-steroidale Antiphlogistika (Hemmung der Cyclooxygenase), extrapyramidale Störungen durch Neuroleptika (Blockade von Dopamin-Rezeptoren), Tachykardie bei Tokolytika-Behandlung (Stimulation vasaler und kardialer β-Rezeptoren).

Die toxische Schädigung kann aber auch in Phänomenen bestehen, die unabhängig von der gewünschten Hauptwirkung sind, z.B. die Schädigungen des Hör- und Gleichgewichtsorgans nach Aminoglykosid-Antibiotika. Die Gesamtdosis, bei der dieses Ereignis im Einzelfall eintritt, ist verschieden und nicht vorauszusagen. Die individuelle Toleranz kann starken Schwankungen unterworfen sein, abhängig vom Gesundheitszustand (z.B. Nieren- und Leberfunktion) und vom Alter. Dies gilt für alle Substanzen, wobei ein Individuum eine geringe Toleranz gegen die eine und eine hohe Toleranz gegen die andere Substanz haben kann.

Box 1.19

Die Herxheimer-Reaktion

Die Herxheimer-Reaktion (Verstärkung von Krankheitserscheinungen am Beginn einer antibakteriellen Therapie) beruht auf der Wirkung von Endotoxinen, die aus Mikroorganismen frei werden, welche unter dem Einfluss von Antibiotika absterben. Die Herxheimer-Reaktion selbst kommt ohne Infektionserreger nicht vor. Ihr Auftreten sollte nicht zu einer Unterbrechung oder Unterlassung der Behandlung führen. In Fällen, in denen eine Herxheimer-Reaktion mit bedenklichen Auswirkungen zu erwarten ist, muss die Therapie mit niedrigen Dosen begonnen werden (z.B. bei Typhus abdominalis und bei bestimmten Fällen von Lues und Tuberkulose). Diese Endotoxine können primär toxisch sein, aber auch als Allergene zu einer Sensibilisierung führen.

Auch bei der heute möglichen, sehr effektiven anthelmintischen Therapie systemischer Wurminfektionen (z.B. Bilharziose) können am Beginn der Behandlung Schädigungen der Patienten auftreten. Sie werden durch die Freisetzung „toxischer" Bestandteile aus den zerfallenden Parasiten ausgelöst.

Die unterschiedliche Verträglichkeit bei verschiedenen Individuen ist ein Ausdruck der biologischen Streuung; die Ursachen sind in fast allen Fällen nicht geklärt. Unterschiede hinsichtlich der Aufnahme, Verteilung und Ausscheidung sowie vor allem der Inaktivierung der Substanzen spielen dabei eine Rolle. Die Enzymaktivitäten, z.B. in der Leber, sind konstitutionell oder genetisch bedingt verschieden, sie können durch Vorbehandlung mit denselben oder anderen Substanzen, durch gleichzeitige Behandlung mit anderen Pharmaka oder durch Krankheiten verändert sein. Was für die Ursachen der biologischen Streuung bei den Hauptwirkungen gilt, ist auch für die Nebenwirkungen anzuführen.

Es ist also zu erwarten, dass ein Teil der Patienten auch dann Zeichen von Unverträglichkeit zeigt, wenn keine offensichtliche Abweichung von der Norm vorhanden zu sein scheint.

Enzymmangel bei Früh- und Neugeborenen. Bei Früh- und Neugeborenen können aufgrund ihres noch unreifen Enzymsystems nach Gabe von Sulfonamiden, insbesondere nach Sulfisoxazol, schwere toxische Erscheinungen und Todesfälle vorkommen. Klinisch wurde nach Chloramphenicol das sog. „Grausyndrom" mit tödlich verlaufendem Herz-Kreislauf-Kollaps beobachtet. Die hohe Giftigkeit von Chloramphenicol bei Neugeborenen kommt durch eine verzögerte Ausscheidung dieser Substanz im Harn zustande. Die biologische Halbwertzeit des Chloramphenicol beträgt bei Neugeborenen 26 Stunden statt 4 Stunden bei Erwachsenen. Frühgeborene scheiden Chloramphenicol noch langsamer aus.

Diese Vorgänge haben folgende Ursache: Beim Erwachsenen wird Chloramphenicol z. T. unverändert, z. T. an Glucuronsäure gekoppelt ausgeschieden. Die konjugierte Verbindung ist sehr viel weniger toxisch, sie wird im Glomerulus filtriert, aber zusätzlich noch im Tubulus sezerniert. Bei jungen Säuglingen beträgt die glomeruläre Filtration ca. 30 – 50 % der Werte für Erwachsene, die glomeruläre Ausscheidung von Chloramphenicol ist also deutlich geringer.

Außerdem ist die Kopplung an Glucuronsäure bei Neugeborenen stark eingeschränkt. Dieser Mangel lässt sich durch eine beträchtlich niedrigere Glucuronsäure-Transferase-Aktivität in der Leber der Neugeborenen erklären. Der Säugling hat also – im Gegensatz zum Erwachsenen – nicht die Möglichkeit, die geringe glomeruläre Ausscheidung durch sekretorische Ausscheidung von gekoppeltem Chloramphenicol zu kompensieren.

Bei Säuglingen, die nach Sulfonamid-, besonders nach Sulfisoxazol-Behandlung gestorben waren, fand sich häufig ein Kernikterus. Wegen der unzureichenden Aktivität der Glucuronsäure-Transferase in der Leber wird nur wenig direktes Bilirubin gebildet, das in die Gallenwege ausgeschieden werden könnte. Das freie Bilirubin steigt deshalb an und kann zum Icterus neonatorum und zum Kernikterus führen. Wahrscheinlich setzen die Sulfonamide zusätzlich an Eiweiß gebundenes Bilirubin frei, so dass dadurch die Entstehung des Kernikterus weiter begünstigt wird.

Box 1.20

Glucose-6-Phosphat-Dehydrogenase-Mangel

Ein Beispiel für eine Unverträglichkeit auf genetischer Basis bei sonst völlig gesunden Menschen bietet das Auftreten von schwerer intravasaler Hämolyse nach Verabreichung des Antimalariamittels Primaquin bei Bewohnern der Mittelmeerländer. Außerdem reagieren die von dieser Unverträglichkeit Betroffenen auch auf bestimmte andere Pharmaka wie Chinin, einige Sulfonamide und Naphthalin mit einer Hämolyse; der Genuss bestimmter Leguminosen, wie der Saubohne (Vicia fava) und mancher Sorten von grünen Erbsen führt ebenfalls zu derartigen Erscheinungen, die schon lange unter der Bezeichnung Favismus bekannt waren.

Bei den Betroffenen lassen sich biochemische Anomalitäten im Erythrozyten-Stoffwechsel messen (verminderter Gehalt an reduziertem Glutathion sowie verminderte Glucose-6- Phosphat-Dehydrogenase[G-6-PDH]-Aktivität). Durch den bestehenden Mangel an G-6-PDH ist die Fähigkeit der Erythrozyten zur Durchführung von Reduktionsreaktionen eingeschränkt. Das bei Einnahme oxidierender Medikamente und der o. g. Leguminosen vermehrt gebildete H_2O_2 kann daher nicht reduziert werden, die entstehenden Sauerstoffradikale führen zu einer Versteifung des Zytoskeletts. Die in ihren Oberflächeneigenschaften derart veränderten Erythrozyten werden in der Milz beschleunigt abgebaut, was zur hämolytischen Anämie Anlass geben kann. Außerdem ist bei G-6-PDH-Mangel die Reduktion von Methämoglobin (Fe^{3+}) zu Hämoglobin (Fe^{2+}) beeinträchtigt, so dass die o. g. Arzneistoffe zur Methämoglobin-Bildung führen.

1.13.2   Allergische Reaktionen

Zahlreiche Wirk- und Fremdstoffe können, obgleich sie keine Eiweißkörper sind, zu allergischen Reaktionen führen. Der Wirk- oder Fremdstoff fungiert in diesem Fall als **Hapten**, das sich zusammen mit einem körpereigenen Eiweißmolekül zu einem Vollantigen verbindet. Nicht immer ist das Pharmakon das Hapten, manchmal ist es auch sein Abbauprodukt.

Außerdem kann eine allergische Reaktion durch pharmazeutische Hilfsstoffe (wie Lösungsvermittler, Stabilisatoren, Konservierungsmittel) hervorgerufen werden. Auch bei der Herstellung nicht abgetrennte Verunreinigungen können die Ursache allergischer Reaktionen sein, z. B. bei Penicillin und Insulin. Kürzlich bekannt geworden sind allergische Myositiden nach Einnahme von verunreinigtem L-Tryptophan.

Die **Sensibilisierung** kommt nach jeder Art der Zufuhr zustande, bei vielen Verbindungen besonders leicht durch Applikation auf Haut und Schleimhäute. Die Symptome der allergischen Reaktion können sofort oder erst nach 7 – 12 Tagen auftreten. Die Heftigkeit der allergischen Reaktionen ist bei parenteraler Zufuhr meistens wesentlich größer als nach oralen Gaben. Zum Glück sind schwere und evtl. tödliche anaphylaktische Schocks selten.

Einige nach Arzneimittelzufuhr relativ häufig beobachtete allergische Reaktionen, wie z. B. Thrombozytopenie und Agranulozytose, treten nach Einwirkung von Protein-Antigenen nur selten oder gar nicht auf. Aber auch unter den verschiedenen Arzneistoffen ist die Art der allergischen Manifestationen nicht gleichmäßig verteilt. Während praktisch in allen Fällen Hauterscheinungen möglich sind, ist die Schädigung der Blutbildung, das Auftreten von Asthma bronchiale, eine Immunkomplex-Vaskulitis oder ein anaphylaktischer Schock durchaus nicht nach allen Arzneistoffen zu beobachten, die allergisierende Eigenschaften besitzen.

Formen der allergischen Reaktion

Es werden vier Formen der allergischen Reaktion unterschieden:

Typ 1 – Anaphylaktische Sofortreaktion. Als Folge der Sensibilisierung haben sich IgE-Antikörper an die Oberfläche von Mastzellen angeheftet. Bei erneuter Arzneimittel-Zufuhr ruft die Antigen-Antikörper-Reaktion die Ausschüttung von Histamin und anderen Mediatoren aus den Mastzellen hervor. Bei generalisierter Histaminfreisetzung kommt es zum lebensbedrohlichen anaphylaktischen Schock mit Blutdruckabfall infolge Vasodilatation und Plasmaexsudation ins Gewebe, Ödemen sowie Bronchospasmus.

Box 1.21

Therapie eines anaphylaktischen Schocks

Sie besteht (in dieser Reihenfolge) in:
1. i. v. Injektion von Adrenalin (zunächst 0,1 mg unter Kontrolle von Puls- und Blutdruck, Nachinjektion möglich, ggf. bis mehrere mg),
2. Volumenauffüllung z. B. mittels Infusion von Plasmaersatzflüssigkeit,
3. Injektion eines Glucocorticoids in hoher Dosis, z. B. 250 – 1000 mg Prednisolon oder Äquivalent.

Typ 2 – Zytotoxische Reaktion. An körpereigene Moleküle (meist Bestandteile von Zellmembranen) gebundene, niedermolekulare Arzneimittel lösen die Bildung von IgG-Antikörpern aus. Die z. B. auf der Oberfläche von Blutzellen entstehenden Arzneistoff-Antikörper-Komplexe führen zur Komplement-Aktivierung mit Schädigung der Zellen. Auf diese Weise können hämolytische Anämie, Thrombopenie und Agranulozytose hervorgerufen werden.

Typ 3 – Immunkomplex-Vaskulitis. Arzneistoff-Antikörper-Komplexe setzen sich an der Gefäßwand ab, Komplement wird aktiviert, eine Entzündung ausgelöst. Die Vaskulitis zieht je nach Lokalisation entsprechende Störungen nach sich. Die mit Verzögerung einsetzende Reaktion äußert sich durch Fieber, Arthritiden, Glomerulonephritis und andere Symptome. Eine Fieberreaktion als Symptom einer Typ-3-Reaktion ist manchmal schwer zu diagnostizieren, besonders wenn sie als Folge einer Antibiotika-Behandlung (z. B. Penicilline) zeitlich nach einer fieberhaften Infektionskrankheit auftritt. Sie kann dann als fortbestehendes „Infektionsfieber" missdeutet und

mit einem Antibiotikum weiterbehandelt werden. Aber auch Pharmaka aus völlig anderen Arzneimittelgruppen können gelegentlich einmal eine Immunkomplex-Vaskulitis auslösen, wie z. B. α-Methyl-Dopa.

Typ 4 – Kontaktdermatitis. In der Haut reagiert der Arzneistoff mit sensibilisierten T-Lymphozyten; diese geben Lymphokine ab, welche eine Entzündung in Gang bringen.

Box 1.22

Pharmakon-bedingte phototoxische und photoallergische Reaktionen

Die kombinierte Einwirkung von Pharmakon und Licht kann zur Schädigung der Haut führen.

Phototoxische Reaktion. Unter Lichteinwirkung entsteht in der Haut aus dem Pharmakon ein toxisches Agens. Das resultierende klinische Bild ist unterschiedlich, entspricht aber im Prinzip einem Sonnenbrand. Diese Reaktion kann bei der erstmaligen Anwendung des Arzneimittels auftreten, jeden betreffen und ist dosisabhängig. Phototoxische Reaktionen sind z. B. durch Amiodaron, Tetracycline, Chinolone und Sulfonamid-Diuretika auslösbar.

Photoallergische Reaktion. Unter Lichteinwirkung wird der Arzneistoff in der Haut umgesetzt; bei entsprechender Veranlagung „empfindet" das Immunsystem das Reaktionsprodukt als Antigen. Die photoallergische Reaktion verläuft meist im Sinne einer Typ-4-Reaktion unter dem Bild einer Kontaktdermatitis. Als Substanzbeispiele seien Chlorpromazin und nicht-steroidale Antiphlogistika genannt.
Es sei darauf hingewiesen, dass auch Phytopharmaka eine Lichtüberempfindlichkeit der Haut auslösen können. Diese Nebenwirkung kann nach Anwendung von Johanniskraut-Präparaten (Hypericum perforatum) auftreten.

Phototoxische Reaktionen zu therapeutischen Zwecken. **Verteporfin** dient zur „photodynamischen Therapie" bei einer altersbedingten Erkrankung der Makula des Auges. Es gibt zwei Formen der Makuladegeneration: die weniger aktive „trockene Form" und die rasch fortschreitende „aktive Form" mit knäuelformigen Blutgefäßwucherungen unter der Retina, Exsudation von Blutflüssigkeit, Netzhautnarben und Sehverlust. Bei letzterer kann Verteporfin durch Infusion zugeführt werden. Die Porphyrinring-haltige Verbindung soll sich bevorzugt in den erkrankten Gefäßgebieten ansammeln und wird mittels nichtthermischem roten Laserlicht aktiviert. Dieses regt das Porphyrin an, reaktive Sauerstoffspezies werden gebildet und die resultierende phototoxische Reaktion zerstört die erkrankten Blutgefäße. Nach dieser Behandlung müssen sich die Patienten für 2 Tage vor Sonne und starkem künstlichen Licht hüten (Bekleidung, Sonnenbrille; Sonnenschutz-Cremes nützen nicht). Analog ist die Anwendungsweise von **Porfimer** und Rotlichtlaser bei nicht-kleinzelligem Bronchialkarzinom (S. 480).

1.13.3   Arzneimittelbedingte Blutbild-Veränderungen

Anämien und Thrombozytopenien

Die Bildung von Antigen-Antikörper-Komplexen auf der Oberfläche von Erythrozyten kann unter Mitwirkung des Komplements zu einer intravasalen Hämolyse führen (Typ-2-Reaktion, s. o.), es resultiert eine hämolytische **Anämie**. Handelt es sich um Antikörper, die das

Komplement nicht zu aktivieren vermögen, können die oberflächenlokalisierten Antigen-Antikörper-Komplexe auch wie ein Opsonin wirken: Die Erythrozyten werden vermehrt in der Milz abgefangen und phagozytiert. Eine andere mögliche Reaktion ist, dass die roten Blutzellen zur Aggregation neigen. Eine allergisch bedingte Anämie kann u. a. von folgenden Substanzen ausgelöst werden:

α-Methyl-Dopa, Phenacetin, Chinin und Chinidin, Phenytoin, *p*-Aminosalicylsäure, Penicilline.

Ein gleichartiger Mechanismus kann sich auch auf den Thrombozyten abspielen und zur Lyse Anlass geben. Es ergibt sich dann eine **Thrombozytopenie** durch einen gesteigerten peripheren Verbrauch. Das prominenteste Beispiel ist die Heparin-induzierte Thrombopenie. Sowohl bei der Arzneimittel-bedingten Anämie als auch bei Thrombozytopenie ist das blutbildende Mark primär nicht beteiligt, es reagiert zuerst mit einer gesteigerten Nachlieferung, bis es sich schließlich erschöpft.

Neutropenie bzw. Agranulozytose

Einer besonderen Beachtung bedarf das Symptom Neutropenie bzw. Agranulozytose als Arzneimittelnebenwirkung, da Patienten mit einer Agranulozytose aufgrund interkurrenter Infektionen stets tödlich bedroht sind. Daher ist die Erkennung einer Neutropenie als mögliches Durchgangsstadium zur Agranulozytose von erheblicher Bedeutung. Die arzneimittelbedingte Agranulozytose kann unterschiedliche Ursachen haben:

Immunreaktion. Im Rahmen einer Typ-2-Reaktion werden neutrophile Granulozyten durch Antigen-Antikörper-Komplexe mit Komplement-Aktivierung geschädigt und unterliegen einer Zytolyse. Die Agranulozytose ist also das Ergebnis eines rapiden peripheren Verbrauchs der Leukozyten, der vom primär intakten Knochenmark nicht ausgeglichen werden kann. Sekundär kann auch die Ausreifung der Granulozyten im Knochenmark in Mitleidenschaft gezogen werden. Der Leukozytenzerfall hält so lange an, bis das auslösende Pharmakon völlig aus dem Organismus eliminiert ist, erst dann kann die Leukozytenzahl wieder ansteigen. Die Dauer dieser Phase hängt damit entscheidend von der Eliminationshalbwertzeit und der Dosis des auslösenden Agens ab; sie kann Tage oder auch Wochen betragen.

Toxische Knochenmarkschädigung. In diesem Fall werden im Allgemeinen alle Zellreihen des Knochenmarkes getroffen, jedoch macht sich der mangelnde Nachschub zuerst bei den Granulozyten bemerkbar, da ihre Lebenszeit wesentlich kürzer ist als die der Thrombozyten und Erythrozyten. Die sich ausbildende Agranulozytose ist in diesem Fall ein Zeichen der Panmyelophthise. Die Auslösung eines derartigen Arzneimittel-bedingten Zustandes ist dosis- und zeitabhängig. Die Aplasie des Knochenmarkes ist prinzipiell reversibel und dauert so lange, wie das auslösende Agens vorhanden ist. Zu den knochenmarkschädigenden Pharmaka gehören alle Zytostatika, die aufgrund ihrer Hauptwirkung natürlich auch die schnell proliferierenden Zellen des blutbildenden Systems treffen. Auch Antimetabolite wie das Methotrexat wirken knochenmarktoxisch, ebenso wie die Antiepileptika der Hydantoin-Reihe, die mit dem Folsäure-Stoffwechsel interferieren. Gelegentlich können auch Phenothiazin-Derivate zu einer Knochenmarkdepression führen.

Arzneimittelbedingter Lupus erythematodes. Einige Arzneistoffe, wie Procainamid, Hydralazin, Isoniacid und Rifampicin lösen bei einigen Patienten einen Lupus erythematodes aus, der mit der Bildung von antinukleären Antikörpern einhergeht. Während in den meisten Fällen die viszerale Form der Erkrankung im Vordergrund steht, gibt es Fälle, bei denen die Agranulozytose das Bild beherrscht.

1.13.4 Arzneistoffinterferenzen

Unter Arzneistoffinterferenzen versteht man Wechselwirkungen zwischen zwei oder mehr Pharmaka, die zunächst unerwartet sind und sich im Allgemeinen zum Nachteil des Patienten auswirken. Bei dieser Wechselwirkung kann es sich im pharmakologischen Sinne um Synergismen oder Antagonismen handeln. Die Ursachen für derartige Interferenzen können sehr verschieden sein. Im Folgenden ist eine Einteilung aufgrund der unterschiedlichen Mechanismen dargestellt und jeweils durch Beispiele belegt.

Funktioneller Synergismus

Beispiele:
- Überproportionale Hemmung der Erregungsausbreitung im Herzen bei gleichzeitiger Gabe von Antiarrhythmika und β-Blockern;
- verstärkte Blutdrucksenkung bei Zufuhr von Nitraten, wenn die Reflextachykardie durch gleichzeitige Behandlung mit β-Blockern unterdrückt wird.

Veränderte Pharmakokinetik

Verminderte Resorption:
- Bei gleichzeitiger Gabe von Digoxin und adsorbierenden Antacida wird das Glykosid z. T. an die adsorbierende Oberfläche gebunden und steht nicht für die enterale Resorption zur Verfügung.
- Die enterale Resorption von Tetracyclinen wird stark reduziert, wenn gleichzeitig divalente Kationen vorhanden sind, die mit dem Antibiotikum Komplexe bilden, z. B. Eisen oder Calcium (cave Milch und Milchprodukte).

Beschleunigter hepatischer Abbau nach Enzyminduktion:
- Phenobarbital und Carbamazepin induzieren in wenigen Tagen eine Zunahme des endoplasmatischen Retikulum (Abb. 1.**29**) und damit der mischfunktionellen Oxidasen, dadurch wird der Abbau von zahlreichen körperfremden und körpereigenen Substanzen beschleunigt und deren Wirkung vermindert.
- Das Tuberkulostatikum Rifampicin ist ebenfalls ein starker Enzyminduktor, was u. a. dazu führen kann, dass die Östrogene aus oralen Kontrazeptiva zu

schnell abgebaut werden, um eine Konzeption zu verhindern.

Verzögerter Metabolismus durch Interferenz an den abbauenden Enzymen:

Für die Arzneimittelinterferenzen spielen die mischfunktionellen Oxidasen eine besondere Rolle. Viele wichtige Pharmaka werden von diesem Enzymsystem durch Oxidation abgebaut, deshalb bestimmt der Umsatz an den P450-haltigen Oxidasen den Wirkspiegel der betreffenden Arzneimittel. Die einzelnen Isoformen dieses Enzymsystems haben unterschiedliche Affinitäten zu den einzelnen Substanzen, so dass meistens eine bestimmte Isoform ein bestimmtes Pharmakon abbaut; einige Beispiele sind in der Tab. 1.2 zusammengestellt. Werden einem Patienten zwei oder mehrere Arzneimittel gegeben, die von derselben Isoform abgebaut werden, so wird ein Wirkstoff oder beide verzögert inaktiviert und die Konzentrationen steigen über den erwarteten Wert an, so dass Vergiftungssymptome auftreten.

– Die Hemmung der Monoaminoxidase durch Tranylcypromin (ein Thymeretikum, s. S. 337) hindert den Abbau von Adrenalin, daher kann es nach Anwendung eines Lokalanästhetikum mit Adrenalin-Zusatz zu einer Adrenalinvergiftung kommen.
– die Vergiftungen mit dem H$_1$-Antihistaminikum Terfenadin (S. 98), das von CYP 3A4 abgebaut wird und bei gleichzeitiger Anwesenheit eines anderen CYP 3A4-Substrates arrhythmogene Wirkspiegel erreicht und
– die Hemmung der CYP 2C19- und CYP 2D6-Isoformen durch den Thrombozyten-Aggregationshemmstoff Ticlopidin (S. 189). Beide Wirkstoffe sollten aufgrund des ungünstigen Nutzen-Risiko-Verhältnis nicht mehr verwendet werden.

Nun könnte man argumentieren, dass diese Form der Arzneimittel-Interaktion, nämlich die Konkurrenz zweier Medikamente um dieselbe Isoform, leicht zu umgehen ist, denn es muss nur vermieden werden, zwei sich im Abbau störende Pharmaka gleichzeitig therapeutisch zu verwenden. Dieses Prinzip klingt einfach und ist doch nicht zu verwirklichen:

1. Die Anzahl der interferierenden Arzneistoffe ist unübersehbar. Ein Therapeut wird Mühe haben, die häufigsten und wichtigsten „Paarungen" ständig zu berücksichtigen.
2. Nicht von allen erhältlichen Medikamenten ist bekannt, ob sie von den mischfunktionellen Oxidasen abgebaut werden und dadurch Konkurrenzreaktionen veranlassen, oder im Gegenteil eine Enzym-Induktion auslösen und damit einen beschleunigten Abbau herbeiführen.
3. Auch *nicht rezeptpflichtige Medikamente,* die die Patienten frei kaufen können und von deren Einnahme der behandelnde Arzt häufig nicht in Kenntnis gesetzt wird, sind in der Lage, mit CYP-Isoformen zu reagieren.

> **Box 1.23**
>
> **Phytotherapeutika und P450-Oxidasen**
>
> Auch „Naturprodukte" können die enzymatische Aktivität der mischfunktionellen Oxidasen verändern, so dass „Arzneimittel-Interferenzen" ausgelöst werden. Zwei Beispiele sind in neuester Zeit untersucht worden
>
> 1. Das Trinken von Grapefruit-Saft inaktiviert eine wichtige Isoform, nämlich CYP 3A4, bereits in der Darmwand. Dies hat zur Folge, dass eine Reihe notwendiger Arzneistoffe (z. B. Nisoldipin, Amiodaron, Atorvastatin) zu hohe Blutspiegel erreichen und bedrohliche Zwischenfälle auftreten können.
> 2. Zubereitungen von Johanniskraut (Hypericum perforatum), das bei milden Depressionen wirken soll und frei verkäuflich ist, induziert CYP 3A4 und andere Isoformen. Das Resultat sind erniedrigte Wirkstoff-Konzentrationen von anderen wichtigen Medikamenten. Dramatische Folgen ergaben sich bei Patienten nach einer Organtransplantation. Der Wirkspiegel von Cyclosporin, der zur Verhinderung einer Abstoßungsreaktion sehr genau eingestellt werden muss, fiel um etwa 50 % nach Einnahme von Johanniskraut-Präparaten.

Konkurrenz um die Eiweiß-Bindung im Plasma, in der Extrazellulärraum-Flüssigkeit und an zellulären Strukturen:

– Die Konzentration von freiem Phenprocoumon nimmt bei gleichzeitiger Gabe von Sulfonamiden zu, es resultiert eine erhöhte Blutungsneigung. Ebenso können die stark eiweißgebundenen oralen Antidiabetika wie Glibenclamid durch Sulfonamide beeinflusst werden.

Konkurrenz um renale Ausscheidungsmechanismen:

– Die aktive Sekretion von oralen Antidiabetika vom Sulfonylharnstoff-Typ im proximalen Tubulus wird durch gleichzeitige Gabe von Phenylbutazon oder Sulfonamiden beeinträchtigt. Die Folge ist eine relative Überdosierung der Antidiabetika.

Empfindlichkeitssteigerung von Organen

Beispiel: Das Herz wird über einen unbekannten Mechanismus durch Halothan gegenüber Catecholaminen sensibilisiert. Die gleichzeitige Gabe von normalen Adrenalin-Dosen kann schwere Arrhythmien und Kammerflimmern auslösen.

Tab. 1.**2 Metabolischer Abbau von Arzneistoffen durch Cytochrom-P450-Oxidasen.** Diese typischen Beispiele, die jeweils von verschiedenen Isoformen abgebaut werden, illustrieren die Möglichkeit für Arzneimittel-Interferenzen.

CYP 1A2	CYP 2C9	CYP 2C19	CYP 2E1	CYP 3A4
Imipramin	Ibuprofen	Haloperidol	Halothan	Cyclosporin-A
Clozapin	Losartan	Metoprolol	Enfluran	Erythromycin
Tamoxifen	u. andere	Desipramin		Nifedipin
Haloperidol		Amitriptylin		Alprazolam
u. andere		u. andere		Omeprazol
				Verapamil
				Ketoconazol
				Tamoxifen
				Imipramin
				u. andere
				sowie Grapefruit-Saft

1.13.5 Arzneimittelmissbrauch und Sucht: Begriffsbestimmungen

Um die Phänomene, die bei der Arzneimitteltherapie zu beachten sind, kurz und präzise zu beschreiben, sind bestimmte Begriffe geprägt worden, derer man sich auch korrekt bedienen sollte:

Toleranz beschreibt die Empfindlichkeit eines Individuums gegenüber einem Wirkstoff.

Gewöhnung gibt den Zustand wieder, dass die Dosierung einer Substanz im Laufe der Zeit gesteigert werden muss, um denselben Effekt zu erzielen. Einige Gründe für das Auftreten einer Gewöhnung sind in der Box 1.24 aufgezählt. Sie kann in vielen Arzneimittelgruppen auftreten und ist nicht beschränkt auf „psychisch wirkende" Pharmaka. Gewöhnung kann auch als **Toleranzerhöhung** bezeichnet werden.

Arzneimittel-Missbrauch ist der Terminus für die Verwendung eines Mittels ohne ärztliche Indikation oder in unnötig hohen Mengen. Ein derartiger Missbrauch wird bevorzugt durch Substanzen ausgelöst, die auf die Psyche einwirken (Aufputschmittel). Auch beim Doping der Sportler handelt es sich um einen Arzneimittel-Missbrauch.

Abhängigkeit (oder Gewohnheitsbildung) liegt vor, wenn ein Verlangen danach besteht, immer wieder ein bestimmtes Mittel zu nehmen, um in einen Zustand des Wohlbefindens zu gelangen. Die Nicht-Befriedigung führt zu einer missmutigen Verstimmung. Körperliche Entzugssymptome fehlen. Musterbeispiele für Abhängige sind die üblichen Zigarettenraucher und Alkoholiker (schon Sucht?), fanatische Kaffee- und Teetrinker.

Sucht ist ein durch bestimmte psychoaktive Substanzen hervorgerufener Zustand, nach deren Anwendung ein überwältigendes Verlangen (ein Zwang) besteht. Die Unterbrechung der Zufuhr eines Suchtmittels ruft Entzugssymptome hervor, die schwere somatische Reaktionen umfassen. Eine derartige Sucht führt in der Regel zum Verfall der Persönlichkeit.

Suchtpotenzial. Dieser Begriff spiegelt die Wahrscheinlichkeit wider, mit der eine bestimmte Substanz bei ordnungsgemäßer Anwendung eine Sucht initiieren wird. Dabei ist die Art der Zubereitung und die Geschwindigkeit des Wirkungseintrittes von nicht zu unterschätzender Bedeutung.

Box 1.24

Ursachen von Gewöhnung
Gewöhnung reflektiert rein somatische Vorgänge und kann verschiedene Ursachen haben:
- Eine *beschleunigte Elimination* des Wirkstoffes, die zu einer verminderten Konzentration in der Biophase führt: „pharmakokinetische Gewöhnung". Als Beispiel sei die Enzyminduktion genannt (S. 29).
- Eine *Verminderung der Rezeptorenzahl* und/oder der Effektivität der Signaltransduktion, so dass bei gegebener Pharmakonkonzentration der Effekt abgeschwächt ist: „Gewöhnung durch Rezeptor-Adaptation" (S. 6).
- Das Auftreten einer *physiologischen Gegenregulation* des Organismus: „Gewöhnung durch funktionellen Antagonismus". Hierbei bleiben die pharmakokinetischen Größen (z. B. Konzentration in der Biophase) und die Empfindlichkeit des Erfolgsorgans (Rezeptoren, Transformation) unverändert. Beispiel: Nach Gabe eines direkt gefäßerweiternden Antihypertensivum sinkt der Bludruck zunächst ab, was vom Organismus als scheinbarer Volumenmangel empfunden wird; als Folge kommt es zur Aktivierung des Renin-Angiotensin-Aldosteron-Systems mit Elektrolyt- und Wasserretention, Auffüllung des Kreislaufs und damit zum Wiederanstieg des Blutdrucks.

1.13.6 Therapeutisches Risiko

Unter den pharmakologischen Wirkstoffen gibt es so gut wie keine, die nicht auch unerwünschte Nebenwirkungen haben könnte. Das ist auch bei allen Pharmaka zu erwarten, die in Zukunft in die Therapie eingeführt werden. Der Arzt muss bei den von ihm verordneten Arzneimitteln über die möglichen Symptome und die Häufigkeit der Nebenwirkungen unterrichtet sein. Um sich eine Vorstellung von der Häufigkeit schwerer Arzneimittel-Nebenwirkungen zu machen, sei hier eine Erhebung aus Bremen angeführt[1]: Knapp unter 1 % aller Krankenhaus-Aufnahmen beruhen auf unerwünschten Arzneimittelwirkungen; in der Literatur schwanken die Angaben zwischen 0,3 und 8 %. Werden die Bremer Ergebnisse auf die Bundesrepublik Deutschland hochgerechnet, ergeben sich 120 000 schwerwiegende Arzneimittel-Erkrankungen pro Jahr, von denen 8000 tödlich ausgehen. Ähnliche Angaben liegen aus der Schweiz und Frankreich vor. Es wäre eine völlig falsche Haltung, wenn der Arzt wegen einer Bagatellerkrankung dem Patienten das Risiko gefährlicher Nebenwirkungen aufladen würde. Es wäre aber ebenso falsch, wenn er aus Furcht vor möglichen Nebenwirkungen auf eine Arzneimitteltherapie verzichten oder diese mit unzureichenden Dosen durchführen würde, falls diese Unterlassung zu einer Schädigung des Patienten oder gar zum Tode führen könnte. *In jedem einzelnen Fall ist es notwendig, das Risiko durch die Krankheit gegen das Risiko durch die Therapie sorgfältig abzuwägen.*
Wie schwierig es sein kann, eine medizinische Information an Patienten sinngerecht weiterzugeben, mag das folgende Beispiel beleuchten. Von der Europäischen Union wurden qualitative Beschreibungen für die Häufigkeit der Nebenwirkungen von Wirkstoffen festgelegt,

---

[1] Schönhöfer PS, Wille H. Tägliche Praxis 1997; 38: 195

die auf Beipackzetteln, Präparate-Informationen etc. den Patienten aufklären sollen. Folgende Häufigkeitsbereiche wurden mit einem Stichwort beschrieben: Nebenwirkungs-Häufigkeit > 10 % = „sehr häufig", von 1 – 10 % = „häufig", von 0,1 – 1 % = „nicht häufig", von 0,01 – 0,1 % = „selten" und < 0,01 % = „sehr selten" (also nur *ein* Patient zeigt Nebenwirkungen bei wenigstens 10 000 Anwen-

dungen). Eine Befragung von Patienten ergab, dass diese Angaben quantitativ völlig falsch interpretiert wurden. So wurde „sehr häufig" auf 65 % der Behandelten geschätzt und „sehr selten" auf immerhin noch 4 % aller Patienten leiden unter einer Nebenwirkung. Damit ergibt sich, dass dieser Versuch eines einfachen Informationssystem nicht funktioniert.

1.14 Notwendige Wirkstoffe

Die „Rote Liste" – das Angebot der Pharmaindustrie

Jeder Arzt, der eine Arzneimittel-Therapie betreibt, ist gezwungen, sich mit der „Roten Liste" auseinanderzusetzen. Die „Rote Liste", die jährlich erscheint, ist das Verzeichnis von Fertigarzneimitteln der Mitglieder des Bundesverbandes der Pharmazeutischen Industrie und des Verbandes der forschenden Arzneimittel-Hersteller. Die 2002er Liste enthält 12 499 Präparate, davon sind 6823 Präparate verschreibungspflichtig. Da die Arzneimittel-Hersteller ihre Präparate nicht in die „Rote Liste" aufnehmen lassen müssen, sind über die angegebenen Zahlen hinaus noch weitere Medikamente auf dem Markt.

Box 1.25

Kurioses Beispiel aus der Roten Liste 2000 und 2001

Euphorbium compositum®-Nasentropfen: 100 ml enthalten Euphorbium* D_4, Pulsatilla* D_2, Luffa operculata* D_2, Hepar sulfuris D_{10}, $AgNO_3$ D_{10}, HgJ_2 D_8, Mucosa nasalis suis D_8, Sinusitis-Nosode D_{13} jeweils 1 g, als Hilfsstoff Benzalkonium 0,01 %.

Die Zubereitung enthält 3 Pflanzenextrakte, 3 anorganische Verbindungen (elementarer Schwefel, Silbernitrat und Quecksilberjodid in D_8- bzw. D_{10}-Verdünnung), dann Nasenschleimhaut des Schweines und die Nosode** einer Sinusitis. Um die Zubereitung vor dem Verderben zu schützen, ist diesem homöopathischen Mittel das recht wirksame allopathische Desinfizienz Benzalkonium zugesetzt, das zu den Inverseifen gehört (s. S. 498). Ein möglicher Wirkstoff-bezogener Effekt der Zubereitung könnte auf das Benzalkonium zurückgeführt werden.

In der Roten Liste von 2001 (Nr. 72 114/115) ist eine veränderte Zusammensetzung unter Beibehaltung des Namens dieses Euphorbium compositum-Präparates angegeben. Nicht mehr enthalten sind die Mucosa nasalis suis und die Sinusitis-Nosode, damit hat sich auch das Konservierungsmittel Benzalkonium erübrigt. Die Anwendung hat sich aber erweitert, das Präparat kann jetzt als 2 ml Ampulle „i. m., s. c., i. c. und ggf. i. v." injiziert werden. Man würde gerne wissen, ob die Wirksamkeit der neuen Zusammensetzung vergleichend mit der Effektivität der ursprünglichen Komposition geprüft ist und mit welchem Ergebnis. In der Roten Liste 2002 weiterhin enthalten.

---

* Wolfsmilch-Gewächs, Küchenschelle und die Früchte einer mittelamerikanischen Curcubiacee.
** Eine *Nosode* ist die flüssige Absonderung eines krankhaften Prozesses.

Aufgrund der übergroßen Fülle von Präparaten ist die „Rote Liste" unüberschaubar für den Therapeuten und enthält das Vielfache an Zubereitungen im Vergleich zu dem Arzneimittel-Angebot in anderen vergleichbaren Staaten. Die Gründe für die quantitative Überlastung des deutschen Arzneimittel-Marktes sind oben ausführlich dargelegt (S. 40). Es sei nochmals daran erinnert, dass nur ein Teil der in der Roten Liste enthaltenen Präparate nach einer Prüfung zugelassen sind. Etwa die Hälfte ist lediglich vor Inkrafttreten des neuen Arzneimittelgesetzes registriert worden. Diese Altlast soll uns noch bis zum Jahre 2006 erhalten bleiben.

Es sei hier besonders auf die vorbildliche Medikamentenliste in Großbritannien hingewiesen. Die „British National Formulary" ist zusammengestellt von zwei unabhängigen wissenschaftlichen Gesellschaften, der „British Medical Association" und der „Royal Pharmaceutical Society of Great Britain", und enthält zu den Wirkstoffen fundierte pharmakologisch-therapeutische Hinweise (erscheint 2 × jährlich).

Empfehlungen für den Arzt unter wissenschaftlichen und ökonomischen Aspekten

Das Motto für die Arzneimittel-Therapie muss mehr denn je lauten:

Unter wissenschaftlichen Gesichtspunkten eine optimale Behandlung bei einem Minimum an Kosten durchführen.

Wir möchten daher dem Therapeuten unter wissenschaftlichen Kriterien **„Notwendige Wirkstoffe"** empfehlen und gleichzeitig neben den Originalpräparaten preiswerte Alternativen anbieten. Der Leser findet daher jeweils am Ende eines Abschnitts in **grünen Tabellen** „notwendige Wirkstoffe" als Originalpräparate sowie preiswerte Alternativpräparate.

Im Folgenden sollen die **Auswahlkriterien** erläutert werden, damit der Auswahlprozess nachvollziehbar ist:

- Die unseres Erachtens unverzichtbaren Wirkstoffe sind aufgeführt. Es werden aber nur der Freiname, der Handelsname des Originalpräparates und, falls der Patentschutz abgelaufen ist, Präparate als *preiswerte Alternative* genannt. Die Alternative können entweder Generika (also Freiname plus angehängter Firmenname) oder weitere Handelsnamen sein.
- *Analogsubstanzen*, die sich von der Leitsubstanz einer Arzneimittelgruppe nicht unterscheiden, werden nicht berücksichtigt.

– *Kombinationspräparate* mit zwei Wirkstoffen werden nur erwähnt, wenn die beiden Komponenten sinnvoll zusammenpassen. Kombinationspräparate mit mehr als 2 Ingredienzen entfallen, weil Prüfungen der Überlegenheit kaum vorliegen und aus ethischen und finanziellen Gründen nicht durchgeführt werden können.

Der **Aufbau der Tabellen** ist soweit wie möglich einheitlich gehalten:
1. Spalte: **Wirkstoff** mit Internationalem Freinamen in normaler Schrift
2. Spalte: **Handelsname** mit ® des Erstanbieters (wenn möglich), in kursiver Schrift, danach Zubereitungsformen in kursiver Petit-Schrift
3. Spalte: **Alternative,** wenn vorhanden Generika (ohne ®) und/oder weitere Handelsnamen mit ®, Schrift kursiv, so dass alle Handelspräparate an der kursiven Schrift erkannt werden können.

*Wenn ein Therapeut sich der „Notwendigen Wirkstoffe"
bedient, befindet er sich in Übereinstimmung mit der internationalen Ärzteschaft und kann sich die über viele Jahre
gesammelten wissenschaftlichen Erfahrungen zunutze
machen. Die Verwendung der preiswerten Alternativen
spart Kosten ein.*

In den Tabellen ist Raum gelassen für eigene Eintragungen, was dem Leser eine individuelle Gestaltung der „Notwendigen Wirkstoffe" gestattet.

Damit Wirkstoffe, Analogpräparate und zusätzliche Handelsnamen, die nicht in die „Notwendige Wirkstoffe-Tabellen" aufgenommen sind, im Buche vorkommen, ist den grünen Tabellen häufig eine Liste „Weiterer Präparate" nachgestellt. Dies erlaubt dem Leser die Einordnung eines Präparates in die entsprechende Arzneimittelgruppe.

Notwendige Wirkstoffe

Aufbau der Tabellen (Kenntnisstand „Rote Liste 2002")

Wirkstoff	Handelsname*	Alternative*	Bemerkungen
internationaler Freiname	*Handelsname*® des Erstanbieters mit Zubereitungsformen	wenn vorhanden *Generika* (ohne ®) und/oder weitere *Handelsnamen*®	diese Spalte gibt Ihnen Raum für ergänzende Angaben

Eigene Eintragungen:

· · ·
hier können Sie weitere Wirkstoffe ergänzen
· · ·

*Handelspräparate können an der kursiven Schrift erkannt werden.

2 Vegetatives Nervensystem

2.1   Physiologische Vorbemerkungen

Das **vegetative** oder **autonome Nervensystem** besteht aus einem zentralen und einem peripheren Anteil. Der *zentrale Anteil* ist in Rückenmark und Hirnstamm gelegen; seine spezifische pharmakologische Beeinflussung ist bisher nur begrenzt möglich. Vom *peripheren Anteil* hat der efferente Teil für die experimentelle Pharmakologie und für die Therapie jedoch eine sehr große Bedeutung gewonnen.

> **Box 2.1**
>
> **Regulation der Funktion vegetativer Organe**
> Die vegetativen Organe bedürfen einer ständigen Steuerung, damit ihre Funktion den Gesamtbedürfnissen des Organismus angepasst ist. Diese Regelung kann nerval und humoral geschehen. Für die meisten vegetativen Organe (glatte Muskeln, Herz, Drüsen) erfolgt die Funktionssteuerung durch das vegetative (autonome) Nervensystem, dessen beide funktionelle Teile, der **Parasympathikus** und der **Sympathikus**, meistens gegensätzlichen Einfluss auf die Organfunktion nehmen. Diese nerval vermittelte Einstellung unterliegt weiterer Modulation durch Hormone und Lokalhormone, wodurch eine Feinanpassung an die jeweiligen Bedürfnisse erfolgt.

Der **anatomische Aufbau** des peripheren vegetativen Nervensystems ist schematisch in Abb. 2.**1** dargestellt. Eine Besonderheit des vegetativen Nervensystems besteht darin, dass alle Nervenfasern, die aus dem zentralen Nervensystem (ZNS) austreten, nochmals auf ein Neuron umgeschaltet werden (postganglionäres Neuron). Die *sympathischen* präganglionären Nervenfasern verlassen das ZNS ausschließlich in den Rückenmarksegmenten Th_1 bis L_3. Der *Parasympathikus* dagegen schließt sich den vier Hirnnerven, N. oculomotorius, N. facialis (Chorda tympani), N. glossopharyngeus und zur Hauptsache dem N. vagus an. Lediglich die Organe des kleinen Beckens werden parasympathisch von den Nn. sacrales versorgt, die aus dem Sakralmark entspringen (Abb. 2.**1**).
Die **physiologischen Wirkungen** von Parasympathikus und Sympathikus auf verschiedene Organe sind in Tab. 2.**1** zusammengefasst. Abb. 2.**2** zeigt schematisch die verschiedenen Synapsen mit ihren Überträgerstoffen sowie den jeweils angreifenden Pharmaka. Am Erfolgsorgan (glatter Muskel, Herz, Drüse, aber auch Gefäßendothelzelle) kann durch entsprechende Pharmaka eine Erregung bzw. Hemmung des vegetativen Nervensystems imitiert werden.

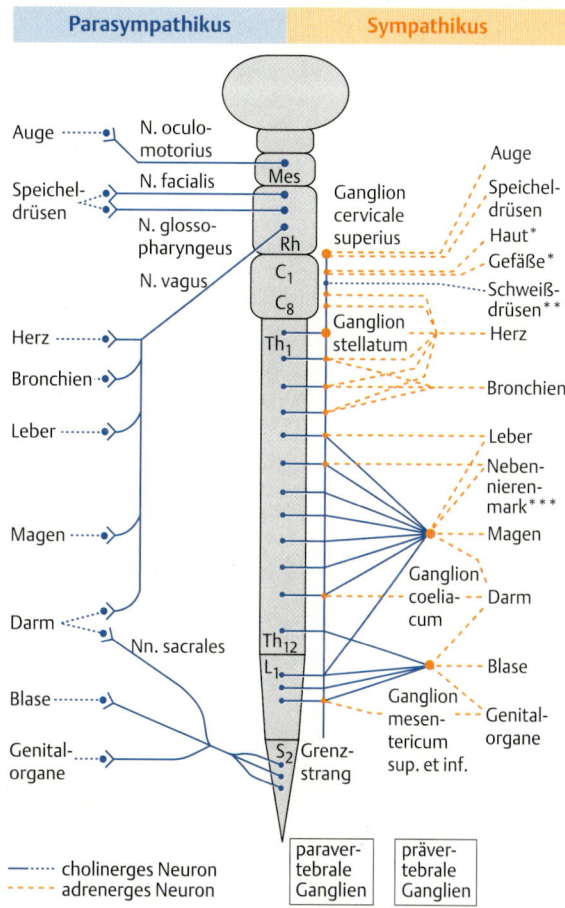

Abb. 2.1   Aufbau des peripheren vegetativen Systems.
durchgezogene Linien: präganglionär
gestrichelte Linien: postganglionär
Mes: Mesencephalon
Rh: Rhombencephalon
*   Die Haut und die Gefäße erhalten ihre postganglionären sympathischen Fasern je nach Lokalisation aus dem entsprechenden Teil des Grenzstrangs: segmentale Versorgung.
**   Die Schweißdrüsen werden durch den Sympathikus innerviert, wobei das postganglionäre Neuron jedoch Acetylcholin als Überträgerstoff benutzt.
*** Die NNM-Zelle entspricht dem 2. Neuron.
Die paravertebral umgeschalteten adrenergen postganglionären Fasern sind zum Teil dargestellt.

Tabelle 2.**1**   **Gegensätzliche Wirkungen von Sympathikus und Parasympathikus (Beispiele).** Für das sympathische System sind die Rezeptortypen der Erfolgsorgane angegeben.

Organ	Parasympathikus	Sympathikus	beteiligter Rezeptortyp
Pupille	Verengung (M. sphincter pupillae)	Erweiterung (M. dilatator pupillae)	α_1
Bronchien	Verengung	Erweiterung	β_2
Bronchialdrüsen	Erregung	Hemmung	α_1
Magen	Frequenz- und Tonussteigerung* HCl-Produktion ↑	Hemmung	$\alpha_1, \alpha_2, \beta_2$
Darm	Frequenz- und Tonussteigerung	Hemmung	$\alpha_1, \alpha_2, \beta_1, \beta_2$
Uterus	unterschiedlich je nach Funktionszustand	Wehenhemmung	β_2
Harnblase Detrusor Sphinkter	Tonussteigerung	Tonussenkung Tonussteigerung	β_2 α_1
Blutgefäße	Dilatation (Endothel-vermittelt)	Konstriktion**	α_1, α_2
Herz (Warmblüter) Sinusknoten Vorhof AV-Knoten Ventrikel	neg. chronotrop neg. inotrop neg. dromotrop kein Einfluss auf die Kontraktionskraft	pos. chronotrop pos. inotrop pos. dromotrop pos. inotrop, arrhythmogen	β_1*** β_1 β_1 β_1
Speicheldrüsen	viel dünnflüssiger Speichel	wenig zäher Speichel	α_1

 * Der Tonus des Sphinkters kann vermindert werden.
 ** Im Gegensatz zu Noradrenalin erweitert Adrenalin unter bestimmten Bedingungen in niedrigen Konzentrationen Arterien (β_2).
*** Es sind auch funktionell gleichwertige, aber weniger wichtige β_2-Rezeptoren vorhanden.

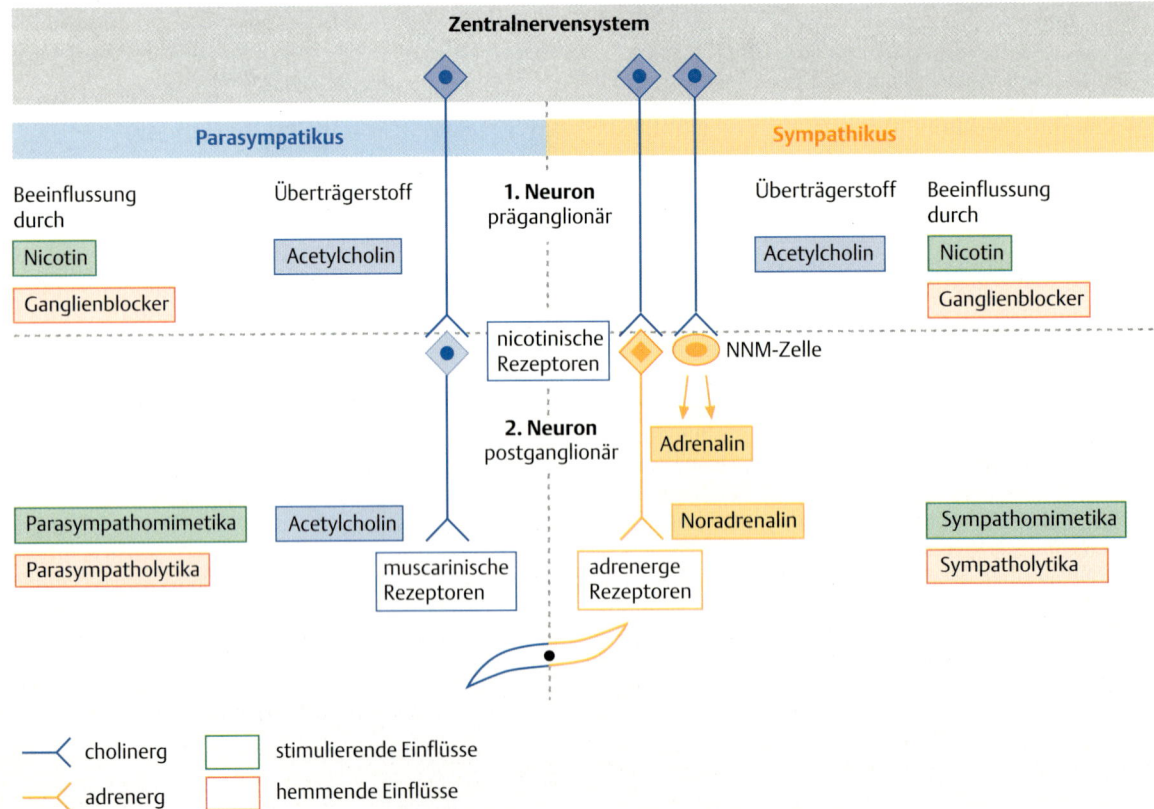

Abb. 2.**2**   **Überträgerstoffe im vegetativen System.** Die Rezeptoren für die vegetativen Überträgerstoffe Acetylcholin und Noradrenalin lassen sich durch erregende und hemmende Pharmaka beeinflussen.

Entsprechend den Überträgersubstanzen Acetylcholin und Noradrenalin, die eine Nervenzelle (Neuron) an ihrem Ende freisetzt, werden **cholinerge** und **adrenerge Neurone** unterschieden. Der Begriff cholinerges Neuron beschränkt sich nicht auf das vegetative Nervensystem, da auch die motorischen, die Skelettmuskeln versorgenden Neurone cholinerger Natur sind: Acetylcholin ist auch Überträgersubstanz an der motorischen Endplatte (S. 247). Wie von cholinergen und adrenergen Neuronen gesprochen wird, so dienen die Ausdrücke cholinerg und adrenerg auch zur Charakterisierung von Wirkstoffen: Eine cholinerge Substanz (Cholinomimetikum) wirkt wie eine Acetylcholin-Freisetzung aus den Nervenzellen, entsprechend eine adrenerge Substanz wie eine Noradrenalin-Freisetzung.

Die „vegetativen Pharmaka" können nach ihrem prinzipiellen **Wirkungsmechanismus** unterschieden werden in:

– Substanzen, die sich an die **Rezeptoren** für Acetylcholin oder Noradrenalin anlagern (Definition von Rezeptoren s. S. 3). Wird dadurch eine Reaktionskette ausgelöst, handelt es sich um einen *Agonisten* („**direktes Mimetikum**", s. a. S. 8), wird dagegen der Rezeptor nur blockiert, sind die betreffenden Substanzen *Antagonisten* („**Lytikum**") (Abb. 2.3).

– Substanzen, die die **synaptische Konzentration der Überträgerstoffe** verändern, indem sie in den Stoffwechsel von Acetylcholin und Noradrenalin eingreifen (Synthese, Speicherung im Gewebe, Freisetzung aus dem Nervenende, Inaktivierung). Da diese Pharmaka sich nicht direkt an die Rezeptoren der Erfolgs-

organe binden, sondern den physiologischen Überträgermechanismus verändern, wird folglich von indirekt wirkenden Pharmaka gesprochen: **indirekte Parasympathomimetika** und **indirekte Sympathomimetika** (Abb. 2.3 b).

Im Bereich der sympathischen Nervenendigung gibt es auch Möglichkeiten, die *Menge an freigesetztem Überträgerstoff herabzusetzen*. Ein Beispiel ist die Beeinträchtigung der Noradrenalin-Speicherung durch Reserpin (S. 90). Dieser Eingriff führt zu einer Herabsetzung des Sympathikotonus, was bei der Therapie der essenziellen Hypertonie therapeutisch ausgenutzt werden kann: **Antisympathotonika**.

Die Anpassung an die notwendige Funktionslage durch das vegetative Nervensystem erfolgt im allgemeinen **reflektorisch**, es sei nur an die Regulation des Blutdrucks, die helligkeitsabhängige Pupillenweite oder die Steuerung der Speichelsekretion erinnert. Das Zusammenspiel zwischen Sympathikus und Parasympathikus kann jedoch auch stark von der Psyche beeinflusst oder gestört werden.

Enterisches Nervensystem („Gehirn des Darmes")

Besonders kompliziert sind die Verhältnisse im Verdauungskanal, der eine funktionelle Automatie besitzt. Afferente Fasern informieren das ZNS über die augenblickliche Situation im Intestinaltrakt, vom ZNS her laufen Impulse über den Parasympathikus und den Sympathikus

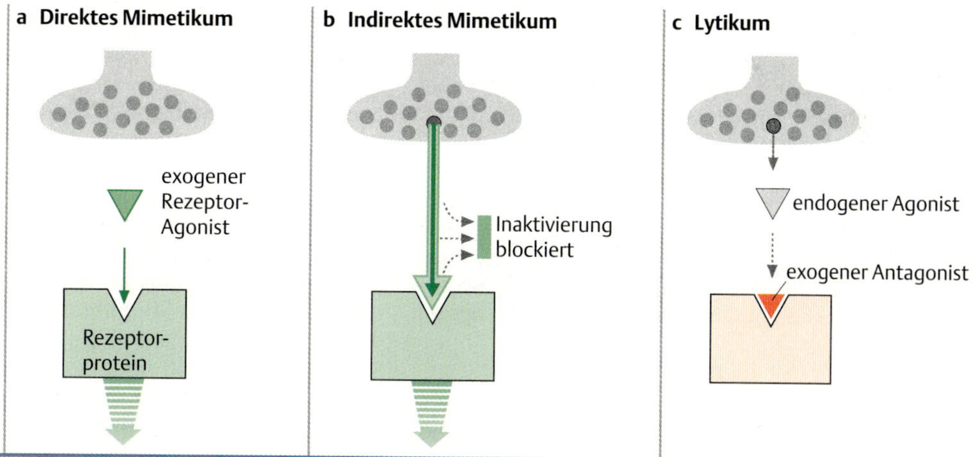

	a Direktes Mimetikum	**b** Indirektes Mimetikum	**c** Lytikum
Parasympathikus	direkte Parasympathomimetika Acetylcholin Carbachol Pilocarpin	indirekte Parasympathomimetika Cholinesterase-Hemmstoffe: Neostigmin Physostigmin	Parasympatholytika Atropin Ipratropium Scopolamin
Sympathikus	direkte Sympathomimetika Noradrenalin Adrenalin Xylometazolin Etilefrin Salbutamol	indirekte Sympathomimetika Hemmung der neuronalen Rückaufnahme von Noradrenalin und Förderung der Freisetzung: Amphetamin nur Hemmung der Rückaufnahme: Cocain	Sympatholytika α_1-Blocker Prazosin β-Blocker Propranolol

Abb. 2.**3** **Wirkprinzipien zur Beeinflussung der vegetativen Steuerung.**

zu den zahlreichen Ganglienzellen des Ösophagus, des Magens und des Darmes. Hier befinden sich Nervengeflechte, die die Motorik und die Sekretionsleistung steuern. Dazu sind viele Interneurone und Motoneurone notwendig, die mittels verschiedener Überträgersubstanzen den Tonus der glatten Muskulatur steigern oder hemmen und die Drüsensekretion an den Bedarf anpassen.

Da sich die glatte Muskelzelle im Ruhezustand in einem mittleren Kontraktionszustand befindet, muss dieser Tonus sowohl gesteigert als auch verringert werden, damit Pendel- oder peristaltische Bewegungen ablaufen können. Diese Koordination hat über eine größere Distanz zu erfolgen, denn vor einem aboral wandernden Schnürring müssen lange Abschnitte erschlaffen, damit der Darminhalt weiter transportiert wird. Besonders raffinierter Koordination bedürfen die Bewegungsabläufe

beim Durchtritt der Speisen durch die Cardia, des Mageninhaltes durch den Pylorus und der Faeces durch den Anus. Die intramuralen Neurone, angeordnet in zwei Plexus (Meissner und Auerbach-Plexus), benutzen eine Reihe von Transmittern wie Serotonin, Histamin, Glutamat, Substanz P, Enkephaline, das vasoaktive intestinale Peptid (VIP), Cannabinoide, Stickstoffmonoxid, Motilin, Tachykinin und Cholezystokinin. Hinzu kommen die Wirkstoffe aus den enteroendokrinen Zellen: wiederum Serotonin, sowie Cholezystokinin und Somatostatin. Der Parasympathikus und der Sympathikus bedienen sich ihrer üblichen Transmitter: Acetylcholin und Noradrenalin. Die Zielzellen besitzen die entsprechenden Rezeptoren; daraus ergibt sich die Möglichkeit, durch die Gabe von Pharmaka mehr oder minder spezifisch in das Geschehen einzugreifen.

2.2 Beeinflussung des Parasympathikus

2.2.1 Grundlagen: Acetylcholin

Acetylcholin-Rezeptortypen. Die verschiedenen Acetylcholinrezeptortypen lassen sich pharmakologisch durch die Affinität unterschiedlicher Antagonisten und Agonisten charakterisieren. Den pharmakologischen Unterschieden liegen Unterschiede im Aufbau der Rezeptorproteine zugrunde. Als Hauptgruppen werden die Acetylcholin-Rezeptoren vom **Nicotin-Typ** und vom **Muscarin-Typ** unterschieden (Tab. 2.**2**). Die Klassifizierung leitet sich von der spezifischen erregenden Wirkung von Nicotin und von Muscarin auf diese Rezeptoren ab. Muscarin stammt aus dem Fliegenpilz (Amanita muscaria). Diese Substanz hat zwar nicht für die Therapie, jedoch für die *experimentelle Pharmakologie* Bedeutung erlangt.

Muscarin wirkt nur an den Acetylcholin-Rezeptoren der parasympathisch innervierten Erfolgsorgane; man nennt deshalb diese Art der cholinergen Übertragung *muscarinartig*. An den Acetylcholin-Rezeptoren der Ganglien und der motorischen Endplatte zeigt Muscarin keinen Effekt. Hier ist die cholinerge Wirkung dagegen

mit Nicotin (s. S. 92) zu erzielen; man spricht daher auch von *nikotinartiger* Wirkung. Die muscarinartigen Wirkungen sind durch Atropin, die nicotinartigen am Ganglion durch Ganglienblocker und an der Endplatte durch d-Tubocurarin aufhebbar.

Beim „Nicotin-Rezeptor" handelt es sich um ein Ionenkanalprotein (s. S. 3). Der „Muscarin-Rezeptor" ist auf den parasympathisch innervierten Endorganen (glatte Muskeln, Herz, Drüsen) und im Zentralnervensystem vorhanden. Die M-Rezeptoren gehören zu den G-Protein-gekoppelten Rezeptoren (s. S. 4). Sie lassen sich in 5 Subtypen differenzieren, von denen drei in ihrer biologischen Funktion weitgehend aufgeklärt sind (Tab. 2.**2**).

Neben den Rezeptoren ist im „Acetylcholinsystem" (s. S. 247) auch die Cholinesterase für die Pharmakologie und Toxikologie von besonderem Interesse, weil es spezifische Hemmstoffe dieses Enzyms gibt.

Wirkungsmechanismus von Acetylcholin. In der motorischen Endplatte der Skelettmuskulatur, wo die Reaktion im Millisekunden-Maßstab ablaufen muss, reagiert Acetylcholin mit einem Ionenkanal-assoziierten, nicotinischen Rezeptor. Hiermit verglichen verläuft die Impulsübertragung im **autonomen System** langsam: Wie auf S. 61 ausgeführt, sind die muscarinischen Acetylcholin-Rezeptoren G-Protein-gekoppelte Rezeptoren, die nach Besetzung durch einen Agonisten über eine Aktivierung von GTP-bindenden Proteinen schließlich die Funktion von bestimmten Effektorproteinen (z. B. K^+-Kanalprotein, Phospholipase C) verändern. Die Zeiträume für diese Reaktionskette liegen im Sekunden-Bereich.

Die von Acetylcholin im **Herzen** über M_2-Rezeptoren hervorgerufenen negativ chronotropen und dromotropen Effekte an Schrittmacher- bzw. Reizleitungsgewebe sowie die negativ inotrope Wirkung an der Vorhofmuskulatur sind durch eine Aktivierung von K^+-Kanälen bedingt, also durch eine Erhöhung der K^+-Leitfähigkeit. Diese bewirkt an den Schrittmacherzellen eine Abfla-

Acetylcholin

Muscarin

Nicotin

Tabelle 2.**2**   **Einteilung der Acetylcholin-Rezeptoren**

	Lokalisation	Reaktion auf Acetylcholin	Antagonist
Nicotin-Typ Ionenkanal-Protein für Na^+ und K^+			
neuronal	z.B. vegetative Ganglien	Erregung	Trimetaphan
muskulär	motorische Endplatte	Depolarisation, fortgeleitetes Aktionspotenzial	d-Tubocurarin
Muscarin-Typ G-Protein-gekoppelter Rezeptor			
M_1 (Phospholipase-C-Aktivierung)	Nervenzellen (enterochromaffinartige Zellen des Magens?)	Aktivierung	Atropin; spezifisch, aber nieder-affin: Pirenzepin
M_2 (K^+-Kanal-Öffnung, Adenylatcyclase-Hemmung)	z. B. Herz	neg. chronotrop neg. dromotrop neg. inotrop (nur Atrium)	Atropin
M_3 (Phospholipase-C-Aktivierung)	glatte Muskulatur, Drüsen	Tonuserhöhung Drüsensekretion-Steigerung	Atropin

chung der diastolischen Depolarisation, so dass die Schrittmacherfrequenz sinkt oder gar ein Herzstillstand auftritt (Abb. 2.**4**). Durch die Permeabilitätsänderung kann auch die Form von Aktionspotentialen beeinflusst werden. Abb. 2.**5** zeigt den deformierten Erregungsvorgang der Vorhofmuskulatur. Die extreme Verkürzung des Aktionspotentials durch Acetylcholin ist wahrscheinlich die Ursache für die verringerte Kontraktionskraft (negativ inotroper Effekt): Die Erregung dauert nicht lang genug an, um das kontraktile System völlig zu aktivieren.

In der **glatten Muskulatur** steht die über M_3-Rezeptoren vermittelte Aktivierung von Phospholipase C im Vordergrund. Phospholipase C bewirkt einen Anstieg der intrazellulären Überträgersubstanz Inositol-(1,4,5)-trisphosphat, die ihrerseits zu einer Erhöhung der cytosolischen Ca^{2+}-Konzentration führt.

Die Steigerung der **Drüsensekretion** durch den Parasympathikus scheint ebenfalls über diesen Mechanismus abzulaufen.

Die vasodilatorische Wirkung von Acetylcholin stellt hingegen keinen direkten Effekt von Acetylcholin an der glatten Gefäßmuskelzelle dar, sondern wird vom **Gefäßendothel** ausgelöst, das M_3-Rezeptoren besitzt. Das Endothel setzt unter dem Einfluss von Acetylcholin die glattmuskulärerschlaffende Substanz NO (Stickstoffmonoxid) frei.

Rezeptorbindung. Acetylcholin enthält für die Bindung an den Acetylcholin-Rezeptor zwei wichtige, räumlich getrennte Zentren: den positiv geladenen Stickstoff und den Ester-Anteil mit einer negativen Partialladung. Möglicherweise trägt auch die Methylen-Kette über hydrophobe Interaktionen zur Anlagerung bei.

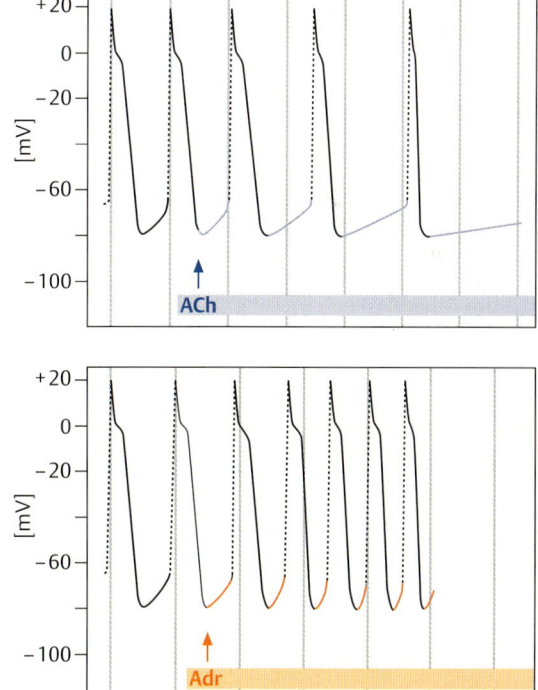

Abb. 2.**4**   **Schrittmacherpotentiale des Herzens unter dem Einfluss von Acetylcholin und Adrenalin.** Acetylcholin (ACh) verlangsamt die diastolische Depolarisation und vermindert damit die Schlagfrequenz (negativ chronotroper Effekt). Adrenalin beschleunigt die diastolische Depolarisation und erhöht damit die Schlagfrequenz (positiv chronotroper Effekt).

Die Lebensdauer des Acetylcholin-Rezeptor-Komplexes liegt im Millisekunden-Bereich.

Pharmakologische Einflussnahme. Es gibt zwei Möglichkeiten, die postganglionären Wirkungen von Acetylcholin zu imitieren (Abb. 2.3):

- **Direkte Parasympathomimetika** haben denselben Angriffspunkt wie Acetylcholin. Praktisch bewähren sich nur Substanzen, die nicht oder nicht so schnell durch Cholinesterasen abgebaut werden wie Acetylcholin.

- **Indirekte Parasympathomimetika** oder Anticholinesterasen hemmen den Abbau des körpereigenen Acetylcholin durch die Cholinesterase.

Beide Möglichkeiten könnten als Mechanismus-spezifisch bezeichnet werden, sie weisen aber **keine Organspezifität** auf. Für therapeutische Zwecke wären Substanzen sehr nützlich, die gezielt nur ein bestimmtes Organ beeinflussen. Die verschiedenen Rezeptor-Subtypen eröffnen vielleicht in Zukunft die Möglichkeit einer organspezifischen Therapie. Der M_1-Antagonist Pirenzepin ist ein Beispiel für eine Substanz mit einer gewissen Subtypselektiven Affinität.

2.2.2 Parasympathomimetika

Überblick

Parasympathomimetika imitieren eine Erregung des Parasympathikus

Direkte Parasympathomimetika
▶ Agonisten an den muscarinischen Acetylcholin-Rezeptoren. Diese G-Protein-gekoppelten Rezeptoren lassen sich in verschiedene Subtypen unterteilen, jedoch konnten bisher keine Substanzen mit hoher Subtyp-Selektivität entwickelt werden.
▶ Bei systemischer Gabe Bradykardie, Blutdruckabfall, Bronchokonstriktion, Erbrechen, Durchfall; ggf. Gegenmittel: Atropin.

Carbachol
▶ Behandlung postoperativer Blasen- und Darmatonien sowie lokale Glaukom-Therapie.

Pilocarpin
▶ Lokale Glaukom-Therapie.

Indirekte Parasympathomimetika (Cholinesterase-Hemmstoffe)
▶ Steigerung der Acetylcholin-Konzentration im synaptischen Bereich durch Hemmung der Acetylcholinesterase.

Die Wirkung betrifft sowohl die muscarinische Übertragung als auch die nicotinische Übertragung an der motorischen Endplatte und den vegetativen Ganglien.

„Reversible Hemmstoffe"
▶ Wie bei den direkten Parasympathomimetika.

Neostigmin
▶ Quartäres Amin, nicht ZNS-gängig.
▶ Wie Carbachol, außerdem zur Behandlung der Myasthenia gravis und zur Beendigung der Wirkung von nicht-depolarisierenden Muskelrelaxantien.

Physostigmin
▶ Tertiäres Amin, ZNS-gängig.
▶ Lokale Glaukom-Therapie, Therapie einiger zentraler Vergiftungen.

Donepezil, Rivastigmin
▶ Sollen bei der Alzheimer-Erkrankung begrenzt helfen.

„Irreversible Hemmstoffe" vom Typ der Organophosphate
▶ Irreversible Hemmstoffe der Cholinesterasen.
▶ Insektizide.

Direkte Parasympathomimetika

Die direkt wirksamen Parasympathomimetika **Carbachol**, **Pilocarpin** und **Arecolin** besitzen wie Acetylcholin die typischen zwei aktiven Zentren in einem bestimmten Abstand voneinander, wie es für die Interaktion mit dem Rezeptor des parasympathisch innervierten Erfolgsorgans notwendig ist.

Ein Vergleich der Strukturformeln zeigt, dass ansonsten zwischen den Substanzen aber deutliche chemische Unterschiede bestehen: Pilocarpin und Muscarin sind keine Ester und können dementsprechend von der Cholinesterase nicht abgebaut werden; selbst die Ester Carbachol und Arecolin werden nicht oder nur sehr langsam von der Cholinesterase hydrolisiert. Die genannten Substanzen sind daher länger wirksam als Acetylcholin. Ein weiterer Unterschied besteht darin, dass Pilocarpin und Arecolin einen tertiären, Acetylcholin, Carbachol und Muscarin dagegen einen quartären Stickstoff enthalten. Die tertiären Verbindungen können in Form der freien Base (nach Abgabe eines H^+-Ions) in das Zentralnervensystem eindringen, was zusätzlich zentrale Wirkungen auslöst.

Acetylcholin
Essigsäurecholinester

Carbachol
Carbaminsäurecholinester

Pilocarpin

Arecolin

Acetylcholin

▶ **Wirkungsweise.** Wird einem Versuchstier oder einem Menschen Acetylcholin intravenös injiziert oder infundiert, so stehen Symptome im Vordergrund, die durch Erregung postganglionärer parasympathischer Rezeptoren ausgelöst werden: Blutdrucksenkung durch negativ chronotrope Wirkung und indirekt (Endothel-vermittelt) ausgelöste Vasodilatation, negativ inotrope Wirkung am Vorhof (Abb. 2.5), Bronchokonstriktion, Tonussteigerung des Darms (Abb. 2.6), Erregung der Harnblasenmuskulatur, vermehrte Drüsensekretion, Anregung der Säure- und Pepsinogen-Produktion im Magen. Die ganglionären Strukturen und die motorische Endplatte sind weniger empfindlich, so dass die genannten parasympathischen Symptome im Vordergrund stehen.

▶ **Pharmakokinetik.** Die Dauer der Acetylcholin-Wirkung ist sehr kurz, weil die Substanz außerordentlich schnell abgebaut wird. Die schnelle Elimination macht Acetylcholin für eine therapeutische Anwendung ungeeignet.

Carbachol und Pilocarpin

▶ **Wirkungsweise.** Obwohl **Carbachol** auch die ganglionären Acetylcholin-Rezeptoren erregt, steht wie bei Acetylcholin-Gabe die muscarinerge Wirkung im Vordergrund. Nach subkutaner Injektion von 0,25 mg kommt es zu starken parasympathischen Wirkungen, wie vermehrter Schweiß-, Speichel- und Magensaftsekretion, Zunahme der Darmperistaltik, aber auch zu Bradykardie, Verschlechterung der Herzfunktion, Erweiterung der Arteriolen und Hautgefäße. Trotzdem sinkt der Blutdruck wegen gegenregulatorischer Vorgänge nicht oder nur kurzfristig ab. Bei Einträufeln einer 1 %igen Lösung in das Auge wird die Pupille verengt und bei Glaukom der Innendruck des Auges erniedrigt. Carbachol (Carbaminoylcholin) kann durch Cholinesterasen nicht oder nur sehr langsam abgebaut werden. Ähnlich wie Carbachol kann der Carbaminsäure-β-methyl-cholinester (**Bethanechol**) zur cholinomimetischen Stimulation glatter Muskulatur Verwendung finden. **Pilocarpin** stammt aus den Blättern (Folia Jaborandi) von Pilocarpus pennatifolius. Es wirkt

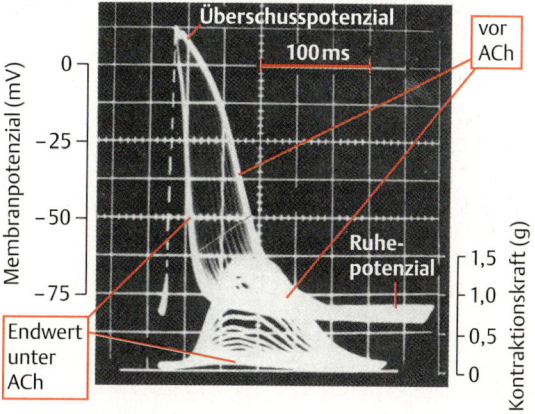

Abb. 2.5 Wirkung von Acetylcholin auf Aktionspotenzial und Kontraktionskraft des Vorhofs. Die mit intrazellulären Mikroelektroden am Meerschweinchenvorhof abgeleiteten Aktionspotenziale und die Kontraktionen wurden fortlaufend registriert und übereinander projiziert. Die schnelle Depolarisation ist gestrichelt retuschiert.
Zugabe von Acetylcholin (5 · 10⁻⁸ g/ml) verändert die Form der Aktionspotenziale und die Höhe der Kontraktionsamplitude. Beachte: Das Aktionspotenzial wird stark verschmälert (Beschleunigung der Repolarisation), das Ruhe-Membranpotenzial wird etwas negativer, die Amplitude des Aktionspotenzials („Überschusspotenzial") bleibt unverändert.

prinzipiell wie Carbachol; die Beeinträchtigung der Herzfunktion ist aber ausgeprägter. Daher kann nur die lokale Applikation befürwortet werden. (Ausnahme: per os-Gabe beim Sjögren-Syndrom.)

▶ **Anwendung.** Bei postoperativen oder durch Arzneimittel (z.B. Neuroleptika) erzeugten **Atonien des Darmes** und bei funktionellen **Lähmungen der Blase** ist Carbachol oft wirksam. Auch bei **supraventrikulärer paroxysmaler Tachykardie** ist manchmal ein Erfolg zu erzielen. Wie Carbachol ist auch Pilocarpin lokal am Auge beim **Glaukom** wirksam. Der Druck sinkt infolge der Erweiterung des Schlemm-Kanals und der Fontana-Räume im Iriswinkel, also der Abflusswege für das Kammerwasser (s. S. 135).

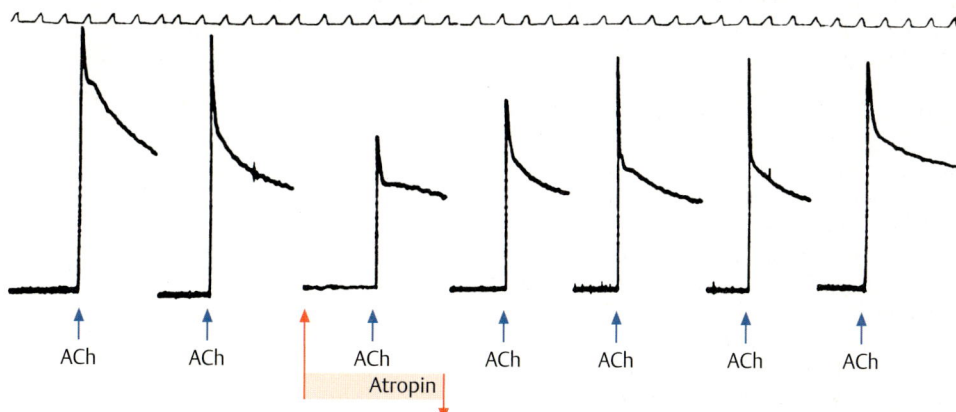

Abb. 2.6 Wirkung von Atropin auf den Acetylcholin-Effekt am Darm. ACh 5 · 10⁻⁷ g/ml, Atropin 10⁻⁷ g/ml. In der verwendeten Konzentration reduziert Atropin die Acetylcholin-Erregung. Der Atropin-Effekt lässt sich langsam auswaschen. Versuch am isolierten Meerschweinchendarm.

Die schweißtreibende Wirkung von Pilocarpin kann bei der Diagnose einer Mukoviszidose (Nachweis eines abnorm erhöhten Na-Gehalts des Schweißes) ausgenutzt werden. Hierzu dient eine iontophoretische, lokale Anwendung von Pilocarpin.
Dosierung. Carbachol wird meistens in Dosen von 0,25 mg subkutan, nicht intravenös, oder 2 mg peroral (quartärer Stickstoff, Resorptionsquote ~10%) gegeben. Die Dosis kann, wenn nötig, nach 30–60 Minuten wiederholt werden. Zur Erniedrigung des Innendrucks bei Glaukom wird Pilocarpin in einer Lösung von 2% in das Auge geträufelt.

► **Nebenwirkungen.** Die Gefahr der zu starken **Wirkung auf das Herz** ist immer zu berücksichtigen. Außer Störungen der Herzfunktion kann es zu Schwitzen, Durchfällen, Nausea, Erbrechen und Akkommodationskrampf kommen. Selbst bei lokaler Applikation als Augentropfen muss mit systemischen Wirkungen gerechnet werden (s. S. 18). Alle Nebenwirkungen, aber auch die gewünschten Wirkungen, lassen sich durch intravenöse Injektion von 0,5–1 mg Atropin (oder mehr) beseitigen.
Kontraindikationen. Bei **Herzinsuffizienz** kann es zu Herzversagen, bei **Asthma bronchiale** zur Auslösung eines Anfalls (selbst bei Applikation am Auge) und bei **Hyperthyreose** zum Auftreten von Vorhof- oder Kammerflimmern kommen. Pilocarpin ist als schweißtreibendes Mittel, wie es früher systemisch verwendet wurde, zu gefährlich.

Box 2.2

Das Genussmittel Arecolin

Dieses Alkaloid aus der Betel-Nuss, der Frucht von Areca Catechu, besitzt muscarinartige und nicotinartige Wirkungen. Die Nüsse sind in Südostasien als Genussmittel weit verbreitet. Sie werden zusammen mit Kalk gekaut, um die Resorption zu fördern. Im Gegensatz zu den quartären Parasympathomimetika dringt die tertiäre Substanz Arecolin gut in das Zentralnervensystem ein (S. 23). Ihr pK$_a$-Wert liegt bei 7,8, so dass *in vivo* immer ein Teil der Substanz als freie Base vorliegt. Das Wirkungsbild von Arecolin ist bei gewohnheitsmäßiger Aufnahme immer durch die zentralnervöse Komponente bestimmt, die im Gegensatz zur peripheren Parasympathikus-Erregung subjektiv als angenehm empfunden wird. Betelnuss-Kauen führt zu bleibender Schädigung der Zähne und erhöht die Häufigkeit oraler Carcinome.

Indirekte Parasympathomimetika (Cholinesterase-Hemmstoffe)

Die Cholinesterase-Hemmstoffe vermindern die Abbaugeschwindigkeit von Acetylcholin, weil sie, abhängig von ihrer Konzentration, einen mehr oder minder großen Teil der Cholinesterase-Moleküle blockieren. Die aktuelle Acetylcholin-Konzentration steigt an, und damit nimmt der Einfluss des Parasympathikus zu. Derselbe Mechanismus gilt auch für andere cholinerge Synapsen (z. B. die „motorische Endplatte", S. 247).
Die wichtigsten Cholinesterase-Hemmstoffe lassen sich in zwei Gruppen unterteilen: reversible Hemmstoffe, überwiegend vierbindige Stickstoff-Verbindungen und die irreversibel hemmenden Phosphorsäureester.

Reversible Hemmstoffe

Zu den vierbindigen Stickstoff-Verbindungen gehören das Alkaloid Physostigmin und die Synthetika Neostigmin und Pyridostigmin.

Physostigmin (Eserin)

Neostigmin

Pyridostigmin

► **Struktur und Wirkung.** Diese Moleküle enthalten alle den Carbaminsäure-Rest. Ihre Ähnlichkeit mit Acetylcholin macht es verständlich, dass diese Substanzen mit der Cholinesterase reagieren. Die primäre Anlagerung erfolgt jeweils zwischen dem kationischen Stickstoff und dem sog. anionischen Zentrum des Enzyms (s. S. 503). Im Verlauf der Spaltungsreaktion bindet sich der Säurerest des Esters kovalent an die Esterase: Acetylierung der Esterase bei Acetylcholin-Spaltung, Carbamylierung z. B. bei Neostigmin-Spaltung. Erst nach Abgabe des Säurerestes ist die Esterase wieder funktionsfähig. Dieses Intervall ist beim Carbaminsäurerest wesentlich länger (min–h) als beim Acetylrest (ms). Daher bewirken Carbaminsäure-Derivate eine Abnahme der Enzymaktivität.
Wirkstoffe, die jeweils nur eines der beiden chemischen Charakteristika enthalten, können sich als „falsche Substrate" an das aktive Zentrum der Esterase (reversibel) anlagern und vermindern so den Umsatz von Acetylcholin. Beispiele sind Edrophonium mit dem quartären Stickstoff, aber ohne Carbaminsäure-Rest, und Carbaryl, das nur die Carbaminsäure-Ester-Gruppierung besitzt.

Edrophonium

Carbaryl

Edrophonium ist ein sehr kurz wirksamer Cholinesterase-Hemmstoff, Carbaryl ein Hemmstoff der Esterase, der als Insektizid Verwendung findet, weil die Substanz durch die Chitinhülle der Insekten aufgenommen werden kann (S. 504).

Physostigmin, auch **Eserin** genannt, ist ein Alkaloid aus den Samen (Kalabarbohne) des Schlingstrauches Physostigma venenosum. Diese Früchte werden auch als Gottesurteil-Bohnen bezeichnet, weil sie von den Eingeborenen in Westafrika Verdächtigen oral verabreicht wurden; ein tödlicher Ausgang der Vergiftung bewies die Schuld! ► Die Zufuhr von 0,5 bis 1,0 mg Physostigminsalicylat ruft dieselben Symptome hervor wie eine Acetylcholin-Infusion bzw. eine Pilocarpin-Injektion. ► Weil die **Hemmung der Herzfunktion** und die **Erregung des Darmes** relativ stark ausgeprägt sind, soll Physostigmin nicht als Medikament benutzt werden, da besser verträgliche Substanzen, wie Neostigmin und Pyridostigmin, vorhanden sind.

► Dagegen eignet es sich zur lokalen Anwendung am Auge bei **Glaukom** in 0,25- bis 0,5%iger Lösung und zur **Therapie zentraler Vergiftungen** durch Cholinolytika (wie Atropin und Verwandte, S. 68) und Thymoleptika (S. 335), weil Physostigmin als tertiäres Amin in das Gehirn einzudringen vermag und zentral cholinomimetisch wirkt.

Neostigmin. Eine größere Anzahl von Physostigmin-analogen Substanzen ist hergestellt und untersucht worden. Darunter befinden sich Verbindungen wie Neostigmin und Pyridostigmin, die für die allgemeine Therapie vorteilhafter sind als das Alkaloid.

► Bei **Darm**- oder **Blasenatonie** wird Neostigminmethylsulfat 0,5 – 1,0 mg intramuskulär oder Neostigminbromid 7,5 – 30 mg per os gegeben. Die hohe p. o.-Dosis spiegelt die unvollständige Resorption der quartären, schlecht membrangängigen Verbindung wider. Bei der **Myasthenia gravis** (S. 252) muss die orale Zufuhr sehr individuell erfolgen; die dabei auftretenden parasympathischen Erregungen sind unerwünscht und können durch gleichzeitige Atropin-Gabe gemildert werden. Neostigmin kann zur Aufhebung der muskelrelaxierenden Wirkung Curare-artiger Substanzen verwendet werden; zu diesem Zweck wird es vor Beendigung der Narkose intravenös appliziert, wenn die Wirksamkeit eines nicht-depolarisierenden Muskelrelaxans noch nicht abgeklungen ist.

► Die Wirkung von Neostigmin geht verhältnismäßig schnell vorüber, die Eliminationshalbwertzeit der Substanz liegt zwischen 15 und 30 Minuten. Diese kurze Wirkdauer muss bei Anwendung von Neostigmin zur Beendigung einer Muskelrelaxans-Wirkung am Ende einer Narkose berücksichtigt werden.
► Nebenwirkungen und Therapie der Vergiftung entsprechen denen von Carbachol.

Pyridostigmin. ► Es wirkt im Wesentlichen wie Neostigmin. ► Der Effekt tritt aber langsamer ein und hält länger an, so dass drei Dosen täglich ausreichend für eine gleichmäßige Wirkung sind. Ähnliches gilt für **Distigmin.** ► Diese beiden Verbindungen sind daher bei der **Dauertherapie der Myasthenie** dem Neostigmin vorzuziehen.

Edrophonium. ► Es handelt sich um einen nur wenige Minuten wirksamen Cholinesterase-Hemmstoff, der chemisch kein Carbaminsäure-Ester ist und dementsprechend auch nicht das esteratische Zentrum acylieren kann. Die Anlagerung des Moleküls über elektrostatische (positiv geladener Stickstoff) und Van-der-Waals-Kräfte (Benzol-Ring) genügt zur Blockade des Enzyms. ► Es findet Verwendung als **Diagnostikum** bei Verdacht auf das Vorliegen einer **Myasthenia gravis**; das rasche Abklingen der Wirkung ist hier vorteilhaft.

Irreversible Hemmstoffe (Phosphorsäureester)

► Die Phosphorsäureester vom Typ der Organophosphate können das esteratische Zentrum der Cholinesterase sehr langdauernd, unter Umständen irreversibel phosphorylieren. ► Diese Verbindungen spielen in der Therapie *keine* Rolle, finden aber ausgedehnte Verwendung als **Insektizide** (S. 502) und besitzen toxikologisches Interesse.

Notwendige Wirkstoffe			
Parasympathomimetika (Cholinomimetika) *			
Wirkstoff	Handelsname	Alternative	Bemerkungen
Carbachol	*Doryl*® Tab., Amp.	–	
Bethanechol	*Myocholin*® Tab.	–	
Pilocarpin *	*Salagen*® Tab.	–	
Neostigmin	*Prostigmin*® Amp.	*Neostig*® Amp.	
Pyridostigmin	*Mestinon*® Tab., Amp.	*Kalymin*® Tab., Amp.	
Distigmin	*Ubretid*® Tab., Amp.	–	
Physostigmin	*Anticholium*® Amp. (Antidot)	–	
Eigene Eintragungen			
. . .			
. . .			

---

* Zur lokalen Anwendung am Auge s. S. 135.
Bei Demenzen finden zentral wirksame Cholinesterase-Hemmstoffe Anwendung, s. S. 323.

2.2.3 Parasympatholytika

Überblick

Parasympatholytika sind spezifische Antagonisten am Acetyl-cholin-Rezeptor vom Muscarin-Typ.

Atropin
▶ hemmt alle M-Rezeptor-Subtypen gleichermaßen und bewirkt eine generelle Parasympatholyse. Eine gezielte Beeinflussung nur eines Organs ist nicht möglich.

Scopolamin
▶ wirkt peripher wie Atropin, seine zentralnervöse Wirkung ist dämpfend im Gegensatz zu Atropin.
▶ Es findet Anwendung zur Prophylaxe von Kinetosen.

Ipratropium.
▶ Dieser quartäre, nicht ZNS-gängige Wirkstoff wird per inhalationem zur Therapie der obstruktiven Bronchitis und des Asthma bronchiale benutzt, ferner systemisch appliziert bei bradykarden Rhythmusstörungen.
▶ Lokal am Auge angewandt dienen Parasympatholytika als Mydriatika.

Die periphere cholinerge Übertragung lässt sich je nach der Lokalisation durch verschiedene Substanzen blockieren:

- in den Ganglien durch **Ganglienblocker** (S. 92);
- an den motorischen Endplatten durch Substanzen der **Curare-Gruppe** (S. 250);
- an den parasympathischen Endigungen durch Substanzen aus der Gruppe der **Parasympatholytika**, die im folgenden besprochen werden:
  - Atropin,
  - quaternisierte Atropin-Derivate,
  - Scopolamin,
  - Pirenzepin.

Atropin

Atropin ist ein Alkaloid, das aus zahlreichen Solanaceen-Arten gewonnen wird, vor allem aus Atropa belladonna (Tollkirsche), aus Hyoscyamus niger (Bilsenkraut) und aus Datura stramonium (Stechapfel).

Atropin
*asymmetrisches Kohlenstoffatom

Das nativ in der Pflanze vorkommende Alkaloid ist (−)-Hyoscyamin, das auch das pharmakologisch wirksame Enantiomer darstellt. Bei der Pflanzenaufbereitung und spontan in Lösung razemisiert (−)-Hyoscyamin in (±)-Hyoscyamin (Atropin). Es ist ein Ester des Tropin und der Tropasäure. In den genannten Pflanzen kommt in wechselnden Mengen noch das chemisch verwandte und auch in mancher Beziehung ähnlich dem Atropin wirkende Scopolamin (Hyoscin) vor.

▶ **Wirkungsweise und Wirkungen.** Atropin hemmt die Wirkung des am parasympathischen Nervenende freigesetzten Acetylcholin auf das Erfolgsorgan durch Konkurrenz am Rezeptor. Es besitzt wie Acetylcholin eine hohe Affinität zum Rezeptor, ohne selbst den Rezeptor zu erregen; es zeigt also keine „intrinsic activity". Atropin verhält sich gegenüber Acetylcholin und anderen Parasympathomimetika wie ein rein kompetitiver Hemmstoff (S. 10). Die Acetylcholin-Freisetzung wird nicht beeinträchtigt. Die cholinerge Übertragung in Ganglien und an der motorischen Endplatte wird durch Atropin in den üblichen Dosen nicht gehemmt, sondern allenfalls in toxischen Konzentrationen.

Entsprechend dem Wirkungsmechanismus werden alle muscarinartigen Acetylcholin-Wirkungen abgeschwächt. Das Ausmaß dieser Hemmung ist aber nicht in allen Organen gleich.

Drüsen. Meistens ist als erste Wirkung die Hemmung der **Speichel-** und **Schweißsekretion** zu registrieren. Auch die Schleimsekretion in Nase, Rachen und Bronchien sowie die Bildung von Tränenflüssigkeit wird reduziert. Die Magensekretion wird erst nach hohen Dosen (mindestens 1 mg) vermindert. Die Pankreassekretion nimmt nach hohen Dosen ab (jedoch hat sich Atropin bei der Therapie der Pankreatitis nicht bewährt, S. 242).

Auge. Atropin hebt durch Tonussenkung des M. ciliaris die Akkommodationsfähigkeit auf. Infolge der gleichzeitig oder etwas später eintretenden Erschlaffung des M. sphincter pupillae wird die **Pupille erweitert**. Dadurch kommt es zu einer Photophobie. Bei Glaukom-Patienten (nicht bei Normalen) kommt es außerdem zu einer gefährlichen Erhöhung des Augeninnendruckes, weil der Kammerwasserabfluss durch den Schlemm-Kanal verlegt wird. Diese Erscheinungen sind auch nach Gaben per os zu beobachten; sie sind aber besonders ausgeprägt nach lokaler Applikation von 0,5–1 mg in den Bindehautsack. Die Akkommodationsstörung hält einige Tage an; die Pupille kann bis zu einer Woche lang erweitert sein.

Extrakte aus den Beeren der Tollkirsche wurden im Altertum und im Mittelalter in Form von Augentropfen als „Kosmetikum" von Frauen benutzt, um durch große Pupillen ihre Attraktivität zu erhöhen („bella donna"). Die ebenfalls resultierende Akkommodationsstörung und die Photophobie schienen damals toleriert werden zu können.

Herz und Kreislauf. Der Einfluss des **N. vagus** auf das Herz wird dosisabhängig **reduziert** bzw. aufgehoben. Die Herzfrequenz kann auf Werte um 120 pro Minute in körperlicher Ruhe ansteigen. Bei manchen Formen von Bradykardie und von Rhythmusstörungen wirkt Atropin günstig; zu bevorzugen ist jedoch das nicht ZNS-gängige Ipratropium. Nach einer Atropin-Zufuhr ist das Herz gegenüber reflektorischen Vaguserregungen geschützt. Diese Maßnahme wird prophylaktisch bei operativen Eingriffen, insbesondere im Halsbereich, ausgenutzt. In therapeutischer Dosierung beeinflusst Atropin das Gefäßsystem nicht, bei einer Intoxikation erweitern sich die Hautgefäße insbesondere im Brust-Hals-Bereich.

Glatte Muskulatur. Der **Tonus** des Magen-Darm-Kanals und der Gallenwege wird schon bei niedrigeren Dosierungen stärker **vermindert** als die Motilität; dies gilt besonders für spastische Zustände. Der Tonus der Harnblasenmuskulatur sinkt ab. Spasmen der Bronchialmuskulatur können durch Atropin beseitigt werden, wenn sie cholinerger Natur sind. Das ist bei Asthma bronchiale nur selten der Fall, häufiger jedoch bei chronisch obstruktiver Bronchitis. Wiederum ist Ipratropium der Vorzug zu geben.

Zentralnervensystem. Die Wirkungen von Atropin auf das Zentralnervensystem werden bei den Mitteln gegen die Parkinson-Erkrankung (S. 259 f) und bei der Atropin-Vergiftung besprochen.

▶ **Pharmakokinetik.** Atropin wird nach Gaben per os aus dem alkalischen Darmsaft gut resorbiert. Bei Applikation am Auge kann es außer vom Bindehautsack aus zusätzlich auch über Tränenkanal und Nasenschleimhaut resorbiert werden und zu systemischen Vergiftungen Anlass geben. In das ZNS dringt Atropin schlechter ein als Scopolamin. Ein Teil des Alkaloid wird im Körper, vorwiegend in der Leber, abgebaut. Die Ausscheidung von Atropin und seinen Metaboliten erfolgt mit dem Urin.

Die Wirkdauer von Atropin hängt von seiner Lokalisation ab. So wirkt Atropin z. B. am Auge viele Tage lang, obwohl der Blutspiegel bereits verschwindend niedrig ist. Die **lange lokale Wirkdauer** ist folgendermaßen zu erklären: Da Atropin ein kompetitiver Antagonist ist, kann die mittlere Lebensdauer des Atropin-Rezeptor-Komplexes nicht lang sein (höchstens im Minutenbereich). Eine Analyse dieser Situation mittels radioaktiv markierter Verbindungen zeigt, dass in der Tat die Dissoziation vom Rezeptor schnell vonstatten geht, aber die Wahrscheinlichkeit der Reassoziation an die Rezeptoren viel höher ist als die der Abdiffusion. Je länger die Diffusionswege bis zu den Blutkapillaren, umso länger wirkt Atropin, weil es aufgrund der hohen Affinität immer wieder neu an die Rezeptoren gebunden wird.

▶ **Anwendung von Atropin und anderen Parasympatholytika**

Hemmungen der Drüsensekretion. Diese Atropin-Wirkung wird im Respirationstrakt ausgenutzt, um die profuse Sekretion bei einer **Rhinitis vasomotorica** zu unterbrechen und um eine Steigerung der Bronchialsekretion durch **Narkotika** zu verhindern (S. 315). Da das Bronchialsekret unter dem Einfluss von Atropin zähflüssig wird, kann seine Anwendung bei Patienten mit Asthma bronchiale ungünstig sein. In der zahnärztlichen Praxis kann bei Patienten mit einer starken, störenden Speichelsekretion durch kleine Dosen Atropin Abhilfe geschaffen werden.

Spasmen glatter Muskulatur. Eine Anwendung von Atropin bei Spasmen in den ableitenden Galle- und Harnwegen (**Steinkoliken**) und im Bereich des Darmes ist nicht zu empfehlen.

Die bei Verwendung von Opiaten auftretenden Spasmen glatter Muskulatur, besonders von Sphinkteren, lassen sich durch die gleichzeitige Gabe von Atropin gut unterdrücken. Auch für diese Indikation hat aber Butylscopolamin (S. 119) das native Alkaloid Atropin weitgehend verdrängt, weil ersteres geringere cholinolytische Nebenwirkungen besitzt und zusätzlich den glatten Muskel erschlaffen lässt. Oxybutynin, Trospium und Tolterodin werden bei **Drang-Inkontinenz** der Harnblase angewandt, können aber vielfältige unerwünschte parasympatholytische Begleiterscheinungen hervorrufen.

Beeinflussung der Herzfrequenz. Wenn aufgrund eines erhöhten Vagotonus eine **bradykarde Herzrhythmusstörung** vorliegt, sollte ein Therapieversuch mit einem Parasympatholytikum unternommen werden. So sprechen z. B. nächtliche Bradykardien (passageres Überwiegen des Vagotonus) bei alten Menschen mit entsprechender Mangeldurchblutung des Gehirns, bradykarde Herzmuskelinsuffizienzen alter Menschen oder „vagal" bedingte Herzrhythmusstörungen z. T. gut auf niedrige Dosen von Atropin an. Allerdings ist bei alten Menschen mit zentralnervösen Störungen zu rechnen. Günstiger ist deshalb Ipratropium, das nicht ins ZNS eindringen kann. Es hat Atropin für diese Indikation fast völlig verdrängt. Wenn nach einem **akuten Myokardinfarkt** die Herzfrequenz stark absinkt (unter 45 pro Minute) und das Herzminutenvolumen unzureichend wird, ist ein Therapieversuch mit Ipratropium gerechtfertigt. Die Therapie der **Herzmuskelinsuffizienz** mit Digitalisglykosiden geht meistens mit einer Frequenzabnahme einher. Dies kann sich beim Vorliegen einer primär bradykarden Insuffizienz zusätzlich nachteilig auswirken. Die gleichzeitige Behandlung mit Ipratropium kann die durch N.-vagus-Stimulierung bedingte Frequenzsenkung verhindern.

Einfluss auf die intraokuläre Muskulatur. Der Tonus der parasympathisch innervierten Mm. ciliares und sphincter pupillae (aus dem N. oculomotorius über das Ganglion ciliare) wird durch lokal appliziertes Atropin reduziert bzw. durch Homatropin (Mandelsäure-Tropinester) oder Tropicamid, die erheblich kürzer wirksam sind. Diese Wirkung wird ausgenutzt,

- um für diagnostische Zwecke eine **Mydriasis** zu erzeugen – hierfür kommen vor allem die kurz wirksamen Cholinolytika in Betracht:
- um bei **entzündlichen Prozessen** im Auge (z. B. Iritis, Iridozyklitis, Keratitis) eine Ruhigstellung der Pupille in Dilatationsstellung zu erzwingen;
- im Wechsel mit Miotika, um **Verklebungen** zu verhindern bzw. Adhäsionen zu lösen (Iridolyse).

Außerdem wird Atropin als **Antidot bei Vergiftungen** mit Cholinesterase-Hemmstoffen vom Organophosphat-Typ (S. 503) eingesetzt sowie zur Unterdrückung unerwünschter muscarinartiger Nebenwirkungen bei der **Therapie der Myasthenia gravis** (S. 252).

Die therapeutische Wirkung von Antimuscarinika bei **Morbus Parkinson** und anderen extrapyramidal-motorischen Störungen mit „Dopaminmangel" sei hier erwähnt, obwohl es sich *nicht* um einen *parasympatholytischen* Effekt handelt (s. hierzu S. 259).

► **Nebenwirkungen** der Parasympatholytika ergeben sich bei systemischer Anwendung aus der mangelnden Subtyp-Selektivität, so dass Atropin und ähnliche Substanzen ubiquitär die parasympathische Steuerung der vegetativen Funktionen hemmen. Daher gehen Hauptwirkung und Nebenwirkungen parallel. Hinzu kommen bei ZNS-gängigen Substanzen zentralnervöse Störungen der muscarinischen Übertragung, was besonders ältere Patienten betrifft **(Verwirrtheitszustände)**.

Kontraindikation. Atropin und ähnlich wirkende Substanzen dürfen bei **Engwinkelglaukom** oder **Glaukomverdacht** sowie bei **Prostatahyperplasie** nicht gegeben werden. Bei **Koronarsklerose** können Herzfrequenz-steigernde Dosen unter Umständen myokardiale Ischämien auslösen.

Atropin-Vergiftung. Nach dem Genuss von Tollkirschen oder nach versehentlicher oraler Einnahme von Atropin-haltigen Augentropfen kommt es zu Vergiftungen, die hochdramatisch verlaufen können. Die Prognose ist jedoch fast immer gut, da selbst 100- bis 200fache therapeutische Dosen nicht den Tod zur Folge haben müssen (beachte die große therapeutische Breite!). Charakteristische Symptome sind **Rötung der Haut, Trockenheit im Mund, Akkommodationsstörungen, Mydriasis** und eine **Tachykardie.** Der Blutdruck wird meist wenig verändert. Nach größeren Dosen treten psychische Alterationen auf, wie Verwirrtheit oder psychotische, besonders auch maniakalische Zustände und Halluzinationen. Auf dieses Stadium folgt unter Umständen eine lang anhaltende tiefe **Bewusstlosigkeit.** Infolge der verminderten Schweißsekretion kann die Körpertemperatur erhöht sein (**Hyperthermie**), wahrscheinlich wird deshalb die Hautdurchblutung gesteigert. Aus diesem Grund ist die Vergiftung mit einer Infektionskrankheit zu verwechseln. Lebensbedrohlich ist eine evtl. auftretende **zentrale Atemlähmung**. Die Therapie der Vergiftung besteht in temperatursenkenden physikalischen Maßnahmen, künstlicher Beatmung bei Atemstörungen und intravenösen Injektionen von Benzodiazepinen wie Diazepam bei Erregungszuständen. Die Zufuhr von Physostigmin, das zentral cholinomimetisch wirkt (S. 65), vermindert die Vergiftungssymptome.

Quaternisierte Atropin-Derivate

In dieser Form ist der Stickstoff immer positiv geladen (z. B. Methylatropin), die Substanzen bilden wasserlösliche Salze. Damit ist die Penetration durch Lipidbarrieren stark eingeschränkt; dies gilt insbesondere für die Blut-Liquor-Schranke.

Methylatropin

Ipratropium (Isopropylatropin) ► wirkt am Muscarin-Rezeptor wie Atropin, jedoch sind höhere Konzentrationen erforderlich (Affinitätsverlust durch größeren Substituenten am Stickstoff). Nach oraler Zufuhr von Ipratropium treten parasympatholytische Wirkungen auf, allerdings erst nach Gabe von etwa 25 mg.

Isopropylatropin = Ipratropium

► Die enterale Resorption liegt nur bei maximal 30% und ist unsicher. Die Eliminationshalbwertzeit von Ipratropium beträgt 3 – 5 Stunden, die Substanz wird zum größten Teil abgebaut.

► Wird die Substanz per inhalationem zur Therapie bei **bronchospastischen Erkrankungen** zugeführt, verbleibt sie so lange am Ort, dass es bei Anwendung lokal wirksamer Dosen (0,02 – 0,04 mg pro Aerosolstoß) kaum zu systemischen Wirkungen kommt. Bei der Dauerbehandlung werden meistens 4 Anwendungen pro Tag benötigt. Die systemische Atropin-artige Wirkung kann zur Therapie **bradykarder Rhythmusstörungen** ausgenutzt werden. Da das Zentralnervensystem nicht erreicht wird, eignet sich Ipratropium besonders zur Anwendung **bei alten Menschen**, die nach Atropin-Zufuhr mit Verwirrtheitszuständen reagieren können.

Antimuskarinika sind bei chronisch obstruktiver Bronchitis besser wirksam als bei Asthma bronchiale.

Eine verwandte Substanz, das **Tiotropium** dissoziiert noch langsamer von den M_1- und M_3-Muscarinrezeptoren in der Bronchialmuskulatur, so dass *eine* Inhalation pro Tag ausreichend sein soll.

Scopolamin

Scopolamin (Hyoscin) wird aus verschiedenen Solanaceenarten gewonnen, die zum Teil gleichzeitig Atropin enthalten. Es ist als Ester des Scopin und der Tropasäure dem Atropin chemisch nahe verwandt.

Wie beim Atropin ist auch vom Scopolamin nur die linksdrehende Form biologisch wirksam. Scopolamin wirkt auf die vegetativen Organe qualitativ genauso wie Atropin, quantitativ sind die Unterschiede zum Teil beträchtlich. Während die Wirkungen auf das Auge und die Speichelsekretion sogar stärker sind als nach gleichen Dosen von Atropin, hat Scopolamin auf die Herzfrequenz meist nur eine schwache Wirkung, ebenso auf die Funktionen der Bauchorgane. Am ZNS stehen im Gegensatz zu Atropin die dämpfenden Wirkungen im Vordergrund, die zur Prophylaxe von Erbrechen bei Kinetosen ausgenutzt werden können.

In Analogie zu Atropin kann auch Scopolamin quaternisiert werden. Wird der Substituent vergrößert, wie im *N*-**Butylscopolamin**, so ist die Affinität zum Muscarin-Re-

Scopolamin

Butylscopamin

zeptor vermindert, jedoch kann sich dann eine direkte Hemmwirkung auf die glatte Muskulatur bemerkbar machen (s. S. 119).

Scopolamin-Vergiftung. Scopolamin (pK_a 7,8) dringt leichter und schneller als Atropin (pK_a 10) in das Gehirn ein, weil ein höherer Anteil als lipidlösliche Base vorliegt (S. 23). Auch bei der Vergiftung herrschen daher die zentral dämpfenden Symptome vor. Nach größeren Dosen kommt es zu einem tiefen Koma. Die Erscheinungen am Auge gleichen denen nach Atropin. Die Haut ist zwar trocken, aber aufgrund der Hemmung des Atemzentrums meist mehr zyanotisch als gerötet. Bei der Therapie der Vergiftung steht die Überwindung der Atemlähmung im Vordergrund.

Neuerdings sind von Vergiftungen Jugendlicher berichtet worden, die als „Ersatz für LSD" Blüten der Engelstrompete (Brugmansia sp., einer Solanacee, Nachtschattengewächs) „genossen" haben. Diese Gartenzierpflanze enthält Scopolamin, ca. 2 mg/Blüte (vergleiche mit der therapeutischen Dosierung < 1 mg). Die zentralnervösen Vergiftungssymptome sind, in einem bestimmten Dosenbereich, Verwirrungen und Halluzinationen. Die mittelalterlichen „Hexenritte zum Brocken" sollen nach Genuss von Nachtschattengewächsen zustande gekommen sein.

Pirenzepin. ▶ Diese hydrophile, trizyklische, Atropin-artig wirkende Substanz besitzt bei einer insgesamt stark reduzierten Affinität eine vergleichsweise höhere Affinität zu M_1-Acetylcholin-Rezeptoren als zu den anderen M-Rezeptor-Typen. Daraus ergibt sich eine beschränkte Selektivität. Nach oraler Gabe reduziert Pirenzepin die Magensäureproduktion. Da die Acetylcholin-Rezeptoren der Belegzellen dem M_3-Typ zugerechnet werden, liegt der Wirkort von Pirenzepin wahrscheinlich an anderer Stelle. ▶ In Dosen von 100 – 150 mg pro Tag sind Erfolge bei der Therapie des **Ulcus duodeni** berichtet. Die Substanz wirkt aber nicht ausschließlich auf die Magenschleimhaut, sondern kann ▶ systemische Atropin-artige Nebenwirkungen auslösen, wie **Mundtrockenheit** oder **Akkommodationsstörungen**. Durch die Entwicklung der H_2-Antihistaminika und der Hemmstoffe der Protonenpumpe hat Pirenzepin seine therapeutische Bedeutung völlig verloren.

Tolterodin, Oxybutynin und **Trospium** werden zur Behandlung einer ▶ Detrusorschwäche der Harnblase benutzt. ▶ Die „Atropin-artigen" Nebenwirkungen ergeben sich aus dem Wirkungsmechanismus als Antagonist an Acetylcholin-Rezeptoren.

— Notwendige Wirkstoffe ————————————————————————

Parasympatholytika (Cholinolytika)

Wirkstoff	Handelsname	Alternative	Bemerkungen
Atropin*	– –	Atropinsulfat Tab., Amp. (0,25 – 2 mg) als Antidot 100 mg/Amp.	
Scopolamin (antiemetische Indikation)	Scopoderm® Pflaster	–	
Ipratropium	Itrop® Tab., Amp. Atrovent®, Aerosol	– –	
Butylscopolamin	Buscopan® Drag., Supp., Amp.	Butylscopolamin Spasmowern® Tab., Supp., Amp.	
Oxybutynin	Oxybutanon® Tab.	Oxybutynin Tab.	
Tolterodin	Detrusitol® Tab.	–	
Trospium	Spasmex® Tab.	Trospi® Tab.	
Tiotropium	Spiriva® Inhal.	–	

Eigene Eintragungen

. . .

. . .

---

* Über die Anwendung am Auge siehe S. 134.

2.3   Beeinflussung des Sympathikus

Wie auf S. 57 ausgeführt, verlassen die efferenten sympathischen Nervenfasern das Rückenmark (Th$_1$-L$_3$) als sog. präganglionäre Neurone, da immer erst eine Umschaltung auf ein zweites Neuron stattfindet, ehe das Erfolgsorgan innerviert wird. Diese Umschaltung erfolgt immer cholinerg, d. h., Acetylcholin ist die Überträgersubstanz. Die Ganglienzellen des zweiten Neuron sind vornehmlich in den paravertebralen Ganglien (Grenzstrang) oder den prävertebralen Ganglien konzentriert. Eine Anzahl „präganglionärer" Neurone zieht aber ohne Umschaltung durch diese makroskopisch sichtbaren Ganglien und schaltet erst später im Verlauf der sympathischen Nervenfasern oder erst im Erfolgsorgan auf das zweite, postganglionäre Neuron um. Letzteres wird als intramurale Umschaltung bezeichnet (Abb. 2.**7**). Daher enthalten fast alle vegetativ innervierten Organe Ganglienzellen, die den Perikaryen des zweiten sympathischen Neuron entsprechen. Der Parasympathikus verhält sich in dieser Beziehung ähnlich. Sehr ausgeprägt ist die Anhäufung von intramuralen Ganglienzellen in der Darmwand (Meissner- und Auerbach-Plexus). Die Überträgersubstanz des zweiten sympathischen Neurons ist Noradrenalin. Adrenalin stammt aus den Zellen des Nebennierenmarkes, die entwicklungsgeschichtlich dem zweiten sympathischen

Neuron entsprechen. Diese Zellen geben ihren Signalstoff als Hormon in die Blutbahn ab.

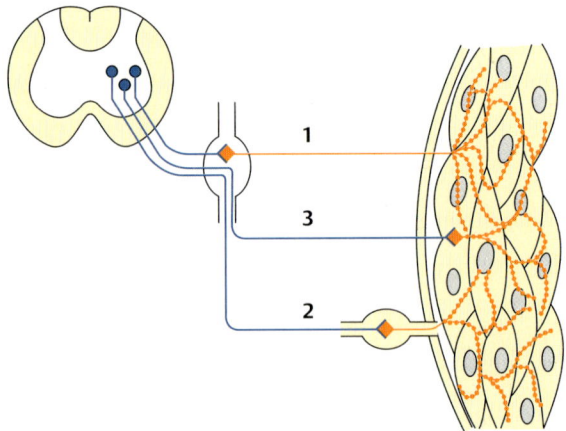

Abb. 2.7   Umschaltung vom präganglionären auf das postganglionäre Neuron. Die Umschaltung wird immer durch Acetylcholin vermittelt. Sie erfolgt entweder (**1**) in den paravertebralen Ganglien (Grenzstrang), in prävertebralen Ganglien im Verlauf des sympathischen Nervs (**2**) oder im Erfolgsorgan (**3**). Letzteres wird als intramurale Umschaltung bezeichnet.

2.3.1   Grundlagen: Noradrenalin und Adrenalin

Überblick

Beide Substanzen sind strukturell Catecholamine und stellen die Botenstoffe des sympathischen Nervensystems dar.

	Noradrenalin* (Norepinephrin)	**Adrenalin** (Epinephrin)
Funktionelle Bedeutung	Überträgerstoff	Hormon
vesikuläre Speicherung	in Varikositäten der sympathischen Nervenfaser	in der Nebennierenmarkzelle
Freisetzung	durch Aktionspotentiale, Freisetzung wird über präsynaptische α_2-Rezeptoren gebremst	durch Acetylcholin-bedingte Depolarisation
Synthese	Tyrosin → L-Dopa → Dopamin → Noradrenalin → Adrenalin	
Inaktivierung	durch Rückaufnahme, Methylierung und Desaminierung	
Abbau	– Methylierung der metaständigen Hydroxygruppe durch eine O-Methyltransferase (COMT) und/oder – oxidative Desaminierung der Seitenkette (MAO plus Aldehyd-Dehydrogenase) sowie – Kopplung	

Wirkungsweise: Wirkung auf Kreislauf, Bronchien, Intestinaltrakt, ZNS, Stoffwechsel entsprechend einer Anpassung des Organismus an Belastungen. Wirkung über α- und β-Rezeptoren.

α_1- und α_2-Rezeptoren	Erregung glatter Muskulatur (wichtig: Vasokonstriktion)
α_2-Rezeptoren	Hemmung der Noradrenalin-Freisetzung und zentrale Effekte
β_1-Rezeptoren	Stimulation des Herzens
β_2-Rezeptoren	Erschlaffung glatter Muskulatur (Bronchien, Uterus), Anregung des Stoffwechsels

Anwendung: Lokal zur Vasokonstriktion, systemisch Adrenalin (ggf. Noradrenalin) bei vasodilatorisch bedingtem Schock, z. B. Anaphylaxie

Kontraindikationen: z. B. Hyperthyreose, Hypertonie, Gefäßsklerose, Neigung zu Arrhythmien.

---

* Die Vorsilbe „Nor-" steht für „Stickstoff (N) ohne Radikal"; Noradrenalin entspricht also Adrenalin ohne Methylgruppe am Stickstoff.

Synthese und Abbau der Catecholamine

Synthese. Die Aminosäure L-Tyrosin wird in den Nervenfasern und in der Nebennierenmarkzelle enzymatisch über L-Dopa zu Dopamin umgewandelt (Abb. 2.8). Dopamin wird bereits in die Speichervesikel aufgenommen. Eine weitere Abwandlung unterbleibt in den dopaminergen Neuronen des extrapyramidalen Systems

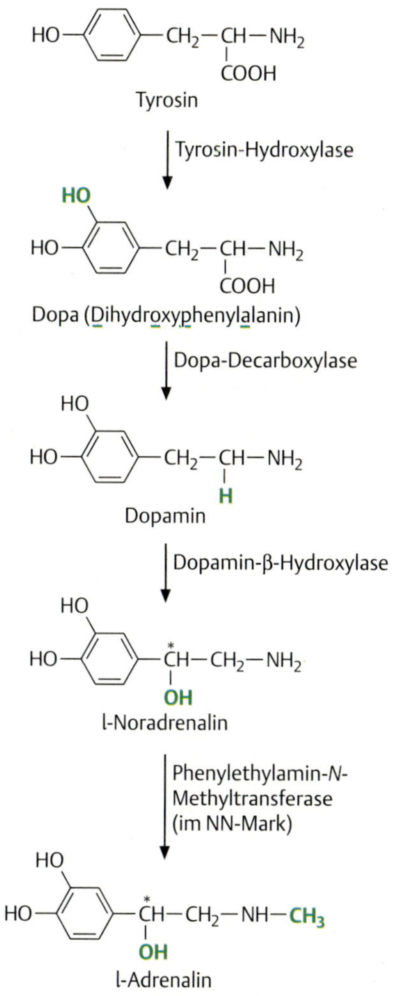

HO—⬡—CH₂—CH—NH₂
|
COOH
Tyrosin

↓ Tyrosin-Hydroxylase

HO
HO—⬡—CH₂—CH—NH₂
|
COOH
Dopa (Dihydroxyphenylalanin)

↓ Dopa-Decarboxylase

HO
HO—⬡—CH₂—CH—NH₂
|
H
Dopamin

↓ Dopamin-β-Hydroxylase

HO
HO—⬡—*CH—CH₂—NH₂
|
OH
l-Noradrenalin

↓ Phenylethylamin-N-Methyltransferase (im NN-Mark)

HO
HO—⬡—*CH—CH₂—NH—**CH₃**
|
OH
l-Adrenalin

Abb. 2.8 **Synthese von Noradrenalin und Adrenalin.**
* Asymmetrisches C-Atom

(Substantia nigra), wo Dopamin die Überträgersubstanz darstellt (s. Morbus Parkinson, S. 255 f). In den sympathischen Nervenenden und im Nebennierenmark wird in den Vesikeln durch die dort vorhandene β-Hydroxylase eine Hydroxy-Gruppe in die Seitenkette eingeführt. Damit ist Noradrenalin entstanden, das nur im Nebennierenmark weiter durch die N-Methyltransferase zu Adrenalin abgewandelt wird.

Abbau. Adrenalin und Noradrenalin sind in wässriger Lösung labil und unterliegen einer Oxidation. Sie können durch Antioxidantien und hohe Protonen-Konzentration stabilisiert werden. In vivo spielt diese Oxidation keine wesentliche Rolle, da beide Substanzen durch zwei spezifische Enzyme rasch abgebaut werden. Die außerhalb adrenerger Neurone im Cytosol von Zellen gelöste **Catecholamin-O-Methyltransferase (COMT)** methyliert die metaständige-Hydroxy-Gruppe, es entsteht dadurch Metanephrin bzw. Normetanephrin (Abb. 2.9), das in den anfallenden Konzentrationen keine sympathomimetischen Wirkungen mehr besitzt. Die Metanephrine und auch die Ausgangssubstanzen können durch die **Monoaminoxidase (MAO)** oxidativ desaminiert werden, welche in den Mitochondrien adrenerger Neurone sowie

anderer Zellen lokalisiert ist. Es entstehen Aldehyde. Diese werden durch eine **Aldehyddehydrogenase** schnell in Mandelsäure-Derivate überführt, die biologisch unwirksam sind und als solche oder in konjugierter Form (an der p-Hydroxy-Gruppe) im Harn erscheinen. Weitere Abbauprodukte sind nachgewiesen worden, bei denen die Seitenkette weiter zum Ethylenglykol reduziert ist: 3,4-Dihydroxy-phenyl-glykol bzw. 3-Methoxy-4-hydroxy-phenyl-glykol. Im Serum lassen sich ferner Kopplungsprodukte (Sulfate) der Catecholamine nachweisen, die biologisch unwirksam sind.
Die Leber ist reich an Monoaminoxidase und O-Methyltransferase und dadurch mitbestimmend für die Geschwindigkeit der Elimination der Catecholamine, die ins Blut gelangt sind. Für die Monoaminoxidase, von der es zwei Formen (A und B) gibt, sind spezifische Hemmstoffe bekannt, die therapeutisch angewendet werden, z. B. Moclobemid (S. 337) und Selegilin (S. 257).

Speicherung und Freisetzungsprozess

Die postganglionäre sympathische Nervenfaser zweigt sich am Ende in eine größere Anzahl von Ästen auf, die wiederholte Anschwellungen (**Varikositäten**) aufweisen. In den Varikositäten sind die Noradrenalin-speichernden Vesikel enthalten (Abb. 2.10). Ein einzelner Nervenimpuls setzt also Überträgersubstanz an einer Reihe distinkter Orte frei. Verglichen mit der geringen Breite des synaptischen Spaltes in der motorischen Endplatte der Skelettmuskeln ist die Diffusionsstrecke für Noradrenalin von der Varikosität bis zur Plasmamembran der Erfolgszellen meistens erheblich größer. Die glatte Muskelzelle weist – im Gegensatz zur Skelettmuskelzelle – in der Regel auch keine postsynaptische Spezialisierung auf, sondern ist in ihrer ganzen Oberfläche empfindlich für die Überträgersubstanz Noradrenalin. Außerdem reagiert sie abgestuft (nicht nach der Alles-oder-Nichts-Regel). Daraus ergeben sich folgende funktionellen Konsequenzen:

– Die nervale Stimulierung (oder Hemmung) des glatten Muskels benötigt erheblich mehr Zeit als beim Skelettmuskel.
– Das Ausmaß der muskulären Reaktion wird bestimmt durch die Summation abgestufter Erregungen (oder Hemmungen) aller Muskelfasern, die von der Überträgersubstanz erreicht werden. Im Skelettmuskel erfolgt die Regelung dagegen über die Zahl der pro Zeiteinheit rekrutierten Fasern.

Die Speichervesikel besitzen etwa einen Durchmesser von 500–900 nm. Ihre Membranen stammen vom Golgi-Apparat, müssen also durch axonalen Transport die Varikositäten erreichen. In den Vesikeln werden Noradrenalin bzw. Adrenalin in hoher Konzentration durch Bindung an spezielle Eiweißkörper (Chromogranine) und ATP gespeichert.
Über den **Freisetzungsprozess** herrscht folgende Vorstellung: Im Ruhezustand wird eine Verschmelzung der Vesikeloberfläche und der Innenseite der Plasmamembran verhindert. Sobald ein Aktionspotential die Varikosität (bzw. Acetylcholin die Nebennierenmarkzelle) erreicht, findet vermittelt durch Calcium-Ionen eine Verschmel-

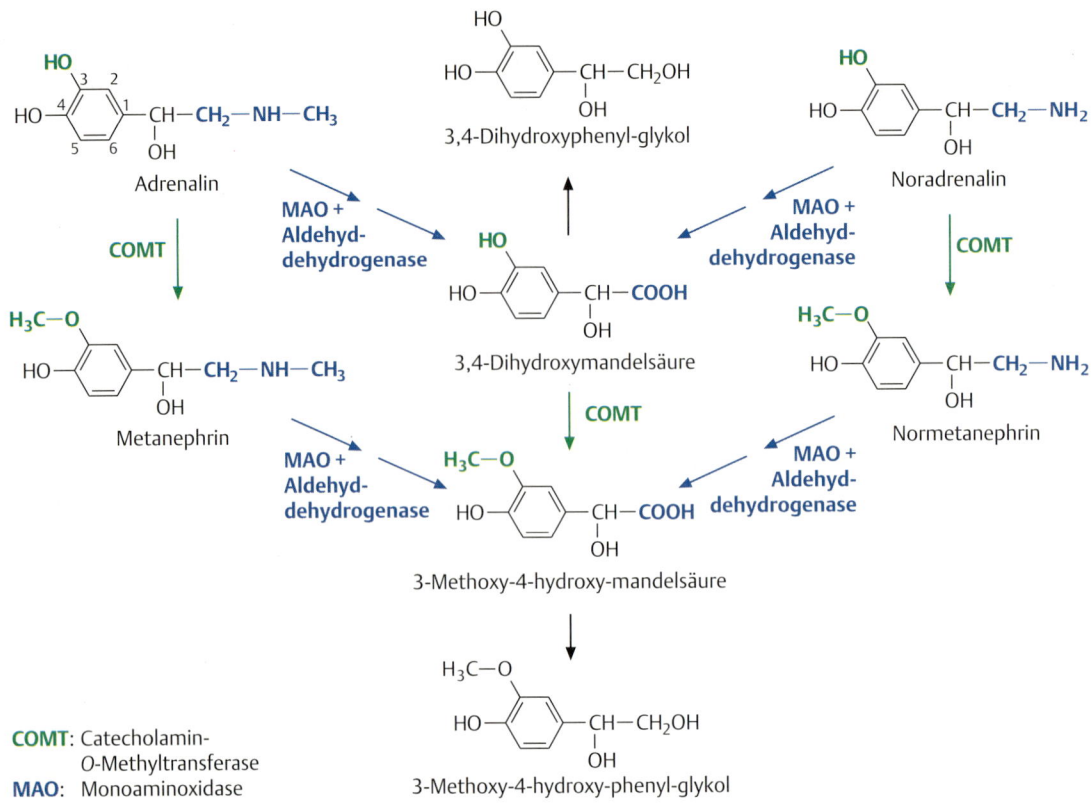

COMT: Catecholamin-
O-Methyltransferase
MAO: Monoaminoxidase

Abb. 2.**9** **Abbau der Catecholamine im Organismus.**

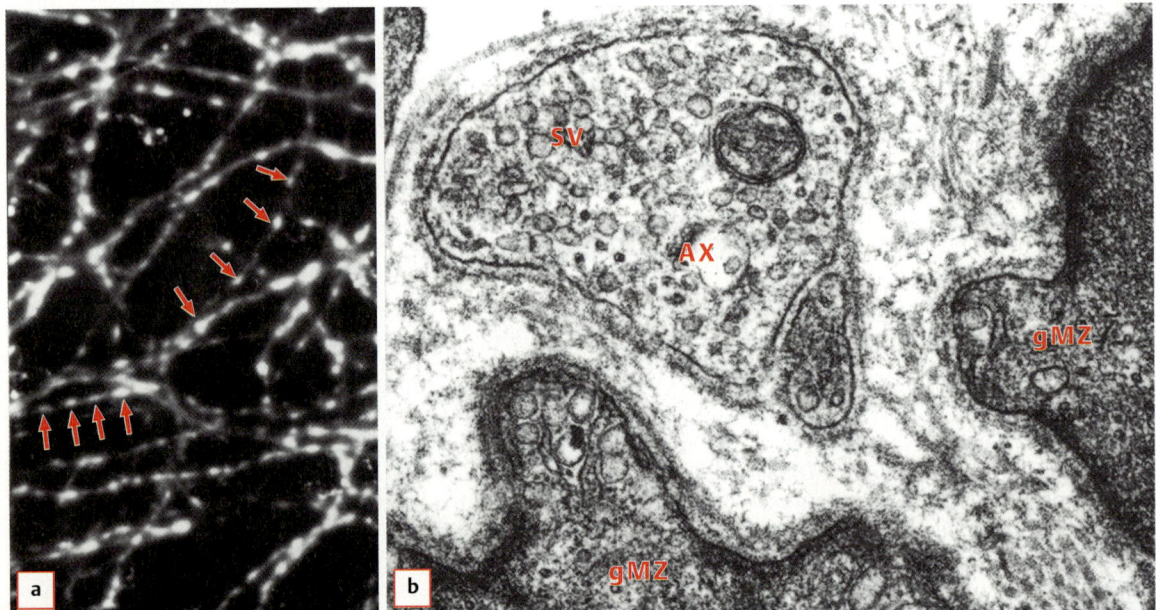

Abb. 2.**10** **Axonvarikositäten des postganglionären sympathischen Nervs. a** Fluoreszenzmikroskopische Darstellung adrenerger Nerven in der Iris der Ratte. Die Pfeile weisen auf einige der zahlreichen Axonvarikositäten, die nach Behandlung des isolierten Gewebes mit Glyoxylsäure (2%, in Phosphatpuffer, pH 7,0) aufgrund ihres hohen Gehaltes an Noradrenalin eine charakteristische Fluoreszenz zeigen. Vergrößerung 1800×.
b Elektronenmikroskopische Aufnahme, Querschnitt durch die Axonvarikosität (AX) im adrenerg innervierten, glatten M. ano-coccygeus der Ratte. Die Varikosität enthält zahlreiche kleine synaptische Vesikel (SV), die allerdings im Laufe der Präparation ihren elektronendichten Kern verloren haben. gMZ: glatte Muskelzelle, deren Oberfläche durch Einstülpungen (Caveolae) vergrößert ist. Beachte den großen neuromuskulären Abstand; ähnliche Verhältnisse finden sich in der Blutgefäßmuskulatur, in anderen glatten Muskeln kann dieser Abstand auch geringer sein. Vergr. 47650× (Aufnahme aus dem Anatomischen Institut der Universität Kiel).

zung der membrannahen Vesikel mit der Plasmamembran statt, was eine exozytotische Freisetzung des Vesikelinhalts (Catecholamin, Dopamin-β-Hydroxylase, Chromogranine und ATP) nach sich zieht. Außerdem aktivieren Ca^{2+} kontraktile Proteine, welche die Vesikel zum Plasmalemm hinziehen. Die mit der Plasmamembran verschmolzenen Vesikel-Membranabschnitte werden wieder in das Zellinnere zurückgenommen und erneut verwendet.

Der Noradrenalin-Freisetzungsmechanismus wird durch die Aktivierung präsynaptischer Muscarin-Rezeptoren und durch die freigesetzte Substanz selbst gehemmt (negative Rückkopplung). Die präsynaptische Membran besitzt α_2-Rezeptoren, deren Erregung durch Noradrenalin eine Hemmung der Noradrenalin-Ausschüttung auslöst (Abb. 2.14, S. 75). Aus dem freigesetzten ATP kann durch Ekto-Phosphatasen Adenosin gebildet werden, das über eine Interaktion mit einem Adenosin-Rezeptor („Purinorezeptor") die weitere Freisetzung hemmt. Das Erfolgsorgan wird damit vor einem Übermaß an Überträgersubstanz geschützt. Außerdem wird auf diese Art und Weise verhindert, dass zu viel Noradrenalin abdiffundiert und systemische Wirkungen auslöst.

α- und β-Rezeptoren

Die adrenergen Rezeptoren gehören in die Gruppe der G-Protein-gekoppelten Rezeptoren. Es sind zwei Typen von adrenergen Rezeptoren zu unterscheiden, die als α- und β-Rezeptoren klassifiziert werden.

Subtypen. Eine genauere Analyse der Rezeptoreigenschaften und ihrer Organspezifität hat zur weiteren Unterscheidung in α_1- und α_2-Rezeptoren und in β_1- und β_2- (und wahrscheinlich β_3-) Rezeptoren geführt (Abb. 2.11). Die menschlichen Fettzellen besitzen vermutlich einen β_3-Adrenorezeptor, der sich durch sein Verhalten gegenüber Agonisten und Antagonisten von den β_1- und β_2-Rezeptoren unterscheiden lässt (z.B. Unempfindlichkeit gegen viele β-Blocker wie z.B. Propranolol). Er hat gegenwärtig keine spezielle therapeutische Bedeutung.

Experimentell können auch noch Subtypen des α-Rezeptors nachgewiesen werden: α_{1A}, α_{1B}, α_{1D} sowie α_{2A},

α_{2B}, α_{2C}. Ob sich aus dieser Subtyp-Vielfalt ein therapeutischer Nutzen ziehen lässt, bleibt abzuwarten. Wir konzentrieren uns hier auf die Subtypen α_1, α_2 sowie β_1 und β_2, deren präferentielle Beeinflussung möglich und pharmakotherapeutisch wichtig ist.

Lokalisation. Für die α-Rezeptoren hat sich ergeben, dass der präsynaptische Rezeptor immer dem α_2-Typ zuzuordnen ist, während am Erfolgsorgan α_1- und α_2-Rezeptoren nebeneinander vorkommen können. Für die β-Rezeptoren scheint zu gelten, dass die β_1-Rezeptoren auf dem Erfolgsorgan in unmittelbarer Nähe der Varikosität, die β_2-Rezeptoren in größerer Entfernung davon lokalisiert sind. Es gibt eine große Zahl von Sympathomimetika und Sympatholytika, die unterschiedliche Affinitäten zu den einzelnen Rezeptor-Typen besitzen. Ein Überblick über die wichtigsten Agonisten und Antagonisten ist der Auflistung in Abb. 2.12 zu entnehmen.

Rezeptorbindung. Für die Bindung von Noradrenalin und Adrenalin an das komplementäre Rezeptorareal sind wahrscheinlich folgende Molekülstrukturen notwendig:
– die benachbarten Hydroxygruppen am Ring sowie die Hydroxygruppe in der Seitenkette, die Wasserstoffbrücken-Bindungen mit der Hydroxygruppe von Serinresten ermöglichen;

Adrenalin

Noradrenalin

	Rezeptor-Typen			
	α_2	α_1	β_1	β_2
Kopplungs-mechanismus	cAMP ↓	IP$_3$ DAG	cAMP ↑	cAMP ↑
Agonisten				
Noradrenalin				
Adrenalin				
Isoprenalin				
Salbutamol				
Phenylephrin				
Clonidin				
Oxymetazolin				
Antagonisten				
Phentolamin				
Prazosin				
Doxazosin				
Atenolol				
Propranolol				

Abb. 2.**12** **Spezifitäten von α- bzw. β-Agonisten und -Antagonisten.** cAMP = zyklisches Adenosin-monophosphat, IP$_3$ = Inositol-triphosphat, DAG = Diacylglycerin.

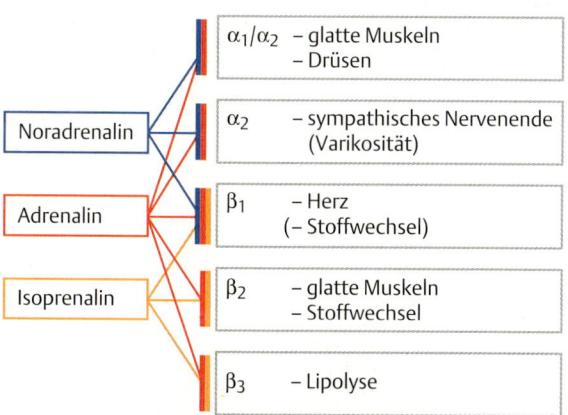

Abb. 2.**11** **Beeinflussung adrenerger Rezeptoren.**

– der bei physiologischem pH positiv geladene Stickstoff der Seitenkette, der eine Ion-Ion-Bindung mit dem Carboxylat eines Aspartatrestes eingehen kann;
– der Benzolring, der durch van-der-Waals-Kräfte hydrophobe Bindungskräfte beiträgt.

Besitzt ein Catecholamin keinen Substituenten am Stickstoff, wie Noradrenalin, reagiert es fast ausschließlich mit den α- und β_1-Rezeptoren. Ist dagegen ein größerer Substituent am Stickstoff vorhanden (iso-Propyl oder länger), steht die Reaktion mit den β_2-Rezeptoren im Vordergrund (s. u.). Adrenalin mit der kleinen N-ständigen Methylgruppe wirkt auf alle Rezeptortypen ein.
Für die Affinität zum β-Rezeptor scheint also ein Alkylrest am Stickstoff von entscheidender Bedeutung zu sein; dies gilt nicht nur für Agonisten, sondern auch für Antagonisten.

Box 2.3

Enantiomeren-Selektivität

Noradrenalin

Amphetamin

Ephedrin

Die Catecholamine wie auch das Amphetamin besitzen ein asymmetrisches Kohlenstoff-Atom (C*), so dass jeweils zwei Enantiomere möglich sind. Die natürlich vorkommenden Noradrenalin- und Adrenalin-Enantiomere sind immer linksdrehend und zeigen eine höhere Affinität zu den Rezeptoren und den Transportproteinen als die rechtsdrehenden Enantiomere. Im Fall des indirekt wirkenden Amphetamin ist das α-Kohlenstoff-Atom asymmetrisch. Das rechtsdrehende Enantiomer (Dextroamphetamin) wirkt etwa viermal so stark zentral stimulierend wie das linksdrehende. Ephedrin, ebenfalls ein Sympathomimetikum, enthält zwei Asymmetrie-Zentren, es existieren also vier mögliche optische Isomere: die beiden Enantiomeren-Paare (+)- und (–)-Ephedrin und (+)- und (–)-Pseudoephedrin. Die biologisch wirksamste Verbindung ist (–)-Ephedrin.

Zellulärer Wirkungsmechanismus der Catecholamine

Die Interaktion von Noradrenalin und Adrenalin mit den adrenergen Rezeptoren wird durch G-Proteine weitervermittelt. Dadurch können zwei verschiedene Mechanismen in Gang gesetzt werden (S. 4):
– Es werden **Schlüsselenzyme** stimuliert (z. B. Adenylatcyclase nach β-Rezeptor-Aktivierung oder Phospholipase C nach α_1-Aktivierung) oder gehemmt (Adenylatcyclase nach α_2-Erregung);
– es werden mittels G-Proteinen **Ionenkanäle** direkt beeinflusst (K^+-Kanal-Aktivierung und Ca^{2+}-Kanal-Hemmung über α_2).

Bindung an β-Rezeptoren. Das nach β-Rezeptor-Aktivierung von der Adenylatcyclase gebildete zyklische 3',5'-AMP (cAMP) ist an der Regulation einer großen Anzahl von zellulären Prozessen beteiligt.

cAMP
3',5'-cyclo-Adenosin-monophosphat

Es enthemmt die Proteinkinase A, ein Phosphatgruppen übertragendes Enzym. Die Phosphorylierung von Enzymen verändert deren Aktivität, wie dies in Abb. 2.13 für zwei Stoffwechselprozesse dargestellt ist. Die Phospho-

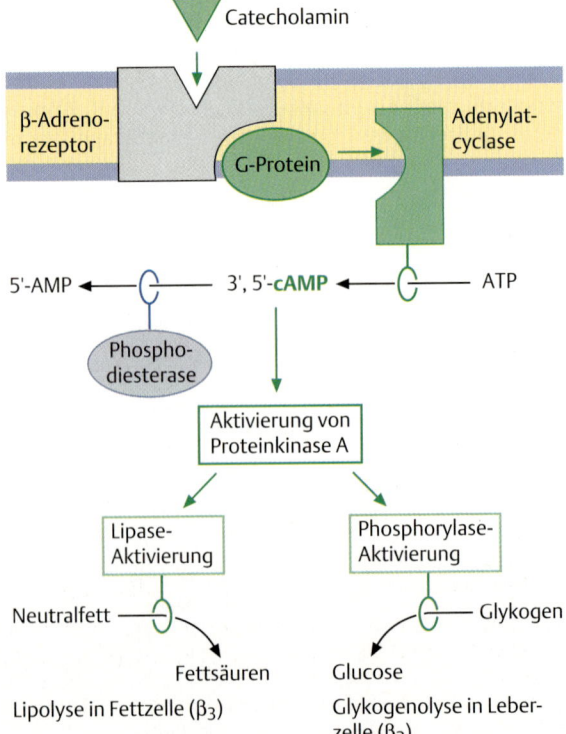

Abb. 2.13 **Einfluss der Catecholamine auf den Fett- und Kohlenhydrat-Stoffwechsel.** Durch Aktivierung der Lipase der Fettzellen kommt es zur Lipolyse, Aktivierung der Phosphorylase der Leberzellen führt zur Glykogenolyse.

rylierung kann auch die Ca^{2+}-Kanal-Proteine von Herzmuskelzellen betreffen. Deren Öffnungsneigung wird erhöht, was zum inotropen Effekt beiträgt. Die aktuelle zelluläre Konzentration an cAMP befindet sich in einem Fließgleichgewicht zwischen Entstehung durch Erregung von Adrenorezeptoren und Abbau durch das Enzym Phosphodiesterase, das wiederum durch Theophyllin (S. 346 f) und einige andere Substanzen gehemmt werden kann.

Bindung an α_1-Rezeptoren. Der Transduktionsweg einer Bindung von Catecholaminen an α_1-adrenerge Rezeptoren besteht in einer G-Protein-vermittelten Aktivierung der Phospholipase C. Dieses Enzym spaltet das im Plasmalemm enthaltene Phospholipid Phosphatidylinositol in Inositol-1,4,5-triphosphat (IP_3) und Diacylglycerin (s. Abb. 1.**5**, S. 6). IP_3 setzt intrazellulär Calcium-Ionen frei und kann so z. B. den Tonus glatter Muskulatur erhöhen oder Vesikel-gespeicherte Hormone freisetzen.

Schicksal des freigesetzten Noradrenalin

Das durch Nervenimpulse auf exozytotischem Wege freigesetzte Noradrenalin verteilt sich ausschließlich durch Diffusion (Abb. 2.**14**). Nur ein kleiner Teil erreicht die entsprechenden Rezeptoren an der Plasmamembran der Erfolgszelle und wird vorübergehend gebunden. Eine wesentliche Fraktion (bis zu 90%) wird vom freisetzenden Neuron wieder aufgenommen (**neuronale Aufnahme**) und wenigstens zum Teil in die synaptischen Vesikel rückgespeichert. Der Rest unterliegt dem Abtransport durch die Kapillaren, zerfällt spontan oder durch enzymatischen Abbau oder wird in den Intrazellulärraum der Effektorzellen aufgenommen (**extraneuronale Aufnahme**) und dort abgebaut.

Diese einzelnen Vorgänge sind deshalb so wichtig, weil in dieses Fließgleichgewicht Substanzen eingreifen und dementsprechend die Funktion des Sympathikus ändern können. Hierzu gehören z. B. Cocain, indirekte Sympathomimetika und trizyklische Antidepressiva.

Was hier für das neuronal freigesetzte Noradrenalin ausgeführt wurde, gilt im Prinzip auch für Adrenalin, das vom Nebennierenmark abgegeben wird und in den Effektororganen ebenfalls einem Fließgleichgewicht zwischen den verschiedenen Teilprozessen unterliegt.

Während der Rezeptor recht hohe Anforderungen an die Molekülstruktur der Agonisten stellt, ist der axonale Speichermechanismus (transmembranale Aufnahme, vesikuläre Anreicherung) in dieser Hinsicht sehr viel weniger „wählerisch": So werden einige Substanzen, die keine Affinität zum Rezeptor aufweisen (Mangel an Hydroxy-Gruppen), vom Speichersystem aufgenommen, konkurrieren mit Noradrenalin und erhöhen damit seine extrazelluläre Konzentration. Sie wirken daher sympathomimetisch und werden konsequenterweise indirekte Sympathomimetika genannt (s. a. Abb. 2.**3**, S. 59). In diese Gruppe gehören u. a. Ephedrin und Amphetamin (Tab. 2.**3**, S. 80).

Funktionelle Bedeutung der Catecholamine

Noradrenalin ist nicht nur in den sympathischen Nervenfasern vorhanden, sondern neben Adrenalin auch im Nebennierenmark. Sein Anteil hängt von der Spezies und dem Funktionszustand des Markes ab (Noradrenalin ist immer Synthese-Durchgangsstufe für Adrenalin). Im Zentralnervensystem gibt es Regionen mit hoher Noradrenalin-Konzentration (Hypothalamus, vegetative Zentren im Hirnstamm). Daneben spielt Dopamin, die Vorstufe von Noradrenalin, als Überträgersubstanz im extrapyramidalen System eine bedeutsame Rolle (S. 255). Adrenalin ist das Hormon des Nebennierenmarkes, dessen Zellen entwicklungsgeschichtlich einem 2. sympathischen Neuron entsprechen (Abb. 2.**15**). Ferner findet sich Adrenalin in den verstreuten chromaffinen Zellen verschiedener Gewebe.

Für das Verständnis der unterschiedlichen Funktion von Noradrenalin und Adrenalin ist es wichtig, sich klarzumachen, dass **Noradrenalin** als nervale Überträgersubstanz eine **lokal begrenzte Wirkung** ausübt – eben nur dort, wo eine Organfunktion an die augenblickliche Situation durch gesteigerte Tätigkeit der betreffenden Nervenfasern angepasst werden soll. Dies sei an einigen Beispielen erläutert:
- Erregung des M. dilatator pupillae zur Pupillenerweiterung bei abnehmender Lichtintensität,
- Steigerung der Herzfrequenz zur Kompensation einer durch Vasodilatation in arbeitender Muskulatur ausgelösten Blutdrucksenkung,
- Vasokonstriktion der Hautgefäße zur Verminderung von Wärmeverlusten bei kalter Außentemperatur.

Adrenalin löst dagegen aufgrund seiner humoralen Verteilung immer **systemische Wirkungen** aus. Das gesamte Wirkungsbild kann charakterisiert werden durch eine gesteigerte Leistungsfähigkeit des Organismus: Der Blutdruck steigt, die Bronchien werden erweitert, das Bewusstsein ist „alert", durch Dissimilation des Energie-

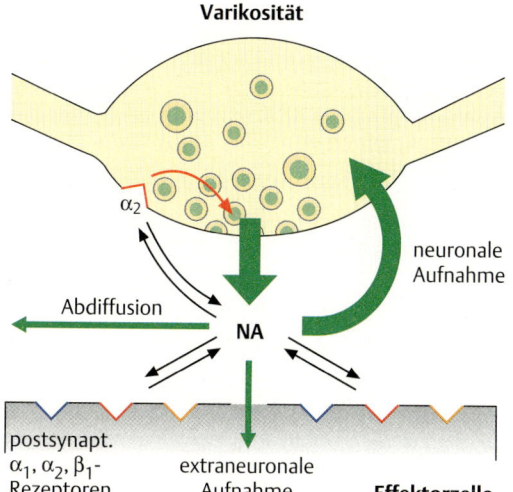

Varikosität

α_2

Abdiffusion

neuronale Aufnahme

NA

postsynapt. α_1, α_2, β_1-Rezeptoren

extraneuronale Aufnahme

Effektorzelle

Abb. 2.14 Noradrenalin nach seiner Freisetzung aus der Varikosität. NA = Noradrenalin. Nur ein geringer Teil des freigesetzten NA erreicht die postsynaptischen Rezeptoren. Die Erregung präsynaptischer α_2-Rezeptoren hemmt die NA-Freisetzung.

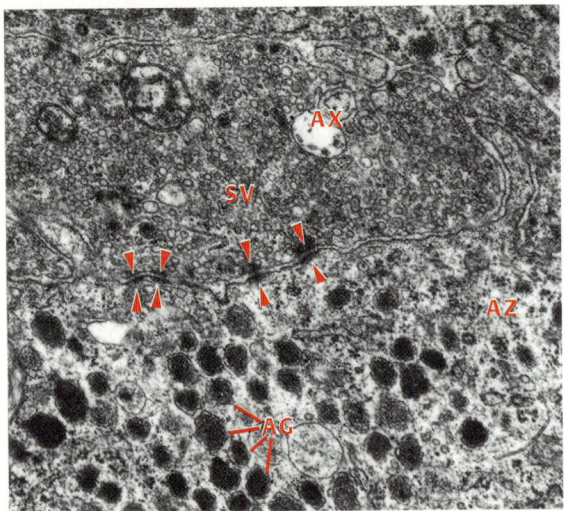

Abb. 2.15 Innervation des Nebennierenmarks. Die Axonendigung (AX) enthält zahlreiche Acetylcholin-speichernde synaptische Vesikel (SV). AG = Adrenalin-Speichergranula. Die Pfeilköpfe weisen auf die für Synapsen charakteristischen Verdichtungen an der prä- und subsynaptischen Membran. Beachte den engen synaptischen Spalt. Vergr. 18 300 × (Aufnahme aus dem Anatomischen Institut der Universität Kiel).

depots steigt das Angebot von Substraten (Glucose, Fettsäuren) im Blut, im Augenblick unwichtige Funktionen werden gedrosselt, so die Darmtätigkeit. Eine gesteigerte Adrenalin-Freisetzung aus dem Nebennierenmark ist daher immer dann zu beobachten, wenn der Organismus einer tatsächlichen oder vermeintlichen Leistungssteigerung unterworfen ist. Diese Regulation ist sinnvoll, wenn die vermehrte Adrenalin-Ausschüttung mit einer erhöhten körperlichen Leistung einhergeht. Ist dies nicht der Fall, so ist diese „Anpassung" sinnlos.

Ein erhöhter Sympathikotonus ist bei manchen Menschen auch durch **vermeintliche Anforderungen** zu beobachten. Eine derartige Reaktion demonstriert deutlich die Tatsache, dass die vegetativen Zentren des sympathischen Systems durch psychische Vorgänge beeinflusst werden können. Vegetative Dysregulationen können sich auf die Dauer als somatisch fixierte Erkrankungen manifestieren, z. B. als essentielle Hypertonie.

▶ Wirkungen der Catecholamine

Blutgefäße. Der systolische und der diastolische **Blutdruck** steigen nach Zufuhr von Noradrenalin an. Je nach Dosierung kann die Durchblutung mancher Organe aber trotz der Blutdrucksteigerung abnehmen, weil die Widerstandsgefäße verengt werden. Da Adrenalin sowohl α- als auch β_2-Rezeptoren stimuliert, ist seine Gefäßwirkung komplexer als die von Noradrenalin. In vielen Gefäßbezirken (Haut- und Splanchnikusgebiet) überwiegt zwar die Vasokonstriktion, aber in manchen Organen herrscht doch die durch β_2-Stimulierung ausgelöste Vasodilatation vor. Dies gilt vor allem für den tätigen Skelettmuskel in Anwesenheit niedriger Adrenalin-Konzentrationen. Die Zunahme der systolischen Blutdruckwerte ist unter diesen Bedingungen nicht von einer Steige-

rung der diastolischen Werte begleitet. Erst nach hohen Dosen Adrenalin überwiegt der vasokonstriktorische Effekt mit entsprechender Anhebung auch der diastolischen Druckwerte.

Herz. Beide körpereigenen Catecholamine wirken über eine Erregung von β_1-Rezeptoren qualitativ gleichartig auf die verschiedenen Eigenschaften des Herzens ein, Noradrenalin aber jeweils schwächer. Die Frequenz des Sinusknotens (Abb. 2.4 und 2.16) und gegebenenfalls sekundärer Schrittmacher nimmt zu (**positiv chronotrop**), die Erregbarkeit wird erhöht (**positiv bathmotrop**) und die Fortleitungsgeschwindigkeit gesteigert (**positiv dromotrop**). Mit steigender Dosierung von Adrenalin nimmt die Neigung zum Auftreten von Extrasystolen zu, bis ausgeprägte Irregularitäten und schließlich ein Kammerflimmern einsetzen. Die stark erregende Wirkung von Adrenalin kann bei stillstehendem Herzen zum Wiederauftreten spontaner Schrittmacherpotentiale und zu deren Weiterleitung führen. Die Kontraktionskraft der Vorhof- und Kammermuskulatur wird durch die Catecholamine gesteigert (**positiv inotrop**, Abb. 2.16). Dabei kann die Systolendauer verkürzt sein, weil Anspannung und Erschlaffung rascher vonstatten gehen. Der Sauerstoff-Verbrauch der Herzmuskulatur steigt erheblich an, und zwar mehr, als es der gesteigerten Herzleistung entspricht, d. h. der Nutzeffekt des Herzens wird vermindert. Der daraus resultierende Sauerstoff-Mangel kann zur erhöhten Erregbarkeit (Auslösung von Extrasystolie) beitragen und so ausgeprägt sein, dass multiple Herzmuskelnekrosen auftreten. Bei vorgeschädigtem Koronarkreislauf ist die Auslösung von pektanginösen Beschwerden selbst bei niedrigen Konzentrationen von Adrenalin, wie sie durch Ausschüttung aus dem Nebennierenmark zustande kommen, gut verständlich.

Auch über α-Rezeptoren ist prinzipiell ein inotroper Effekt auslösbar. In der menschlichen Herzmuskulatur sind prozentual jedoch nur wenige α-Rezeptoren vorhanden. Ihre maximale Stimulierung, z. B. durch Phenylephrin, erreicht nur ca. 10 % derjenigen Kraftwerte, die mit β-Mimetika erzielt werden können. Die eben beschriebenen Wirkungen der Catecholamine können im intakten Organismus noch durch reflektorische Prozesse überlagert und modifiziert werden. Ein besonders typisches Beispiel ist die Bradykardie, die sich bei Blutdrucksteigerung nach Gabe von Noradrenalin ausbilden kann. Die Erregung der Barorezeptoren mit reflektorischer parasympathischer Tonus-

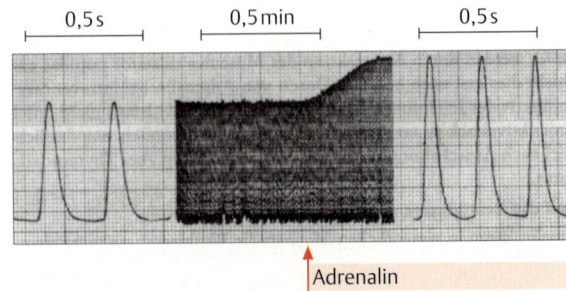

Abb. 2.16 Wirkung von Adrenalin auf die Vorhofkontraktion. Isometrische Registrierung mittels eines Dehnungsmessstreifens auf einem Direktschreiber. Nach Zusatz von Adrenalin ($2 \cdot 10^{-8}$ g/ml) nehmen die Kontraktionskraft und die spontane Schlagfrequenz zu. Beachte die zwei verschiedenen Registriergeschwindigkeiten.

steigerung am Sinusknoten überwindet die direkte Noradrenalin-Wirkung an den Schrittmacherzellen. Nach einer Vorbehandlung mit Atropin tritt die reflektorische Bradykardie nicht mehr auf.

Bronchialmuskulatur. Während Noradrenalin den Tonus der Bronchialmuskulatur kaum beeinflusst, wirkt Adrenalin durch eine β_2-Stimulierung **bronchodilatatorisch**. Der Effekt ist besonders ausgeprägt, wenn ein erhöhter Tonus der Bronchialmuskulatur vorliegt; dabei spielt die Genese der Tonuserhöhung keine Rolle (Histamin, Acetylcholin, Kinine, Prostaglandine). Diese Wirkung kann therapeutisch beim Asthma bronchiale ausgenutzt werden, wobei der Applikation eines β_2-Mimetikum (s.u.) der Vorzug gegeben wird, und zwar möglichst lokal in Form eines Aerosol anstatt systemisch. Der systemische Einsatz von Adrenalin bei Asthma bronchiale ist aufgrund der schweren Nebenwirkungen als Ultima ratio in verzweifelten Fällen anzusehen, kann aber lebensrettend sein.

Es sei an dieser Stelle schon darauf hingewiesen, dass durch Gabe von β-Blockern der Tonus der Bronchialmuskulatur durch Ausschaltung der „physiologischen Adrenalin-Wirkung" ansteigen kann, so dass bei entsprechend disponierten Menschen durch β-Blocker ein Asthmaanfall ausgelöst wird.

Darm- und andere glatte Muskulatur. Adrenalin **senkt** den **Tonus** und die Frequenz der **Pendelbewegungen** der Darmmuskulatur. Eine isolierte Erregung der α_2-Rezeptoren durch Noradrenalin kann gegebenenfalls zur Tonussteigerung in manchen Darmabschnitten (Sphinkteren) führen; diese Rezeptoren sind wahrscheinlich auf den neuronalen Plexus lokalisiert. Die Wirkungen auf den Uterus sind ungleichmäßig und hängen vom Funktionszustand und von der Spezies ab. Beim Menschen fördert eine β_2-Erregung die Ruhigstellung des graviden Uterus (s. unter tokolytisch wirkenden Sympathomimetika, S. 82). Der M. dilatator pupillae wird über α-Rezeptoren durch die Catecholamine erregt; ebenso die Mm. arrectores pilorum (Aufrichten des Felles bei Katzen in „Stress-Situationen").

Auf die **Skelettmuskulatur** haben die Catecholamine keine ausgeprägten Wirkungen. Die Kontraktionskraft von schnellen (weißen) Skelettmuskeln wird durch Adrenalin etwas gesteigert. Ebenfalls aufgrund einer β_2-Stimulierung tritt ein Tremor auf, an dessen Zustandekommen die Muskelspindeln beteiligt sind. Dieser Tremor kann durch Gabe von β-Blockern abgeschwächt werden.

Zentralnervensystem. Adrenalin besitzt gewisse zentral stimulierende Wirkungen, wobei unklar ist, ob Adrenalin die Blut-Liquor-Schranke überwinden kann. So wird die Atemtätigkeit angeregt, es treten motorische Unruhe, innere Ruhelosigkeit und Tremor auf. Bei empfindlichen Menschen können diese Symptome schon nach Anwendung von Lokalanästhetika mit Adrenalin-Zusatz beobachtet werden. Noradrenalin wirkt in dieser Hinsicht vergleichsweise schwächer.

Stoffwechselwirkungen. Adrenalin wirkt über eine Steigerung der Adenylatcyclase-Aktivität katabol: Es **steigert den Glykogen- und Fettabbau** und führt damit zum Anstieg der Glucose- und Fettsäure-Konzentration im Blut (Abb. 2.**13**, S. 74). Der Grundumsatz und der Sauerstoff-Bedarf aller Gewebe sind erhöht. Diese Stoffwechselwirkungen des Nebennierenmark-Hormons sind wahrscheinlich seine wichtigste Funktion unter physiologischen Bedingungen. Sie werden vornehmlich über β_2- bzw. β_3-Rezeptoren vermittelt, dementsprechend ist Noradrenalin in dieser Hinsicht wenig wirksam. Es hemmt jedoch über eine α-Rezeptoren-Erregung die Insulin-Inkretion.

▶ Anwendung der Catecholamine

Die therapeutische Anwendung dieser Substanzen ergibt sich aus den oben geschilderten Wirkungen, die außerordentlich vielfältig sind. Daher ist bei jeder therapeutischen Anwendung damit zu rechnen, dass auch Wirkungen auftreten, die im speziellen Fall nicht gewünscht werden. Zudem ist immer zu berücksichtigen, dass die Catecholamine sehr wirksame Substanzen sind, schon 1 mg/Mensch kann toxisch sein. Ferner schwankt die Empfindlichkeit gegenüber den Catecholaminen interindividuell sehr stark.

Bei **lokaler Applikation** auf diffus blutende Wunden wird durch die Konstriktion kleiner Gefäße eine **Blutstillung** und bei Auftragung auf geschwollene Schleimhäute eine **Abschwellung** erreicht (verdünnte Adrenalin-Lösungen: 0,02–0,1 mg/ml; handelsübliche *Suprarenin*®-Lösung 1:1000 enthält 1 mg/ml). Adrenalin-Zusatz zu Lokalanästhetika führt infolge der Vasokonstriktion zu verminderter Durchblutung am Injektionsort, so dass sich die Wirkdauer der **örtlichen Betäubung** verlängert und ggf. Blutungen abnehmen (S. 263). In Form der Vorstufe Dipivefrin am Auge angewandt, dient Adrenalin als **Glaukom-Therapeutikum** (S. 135).

Dipivefrin;
Penetrationsform zur Passage der Cornea,
Esterspaltung im Gewebe →
Freisetzung von Adrenalin

Die **vasokonstriktorische** Wirkung der Catecholamine kann auch systemisch ausgenutzt werden. Immer dann, wenn ein **Kreislaufschock durch Vasodilatation** ausgelöst ist, können Noradrenalin oder Adrenalin entscheidende therapeutische Bedeutung besitzen. Günstiger als eine einmalige Injektion (Dosierung um 0,5 mg) wirkt sich eine Infusion aus, da aufgrund der überaus schnellen Elimination nur so ein konstanter Wirkspiegel erzielt werden kann. Die Dosierung muss sich nach dem Effekt richten (als Richtzahl 0,01–0,02 mg Noradrenalin-Base pro Minute × Mensch). Besonders gut wirkt sich eine Adrenalin-Infusion beim **allergischen Schock** aus, weil neben der Vasodilatation auch die gesteigerte Kapillarpermeabilität und die Bronchospasmen günstig beeinflusst werden. Ein Volumenmangelschock ist primär keine Indikation für Noradrenalin, noch viel weniger ein kardiogener Schock mit kleiner Blutdruckamplitude, auch wenn in Fällen, die Dopamin- und Dobutamin-refraktär sind, zunächst Adrenalin und letztlich Noradrenalin zur Aufrechterhaltung eines „zentralen Kreislaufs" notwendig sein können.

Kontraindikationen für die Catecholamine

Aus der Tatsache, dass die Catecholamine die Erregbarkeit des Herzens erheblich heraufsetzen und den Blutdruck exzessiv zu steigern vermögen, ergibt sich eine Reihe von Kontraindikationen:
- **Hyperthyreose**, bei der die Empfindlichkeit des Herzens gegenüber Catecholaminen abnorm gesteigert ist;
- **Koronarsklerose**, bei der der gesteigerte Sauerstoff-Bedarf des Herzens nicht durch eine entsprechende Koronardilatation kompensiert werden kann;
- **allgemeine Gefäßsklerose**, besonders der Hirngefäße, bei der die plötzliche Blutdrucksteigerung durch Catecholamine zu Gefäßrupturen führen kann;
- **Bluthochdruck**.

Diese Kontraindikationen gelten nicht nur für die Anwendung reiner Adrenalin- oder Noradrenalin-Lösungen, sondern auch, wenn Catecholamine als Zusatz zu anderen Medikamenten, wie z.B. den Lokalanästhetika, Verwendung finden. Ferner ist zu beachten, dass Catecholamin-haltige Zubereitungen von Lokalanästhetika an Organen mit Endarterien wie Finger, Zehen, Penis, Nase und Ohren zu Gangrän führen können. Bei diesen Lokalisationen muss die Lokalanästhesie ohne vasokonstriktorische Zusätze erfolgen.

Auch körpereigene Catecholamine können zu einer akuten „Überdosierung" führen: Wenn bei Hypertonikern mit Koronarsklerose der Blutdruck zu schnell gesenkt wird, z.B. nach Gabe eines Calcium-Antagonisten mit zu schnellem Wirkungseintritt, kommt es durch die körpereigenen Catecholamine zu einer reflektorischen Tachykardie, die zur Herzschädigung führen kann; im Extremfall droht plötzlicher Herztod.

Im Handel erhältliche Catecholaminpräparate

Noradrenalin (Norepinephrin)	*Arterenol® 1 : 1 000 Inj.-Lsg.*
Adrenalin (Epinephrin)	*Adrenalin 1 : 1 000, 1 : 10 000, Suprarenin® 1 : 1 000 Inj.-Lsg., Fastject® 2 mg/2 ml Amp.*
Dipivefrin	*Epifrin®, Glaucothil® Augentropfen*

2.3.2 Sympathomimetika

Überblick

Sympathomimetika wirken entweder *direkt* als Agonisten an adrenergen Rezeptoren oder *indirekt* als Hemmstoffe der Wiederaufnahme oder Förderer der Freisetzung von Noradrenalin.

α-Mimetika
▶ direkt: Agonisten an adrenergen α-Rezeptoren, dadurch Vasokonstriktion.
▶ – systemisch bei hypotonen Zuständen, z.B. Etilefrin;
   – lokal zur Schleimhautabschwellung, z.B. Naphazolin.
▶ Tachykardie, Extrasystolie.

β-Mimetika
▶ direkt: Agonisten an adrenergen β-Rezeptoren, dadurch Erschlaffung glatter Muskulatur.

▶ – zur Bronchodilatation inhalativ, z.B. Salbutamol und Fenoterol;
   langwirksam: Salmeterol und Formoterol;
   – zur Wehenhemmung systemisch, z.B. Fenoterol.
▶ Tachykardie, Tremor, Hypokaliämie.

Indirekte Sympathomimetika
▶ dringen gut in das ZNS ein;
▶ erregende und euphorisierende Wirkung; Cocain wirkt außerdem lokalanästhetisch.
   – Cocain: Hemmung der Noradrenalin-Rückaufnahme in die Präsynapse.
   – Amphetamin: Hemmung der Rückaufnahme und Förderung der Freisetzung von Noradrenalin.
▶ Sucht-auslösend, ohne therapeutischen Wert.

▶ Wirkungsmechanismen direkter und indirekter Sympathomimetika

Unter Sympathomimetika versteht man Substanzen, die die Wirkungen von Noradrenalin oder Adrenalin mehr oder minder imitieren. Nach ihrem molekularen Wirkungsmechanismus müssen *direkt* wirkende Sympathomimetika von den *indirekt* wirkenden unterschieden werden; letztere reagieren nicht mit den Rezeptoren selbst, sondern erschweren die neuronale Wiederaufnahme von Noradrenalin (z.B. Cocain, Abb. 2.17). Die Amphetamin-artigen Sympathomimetika können zusätzlich die vesikuläre Speicherung von Noradrenalin hemmen und den Noradrenalin-Abbau durch die (mitochondriale) Monoaminoxidase bremsen. Das dadurch im Cytoplasma in erhöhter Konzentration vorliegende Noradrenalin gelangt über das axolemmale Transport-

protein (welches nun andersherum als normal arbeitet) in den synaptischen Spalt.

Trägt ein von Noradrenalin abgeleitetes Sympathomimetikum *nur eine* Hydroxy-Gruppe am Phenyl-Ring, so ist die Affinität zum Rezeptor vermindert, die Substanz wirkt gemischt direkt und indirekt sympathomimetisch. Fehlen beide Hydroxy-Gruppen, ist nur noch der indirekte Wirkungsmechanismus vorhanden (s. Formeln auf S. 79 und Tab. 2.3).

Die **indirekten Sympathomimetika** besitzen ausschließlich α- und β$_1$-mimetische Effekte, jedoch keine β$_2$-Wirkung, da sie über eine Erhöhung der Noradrenalin-Konzentration in der Biophase wirken.

Aus der chemischen Struktur der **direkten Sympathomimetika** ergibt sich, ob die betreffende Substanz α- und β-mimetische oder β$_1$- und β$_2$-mimetische Wirkungen besitzt: Ein längerer Substituent am Stickstoff-Atom be-

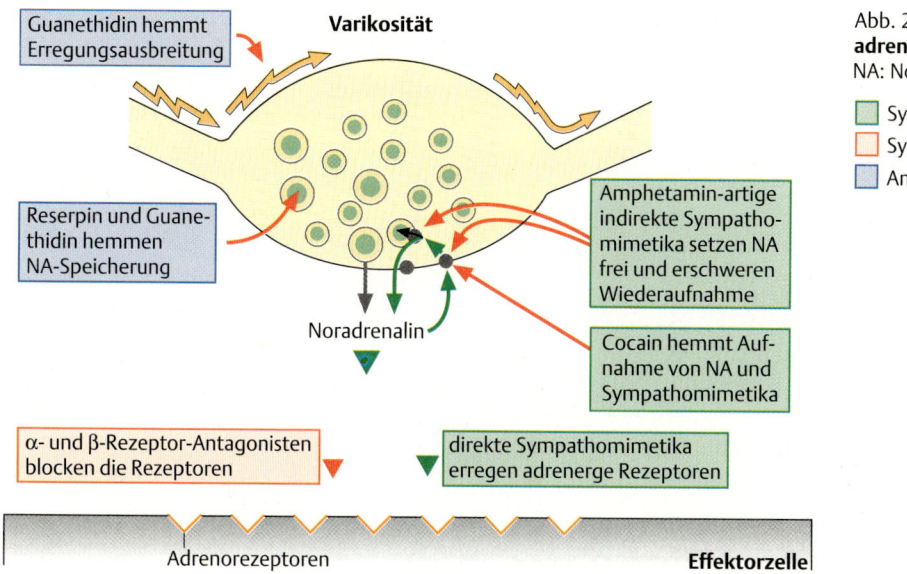

Abb. 2.17 Beeinflussung der adrenergen Übertragung.
NA: Noradrenalin

- 🟩 Sympathomimetika
- 🟧 Sympatholytika
- 🟦 Antisympathotonika

dingt einen β_2-mimetischen Wirkungscharakter. Ein völliges Fehlen von Hydroxy-Gruppen und eine α-Methyl-Gruppe (Propan-Derivate) erleichtern das Eindringen in das Zentralnervensystem (Amphetamin-Gruppe, S. 347), außerdem verhindert die α-Methyl-Gruppe einen Abbau durch die Monoaminoxidase.

Noradrenalin
direkt wirksam,
$\alpha + \beta_1$-stimulierend

Isoprenalin, Isoproterenol
direkt wirksam,
$\beta_1 + \beta_2$-stimulierend

Fenoterol
direkt wirksam,
$\beta_2 > \beta_1$-stimulierend

Amphetamin
indirekt wirksam,
MAO-resistent, zentralgängig

In Tab. 2.3 sind Sympathomimetika, die therapeutisch verwendet werden, zusammengestellt.
Die Sympathomimetika werden in folgender Reihenfolge besprochen:
- α- und β_1-Rezeptoren stimulierende Sympathomimetika,
- β-Rezeptoren stimulierende Sympathomimetika,
- Dopamin (welches an Dopamin-Rezeptoren die höchste Affinität hat, aber auch α- und β_1-Rezeptoren stimuliert) und Dobutamin,
- Cocain.

α- und β_1-Rezeptoren stimulierende Sympathomimetika

▶ Diese Gruppe kann therapeutisch vorwiegend zur systemischen oder lokalen **Vasokonstriktion** benutzt werden, gleichgültig ob die Substanz direkt oder indirekt wirkt. ▶ Es ist dabei stets daran zu denken, dass neben der gewünschten durch α-Rezeptoren vermittelten Vasokonstriktion bei einigen Substanzen β_1-vermittelte Wirkungen am Herzen auftreten können: **Tachykardie, Extrasystolie.**

Norfenephrin. Die vasokonstriktorische Wirkung von Norfenephrin ist nur nach parenteraler Zufuhr ausgeprägt, da es nach enteraler Resorption einer hohen präsystemischen Elimination unterworfen ist (Substrat von MAO, aber nicht mehr von COMT, da kein Catechol). Es ist daher wie Noradrenalin zur Therapie von Fällen eines **neurogenen Schocks** in Form von Dauerinfusionen oder Depotpräparaten verwendbar.

Phenylephrin, das bis auf die fehlende 4-OH-Gruppe strukturgleich zu Adrenalin ist, wirkt länger als dieses und wird vorwiegend zur **lokalen Vasokonstriktion bei Konjunktivitis oder Schleimhautschwellungen der Nase** benutzt.

Tabelle 2.3 Zusammenstellung von Sympathomimetika.
α_1, α_2, β_1, β_2 = Affinität zu den entsprechenden Rezeptoren; i = indirekt wirkend durch Freisetzung von Noradrenalin,
(i) = teilweise Wirkung indirekt.
Die letzte Spalte gibt die vorwiegende Wirkung an: V = vasokonstriktorisch, Z = zentral erregend, B = bronchodilatatorisch, T = tokolytisch. Da alle Sympathomimetika β_1-Rezeptoren-stimulierende Wirkung besitzen, können alle auch das Herz beeinflussen.

Name	4/5	3	β	α	N	Rezeptor	i	Effekt
Noradrenalin	4 OH	3 OH	OH	H	H	$\alpha_1\ \alpha_2\ \beta_1$		
Adrenalin	4 OH	3 OH	OH	H	CH_3	$\alpha_1\ \alpha_2\ \beta_1\ \beta_2$		
Isoprenalin	4 OH	3 OH	OH		$CH(CH_3)_2$	$\beta_1\ \beta_2$		
Norfenephrin	4 H	3 OH	OH	H	H	α_1	(i)	V
Phenylephrin	4 H	3 OH	OH	H	CH_3	α_1	(i)	V
Etilefrin	4 H	3 OH	OH	H	CH_2—CH_3	$\alpha_1\ (\beta_1)$	(i)	V
Synephrin (Oxedrin)	4 OH	3 H	OH	H	CH_3	$(\alpha_1\ \alpha_2\ \beta_1)$	i	V
Ephedrin	4 H	3 H	OH	CH_3	CH_3	$(\alpha\ \beta)$	i	VZ
Amphetamin	4 H	3 H	H	CH_3	H		i	Z
Methamphetamin	4 H	3 H	H	CH_3	CH_3		i	Z
Orciprenalin	5 OH	3 OH	OH	H	$CH(CH_3)_2$	$\beta_1\ \beta_2$		B
Terbutalin	5 OH	3 OH	OH	H	$C(CH_3)_3$	$\beta_2 > \beta_1$		B
Salbutamol	5 OH	3 CH_2OH	OH	H	$C(CH_3)_3$	$\beta_2 > \beta_1$		B
Fenoterol	5 OH	3 OH	OH	H	CH—CH_2—⟨⟩—OH (CH_3)	$\beta_2 > \beta_1$		BT
Formoterol	4 OH	3 NH—CHO	OH	H	CH—CH_2—⟨⟩—O—CH_3 (CH_3)	$\beta_2 > \beta_1$		B
Salmeterol	4 OH	3 CH_2OH	OH	H	CH_2—$(CH_2)_5$—O—$(CH_2)_4$—⟨⟩	$\beta_2 > \beta_1$		B
Dopamin	4 OH	3 OH	H	H	H			
Dobutamin	4 OH	3 OH	H	H	CH—CH_2—CH_2—⟨⟩—OH (CH_3)			

(Catecholamine: Noradrenalin, Adrenalin, Isoprenalin)

Etilefrin steigert den Blutdruck auch nach oraler Zufuhr, so dass es für asympathikotone Fälle von **Hypotonie** verwendet werden kann. Seine Bioverfügbarkeit nach oraler Zufuhr ist höher, weil es wegen des Ethylsubstituenten am Stickstoff von der hepatischen MAO nur noch schlecht abgebaut werden kann. Die Dosierung muss sich am Effekt und dem Auftreten von Nebenwirkungen orientieren.

Synephrin (Oxedrin) ist Phenylephrin isomer, aber die Hydroxy-Gruppe steht hier in 4-Stellung. Die Wirkung ist schwächer. Ein Effekt nach oraler Gabe ist bei den üblichen therapeutischen Dosen nicht registrierbar.

Ephedrin. Diese „historische" Substanz (Formel S. 74) wird aus Ephedra vulgaris gewonnen, einer in China schon seit Jahrtausenden verwendeten Pflanze. Ephedrin wirkt indirekt und direkt sympathomimetisch. Die Substanz findet sich nur noch in Mischpräparaten mit verschiedenen Indikationen: Broncholytika, Antitussiva, Grippemittel, Venentherapeutika.

Box 2.4

Khat-Blätter

Die Blätter von Catha edulis (Khat) sind seit langer Zeit als Droge in Gebrauch. Sie werden in arabischen Ländern wegen ihrer zentral stimulierenden Wirkung gekaut. Die Blätter enthalten **Cathinon** und daneben **Nor-Pseudoephedrin**. Beide Substanzen wirken im Prinzip wie das indirekte Sympathomimetikum Amphetamin. Cathinon wird im Stoffwechsel in Nor-Ephedrin überführt. Nor-Pseudoephedrin ist heute Bestandteil von Präparaten, die appetithemmend wirken sollen. Die psychostimulierende Wirkung der Ephedrine kann zu einer Abhängigkeit führen.

(−)-Cathinon

Die im Folgenden genannten Verbindungen sind **Imidazoline** und haben chemisch zum Teil nur noch eine entfernte Ähnlichkeit mit Adrenalin. ▶ Die Substanzen dieser Gruppe werden, lokal appliziert, zur **Abschwellung der Schleimhäute** eingesetzt (Rhinitis, allergische und unspezifische Konjunktivitis). Unter den zahlreichen α-mimetischen Verbindungen sollen nur folgende genannt werden: **Naphazolin, Tetryzolin, Oxymetazolin und Xylometazolin.**

Naphazolin,
ein Imidazolin

▶ Diese Pharmaka können bei unvorsichtiger Dosierung oder bei besonders empfindlichen Patienten (Hypertonie, Hyperthyreose) zu resorptiven adrenergen Reizwirkungen führen. So sind **Harnretention** und verschiedene **Kreislaufstörungen** beobachtet worden; bei Säuglingen wurden Atemstörungen, Koma und Schock beschrieben. Die Substanzen sollten nicht länger als eine Woche angewendet werden, weil sonst lokale **Schäden an der Schleimhaut** (Atrophie) auftreten können.

Im Handel erhältliche α-Mimetika

Zur systemischen Anwendung

Etilefrin	*Etilefrin, Effortil®, Cardanat®*
Midodrin	*Gutron®*
Norfenefrin	*Norfenefrin, Novadral®*
Oxilofrin	*Caringen®*
Pholedrin	*Pholedrin®*

Zur lokalen Anwendung an der Nasenschleimhaut und am Auge

Naphazolin	*Privin®, Pioniol®, Rhinex®, Proculin® u. a.*
Oxymetazolin	*Nasivin®*
Phenylephrin	*Visadron®, Myfrial®, Neosynephrin®*
Synephrin = Oxedrin	nur in Kombinationspräparaten
Tetryzolin	*Tyzine®, Yxine®, Berberil®, Rhinopront® u. a.*
Xylometazolin	*Otriven®, Olynth®, Xylo®, Stas®, Imidin® u. a.*

β-Rezeptoren stimulierende Sympathomimetika (β-Mimetika)

Der klassische Vertreter und die am stärksten wirksame Substanz der β-Mimetika ist **Isoprenalin**, das eine rein β-mimetische Wirkung besitzt. ▶ Über die β_1-Rezeptoren wird das **Herz stimuliert**; die Frequenz steigt, die Erregbarkeit und die Leitungsgeschwindigkeit nehmen zu, die Kontraktionskraft ist verstärkt und der Sauerstoff-Bedarf erhöht. Durch eine Erregung der β_2-Rezeptoren **erschlaffen die glatten Muskeln** der Gefäße und der Bronchien, der Tonus der Darmmuskulatur sinkt, die Uterusmuskulatur wird gehemmt. Die Wirkung auf den Stoffwechsel ist ähnlich der von Adrenalin, aber schwächer ausgeprägt.

Bronchodilatatoren

▶ Durch Abwandlung des Isoprenalin-Moleküls ist es gelungen, Substanzen zu finden, deren β_2-stimulierende Eigenschaften relativ zur β_1-Wirkung verstärkt werden konnten. ▶ β_2-Sympathomimetika sind für die Therapie des **Asthma bronchiale** und der **chronischen obstruktiven Bronchitis** wichtig und werden vorwiegend per inhalationem angewandt.

Orciprenalin, das dem Isoprenalin isomer ist (Hydroxy-Gruppen aber in 3,5-Stellung), wirkt ebenso stark broncholytisch wie Isoprenalin, die Herzwirkung ist dagegen geringer. Außerdem besitzt Orciprenalin eine längere Wirkungsdauer. Wird der Isopropyl-Rest am Stickstoff durch einen *tert*-Butyl-Rest ersetzt, so ergeben sich Pharmaka wie **Salbutamol** und **Terbutalin**, die ein besonders günstiges Verhältnis zwischen β_2- und β_1-Stimulierung aufweisen. Sie können daher mit Erfolg zur Behebung einer Bronchokonstriktion bei Asthma bronchiale verwendet werden und haben Isoprenalin und Orciprenalin zu Recht verdrängt. Eine bevorzugte β_2-Stimulierung kann, wie beim **Fenoterol**, auch durch die Einführung eines Isopropyl-phenol-Substituenten am Stickstoff erreicht werden.

▶ Neben kardialen Nebenwirkungen wie **Tachykardie** (Reflextachykardie wegen β_2-vermittelter Vasodilatation, bei höherer Konzentration auch Erregung der kardialen β_1-Rezeptoren) mit Steigerung des Sauerstoff-Verbrauchs, Auslösung von Angina-pectoris-Anfällen, werden zentralnervöse Symptome beobachtet, z.B. „Nervosität", Benommenheit, Tremor. Bei der Therapie mit β_2-Mimetika kann die K^+-Konzentration im Serum absinken (Cave: Arrhythmie). Da die Stoffwechselwirkung dieser Substanzen voll vorhanden ist, muss bei ihrer systemischen Anwendung mit entsprechendem Anstieg der Konzentrationen von Fettsäuren, Glucose und von Ketonkörpern im Blut gerechnet werden. Bei Diabetes-Kranken kann eine hyperglykämische Ketoazidose ausgelöst werden.

Salmeterol und Formoterol. ▶ Während die bronchodilatatorische Wirkung der oben genannten Substanzen nach inhalativer Gabe etwa 4–6 Stunden anhält, beträgt die Wirkdauer von Salmeterol und Formoterol 12 Stunden („langwirksame inhalierbare β_2-Mimetika").

Salmeterol   Salbutamol

▶ Bei Salmeterol beruht dies offenbar darauf, dass der lange Substituent am Stickstoff innerhalb des β_2-Rezeptorproteins eine Nebenbindungsstelle benutzt, wodurch das Molekül gleichsam am Rezeptor verankert wird. Der Grund für die lange Wirkdauer von Formoterol ist nicht bekannt. ▶ Beide Substanzen dienen zur **Prophylaxe von Asthma-Anfällen.**

Mit der Einführung der inhalierbaren, langwirksamen β_2-Agonisten geht die Bedeutung von peroral zu applizierenden β_2-Mimetika mit langer Wirkdauer zurück, denn diese erreichen die Bronchien ja über den Kreislauf mit entsprechend erhöhter Gefahr systemischer Nebenwirkungen. Dies betrifft Retardformulierungen kurzwirksamer β_2-Mimetika, das langsam eliminierbare Clenbuterol (Plasma-$t_{1/2}$ 34 h) und die im Organismus protrahiert aktivierbare Vorstufe Bambuterol, aus der die Wirkform Terbutalin entsteht.

Box 2.5

Tachyphylaxie und Desensibilisierung

Bei der Therapie mit Sympathomimetika ist in bestimmten Situationen zu beobachten, dass die Wirkung nach wiederholter Verabreichung trotz immer größerer Dosen schnell abnimmt und schließlich ganz ausbleibt.

Von *Tachyphylaxie* spricht man dabei, wenn ein *indirekt* wirkendes Sympathomimetikum in zu kurzen Abständen hintereinander appliziert wird. Dies führt zu einer Erschöpfung der Membran-nahegelegenen Catecholamin-Vorräte, so dass die auslösbaren Effekte immer schwächer werden.

Eine *Desensibilisierung* ist zu beobachten, wenn ein *direkt* wirkendes Sympathomimetikum längerfristig angewandt wird. Auch dann tritt eine Abschwächung der Wirkung einer erneut gegebenen Dosis auf. Die Ursache kann z. B. eine Abnahme funktionsfähiger Rezeptoren sein. Bei der Anwendung von β_2-Mimetika zur akuten Bronchodilatation spielt Desensibilisierung kaum eine Rolle, im Gegensatz zur chronischen Gabe zwecks Tokolyse.

Tokolytika

▶ Bei den β_2-Sympathomimetika ist die Herzwirkung so weit zurückgedrängt, dass der Uterus-hemmende Effekt therapeutisch ausgenutzt werden kann. In die Gruppe der Tokolytika gehören **Fenoterol** und **Ritodrin**, die bei folgenden ▶ Indikationen benutzt werden können:

- **vorzeitiges Einsetzen der Wehen** und damit drohende Frühgeburt,
- **Blasensprung vor der 35. Schwangerschaftswoche**, um Zeit zu gewinnen, damit durch Gabe von Glucocorticoiden beschleunigt Surfactant gebildet werden kann, der die Ausbildung von hyalinen Membranen in der Lunge verhindert; und
- Ruhigstellung des Uterus bei **Placenta praevia** und **Operationen.**

▶ Die Begrenzung der Therapie liegt in einer **mütterlichen** und **fetalen Tachykardie.** Daher ist bei der Infusionsbehandlung eine ständige elektrokardiographische Überwachung empfehlenswert. Aufgrund seiner größeren therapeutischen Breite ist Fenoterol der Vorzug zu geben. Die Erfolge der *längerdauernden* tokolytischen Therapie mit β-Mimetika zur Vermeidung einer Frühgeburt sind insgesamt jedoch *nicht zufriedenstellend.*

Im Handel erhältliche β-Mimetika

Orciprenalin	*Alupent®*
Terbutalin	*Terbutalin, Bricanyl®, Terbul®, Butalitab®, Contimit®, Terbuturmant®*
Salbutamol	*Salbutamol, Sultanol®, Volmac®, Loftan®, Apsomol®, Salbulair® u. a.*
Reproterol	*Bronchospasmin®*
Fenoterol	*Berotec®, Partusisten®*
Formoterol	*Foradil®, Oxis®*
Salmeterol	*Aeromax®, Serevent®*
Tulobuterol	*Atenos®, Brelomax®*
Bambuterol	*Bambec®*
Clenbuterol	*Contraspasmin®, Spiropent®*

Dopamin und Dobutamin

Dopamin

Dopamin

▶ **Wirkungsweise.** Dopamin ist nicht nur eine Durchgangsstufe bei der (Nor-)Adrenalin-Synthese, sondern auch eine wichtige Überträgersubstanz im ZNS und in der Peripherie. Es ist eine Reihe von Dopamin-Rezeptor-Typen beschrieben worden ($D_1 - D_5$), die in zwei funktionelle Gruppen, D_1 und D_5 als D_1-Gruppe und D_2, D_3 und D_4 als D_2-Gruppe, zusammengefasst werden. Dopamin-Rezeptoren sind im Splanchnikus-Gebiet (Darm-Motilität, Nierendurchblutung), in der Area postrema (Triggerzone für das Brechzentrum) und vor allem im ZNS von Bedeutung, so für die

- Motorik in der nigrostriatalen Schleife (s. Morbus Parkinson, S. 255),
- für die Funktion des limbischen Systems und seiner Verknüpfung mit dem Cortex und im
- Hyporthalamus-Hypophysen-System (Prolactin-Freisetzung, S. 358).

Unklar ist die Beteiligung der Dopamin-Rezeptoren am Krankheitsbild der Schizophrenie (s. S. 326).

Die Rezeptor-Typen besitzen unterschiedliche Affinitäten für Dopamin und dopaminerge Arzneistoffe und sind unterschiedlich zugänglich. Hieraus ergibt sich ein vielfältiges Bild für die Wirkungen und Nebenwirkungen von Dopamin-Agonisten und -Antagonisten, aber auch die Möglichkeit, mehr oder minder gezielt eine bestimmte Wirkung auszulösen. Es sei schon hier darauf hingewiesen, dass zentralgängige Dopamin-Agonisten bei der Behandlung der Parkinson-Erkrankung eine Rolle spielen. Dagegen wirken viele Arzneimittel an Dopamin-Rezeptoren antagonistisch, so die typischen Neuroleptika und die trizyklischen Antidepressiva, um wichtige Beispiele zu nennen. Sie können eine Parkinsonartige Störung hervorrufen bzw. ein bestehendes Parkinson-Syndrom verschlechtern.

Dopamin selbst erregt in höheren Konzentrationen adrenerge β_1-Rezeptoren und schließlich auch α-Rezeptoren.

Es kann als Therapeutikum verwendet werden, weil sich seine Kreislaufwirkung von der anderer α- und β-Mimetika, unterscheidet: Über Dopamin-D_1-Rezeptoren erweitert es schon in niedrigen Konzentrationen bestimmte Gefäßgebiete, so z.B. die Nieren- und Splanchnikus-Gefäße, in geringerem Maße auch die Hirngefäße. Durch eine Infusion von Dopamin bei Patienten im Schock kann die Durchblutung der Nieren und des Splanchnikus-Gebietes erheblich zunehmen; die glomeruläre Filtrationsrate und damit die Urinproduktion können entsprechend ansteigen. Daher kann es durch Zufuhr kleiner Mengen von Dopamin gelingen, eine unzureichende Nierendurchblutung im Schockzustand ohne wesentliche Beteiligung anderer Herz- und Kreislauf-Reaktionen zu bessern. Dieser Effekt im Splanchnikus-Bereich ist durch Dopamin-Antagonisten aufhebbar.

Am Herzen zeigt Dopamin eine positiv inotrope Wirkung, die auf einer Stimulierung von β_1-Rezeptoren beruht. Das Herz reagiert bei niedriger Dosierung im allgemeinen nicht mit einer Tachykardie oder mit Arrhythmien. Wird die angegebene Dosierung überschritten, überwiegt immer mehr die β- und α-stimulierende Wirkung: Tachykardie, Anstieg des peripheren Widerstandes, Vasokonstriktion im Splanchnikus-Gebiet.

Der Dopamin-Rezeptor D_A muss nach der Lokalisation und Funktion noch wieder in die Typen D_{A1} und D_{A2} unterteilt werden. Eine Besetzung des D_{A1}-Rezeptors zieht eine Vasodilatation in vielen Gefäßgebieten, eine Diurese-Steigerung, eine Verminderung der Magensaft-Produktion und eine Bremsung der Aldosteron-Inkretion nach sich. Es ist jetzt gelungen, ein Benzazepin-Derivat des Dopamin herzustellen, das selektiv am D_{A1}-Rezeptor agonistisch wirkt. Dieser neue Wirkstoff, **Fenoldopam**, senkt den erhöhten Blutdruck in sehr niedriger Dosierung und scheint geeignet zur Notfall-Therapie von schweren Hochdruckkrisen zu sein.

▶ **Pharmakokinetik.** Die Plasmahalbwertzeit ist 2 Minuten, denn Dopamin unterliegt dem Abbau durch die Catecholamin-O-methyltransferase und durch die Monoaminoxidase. Auch Schwefelsäure-Konjugate von Dopamin sind als Metabolite nachweisbar. Zu COMT-Hemmstoffen bei der Parkinson-Erkrankung s. S. 258.

▶ **Anwendung.** Dopamin ist indiziert bei **Kreislaufschock mit eingeschränkter Nierendurchblutung**, wobei die Dosierung so gewählt wird, dass vorwiegend D_1- und β_1-Rezeptoren angesprochen werden. Dies ist bei Infusionsgeschwindigkeiten unter 1 mg/min in der Regel der Fall. Die α-Rezeptoren reagieren erst bei höheren Dosierungen. Die Therapie kann erschwert sein durch die in anderen Gefäßgebieten überwiegende Stimulation von α-Rezeptoren. Diese können bei dieser Behandlung durch α-Rezeptoren-Blocker ausgeschaltet werden.

▶ **Nebenwirkungen.** Beobachtet werden Nausea, Erbrechen und periphere Vasokonstriktion. Ferner können **Tachyarrhythmien** und **Verschlechterung einer kardialen Ischämie** vorkommen.

Dobutamin

Dobutamin enthält ein asymmetrisches C-Atom, liegt üblicherweise als Racemat vor und kann aufgefasst werden als Dopamin, das am Stickstoff einen typischen β-stimulierenden Substituenten trägt.

▶ **Wirkungsweise.** Am Herzen ruft Dobutamin wie andere β-stimulierende Catecholamine einen positiv inotropen Effekt hervor, die Wirkung auf die Erregbarkeit ist dagegen vergleichsweise geringer. Trotzdem muss mit dem Auftreten von Rhythmusstörungen gerechnet werden. Dobutamin hat *keine Affinität zu den Dopamin-Rezeptoren*. Dagegen stimuliert es wie Dopamin α-Rezeptoren, was sich bei gleichzeitiger Gabe von β-Blockern als Erhöhung des peripheren Gefäßwiderstandes bemerkbar macht. Wahrscheinlich erregt das *d*-Enantiomer β-Rezeptoren, das *l*-Enantiomer α-Rezeptoren.

▶ **Anwendung.** Dobutamin kann zur Therapie eines **akuten Herzversagens** und eines **kardiogenen Schocks** versuchsweise angewendet werden. Auch im fortgeschrittenen Stadium einer **chronischen Herzinsuffizienz** kann Dobutamin vorübergehend günstige Auswirkungen haben, insbesondere in Kombination mit Dopamin.

Box 2.6

Cocain hemmt den Amintransport

Neben seiner lokalanästhetischen Wirkung ruft Cocain bei Versuchstieren und beim Menschen einen „sympathomimetischen" Effekt hervor: Die Wirkung injizierter oder aus Speichern freigesetzter Catecholamine wird durch Cocain-Gabe verstärkt. Auf der anderen Seite schwächt Cocain die Wirksamkeit indirekt wirkender Sympathomimetika vom Amphetamin-Typ ab. Diese beiden sich scheinbar widersprechenden Effekte sind folgendermaßen zu erklären:

Wie in Abb. 2.**14** (S. 75) dargestellt, wird ein erheblicher Teil des im Extrazellulärraum befindlichen Noradrenalin oder Adrenalin durch neuronale und extraneuronale Aufnahme aus der Biophase vor dem Rezeptor entfernt. Cocain hemmt die Rückaufnahme von Catecholaminen (Abb. 2.**17**, S. 79), daraus resultiert eine höhere Konzentration vor den Rezeptoren und damit ein sympathomimetischer Effekt.

Die Hemmung des Amintransports trifft aber auch die indirekt wirkenden Sympathomimetika vom Amphetamin-Typ. Sie können die axonalen Speicher von Noradrenalin nicht mehr erreichen und keine Noradrenalin-Freisetzung auslösen.

Die zentral stimulierende und euphorisierende Wirkung von Cocain, die zur Sucht führen kann, ist wahrscheinilch auf den sympathomimetischen Einfluss im Gehirn zurückzuführen; zentral angreifende, indirekt wirkende Sympathomimetika (Amphetamine) rufen ähnliche Effekte hervor. Die psychische und somatische Wirkung von Cocain klingt übrigens verhältnismäßig rasch ab ($t_{1/2}$ = 30 – 60 min), auch wenn die Cocain-Konzentration im Blut (durch Infusion) konstant gehalten wird (s. a. S. 530).

Dobutamin

▶ **Pharmakokinetik und Dosierung.** Aufgrund der schnellen Elimination (Methylierung durch COMT und Konjugation) muss Dobutamin als Dauerinfusion zugeführt werden, die Dosierung liegt im Bereich von 2,5 – 10 µg/kg×min und muss individuell angepasst werden.

▶ **Nebenwirkungen.** Bei Überdosierung oder individueller Überempfindlichkeit treten **Tachykardie**, **Rhythmusstörungen** und **pektanginöse Beschwerden** entsprechend einer sympathomimetischen Wirkung auf.

– Notwendige Wirkstoffe

Sympathomimetika

Wirkstoff	Handelsname	Alternative	Bemerkungen
Körpereigene Botenstoffe			
Adrenalin (Epinephrin)	*Suprarenin®* Inj.-Lsg. 1:1000	*Adrenalin* Inf.-Lsg. 1:1000, 1:10000	
Noradrenalin (Norepinephrin)	*Arterenol®* Inf.-Lsg. 1:1000	*Fastject®* Amp. 2mg/2ml *Noradrenalin* Inf.-Lsg. 1:1000	
α-Mimetika zur systemischen Anwendung			
Etilefrin	*Effortil®* Kaps., Amp., Lsg.	*Etilefrin* Tab., Lsg., *Cardanat®*, *Katovit®* Tab. u. a.	
Norfenefrin	*Novadral®* Drag., Amp.	*Norfenefrin* Kaps.	
α-Mimetika zur lokalen Anwendung (Nasenschleimhaut, Auge)			
Phenylephrin	*Visadron®*	*Neosynephrin®*	
Xylometazolin	*Otriven®*	*Olynth®*, *Xylo®* u. a.	
Oxymetazolin	*Nasivin®*	*Wick-Sinex®*	
Naphazolin	*Privin®*	*Piniol®*, *Rhinex®*, *Proculin®*	
Tetryzolin	*Tyzine®*, *Yxin®*	*Rhinopront®*, *Berberil®*, *Caltheon®* u. a.	
β₂-Mimetika			
Terbutalin	*Bricanyl®* Inhal., Tab., Amp.	*Terbutalin*, *Contimit®*, *Asthmoprotect®* u. a.	
Salbutamol	*Sultanol®* Inhal. *Volmac®* Ret.-Tab.	*Salbutamol* Inhal., Tab. *Apsomol®*, *Salbuhexal®* *Salvent®*, *Salmundin®* u. a.	
Salmeterol	*Aeromax®* Inh., *Serevent®* Inh.	–	
Bamboterol	*Bambec®* Tab.	–	
Fenoterol	*Berotec®* Inhal., Kaps. *Partusisten®* Tab., Amp. (Tokolytikum)	–	
Dopamin und Dobutamin			
Dopamin	–	*Dopamin* Amp.	
Dobutamin		*Dobutamin* zur Inf.	

Eigene Eintragungen

. . .

. . .

2.3.3   Sympatholytika

– Überblick

Sympatholytika wirken direkt durch Rezeptorblockade.

α-Blocker

z. B. Terazosin
▶ α_1-spezifische Blockade.
▶ Therapie des Hochdrucks (und der benignen Prostatahyperplasie).

z. B. Tamsulosin
▶ Organprävalente Blockade (α_{1A}-Rezeptor).
▶ Benigne Prostatahyperplasie.

β-Blocker

▶ Bluthochdruck, Angina pectoris, tachykarde Herzrhythmusstörungen, Herzmuskel-Insuffizienz, Glaukom (lokale Anwendung).
▶ Mangelnde Anpassungsfähigkeit an körperliche Belastungen, Bradykardie. Kontraindikationen: AV-Block, Asthma bronchiale.

z. B. Propranolol
▶ Unspezifische β-Blockade.

z. B. Atenolol, Metoprolol, Bisoprolol
▶ β_1-prävalente Blocker.

Box 2.7

Hemmung des Sympathikus, ein wichtiges Therapie- prinzip

Das sympathische System hat bekanntlich die physiologi- sche Aufgabe, die Funktion der vegetativen Organe an hö- here körperliche Leistungen zu adaptieren: Hirn → Aktivi- tätssteigerung, Herz → positiv inotrop und chronotrop, Kreislauf: → Blutdrucksteigerung, Intestinaltrakt → Ruhig- stellung, Bronchien → Erweiterung, Stoffwechsel → Gluco- se- und Fettsäure-Mobilisierung, um nur die wichtigsten Aspekte zu nennen. Diese Aktivierung ist die notwendige Antwort auf eine **körperliche Belastung** (Angreifen, Flie- hen, Jagen, Ackern) und hat sich sicher im Verlauf der Ent- wicklungsgeschichte bis in die Neuzeit bewährt. Die Belas- tungen, die den heutigen Menschen treffen und mit einer entsprechenden Aktivierung des sympathischen Systems einhergehen, sind in der Regel nicht mit körperlicher An- strengung verbunden, sondern haben eine psychische Ur- sache.

Eine hohe Aktivität des Sympathikus ohne entsprechende körperliche Tätigkeit ist ein „pathologischer Zustand", der wesentlich zu den „Zivilisationskrankheiten" beiträgt. Es ist daher nur zu verständlich, dass die Entwicklung von Arznei- mitteln, die den Sympathikus mehr oder minder hemmen, ein wichtiges therapeutisches Prinzip geworden ist. Insbe- sondere mit den β-Rezeptoren-Antagonisten (β-Blockern) gelingt eine abgestufte Ausschaltung eines zu hohen Sym- pathikotonus und damit eine Prophylaxe oder eine Besse- rung verschiedener Leiden.

Im Gegensatz zu Phenoxybenzamin und Phentolamin blockieren **Prazosin** und Analoga ▶ nur postsynapti- sche Rezeptoren von α_1-Typ und erniedrigen damit den peripheren Widerstand. Sie lassen die „Autoinhibition" der Noradrenalin-Freisetzung über präsynaptische α_2- Rezeptoren intakt. Dementsprechend wird Noradrenalin nicht wie bei Anwendung der erstentwickelten α-Blo- cker im Überschuss freigesetzt, so dass ▶ Nebenwir- kungen am Herzen geringer ausgeprägt sind. ▶ Prazo- sin hat sich aufgrund seiner schnellen Elimination ($t_{1/2}$ < 3 h) und der daraus folgenden Blutspiegel-Schwan- kungen nicht gut bewährt (orthostatische Beschwerden, Reflextachykardien).

Es ist heute ersetzt worden durch α-Blocker, die eine längere Halbwertzeit besitzen: **Terazosin** ($t_{1/2}$ 8 – 14 h) und besonders **Doxazosin** ($t_{1/2}$ um 22 h). ▶ Diese Phar- maka werden zur **Kombinationsbehandlung** bei schwer zu beherrschenden Fällen von **Hypertonien** eingesetzt. Die Bedeutung der α_1-Blocker in der antihypertensiven Therapie ist aber heute im Vergleich zu anderen antihypertensiven Wirkprinzipien eher gering.

Prazosin

Terazosin

Doxazosin

α-Rezeptoren blockierende Substanzen (α-Blocker)

▶ Diese Substanzen dienen zur Senkung des Blutdrucks bei **Hypertonie** und zur Verminderung der Beschwerden bei benigner **Prostatahyperplasie**.

α-Blocker zur Blutdrucksenkung

Die zuerst entwickelten α-Blocker **Phenoxybenzamin** und **Phen- tolamin** besitzen nur noch historisches Interesse. ▶ Diese Sub- stanzen blockieren unspezifisch α_1- und α_2-Rezeptoren. Phen- oxybenzamin wird irreversibel gebunden und wirkt dement- sprechend nicht kompetitiv. Da die Catecholamin-Freisetzung über präsynaptische α_2-Rezeptoren moduliert wird (Gegenwart von Noradrenalin bremst, α_2-Blockade fördert die Freisetzung; s. Abb. 2.**14**, S. 75) führt die Besetzung der präsynaptischen α_2- Rezeptoren zu einer ungehemmten Freisetzung von Noradrena- lin. ▶ Das vermehrt freigesetzte Noradrenalin kann über β_1- Rezeptor-Erregung **kardiale Nebenwirkungen** auslösen (Tachy- kardie, Arrhythmie).

Phenoxybenzamin

Es sei darauf aufmerksam gemacht, dass Phenoxybenzamin eine reaktive, alkylierende Gruppe enthält ($-CH_2-CH_2-Cl$), wie sie für Lost-Verbindungen und typische Alkylantien aus der Grup- pe der Zytostatika charakteristisch ist (Abb. 17.**2**, S. 474). Diese reak- tive Gruppierung mag die Ursache für die Interaktion von Phen- oxybenzamin mit anderen spezifischen Bindungsstellen wie z. B. den Muscarin-Rezeptoren sein.

Urapidil ist wie Prazosin ein ▶ α_1-Antagonist. Zusätzlich wird der Blutdruck durch eine zentrale Wirkung gesenkt, die mögli- cherweise durch Stimulierung von Serotonin-Rezeptoren (5 HT_{1A}) zustande kommt. Diese Wirkung mag auch das Fehlen einer Reflextachykardie als Antwort auf die Vasodilatation er- klären. Bei oraler Zufuhr tritt der antihypertensive Effekt sehr langsam ein. Nach intravenöser Injektion senkt Urapidil den Blutdruck sofort, daher seine ▶ Anwendung bei **Hochdruckkri- sen**.

α_1-Blocker bei benigner Prostatahyperplasie

Die Beschwerden bei benigner Prostatahyperplasie be- ruhen nicht nur auf der *morphologisch bedingten Einen- gung* der proximalen Harnröhre infolge der Volumenzu- nahme der Prostata, sondern auch auf einer *funktionel- len Störung* mit α_1-adrenerg vermittelter Tonuszunahme der glatten Muskulatur von Prostata und proximaler Urethra. Es ist schon recht lange bekannt, dass α_1-Blo- cker bei einer Hyperplasie den Harnfluss zu steigern ver- mögen, jedoch wurden α_1-Blocker erst in den letzten Jahren bei dieser Indikation gegeben. Bei den in der anti- hypertensiven Therapie eingesetzten Substanzen **Tera- zosin** und **Doxazosin** ist das Indikationsspektrum ent- sprechend erweitert worden. Präparate mit den neuen Wirkstoffen **Alfuzosin** sowie **Tamsulosin** (welches eine Prävalenz für den in der Prostata und Urethra vorhandenen Rezeptorsubtyp α_{1A} besitzt) könnten eventuell zur Therapie der Prostatahyperplasie besser geeignet sein.

► Hinsichtlich ihrer Wirkung auf den Blutdruck beim normotensiven Patienten ist die Therapie recht gut verträglich, obwohl die Dosierung sich bei den für beide Indikationen zugelassenen Pharmaka nicht indikationsspezifisch unterscheidet. Offenbar vermag die Blutdruckregulation den vasodilatierenden Effekt eines α_1-Blockers zu kompensieren, insbesondere wenn dieser langsam anflutet, abends eingenommen oder einschleichend dosiert wird. Dennoch kommen Nebenwirkungen wie Schwindel, orthostatische Hypotonie, Tachykardie oder pektanginöse Beschwerden durchaus vor. Gefährlich ist die Wechselwirkung von α_1-blockierenden „Prostatamitteln" mit anderen Vasodilatantien wie Ca-Kanal-Blockern sowie mit Antihypertensiva.

─ Notwendige Wirkstoffe ─────────────────────────────────────

α-Blocker

Wirkstoff	Handelsname	Alternative
Antihypertonika		
Doxazosin	*Cardular®, Diblocin®* Tab.	*Doxazosin, Doxacor®*
Terazosin	*Heitrin®, Flotrin®* Tab.	–
„Urologika"		
Tamsulosin	*Alna®, Omnic®* ret-Tab.	–
Alfuzosin	*Urion®, Uroxatral®* Tab.	–

Eigene Eintragungen

. . .

. . .

Weitere im Handel erhältliche α-Blocker

Prazosin	*Prazosin, Duramipress®, Adversuten®, Minipress®*
Indoramin	*Wydora®*
Phenoxybenzamin	*Dibenzyran*
Urapidil	*Ebrantil®*

β-Rezeptoren blockierende Substanzen (β-Blocker)

Struktur. Die gebräuchlichen β-Blocker sind – mit den beiden Ausnahmen Timolol und Sotalol – chemisch nahe miteinander verwandt und besitzen eine einheitliche Grundstruktur:

R^1 = H oder CH_3
✱ Asymmetriezentrum

Grundstruktur der β-Blocker

Propranolol

Atenolol

Die Isopropanol-Struktur (grün) trägt einen Isopropylamin-Rest bzw. einen *tertiären* Butylamin-Rest und einen substituierten Phenoxy-Rest. Die Substituenten bestimmen die Hydrophobie (Lipophilie) und damit weitgehend das pharmakokinetische Verhalten. So nehmen mit steigender Hydrophobie die Anreicherung in Membranen und die membranstabilisierende Wirkung zu. Außerdem hängt von der zellulären Aufnahme das Verteilungsvolumen der betreffenden Substanz ab.

Das in der Grundstruktur mit einem Stern markierte Kohlenstoff-Atom ist optisch aktiv. Lediglich die (–)-Form

Box 2.8

β-Blocker und das Problem der Analogsubstanzen

Die Arzneimittelgruppe der β-Blocker ist ein demonstratives Beispiel für das Phänomen der **Analogsubstanzen**. Durch Variation des Ringsystems und der Substituenten am Ringsystem gelingt es, eine große Anzahl von Wirkstoffen herzustellen, die sich in ihren Eigenschaften nicht von den Ausgangssubstanzen unterscheiden. Zur Zeit sind über 20 β-blockierende Verbindungen mit über 70 Handelsnamen auf dem deutschen Markt, die größtenteils als reine Analogsubstanzen aufzufassen sind. Als Leitsubstanzen können **Propranolol** (hydrophob, nicht selektiv) und **Atenolol** (hydrophil, β_1-prävalent) aufgefasst werden. Eine Sonderstellung nehmen das „Antiarrhythmikum" Sotalol und wegen seiner extrem kurzen Wirkungsdauer **Esmolol** ein, das nur als intravenöse Infusion bei akuten Rhythmusstörungen oder bei einem Herzinfarkt gegeben werden kann.

wirkt Rezeptoren-blockierend; beiden Enantiomeren gemeinsam sind dagegen unspezifische biologische Wirkungen wie membranstabilisierende, lokalanästhetische oder kardiodepressive Eigenschaften. Bis auf wenige Ausnahmen (Penbutolol, Timolol) liegen die Fertigarzneimittel der β-Blocker als Racemate vor, d. h., nur die Hälfte der in der Zubereitung vorhandenen Substanzmengen wirkt blockierend auf die β-Rezeptoren, die andere Hälfte trägt lediglich zu den unspezifischen Wirkungen bei. Diese spielen in der praktischen Therapie aber im Allgemeinen keine Rolle (Ausnahme: Sotalol als Antiarrhythmikum, S. 155).

▶ **Wirkungsweise.** Die β-Sympatholytika reagieren sowohl mit den β₁- als auch mit den β₂-Rezeptoren. Ihre pharmakologische Wirkung und damit die therapeutische Anwendung ergibt sich aus der **Ausschaltung vornehmlich der β₁-Rezeptoren**. Am Herzen wird der positiv chronotrope, dromotrope, bathmotrope und inotrope Einfluss des Sympathikus abgeschwächt, ebenso der Einfluss auf den Sauerstoff-Verbrauch. Nach Gabe von β-Blockern sinkt also die Herzfrequenz, die Erregbarkeit wird herabgesetzt, die maximale Kontraktionskraft ist reduziert und der Sauerstoff-Verbrauch des Herzens ist vermindert. Der Effekt ist umso ausgeprägter, je stärker der Sympathikotonus erhöht ist. Daraus ergibt sich zwangsläufig, dass sich das Herz eines Patienten, der mit hohen Dosen von β-Blockern behandelt wird, *nicht mehr genügend an höhere körperliche Leistungsanforderungen anpassen kann.*

Bei der Charakterisierung der Wirkung von β-Blockern wird der Begriff der **Kardioselektivität** benutzt, um β-Blocker zu bezeichnen, die eine höhere Affinität zu β₁- als zu β₂-Rezeptoren besitzen. Der Begriff „Selektivität" ist jedoch irreführend: Eine selektive Wirkung auf die β₁-Rezeptoren des Herzens gibt es nicht, denn bei höheren Konzentrationen werden auch die β₂-Rezeptoren besetzt. Eine gewisse Bevorzugung der kardialen β-Rezeptoren durch einige β-blockierende Substanzen in niedriger Dosierung ist daher richtiger charakterisiert durch den Begriff **Kardioprävalenz**.

Ein Teil der β-Blocker besitzt auch gewisse adrenerg stimulierende Wirkung, die als **„intrinsic sympathomimetic activity"** (ISA) bezeichnet wird. Besonders Pindolol und Penbutolol weisen diese Eigenschaft auf. Die „ISA" ist therapeutisch insgesamt negativ zu beurteilen.

▶ **Anwendung.** Aus der „hemmenden Wirkung" der β-Blocker auf die Herztätigkeit folgt der günstige therapeutische Einfluss bei einer **Koronarinsuffizienz**, da eine Steigerung der Herzarbeit und die entsprechende Zunahme des Sauerstoff-Verbrauchs unterbunden werden. Diese Versetzung des Herzens in einen **„Schongang"** kann die Prognose nach einem Herzinfarkt verbessern. Ein erhöhter kardialer Sympathikotonus, wie er dem **Minutenvolumenhochdruck** (hyperkinetisches Herzsyndrom) und manchen **Arrhythmieformen** (S. 156) zugrunde liegt, ist eine Indikation für β-Rezeptoren-blockierende Substanzen, ebenso wie die Tachykardie und erhöhte Erregbarkeit des Herzens bei der **Hyperthyreose**.

Vegetative, durch den Sympathikus bedingte **Mitreaktionen bei psychischen Alterationen**, wie sie bei „beson-

deren" Anlässen auftreten können, lassen sich durch β-Blocker abschwächen. Ob es nur vegetative Mitreaktionen sind oder ob die belastungsbedingten Erregungen auch selbst abgeschwächt werden, muss dahingestellt bleiben. Jedenfalls wird immer wieder berichtet, dass exponierte Personen (Musiker, Redner usw.) nach Einnahme von β-Blockern das Gefühl einer größeren Ruhe hatten als ohne diese Vorbehandlung.

Neben den geschilderten akuten Wirkungen kann durch die Zufuhr höherer Dosen eine **Senkung des Blutdruckes** bei arterieller Hypertonie beobachtet werden. Der Blutdruck beginnt erst nach 1 – 2 Wochen abzusinken. Auf welchem Mechanismus dieser antihypertensive Effekt beruht, ist bisher nicht klar. Entscheidend scheint ein Absinken des peripheren Widerstandes und eine Verminderung des Schlagvolumens des Herzens zu sein. Da die Kreislaufregulation relativ gut erhalten bleibt, ist die Gefahr orthostatischer Zwischenfälle geringer als bei anderen antihypertensiven Maßnahmen.

Interessant ist die Feststellung, dass die Hochdruckpatienten trotz der hohen Dosen von β-Blockern – ein Bruchteil reicht bereits für eine effektive periphere β-Blockade aus – bei gutem Wohlbefinden sind. Überspitzt formuliert kann gefolgert werden, dass die über β-Rezeptoren vermittelten Signale in der Peripherie ziemlich bedeutungslos sind, wenn von der Anpassung an körperliche Belastungen abgesehen wird.

Bei **Linksherzinsuffizienz** können sehr vorsichtig angewandte β-Blocker die Lebenserwartung verlängern. Dies konnte für einige β-Blocker in großen Untersuchungsreihen nachgewiesen werden. Es wurde zuerst für Carvedilol gezeigt, das noch eine zusätzliche schwach ausgeprägte vasodilatatorische Wirkkomponente besitzt. Da aber auch reine β₁-Blocker wie Bisoprolol und Metoprolol die günstige Wirkung auf Patienten mit Herzmuskelinsuffizienz (NYHA II u. III) besitzen, muss die β-Rezeptoren-Protektion ausschlaggebend sein. Die β-Blocker schirmen das insuffiziente Herz vor der sich schädlich auswirkenden Einflussnahme von Catecholaminen ab, die aus irgendwelchen Gründen (psychische oder physische Belastung) freigesetzt werden; die Gefahr von Arrhythmien und Tachykardien wird vermindert, die Fälle an plötzlichem Herztod nehmen ab.

Die lokale Anwendung eines β-Blockers ist Bestandteil der **Glaukom-Therapie**. Die erzielte Senkung des Augeninnendruckes wird auf eine Verminderung der Kammerwasserproduktion zurückgeführt (s. S. 135).

▶ **Nebenwirkungen.** Die meisten Nebenwirkungen ergeben sich aus der Blockade der β-Rezeptoren, die zu einer Störung der adäquaten vegetativen Innervation führt. Am Herzen wird die Erregungsausbreitung gehemmt, gelegentlich kommt es zu einem **AV-Block** oder **Arrhythmien**. Die Ausbildung einer **Asystolie** wird begünstigt (Vorsicht daher bei Kombination mit Antiarrhythmika, Ca-Antagonisten vom amphiphilen Typ sind kontraindiziert). An den Hautgefäßen resultiert aus der β₂-Blockade eine Vasokonstriktion. Entsprechend ist die **Hautdurchblutung vermindert**, die Patienten klagen über kalte Hände und Füße. Nach chronischer Gabe von Propranolol und anderen hydrophoben β-Blockern sind uncharakteristische **psychische Störungen** wie Schlaflosigkeit, Halluzinationen, Erregungszustände beobachtet worden. Die hydrophilen Substanzen wie Atenolol scheinen diese Nebenwirkungen nicht auszulösen, weil sie schlechter in das Gehirn eindringen können.

Da der Einfluss von Catecholaminen im Bronchialbaum durch die β-Sympatholytika vermindert wird, besteht die Gefahr, einen erhöhten Bronchialwiderstand zu induzieren oder einen **Asthma-Anfall** auszulösen.

Bei **Diabetes-Kranken** sind β-Blocker nur mit Vorsicht zu verwenden, weil bei **drohendem hypoglykämischen Zustand** die Glucose-mobilisierende Wirkung des Adrenalin durch die Antagonisten aufgehoben wird. Auch können die dem hypoglykämischen Schock vorangehenden typischen „Warn-Symptome", die auf einer Adrenalin-Ausschüttung beruhen (wie z. B. die Tachykardie), unterdrückt werden. Dies gilt vor allem für „unspezifische" β-Blocker, die auch die für die Stoffwechselwirkung verantwortlichen β-Rezeptoren besetzen, so dass Adrenalin nicht mehr kompensatorisch Glucose mobilisieren kann. Bei den kardioprävalenten β-Blockern ist dieser Effekt weniger ausgeprägt. Anderseits profitieren gerade Diabetiker besonders von der lebensverlängernden Wirkung kardioprävalenter β-Blocker ohne ISA. Daher ist ein gut eingestellter Diabetes mellitus dann keine Kontraindikation, wenn eine intensive Schulung des Patienten, engmaschige Kontrolle und eine hohe Zuverlässigkeit gewährleistet werden. Die Senkung des Fettsäure-Spiegels im Blut, die als zusätzlicher Vorteil einer Langzeittherapie mit β-Blockern angegeben wird, beruht ebenfalls auf einer Hemmung des lipolytischen Adrenalin-Effektes; der therapeutische Wert dieser Wirkung ist aber zweifelhaft. Dieser Zweifel wird unterstützt durch den Befund, dass der Triglycerid-Plasmaspiegel im Nüchternzustand unter dem Einfluss von β-Blockern erhöht ist.

Bei der langdauernden Anwendung hoher Dosen von β-Blockern kann eine Wasser-Elektrolyt-Störung auftreten: Wasser und Kochsalz werden retiniert, eine **Hyperkaliämie** ist möglich. Eine für die Hochdruckbehandlung empfehlenswerte Kombination mit einem Thiazid-Diuretikum gleicht diese Störung im allgemeinen aus. Auf der anderen Seite kann die Kombination von β-Blockern mit Thiazid-Diuretika zu einem Rückstau von Harnsäure (Hyperurikämie) führen. Nach langdauernder Zufuhr von β-Blockern ist bei einigen Patienten das Auftreten von antinukleären Antikörpern beobachtet worden. Gleichzeitig berichten die Patienten über Gelenkbeschwerden.

Die **akuten Nebenwirkungen** der β-Blocker können im Prinzip durch die Gabe eines β-Mimetikum **neutralisiert** werden. So wird z. B. eine therapiebedingte Bronchokonstriktion durch die Zufuhr eines β_2-Mimetikum (Salbutamol) aufgehoben.

Kontraindikationen für die Anwendung von β-Blockern sind **obstruktive Atemwegserkrankungen**, das Bestehen einer **Bradykardie** (< 50/Min.) und eine dekompensierte **Herzmuskelinsuffizienz** (s. dazu S. 87), **AV-Überleitungsstörungen** sowie der Zustand unmittelbar nach einem Herzinfarkt. Diese Kontraindikationen gelten auch für die Anwendung von β-Blockern *am Auge* (Glaukom-Therapie). Die lokale Applikation von einem Tropfen einer 0,5%igen Lösung von Timolol hat schwere Zwischenfälle hervorgerufen. Es handelte sich bei diesen Patienten vorwiegend um Asthmatiker.

Allerdings gilt selbst für die chronisch obstruktive Lungenerkrankung, dass β-Blocker bei leichteren, nicht-allergisch bedingten Formen mit nur geringer Einschränkung der Sekundenkapazität nicht absolut kontraindiziert sind. So profitieren viele Raucher mit „Raucherbronchitis" aufgrund ihres kardiovaskulären Risikoprofils besonders von einer β-Blockade. Auch eine Bradykardie mit einer Herzfrequenz unter 60 Schlägen/min ist nicht in jedem Fall eine Kontraindikation, denn Frequenzen zwischen 50 und 60/min können insbesondere bei Sportlern „normal" sein.

▶ **Pharmakokinetik und Dosierung.** Die Dosierung der β-Sympatholytika ist individuell auf den einzelnen Patienten einzustellen, da im speziellen Fall die pharmakokinetischen Daten und die Ansprechbarkeit nicht vorausgesagt werden können. Richtzahlen für die Dosierung der einzelnen Substanzen sind in Tab. 2.4 enthalten.

Der **metabolische Abbau** der einzelnen β-Blocker hängt wesentlich von der Struktur des aromatischen Molekülanteils ab. Bei vielen β-Blockern steht eine Hydroxylierung am Ring mit nachfolgender Kopplung im Vordergrund des Abbaus. Gemeinsam ist allen β-Blockern mit einer Aminopropanol-Seitenkette eine langsame Konjugation an der OH-Gruppe. Bemerkenswert ist, dass die optischen Enantiomeren verschieden schnell abgebaut werden können. Dadurch ergibt sich ein unterschiedliches Enantiomeren-Verhältnis bei den einzelnen Metaboliten.

Wahl des Mittels. Die Zahl der im Handel erhältlichen β-Blocker ist groß. Die Neueinführung wird meistens mit zusätzlichen Eigenschaften der Substanzen begründet, die aber kaum zum therapeutischen Wert beitragen. Für eine gezielte Therapie genügen einige wenige Pharmaka.

Tabelle 2.**4** **Eigenschaften von β-Blockern (Auswahl), Leitsubstanzen hervorgehoben**

Substanz	Hydrophobie	$t_{1/2}$ (Stunden)	Orale Bioverfügbarkeit (%)	Tagesdosierung (mg*)
β_1- und β_2-blockierend				
Propranolol	+++	3 – 5	20 – 50	40; 320
β_1-prävalent				
Atenolol	∅	5 – 7	40 – 50	25; 100
Metoprolol	+	3 – 4	30 – 50	100; 200
Bisoprolol	∅	10 – 12	90	2,5; 10

* Erste Angabe für β-Rezeptoren-Blockade, zweite Angabe für antihypertensive Therapie

Pharmakokinetik der β-Blocker: Besonderheiten

Bei **Leberfunktionsstörungen** muss mit einer verminderten Extraktion der β-Blocker durch die Leber gerechnet werden, so dass nach normalen Dosen ein höherer Blutspiegel und eine längere Wirksamkeit resultieren. Dies gilt besonders für die Substanzen, die eine starke präsystemische Elimination aufweisen, wie z.B. Penbutolol, Propranolol, Alprenolol. Eine erniedrigte renale Elimination tritt auf, wenn eine **Nierenfunktionsstörung** vorliegt, dies trifft besonders für Atenolol zu.

Falls eine **Gebärende** aus dringenden Gründen mit β-Blockern behandelt werden muss, ist daran zu denken, dass das fetale Herz auf einen Sauerstoff-Mangel nicht mehr adäquat mit einer Tachykardie reagieren kann; damit entfällt ein für das geburtshilfliche Vorgehen wichtiges Indiz.

Die Zufuhr von β-Blockern darf nicht plötzlich abgebrochen werden, da sich ein überschießender sympathischer Tonus ausbilden kann. Für ein **„ausschleichendes Absetzen"** ist Sorge zu tragen; dies gilt besonders für β-Blocker mit schneller Elimination. Vor Operationen soll die Dosierung von β-Blockern stark reduziert werden, da die Gefahr einer Addition der Effekte von β-Blockern und Narkotika besteht. Dabei ist zu beachten, dass die Halbwertzeit der langsamen Eliminationsphase wenig über die Abklinggeschwindigkeit der Wirkung aussagt. Die Dauer der Wirkung ist dosisabhängig und beträgt für die meisten β-Blocker das Mehrfache der Eliminationshalbwertzeit. Dies beruht darauf, dass die β-Blocker bezüglich der β-Rezeptoren-Blockade überdosiert werden. Dieses kinetische Prinzip ist auf S. 38 dargestellt.

Die β-Blocker, mit denen die größten Erfahrungen vorliegen und die am meisten angewandt werden, sind in Tab. 2.4 zusammengestellt. Die 2002 im Handel befindlichen β-Blocker sind mit Freinamen und Handelsnamen auf S. 90 tabellarisch aufgeführt. Aus dieser umfangreichen Gruppe von Analogsubstanzen sind nur wenige Wirkstoffe notwendig.

Die Wahl des einzelnen Mittels richtet sich vor allem nach der Grundkrankheit, die behandelt werden soll:

– **Überhöhter kardialer Sympathikotonus** wie z.B. bei dem jugendlichen Minutenvolumen-Hochdruck, tachykarden Mitreaktionen bei psychischer Alteration, bestimmten Formen von paroxysmalen Tachykardien, durch Tachykardie bedingten pektanginösen Beschwerden. Für diese Indikationen sollte ein β-Blocker gewählt werden, der kardioprävalent wirkt, z.B. Atenolol oder Metoprolol.

– **Supraventrikuläre Arrhythmien**, die durch einen überhöhten Sympathikotonus bedingt sind. Da eine gezielte β-Blockade am Herzen gewünscht wird, kommen kardioprävalente β-Blocker infrage, z.B. Atenolol, Metoprolol, Bisoprolol.

– **Angina pectoris**, bei der es neben der Verhinderung einer reaktiven Tachykardie auf eine Sauerstoffeinsparung durch Reduktion der maximalen myokardialen Leistung ankommt. Hier sind β-Blocker ohne ISA zu bevorzugen (s. S. 87), die das Herz selbst nicht stimulieren, z.B. Propranolol und Atenolol. Bei Angina-pectoris-Fällen, die durch Koronarspasmen ausgelöst werden, ist zu bedenken, dass diese Arzneimittelgruppe zwar selbst Vasospasmen auszulösen vermag; dieser Mechanismus spielt aber klinisch nur eine untergeordnete Rolle. Die β-Blocker sind daher insbesondere aufgrund ihres Frequenz-mindernden Effektes (daher solche ohne ISA) das *wirksamste* bekannte antiischämische Prinzip.

– **Essenzielle und renale Hypertonie.** Für diese Indikation sind alle β-Blocker im Prinzip gleichwertig, wenn die Blutdrucksenkung isoliert betrachtet wird. Im Hinblick auf die Senkung der kardiovaskulären Letalität mögen eventuell Unterschiede bestehen.

Schwere Formen von Hypertonien sind durch β-Blocker nicht ausreichend beeinflussbar. Bei leichten und mittelschweren Formen hat sich die Therapie dagegen gut bewährt. Die Geschwindigkeit, mit der die antihypertensive Wirkung eintritt, ist bei den einzelnen β-Blockern unterschiedlich. Bei einer konsequenten Therapie einer Hypertonie mittels β-Blockern kann ein Rückgang der Herzmuskelhypertrophie nachgewiesen werden. Generell und nicht nur beim Auftreten einer Wasser- und Elektrolytretention kann mit Saluretika kombiniert werden.

Bei Hypertonikern mit starker Bradykardie ist die Therapie mit β-Blockern kontraindiziert.

– **Prophylaxe eines Re-Infarktes.** Größeren klinischen Studien zufolge wird die Häufigkeit von Re-Infarkten und die Mortalität durch β-Blocker in relativ hoher Dosierung vermindert. Diese Substanzen gehören daher wie die Acetylsalicylsäure fest in das medikamentöse Sekundärprophylaxe-Programm nach einem Myokardinfarkt, sofern nach kritischer Prüfung keine Kontraindikationen bestehen.

– **Herzmuskelinsuffizienz** der Schweregrade NYHA II und III (eventuell auch NYHA IV). Die β-Rezeptoren-Protektion verhindert ungünstige Reaktionen des Herzens wie Tachykardien und Arrhythmien, die durch die Freisetzung von endogenem Noradrenalin ausgelöst werden können. Für diese Indikation sind Bisoprolol, Carvedilol oder Metoprolol positiv getestet.

– **Glaukom.** Für die Glaukom-Therapie können nur β-Blocker verwendet werden, die bei der notwendigen Konzentration keine lokalanästhetischen Nebenwirkungen aufweisen, da sonst der Kornealreflex beeinträchtigt wird (s. S. 135).

─ **Notwendige Wirkstoffe** ──────────────────

β-Blocker

Wirkstoff	Affinität*	Handelsname	Alternative	Bemerkungen
Propranolol	$\beta_1 = \beta_2$	Dociton® Tab., Ret-Kap., Amp.	Propranolol, Propra® Propabloc®, Indobloc® u.a.	
Metoprolol	$\beta_1 > \beta_2$	Beloc® (Ret.-)Tab., Amp.	Metoprolol*** , Meto® u.a. Metobeta®, Metomerck®	
Atenolol	$\beta_1 > \beta_2$	Tenormin® Tab., Amp.	Atenolol, Falitonsin®, Jenatenol®, Atebeta®, Atehexal®, Atendol® u.a.	
Bisoprolol	$\beta_1 > \beta_2$	Concor®** Tab.	Bisoprolol, Bisobloc®, Cordalin®, Bisomerck®** , Biso-Puren®	
Carvedilol	$\beta + \alpha$	Dilatrend®, Querto® Tab.	–	
Sotalol		als Antiarrhythmikum, s. S. 155		
Timolol		nur als Augentropfen, s. S. 135		

Eigene Eintragungen

. . .

. . .

──────────────────

* $\beta_1 > \beta_2$ = „kardioprävalent"
** Hier sei auf ein Kuriosum hingewiesen: Ein und dieselbe Firma bietet ihren Wirkstoff in Form des Originalpräparates sowie als „Pseudogenerikum" in preiswerterer Version an.
*** Das Generikum Metoprolol wird von 16 Firmen angeboten, weitere 18 Handelsnamen sind 2002 auf dem Markt.

Weitere im Handel befindliche β-Blocker

Acebutolol	Acebutolol, Prent®
Betaxolol	Kerlone®
Bopindolol	Wandonorm®
Carazolol	Conducton®
Carteolol	Endak®
Celiprolol	Selectol®, Celipro®
Esmolol	Brevibloc®
Mepindolol	Corindolan®
Nadolol	Solgol®
Nebivolol	Nebilet®
Oxprenolol	Trasicor®

Penbutolol	Betapressin®
Pindolol	Visken®, Durapindol®
Talinolol	Cordanum®

Für die lokale Glaukomtherapie:

Timolol	Timolol, Arutimol®, Dispatim®, Duratimol®, Timohexal®, Timomann®, Timosine® u.a.
Carteolol	Arteoptic®
Pindolol	Glauco-Stulln®
Levobunolol	Vistagan®

2.3.4 Antisympathotonika

Vertreter dieser Wirkstoffgruppe sind Reserpin, Guanethidin, α-Methyl-DOPA, Clonidin und Imidazolin-Rezeptor-Agonisten. Im Gegensatz zu den Sympatholytika wirken sie auf indirektem Wege.

▶ **Anwendung.** Die Substanzen dieser Gruppe stellten historisch die erste Möglichkeit dar, eine **Hypertonie** effektiv zu behandeln. Ihre Bedeutung für diese Indikation haben sie aber **weitgehend verloren**, da andere Pharmaka mit differentem Wirkungsmechanismus und günstigerer therapeutischer Breite entwickelt worden sind. Die Antisympathotonika besitzen allerdings interessante Wirkungsmechanismen, die im Folgenden vorgestellt werden.

▶ **Wirkungsweise.** Die antisympathotonische Wirkung wird erzielt durch
- Verminderung des Catecholamin-Speichervermögens in sympathischen Nervenenden,
- zentrale Hemmung der peripheren Sympathikus-Aktivität,
- Eingriff in die Noradrenalin-Synthese.

Reserpin, ein Alkaloid aus der südasiatischen Kletterpflanze Rauwolfia serpentina ▶ vermindert die vesikuläre Speicherung von biogenen Aminen, indem es das Transportprotein in der Ve-

sikalmembran für Catecholamine und Serotonin hemmt. Die Botenstoffe fallen dem Abbau durch die mitochondriale Monoaminoxidase anheim. Dadurch sinkt der Gehalt an Catecholaminen in den betreffenden Geweben ab.

Die geschädigten Speichervesikel müssen durch Neusynthese ersetzt werden, was einige Tage benötigt. Da sie aus dem Golgi-Apparat des Perikaryon stammen und durch axonalen Transport die Varikositäten erreichen müssen. Hierdurch wird die zeitliche Diskrepanz zwischen der kurzen Verweildauer des Reserpin und der Restitution der Funktion adrenerger Nerven veständlich: Musterbeispiel für den englischen Begriff „hit and rundrug".

Die periphere Hauptwirkung von Reserpin besteht in einer Blutdrucksenkung durch Verminderung der Catecholamin-Ausschüttung. Da aber der Tonus des Sympathikus ingesamt reduziert ist, das cholinerge System von Reserpin hingegen nicht in Mitleidenschaft gezogen wird, tritt durch das Überwiegen des Parasympathikus zwangsläufig eine Reihe unerwünschter ▶ Nebenwirkungen auf: Miosis, Ptosis, verstopfte Nase, Akkommodationsstörungen, verminderte Speichelproduktion, schmerzhafte Speicheldrüsen, Bradykardie, Diarrhöen, Verminderung der Nierenleistung mit Kochsalz- und Wasser-Retention, Verschlechterung einer Herzinsuffizienz, Steigerung der Magensäure-Sekretion mit Ulkusbildung. Da auch die reflektorische Blutdruckregulation beeinträchtigt wird, besteht die Neigung zu orthostatischen Beschwerden bis hin zu plötzlicher Bewusstlosigkeit infolge Blutdruckabfalls.

Die Wirkung von Reserpin ist nicht auf die Speicherfähigkeit für Noradrenalin und Adrenalin beschränkt, sondern es wird auch die vesikuläre Speicherung von Dopamin und von Serotonin (5-Hydroxytryptamin) im Zentralnervensystem beeinträchtigt. Diese Effekte sind wesentlich an den zentralen Wirkungen und Nebenwirkungen von Reserpin beteiligt: Sedierung, Angstträume, Verstimmung, Suizid-Gefahr.

▶ Die therapeutische Anwendung von Reserpin ist heute obsolet, da die Nebenwirkungen im Vergleich zu denen der neuen antihypertensiven Pharmaka zu ausgeprägt sind. Lediglich in fixer Kombination mit einem Diuretikum wird Reserpin leider immer noch angewandt. Die Substanz wird hier erwähnt, weil sie einen interessanten Wirkungsmechanismus besitzt, der Einblicke in den zellulären Haushalt von körpereigenen Aminen erlaubt.

Guanethidin ▶ lagert sich in protonierter Form an das Catecholamin-Transportsystem der axonalen Plasmamembran und der Speichervesikel adrenerger Neurone an und wird akkumuliert. Hieraus ergibt sich eine **verminderte Speicherfähigkeit für Catecholamine**. Im Gegensatz zu Reserpin kann Guanethidin nicht in das Zentralnervensystem eindringen. Auch die Funktion des Nebennierenmarkes wird nicht beeinträchtigt, wofür das notwendige Fehlen des neuronalen Wiederaufnahmemechanismus an dieser Stelle verantwortlich zu sein scheint. Zusätzlich zur Interferenz mit der Catecholamin-Speicherung erschwert Guanethidin durch Hemmung von Na^+-Kanälen die Erregungsausbreitung in den sympathischen Nervenenden. Dieser „lokalanästhetische" Effekt trägt zur Verminderung des Sympathikotonus bei.

▶ Die einzige therapeutische Indikation für Guanethidin sind schwere Fälle von Hypertonien, die auf andere Maßnahmen nicht genügend angesprochen haben. ▶ Die Nebenwirkungen können sehr ausgeprägt sein: Orthostatische Dysregulationen, Überempfindlichkeit gegenüber aus dem Nebennieren-Mark freigesetzten Catecholaminen.

α-Methyl-DOPA ▶ wird im Organismus langsam in α-Methyl-Noradrenalin umgewandelt. Da es aber ein schlechtes Substrat für die Dopa-Decarboxylase (s. S. 71) darstellt, wird dieses Enzym gehemmt. Daraus ergibt sich eine **verminderte Synthese von Überträgersubstanz** des Sympathikus. Außerdem wirkt α-Methyl-Noradrenalin stimulierend auf α₂-Rezeptoren und beeinflusst somit – wie Clonidin – die zentralen Kreislaufreflexe.

▶ α-Methyl-Dopa ruft ähnliche periphere Nebenwirkungen hervor wie Reserpin; sie resultieren aus dem Missverhältnis zwischen sympathischer und parasympathischer Aktivität, sind aber im allgemeinen nicht stark ausgeprägt. Regelmäßig wirkt α-Methyl-Dopa sedierend, was zur Beeinträchtigung der geistigen und körperlichen Leistungsfähigkeit Anlass gibt. Nach höheren Dosen und bei längerer Anwendung treten mitunter Schlafstörungen, Benommenheit, psychotische Symptome und Verstimmungen, selbst Depressionen auf. Durch Interferenz mit dem zentralen Dopamin-Haushalt löst α-Methyl-Dopa-Symptome des Morbus Parkinson aus. Es wird eine gesteigerte Prolactin-Sekretion beobachtet, die zur Spontanlaktation führen kann. Gelegentlich entwickelt sich bei Patienten, die längere Zeit α-Methyl-Dopa eingenommen haben, eine hämolytische Anämie (mit positivem Coombs-Test).

▶ α-Methyl-Dopa wird ausschließlich dann noch in der Hochdrucktherapie angewendet, wenn andere Therapiemöglichkeiten nicht infrage kommen (evtl. in der Schwangerschaft). Nach täglichen Gaben von 1,0 – 3,5 g per os sinkt der Blutdruck innerhalb weniger Tagen ab, und mit orthostatischen Beschwerden muss gerechnet werden. Wegen der Nebenwirkungen soll auch α-Methyl-Dopa nur in Kombination mit anderen Antihypertensiva gegeben werden.

Clonidin steht chemisch und pharmakologisch anderen Imidazolin-Derviaten nahe, die aufgrund eines sympathomimetischen Mechanismus bei lokaler Applikation zur Schleimhautabschwellung führen.

Clonidin

▶ Es wirkt *peripher* als partieller Agonist an präsynaptischen α₂-Rezeptoren und vermindert damit die Noradrenalin-Freisetzung. Der *zentrale* α-mimetische Effekt spielt sich an postsynaptischen α₂-Rezeptoren ab, deren Erregung hemmend auf die Tätigkeit efferenter sympathischer Fasern wirkt. So wird auch der **Barorezeptor-Reflex** im Sinne einer erhöhten Empfindlichkeit beeinflusst. Es kommt zu Bradykardie, Reduktion des Herzschlagvolumens und Vasodilatation. Der Blutdruck sinkt ab. Clonidin oder besser das Derivat Apraclonidin haben Eingang in die Therapie des Glaukoms gefunden. Bei Opiat-Süchtigen werden die Entzugssymptome durch die Gabe von Clonidin gemildert, so dass die Entwöhnung erleichtert wird.

▶ Die peripheren Nebenwirkungen von Clonidin entsprechen denen anderer Antihypertonika und ergeben sich aus dem Ungleichgewicht zwischen den beiden vegetativen Systemen. Zentral stehen Müdigkeit und Sedierung im Vordergrund, die zu einer herabgesetzten Leistungsfähigkeit führen.

▶ Clonidin hat seine Bedeutung für die Hochdruck-Therapie eingebüßt, weil die Beeinträchtigung der Patienten doch erheblich ist.

Imidazolin-Rezeptor-Agonisten. Bei der Analyse der Clonidin-Wirkung ergab sich, dass nicht nur die Adrenorezeptoren vom α₂-Typ in der Medulla oblongata erregt werden, sondern dass auch ein weiterer Rezeptor-Typ an dem antisympathotonen Effekt beteiligt ist, nämlich der ebenfalls in der Medulla oblongata gelegene Imidazolinrezeptor. Es sind Substanzen entwickelt worden, die eine hohe Affinität für diesen Rezeptor aufweisen, z. B. **Moxonidin** und **Rilmenidin**. ▶ Von Moxonidin genügen 0,2 – 0,6 mg/Tag, um eine Blutdrucksenkung bei einem Hypertoniker zu veranlassen. ▶ Die „antisympathotonen" Nebenwirkungen sind denen nach Clonidin-Gabe vergleichbar, die zentrale Sedierung soll aber geringer ausgeprägt sein. Diese neueren Substanzen mögen zwar gegenüber Clonidin gewisse Vorteile besitzen, halten aber einem Vergleich mit der Effektivität und Verträglichkeit anderer antihypertensiver Arzneimittel wie Saluretika, β-Blocker, Calcium-Antagonisten, ACE-Hemmstoffen und Angiotensin II-Antagonisten nicht stand.

Ein körpereigener Ligand für den Imidazolin-Rezeptor scheint **Agmatin** zu sein, das durch Decarboxylierung aus der Aminosäure Arginin entstehen kann.

Im Handel befindliche Antisympathotonika

Reserpin	nur in Kombinationspräparaten mit Saluretika wie *Modenol®*, *Briserin®*, *Tri-Thiazid-Reserpin®*, *Darebon®*, *Disalpin®*, *Durotan®*
Clonidin	*Clonidin, Catapresan® Amp.*, *Mirfar®*, *Dixarit®*
Guanethidin	*Esimil®* (in Kombination mit Hydrochlorothiazid)
Moxonidin	*Cynt®*, *Physotens®*
α-Methyl-Dopa	*Methyldopa, Presinol®*, *Sembrina®*, *Dopegyt®*

2.4 Beeinflussung der ganglionären Übertragung

Überblick

Die ganglionäre Übertragung erfolgt über *nicotinische Acetylcholin-Rezeptoren* (Ligand-gesteuerte Ionenkanäle für Na⁺ und K⁺). Diese sind der Angriffspunkt des „Genussmittels" *Nikotin*, das beim Rauchen zu einer mäßigen Stimulation führt. Eine medikamentöse Beeinflussung der ganglionären Übertragung spielt kaum eine Rolle, da ungezielt Sympathikus und Parasympathikus gleichermaßen beeinflusst werden.

Ganglien-blockierende Substanzen (Ganglienblocker) ▶ Sie wirken auf Rezeptor-Ebene entweder als Ionenkanal-blocker (z. B. *Hexamethonium*) oder als Rezeptor-Antagonisten (z. B. *Trimetaphan*).

Ganglionäre Übertragung. Acetylcholin ist der Überträgerstoff in allen Ganglien des vegetativen Systems (Abb. 2.**2**, S. 58); dabei entsprechen die Catecholamin-produzierenden und -speichernden Zellen des Nebennierenmarkes den postganglionären sympathischen Nervenfasern. Acetylcholin wirkt an den ganglionären Synapsen – wie auch an der motorischen Endplatte – depolarisierend auf die Membran der postganglionären Nervenzelle, so dass dort eine Erregung ausgelöst wird. Die Depolarisation wird über nicotinische Acetylcholin-Rezeptoren vermittelt, die einen unspezifischen Kationen-Kanal enthalten (S. 3). Die ganglionären nicotinischen ACh-Rezeptoren unterscheiden sich in ihrer Untereinheiten-Zusammensetzung von den muskulären ACh-Rezeptoren. Die Acetylcholin-vermittelte Erregungsübertragung im vegetativen Ganglion kann durch adrenerge und muscarinerge Mechanismen moduliert werden.

Nicotin

Dieses aus Tabakblättern gewonnene, einfach gebaute Alkaloid (Formel S. 60), ist ein reiner Agonist. ▶ Es depolarisiert konzentrationsabhängig das vegetative 2. Neuron und stimuliert es damit. Da sich das Nebennierenmark wie eine ganglionäre Struktur verhält, setzt Nicotin dort Catecholamine frei. Nicotin in höheren Konzentrationen blockiert nach anfänglicher Erregung sehr schnell die ganglionäre Übertragung, da die Depolarisation persistiert (vgl. die Wirkung von Suxamethonium an der motorischen Endplatte, S. 247).

Ganglienblocker (Ganglioplegika)

Als Ganglienblocker oder Ganglioplegika werden Substanzen bezeichnet, welche die Reizübertragung in den Synapsen der vegetativen Ganglien blockieren.

▶ **Wirkungsweise.** Die Ganglien-blockierende Wirkung einer Substanz kann auf zwei verschiedenen Wegen zustande kommen:
1. **Kompetitiver Mechanismus:** Bindung des Ganglioplegikum, das keine intrinsische Aktivität besitzt, an den Nicotin-Rezeptor, damit Behinderung der Acetylcholin-Bindung;
2. **Nicht-kompetitiver Mechanismus:** Bindung des Ganglioplegikum an den unspezifischen Kationen-Kanal, der ein Teil des Nicotin-Rezeptorproteins ist, und Blockade des depolarisierenden Natrium-Einstroms.

Da in allen vegetativen Ganglien die Übertragung cholinerg erfolgt, können die Synapsen des sympathischen und des parasympathischen Systems nur gleichzeitig blockiert werden. Da der Sympathikotonus normalerweise für die Gefäßinnervation, der Parasympathikotonus für die Innervation von Magen, Darm und Gallenblase entscheidend ist, kann eine Behandlung mit ganglienblockierenden Mitteln gerade diese Gebiete besonders betreffen. So kommt es durch Ausschaltung der sympathischen Ganglien, welche die vasomotorischen Impulse übertragen, bei intravenöser Zufuhr eines Ganglienblockers zur Blutdrucksenkung.

Box 2.10

Das Ganglion und das Genussgift Nicotin

Der Versuch, mit Pharmaka in den ganglionären Übertragungsmechanismus einzugreifen, um eine *gezielte* therapeutische Wirkung zu erzielen, ist als gescheitert anzusehen, weil kein spezifischer Effekt auslösbar ist: Substanzen, die die Übertragung blockieren, schalten das vegetative Nervensystem aus, so dass keine physiologische Regulationsmöglichkeit mehr vorhanden ist – ein Zustand, den keine medikamentöse Therapie anstrebt.

Dagegen hat eine leichte Stimulierung des ganglionären Acetylcholin-Rezeptors durch einen Agonisten nach einer Eingewöhnungsphase offenbar einen faszinierenden Reiz. Die Wirkung des Genussgifts Nicotin äußert sich bei Nichtgewöhnten vornehmlich in einer parasympathisch vermittelten intestinalen Erregung und einem Blutdruckabfall. Der subjektiv sehr unangenehme Effekt des ersten Rauchens wird aber durch unbeirrtes Weiterrauchen überwunden; dann überwiegt die Stimulation des Nebennierenmarkes mit einer gesteigerten Adrenalin-Ausschüttung. Diese wird subjektiv als angenehm erlebt und ist der Grund für die Entwicklung einer Abhängigkeit vom Genussgift Tabak. Die schlimmen Folgen für den Einzelnen und die Allgemeinheit sind bekannt (s. a. S. 533 f).

Es ist für viele starke Raucher sehr schwer, das Rauchen aufzugeben. Ein Hilfsmittel, die „Zigaretten"-Abhängigkeit zu durchbrechen, besteht darin, einen relativ hohen Nicotinspiegel bei dem Betreffenden zu unterhalten, so dass jede zusätzlich gerauchte Zigarette eine leichte Nicotin-Vergiftung mit entsprechenden, subjektiv unangenehmen Symptomen auslöst. Dieses Verfahren scheint bei den Rauchern erfolgversprechend zu sein, die keine reine Nicotin-Abhängigkeit, sondern eine Abhängigkeit vom gesamten Ritual des Rauchens aufweisen. Nicotin kann durch Hautpflaster, Kaugummi und Nasenspray zugeführt werden.

Beispiele für Ganglienblocker. Alle Ganglienblocker enthalten einen „kationischen Kopf", der von einem vierbindigen Stickstoff gebildet wird. Dabei kann es sich um sekundäre, tertiäre oder quaternäre Amine handeln (S. 23). Die einfachste Substanz, die im Experiment ganglionär erregend wirkt, also denselben Wirkcharakter besitzt wie Nicotin, ist Tetramethyl-ammonium. Werden schrittweise die einzelnen Methyl-Gruppen durch Ethyl-Gruppen ersetzt, so geht die Ganglien-stimulierende Wirkung mehr und mehr verloren. **Tetraethyl-ammonium** ist eine rein ganglioplegische Substanz.

Tetraethyl-ammonium

Sind zwei „kationische Köpfe" vorhanden, ist ein Abstand von 5–6 Atomen optimal: **Pentamethonium** und **Hexamethonium**. Ganglienblocker vom Hexamethonium-Typ scheinen über den nicht-kompetitiven Mechanismus zu wirken.

Pentamethonium (C5)

Wird die Kette zwischen den beiden Stickstoffen verlängert, ergeben sich Wirkstoffe, die eine „Dauerdepolarisation" an der motorischen Endplatte auslösen und Anwendung als Muskelrelaxans finden (z. B. Dekamethonium, S. 251).

Die positive Ladung, die alle ganglionär blockierend wirkenden Substanzen aufweisen, muss nicht von einem vierbindigen Stickstoff beigetragen werden. Es kann sich auch um ein positiv geladenes Schwefelatom handeln, wie im **Trimetaphan**.

Trimetaphan

Diese Substanz ist ein kompetitiver Rezeptor-Antagonist, sie wird sehr schnell eliminiert, so dass sie mittels Dauerinfusion appliziert zu einer gut steuerbaren Blutdrucksenkung verwendet werden kann.

Durch Ganglienblocker wird also das gesamte vegetative Nervensystem ausgeschaltet, so dass die Steuerung der vegetativen Organe entfällt. Aufgrund der Unspezifität dieses Effektes kann kein vertretbares Nutzen/Risiko-Verhältnis zustande kommen. Daher haben die Ganglioplegika **jede Bedeutung für die Behandlung krankhafter Zustände verloren.** Die ganglionäre Erregungsübertragung ist aber ein interessanter physiologischer Vorgang, dessen Kenntnis zur medizinischen Allgemeinbildung gehört, zumal ein erheblicher Teil der Menschheit, nämlich die Raucher, eine Stimulierung dieses Mechanismus unbewusst ausnutzen.

3 Andere Überträger- und Mediatorstoffe

3.1   Histamin

Überblick

Das Histaminsystem

Histamin
– Aus Mastzellen: ▶ wird bei allergischen Reaktionen freigesetzt und löst über H_1-Rezeptoren Vasodilatation, Permeabilitätserhöhung und eine Bronchokonstriktion aus.
– Aus enterochromaffinartigen Zellen des Magens: ▶ stimuliert über H_2-Rezeptoren die Salzsäure-Produktion der Belegzellen.
– Aus Nervenzellen des ZNS: ▶ wirkt als neuronale Überträgersubstanz über H_1- und H_3-Rezeptoren.

„Mastzellstabilisatoren"
▶ Cromoglycat und Nedocromil: Hemmung der Histamin-Freisetzung aus Mastzellen, daher:
▶ zur Prophylaxe allergischer Erkrankungen brauchbar.

H_1-Antihistaminika
▶ Substanzen der *ersten Generation* (z. B. Diphenhydramin, Meclozin) blockieren neben den H_1-Rezeptoren auch andere spezifische Bindungsstellen und überwinden die Blut-Hirn-Schranke, so dass ▶ Nebenwirkungen auftreten können wie cholinolytische, antiemetische und zentrale sedative Effekte; diese können eventuell als gewünschte Wirkungen ausgenutzt werden.
▶ Substanzen der *zweiten Generation* (z. B. Cetirizin, Loratidin) wirken spezifisch an H_1-Rezeptoren und dringen nach oraler Verabreichung kaum in das ZNS ein.
▶ Indikation der H_1-Antihistaminika: bei allergischen Reaktionen systemisch oder topisch appliziert.

H_2-Antihistaminika
▶ Substanzen (wie Ranitidin) hemmen durch spezifische Blockade der H_2-Rezeptoren der Belegzellen die Salzsäure-Sekretion.
▶ Sie sind indiziert bei allen Erkrankungen, die durch eine Hyperazidität bedingt sind, haben aber nach Einführung der Protonenpumpen-Hemmstoffe an Bedeutung verloren.

Grundlagen

Vorkommen von Histamin

Histamin ist in der Natur weit verbreitet. Es kommt in Pilzen und Pflanzen (z.B. in Claviceps purpurea = Secale cornutum, Mutterkorn und in den Haaren der Brennnessel) sowie im Tierreich vor. So findet es sich zum Beispiel im Sekret stechender Insekten. Die Gewebe von Säugetieren enthalten wechselnde Mengen von Histamin, dabei ist die Verteilung auf die einzelnen Gewebe artspezifisch.

Beim Menschen enthalten Lungen, Haut und Gastrointestinaltrakt die höchsten Histamin-Konzentrationen (um 0,01 mg/g Gewebe). Das biogene Amin ist in einer biologisch inaktiven Form in den **Gewebs- und Blutmastzellen** gespeichert, die außerdem große Mengen an Heparin enthalten (Abb. 3.**1**). Bei Antigen-Antikörper-Reaktionen werden aus den Mastzellen Histamin und andere vasoaktive Stoffe freigesetzt.

In der Magenschleimhaut findet sich Histamin in den sog. **enterochromaffinartigen Zellen**, die auch als Histaminozyten bezeichnet werden. Diese Zellen sind offenbar der Speicherort für das Histamin, welches die Magensäureproduktion stimuliert. (Nicht zu verwechseln mit den enterochromaffin*artigen* Zellen der Magenschleimhaut sind die enterochromaffinen Zellen der Dünndarmschleimhaut, die Serotonin enthalten; s. S. 100.) Schließlich kommt Histamin im Gehirn auch als Überträgerstoff von **histaminergen Neuronen** vor.

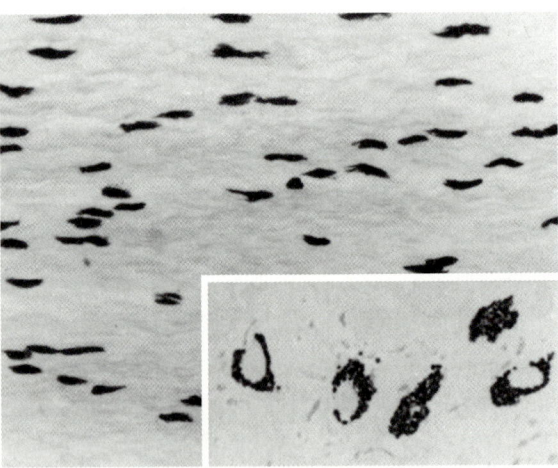

Abb. 3.1 Mastzellen im Bindegewebe. Großes Bild: Häutchenpräparat vom Mesenterium der Ratte, gefärbt mit Alcianblau bei pH 1. Bei dieser Bedingung lassen sich Mastzellen aufgrund ihres Heparingehaltes spezifisch darstellen. Vergr. 540 ×. Einsatzbild: Mastzellen in einem Schnitt durch die Dermis der Ratte. Man erkennt die Speichergranula, die um den nicht gefärbten Kern herum angeordnet sind. Färbung wie oben, Vergr. 800 ×. (Aufnahmen aus dem Anatomischen Institut der Universität Kiel.)

Bildung und Abbau

Histamin wird aus der Aminosäure Histidin durch eine Histidin-Decarboxylase in den Zellen selbst gebildet. Inaktiviert wird dieses biogene Amin hauptsächlich über eine N-Methylierung am Imidazol-Ring mit nachfolgender Oxidation durch Monoaminoxidase B und eine Aldehyddehydrogenase. Es entsteht Methylimidazolylessigsäure.

$$CH_2—CH_2—NH_2$$

Histamin

↓

$$CH_2—COOH$$

N-Methyl-imidazolylessigsäure

Freisetzung

Der primitivste Eingriff, mit dem das Amin aus seinem Speicher befreit werden kann, ist die Zerstörung von Zellen, wie sie z. B. bei großen Weichteilverletzungen auftritt. Außerdem wird Histamin bei allergischen Reaktionen freigesetzt. Die auslösende Reaktion ist die Bindung eines Antigens an die auf der Mastzell-Oberfläche vorhandenen Antikörper (IgE). Eine Reihe von Folgereaktionen, an denen auch ein Calcium-Einstrom beteiligt ist, führt zu einer Exozytose der Speichergranula. Die Symptome der allergischen Reaktion sind sowohl bei lokalem als auch bei generalisiertem Auftreten weitgehend von dieser Histamin-Entfesselung geprägt. Auch Pharmaka (z. B. d-Tubocurarin) können als Histamin-Liberatoren wirken.

Rezeptor-Subtypen und Wirkungen

Bei verschiedenen Tierspezies wirkt Histamin recht unterschiedlich, daher sind Befunde, die an einzelnen Spezies erhoben wurden, nur bedingt verallgemeinerungsfähig. Im Folgenden sollen die Wirkungen von Histamin bei Menschen geschildert werden.

Rezeptoren. Histamin reagiert mit spezifischen Rezeptoren, die aufgrund ihrer unterschiedlichen Hemmbarkeit als **H$_1$-** und **H$_2$-Rezeptoren** gekennzeichnet wurden. Die Histamin-Rezeptoren gehören zu den G-Protein-gekoppelten Rezeptoren. H$_1$-Rezeptoren vermitteln ihre Wirkungen über Phospholipase C. Aktivierte H$_2$-Rezeptoren stimulieren die Adenylatcyclase. Zusätzlich sind später **H$_3$-Rezeptoren** beschrieben worden. Sie finden sich im ZNS, wo sie als präsynaptische Autorezeptoren die Freisetzung von Histamin aus histaminergen Neuronen hemmen. Auch in der Peripherie kommen sie vor. Hier scheinen sie die Histamin-Abgabe aus Mastzellen vermindern zu können. Die Freisetzung von anderen Überträgerstoffen, z. B. aus cholinergen Nervenendigungen, kann ebenfalls betroffen sein. Die physiologische Bedeutung der H$_3$-Rezeptoren ist noch nicht zufriedenstellend geklärt.

Wirkungen (Tab. 3.1). Durch Histamin wird ein Teil der glatten Muskulatur direkt erregt. So reagieren die Bronchial-, Darm- und Uterusmuskulatur mit einer Kontraktion. Diese Wirkungen werden über H$_1$-Rezeptoren vermittelt. Für die Pathophysiologie besonders wichtig ist die **bronchokonstriktorische** Wirkung des Histamin (allergisches Asthma).

Histamin wirkt **gefäßerweiternd** und **senkt den Blutdruck**, es kann ein anaphylaktischer Schock auftreten. Die Vasodilatation wird auf zwei Wegen vermittelt: Die Stimulierung der H$_1$-Rezeptoren auf den Gefäßendothelien führt zu einer Freisetzung von Stickoxyd (NO), das die glatte Gefäßmuskulatur erschlaffen lässt. Die Muskelzellen selbst besitzen H$_2$-Rezeptoren, deren Besetzung durch Histamin eine Tonusverminderung nach sich zieht. Dieser Mechanismus ist über zyklisches AMP vermittelt.

Histamin steigert die **Permeabilität der kleinen Gefäße** erheblich, so dass Plasma aus dem Gefäßbett in das Gewebe übergeht. In den postkapillären Venolen „ziehen" sich die Gefäßendothelzellen zusammen und geben interzelluläre Lücken frei, durch die Plasmaflüssigkeit in den Extravasalraum austreten kann. Es entwickeln sich Ödeme, die von einer Bluteindickung begleitet sein können. Durch die Endothellücken treten auch Blutkörperchen aus, vor allem Leukozyten. Die Permeation der Leukozyten wird zudem dadurch unterstützt, dass Histamin über H$_1$-Rezeptoren ihre Adhäsion an die Gefäßwand fördert und damit die Ausschleusung erleichtert. An der Adhäsion der Leukozyten sind Selektine und Integrine beteiligt.

Tabelle 3.1 **Durch Histaminrezeptor-Subtypen vermittelte Histamin-Wirkungen**

H$_1$-Rezeptoren	H$_2$-Rezeptoren	H$_3$-Rezeptoren
Tonus glatter Muskulatur ↑, z. B. Bronchien, Darm	Magensäure-Produktion ↑	Im ZNS: Hemmung der Freisetzung von Histamin (aus histaminergen Neuronen) und von anderen Neurotransmittern
NO-Freisetzung aus Endothelzellen → Vasodilatation	direkte Vasodilatation	
Öffnung interzellulärer Endothellücken → Gefäßpermeabilität ↑	(experimentell: Herz-Frequenz ↑, -Kraft ↑, -Arrhythmogenität ↑; Bedeutung fraglich)	
Erregung sensibler Nervenendigungen → Juckreiz		
ZNS: Alertheit		

Experimentell lassen sich auch **kardiale Histamin-Wirkungen** zeigen. Herzfrequenz und Kontraktionskraft werden über H_2-Rezeptoren gesteigert. Da Histamin kein Hormon ist und normalerweise nicht im Blut kreist, scheinen die kardialen Effekte jedoch keine physiologische Bedeutung zu haben.

Die Drüsen in der Magenschleimhaut, einschließlich der Säure-produzierenden Belegzellen, werden durch Histamin sehr stark angeregt; diese **Sekretionssteigerung** wird über H_2-Rezeptoren herbeigeführt.

Mit der Freisetzung von Histamin in Haut oder Schleimhaut treten **Juckreiz und Schmerzen** auf, wie es von Insektenstichen oder der Berührung von Brennnesseln bekannt ist. Die sensiblen Nervenendigungen tragen H_1-Rezeptoren, deren Besetzung eine Erregung dieser afferenten Nerven auslöst. Die Erscheinungen gehen mit einer Kapillardilatation einher, die z. T. reflektorischer Art ist und von einem Ödem begleitet wird. Der Plasma-Austritt kann so stark sein, dass sich Schichten abheben und eine Blase entsteht.

3.1.1 „Mastzellstabilisatoren"

▶ Cromoglykat und die später eingeführte, wirkungsgleiche Substanz Nedocromil wurden als Mastzellstabilisatoren bezeichnet, denn sie **hemmen die Freisetzung von Histamin und Leukotrienen** aus Mastzellen. Auf diese Wirkung lässt sich der prophylaktische Effekt bei allergischen Erkrankungen zurückführen. Es scheint jedoch, dass die Substanzen auch auf andere Weise hemmend in die allergische Entzündung einzugreifen vermögen, beispielsweise indem sie die Wirkung aktivierenden Mediatorstoffen herabsetzen wie etwa dem Tachykinin Substanz P. Der Einfachheit halber sei jedoch die Bezeichnung „Mastzellstabilisator" beibehalten.

Cromoglykat, Na-Salz

Nedocromil, Na-Salz

Cromoglykat (Cromoglycin) ▶ wird nach lokaler Applikation nur sehr schwer vom Gewebe aufgenommen. Erst nach längerdauernder Zufuhr reichert es sich in den Membranen der regionalen Mastzellen an und verändert diese derartig, dass die Histamin-Freisetzung nicht mehr möglich oder zumindest erschwert ist.

▶ Mit Cromoglykat kann also immer nur eine **Prophylaxe** durchgeführt werden, nicht dagegen eine Therapie eines akuten Zustandes. Es eignet sich besonders zur prophylaktischen Behandlung eines **Asthma bronchiale**. Zu diesem Zweck wird Cromoglykat inhaliert. Die Erfolge einer Cromoglykat-Prophylaxe sind umso größer, je mehr einem Asthma-bronchiale-Leiden ein Histamin-geprägtes allergisches Geschehen zugrunde liegt. Dies ist besonders bei Kindern und Jugendlichen der Fall. Bei älteren Patienten ist das Asthma-bronchiale-Leiden meistens komplexerer Natur und die Prophylaxe mit Cromoglykat daher weniger wirksam.

Auch die chronische Applikation auf die Nasenschleimhaut und auf die Konjunktiven kann allergische Entzündungen dieser Schleimhäute günstig beeinflussen. Bei echten Lebensmittelallergien der Intestinalschleimhaut, die sehr selten vorkommen, ist die orale Verabreichung von Cromoglykat manchmal wirksam.

▶ Bei allen diesen Applikationen handelt es sich um eine lokale Anwendung. Bei der Inhalationstherapie können Symptome auftreten, die Folge einer mechanischen Irritation der Schleimhaut durch die feinen Partikel der Cromoglykat-Suspension sind. Systemische Reaktionen werden so gut wie nie beobachtet, da die Substanz aufgrund ihrer Haftfestigkeit im Gewebe nicht vom Blut abtransport wird.

Nedocromil weist strukturelle Verwandtschaft mit Cromoglykat auf. Es ist wie dieses zu beurteilen. **Lodoxamid** dient nur zur Anwendung am Auge.

— **Notwendige Wirkstoffe** —————————————————————————————

„Mastzellstabilisatoren"

Wirkstoff	Handelsname	Alternative	Bemerkungen
Cromoglykat (Cromoglycin)	*Intal®* Inhal.	*Cromoglycin, Colimune®, Cromohexal®, DNCG®* (u. viele weitere Handelsnamen) *Inhal. u. topische Zubereitungen*	
Nedocromil	*Tilade®,* Inhal. *Halamid®* Inhal. *Irtan®* Augentropfen, Nasenspray	–	
Lodoxamid	*Alomide®* Augentropfen	–	

Eigene Eintragungen

· · ·

· · ·

3.1.2 Antihistaminika

H₁-Antihistaminika

Antagonisten gegen Histamin-Wirkungen wurden ab der Mitte der vierziger Jahre entwickelt. Das Grundgerüst der Antihistaminika ist recht einfach gebaut (Abb. 3.**2**), so dass eine große Zahl von Histamin-Antago-

nisten entwickelt wurde. Diese Substanzen waren alle nur an einem bestimmten Typ von Histamin-Rezeptor, dem H₁-Rezeptor wirksam, der aber für die Vermittlung der meisten „allergischen" Reaktionen verantwortlich ist. Der H₂-Rezeptor, dessen Stimulierung die Salzsäureproduktion der Magenschleimhaut fördert, und seine spezifischen Antagonisten wurden erst später entdeckt.

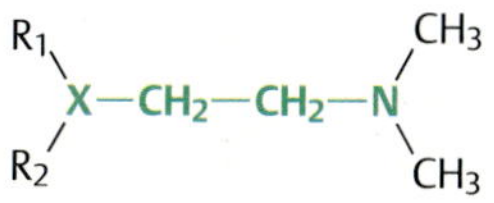

H₁-Antihistaminika der „ersten Generation"

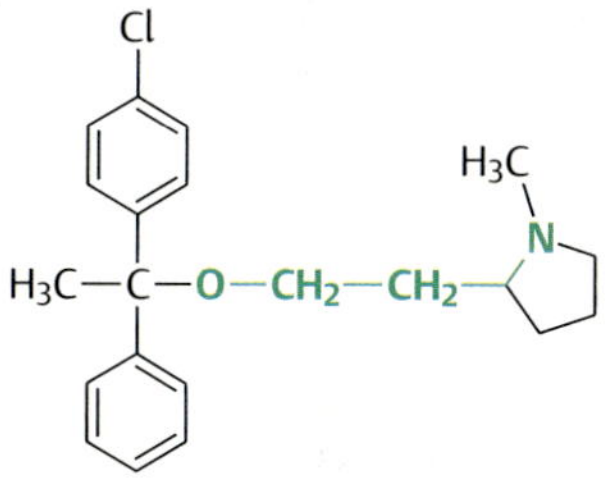

Den ersten einfach gebauten H₁-Antihistaminika mangelt es noch an Spezifität, so reagieren sie auch mit anderen Rezeptor-Typen, z. B. den muscarinischen Acetylcholin-Rezeptoren. Daraus ergeben sich Atropin-artige Nebenwirkungen. Ferner besitzen sie zentral dämpfende Wirkungen, die so ausgeprägt sein können, dass diese Pharmaka dann als Schlafmittel (Diphenhydramin und Doxylamin, S. 304) oder als Antiemetika (Meclozin, S. 307) Verwendung finden.

Zu dieser „ersten Generation" der sedierend wirkenden H₁-Antihistaminika gehören **Clemastin**, **Dimetinden**, **Diphenhydramin**, **Levocabastin**, **Fenistil**, **Pheniramin** und **Bamipin**, letzteres nur für die topische Anwendung. Es sei auch auf die Substanz **Promethazin** hingewiesen, die gute H₁-antagonistische Wirkungen besitzt, aber die Grundsubstanz der Neuroleptika vom Phenothiazin-Typ darstellt und dementsprechend neuroleptische „Nebenwirkungen" aufweist.

▶ **Die Wirkungsweise** dieser Antihistaminika kann gemeinsam besprochen werden, da sie alle die über H₁-Rezeptoren vermittelten Histaminwirkungen hemmen: die Tonuserhöhung der glatten Muskulatur der Bronchien und des Intestinaltraktes unterbleibt (Abb. 3.**3**), die Vasodilatation einschließlich Blutdrucksenkung und die Permeabilitätssteigerung wird unterbunden.

▶ **Nebenwirkungen**, die dabei auftreten, sind die ausgeprägte **Sedierung** und die durch **Hemmung anderer Rezeptoren**, vor allem der muscarinischen Acetylcholin-Rezeptoren, ausgelösten Reaktionen.

▶ **Anwendung.** Die Antihistaminika dieser Gruppe können bei **allergischem Schock** *intravenös* zugeführt wer-

Grundgerüst der Antihistaminika

Clemastin

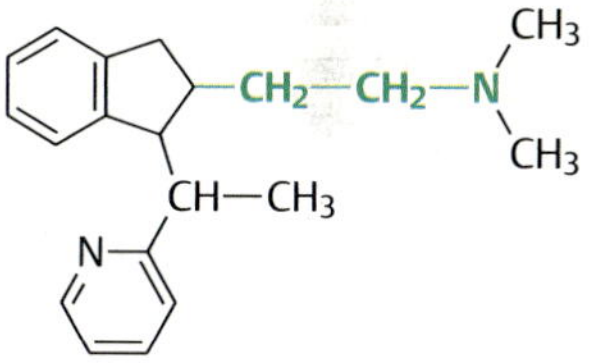

Dimetinden

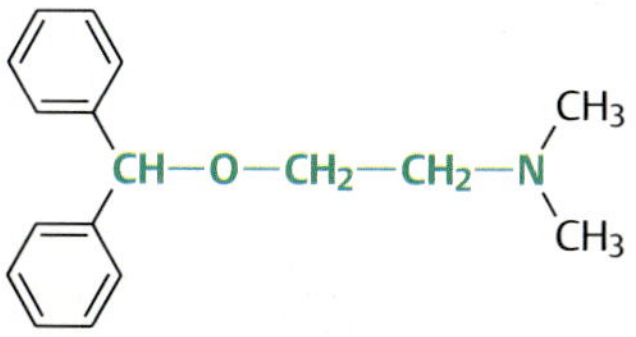

Diphenhydramin

Abb. 3.2 Formelbeispiele für H₁-Antihistaminika der „ersten Generation".

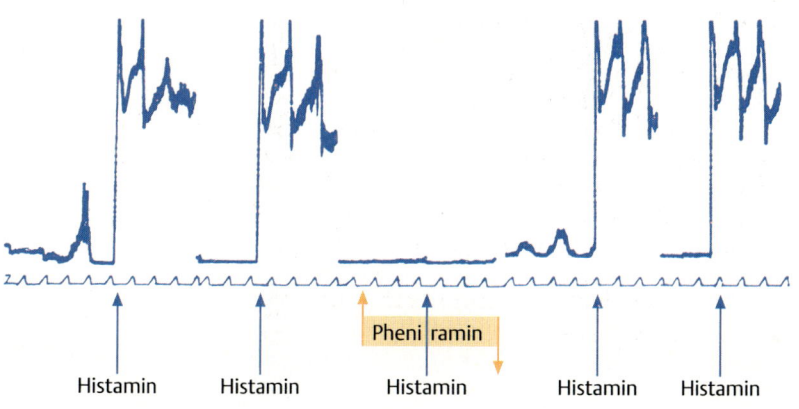

Abb. 3.3 Wirkung eines H₁-Antihistaminikum. In Anwesenheit von Pheniramin ist die erregende Wirkung von Histamin am isolierten Meerschweinchendarm aufgehoben (Histamin $2 \cdot 10^{-7}$ g/ml, Pheniramin $2 \cdot 10^{-6}$ g/ml).

den. Eine wichtige Indikation für Dimetinden intravenös ist die prophylaktische Gabe zusammen mit einem H_2-Antagonisten in Situationen, die zur akuten Histamin-Freisetzung führen können. Dies betrifft vor allem **Röntgen-Kontrastmittel-Zufuhr** trotz vermuteter oder bekannter Allergie (bei notwendigen Untersuchungen aus vitalen Gründen).

Eine *topische* Anwendung ist ebenfalls möglich. Dabei wird neben der antihistaminischen Wirkung noch der lokalanästhetische Effekt dieser Substanzen ausgenutzt, so dass die Anwendung von Dimetinden, Clemastin oder Bamipin **allergisch bedingtes Hautjucken** günstig beeinflusst.

H_1-Antihistaminika der „zweiten Generation"

Seit einigen Jahren gibt es die „zweite Generation" oder die nicht-sedierenden H_1-Antihistaminika, für die **Fexofenadin** und **Loratadin** als Leitsubstanzen gelten können. Fexofenadin (Abb. 3.4) ist der wirksame Metabolit von **Terfenadin**, das aufgrund kardialer Nebenwirkungen in den USA vom Markt genommen wurde (s. a. Box 3.1). Weiterhin gehören in diese Arzneimittelgruppe **Cetirizin** und sein linksdrehendes Enantiomer **Levocetirizin** sowie **Desloratadin**, das wirksame Abbauprodukt von Loratadin.

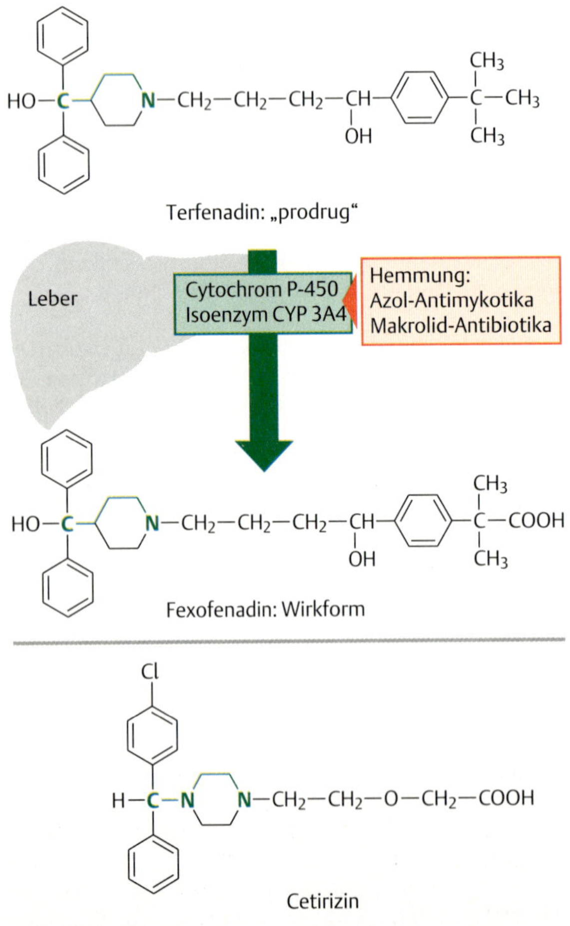

Terfenadin: „prodrug"

Leber

Cytochrom P-450 Isoenzym CYP 3A4

Hemmung: Azol-Antimykotika Makrolid-Antibiotika

Fexofenadin: Wirkform

Cetirizin

Abb. 3.4   Formelbeispiele für H_1-Antihistaminika der zweiten Generation.

▶ **Pharmakokinetik.** Diese Substanzgruppe zeigt ein bemerkenswertes pharmakokinetisches Verhalten: Die Pharmaka sind sehr hydrophob, werden nach oraler Gabe gut resorbiert, sind stark Plasmaeiweiß-gebunden und könnten aufgrund ihrer Eigenschaften gut durch die Blut-Liquor-Schranke penetrieren. Trotzdem sind sie nach *oraler Gabe* meist frei von zentral-nervösen Nebenwirkungen. Ein Grund hierfür könnte in der extrem niedrigen freien Konzentration im Plasma und der sehr hohen Affinität zu den Histamin-Rezeptoren sowie zu unspezifischen Gewebe-Bindungsstellen liegen. Nach enteraler Resorption käme sozusagen kaum noch verfügbare Substanz am Gehirn an.

Ein neuerdings aufgedeckter Mechanismus könnte ebenfalls dazu beitragen, dass Antihistaminika der zweiten Generation keine zentralen Nebenwirkungen nach oraler Zufuhr besitzen: In den Gefäßendothel-Zellen des Gehirns befindet sich ein Transportsystem (P-Glykoprotein), das Fremdsubstanzen, die in die Zellen eingedrungen sind, gegen den Gradienten wieder zurück in das Blut befördert. Dieses kinetische Verhalten ist unter anderem von dem Antidiarrhoikum Loperamid bekannt (S. 236). Werden diese Substanzen im Experiment aber *intravenös* appliziert, ist durchaus ein zentraler Effekt nachweisbar, denn die dann vorübergehend hohe Konzentration des Pharmakon überfordert den Schutzmechanismus.

▶ **Anwendung.** Die Substanzen der zweiten Generation sind stark wirksame H_1-Antihistaminika ohne sedierende Nebenwirkungen. Sie sind bei oraler Zufuhr zur **Prophylaxe** und **Therapie allergischer Erkrankungen** geeignet. Im allgemeinen sind diese Antihistaminika bei üblicher Dosierung gut verträglich.

Einige Antihistaminika der zweiten Generation (Terfenadin und Loratadin) dürfen nicht zusammen gegeben werden mit Antimykotika vom Imidazol- und Triazol-Typ und mit Makrolid-Antibiotika wie Erythromycin, weil diese Substanzen die mischfunktionellen Oxidasen hemmen (s. Box 3.1).

Für lokale Indikationen werden **Azelastin** als Nasenspray gegen allergische Rhinitis und Levocabastin für die Anweisungen am Auge verabreicht. **Ketotifen** und **Oxatomid** werden systemisch bei asthmatischen Beschwerden empfohlen, da letztere gleichzeitig noch die Mastzellen stabilisieren sollen. Die Erfolge bei Asthma sind aber nicht überzeugend.

> **Box 3.1**
>
> **Terfenadin: potenziell kardiotoxisch!**
>
> Terfenadin ist eine potenziell arrhythmogene Arzneistoffvorstufe, die erst durch Abbau mittels des Enzyms Cytochrom P-450 CYP 3 A4 in die kaum herzwirksame Wirkform (Fexofenadin) überführt werden muss (s. Abb. 3.4). Vollzieht sich diese Umwandlung nur langsam, z. B. im Rahmen einer Arzneistoff-Interaktion, reichert sich die Vorstufe an und kann Erregungsausbreitungsstörungen in der Kammermuskulatur bis hin zu Torsades de pointes auslösen. An Myozyten von Versuchstieren ließ sich eine Hemmung bestimmter K^+-Kanäle und des L-Typ-Ca^{2+}-Kanals bei sehr niedrigen Terfenadin-Konzentrationen zeigen. Da der verträgliche, wirksame Metabolit Fexofenadin verfügbar ist, sollte Terfenadin nicht mehr angewandt werden.

— Notwendige Wirkstoffe

H₁-Antihistaminika

Freiname	Handelsname	Alternative	Bemerkungen
H₁-Antihistaminika			
Cetirizin	*Zyrtec*® Tab., Saft	*Alerid*® Tab., Saft, Tropfen	
Fexofenadin	*Telfast*® Tab.	–	
Loratidin	*Lisino*® Tab., Saft	*Loratidin, Lora*®, *Lorano*®, *u. a.*	
Bamipin	*Soventol*® Gel	–	
Levocabastin	*Livocab*® Augentropfen, Nasenspray	*Levophta*® Augentropfen	
Clemastin	*Tavegil*® Amp., (Tab., Gel)	–	
Dimetinden	*Fenistil*® Amp., (Drag., Gel)	–	

Eigene Eintragungen

. . .

. . .

Die drei erstgenannten Wirkstoffe gehören zu den H₁-Antihistaminika der zweiten Generation, die zwei letztgenannten, älteren Antihistaminika haben Bedeutung für die akute parenterale Therapie. Bamipin und Levocabastin werden lokal angewendet.
Die H₁-Antihistaminika Diphenhydramin und Doxylamin sind als Sedativa-Hypnotika und Meclozin und Dimenhydrinat als Antiemetika im Handel.

Weitere im Handel erhältliche H₁-Antihistaminika

Azelastin	*Allergodil*®, *Loxin*®
Desloratadin	*Aerius*®
Dexchlorpheniramin	*Polaronil*®
Hydroxyzin	*Atarax*®, *Elroquil*®
Ketotifen	*Ketotifen, Zaditen*®
Levocetirizin	*Xusal*®
Mequitazin	*Mizollen*®, *Zolim*®

Cimetidin

H₂-Antihistaminika

Wie im Kapitel über die pharmakologische Beeinflussung der Magenfunktion (S. 229f) ausgeführt wird, ist die Steuerung der **Salzsäure-Produktion** der Belegzellen ein recht komplizierter Vorgang. Neben Gastrin und Acetylcholin als Überträgersubstanz des N. vagus kommt dem Histamin, abgegeben aus den enterochromaffinartigen Zellen, eine besondere Bedeutung zu. Die Belegzellen besitzen H₂-Histamin-Rezeptoren, deren Stimulierung durch Histamin die Säuresekretion stark anregt. Da es eine Reihe von pathophysiologischen Zuständen gibt, bei denen eine Verminderung der Säureproduktion erwünscht oder erforderlich ist, war die Einführung von spezifisch wirkenden H₂-Antihistaminika ein großer therapeutischer Fortschritt. Die erste dieser Substanzen, die in großem Ausmaß eingesetzt wurde, war **Cimetidin**. Weiterentwicklungen ergaben dann H₂-Antihistaminika mit günstigeren pharmakokinetischen Eigenschaften (nur eine Dosis pro Tag) und geringerer Substanz-Belastung. Als **Leitsubstanz** kann **Ranitidin** angesehen werden. Analogsubstanzen sind **Famotidin**, **Nizatidin** und **Roxatidin**.

▶ **Anwendung.** H₂-Antihistaminika werden bei **Duodenalulcera**, **hyperaciden Magenulcera**, **Gastritis**, **Reflux-Ösophagitis** und **Schleimhautläsionen** bzw. zu deren Verhinderung bei intensiv-medizinisch versorgten Patienten angewendet (s. S. 230 und 242). Ihre Bedeutung hat durch die Hemmstoffe der Protonenpumpe jedoch

Ranitidin

Famotidin

stark abgenommen, obwohl sie deutlich kostengünstiger sind.
Die Dosierungen sind in Tab. 3.2 angegeben.

▶ **Nebenwirkungen** sind meistens gering. Da von Cimetidin die größte Substanzmenge benötigt wird (s. Tab. 3.2) sind bei dieser Substanz auch die Nebenwirkungen am stärksten ausgeprägt: zentrale Störungen, Verwirrtheit (insbesondere bei älteren Menschen), Hyperprolactinämie und antiandrogene Effekte. Cimetidin hemmt in der Leber die Cytochrom-450-abhängigen mischfunktionellen Oxidasen, so dass die Biotransformation anderer Wirkstoffe beeinträchtigt sein kann. Die Therapie mit Ranitidin, Nizatidin, Roxatidin und Famotidin bedeutet eine geringere Substanzmengen-Belastung des Körpers. Entsprechend sind auch die Nebenwirkungen geringer ausgeprägt als bei der Cimetidin-Therapie. Insgesamt liegt die Häufigkeit der Nebenwirkungen von Ranitidin und Analogsubstanzen unter 1%. Es wird über Kopfschmerzen, Benommenheit und Darmstörungen berichtet (schwer abzugrenzen von Placebo-Nebenwirkungen!).

Tabelle 3.2 Dosierung der H_2-Antihistaminika bei peptischem Ulcus

Wirkstoff	Tages-Dosierung
Cimetidin	800 mg aufgeteilt in 1 – 4 ED
Ranitidin	300 mg aufgeteilt in 1 – 2 ED
Nizatidin	300 mg aufgeteilt in 1 – 2 ED
Roxatidin	150 mg aufgeteilt in 1 – 2 ED
Famotidin	40 mg aufgeteilt in 1 – 2 ED

– Notwendige Wirkstoffe

H_2-Antihistaminika

Wirkstoff	Handelsname	Alternative	Bemerkungen
Ranitidin	Sostril® Tab., Amp., Zantic® Tab., Amp.	Ranitidin (von zahlreichen Firmen) Tab., Amp. Ranitic®, Ulcocur®, weitere Handelsnamen	
Famotidin	Ganor® Tab. Pepdul® Tab., Amp.	Famotidin, Fadul®, Pepcid® Tab. u. a.	

Eigene Eintragungen

. . .

. . .

Weitere im Handel erhältliche H_2-Antihistaminika

Cimetidin	Cimetidin, Tagamet® u. ca. 10 weitere Handelsnamen
Nizatidin	Gastrax®, Nizax®
Roxatidin	Roxit®

3.2   Serotonin (5-Hydroxytryptamin, 5-HT)

– Überblick

Serotonin kommt vor
– in den enterochromaffinen Zellen des Darmes,
– in Thrombozyten, die Serotonin in den Blutgefäßen des Darms aufnehmen,
– in serotoninergen Neuronen von ZNS und Darm.

Es wirkt über Serotonin-Rezeptor-Subtypen, die (bis auf den 5-HT$_3$-Rezeptor) G-Protein-gekoppelt sind. Die Wirkungsweise ist abhängig vom Rezeptortyp (s. Abb. 3.**6**, S. 102).

Agonisten an Serotonin-Rezeptoren
z. B. das Migräne-Therapeutikum Sumatriptan zur Anfallstherapie, das Anxiolytikum Buspiron.

Antagonisten an Serotonin-Rezeptoren
z. B. das Antiemetikum Ondansetron und das Migräne-Therapeutikum Methysergid zur Intervalltherapie.

Hemmstoffe der Serotonin-Rückaufnahme
z. B. das trizyklische Antidepressivum Imipramin sowie das nicht-trizyklische Fluoxetin (s. S. 336).

Hemmstoffe des Serotonin-Abbaus
z. B. der Monoaminoxidase-Hemmstoff Moclobemid als Antidepressivum (s. S. 337).

Grundlagen

Serotonin (5-Hydroxytryptamin, 5-HT) dient dem Organismus als Überträger- und Mediatorstoff an verschiedenen Orten und mit unterschiedlicher Funktion. Es ist in letzter Zeit deutlich geworden, dass es eine ansehnliche Zahl von Subtypen „des" Serotonin-Rezeptors gibt. Dies erzeugt eine gewisse Unübersichtlichkeit, bietet andererseits aber eine Möglichkeit zur differenzierten Pharmakotherapie. So manches hinsichtlich der physiologischen Bedeutung von Serotonin, seinen Rezeptoren und der Wirkungsweise der serotoninergen Pharmaka liegt noch im Dunkeln.

Vorkommen und Wirkungen von Serotonin

Serotonin kommt in einigen Geweben bzw. Zellen in hoher Konzentration vor, so in den **enterochromaffinen Zellen der Darmschleimhaut**, in denen sich 90% des Bestandes an Serotonin befinden. Hier erhalten die Thrombozyten ihr 5-HT. Die neoplastische Entartung der enterochromaffinen Zellen wird als Karzinoid bezeichnet und ist durch periodische Überschwemmung des Organismus mit Serotonin (und Kallikrein und damit Bradykinin) gekennzeichnet: vasomotorische Reaktion („flush"), asthmaähnliche Anfälle, Diarrhöen, dazu pathologische

Endokardveränderungen (Verdickung der Herzklappen) unklarer Genese. Unter der Einwirkung von Zytostatika kann aus den enterochromaffinen Zellen Serotonin freigesetzt werden. Es stimuliert 5-HT$_3$-Rezeptoren auf den Endigungen von Nervenzellen, deren Impulse zum ZNS gelangen und dort Übelkeit und Erbrechen auslösen.

Ferner ist der hohe Serotonin-Gehalt mancher **Hirnabschnitte** auffallend (vor allem Hypothalamus, Mittelhirn, Nucleus caudatus, Boden des 4. Ventrikels). Hier dient Serotonin als **Überträgerstoff**. Die Serotonin-Rezeptoren im ZNS können sich auf den Dendriten und dem Zellkörper von Serotonin freisetzenden Neuronen befinden (dann werden sie als somatodendritische Autorezeptoren bezeichnet), oder sie sind auf den präsynaptischen Neuriten-Endigungen lokalisiert (dann spricht man von präsynaptischen Autorezeptoren). Diese Art von Rezeptoren dient der *Modulation* der Nervenzell-Funktion.

Serotonin entsteht durch Hydroxylierung und Decarboxylierung aus der Aminosäure Tryptophan und wird dann in Speichervesikel aufgenommen. Die vesikuläre

Serotonin-Speicherung ist durch Reserpin genauso hemmbar wie die Speicherung von Noradrenalin und Dopamin. Neuronal freigesetztes Serotonin wird durch ein Rückaufnahmesystem, welches sich in der Zellmembran des Nervenendes befindet, zurückgenommen. Es kann in die Speichervesikel gelangen, oder es wird unter Mitwirkung der Monoaminoxidase A zu 5-Hydroxyindolessigsäure abgebaut (Abb. 3.5).

Wie auch aus der Wirkung von Pharmaka abgeleitet werden kann (s. u.), spielen serotoninerge Neurone unter anderem eine Rolle für Stimmung und Antrieb, für die Bewusstseinslage, für die Auslösung von Übelkeit und Erbrechen, für den Appetit. Auch in den **Nervenplexus des Darmes** ist Serotonin ein Überträgerstoff und beeinflusst die Darmmotilität.

Von den Blutzellen enthalten die **Thrombozyten**, die selbst 5-HT nicht zu synthetisieren vermögen, eine erhebliche Menge an Serotonin, das durch einen effektiven Transportmechanismus im Kapillarbett des Darmes aufgenommen wird und von den enterochromaffinen Zel-

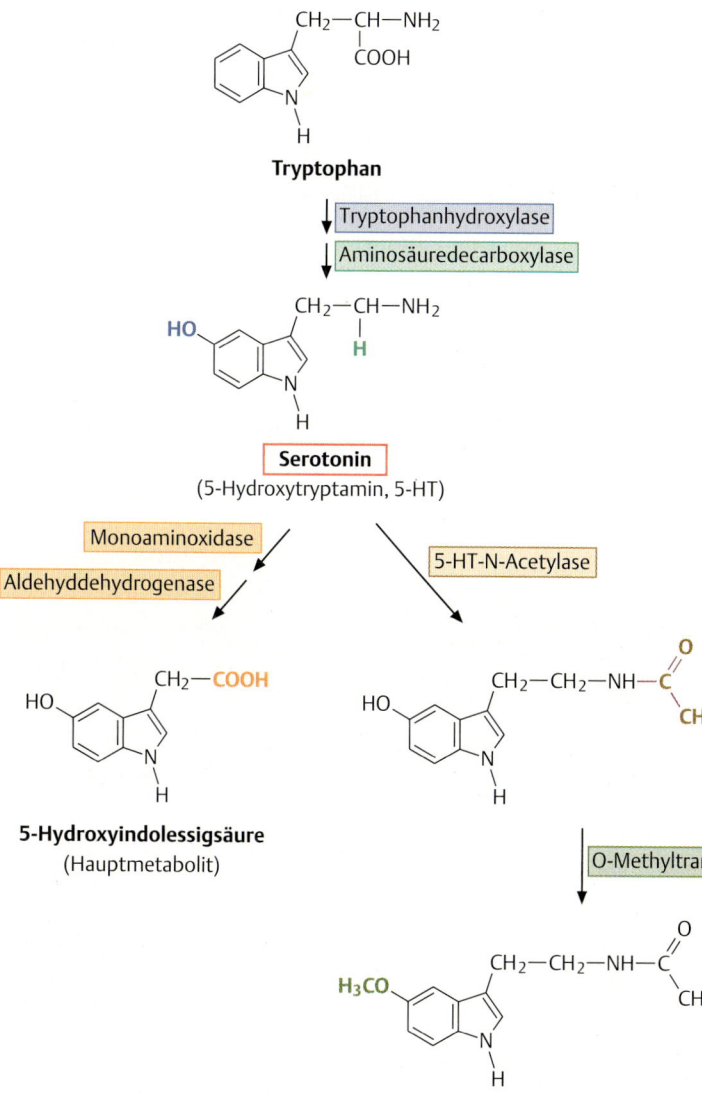

Tryptophan

Tryptophanhydroxylase

Aminosäuredecarboxylase

Serotonin
(5-Hydroxytryptamin, 5-HT)

Monoaminoxidase

Aldehyddehydrogenase

5-HT-N-Acetylase

5-Hydroxyindolessigsäure
(Hauptmetabolit)

O-Methyltransferase

Melatonin
(Bildung in der Epiphysis cerebri)

Abb. 3.**5** **Bildung und Abbau von Serotonin.** Serotonin wird aus der Aminosäure Tryptophan gebildet. Ein Schlüsselenzym beim Serotonin-Abbau ist die Monoaminoxidase

len stammt (s. o.). Es wird im Rahmen einer Thrombozytenaktivierung freigesetzt und fördert Thrombozytenaggregation und die lokale Gefäßverengung.

Die Effekte von Serotonin auf das **Gefäßbett** sind komplex. Arterien und Venen bringt es durch direkte Einwirkung auf die glatte Muskulatur zur Konstriktion. Aber Serotonin stimuliert auch das Endothel zur Freisetzung von EDRF (endothelium derived relaxing factor = NO, s. S. 116) und hat deshalb eine – indirekte – vasodilatierende Wirkkomponente. Serotonin löst auch den Bezold-Jarisch-Reflex aus, der mit einer Hypotension und einer Bradykardie einhergeht.

Nach intravenöser Injektion steigt vor allem der pulmonale Blutdruck auf Grund der Vasokonstriktion an. Während einer Dauerinfusion von Serotonin sinkt der systemische Blutdruck ab. Die jeweilige Reaktion des Kreislaufs hängt weitgehend von der Ausgangslage ab.

Auch die Bronchien, der Darm und der Uterus kontrahieren sich *in vitro* nach Zusatz geringer Konzentrationen von Serotonin. Skelett- und Herzmuskulatur und andere Gewebe werden von Serotonin kaum direkt beeinflusst. Serotonin spielt eine Rolle in der Pathogenese der Migräne; dies ergibt sich aus der therapeutischen Wirkung von Serotonin-Antagonisten bei diesem Krankheitsbild. Genaueres weiß man zur Zeit aber nicht.

5-HT-Rezeptor-Subtypen

Die Klassifikation der Serotonin-Rezeptoren ist ein aktuelles Forschungsziel und noch nicht abgeschlossen. Inzwischen sind mehr als ein Dutzend Rezeptor-Subtypen beschrieben worden; die meisten der neu aufgedeckten Serotonin-Rezeptoren (5-HT_{5-7}) finden sich im Gehirn. Es sind bisher jedoch weder spezifische Agonisten und Antagonisten bekannt geworden, noch ist die Funktion dieser Rezeptoren durchschaut. In Abb. 3.6 ist ein vereinfachtes Schema derjenigen 5-HT-Rezeptoren dargestellt, die für die Therapie eine Bedeutung besitzen und deren Funktion wenigstens einigermaßen verstanden ist.

5-HT-Rezeptoren sind an dem Wirkungsbild mancher Pharmaka mitbeteiligt, ebenso beeinflusst eine Reihe von Wirkstoffen den Stoffwechsel von Serotonin (Box 3.2). Auf diese Eigenschaften wird an den entsprechenden Stellen jeweils hingewiesen.

Box 3.2

Das vielfältige Bild der serotoninergen Pharmaka

Der **Serotonin-Stoffwechsel** des Körpers kann durch verschiedene Eingriffe beeinflusst werden. So verringern Hemmstoffe der Monoaminoxidase den Abbau von Serotonin, damit steigt der 5-HT-Gehalt im Gewebe an. Die neuronale Rückaufnahme von freigesetztem Serotonin kann spezifisch von einigen (Psycho-)Pharmaka gehemmt werden. Am wirksamsten scheinen in dieser Hinsicht manche Antidepressiva (S. 336) zu sein, so z. B. Fluoxetin. Auf welche Weise dieser Effekt ursächlich mit der antidepressiven Wirkung zusammenhängt, ist noch unklar.

Reserpin entleert nicht nur die Noradrenalin-, sondern auch die Serotonin-Speicher; eine Reserpin-Nebenwirkung sind Depressionen.

Es gibt eine Fülle von mehr oder weniger selektiven **Rezeptor-Liganden**. In diesem Buch werden nur diejenigen Substanzen betrachtet, die derzeit pharmakotherapeutisch von Bedeutung sind. Viele der genannten Wirkstoffe sind nicht selektiv und beeinflussen außer den Serotonin-Rezeptoren auch andere Rezeptoren. Die Wirkung an den Serotonin-Rezeptoren ist vielfach partial agonistisch bzw. partial antagonistisch. Insgesamt erscheint die Situation noch recht unübersichtlich.

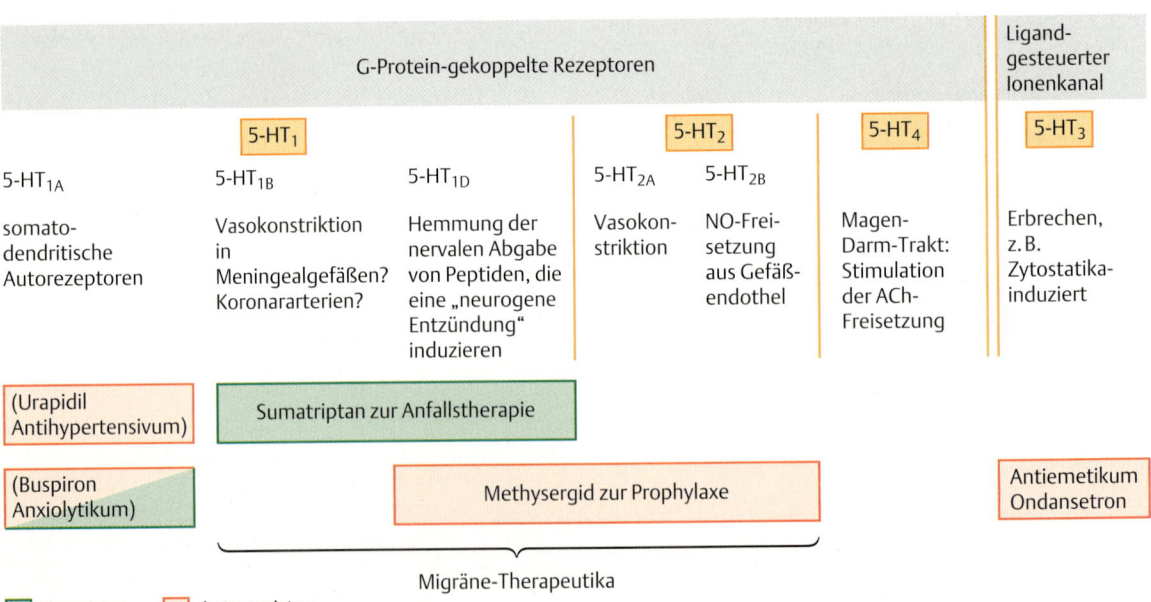

Abb. 3.6 Serotonin-Rezeptor-Subtypen und Pharmaka zu ihrer Beeinflussung. Übersicht über Serotonin(5-HT)-Rezeptor-Subtypen, die Angriffspunkte von Pharmaka sind. Eingeklammert sind Substanzen von geringer therapeutischer Bedeutung, an deren Effekt auch andere Rezeptoren beteiligt sein können.

3.2.1 Serotoninerge Migränetherapeutika (s. a. S. 132)

Für die **Anfallstherapie** steht seit einiger Zeit ein Serotonin-Agonist zur Verfügung, der sehr spezifisch nur Affinität zu den 5-HT_{1B}- und 5-HT_{1D}-Rezeptoren besitzt: **Sumatriptan**.

Sumatriptan: Agonist an 5-HT_{1B} u. 5-HT_{1D}
(Migräne-Therapeutikum)

▶ **Anwendung** und ▶ **Wirkungsweise.** Sumatriptan unterdrückt bzw. lindert **Migräneanfälle** und **Cluster-Kopfschmerzen**. Die Wirkung beruht letztlich auf einer Vasokonstriktion kranialer Gefäße. Diese Vasokonstriktion kann auf einer Hemmung der Freisetzung von Neuropeptiden aus den Endigungen sensorischer Nervenfasern basieren, was eine neurogene Entzündung drosselt, oder sie kann durch eine direkte Gefäßwirkung von Sumatriptan zustande kommen. Die Erfolgsquote wird mit 70–85% angegeben.

▶ **Pharmakokinetik.** Sumatriptan wird oral oder subkutan appliziert (nach intravenöser Gabe kann eine Koronarkonstriktion eintreten). Auch eine nasale oder rektale Gabe ist möglich. Die Dosierung beträgt bei parenteraler Injektion 6 mg. Da die Eliminationshalbwertzeit bei weniger als 2 Stunden liegt, muss Sumatriptan nach einiger Zeit nachinjiziert werden. Bei oraler Gabe müssen 100 mg gegeben werden, um einen ausreichenden Blutspiegel zu erhalten, die Bioverfügbarkeit hat also nur einen Wert von ca. 15%. Sumatriptan wird vornehmlich von der Monoaminoxidase abgebaut.

▶ **Nebenwirkungen.** Sumatriptan ist im Allgemeinen gut verträglich. Von etwa 5% der Patienten wird ein **Gefühl der „Brustenge"** beschrieben. Es ist bisher nicht geklärt, ob dieses Phänomen durch einen vorübergehenden Spasmus der Koronararterien oder der Kardia ausgelöst wird.
Kontraindikationen: Bei Patienten mit einem **ausgeprägten Bluthochdruck** und mit **Koronarsklerose** sollte Sumatriptan nicht angewandt werden.
Sumatriptan hat mehrere **Nachfolge-Substanzen** gefunden, die alle bei Migräne-Attacken wirksam sind und die eine höhere Bioverfügbarkeit nach oraler Gabe haben als Sumatriptan (15%). Folgende Wirkstoffe sind zu nennen (Normdosis in mg): Sumatriptan (100 mg): Eleptriptan (40 mg) Almotriptan (12,5 mg), Zolmitriptan (5 mg), Rizatriptan (5 mg) und Naratriptan (2,5 mg).

Box 3.3

Serotonin-Antagonisten in der Migräne-Intervalltherapie

Für die Intervalltherapie der Migräne (s. auch S. 133) finden einige Substanzen Verwendung, die Antagonisten vorwiegend an den 5-HT_2-Rezeptoren sind. Hierzu gehören Methysergid und (früher) Cyproheptadin, die allerdings auch Affinität zu anderen Rezeptoren aufweisen. **Methysergid** ruft vielerlei uncharakteristische Nebenwirkungen hervor. Auf eine schwere Störung muss aber besonders hingewiesen werden: Es erzeugt bei chronischer Gabe fibrotische Veränderungen im Retroperitonealraum, an den Pleuren und in den Herzklappen. Wenn mit Methysergid behandelt wird, muss die Zufuhr nach einigen Monaten für einige Wochen unterbrochen werden, um fibrotische Veränderungen zu vermeiden.
Cyproheptadin wirkt auch blockierend auf H_1-Histamin- und auf Muscarin-Rezeptoren. Außerdem steigert es den Appetit. Als Indikationen werden heute nur noch allergische Erkrankungen und Appetitlosigkeit bei Untergewicht angegeben. Beide Substanzen sind **keine Mittel erster Wahl** bei der Intervalltherapie der Migräne.

3.2.2 Serotoninerge Antiemetika

Die Leitsubstanz **Ondansetron** ist ein spezifischer 5-HT_3-Antagonist.

Ondansetron: Antagonist an 5-HT_3
(Antiemetikum)

▶ **Wirkungsweise** und ▶ **Anwendung.** Die 5-HT_3-Rezeptoren sind sowohl in der Area postrema (Triggerzone für das Brechzentrum) als auch im Gastrointestinaltrakt vorhanden und führen bei Erregung zum Erbrechen. Dementsprechend ist Ondansetron dann antiemetisch wirksam, wenn das Erbrechen über den 5-HT_3-Weg ausgelöst ist. Dies trifft insbesondere bei **Erbrechen** zu, das durch **Zytostatika**, **Chemotherapeutika** und **Bestrahlung** initiiert wird und für die Patienten eine Qual darstellt. Ondansetron ist so wirksam, dass selbst die stärkste emetogene Substanz, das Zytostatikum Cisplatin, in den meisten Fällen ohne Nausea und Erbrechen vertragen werden kann. Die Einführung von Ondansetron war ein wirklicher therapeutischer Fortschritt.

▶ **Pharmakokinetik.** Ondansetron ist in Dosen von 4–8 mg oral oder intravenös für einige Stunden wirksam (Eliminationshalbwertzeit um 3,5 Std.). Die Zufuhr muss also in entsprechenden Intervallen wiederholt werden, als maximale Tagesdosis sind 32 mg üblich. Ist in bestimmten Einzelfällen Ondansetron nicht ausreichend effektiv, kann durch die gleichzeitige Gabe eines Glucocorticoids (z.B. Dexamethason 8 mg, 3 × täglich) die Wirksamkeit noch gesteigert werden.

▶ **Nebenwirkungen** nach Ondansetron-Gabe sind harmloser Natur, wie Obstipation, verzögerter intestinaler Transport, Kopfschmerzen. Jedenfalls treten keine extrapyramidalen Störungen auf, wie sie typisch für dopaminerge Substanzen (z. B. Metoclopramid) sind.

Analogsubstanzen. Nach Einführung von Ondansetron sind die länger wirksamen Analogsubstanzen Granisetron (Plasma-$t_{1/2}$ = 9 h; nur für parenterale Gabe), Tropisetron ($t_{1/2}$ = 8 h; parenterale und perorale Gabe) und Dolasetron ($t_{1/2}$ = 8 h; orale Gabe) auf den Markt gebracht worden, die ebenfalls spezifische 5-HT₃-Antagonisten

sind. Dementsprechend sind auch keine Wirkunterschiede gegenüber Ondansetron zu erwarten.

Box 3.4

Melatonin, ein fragwürdiges Arzneimittel
Der Serotonin-Abkömmling Melatonin wird in der Epiphysis cerebri gebildet (Abb. 3.5, S. 101). Diese Substanz soll in Abhängigkeit von der Tageszeit schlaffördernde Wirkung besitzen und die durch lange Flugreisen ausgelöste Verschiebung des Schlafrhythmus günstig beeinflussen. Melatonin ist als Aminosäurederivat in den USA frei verkäuflich. Bevor eine Anwendungsempfehlung ausgeprochen werden kann, sollte jedoch das Ergebnis kontrollierter Untersuchungen und ein ordnungsgemäßes Zulassungsverfahren abgewartet werden. Da die Substanz in den USA einen Nahrungsmittel-Status besitzt, hat kein Unternehmen Interesse an einer aufwendigen Entwicklung dieser körpereigenen Substanz zu einem Arzneimittel. Eine kuriose Folge soll hier kurz erwähnt werden: In amerikanischen Supermärkten werden Dragees mit 0,3 μg und mit 30 μ Melatonin verkauft. Da Dosisfindungs-Studien fehlen, steht zur Sicherheit auf beiden Verpackungen, dass man maximal nur 2 Dragees pro Tag nehmen soll!

Notwendige Wirkstoffe

Serotoninerge Pharmaka

Freiname	Handelsname	Alternative	Bemerkungen
Migränetherapeutika (Antagonisten)			
Anfallstherapeutikum			
Sumatriptan	*Imigran*® Tab., Amp., Supp.	–	
Intervalltherapeutikum			
Methysergid	*Deseril*® Ret.-Tab.	–	
Antiemetika (5-HT₃-Antagonisten)			
Ondansetron	*Zofran*® Tab., Amp.	–	
Tropisetron	*Navoban*® Kaps., Amp.	–	

Eigene Eintragungen

. . .

. . .

---

* Beachte die Nebenwirkungen

Weitere im Handel erhältliche serotoninerge Wirkstoffe

Migränetherapeutika

Dihydroergotamin (S. 123)	*Dihydroergotamin Dihydergot*®, u. a.
Ergotamin (S. 122)	*Migrexa*®, *Ergosanol*®, *Ergo-Kranit*® mono
Ergotamin + Coffein	*Cafergot*® N, *Ergoffin*®

Triptane:

Almotriptan	*Almogran*®
Zolmitriptan	*AscoTop*®
Rizatriptan	*Maxalt*®
Naratriptan	*Naramig*®
Eletriptan	*Relpax*®

Antiemetika (5-HT₃-Antagonisten)

Dolasetron	*Anemet*®
Granisetron	*Kevatril*®

3.3 Peptide

Bildung, Speicherung und Freisetzung. In den letzten Jahren ist eine steigende Zahl von Peptiden beschrieben worden, die eine Funktion als Überträgersubstanz haben. Die meisten dieser Peptide bestehen aus einer linearen Kette von Aminosäuren mit wenigen Kettengliedern (z.B. Enkephaline) bis hin zu 100 oder mehr (z.B. Zytokine). Die aktiven Peptide sind meistens eingebunden in große Vorläuferproteine („Präprohormone"), aus denen sie gezielt herausgeschnitten werden, um dann in Vesikeln in Nervenenden verpackt zu werden oder auch frei im Blut zu entstehen. Die Freisetzung der vesikulär gespeicherten Peptid-Transmitter erfolgt wohl ähnlich wie es von den klassischen Überträgersubstanzen Acetylcholin und Noradrenalin her bekannt ist. Zum Teil werden sie auch als so genannte „Co-Transmitter" mit diesen zusammen aus denselben Speichervesikeln freigegeben. Beispiele für dieses Zusammengehen einer Nicht-Peptid-Überträgersubstanz mit einem aktiven Peptid sind Acetylcholin plus Vasoaktives Intestinales Peptid (VIP) und Adrenalin plus Neuropeptid Y.

Wirkprinzipien von Peptiden. Die Peptide reagieren mit ihren spezifischen Rezeptoren, die entweder G-Protein-gekoppelt sind oder bei den großen Peptiden über Tyrosinkinasen die Zellfunktion beeinflussen. Die Größe der Peptid-Moleküle und die Art der Kopplung weist darauf hin, dass diese Substanzgruppe keine schnellen Transmitter-Funktionen haben kann, sondern als **Modulatoren** wirkt. Zu diesem Typ von Peptiden gehören z.B. die Endorphine. Andere Peptide entstehen aus Vorstufen im Blutplasma, so die Angiotensine und Bradykinin. Wieder andere Peptide können als echte **Hormone** aufgefasst werden: Adiuretin und Oxytocin, Insulin, Glucagon, Cholecystokinin, Calcitonin, Somatostatin, Gastrin und die Hypophysen-Vorderlappen-Hormone.

Peptide in der Therapie. Für die Therapie kommen nur einige der aufgezählten Substanzen in Frage. Da es sich um Peptide handelt, ist eine orale Zufuhr nicht wirksam, die Peptid-Hormone müssen parenteral appliziert werden. Einer der wesentlichen Arzneistoffe aus dieser Gruppe ist **Insulin**, ebenfalls therapeutische Anwendung finden **Adiuretin** (evtl. über die Nasenschleimhaut beizubringen) sowie **Oxytocin**, **Calcitonin** und das **Wachstumshormon**. Von wenigen Peptiden liegen bereits analoge Verbindungen vor, die einfacher anwendbar sind, z.B. Octreotid anstelle von Somatostatin und Desmopressin anstelle von Adiuretin.
Ein therapeutisch vielversprechender Ansatz ergibt sich aus der Möglichkeit, die Entstehung der Peptid-Wirkstoffe zu verhindern oder die Peptid-Rezeptoren spezifisch zu blockieren. Ein Musterbeispiel hierfür ist das Angiotensin: Durch Hemmstoffe des Konversionsenzyms wird die Entstehung von Angiotensin II unterdrückt oder durch Blockade des Angiotensin-II-Rezeptors die Wirksamkeit des vorhandenen Angiotensin II aufgehoben (s. Abb. 3.7, S. 106).
Die Wirkung der Peptide wird in den entsprechenden Kapiteln besprochen, soweit therapeutische Gesichtspunkte betroffen sind.

3.4 Renin-Angiotensin-Aldosteron-System

Überblick

Das RAA-System ist für die Kreislaufregulation von entscheidender Bedeutung. Auf der einen Seite beeinflusst es den Gefäßtonus und proliferative Vorgänge, auf der anderen Seite das Blutvolumen. Auch außerhalb des Kreislaufsystems besitzen die beiden Hauptkomponenten Angiotensin II und Aldosteron wichtige Einflüsse, z.B. im ZNS.

Hemmstoffe des Angiotensin-Conversions-Enzyms (ACE)
Leitsubstanzen: Captopril, Enalaprilat
Antagonisten an Angiotensin-II-Rezeptoren
Leitsubstanz: Losartan

Bildung von Angiotensin II. Angiotensin II entsteht als Folge der Freisetzung von Renin in der Niere. **Renin** ist ein Glykoprotein aus 340 Aminosäuren. Es wird im Bereich des juxtaglomerulären Apparates von spezialisierten Zellen der zuführenden Arteriole in die Blutbahn abgegeben (s. Abb. 7.8, S. 205), und zwar bei Abfall des renalen Perfusionsdruckes, bei Abnahme des Na^+-Bestandes des Organismus sowie infolge sympathischer Innervation über β_1-Rezeptoren.
Renin wirkt im Blut als Protease und spaltet von dem α_2-Globulin Angiotensinogen, welches aus der Leber stammt, das Decapeptid **Angiotensin I** ab. Dieses ist biologisch unwirksam. Unter der Einwirkung des Angiotensin-Conversions-Enzyms (**ACE**) entsteht das Octapeptid **Angiotensin II** (Abb. 3.7).

ACE wird auch als Dipeptidylcarboxypeptidase bezeichnet, weil es vom carboxyterminalen Ende ein Dipeptid abtrennt. Die allgemeine Bezeichnung ist insofern angebracht, als das Enzym nicht nur spezifisch Angiotensin I umsetzt, sondern z.B. auch *Bradykinin*, welches durch eine Dipeptid-Abspaltung inaktiviert wird. In diesem Zusammenhang wird das Enzym auch „Kininase II" genannt.
ACE befindet sich auf der luminalen Seite des Gefäßendothels. Reich an ACE ist die Lunge, aber auch im Gefäßgebiet anderer Organe ist das Enzym vorhanden. Da die lokale Angiotensin-II-Entstehung eine große Rolle spielt, kann die Konzentration von Angiotensin II regional durchaus unterschiedlich sein. Angiotensin II wird durch Peptidasen inaktiviert.

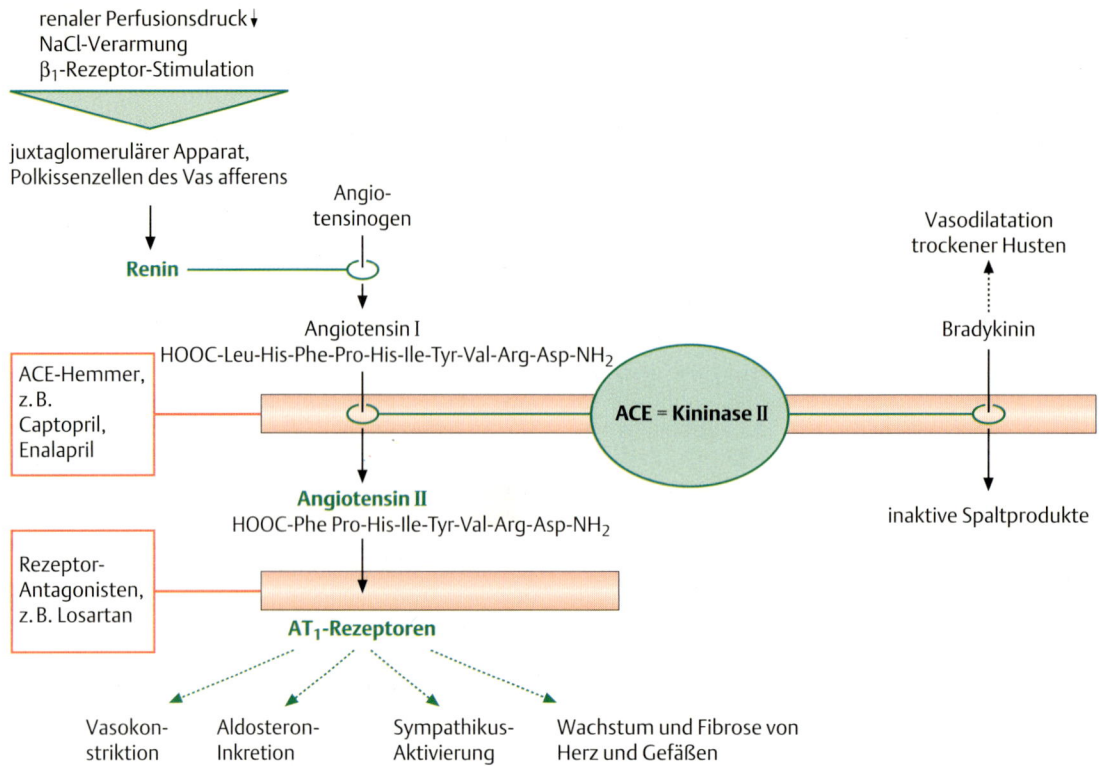

renaler Perfusionsdruck↓
NaCl-Verarmung
β_1-Rezeptor-Stimulation

juxtaglomerulärer Apparat,
Polkissenzellen des Vas afferens

Angio-
tensinogen

Vasodilatation
trockener Husten

Renin

Angiotensin I
HOOC-Leu-His-Phe-Pro-His-Ile-Tyr-Val-Arg-Asp-NH$_2$

ACE-Hemmer,
z.B.
Captopril,
Enalapril

Bradykinin

ACE = Kininase II

Angiotensin II
HOOC-Phe Pro-His-Ile-Tyr-Val-Arg-Asp-NH$_2$

inaktive Spaltprodukte

Rezeptor-
Antagonisten,
z.B. Losartan

AT$_1$-Rezeptoren

Vasokon-
striktion

Aldosteron-
Inkretion

Sympathikus-
Aktivierung

Wachstum und Fibrose von
Herz und Gefäßen

Abb. 3.7   Renin-Angiotensin-System und Pharmaka zu seiner Hemmung. Die Wirkung des RAA-Systems wird durch Hemmstoffe des Angiotensin-Conversions-Enzyms und durch Angiotensin-Rezeptor-Antagonisten abgeschwächt.

Auch bei völliger Hemmung des Conversions-Enzyms kann im Gefäßsystem noch Angiotensin II aus seiner inaktiven Vorstufe vermittels eines weiteren Enzyms, einer Chymase, entstehen. Die Wirkung von freigesetztem oder appliziertem Angiotensin I geht damit nicht gänzlich verloren, wie es der Fall ist, wenn die Angiotensin-Rezeptoren durch spezifische Hemmstoffe total blockiert sind.

Angiotensin-II-Rezeptoren. Angiotensin II bindet sich an eigene Rezeptoren, die als AT$_1$- und als AT$_2$-Rezeptoren bezeichnet werden. Die Affinität von Angiotensin II zu diesen Rezeptoren ist sehr hoch (Halbsättigungskonzentration um 1 nM). Beim gesunden Menschen scheint vorwiegend der Rezeptor vom AT$_1$-Typ vorzukommen, der AT$_2$-Typ ist bei der Maus, der Ratte, beim Rind, im menschlichen Gehirn, in fetalem und erkranktem Gewebe nachgewiesen worden. Den AT$_2$-Rezeptoren werden diskrete Funktionen zugeschrieben. So soll eine AT$_2$-Stimulierung das Zellwachstum verlangsamen, eine Vasodilatation auslösen und die Aktivierbarkeit der AT$_1$-Rezeptoren durch Angiotensin II vermindern.
Bei einer Therapie mit AT$_1$-Rezeptor-Hemmstoffen (Sartanen) steigt der Blutspiegel von Angiotensin II an, entsprechend werden die AT$_2$-Rezeptoren aktiviert.

Es sei erwähnt, dass noch ein weiterer Rezeptor nachgewiesen ist, der vornehmlich in einigen Hirnabschnitten vorkommt. Dieser Rezeptor bindet zwar auch Angiotensin II, aber mit höherer Affinität ein Bruchstück, das Angiotensin IV. Die Funktion dieses AT$_4$-Rezeptors ist nicht völlig aufgeklärt.

Wirkungen von Angiotensin II, vermittelt über den AT$_1$-Rezeptor. Angiotensin II wirkt außerordentlich stark vasokonstriktorisch. Bereits 0,005 – 0,01 mg intravenös injiziert rufen beim Menschen eine deutliche, einige Minuten anhaltende Blutdrucksteigerung hervor. Die **Vasokonstriktion** betrifft im arteriellen Schenkel des Kreislaufs die Arteriolen, so dass der periphere Widerstand steigt. Auch im venösen Schenkel wird der Tonus erhöht, wodurch das venöse Blutangebot an das Herz zunehmen kann. Die Vasokonstriktion ist besonders ausgeprägt im renalen und intestinalen Gefäßgebiet.

Die Bindung von Angiotensin II an die AT$_1$-Rezeptoren führt zu einem Einstrom von Ca-Ionen durch L-Typ-Ca-Kanäle in die glatten Muskelzellen.

Angiotensin II fördert die **Aldosteron-Inkretion** aus der Nebennierenrinde; das Mineralocorticoid hält in der Niere NaCl und Wasser zurück und vermehrt auf diese Weise Blutvolumen bzw. venöses Angebot. Angiotensin II stimuliert auch das andere Blutdruck-steigernde System, den **Sympathikus**: Es fördert in der Peripherie die synaptische Übertragung und steigert zentral den Sympathotonus. Bei chronischer Einwirkung kann Angiotensin II offenbar eine direkte **trophische Wirkung** auf Herz und Gefäße entfalten und zu einer Hypertrophie von Myokard und arterieller Gefäßmuskulatur beitragen; möglicherweise fördert es eine Fibrosierung im Herzmuskel.

ACE-Hemmstoffe

▶ **Wirkungsweise.** ACE-Hemmstoffe wie **Captopril** oder **Enalaprilat** weisen strukturelle Ähnlichkeit mit dem C-terminalen Ende von Angiotensin I auf, binden sich als „falsche Substrate" an das aktive Zentrum des Enzyms und blockieren es reversibel. Die Wirksamkeit ist sehr hoch, die Hemmkonstante beträgt für Captopril $K_i = 2$ nM, für Enalaprilat sogar nur $K_i = 0,2$ nM.

Angiotensin I (C-terminales Ende)

Captopril

Enalapril/Enalaprilat

Die Substanzen unterdrücken die Umwandlung von Angiotensin I in Angiotensin II durch ACE. Dementsprechend sinkt der Blutdruck. Eine Reflextachykardie tritt – außer bei starkem Blutdruckabfall – nicht auf, möglicherweise weil auch der aktivierende Einfluss von Angiotensin II auf den Sympathikus wegfällt.

Das **Ausmaß der Blutdrucksenkung** hängt davon ab, wie hoch die Aktivität des RAA-Systems zu Behandlungsbeginn ist, also welchen Beitrag das RAA-System zum aktuellen Blutdruck leistet. Bei einem Mangel an NaCl und Wasser, z. B. im Gefolge einer Therapie mit *Diuretika*, ist das System aktiviert, die Gabe eines ACE-Hemmstoffes kann einen massiven Blutdruckabfall herbeiführen mit cerebralen und kardialen Durchblutungsstörungen.

Gleiches gilt für eine *chronische Herzmuskel-Insuffizienz.* Die Therapie wird deshalb mit niedriger Dosis und unter ärztlicher Aufsicht begonnen.

Umgekehrt lässt sich der erhöhte Blutdruck bei einem *primären Aldosteronismus*, z. B. wegen eines Aldosteron-produzierenden Tumors der Nebennierenrinde, nicht

durch einen ACE-Hemmstoff normalisieren; denn infolge der Überladung des Organismus mit NaCl und Wasser und infolge des Hochdrucks sistiert die Renin-Inkretion. Bemerkenswert ist, dass ACE-Hemmstoffe auch bei Patienten mit *essentieller Hypertonie*, bei denen die Reninkonzentration im Plasma nicht über die Norm erhöht ist, eine blutdrucksenkende Wirkung entfalten.

▶ **Anwendung.** Indikationen für ACE-Hemmstoffe sind **Bluthochdruck** und **chronische Myokardinsuffizienz**. Unter den Antihypertensiva gehören die ACE-Hemmstoffe zu den Mitteln der ersten Wahl (s. S. 129). Bei herzinsuffizienten Patienten wirken sie lebensverlängernd, indem sie die hämodynamische Situation verbessern: Aufgrund der Senkung des peripheren Widerstandes nimmt der Auswurfwiderstand für das Herz ab und das Herzminutenvolumen steigt. Demzufolge gehen die Stauungserscheinungen vor dem linken und vor dem rechten Herzen zurück. Außerdem wird die Aldosteron-Inkretion gedrosselt, was die Fähigkeit zur renalen Flüssigkeitsretention einschränkt. Wegen der bei Therapiebeginn bestehenden hohen Aktivität des RAA-Systems (sekundärer Hyperaldosteronismus bei chronischer Myokardinsuffizienz!) ist die Anfangsdosis niedriger als zur Blutdrucksenkung. Auch zur **Re-Infarkt-Prophylaxe** können ACE-Hemmstoffe mit Erfolg eingesetzt werden. In einer umfassenden Untersuchung (fast 10 000 Teilnehmer) konnte demonstriert werden, dass die Schlaganfall-Häufigkeit bei Risikopatienten durch die Behandlung mit einem ACE-Hemmstoff (Ramipril) gesenkt werden kann. Interessant ist, dass ACE-Hemmstoffe die Ausbildung einer diabetischen Nephropathie, welche mit Proteinurie einhergeht, zu mildern vermögen. In letzter Zeit gibt es jedoch zunehmend Hinweise, dass auch andere Antihypertensiva (z. B. β-Blocker) bei gleich starker Blutdrucksenkung einen renoprotektiven Effekt besitzen.

▶ **Nebenwirkungen.** Über die Gefahr der **zu starken Blutdrucksenkung** wurde oben berichtet. Eine relativ häufige Nebenwirkung ist ein **trockener Husten**; die Häufigkeit wird mit 5 – 15 % der Behandelten angegeben. Klinisch relevant ist dieser Husten allerdings nur bei ca. 5 % der Patienten und zwingt dann zum Absetzen der Behandlung mit ACE-Hemmstoffen. Vermutlich ist die Hemmung des Abbaus von Kininen in der Bronchialschleimhaut die Ursache des Hustenreizes. Andere, aber seltenere Nebenwirkungen sind Exanthem, Geschmacksmissempfindungen, Proteinurie, Leukopenie, Hyperkaliämie, Leberschädigung, immunologische Reaktionen wie angioneurotische Ödeme.

Tritt bei einem Patienten bei der Behandlung mit einem ACE-Hemmstoff eine der möglichen Nebenwirkungen auf, so bewährt es sich nicht, auf einen anderen ACE-Hemmer überzugehen: Die Nebenwirkungen scheinen gruppenspezifisch zu sein und nicht von einer bestimmten Substanz aus der Gruppe der ACE-Hemmstoffe ausgelöst zu werden.

Das hereditäre angioneurotische Ödem ist durch anfallsweise auftretende schwere Schwellungszustände besonders im Kopfbereich gekennzeichnet. Ursache der Ödemneigung ist ein Mangel eines Inhibitors des Komplementfaktors C1-Esterase. ACE-Hemmstoffe erhöhen bei den Betroffenen das Risiko eines Ödemzustandes, wahrscheinlich weil sie den Abbau von Kininen hemmen, die eine Ödem-fördernde Wirkung besitzen.

Kontraindikationen sind beidseitige Nierenarterienstenose und Nierenarterienstenose bei Einzelniere. In diesen Fällen ist der renovaskuläre Hochdruck für die ausreichende Perfusion der Nieren notwendig. Ein Abfall des systemischen Blutdrucks würde den renalen Perfusionsdruck (hinter der Stenose!) so weit vermindern, dass ein Nierenversagen droht. Weitere Kontraindikationen sind Aortenstenose, angioneurotisches Ödem, primärer Hyperaldosteronismus, schwere Niereninsuffizienz, 2. und 3. Trimenon der Schwangerschaft und Stillzeit.

Bei Patientinnen, die ACE-Hemmstoffe während der Schwangerschaft einnahmen, wurden Oligohydramnion sowie kindliche Mißbildungen und Nierenschädigungen beobachtet. Offenbar besteht im ersten Trimenon aber noch kein Risiko für das Kind.

Wirkstoffe

ACE-Hemmstoffe werden aus dem Darm unter Mitwirkung von Transportern für kleine Peptide aufgenommen.

Captopril war der erste therapeutisch verfügbare ACE-Hemmstoff. Captopril hat nach oraler Zufuhr eine Resorptionsquote von ca. 70%. Die Substanz wird renal eliminiert, fast zur Hälfte in Form der Muttersubstanz. Die Plasmaeliminations-Halbwertzeit beträgt ca. 2 Stunden, die Enzymhemmung hält länger an.

Enalapril ist eine inaktive Vorstufe, die gut resorbiert wird, und danach durch eine Serum-Esterase in das aktive **Enalaprilat** umgewandelt wird. Dieses ist als Enzymhemmstoff zehnfach stärker wirksam als Captopril, haftet länger am Enzym und wirkt damit länger. Für die intravenöse Gabe gibt es Enalaprilat-haltige Präparate. Enalaprilat wird renal eliminiert.

Weitere ACE-Hemmstoffe. Wegen der guten Wirksamkeit und Verträglichkeit bei Hypertonie und bei Myokardinsuffizienz nahm die Anwendungshäufigkeit der ACE-Hemmstoffe rasch zu. Die bisherigen Nachfolge-Substanzen sind strukturell mit Enalapril nahe verwandt und bieten pharmakologisch im Prinzip nichts Neues. Die meisten sind Vorstufen. Lisinopril ist selbst aktiv; wegen der unveresterten Carboxylgruppe wird es aber schlecht resorbiert (Resorptionsquote 30%).
Die Substanzen sind stark und lang wirksam, werden wie Captopril und Enalapril vorwiegend renal eliminiert und müssen wie diese bei eingeschränkter Nierenfunktion niedriger dosiert werden. Fosinopril wird renal und hepatisch eliminiert.

Dosierung. Während Captopril wegen der relativ schnellen Elimination in den meisten Fällen dreimal und Enalapril zweimal täglich zugeführt werden muss, genügt bei allen anderen ACE-Hemmstoffen eine einmalige orale Tagesdosis. Die Therapie muss mit kleinen Dosen begonnen werden, da die individuelle Empfindlichkeit nicht vorausgesagt werden kann (Gefahr der zu starken Blutdrucksenkung). Dies gilt besonders bei Myokardinsuffizienz. Am Beginn der Behandlung mit ACE-Hemmstoffen sollten keine Diuretika gegeben werden. Die Patienten können aber nach einigen Tagen wieder zusätzlich Diuretika erhalten. Die endgültige Dosierung richtet sich nach dem Effekt und eventuell auftretenden Nebenwirkungen.

Box 3.5

Ein Wirkprinzip, aber zu viele Analogsubstanzen und viel zu viele Namen

Die Arzneimittelgruppe der ACE-Hemmstoffe charakterisiert das Verhalten unseres Arzneimittelmarktes aufgrund der deutschen Arzneimittelgesetzgebung besonders deutlich: Die Entwicklung der ersten ACE-Hemmstoffe, nämlich Captopril und Enalapril, war ein wichtiger Fortschritt in der Arzneimitteltherapie. In wenigen Jahren wurde von der pharmazeutischen Industrie eine größere Zahl von Analogsubstanzen mit identischem Wirkungsmechanismus und identischer Wirkung nachgebaut. So haben wir jetzt (2002) in Deutschland 13 ACE-Hemmstoffe auf dem Markt (s. u.). Für Captopril lief 1995 das schützende Patent aus, sofort kamen neue Handelspräparate mit dem Wirkstoff Captopril in den Handel. 2002 wird Captopril von über 30 Firmen ohne Forschungsaufwand angeboten, dabei erblickten mehr als 20 neue Phantasienamen das Licht der Welt, nur 9 Firmen bieten Captopril als Generikum, also unter seinem internationalen Namen an. Wie soll ein Arzt bei einer derartigen Situation den Über- und Durchblick behalten?

Endopeptidase-Hemmstoffe

Neben Angiotensin II können im Blut noch weitere Peptide vorhanden sein, die den Blutdruck zu senken vermögen. Dazu gehören Bradykinin (und andere Kinine) und die natriuretischen Peptide (s. S. 205). Diese körpereigenen Substanzen werden unter anderem von einer „neutralen Endopeptidase" abgebaut. Durch eine Hemmung dieses Enzyms bleiben die Peptide stärker aktiv und tragen zur Blutdrucksenkung bei. Während die ACE-Hemmstoffe nur das Angiotensin-Konversions-Enzym ausschalten (und damit den Bradykinin-Abbau schon teilweise hemmen), sind jetzt Wirkstoffe entwickelt worden, die beide Enzymsysteme, also auch zusätzlich die Endopeptidase, hemmen. Als erstes Medikament aus dieser Substanzgruppe ist **Omapatrilat** (Vanlev®) bei der Therapie einer Herzmuskelinsuffizienz untersucht worden. Zur endgültigen Beurteilung müssen weitere Erfahrungen abgewartet werden, die Nebenwirkungsrate scheint aber ziemlich hoch zu sein (angioneurotisches Ödem bis zu 3%).

Angiotensin-II-Rezeptor-Antagonisten (Sartane)

Für den AT_1-Rezeptor sind spezifische Hemmstoffe entwickelt worden. Eine dieser Substanzen ist 1996 unter dem Namen **Losartan** in die Therapie eingeführt worden. ► Durch die Besetzung des AT_1-Rezeptors mit diesem Antagonisten wird eine Wirkung erzeugt, die jene der ACE-Hemmstoffe übertreffen kann, die theoretisch ja die Entstehung des Agonisten Angiotensin II nicht völlig verhindern. Qualitative Unterschiede zwischen der Wirkung von ACE-Hemmern und von Losartan müssen

Losartan

durch Effekte außerhalb des AT_1-Weges ausgelöst sein. So wird z. B. durch Losartan der Bradykinin-Abbau nicht beeinträchtigt und damit auch kein Husten ausgelöst.

▶ Die Sartane bewähren sich wie die ACE-Hemmstoffe in der Therapie der Hochdruck-Krankheit oder der Herzmuskelinsuffizienz, sind jedoch nicht wirksamer als die ACE-Hemmstoffe.

Bei diabetischem Nierenschaden mit Mikroalbuminurie scheinen Angiotensin-II-Antagonisten wie z. B. Irbesartan eine Nieren-protektive Wirkung zu besitzen, die über den Effekt einer reinen Blutdrucksenkung hinausgeht.

▶ Losartan weist eine kurze Halbwertzeit von ca. 2 Stunden auf. Es entsteht aber ein Metabolit (Oxidierung in 5-Stellung zur Säure), der stärker wirksam ist und langsamer als die Ausgangssubstanz eliminiert wird. Die Regeldosierung liegt bei 2×25 mg täglich.

Mehrere **Analogsubstanzen** sind inzwischen erhältlich, die sich vom Losartan in zweierlei Hinsicht unterscheiden: Valsartan, Irbesartan und Telmisartan bilden keine aktiven Metaboliten und die Eliminationsgeschwindigkeiten differieren: $t_{1/2}$ von Eprosartan 5 – 7 h, Valsartan 9 h, Candesartan 9 – 12 h, Irbesartan 11 – 15 h und Telmisartan 24 h. Daher genügt bei den neueren Sartanen eine tägliche Dosis (bis auf Eprosartan).

Notwendige Wirkstoffe

ACE-Hemmstoffe und Angiotensin-II-Antagonisten

Wirkstoff	Handelsname	Alternative	Bemerkungen
Captopril	Lopirin® Tensobon® Tab.	Captopril (9 Firmen), weitere Firmennamen	
Enalapril	Pres® Xanef® Tab.	Enalapril, Benalapril® u. a.	
Lisinopril	Acerbon® Tab.	Lisinopril, Coric® u. a.	
Losartan	Lorzaar® Tab.	–	
Valsartan	Diovan® Tab.	Provas® Tab.	

Weitere Eintragungen

. . .

. . .

Weitere im Handel erhältliche ACE-Hemmstoffe

Benazopril	Cibacen®
Cilazapril	Dynorm®
Fosinopril	Fosinorm®, Dynacil®
Imidapril	Tanatril®
Moexipril	Fempress®
Perindopril	Coversum®
Quinapril	Accupro®
Ramipril	Delix®, Vesdil®
Spirapril	Quadropil®
Trandolopril	Gopten®, Udrik®

Angiotensin-II-Antagonisten

Candesartan	Atacand®, Biopress®
Eprosartan	Teveten®
Irbesartan	Karvea®, Aproval®
Telmisartan	Micardis®

4 Glatte Muskulatur

4.1   Physiologische Vorbemerkungen

Glatte Muskelzellen sorgen in Bronchien, Magen-Darm-Trakt, ableitenden Harnwegen, Blutgefäßen, Uterus, Auge, Samenleiter usw. für Tonus und Motilität. Je nach Lokalisation und funktioneller Erfordernis gehen Kontraktionen träge oder rasch vonstatten, geschieht die Steuerung der Aktivität nerval oder humoral (Box 4.1). Das Grundprinzip der Aktivierung des Aktomyosin ist aber einheitlich.

Box 4.1

Die Variabilität der glatten Muskulatur

Glatte Muskulatur verschiedenen Ursprungs und unterschiedlicher Spezies kann sich funktionell erheblich unterscheiden. Schon dem Erregungsvorgang können unterschiedliche Ionenströme zugrunde liegen: Na^+-, Ca^{2+}- und Cl^--Fluxe in wechselnder Anteiligkeit rufen die fortgeleitete Depolarisation hervor. Außerdem unterliegt das Verhalten glatter Muskeln bestimmter Organe, wie z.B. des Uterus, einer ausgeprägten hormonellen Kontrolle.

Die Differenzierung glatter Muskulatur geht so weit, dass nicht einmal die Muskeln der Blutgefäße als eine einheitliche Gruppe aufgefasst werden dürfen. Muskulatur von Arterien verschiedener Lokalisation differiert in ihren Eigenschaften; wiederum anders verhält sich Muskulatur venöser Gefäße. Dieser Umstand erschwert die Verallgemeinerung von Befunden, die an bestimmten glattmuskulären Organen erhoben worden sind. Auf der anderen Seite ergibt sich daraus eventuell eine Chance für eine spezifische medikamentöse Beeinflussung.

Kontraktionsmechanismus der glatten Muskelzelle (Abb. 4.1). Die Aktivität der kontraktilen Filamente wird maßgeblich durch die intrazelluläre Calcium-Ionen-Konzentration beeinflusst. Die extrazelluläre Ca^{2+}-Konzentration liegt bei 10^{-3}M, und damit um den Faktor 10 000 höher als die Ca^{2+}-Konzentration im Cytosol einer Zelle im Ruhestand (10^{-7}M). Eine Voraussetzung für die Erhaltung dieses Gradienten ist die geringe Permeabilität des Plasmalemm für Ionen. Die Phospholipid-Doppelschicht ist für Ca^{2+} undurchlässig. Die Zelle gewährt Ca^{2+} einen „kontrollierten" Zutritt über spezielle Calciumkanal-Proteine. Es gibt prinzipiell zwei Typen von Ca-Kanälen:

1. Öffnung des Kanals durch Depolarisation des Plasmalemm (**spannungsabhängiger Ca-Einstrom**) und
2. Aktivierung des Ca-Kanals durch Substanzen über spezifische Rezeptoren (**Agonist-abhängiger Ca-Einstrom,** nicht spannungsabhängig).

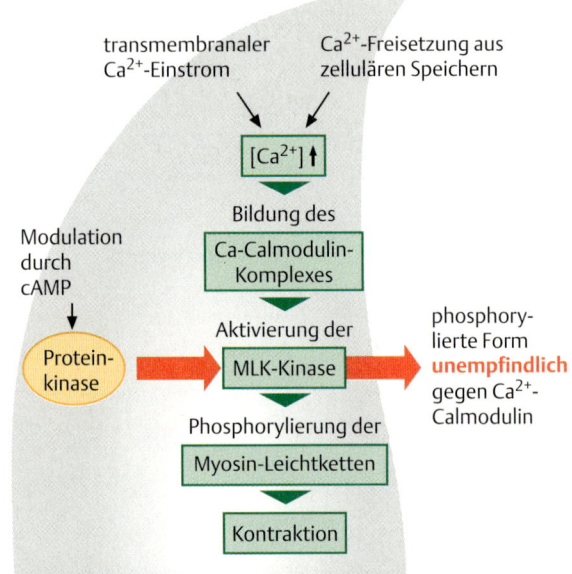

Abb. 4.1   Vom Anstieg der zellulären Ca^{2+}-Konzentration zur Kontraktion der glatten Muskelzelle. Nach Anstieg der Ca^{2+}-Konzentration erfolgt die Bildung von Ca-Calmodulin-Komplexen, die über eine Aktivierung der Myosin-Leichtketten (MLK) die Kontraktion veranlassen. Die MLK-Kinase ist aber gegenüber Ca-Calmodulin unempfindlich, wenn sie in phosphorylierter Form vorliegt. Die Phosphorylierung geschieht durch eine Proteinkinase, deren Aktivität von cAMP abhängt. Unter dem Einfluss von cAMP (cGMP) entwickelt die Muskelzelle wegen der herabgesetzten Empfindlichkeit der MLK-Kinase eine geringere Kontraktionskraft (Tonussenkung).

In der glatten Muskelzelle ist der Calcium-Einstrom ein Auslöser für die Kontraktion. Ca^{2+} kann auch aus zellulären Speichern freigesetzt werden, z.B. aus dem sarkoplasmatischen Retikulum oder aus Bindungsstellen am Plasmalemm.

Infolge der Zunahme der Ca^{2+}-Konzentration bilden sich Ca-Calmodulin-Komplexe. Calmodulin, ein Protein mit einem Mol.-Gew. von 17 kDa, besitzt vier Bindungsstellen für Ca^{2+} und ist strukturell verwandt mit Troponin C, welches in der quergestreifen Muskulatur als Calcium-Sensor für die Aktivierung der kontraktilen Filamente dient.

Ca-Calmodulin-Komplexe stimulieren in glatter Muskulatur die Myosin-Leichtketten(MLK)-Kinase. Das Enzym überträgt Phosphatreste auf die leichten Myosinketten. Das phosphorylierte Myosin reagiert mit Aktin – eine Kontraktion erfolgt.

Ausgangspunkt für die Erschlaffung ist ein Absinken der cytosolischen Ca^{2+}-Konzentration. Ca^{2+}-Ionen können in ihre zellulären Speicherorte zurückgenommen oder über die Zellmembran mittels einer Ca^{2+}-ATPase nach extrazellulär transportiert werden. Phosphatasen spalten die Phosphatreste von den Leichtketten des Myosin ab, und dieses kehrt in den Ruhezustand zurück.

Pharmakologische Einflussnahme. Es gibt verschiedene Ansatzpunkte, glatte Muskulatur mit Hilfe von Arzneistoffen zu beeinflussen (Abb. 4.**2**).

– **Beeinflussung der vegetativen und hormonellen Steuerung der glatten Muskulatur:** Sympathikus und Parasympathikus, verschiedene Hormone und Mediatoren dienen dem Körper zur Regulation der Funktion glatter Muskulatur. Pharmaka, die mit diesen Steuersystemen und ihren Rezeptoren im Sinne einer Aktivierung oder Hemmung interferieren, können den Funktionszustand glatter Muskulatur verändern. Dazu gehören Arzneistoffe, welche die Aktivität von Sympathikus und Parasympathikus beeinflussen (s. Kap. 2 „Vegetatives Nervensystem"), Prostaglandine und Leukotriene (s. Kap. 12 „Eicosanoide"), Pharmaka, die hemmend in das Renin-Angiotensin-System eingreifen, oder die biogenen Amine Histamin und Serotonin und ihre Antagonisten (s. Kap. 3).

– **Direkte Beeinflussung der glatten Muskelzelle selbst:** Es gibt auch hier verschiedene Ansatzpunkte. Der transmembranale Einstrom von Ca-Ionen kann durch Calciumkanal-blockierende Substanzen gehemmt werden, Kaliumkanal-öffnend wirkende Stoffe führen zu einer Hyperpolarisation der Zellmembran und reduzieren so die Erregbarkeit der

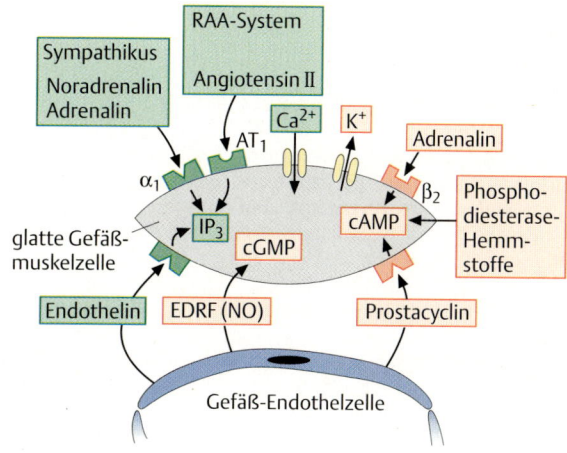

█ vasokonstriktorisch

▢ vasodilatatorisch

Abb. 4.**2 Vasokonstriktorische und -dilatatorische Stimuli.** Es ist eine Auswahl solcher Einflußgrößen vorgenommen, die therapeutisch eine Bedeutung haben.
RAA   Renin-Angiotensin-Aldosteron
cAMP   zyklisches Adenosinmonophosphat
cGMP   zyklisches Guanosinmonophosphat
IP_3 Inositol-1,4,5-trisphosphat
EDRF   „endothelium derived relaxing factor".

glatten Muskelzelle. Phosphodiesterase-Hemmstoffe halten die cAMP-Konzentration hoch (cAMP ist in glatter Muskulatur ein tonussenkender intrazellulärer Botenstoff). Organische Nitrate fördern, wie auch das aus dem Endothel stammende Stickstoff-Monoxid NO, die Bildung des erschlaffend wirkenden zyklischen GMP. Das aus den Endothelzellen abgegebene Endothelin wirkt dagegen erregend auf die glatte Muskulatur der Gefäße.

4.2   Vasodilatantien

─ **Überblick** ────────────────────

Der Tonus der glatten Gefäßmuskulatur kann durch verschiedene Maßnahmen gesenkt werden. Damit ist eine Verminderung des peripheren Widerstandes und Senkung des Blutdruckes verbunden. Den Schwerpunkt bilden hierbei die Hemmstoffe des Renin-Angiotensin-Systems (s. Kapitel 3.4) und die Ca^{2+}-Antagonisten.

Ca^{2+}-Antagonisten
▶ Hemmung des transmembranalen Ca^{2+}-Einstroms durch Blockade von Ca^{2+}-Kanalproteinen

Dihydropyridine
Leitsubstanz: Nifedipin
▶ Vasodilatation vorwiegend im arteriellen Strombett
▶ Bluthochdruck, Angina pectoris

Kationisch-amphiphile Ca^{2+}-Antagonisten
Leitsubstanz: Verapamil
▶ Arterienerweiterung, Dämpfung der Herzfunktionen (Frequenz, AV-Überleitung, Kontraktionskraft).
▶ Angina pectoris, supraventrikuläre Herzrhythmusstörungen

Andere Vasodilatantien
NO-Donatoren, Kaliumkanal-Öffner, Hydralazine, Prostacyclin, Phosphodiesterase-Hemmstoffe sowie sog. durchblutungsfördernde Mittel

4.2.1 Calcium-Antagonisten

Grundlagen und Wirkprinzipien

Calciumkanal-Proteine. Hinsichtlich ihrer elektrophysiologischen und pharmakologischen Eigenschaften sowie hinsichtlich ihres Vorkommens in verschiedenen Zelltypen lassen sich verschiedene Arten von Calciumkanal-Proteinen unterscheiden. In der glatten Muskulatur und in der Herzmuskulatur dominiert der sog. L-Typ-Calcium-Kanal („long lasting, high voltage activated, Abb. 4.**3**). Es handelt sich um einen Proteinkomplex aus mehreren Untereinheiten. Das zentrale Protein (die sog. α_1-Untereinheit) hat ein Molekulargewicht von ungefähr 200 kDa. Der Peptidfaden schlängelt sich vielfach durch die Phospholipid-Matrix des Plasmalemm, aber in wohlgeordneter Weise: Die transmembranalen Abschnitte gruppieren sich in vier gleichartige Domänen; in jeder dieser Domänen bildet der Peptidfaden 6 transmembranale Segmente. Die Domänen sind in Form eines Ringes angeordnet, in dessen Zentrum der Ionenkanal liegt. Dieser ist im Ruhezustand verschlossen. Eine Änderung des Membranpotentials löst eine solche Konformationsänderung des Proteins aus, dass sich der Kanal öffnet und Calcium-Ionen einströmen.

Als **Calcium-Antagonisten** bezeichnet man Substanzen, die den Durchtritt von Calcium durch die Calciumkanäle verhindern. Sie werden auch als Calciumkanal-Blocker oder Calciumeinstrom-Blocker bezeichnet.

Im Plasmalemm befindet sich eine Vielzahl von Kanalproteinen, beispielsweise für den Na^+-Einstrom oder für den K^+-Ausstrom. Die in diesem Abschnitt vorgestellten Substanzen zeichnen sich dadurch aus, dass sie mit hoher Spezifität Calciumkanäle blockieren. Nur derartig spezifisch wirkende Substanzen sind Calcium-Antagonisten oder Calciumkanal-Blocker im eigentlichen Sinne.

Der Wirkort der hier aufgeführten Substanzen ist der L-Typ-Calciumkanal. Leitsubstanzen sind das Dihydropyridin **Nifedipin**, das Phenylalkylamin **Verapamil** und das Benzothiazepin **Diltiazem**. Die Substanzen besitzen am Kanalprotein unterschiedliche Bindungsareale (Abb. 4.**3**).

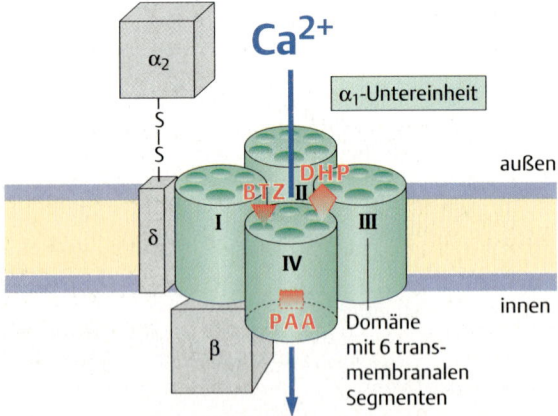

Abb. 4.3   Kardialer L-Typ-Calciumkanal mit Bindungsstellen für Ca^{2+}-Antagonisten. Die α_1-Untereinheit (grün) bildet die Ionenpore, die anderen Untereinheiten (α_2, β, δ) modulieren deren Funktionen.
Bindungsstellen der α_1-Untereinheit:
DHP: Dihydropyridin-Bindungsstelle
BTZ: Benzothiazepin (Diltiazem)-Bindungsstelle
PAA: Phenylalkylamin (Verapamil)-Bindungsstelle

Dihydropyridin: Gefäß-prävalent

Nifedipin

kationisch-amphiphil: Gefäß- und Herz-wirksam

hydrophob

hydrophil

Verapamil, ein Phenylalkylamin
Gallopamil

hydrophob

hydrophil

* optisch aktive Zentren
Diltiazem, ein Benzothiazepin

Struktur der Ca^{2+}-Antagonisten. Verapamil und Diltiazem sind **kationisch-amphiphile Substanzen**, deren positiv geladener Stickstoff für die Bindung an das Kanalprotein wichtig ist. Das **Dihydropyridin** Nifedipin und analoge Verbindungen besitzen diese Eigenschaft nicht, sondern stellen ungeladene Moleküle dar, in denen die Doppelbindungen in Resonanz stehen. Dies ist auch der Grund für die Lichtempfindlichkeit: Photoneneinfang aromatisiert den Dihydropyridin-Ring und führt zum Wirkungsverlust. Einige wenige Dihydropyridine besitzen eine Seitenkette mit einem protonierbaren Stickstoff, z. B. Amlodipin. Dieser ist an der Bindung an das Ca^{2+}-Kanalprotein aber wohl nicht beteiligt, er nimmt jedoch Einfluss auf die Pharmakokinetik.

▶ **Wirkprinzipien der Ca²⁺-Antagonisten.** In ihrer Wirkung unterscheiden sich die beiden Gruppen in wesentlichen Punkten (Abb. 4.4).

– Die **kationisch-amphilen Verbindungen** *hemmen die Herzmuskulatur*, sie reduzieren Frequenz, AV-Überleitung und Kontraktionskraft und sie haben bestimmte antiarrhythmische Effekte in den Konzentrationen, die für eine Vasodilatation notwendig sind.

– Die **Dihydropyridine** beeinflussen in Konzentrationen, die eine ausgeprägte Hemmung am glatten Muskel auslösen, bei einem Patienten ohne vorgeschädigtes Herz den *Herzmuskel nicht*.

Was beide Substanzgruppen aber gemeinsam haben, ist die *Hemmung glatter Muskulatur*, vor allem der Gefäße im arteriellen Strombett.

Die unterschiedlich starke Wirkung auf die Gefäßmuskulatur im Vergleich zur Herzmuskulatur wird häufig durch einen Quotienten ausgedrückt, der als **vaskuläre Selektivität** bezeichnet wird. Der absolute Wert dieses Quotienten schwankt stark in Abhängigkeit von den Meßbedingungen und der Wahl der Organe (Art und Herkunft der Gefäße, Vorhof- oder Kammermuskulatur, isolierte Organe oder intakter Organismus). Die Dihydropyridine besitzen allerdings immer einen um das ca. 10fache höheren Quotienten als die kationisch-amphilen Verbindungen.

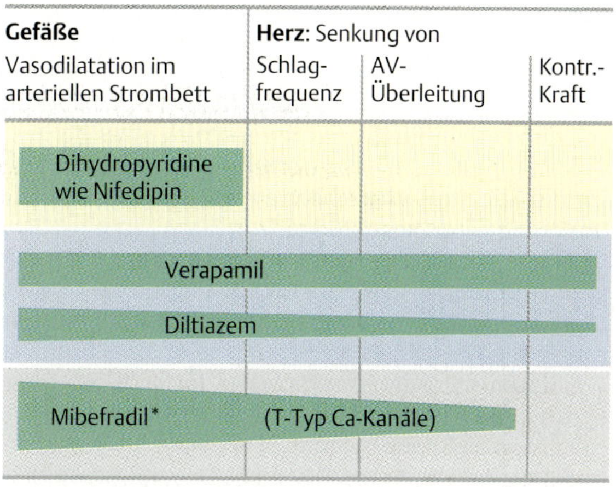

Abb. 4.**4 Gefäß- und Herzwirkungen von Ca²⁺-Antagonisten.** Vereinfachter Vergleich der gefäßerweiternden und kardiodepressiven Wirkungen.
Blauer Hintergrund: Kationisch-amphile Substanzen.
* Mibefradil wurde 1998 aus dem Handel genommen.

Herzwirkung wird Verapamil neben den genannten Indikationen v. a. als **Antiarrhythmikum** eingesetzt (S. 156); gleiches gilt für Diltiazem.

Mibefradil, ein Calcium-Kanal-Blocker eines anderen Wirktyps, hemmt den sog. T-Ca⁺-Kanal ("transient low voltage activated"), der vornehmlich in spontan tätiger Muskulatur mit Schrittmacher-Eigenschaften vorhanden ist. Die Nebenwirkungen, die sich aus der Interaktion mit anderen Arzneimitteln (z.B. Statinen) ergaben, haben die Rücknahme von Mibefradil vom Markt veranlasst.

Box 4.2

Wirkunterschiede zwischen den Calcium-Antagonisten

Es ist nicht geklärt, weshalb die Calcium-Antagonisten im Bereich der glatten Muskulatur besonders die Muskulatur der Gefäßbahn, und zwar des arteriellen Schenkels, beeinflussen. Auch ist unklar, weshalb die Dihydropyridine gefäßprävalent wirksam sind, hingegen Diltiazem und noch ausgeprägter Verapamil Herzwirkungen aufweisen (s. Abb. 4.**4**). Folgende Gegebenheiten mögen für die Unterschiede verantwortlich sein:
Die Substanzen haben verschiedene Bindungsstellen an der α₁-Untereinheit des Calciumkanal-Proteins. Verapamil bindet sich an die Cytosol-seitige Öffnung des Kanalproteins und versperrt den Kanal. Die Dihydropyridin-Bindungsstelle liegt im nach extrazellulär gewandten Anteil des Kanalproteins in einem hydrophoben Bereich an der Kontaktstelle zweier Domänen. Dihydropyridine haben eine hohe Bindungsneigung, wenn sich das Kanalprotein im inaktivierten Zustand befindet. Der inaktivierte Zustand schließt sich an eine Kanalöffnung an und geht bei Repolarisation der Membran in den ruhenden, zur erneuten Öffnung bereiten Zustand über. Je weniger negativ das Membranpotential, desto mehr Kanalproteine befinden sich im inaktivierten Zustand. Das Membranpotential glatter Muskelzellen ist geringer als das von Herzmuskelzellen. Dies fördert die Dihydropyridin-Bindung und ist möglicherweise ein Grund für die erhöhte Empfindlichkeit der Gefäße gegenüber Dihydropyridinen.
Ein weiterer Grund könnten Unterschiede im Aufbau der Kanalproteine von Myokard und glatter Muskulatur sein.

Box 4.3

Ca²⁺-Antagonisten, ein anwendungsfreudiges Prinzip

Ein Indiz für die „Beliebtheit" und den Umsatz der Ca²⁺-Antagonisten ist die Anzahl der Präparate von Zweitanbietern. Schon in der „Roten Liste 1999" ist Nifedipin (*Adalat*®) unter ca. 20 weiteren Handelsnamen plus 10 Generika-Präparaten und Verapamil (*Isoptin*®) mit ca. 20 Präparaten vertreten. Alle Zweitanbieter-Firmen wollen am großen Geschäft partizipieren.

Dihydropyridine

Nifedipin und verwandte Substanzen

Nifedipin ist die Leitsubstanz der Gruppe (Formel S. 112). Die Substanzen, die nach Nifedipin auf den Markt kamen, weisen zum Teil eine noch stärkere Gefäßprävalenz bzw. noch geringere Herzwirksamkeit auf als Nifedipin. Im Prinzip gleichen sie pharmakologisch der Muttersubstanz aber sehr.

▶ **Pharmakokinetik.** Nifedipin ist eine lichtempfindliche, schlecht wasserlösliche Substanz, was galenische Probleme für die oralen und parenteralen Arzneimittelformen mit sich bringt. Die Bioverfügbarkeit nach oraler Gabe beträgt etwa 50%. Die Plasmaeiweiß-Bindung ist sehr hoch (um 98%), das Verteilungsvolumen liegt bei

▶ **Anwendung.** Aufgrund dieser Unterschiede differieren auch die Indikationen für die verschiedenen Ca²⁺-Antagonisten. Da bei der Anwendung von Nifedipin und anderen Dihydropyridinen die Gefäßwirkung im Vordergrund steht, ergeben sich die Indikationen **Angina pectoris** und **Hochdruck** (S. 170 und 128). Wegen seiner

1 l/kg, was bei der niedrigen freien Konzentration auf eine starke Anreicherung im Gewebe hinweist. Die Eliminationshalbwertzeit beträgt ca. 2 Stunden. Erster Abbauschritt ist eine Aromatisierung des Dihydropyridin-Ringes zum Pyridin-Ring, es folgen Spaltung eines der beiden Methylester und Hydroxylierung an einer der dem Pyridin-Stickstoff benachbarten Methylgruppen. Die **Dosierung** per os liegt bei 5 mg.

Die Gabe einer „normalen" Nifedipin-Kapsel ruft aufgrund des **schnellen Wirkungseintrittes** und der **raschen Elimination** aber eine ausgeprägte Schwankung des Serumspiegels hervor. Es ergeben sich abrupte Blutdrucksenkungen mit kompensatorischer Tachykardie. Diese Reaktion kann im Einzelfall, speziell bei Anwendung von Nifedipin zur Reinfarkt-Prophylaxe, fatale Folgen haben. In dieser Form angewendet erhöht Nifedipin das *Risiko eines Herztodes*, wie Vergleiche mit entsprechenden Kontrollgruppen ergeben haben. Aus diesem Grund soll das *nicht-retardierte* Nifedipin nicht mehr bei Erkrankungen verwandt werden, die einen konstanten Blutspiegel erfordern. Die neueren Dihydropyridin-Derivate werden sehr viel langsamer eliminiert, so z. B. **Isradipin** ($t_{1/2}$ ca. 8 Std.), **Felodipin** ($t_{1/2}$ ca. 14 Std.) und **Amlodipin** ($t_{1/2}$ um 40 Std.). Bei den zwei letztgenannten Pharmaka ergibt sich ein gleichmäßiger Blutspiegel auch bei einmaliger täglicher Einnahme.

Eine interessante Pharmakokinetik besitzt **Lercanidipin**. Die Substanz hat durch die hydrophobe Seitenkette eine hohe Bindungsneigung für Zellmembranen (s. Formel). Nach der Gabe akkumuliert das Pharmakon zuerst in hydrophoben Strukturen und nur ein kleiner Teil erreicht die Ca-Kanäle. Die Folge ist ein langsamer Wirkungseintritt. Die unspezifisch gebundene Menge wirkt dann für die nächsten Stunden als Depot, aus dem immer wieder genügend Wirkstoff freigesetzt wird, um eine Ca-Kanal-Blockade zu unterhalten. Die Wirkdauer beträgt im Mittel 24 Stunden. Eine ähnliche Pharmakokinetik scheint auch der neue Ca-Kanal-Blocker **Lacidipin** zu besitzen.

Auch Ca-Antagonisten vom Dihydropyridin-Typ mit extrem kurzer Halbwertszeit sind entwickelt worden. Ein derartiger Wirkstoff ist **Clevidipin**, der in der Seitenkette eine Esterkonformation besitzt, die im Organismus sehr schnell gespalten wird, was die Substanz biologisch unwirksam macht.

▶ **Wirkungsweise.** In therapeutischer Dosierung senken Dihydropyridine den Tonus von glatter Gefäßmuskulatur, besonders im arteriellen Schenkel der Strombahn, und beeinträchtigen dabei normalerweise weder die Kontraktionskraft noch die elektrischen Eigenschaften des Herzens.

▶ **Anwendung.** Es sind vor allem zwei Erkrankungen, bei denen die Dihydropyridine indiziert sind: **Hypertonie** und **Angina pectoris**. Für die Hypertonie-Behandlung sind langdauernde gleichmäßige Blutspiegel notwendig, daher kommen nur die Dihydropyridine mit langsamer Eliminationsgeschwindigkeit wie Isradipin, Felodipin oder Amlodipin in Frage. Für die Dauerbehandlung der Angina pectoris gilt dasselbe.

Verbindungen, die dem Nifedipin chemisch sehr nahe verwandt sind, wie **Nitrendipin**, **Nisoldipin**, **Nicardipin** und **Nivaldipin**, sind auch pharmakologisch der Leitsubstanz so ähnlich, dass sie kaum ein eigenes Profil und eine Bedeutung erlangt haben.

▶ Die **Nebenwirkungen** der Ca-Kanal-Blocker vom Dihydropyridin-Typ sind durch die Hauptwirkung bedingt: zu starke Blutdrucksenkung, Kopfschmerzen, reflektorische Tachykardie, wenn schwankende Blutspiegel in der Anstiegsphase vorliegen. Bei längerdauernder Zufuhr können sich prätibiale Ödeme entwickeln, sehr selten hypertrophiert die Gingiva.

Die Dihydropyridin-Präparate, die entweder durch Retardierung oder durch eine langsame Elimination ausgezeichnet sind, werden gut vertragen. Ernste Nebenwirkungen sind sehr selten, nur prätibiale Ödeme scheinen bei allen Mitgliedern dieser Gruppe vorzukommen. Als Ursache wird vermutet, dass durch die gute Erweiterung der Arteriolen die Kapillaren des Fuß- und Unterschenkelbereiches einem zu hohen Filtrationsdruck ausgesetzt werden.

Isradipin

Amlodipin

Felodipin

Lercanidipin
*optisch aktives Zentrum

Kationisch-amphiphile Ca²⁺-Antagonisten

Verapamil

► **Pharmakokinetik.** Verapamil ist als Hydrochlorid wasserlöslich. Nach oraler Gabe ist die präsystemische Elimination recht hoch (ca. 80%), wie ein Vergleich der oralen mit der parenterealen Dosierung widerspiegelt: 80 mg per os und 5 mg intravenös. Zu diesem Unterschied trägt bei, dass in der Leber das stärker Ca-antagonistisch wirksame Enantiomer von Verapamil rascher abgebaut wird als das andere, weniger wirksame Enantiomer. Die Substanz ist zu ca. 90% an Plasmaeiweiß gebunden, das Verteilungsvolumen liegt bei 4,0 l/kg, was wiederum eine starke Anreicherung im Gewebe anzeigt. In der ungeladenen Form penetriert Verapamil leicht durch Biomembranen, in der geladenen Form reichert es sich an Wasser-Lipid-Interphasen an.

► **Wirkungsweise.** Verapamil interferiert in therapeutischer Dosierung nicht nur mit der elektromechanischen Kopplung in der glatten Muskulatur, sondern auch im Herzmuskel. Außerdem hemmt es dort die vom Ca²⁺-Einstrom getragenen Depolarisationen in Sinusknoten und AV-Knoten, was im positiven Sinne als antiarrhythmischer Effekt nutzbar ist (S. 156).

► **Nebenwirkungen** sind Bradykardie, AV-Block bis Asystolie. Als Folge der negativ inotropen Wirkung wird eine Herzinsuffizienz weiter verschlechtert. Andere Nebenwirkungen ergeben sich aus der Blutdrucksenkung (Orthostase, Kopfschmerzen, Unterschenkelödeme) und aus der Hemmung glatter Muskulatur in Organen, die therapeutisch nicht erreicht werden sollen, z. B. Obstipation. Verapamil ist **kontraindiziert** bei bestehenden Überleitungsstörungen, manifester Herzinsuffizienz und bei Lebererkrankungen (Gefahr der Überdosierung wegen einer möglichen Reduzierung der präsystemischen Elimination).

Verapamil und andere katamphiphile Ca²⁺-Antagonisten dürfen nicht zusammen mit β-Blockern gegeben werden (Verstärkung der negativen Wirkungen auf das Herz). Die Kombination Dihydropyridin plus β-Blocker wirkt sich dagegen im allgemeinen günstig aus, insbesondere aufgrund der Unterdrückung der Reflextachykardie durch den β-Blocker.

► **Anwendung.** Die Indikationen für Verapamil sind **Angina pectoris** (s. S. 170), **bestimmte Arrhythmieformen** (s. S. 156) und mit Vorbehalt die **Hypertonie** (s. S. 130). Eine seltene Indikation, bei der die Hemmung der Kontraktionskraft des Herzmuskels durch Verapamil bewusst ausgenutzt wird, ist die subvalvuläre Aortenstenose (hypertrophe Kardiomyopathie).

Notwendige Wirkstoffe

Calcium-Antagonisten

Wirkstoff	Handelsname	Alternative	Bemerkungen
Ca-Antagonisten vom Dihydropyridin-Typ			
Nifedipin	*Adalat®* Kaps., Tab., Ret.-Tab., Inf.-Lösg.	*Nifedipin* * in entsprechenden Zubereitungen von 9 Firmen, dazu ca. weitere 20 Handelsnamen	
Isradipin	*Lomir®, Vascal®* Tab.	–	
Felodipin	*Modip®, Munipal®* Tab.	*Felodipin, Felocur®* Tab.	
Amlodipin	*Norvasc®* Tab.	–	
Lacidipin	*Motens®* Tab.	–	
Lercanidipin	*Carmen®, Corifeo®* Tab.	–	
Kationisch-amphiphile Ca-Antagonisten			
Verapamil	*Isoptin®* Tab., Amp.	*Verapamil* von 10 Firmen, dazu mehr als 10 Handelsnamen	
Diltiazem	*Dilzem®*	*Diltiazem* von 12 Firmen, dazu weitere 7 Handelsnamen	

Eigene Eintragungen

· · ·

· · ·

---

* Bemerkung: Die Firma Bayer bietet (Rote Liste 2002) neben ihrem Originalpräparat *Adalat®* Nifedipin auch als Generikum an. Die Preise: *Adalat®*-Kapseln zu 10 mg, 50 Stück = 11,79 €, *Nifedipin Basic* Kapseln zu 10 mg, 50 Stück 8,21 €.

Weitere im Handel erhältliche Ca-Antagonisten

Lacidipin	*Motens®*
Nicardipin	*Antagonil®*
Nilvadipin	*Escor®, Nivadil®*
Nimodipin	*Nimotop®*
Nisoldipin	*Baymycard®*
Nitrendipin	*Nitrendipin, Bayotensin®, Nitrepress®* u. a.
Gallopamil	*Procurum®, Gallobeta®*

Gallopamil und Diltiazem

Gallopamil ist ein Methoxy-Derivat von Verapamil (s. Formel S. 112). Es verhält sich pharmakologisch wie die Ausgangssubstanz und zeigt dieselben Wirkungen und Nebenwirkungen. Es handelt sich um ein unnötiges Analog-Präparat.

Diltiazem ist ähnlich zu beurteilen wie Verapamil. Es ist schwächer wirksam (die intravenös verabreichte Dosis beträgt 20 mg). Es steht klinisch hinsichtlich des Verhältnisses Herz/Gefäßwirkung zwischen Nifedipin und Verapamil und wird gerade von betagten Patienten gut vertragen.

4.2.2 Andere Vasodilatantien

NO-Donatoren

Das Gefäßendothel kann Einfluss auf Gefäßweite und Durchblutung nehmen, indem es Substanzen freisetzt, die lokal den Tonus der glatten Gefäßmuskulatur beeinflussen. Ein wichtiger vasodilatierender Botenstoff ist **Stickstoff-Monoxid (NO)**. Bei dem zunächst strukturell nicht identifizierten Stoff **EDRF** (endothelium derived relaxing factor) handelt es sich um NO.

Bildung und Wirkungsmechanismus von NO. Die Endothelzellen können durch verschiedene Substanzen zur Abgabe dieses Botenstoffes angeregt werden, z. B. durch Acetylcholin, Histamin und Bradykinin. NO entsteht aus der Guanidino-Gruppe der Aminosäure L-Arginin unter Katalyse durch das Enzym „NO-Synthetase" (s. S. 160). Es diffundiert in die benachbarten Gefäßmuskelzellen und reagiert dort mit der im Cytosol gelösten Guanylatcyclase. Diese wird aktiviert, der intrazelluläre Spiegel von cGMP steigt und die Zelle erschlafft. NO ist chemisch sehr instabil; seine Wirkung ist flüchtig. Es muss darauf hingewiesen werden, dass NO auch den Tonus anderer glatter Muskulatur herabsetzt, so im Intestinal- und Bronchialbereich. Zusätzlich spielt das Stickstoff-Monoxid eine Rolle als Botenstoff im Zentralnervensystem (Modulation der Wirkung anderer Neurotransmitter); der Effekt scheint dort an den Glutamat-Rezeptor gebunden zu sein.

Wirkstoffe

Therapeutisch spielt die vasodilatierende Wirkung von NO eine Rolle bei **Glyceryltrinitrat (Nitroglycerin)** und anderen organischen Nitraten, die vorwiegend zur Behandlung der Angina pectoris dienen (Antianginosa S. 162 f). Aus diesen wird NO freigesetzt: „NO-Donatoren". Die organischen Nitrate beeinflussen vorwiegend die glatte Gefäßmuskulatur, jedoch ist auch eine Wirkung in anderen Gebieten feststellbar. Glyceryltrinitrat eignet sich beispielsweise auch als Spasmolytikum zur Behandlung von Gallenkoliken.

Zu den NO-Donatoren zählt auch **Nitroprussid**, welches nicht als Antianginosum dient und deshalb hier vorgestellt werden soll.

▶ Nitroprussid senkt den Tonus von Widerstands- und Kapazitätsgefäßen (anders als Nitroglycerin) gleichermaßen. Dadurch sinken der Blutdruck und die Vor- und Nachbelastung des Herzens ab. Nitroprussid-Natrium wird für ▶ zwei Indikationen verwandt: Zur akuten Blutdrucksenkung bei Hochdruckkrisen und postoperativen Hypertonien und zur kurzfristigen Entlastung des

Nitroprussid-Na

↓

NO-Freisetzung

↓

Vasodilatation im arteriellen und venösen Strombett

insuffizienten Herzens bei akutem Herzversagen (S. 166). ▶ Die Substanz ist sehr labil und zerfällt selbst in wässriger Lösung. Im Organismus wird sie über Zwischenstufen (Cyanid) in Thiocyanat (Rhodanid) umgewandelt, die biologische Elimination dauert nur wenige Minuten.

Zu therapeutischen Zwecken werden je nach Empfindlichkeit des Patienten und nach dem gewünschten Effekt unterschiedliche Dosierungen benötigt. Als mittlere Dosierung kann 0,003 mg/kg × min, also ca. 0,2 mg/min angegeben werden. Die fortlaufende Überwachung des Blutdrucks ist notwendig.

▶ Bei höherer Dosis kann die Kapazität des Enzyms Rhodanid-Synthetase, in der Leber Cyanid in das weniger toxische Rhodanid zu verwandeln, überfordert sein. Dies induziert eine **Cyanid-Vergiftung** (S. 509). Neben den „chemisch bedingten" Nebenwirkungen ist natürlich an die **Folgen der akuten Blutdrucksenkung** zu denken, die denen nach Gabe anderer akut blutdrucksenkender Pharmaka ähneln: Reflextachykardie, Kopfschmerzen, anginöse Beschwerden, Unruhe, Nausea und Erbrechen.

Endothelin-Rezeptor-Antagonisten

Von den Endothelzellen wird das Peptid Endothelin abgegeben, das über einen entsprechenden Rezeptor, der G-Protein-gekoppelt ist, die glatten Gefäßmuskeln erregt und damit zum Tonus der Gefäße beiträgt. Das Endothelin wird von einem Enzym, dem Endothelin-Konversions-Enzym, abgebaut. So ergeben sich zwei pharmakologische Möglichkeiten der Einflussnahme, nämlich durch Endothelin-Rezeptor-Antagonisten (und -Agonisten) und durch Hemmstoffe des abbauenden Enzyms. Für beide Möglichkeiten sind bereits entsprechende Substanzen entwickelt, jedoch noch nicht in die Therapie eingeführt worden. Von den Rezeptor-Antagonisten erwartet man eine blutdrucksenkende Wirkung bei einer Hypertonie. In der Zwischenzeit liegen erste Berichte über die klinische Wirksamkeit von Endothelin-Antagonisten vor. So bessert die Gabe von **Bosentan** das ansonsten schwer beeinflussbare Krankheitsbild der pulmonalen Hypertonie.

Kaliumkanal-Öffner

Eine Zunahme der Kalium-Permeabilität des Plasmalemm lässt das Membranpotential negativer werden. Die elektrische Erregbarkeit der Zelle nimmt damit ab. Die erschlaffende Wirkung der Substanzen **Minoxidil** und **Diazoxid** scheint auf einer Öffnung von Kaliumkanal-Proteinen zu beruhen.

Minoxidil

Minoxidil selbst ist unwirksam. ▶ Ein in der Leber gebildeter Metabolit (Minoxidil-NO-Sulfat) ist für die vasodilatierende Wirkung verantwortlich. Diese betrifft besonders Arteriolen, das venöse Strombett wird kaum beeinflusst. Minoxidil vermag den Blutdruck deutlich zu senken. Kompensatorisch kann es zu einer renalen Kochsalz- und Wasserretention sowie zu einer Reflextachykardie kommen. Daher ist die Kombination mit einem Saluretikum und einem β-Blocker sinnvoll. ▶ Minoxidil sollte **nur bei sonst therapieresistenten Hochdruckfällen** angewandt werden.

▶ Minoxidil wird enteral gut resorbiert, fast völlig metabolisch abgebaut und dann renal ausgeschieden. Die Wirkung einer Dosis hält 12 – 24 Stunden an.

▶ Die Nebenwirkungen beruhen auf einer eventuell **zu starken Blutdrucksenkung**, die bis zur Minderdurchblutung des Myokard führen kann.

Als Besonderheit kommt verhältnismäßig häufig verstärktes Wachstum der Körperhaare vor (Hypertrichose). Eine Erklärung für diese sonderbare Nebenwirkung kann bisher nicht gegeben werden. Chronische Auftragung der Substanz in 1 – 5%iger Zubereitung auf die Glatze löst in vielen Fällen ein erneutes Wachstum von Lanugohaaren aus. Auch bei dieser Applikation ist an die mögliche Blutdrucksenkung zu denken.

Diazoxid ist chemisch den Saluretika vom Benzothiadiazin-Typ verwandt, besitzt aber ▶ keine diuretische Wirkung, sondern löst eher eine Kochsalz- und Wasserretention aus. Es vermindert den Tonus der Muskulatur von Gefäßen, vor allem der Arteriolen, so dass der Blutdruck absinkt.

Dieser Effekt tritt allerdings nur ein, wenn die Substanz nach einer schnellen intravenösen Injektion (300 mg) in hoher Konzentration die glatte Muskulatur der Gefäße erreicht (Abb. 4.5). Wird dieselbe Dosis oral gegeben, steht eine völlig andere Wirkung im Vordergrund: die Insulin-Ausschüttung aus dem Pankreas wird gehemmt. Diazoxid erhöht auch hier die Kalium-Permeabilität durch Aktivierung ATP-abhängiger Kalium-Kanäle und bewirkt so eine weitere Negativierung des Membranpotenzials. Die dadurch verminderte Erregbarkeit der B-Zell-Membranen führt zu einer verringerten Insulin-Ausschüttung. Bemerkenswerterweise bewirkt Diazoxid damit an den B-Zellen des Pankreas gerade das Gegenteil dessen, was orale Antidiabe-

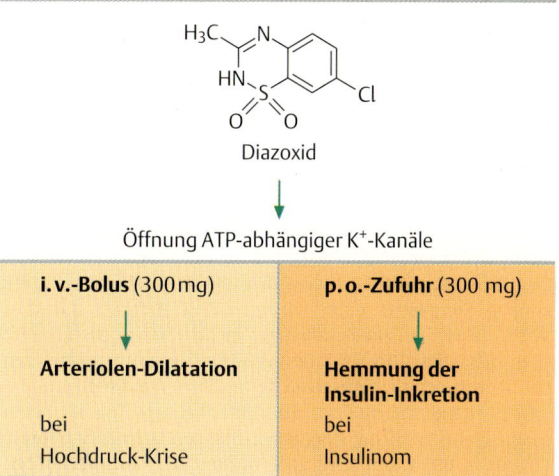

Diazoxid

Öffnung ATP-abhängiger K⁺-Kanäle

i. v.-Bolus (300 mg)	**p. o.-Zufuhr** (300 mg)
Arteriolen-Dilatation	**Hemmung der Insulin-Inkretion**
bei	bei
Hochdruck-Krise	Insulinom

Abb. 4.5 Pharmakokinetisches Verhalten von Diazoxid. Die Wirkungsweise ist abhängig von der Darreichungsform

tika vom Sulfonylharnstoff-Typ verursachen; diese hemmen ATP-abhängige Kalium-Kanäle, senken des Membranpotenzial, steigern die Erregbarkeit und fördern so die Insulin-Inkretion.

▶ Aufgrund des pharmakokinetischen Verhaltens ist Diazoxid als Antihypertensivum nur zur **kurzfristigen Behandlung von Hochdruckkrisen** geeignet. Das Ausmaß der Blutdrucksenkung ist im Einzelfall schwer vorhersehbar, daher ist Diazoxid auch bei dieser Indikation von günstiger wirkenden Substanzen abgelöst worden. Für die Therapie von Hochdruckkrisen bei Phäochromozytom ist Diazoxid *nicht* geeignet. In oraler Darreichungsform wird Diazoxid bei verschiedenen Arten des **Hyperinsulinismus** verwendet (S. 395).

▶ Bei chronischer Gabe ist die Therapie mit Diazoxid durch **eine Reihe von Nebenwirkungen** belastet: Kochsalz- und Wasser-Retention, Hyperurikämie, Blutbildschäden, periphere Neuropathien und selten Hypertrichose. Bei arteriosklerotischen Patienten können sich zerebrale Ischämien oder Myokardinfarkte ausbilden.

Hydralazine

▶ Die **Hydralazine** erweitern vorwiegend Arteriolen direkt, der Wirkungsmechanismus ist nicht bekannt. Obgleich der Blutdruck absinkt, kann die Nierendurchblutung zunehmen. Die hypotensive Wirkung der Hydralazine ist verhältnismäßig schlecht steuerbar, weil der Effekt die Elimination überdauert und keine gute Korrelation zwischen der Höhe des Blutspiegels und der Stärke des Effektes besteht. Die Dosierung von **Dihydralazin** sollte daher einschleichend erfolgen. Sie richtet sich nach dem Effekt, beginnend mit 10 – 20 mg mehrmals täglich bis hin zu 200 mg/d.

▶ Dihydralazin wird in Kombination mit anderen Antihypertensiva (z. B. mit einem Saluretikum und einem β-Blocker, S. 131) verwendet, besonders dann, wenn eine **mangelhafte Durchblutung der Nieren** vorliegt oder droht (renaler Hochdruck). Auch bei der Behandlung einer **Hypertonie während einer Gravidität** (z. B. im Verlauf einer Gestose) sind die Hydralazine brauchbare Mittel. Die Hydralazine sind also in Sonderfällen zur Kombinationstherapie der Hypertonie geeignet.

▶ Die Nebenwirkungen der Hydralazine sind zum Teil auf die Blutdrucksenkung (Kopfschmerzen, Schwindel, Schwächegefühl, Zittrigkeit, reflektorische Tachykardie, Parästhesien in den Extremitäten) und zum Teil auf anderweitige vegetative Störungen zurückzuführen (Nausea, Erbrechen, Diarrhöen, intestinale

Dihydralazin

Spasmen, Magenulkus-Entstehung). Daneben werden lokalisierte Ödeme und allergische Reaktionen beobachtet. Nach langdauernder Zufuhr hoher Tagesdosen (mehr als 300 mg) können Symptome einer rheumatoiden Arthritis auftreten. Wird die Hydralazin-Zufuhr jetzt nicht unterbrochen, entwickelt sich in fast 10 % der Fälle das Bild eines Lupus erythematodes acutus, der nach Absetzen des auslösenden Medikamentes durch Behandlung mit Corticosteroiden beherrschbar ist. Bei Tagesdosen bis zu 50 mg sind keine Fälle von Lupus erythematodes beobachtet worden. Mitunter auftretende Parästhesien oder periphere Neuritiden beruhen auf einer Antivitamin-B$_6$-Wirkung der Hydralazine, die durch Gaben von Vitamin B$_6$ gebessert werden können. Eine weitere vasodilatatorische Substanz mit unklarem Wirkungsmechanismus ist **Cicletanin**, der blutdrucksenkende Effekt tritt langsam ein. Diesem Mittel kommt kaum eine Bedeutung zu.

Prostacyclin

Prostacyclin (Prostaglandin I$_2$) wird von Endothelzellen freigesetzt. Es ist labil und wirkt als Lokalhormon. Prostacyclin erweitert Gefäße und hemmt die Thrombozyten-Aggregation. Die erschlaffende Wirkung an glatter Gefäßmuskulatur wird auf eine Stimulierung der cAMP-Bildung zurückgeführt. Die Substanz wird im Kapitel Prostaglandine ausführlicher dargestellt (S. 283). Das stabile Prostacyclin-Derivat **Iloprost** findet Anwendung bei arterieller Verschlusskrankheit der Extremitäten und bei pulmonaler Hypertonie.

Vasodilatantien

Nitroprussid-Na	*Nipruss®*
Minoxidil	*Lonolox®, Regaine®*
Diaxozid	*Hypertolanum®*
Iloprost*	*Ilomedin®*
Sildenafil**	*Viagra®*
Dihydralazin	*Nepresol®, Depressan®, Dihyzin*
Cicletanin	*Justar®*

* Bei Thrombangiitis obliterans
** Spezifische Erweiterung der Schwellkörper-Arteriolen

Box 4.4

Viagra®: Ein organospezifischer Phosphodiesterase-Hemmstoff

Die in verschiedenen Isoformen vorkommenden Phosphodiesterasen bauen cAMP und cGMP ab, die ihrerseits als intrazelluläre Botenstoffe wichtige Funktionen ausüben (so im Stoffwechsel, und bei der Regulation der Kontraktionskraft des Herzmuskels). In der glatten Muskulatur sind cAMP und cGMP tonussenkende Botenstoffe (S. 110).

Eine bestimmte Isoform, die Phosphodiesterase Typ V, kommt nur in einem bestimmten Gewebe vor, nämlich den Arteriolen der Schwellkörper des Penis und der Clitoris. Bei sexueller Erregung wird hier NO aus Nervenendigungen freigesetzt, welches in der glatten Muskulatur der Arteriolen die Guanylatcyclase aktiviert. Das gebildete cGMP führt zur Arteriolen-Dilatation. cGMP wird durch die Phosphodiesterase V inaktiviert.

Kürzlich ist es gelungen, einen spezifischen Hemmstoff der Phosphodiesterase V zu entwickeln, der durch die Hemmung des cGMP-Abbaus in den Schwellkörper-Arteriolen eine starke Blutfüllung des Penis und damit eine Erektion auslöst. Dieser Typ-V-Hemmstoff Sildenafil wirkt beim Mann nach oraler Gabe und ruft bei ca. 80 % der Anwender eine Erektion hervor. Die medizinische Indikation wäre eine Impotenz, die auf einer Erektionsschwäche beruht. Wie sich nach Zulassung des Wirkstoffs zeigt, scheinen aber auch „normal potente" Männer ein ausgesprochenes Bedürfnis nach diesem Medikament zu besitzen.

Wichtig ist, dass die Anwendung von Sildenafil auch mit dem Risiko von Nebenwirkungen verbunden ist. Besonders bei Patienten mit koronarer Herzkrankheit ist Vorsicht geboten. Sildenafil kann bei Patienten, die unter einer Therapie mit NO-Donatoren stehen, zu einem erheblichen Blutdruckabfall führen. Todesfälle durch Herzinfarkt wurden im Zusammenhang mit einer Sildenafil-Anwendung beobachtet. Aber auch vor der Einführung von Sildenafil haben die Anstrengungen des Geschlechtsverkehrs Opfer unter kreislaufkranken Männern gefordert. Nachfolgesubstanzen von Sildenafil, die sich in der Pharmokinetik unterscheiden (Zeitplanung von Einnahme und „Effektnutzung"), stehen offenbar vor der Markteinführung.

Ob für das sexuelle Verhalten von Frauen die medikamentös ausgelöste Schwellung der Clitoris eine Bedeutung besitzt, ist zur Zeit noch nicht geklärt.

4.2.3   „Durchblutungsfördernde Mittel"

Die vasoaktiven Substanzen aus der Gruppe der **β-Sympathomimetika** und der **α-Sympatholytika** sind in Kap. 2 ausführlich besprochen worden.

Nicotinsäure und ihre Derivate. ▶ Diese Verbindungen wirken vorwiegend an den Hautgefäßen gefäßerweiternd. Die Wirkung imponiert als Nebenwirkung bei der Verwendung von Nicotinsäure als Lipidsenker: „flush", Blutdrucksenkung (S. 199). Bei intraarterieller Zufuhr der Nicotinsäure oder des entsprechenden Alkohols (Pyridylmethanol) werden ebenfalls vorwiegend die Hautgefäße erweitert. Auch das Salz der Nicotinsäure mit Xantinol (einem Theophyllin-Derivat) oder ein Polyester mit Inosit (einem 6wertigen Alkohol) wirken durch die freiwerdende Nicotinsäure. ▶ Ein therapeutischer Effekt kann von diesen Wirkstoffen lediglich bei **trophischen Störungen der Haut** erwartet werden, *nicht jedoch bei arteriosklerotisch bedingten Durchblutungsstörungen.* Nicotinsäure bzw. -Derivate sind in einer Reihe von Einreibemitteln enthalten, die bei „rheumatischen" Beschwerden durch Auslösung einer kutanen Vasodilatation ein entsprechendes Wärmegefühl erzeugen und damit subjektiv lindernd wirken können.

Weitere „durchblutungsfördernde Mittel". ▶ Für die Behandlung **zerebraler und peripherer Durchblutungsstörungen** wird eine größere Zahl chemisch verschiedenartiger Substanzen als wirksam angeboten. ▶ Allen gemeinsam ist, dass sie gesunde Gefäßgebiete erweitern und damit den Blutdruck senken können. Der Wirkungsmechanismus ist unklar. Bei einigen Substanzen lässt sich zusätzlich ein lokalanästhetischer Effekt oder eine Hemmung des Calcium-Einwärtsstromes nachweisen. Zu dieser „Substanzgruppe" gehören: **Bencyclan, Cyclandelat, Naftidrofuryl** und **Vincamin.** Für diese Präparate gibt es *keine Indikation im Bereich arteriosklerotischer Gefäßveränderungen*. Vielmehr kommt es durch die Erweiterung gesunder Gefäßgebiete eher zu einer Mangeldurchblutung in arteriosklerotischen Abschnitten.

Über eine Verlängerung der Gehstrecke nach längerer Einnahme von Naftidrofuryl oder Pentoxyphyllin liegen einige günstige Berichte vor; sie betreffen das Fontaine-Stadium II. In anderen gut kontrollierten Studien war kein überzeugender Effekt nachweisbar. Wenn überhaupt scheint der rheologische Effekt, also die Verringerung der Zähflüssigkeit des Blutes durch die erhöhte Erythrozyten-Verformbarkeit, eher eine Rolle zu spielen als vaskuläre Wirkungen. Die Arzneimittelkommission der Deutschen Ärzteschaft formuliert dies so (Sept. 1997): „Für alle anderen in Deutschland verfügbaren vasoaktiven Substanzen fehlen dagegen zur Zeit stringente therapeutische Wirksamkeitsnachweise." Die Beurteilung der British National Formulary (Sept. 1998) lautet: „Use of vasodilators may increase blood flow at rest, but the few controlled studies carried out have shown little improvement in walking distance. Rest pain is rarely affected."

Die Substanzen **Flunarizin** und **Cinnarizin** ▶ sollen besonders bei lokalen Ischämien Vasospasmen und damit eine Vergrößerung des mangelhaft durchbluteten Bezirkes verhindern. Diese Pharmaka wirken antagonistisch an Histamin-H_1- und Serotonin-Rezeptoren, lagern sich in Zellmembranen ein und sollen Zellen vor einer Ca^{2+}-Überlastung schützen können. ▶ Bei langdauernder Therapie mit Flunarizin sind als Nebenwirkung extrapyramidal-motorische Störungen und depressive Zustände beobachtet worden. ▶ Als Indikation für Flunarizin werden Gleichgewichtsstörungen infolge von Funktionsstörungen des Vestibularapparates angegeben.

Zur Therapie **cerebraler und koronarer Mangeldurchblutung** sei auf die S. 134 und 170 verwiesen.
Generell gilt: Die sog. durchblutungsfördernden Mittel werden zu häufig und zu ungezielt verordnet, ihr Effekt ist fraglich. In diesem Bereich könnten erhebliche Einsparungen getätigt werden.

„Durchblutungsfördernde Mittel"

Bencyclan	*Fludilat*®
Cinnarizin	*Cinnarizin*
Cyclandelat	*Natil*®, *Spasmocyclon*®
Flunarizin	*Flunarizin, Sibelium*®
Naftidrofuryl	*Dusodril*®, *Luctor*®, *Artecoron*®, *Nafti*®
Pentoxifyllin	*Pentoxifyllin, Trental*®, *Azupentat*®, *Claudicat*®
Vincamin	*Vincamin*
Xantinolnicotinat	*Xantinolnicotinat, Complamin*®

4.3 Spasmolytika

Überblick

Als Spasmolytika werden Substanzen bezeichnet, die vorwiegend Spasmen glattmuskulärer Hohlorgane (Gallenwege, ableitende Harnwege) lösen und zur Behandlung von Koliken dienen können. Das „klassische" Spasmolytikum *Papaverin* wird wegen der mangelnden Spezifität der Wirkung nicht mehr angewandt, bevorzugt wird *N-Butylscopolamin*, das zusätzlich eine cholinolytische Wirkkomponente besitzt.

Spasmolytika sollen Spasmen im Intestinal- und Urogenitaltrakt aufheben, ohne dass die Funktion der glatten Muskulatur der Bronchien und der Blutgefäße beeinflusst wird. Für diesen Zweck wird vielfach **Butylscopolamin** (s. a. S. 69) eingesetzt, z. B. bei Gallen- und Nierensteinkoliken. Wegen seines quartären Stickstoffs wird es schlecht aus dem Darm resorbiert; es sollte daher parenteral verabreicht werden. Andere für diesen Zweck angewandte Substanzen können ebenso gut als Parasympatholytika bezeichnet werden, z. B. **Glycopyrronium.** Diese Pharmaka sind mit Atropin-artigen Nebenwirkungen belastet. Nicht vergessen werden sollte die spasmolytische Wirkkomponente des Analgetikum **Metamizol = Novaminsulfat** (z. B. bei Gallenkoliken). In schweren Fällen von Kolikschmerzen ist evtl. auch das möglicherweise relativ wenig spasmogene Opiat **Pethidin** angezeigt.

Eine Reihe von Substanzen wird als miktionsbremsende Pharmaka bei spastischen Blasenfunktionsstörungen (z. B. Dranginkontinenz) empfohlen, dazu gehören Trospium, Propiverin, Oxybutynin, Tolterodin und auch Atropin. Alle Präparate haben systemische parasympatholytische Wirkungen.

Box 4.5

Papaverin – eine veraltete Substanz

Papaverin ist ein Alkaloid, das in einer Konzentration von durchschnittlich 0,8 % im Opium enthalten ist. Es findet keine Verwendung mehr, weil seine therapeutische Breite vergleichsweise schmal ist. Papaverin leitet sich ebenso wie Morphin vom Isochinolin ab (S. 268), besitzt aber keine zentrale Wirkung. Es wirkt Chinidin-artig auf den Herzmuskel. Auf die glatte Muskulatur wirkt es erschlaffend, unabhängig von ihrer vegetativen Innervation. Durch allgemeine Vasodilatation senkt es den Blutdruck. Dadurch wird die Durchblutung des minderversorgten Gebietes (Arteriosklerose der Hirn- oder Beingefäße) noch weiter verschlechtert. Das gilt auch für **Moxaverin**, das chemisch dem Papaverin verwandt ist.

Notwendige Wirkstoffe

Spasmolytika

Wirkstoff	Handelsname	Alternative	Bemerkungen
Butylscopolamin	Buscopan®, Drag. *, Supp., Amp.	Butylscopolamin Amp. BS® Tab., Supp., Amp. Spasmowern® Tab., Amp	
Metamizol (Novaminsulfon)	Novalgin® Amp.	Novaminsulfon Amp. Berlosin®, Analgin®	
Pethidin	Dolantin® Tropfen, Amp., Supp.	–	

Eigene Eintragungen

. . .

. . .

---

*   Resorption unsicher, da quartäre Substanz

Weitere im Handel befindliche Spasmolytika

Atropin	Atropin, Dysurgal®, Noxenur®	Propiverin	Mictonorm®
Hymecromon	Cholspasmin®, Chol-Spasmoletten®, Gallo-Merz®	Tolterodin	Detrusitol®
Glycopyrronium	Robinul®	Trospium	Spasmex®, Spasmo-lyt®, Spasmo-Urgenin®
Oxybutynin	Oxybutynin, Dridase®, u. a.®		

4.4   Den glatten Muskel erregende Pharmaka

Überblick

Hypophysenhinterlappen-Hormone

Oxytocin
▶ Wirkt wehenauslösend beim geburtsbereiten Uterus.

Vasopressin (Adiuretin)
▶ Erhöht in pharmakodynamischer Dosis den Tonus glatter Muskulatur, besonders der Gefäße.

Secale-(Mutterkorn-)Alkaloide
▶ Erregen bevorzugt die glatte Muskulatur von Uterus und Gefäßen; Methylergometrin tonisiert post partum den Uterus.
▶ Bei chronischer Zufuhr: Vergiftungsbild des Ergotismus.

Prostaglandine
▶ Einige Prostaglandin-Derivate stimulieren die Uterusmuskulatur.
▶ Förderung der Geburt, Einleitung eines medizinischen Abortes.

4.4.1   Hypophysenhinterlappen-Hormone

Beide Hypophysenhinterlappen-Hormone, **Oxytocin** und **Vasopressin** (**Adiuretin**), erregen die glatte Muskulatur. Die Wirkung wird über membranständige G-Protein-gekoppelte Rezeptoren vermittelt. Die Oxytocin-Wirkung ist vorwiegend auf die Uterusmuskulatur beschränkt. Dagegen erregt Vasopressin alle glatten Muskeln gleichmäßig. Herz- und Skelettmuskulatur werden von Vasopressin ebenso wie von Oxytocin direkt nicht beeinflusst. Die zur Erregung der glatten Muskulatur notwendigen Dosen von Vasopressin liegen höher als die antidiuretisch wirksamen Mengen. Die physiologische Bedeutung des Vasopressin dürfte in der Beeinflussung der Nierenfunktion liegen (S. 215), daher ist Adiuretin der bessere Name für dieses Hormon.

Oxytocin

Dieses Hormon ist ein Oligopeptid aus neun Aminosäuren, von denen sechs einen Ring bilden. Die Synthese des Peptids ist möglich und wird industriell zur Herstellung von Oxytocin-Präparaten ausgenutzt (Formel s. S. 359).

▶ **Wirkungsweise.** Oxytocin* erregt die glatte Muskulatur des **Uterus** in vivo und in vitro; die Empfindlichkeit des Organs ist sehr variabel und hängt von verschiedenen Faktoren ab: Spezieseigentümlichkeiten, hormoneller Zustand des Organismus, Funktionszustand des Uterus (Graviditätsphase). In der Uterusmuskulatur sind ei-

---

* Eine IE (internationale Einheit) entspricht einer Voegtlin-Einheit, 1 mg Oxytocin sind 450–500 IE.

gene Oxytocin-Rezeptoren vorhanden. Die Bindung von Oxytocin senkt das Membranpotential, depolarisiert also die Zelle, und erhöht damit die Frequenz der spontanen Aktionspotentiale. Dieser Effekt ist bei gegebener Bedingung konzentrationsabhängig: Bei niedrigen Dosen treten rhythmische Kontraktionen, bei Überdosierung eine Dauerverkürzung der Uterusmuskulatur auf. Während der Gravidität ändert sich die Empfindlichkeit gegenüber Oxytocin erheblich: Sie ist zu Beginn sehr gering, steigt gegen Ende an und erreicht ein Maximum zum Geburtstermin. Ob die Steigerung der Oxytocin-Empfindlichkeit gegen Ende der Schwangerschaft und eine Zunahme der Oxytocin-Konzentration im Blut einen bestimmenden Faktor für den Beginn der Geburt darstellen, ist noch nicht klar.

Neben der Uterusmuskulatur reagiert auf Oxytocin auch die glatte Muskulatur der **Milchdrüse** (Myoepithelium mammae). Die in der Drüse vorhandene Milch wird ausgepresst („galacto-kinetische" Wirkung), die Milchproduktion selbst aber nicht gefördert. Das Stillen ist ein Reiz für die Freisetzung von Oxytocin.

▶ **Pharmakokinetik.** Oxytocin muss parenteral zugeführt werden. Im Blut erfolgt der Abbau durch Peptidasen rasch, so dass die Wirkung einer Injektion flüchtig ist. Es ist daher meistens zweckmäßiger, Oxytocin mittels Dauerinfusionen zuzuführen. Die klinische **Dosierung** liegt bei 1–3 IE* für eine Injektion, für Infusionen bei 0,005–0,02 IE/min. Intranasale oder transbukkale Zufuhr ist möglich, die korrekte Dosierung aber schwierig.

▶ **Anwendung.** Aus der Empfindlichkeit des Uterus zum Zeitpunkt der Geburt ergeben sich die Indikationen für Oxytocin: Einleitung der Geburt bei Gefahr der Übertragung, Verstärkung der Wehen bei wehenschwachem Uterus, Kontraktion des Uterus im Anschluss an eine Schnittentbindung und Blutungen post partum aus einem atonischen Uterus. Die Applikation hoher Dosen von Oxytocin am Beginn der Geburt ist nicht empfehlenswert, ein Tetanus uteri gefährdet die Frucht.

▶ **Nebenwirkungen.** Nach hohen Dosen treten Störungen der Nierenfunktion und der Blutdruckregulation auf.

Vasopressin

▶ Die beiden Wirkungen von Vasopressin (Adiuretin, Formel s. S. 359) werden über zwei Rezeptorsubtypen vermittelt (Abb. 4.6). Der sogenannte V_1-Typ ist für die glattmuskulär erregende Wirkung wichtig. Der V_2-Typ findet sich in der Niere an den Zellen des Sammelrohres und sorgt für die antidiuretische Wirkung. Durch Ersatz einzelner Aminosäuren des nativen Vasopressin gelang es, spezifisch wirkende Derivate herzustellen, so dass entweder die Beeinflussung der Nierenfunktion oder die Vasokonstriktion im Vordergrund steht. Bezüglich des antidiuretischen Effektes von Analogen s. S. 216.

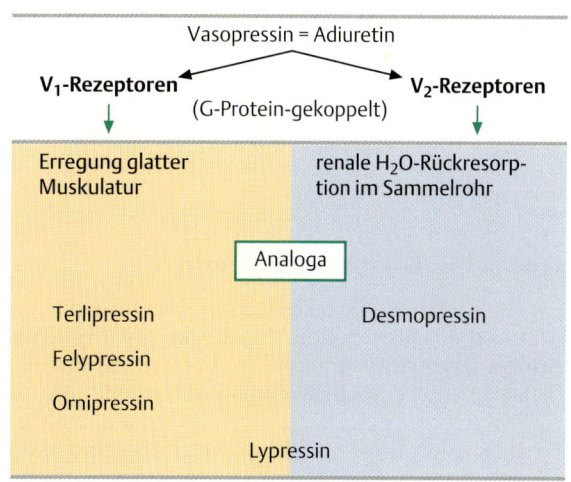

Abb. 4.**6** **Die beiden Wirkungsweisen von Vasopressin (Adiuretin).**

An dieser Stelle soll nur die erregende Wirkung des injizierten Vasopressin auf die glatte Muskulatur besprochen werden. Diese Wirkung trifft alle glatten Muskeln: Der Tonus aller Hohlorgane wird erhöht. Nach Zufuhr von Vasopressin steigt der Blutdruck durch Vasokonstriktion an, der Tonus des Darmes und die Peristaltik werden stärker, und ebenso steigt der Tonus in den abführenden Gallen- und Harnwegen. Die Hautgefäße werden ebenfalls verengt. Die Koronargefäße verhalten sich wie alle anderen Gefäße: Nach Vasopressin tritt eine Koronarkonstriktion auf. Die eventuelle Provokation von stenokardischen Erscheinungen begrenzt die Anwendung von Vasopressin.

▶ Die vaskonstriktorische Wirkung von Vasopressin und seinem länger wirkenden Derivat **Terlipressin** kann in manchen Fällen von **Ösophagusvarizen-Blutungen** von Nutzen sein. Der Effekt ist unsicher und beruht auf einer Vaskonstriktion der Splanchnikus-Gefäße und der daraus resultierenden Abnahme des portalen Blutdruckes. Ein günstiger Effekt hinsichtlich der Blutungsstillung ist möglich, die Sterblichkeit der Patienten wird jedoch nicht herabgesetzt. Bei Patienten mit einem Noradrenalin-resistenten septischen Schock kann die Infusion von Terlipressin die Druckverhältnisse bessern.

Die halbsynthetischen Vasopressin-Analoga **Felypressin** und **Ornipressin**, die ausschließlich stimulierend auf glatte Muskulatur wirken, können als vasokonstriktorischer Zusatz von Lokalanästhetika benutzt werden. Diese gefäßerregenden Mittel heben sich von den Catecholaminen, die üblicherweise als Zusatz verwendet werden, durch Fehlen exzitatorischer Herzwirkungen günstig ab.

Vasokonstriktorische Vasopressin-Derivate

Felypressin	Zusatz zu Lokalanästhetika
Ornipressin	*Por 8 Sandoz*®
Terlipressin	*Glycylpressin*®
Lypressin	*8-Lysinvasopressin*®

4.4.2 Secale-(Mutterkorn-)Alkaloide

Der auf Getreideähren schmarotzende Pilz Claviceps purpurea enthält neben einigen biogenen Aminen Alkaloide, die als Lysergsäure-Derivate untereinander nahe verwandt sind.

Ergometrin, Ergotamin, Ergotoxin

Für therapeutische Zwecke sind folgende Alkaloide geprüft worden: **Ergometrin**, **Ergotamin**, die **Ergotoxin-Gruppe** (Ergocristin, Ergocryptin, Ergocornin) und das halbsynthetische **Methylergometrin** (anstelle von 2-Amino-propanol enthält das Molekül 2-Amino-butanol. Die Lysergsäure ist ein viergliedriges Ringsystem, das die Grundgerüste zweier biogener Amine erkennen lässt, die in den Formeln herausgehoben sind.

▶ **Wirkungsweise.** Die Secale- oder Ergot-Alkaloide erregen bevorzugt die Uterusmuskulatur sowie andere Organe mit glatter Muskulatur wie Blutgefäße, Darm, Bronchien usw. Die Wirkung wird als „direkt" bezeichnet, was eine euphemistische Umschreibung für die Tatsache darstellt, dass der zelluläre Wirkort nicht bekannt ist. Die Empfindlichkeit des **Uterus** ist nahe des Geburtstermins am höchsten. Die Secale-Alkaloide können in geeigneter Dosierung die Wehentätigkeit fördern, es besteht jedoch die Gefahr einer Dauerkontraktion (Abb. **4.7**). Deshalb kommt eine therapeutische Anwendung nur nach der Entbindung zur Tonisierung des Uterus in Frage. Verwendet wird zu diesem Zweck das Methylergometrin, das eine gewisse Uterusspezifität besitzt.

An der **Gefäßmuskulatur** wirkt Ergotamin erregend. Der akute vasokonstriktorische Effekt tritt schon bei uteruswirksamen Dosen auf und führt zur Blutdrucksteigerung aufgrund der peripheren Gefäßverengung. Die vasokonstriktorische Wirkung von Ergometrin und Methylergometrin ist viel schwächer, therapeutische Dosen verändern die periphere Durchblutung wenig.

Lysergsäure
„Dopamin" herausgehoben

Lysergsäure
„Serotonin" herausgehoben

Ergometrin
Methylergometrin

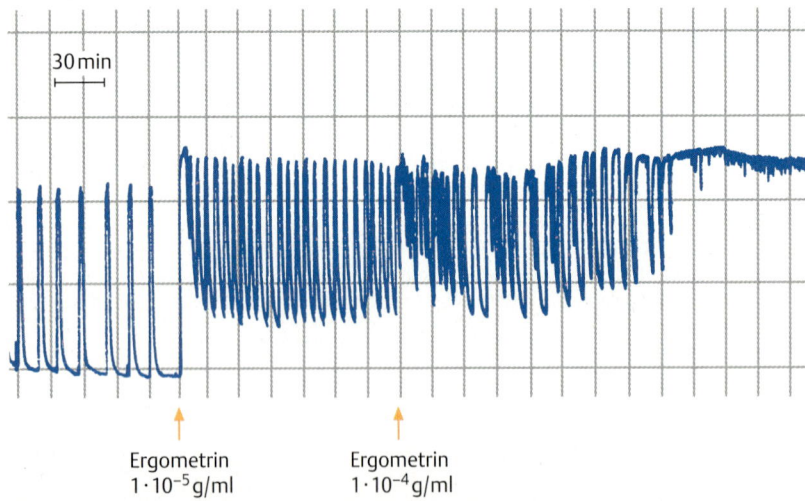

Ergometrin
$1 \cdot 10^{-5}$ g/ml

Ergometrin
$1 \cdot 10^{-4}$ g/ml

Abb. 4.**7** **Zunahme der Kontraktionsfrequenz unter Ergometrin.** In dem vorliegenden Experiment wurde ein nicht-gravider Meerschweinchenuterus verwendet, der regelmäßig kontrahierte und jeweils zwischen zwei Verkürzungen völlig erschlaffte. Unter der Einwirkung von Ergometrin nimmt die Kontraktionskraft nur wenig zu, aber die Frequenz der Kontraktionen steigt stark an, so dass keine völlige Erschlaffung mehr möglich ist. Schließlich entwickelt sich bei der hohen Konzentration ein Tetanus uteri. Ein (end-)gravider Uterus würde geringere Konzentration für denselben Effekt benötigen. (Die Registrierung erfolgte isotonisch mit einem mechanoelektrischen Umwandler auf einem Direktschreiber.)

Ergotamin

Ergotamin, Ergotoxin und die dihydrierten Abwandlungsprodukte, nicht dagegen Ergometrin, wirken daneben sympatholytisch durch **Blockade der α-Rezeptoren**. Trotzdem überwiegt meistens die vasokonstriktorische Wirkkomponente.

Zu der Vielzahl der Wirkungsmechanismen weiterer Lysergsäure-Derivate s. Box 4.**6**.

▶ **Pharmakokinetik**. Die Pharmakokinetik der Secale-Alkaloide ist nur ungenügend bekannt. Bei der Passage durch den Darm wird offenbar nur ein Bruchteil der eingenommenen Menge resorbiert. Coffein scheint die Resorptionsquote von Ergotamin zu erhöhen, was für die Migräne-Therapie von Bedeutung ist (S. 133). Die Alkaloide werden im Organismus weitgehend metabolisch verändert, nur kleine Mengen unveränderter Muttersubstanzen werden ausgeschieden. Ein Teil der Metabolite besitzt noch pharmakologische Wirkungen, die im Detail nicht genügend erforscht sind. Das Wirkbild von Ergotamin und Dihydroergotamin mag zum Teil überlagert sein von Wirkungen, die auf Metabolite zurückgehen. Die Elimination der biologisch aktiven Substanzen erfolgt so langsam, dass bei täglicher Zufuhr mit einer **Kumulation** zu rechnen ist.

▶ **Nebenwirkungen**. Ergotamin schädigt bei chronischer Zufuhr durch ständige Vasokonstriktion die Akren, im Extremfall wird das Gewebe gangränös. Diese Schädigung scheint nicht allein durch die Dauererregung der glatten Muskulatur, sondern zusätzlich noch von einer Endothelverquellung mit eventueller Thrombenbildung unterhalten zu werden. Die Gangränbildung infolge unbewußter chronischer Zufuhr von Secale-Alkaloiden ist in moderner Zeit sehr selten geworden, weil das mit Claviceps purpurea infizierte Korn vor der Verarbeitung zu Lebensmitteln von diesem Pilz gereinigt wird. Neuerdings ist allerdings wieder mit Vergiftungen zu rechnen, wenn „alternatives" Korn, d. h. nicht durch den Reinigungsprozess der Mühlen gelaufenes Korn, chronisch verzehrt wird.

In früheren Zeiten sind epidemieartige Massenvergiftungen („Ergotismus") vorgekommen. Bei der akuten Ergotamin-Vergiftung treten neben der Vasokonstriktion und starken Diarrhöen auch Symptome von Seiten des Zentralnervensystems auf: Kopfschmerzen, Nausea, Schwindel, Konfusion, Hemiplegie.

▶ **Anwendung**. Methylergotamin ist geeignet, den Uterus in der Nachgeburtsperiode zur Dauerkontraktion zu bringen (Abb. 4.7). Die wichtigste Indikation ist dementsprechend eine **Uterusatonie post partum**: Blutungen nach Ausstoßung der Plazenta, Lochialstauungen und mangelhafte Involution. Außerdem wird die Blutungsneigung nach Interruption verringert. Zur Kupierung von Uterusblutungen außerhalb der Schwangerschaft sind die Secale-Alkaloide von geringem Wert, da die Muskulatur ihnen gegenüber dann wenig empfindlich ist.

Als wehenfördernde Mittel bei Beginn der Geburt sollten die Alkaloide nicht verwendet werden, weil die Gefahr eines Tetanus uteri zu groß ist. Wegen der relativ günstigen therapeutischen Breite ist dem Methylergometrin vor anderen Secale-Alkaloiden der Vorzug zu geben. Die Dosierung liegt bei 0,05 – 0,1 mg parenteral oder per os. Die vasokonstriktorische Wirkung von Ergotamin wird bei der Therapie der **Migräne** ausgenutzt. Es sollte nicht

---

Box 4.6

Die Komplexität der Secale-Alkaloide

Das Wirkungsspektrum der Secale- oder Ergot-Alkaloide ist sehr kompliziert. Es unterscheidet sich in seiner quantitativen Zusammensetzung von Substanz zu Substanz (einschließlich der verschiedenen Metabolite), von einem glattmuskulären Organ zum anderen und auch noch innerhalb der einzelnen Spezies. Ausgelöst werden die Effekte durch agonistische und antagonistische Interaktionen mit den α-Rezeptoren des sympathischen Systems, mit den Dopamin-Rezeptoren und schließlich den Serotonin-Rezeptoren vom 5 HT$_1$- und 5 HT$_2$-Typ (s. Formeln). Neben den peripheren Bindungsstellen sind auch die zentralen Rezeptoren für Secale-Alkaloide zugängig. Bei den Secale-Alkaloiden handelt es sich also um sehr wenig spezifische Wirkstoffe, das jeweils ausgelöste Wirkbild ist im einzelnen schwer vorhersehbar:

Bei den nativen Alkaloiden vom Ergometrin-, Ergotamin- und Ergotoxin-Typ überwiegt die stimulierende Wirkung auf die glatte Muskulatur, die wohl zum Teil über α-Rezeptoren vermittelt wird. Durch chemische Abwandlungen der Moleküle kann diese Wirkung zurückgedrängt und dafür die Serotonin-Antagonistische (**Methysergid**) oder Dopamin-agonistische Wirkkomponente (**Bromocriptin**) verstärkt werden (s. Tabelle). Durch eine Hydrierung der Doppelbindung im Stickstoff-haltigen Sechserring entstehen aus den nativen Alkaloiden die **Dihydro-Alkaloide**. Ihre Wirksamkeit, vornehmlich auf die Uterusmuskulatur, ist abgeschwächt, so dass die sympatholytische Komponente dominieren kann. Die Wirkung ist jedoch außerordentlich komplex, da vom **Dihydroergotamin** in kleinen Dosen ein tonisierender Effekt auf Kapazitätsgefäße beschrieben ist und pharmakologisch aktive Metabolite entstehen.

Das Diethyl-amid der Lysergsäure (**LSD**) ist eine stark wirksame psychotrope Substanz, die auf S. 532 besprochen wird. Ein weiteres Abwandlungsprodukt der Lysergsäure ist **Lisurid**, in dem beide Wirkkomponenten, nämlich Serotonin-antagonistische und Dopamin-agonistische, enthalten sind (S. 259).

Das halbsynthetische Derivat **Cabergolin** interagiert mit Dopamin-(D$_2$-)Rezeptoren im Hypophysenvorderlappen und hemmt die Prolaktin-Sekretion. Es kann zum Abstillen gegeben werden sowie bei Zuständen mit pathologisch erhöhten Prolaktin-Spiegeln im Blut (S. 358).

Rezeptorwirkungen von Lysergsäure-Derivaten	
Dopamin-agonistisch (D$_2$-Rezeptoren)	**Serotonin-antagonistisch** (5 HT$_1$-, 5 HT$_2$-Rezeptoren)
Bromocriptin	Methysergid
Cabergolin	
Lysurid	

kontinuierlich zugeführt werden, sondern nur jeweils zu Beginn eines Migräneanfalls (S. 133), da die dauernde Einnahme von therapeutischen Dosen das periphere Gefäßbett schädigt (s. o.). Heute stehen wirksamere und spezifischere Wirkstoffe zur Verfügung (z.B: Sumatriptan). Die therapeutische Bedeutung der Secale-Alkaloide nimmt in dem Maße ab, wie spezifisch wirkende Pharmaka entwickelt werden.

Kontraindikationen für die Anwendung der Secale-Alkaloide sind Gefäßerkrankungen und Hypertonie. Ebenso sollen diese Alkaloide bei Vorliegen von Leber- und Nierenerkrankungen vermieden werden.

Bromocriptin

▶ Wird das native Secale-Alkaloid Ergocryptin in 2-Stellung des Indol-Gerüstes bromiert (2-Bromergocryptin), so entsteht eine Substanz, die Dopamin-D_2-Rezeptoren stimuliert. Diese **Dopamin-agonistische Wirkung** tritt vorwiegend im Zentralnervensystem in Erscheinung. Da in dem komplizierten Mechanismus der Freisetzung von Hypophysenvorderlappen-Hormonen dopaminerge Schritte eingebaut sind, beeinflusst Bromocriptin die Freisetzung einiger HVL-Hormone: Die Inkretion von Somatotropin und von Prolactin wird gehemmt (S. 358).

▶ Die Hemmung der Prolaktin-Inkretion wird ausgenutzt, um eine **Prolaktin-bedingte Amenorrhoe** zu behandeln. Die Anwendung vom Bromocriptin beim prämenstruellen Syndrom ist unbegründet, weil bei diesem Zustand keine Hyperprolaktinämie besteht. Teilweise kann auch der Dopamin-Mangel in den motorischen Kernen des Hirnstammes bei der **Parkinson-Krankheit** (S. 258) durch Gabe von Bromocriptin ausgeglichen werden.

▶ An Nebenwirkungen werden **Nausea** und **Erbrechen** beobachtet (Wirkung von Dopamin an der Area postrema). Bei kaltem Wetter kann Bromocriptin Durchblutungsstörungen an den Fingern erzeugen. Andere Symptome des Ergotismus werden nicht beobachtet. Einzelfälle von retroperitonaler Fibrose sind berichtet worden.

4.4.3 Prostaglandine

Unter der großen Zahl der nativen und halbsynthetischen Prostaglandine gibt es Vertreter, die die Uterusmuskulatur stark stimulieren. Dazu gehören **Dinoprost** (Prostaglandin $F_{2\alpha}$), **Dinoproston** (Prostaglandin E_2), **Sulproston** und **Gemeprost**. Diese Pharmaka werden angewandt, um einen medizinischen Abort einzuleiten. Bei Wehenschwäche kann der Geburtsverlauf durch die Prostaglandine beschleunigt werden. Sie dienen auch zur Erweichung der Zervix als Vorbereitung einer Abrasio.

--- **Notwendige Wirkstoffe** ---

Uterusstimulierende Pharmaka

Wirkstoff	Handelsname	Alternative	Bemerkungen
Oxytocin	*Orasthin®* Amp.	*Oxytocin, Syntocinon®* Amp.	
Methylergometrin	*Methergin®* Amp., Drag. *Methylergobrevin®* Amp., Drag.	*Methylergometrin* Amp.	
Prostaglandine	Die Wahl der Präparate muss den Fachärzten überlassen werden.		
Eigene Eintragungen			
. . .			
. . .			

Uterusstimulierende Prostaglandin-Derivate

Dinoprost	*Minprostin®*
Dinoproston	*Minprostin E_2®, Prepidil®, Propess®*
Gemeprost	*Cergem®*
Sulproston	*Nalador®*

4.4.4 Barium-Ionen

Bariumsulfat ist praktisch wasserunlöslich und damit ungiftig. Es wird als **Röngenkontrastmittel** verwendet. Da bereits 0,5 – 1,0 g löslicher Barium-Salze tödlich sein können, muss das in großer Menge eingenommene Bariumsulfat sehr rein sein. Die Therapie einer Barium-Vergiftung, die sich an der glatten Muskulatur und am Herzen abspielt, ist symptomatisch (Spasmolytika, Morphin, Parasympatholytika). Barium-Ionen, die sich noch im Magen-Darm-Kanal befinden, können durch orale Zufuhr von Sulfat-Ionen (Natriumsulfat bzw. Magnesiumsulfat) gefällt werden. Dadurch wird die Resorption verhindert.

4.5 Therapeutische Aspekte

4.5.1 Therapie des Asthma bronchiale

Box 4.7

Pathophysiologie unter pharmakotherapeutischem Aspekt

Das **Asthma bronchiale** kann definiert werden als anfallsweise auftretende Atemnot infolge von Bronchospasmen bei bronchialer Überempfindlichkeit („Hyperreaktivität"). Die Überempfindlichkeit beruht auf einer **Entzündung der Bronchialschleimhaut,** die mit Epitheldefekten einhergeht. Auslöser können *bronchiale Infekte* oder Schädigung der Bronchien durch *inhalierte Noxen* sein. Häufigste Ursache für die entzündliche Veränderung ist jedoch eine *allergische Reaktion* auf bestimmte eingeatmete Agentien wie Bestandteile vom Hausstaub, Blütenstaub oder ähnliche Allergene. Die Antigene binden sich an IgE-Antikörper, welche auf Mastzellen angeheftet sind, und induzieren die Freigabe von Mediatorsubstanzen wie Histamin und Leukotrienen. Diese wirken bronchokonstriktorisch; darüber hinaus erweitern sie die Gefäße, erhöhen deren Permeabilität. Diese Effekte werden durch Freisetzung von Tachykininen verstärkt. Leukotriene „locken" chemotaktisch Entzündungszellen in die Schleimhaut. Besonders eosinophile Granulozyten sind für die allergische Entzündung charakteristisch. Die Entzündungszellen setzen ihrerseits Mediatorstoffe frei und fördern den Prozess.

Auf dem Boden der bronchialen Überempfindlichkeit kann ein Bronchospasmus dann durch Einflüsse ganz unterschiedlicher Art induziert werden. In Frage kommen als **Auslöser eines Asthma-Anfalls** beim allergischen Asthma neben dem Allergen beispielsweise auch Gase wie Ozon oder Schwefeldioxid, Stäube, Kältereize (Inhalation kalter Luft, Abkühlung in den Bronchien durch vermehrte Ventilation als Ursache des sog. Anstrengungsasthma) und Pharmaka wie β-Blocker oder nichtsteroidale Antiphlogistika. An der Umsetzung des Reizes in einem Bronchospasmus können nervale Reflexe beteiligt sein mit Erregung von efferenten cholinergen Bahnen.

Pharmaka. Ziele der Pharmakotherapie sind erstens, drohende oder eingetretene Asthma-Anfälle zu verhindern bzw. zu lindern („Anfallsbehandlung"), und zweitens, dem Auftreten von Anfällen vorzubeugen („Intervalltherapie"). Das erste Ziel erfordert eine Lösung von Bronchospasmen; hierzu dienen bronchodilatatorisch wirkende Substanzen. Um das zweite Ziel zu erreichen, ist die Senkung der bronchialen Empfindlichkeit notwendig; hierzu dienen Pharmaka mit entzündungshemmender Wirkung.

Darreichung. Wenn möglich, werden die Substanzen per inhalationem zugeführt (abgesehen von Theophyllin, das für diese Art der Darreichung *nicht* geeignet ist). Die lokale Applikation vermindert eine systemische Belastung, die mit entsprechenden Nebenwirkungen verbunden wäre. Dabei ist jedoch zu bedenken, dass von einer inhalierten Substanz-Menge bis zu 90 % in den Magen-Darm-Trakt gelangen können und zur Resorption bereitstehen. Der hohe Prozentsatz ergibt sich daraus, dass sich ein Teil der applizierten Substanz gleich an der Schleimhaut des Mundes und des Rachens niederschlägt und dann verschluckt wird. Von der in die Bronchien gelangten Menge wird ein Teil vom Flimmerepithel kehlkopfwärts zurück befördert und anschließend ebenfalls verschluckt.

Um eine gezieltere Substanzdisposition in den Bronchien zu erreichen, kann eine Vorsatzkammer („Spacer") zwischen Inhalationsspray und Mund gesetzt werden. Der Spraystoß erfolgt in die Vorsatzkammer, anschließend wird das Aerosol eingeatmet. Auf diese Weise wird vermieden, dass Spray-Partikel mit hoher Geschwindigkeit auf die Mund- und Rachenschleimhaut prallen und sich dort niederschlagen. Große Partikel, die sonst im Mund-Rachen-Raum bleiben, werden im Spacer zurückgehalten. Außerdem entfällt die bei Treibgas-getriebenen Dosieraerosolen notwendige Koordinierung zwischen Auslösung des Spraystoßes und Einatmung, die für viele Patienten schwierig ist.

Die nächste Verbesserung sind die Atemstrom-getriebenen Pulverinhalatoren (z. B. Turbohaler®, Spinhaler®). Die Einatmung erfolgt durch das Gerät. Durch den Atemstrom wird darin ein Pulveraerosol erzeugt, welches dann mit der Einatemluft in den Respirationstrakt gelangt. Da die Partikelgröße vom Hersteller vorgegeben ist, gelangen viele der Schwebteile in die Lunge, die optimale Teilchengröße beträgt etwa 1 μm. Bei starker Bronchialobstruktion mit erheblich verminderter Atemstrom-Geschwindigkeit funktioniert das Prinzip allerdings nicht mehr.

Gering gehalten wird die systemische Belastung auch bei Substanzen, die aus dem Magen-Darm-Trakt schlecht resorbiert werden (z. B. Cromoglycat, Ipratropium) oder die nach der Resorption einer präsystemischen Elimination unterliegen (z. B. die Glucocorticoide Budesonid, Beclomethasondipropionat, Fluticasonpropionat und Flunisolid).

Bronchodilatatoren

β₂-Sympathomimetika wirken als Agonisten aktiv bronchodilatatorisch, unabhängig von der Ursache für die Bronchokonstriktion. Wegen ihrer guten Wirksamkeit und ihres raschen Wirkungseintritts sind β₂-Sympathomimetika die **Therapeutika der ersten Wahl** zum Abfangen eines drohenden oder zur Durchbrechung eines eingetretenen Asthma-Anfalls. Die Substanzen werden meist *per inhalationem* zugeführt. Als Beispiele seien genannt Terbutalin, Fenoterol und Salbutamol (im englischen Sprachraum auch Albuterol genannt). Ihre bronchodilatatorische Wirkung tritt innerhalb weniger Minuten ein und hält ungefähr 3 – 5 Stunden an. Bei schweren Asthma-Formen ist eine länger anhaltende Bronchodilatation erwünscht, besonders auch zur Prophylaxe frühmorgendlicher Bronchospasmen. Hierzu eignen sich Salmeterol und Formoterol (Wirkdauer etwa 12 Stunden).

Die *perorale Anwendung* von langwirksamen β₂-Mimetika ist auch möglich, jedoch mit erhöhter Gefahr systemischer Nebenwirkungen verbunden. Auch bei inhalativer

Anwendung sind kardiale Begleitwirkungen nicht ausgeschlossen, insbesondere bei hoher Dosierung oder besonderer Empfindlichkeit des Herzens.

Unter der andauernden Einwirkung von β_2-Sympathomimetika auf die Bronchien scheint sich keine relevante Gewöhnung an den bronchodilatatorischen Effekt einzustellen. Zwar wird über Hemmwirkungen von β_2-Mimetika auf Entzündungszellen berichtet (z.B. Hemmung der Histamin-Freisetzung aus Mastzellen), klinisch sind diese Substanzen aber reine Bronchodilatatoren. Deshalb soll eine langwirksame Bronchodilatation nicht ohne die Anwendung inhalierbarer Glucocorticoide erfolgen, welche sehr gut entzündungshemmend und bronchoprotektiv wirken.

Theophyllin wirkt ebenfalls aktiv bronchodilatatorisch. Daneben hat es möglicherweise auch gewisse entzündungshemmende Effekte in der Bronchialschleimhaut. Der Wirkungsmechanismus ist nicht völlig aufgeklärt. Theophyllin hemmt die Phosphodiesterasen der glatten Muskelzellen, was die intrazelluläre cAMP-Konzentration ansteigen lässt und eine Erschlaffung nach sich zieht. Zusätzlich ist Theophyllin ein Antagonist am Adenosin-Rezeptor, dessen Besetzung durch Adenosin bronchokonstriktorisch wirkt. Es ist für die inhalative Darreichung *nicht* geeignet, sondern muss systemisch angewandt werden. Seine therapeutische Breite ist gering. Erregende Wirkungen auf ZNS und Herz (z.B. Kopfschmerzen, Unruhe, Krämpfe, Tachykardie und Arrhythmie) belasten die Anwendung. Arzneimittel-Interaktionen und andere Einflüsse verändern die Pharmakokinetik von Theophyllin, daher werden Messungen des Blutspiegels empfohlen. Oral wird Theophyllin eventuell zur **Anfallsprophylaxe** gegeben, z.B. als Retardpräparat abends eingenommen zur Verhinderung nächtlicher Asthma-Anfälle. Intravenös dient es als Therapeutikum bei **Status asthmaticus**.

Ipratropium ist als Parasympatholytikum (S. 68) nicht aktiv bronchodilatatorisch, sondern schirmt gegen bronchospastische Einflüsse ab, die über cholinerge Nerven vermittelt werden. Bei Patienten mit Asthma bronchiale ist seine Wirkung vielfach gering, im Gegensatz zu seiner guten Wirkung bei Patienten mit chronisch-obstruktiver Bronchitis. Zugeführt wird Ipratropium durch Inhalation. Die Wirkung tritt langsamer ein als die von β_2-Sympathomimetika, sie hält bis zu 8 Stunden an.

Entzündungshemmende Wirkstoffe

Diese Substanzen vermindern die bronchiale Überempfindlichkeit. Die gewünschte Wirkung bildet sich jedoch erst bei wochenlanger regelmäßiger Zufuhr vollständig aus. Dies muss den Patienten bekannt sein, damit sie nach Therapiebeginn nicht alsbald die Anwendung eigenmächtig absetzen, weil eine günstige Wirkung vermeintlich ausbleibt. Die Substanzen eignen sich nicht als Anfallstherapeutika, sondern dienen zur **Prophylaxe** von Anfällen.

Glucocorticoide besitzen eine ausgezeichnete antiphlogistische Wirkung (S. 370). Die Erkenntnis, dass Asthma bronchiale auf dem Boden entzündlicher Vorgänge und Defekte in der Bronchialschleimhaut entsteht, hat dazu geführt, dass die Anwendung von Glucocorticoiden im Therapieplan an vordere Stelle gerückt ist. Außer bei schweren Fällen werden sie durch Inhalation zugeführt. Nebenwirkungen treten bei dieser Applikation selten auf; die häufigsten sind Heiserkeit oder Infektion mit Candida-Pilzen im Mund-Rachen-Bereich. Den Infektionen lässt sich vorbeugen, indem die Inhalation vor einer Mahlzeit erfolgt oder der Mund nach der Anwendung mit Wasser ausgespült wird. Auch eine Vorsatzkammer, insbesondere aber die Pulververstäubung im Inhalator (s.o.), sorgen für eine Verminderung der Glucocorticoid-Menge, die sich auf der Schleimhaut ablagert. Eine Atrophie des Bronchialepithels wurde nicht beobachtet. Insgesamt sind inhalativ angewandte Glucocorticoide gut verträglich.

Zu bevorzugen sind Substanzen mit rascher hepatischer Biotransformation, weil dies die systemische Wirkung gering hält. Als Beispiele seien genannt Budesonid, Beclomethason-dipropionat, Flunisolid- und Fluticasonpropionat. Inhalationen mit Kortikoiden, die nicht präsystemisch eliminierbar sind, führten nach längerer Anwendungsdauer bei einer Frauengruppe zu einer nachweisbaren Abnahme der Knochendichte (Alter zwischen 18 und 45 Jahren, verwendetes „Asthmamittel" Triamcinolon-acetonid).

Cromoglykat wird durch Inhalation zugeführt und senkt bei chronischer Anwendung die bronchiale Überempfindlichkeit. Weil es die Freisetzung von Mediatorsubstanzen aus Mastzellen verhindert, wurde es als „Mastzell-Stabilisator" bezeichnet (s. S. 96). Wahrscheinlich greift es daneben an anderer Stelle in das entzündliche Geschehen ein.

Die neuere Substanz **Nedocromil** gleicht Cromoglykat.

Leukotrien-Antagonist Montelukast. Leukotriene sind wesentlich am Entzündungsgeschehen beteiligt: Sie fördern die Immigration von Leukozyten, erhöhen die Gefäßpermeabilität und verengen die Bronchien. Leukotriene wirken über spezifische Rezeptoren, daher müssten Leukotrien-Rezeptor-Antagonisten antiphlogistische Wirkung besitzen und bei Asthmafällen auf entzündlicher Basis einen günstigen Effekt aufweisen. Seit 1998 steht in der Bundesrepublik Montelukast zur Verfügung (S. 284). Dieser Antagonist an dem Rezeptor für Cysteinyl-Leukotriene (LTC$_4$, LTD$_4$, LTE$_4$) wird peroral zugeführt. Im Vordergrund der therapeutischen Wirkung steht der Hemmeffekt auf die chronische Entzündung der Bronchialschleimhaut. Montelukast kann mit den anderen Therapeutika kombiniert werden und reduziert dann die von den β-Mimetika und von den Glucocorticoiden benötigten Dosen. Besonders gut bewähren sich Anti-Leukotriene bei „Analgetikum-Asthma" (S. 287) und Anstrengungsasthma. Ansonsten müssen weitere klinische Erfahrungen, auch bezüglich der Nebenwirkungen, abgewartet werden.

Therapieplan

Vom Patienten ausführbare Therapiemaßnahmen

Je nach Schwere der Erkrankung kann die Pharmakotherapie stufenweise intensiviert werden (Tab. 4.**1**). Der Erfolg einer Maßnahme ist im Einzelfall nicht sicher voraussehbar.

Tabelle 4.**1** **Stufenschema zur Therapie des Asthma bronchiale**

Leichtes Asthma ca. 3 Anfälle/Woche	• Inhalation von kurzwirkenden β_2-Mimetika zur Kupierung des Anfalls (Salbutamol, Terbutalin) oder • Dauertherapie mit Glucocorticoid-Inhalationen (Budesonid, Beclomethasondipropionat, Flunisolid, Fluticason-propionat)
Mittelschweres Asthma bis zu 4 Anfälle/Tag	• zusätzlich zu kurzwirksamen β_2-Mimetika Inhalation von Glucocorticoiden (mit hoher präsystemischer Elimination, s.o.) • Wenn allergische Komponente ausgeprägt (bei Kindern): *Mastzell-Stabilisatoren* per inhalationem
Schweres Asthma mehr als 4 Anfälle/Tag	• langwirksame β_2-Mimetika per inhalationem (Salmeterol, Formoterol) oder per os (Fenoterol, Terbutalin); • Glucocorticoide per inhalationem, wenn nötig systemisch; • wenn vagale Komponente mitbeteiligt, Ipratropium-Inhalation; evtl. Theophyllin in retardierter Form; evtl. Leukotrien-Antagonisten; evtl. Sauerstoffzufuhr
Status asthmaticus	• hohe Dosen Hydrocortison (250 mg mehrfach i.v.), • Theophyllin-Infusionen, insgesamt 600–800 mg; • β_2-Mimetika parenteral; evtl. Sauerstoffzufuhr; Vorsicht mit zentral wirkenden Beruhigungsmitteln, da Hemmung des Atemzentrums zu befürchten ist.

mit einem Glucocorticoid begonnen werden. Die inhalativ verabreichte Glucocorticoid-Dosis kann schrittweise gesteigert werden. Beispielsweise beträgt die empfohlene Dosis von Beclomethasondipropionat in der 2. Stufe der Therapie 200–500 µg/Tag, in der 3. Stufe dann 500–800 µg/Tag und in der 4. Stufe schließlich 800–2000 µg/Tag oder sogar mehr.

Reicht die entzündungshemmende Wirkung noch immer nicht aus, kann ein langwirksames, inhalierbares β_2-Sympathomimetikum in den Therapieplan aufgenommen werden (Salmeterol oder Formoterol). Eine perorale Gabe von β_2-Sympathomimetika kommt weniger in Frage, da in diesem Falle systemisch wirksame Blutspiegel in Kauf genommen werden müssen, um die Bronchien zu beeinflussen. Die orale Zufuhr von Theophyllin kommt bei Patienten, denen mit einem β_2-Sympathomimetikum und einem Glucocorticoid nicht ausreichend geholfen werden kann, ebenfalls in Betracht. Wenn nächtliche Asthma-Anfälle auftreten, kann diesen durch die Inhalation eines langwirksamen β_2-Mimetikum oder die abendliche Einnahme eines Theophyllin-Retardpräparates vorgebeugt werden. Mit den Leukotrien-Rezeptor-Antagonisten steht ein weiteres Prinzip zur Verfügung, das bei unzureichendem Effekt von β_2-Mimetika und Glucocorticoiden hinzugefügt werden kann. Die orale Gabe von Glucocorticoiden bietet eine letzte Möglichkeit zur Steigerung der Therapieintensität.

Einigen Inhalationslösungen sind antibakteriell wirkende Desinfektionsmittel zugesetzt, so z.B. Benzalkonium. Diese Zusatzstoffe können ihrerseits zu asthmatischen Reaktionen Anlass geben. Auch die abkühlende Wirkung des expandierenden Treibgases kann einen Bronchospasmus fördern (entfällt bei der Pulver-Inhalation).

Die Pharmakotherapie wird umso erfolgreicher sein, je besser der Patient über seine Erkrankung, die Wirkungsweise der Pharmaka und ihr Anwendungsschema informiert ist. Wenn möglich, sollte der Patient in der Handhabung eines Messgerätes zur Bestimmung der maximalen Ausatmungsgeschwindigkeit („peak flow meter") angeleitet werden. Auf diese Weise kann er den Therapieerfolg kontrollieren und eine drohende Verschlechterung seines Zustandes erkennen, bevor sich dies in einem Asthma-Anfall manifestiert.

Vom Arzt auszuführende Maßnahmen

Bei **schweren Asthma-Anfällen** ist die Inhalationstherapie, die der Patient alleine durchführen kann, nicht mehr ausreichend. Einem hinzugezogenen Arzt steht als Therapiemöglichkeit die *parenterale* Zufuhr von Theophyllin und von β_2-Mimetika zur Verfügung. Da die Patienten häufig die Therapie bereits mit der Inhalation von β_2-Mimetika eingeleitet haben, ist es in diesen Fällen für den Arzt zweckmäßig, mit der Zufuhr von Theophyllin zu beginnen.

Neben seiner broncholytischen Wirkung senkt Theophyllin möglicherweise auch den Widerstand im Pulmonalkreislauf. Theophyllin muss sehr langsam intravenös am liegenden Patienten injiziert werden, da es zu Tachykardie, Atemnot, Hitzegefühl führen kann. Bei zu schneller Applikation ist mit Krämpfen zu rechnen. Besondere Vorsicht gilt in dieser Hinsicht bei Kindern. Bei sonst gesunden Erwachsenen soll die Dosierung um 6 mg Theophyllin pro kg betragen, möglichst verabreicht als intra-

Bei seltenen Anfällen (bis 3 pro Woche) werden β_2-Sympathomimetika zur Inhalation eingesetzt. Sie sollen *bei Bedarf* (Abfangen oder Durchbrechung eines Anfalls) angewandt werden, z.B. Salbutamol 100–200 µg pro Einzeldosis. Ist eine Inhalation des β_2-Agonisten häufiger notwendig (mehr als 1 Anfall pro Woche) oder treten Anfälle des Nachts auf, wird eine *entzündungshemmende Substanz*, bevorzugt ein inhalierbares Glucocorticoid, in den Therapieplan aufgenommen mit dem Ziel, die Anfälle zu verhindern. Ein Therapieerfolg zeigt sich in einer Abnahme des Bedarfes an β_2-Sympathomimetika.

Die antiphlogistischen Substanzen müssen regelmäßig zugeführt werden. Es kann eventuell zunächst (besonders bei Kindern) Cromoglycat (4mal täglich 5 mg als Aerosol oder 20 mg als Pulver per inhalationem) oder Nedocromil (2- bis 4mal täglich 4 mg als Pulver per inhalationem) gegeben werden.

Ist das Ergebnis nicht zufriedenstellend, wird ein Glucocorticoid herangezogen. Bei Erwachsenen kann gleich

Tabelle 4.**2**   **Wirkstoffe zur Asthma-Therapie**

Bronchodilatantien
β₂-Mimetika

Salbutamol (Albuterol)	*Salbutamol, Sultanol®, Volmac®, Salbuhexal® u. a. Inhal., Tab., Kaps.*
Terbutalin	*Terbutalin, Bricanyl®, Contimit® Tab.*
Fenoterol	*Berotec® Inhal.*
Salmeterol	*Aeromax®, Serevent® Inhal.*
Formeterol	*Foradil®, Oxis® Kap., Inhal.*

Parasympatholytikum

Ipratropium	*Atrovent® Inhal.*

Purinkörper

Theophyllin	*Theophyllin, Euphylong®, Afonilum® u. a. Tab., Ret.-Tab., Amp. (bei Infusionen max. 0,6 – 0,8 g)*

Entzündungshemmende Substanzen
Mastzellstabilisatoren

Cromoglykat	*Cromoglycin, Intal®, Acecromol®, DNCG® u. a. Inhal.*
Nedocromil	*Tilade®, Halamid® Inhal.*

Glucocorticoide

Budesonid	*Budesonid, Pulmicort u. a.® Inhal.*
Beclomethason-dipropionat	*Beclomethason, Sanasthmyl®, Aerobec® Inhal.*
Flunisolid	*Inhacort® Inhal.*
Fluticasonpropionat	*Flutide®, Atemmur® Inhal.*
Hydrocortison	*Hydrocortison Amp. (0,1 – 1,0 g i. v. bei Status asthm.)*

Leukotrien-Antagonist

Montelukast	*Singulair® Tab.*

venöse Kurzinfusion (20 – 40 Minuten). Bei Kindern und bei erwachsenen Asthmatikern mit zusätzlichen Grundleiden (Cor pulmonale, Herz- und Leberinsuffizienz) ist die auf das Körpergewicht bezogene Dosierung zu verringern. Falls ein β₂-Mimetikum notwendig ist, bietet

sich z.B. die subkutane oder intramuskuläre Injektion von Terbutalin in einer Dosierung von 0,5 mg an.

In manchen Fällen mag die Sedierung des Patienten eine sinnvolle Maßnahme sein, zumal der Sauerstoff-Bedarf damit reduziert wird. Andererseits muss jedoch bedacht werden, dass bei der Anwendung von Benzodiazepinen oder Neuroleptika eine funktionelle Beeinträchtigung des Atemzentrums möglich ist. Wenn Substanzen aus diesen Arzneimittelgruppen gegeben werden, sollten sie nicht als intravenöse Bolus-Injektion appliziert werden, denn eine zu hohe Anflutungskonzentration im Gehirn ist zu vermeiden.

Bei Infekt-bedingten Exazerbationen ist oft eine adäquate antibiotische Therapie erforderlich.

Der **Status asthmaticus** erfordert eine **intensive klinische Therapie**. Als erste Maßnahme ist eine Injektion von Theophyllin (5 – 6 mg/kg) mit anschließender Infusion (0,7 mg/kg × h) durchzuführen, eine Gesamtdosis von 800 mg sollte nicht überschritten werden. Der minimale therapeutische Blutspiegel von Theophyllin liegt bei 5 – 8 µg/ml, mit toxischen Symptomen ist ab 15 µg/ml zu rechnen. Eine zweite Maßnahme ist die intravenöse Zufuhr von Glucocorticoiden, z.B. Hydrocortison 250 mg i. v., eventuell wiederholbar nach mehreren Stunden (sofort einsetzender, nicht genomischer Effekt). Falls notwendig, müssen β₂-Mimetika parenteral zugeführt werden (z.B. Terbutalin 0,5 mg subkutan oder 0,005 – 0,02 mg/min als Infusion).

Auch beim Status asthmaticus ist wie beim schweren Asthma-Anfall an eine Sedierung des Patienten zu denken; wiederum darf die Funktion des Atemzentrums nicht beeinträchigt werden. Über die pharmakologischen Maßnahmen hinausgehend ist die Zufuhr von Sauerstoff per Nasensonde oder die in extremen Fällen notwendige Überdruckbeatmung erforderlich.

4.5.2   Therapie der Hypertonie

> **Box 4.8**
>
> **Wann besteht eine Hypertonie?**
>
> Um eine Hochdruckkrankheit definieren zu können, müssen Normalwerte für die einzelnen Altersgruppen festgelegt werden. Auf folgende Richtzahlen hat man sich geeinigt:
> – unter 15 Jahren: 130 mm Hg systolisch und 80 mm Hg diastolisch,
> – zwischen 15 und 45 Jahren: 135 mm Hg und 90 mm Hg,
> – über 45 Jahren: 140 mm Hg und 90 mm Hg.
>
> Besonders bei Überschreiten der *diastolischen Werte* liegt eine Hypertonie vor, und es besteht die Gefahr der Entwicklung einer Arteriosklerose mit entsprechenden Folgekrankheiten, wie Apoplex, Nierenschädigung, Herzinsuffizienz. Es ist nachgewiesen, dass diesen Folgekrankheiten durch eine konsequente Blutdrucksenkung vorgebeugt werden kann. Daher sollte als diastolischer Wert besser ein Druck *unter* 90 mm Hg angestrebt werden. Besonders bei alten Menschen muss eine Hypertonie konsequent behandelt werden, die Gefährdung durch einen Apoplex oder Herzinfarkt wird deutlich gemindert. Auch eine *isolierte systolische Hypertonie* bedarf besonders im Alter einer effektiven Behandlung.

Physiologische Blutdruckregulation. Zum Verständnis der Pathophysiologie und der Therapie der Hypertonie ist es sinnvoll, sich die Regulationsmöglichkeiten des Blutdrucks, die dem Organismus zur Verfügung stehen, klarzumachen. Die *momentane* Anpassung des Blutdrucks und damit der Organdurchblutung an die aktuellen Erfordernisse erfolgt über die Steuerung durch das sympathische Nervensystem (Arteriolenweite, Herzfunktion). Eine *mittelschnelle* Reaktion des Kreislaufs auf geänderte Bedürfnisse wird durch den Renin-Angiotensin-Mechanismus vermittelt. Angiotensin II wirkt humoral vasokonstriktorisch und stimuliert die Synthese und Abgabe von Aldosteron. Dieses Mineralcorticoid ist für eine *langfristige* Blutdrucksteigerung verantwortlich, seine Wirkung geht mit einer Retention von Natrium und Wasser und einem Verlust von Kalium einher.

Einteilung der Hypertonien. Nach ihrer Genese lassen sich Hypertonien folgendermaßen einteilen: In der überwiegenden Zahl der Fälle lässt sich keine Ursache angeben, sie werden daher als **essenzielle (primäre) Hypertonien** bezeichnet. Ihnen gegenübergestellt werden die **sekundären Formen**, von denen wiederum die Mehrzahl renaler Genese sind. Die renal bedingten Hypertonien werden in *renovaskuläre Formen* (Renin-Angiotensin-Mechanismus) und *renoparenchymatöse Formen* (insuffiziente NaCl- und Wasser-Ausscheidung) unterteilt. Ferner kommen Sonderformen der Hypertonie vor, wie in der Gravidität (z. B. Gestose) und bei endokrinen Erkrankungen. Sobald eine kausale Therapie möglich ist, wie bei den endokrinen Hochdruckformen, muss diese vordringlich durchgeführt werden. Wenn bei einem Hochdruck-Patienten eine linksventrikuläre Hypertrophie vorhanden ist, muss er als besonders gefährdet angesehen werden („plötzlicher Herztod"). Eine konsequente antihypertensive Therapie sollte zu einer Regression des pathologischen Befundes führen.

Therapie der essenziellen Hypertonie

Sie richtet sich nach dem Schweregrad:
- leichte Hypertonie: diastolische Werte zwischen 90 und 105 mm Hg,
- mittelschwere Hypertonie: zwischen 105 und 115 mm Hg,
- schwere Hypertonie: über 115 mm Hg.

Bei einer leichten Hypertonie ohne Organschäden oder zusätzliche Risikofaktoren für kardiovaskuläre Komplikationen sollte zunächst für einige Wochen versucht werden, den Blutdruck mit Hilfe von nicht-medikamentösen Maßnahmen zu normalisieren: Kochsalzrestriktion, Gewichtsreduktion bei Übergewicht, Vermeidung übermäßigen Alkoholkonsums, Einstellen des Rauchens, Schaffung ruhiger Lebensbedingungen.
Diese wohlgemeinten Ratschläge sind im Allgemeinen sehr schwer in die Tat umzusetzen, so dass der medikamentösen Therapie die entscheidende Bedeutung beizumessen ist. Da in den letzten Jahrzehnten verschiedene gut wirksame antihypertensive Medikamente entwickelt worden sind, kann eine essentielle Hypertonie jetzt erfolgreich behandelt werden. Heute ist die Frage zu lösen, welches Wirkprinzip im Einzelfall angewandt werden soll. Zur Verfügung stehen:
- **Kochsalzrestriktion/Saluretika,**
- **β-Blocker,**
- **ACE-Hemmstoffe bzw. Angiotensin-II-Antagonisten,**
- **Ca^{2+}-Antagonisten.**

Für spezielle Hochdruckformen (z. B. in der Gestose) können weitere Substanzen zur Therapie herangezogen werden: Antisympathotonika, α_1-Blocker, Hydralazine.

Kochsalzrestriktion. In sehr großen Messreihen ist eine *eindeutige* Korrelation zwischen der täglichen Kochsalzaufnahme und der Höhe des Blutdrucks nachgewiesen worden. In unserer Weltgegend werden täglich 12 – 14 g Natriumchlorid mit der Nahrung zugeführt. Das ist das Vielfache des täglichen Bedarfes, der bei ca. 2 g liegt. Die Restriktion der Kochsalzzufuhr auf wenige Gramm täglich ist unter den üblichen Lebensbedingungen kaum zu erreichen, da Kochsalz von der Bevölkerung als notwendiges „Gewürz" angesehen wird und daher die täglichen Lebensmittel (Brot, Konserven, Fertiggerichte usw.) hohe Kochsalzmengen enthalten. Selbst wenn eine Hausfrau/ein Hausmann kochsalzarm kochen möchte, ist dies nicht möglich, weil in Deutschland die Lebensmittel nicht deklariert werden müssen.

Um diese für den Blutdruck so nachteilige Dauerbelastung mit Kochsalz zu kompensieren, sollte jede Hypertoniebehandlung mit der Gabe eines **Saluretikum** begonnen werden. Hierdurch wird der Kochsalz-Bestand des Körpers vermindert, da die exzessive Zufuhr durch eine beschleunigte Ausscheidung einen Ausgleich findet. Für diese saluretische Dauertherapie sind die Thiazide, eventuell in Kombination mit einem Kalium-sparenden Diuretikum (Amilorid, Triamteren)*, geeignet. Drastisch wirkende Schleifendiuretika sollen bei dieser Indikation vermieden werden, besonders bei alten Menschen, da sich eine Hypovolämie mit zerebralen Durchblutungsstörungen ausbilden kann. Bei Patienten, die mit Digitalis-Glykosiden behandelt werden, ist der Kalium-Haushalt besonders zu beachten. Bei Diabetes-Kranken und Gicht-Patienten ist an die Nebenwirkungen der Thiazid-Diuretika auf den Stoffwechsel zu denken.
Neben den β-Blockern und ACE-Hemmstoffen sind Saluretika die bislang einzigen Substanzen, für die eine lebensverlängernde Wirkung bei arterieller Hypertonie bewiesen werden konnte. Außerdem sind sie kostengünstig und – bei den modernen niedrigen Dosierungen, z. B. 12,5 – 25 mg/Tag Hydrochlorothiazid – nebenwirkungsarm.
Es ist jedenfalls möglich, durch einen konsequente Kochsalzrestriktion bzw. durch die regelmäßige Einnahme eines Saluretikum milde Formen des Hochdrucks zu bessern und damit die Folgekrankheiten zu vermeiden. Führt diese einfache Therapie nicht zum Erfolg, was insbesondere bei mittelschweren und schweren Fällen der Hypertonie der Fall sein kann, müssen Pharmaka aus den anderen oben genannten Gruppen in die Therapie miteinbezogen werden. Wenn bei der Gabe eines β-Blockers, eines Ca^{2+}-Antagonisten oder eines ACE-Hemmstoffs immer von einer „Monotherapie" gesprochen wird, so sollte doch eine gleichzeitige „diätetische oder medikamentöse Kochsalzrestriktion" die Grundlage bilden.

β-Blocker senken den systolischen und den diastolischen Blutdruck. Trotz der sehr rasch erfolgenden β-Rezeptoren-Blockade setzt der hypotensive Effekt nicht sofort ein, vielmehr können – in Abhängigkeit von der Substanz – Tage bis 1 – 2 Wochen vergehen, bis sich die gewünschte Wirkung entwickelt hat. Der Wirkungsmechanismus, der dem hypotensiven Effekt zugrunde liegt, ist nach wie vor unklar: Senkung des Herz-Minuten-Volumens, Hemmung zentraler Sympathikus-Aktivität, Senkung der Renin-Sekretion und anderes mehr wird diskutiert. Im Tierversuch kann demonstriert werden, dass der β-Blocker Carvedilol eine renoprotektive Wirkung ausübt, der über den Effekt einer reinen Blutdrucksenkung hinausgeht (Experimente an Hochdruck-Ratten).

---

* Da für jede der beiden Kombinationen mehr als ein Dutzend Handelspräparate (mit unterschiedlichen Namen) vorliegen, seien stellvertretend zwei Beispiele genannt:
Hydrochlorothiazid + Amilorid: *Moduretik*®
Hydrochlorothiazid + Triamteren: *Dytide H*®

Es ist zu bedenken, dass der antihypertensive Effekt der β-Blocker mit zunehmendem Alter des Patienten geringer wird. Die angewandten Dosen liegen höher als zur Blockade der β-Rezeptoren benötigt. Im Prinzip sind alle vorliegenden β-blockierenden Substanzen für diese Indikation geeignet (S. 89). Empfohlen seien aber $β_1$-Rezeptor-prävalente Wirkstoffe. β-Blocker mit intrinsischer sympathomimetischer Aktivität sind nachteilig. Für die Anwendung von β-Blockern bestehen **Kontraindikationen**: Neigung zu asthmatischen Zuständen, Bradykardie und bestimmte Rhythmusstörungen, unbehandelte Herzinsuffizienz, Diabetes mellitus mit Neigung zu Hypoglykämien.

Ca^{2+}-Antagonisten. Hier ist es wichtig, zwischen den gefäßprävalenten Dihydropyridinen und den amphiphilen Wirkstoffen mit kardiodepressiver Wirkkomponente (Verapamil und Diltiazem) zu differenzieren. Je nach individueller Situation mag die eine oder die andere Eigenschaft von Vorteil sein. Bei der Therapie mit Dihydropyridinen ist darauf zu achten, dass ein gleichmäßiger Wirkspiegel unterhalten wird, da sonst reflektorische Tachykardien auftreten können. Daher darf Nifedipin aufgrund seiner kurzen Halbwertzeit nur in retardierter Form angewandt werden. Besser ist es, Substanzen mit langsamer Elimination, wie Felodipin oder Amlodipin, zu verwenden.

ACE-Hemmstoffe. Die Therapie mit ACE-Hemmstoffen, wie beispielsweise Captopril oder Enalapril, scheint sich ebenfalls gut zu bewähren. Die Reduzierung der Angiotensin-II-Bildung senkt die diastolischen und systolischen Blutdruckwerte, und zwar auch dann, wenn es sich um Fälle von essenzieller Hypertonie ohne erhöhten Renin-Blutspiegel handelt. Diese Therapiemöglichkeit hat folgende Vorteile: Die akute Blutdruckregulation durch das vegetative Nervensystem wird nicht beeinträchtigt, so dass kaum orthostatische Beschwerden auftreten, die ACE-Hemmstoffe besitzen keine zentrale Nebenwirkung und sie beeinflussen den Stoffwechsel nicht.
Allerdings kann der Kalium-Spiegel im Plasma ansteigen. Dies ist besonders bei gleichzeitiger Gabe von K^+-sparenden Diuretika oder einer zusätzlichen K^+-Zufuhr zu befürchten. Auch im Gefolge einer Therapie mit Diuretika ist Vorsicht geboten (s. Box 4.9). Der verzögerte Abbau von Bradykinin trägt möglicherweise zum hypotensiven Effekt bei, soll aber auch den trockenen Reizhusten auslösen. **Kontraindikationen** wie Nierenarterienstenose oder hereditäres Angioödem (S. 107) sind zu beachten.

Kombinationstherapie. Führt die primär eingeschlagene Therapie nicht zum Erfolg, kann auf ein anderes Therapeutikum gewechselt werden. Es hat sich jedoch gezeigt, dass durch eine Kombination von Mitteln mit verschiedenen Angriffspunkten in vielen Fällen eine wesentliche Lebensverlängerung erreicht werden kann. Daher wird man eher ein weiteres Antihypertensivum in die Therapie einbeziehen (Tab. 4.3): Bei einer Zweierkombination sollte ein Diuretikum zusätzlich gegeben werden. In schweren Fällen kommen als weitere Therapeutika $α_1$-Blocker wie Prazosin oder Terazosin, der Vasodilatator

---

Box 4.9

ACE-Hemmstoffe kombiniert mit Diuretika

Um die Gefahr einer zu starken Blutdrucksenkung abzuschwächen, sollten Diuretika möglichst 3 Tage vor Beginn der Therapie mit einem ACE-Hemmstoff abgesetzt werden. Flüssigkeitsverluste sollten ausgeglichen werden. Bei fortgesetzter Diuretika-Gabe wird die Anfangsdosis des ACE-Hemmstoffes reduziert. Nach Gabe der ersten Dosis sollen die Patienten für einige Stunden unter ärztlicher Aufsicht bleiben.
Führt der ACE-Hemmstoff bei alleiniger Anwendung nicht zu einer ausreichenden Blutdrucksenkung (Therapieerfolg bei Monotherapie in ca. 50 % der Fälle), kann vorsichtig ein Diuretikum hinzugegeben werden; ein Therapieerfolg ist dann in 90 % der Fälle zu verzeichnen. Wegen der Hyperkaliämie-Gefahr sollten aber keine Kalium-sparenden Diuretika verwendet werden.

Dihydralazin oder Antisympathotonika wie der $α_2$-Agonist Clonidin oder das Reserpin in Betracht.

Bemerkenswert ist, dass auch Menschen mit milder Hypertonie (diastolische Blutdruckwerte zwischen 90 und 105 mm Hg) eine höhere Lebenserwartung zeigten, wenn ihr Blutdruck medikamentös auf Normalwerte gesenkt war. Die Therapie muss allerdings konsequent durchgeführt werden (diastolischer Druck < 90 mmHg). Selbst eine hochdruckbedingte Herzhypertrophie soll sich bei konsequenter Normalisierung des Blutdrucks wieder zurückbilden teilweise können.

Tabelle 4.3 Therapieplan bei essentieller Hypertonie. Eine effektive Salzrestriktion ist in den meisten Fällen eine Illusion, daher ist dann ein Saluretikum (Thiazid, evtl. mit einem K^+-sparenden Diuretikum kombiniert) eine Notwendigkeit. Die Kombination Saluretikum plus β-Blocker (2. Stufe) ist am längsten und am besten untersucht und wird favorisiert, allerdings sind die Kontraindikationen für β-Blocker zu berücksichtigen. Als Ca^{2+}-Antagonisten bieten sich die vasoprävalenten Dihydropyridine mit langsamer Elimination an (Felodipin, Amlodipin). Die ACE-Hemmstoffe sind die jüngste Gruppe der antihypertensiven Wirkstoffe; ihre prognostische Langzeit-Wirkung scheint ebenfalls günstig zu sein. Die erst jüngst eingeführten Angiotensin-II-Antagonisten sind ähnlich zu beurteilen wie die ACE-Hemmstoffe. Die Schwangerschaft erfordert eine eigene Hochdruck-Therapie

1. Stufe	• Salzrestriktion (<6 g/Tag) oder • *Saluretikum* (Thiazid) (Prognosebesserung bewiesen)
2. Stufe	plus • *β-Blocker* (Prognosebesserung bewiesen) • oder *ACE Hemmstoff* (Prognosebesserung bewiesen) bzw. Angiotensin-II-Rezeptor-Antagonisten • oder *Calcium-Antagonist*
3. Stufe	Dreierkombination: • *Saluretikum* plus zwei Substanzen aus 2. Stufe oder • *Saluretikum* plus eine Substanz aus Stufe 2 plus α-Blocker oder Clonidin oder α-Methyl-Dopa oder Reserpin oder Dihydralazin
Sonderfall	Hochdruck in der Schwangerschaft (essenziell oder Gestose-bedingt): • Dihydralazin, $β_1$-Blocker, α-Methyl-Dopa

Therapie anderer Hypertonie-Formen

In seltenen Fällen spricht eine Hypertonie nicht auf die übliche Medikation an: **Therapie-refraktäre Hypertonie**. Die häufigste Ursache ist eine mangelhafte Medikamenten-Einnahme (fehlende „Compliance"). Erst wenn geklärt ist, dass die verordnete Arzneimittel-Therapie nicht ausreichend wirksam ist, sollte die Kombination ACE-Hemmstoff plus Ca-Antagonist (ausreichend lang wirksam) in benötigter Dosierung angewandt und die Einnahme gewährleistet werden.

Bei der **hypertonen Krise** auf der Grundlage eines Phäochromozytom (anfallsweise Ausschüttung von Catecholaminen) ist die Gabe von α-Blockern zur Verhinderung der Gefäß- und von β-Blockern zur Abschwächung der Herzwirkung notwendig. Hochdruckkrisen anderer Genese können durch Zufuhr von Nifedipin als Zerbeiß-Kapsel, orale oder i. v. Zufuhr von Clonidin oder durch Infusion von Urapidil, Dihydralazin oder Nitroprussid-Na abgefangen werden.

Ist eine Hypertonie mit einer **Niereninsuffizienz** kombiniert, muss Folgendes berücksichtigt werden: Die üblichen Thiazid-Diuretika verlieren ihre Wirksamkeit, sie müssen dann durch „Schleifendiuretika" (S. 210) ersetzt werden. Die Wahl der Antihypertensiva muss unter dem Gesichtspunkt ihres Einflusses auf die Nierendurchblutung erfolgen, daher ist Dihydralazin in Kombination mit Clonidin oder Prazosin besonders zu empfehlen. Bei Dialyse-pflichtigen Patienten ist an die Veränderung der Ausscheidungskinetik der Antihypertensiva zu denken. Insbesondere bei diabetischer Nephropathie sind ACE-Hemmer indiziert, da diese die Progression der Nephropathie verlangsamen.

Eine Hochdruckerkrankung während der **Schwangerschaft** kann entweder die Fortsetzung einer bestehenden Hypertonie sein oder sich im Verlauf einer Gestose neu entwickeln. In beiden Fällen muss eine Einstellung der Blutdruckwerte auf unter 140/90 mm Hg angestrebt werden, weil sonst maternale und fetale Schäden nicht ausgeschlossen werden können. Die Therapie muss rechtzeitig begonnen werden, da fetale Schäden bereits im 2. Trimenon auftreten können. Saluretika sind nur dann indiziert, wenn eine Flüssigkeits- und Salzretention besteht, da sonst bei nicht vergrößertem Extrazellulärvolumen die plazentare Durchblutung vermindert werden kann. Zu den Mitteln der ersten Wahl gehört Dihydralazin, unter dessen Einfluss auch bei Blutdrucksenkung die plazentare Durchblutung ausreichend bleibt. Es ist bei Bedarf mit einem β$_1$-Blocker zu kombinieren. Ebenso kann bei der Schwangerschafts-Hypertonie α-Methyl-Dopa empfohlen werden, das wiederum mit Dihydralazin gemeinsam gegeben werden kann. Es sei an dieser Stelle nochmals auf die positiven Auswirkungen einer Kochsalz-Restriktion hingewiesen.

Tabelle 4.4 Wirkstoffe zur Hypertonie-Behandlung

Saluretika	
Hydrochlorothiazid	*Esidrix®, Disalunil®, HCT® Tab.*
+ Amilorid	*Moduretic® , Amiloretic® Tab.* u. a.
+ Triamteren	*Dytide®H, Triarese® Tab.* u. a.
β-Blocker	
Metoprolol	*Metoprolol, Beloc®, Metohexal® Tab.* u. a.
Atenolol	*Atenolol, Tenormin®, Atehexal® Tab.* u. a.
Carvedilol	*Dilatrend®, Querto®Tab.*
Bisoprolol	*Bisoprolol, Concor®, Fondril® Tab.* u. a.
Ca-Antagonisten	
Isradipin	*Lomir®, Vascal® Tab.*
Felodipin	*Felodipin, Modip®, Munobal® Tab.*
Amlodipin	*Norvasc® Tab.*
Nifedipin	*Nifedipin, Adalat® retardiert* u. a.
Verapamil	*Verapamil, Isoptin®, Falicard® Tab.* u. a.
Diltiazem	*Diltiazem, Dilzem® Tab.*
ACE-Hemmstoffe	
Captopril	*Captopril, Lopirin®, Tensobon® Tab.* u. a.
Enalapril	*Pres®, Xanef® Tab.*
Lisinopril	*Lisinopril, Acabon®, Coric® Tab.*
AT$_1$-Rezeptor-Antagonisten, Sartane	
Losartan	*Lorzaar® Tab.*
Valsartan	*Diovan®, Provas® Tab.*
α-Blocker	
Doxazosin	*Cardular®, Diblocin® Tab.*
Antisympathotonika	(nur für Sonderfälle)
α-Methyl-DOPA	*Methyldopa, Presinol®, Dopegyt® Tab.*
Reserpin	nur noch in Kombinationspräparaten
Clonidin	*Clonidin, Catapresan® Tab., Amp.* u. a.
Dihydralazin (zur Behandlung eines Hochdrucks in der Schwangerschaft)	*Nepresol® Tab., Amp. Dihyzin®, Depressan®Tab.*

ACE-Hemmstoffe zur Hochdruck-Therapie sind während der Schwangerschaft **kontraindiziert**, weil die fetalen Nieren geschädigt werden und eine Oligohydramnie auftreten kann. Frauen mit einer Hypertonie, die im gebärfähigen Alter stehen und mit ACE-Hemmern behandelt werden, sind dahingehend zu belehren, dass nach Eintritt einer Gravidität eine Umstellung der Hochdrucktherapie erfolgen muss.

Von der üblichen Hypertonie, bei der immer auch der diastolische Blutdruck erhöht ist, muss der **jugendliche Minutenvolumenhochdruck** abgegrenzt werden, der durch eine große Blutdruckamplitude mit normalen diastolischen Werten (und einer Tachykardie) charakterisiert ist. In diesen Fällen liegt ein überhöhter kardialer Sympathikotonus vor, der durch Gabe von β-Blockern in niedriger Dosierung normalisiert werden kann. Diese Behandlung muss ergänzt werden durch gerichtete unspezifische Maßnahmen (Physikotherapie, Psychotherapie).

4.5.3 Therapie der Hypotonie

Die hypotonen Regulationsstörungen sollten primär nicht mit Arzneimitteln behandelt werden, sondern einer physikalischen, diätetischen und/oder einer psychischen Therapie unterworfen werden. Wenn diese Maßnahmen nicht erfolgreich sind, kann eine Pharmakon-Therapie versucht werden. Die Auswahl der Pharmaka richtet sich danach, ob es sich um eine sympathikotone Form oder um eine asympathikotone Form handelt.

Bei der **sympathikotonen Form** (Tachykardie, kleine Blutdruckamplitude bei relativ hohen diastolischen Werten) können β-Blocker zur Reduktion der Herzfrequenz und Dihydroergotamin zur Verkleinerung des Blutvolumens im kapazitiven System angewandt werden; beide Maßnahmen verbessern die diastolische Füllung des Herzens. Sympathomimetika sind nicht angezeigt, da primär ein erhöhter Sympathikotonus besteht und das Zustandsbild durch weitere Herzfrequenzsteigerung und Arteriolenkonstriktion verschlechtert wird. Nur bei der **asympathikotonen Form** der orthostatischen Regulationsstörung (etwa normale Pulsfrequenz und paralleler Abfall der systolischen und diastolischen Blutdruckwerte) kommt eine Therapie mit Sympathomimetika infrage. Bei dieser Arzneimittelgruppe muss aber immer geprüft werden, ob das betreffende Pharmakon überhaupt nach oraler Gabe systemisch wirksam wird; auch ist daran zu denken, dass sich schnell eine Gewöhnung an Sympathomimetika ausbildet. Aus dieser Gruppe kann Etilefrin empfohlen werden, da es nach peroraler Gabe mit 50% eine relativ gute Bioverfügbarkeit besitzt. Die „Wirksamkeit" der meisten anderen oral gegebenen Sympathomimetika ist eher als Placebo-Effekt anzusehen.

Diesen Charakter hat die Therapie der konstitutionellen Hypotonie ganz generell, da es sich in den meisten Fällen um eine harmlose Befindensstörung handelt, die sich mit körperlichem Training, Wechselbädern (Kneipp!), aber auch Kaffee besser als mit jedem Pharmakon behandeln lässt. Verständlicherweise werden Patienten, die zeitlebens über „niedrigen Blutdruck" klagen, oft „steinalt".

Bei orthostatischen Regulationsstörungen im Rahmen einer **primär hypotonen Blutdruckeinstellung** kann versucht werden, das Extrazellulärraum-Volumen und die Ansprechbarkeit der Gefäßmuskulatur auf körpereigene Catecholamine durch eine **kochsalzreiche Diät** zu erhöhen (Gegenteil einer Hypertonie-Behandlung!). Die tägliche Kochsalz-Aufnahme, die bei normaler Kost im Bereich von 12 g liegt, sollte um ca. 6 g täglich vermehrt werden (täglich einen ungewässerten Salzhering!). Eine Kochsalz- und Flüssigkeitsretention wird durch eine Behandlung mit Mineralocorticoiden ausgelöst, die bei sonst therapieresistenten Hypotonie-Fällen für kurze Zeit angewendet werden können. Für diese Indikation ist das per os wirksame Fludrocortison brauchbar.

4.5.4 Therapie der Migräne

Die Diagnose Migräne ist wahrscheinlich ein Sammelbegriff für verschiedene pathophysiologische Zustände. Je nach neurologischer Schule und Schärfe der Diagnosestellung lassen sich verwandte Krankheitsbilder abtrennen, so z.B. der vasomotorische Kopfschmerz und der Cluster-Kopfschmerz. Wie dem auch sei, dem anfallsweisen Halbseiten-Kopfschmerz bei der Migräne mit den typischen Begleitsymptomen (Prodroma, Nausea, Flimmerskotom) liegen wohl lokale Durchblutungsstörungen zugrunde, deren Ursache nach wie vor spekulativ ist. Das macht eine gezielte Arzneimitteltherapie natürlich sehr schwierig.

Ein schwerer **Migräneanfall** scheint im Allgemeinen in 3 Phasen abzulaufen:
1. Prodromalstadium, das durch eine **Vasokonstriktion** der betroffenen Hirn-, Meningeal- und Kranialgefäße gekennzeichnet ist,
2. Schmerzstadium, in dem eine **Vasodilatation** vorliegt, und
3. Ödemstadium, das mit einer **erhöhten Gefäßpermeabilität** einhergeht und lange anhalten kann.

Anfallstherapie

Das Schmerzstadium lässt sich durch Analgetika (S. 284) und vasokonstriktorisch wirkende Mittel günstig beeinflussen. Die Wahl der Mittel und deren Dosierung ist für jeden Patienten individuell zu erarbeiten.

Für die Analgetika gilt die übliche Dosierung. **Acetylsalicylsäure** wird in Dosen von 500–1500 mg, evtl. intravenös als ASS-Lysin, gegeben. Etwas schwächer wirksam ist **Paracetamol** 500–1000 mg. Da während der Migräne-Attacke die Magenentleerung verzögert ist, werden oral verabreichte Mittel möglicherweise schlecht resorbiert. Es empfiehlt sich, auch um Übelkeit und Erbrechen zu unterdrücken, daher die Gabe von **Metoclopramid** (10–20 mg), einem D$_2$-Dopamin-Rezeptor-Antagonisten (S. 306), der den Weitertransport des Mageninhalts fördert. Auf die Störung der Extrapyramidal-Motorik als Nebenwirkung ist zu achten. Die Anwendung von Kombinationspräparaten ist nicht zu empfehlen, da sie üblicherweise unnötig viele Pharmaka enthalten und eine Einstellung des Patienten auf die individuell benötigten Wirkstoffe nicht möglich ist.

Ist die analgetische Therapie nicht ausreichend, können Agonisten am 5-HT$_{1D}$-Rezeptor mit Erfolg angewandt werden. Mit diesem Rezeptor reagieren das schon lange verwendete Secale-Alkaloid Ergotamin und die neue Substanz Sumatriptan; beide wirken vasokonstriktorisch im kranialen Bereich. **Ergotamin** besitzt aber auch noch Affinitäten zu anderen Bindungspartnern, so zu den Dopamin-Rezeptoren und den sympathischen α-Rezeptoren. Daraus resultiert ein vielfältiges Wirkbild (Erregung des Brechzentrums, periphere Vasokonstriktion). Von Ergotamin werden parenteral 0,25–0,5 mg als Einzeldosis (nicht mehr als 1 mg täglich) und oral 2 mg am Beginn des Migräne-Anfalls gegeben. Die gleichzeitige Einnahme von Coffein soll die Resorption verbessern. Sehr viel spezifischer wirkt **Sumatriptan** (S. 103), von dem i.v. 6 mg oder peroral 100 mg appliziert werden müssen. Da es mit einer Halbwertszeit von ca. 2 Stunden eliminiert wird, ist während einer Attacke eventuell eine zweite Dosis notwendig. Allerdings ist die Substanz sehr teuer: In Vergleichsstudien war Sumatriptan einer Kombinationstherapie aus Acetylsalicylsäure und Metoclopramid *nicht* überlegen, ist aber um ein Vielfaches teurer. Es sollte daher nur in sonst therapierefraktären Fällen angewandt werden – nicht zuletzt auch wegen der insbesondere kardialen Nebenwirkungen.

In der **Ödemphase** kann bei manchen Patienten durch die Gabe eines stark und schnell wirkenden Saluretikum die Dauer des Nachschmerzes erheblich abgekürzt werden. Die orale Gabe eines Schleifendiuretikum ist einen Versuch wert.

Intervalltherapie

Bei schweren, immer wiederkehrenden Migräneanfällen (mehr als zwei Anfälle pro Monat) muss eine Prophylaxe versucht werden. Die Aufmerksamkeit sollte möglichen auslösenden Momenten zugewendet werden: Ernährungsfehlern, klimatischen Faktoren, psychischer Belastung, Arzneimittelmissbrauch. Häufig wird aber kein kausaler Zusammenhang eruierbar sein.

Sehr unterschiedliche Wirkprinzipien sind für die Prophylaxe von Migräne-Anfällen versucht worden: Am günstigsten scheint eine Intervalltherapie mit **β-Blockern** wie Propranolol oder Metoprolol zu sein, die im allgemeinen gut vertragen werden (Kontraindikationen sind natürlich zu beachten). Schwieriger ist die Anwendung der Secale-Alkaloid-Abkömmlinge **Methysergid** und **Lisurid**, die bei längerem Gebrauch Fibrosen auslösen können; daher müssen Behandlungspausen eingelegt werden. Hinzu kommen akute Nebenwirkungen wie gastrointestinale Störungen, periphere Vasokonstriktionen, Ödeme. Daneben sind noch eine Reihe weiterer Substanzen in Einzelfällen prophylaktisch mit Erfolg angewandt worden, so der unspezifische Ca^{2+}-Antagonist-Flunarizin und das trizyklische Antidepressivum Amitriptylin in niedriger Dosierung. Ein Mittel, das nicht nur über einen somatischen Mechanismus, sondern aufgrund seiner Verwandtschaft mit trizyklischen Antidepressiva auch die mögliche psychische Seite der Erkrankung beeinflusst, ist **Pizotifen**. Der Doppelcharakter dieses Pharmakon macht es im Einzelfall schwierig zu entscheiden, ob das „Psychopharmakon" oder der „Serotonin-Antagonist" wirkt. Auf alle Fälle müssen die psychopharmakologischen Nebenwirkungen bedacht werden.

Tabelle 4.**5**   **Wirkstoffe zur Therapie der Migräne**

Anfallstherapie

Acetylsalicylsäure (ASS)	*Acetylsalicylsäure, ASS, Aspirin®, Acetylin® Tab.* u. a.
ASS-Lysin	*Aspisol® Amp.*
Paracetamol	*Paracetamol, Ben-u-ron® Tab., Supp.* u. a.
Metoclopramid	*Metoclopramid, Paspertin®, MCP® Tab., Tropf.* u. a.
Ergotamin	*Migrexa®, Ergo-sanol® Tab., Supp.*
Ergotamin + Coffein	*Cafergot® Kaps., Supp.*
Sumatriptan	*Imigran® Tab., Amp.*

Intervalltherapie
β-Blocker

Propranolol	*Propranolol, Dociton® Tab.* u. a.
Metoprolol	*Beloc®, Metahexal® Tab.* u. a.
Atenolol	*Atenolol, Tenormin®, Atehexal® Tab.* u. a.

Serotonin-Antagonisten

Methysergid	*Deseril® Tab.*
Lisurid	*Cuvalit®, Dopergin® Tab.*
Pizotifen	*Sandomigran®, Mosegor® Drag.*

4.5.5   Beeinflussung der Hirndurchblutung

Viele Erkrankungen, so Sklerose der Hirngefäße, Brady-kardie, Arrhythmie, Herzmuskelinsuffizienz, gehen mit einer absoluten oder relativen Mangeldurchblutung des Zentralnervensystems einher. Daher besteht ein starkes Bedürfnis nach Pharmaka, die die Hirndurchblutung verbessern sollen. Zahlreiche Substanzen sind auf dem Markt, denen diese Wirkung nachgesagt wird. Die klinischen Erfahrungen sind aber völlig unbefriedigend. Das ist verständlich, wenn Folgendes berücksichtigt wird:

- Alle Substanzen, die allgemein gefäßerweiternd wirken, senken den Blutdruck und verschlechtern die Hirndurchblutung ("steal effect"). Hierher gehören die meisten der angepriesenen Substanzen (S. 118). Ein Pharmakon, das ausschließlich die Hirngefäße erweitert, gibt es bisher nicht.
- Es wird von manchen Substanzen behauptet, dass sie die Sauerstoff-Extraktion oder die Glucose-Aufnahme des Hirngewebes erhöhen. Dieser an sich schon schwer vorstellbare Anspruch hat sich klinisch nicht bestätigen lassen. Dasselbe gilt auch für Präparate, denen ein Einfluss auf den Stoffwechsel der Hirnzellen im Sinne einer Energieeinsparung nachgesagt wird. In diese Gruppe mit unklarem Wirkmechanismus und nicht eindeutig dokumentierter klinischer Wirksamkeit gehören Präparate wie Meclofenoxat (Centrophenoxin), Pyritinol, Co-Dergocrin, Pirace-tam und Ginkgo biloba-Extrakte (Box 4.12).

Bei lokalen Ischämien bildet sich – unabhängig von ihrer Größe – eine Randzone aus, die eine erhöhte interstitielle K^+-Konzentration aufweist. Diese Kalium-Ionen stammen aus den energieverarmten Zellen des betroffenen Gebietes. Die erhöhte K^+-Konzentration vermindert das Membranpotential der glatten Muskelzellen der Gefäße so weit, dass es zum Vasospasmus kommt. Dieser Vorgang wiederum vergrößert den Ischämiebezirk. In der Verhinderung dieses Vasospasmus besteht vielleicht eine künftige Therapiemöglichkeit, denn Ca^{2+}-Antagonisten vom Dihydropyridin-Typ wirken umso stärker vasodilatatorisch, je niedriger das Membranpotential der Zellen ist.

Zusammenfassend lässt sich folgern, dass die an sich so wünschenswerte gezielte Verbesserung der Hirndurch-blutung durch Pharmaka *derzeit nicht möglich* ist. Die Therapie muss vielmehr in einer Behandlung der Grundkrankheit bestehen, sofern dies möglich ist. Gute Chancen bestehen in dieser Hinsicht, wenn die Ursache eine Bradykardie (evtl. Schrittmacher), eine Arrhythmie, eine Herzinsuffizienz oder eine erhöhte Blutviskosität ist. Es sei darauf verwiesen, dass alte Menschen häufig zu wenig Flüssigkeit aufnehmen. Selbst beim Vorliegen einer zerebralen Gefäßsklerose kann die Besserung des Kreislaufs eine günstige Wirkung auslösen. Es sei hier noch auf die sog. „Antidementiva" auf S. 323 hingewiesen.

Box 4.12

Ginkgo-Präparate: fragliche Wirkung

Es ist für die Verschreibungsusancen der deutschen Ärzteschaft charakteristisch, dass die Ginkgo-Präparate „Verkaufsrenner" sind. Die Wirksamkeit für die angegebenen Indikationen (Hirnleistungsstörungen, periphere und zerebrale arterielle Durchblutungsstörungen) ist nicht nachgewiesen. Im englisch-amerikanischen Sprachraum kommt diese Droge weder in der wissenschaftlichen Literatur noch in der medizinischen Praxis vor. Wir erklären uns den „Erfolg" dieser Mittel dadurch, dass 1. die angegebenen Indikationen sehr weit gespannt sind (welcher mittelalterliche bis alte Mensch braucht nicht Ginkgo?), 2. es sich um ein Bioprodukt, kein „Chemieprodukt" handelt, 3. keine Nebenwirkungen auftreten, die über Plazebo-ausgelöste Reaktionen hinausgehen, und schließlich 4. die angegebenen Indikationen auch in einem hohen Prozentsatz auf psychotherapeutische Maßnahmen ansprechen. Es wäre durchaus vertretbar, Ginkgo-Präparate bewusst als Plazebo mit hoher Suggestivwirkung zu verschreiben. Dass dies so geschieht, ist jedoch zu bezweifeln.

Die Situation ist ein typisches Beispiel für das dringende Bedürfnis des Arztes, irgendetwas zu tun, auch wenn eine gesicherte Therapie nicht existiert. Einzugestehen, dass die ärztlichen Möglichkeiten in vielen Fällen wenig erfolgreich sind, fällt schwer und lässt den Patienten unbefriedigt. So wird lieber das Arzneimittel-Budget unnötig belastet und die sicher hilfreiche Zuwendung, die persönlichen Gespräche und eine Einbindung in das soziale Gefüge vernachlässigt.

4.5.6   Mydriatika und Glaukom-Mittel

Pupillenerweiterung durch Mydriatika

Wegen der langdauernden Wirkung von Atropin (7 – 10 Tage) und von Scopolamin (3 – 7 Tage) bei lokaler Anwendung am Auge sind für diagnostische und auch therapeutische Zwecke kürzer wirksame Verbindungen entwickelt worden, die aufgrund ihrer Struktur (dreibindiger Stickstoff) relativ gut penetrieren können. **Homatropin**, ein Mandelsäure-Tropinester, erweitert die Pupillen etwa einen Tag lang. **Cyclopentolat** für 12 – 24 Stunden und **Tropicamid** für nur etwa 6 Stunden. Bei ophthalmologischer Anwendung werden die Substanzen in 0,5- bis 2,0%iger Lösung als Tropfen in den Bindehautsack appliziert. Aufgrund der Innervationsverhältnisse der inneren Augenmuskeln kann eine Pupillenerweiterung auch durch die lokale Applikation von α_1-Sympathomimetika (Phenylephrin) ausgelöst werden.

Die lokale Anwendung der Mydriatika schützt nicht vor dem gelegentlichen Auftreten systemischer Nebenwirkungen.

Da mit jeder mydriatischen Maßnahme auch eine Verlegung des Schlemm-Kanals verbunden ist, wird bei Vorliegen eines Engwinkelglaukoms der Abfluss des Kammerwassers erschwert, und der intraokuläre Druck steigt. Daher birgt die Anwendung von Atropin und anderen Mydriatika auch immer die Gefahr in sich, einen Glaukomanfall auszulösen bzw. ein bestehendes Engwinkelglaukom zu verschlimmern. Dies gilt ebenfalls für Pharmaka mit atropinartiger Nebenwirkung, wie z.B. die Neuroleptika.

Medikamentöse Therapie des Glaukom

> **Box 4.13**
>
> **Pathophysiologie des Glaukom**
>
> Ein Glaukom, also ein Anstieg des Augeninnendrucks, beruht meist auf einem erhöhten Abflußwiderstand des Kammerwassers, selten auf einer vermehrten Kammerwasserproduktion. Das Kammerwasser wird in den Ziliarzotten gebildet und gelangt durch die Pupille in die vordere Augenkammer (Abb. 4.**8**). Von hier fließt es durch das Trabekelwerk in den Schlemm-Kanal und zu einem kleinen Teil über ein uveoskrales Gefäßsystem in den allgemeinen venösen Kreislauf.
>
> Die häufigste Form der Augeninnendruckerhöhung ist das Weitwinkelglaukom, bei dem die Abflussbehinderung im Trabekelwerk liegt. Beim selteneren Engwinkelglaukom ist der Eingang zum Schlemmkanal durch Irisgewebe verlegt (Winkelblock, z.B. wegen Pupillenweitstellung).

Lokal applizierbare Therapeutika. Die wichtigsten Pharmaka zur **Förderung des Kammerwasser-Abflusses** sind die *direkten Parasympathomimetika*. Bei Weitwinkelglaukom erleichtern sie den trabekulären Abfluss zum Schlemm-Kanal durch Kontraktion des Musculus ciliaris; Nebenwirkung ist eine vorübergehende Myopie wegen Einstellung der Linse auf Nahsehen. Bei akutem Engwinkelglaukom wegen Pupillenweitstellung führen sie durch Anspannung des Musculus sphincter zur Pupillenverengung. Die chronische Anwendung von *indirekt wirkenden Parasympathomimetika* wie Neostigmin ist mit der Gefahr einer Linsentrübung verbunden und kommt daher nur bei aphaken Patienten in Frage. Trotz der lokalen Anwendung können die Parasympathomimetika systemische Nebenwirkungen hervorrufen (s.S. 18).

Das *Prostaglandin-Analogon* Latanoprost soll den uveoskleralen Kammerabfluss fördern. Eine kuriose Nebenwirkung besteht in einer vermehrten Melaninbildung mit bräunlicher Pigmentierung der Iris. Das *Sympathomimetikum* Dipivefrin, aus dem Adrenalin entsteht, soll

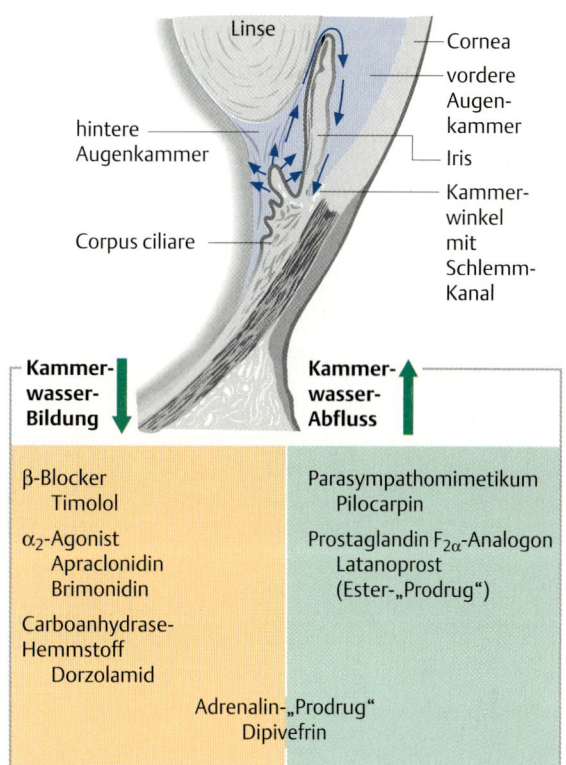

Abb. 4.**8 Glaukom-Therapeutika.**

ebenfalls den Kammerwasser-Abfluss fördern und zusätzlich die Kammerwasserproduktion hemmen; der Wirkungsmechanismus ist jedoch nicht aufgeklärt. Auch die α_2-Agonisten Apraclonidin und Brimonidin vermindern die Kammerwasserproduktion.

Unter den **Hemmstoffen der Kammerwasser-Bildung** sind β-Blocker wie Timolol die wichtigsten Substanzen. Auch hier drohen systemische Wirkungen (cave: Patienten mit Asthma bronchiale, Bradykardie, AV-Block usw.). Eine weitere Möglichkeit, die Kammerwasser-Bildung zu verringern, bieten die *Carboanhydrase-Hemmstoffe*. Das früher systemisch verabreichte Acetazolamid ist heute abgelöst von den lokal applizierbaren Hemmstoffen Dorzolamid und Brinzolamid.

⎯ Notwendige Wirkstoffe ⎯⎯⎯⎯⎯⎯⎯⎯⎯⎯⎯⎯⎯⎯⎯⎯⎯⎯⎯⎯⎯

Vegetative Wirkstoffe zur lokalen Therapie am Auge

Wirkstoff	Handelsname	Alternative	Bemerkungen
Mydriatika			
Atropin	–	Atropin Tropfen, Öl, Salbe	
Homatropin	–	Homatropin Tropfen	
Cyclopentolat	Zyclolat® Tropfen	Cyclopentolat Tropfen	
Tropicamid	Mydrum® Tropfen Mydriaticum-Stulln®	–	
Phenylephrin	Mydrial®, Visadron® Neosynephrin®	–	
Glaucommittel			
Dorzolamid	Trusept® Tropfen	–	
Timolol	Chibro-Timoptol®	Timolol, 10 weitere Handelsnamen	
Apraclonidin	Iopidin® Tropfen		
Pilocarpin	Pilo-Stulln® Tropfen u. a. Spersacarpin® Salbe	Pilocarpin Tropfen, Öl Borocarpin® Tropfen	
Brimonidin	Alphagan® Tropfen	–	
Latanoprost	Xalatan® Tropfen	–	
Dipiveprin	d-Epifrin® Tropfen	Glaucothil® Tropfen	

Eigene Eintragungen

. . .

. . .

Weitere β-Blocker als lokale Glaukommittel

Betaxol	Betoptima®
Cartolol	Arteoptic®
Levobunolol	Vistagan®
Metipranolol	Betamann®
Pindolol	Glauco-Stulln®

5 Herz

5.1   Positiv inotrop wirksame Substanzen

Grundlagen

Physiologische Regulation der Kontraktionskraft. Die Spannungsentwicklung bzw. Verkürzung der kontraktilen Proteine hängt von der aktuellen Ca-Ionen-Konzentration am Aktomyosin-System und der aktuellen Ca^{2+}-Empfindlichkeit des Systems ab. Der Schwellenwert für Aktivierung liegt bei ca. 3×10^{-7}M Ca^{2+}. Je weiter dieser Wert in der Systole überschritten wird, desto stärker ist innerhalb physiologischer Grenzen die Kraft der Kontraktion. Die Erschlaffung setzt voraus, dass die Ca^{2+}-Konzentration wieder unter den Schwellenwert gesenkt werden kann. Ein derartiger Kontraktionszyklus wird durch eine elektrische Erregung, das Aktionspotenzial, ausgelöst.

Die Bedeutung des Calcium für die Kontraktionskraft spiegelt sich in dem morphologischen Aufbau der Kammermuskulatur wider: Man beachte die weiten T-Tubuli, die die Myofibrillen in der Höhe eines jeden Sarkomers umschlingen und damit einen unmittelbaren Kontakt mit der hohen Ca^{2+}-Konzentration des Extrazellulärraums herstellen (Abb 5.**1**).

Pharmakologische Einflussnahme. Eine Steigerung der Kontraktionskraft ließe sich im Prinzip auf zwei Wegen erreichen:

- Vermehrung der intrazellulären Ca^{2+}-Konzentration in der Systole und
- Steigerung der Ca^{2+}-Empfindlichkeit der kontraktilen Proteine.

Alle derzeit zur Verfügung stehenden positiv inotrop wirksamen Substanzen scheinen jedoch über eine **Steigerung der Ca^{2+}-Konzentration in der Systole** zu wirken. Es sind dies

- herzwirksame Glykoside (Kardiosteroide),
- Catecholamine,
- Phosphodiesterase-Hemmstoffe.

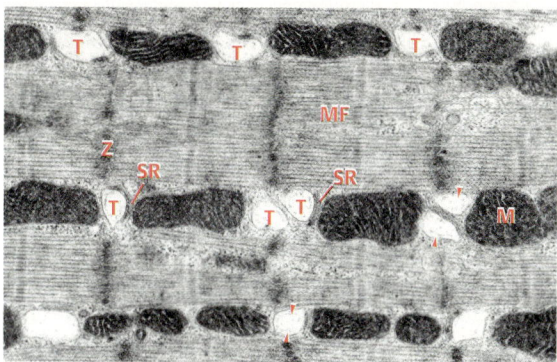

Abb. 5.1   Teil einer Herzmuskelzelle. Die Myofibrillen (MF) sind hier längs geschnitten. Demnach erscheinen die transversalen Tubuli (T-Tubuli = T), welche die Myofibrillen etwa in Höhe der Z-Scheiben (Z) zirkulär umfassen, im Querschnitt. Beachte das weite Lumen der T-Tubuli (Extrazellulärraum). Die Pfeilköpfe weisen auf die Lamina externa (Basalmembran), die sich von der Außenfläche der Herzmuskelzelle bis in die T-Tubuli hinein fortsetzt. Das sarkoplasmatische Retikulum (SR) ist spärlich ausgebildet. M = Mitochondrien. (Rechter Ventrikel des Meerschweinchens, Vergr. 18 000 ×, Aufnahme aus dem Anatomischen Institut der Universität Kiel.)

Eine unzureichende Kontraktionskraft des Herzmuskels ist eine der häufigsten Erkrankungen älterer und alter Menschen. Unbehandelt führt die Herzinsuffizienz in den meisten Fällen im Laufe weniger Jahre zum Tode. Die moderne Therapie der kardialen Insuffizienz beschränkt sich nicht auf die positive Beeinflussung der Herzmuskelkraft, sondern berücksichtigt die Integration der Herzpumpe in den Kreislauf, das Elektrolytmilieu und die nervale und hormonelle Steuerung des gesamten Systems. Die Erweiterung der therapeutischen Möglichkeiten (s. S. 165) hat die Prognose der Herzinsuffizienz wesentlich verbessert.

5.1.1 Herzwirksame Glykoside, Cardiosteroide

Überblick

Herzglykoside sind pflanzliche Wirkstoffe: **Digoxin** und **Digitoxin** als therapeutisch wichtigste Substanzen stammen aus dem roten und dem wolligen Fingerhut (Digitalis purpurea und lanata).

▶ a) Bindung an die plasmalemmale Na$^+$/K$^+$-ATPase mit Hemmung des Ionentransports und Zunahme der systolischen Ca^{2+}-Konzentration im Cytosol. Dadurch: **Zunahme der Kontraktionskraft.**
b) Vaguserregung mit **Senkung von Herzfrequenz** und **Verzögerung der AV-Überleitung.**

▶ Digoxin: Mäßig hydrophob. Ausscheidung vorwiegend unverändert über die Niere; t$_{1/2}$: 2 – 3 Tage.
Digitoxin: Hydrophob, renale und hepatische Ausscheidung in Form von Metaboliten; t$_{1/2}$: 5 – 7 Tage.

▶ Myokardinsuffizienz, Vorhofflattern oder -flimmern.

▶ Geringe therapeutische Breite: Es müssen so viele Na$^+$/K$^+$-ATPase-Moleküle unbesetzt bleiben, wie zur Kompensation der passiven Ionenbewegungen erforderlich. Bei Überdosierung: Verminderung des Na$^+$/K$^+$-Gradienten und des Membranpotentials der Zellen. Bei Vergiftung sind möglich:
– am Herzen: AV-Block, ventrikuläre Extrasystolie, Kammerflimmern, Kontraktur des Myokards;
– am ZNS: Farbsehstörungen, Erbrechen, Müdigkeit, Konfusion;
– an der Niere: Salurese.

Therapiemaßnahmen: K$^+$-Infusion, Antiarrhythmika, Zufuhr von Antikörper-Fragmenten zur Komplexierung freier „Digitalis"-Moleküle.

Vorkommen und Struktur

Vorkommen. Herzglykoside werden in Pflanzen aus verschiedenen Familien gefunden, z. B. in Digitalis purpurea und Digitalis lanata (roter und wolliger Fingerhut), Strophanthus Kombé und Strophanthus gratus, Urginea (Scilla) maritima (Meerzwiebel), Adonis vernalis und Convallaria majalis (Maiglöckchen). Insgesamt sind einige Hundert herzwirksame Glykoside bekannt.

Grundstruktur

Box 5.1

Cardioglykoside als Abschreckungsgifte

Auch im Tierreich können herzwirksame Glykoside gefunden werden. So enthält das Hautsekret bestimmter Kröten Bufadienolide (s. z. B. Formel von Scillaren A), auch unter den Blattkäfern (Chrysomeliden) gibt es eine Art (Oreina gloriosa), die in den Alpen auf einer Glykosid-freien Pflanze lebt und eine Reihe typischer Cardioglykoside synthetisiert. Der Glykosid-Gehalt dient als Abschreckung von Fressfeinden, die gelernt haben, dass diese auffallend blau-metallisch gefärbten Käfer ungenießbar sind. Dasselbe Abschreckungsprinzip ist von buntgefärbten südamerikanischen Schmetterlingen bekannt, deren Raupen allerdings auf Glykosid-haltigen Pflanzen leben und die gespeicherten Giftstoffe an ihre Imagines weiterreichen.

Struktur. Die Glykoside bestehen aus dem Genin (oder Aglucon) und einigen Zucker-Molekülen. Als Beispiel für den chemischen Aufbau der Herzglykoside sind Digitoxin, g-Strophanthin und Scillaren A abgebildet:

Allen Herzglykosiden gemeinsam ist das Cyclopentanoperhydrophenanthren-Gerüst in bestimmter sterischer Anordnung (s. u.) mit folgenden Substituenten:
– in 3-Stellung eine Hydroxy-Gruppe, die mit Zucker verethert ist,
– in 14-Stellung eine Hydroxy-Gruppe und
– in 17-Stellung der ungesättigte Lacton-Ring.

Weitere Substituenten können in 5-, 10-, 11-, 12- oder 16-Stellung vorhanden sein. Je nachdem, ob der Lacton-Ring (grün) 5- oder 6-gliedrig ist, unterscheidet man **Cardenolide** (Digitalis-, Strophanthus-, Convallaria-Glykoside) und **Bufadienolide** (Scilla-Glykoside und herzwirksame Krötengifte).

(Digitoxose)$_3$

Digitoxin

Rhamnose

g-Strophanthin (Ouabain)

Rhamnose
|
Glucose

Scillaren A

Mit der bisherigen Darstellung sind aber noch nicht alle Bedingungen aufgezeigt, die erfüllt sein müssen, damit ein Steroid herzwirksam ist. Die Ringverknüpfung im Cyclopentanoperhydrophenanthren gestattet eine Reihe von **räumlichen Isomerien**, nämlich die cis- oder die trans-Verknüpfung. Folgende Ringverknüpfung ist für Herzglykoside charakteristisch:
- AB cis (wenn A durchhydriert ist),
- BC trans,
- CD cis.

Die CD-cis-Verknüpfung ist energetisch ungünstig und wird nur aufrecht erhalten, wenn in 14-Position ein angulärer Substituent, z. B. eine OH-Gruppe, vorhanden ist. Er verhindert das spontane Umklappen in die energetisch günstigere trans-Verknüpfung, was den Verlust der Herzwirksamkeit nach sich zieht. Damit unterscheidet sich diese Substanzgruppe wesentlich von anderen biologisch wirksamen Cyclopentanoperhydrophenanthren-Derivaten (Sexual- und Nebennierenrinden-Hormone, Gallensäuren). Weiterhin ist für eine Herzwirksamkeit Bedingung, dass sich der 17-Lactonring und die 3-Hydroxy-Gruppe in β-Stellung befinden. Ferner muss der Lacton-Ring ungesättigt sein. Die im Lacton-Ring dihydrierten Genine wirken wesentlich schwächer wirksam. Der räumliche Aufbau eines Glykosid geht aus der Darstellung des Digoxinmoleküls hervor.

Die Frage, ob die **Zucker-Moleküle** für die Herzwirksamkeit grundsätzlich entscheidend sind, muss ebenfalls verneint werden, denn die zuckerfreien Genine wirken ebenfalls positiv inotrop. Die Zucker sind jedoch für das physikochemische Verhalten im Organismus von Bedeutung (Resorption, Verteilung, Abbaugeschwindigkeit etc.) und entscheiden dadurch über die therapeutische Anwendbarkeit der betreffenden Glykoside. Chemische Veränderungen an den Zucker-Molekülen, wie Acetylierung oder Methylierung, verändern die physikochemischen Eigenschaften der Ausgangssubstanz und damit ihr pharmakokinetisches Verhalten.

Die Zucker (z. B. Rhamnose, Cymarose), die nach der Hydrolyse der Herzglykoside isoliert werden können, sind mit Ausnahme der Glucose sehr seltene Substanzen; zum Teil sind sie bisher nur in Verbindung mit den Herzglykosiden bekannt geworden. Die kurzfristig auftretende Bindungsstelle für die Cardiosteroide im Na$^+$/K$^+$-ATPase-Molekül stellt also sehr hohe Anforderungen an die Struktur des Liganden. Diese Tatsache gibt Anlass zu der Vermutung, dass diese Bindungsstelle einen körpereigenen, physiologischen Liganden besitzt, der über die Beeinflussung der Na$^+$/K$^+$-ATPase-Aktivität regulatorische Funktionen ausübt. Nach diesem natürlichen Liganden wird seit langem gesucht. Von Zeit zu Zeit werden Befunde mitgeteilt, die Hoffnung auf die Isolierung dieses Faktors hervorrufen; bisher hat sich eine endgültige Klärung jedoch nicht ergeben.

Wirkungsmechanismus der Herzglykoside

Die Herzglykoside lagern sich spezifisch und mit hoher Affinität an die **Na$^+$/K$^+$-ATPase** an, wenn dieses Transportenzym während des Pumpzyklus eine bestimmte Konformation eingenommen hat. Die Komplexbildung fixiert das Enzym in dieser Konformation und unterbricht so dessen Pumptätigkeit. Innerhalb gewisser Grenzen kann die Herzmuskelzelle die Besetzung und damit die Hemmung von Na$^+$/K$^+$-ATPasen kompensieren, indem die verbleibenden, nicht besetzten Na$^+$/K$^+$-ATPase-Moleküle durch eine leichte Erhöhung der zellulären Na$^+$-Konzentration zu einer erhöhten Transportaktivität stimuliert werden und so die Na$^+$/K$^+$-Homöostase aufrechterhalten. Ist jedoch ein zu großer Anteil der vorhandenen Na$^+$/K$^+$-ATPase-Moleküle von Cardiosteroiden besetzt, kann dieser Ausfall an Transportkapazität nicht mehr ausgeglichen werden: Der Muskel verliert progredient K$^+$ und nimmt Na$^+$ auf; es kommt zu einer **Verminderung des Membranpotentials** (Neigung zu Spontanerregungen) und einer **Überladung der Zelle mit Calcium** (Kontraktur). Parallel zur Besetzung von Na$^+$/K$^+$-ATPasen durch Herzglykoside nimmt die Kontraktionskraft zu, solange keine Vergiftung auftritt.

Die **Ursache für den positiv inotropen Effekt**, dem eine Zunahme der systolischen Ca^{2+}-Konzentration zugrunde liegt, wird nach einer gängigen Vorstellung durch einen membranständigen Na$^+$/Ca^{2+}-Austauschmechanismus erklärt. Na$^+$ kann entlang seines Konzentrationsgefälles über diesen Mechanismus einströmen, im Austausch werden Ca^{2+} nach außen transportiert. Man nimmt an, dass mit dem geringen Anstieg der intrazellulären Na$^+$-Konzentration die treibende Kraft für den Na$^+$/Ca^{2+}-Austausch abnimmt, der intrazelluläre Ca-Gehalt ansteigt und so mehr Kopplungs-Ca^{2+} zur Verfügung steht.

Wenn eine Zelle K$^+$ verliert und Na$^+$ aufnimmt, entspricht das einer Abnahme des thermodynamischen Energiegehaltes: Die Zelle geht von einem höheren Ordnungszustand, der unter Energieaufwand aufrecht erhalten wird, in einen weniger energetischen Zustand über. Jede Schädigung einer Herzmuskelzelle, gleichgültig wie sie zustande kommt, ist immer mit einem K$^+$-Verlust und einer entsprechenden Zunahme des zellulären Na$^+$-Gehaltes verbunden, bis schließlich ein Ausgleich der extra- und der intrazellulären Ionenkonzentrationen

R = **H**   Digoxin

R = —**C**—**CH$_3$**   Acetyldigoxin
       ‖
       O

R = —**CH$_3$**   Methyldigoxin

erreicht ist (Tod der Zelle). Daher kann die kontraktionskraftsteigernde Wirkung der Herzglykoside nicht mit dem verminderten Ordnungszustand erklärt werden, denn dann müsste eigentlich jede Schädigung der Herzmuskelzelle mit einer Zunahme der Kontraktionskraft einhergehen. Die Zunahme der systolischen Ca^{2+}-Konzentration in den Myokardzellen kann auch gedeutet werden als Folge einer Änderung plasmalemmaler Eigenschaften, die mit einer verbesserten Freisetzung oder einem stärkeren Einstrom von Ca^{2+} während eines Aktionspotentials einhergeht. So ist eine verbesserte Leitfähigkeit für Ca^{2+} experimentell nachgewiesen worden: Dieses kann durch spezifische Na^+-Kanäle einfließen, die durch Bindung eines Cardiosteroids an die Na^+/K^+-ATPase für Ca^{2+} leitend werden (Abb. 5.2).

Die Bindung des Cardiosteroids an die Na^+/K^+-ATPase führt nur in der Herzmuskulatur zum positiv inotropen Effekt. Weder an der Skelettmuskulatur noch am glatten Muskel lässt sich eine Zunahme der Kontraktionskraft nachweisen, wohl dagegen eine Vergiftung durch Ausschaltung zu vieler ATPase-Moleküle. Dies weist auf die Besonderheit des Kopplungsprozesses in der Herzmuskulatur hin.

Therapeutisch wichtige Besonderheiten im Wirkungsmechanismus. Die Wechselwirkung zwischen einem Herzglykosid und seinem Rezeptor, der Na^+/K^+-ATPase, unterscheidet sich von der Interaktion anderer Pharmaka mit ihren Rezeptoren:
- weil die Bindungseigenschaft der Na^+/K^+-ATPase von ihrer *Transportaktivität abhängig* ist (Zunahme der Pumpaktivität geht einher mit vermehrter Glykosid-Bindung, da die bindungsfähige Konformation häufiger auftritt);
- weil *nur ein gewisser Anteil* der Na^+/K^+-ATPase besetzt werden darf, ohne dass eine Zellvergiftung auftritt;
- weil die Größe dieses Anteils, der durch Glykosid-Bindung aus der Ionen-Transport-Funktion ausgeschaltet werden darf, *um so kleiner* wird, *je höher die Belastung* der Zelle durch Na^+-Einstrom und K^+-Ausstrom ist. Mit anderen Worten: Je höher die Schlagfrequenz des Herzens, desto weniger Na^+/K^+-ATPase-Moleküle dürfen besetzt werden (Abb. 5.3);
- weil die Affinität der Glykoside vom ionalen Milieu, insbesondere von der *K^+-Konzentration abhängt*: Je niedriger die K^+-Konzentration, desto höher ist die Affinität (wichtig bei der Therapie der Vergiftung, die mit einer Hypokaliämie einhergeht).

Therapeutische Wirkungen

Einer Herzmuskelinsuffizienz können unterschiedliche Störungen zugrunde liegen. Falls es sich um einen Mangel an energiereichen Phosphaten handelt (wie bei einem Sauerstoffmangel oder bei einer Thyreotoxikose), spricht man von einer **energetischen Insuffizienz**. Diese lässt sich verständlicherweise nicht durch Herzglykoside bessern. Wenn dagegen der grundlegende Fehler im Kopplungsmechanismus, also zwischen elektrischem Vorgang und Ca^{2+}-induzierter Aktivierung des kontraktilen Systems gelegen ist, wird dies als **Kopplungsinsuffizienz** bezeichnet. Dieser Zustand lässt sich durch Herzglykoside günstig beeinflussen (s. S. 167).

Primäre Wirkungen auf das Herz. Die direkte Wirkung auf das Herz ist der eigentliche therapeutische Effekt der Herzglykoside. Die Stärke ihres **positiv inotropen Effektes** ist davon abhängig, welche Kontraktionsamplitude der Herzmuskel vor Zusatz des Glykosid bzw. Genin aufwies. Ein gut kontrahierender Muskel kann seine Kontraktionsamplitude prozentual weniger steigern als ein Muskel, der primär eine verminderte Kontraktionskraft aufweist. Daher ist der Glykosid-Effekt besonders gut am insuffizienten Herzmuskel zu demonstrieren (Abb. 5.4). Ein insuffizientes Herz wird durch die Herzglykoside folgendermaßen beeinflusst: Kontraktionskraft und -geschwindigkeit (Druckänderung pro Zeiteinheit) nehmen zu, die Herzkammern werden besser entleert. Die Herzgröße und das diastolische Restvolumen nehmen ab. Die venöse Blutmenge, die in jeder Diastole aufgenommen wird, steigt an, dadurch sinkt der Venendruck.

Systemische Auswirkungen. Während an isoliertem Herzgewebe die Glykosid-Wirkung gut überschaubar ist, liegen im Gesamtorganismus sehr viel kompliziertere Verhältnisse vor – besonders dann, wenn eine chronische Herzmuskelinsuffizienz besteht (s. Abb. 5.15, S. 167). Von den Folgen, die sich aus den primären Wirkungen der Herzglykoside auf Kontraktionskraft und -geschwindigkeit ergeben, sind klinisch ohne großen diagnostischen Aufwand am leichtesten zu erfassen:
- Einsetzen einer Wasserausschwemmung und Abnahme der Ödeme (Patient vor Beginn der Therapie wiegen),
- Verschwinden der Dyspnoe,
- Verminderung der venösen Stauungserscheinungen sowie
- Abnahme der Herzfrequenz. Letztere beruht auf
  - einer Verminderung des zentralen Venendruckes und damit Entlastung der Dehnungsrezeptoren,
  - einer Abnahme des Sympathikotonus und
  - einer Erregung von Vaguskernen auf indirektem Weg durch die Herzglykoside.

Toxische Wirkungen und Therapie der Vergiftung

Symptome der Glykosid-Vergiftung

Die therapeutische Breite der Herzglykoside ist gering: Ernste toxische Symptome treten auf, wenn die volltherapeutische Dosis um das 1,5- bis 3fache überschritten wird. Aufgrund der individuell recht unterschiedlichen Empfindlichkeit können bei Patienten auch schon Nebenwirkungen (Arrhythmien, Erbrechen) vorkommen, wenn der volle therapeutische Wirkspiegel noch nicht erreicht ist. Die toxischen Wirkungen manifestieren sich beim Menschen vor allen Dingen am Herzen.

Toxische Wirkungen am Herzen. Als Beispiel für eine Intoxikation von Herzmuskulatur durch Herzglykoside sind in Abb. 5.3 und 5.5 Versuche an isolierten Vorhöfen dargestellt. Zwei Vergiftungssymptome sind zu erkennen: **Irregularitäten** und **Kontraktur**. Als Ursache für die Störung der elektrischen Eigenschaften der Membran

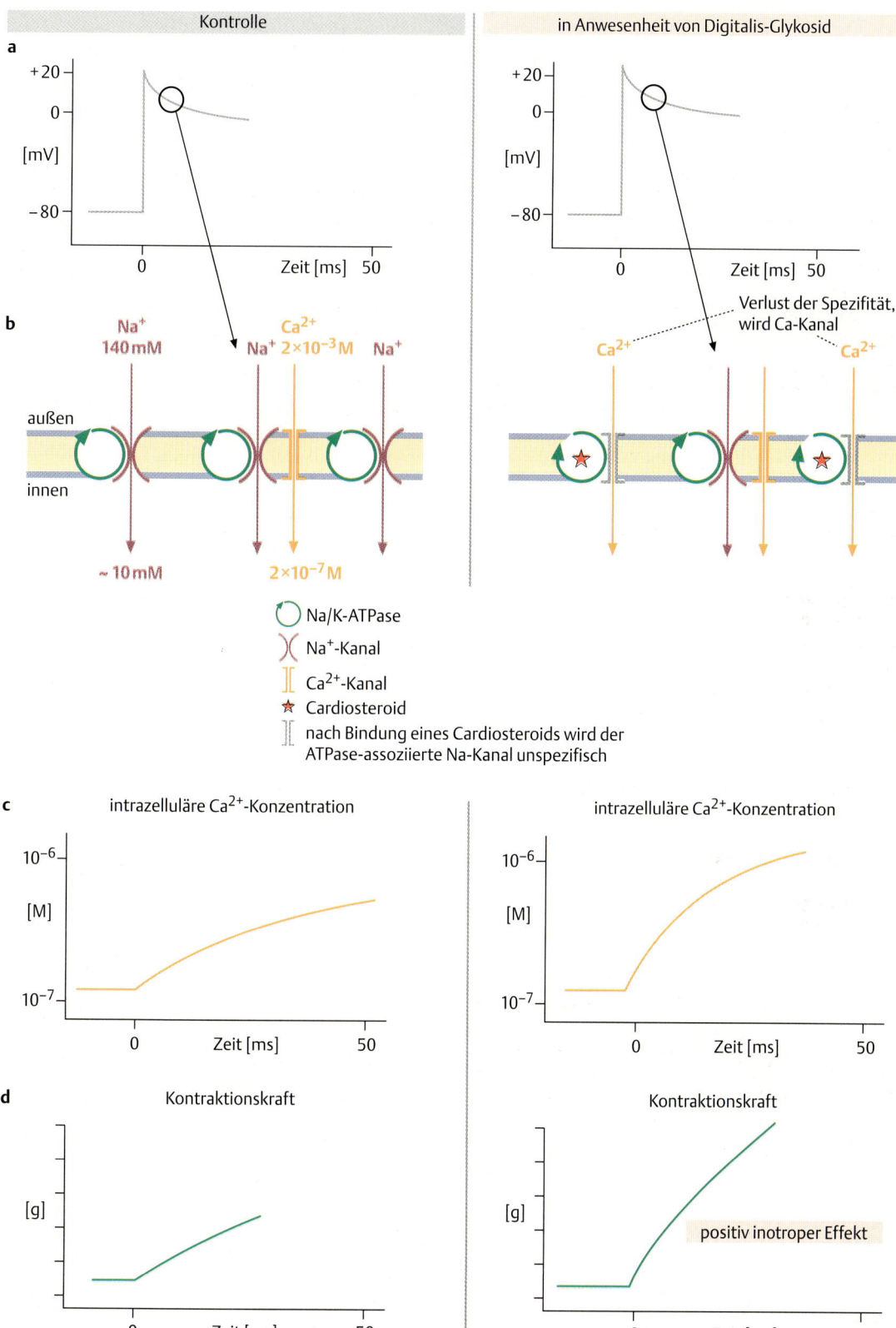

Abb. 5.2 Wirkung von Digitalisglykosiden auf die Herzmuskulatur. Die Form des Aktionspotenzials wird durch Digitalis nicht verändert (**a**), wohl aber die ihm zugrunde liegenden Ionenbewegungen (**b**): Durch Bindung eines Digitalisglykosid (★) an die Na/K-ATPase verliert der an die ATPase gekoppelte Na⁺-Kanal seine Spezifität und lässt Ca²⁺ entlang eines hohen Gradienten (4 Zehnerpotenzen) während der Depolarisationsphase in das Zytosol einströmen. Die zytosolische Ca²⁺-Konzentration (**c**) erreicht dadurch einen höheren Wert als unter Kontrollbedingungen, die Kontraktionskraft ist gesteigert (**d**).

Kontraktionen

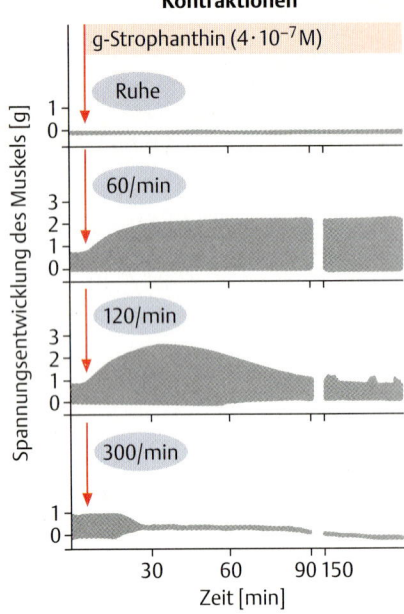

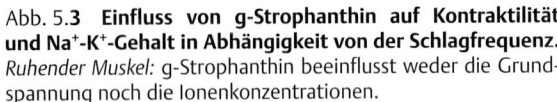

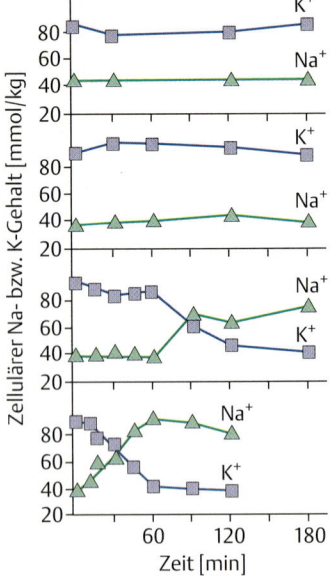

Abb. 5.3 Einfluss von g-Strophanthin auf Kontraktilität und Na⁺-K⁺-Gehalt in Abhängigkeit von der Schlagfrequenz.
Ruhender Muskel: g-Strophanthin beeinflusst weder die Grundspannung noch die Ionenkonzentrationen.
Schlagfrequenz 60/min: g-Strophanthin ruft einen starken positiv inotropen Effekt über die gesamte Versuchsdauer (180 Minuten) hervor, der Na⁺- und K⁺-Gehalt der Zellen bleibt weitgehend unverändert.
Schlagfrequenz 120/min: Ein vorübergehender inotroper Effekt tritt auf, der von einer Abnahme der Kontraktionskraft (etwa ab der 45. Minute), einer Anhebung der diastolischen Grundspannung und Extrasystolen gefolgt wird (toxische Glykosid-Wirkung). Die zellulären Na⁺- und K⁺-Konzentrationen bleiben während der ersten Stunde der g-Strophanthin-Einwirkung etwa konstant, erst dann steigt als Ausdruck der Vergiftung die Na⁺-

Konzentration schnell an, die K⁺-Konzentration fällt entsprechend ab.
Höchste Schlagfrequenz (300/min): Ein positiv inotroper Effekt ist nicht mehr zu beobachten, die Intoxikation beginnt schnell. Der Muskel geht schon nach ca. 15 Minuten in Kontraktur, die Ionengradienten brechen unmittelbar nach Zusatz von g-Strophanthin zusammen, da unter dieser Bedingung die gesamte Transportkapazität benötigt wird, um die Homöostase aufrechtzuerhalten.
Messungen am linken Vorhof des Meerschweinchens. Die Na⁺-K⁺-Bestimmung erfolgte durch Flammenphotometrie. In der Bestimmung des zellulären Na⁺-Gehaltes gehen die kleinen Änderungen der intrazellulären Na⁺-Konzentration unter, die bei nicht-toxischen Glykosid-Wirkungen auftreten.

sind die oben beschriebenen Einflüsse der Herzglykoside auf die Ionenpermeabilitäten und die Hemmung aktiver Transportvorgänge anzusehen. Die Kontraktur des Herzmuskels ist durch eine Überladung der Zelle mit Calcium-Ionen bedingt.
Prinzipiell gleichartig wie *in vitro* verläuft die Glykosid-Intoxikation *in vivo*. Je nach Schwere der Vergiftung treten Senkung der ST-Strecke (auch bei therapeutischer Konzentration kann sich dies schon abzeichnen), Extrasystolen (meistens ventrikulären Ursprungs), partieller bzw. totaler Block oder Tachykardien (im schwersten Fall ventrikuläre Tachykardie) auf. Die Arrhythmien werden ausgelöst durch die verzögerte Erregungsausbreitung im spezifischen Leitungssystem in Verbindung mit der verkürzten Refraktärperiode der Arbeitsmuskulatur und der Neigung vergifteter Zellen zur Bildung spontaner Erregungen. Der Tod wird meistens durch ein Kammerflimmern verursacht, bei der Obduktion wird das Herz in kontrahiertem Zustand vorgefunden. Der Kalium-Gehalt des Herzmuskels ist vermindert, der Natrium-Gehalt erhöht.

Bei einigen Tierarten ist das Aktionspotenzial des Herzmuskels vergleichsweise kurz und weist keine Plateauphase auf. Diese Spezies sind relativ Digitalis-unempfindlich. So stirbt zum Beispiel die Ratte nach Zufuhr hoher Dosen eines Glykosids nicht an der Herzvergiftung, sondern aufgrund der Hirnschädigung (Lähmung des Atemzentrums).

Extrakardiale Vergiftungssymptome. Als Ursache der extrakardialen Symptome kann im Allgemeinen eine Hemmung der Na⁺/K⁺-ATPase angesehen werden, da dieses enzymatische Pumpsystem ubiquitär vorhanden ist und überall durch Herzglykoside gehemmt werden kann (s.u.). Vom Zentralnervensystem her kann es neben leichten Erscheinungen wie Benommenheit, Nausea und Erbrechen (vermittelt über die Area postrema), Kopfschmerzen, Farbensehen, Stimulierung der Vagus-Kerne und Neuralgien auch zu schweren Krankheitsbildern kommen (Konfusion, Sehstörungen, Halluzinationen, Delirien, Krämpfe). Bemerkenswerterweise werden allergische Reaktionen auf Cardiosteroide nicht beobachtet.

Die beschriebene Ionenpumpenhemmung lässt sich *in vivo* auch an einer Reihe anderer Gewebe feststellen: Die Skelettmuskulatur (Symptom: Muskelschwäche) und die Erythrozyten verlie-

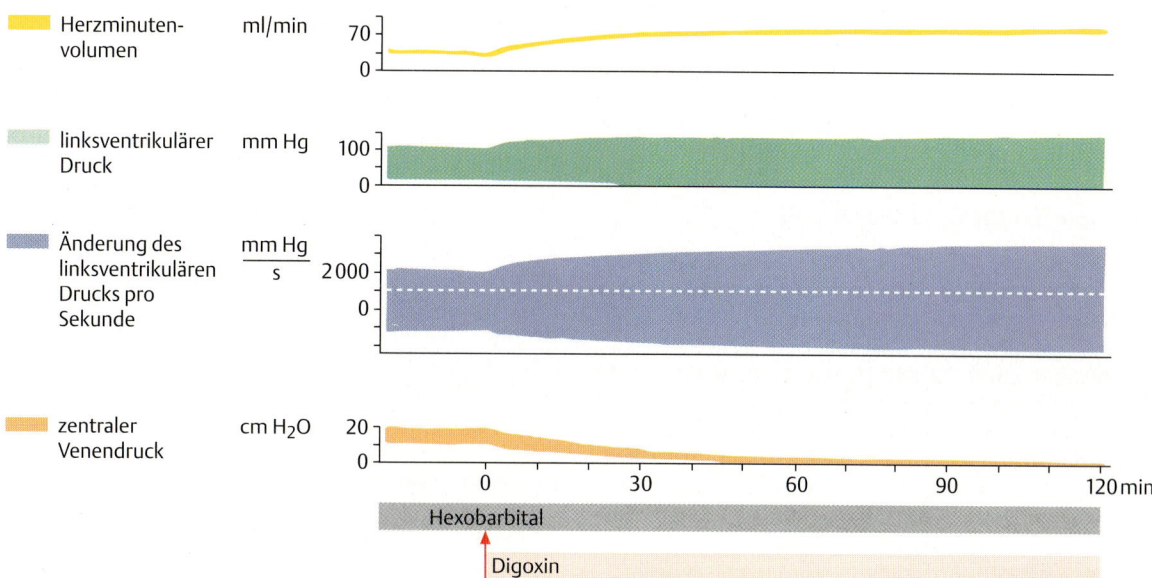

Abb. 5.4 Positiv inotrope Wirkung von Digoxin am insuffizienten Herzen. Das Herz wurde zunächst durch Zufuhr von Hexobarbital in den Zustand einer Insuffizienz versetzt (Barbiturate rufen eine „Kopplungsinsuffizienz" hervor). Als Folge der Glykosid-Wirkung steigt trotz weiterer Anwesenheit des Barbiturates das Herzminutenvolumen an, ebenso die Kontraktionsgeschwindigkeit und die Kontraktionsamplitude, der zentrale Venendruck fällt stark ab. Etwa 60 Minuten nach Gabe von Digoxin ist das Herz wieder suffizient. (Die Messungen erfolgten an einem Herz-Lungen-Präparat der Katze; Digoxin-Injektion [0,03mg] in die obere Hohlvene.)

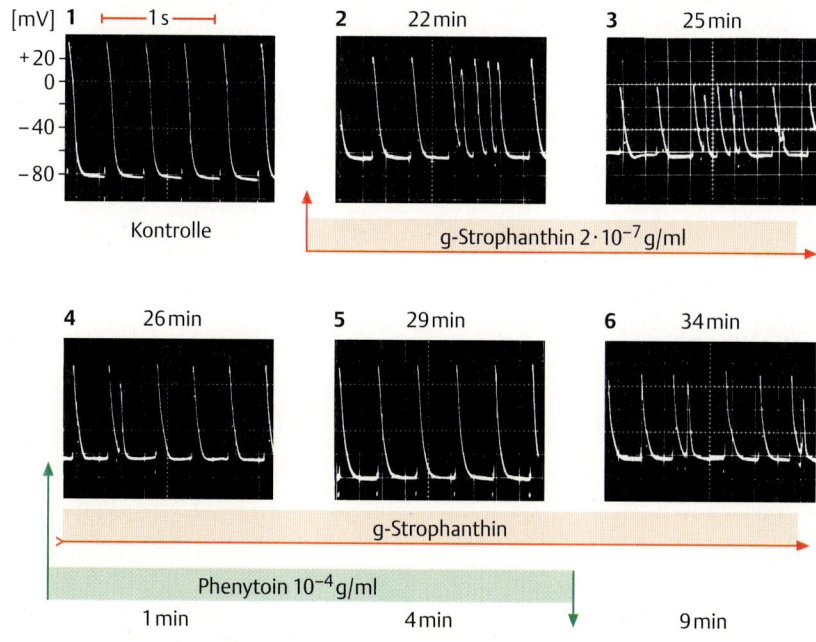

Abb. 5.5 Toxische Wirkung von g-Strophanthin. Versuch am isolierten Vorhof des Meerschweinchens; Ableitung des Membranpotenzials mittels intrazellulärer Mikroelektroden; konstante Reizfrequenz: 3 Hz. Obere Zeitskala: Minuten nach Strophanthin-Gabe, untere Skala: Minuten nach Phenytoin-Gabe.
1 Kontrolle: Ruhepotenzial etwa -82 mV, Überschusspotenzial etwa $+30$ mV.
2 und **3**: Perfusion des Organbads mit einer toxischen Konzentration an g-Strophanthin (2×10^{-7}g/ml Tyrode-Lösung) führt zur Glykosid-Vergiftung nach 22 bzw. 25 Minuten Einwirkungszeit: Abnahme des Ruhe- und des Überschusspotenzials, Labilität des Membranpotenzials, die sich in spontanen Aktionspotenzialen äußert.
4 und **5**: Nach Zugabe von Phenytoin in das weiter mit g-Strophanthin-haltiger Lösung perfundierte Bad bessern sich in wenigen Minuten die „elektrischen Eigenschaften" der Membran erheblich: Das Ruhepotenzial normalisiert sich, die Extrasystolie verschwindet. Die schwere Glykosid-Intoxikation der isolierten Vorhofmuskulatur kann also durch Phenytoin fast völlig aufgehoben werden. Dieser Phenytoin-Effekt tritt auf, obwohl weiterhin g-Strophanthin anwesend ist.
6: Nach dem Auswaschen von Phenytoin tritt die g-Strophanthin-Intoxikation wieder auf.

ren Kalium und nehmen Natrium auf. In den Tubuluszellen der Niere werden gleichfalls aktive Transportvorgänge gehemmt. In toxischen Konzentrationen haben Herzglykoside einen „saluretischen" Effekt. Wie oben ausgeführt wurde, ist die bei der Therapie einer Herzinsuffizienz auftretende Wasser- und Salzausschwemmung aber nicht renal, sondern kardial bedingt.

Therapie der Glykosid-Vergiftung

Das Leben eines mit Cardiosteroiden vergifteten Menschen wird durch die Störung der Reizbildung und das Auftreten von ektopischen Erregungen im Herzen bedroht. Folgende Maßnahmen sind zu ergreifen:

1. Infusion einer Kalium-Lösung (z.B. 0,3% KCl in 5%iger Glucose-Lösung) zum Ausgleich des starken Kalium-Verlustes durch die Hemmung der renalen Na^+/K^+-ATPasen.
2. Digitalis-Antikörper-Fragmente (s.S. 507) zur Bindung von Digoxin- oder Digitoxin-Molekülen und renalen Ausscheidung der Komplexe.
3. Bei kardialen Arrhythmien (drohendes Kammerflimmern) Lidocain oder Phenytoin intravenös. Bei extremer Bradykardie Anlegung eines temporären Schrittmachers.
4. Symptomatische Maßnahmen (z.B. Atropin, Lidocain).

Schicksal der Glykoside im Organismus

Die beiden therapeutisch wichtigsten Herzglykoside Digoxin und Digitoxin unterscheiden sich lediglich durch eine OH-Gruppe in Position C12 (s.S. 138). g-Strophanthin, ein weiteres klassisches, aber kaum noch benutztes Glykosid, besitzt dagegen noch zusätzliche Hydroxy-Gruppen. Derartige OH-Gruppen bestimmen weitgehend die physikochemischen Eigenschaften dieser Moleküle und damit auch ihr Verhalten im Organismus. Die einzelnen pharmakokinetischen Daten, die sich aus den „kleinen" chemischen Unterschieden zwischen den drei genannten Cardiosteroiden ergeben, sind in Tab. 5.1 zusammengestellt.

Indikationen für Herzglykoside

Chronische Herzmuskelinsuffizienz. Der therapeutische Erfolg hängt weitgehend von der Ursache ab, die zur Insuffizienz geführt hat: Besonders günstig sprechen Fälle an, die infolge einer Arteriosklerose, eines Hochdrucks oder eines Klappenfehlers aufgetreten sind. Weniger gut kann ein Herzmuskelversagen nach einer rheumatischen Myokarditis beeinflusst werden. Kaum therapeutische Wirkung haben die Herzglykoside bei Insuffizienzen durch Diphtherietoxine oder Hyperthyreose.

Tabelle 5.**1** Pharmakokinetische Eigenschaften der gebräuchlichen Herzglykoside

	Digitoxin	Digoxin	g-Strophanthin
H_2O-Löslichkeit	schlecht	mäßig	gut
enterale Resorption (%)	100	~ 80	< 1
Plasma-Eiweiß-Bindung (%)	> 95	~ 25	0
renale Ausscheidung	niedrig	mäßig	hoch
metabolischer Abbau in der Leber	Zuckerabspaltung (es entstehen herzwirksame Metabolite), C-12-Hydroxylierung, Kopplung	Kopplung (Zuckerabspaltung)	nein
Eliminations-$t_{1/2}$ der unveränderten Substanz	5–7 d	2–3 d	~ 9 h
Erhaltungsdosis/d (mg)	0,07–0,1	0,1–0,25	–
therapeutische Konzentration im Plasma (ng/ml)	bis 25	bis 2	~ 1
Konzentration an freiem Wirkstoff (ng/ml)	~ 1	~ 1	~ 1
Anreicherung im Gewebe bezogen auf freie Konzentration (Meerschweinchen-Herz)	~ 20fach	~ 10fach	*
scheinbares Verteilungsvolumen (l/kg)**	0,8	5,0	*

* Diese Werte sind nicht konstant, sondern hängen von den gegebenen Bedingungen ab (Konzentration, Na^+-Last der Zellen). Dies liegt daran, dass bei dem hydrophilen g-Strophanthin – im Gegensatz zu den Digitalis-Glykosiden – die unspezifische Bindung quantitativ in den Hintergrund tritt und damit die sättigbare, spezifische Bindung vorherrscht.

** Für Digitoxin ergeben sich Werte unter 1 l/kg, obwohl Digitoxin stark im Gewebe angereichert wird. Digoxin besitzt ein Verteilungsvolumen von 5 l/kg, obwohl es eigentlich weniger im Gewebe angereichert wird. Die Werte für das scheinbare Verteilungsvolumen erhalten einen biologischen Sinn, wenn die Plasmaeiweißbindung berücksichtigt wird, da nur die freie Konzentraton eines Pharmakon für die Verteilung entscheidend ist.

Box 5.2

Arzneistoff-Interferenzen mit Digitalis-Glykosiden

Die Digitalisglykoside besitzen bekanntlich nur eine geringe therapeutische Breite, außerdem variiert das Ansprechen der einzelnen Patienten erheblich. Daher ist jeder herzinsuffiziente Patient individuell auf Digoxin (Digitoxin) einzustellen, und der Therapeut muss sich der „Compliance" des Betreffenden versichern. Diese therapeutische Schwierigkeit, die den Herzglykosiden eigen ist, wird noch weiter verkompliziert durch die zahlreichen Arzneimittel-Interferenzen, die sich einstellen können. Nach ihrem Mechanismus lassen sich folgende Interaktionen unterscheiden:

– Die Bindung der Herzglykoside an ihren Rezeptor ist umgekehrt proportional der aktuellen **Kalium-Ionen-Konzentration**. So können Thiazid-Diuretika, wenn sie die K$^+$-Konzentration im Plasma senken, eine verstärkte Glykosid-Bindung und -Wirkung verursachen. Dadurch kann es bei einem unveränderten „therapeutischen" Blutspiegel von Herzglykosiden zu Vergiftungssymptomen kommen. Ähnliches gilt für Laxantien-Abusus (S. 233). Das Umgekehrte kann sich ausbilden, wenn der Plasma-Kalium-Spiegel durch K$^+$-sparende Diuretika oder Spironolacton ansteigt (S. 212).

– Die Herzglykoside verzögern die **Überleitungszeit** im AV-Knoten. Daher werden alle Pharmaka, die diese Wirkung ebenfalls besitzen, wie „Ca^{2+}-Antagonisten" vom kationisch-amphiphilen Typ (S. 115) und Antiarrhythmika (S. 152), einen funktionellen Synergismus ausüben mit kritischer Beeinträchtigung der AV-Überleitung.

– Die enterale Resorption von Digitoxin und Digoxin kann durch die gleichzeitige Gabe hoher Dosen von **adsorbierenden Arzneimitteln** wie Carbo medicinalis, Colestyramin, Colestipol und evtl. Antazida beeinträchtigt werden.

Da die Resorptionsquote von Digoxin von der Verweildauer im oberen Gastrointestinaltrakt abhängt, können alle Pharmaka, die die Transportgeschwindigkeit verändern, einen Einfluss auf die Digoxin-Resorption nehmen. So wird die Resorption verbessert, wenn die Darmmotorik gehemmt wird, wie z. B. durch Antidiarrhoika (S. 236).

– Der **metabolische Abbau** von Digoxin in der Leber kann beschleunigt werden, wenn eine Enzyminduktion vorliegt (S. 28). Die Kopplungsreaktion scheint nicht betroffen zu sein, so dass der Digoxin-Abbau unbeeinflusst bleibt.

– Die Digoxin-Ausscheidung wird reduziert wenn eine Beeinträchtigung der **Nierenfunktion** durch andere Pharmaka ausgelöst wird. So muß damit gerechnet werden, dass manche Antiphlogistika und Antihypertensiva, deren Wirkung mit einer Wasser- und Elektrolytretention einhergeht, eine verminderte Digoxin-Clearance nach sich ziehen.

– Nach **Chinidin**-Gabe steigt der Digoxin-Blutspiegel schnell an, dieser Effekt beruht offenbar auf einer Konkurrenz um die Arzneistoffpumpe „P-Glykoprotein" der Darmepithelzellen. Diese transportiert aufgenommene Substanzen aus dem Zytosol der Enterozyten in das Darmlumen zurück. Diesem Vorgang ist Digoxin mehr oder minder unterworfen. Chinidin wird ebenfalls über diesen Mechanismus transportiert und erhöht damit die intestinale Digoxin-Resorption. Ein ähnlicher Effekt ist von Amiodaron berichtet worden.

Aus dem Inhalt dieser Box geht wohl hervor, dass eine erfolgreiche Therapie mit Digitalis-Glykosiden eine ärztliche Aufgabe ist, die Geduld, Befassung mit dem Patienten und Erfahrung verlangt.

Ein peripherer oder zentral bedingter Kreislaufkollaps ist primär keine Indikation für die Herzglykoside. Zusätzlich wird der Therapieerfolg noch jeweils davon mitbestimmt, ob es sich um eine tachykarde oder bradykarde Herzmuskelinsuffizienz handelt. Einzelheiten zum therapeutischen Vorgehen bei Herzmuskelinsuffizienzen s. S. 165.

Vorhofflimmern (auch ohne Myokardinsuffizienz). Als möglicher Wirkungsmechanismus für die positive Digitaliswirkung bei Vorhofflimmern werden diskutiert:

– Entdehnung des Vorhofs, falls eine Myokardinsuffizienz vorliegt;

– Erhöhung des vagalen Tonus mit Verzögerung der Überleitung im AV-Knoten;

– Abnahme des Membranwiderstandes der Vorhofzellen und Zunahme der Kalium-Permeabilität, damit Erhöhung der Flimmerschwelle. Die zur Aufrechterhaltung der Na$^+$- und K$^+$-Homöostase der flimmernden Zellen notwendige hohe Aktivität der Na$^+$/K$^+$-ATPasen führt dazu, dass die Zellen vergleichsweise sehr viel Glykosid binden: Organprävalenz durch hochfrequente Tätigkeit.

Eine Monotherapie mit Herzglykosiden ist heute nicht mehr zu empfehlen. Der positiv inotrope Effekt von Digoxin muss vielmehr kombiniert werden mit einer Senkung des peripheren Widerstandes, einer Verminderung der Aldosteron-Wirkung, einer Salurese und einer Abschirmung des Herzens vor zu starker adrenerger Aktivität.

Kontraindikationen für die Anwendung von Herzglykosiden

Prinzipiell sind Herzglykoside nicht anzuwenden, wenn ein muskuläres Auswurfhindernis vorliegt. Ein typisches Beispiel ist die subvalvuläre Aortenstenose. Wenn die Grundkrankheit in einer Aortenklappeninsuffizienz besteht, kann die Anwendung von Herzglykosiden zu einer Verschlechterung der hämodynamischen Situation führen, weil aufgrund der bradykarden Wirkung in der verlängerten Diastole vermehrt Blut in die Kammer zurückfließt. Wenn eine Herzmuskelinsuffizienz mit einer extremen Bradykardie einhergeht, sollten Herzglykoside nicht ohne weiteres angewandt werden, da die Frequenz noch weiter abzunehmen droht und einen kritischen Wert unterschreiten kann, so dass das für die Organdurchblutung notwendige Herzminuten-Volumen nicht mehr aufrechterhalten wird. Hier bietet sich im allgemeinen die Verwendung eines Herzschrittmachers vor der Digitalisierung an.

Die Gabe von schnell wirksamen Herzglykosiden während eines akuten hypoxischen Muskelschadens kann den Zustand verschlechtern. Verschiedene Rhythmusstörungen, wie Sinus-Bradykardie, Überleitungsblock, Wolff-Parkinson-White-Syndrom, sind ebenfalls Kontraindikationen.

Box 5.3

Weitere Cardiosteroide

Zwei Digoxin-Derivate spielen in der praktischen Therapie eine Rolle: **Acetyldigoxin** und **Methyldigoxin**. Der Essigsäureester (β-Acetyldigoxin) wird sehr leicht gespalten; diese Hydrolyse erfolgt bereits in der Darmschleimhaut, so dass nach peroraler Zufuhr von Acetyldigoxin im Organismus Digoxin vorliegt. Der Methylether (Methyldigoxin, Metildigoxin) ist stabiler und wird erst langsam in der Leber gespalten, dadurch entsteht ebenfalls Digoxin. Die Resorptionsquote dieser Verbindungen liegt bei ca. 80 % und ist damit den Digoxin-Zubereitungen mit guter galenischer Verfügbarkeit vergleichbar. Therapeutische Vorteile bieten diese beiden Substanzen nicht.

Ein Glykosid aus der Meerzwiebel (Scilla maritima) ist das Bufadienolid **Proscillaridin**, das außerordentlich stark wirksam ist. Der notwendige therapeutische Blutspiegel liegt bei 0,3 ng/ml Plasma. Aufgrund seiner ungünstigen pharmakokinetischen Eigenschaften (u. a. Resorptionsquote um 30 %) ist es nicht sinnvoll, dieses Glykosid anzuwenden. Der Methylether des Proscillaridin, Meproscillarin, wird zwar besser enteral resorbiert, hat aber keinen therapeutischen Vorteil gegenüber den Standardglykosiden gebracht.

Ein weiteres Digitalisglykosid, **Gitoxin**, kann wegen seiner schlechten enteralen Resorption nicht verwandt werden.

Durch eine fünffache Acetylierung zum Pentaacetylgitoxin wird die Resorbierbarkeit verbessert. Diese Substanz muss aber im Organismus durch Deacetylierung in eine herzwirksame Form überführt werden.

Das früher in Deutschland sehr viel angewandte **Strophanthin** hat für die Therapie kaum noch Bedeutung. Dieses gut wasserlösliche Glykosid muss intravenös appliziert werden, und zwar täglich, um eine ständige Wirkung zu unterhalten. Bei hochakuten Zuständen kann der schnelle Wirkungseintritt ausgenutzt werden. Digoxin intravenös wirkt aber ebenso schnell.

Obwohl seit langer Zeit bekannt ist, dass Strophanthin nicht enteral resorbiert wird, ist auf dem Markt immer noch eine orale Darreichungsform von Strophanthin vorhanden*. Auch eine Mischung von Extrakten aus Adonisröschen, Maiglöckchen, Oleander und Meerzwiebeln ist im Handel. Um den antiquarischen Wert dieser Komposition zu untermalen, ist die Wirksamkeit in MSE (Meerschweinchen-Einheiten) angegeben.

---

* *Strodival®*, die Ampulle enthält die übliche Dosierung von 0,25 mg, die Kapseln dagegen 3,0 bzw. 6,0 mg g-Strophanthin. Das entspricht einer mehrfachen tödlichen Dosis, wenn die Substanz resorbiert würde.

Wahl des Glykosids und Dosierung

Für eine rationale Therapie kommen lediglich chemisch definierte, reine Glykoside in Betracht. Als Standardtherapeutikum ist Digoxin anzusehen. Dessen Vorteil liegt in der schnelleren Elimination, die die Einstellung eines Patienten auf den individuell erforderlichen Blutspiegel erleichtert, eine Kumulation weniger wahrscheinlich macht und eine Überdosierung schneller abklingen lässt. Der Vorteil von **Digitoxin** ist die sichere enterale Resorption und die Unabhängigkeit seiner Elimination von der Nierenfunktion.

Dosierung

Die Dringlichkeit des einzelnen Erkrankungsfalles bestimmt den Applikationsweg: Digoxin intravenös gegeben entwickelt seine Wirkung im Verlauf einer Stunde, bei weniger dringlichen Fällen kann durch eine orale Aufsättigung mit Digoxin oder Digitoxin die therapeutische Wirkung in 2 – 3 Tagen erreicht werden. Dazu sind folgende Dosierungen notwendig:

- Digoxin 3 Tage lang 0,5 bis 0,75 mg/d, danach Erhaltungsdosen von 0,1 – 0,25 mg/d;

Box 5.4

Ein altes Wirkprinzip im modernen Konkurrenzkampf

Die Geschichte der Herzglykoside in den letzten zwei Jahrhunderten ist interessant und lehrt uns einiges über die Einflüsse, die das therapeutische Handeln der Ärzte bestimmen. Schon der schottische Arzt Whithering, der die Digitalis-Blätter in die Therapie der „Wassersucht" einführte (um 1780), berichtete aufgrund seiner klinischen Beobachtung, dass die Ödeme ausgeschwemmt wurden und der Zustand seiner Patienten sich besserte. Daraufhin waren die Droge Folia digitalis und später die isolierten Wirkstoffe wie Digoxin und Digitoxin die Standardtherapeutika bei der Herzmuskelinsuffizienz und entsprechenden Stauungsödemen.

Die geringe therapeutische Breite der Digitalis-Glykoside führte in diesem Jahrhundert zu einer intensiven Suche nach Cardiosteroiden mit günstigeren Eigenschaften. Es wurden Hunderte von herzwirksamen Glykosiden aus der Pflanzenwelt isoliert und unzählige synthetische Abwandlungsprodukte der Glykoside geschaffen. Dieser gewaltige Aufwand der pharmazeutischen Industrie hat jedoch keine Substanz hervorgebracht, die Digoxin übertraf. Daraufhin wurde in den 60 – 70er Jahren die „Digitalis-Forschung" weltweit resignierend eingestellt – zumal mit Digitalisglykosiden kein Geld mehr zu verdienen war (zur Zeit kostet eine Tagesdosis von Digoxin

0,07 – 0,1 €). Cardiosteroide wurden nicht mehr beworben und als „altmodisch" deklariert.

Außerdem wurden andere Prinzipien zur Behandlung der Herzmuskelinsuffizienz entwickelt: Hier sind besonders zu nennen die ACE-Hemmstoffe und die Angiotensin-II-Antagonisten, die durch eine Vasodilatation die Nachlast des Herzens senken (Tagestherapiekosten um 0,7 € bzw. über 1,00 €). Die Digitalis-Glykoside verschwanden weitgehend aus der wissenschaftlichen Literatur, den Vorlesungen und der klinischen Praxis „progressiver" Internisten, weil angeblich unwirksam. Zu den „Nachlastsenkern" wurden in den USA in den letzten Jahren umfangreiche vergleichende klinische Untersuchungen durchgeführt. Digoxin-Gruppen wurden als Kontrollgruppen mitgeführt. Das erstaunliche Ergebnis: Digoxin wirkt doch! Die Patienten, die zusätzlich zu einem Nachlastsenker eine Glykosid-Behandlung erhielten, hatten einen verkürzten Krankenhaus-Aufenthalt und die Symptome ihrer Herzinsuffizienz waren gebessert im Vergleich zur reinen „Nachlastsenkungs-Gruppe". Jetzt wird die Behandlung der Herzmuskelinsuffizienz mit Digitalis-Glykosiden in Kombination mit anderen Maßnahmen wieder vertreten.

– Digitoxin 3 Tage lang 0,2 – 0,3 mg/d, danach Erhaltungsdosen von 0,07 – 0,1 mg/d.

Kann man sich bei der Therapie einer Herzmuskelinsuffizienz Zeit lassen, so genügt die tägliche Gabe der „Erhaltungsdosis" (also 0,1 – 0,25 mg Digoxin oder 0,07 – 0,1 mg Digitoxin), um im Falle von Digoxin nach 5 – 7 Tagen und von Digitoxin nach 2 – 3 Wochen im therapeutischen Gleichgewicht zu sein. Je langsamer die Digitalisierung durchgeführt wird, umso schonender ist sie für den Patienten. Allerdings darf bei der Dosierung nicht zu schematisch vorgegangen werden. **Jeder Patient muss eingestellt werden!** Das gilt besonders für den **alten Menschen.**

Bei hydropischer Herzmuskelinsuffizienz ist eine schnelle „Volldigitalisierung" nicht zu empfehlen, da die unter dieser Bedingung ausgelöste massive Wasser- und Elektrolytausscheidung eine schwere Belastung für den Patienten bedeutet. Entscheidend für das Dosierungsschema muss der klinische Erfolg sein.

─ Notwendige Wirkstoffe ─────────────────────────────────

Herzglykoside

Wirkstoff	Handelsname	Alternative	Bemerkungen
Digoxin	*Lanicor*® *Tab., Amp.* *Lenoxin*® *Lösg., Tab.* *Digacin*® *Tab.*	*Digoxin Tab., Amp.* *Dilanacin*® *Tab., Amp.*	
Digitoxin	*Digimerck*® *Tab., Amp.* *Tardigal*® *Tab.*	*Digitoxin Tab.* *Cormedan*®, *Digimed*® *Tab.*	

Eigene Eintragungen

. . .

. . .

Weitere im Handel erhältliche Herzglykoside (Reinsubstanzen)

β-Acetyldigoxin	*Acetyldigoxin, Novodigal*®, *Digostada*®, *Digox*®
Metildigoxin	*Lanitop*®
k-Strophanthin	*Kombetin*®

Im Handel erhältliche Extrakte aus herzglykosidhaltigen Pflanzen (Resorption unsicher)

aus Maiglöckchen	*Convacard*®, *Valdig N*®
aus Meerzwiebel	*Digitalysat Bürger*®, *Scillase N*®
aus Maiglöckchen + Meerzwiebel	*Cor-loges*®
aus Adonisröschen, Maiglöckchen, Oleander + Meerzwiebel	*Miroton*®

5.1.2   Catecholamine

▶ **Wirkungsweise.** Die Wirkung von Adrenalin bzw. Noradrenalin auf den Kreislauf ist vielfältig und wird an anderer Stelle besprochen (S. 76). Das Herz selbst wird in sehr komplexer Weise beeinflusst: Neben der positiv chronotropen, dromotropen und bathmotropen Wirkung und der Steigerung des Sauerstoff-Verbrauches besitzen die Catecholamine einen stark positiv inotropen Effekt. Sie erhöhen während der Dauer des Aktionspotentials die Permeabilität der Zellmembran für Calcium. Dadurch steigt die Calcium-Ionen-Konzentration im Zellinnern während der Systole vorübergehend stärker an als unter Kontrollbedingungen. Der letzte Schritt in der Signalkaskade nach Rezeptorbindung eines Catecholamin-Moleküls scheint eine Inaktivierung des Phosphoproteins Phospholamban zu sein, das seinerseits als Hemmstoff der myokardialen Kontraktionskraft wirkt. Wird das Phospholamban ausgeschaltet, kontrahieren die Herzmuskelzellen ständig maximal und können nicht mehr weiter in ihrer Kraft gesteigert werden.

So führen die Catecholamine zu einer **maximalen Aktivierung des kontraktilen Systems.**

Die Rezeptoren, durch deren Stimulierung die Kontraktionskraft gesteigert wird, gehören dem β_1-Typ des adrenergen Systems an. Bei einer Myokardinsuffizienz ist die Zahl der β-Rezeptoren meistens erheblich vermindert.

▶ **Anwendung.** Die positiv inotrope Wirkung von Adrenalin bzw. Noradrenalin lässt sich von den anderen Effekten nicht isolieren (z. B. von den arrhythmogenen Wirkungen), sie hat deshalb therapeutisch keine besondere Bedeutung. Die *endogenen* Catecholamine sind aber von funktionserhaltender Wichtigkeit bei **schwerster Herzmuskelinsuffizienz,** bei der das Herz auf ihre stimulierende **inotrope Wirkung** angewiesen ist. Bei akutem Herzmuskelversagen ist eventuell auch an die vorübergehende Anwendung von Dobutamin zu denken (S. 82).

5.1.3 Positiv inotrop wirkende Substanzen mit anderen Wirkmechanismen

In den letzten Jahren ist mit Eifer nach Substanzen gesucht worden, die eine Herzmuskelinsuffizienz bessern sollen, aber nicht die Nachteile der Herzglykoside oder der Catecholamine aufweisen. In der Tat ist eine Reihe von Verbindungen gefunden worden, die an isolierten Herzmuskelpräparaten von gesunden Versuchstieren die Kontraktionskraft zu steigern vermögen.

▶ Der größte Teil dieser Substanzen besteht aus **Hemmstoffen der kardialen Phosphodiesterase** (Isoenzym III), wie es schon von den Purinkörpern, z. B. Theophyllin, bekannt ist. Durch die Hemmung dieses Enzyms steigt die zelluläre Konzentration an zyklischem AMP, was über eine Förderung von Phosphorylierungen die Kontraktionskraft verbessern soll. Allerdings ist der inotrope Effekt nicht sehr ausgeprägt. An der glatten Muskulatur führt derselbe Mechanismus eher zu einer Tonusabnahme. Dies gilt auch für die neueren Substanzen, von denen **Amrinon**, **Enoximon** und **Milrinon** genannt seien.

Sie müssen parenteral zugeführt werden mit folgender ▶ Indikation: **schwere (finale) Herzmuskelinsuffizienz**, wenn alle anderen Therapiemöglichkeiten nicht mehr helfen.

▶ Die Nebenwirkungen der Substanzen sind ausgeprägt. Sie sollen hier nicht aufgezählt werden, weil diese Phosphodiesterase-Hemmstoffe nur kurzfristig (2–14 Tage) bei sehr schweren Zuständen angewandt werden dürfen, wenn alle anderen Medikamente keine Wirkung mehr zeigen. Auch bei kurzfristiger Anwendung rief Milrinon in einer größeren klinischen Studie keine überzeugende Besserung hervor.

Box 5.5

Ein weiteres Wirkprinzip: Steigerung der Ca-Empfindlichkeit des kontraktilen Systems

Neben der Hemmung der Phosphodiesterase wird versucht, einen völlig anderen Wirkmechanismus zur Steigerung der Kontraktionskraft auszunutzen, nämlich eine Sensibilisierung der kontraktilen Proteine der Herzmuskulatur gegenüber Ca-Ionen. Beispiele für derartige Substanzen sind Sulmazol und Pimobendan. Sie haben jedoch bisher keinen Eingang in die Therapie gefunden. Eine therapeutisch einsetzbare Substanz müsste die Schwellenkonzentration für eine Erregung der kontraktilen Proteine (ca. 3×10^{-7} M Ca^{2+}) unverändert lassen (sonst könnte in der Diastole keine völlige Erschlaffung erfolgen), dagegen aber die Steilheit der Aktomyosin-Reaktion auf zunehmende Ca^{2+}-Konzentrationen vergrößern. Eine einfache Linksverschiebung der Konzentrations-Wirkungs-Kurve genügt also nicht.

Die Bemühungen, Arzneimittel zu finden, die „besser" wirken als Herzglykoside, also stark inotrop und mit großer therapeutischer Breite, haben bisher zu keinem Erfolg geführt.

Enoximon

Milrinon

5.2 Antiarrhythmika

─ Überblick ─

▶ Therapie von Störungen der Bildung und Fortleitung elektrischer Erregung im Herzen

Kationisch-amphiphile Antiarrhythmika

Na^+-Kanal-blockierende Antiarrhythmika (Gruppe I)
Leitsubstanzen: Lidocain (Ib), Chinidin (Ia), Propafenon (Ic)
▶ Blockade des Na^+-Kanals, in unterschiedlichem Maße aber auch der Ca^{2+}- und K^+-Kanäle
▶ arrhythmogene Effekte, kardiodepressive Wirkungen, zentralnervöse Störungen

K^+-Kanal-blockierende Antiarrhythmika (Gruppe III)
Amiodaron, Sotalol
▶ Verlängerung der Repolarisationsphase

β-Rezeptoren-Blocker (Gruppe II)
▶ Abschirmung des Herzens vor einer zu starken Sympathikus-Stimulation

Ca^{2+}-Kanal-Blocker vom kationisch-amphiphilen Typ (Gruppe IV)
Verapamil, Diltiazem
▶ Hemmung der atrioventrikulären Überleitung. Wirkung immer negativ inotrop
▶ Supraventrikulär bedingte Tachyarrhythmien

Grundlagen

Physiologie des kardialen Erregungsprozesses

Antiarrhythmika beeinflussen den Erregungsprozess, der sich am Reizleitungssystem und an der Arbeitsmuskulatur des Herzens abspielt. Die zelluläre Grundlage der elektrischen Erregung bildet das **Aktionspotenzial** (Abb. 5.**6**). Es wird durch das zeit- und spannungsabhängige Verhalten von Ionenkanälen bestimmt, die durch den Ein- oder Ausstrom von Ladungsträgern eine De- bzw. Repolarisation der Zellmembran hervorrufen. Die Ionenkanäle können sich in verschiedenen Funktionszuständen befinden: ruhend (geschlossen), offen und inaktiviert.

So liegen Na^+-Kanäle bei einer polarisierten Membran im Ruhezustand vor (geschlossen); eine Abnahme des elektrischen Feldes bei einer Teildepolarisation löst eine Öffnung der Na^+-Kanäle aus. Es kommt zu einem raschen Na^+-Einstrom, der den Aufstrich (Phase 0) des Aktionspotenzials hervorruft. Der Übergang vom offenen zum inaktivierten Zustand erfolgt in einer langsameren zweiten, ebenfalls zeit- und spannungsabhängigen Reaktion. Erst wenn – nach genügender Zeit und bei ausreichend negativem Membranpotenzial – wieder der ruhende Zustand eingenommen wird, ist eine erneute Aktivierung möglich und damit elektrische Erregbarkeit wieder gegeben (Refraktärperiode). Die Zeitdauer bis zum Erreichen der endgültigen Repolarisationsphase (Phase 3) hängt nun ihrerseits von einer Reihe anderer Ionenströme ab. Somit ergibt sich eine äußerst komplizierte Abhängigkeit nicht nur von der Natriumkanalfunktion selbst.

Bevor der hemmende Einfluss von Antiarrhythmika auf Ionenkanäle im Detail erörtert werden kann, muss auf die **Unterschiede zwischen den Myokard-Arealen** hinsichtlich der Aktionspotenzialform und den ihr zugrundeliegenden Ionenströmen hingewiesen werden (Abb. 5.**7**). Diastolischer Potenzialverlauf, Geschwindigkeit der raschen Depolarisation und die Repolarisationsphase zeigen Besonderheiten, in denen die jeweilige funktionelle Bedeutung des betreffenden Gewebes zum Ausdruck kommt, wie etwa Schrittmacheraktivität im Reizbildungssystem oder Verzögerung der Reizleitung im AV-Knoten.

Pharmakologische Einflussnahme

Frequenz- und spannungsabhängige Wirksamkeit von Antiarrhythmika. Die oben beschriebene Heterogenität der Myokardareale bedeutet, dass ein Antiarrhythmikum je nach Myokardbezirk unterschiedliche Effekte auf Ionenströme, Potenzialverlauf und funktionelle Parameter wie Erregbarkeit und Refraktärperiode aufweisen kann. Dies liegt darin begründet, dass Pharmaka, die Ionenkanäle zu blockieren vermögen, unterschiedliche Affinitäten zu einem Ionenkanal haben können, je nachdem ob sich dieser im ruhenden, offenen oder inaktivierten Zustand befindet. Wenn eine Substanz sich nicht an das Na^+-Kanal-Makromolekül im Ruhezustand bindet, sondern nur an den offenen oder inaktivierten Zustand des Kanals, wird die Bindung (und damit die Wirkung) umso stärker sein, je höher die Frequenz der Aktionspotenziale oder je niedriger das Ruhemembranpotenzial ist (geschädigte, teildepolarisierte Zellen). Auch die Dauer der Aktionspotenziale wirkt mitbestimmend für die Affinität: bei langen Aktionspotenzialen (ventrikuläres Reizleitungssystem, Arbeitsmyokard) ist die Wirksamkeit stärker als bei kurzen Aktionspotenzialen (Vorhofmuskulatur).

Eine Konsequenz solchen bevorzugten Bindungsverhaltens ist z. B. die gute Wirksamkeit von Lidocain gegenüber solchen Erregungen, die geschädigten Myokard-Arealen entstammen, etwa dem Randbezirk eines Infarktes (Abb. 5.**8**). Ein ähnliches Beispiel liefert die Frequenzabhängigkeit der antiarrhythmischen Wirkung von Chinidin (Abb. 5.**9**, S. 153). Dieses Pharmakon bindet sich bevorzugt an die Natriumkanal-Proteine im offenen Zustand. Nach einer genügend langen Ruhephase beeinflussen sie den Na^+-Einstrom nicht. Erst im Verlauf einer schnellen Abfolge von Reizen bildet sich eine Hemmung aus, das Ausmaß des Effektes nimmt mit steigender Reizfrequenz zu. Dieses Verhalten sollte eine bevorzugte Wirkung bei Tachyarrhythmien zur Folge haben. Die jeweilige Pathophysiologie der Arrhythmie bestimmt also

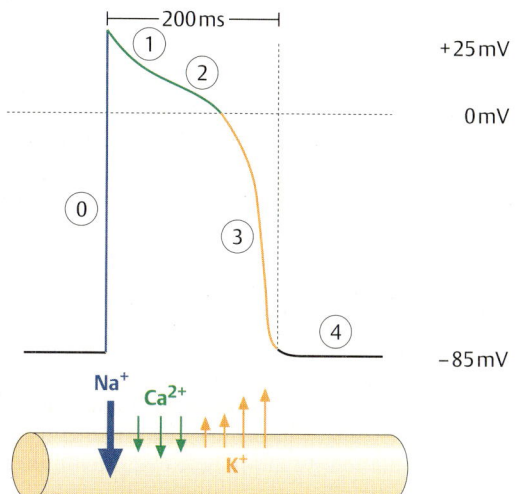

Abb. 5.6 Aktionspotenzial einer Herzmuskelzelle. Ableitung mittels einer intrazellulären Mikroelektrode.

0. **Depolarisation** (ca. 2 ms), durch den schnellen Na^+-Einstrom ausgelöst. Bei Geweben mit niedrigem diastolischen Potenzial (Sinus- und AV-Knoten) wird sie durch Ca^{2+}-Einstrom verursacht.

1. **Frühe Repolarisation:** Eine je nach Zellart recht unterschiedlich ausgeprägte Phase, nach Inaktivierung des Natriumkanals durch einen kurzfristigen K^+-Ausstrom bedingt.

2. **Lange Plateauphase** (100–400 ms): Sie ist eine Besonderheit des Herzmuskels (vgl. mit Aktionspotenzialen von Nerv und Skelettmuskulatur) und Ausdruck eines Einwärts- (vor allem Ca^{2+}-) und noch geringer Auswärts-(K^+-)Ströme.

3. **Terminale (steile) Repolarisationsphase**, hervorgerufen durch Überwiegen von Auswärts- gegenüber Einwärtsströmen, vor allem durch die Aktivierung eines K^+-Stromes.

4. **Diastolisches (Ruhe-)Membranpotenzial**, bestimmt durch die relativ hohe Ruheleitfähigkeit für K^+ auf der Basis des durch Ionenpumpen aktiv aufgebauten Konzentrationsgradienten (innen um 120 mM, außen um 4 mM, K^+-Gleichgewichtspotenzial ca. –90 mV).

Zellen des Sinusknotens und des Reizleitungssystems weisen zusätzlich einen zeit- und spannungsabhängigen, langsam depolarisierenden Schrittmacherstrom auf (s. Abb. 5.**7**).

Supraventrikuläres Gewebe

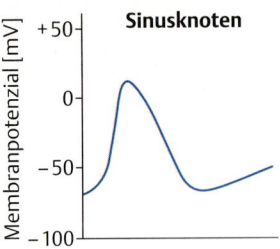

Sinusknoten

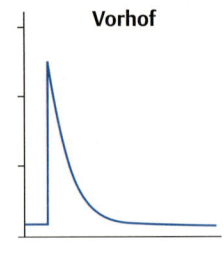

Vorhof

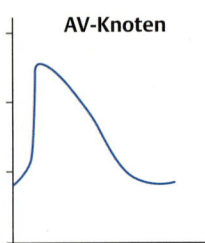

AV-Knoten

Ventrikuläre Strukturen

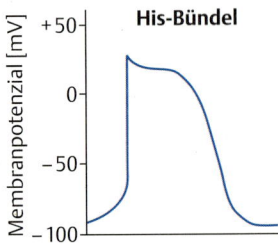

His-Bündel

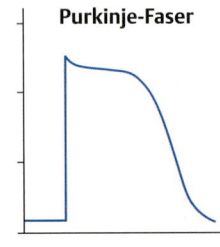

Purkinje-Faser

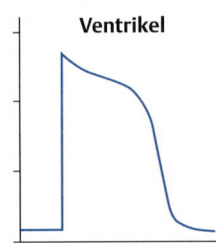

Ventrikel

Abb. 5.**7** **Aktionspotenziale der verschiedenen Zelltypen des Herzens.**
Supraventrikuläres Gewebe weist eher schmale Aktionspotenziale mit schwacher Ausprägung der Phasen 1 und 2 auf. Während das Vorhofmyokard ein stabiles diastolisches Ruhemembranpotenzial besitzt, findet sich im Sinus- und AV-Knoten eine langsame Depolarisation in Phase 4, was diesen Zellen Schrittmachereigenschaften verleiht. Die Depolarisation (Phase 0) wird in diesen Geweben durch die Aktivierung von Ca^{2+}-Kanälen bewirkt. Na^+-Kanäle liegen bei den niedrigen Membranpoten-

zialen vorwiegend inaktiviert und damit funktionsuntüchtig vor. Die Ca^{2+}-getragene Phase-0-Depolarisation ist vergleichsweise langsam. Dies bedingt die verzögerte Erregungsfortleitung z. B. im AV-Knoten oder auch in durch ischämische Schädigung teildepolarisiertem Gewebe.
Im **Reizleitungssystem des Ventrikels** kommen breite Aktionspotenziale mit den ausgeprägten Phasen 1 und 2 vor. Das Aktionspotenzial des Arbeitsmyokards besitzt kaum eine Phase 1 und ist etwas kürzer als jenes von Purkinje-Fasern.

deren Empfindlichkeit gegenüber verschiedenen Pharmaka.

Antiarrhythmika als Auslöser von Arrhythmien. Die Folgen einer Hemmung von Ionenleitfähigkeiten im Herzen, wie sie durch Antiarrhythmika bewirkt werden kann, sind in komplexer Weise vom Gewebe-Areal und von der pathophysiologischen Situation abhängig (s. o.). Diese Arzneimittel können sogar statt einer antiarrhythmischen Wirkung selbst Arrhythmien auslösen, klinische Studien bestätigten die Relevanz dieser scheinbar paradoxen Wirkung. So zieht eine Blockade von Natriumkanälen nicht nur die Unterdrückung pathologischer Impulse nach sich, sondern kann durch die gleichzeitige Senkung der Ausbreitungsgeschwindigkeit normaler Erregungen auch die Entstehung kreisender Erregungen fördern. Bei Hemmung von Kaliumkanälen wird eine Zelle durch die Verlängerung der Refraktärperiode zwar vor der Fortleitung früh einfallender Extrasystolen geschützt, sie selbst kann aber dadurch zum Herd einer Arrhythmie werden (Abb. 5.**10**, S. 153).
Letztlich sind alle antiarrhythmischen Wirkprinzipien mit einem mehr oder minder ausgeprägten proarrhythmischen Potenzial behaftet. Ein weiteres Problem besteht in der nicht nur bei „spezifischen" Calcium-Antagonisten vorhandenen negativ inotropen (kardiodepressiven) Wirkung.

Extrakardiale Wirkungen. Die Na^+-Kanal-blockierende Wirkung der Antiarrhythmika ist ein *Mechanismus-spezifischer Vorgang* ohne Organspezifität. Daher können auch Erregungsprozesse in anderen Organen beeinträchtigt werden, so im **Zentralnervensystem**. Die zentralnervösen Effekte können sich als Tremor, Ataxie, Parästhesie, sensorische Störungen, evtl. Konfusion bemerkbar machen.

Einteilung der Antiarrhythmika. Die Einteilung nach Vaughan-Williams ist allgemein gebräuchlich. Sie ordnet die Substanzen phänomenologisch nach ihrer Wirkung auf Aktionspotenziale von gesundem Versuchstier-Myokard in vier Gruppen ein (Tab. 5.**2**).

Gruppe I. Die hier zusammengefaßten Substanzen reduzieren mehr oder minder deutlich die Phase-0-Depolarisation, verbunden mit einer Verlängerung (Ia), Verkürzung (Ib) oder geringem Effekt auf die Aktionspotenzialdauer (Ic). In Gruppe I finden sich Pharmaka mit vorwiegend Natriumkanal-blockierenden Eigenschaften unterschiedlicher Kinetik. Zusätzlich können auch andere Ionenkanäle beeinflusst sein, etwa Kaliumkanäle (Chinidin) oder auch Calciumkanäle.
Gruppe II besteht aus den β-Rezeptor-Blockern.
Gruppe III enthält Arzneistoffe mit bevorzugter Hemmung der Repolarisation, wie Sotalol und Amiodaron. Deren Effekt ist jedoch nicht spezifisch auf Kaliumkanäle beschränkt.

a

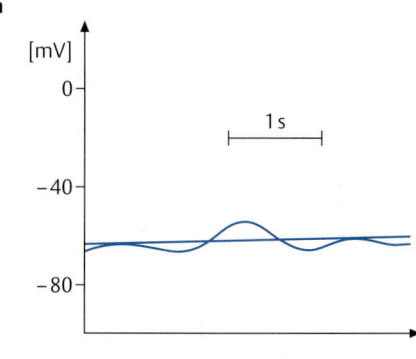

b

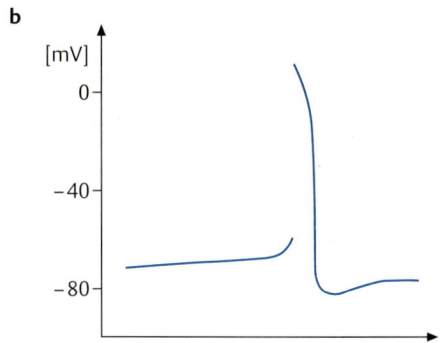

Abb. 5.8 Mikroelektroden-Ableitung von einer geschädigten Herzmuskelzelle. Der tierexperimentelle Befund kann als Äquivalent für die Entstehung von Extrasystolen im Randbezirk eines Herzinfarktes aufgefasst werden.

a Das Membranpotenzial ist erniedrigt und instabil (zwei Durchläufe auf dem Oszillographenschirm sind übereinander projiziert).

b Nach kurzer Zeit tritt ein spontanes Aktionspotenzial auf. Diesem ging eine langsame Depolarisation voraus, die aber schnell genug war, um beim Erreichen der Schwelle eine Erregung auszulösen. Im Anschluss an das Aktionspotenzial hyperpolarisiert die Zelle, um dann wieder langsam zu depolarisieren und instabil zu werden. (Versuch am isolierten Meerschweinchenherz.)

Tabelle 5.**2 Einteilung der Antiarrhythmika nach Vaughan-Williams**

Gruppe	Mechanismus	Vertreter
I	Na$^+$-Kanal-Blockade	
Ia	Repolarisation verlängert*	Chinidin, Disopyramid
Ib	Repolarisation verkürzt	Lidocain, Mexiletin, Tocainid
Ic	Repolarisation unverändert	Flecainid, Propafenon
II	β-Rezeptor-Blockade	Propranolol, Atenolol u. a.
III	K$^+$-Kanal-Blockade*, Verzögerung der Repolarisation	Amiodaron, Sotalol
IV	Ca^{2+}-Kanal-Blockade	Verapamil, Diltiazem

* Auslösung von Torsades de pointes möglich

Gruppe IV. Hier sind Stoffe zusammengefasst, welche die Phase 0 von Ca^{2+}-abhängigen Aktionspotenzialen beeinträchtigen, also am Sinusknoten und am AV-Knoten oder bei deutlicher Teildepolarisation anderer Myokardbezirke. Es handelt sich um Calcium-Antagonisten vom katamphiphilen Typ wie Verapamil, während Dihydropyridine wie Nifedipin am Herzen in therapeutischen Dosen kaum direkt wirksam werden.

Aufgrund der großen Ähnlichkeiten zwischen den Substanzen der Gruppe I und III werden diese im folgenden als „kationisch-amphiphile Antiarrhythmika" zusammengefasst und gemeinsam besprochen.

Box 5.6

Den Antiarrhythmika gegenüber ist Vorsicht geboten

Die recht positive Beurteilung, wie sie den Antiarrhythmika in der Vergangenheit entgegengebracht wurde, ist in neuerer Zeit doch einer sehr kritischen Einstellung gewichen. So gibt es schon medizinische Publikationen, die den Titel tragen: „Bei welchen Patienten ist der Einsatz von Antiarrhythmika noch berechtigt?"

Dies ist vornehmlich auf die Erkenntnis zurückzuführen, dass eine Unterdrückung von Rhythmusstörungen nicht mit einer Verbesserung der Prognose quoad vitam gleichgesetzt werden darf. So ergab die „CAST-Studie" (CAST: cardiac arrhythmia suppression trial) bei Patienten mit andauernden Rhythmusstörungen nach Herzinfarkt eine erhöhte Mortalität in der Verum-Gruppe („Klasse-1-Antiarrhythmika"). Hierin spiegelt sich die recht hohe Kardiotoxizität der Substanzen wider.

Die Indikation für die Anwendung eines Antiarrhythmikum sollte daher sehr streng gestellt werden. Zuerst muss eine Klärung der zugrundeliegenden Störung angestrebt werden (Elektrolyt-Ungleichgewichte, Hyperthyreose, Herzmuskelinsuffizienz mit Vorhofdehnung, kardiale Ischämie, Arznei-

mittel-Nebenwirkung etc.), die dann entsprechend behandelt werden können. **Herzrhythmus-Störungen ohne Krankheitswert bedürfen keiner Therapie mit Antiarrhythmika** (keine „EKG-Kosmetik"!).

Die Bedeutung dieser Arzneimittelgruppe ist stark zurückgegangen, zumal auch Zulassungsbeschränkungen für die Antiarrhythmika der Gruppen Ia und Ic ausgesprochen worden sind. So dürfen die meisten „klassischen" Antiarrhythmika (z. B. Propafenon) außer bei (ungefährlichen) supraventrikulären Rhythmusstörungen nur noch als Ultima ratio bei lebensbedrohlichen ventrikulären Rhythmusstörungen eingesetzt werden. Diese Bestimmung des BfArM setzt sich jedoch recht zögerlich im klinischen Alltag durch. In der Zukunft werden sich die Antiarrhythmika mit den Erfolgen der nichtmedikamentösen antiarrhythmischen Therapie messen müssen, wie der Implantation von antitachykarden Schrittmachern mit Defibrillatorfunktion oder auch interventionellen Herzkatheterverfahren (Elektrokoagulation von arrhythmogenen Zentren).

5.2.1   Kationisch-amphiphile Antiarrhythmika

Struktur und Wirkung. Die Substanzen gehören zu der Gruppe I und III. Bei diesen Stoffen ist ein Aminstickstoff (bei physiologischem pH überwiegend protoniert) über eine kurze Kette von Kohlenstoff-Atomen mit einem hydrophoben Ringsystem, welches auch kompliziert gebaut sein kann, verbunden. Gemeinsam ist diesen Verbindungen daher die physikochemische Eigenschaft der kationischen Amphiphilie. Die Fähigkeit der Gruppe-I-Substanzen zur Wechselwirkung mit hydrophob/hydrophilen Interphasen, wie sie in Phospholipidmembranen und im Porenbereich von Kanalproteinen vorkommen, steht auch in engem quantitativen Zusammenhang mit ihrer antiarrhythmischen Potenz. Die Einlagerung ist offenbar Voraussetzung für eine mehr oder weniger uncharakteristische Wechselwirkung mit den verschiedenen Kanalproteinen. Grundsätzlich besitzen nämlich Gruppe-I-Antiarrhythmika blockierende Eigenschaften an Na^+-Kanälen, Ca^{2+}-Kanälen und verschiedenen Typen von K^+-Kanälen, jedoch in unterschiedlichen Konzentrationsbereichen. Die quantitative Bedeutung der Effekte auf verschiedene Kanäle ist jedoch sehr verschieden und nicht für alle Pharmaka, geschweige denn für alle Myokardbezirke oder pathologischen Bedingungen bekannt. Bei der Gruppe-IV-Antiarrhythmika steht die Interaktion mit Ca^{2+}-Kanälen im Vordergrund.

Na^+-Kanal-blockierende Antiarrhythmika (Gruppe I)

Gruppe Ib

Als **Leitsubstanz** der Gruppe-I-Substanzen, insbesondere der Gruppe Ib, kann **Lidocain** (Lignocaine) gelten, das auch als Lokalanästhetikum Anwendung findet (s. S. 264).

▶ **Wirkungsweise.** Es bindet sich bevorzugt an Na^+-Kanalproteine im inaktivierten Zustand. Dieser Komplex ist kurzlebig und bildet sich bereits in einer normal langen diastolischen Repolarisationsphase weitgehend zurück. Lidocain ist somit wirksamer bei hochfrequenter Aktionspotenzialfolge (verkürzte Repolarisationsphase) und verhindert vorzeitige (prämature) Aktionspotenziale. Die Affinität zum Na^+-Kanal ist außerdem von der Höhe des Membranpotenzials abhängig. Daher ist Lidocain besonders an geschädigten Myokard-Zellen effektiv (so im Randgebiet eines Myokard-Infarktes), wo das Ruhemembranpotenzial weniger negativ ist und die Na^+-Kanäle länger im inaktivierten Zustand verharren. Die Folge einer Na^+-Kanal-Blockade ist eine verminderte Erregbarkeit und eine verzögerte Depolarisations- und Fortleitungsgeschwindigkeit.

▶ **Anwendung.** Als Indikation für Lidocain gelten **ventrikuläre Tachykardien** und **ventrikuläre Extrasystolien** sofort nach einem Herzinfarkt.

▶ **Pharmakokinetik** und **Dosierung.** Nach oraler Gabe ist Lidocain wegen der ausgeprägten präsystemischen Elimination nicht wirksam. Es muss intravenös zugeführt werden: 50 – 100 mg langsam injizieren; die Wirkung hält nur 10 – 20 Minuten an, dann sollte eine Infusion mit 2 – 4 mg/min folgen. Ein Plasmaspiegel von 2 – 4 µg/ml erweist sich als notwendig. Bei langdauernder Infusion hemmt Lidocain seinen eigenen Abbau, damit nimmt die Plasmahalbwertzeit zu und die augenblicklich herrschende Wirkungsstärke wird schwer abschätzbar. Lidocain wird in der Leber in einem ersten Schritt monodeethyliert und dann gespalten.

▶ **Nebenwirkungen.** Bei guter Einstellung ist Lidocain bemerkenswert frei von kardialen und systemischen Nebenwirkungen. Erst bei zu hoher Dosierung wirkt es **negativ inotrop** und verzögert dann die Erregungsausbreitung merklich (Dauer des QRS-Komplexes nimmt zu). Gleichzeitig treten Symptome einer **zentralen Vergiftung** auf: Unruhe, Benommenheit, schließlich Krämpfe und Koma. Bei akuter tödlicher Vergiftung ist ein **Herzstillstand** die Ursache.

Mexiletin und **Tocainid** sind zwei weitere Substanzen aus der Gruppe Ib. Sie stehen chemisch dem Lidocain nahe, ▶ sind jedoch so stoffwechselstabil, dass sie nach oraler Gabe wirksam werden. Die Halbwertzeiten der beiden Verbindungen liegen zwischen 10 und 15 Stunden, es müssen dementsprechend 2 – 3 Dosen täglich verabreicht werden. Die Tagesdosis von Mexiletin liegt zwischen 600 und 1200 mg, von Tocainid zwischen 800 und 2400 mg! ▶ Ihre Bedeutung für die Therapie von ventrikulären Tachykardien ist stark zurückgegangen. ▶ Die Nebenwirkungen der beiden Substanzen sind recht ausgeprägt, es stehen **zentralnervöse Symptome** im Vordergrund.

Gruppe Ia

Für die Gruppe Ia kann **Chinidin** als **Leitsubstanz** angesehen werden. Dieses Alkaloid stammt aus der Rinde des mittelamerikanischen Chinabaumes. Es ist isomer zu Chinin (Formel S. 455).

▶ **Wirkungsweise.** Chinidin blockiert Na^+-Kanäle, in dem es sich an die Kanalproteine im offenen Kanalzustand bindet. Seine Wirksamkeit ist frequenzabhängig (Abb. 5.9), weil der Komplex so langsam dissoziiert, dass die Wirkung kumuliert. Chinidin beeinträchtigt auch die Kalium-Leitfähigkeit, was zur verzögerten Repolarisation und damit zur Verlängerung der Aktionspotenzialdauer und Refraktärperiode führt.

Die Blockade der K^+-Kanäle zeigt bemerkenswerterweise eine umgekehrte Frequenzabhängigkeit, d.h., die Blockade des K^+-Stromes nimmt mit zunehmender Frequenz ab. Hierauf könnte die Eigenschaft von Chinidin beruhen, ventrikuläre Rhythmusstörungen wie „Torsades de pointes" auszulösen und frühe Nachpolarisationen hervorzurufen (Abb. 5.10). An dieser Stelle sei darauf hingewiesen, dass auch Wirkstoffe aus völlig anderen Arzneimittelgruppen die Repolarisationsphase verlängern und Torsades de pointes auslösen können. Beispiele sind zu nennen aus den Gruppen der trizyklischen Antidepressiva, H_1-Antihistaminika, Gyrase-Hemmstoffen, der Malariamittel und anderen.

Chinidin besitzt ferner Atropin-artige Wirkungen, die ebenfalls zum antiarrhythmischen Effekt und zu den Nebenwirkungen beitragen. Zusätzlich hemmt Chinidin auch die Ca^{2+}-Kanäle der Herzmuskulatur, was eine Verminderung der Kontraktionskraft nach sich zieht.

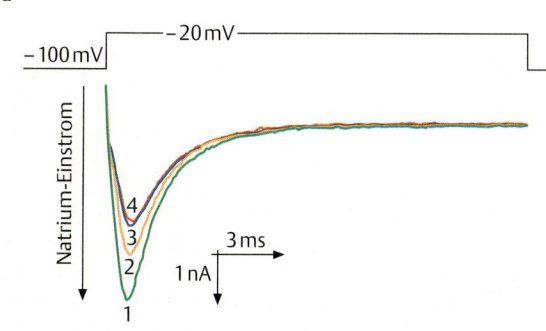

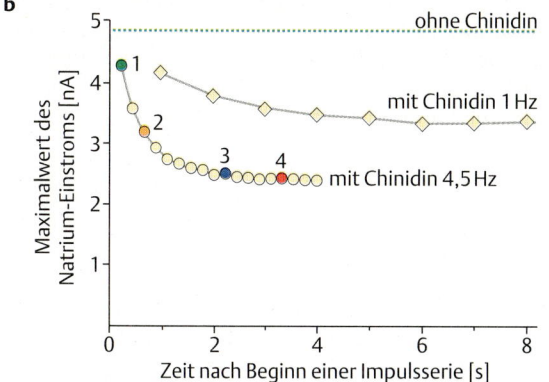

Abb. 5.9   Reduktion des Na⁺-Stromes durch Chinidin.
a Ein Spannungsklemm-Impuls verändert das Membranpotenzial von − 100 auf − 20 mV und ruft den nach unten ausgelenkten Natriumstrom hervor, der binnen weniger Millisekunden spontan inaktiviert wird. Dargestellt sind einige Impulsantworten aus einer Serie, die mit einer Impulsfrequenz von 4,5 Hz in Anwesenheit von Chinidin aufgezeichnet wurde.
b Während beim ersten Impuls der Serie der Na⁺-Einstrom fast die gleiche Höhe aufweist wie in Abwesenheit von Chinidin (grüne Linie), entwickelt sich im Laufe der Reizung eine Hemmung. Deren Ausmaß ist frequenzabhängig: Bei 4,5 Hz (Kreise; farbige Symbole entsprechen den oben gezeigten Signalen) fällt der Na⁺-Einstrom auf ein niedrigeres Niveau als bei 1 Hz Reizfrequenz. Versuch an einem isolierten Ventrikelmyozyten des Meerschweinchens.

▶ **Anwendung.** Die Indikation für Chinidin sind **supraventrikuläre** und **ventrikuläre Extrasystolien** und **ventrikuläre Tachykardien**, ferner die Behandlung und die Prophylaxe von **Vorhofflimmern**.
Da die Halbwertzeit von Chinidin ca. 6 Stunden beträgt, sind 3 – 4 Dosen täglich notwendig. Als **Einzeldosis** werden 200 – 300 mg gegeben, der Plasmaspiegel sollte im Bereich 3 – 5 µg/ml liegen. Chinidin wird zum größten Teil hydroxyliert, etwa 20% der Dosis werden unverändert im Urin ausgeschieden.

▶ **Nebenwirkungen.** Sie beruhen auf der cholinolytischen Eigenschaft von Chinidin, seinem negativ inotropen Effekt, seiner allergisierenden Potenz (Erytheme, Knochenmarksdepression) und seiner Fähigkeit, bei langdauernder Einnahme sensorische Störungen hervorzurufen (Cinchonismus). Besonders zu beachten sind die akuten Nebenwirkungen am Herzen: **atrioventrikulärer Block**, **ventrikuläre Tachykardie** („paradoxer Chinidin-Effekt"), **„Torsades de pointes"**, **Verlängerung von QRS-Komplexen** und der **QT-Intervalle**. Die gastrointestinalen Störungen erschweren die Therapie bei manchen Patienten erheblich. Es hat daher an Bedeutung verloren.

Die **Kombination** von Chinidin mit anderen Pharmaka, die ebenfalls kardiodepressiv wirken, **muss unbedingt vermieden werden**, weil die Addition der Nebenwirkungen im Einzelfall nicht vorausgesagt werden kann. So hat die fixe Kombination von Chinidin (160 mg) mit Verapamil (80 mg) in einer Tablette (*Cordichin*®) zu **schweren Zwischenfällen** Anlass gegeben. Zwischen Chinidin und Digitalis-Glykosiden besteht eine Arzneimittelinterferenz; der Digoxin-Plasmaspiegel steigt ungewöhnlich hoch an.

Ajmalin und sein enteral resorbierbares Propyl-Derivat **Prajmalin** ▶ sollen bei einer speziellen Rhythmusstörung, dem Wolff-Parkinson-White-Syndrom, wirksam sein. Im anglo-amerikanischen Schrifttum werden diese Verbindungen nicht erwähnt. ▶ Neben den typischen Nebenwirkungen der Klasse-I-Substanzen treten zentralnervöse Störungen und ein Cholestase-Syndrom auf.

Disopyramid gehört zur Gruppe Ia. Die therapeutische Breite von Disopyramid ist im Vergleich zu Chinidin eher geringer.

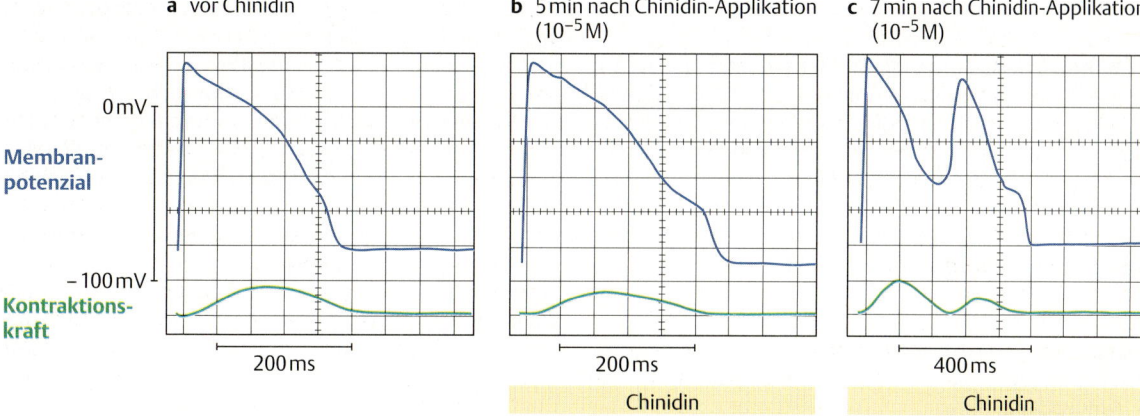

Abb. 5.10   Frühe Nachdepolarisationen durch Chinidin. Versuch am Meerschweinchen-Papillarmuskel. Das Organ wurde durch vorübergehende Behandlung mit Aconitin und Sauerstoffmangel „sensibilisiert".
a Ohne Chinidin.

b, c Unter Chinidin-Einwirkung kam es zu einer Aktionspotenzialverlängerung und Schulterbildung (**b**), bis schließlich Extrasystolen, die aus der Repolarisationsphase hervorgingen, auftraten (**c**). Beachte die Veränderung der Zeitskala zwischen mittlerem und rechtem Bild.

▶ Die elektrophysiologischen und antiarrhythmischen Eigenschaften entsprechen denen der Leitsubstanz. Die kardiodepressiven und die cholinolytischen Wirkungen scheinen stärker ausgeprägt zu sein als bei Chinidin. Daraus ergibt sich eine Reihe von ▶ Kontraindikationen: Herzmuskelinsuffizienz auch leichten Grades, Prostatahypertrophie, Glaukom. Disopyramid ist *kein* Mittel der ersten Wahl. Dasselbe gilt für **Procainamid**, das inzwischen nicht mehr im Handel ist.

Gruppe Ic

In die Gruppe Ic gehören die Substanzen **Propafenon** und **Flecainid**, ▶ deren Wechselwirkung mit den Na^+-Kanalproteinen langsam vonstatten geht. Daher bedürfen sie einer anhaltenden tachykarden Arrhythmie, um wirksam zu werden, nämlich die Depolarisation zu verzögern. Die Repolarisationsphase wird kaum beeinflusst. ▶ Als Indikation galten **ventrikuläre tachykarde Arrhythmien**. ▶ In ausgedehnten Untersuchungen mit Propafenon hat sich gezeigt, dass sich die Behandlung nachteilig auf die Lebenserwartung auswirkt. Die arrhythmogene Potenz scheint bei erkrankten Herzen besonders hoch zu sein. Damit kann die Anwendung dieses Pharmakon nicht mehr empfohlen werden. Für Flecainid gilt ebenfalls, dass bei vorgeschädigtem Herzen die Lebenserwartung im Vergleich zu Placebo-behandelten Patienten gesenkt wurde. Auch Flecainid sollte also nur angewandt werden, wenn die linksventrikuläre Funktion ungestört ist; bei indizierter Antiarrhythmika-Gabe ist jedoch fast immer das Herz geschädigt.

K^+-Kanal-blockierende Antiarrhythmika (Gruppe III)

Amiodaron

Amiodaron

▶ **Wirkungsweise.** Amiodaron blockiert neben den K^+-Kanälen auch Na^+- und Ca^{2+}-Kanäle. Im Vordergrund seiner Wirkung steht die Verlängerung der Repolarisationsphase durch Hemmung des K^+-Auswärtsstromes. Außerdem verlangsamt es die diastolische Depolarisation von Schrittmacherzellen und vermindert damit die Frequenz des Sinusknotens. Es reduziert die Überleitungsgeschwindigkeit im AV-Knoten, nicht dagegen die Depolarisationsgeschwindigkeit der ventrikulären Aktionspotenziale. Die Refraktärperioden aller Herzabschnitte werden verlängert.

▶ **Anwendung.** Amiodaron ist ein sehr effektives Antiarrhythmikum gegen Rhythmusstörungen, die auf andere Medikamente nicht angesprochen haben. So ist es indiziert bei **therapieresistentem Vorhofflimmern** und **-flattern**, zur Unterbrechung von **kreisenden Erregungen** und zur Behandlung **schwerer ventrikulärer Rhyth-**

musstörungen. In derartig akuten Fällen kann Amiodaron anderen Antiarrhythmika überlegen sein.

▶ **Pharmakokinetik.** Amiodaron ist sehr schlecht wasserlöslich; es ist zu 96% an Plasmaeiweiße gebunden und hat trotz der hohen Plasmaeiweißbindung ein scheinbares Verteilungsvolumen von 66 l/kg. Die Eliminationshalbwertszeit liegt im Bereich von 30–50 Tagen. Der therapeutische Plasmaspiegel beträgt 0,5–1,5 µg/ml. Dieses Pharmakon wird also in einem extremen Ausmaß im Gewebe gebunden. Amiodaron und sein Metabolit Desethyl-Amiodaron, das ebenfalls antiarrhythmisch wirksam ist, werden als kationisch-amphiphile Substanzen in den sauren Kompartimenten der Zellen (Endosomen und Lysosomen) angereichert und komplexieren hier mit polaren Lipiden. Dieser Komplex kann nicht mehr von den lysosomalen Enzymen abgebaut werden. In der unprotonierten Form kann sich Amiodaron im Fettgewebe ablagern.

Dosierung. Am Beginn der Behandlung müssen höhere Tagesdosen gegeben werden (etwa eine Woche lang bis max. 1000 mg/d), dann die notwendige Erhaltungsdosis von 200 mg/d, eventuell noch weniger. Bei akuten Fällen kann die Therapie auch mit intravenöser Zufuhr begonnen werden (unter EKG-Kontrolle).

▶ **Nebenwirkungen.** Amiodaron ist belastet mit **häufigen** und **ungewöhnlich starken Nebenwirkungen**, die sich besonders nach länger dauernder Anwendung bemerkbar machen. Es sollte daher nur verwendet werden, wenn andere Therapeutika erfolglos geblieben sind. Die Amiodaron-Phosphol-Lipid-Komplexe akkumulieren und führen zu einer Pharmakon-Induzierten Phospholipidose mit **Niederschlägen in der Kornea** (Abb. 5.**11**), die das Sehvermögen beeinträchtigen und durch Spaltlampen-Untersuchungen festgestellt werden können. Auch in anderen Geweben ist die **Speicherung von polaren Lipiden** nachweisbar, so in der Lunge (Abb. 5.**12**) und in der Leber. Diese Organe können bei der Amiodaron-Therapie Schaden erleiden (**Lungen-** und **Leberfibrose**). Ob die gelegentlich beobachtete **periphere Neuropathie** auf demselben Mechanismus beruht, ist nicht geklärt. Immerhin ist bekannt, dass auch andere Lipidose-induzierende Arzneimittel Neuropathien auslösen. Die **Haut** reagiert nach Amiodaron-Zufuhr mit einer Photosensibilisierung und einer blau-grauen Pigmentierung. Aus dem Amiodaron-Molekül wird im Organismus Jod freigesetzt, das zur **Störung der Schilddrüsenfunktion** führen kann. Es kommen sowohl hyperthyreote als auch hypothyreote Zustände vor. Zusätzlich ist die laborchemische Schilddrüsendiagnostik erheblich gestört. Vor dem Beginn einer Amiodaron-Therapie sollte daher ein gründlicher Schilddrüsenstatus erhoben werden.

Kontraindikationen für Amiodaron sind Herzmuskelinsuffizienz (mit Ausnahmen), Sinus-Bradykardie und ein partieller AV-Block.

Das unbefriedigende Nutzen-Risiko-Verhältnis von Amiodaron hat die Suche nach besser verträglichen Gruppe-III-Pharmaka stimuliert. Einer der neuen Wirkstoffe, die es bis zur Einführung in die Therapie gebracht haben, ist **Dofetilid**. Es besitzt jedoch ebenfalls eine enge therapeutische Breite und löste in einer klinischen Un-

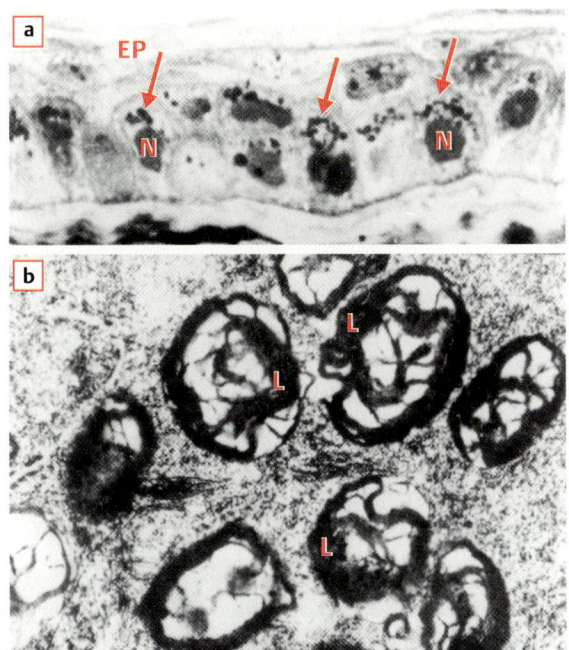

Abb. 5.**11 Trübung der Kornea durch Amiodaron.** Abgebildet ist das Korneaepithel einer Ratte, die mit Amiodaron behandelt wurde.
a Lichtmikroskopisches Bild des Epithels (EP): Pfeile weisen auf abnorme zytoplasmatische Einschlusskörper hin. N: Nucleus. Vergr. 860 ×.
b Elektronenmikroskopisches Bild dieser Einschlüsse: vergrößerte Lysosomen mit lamellärem Materal (L). Vergr. 22 000 ×(Aufnahmen aus dem Anatomischen Institut der Universität Kiel).

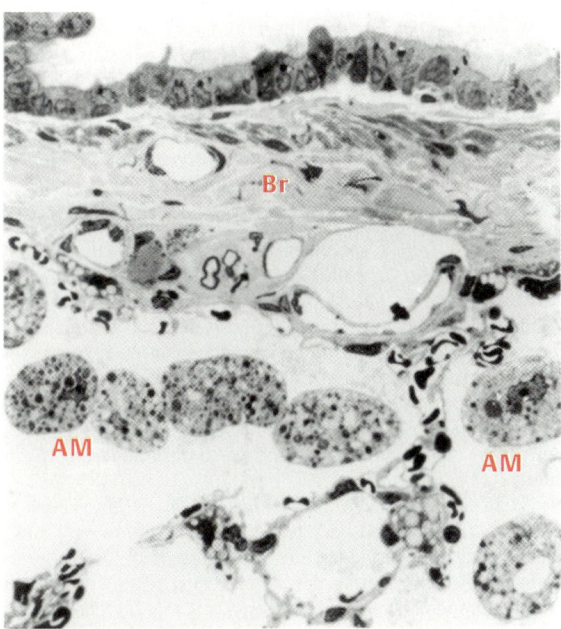

Abb. 5.**12 Lunge einer Ratte nach Amiodaron-Behandlung.** In den Alveolen liegen vergrößerte Alveolarmakrophagen mit Speichermaterial (AM). Br = Wand eines Bronchiolus. Vergr. 720 × (Aufnahme aus dem Anatomischen Institut der Universität Kiel).

tersuchung bei 3,3 % der Patienten Torsades de pointes aus, ohne einen positiven Effekt auf die Überlebensrate auszuüben.

Ein Jod-freies Analogon von Amiodaron soll nach ersten Untersuchungen ähnliche antifibrillatorische Wirkungen wie die Ausgangssubstanz besitzen.

Box 5.7

Amiodaron und Lungenfibrose

Amiodaron ist ein extremes Beispiel für eine kationisch-amphiphile Substanz, die aufgrund ihrer physikochemischen Eigenschaften sehr stark in den Lysosomen mit deren pH-Wert zwischen 4 und 5 eingefangen wird und dort mit polaren Lipiden komplexiert. So reichert sich das Pharmakon zusammen mit Phosphiliden in vielen Zellen, vor allem aber den Makrophagen an. Besonders ausgeprägt ist dies in der Lunge zu beobachten: Vergrößerte Alveolarmakrophagen, vollgestopft mit Lamellenkörpern, liegen in den Alveolen und nehmen ständig an Zahl zu, so dass manche Alveolen ausgefüllt sind.

Dies lässt sich im Tierversuch und bei mit Amiodaron behandelten Patienten nachweisen. Das Auftreten einer lysosomalen Lipidspeicherung kann beim Menschen verhältnismäßig leicht gezeigt werden, weil die lamellären Einschlusskörper auch in Lymphozyten auftreten, die dem Untersucher ja immer leicht zugänglich sind.

Im Tierversuch führt die durch Amiodaron ausgelöste Phospholipidose zu einer Lungenfibrose. Der Mechanismus, der dieser pathologischen Entwicklung zugrunde liegt, soll folgender sein: Die Zahl der Makrophagen nimmt stark zu, außerdem sind sie metabolisch aktiviert und sondern vermehrt Faktoren ab, die die Bindegewebszellen zum Wachstum und zur Produktion von Extrazellulärmaterial stimulieren. Es erfolgt eine langsame Umwandlung des spezifischen Gewebes der Lunge (und der Leber) in Bindegewebe.

Sobald bei einem Patienten die ersten Anzeichen für eine Beeinträchtigung der Lungenfunktion festgestellt werden, muss die Behandlung mit Amiodaron sofort abgebrochen werden. Es dauert dann noch lange, bis der Patient frei von Amiodaron und dem desethylierten Metaboliten ist (Eliminationshalbwertzeit 30–50 Tage). Die sofortige Gabe von Glucocorticoiden ist zweckmäßig.

Sotalol

Ein weiteres Arzneimittel, das zur Gruppe III gerechnet wird, ist das Racemat **Sotalol**.

$$H-N-SO_2-CH_3$$

Sotalol
* Asymmetriezentrum
l-Form = β-Blocker
d-Form = Antiarrhythmikum

▶ Das *l*-Enantiomer ist ein nicht-selektiver β-Blocker, während das *d*-Enantiomer antiarrhythmische Eigenschaften aufweist. Klinische Untersuchungen mit dem reinen *d*-Enantiomer haben keine positiven Ergebnisse erbracht, die gewünschte Wirkung hängt tatsächlich von der Kombination der beiden verschieden wirkenden Enantiomere ab.

▶ Das Racemat (nur dieses befindet sich im Handel) ist wirksam gegen supraventrikuläre Arrhythmien, da es die Repolarisation verzögert, aber auch die Auslösung von Vorhofflimmern ist möglich.

▶ Die Nebenwirkungen beruhen z. T. auf der β-Blockade. *d*-Sotalol verzögert die Repolarisation und kann zu ventrikulärer Tachykardie vom „Torsades de pointes"-Typ Anlass geben. Sotalol kann empfohlen werden, wenn die Tagesdosierung nicht zu hoch gewählt werden muss und keine Herzmuskelschädigung vorliegt. Sie sollte 4×80 mg nicht überschreiten. Verglichen mit Amiodaron ist die Toxizität aber erheblich geringer.

5.2.2 Antiarrhythmika anderer Struktur

β-Rezeptoren-Blocker (Gruppe II)

Neben den bisher erwähnten Substanzen finden auch „reine" β-Blocker als Antiarrhythmika (Gruppe II) Verwendung, z. B. **Propranolol** u. **Atenolol**. Die Wirksamkeit ist leicht zu verstehen bei **Arrhythmieformen**, die durch einen **erhöhten Sympathikotonus** bedingt sind, wie das z. B. nach einem Herzinfarkt der Fall sein mag. Bei Beachtung der typischen Kontraindikationen (S. 87) scheint eine Behandlung mit β-Blockern im Vergleich zu anderen Antiarrhythmika risikoärmer zu sein. Zumindest gibt es lediglich mit diesen Pharmaka günstige Ergebnisse in großen Studien, was die Lebenserwartung von Patienten mit Arrhythmien nach Myokardinfarkt anbelangt.

Ca²⁺-Kanal-Blocker (Gruppe IV)

▶ **Wirkungsweise.** Wie in Abb. 5.7 (S. 150) dargestellt und ausgeführt, weisen Teile des Reizleitungssystems eine vom Calciumkanal abhängige und daher verhältnismäßig langsame Depolarisationsphase auf. Bestimmte Ca²⁺-Kanal-Blocker (Syn.: Ca-Antagonisten), nämlich solche vom kationisch-amphiphilen Typ, vermögen unter therapeutischen Bedingungen dieses spezielle Herzgewebe zu beeinflussen und somit z. B. die atrioventrikuläre Überleitung zu verlangsamen. Neben **Verapamil** und seinem Methoxy-Derivat **Gallopamil** besitzt diese Eigenschaft auch **Diltiazem**.

▶ **Indikationen** für die Verwendung von amphiphilen Ca²⁺-Kanal-Blockern als Klasse-IV-Antiarrhythmika sind bestimmte Formen **supraventrikulärer Tacharrhythmien unter Beteiligung des AV-Knotens**. Auch **Vorhofflattern und -flimmern** können eventuell günstig beeinflusst werden, indem durch Hemmung der AV-Überleitung die Folgefrequenz der Ventrikel gesenkt wird.

▶ **Nebenwirkungen.** Nach oraler Gabe ruft insbesondere Verapamil eine Obstipation hervor. Des Weiteren werden Schwindel, Kopfschmerzen, Hitzewallungen, Ödeme, Nervosität, verschiedene allergische Hautreaktionen und reversible Leberschäden beobachtet. Die kardiodepressive Wirkung ist stets zu berücksichtigen. Bei Überdosierung kommt es zu Bradykardien und AV-Blockierungen, und insbesondere bei zu rascher intravenöser Injektion droht ein Herzstillstand. Daneben wirken diese Calcium-Antagonisten immer negativ inotrop. Für Verapamil sind folgende **Kontraindikationen** zu beachten: Herzmuskelinsuffizienz, partieller Überleitungsblock und ventrikuläre Arrhythmien.

Weitere Wirkstoffe

Phenytoin. Diese Verbindung stellt insofern eine bemerkenswerte Ausnahme dar, als es sich um eine Substanz mit **anionisch**-amphiphilem Charakter handelt (s. Formel S. 320), die bei physiologischem pH allerdings vorwiegend ungeladen vorliegt.

▶ Es hemmt In-vitro-Ionenströme durch Natrium-, aber auch durch Calciumkanäle. Unter bestimmten Bedingungen vermag es ein erniedrigtes Ruhemembranpotenzial wieder zu normalisieren (durch Blockade der Na⁺-Permeabilität nimmt die K⁺-Leitfähigkeit relativ zu).

▶ Neben der Indikation als **Antiepileptikum** wird es bei **Digitalis-induzierten Arrhythmien** therapeutisch eingesetzt (Abb. 5.**5**, S. 143).

Dosierung. Die Therapie der Digitalisvergiftung sollte mit fraktionierten parenteralen Gaben unter EKG-Kontrolle beginnen (Einzeldosis von 125 mg langsam über 5 Minuten, wird in Intervallen von mindestens 20 Minuten mehrmals wiederholt). Im weiteren Verlauf kann auf orale Behandlung übergegangen werden.

Atropin. Die **parasympatholytische Substanz** werden an anderer Stelle ausführlich besprochen (s. S. 66).

▶ Atropin hat eine gewisse Bedeutung bei der Therapie von **Sinus-Bradykardien**. Die Dosierung liegt im Bereich von 1 – 5 mg täglich.

▶ Die Nebenwirkungen ergeben sich aus der Hemmung des Parasympathikus. Anstelle des tertiären Atropin sollten das quartäre Isopropyl-Atropin (Ipratropium) verwendet werden, das aufgrund der fehlenden zentralnervösen Wirkung vor allem von alten Menschen besser vertragen wird.

Adenosin. ▶ Das körpereigene Nukleosid Adenosin erhöht nach intravenöser Gabe die Kalium-Permeabilität der Herzmuskulatur und damit das Membranpotenzial. Außerdem hemmt Adenosin den Calcium-Einstrom in die Herzmuskelzellen. Die Adenosin-Wirkung kommt über den Adenosin-A₁-Rezeptor zustande; Theophyillin, ein A₁-Antagonist, blockiert den Effekt von Adenosin.

▶ Aus dem Blut wird Adenosin außerordentlich rasch durch Aufnahme in die Erythrozyten und durch Desaminierung eliminiert.

▶ Adenosin kann durch intravenöse Bolusinjektion **supraventrikuläre Tachykardien** beenden, zusätzlich hemmt es die AV-Überleitung und verlängert die Refraktärperiode des AV-Knotens. Die einmalige Dosierung beträgt 6 mg schnell intravenös und gegebenenfalls eine Steigerung auf 12 mg. Die Therapie ist nur unter stationären Bedingungen durchzuführen.

▶ Kurzfristig treten folgende Nebenwirkungen auf: Blutandrang, Brustschmerzen, Kurzatmigkeit, Übelkeit, Blutdrucksenkung.

— **Notwendige Wirkstoffe** —————————————————————————————

Antiarrhythmika

Wirkstoff	Handelsname	Alternative	Bemerkungen
Klasse I: (vorwiegend) Na⁺-Kanal-blockierend			
Lidocain	*Xylocain®* Amp.	*Lidocain* Amp.	
Chinidin	*Chinidin-Duriles®* Tab.	*Chinidin-retard* Tab.	
Klasse III: Repolarisationsverlängernd			
Amiodaron	*Cordarex®* Tab., Amp. *Tachydaron®* Tab.	–	
Sotalol	*Sotalex®* Tab., Amp.	*Sotalol, Sotastad®, Tachytalol®, Sota®, Sotahexal®, Rentibloc®* u. a.	
Klasse IV: Ca-Antagonisten vom amphiphilen Typ			
Verapamil	*Isoptin®* Tab., Amp.	*Verapamil (11 Firmen), Azupamil®, Falicard®, Jenapamil®, Vera®* u. a.	
Diltiazem	*Dilzem®* Tab., Amp.	*Diltiazem (12 Firmen), Diltahexal®, Dilti®,* u. a.	
Weitere antiarrhythmische Wirkstoffe			
Ipratropium	*Itrop®* Tab., Amp.	–	
Adenosin	*Adrekar®* Amp.	*Adenosin, Adenoscan®* Amp.	
Digoxin	s. Tabelle S. 147		
β-Blocker	s. Tabelle S. 90		

Eigene Eintragungen

· · ·

· · ·

Weitere im Handel erhältliche Antiarrhythmika
(Mittel zweiter Wahl, evtl. für Sonderfälle)

Ajmalin	*Gilurytmal®*	Phenytoin	*Phenytoin, Epanutin®*
Disopyramid	*Rythmodul®, Norpace®*	Prajmalin	*Neo-Gilurytmal®*
Flecainid	*Tambocor®*	Propafenon	*Propafenon, Rytmonorm®*
Gallopamil	*Procurum®, Gallobeta®*	Tocainid	*Xylotocan®*
Mexiletin	*Mexitil®*		

5.3 Mittel gegen Angina pectoris

─ **Überblick** ────────────────────────────

Antianginosa mit vorwiegender Wirkung auf Kapazitätsgefäße: Organische Nitrate

Glyceryltrinitrat (GTN), Isosorbiddinitrat (ISDN)
▶ Freisetzung von Stickstoffmonoxid (NO) in der Gefäßmuskelzelle und damit gleiche Wirkung wie der vom Endothel freigesetzte Erschlaffungsfaktor (= NO).
Wirkung bei *arteriosklerotischer Angina pectoris:* Die Gefäßdilatation führt zur Senkung der Vorlast durch Verminderung des venösen Angebotes an das Herz. Dies erlaubt eine verbesserte diastolische Durchblutung, und es resultiert ein vermindertes Schlagvolumen: Der O_2-Bedarf sinkt. Zur Nachlastsenkung trägt eine gewisse dilatatorische Wirkung auf die Widerstandsgefäße bei.
Wirkung bei *koronarspastischer Angina pectoris:* Zusätzlich Aufhebung eines Koronarspasmus.
▶ Kupierung eines Angina-pectoris-Anfalls sowie Anfallsprophylaxe, bei kontinuierlicher Anwendung entsteht jedoch eine „Nitrattoleranz" (außer bei Molsidomin).
▶ „Nitratkopfschmerz".

Antianginosa mit vorwiegender Wirkung auf Widerstandsgefäße: Ca^{2+}-Kanal-Blocker

▶ Wirkung vorwiegend auf arterielle Gefäße, dadurch Verminderung des peripheren Widerstandes und der Nachlast des Herzens: Der O_2-Bedarf sinkt.
▶ Anfallsprophylaxe und -therapie. Zur Prophylaxe geeignet sind Dihydropyridin-Derivate, die langsam eliminiert werden und damit einen gleichmäßigen Blutspiegel garantieren (Amlodipin, Felodipin), oder gut retardierte Präparate von Nifedipin mit gleichmäßiger Freisetzungsgeschwindigkeit. Zur Anfallstherapie sind nur Zubereitungen mit sehr schnell einsetzender Wirkung brauchbar, wie Nifedipin-Zerbeißkapseln.
▶ Kardiodepressive Wirkkomponente bei Verapamil und Diltiazem.

β-Blocker

▶ Versetzen das Herz in einen Schongang, mindern dadurch den O_2-Bedarf.
▶ Anfallsprophylaxe.

Grundlagen

Ursachen. Der beim Angina-pectoris-Anfall auftretende Schmerz ist Ausdruck einer unzureichenden Sauerstoff-Versorgung bestimmter Myokardbezirke: **Sauerstoff-Angebot < Sauerstoff-Bedarf.** Der Sauerstoff-Mangel beruht meist auf einer zu geringen Durchblutung. Die mangelhafte koronare Perfusion wiederum ist in der Regel Folge eines Strömungshindernisses im Koronargefäßbett.

Das Hindernis kann bedingt sein durch
– **Koronarsklerose,** d.h. eine arteriosklerotische Erkrankung der Koronararterienwand mit organisch fixierter Einengung des Gefäßlumens. In diesem Falle reicht die koronare Perfusion in Ruhe aus; erst bei vermehrter Herzarbeit macht sich ein Sauerstoff-Mangel bemerkbar, weil das Sauerstoff-Angebot nicht mehr dem erhöhten Sauerstoff-Bedarf entsprechend gesteigert werden kann. Der Angina-pectoris-Anfall tritt dementsprechend bei körperlicher oder auch bei psychischer Belastung auf (Belastungs-Angina).
– **Koronarspasmus,** d.h. eine inadäquate Kontraktion glatter Gefäßmuskulatur mit Konstriktion morphologisch intakter Koronararterien. Die Angina-pectoris-Anfälle treten dann bevorzugt in Ruhe auf, z.B. nachts (Prinzmetal-Angina). Koronarspasmen können aber auch bei partiell arteriosklerotisch (exzentrisch) erkrankten Koronararterien vorkommen, z.B. wenn sich ein Thrombozytenaggregat auf einer arteriosklerotischen Wandläsion ablagert und aus den Thrombozyten freigesetztes Thromboxan A_2 (S. 283) eine Vasokonstriktion auslöst.

Andere, seltene Ursachen für eine Angina-pectoris sind Absinken des Aortendrucks mit mangelhafter Koronarperfusion, Anämie mit unzureichender Sauerstoff-Transportkapazität des Blutes oder Hyperthyreose mit stark erhöhtem Sauerstoff-Bedarf.

Ziele der medikamentösen Therapie der Angina pectoris sind
– das Abfangen eines eintretenden und die Durchbrechung eines eingetretenen Angina-pectoris-Anfalls,
– die Prophylaxe von Angina-pectoris-Anfällen.

Die Pharmakotherapie von **koronarspastisch** bedingten Angina-pectoris-Formen soll eine Erschlaffung der spastisch kontrahierten glatten Gefäßmuskulatur bzw. eine Prophylaxe von Gefäßspasmen herbeiführen.
Bei der **koronarsklerotischen** Form würde eine Koronardilatation nur schaden: Der sklerotische „verkalkte" Gefäßabschnitt lässt sich nicht erschlaffen; vielmehr führt die Erweiterung reagibler, gesunder Koronargefäße zu einem Abstrom des Blutes in die von ihnen versorgten Myokardgebiete, so dass der mangeldurchblutete Myokardabschnitt noch schlechter versorgt wird („Steal-Effekt"). Die therapeutischen Möglichkeiten bei der arteriosklerotisch bedingten Angina pectoris werden verständlich, wenn man sich die pathophysiologischen Grundlagen dieser Erkrankung klar macht (Box 5.**8**).

Box 5.8

Die O$_2$-Bilanz des Herzens

Sauerstoff-Bedarf (Bild **a**). Der Sauerstoff-Bedarf des Myokards wird entscheidend durch die mechanische Herzleistung bestimmt. Er nimmt zu bei einer Steigerung von
– *Herzfrequenz*,
– *Kontraktionsgeschwindigkeit*, d. h. der Geschwindigkeit, mit der bei einer Kontraktion der Druck im Ventrikel ansteigt: dp/dt;
– *systolischer Wandspannung*. Die während der Kontraktion in der Ventrikelwand herrschende Spannung ist ein Maß für die Nachlast („afterload"). Die systolische Wandspannung wächst bei Zunahme des Füllungsvolumens des Ventrikels und bei Anstieg des Aortendrucks.

Sauerstoff-Angebot (Bild **b**). Bei gegebener Sauerstoff-Beladung des Blutes hängt das Sauerstoff-Angebot an die Herzmuskelzellen von der Durchblutung des Myokards ab. Die Strömungsgeschwindigkeit des Blutes wird bestimmt durch den *Druckgradienten* (gelb), der über dem Koronargefäßbett liegt, und durch den *Strömungswiderstand* (orange).

Der Strömungswiderstand setzt sich aus zwei Komponenten zusammen:
– Extravasale Komponente: *Gewebsdruck im Myokard*. Während der systolischen Anspannung der Ventrikelwand werden die Gefäße so stark komprimiert, dass der Blutstrom völlig zum Stillstand kommt. Für die myokardiale Sauerstoff-Versorgung ist daher die diastolische Durchblutung entscheidend. Der von außen auf den Gefäßen lastende Druck hängt von der *diastolischen Wandspannung* ab (Vorlast, „preload"). Diese steigt bei Zunahme des diastolischen Füllungsdruckes sowie des Füllungsvolumens des Ventrikels. Die diastolische Durchblutung wird auch von der Dauer der Diastole – und somit also von der Herzfrequenz – bestimmt.
– Vasale Komponente: *Tonus der glatten Gefäßmuskulatur*. Die Anpassung der Durchblutung an den aktuellen Sauerstoff-Bedarf geschieht über die Einstellung des Tonus der glatten Muskulatur in der Wand der Koronararteriolen lokal durch die Konzentration von gefäßerweiternden Metaboliten des Myokardstoffwechsels, z. B. Adenosin. Kritisch ist die Durchblutung im Bereich der Innenschicht der Ventrikelwand; normalerweise kann die Perfusion aber auch hier jederzeit bedarfsgerecht reguliert werden.

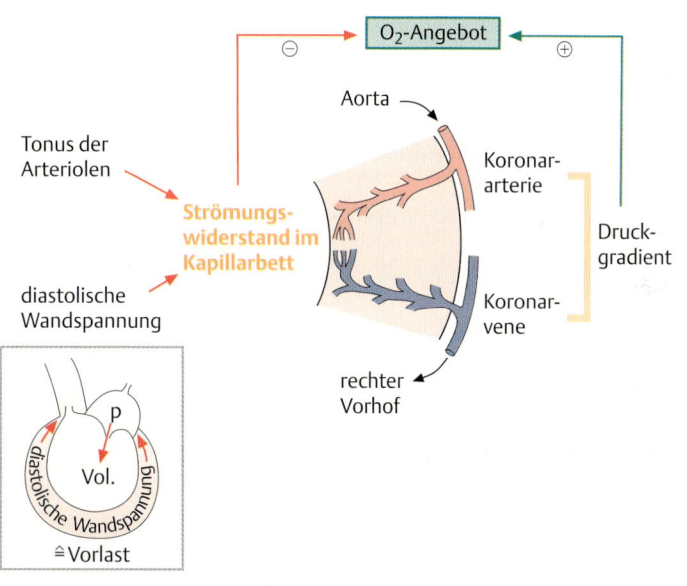

a Einflüsse auf den O$_2$-Bedarf

Herzfrequenz Kontraktions-geschwindigkeit
⊕ ⊕
O$_2$-Bedarf
⊕
systolische Wandspannung
diastolische Ventrikelfüllung (Vol.) Blutdruck in Aorta (p)

p
Vol.
systolische Wandspannung
≙ Nachlast

b Einflüsse auf das O$_2$-Angebot

O$_2$-Angebot
⊖ ⊕
Tonus der Arteriolen
Strömungswiderstand im Kapillarbett
diastolische Wandspannung
Aorta
Koronararterie
Koronarvene
rechter Vorhof
Druckgradient

p
Vol.
diastolische Wandspannung
≙ Vorlast

Box 5.9

Störung der O₂-Bilanz

Liegt in einer Koronararterie ein Strömungshindernis in Form einer arteriosklerotischen Lumeneinengung vor, so kommt es lokal in dem von ihr versorgten Myokardareal zu einer Erweiterung der Arteriolen, d.h., kompensatorisch sinkt der Strömungswiderstand in diesem Teil des Gefäßbettes. Dadurch wird der Gesamtperfusionswiderstand auf einem normalen Wert gehalten und eine ausreichende Durchblutung gewährleistet.

Zugleich wird durch die Vasodilatation jedoch schon in Ruhe ein Teil der Kapazität aufgezehrt, die den Koronararterien zur Verfügung steht, um die Myokardperfusion bei vermehrter Herzleistung steigern zu können. Steigt nun während einer Belastungssituation mit erhöhter Herzarbeit der Sauerstoff-Bedarf an, so kann ein Zustand eintreten, in dem trotz maximaler Dilatation der Koronararteriolen das Sauerstoff-Angebot kleiner ist als der Sauerstoff-Bedarf des Myokards. Der Durchblutungsmangel trifft besonders die subendokardialen Innenschichten der Ventrikelwand. Diese Innenschicht-Ischämie ist sofort von einer Kontraktionsinsuffizienz dieser Myokardschichten gefolgt. Es entwickelt sich ein **Circulus vitiosus**.

Bei diesem Vorgang spielen vermutlich negativ inotrop wirkende Metabolite, wie z.B. Adenosin, die nicht mehr ausreichend mit dem Blutstrom abtransportiert werden, eine wichtige Rolle. Die Abnahme der Kontraktilität der Innenschicht erscheint insofern als „sinnvoll", als sie eine Abnahme des Sauerstoff-Bedarfs bewirkt. Der ischämische Schmerz wird auf die lokale Akkumulation von sauren Metaboliten und von Kalium-Ionen zurückgeführt, was eine Depolarisation und Erregung schmerzleitender Nervenfasern auslöst.

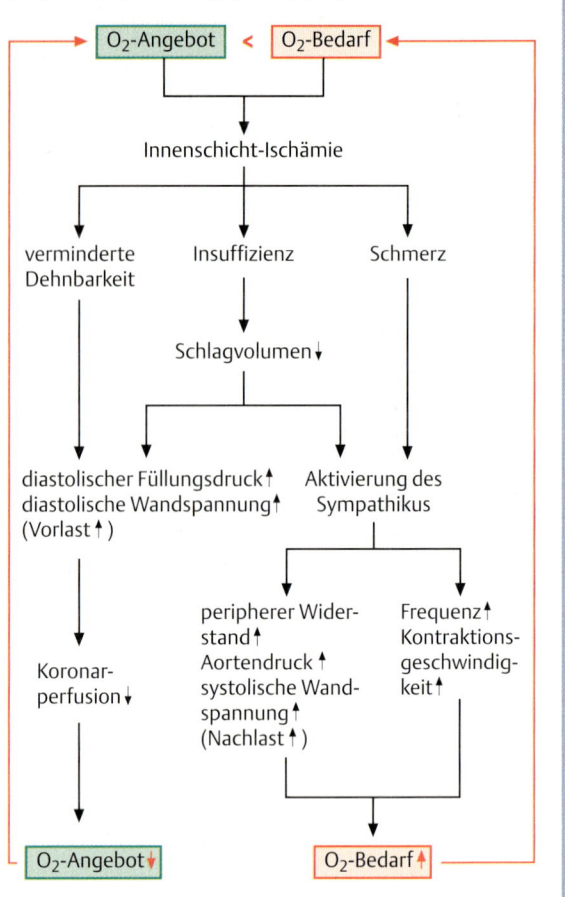

5.3.1 Antianginosa mit vorwiegender Wirkung auf Kapazitätsgefäße

Gemeinsame Eigenschaften

▶ **Wirkungsweise.** Um die Wirkung der „Nitrate" verstehen zu können, sei kurz die vasodilatierende Wirkung von **Stickstoffmonoxid (NO)** erläutert, das physiologisch als Botenstoff von Endothelzellen freigesetzt wird (alte Bezeichnung: EDRF = endothelium derived relaxing factor; s.a. S. 116). NO entsteht enzymatisch aus der Aminosäure Arginin, die dadurch in Citrullin umgewandelt wird (Abb. 5.13). Das Stickstoffmonoxid diffundiert sehr leicht durch Zellmembranen und ruft eine Aktivierung der Guanylatcyclase hervor. Damit steigt der intrazellu-

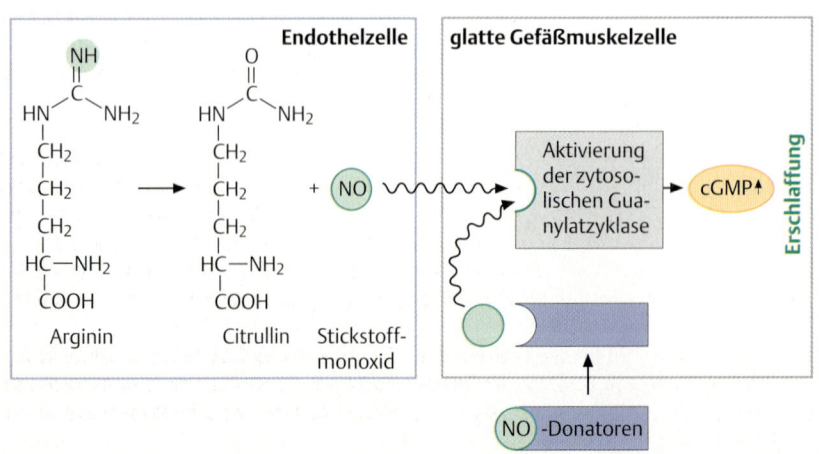

Abb. 5.13 Bildung und Wirkungen von Stickstoffmonoxid. NO aus dem Endothel bewirkt die Erschlaffung der Gefäßmuskulatur. Es kann auch von extern zugeführt werden.

läre Gehalt an zyklischem GMP an, was zur Erschlaffung der glatten Muskelzelle führt (s. a. Abb. **4.2**, S. 111).
Nach Zufuhr von organischen Nitraten werden durch Vermittlung SH-Gruppen-haltiger Verbindungen Nitrit-Ionen (NO_2^-) gebildet, die in Stickstoffmonoxid überführt werden. Durch die Gabe von organischen Nitraten wird also die Wirkung des Endothelfaktors NO imitiert. Die Vasodilatation durch organische Nitrate betrifft besonders die venösen Kapazitätsgefäße. Dies könnte darauf beruhen, dass bei diesen Substanzen die NO-Freisetzung enzymatisch vermittelt wird und die glatte Gefäßmuskulatur der venösen Gefäße eine höhere Enzymausstattung besitzt als arterielle Gefäßmuskulatur. Aber auch Arteriolen werden erweitert; besonders empfindlich reagieren die Hautarterien im Brust-, Hals- und Kopfbereich sowie die Koronararterien. Bei höheren Dosierungen sprechen auch andere Gefäßgebiete an, damit sinkt der Blutdruck. Zusätzlich wird der Tonus von glatten Muskeln anderer Organe durch die Nitrate gesenkt.

Bei Molsidomin und Nitroprussid scheint der Mechanismus der NO-Freisetzung andersartig zu sein. Bei diesen Substanzen ist die Wirksamkeit am venösen und arteriellen Strombett etwa gleich.

Die therapeutische Wirkung von Nitraten beim akuten Angina-pectoris-Anfall geht aus Abb. **5.14** hervor. Durch die Erweiterung der Kapazitätsgefäße nimmt das venöse Blutangebot an das Herz ab. Als Folge sinkt die diastolische Wandspannung (Vorlast), was einen Abfall des Perfusionswiderstandes und somit eine Zunahme der Durchblutung bzw. des Sauerstoff-Angebots bedeutet. Zusätzlich wird der Sauerstoff-Bedarf vermindert, denn die systolische Wandspannung (Nachlast) nimmt ab, weil Aortendruck und ventrikuläre Füllung kleiner werden. Bei *koronarsklerotischer Angina* pectoris besteht die therapeutische Wirkung also letztlich in einer Verbesserung der myokardialen Sauerstoff-Bilanz. Im Falle einer *koronarspastischen Form* vermögen die Nitrate darüber hinaus die Ursache des Anfalles, nämlich den Koronarspasmus, aufzuheben.

▶ **Anwendung.** Verschiedene Ester der Salpetersäure (HNO_3) mit mehrwertigen Alkoholen können therapeutisch verwendet werden:
Zur **Behandlung von Angina-pectoris-Anfällen** und zur **Anfallsprophylaxe**:
– Glyceryltrinitrat (Nitroglycerin),
– Isosorbiddinitrat;
Zur **Anfallsprophylaxe**:
– Isosorbidmononitrat,
– Pentaerythrityltetranitrat.
Praktisch sind zur Behandlung eines Angina-pectoris-*Anfalls* nur solche Nitrate geeignet, die nach Einnahme sofort in den Organismus aufgenommen und dort wirksam werden, während zur *Anfallsprophylaxe* eine lange Wirkdauer erforderlich ist.
Toleranzerhöhung. Bei den sogenannten Langzeitnitraten ergibt sich jedoch das Problem, dass eine Gewöhnung des Organismus eintreten kann, d. h., die Substanzen verlieren an Wirksamkeit. Der Mechanismus, der dieser Toleranzentwicklung zugrunde liegt, ist nicht völlig aufgeklärt. Jedenfalls muss die Umwandlung der Nitrate in die zelluläre Wirkform, die zur Aktivierung der Guanylatcy-

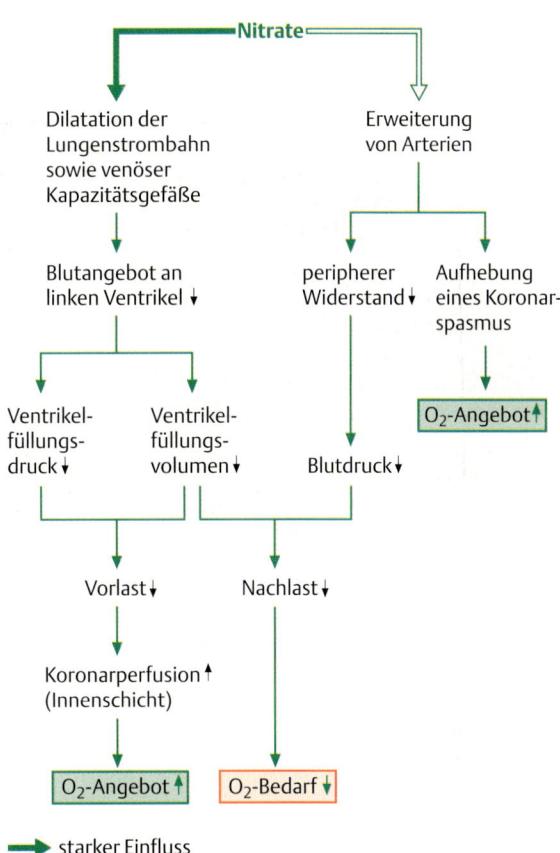

Abb. 5.**14** **Nitrat-Effekt auf Sauerstoff-Angebot und -Bedarf am Herzen.** NO verbessert im akuten Angina-pectoris-Anfall die myokardiale Sauerstoff-Bilanz durch Senkung der Vor- und Nachlast. Außerdem wird ein evtl. bestehender Koronarspasmus aufgehoben.

clase führt, erschwert sein; ein Mangel an Thiolgruppen wird verantwortlich gemacht. Diese Toleranzerhöhung ist besonders dann zu beobachten, wenn Langzeitnitrate in höherer Dosierung angewendet werden und wenn ein gleichmäßiger Plasmaspiegel aufrechterhalten wird. Sie klingt sehr schnell wieder ab, wenn die Nitrat-Zufuhr unterbrochen wird. Daher ist von einer kontinuierlichen Zufuhr von Nitro-Verbindungen abzuraten, statt dessen wird die Einhaltung eines „12-stündigen Nitrat-freien Intervalls" empfohlen. Langzeitnitrate dürfen nicht abrupt abgesetzt werden, da sonst eine gesteigerte Angina-pectoris-Anfallshäufigkeit vorkommt.

▶ **Nebenwirkungen.** Bei normaler Dosierung der Nitrate sind sie durch die Hauptwirkung bedingt: **Absinken des Blutdrucks mit Kopfschmerzen** (und selten Ohnmacht) sowie **reflektorische Tachykardie**. Die durch Nitrate auslösbare Methämoglobin-Bildung ist bei therapeutischen Dosierungen bedeutungslos.

▶ Die **Pharmakokinetik** der Substanzen ist sehr unterschiedlich und muss einzeln besprochen werden, weil dies für ihre therapeutische Einsetzbarkeit wichtig ist.

Wirkstoffe

Glyceryltrinitrat wird üblicherweise Nitroglycerin genannt, obwohl diese Bezeichnung eigentlich nicht korrekt ist.

$$H_2C-O-NO_2$$
$$HC-O-NO_2$$
$$H_2C-O-NO_2$$

Glyceryl<u>trinitrat</u>
„Nitroglycerin"

Bei den Nitro-Verbindungen sind die Stickstoff-Atome der Nitro-Gruppe direkt am Kohlenstoff-Atom gebunden, z. B. $R-H_2C-NO_2$. Bei den Salpetersäureestern ist jedoch das Kohlenstoff-Atom über ein Sauerstoff-Atom mit dem Stickstoff-Atom verbunden, z. B. $R-H_2C-O-NO_2$.

▶ Glyceryltrinitrat dringt außerordentlich leicht durch Gewebe hindurch und kann auch durch die Schleimhaut des Mundes (sublingual, bukkal) schnell resorbiert werden. Die Wirkung nach Anwendung einer Zerbeißkapsel oder eines Spraystoßes tritt innerhalb von 2 – 3 Minuten ein. Die nach perlingualer Resorption aufgenommene Menge an Glyceryltrinitrat wird außerordentlich rasch vom Gewebe gebunden, so dass im arteriellen Blut kaum Wirkspiegel nachzuweisen sind. Durch metabolische Abspaltung einer Nitrat-Gruppe sinkt die Wirksamkeit auf ein Zehntel ab, die Wirkung einer perlingualen Dosis hält für 20 – 30 Minuten an. Die Substanz ist sehr stark wirksam, denn mit nur 0,4 – 0,8 mg wird im Allgemeinen der gewünschte Effekt erzielt (Maximaldosis: 3-mal 0,8 mg in 15 Minuten).

▶ Aufgrund des schnellen Wirkungseintritts gilt Glyceryltrinitrat als **Mittel der ersten Wahl bei Angina-pectoris-Anfällen**. Wenn eine **langanhaltende prophylaktische Wirkung** angestrebt wird, müssen aufgrund der raschen Inaktivierung Arzneimittelzubereitungen angewandt werden, aus denen die Substanz protrahiert freigesetzt wird. Im Handel ist eine Reihe von Glyceryltrinitrat-Zubereitungen, die nach oraler Einnahme und enteraler Resorption wirksam werden sollen. Diese Zubereitungen werden als **„Langzeit-Präparate"** bezeichnet, die Einzeldosis liegt bei den meisten um 2,5 mg und soll für 12 Stunden wirksam sein. Da jedoch bei sublingualer Applikation eine Dosis von 0,8 mg nur für ca. 30 Minuten wirkt, können 2,5 mg selbst bei vollständigem Wirksamwerden keine 12 Stunden effektiv sein! Hinzu kommt noch, dass in der Darmwand ein Teil der Substanz abgebaut wird (hohe präsystemische Elimination). Die orale Therapie mit Langzeit-Präparaten, die *um 2,5 mg* Glyceryltrinitrat enthalten, erscheint angesichts dieser Überlegungen *nicht ratsam*. Wenn eine orale, langdauernde Therapie mit Glyceryltrinitrat angestrebt wird, sind erheblich höhere Dosen notwendig.

Perkutane Zufuhr. Eine weitere Möglichkeit, um eine länger anhaltende Wirkung zu erzielen, besteht in der perkutanen Zufuhr. Glyceryltrinitrat penetriert nämlich gut durch die intakte Haut. So gelangt die Substanz unter Umgehung der Leber in den großen Kreislauf. Bei Verwendung von Salben oder Sprays ist die Dosierung verständlicherweise recht unsicher. Eine besondere Depotform sind **Nitratpflaster**, die als transdermale therapeutische Systeme bezeichnet werden (S. 19). Die Nitratpflaster werden präkordial direkt über dem Herzen auf der Brustwand appliziert und rufen durch eine lokale Vasodilatation eine Hautrötung und eine Hyperämie hervor (Wärmegefühl). Einen ähnlichen lokalen Effekt hat man früher mit reizenden Senfpflastern erreicht – und hatte auch antianginöse Erfolge. Dies weist auf eine mögliche psychosomatische Komponente bei der Pflastertherapie hin. Es stehen Pflaster zur Verfügung, die in 24 Stunden mit konstanter Geschwindigkeit 5 bzw. 10 mg Glyceryltrinitrat freisetzen sollen. Da kontinuierlich aufrechterhaltene, konstante Nitrat-Plasmakonzentrationen mit einem Wirkungsverlust einhergehen können, besitzen jedoch gerade die „Nitratpflaster" ein sehr großes Potential zur Auslösung einer Gewöhnung. Aus diesem Grunde gibt es die Empfehlung, durch Abnahme des Pflasters während der Nacht für ein Nitratfreies Intervall zu sorgen.

Isosorbiddinitrat, ▶ Als perlinguale Zubereitung gegeben, wird die Substanz gut durch die Mundschleimhaut resorbiert. Der Effekt von 5 – 10 mg setzt in 5 bis 10 Minuten ein und hält etwa 1 – 2 Stunden an. Auch enteral wird es ausreichend resorbiert und gelangt in geringer Menge in den systemischen Kreislauf, obwohl von dieser Substanzen ein Teil in der Leber abgefangen und zu den biologisch weniger wirksamen Metaboliten 2-Isosorbidmononitrat und 5-Isosorbidmononitrat abgebaut wird. Letzteres trägt zum Gesamteffekt bei. Bei peroraler Applikation von Isosorbiddinitrat sind höhere Dosierungen notwendig als bei bukkaler Zufuhr (oral 2- bis 3-mal 10 mg/d bis zu 60 mg/d, Nitrat-freies Intervall nötig). Die Wirkung setzt nach etwa 30 Minuten ein und hält für mehrere Stunden an.

▶ Es ist daher besser für die **Intervalltherapie** als zur Anfallskupierung geeignet.

Isosorbid<u>dinitrat</u>

Das **5-Isosorbidmononitrat** ▶ ist wirksamer und stoffwechselstabiler als das **2-Mononitrat**. Diese Differenz liegt an der unterschiedlichen Stellung der Nitrat-Gruppe zum Ringsystem. Die Einzeldosierung liegt bei 20 mg per os, der präsystemische Verlust soll gering sein.

Pentaerythrityltetranitrat ▶ ist ebenfalls nur oral applizierbar, die benötigten Dosen liegen bei 90 mg. Die Wirkung setzt langsam ein und hält so lange an, dass im Allgemeinen zwei Dosen pro Tag ausreichend sind.

$$O_2N-O-H_2C \quad CH_2-O-NO_2$$
$$C$$
$$O_2N-O-H_2C \quad CH_2-O-NO_2$$

Pentaerythrityl<u>tetranitrat</u>

Molsidomin wird erst im Organismus zum eigentlichen Wirkstoff (Linsidomin) umgewandelt.

Molsidomin

► Der Metabolit hat ähnliche Wirkung wie Glyceryltrinitrat: Er vermittelt über NO-Freisetzung (drei metabolische Schritte, s. Formel) eine Erweiterung des kapazitiven Gefäßsystems und damit eine Verminderung der kardialen Vorlast. Die Arteriolen sollen sich stärker als bei Glyceryltrinitrat erweitern, wahrscheinlich wegen eines anderen Mechanismus der NO-Freisetzung (vgl. S. 161). Zur Therapie werden Dosen von 2- bis 3-mal täglich 2 mg benötigt. ► Die maximale Konzentration des wirksamen Metaboliten und damit das Wirkungsmaximum werden 30–60 Minuten nach der Gabe von Molsidomin erreicht. Die Wirkung klingt mit einer Halbwertszeit von ca. 1,5 Stunden ab. Damit gewährleistet Molsidomin eine über Stunden währende ständige Freiset-

zung von Nitrogruppen. Im Gegensatz zu den anderen Nitraten scheint sich keine Toleranzerhöhung auszubilden, die Entstehung des wirksamen Metaboliten erfordert keinen SH-Gruppen vermittelten Mechanismus. ► Die Indikation für Molsidomin ist die **Prophylaxe** von Angina-pectoris-Anfällen. ► An Nebenwirkungen treten relativ häufig **Kopfschmerzen**, seltener **Übelkeit**, **Schwindel** und **Appetitlosigkeit** auf. Durch das langsame Einsetzen der Wirkung kommt es kaum zu einer Reflextachykardie.

Nicorandil[*] ist eine weitere Nitroverbindung, die arterielle und venöse Gefäße erweitert. In einer Dosierung von 5–10 mg 2 × täglich ist es zur ► **Prophylaxe** von Angina-pectoris-Episoden geeignet. Neben der typischen „Nitrat-Wirkung" aktiviert Nicorandil zusätzlich Kalium-Kanäle, was zur Erschlaffung der glatten Gefäßmuskulatur beiträgt (Schlagwort: **K-Kanal-Öffner**).

Nicorandil

5.3.2 Antianginosa mit vorwiegender Wirkung auf Widerstandsgefäße: Ca^{2+}-Kanal-Blocker („Ca-Antagonisten")

► **Wirkungsweise.** Die Ca^{2+}-Kanal-Blocker vom **Dihydropyridin-Typ** wie Nifedipin, Amlodipin, Isradipin und Felodipin sowie vom **kationisch-amphiphilen Typ** wie Verapamil und Diltiazem wirken erschlaffend auf die glatte Gefäßmuskulatur im arteriellen Stromgebiet (S. 112). Außerdem führt die durch die Ca-Antagonisten hervorgerufene Blutdrucksenkung zu einer Abnahme der Nachlast und damit zu einer Reduktion des Sauerstoff-Verbrauchs.

► **Anwendung.** Ca^{2+}-Kanal-Blocker sind daher sowohl zur Prophylaxe und Behandlung von koronarspastischen wie auch von koronarsklerotischen Angina-pectoris-Formen geeignet.

► **Nebenwirkungen.** Da die Dihydropyridine keinen dämpfenden Effekt auf die Herzfunktion haben, können abrupte Blutdruckveränderungen durch nicht retardierte Präparate reflektorisch zu einer Tachykardie führen, was natürlich ungünstig ist. Verapamil und Gallopamil dämpfen dagegen die elektrischen und mechanischen Eigenschaften des Herzens. Verapamil und Diltiazem sollten nur bei suffizientem Herzmuskel und nicht gemeinsam mit einem β-Blocker angewendet werden. Denn neben der Abnahme der Herzkraft besteht die Gefahr einer Blockade der atrioventrikulären Überleitung, auf die ja sowohl die amphiphilen Ca-Antagonisten wie auch die β-Blocker einen hemmenden Effekt haben. Die weiteren Nebenwirkungen der Ca^{2+}-Kanal-Blocker sind auf S. 114 beschrieben.

5.3.3 β-Blocker

► **Wirkungsweise.** Durch die Blockade der β$_1$-Rezeptoren im Herzen sinken Herzfrequenz und Kontraktionsgeschwindigkeit. Daher nimmt der Sauerstoff-Bedarf des Myokards ab. Außerdem wird das Herz vor einem verstärkten Antrieb durch den Sympathikus abgeschirmt, wie er in Situationen körperlicher und auch psychischer Belastung auftritt.
Die β-Blocker beeinflussen die beiden Größen, die die systolische Wandspannung bzw. Nachlast bestimmen, in gegensätzlicher Weise. Der Aortendruck sinkt, das Füllungsvolumen des Ventrikels nimmt wegen der verlängerten Diastolendauer zu. Die erhöhte Ventrikelfül-

lung bewirkt auch eine Zunahme der diastolischen Wandspannung, also des Perfusionswiderstandes. Da aber wegen der verlängerten Diastolendauer eine erhöhte Perfusionszeit zur Verfügung steht, wird das Sauerstoff-Angebot nicht nachteilig beeinflusst.

---

[*] Nicorandil ist in der BRD nicht im Handel, in Großbritannien unter dem Handelsnamen *Ikorel*®, in der Schweiz als *Dancor*® zu haben.

▶ **Anwendung.** β-Blocker werden zur **Anfallsprophylaxe bei koronarsklerotischen Formen** der Angina pectoris angewendet.

▶ **Nebenwirkungen.** Die Nebenwirkungen der β-Blocker sind auf S. 87 beschrieben. Da die β-Blocker zu Vasospasmen führen können, sind sie **als alleinige Mittel bei koronarspastischen Formen** der Angina pectoris **kontraindiziert**. Sie sollten in diesem Fall nur in Kombination mit Nitraten oder mit Ca^{2+}-Kanal-Blockern vom Dihydropyridin-Typ (s.o.) eingesetzt werden.

— Notwendige Wirkstoffe

Antianginosa

Wirkstoff	Handelsname	Alternative	Bemerkungen
Nitrate			
Glyceryltrinitrat = „Nitroglycerin"	Nitrolingual® Kaps., Ret.-Kaps., Spray Deponit® Pflaster Trinitrosan® Amp.	Nitro® Kaps, Pflaster Corangin® Spray, Kaps. Minitrans® Pflaster	
Isosorbiddinitrat = ISDN	Isoket® Tab., Amp., Spray	ISDN (von 8 Firmen), Duranitrat® Nitrosorbon® u.a.	
Isosorbidmononitrat = ISMN	Ismo® Tab., Ret.-Drag. Coleb® (Ret.-)Tab.	ISMN (von einigen Firmen) Monobeta®, Orasorbil® Turimonit®, Mononitrat® u.a.	
Pentaerythrityltetranitrat	Dilcoran® Ret.-Tab. Pentalong® Tab.	Nirason® N Drag.	
Molsidomin	Corvaton® Tab., Amp.	Molsidomin, Molsicor® Molsihexal® (Ret.-)Tab. u.a.	
Calcium-Antagonisten vom Dihydropyridin-Typ			
Nifedipin	Adalat® Tab., Ret.-Tab., Rap.-Ret.-Tab., Inf.-Lösg.	Nifedipin (in entsprechenden Zubereitungen von etlichen Firmen), weitere ca. 20 Handelsnamen	
Isradipin	Lomir®, Vascal® Tab.	–	
Felodipin	Modip® Ret.-Tab. Munobal® Ret.-Tab.	Felodipin, Felocur® Tab.	
Amlodipin	Norvasc® Tab.	–	
Kationisch-amphiphile Calcium-Antagonisten			
Verapamil	Isoptin® Tab., Amp.	Verapamil (etliche Firmen) Tab., Amp. dazu > 10 Handelsnamen	
Diltiazem	Dilzem® Tab., Amp.	Diltiazem (etliche Firmen), > 10 weitere Handelsnamen	
β-Blocker			
Propranolol	Dociton® Tab., Ret.-Kaps., Amp.	Propranolol Tab. u.a.	
Metoprolol	Beloc® (Ret-)Tab., Amp.	Metoprolol Tab. u.a.	
Atenolol	Tenormin® Tab., Amp.	Atenolol Tab. u.a.	
Bisoprolol	Concor® Tab.	Bisoprolol Tab. u.a.	
Carvedilol	Dilatrend®, Querto® Tab.	–	

Eigene Eintragungen

· · ·

· · ·

Weitere Wirkstoffe aus der Gruppe der Organischen Nitrate stehen für die Therapie nicht zur Verfügung, die Zahl der Handelspräparate ist so groß, dass sie hier nicht vollständig aufgezählt werden können. Das gilt auch für einige Ca^{2+}-Kanal-Blocker und β-Blocker; in den entsprechenden Kapiteln sind weitere Wirkstoffe aus den beiden Arzneimittelgruppen genannt.

5.4 Therapeutische Aspekte

5.4.1 Therapie von Herzrhythmusstörungen

Es sei nochmals darauf hingewiesen, dass Antiarrhythmika vom Klasse-I-Typ (Na$^+$-Kanal-blockierend) und vom Klasse-III-Typ (repolarisationsverlängernd) nur mit großer Zurückhaltung verwandt werden sollten, da diese Substanzen arrhythmogen wirken können und im Einzelfall keine Voraussage über das Auftreten dieser Nebenwirkung möglich ist.

Eine feste Regel gibt es für den klinisch-therapeutischen Einsatz von Antiarrhythmika nicht. Allerdings sind bei bestimmten Rhythmusstörungen manche Antiarrhythmika häufig besser wirksam als andere, so dass die Auswahl mit einer gewissen Prävalenz erfolgen kann.

Generell ist den **β-Blockern** der Vorzug zu geben, da sie in der Regel die zur Rhythmusstörung führende Grunderkrankung (Hypertonie, koronare Herzerkrankung) gleich mitbehandeln und ihre mortalitätssenkende Wirkung belegt ist.

Vorhofflimmern kann verschiedene Ursachen haben: pathologisch-anatomische Veränderungen (z.B. Klappenvitien, Vorhof-Dilatation), endokrine Erkrankungen (Hyperthyreose), Elektrolytstörungen (z.B. Hypokaliämie), Überempfindlichkeit gegenüber Genussmitteln (Coffein, Nicotin), Infektionskrankheiten, Zustand nach herzchirurgischen Eingriffen (nach Bypass-Operationen ca. 30%, nach Klappenersatz ca. 50% der Patienten), und schließlich idiopathisch. Bevor eine „anti-arrhythmische Therapie" in Erwägung gezogen wird, sollte die Ursache des Vorhofflimmerns erkannt und behandelt werden. Erst wenn eine kausale Behandlung nicht durchgeführt werden kann oder erfolglos bleibt, kann eine symptomatische Therapie begonnen werden.

Da mit dem Zustand des Vorhofflimmerns und der Wiederaufnahme des Sinusrhythmus die Gefahr einer **Hirnembolie** verbunden ist (ausgelöst durch Thromben, die sich in der Stase des flimmernden Vorhofs gebildet haben), ist es eine **zwingende Notwendigkeit**, den Patienten ständig mit **Antikoagulanzien** zu behandeln (akut mit Heparin, langfristig mit Phenprocumon; angestrebt wird ein Quickwert von 25–30% = 2–4 INR). Die Gabe von Acetylsalicylsäure ist in diesem Fall nicht ausreichend. Darüber hinaus ist dafür Sorge zu tragen, dass der **Kalium-Gehalt** im Serum mindestens im Normbereich liegt.

Das weitere therapeutische Vorgehen richtet sich nach der Art des Vorhofflimmerns:

- *paroxysmales Vorhofflimmern:* anfallsweise auftretend, spontane Besserung im Verlauf weniger Tage;
- *chronisches Vorhofflimmern:* lange bestehend, Konversion therapeutisch möglich;
- *permanentes Vorhofflimmern:* therapeutisch nicht beeinflussbar.

Bei der Therapie des **paroxysmalen Vorhofflimmerns** besteht das Ziel vorwiegend darin, die Anfallsfrequenz zu senken bzw. das Eintreten eines Flimmerns völlig zu verhindern. Wenn keine Gegenanzeigen bestehen, können β-Blocker wie Atenolol und Metoprolol oder der Ca^{2+}-Kanal-Blocker Verapamil in retardierter Form als Dauertherapeutika eingesetzt werden.

Beim **chronischen Vorhofflimmern** muss der Versuch unternommen werden, eine medikamentöse Konversion herbeizuführen. Für diesen Zweck können verschiedene Antiarrhythmika herangezogen werden, angefangen mit dem alten Wirkstoff Chinidin (Klasse I) und den Klasse-III-Verbindungen Sotalol (Racemat: Antiarrhythmikum + β-Blocker), und Amiodaron (nur kurzfristig, da ausgeprägte Nebenwirkungen). Die Kontraindikation bei Ventrikelschädigung muss unbedingt berücksichtigt werden. Digoxin hat keine deutliche antiarrhythmische Wirkung; es ist jedoch indiziert bei gleichzeitig bestehender Herzmuskelinsuffizienz.

Gelingt die Konversion mit einem der genannten Pharmaka, sollte die Substanz (Ausnahme Amiodaron) als Dauertherapie in geringerer Dosierung beibehalten werden. Dabei muss jedoch an die arrhythmogene Nebenwirkung der Klasse-I-Substanzen und an den QT-verlängernden Effekt von Sotalol gedacht werden.

Gelingt eine pharmakologische Konversion nicht, besteht noch die Möglichkeit einer Elektrokonversion. Wird damit ein Sinusrhythmus erreicht, ist wiederum eine Dauertherapie mit Arzneimitteln anzuschließen.

Bei **ventrikulären Rhythmusstörungen** im Rahmen eines Myokardinfarktes bleibt Lidocain als Notfall- und Intensivtherapeutikum das Mittel der ersten Wahl. Dies entbindet jedoch nicht von einer kausalen Therapie, für die moderne antiischämische Interventionsstrategien (Thrombolysen, Koronarangioplastien) zur Verfügung stehen.

Schwangerschaft. Abschließend soll noch darauf hingewiesen werden, dass eine antiarrhythmische Therapie auch während der Schwangerschaft notwendig sein kann und auch möglich ist. Es sollten diejenigen Substanzen gewählt werden, die die größte therapeutische Breite aufweisen, z.B. Lidocain. Je nach Lage des Falles können auch β-Blocker und Digoxin gegeben werden.

5.4.2 Therapie der Herzmuskelinsuffizienz

Akutes Herzmuskelversagen

Ursachen und Symptome. Das akute Versagen kann verschiedene Ursachen haben, wie Herzinfarkt, plötzlicher Klappendefekt, akute Verschlechterung einer chronischen Herzmuskelinsuffizienz durch zusätzliche Belastung (pulmonale Prozesse, Rhythmusstörungen) oder während kardiochirurgischer Eingriffe. Das akute Herzmuskelversagen ist in den meisten Fällen gekennzeichnet durch einen niedrigen Blutdruck mit kleiner Amplitude, einen hohen peripheren Widerstand mit entsprechender Mangeldurchblutung der Peripherie und lebenswichtiger Organe, starke Mitbeteiligung des vegetativen Nervensystems (Tachykardie, Erbrechen, Schweißausbruch), mangelhafte pulmonale Durchblutung mit Tachypnoe und drohendem Lungenödem.

Pharmakotherapie. Die Behandlung des kardialen Schocks sollte darin bestehen, die Ursache möglichst auszuschalten und die Situation des Herzens zu verbessern, d. h. der *Widerstand* im großen und im pulmonalen Kreislauf muss verringert, das *venöse Angebot* an das Herz vermindert und die *Kontraktionskraft* des Herzens gesteigert werden. Für diesen Zweck eignen sich **Dopamin** und **Dobutamin** in Form von Infusionen. Dopamin ($1-3\,\mu g \times kg^{-1} \times min^{-1}$) erweitert die Splanchnikus-Gefäße und bessert damit die Nierenfunktion; in höherer Dosierung ($5-15\,\mu g \times kg^{-1} \times min^{-1}$) wirkt es über β-Rezeptoren auch positiv inotrop und chronotrop. Dobutamin wirkt über $β_1$-, $β_2$- und α-Rezeptoren und hat in der üblichen Dosierung ($2-10\,\mu g \times kg^{-1} \times min^{-1}$) vorwiegend fördernde Wirkung auf die Kontraktionskraft des Herzens.

Gefäßerweiternde Substanzen werden benutzt, um die Nachlast und auch die Vorlast des Herzens zu verringern, wenn ein relativ zu hoher Blutdruck vorliegt. Für diesen Zweck können verwandt werden: die schnell und stark wirksamen Nitro-Verbindungen **Nitroprussid-Natrium** und **Glyceryltrinitrat** (Nitroglycerin). Zur schnellen Senkung des peripheren Widerstandes sind auch die **ACE-Hemmstoffe** geeignet.

Die *Kontraktionskraft des Herzmuskels* muss gegebenenfalls mit Herzglykosiden gefördert werden. Um einen schnellen Wirkungseintritt zu bekommen, empfiehlt sich die langsame intravenöse Zufuhr von **Digoxin**. Nur in therapieresistenten Fällen ist die kurzfristige Anwendung von Phosphodiestersase-Hemmstoffen wie Milrinon oder Enoximon in Betracht zu ziehen (S. 148).

Eine starke **Sedierung** der Patienten kann notwendig sein, schon um den Sauerstoff-Verbrauch zu senken und um die Patienten psychisch zu entlasten. Hierzu eignen sich **Benzodiazepine** mit schnellem Wirkungseintritt (z. B. Diazepam), weil die Funktion des Herzens und der Gefäße durch Benzodiazepine im Gegensatz zu anderen Psychopharmaka, wie den Neuroleptika, nicht beeinträchtigt wird. Bei akuter Linksherz-Dekompensation kann auch Morphin vorsichtig gegeben werden (3 – 5 mg intravenös). Es besteht jedoch Gefährdung durch eine mögliche Atemdepression.

Da ein akutes Herzmuskelversagen immer durch das mögliche Auftreten eines Lungenödems und eines Nierenversagens belastet ist, kommt für eine entsprechende Therapie die Anwendung von **Diuretika** mit schnellem Wirkungseintritt, vor allem Furosemid, in Frage. Außerdem werden durch die Gabe eines Schleifendiuretikum die Kapazitäts- und Nierengefäße erweitert. Jedoch ist eine Zunahme der Blutviskosität zu berücksichtigen. Weitere therapeutische Maßnahmen richten sich nach dem Zustand des Patienten. So ist an eine Korrektur des Wasser- und Elektrolythaushaltes und des Säuren-Basen-Gleichgewichtes sowie möglicherweise an eine Infektionsprophylaxe zu denken.

Chronische Herzmuskelinsuffizienz

Ursachen. Einer Insuffizienz können verschiedene Ursachen zugrunde liegen, wie z. B. altersbedingte Leistungsminderung, Arteriosklerose und Hochdruck, Herzklappenfehler, Zustände nach entzündlichen Herzmuskelerkrankungen. Von diesen Formen sind aus therapeutischer Sicht Insuffizienzen, die auf einem zellulären Energiemangel beruhen, wie z. B. die hyperthyreote Herzinsuffizienz, abzugrenzen („energetische Herzinsuffizienz").

Pathophysiologie und Symptome (s. Abb. 5.**15**). Beim Bestehen einer Herzmuskelschwäche nehmen Schlagvolumen und Herzminutenvolumen ab. Zur Aufrechterhaltung des Blutdruckes wird die Peripherie entsprechend eng gestellt, d. h. der Auswurfwiderstand für das Herz nimmt zu. Anders als beim suffizienten, adaptationsfähigen Herzen ergibt sich daraus eine weitere Verminderung des Schlagvolumens. Aufgrund der reduzierten Pumpleistung bildet sich auf der venösen Seite ein Rückstau aus, mit der Folge von „kardialen" Ödemen (Lungenödem, Knöchelödem, Vergrößerung der Leber, Stauungsgastritis bis hin zum Aszites). Unter der Bedingung der ausgeprägten Herzmuskelinsuffizienz funktioniert der Frank-Starling-Mechanismus nicht mehr: Das vermehrte venöse Angebot wird nicht mit einer entsprechenden Zunahme der Auswurfleistung beantwortet.

Eine Myokardinsuffizienz kann sich in verschiedenen **Schweregraden** äußern, die Klassifizierung wird häufig nach den Angaben der New York Heart Association in NYHA-Graden vorgenommen: von NYHA I „keine subjektiven Beschwerden, aber schon objektive Zeichen einer verminderten Herzleistung" bis hin zu NYHA IV „mit permanenten Ödemen, Dyspnoe in Ruhe, erzwungener körperlicher Inaktivität". Mit zunehmender Schwere des Zustandes treten vorübergehend oder ständig kardiale Ödeme hydrostatischer Genese auf. Eine erhöhte diastolische Füllung hilft wenig, um noch eine ausreichende Auswurfleistung zu erbringen (eingeschränkte Ausnutzbarkeit des Frank-Starling-Mechanismus, Herzvergrößerung). Schließlich wird aufgrund einer mangelhaften Nierendurchblutung die Aldosteron-Inkretion erhöht (sekundärer Hyperaldosteronismus). Die Folge, Vergrößerung des Extrazellulärvolumens, fördert die Ausbildung von Ödemen. Am häufigsten geht eine Herzmuskelinsuffizienz mit einer Tachykardie einher, seltener sind die bradykarden Formen, deren Behandlung schwieriger ist.

Eine Herzmuskelinsuffizienz ist und bleibt keine isolierte Funktionseinschränkung *eines* Organs, sondern die unzureichende Leistung des Herzens aktiviert eine Reihe von Prozessen, die bei der Therapie berücksichtigt werden müssen: das Renin-Angiotensin-Aldosteron-System, das sympathische System, die Vasopressin-Sekretion. Das Resultat dieser „kompensatorischen Bemühungen" ist eine periphere Widerstandserhöhung, eine Zunahme des Blutvolumens, ein zu starker adrenerger Einfluss auf das Herz (Folge: Tachykardie, Arrhythmieanfälligkeit, „Luxus-O_2-Verbrauch").

Therapieprinzipien. Die Therapie einer chronischen Herzmuskelinsuffizienz hat, wie jede Therapie einer Erkrankung mit eingeschränkter Lebenserwartung, zwei Ziele:
- akute und langfristige Besserung des Zustandsbildes und damit Steigerung der Leistungsfähigkeit des Patienten
- Besserung der Prognose und damit der Lebenserwartung.

Es sind folgende prinzipielle Therapiemöglichkeiten vorhanden (s. Abb. 5.**15**):
1. *Verminderung des peripheren Widerstandes,* dadurch Entlastung des Herzmuskels und Zunahme der Förderleistung. Dies wird erreicht durch ACE-Hemmstoffe bzw. AT-II-Antagonisten. Diuretika unterstützen diesen Effekt, vor allem durch Vorlastsenkung.
2. *Steigerung der Kontraktionskraft* des Herzmuskels durch Digoxin.
   Diese beiden Maßnahmen erhöhen die Abschöpfung des venösen Angebotes, vermindern die Stauung und mobilisieren die Ödeme. Hierzu trägt die Ausschaltung des Aldosteron-Mechanismus bei, die durch die Blockade der AT-II-Wirkung zustande kommt und durch die Gabe des Aldosteron-Antagonisten Spironolacton erzwungen werden kann.
3. *Schutz* des insuffizienten Herzmuskels *vor sympathischer Aktivierung* durch niedrige Dosen von β-Blockern, um tachykarde und arrhythmische Phasen auszuschalten und den Sauerstoffbedarf zu senken. Die Gabe von β-Blockern ist empfehlenswert bei Patienten mit Insuffizienzen der Schwere NYHA II bis IV.
4. Neben der Arzneimitteltherapie ist die *Beratung des Patienten* bezüglich seiner Lebensweise von großer Bedeutung (körperliche Schonung, Bettruhe, richtige Lagerung im Bett, diätetische Maßnahmen wie kochsalzarmes Essen, Gewichtskontrolle, Genußmittel-Verbrauch etc.).

Die Folgen einer Myokardinsuffizienz können individuell mehr oder minder ausgeprägt sein: Das Schlagvolumen ist vermindert, der zentrale Venendruck erhöht. Der verminderte arterielle Blutdruck zieht eine Aktivierung des Sympathikus und des Renin-Angiotensin-Aldosteron-Systems nach sich, welche dem Blutdruck-Abfall entgegenwirken soll. Daher ist die Harnausscheidung reduziert, es bilden sich Ödeme aus, eine Dyspnoe entwickelt sich. Außerdem erhöht sich die Herzfrequenz, so dass der Sauerstoff-Verbrauch des Herzens weiter ansteigt, während die koronare Perfusion abfällt; damit verschlechtert sich die Situation des Herzens.

Die Steigerung des peripheren Widerstandes bedeutet auch eine Zunahme des Auswurfwiderstandes für das Herz, was die Pumpleistung verschlechtert. Die (Aldosteron-vermittelte) Na^+- und Wasser-Retention fördert die Stauung vor dem Herzen, weil das insuffiziente Herz nicht wie das gesunde Herz auf eine Zunahme der diastolischen Füllung mit einer Steigerung der Kontraktionskraft reagiert (Schwächung des Frank-Starling-Mechanismus).

Pharmakologische Beeinflussung: Cardiosteroide stärken die Herzkraft, Diuretika und Hemmer des Renin-Angiotensin-Aldosteron-Systems erleichtern die Herzarbeit durch eine Verbesserung der Kreislaufsituation.

Pharmakotherapie (s.a. Tab. 5.**3**). Die einzigen positiv inotropen Arzneimittel zur Behandlung der chronischen Herzmuskelinsuffizienz, die auf einer unzureichenden elektromechanischen Kopplung beruht, sind die **Herzglykoside**. Sie werden heute meistens erst dann in die Therapie einbezogen, wenn die primär extrakardial wirkenden Diuretika und ACE-Hemmstoffe keinen ausreichenden Erfolg gezeigt haben. Da es sich meistens nicht um eine akut lebensbedrohliche Erkrankung handelt, sollten die Patienten langsam auf die richtige Erhaltungsdosis eingestellt werden. Aufgrund der geringen therapeutischen Breite der Herzglykoside besteht sonst die Gefahr einer Unter- bzw. Überdosierung. Jeder Pa-

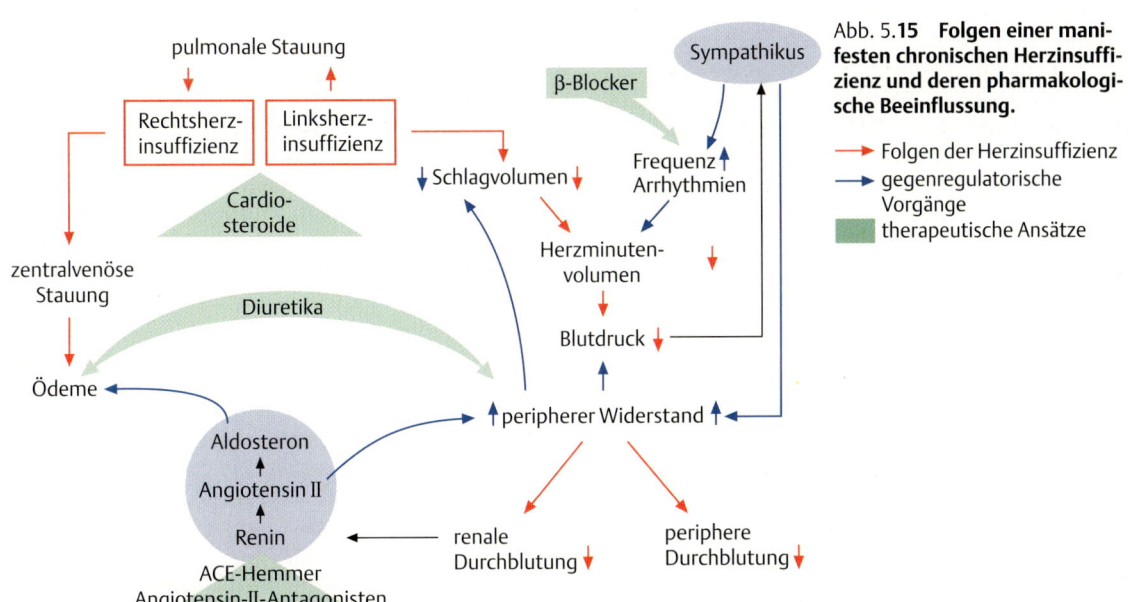

Abb. 5.**15** **Folgen einer manifesten chronischen Herzinsuffizienz und deren pharmakologische Beeinflussung.**

→ Folgen der Herzinsuffizienz
→ gegenregulatorische Vorgänge
■ therapeutische Ansätze

Tabelle. 5.3 **Arzneimitteltherapie der chronischen Herz-muskel-Insuffizienz.** Kombination und Dosierung sind dem Schweregrad der Insuffizienz anzupassen.

1.	Allgemeine Maßnahmen	„Gesunde Lebensführung" wie Kochsalz-Restriktion, Gewichtskontrolle, Rauchen einstellen, kein Alkohol-Abusus
2.	Saluretika	z. B. Hydrochlorothiazid plus Triamteren oder plus Amilorid; bei NYHA III u. IV vorübergehend Schleifendiuretika (z. B. Furosemid, Piretanid)
3.	ACE-Hemmstoffe	zur Senkung der Vor- und Nachlast des Herzens und zur Verminderung der Aldosteron-Inkretion
4.	Digoxin, Digitoxin	zur Förderung der Kontraktionskraft und zur Verlangsamung der Überleitung bei Vorhofflimmern
5.	Nitrate	zur Vorlastsenkung
6.	β_1-Blocker	Abschirmung des Herzens vor zu starker sympathischer Stimulierung

tient muss nach dem klinischen Bild individuell eingestellt werden. Es gibt pathophysiologische Bedingungen, die mit einer *erhöhten Herzglykosid-Empfindlichkeit* einhergehen, so z. B. das chronische Cor pulmonale, ein Herzmuskelschaden mit gleichzeitiger Koronarinsuffizienz, sowie extrem tachykarde Insuffizienzformen. Diese Zustände erfordern eine besonders vorsichtige Dosierung. Eine zu rasche „Aufsättigung" ist – von Ausnahmen abgesehen – zu vermeiden. Wenn starke kardiale Ödeme vorliegen, ist die Herzglykosid-Therapie ebenfalls langsam aufzubauen, da eine zu schnelle Ausschwemmung der Ödeme Störungen des Wasser- und Elektrolythaushaltes nach sich zieht und zu starken subjektiven und objektiven Beschwerden der Patienten führt.

Als Mittel der Wahl empfiehlt sich **Digoxin**. Falls eine Einschränkung der Nierenfunktion (hohes Alter genügt) oder der enteralen Resorption durch Stauungserscheinungen (Rechtsherzinsuffizienz) vorliegt, sollte **Digitoxin** der Vorzug gegeben werden. Bei bradykarden Insuffizienzformen kann die Behandlung mit Herzglykosiden erhebliche Schwierigkeiten bereiten, weil die Frequenz meistens noch weiter absinkt. In diesen Fällen muss für eine Anhebung der Herzfrequenz gesorgt werden (Versuch mit Ipratropium, evtl. Herzschrittmacher).

Unabhängig davon, ob kardiale Ödeme bestehen, sollten protrahiert wirkende **Saluretika** in den Therapieplan einbezogen werden. Sie senken den peripheren Widerstand und fördern die Ausscheidung von NaCl und Wasser, was zur Besserung der Kreislaufsituation und zur Ödemausscheidung beiträgt. Bei leichten Formen einer Herzinsuffizienz mag eine alleinige Therapie mit Diure-

tika ausreichend sein. Die Senkung des Körperbestandes an Kochsalz ist eine besonders wichtige Maßnahme bei Patienten, die eine Herzmuskelinsuffizienz aufgrund einer Hypertonie entwickelt haben. Bei einer saluretischen Therapie ist natürlich auf eine Störung des Wasser- und Elektrolythaushaltes zu achten. Unter dem Einfluss der Saluretika kann es zu einer Hypokaliämie kommen, die die Empfindlichkeit des Herzens gegenüber Glykosiden erhöht (cave: Intoxikation!).

Gleichzeitig mit der Gabe von Saluretika hat sich die Behandlung mit **ACE-Hemmstoffen** sowohl symptomatisch als auch prognostisch als günstig erwiesen. Diese vermindern den peripheren Widerstand, entlasten das Herz und bewirken eine Zunahme des Schlagvolumens. Als Folge der gleichzeitig auftretenden Abnahme der Aldosteron-Inkretion wird das venöse Angebot herabgesetzt und damit werden die Stauungsödeme reduziert. Die Therapie mit ACE-Hemmstoffen wird mit niedrigen Dosen begonnen (z. B. Captopril 6–12 mg/d, Enalapril 2,5 mg/d) und wird dann auf eine Erhaltungsdosis gesteigert, die für Captopril 75 mg/d nicht unterschreiten sollte.

Die zusätzliche Gabe von **Spironolacton**, einem Aldosteron-Antagonisten, kann die Mortalität der Herzinsuffizienzpatienten weiter senken, wobei allerdings niedrige Dosen gegeben werden und die Hyperkaliämie-Neigung zu beachten ist (die Kombination von ACE-Hemmern und kaliumsparenden Diuretika ist ansonsten wegen der Ausbildung einer Hyperkaliämie kontraindiziert!).

Bei schweren Herzmuskelinsuffizienzen ist häufiger ein erhöhter Sympathikotonus zu beobachten, der zur Aufrechterhaltung eines eben noch ausreichenden Herzminutenvolumens nötig ist. Gleichzeitig führt die erhöhte Catecholamin-Konzentration aber auch zu einer über α-Rezeptoren vermittelten Vasokonstriktion und damit zu einer zusätzlichen Herzmuskelbelastung. Ein moderner therapeutischer Ansatz besteht daher auch darin, einen β_1-**Blocker** zu verwenden. Er blockiert den vasokonstriktorischen Effekt, verhindert die adrenerge Stimulation des Herzens und begrenzt die damit verbundene Desensibilisierung. Allerdings ist die Behandlung einer Herzmuskelinsuffizienz mit einem β-Blocker mit größter Vorsicht zu beginnen (niedrige Dosen, klinische Überwachung), da zunächst nicht sicher ist, welcher Patient ihn verträgt und dann langfristig profitiert, und welcher Patient akut dekompensiert.

Die Anforderungen an den Herzmuskel können kurzfristig gesenkt werden, wenn durch **Nitrate**, z. B. Isorbiddinitrat, die Vor- und Nachlast vermindert wird. Ihre Gabe scheint sich besonders bei ischämisch bedingten Herzinsuffizienzformen zu bewähren.

5.4.3 Therapie des Herzinfarktes

Je nach der Pathogenese, der Schwere des Infarktes und der individuellen Situation kann das Spektrum der therapeutischen Maßnahmen unterschiedlich zusammengesetzt sein. Ein simples, immer anwendbares Behandlungsschema lässt sich daher nicht angeben. Jeder Patient, der einen Herzinfarkt erleidet, muss auf jeden Fall möglichst schnell **in eine Klinik** gebracht werden. Nur hier können die in einem hohen Prozentsatz drohenden

Rhythmusstörungen (Kammerflimmern!) schnell genug erkannt und behandelt werden. Die Vorbereitung des Infarkt-Patienten für den Transport deckt sich im Allgemeinen mit dem unter Punkt 1 angegebenen therapeutischen Vorgehen.

Folgende **therapeutische Prinzipien** sind je nach Lage des Falles anzuwenden:

1. **Maximale Schonung** des Herzens durch a) starke Sedierung des Patienten, damit Wegfall überflüssiger Motorik mit entsprechender Anforderung an den Kreislauf und Unterbrechung des psychischen Einflusses auf die Herzfunktion durch „psychovegetativ entkoppelnde" Psychopharmaka (Diazepam 5 – 10 mg i. v.) und b) Ausschaltung von Schmerzen durch Opiate (Morphin 10 – 20 mg s. c.). Neuroleptika sind nicht geeignet, weil die frequenzsteigernde Wirkung nachteilig sein kann. Zur Entlastung des Herzens wird eine leichte Gefäßerweiterung angestrebt. Dazu eignen sich Glyceryltrinitrat oder Nitroprussidnatrium. Der Blutdruck darf dabei nur wenig absinken. Für die Anwendung von Herzglykosiden besteht keine Indikation, zumal sie die Arrhythmie-Neigung der hypoxischen Herzmuskel-Abschnitte eher fördern.

2. Die ideale Therapie des thrombotischen Verschlusses eines Koronarastes wäre die sofortige mechanische Intervention oder die **Auflösung des Thrombus** so frühzeitig, dass sich noch keine Nekrose im mangeldurchbluteten Gebiet entwickelt hat. Zu diesem Zweck werden intravenös Fibrinolytika verabreicht (z. B. Alteplase, s. S. 186), evtl. zusammen mit fraktioniertem Heparin. Unter günstigen Bedingungen kann eine Eröffnung des verlegten Koronar-Astes erreicht und die Prognose verbessert werden. Es muss immer wieder betont werden, dass die Überlebenschancen *umso größer* sind, *je früher* die Thrombolyse-Therapie einsetzt. Oberstes Gebot muss sein, dass keine Zeit verloren wird! Also ist ein Beginn der Lyse-Therapie schon durch den zugezogenen Haus- (oder Not-)Arzt vorzunehmen. Der Patient muss dann sofort in eine Klinik gebracht werden.
Der Erfolg einer Lysetherapie hängt außer vom Zeitpunkt noch von der Infarktgröße, Alter, Geschlecht des Betroffenen und von der Infarkt-Lokalisation ab: Bei Vorderwand-Infarkten bringt die Lysetherapie einen größeren Gewinn als bei Hinterwand-Infarkten. Intramuskuläre Spritzen sind im Rahmen der Herzinfarkt-Therapie übrigens streng untersagt, da sie eine Lysetherapie und den damit verbundenen Prognosegewinn unmöglich machen.

3. Gegen ein sich ausbildendes oder bestehendes **Lungenödem** sind neben allgemeinen klinischen Maßnahmen notwendig: Vasodilatation durch Glyceryltrinitrat, Ödemausschwemmung und Vasodilatation mittels intravenös gegebenem Furosemid, Dämpfung der Atmung und Ruhigstellung des Patienten durch Morphin.

4. a) Bei nachgewiesenen, prognostisch ungünstigen **ventrikulären Arrhythmien** sollte möglichst frühzeitig Lidocain gegeben werden (50 bis 100 mg langsam i. v. injizieren, dann 0,5 – 3,5 mg/min infundieren).
b) Eine bestehende **Sinustachykardie** kann Ausdruck einer reflektorisch ausgelösten Reaktion auf einen Kreislaufschock sein, um ein ausreichendes Herzminutenvolumen aufrechtzuerhalten. Eine Erfordernis-Tachykardie mit einem β-Blocker zu unterdrücken, hat in der Regel fatale Folgen. Andererseits kann sie Folge einer übersteigerten Adrenalin-Ausschüttung sein („vegetativer Sturm"). Nur im letzteren Fall sind β-Rezeptoren-Blocker von Nutzen. Die Anwendung von Gruppe-I-Antiarrhythmika, zu denen auch Lidocain gehört, erhöht in dieser Situation die Sterblichkeit und sollte daher unbedingt unterbleiben.
c) Eine **Sinusbradykardie** und **atrioventrikuläre Überleitungsstörungen** sprechen in der Regel auf Ipratropium (0,5 mg initial i. v.) an, die Gefahr einer tachykarden, ektopischen Rhythmusstörung wird damit vermindert. Bei unzureichender Wirkung kann bis zur Platzierung eines Schrittmachers auch Orciprenalin vorübergehend angewandt werden. Bei symptomatischen Bradykardien ist in jedem Fall die Schrittmachertherapie einer dauernden pharmakologischen Therapie vorzuziehen.

5. Der im Gefolge eines Herzinfarktes auftretende **kardiogene Schock** zeigt folgende Eigenschaften: sehr kleine Blutdruckamplitude, vermindertes Schlagvolumen, erhöhter peripherer Widerstand und stark angestiegener zentralvenöser Druck (also Zentralisation). Obgleich der Blutdruck niedrig ist, erweist sich der naheliegende Versuch, ihn mittels blutdrucksteigender vasokonstriktorischer Substanzen zu normalisieren, oft als falsch, denn die „kreislaufbedingte" Situation des Herzens kann dadurch noch schlechter werden (zentraler Venendruck mit entsprechender Vorhofdehnung nimmt weiter zu). Notwendig sind eine wirksame periphere und pulmonale Vasodilatation (z. B. Glyceryltrinitrat), eine Volumenauffüllung (unter Kontrolle des zentralvenösen Druckes) und eine Stärkung der Kontraktionskraft (Dopamin, Adrenalin, evtl. Herzglykoside).
Zwei widerstreitende Gesichtspunkte sind hier entscheidend: Der Blutdruck sollte genügend hoch sein, um alle Organe ausreichend zu versorgen, aber so niedrig wie möglich, um den Herzmuskel zu schonen. Um das interstitielle Ödem, das sich während der Zentralisation ausgebildet hat, beschleunigt zu mobilisieren und zur Ausscheidung zu bringen, können akut wirkende Saluretika (Furosemid) mit Vorsicht gegeben werden. Auf die selbstverständliche Kontrolle der Elektrolyte und des Säure-Basen-Haushaltes und die entsprechenden therapeutischen Maßnahmen sei hier nur hingewiesen.

6. **Re-Infarkt-Prophylaxe.** Als wirksame Arzneimittelgruppen zur Senkung der Häufigkeit von Re-Infarkten haben sich β-Blocker, Thrombozyten-Aggregations-Hemmstoffe, ACE-Hemmstoffe und die Statine erwiesen.

Tabelle 5.4 Therapeutisches Vorgehen bei Herzinfarkt

Jeder Infarkt-Patient muss sofort stationär aufgenommen werden!

1. Sedierung und **Schmerzausschaltung**
2. **Thrombolyse** so früh wie irgend möglich, jede Stunde Zeitverlust erhöht die Todesquote
3. Nur bei bedrohlicher **ventrikulärer Rhythmusstörung** Lidocain-Infusion, bei Sinusbradykardie Ipratropium
4. Bei **Lungenödem** und/oder **kardiogenem Schock** entsprechende Maßnahmen, Vasodilatation
5. Nitrate
6. Gegebenenfalls **β-Blocker** intravenös, nicht bei Blockbildern, Hypotonie, Bradykardie und anderen Kontraindikationen

5.4.4   Therapie der Angina pectoris

Arzt und Patient müssen sich darüber im Klaren sein, dass die unten angegebene Therapie der Erkrankung nur ein Teil des gesamten Behandlungsplanes ist. Notwendig sind die Beseitigung von Risikofaktoren und die Vermeidung von auslösenden Faktoren. Insgesamt ist eine Änderung der Lebensführung notwendig: Abbau von Übergewicht, fettarme Diät, regelmäßige körperliche Tätigkeit, statt Fernsehen „in der Natur sein", Rauchen einstellen, Kaffeegenuss reduzieren, nur mäßiger Alkoholkonsum, jeder Hektik entsagen! Die Behandlung einer Hypertonie, einer Hyperthyreose, von Tachyarrhythmien und einer Anämie ist zwingend.

Es ist zu unterscheiden zwischen der Therapie des akuten Anfalls und der chronischen Behandlung zur Verminderung der Anfallshäufigkeit bzw. -stärke, die sich danach richten muss, um welche Form es sich handelt: arteriosklerotisch, funktionell-koronarspastisch oder Mischform.

Akuter Anfall

Der akute Anfall erfordert die schnelle **Beseitigung der Schmerzen**
1. durch eine hämodynamische Entlastung des Herzens mittels Glyceryltrinitrat perlingual oder als Spray und
2. wenn unbedingt nötig, eine analgetisch sedative Behandlung mit Opiaten und Benzodiazepinen entsprechend der Schwere des Falles.

Die letztgenannten Pharmaka senken zusätzlich durch die Ruhigstellung des Patienten den Sauerstoff-Verbrauch des Organismus und damit die Anforderung an das Myokard.

Gefäßerweiterung durch **Glyceryltrinitrat** (Nitroglycerin): Eine perlinguale Zufuhr von Dosen zwischen 0,2 – 0,8 mg eventuell verteilt auf mehrere Einzeldosen, ist notwendig. In 15 Minuten sollten nicht mehr als 2,4 mg zugeführt werden. Der Pumpspray enthält 0,4 mg. Nur in Ausnahmefällen nach eingehender Erprobung können auch einmal höhere Dosen notwendig sein.

Prophylaktische Therapie

Arteriosklerotisch bedingte Angina pectoris. Die prophylaktische Therapie erfordert die ständige Entlastung des Herzens durch **Erweiterung des kapazitiven Systems**. Hierzu eignen sich Isosorbiddinitrat, Isosorbidmononitrat und gegebenenfalls Molsidomin. Eine Langzeitzufuhr von Glyceryltrinitrat ist durch perkutane Aufnahme aus einem Nitratpflaster gewährleistet. An das Problem der Nitrat-Toleranz sei aber erinnert (S. 161).

Neben Propranolol bewähren sich die nicht direkt kardiodepressiven (d. h. nicht membranstabilisierenden) β-Blocker, wie Atenolol oder Metroprolol, um die Stimulation des Herzens durch Catecholamine zu unterbinden. Dieser Effekt hängt wesentlich von der frequenzsenkenden Wirkung und der Zunahme der relativen Diastolendauer ab. Eine **Verminderung der Herzarbeit** lässt sich ebenfalls durch Senkung der Nachlast mittels Ca^{2+}-Kanal-Blockern erreichen. Dabei ist an die unterschiedliche Wirkung der Ca^{2+}-Kanal-Blocker zu denken: der Dihydropyridin-Typ wirkt nur vasodilatatorisch, die mögliche reflektorische Tachykardie wird durch gleichzeitige Gabe von β-Blockern vermieden; der kationisch-amphiphile Typ ist gleichzeitig hemmend auf die glatte Muskulatur und auf die mechanischen und elektrischen Eigenschaften des Herzens wirksam.

Koronarspastische Angina pectoris. Die *akute* Behandlung wird am zweckmäßigsten mit Glycerintrinitrat oder Isosorbiddinitrat (Tabletten) durchgeführt. Die *prophylaktische* Therapie bei einer funktionell koronarspastischen Form (Prinzmetal-Angina) erfordert Arzneimittel, die einen Vasospasmus verhindern. In diesem Sinn wirken vor allem Dihydropyridin-Derivate, die einen konstanten Wirkspiegel über längere Zeit gewährleisten (z. B. Amlodipin, Felodipin). Auch Verapamil und Diltiazem können benutzt werden, jedoch ist zu bedenken, dass beide Substanzen die Erregungsbildung und -leitung beeinträchtigen können. Daraus leiten sich die Kontraindikationen ab: AV-Blockierung höheren Grades, Bradykardie, „sick sinus syndrome". Da Koronarspasmen im Gefolge psychischer Alterationen auftreten können, ist an die Anwendung von Anxiolytika zu denken.

Bei **Mischformen** sollte die individuelle Ansprechbarkeit über die Wahl der Mittel entscheiden.

Instabile Angina pectoris. Sie stellt besondere Anforderungen an die Therapie, da sich in kurzer Zeit eine deutliche Verschlechterung der Symptomatik ausbildet. Die Frequenz der Anfälle nimmt zu, es treten Ruheschmer-

Tabelle 5.5   Vorschläge für die Therapie der Angina pectoris

Therapie des akuten Anfalls	Glyceryltrinitrat bukkal od. als Spray, Isosorbiddinitrat bukkal
Anfallsprophylaxe	
stabile Angina pectoris	Langzeitnitrate oder β-Blocker oder Ca^{2+}-Kanal-Blocker (bei Mischformen) *Wirkstoff-Kombinationen bei ungenügendem Therapie-Erfolg:* Langzeitnitrate plus β-Blocker oder β-Blocker plus Dihydropyridine* oder Langzeitnitrate plus β-Blocker plus Dihydropyridine*
Prinzmetal-Angina	Langzeitnitrate oder/und Dihydropyridine* oder Langzeitnitrate plus Verapamil
instabile Angina pectoris	Ausnutzung aller Therapiemöglichkeiten: Nitrate, β-Blocker, Aggregationshemmstoffe (s. im Text), Heparin, Benzodiazepine

* Die Calcium-Antagonisten vom Dihydropyridin-Typ sind **vasoprävalent**, diejenigen vom amphiphilen Typ (Verapamil, Diltiazem) wirken auch **kardiodepressiv**, daher müssen die entsprechenden Kontraindikationen beachtet werden.

zen auf. Es besteht die Gefahr, dass der Zustand in einen Herzinfarkt übergeht. Die Therapie soll stationär durchgeführt werden und besteht in der Zufuhr von Nitraten, β-Blockern, Thrombozyten-Aggregations-Hemmstoffen und Heparin i. v. Die zur Verfügung stehenden Aggregationshemmstoffe besitzen verschiedene Wirkungsmechanismen und sollten nach der Akuität und Schwere des Falles ausgewählt werden: Verhinderung der Thromboxan A_2-Entstehung (Acetylsalicylsäure, per os, langsamer Wirkungseintritt), Hemmung der Plättchenfunktion über Adenosin-Rezeptoren und damit der Überführung des Glykoprotein IIb/IIIa in die Fibrinogen-bindende Konformation (Clopidogrel, per os, langsamer Wirkungseintritt), Blockade des aktivierten Glykoprotein (Abciximab, Tirofiban, Eptifibatid, i. v., sofortige Wirkung).

Übrigens ist die Konzentration von Interleukin 6 im Blut ein guter Indikator für die Gefährdung des Patienten mit instabiler Angina pectoris. Je höher der IL6-Wert über der Norm (4 ng/l) liegt, umso größer ist die Neigung zu Infarkten.

6 Blut

6.1 Behandlung von Anämien

Überblick

Eisen-Mangelanämie. Zufuhr von Fe ist nur sinnvoll bei negativer Eisenbilanz (mangelhaftes Angebot oder vermehrter Verlust), nicht jedoch bei einer Eisenverwertungsstörung. Zur Substitution reichen meist zweiwertige Fe-Präparate oral (mögliche Nebenwirkung: gastrointestinale Beschwerden). Selten ist eine parenterale Zufuhr notwendig, dann komplexgebundenes dreiwertiges Fe (cave: Eisenüberladung des Organismus).

Perniziöse Anämie. Sie wird ausgelöst durch Vitamin-B$_{12}$-Mangel infolge Magenschleimhaut-Atrophie (Mangel an „Intrinsic factor"). Therapie: Parenterale Zufuhr von Cyano- oder Hydroxy-Cobalamin.

Folsäure-Mangelanämie. Kann durch (orale) Zufuhr von Folsäure gebessert werden.

Renale Anämie. Ursache ist eine Nierenerkrankung mit Mangel an dem Erythropoese-stimulierenden Hormon Erythropoetin. Therapie: Parenterale Substitution mit gentechnisch hergestelltem Erythropoetin.

6.1.1 Eisen-Mangelanämien

Ursachen. Eine Eisen-Mangelanämie kann folgendermaßen zustande kommen:
- als **Bilanzproblem:**
  a) vermehrter Verlust bei Blutungen (z.B. Menorrhagien), oder vermehrter Verbrauch während der Gravidität;
  b) vermindertes Angebot, wie z.B. Diätfehler, Hypoazidität mit mangelhaftem Aufschluss der Nahrung (Häm-Eisen bleibt unzugängig), chronische Darmerkrankungen;
- als **Verwertungsstörung:** Trotz hoher Eisen-Vorräte im Organismus nehmen die erythropoetischen Zellen ungenügend Eisen auf. Dieser Zustand tritt auf bei chronischen Entzündungen, bei neoplastischen Erkrankungen, bei Nierenerkrankungen wegen Erythropoetin-Mangel.

Eisen-Verbindungen

▶ **Wirkungsweise.** Es muss bezüglich lokaler Wirkung und Resorbierbarkeit zwischen **zweiwertigen (Ferro-)** und **dreiwertigen (Ferri-) Eisen-Salzen** unterschieden werden. Die Fe^{3+}-Verbindungen wirken adstringierend und in höheren Konzentrationen ätzend. Sie können von der Darmschleimhaut nicht resorbiert werden. Ferrisalze sind daher für die orale Therapie von Eisen-Mangelzuständen ohne Bedeutung. Fe^{2+}-Salze besitzen diese lokale Reizwirkung zwar auch (s.u.), jedoch nicht in dem gleichen Ausmaß.
Die Wirkung **oraler Eisen-Zufuhr** beim Vorliegen einer Eisen-Mangelanämie zeigt sich folgendermaßen: Einige Tage nach Beginn der Therapie steigen Retikulozytenzahl und Hämoglobin-Gehalt an. Während die Retikulozytenzahl auch bei weiterer Zufuhr von Eisen wieder sinkt, steigt der Hämoglobin-Gehalt bis zur Norm an. Wenn eine orale Eisen-Therapie wirkungslos bleibt, ist eine parenterale Eisen-Therapie zu erwägen.
Die **parenterale Eisen-Therapie**, die heute immer mit dreiwertigen komplexen Eisen-Verbindungen durchgeführt wird, bietet Schwierigkeiten, da das Eisen-Bindungsvermögen des Plasmas sehr niedrig ist: Nur 3–4 mg Eisen können von 1 l Plasma gebunden werden (entspricht beim Erwachsenen maximal ca. 20 mg). Das im Überschuss injizierte komplexgebundene Eisen wird zunächst vom phagozytären System aufgenommen, kann jedoch aus diesem Eisen-Depot wieder verwertet werden. Zur Bildung von 1,6 g Hämoglobin sind ca. 8 mg Eisen erforderlich.

▶ **Nebenwirkungen.** Nach oraler Einnahme therapeutischer Mengen von Fe^{2+}-Verbindungen treten bei 15–20% der Behandelten **Störungen der Magen- und Darmfunktion** auf (Dyspepsie, „Magenschmerzen", Obstipation). Bei akzidenteller oraler Vergiftung kann die Schleimhautreizung bei Kindern so schwer sein, dass sich eine hämorrhagische Gastroenteritis entwickelt.
Nach parenteraler Zufuhr von Fe^{3+}-Ionen können folgende akute Vergiftungssymptome auftreten: **Kopfschmerzen, Hitzegefühl, Übelkeit, Erbrechen, Herzschmerzen,** eventuell **Kollaps.** Die Gefäßwände werden durch die intravenöse Injektion geschädigt, mit einer Thrombophlebitis und Thrombosierung muss gerechnet werden. Die

---

Box 6.1

Eisenstoffwechsel

Der gesunde menschliche Organismus enthält 4,0 bis 5,0 g Eisen, davon ist mehr als die Hälfte in das Hämoglobin eingebaut. Eisen ist weiterhin Bestandteil des Myoglobin und lebenswichtiger Enzyme (z. B. der Cytochrome). Unter normalen Bedingungen ist der tägliche Verlust an Eisen sehr klein (etwa 1 mg beim Mann, 2 mg bei der Frau), und somit auch der tägliche Bedarf.

Die Regelung des Eisenstoffwechsels ist verhältnismäßig kompliziert, einzelne Schritte sind zur Zeit noch nicht befriedigend geklärt. Das Eisen in der Nahrung liegt als anorganisches Salz oder in organisch gebundener Form vor (letzteres v. a. als Häm-Eisen im Myoglobin des Fleisches). Häm-Eisen wird von den Darmepithelzellen als intaktes Molekül aufgenommen, in der Zelle wird das Eisen freigesetzt und steht hier als Fe^{3+} mit dem Ferritin der Epithelzelle im Gleichgewicht (s. Abb). Anorganisches Eisen wird über einen Symport-Carrier nur in zweiwertiger Form (Fe^{2+}) resorbiert. Anschließend wird es wieder oxidiert, im Blut an Apotransferrin gebunden und als Transferrin transportiert.

Das Ausmaß, mit dem die Epithelzellen Eisen an das Interstitium abgeben können, hängt von der Eisenstoffwechsellage des Organismus ab. In der interstitiellen Flüssigkeit und im Plasma steht zwar in Form des Apotransferrin ein Eiweißkörper mit hoher Bindungsaffinität für Fe^{3+} zur Verfügung, seine Kapazität ist allerdings beschränkt. Da die Epithelzelle ebenfalls eine begrenzte Kapazität für die Bindung von Eisen besitzt, wird bei einer Absättigung dieser Kapazität die Resorption von Eisen aus dem Darmlumen gedrosselt. Da die mittlere Lebensdauer der Darmepithelzellen nur 36 Stunden beträgt, gelangen erhebliche Mengen Eisen bei der Mauserung des Epithels wieder in das Darmlumen zurück.

Aus dem Transferrin übernehmen die Zellen der erythroblastischen Reihe das Eisen für die Hämoglobin-Synthese. In den Makrophagen ist ein größerer Vorrat an Eisen vorhanden, das z. T. aus dem phagozytotischen Abbau gealterter Erythrozyten u. a. in der Milz stammt und z. T. direkt vom Transferrin übernommen wird.

Bei der intravenösen Injektion von Eisen-Verbindungen wird Fe^{3+} ebenfalls durch das freie Apotransferrin gebunden. Wird die Bindungskapazität überfordert, werden Eisen-Komplexe von den Makrophagen aufgenommen, von wo sie entweder über Transferrin in das hämopoetische System überführt oder bei Überlastung als nicht mehr verwertbares Hämosiderin abgelagert werden.

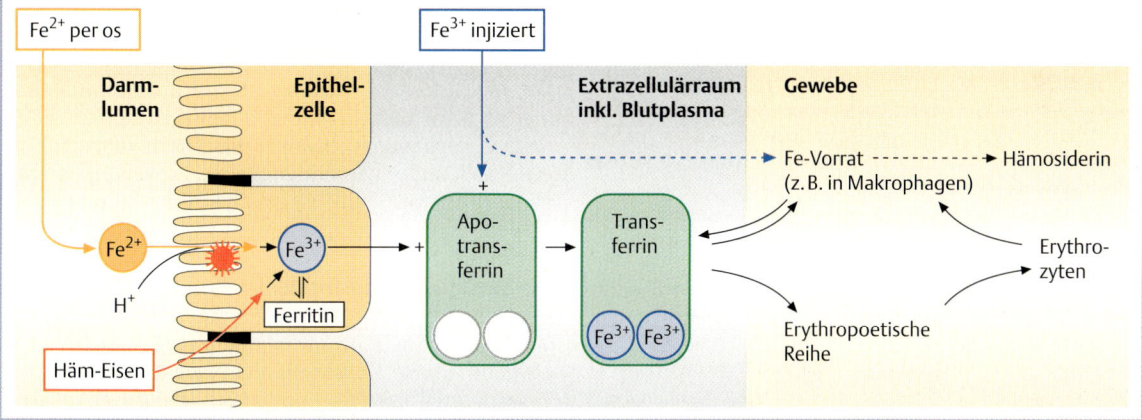

---

parenterale Eisen-Therapie muss also ganz speziellen Fällen vorbehalten bleiben und eine gleichzeitige orale Eisen-Therapie bei der Dosierung berücksichtigt werden. Die intramuskuläre Zufuhr ist mit weniger Nebenwirkungen belastet und sollte vorgezogen werden.

Wahl der Präparate

Für die **orale Therapie** kommt eine große Anzahl von Ferro-Verbindungen in Frage. Ferrum sulfuricum ($FeSO_4$, 50–200 mg/d), Ferrum chloratum oxydulatum ($FeCl_2$, Dosierung ebenso), Ferrofumarat oder –gluconat in normaler Darreichungsform werden allerdings häufig schlecht vertragen (s. o.); dies gilt auch für Ferro-Verbindungen, die durch Zusatz von Ascorbinsäure gegen die sonst leicht eintretende Oxidation geschützt sind. Eisensalze in Dünndarm-löslichen Kapseln sollen hingegen besser verträglich sein. Die Verwendung von Retard-Präparaten ist nicht sinnvoll, da Fe^{2+} nur im oberen Abschnitt des Magen-Darm-Kanals resorbiert wird. Die enterale Resorption wird durch Verwendung von Eisen-Salzen organischer Säuren (Aspartat, Fumarat, Succinat etc.) nicht gefördert.

Bei Fällen von Eisen-Mangel, die auf eine orale Verabreichung nicht ansprechen oder bei denen die orale Zufuhr nicht sinnvoll erscheint (Darmerkrankungen), ist die **parenterale Zufuhr** angebracht. Zur intravenösen Gabe stehen ein Ferri-Gluconat-, ein Dextran- und ein Ferri-Saccharose-Komplex zur Verfügung, zur intramuskulären Gabe (die bevorzugt werden sollte) eine Fe^{3+}-Hydroxid-Polymaltose sowie ein Fe^{3+}-Sorbit-Citrat-Komplex.

Im Handel befindliche Eisen^{II}-Präparate zur oralen Zufuhr

Eisensulfat	*Eisensulfat Stada, Eisen-Drag. ratio, Eisen-Diasporal®, Aktiferrin®, Ceferro®, Eryfer®, Dreisafer®, Hämatopan®, Haemoprotect®, Kendural®, Plastufer®, Tardyferon®, Vitaferro®*
Eisenchlorid	*Ferro 66®*
Eisensuccinat	*Ferrlecit®*
Eisengluconat	*Ferrum Verla®, Lösferon®, Rulofer G®, Lösan-Fe® (Brausetablette)*
Eisenfumarat	*Ferrokapsul®, Ferrum Hausmann®, Rulofer N®*
Eisenaspartat	*Spartokine N®*
Eisenglycinsulfat	*Ferro Sanol® duodenal (Dünndarm-lösliche Kapseln)*

Eisen^{III}-Präparate zur parenteralen Zufuhr

Eisen-hydroxid-Polymaltose	*Ferrum Hausmann® Amp. zur i. m.-Inj.*
Eisen-sorbit-citrat	*Jectofer® Amp. zur i. m.-Inj.*
Eisen-Na-gluconat	*Ferrlecit® Amp. zur i. v.-Inj.*
Eisensaccharose	*Venofer® Amp. zur i. v.-Inj.*
Eisen-Dextran	*Cosmo Fer® zur i. v.-Inj.*

6.1.2 Vitamin-B₁₂-Mangelanämien

Die häufigste Erscheinungsform ist die **perniziöse Anämie**, bei welcher Vit. B₁₂ (Cyanocobalamin) enteral nicht aufgenommen werden kann. Es fehlt der für die Resorption notwendige „Intrinsic factor", der normalerweise von den Belegzellen der Magenschleimhaut in das Magenlumen sezerniert wird und mit Vit. B₁₂ einen resorbierbaren Komplex bildet. Der Erkrankung liegt eine autoimmunologisch bedingte Atrophie der Magenschleimhaut mit Schädigung der Belegzellen und Anazidität zugrunde. Folge des Cobalamin-Mangels sind eine Behinderung der DNS-Synthese und damit eine gestörte Erythrozyten-Entwicklung (**megaloblastäre Anämie**). Zusätzlich kann der Cobalamin-Mangel eine **Schädigung des Epithels des Verdauungstrakts** (z. B. Glossitis) und **neurologische Störungen** hervorrufen, die auf einer Demyelinisierung mit Axondegeneration beruhen.

Cyanocobalamin (Vitamin B₁₂)

Vitamin B₁₂ ist ein Wachstumsfaktor, der in die Synthese der Nucleinsäure-Vorstufen (u. a. Thymidin-Synthese) eingreift; daneben aktiviert es u. a. auch die Überführung von Methyl-malonyl-Coenzym A in Succinyl-Coenzym A und die Bildung von Methionin aus Homocystein. Es ist derzeit noch unklar, warum bei Vitamin-B₁₂-Mangel besonders die blutbildenden Gewebe und das Nervensystem betroffen werden.

Cyanocobalamin zeichnet sich durch den Gehalt an Cobalt aus, das chelatartig an Stickstoff-Atome gebunden ist. Das Cobalt-Ion trägt eine Cyan-Gruppe. Diese ist nicht wichtig für die Wirkung; sie kann durch andere Substituenten ersetzt werden, z. B. durch eine Hydroxy-Gruppe. Das dadurch entstandene Hydroxocobalamin (Vitamin B₁₂ₐ) ist qualitativ ebenso wirksam wie Cyanocobalamin. Es wird aber etwas langsamer von der Injektionsstelle aus resorbiert.

Synthetisiert werden kann Vitamin B₁₂ ausschließlich von Mikroorganismen. Für die kommerzielle Herstellung werden Kulturen von Streptomyces griseus benutzt. Besonders reich an Cyanocobalamin ist die Leber von Säugetieren (ca. 0,5 mg/kg); auch hieraus kann es gewonnen werden. Der Gehalt der Leber an Cyanocobalamin erklärt die heute überholte, aber erste erfolgreiche Therapie der Anaemia perniciosa mit sehr großen Mengen Leber (bis zu 500 g/d) oder die Wirksamkeit von Leberextrakten, die parenteral zugeführt werden mussten.

▶ Die **Wirkung von Cyanocobalamin** auf eine Anaemia perniciosa besteht darin, dass das Blutbild normalisiert wird (erstes Zeichen: Retikulozytose). Im Knochenmark beginnt wieder die Ausreifung der Erythroblasten, die Megaloblasten verschwinden. Die Störungen der Darmfunktion und die atrophische Schleimhautentzündung der Zunge werden besser, die Magenschleimhautatrophie und die Anazidität bleiben jedoch bestehen. Ebenso bilden sich die zentralnervösen Störungen zurück, wenn sie nicht zu weit fortgeschritten sind. Die Rückbildung dauert allerdings sehr lange. Der Gesamtzustand der Patienten bessert sich so weit, dass von einer symptomatischen Heilung gesprochen werden kann. Da aber das Grundleiden (Fehlen an Intrinsic factor) nicht geheilt wird, muss die Substitutionstherapie mit Cyanocobalamin ständig fortgeführt werden.

▶ **Pharmakokinetik und Dosierung.** Der Tagesbedarf eines Erwachsenen an Cyanocobalamin liegt bei 1–5 µg. Der Komplex aus Intrinsic factor und Vitamin B₁₂ wird beim Gesunden im unteren Ileum resorbiert; das von Mikroorganismen im Dickdarm synthetisierte Vitamin B₁₂ kann nicht mehr resorbiert werden und geht mit den Faeces verloren. Der Organismus besitzt einen recht erheblichen Vorrat an Vitamin B₁₂ (ca. 2 mg insgesamt). Da die tägliche Ausscheidung im Harn außerordentlich niedrig ist ($< 0,3$ µg), macht sich eine mangelhafte Aufnahme von Cyanocobalamin erst nach längerer Zeit, eventuell Jahren bemerkbar. Beim Kranken, der an perniziöser Anämie leidet, ist der Gehalt des Blutes und der Gewebe an Cyanocobalamin sehr viel niedriger als beim Gesunden.

Die Therapie muss bei einem voll ausgebildeten Krankheitsbild mit häufigen parenteralen Dosen begonnen werden, um die Depots wieder aufzufüllen. Dabei ist die oft geübte hohe Dosierung nicht zweckmäßig, weil bei Tagesdosen über 100 µg der größte Teil schnell renal eliminiert wird. Um die Effektivität zu erhöhen, sind also nicht höhere Dosen, sondern häufigere Injektionen zweckmäßig.

Eine orale Therapie mit Cyanocobalamin ist auch in hoher Dosis bei der perniziösen Anämie aus pharmakokinetischer Sicht nicht sinnvoll, da ja gerade die Resorptionsstörung die entscheidende Ursache ist.

▶ Da **Nebenwirkungen** auch allergischer Art von Cyanocobalamin bisher nicht bekannt wurden, liegt ein therapeutisches Risiko auch bei höherer Dosierung nicht vor.

6.1.3 Cyanocobalamin-resistente, makrozytäre Anämien

Neben der perniziösen Anämie kommen makrozytäre Anämieformen vor, die sich dadurch auszeichnen, dass keine Atrophie der Magenschleimhaut (kein Mangel an Intrinsic factor!) vorliegt und dass Vitamin B_{12} keine therapeutische Wirkung besitzt. Hier wird vielmehr die in der Nahrung vorhandene Polyglutaminfolsäure während der Darmpassage nicht im ausreichenden Maße in die resorbierbare Monoglutaminfolsäure umgewandelt. Zu diesen Erkrankungen zählen die **Megaloblastenanämien der Kinder** und **Schwangeren** und Blutbildstörungen im Gefolge von **Sprue, Mangelernährung** und **Alkoholismus**. Ferner gibt es Megaloblastenanämien als Arzneimittelnebenwirkung (z.B. bei Antiepileptika und selten nach Kontrazeptiva). Es ist verständlich, dass diese Megaloblastenanämien durch Folsäure-Gabe günstig zu beeinflussen sind.

Folsäure

Folsäure kommt weitverbreitet in Blättern als Polyglutamat vor, wird vom Darm nach Spaltung gut resorbiert und im Organismus z.T. in die biologisch wirksame Form, die Folinsäure, überführt (Abb. 6.1). Der tägliche Bedarf gesunder Erwachsener scheint unter 1 mg zu liegen. Ein Folsäure-Mangel ist durch eine Hemmung der Zellteilung, besonders in der erythropoetischen Reihe, charakterisiert; eine Leukopenie kann ebenfalls auftreten. Folsäure-Mangel ist extrem selten, kann aber durch Hemmstoffe der Tetrahydrofolsäure-Synthese wie 2,4-Diaminopyrimidin-Derivate (S. 426) und Methotrexat (S. 477) imitiert werden.

▶ **Wirkungen der Folsäure.** Die o.g. makrozytären Anämieformen werden beim Erwachsenen durch orale Gabe von 5 mg Folsäure pro Tag gebessert. Die hämatologischen Befunde der Anaemia perniciosa und die Glossitis werden ebenfalls günstig beeinflusst, die neurologischen Symptome dagegen nicht. Diese können sich wegen zusätzlichen Verbrauchs an Vitamin B_{12} noch verschlechtern. Es ist daher falsch, eine perniziöse Anämie mit Folsäure zu behandeln. Außerdem kann es gefährlich sein, Folsäure ständig mit Polyvitamin-Präparaten zuzuführen, weil damit das Auftreten einer Anaemia perniciosa nicht nur verschleiert, sondern sogar begünstigt werden kann, da Folsäure den Vitamin-B_{12}-Spiegel im Blut senkt.

Fetale Mißbildungen, die vom Neuralrohr ausgehen (wie unverschlossener Wirbelkanal) sind möglicherweise Ausdruck eines Folsäuremangels in der Frühschwangerschaft. Es wird daher eine Prophylaxe mit Folsäure (0,4 mg/d) in der Schwangerschaft empfohlen.

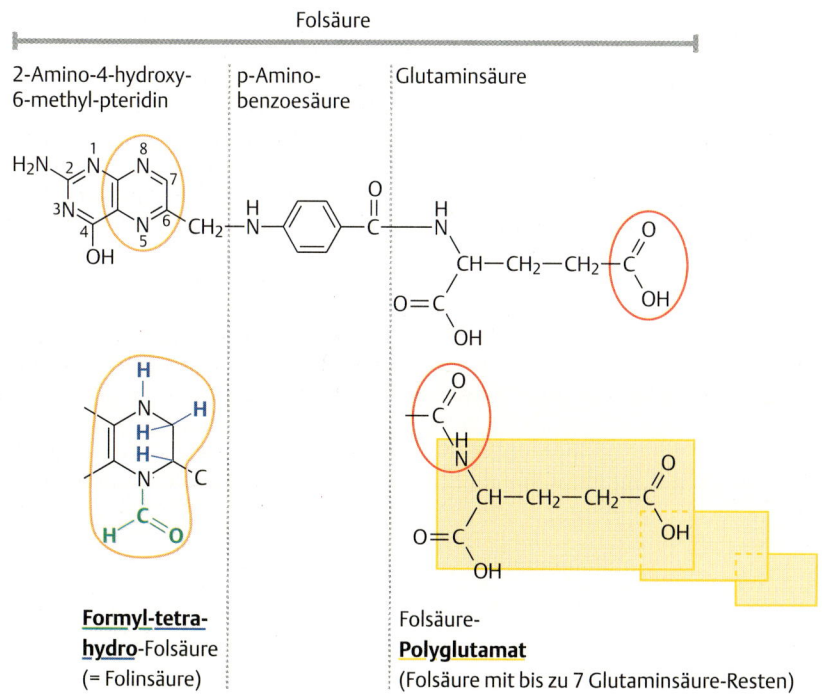

Abb. 6.**1** **Folsäure und ihre Derivate.** In der Folinsäure (Formyl-tetrahydro-folsäure) trägt das N-Atom in 5-Stellung einen Formyl-Rest (grün), das Pteridin ist teilweise hydriert (blau). Diese Verbindung bewirkt als „aktivierter Formaldehyd" eine Übertragung von C_1-Resten und ist damit für die Nucleinsäure-Synthese von Bedeutung.

Folsäure

2-Amino-4-hydroxy-6-methyl-pteridin | p-Amino-benzoesäure | Glutaminsäure

Formyl-tetra-hydro-Folsäure (= Folinsäure)

Folsäure-**Polyglutamat**
(Folsäure mit bis zu 7 Glutaminsäure-Resten)

6.1.4 Renale Anämien

Bei **Nierenerkrankungen** kann es zu einer normozytären, normochromen Anämie kommen, die auf einem **Mangel an Erythropoetin** beruht.

Erythropoetin wird von peritubulären Zellen der Rinde und des äußeren Marks der Nieren gebildet. Der Reiz für die Inkretion ist ein Abfall des Sauerstoffpartialdruckes im Gewebe. Erythropoetin ist strukturell ein Glykoprotein aus 165 Aminosäuren und einem Mol.-Gew. von ca. 30 000. Es kann in zwei Varianten α und β gentechnisch hergestellt werden. Das „humane" rekombinante Erythropoetin wird auch **Epoetin** genannt.

▶ Im Knochenmark regt das Erythropoetin die Erythropoese an, so dass der Gehalt des Blutes an Erythrozyten und damit die Sauerstoff-Transportkapazität zunimmt.

▶ Ein Mangel an Erythropoetin kann durch intravenöse oder subkutane Zufuhr von Epoetin ausgeglichen werden. Diese Therapie verbessert den Allgemeinzustand von Hämodialyse-pflichtigen Patienten, bei denen eine renale Anämie vorliegt. Epoetin stellt einen wichtigen Fortschritt in der Therapie dieser Patienten dar, denn es verbessert Befindlichkeit und Leistungsvermögen und reduziert die Frequenz von Bluttransfusionen.

▶ Mit dem therapeutisch gewünschten Anstieg der Erythrozyten-Zahl geht eine **Zunahme des Blutdrucks** und der **Gerinnungsneigung** des Blutes einher (Verstopfung des arteriovenösen Shunt). Wegen dieser Nebenwirkungen wird keine völlige Normalisierung des Hämatokrit angestrebt. Die Steigerung der Blutviskosität kann auch zu **zerebralen Durchblutungsstörungen** Anlass geben, z. B. epileptische Krämpfe, Hirninfarkt. Im Anschluss an eine Injektion können **Grippe-artige Symptome** auftreten.

Box 6.2

Erythropoetin als Doping-Mittel

Bei gesunden Personen mit normaler Erythrozyten-Zahl kann durch Erythropoetin-Gabe die Zahl der roten Blutkörperchen und damit die Sauerstofftransport-Kapazität des Blutes erhöht werden. Diese Wirkung wird von Sportlern, von denen langdauernde Leistungen gefordert werden (z. B. Radrennfahrer), ausgenutzt. Die Leistungsgrenze der Muskulatur wird erhöht wie nach einem konsequenten Höhentraining.

Erythropoetin kann von der „Doping-Behörde" routinemäßig nicht nachgewiesen werden. Es ist jetzt jedoch gelungen, rekombinantes menschliches Erythropoetin elektrophoretisch im Urin zu bestimmen. Ein Hämatokrit-Wert über 50 % dient immer noch als Hinweis auf einen Arzneimittel-Missbrauch. Bei drohender Kontrolle versuchen die betroffenen „Doping-Athleten", durch Infusion eines Plasma-Expanders ihren Hämatokrit akut zu senken. Im Übrigen muss darauf hingewiesen werden, dass eine Polyzythämie zu ernsthaften Komplikationen führen kann.

Eine Bildung von Antikörpern kann zum Wirksamkeitsverlust von Epoetin und zum Erythroblasten-Mangel im Knochenmark führen. In diesem Fall ist die Substanz abzusetzen und darf nicht wieder angewandt werden.

Darbepoetin alfa ist ein Analogon des rekombinanten Erythropoetin, welches 5 anstatt 3 Kohlenhydratseitenketten enthält. Dadurch verlängern sich die Verweildauer im Organismus und das Applikationsintervall.

6.1.5 Aplastische und hämolytische Anämien

Beide Anämieformen können sehr verschiedene Ursachen haben. Unter anderem treten sie als Nebenwirkungen von Arzneimitteln auf. Eine einheitliche spezifische Therapie gibt es nicht. Über den möglichen Entstehungsmechanismus der hämolytischen Anämie als Arzneimittelnebenwirkung s. S. 51.

— Notwendige Wirkstoffe ———

Antianämika

Wirkstoff	Handelsname	Alternative	Bemerkungen
Eisenmangelanämie			
Eisen^{II}-Sulfat[1]	*Eisen-Diasporal®* Drag. *Ceferro®* Kaps.	*Eisen-Drag.* *Vitaferro®* Kaps.	
Eisen^{II}-gluconat[2]	*Lösferon®* Brausetab.	*Ferrum Verla®* Tab.	
Eisen^{II}-glycinsulfat[3]	*Ferro-Sanol®* duodenal Kaps.	–	
Eisen^{II}-fumarat[4]	*Ferrum Hausmann®* Tab.	*Rulofer N®* Tab.	
Eisen^{III}-Komplex	*Ferrum Hausmann®* Amp.	*Jectofer®* Amp.	
Vitamin-B$_{12}$-Mangel			
Cyanocobalamin (Vitamin B$_{12}$)	*Cytobion®*	*Vitamin B$_{12}$* Amp. (von 13 Firmen) ferner weitere Handelsnamen	

Fortsetzung ▶

─ **Notwendige Wirkstoffe** ──────────────────────────────

Antianämika (Fortsetzung)

Wirkstoff	Handelsname	Alternative	Bemerkungen
Folsäure-Mangel			
Folsäure	*Lafol*® Kaps. 0,4 mg	*Folsäure Tab.* 5,0 mg	
	Folsan® Tab. 5,0 mg	*Folverlan*® Tab. 5,0 mg	
	Folsan® Amp.	*Folsäure* Amp.	
Erythropoetin-Mangel			
Epoetin α	*Erypo*® Inf.-Lösg.	–	
Epoetin β	*NeoRecormon*® Inf.-Lösg.	–	
Darbepoetin	*Aranesp*® Inf.	–	

Eigene Eintragungen

. . .

. . .

──

[1] 100 mg Fe in ca. 400 mg Fe-sulfat (je nach Wassergehalt); [2] 100 mg Fe in ca. 900 mg Fe-gluconat;
[3] 100 mg Fe in 560 mg Fe-glycinsulfat; [4] 100 mg Fe in 304 mg Fe-fumarat

6.2 Beeinflussung der Blutgerinnung

─ **Überblick** ──────────────────────────────

Ca-Entionisierung

Ca-Ionen sind für die Blutgerinnung notwendig. Eine Ca-Ent-ionisierung z. B. mittels Citrat oder EDTA macht das Blut unge-rinnbar; dies ist nur in vitro durchführbar.

Heparine
► Heparin, ein körpereigenes Glucosaminoglykan, und seine niedermolekularen Spaltprodukte aktivieren Antithrombin III, welches seinerseits Gerinnungsfaktoren hemmt; die Wirkung setzt sofort ein.
► Hemmung von Bildung oder Wachstum eines Thrombus.
► Parenterale Zufuhr.
► Erhöhte Blutungsneigung (Antidot: Protamin), selten Unverträglichkeitsreaktionen (u. a. Heparin-induzierte Thrombozytopenie mit Thrombozyten-Aggregation und Thrombozytopenie).

Niedermolekulares (fraktioniertes) Heparin
► längere Wirkdauer nach subkutaner Injektion und größere Applikationsintervalle

Heparinoid
► Danaparoid enthält Heparansulfat, welches aus Struktur-elementen von Heparin besteht. Die Wirkung ist wie bei Heparin Antithrombin III-vermittelt.

Hirudin-Derivate
Lepirudin und Desirudin (beide gentechnisch hergestellt)
► direkte Hemmung von Thrombin (Faktor IIa)

Cumarine („orale Antikoagulantien")
Leitsubstanz: Phenprocoumon
► Antagonisten von Vitamin K, das zur Synthese der Gerin-nungsfaktoren II, VII, IX und X in der Leber notwendig ist.
► Thrombose-Prophylaxe, die Wirkung setzt mit einer Latenz von Tagen ein.
► Blutungsgefahr, das Ausmaß der Gerinnungshemmung muss daher ständig überprüft werden. Auf Arzneimittel-interaktionen ist zu achten.

──

Die sehr komplexen Vorgänge bei der Blutgerinnung in-teressieren unter pharmakologischen Gesichtspunkten nur insoweit, als sie Angriffspunkte für Pharmaka dar-stellen. Wie aus dem hier stark vereinfachten Schema (Abb. 6.2) hervorgeht, stehen verschiedene Mechanis-men zur Verfügung, um in die Blutgerinnung einzugrei-fen.

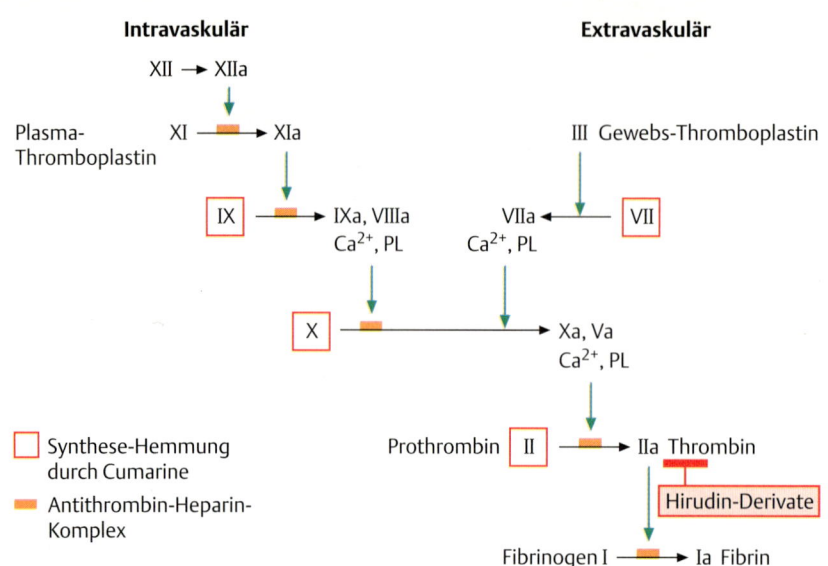

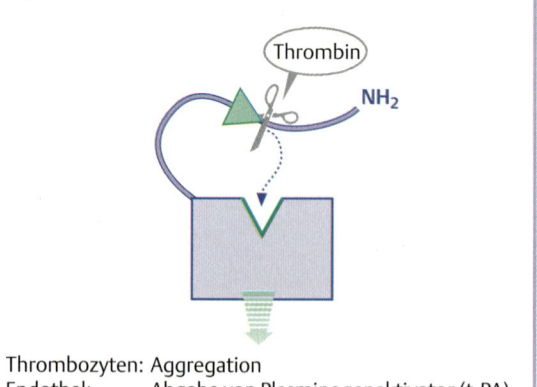

Abb. 6.**2** **Die Gerinnungskaskade und pharmakologische Einflussmöglichkeit mit Cumarin, Heparin und Hirudin-Derivaten.**
Während Heparin durch Komplexierung einzelne Gerinnungsfaktoren hemmt, blockieren Cumarine bereits deren Synthese.
PL = Phospholipide

Box 6.3

Thrombin und der Thrombinrezeptor

Die Blutgerinnungsvorgänge sind nicht zuletzt deshalb kompliziert, weil einzelne Teilnehmer am Geschehen noch zusätzliche spezielle Funktionen besitzen. So hat Thrombin spezifische Wirkorte (Rezeptoren) z.B. auf Thrombozyten und Endothelzellen. Die Erregung dieser Rezeptoren führt über einen G-Protein-Mechanismus zu einer Zellaktivierung. Bemerkenswert ist die besondere Art, wie die Protease Thrombin eine Rezeptorerregung herbeiführt: Sie spaltet vom N-terminalen Ende des Rezeptorpeptidfadens, der in den Extrazellulärraum ragt, proteolytisch ein Stück ab. Das freigelegte Ende passt in die Ligandbindungstasche des Rezeptorproteins und aktiviert den Rezeptor.

Thrombozyten: Aggregation
Endothel: Abgabe von Plasminogenaktivator (t-PA)

6.2.1   Calcium-Entionisierung

Die Blutgerinnung erfordert – ähnlich wie die Vorgänge an der motorischen Endplatte und am Herzmuskel – an verschiedenen Stellen die Anwesenheit von Calcium-Ionen. Gelöstes, komplex gebundenes Calcium genügt nicht. Dementsprechend lässt sich die Blutgerinnung durch jede Reaktion, die Calcium entionisiert, unterdrücken. Dabei kann Calcium entweder durch das Natriumsalz der **Ethylendiamintetraessigsäure (Na-EDTA)** und **Natriumcitrat** komplex gebunden oder durch **Natriumoxalat** gefällt werden.

Diese Methode, das Blut ungerinnbar zu machen, lässt sich natürlich nur *in vitro* praktisch durchführen, da durch die Senkung der Ca-Ionen-Konzentration *in vivo* eine Tetanie ausgelöst würde. In Notfällen kann aber einem Patienten eine mäßige Menge Blut, das mit Natriumcitrat ungerinnbar gemacht wurde, infundiert werden. Die Sicherheitsgrenze liegt bei einer Infusionsgeschwindigkeit von ca. 1 mg Citrat/min × kg Körpergewicht.

Zur Hemmung der Blutgerinnung *in vitro* wird meistens Natriumcitrat verwendet. Zur Ermittlung der Blut-Senkungsgeschwindigkeit nach Westergren werden 4 Volumina Blut mit 1 Volumen 3,8 % (isotoner) Natriumcitrat-Lösung gemischt; für andere Messungen, z.B. für Gerinnungsanalysen, genügt ein Mischungsverhältnis 9 plus 1. Gegenüber dem Zusatz von Heparin hat dieses Verfahren den Vorteil, dass die Gerinnung beliebig lange unterdrückt, durch Zufügen von Calcium-Ionen aber jederzeit wieder in Gang gebracht werden kann.

6.2.2 Heparin

Vorkommen und physiologische Bedeutung. Die körpereigene Substanz Heparin ist in hoher Konzentration neben Histamin in den Gewebs-Mastzellen enthalten, die im perikapillären Bindegewebe besonders reichlich vorkommen (s. Abb. 3.1). Hier liegt Heparin an ein Zentralprotein gebunden vor. Besonders reich an Heparin sind Leber, Lunge und Dünndarm-Mukosa. Das therapeutisch verwendete Heparin wird aus der Mukosa von Schweinedärmen und aus Rinderlungen gewonnen.

Die physiologische Bedeutung von Heparin ist noch ungeklärt. Da es gemeinsam mit Histamin gespeichert und ausgeschüttet wird, könnte eine Aufgabe sein, bei einer Histamin-bedingten Vasodilatation mit Verlangsamung der Blutströmungsgeschwindigkeit einer Gerinnung vorzubeugen.

Struktur. Heparin ist als Glucosaminoglykan eine hochpolymere Substanz. Das kettenförmige Molekül ist alternierend aufgebaut aus Glucosaminen und Hexuronsäuren (Glucuronsäure und sein Epimer Iduronsäure). In der Formel ist das für die Bindung an Antithrombin III entscheidende Pentasaccharid dargestellt, die essentiellen Substituenten sind rot hervorgehoben.

Die Grundbausteine sind mit Schwefelsäure- und Essigsäure-Resten versehen. Charakteristisch für Heparin ist die N-Sulfatierung, so dass Sulfamat-Gruppen enthalten sind. Die Zusammensetzung ist variabel bezüglich der Substitution, des Anteils an Iduronsäure (50–90% des Hexuronsäure-Gehaltes) und der Kettenlänge. Entsprechend schwankt das mittlere Molekulargewicht zwischen 4000 und 40000 mit einem Häufigkeitsgipfel um 15000. Mit der strukturellen Variabilität geht eine unterschiedliche gerinnungshemmende Wirksamkeit einzelner Heparin-Chargen einher.

Das Heparinoid **Heparansulfat** ist aus dem farbig unterlegten Grundbaustein aufgebaut. Heparansulfat findet sich unter anderem an der Oberfläche von Gefäßendothelzellen. Es wirkt ebenfalls über Vermittlung durch Antithrombin III (s. u.) gerinnungshemmend.

▶ **Wirkungsweise.** Die gerinnungshemmende Wirkung des Heparin beruht hauptsächlich auf der **Aktivierung** des körpereigenen Glykoproteins **Antithrombin III**. Das Antithrombin bindet sich irreversibel an aktivierte Gerinnungsfaktoren, die in ihrem enzymatischen Zentrum die Aminosäure Serin enthalten (z. B. Faktor Xa und Faktor IIa = Thrombin), und bewirkt so deren Inaktivierung

(s. Abb. 6.2). Diese normalerweise recht langsam ablaufende Reaktion wird in Anwesenheit von Heparin stark beschleunigt, indem sich Heparin an positiv geladene Lysin-Gruppen des Antithrombin anlagert und dieses so aktiviert. Für diese Interaktion ist die abgebildete Pentasaccharid-Einheit verantwortlich.

Zur Inaktivierung des Gerinnungsfaktors Xa reicht die alleinige Verbindung des Pentasaccharids mit Antithrombin III aus (s. Fondaparinux, S. 181). Für die Hemmung anderer Gerinnungsfaktoren, wie Thrombin, ist es notwendig, dass ein Heparin-Molekül mit beiden Partnern, also Antithrombin III und Gerinnungsfaktor, Kontakt aufnimmt (Abb. 6.3). Diese doppelte Kontaktaufnahme erfordert ein längeres Molekül als es das Pentasaccharid darstellt. Nach Ablauf des Prozesses kann sich Heparin wieder lösen und ein anderes Antithrombin-Molekül aktivieren.

Zusätzlich zum Antithrombin III ist auch das **Protein C** (= Heparin-Cofaktor II) in der Lage, Thrombin zu hemmen. Dieses Protein C bedarf des Cofaktors S und wird auch durch Dermatansulfat aktiviert, was möglicherweise therapeutisch ausgenutzt werden kann.

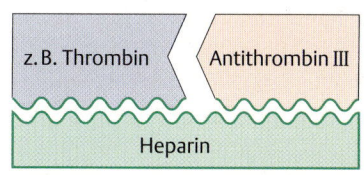

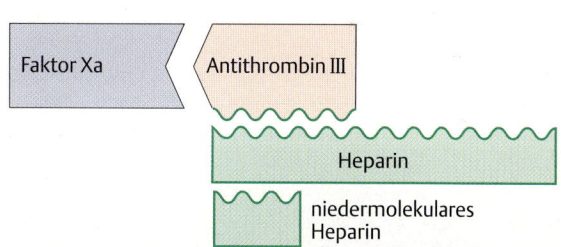

Abb. 6.3 Gerinnungsfaktor-abhängige Förderung der Antithrombinwirkung durch Heparin. Während Heparin normalerweise mit beiden Bindungspartnern Kontakt aufnimmt (oben), fördert es die Inaktivierung von Faktor Xa durch Antithrombin III, indem es nur mit letzterem interagiert – dazu reichen auch Heparin-Fragmente: niedermolekulares Heparin (S. 180).

Glucosamin, sulfatiert und acetyliert Glucuronsäure Iduronsäure, sulfatiert

Bei einer niedrig dosierten Heparin-Therapie (2 – 3 × tgl. 5000 I.E. subkutan) ist der gerinnungshemmende Effekt wahrscheinlich vorwiegend Folge der Aktivierung der Reaktion zwischen Antithrombin und Faktor Xa, der in der Gerinnungskaskade eine Schlüsselstellung einnimmt und der dem Thrombin übergeordnet ist.

Neben der Beeinflussung der Blutgerinnung hat Heparin eine **Klärwirkung auf lipämisches Blut** *in vivo*. Der zugrundeliegende Mechanismus scheint an eine Aktivierung von Lipasen gebunden zu sein. Die für diesen Effekt benötigte Heparin-Konzentration ist niedriger als die für die Beeinflussung der Blutgerinnung. Der Versuch, die Arteriosklerose des Menschen dadurch günstig zu beeinflussen, dass mittels Heparin die Lipoproteine im Serum verändert werden, hat zu keinem überzeugenden Ergebnis geführt. Dagegen lassen sich alle Erscheinungen der essenziellen xanthomatösen Hyperlipämie durch kontinuierliche Heparin-Behandlung gut zurückbilden.

▶ **Anwendung.** Die Indikationen für den therapeutischen Einsatz von Heparin sind:
Thromboseprophylaxe; Thrombosetherapie, d.h. Verhinderung des weiteren Wachsens eines Thrombus; Verbrauchskoagulopathie; Embolie.

▶ **Pharmakokinetik und Dosierung.** Aufgrund seiner chemischen Eigenschaften wird Heparin aus dem Magen-Darm-Trakt nicht in intakter Form resorbiert; es muss parenteral zugeführt werden. Da Heparin im Organismus relativ schnell abgebaut wird, muss es im Abstand einiger Stunden erneut gegeben werden. Die Eliminationsgeschwindigkeit von zugeführtem Heparin ist schwer vorherzusagen, da die biologische Inaktivierungsgeschwindigkeit von der Menge des applizierten Heparin abhängig zu sein scheint.
Zur niedrig dosierten **Thromboseprophylaxe** werden Einzeldosen von 5000 I.E. 2- bis 4-mal täglich subkutan injiziert. Dabei soll Na-Heparinat besser aus dem subkutanen Depot resorbiert werden als das Ca-Salz. Die Blutungsneigung ist bei dieser Dosierung so gering, dass zur postoperativen Thromboseprophylaxe schon wenige Stunden vor einer Operation die erste Injektion erfolgen kann. Durch die niedrig dosierte Heparin-Therapie wird die Zahl der postoperativen Thrombosen beträchtlich reduziert.
Die Dosierungen zur Therapie bei **Thrombosen oder Embolien** bewegen sich im Bereich von 20 000 – 40 000 I.E./d; in diesen Fällen wird Heparin mittels einer Dauerinfusion intravenös appliziert.
Für eine langdauernde Wirkung von Heparin, wie sie z.B. zur Verminderung der Rezidivgefahr nach einem **Myokardinfarkt** gewünscht wird, stehen Depotpräparate zur Verfügung, die jeden bzw. jeden 2. Tag intramuskulär injiziert werden. Der Wert einer Rezidivprophylaxe ist umstritten, mag jedoch bei speziellen Fällen angebracht sein. Auf jeden Fall muss das Krankheitsrisiko gegen das Therapierisiko (erhöhte Blutungsneigung) abgewogen werden.

Blutkonserven kann Heparin in einer Dosis von 300 – 400 I.E. pro 100 ml Blut zugesetzt werden, die so gering ist, dass die Gerinnungsfähigkeit des Blutes beim Empfänger nicht verringert wird. Heparin, das dem Blut *in vitro* zugesetzt ist, verliert auch unter dieser Bedingung langsam seine Wirksamkeit. Es muss daher in größeren Zeitabständen erneut zugefügt werden.

Die Aufbringung von **Heparin in Salbenform** ist ein häufig vorgenommenes Verfahren. Es sollte jedoch bedacht werden, dass Heparin aufgrund seiner physikochemischen Eigenschaften (Makromolekül mit ausgeprägter Hydrophilie) die intakte Haut nicht durchdringen kann. 2002 sind mehr als 20 Heparin-Salben- und -Gelzubereitungen im Handel. Von keinem Anbieter wird auf eine eventuelle systemische Gerinnungsstörung aufmerksam gemacht, die erwartet werden könnte, wenn Heparin resorbiert würde.

▶ Mögliche **Nebenwirkungen** einer Heparin-Therapie sind:
- **Blutungen:** Das Risiko steigt mit zunehmender Dosis;
- **Allergische Reaktionen:** Die Unverträglichkeitsreaktionen gegen das körperfremde Heparin (oder auch gegen pharmazeutische Hilfsstoffe) können sich in lokalen Hautreaktionen oder systemischen Reaktionen äußern;
- **Thrombozytopenie:** Diese Nebenwirkung tritt in zwei verschiedenen Formen auf: **Typ I** macht sich in den ersten Tagen der Heparin-Applikation bemerkbar, die Thrombozytenwerte sinken meist nicht unter 100 000/μl Blut ab. Diese Thrombozytopenie ist klinisch kaum von Bedeutung. Als Ursache wird eine leichtere Aktivierbarkeit der Thrombozyten und damit ein gesteigerter Verbrauch diskutiert. Die Thrombozytopenie vom **Typ II** tritt mit einer Latenz von 1 – 2 Wochen auf, kann aber bei Patienten, die vordem schon Heparin erhalten hatten, auch gleich nach Beginn der Reexposition einsetzen. Die Thrombozytenzahl fällt drastisch ab und es bilden sich thrombotische Gefäßverschlüsse vorwiegend im arteriellen Bereich. Die Therapie mit Heparin muss sofort abgebrochen werden. Ein Übergang auf Hirudin ist möglich (s.u.). Die Thrombozytopenie vom Typ II beruht vermutlich auf einem Immunmechanismus;
- **Osteoporose:** Diese kann sich bei einer monatelang durchgeführten Heparin-Gabe ausbilden, z.B. wenn 15 000 I.E./d länger als 6 Monate verabreicht werden; die Ursache scheint eine Aktivierung der Osteoklasten zu sein;
- **Haarausfall:** Der selten auftretende Haarausfall ist reversibel.

Bei der Anwendung von Heparin ist eine Reihe von **Kontraindikationen** zu beachten, die alle durch die erhöhte Blutungsneigung bedingt sind: offene Wunden, Uterusblutungen, Magen- und Darmulzera, starke Hypertonie, Operationen am Zentralnervensystem, Leber- und Nierenerkrankungen, hohes Alter. Treten bedrohliche Blutungen auf, so kann die Heparin-Wirkung sofort durch die langsame Injektion von **Protaminchlorid**-Lösung (5 ml, 1 %ig) aufgehoben werden. Dann muss aber mit einer überschießenden Gerinnungsfähigkeit des Blutes gerechnet werden. Protaminsulfat soll nicht angewandt werden, da dieses Salz sich in der Ampulle zersetzt.

Niedermolekulares Heparin

Dieses lässt sich durch Spaltung aus dem nativen Heparin herstellen. Das mittlere Molekulargewicht schwankt zwischen 4000 und 6000 für die Präparate verschiedener Firmen. Die Dosierung liegt zwischen 20 und 40 mg 1 × täglich subcutan.

▶ Niedermolekulares Heparin soll einige Faktoren aus der Reihe der Heparin-empfindlichen Gerinnungsfaktoren bevorzugt inaktivieren, u. a. den Faktor Xa. Diese „Prävalenz" entsteht folgendermaßen: Die Beschleunigung der Antithrombin-Bindung an aktivierte Gerinnungsfaktoren erfordert bei einigen Faktoren eine Bindung von Heparin an beide Partner im Sinne einer Überbrückung zwischen Antithrombin und dem Faktor (s. Abb. 6.3, S. 179); hierfür ist das niedermolekulare Heparin-Molekül zu kurz. Es vermag nur solche Antithrombin-Anlagerungsreaktionen zu beschleunigen, bei denen die alleinige Kontaktaufnahme mit dem Antithrombin III ausreicht. Bemerkenswerterweise soll der gerinnungshemmende Effekt des niedermolekularen Heparin durch Protamin weniger gut aufhebbar sein.

▶ Die Heparin-Fragmente werden zur **Thromboseprophylaxe und -therapie** angewandt. Der Vorteil dieser Zubereitung ist die längere Wirkdauer, so dass nur *eine* Injektion am Tage notwendig ist. Die Wirkung der niedermolekularen Heparine ist bei Beachtung des Körpergewichtes überschaubar dosisabhängig; dies erleichtert es, das gewünschte Ausmaß an Gerinnungshemmung einzustellen, weniger Laborbestimmungen sind notwendig. Ferner sollen Thrombozytopenien seltener vorkommen als nach nativem Heparin. Ob darüber hinaus die Blutungsgefahr geringer ist, erscheint fraglich.

Die feste Kombination von niedermolekularem Heparin mit dem in geringer Dosierung vasokonstriktorisch wirkenden Dihydroergotamin (S. 123) ist nicht zu empfehlen und sollte vermieden werden.

Heparinoide

Unter diesem Terminus versteht man Polyschwefelsäureester von Sacchariden, die ebenfalls die Blutgerinnung hemmen. Ein Vertreter ist Heparansulfat. Es ist mit einem Anteil von etwa 85 % der wesentliche Bestandteil von **Danaparoid**. Dieses Arzneimittel wird wie Heparin aus tierischer Darmmukosa hergestellt, enthält aber kein Heparin. ▶ Danaparoid kann zur Gerinnungshemmung bei Patienten mit Heparin-induzierter Thrombozytopenie Typ II angewandt werden.

Sulfatiertes Pentasaccharid

Das Reaktionsprinzip des Heparin und seiner niedermolekularen Bruchstücke ist noch weiter abstrahiert worden, denn es sind jetzt Substanzen synthetisiert, die nur noch aus Pentasacchariden bestehen, die an den „richtigen" Positionen Sulfat-Gruppen tragen. ▶ Dieses sulfatierte Pentasaccharid hemmt wie das niedermolekulare Heparin die Inaktivierung von Faktor Xa. Damit ist die Gerinnungskaskade unterbrochen. ▶ In der klinischen Erprobung bei Patienten mit größeren orthopädischen Operationen erwies sich das sulfatierte Pentasaccharid **Fondaparinux** (Molekulargewicht 1728; noch nicht im Handel) als so wirksam wie fraktioniertes Heparin, um tiefe Venenthrombosen zu verhindern (3 mg/Tag reduzierte das Thromboembolie-Risiko um 82 %). Ein analoges Bild zur Heparin-induzierten Thrombozytopenie scheint nicht aufzutreten. Ein Nachteil dieser neuen Substanz ist darin zu sehen, dass der Heparin-Antagonist Protaminsulfat nicht antagonistisch wirkt und damit nicht in der Lage ist, eine Blutung aufzuheben.

Hirudin

Damit der Blutegel (Hirudo medicinalis) aus der von ihm erzeugten Hautwunde seines Opfers genügende Mengen Blut entnehmen kann, enthält sein Drüsensekret das Polypeptid Hirudin, ▶ das direkt mit Thrombin ohne Mitwirkung von Antithrombin III reagiert, es unwirksam macht und auf diese Weise die Blutgerinnung verhindert. Hirudin kann neuerdings gentechnisch hergestellt werden. Hirudin-Präparate sind **Lepirudin** und **Desirudin**. Die Wirkung dieser Substanzen ist nicht von AT-III abhängig. ▶ Sie sind bei Patienten mit dem Risiko der Heparin-induzierten Thrombozytopenie Typ II anwendbar. Ob Hirudin-Präparate den Heparinen und Heparinoiden gleichwertig sind oder sich sogar als günstiger erweisen, müssen umfangreiche klinische Untersuchungen im Laufe der nächsten Jahre klären.

> **Box 6.4**
> **Blutegel als Therapeutika**
> Blutegel können über Apotheken bezogen werden. Das Ansetzen von Blutegeln ist eine für den Patienten sehr eindrucksvolle Maßnahme mit erheblichem psychotherapeutischen Potential.

6.2.3   Cumarine, Hydroxycumarine

Vorbemerkungen zu Vitamin K

Bedeutung der K-Vitamine für die Gerinnungsfaktor-Synthese. Prothrombin (Faktor II) und die Faktoren VII, IX und X werden in der Leber gebildet. Ihre Synthese kann nur stattfinden, wenn Substanzen, die unter dem Sammelbegriff der K-Vitamine zusammengefasst werden, in der Leber vorhanden sind. Unter dem Einfluss von Vitamin K, das hierbei zu Vitamin-K-Epoxid oxidiert, wird eine zusätzliche Carboxy-Gruppe in die Vorstufen der Blutgerinnungsfaktoren eingebaut. Diese negative Ladung scheint für die Anlagerung der Faktoren an Phospholipide notwendig zu sein, die über eine Komplexbildung mit Ca^{2+}-Ionen vermittelt wird und für die Aktivität der Faktoren notwendig ist.

Die natürlich vorkommenden Vitamine werden als K_1 (Phytomenadion) und K_2 bezeichnet.

Vitamin K$_1$, Phytomenadion
2-Methyl-3-phytyl-1,4-naphthochinon

Es sind Naphthochinon-Derivate, die in Position 2 eine Methyl-Gruppe und in Position 3 eine lange, ungesättigte Kette tragen. Sie sind nicht wasserlöslich und können im Darm nur resorbiert werden, wenn genügend Galle vorhanden ist.

Die Untersuchung einfacherer Verbindungen ergab, dass der für die Struktur-Wirkungs-Beziehung relevante Bestandteil des Moleküls das 2-Methyl-1,4-naphthochinon (Vitamin K$_3$, Menadion) ist:

Vitamin K$_3$, Menadion
2-Methyl-1,4-naphthochinon

Fehlt die Methyl-Gruppe, so ist die Verbindung unwirksam, eine Kettenverlängerung in Position 2 führt zum Wirkungsverlust. Kurzkettige Substituenten in Position 3 heben ebenfalls die Wirkung auf. Nur sehr langkettige Substituenten, wie in den natürlichen K-Vitaminen, ergeben wieder ein wirksames Molekül.

Vitamin-K-Mangel. Der tägliche Bedarf an Vitamin K lässt sich nicht exakt ermitteln, weil es nicht nur mit den Nahrungsmitteln (Gemüse, pflanzliche Öle etc.) aufgenommen, sondern auch von der Darmflora in großen Mengen gebildet wird. Ein Vitamin-K-Mangel kann unter folgenden Bedingungen auftreten: ungenügende Resorption aufgrund fehlender Galle (z. B. bei Gallengangverschluss), Abwesenheit von Vitamin-K-synthetisierenden Mikroorganismen im Darm (häufige Nebenwirkung von Breitbandantibiotika und physiologisch bei Neugeborenen, bis der Darm besiedelt ist).

▶ **Anwendung.** Für Vitamin K ergeben sich damit folgende Indikationen:
– Alle **Leber- und Gallenerkrankungen**, bei denen durch eine mangelhafte Resorption der natürlichen, nur fettlöslichen K-Vitamine eine unzureichende Synthese von Gerinnungsfaktoren abläuft. Für diesen Zweck sind Präparate mit in Lösung gebrachtem Phytomenadion zur parenteralen Zufuhr hergestellt worden.
– **Hypoprothrombinämie der Neugeborenen** (nach Möglichkeit prophylaktisch am Ende der Schwangerschaft geben).
– Sterilisierung des Darmes durch **Breitbandantibiotika** und die damit verbundene Unterbindung der bakteriellen Vitamin-K-Synthese, zumal bei Schwerkranken eine normale orale Ernährung mit entsprechender Vitamin-K-Zufuhr häufig nicht stattfinden kann.

– Alle chronischen **Funktionsstörungen des Darmes**, die mit einer Fettresorptionsbehinderung einhergehen (z. B. Sprue).
– Als **Antidot** zu den Cumarin-Derivaten (s. u.).
– Zur Behebung von **Pharmaka-Nebenwirkungen** (z. B. Salicylat-Therapie s. S. 287).

Die **Dosierung** für den Erwachsenen liegt bei 15–50 mg/d, bei Überdosierung von Cumarin-Derivaten müssen höhere Dosen (z. B. 200 mg Vitamin K$_1$ parenteral) verwandt werden. Bei Neugeborenen ist sehr vorsichtig zu dosieren, parenterale Gabe soll vermieden werden. Größere Mengen können bei Neugeborenen und Frühgeborenen zu ernsten Nebenwirkungen führen. Es sind hämolytische Anämien und Todesfälle an Kernikterus nach hohen Dosen an Vitamin-K-Präparaten beschrieben worden.

Cumarin-Derivate

Die Wirkung der Cumarin-Derivate wurde entdeckt, als in Kanada und den nördlichen Staaten der USA eine Viehkrankheit auftrat, die sich durch eine verstärkte Blutungsneigung auszeichnete. Als Ursache konnte immer festgestellt werden, dass das Vieh verdorbenen Süßklee gefressen hatte. Aus diesem Futter wurden allein etwa 40 Substanzen mit Vitamin-K-antagonistischen Eigenschaften isoliert.

4-Hydroxycumarine
rot: Unterschiede zu Vit. K
grau unterlegt: aktive 4-Hydroxycumarin-Grundstruktur

▶ **Wirkungsweise.** Die 4-Hydroxycumarinderivate sind Vitamin-K-Antagonisten. Sie werden nach oraler Zufuhr aus dem Darm gut resorbiert („orale Antikoagulanzien"). In der Leber **hemmen die Cumarine die Wirkung von Vitamin K** bei der Synthese der Gerinnungsfaktoren II, VII, IX und X, indem sie die Rückführung des bei der Carboxylierungs-Reaktion entstehenden Vitamin-K-Epoxid in die reduzierte Form verhindern (Abb. 6.**4**). Die Hemmwirkung der Cumarine lässt sich durch höhere Vitamin-K-Konzentrationen kompensieren.
Aus dem Wirkungsmechanismus der Cumarin-Derivate ergibt sich, dass sie nur *in vivo*, nicht dagegen wie Citrat und Heparin auch *in vitro* wirksam sind. Außerdem erklärt der Mechanismus den langsamen Wirkungseintritt: Die im strömenden Blut vorhandenen Gerinnungsfaktoren müssen erst im Laufe von 1 (Faktor VII) bis 3 Tagen (Prothrombin = Faktor II) durch Alterung verschwinden, ehe sich der mangelnde Nachschub aus der Leber durch eine Senkung der Gerinnungsfaktoren im Blut bemerkbar macht.
Aus der Konkurrenzreaktion lässt sich ferner die sehr **unterschiedliche Empfindlichkeit einzelner Individuen** ge-

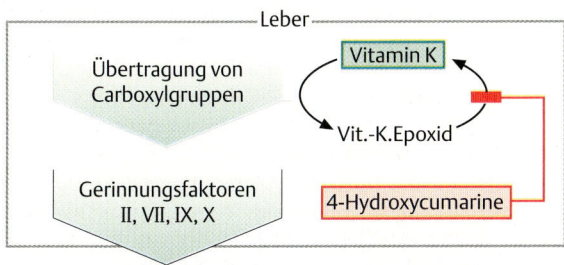

Abb. 6.4 Hemmwirkung der Hydroxycumarine auf die Gerinnungsfaktor-Synthese. In einem letzten Syntheseschritt werden in der Leber einige Gerinnungsfaktoren noch carboxyliert. Diese Reaktion hängt von Vitamin K ab, das dabei zu einem Epoxid überführt wird. Die „Regeneration" von Vitamin K aus dem Epoxid wird durch 4-Hydroxycumarine unterbunden.

genüber den Cumarin-Derivaten ableiten: Je reicher die Leber an Vitamin K ist, um so unempfindlicher verhält sie sich gegenüber Cumarinen und umgekehrt. Die Empfindlichkeit der einzelnen Patienten auf Cumarin-Derivate ist daher von der Menge an Vitamin K, die mit der Nahrung zugeführt wird, abhängig. Wird die Zufuhr der Cumarine unterbrochen, so beginnt die Leber wieder, Gerinnungsfaktoren zu synthetisieren und die Blutgerinnung wird im Laufe einiger Tage normalisiert. Bei Überdosierung von Cumarin-Derivaten kann die Synthese der Gerinnungsfaktoren durch Gabe großer Mengen Vitamin K_1 (Phytomenadion) schneller aktiviert werden, aber es vergeht doch einige Zeit, bis im Blut das Defizit am Gerinnungsfaktoren ausgeglichen ist.

Es stehen in Deutschland zwei Cumarin-Derivate zur Verfügung, zwischen denen es prinzipiell keine Unterschiede gibt. Sie werden lediglich verschieden schnell ausgeschieden:

– **Phenprocoumon:** $t_{1/2} \sim 150$ h;
– **Warfarin:** $t_{1/2} = 37 – 50$ h.

▶ **Anwendung.** Die Indikationen für die Cumarin-Derivate sind ähnlich wie die für Heparin, also **Verhütung von Thrombosen und Embolien** nach Operationen, bei Vorhofflimmern und Behandlung thrombotischer und thrombophlebitischer Zustände. Bei **Herzinfarkt** ist eine **Rezidivprophylaxe** mit diesen Substanzen durchführbar. Die Langzeitprophylaxe ist jedoch mit Risiken belastet, so dass die routinemäßige Anwendung zur Verhinderung eines Re-Infarktes verlassen worden ist. Muss eine Therapie sofort einsetzen, so ist sie mit Heparin einzuleiten, gleichzeitig damit beginnt die Zufuhr von Cumarin-Derivaten, die je nach Dosierung und Präparat erst in 1 – 3 Tagen wirksam wird. Die Therapie mit Cumarin-Derivaten darf nicht schematisch durchgeführt werden, sondern muss individuell unter Kontrolle der Gerinnungsfaktoren im Blut erfolgen. Dabei soll der sog. Quick-Wert zwischen 15 und 25% (= 4,5 – 3,5 INR) des Normalwertes liegen (Box 6.**5**). Nach plötzlichem Absetzen der Zufuhr besteht die Gefahr der überschießenden Gerinnungsfähigkeit des Blutes; die Therapie ist daher ausschleichend zu beenden.

Bei manchen Grunderkrankungen scheint auch eine weniger ausgeprägte Verminderung der Gerinnungsfähigkeit des Blutes ausreichend zu sein, um das bestehende Thromboembolie-Risiko zu senken. So reicht bei Patienten mit Vorhofflimmern ohne Mitralvitium eine niedrig dosierte Cumarintherapie (Quick-Wert 30 – 40% = 2,5 – 1,5 INR) aus, um die Schlaganfall-Häufigkeit wesentlich zu senken. Allerdings kann auch die alleinige Gabe von Acetylsalicylsäure (S. 188) genügen.

Box 6.5

Quick-Wert veraltet
Der „Quick-Wert" als Maß für die Hemmung der Gerinnungsfähigkeit wurde jetzt abgelöst von einer Maßzahl, die unabhängig von individuellen Thromboplastin-Präparaten ist: INR (= International Normalized Ratio). Die Entsprechungen sehen etwa folgendermaßen aus:

Quickwert	INR
30 – 40%	2,5 – 1,5
25 – 35%	3,0 – 2,0
15 – 25%	4,5 – 3,0

▶ **Nebenwirkungen.** Sie ergeben sich vorwiegend aus der gewünschten Hauptwirkung, nämlich der Verhinderung der Blutgerinnung. So können **Blutungen** in allen Hohlorganen auftreten (Magen-Darm-Kanal, ableitende Harnwege), subkutane Blutungen und Wundblutungen werden beobachtet.

Die Blutungen sind fast immer Folge einer **Überdosierung** und eines zu starken Absinkens des Prothrombin-Spiegels. Eine Überdosierung kann durch Zufuhr großer Dosen Vitamin K_1 (Phytomenadion) beschleunigt behoben werden. Sofort lässt sich ein Mangel an Prothrombin und Gerinnungsfaktoren jedoch nur durch die Gabe eines Gerinnungsfaktoren-Konzentrats kompensieren. Bei dem Versuch, die Wirkung von Cumarin-Derivaten durch Gabe von Vitamin K aufzuheben, tritt aufgrund der unterschiedlichen Bildungsgeschwindigkeiten von anti- und prokoagulatorischen Plasmaeiweißen vorübergehend ein hyperkoagulabiler Zustand mit Thrombosegefahr auf. Soll daher die Wirkung oraler Antikoagulantien vor elektiven Eingriffen (z.B. Herzkatheter-Untersuchung) beendet werden, sollte das natürliche Abklingen des Cumarin-Effektes abgewartet und nicht der „Quick-Wert" mit Vitamin K hochgepeitscht werden. Selten treten zu Beginn einer (initial hochdosierten) Cumarintherapie **hämorrhagische Hautnekrosen** auf; der Häufigkeitsgipfel liegt zwischen dem 3. und 5. Tag nach Therapiebeginn.

Die Hautnekrosen gehen mit einer Bildung von Thromben in kleinen Venen einher. Es wird diskutiert, ob für die zunächst paradox erscheinende Thrombenbildung ein Mangel an dem die Blutgerinnung hemmenden Protein C (proteolytische Inaktivierung der Faktoren Va und VIIIa) verantwortlich ist. Dessen Synthese ist auch Vitamin-K-abhängig und wird dementsprechend auch durch Cumarine gehemmt. Die Konzentration von Protein C fällt im Blut offenbar schon zu einem Zeitpunkt ab, zu dem die Konzentration der Gerinnungsfaktoren noch weniger beeinflusst ist. Patienten mit einem heriditären Protein-C-Mangel sind besonders gefährdet. Das Gleiche gilt für den Protein-S-Mangel (Protein S wirkt als ein Cofaktor für Protein C).

Die während einer Therapie mit oralen Antikoagulantien beobachtete **verlangsamte Heilung von Knochenbrüchen** könnte auf dem stärker ausgeprägten Frakturhämatom oder der verminderten Bildung von Vitamin-K-abhängigen, für die Frakturheilung notwendigen Knochen-Proteinen beruhen.

Die Cumarine wirken **teratogen**. Im ersten Trimester der Gravidität gegebene Cumarin-Derivate führen mit einer Inzidenz von ca. 5 % zum sog. fetalen Warfarin-Syndrom bzw. Conradi-Hünermann-Syndrom mit Hypoplasie der Nase, anderen Skelett-Deformationen, Obstruktion der oberen Luftwege aufgrund unterentwickelten Knorpels, Calcifikationen der Epiphysen u. a. Es wird spekuliert, ob eine Hemmung der Vitamin-K-abhängigen Bildung von Proteinen, die für die normale Ossifikation erforderlich sind, ursächlich sein könnte. Zentralnervöse Defekte werden auf intrazerebrale Blutungen und nachfolgende Narbenbildungen zurückgeführt. Die Gabe von oralen Antikoagulanzien während der Schwangerschaft ist daher wegen der möglichen Missbildungen des Kindes sowie einer erhöhten Häufigkeit von Fehl-, Früh- und Totgeburten mit einem großen Risiko verbunden. Ein normaler Ausgang der Schwangerschaft kann nur in zwei Dritteln der Fälle erwartet werden.

Auch wenn darüber diskutiert wird, ob mit der **Muttermilch** überhaupt gerinnungshemmende Mengen eines oralen Antikoagulans auf das Kind übergehen können, so wird zur Sicherheit empfohlen, dem Kind zur Prophylaxe von Gerinnungsstörungen 1 × wöchentlich oral 1 mg Vitamin K_1 zu verabreichen.

Allergische Reaktionen wie Diarrhöen und Urtikaria sind außerordentlich selten. Haarausfall kann auftreten wie bei der Therapie mit Heparin.

Interferenzen mit anderen Arzneimitteln. Die Cumarine sind ein eindrucksvolles Beispiel für die Anfälligkeit einer Substanzgruppe gegenüber Arzneimittelinterferenzen. Eine *Hemmung ihrer Resorption* aus dem Darm durch gleichzeitige Einnahme von Adsorbentien (z. B. Antacida, Carbo medicinalis) führt zu einer Abnahme der Wirksamkeit. Durch eine *Verdrängung der Cumarine aus ihrer Plasmaeiweißbindung* nimmt ihre Wirksamkeit aufgrund der erhöhten freien Konzentration zunächst zu; zugleich wird aber auch ihre Elimination aus dem Organismus beschleunigt, so dass sich schließlich wieder die ursprüngliche freie Konzentration im Plasma einstellt. Die Steigerung ihrer Wirksamkeit ist also nur vorübergehend. Eine mögliche *Veränderung der „Empfindlichkeit des Wirkortes"* wird z. B. als Grund für die durch Clofibrat oder Anabolika hervorgerufene Verstärkung des Cumarin-Effektes angenommen. Der *hepatische Metabolismus* der oralen Antikoagulanzien wird durch Enzyminduktion (z. B. durch Barbiturate oder Rifampicin) beschleunigt oder durch Hemmung der Biotransformation (z. B. durch Phenylbutazon, Cimetidin, Metronidazol oder Cotrimoxazol) gehemmt; dementsprechend nimmt die Wirksamkeit ab bzw. zu. Die Hemmung eines anderen an der Blutungsstillung beteiligten Faktors wird die Blutungsneigung verstärken. Aufgrund ihrer Hemmwirkung auf die Thrombozyten-Aggregationsfähigkeit und ihrer eigenen Anti-Vitamin-K-Eigenschaften darf während einer Cumarin-Therapie keine Acetylsalicylsäure gegeben werden. Auch andere Säure-Antiphlogistika sind kontraindiziert.

Notwendige Wirkstoffe

Blutgerinnung

Wirkstoff	Handelsname	Alternative	Bemerkungen
Nicht-fraktionierte Heparine			
Ca-Heparin	*Calciparin®* Inj.-Lösg.	*Ca-Heparin, Heparin-Ca*	
Na-Heparin	*Liquemin®, Vetren® Thrombophob®*	*Heparin-Na* Inj.-Lösg.	
Niedermolekulare Heparine*			
Dalteparin	*Fragmin®* Inj.-Lösg.	–	
Enoxaparin	*Clexane®* Inj.-Lösg.	–	
Heparin-Antagonist			
Protaminsulfat	–	*Protamin* Amp.	
Heparinoid			
Danaparoid	*Orgaran®* Inj.-Lösg.	–	
Hirudine			
Lepirudin	*Refludan®* Inf.-Lösg.	–	
Desirudin	*Revasc®* Inf.-Lösg.	–	
Cumarine, Vitamin-K-Antagonisten			
Phenprocoumon	*Marcumar®* Tab.	*Falithrom®, Marcuphen®, Phenpro®* Tab.	
Warfarin	*Coumadin®* Tab.	–	

Fortsetzung ▶

Blutgerinnung (Fortsetzung)

Wirkstoff	Handelsname	Alternative	Bemerkungen
Antagonist bei Überdosierung von Cumarinen			
Phytomenadion (= Vitamin K)	*Konakion®* Amp.	*Phytomenadion* Amp.	
Weitere Eintragungen			
. . .			
. . .			

*weitere im Handel erhältliche niedermolekulare Heparine

Certoparin	*Mono-Embolex®* Inj.-Lösg.	Reviparin	*Clivarin®* Inf.-Lösg.
Nadroparin	*Fraxiparin®* Inf.-Lösg.	Tinzaparin	*Innohep®* Inf.-Lösg.

6.3 Fibrinolyse

── Überblick ─────────────────────────────

Fibrinolytika ▶ lösen frische Thromben auf. Sie fördern die Umwandlung des körpereigenen Plasminogen in Plasmin, das als Protease Fibrin in lösliche Bruchstücke abbaut.
Die *bakterielle Streptokinase* ist selbst inaktiv und muss erst mit Plasminogen einen Komplex bilden, der dann freies Plasminogen in Plasmin umwandelt. Durch eine Veresterung dieses Komplexes (*Anistreplase*) wird eine längere Wirksamkeit erreicht.

Urokinase und *Gewebs-Plasminogen-Aktivator* (rt-PA, Alteplase) sind direkt wirksam und als körpereigene Stoffe besser verträglich.

▶ Aus der Wirkung ergibt sich für alle gleichermaßen eine Zunahme der Blutungsneigung.

Antidot bei Blutung: **Plasmin-Hemmstoffe**, wie p-Aminomethylbenzoesäure (PAMBA) und Tranexamsäure.

Grundlagen

Bildung und Auflösung des Fibrin-Netzwerkes (Abb. 6.**5**). Es sei daran erinnert, dass das wasserunlösliche Fibrin über Zwischenstufen aus Fibrinogen entsteht (s.a. Abb. 6.**2**, S. 178): Unter dem Einfluss von Thrombin, einer Peptidase, die zwei Oligopeptide abspaltet, bilden sich Fibrin-Monomere, die in einem nächsten Schritt aggregieren; dann folgt bei Anwesenheit von Faktor XIII eine kovalente Vernetzung zwischen Lysin- und Glutamin-Resten der Monomere. Damit entsteht das Fibrin-Polymer. Dieses kann nun seinerseits durch Plasmin, ebenfalls eine Peptidase, in wasserlösliche Bruchstücke zerlegt werden, so dass eine Auflösung von Fibrin resultiert. Im Blut kreisendes Plasmin baut auch Fibrinogen sowie die Faktoren V und VIII ab. Plasmin entsteht aus dem Glykoprotein Plasminogen unter dem Einfluss körpereigener Aktivatoren (Urokinase und Gewebs-Plasminogen-Aktivator = t-PA); außerdem kann die Bildung von Plasmin durch körperfremde Substanzen gefördert werden (z.B. Streptokinase). Für das peptische Enzym Plasmin sind körpereigene (Antiplasmin III) und synthetische Hemmstoffe bekannt (z.B. Tranexamsäure).

▶ **Anwendung der Fibrinolytika.** Die Fibrinolytika werden mit der Absicht angewandt, thrombotische Gefäßverschlüsse aufzulösen. Besonders bewährt hat sich die Therapie mit Fibrinolyse-Aktivatoren bei **Herzinfarkten**, **tiefen Venenthrombosen** und **schweren Lungenembolien**, ferner bei Verschlüssen von arteriovenösen Shunts.

Je frischer ein thrombotischer Verschluss, d.h., je geringer die Organisation des Thrombus, umso größer wird der Therapieerfolg sein. Auch frische ischämische Hirninfarkte können eine Indikation für Fibrinolytika darstellen, in diesen Fällen sind aber umfangreiche Kontraindikationen zu beachten.
Beim **Myokard-Infarkt** sollte die fibrinolytische Maßnahme sehr früh, möglichst innerhalb der ersten Stunde nach Auftreten der Symptomatik beginnen, weil sonst schon eine irreversible Schädigung des Herzmuskels eingetreten ist. Um dies zu ermöglichen, müssen eine rasche Klinikeinweisung (mit ärztlicher Begleitung!), dort eine schnelle Diagnostik (nur EKG!) und rascher Lyse-Beginn i.v. gewährleistet werden. Bei klarer Diagnostik und aktueller Lebensbedrohung kann die Lyse-Behandlung schon auf dem Transport begonnen werden. An entsprechend ausgestatteten Zentren (Katheterbereitschaft) konkurriert die Lysetherapie mit der primären Akutintervention (Ballondilatation). Die früher geübte intrakoronare Lyse ist hingegen hinsichtlich der Mortalitätssenkung, die für i.v.-Lyse und Akutintervention gut belegt ist, deutlich unterlegen.
Bei einer **tiefen Bein-Becken-Venenthrombose** kann ein Erfolg auch dann noch erwartet werden, wenn die Therapie wenige Tage nach Thrombose-Beginn aufgenommen wird. Allerdings ist das Nutzen-Risiko-Verhältnis (Verhinderung des postthrombotischen Syndroms versus Risiko zerebraler Blutungen) hierbei wesentlich schlechter als beim Myokardinfarkt und bei schwerer Lungenembolie.

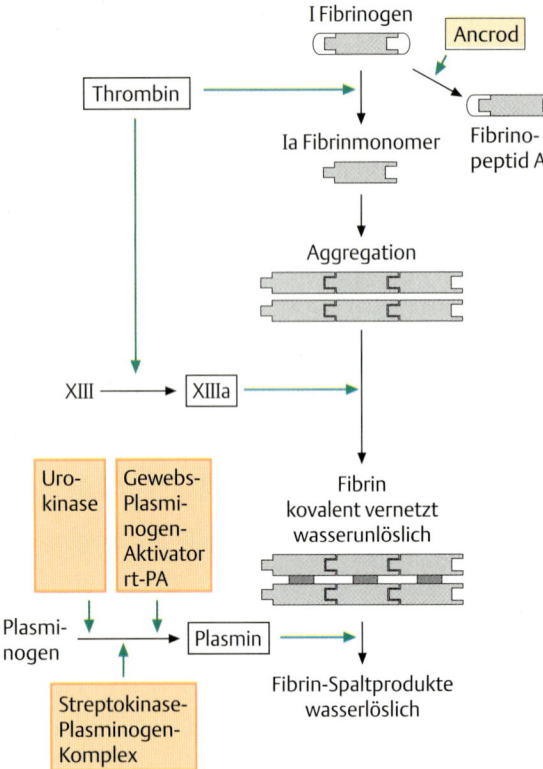

Abb. 6.5 Bildung und Auflösung des Fibrin-Netzwerkes, Angriffspunkte von Ancrod, Urokinase und Streptokinase. Erläuterungen siehe Text.

▶ **Nebenwirkungen** der Fibrinolytika sind im Wesentlichen **Blutungen**. Sie sind Ausdruck der fibrinolytischen Hauptwirkung, und dementsprechend ist das Nutzen-Risiko-Verhältnis für alle genannten Präparate etwa gleich. Wegen erhöhter Blutungsgefahr bestehen z. B. folgende **Kontraindikationen** für die Anwendung von Fibrinolytika: Bluthochdruck (diastolisch > 110 mmHg), Cerebralsklerose, Zustand nach Operationen und Blutungen, Harnwegskonkremente, Zustand nach i. m.-Injektionen.

Die Wirkung der Fibrinolytika kann durch Plasmin-Hemmstoffe, wie die p-Aminomethylbenzoesäure (PAMBA) oder die Tranexamsäure, jederzeit unterbrochen werden.

Fibrinolytische Wirkstoffe

Urokinase

Neben Thrombozyten und Erythrozyten enthalten verschiedene Organe (z. B. Uterus, Prostata, einige Drüsen) Aktivatoren des Plasminogen, die als Urokinasen bezeichnet werden (Abb. 6.5). ▶ Ihre physiologische Aufgabe wird darin gesehen, die Auflösung von Fibrin-Gerinnseln, die nach Blutungen in den Ausführungsgängen aufgetreten sind, anzuregen. Besonders leicht ist die Bedeutung der Urokinase für das Flüssigbleiben des Menstrualblutes einzusehen. Urokinase wird jetzt aus Zell-

kulturen menschlicher Nierenzellen gewonnen und liegt als Trockenpulver in Ampullen zur Therapie vor.

Rekombinanter Gewebs-Plasminogen-Aktivator (rt-PA, Alteplase) und Derivate

Dieser körpereigene Faktor ist im Blut vorhanden und stammt aus Endothelzellen. Er wird jetzt in größerem Maßstab gentechnisch gewonnen.
▶ Der Aktivator fördert wie Urokinase die Umwandlung von Plasminogen zu Plasmin, allerdings mit dem Unterschied, dass seine Aktivität nur im Kontakt mit Fibrin besonders hoch ist. Daraus ergibt sich die Hoffnung, dass der Gewebs-Plasminogen-Aktivator – im Gegensatz zu Streptokinase und Urokinase – nur Fibrin in Thromben, nicht dagegen im Blut kreisendes Fibrinogen spaltet.
▶ Der Gewebs-Plasminogen-Aktivator wird zur fibrinolytischen Therapie insbesondere bei **frischem Herzinfarkt** verwendet. Die Wiedereröffnungsraten der verschlossenen Kranzgefäße bei Myokardinfarkt sind höher als nach Urokinase- oder Streptokinase-Anwendung. Da dieser Gewinn angesichts der bedrohlichen Erkrankung als wesentlich erscheint, sollten in diesem Falle die höheren Kosten nicht gescheut werden.
▶ Das Auftreten von **Blutungen** ist allerdings bei Anwendung dieses Prinzips auch nicht vermeidbar, da im Blutungsgebiet eine Gefäßabdichtung durch „Thrombenbildung" unmöglich ist. Hierzu kommt, dass die Fibrinogen-Konzentration doch abnimmt. Bei der notwendigen intravenösen Zufuhr können akut als störende Nebenwirkungen Nausea, Erbrechen und Blutdrucksenkung auftreten.
Als optimale Dosierung für Alteplase bei einem Herzinfarkt wird angegeben: Bei Therapiebeginn in den ersten 6 Stunden nach dem Infarkt 15 mg i. v. injizieren, dann 50 mg in 30 min und weiter 35 mg in 60 min infundieren (entspricht 100 mg in 90 min). Setzt die Lysetherapie erst später als 6 Stunden nach dem Ereignis ein, gelten folgende Richtwerte: 10 mg i. v. injizieren, dann 50 mg in 60 min infundieren, gefolgt von 4 × 10 mg in 3 h.
Inzwischen sind auf gentechnischem Wege neue Plasminogen-Aktivatoren entwickelt worden. Hierzu gehören **Reteplase** und **Tenecteplase**, die sich in ersten Studien bei Coronar-Thrombosen als gut wirksam erwiesen haben. Verglichen mit Alteplase stellt Reteplase ein Fragment dar (Deletionsmutante), welches keine Kohlenhydrat-Reste enthält. Tenecteplase gleicht der Alteplase, jedoch sind an bestimmten Positionen die Aminosäuren verändert und damit einhergehend auch das Muster der Kohlenhydratreste. ▶ Beide Substanzen werden langsamer als Alteplase aus der Zirkulation eliminiert. Die Wirkung nach intravenöser Bolus-Injektion setzt schnell ein und hält verhältnismäßig lange an.

Streptokinase, Anistreplase

Streptokinase wird aus hämolysierenden Streptokokken gewonnen, ist aber selbst – anders als es der Name anzudeuten scheint – kein Enzym. ▶ Es bindet sich über hydrophobe Kräfte an Plasminogen, und erst dieser Plasminogen-Streptokinase-Komplex überführt andere, nichtkomplexierte Plasminogen-Moleküle in Plasmin, das nun fibrinolytisch wirkt. Dieser ungewöhnliche Wirkungsmechanismus erklärt die Schwierigkeit, im individuellen Fall die richtige Dosierung von Streptokinase zu treffen. Wird nämlich zuviel Plasminogen komplexiert, steht für die Umwandlung in Plasmin nicht mehr genügend Plasminogen zur Verfügung: Bei zu hoher Dosis tritt der gewünschte Effekt nicht mehr auf. Um diese Schwierigkeit zu umgehen, gibt es einen Plasminogen-Streptokinase-Komplex (**Anistreplase**), dessen aktives Zentrum durch Anissäure „geschützt" ist. Die Säure wird im Plasma langsam abgespalten ($t_{1/2}$ ca. 90 min), erst in diesem Augenblick wird der Komplex biologisch aktiv und kann auch abgebaut werden. Anistreplase wirkt also erheblich länger fibrinolytisch als die anderen Fibrinolytika. Erschwert wird die Therapie mit Streptokinase-haltigen Präparaten außerdem dadurch, dass individuell unterschiedliche Mengen von „Streptokinase-Antikörpern" vorhanden sind, die einen Teil der Dosis neutralisieren.

▶ Bezüglich der **Indikationen** und Kontraindikationen sowie der Möglichkeit, eine zu starke Fibrinolyse durch Plasmin-Hemmstoffe aufzuheben, gilt das oben Gesagte.

▶ Häufigkeit und Schwere der **Nebenwirkungen** sind bei Streptokinase allerdings ausgeprägter, da Unverträglichkeitsreaktionen gegen diese Substanz bakteriellen Ursprungs vorkommen, wie **Schüttelfrost, Kopf-** und **Gelenkschmerzen, Malaise**. Häufig werden Glucocorticoide prophylaktisch gegeben, um diese Nebenwirkungen abzuschwächen. Auch ist eine wiederholte Gabe wegen der Allergisierung nicht möglich.

Während für die intravenöse Applikation von Streptokinase hochgereinigte Präparate vorliegen müssen, genügen für **lokale Anwendung** weniger reine Zubereitungen, die außerdem noch ein zweites Ferment aus hämolysierenden Streptokokken, die Streptodornase, enthalten. Sie spaltet Nucleoproteide in Purinbasen und Pyrimidinnucleoside und führt so z.B. zur Verflüssigung von Eiter. Die Nucleoproteide des Eiters stammen aus zugrundegegangenen Zellen (Leukozyten, Gewebszellen). Die **Kombination von Streptokinase und Streptodornase**, die beide intakte Zellen nicht beeinträchtigen können, wird benutzt, um fibrinöse oder purulente Exsudate in Körperhöhlen und auf nekrotischen Wunden aufzulösen. Diese Präparate dürfen nur lokal, z.B. in den Lumbal- und Pleuralraum, in Gelenkhöhlen, oder oberflächlich auf Wunden appliziert werden.

Plasmin-Hemmstoffe

▶ Bei einer Reihe von Erkrankungen, nach Operationen (v.a. an der Prostata oder am Uterus) und nach Geburten

kann eine gesteigerte Fibrinolyse auftreten, die zu **Blutungen** Anlass gibt. Dieses Krankheitsbild wird auf eine zu starke Überführung von Plasminogen in Plasmin durch Gewebsaktivatoren (Urokinase) zurückgeführt. Diesem Zustand vergleichbar ist eine Überdosierung von Urokinase oder Streptokinase bei der fibrinolytischen Therapie.

Eine zu hohe Aktivität von Plasmin kann durch die Gabe von Hemmstoffen dieses Enzyms reduziert werden. Beispielsweise lassen sich zu starke Blutungen während der Menstruation durch Tranexamsäure abschwächen.

▶ Die sehr einfach gebaute ε-**Aminocapronsäure** und ihre zyklischen Analoga **p-Aminomethylbenzoesäure** und p-Aminomethyl-cyclohexancarbonsäure = **Tranexamsäure** sind Lysin-Analoga. Sie blockieren die Bindung von Plasmin an Fibrin, indem sie eine „Andockstelle" des Plasmin besetzen, welche eigentlich für einen Lysin-Rest des Fibrin vorgesehen ist, und hemmen damit seine Fibrin-spaltende Aktivität. Die drei genannten Pharmaka unterscheiden sich nur in der Dosierung und der Wirkdauer. Ebenfalls Plasmin-hemmend wirkt der Proteinase-Inhibitor **Aprotinin.**

Lysin

ε-Aminocapronsäure

p-Aminomethyl-benzoesäure

p-Aminomethyl-cyclohexancarbonsäure = Tranexamsäure

▶ Die Nebenwirkungen, **Störungen im Gerinnungssystem**, ergeben sich aus der Hauptwirkung.

Box 6.6

Ancrod und Batroxobin

Eine aus dem Gift einer malaiischen Grubenotter, Agkistrodon rhodostoma, gewonnene Fraktion wirkt Thrombin-artig und lysiert Fibrinogen im Plasma schneller, als es synthetisiert werden kann (Abb. 6.**5**). Die Wirkung von **Ancrod** hält tagelang an, sie ist unabhängig von dem Koagulations- bzw. Fibrinolyse-System. Nach intravenöser Infusion bilden sich Mikrogerinnsel, die schnell verschwinden. Die klinische Verwendung als Thrombose-Prophylaktikum und bei arteriellen und venösen Thrombosen erscheint aussichtsreich, jedoch ist bei ausreichender Dosierung mit starken Blutungsneigungen zu rechnen. Erfolge bei Thrombose der V. centralis der Retina wurden beschrieben. Die Fließeigenschaften des Blutes sollen

sich durch regelmäßige subkutane Gaben bei chronischen arteriellen, peripheren Durchblutungsstörungen verbessern lassen (S. 192). Bei Überdosierung von Ancrod oder plötzlich auftretenden Komplikationen kann die Wirkung durch ein spezifisches Immunglobulin aufgehoben werden.
In analoger Weise wie Ancrod wirkt **Batroxobin**, das aus dem Gift der südamerikanischen Schlange Bothrops atrox gewonnen wird, über eine Verminderung des Fibrinogens auf die Vorgänge bei der Blutgerinnung. Entwickelt sich eine immunologische Resistenz während der Therapie, können Ancrod und Batroxobin ausgetauscht werden.

Fibrinolyse

Wirkstoff	Handelsname	Alternative	Bemerkungen
Streptokinase	*Streptase®*, *Kabikinase®*	*Streptokinase* zur i. v.-Inj.	
Urokinase	*Actosolv®*, *Corase®* zur i. v.-Inj. *Alphakinase®* zur i. v.-Inj.	*Urokinase* zur i. v.-Inj. *Rheotromb®*	
Anistreplase	*Eminase®* zur i. v.-Inj.	–	
Alteplase (rt-PA)	*Actilyse®* zur i. v.-Inj.	–	
Reteplase	*Rapilysin®* zur i. v.-Inj.	–	
Tenectoplase	*Metalyse®* zur i. v.-Inj.	–	
Plasmin-Hemmstoffe			
Tranexamsäure	*Cyclocapron®*, *Ugurol®* Tab., Amp.	*Anvitoff®* Kaps., Amp.	
p-Aminomethylbenzoesäure	*Gumbix®*, *Pamba®* Tab., Amp.	–	

Eigene Eintragungen

. . .

. . .

6.4   Hemmstoffe der Thrombozyten-Aggregation

─ **Überblick** ─────────────

Wichtigster Wirkstoff ist **Acetylsalicylsäure in niedriger Dosierung.**
▶ Hemmung der Thromboxan-Synthetase der Blutplättchen, damit Verringerung der Thrombozyten-Aggregationsneigung. Erhalten bleibt die Bildung des Thromboxan-Gegenspielers Prostacyclin in den Endothelzellen.

▶ Vorwiegend zur Thrombose-Prophylaxe im arteriellen Schenkel. Für dieselbe Indikation kann mit Einschränkungen **Clopidogrel** angewendet werden.

Steuerung der Thrombozyten-Aggregation. Die Thrombozyten-Aggregation ist ein wichtiger physiologischer Mechanismus, der allerdings unter pathologischen Bedingungen unerwünscht sein kann. Der Vorgang der Aggregation wird von zwei antagonistischen Prinzipien mitgesteuert: Thromboxan A_2 fördert die Aggregation, Prostacyclin hemmt sie (Abb. 6.**6**). Beide Substanzen entstehen durch Vermittlung der Cyclooxygenase (S. 281) aus Arachidonsäure, wobei der letzte Synthese-Schritt durch die Thromboxan-Synthetase bzw. Prostacyclin-Synthetase gesteuert wird. Thromboxan entsteht vorwiegend in den Blutplättchen, Prostacyclin im Gefäßendothel.

Acetylsalicylsäure

▶ **Wirkungsweise.** Die Acetylsalicylsäure hemmt in Thrombozyten und in Endothelzellen die Cyclooxygenase durch Acetylierung irreversibel (Abb. 6.7).
Im Endothel wird die Cyclooxygenase rasch nachgebildet, so dass die Fähigkeit zur Prostacyclin-Bildung nur vorübergehend gestört ist. Die Thrombozyten sind dagegen nicht in der Lage, Enzyme nachzusynthetisieren, da es sich nur um Zellfragmente handelt. Der Ausfall der Thromboxan-Bildung dauert damit so lange, wie es der Lebensdauer der Plättchen (8 – 11 Tage) entspricht. Eine Hemmung der Thrombozyten-Aggregation kann sich einstellen, wenn die Zufuhr von Acetylsalicylsäure in ei-

ner Weise erfolgt, dass die Regeneration der Prostacyclin-Synthese möglich bleibt.
Acetylsalicylsäure muss unverändert den Wirkort (Thrombozyten, Gefäßendothel) erreichen, um durch Acetylierung der Enzyme die Entstehung von Eicosanoi-

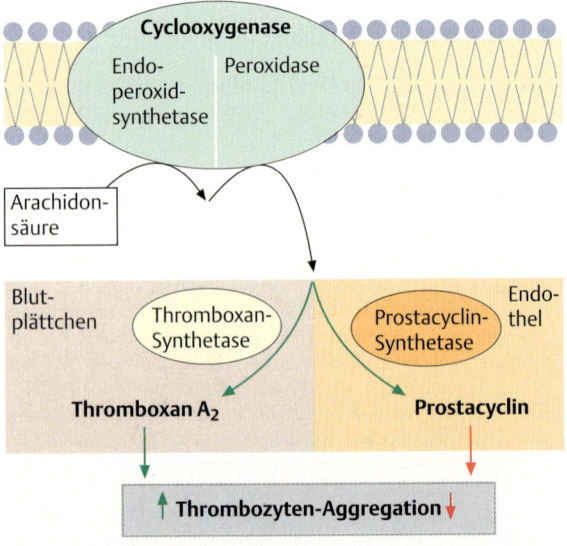

Abb. 6.**6**   **Steuerung der Thrombozyten-Aggregation.**

Box 6.7

Arterielle oder venöse Thromben

Zum Verständnis der fibrinolytischen und antithrombotischen Therapiemöglichkeiten ist es notwendig, sich den Unterschied zwischen einem Thrombus im arteriellen und im venösen Stromgebiet klarzumachen. Der *arterielle Thrombus* entsteht aus einer Thrombozyten-Aggregation, die sich auf einen Gefäßwand-Defekt auflagert. An diesem Plättchen-Kopf scheidet sich Fibrin ab, das entsprechend der Strömungsrichtung einen Fibrin-Schwanz bildet. Im *venösen System* entstehen Thromben überwiegend durch Strömungsverlangsamungen und Stauungen. Sie bestehen fast nur aus Fibrin und Erythrozyten, die Thrombozyten spielen als auslösender Faktor keine Rolle.

Als Folge der unterschiedlichen Genese und des unterschiedlichen Aufbaus der Thromben wirken auf arterielle Thromben primär Substanzen, die die Thrombozyten-Eigenschaften entsprechend verändern, und auf venöse Thromben die Maßnahmen, die eine Fibrin-Entstehung beeinträchtigen oder Fibrin wieder zur Auflösung bringen.

den zu verhindern. Daraus ergibt sich eine weitere Möglichkeit zur bevorzugten Hemmung der Thrombozyten, weil der Wirkort Thrombozyten mobil, die Endothelien ortsfest sind: Nach oraler Gabe von Acetylsalicylsäure wird im Pfortaderblut eine höhere Konzentration des unveränderten Wirkstoffes vorliegen (Deacetylierung erst in der Leber) als im systemischen Kreislauf. Daher werden alle Thrombozyten bei der Passage durch das Mesenterialstrombett einer höheren Acetylsalicylsäure-Konzentration ausgesetzt als die Endothelien in der systemischen Zirkulation. Aufgrund dieses Sachverhalts ist es vorstellbar, dass bei entsprechender Dosierung der erwünschte Effekt, Hemmung der Thromboxan-Entstehung, stärker ausgeprägt ist als der unerwünschte Effekt, die Verminderung der Prostacyclin-Synthese.

Dosierung. Zur Hemmung der Thrombozyten-Aggregation wird Acetylsalicylsäure im Abstand mehrerer Tage oder täglich in niedriger Dosis gegeben, z. B. 300 mg jeden 2. Tag oder 50–100 mg täglich. Diese Dosierung scheint ausreichend zu sein, um die arterielle Thromboseneigung zu verringern. Fibrin-Thromben im venösen System werden natürlich nicht verhindert. Zu Nebenwirkungen s. S. 287.

▶ **Anwendungen.** In zahlreichen klinischen Untersuchungen wurde geprüft, bei welchen Erkrankungen ein Thrombose-verhindernder Effekt nachzuweisen war. Es wird berichtet, dass die Gabe von Acetylsalicylsäure sich bei **instabiler Angina pectoris** günstig auf die Infarkthäufigkeit auswirkt. In der **Sekundärprophylaxe nach Myokardinfarkt** hat Acetylsalicylsäure einen durch prognostische Daten gesicherten Platz, ebenso in der **Occlusionsprophylaxe nach Bypass-Operation**. Auch die Häufigkeit von zerebralen **transitorischen ischämischen Attacken** und von **Hirninfarkten** konnte durch Acetylsalicylsäure reduziert werden.

Ticlopidin

Der aggregationshemmende Effekt von Ticlopidin und der Analogsubstanz Clopidogrel unterscheidet sich von dem der Acetylsalicylsäure.

Ticlopidin

▶ **Wirkungsweise.** Die Substanzen interferieren mit der ADP-vermittelten Aktivierung des Integrins Glykoprotein IIb/IIIa. Für ADP gibt es in der Membran der Blutplättchen purinerge Rezeptoren des Subtyps $P2Y_{12}$. Nach Besetzung durch ADP induziert der Rezeptor normalerweise unter Vermittlung durch ein G-Protein die Umwandlung des Glykoprotein IIb/IIIa aus einer Ruheform in eine aktive Form, die befähigt ist, Fibrinogen zu binden. Ticlopidin und Clopidogrel induzieren eine Unterbrechung dieses Signalwegs. Dadurch wird eine Vernetzung der Thrombozyten über Fibrinogen-Moleküle erschwert (Abb. 6.**7**). Die Wirkung entwickelt sich erst im Laufe von einigen Tagen und ist nur in vivo vorhanden. Es scheint, dass die Substanzen im Organismus in reaktive Thiol-Metabolite umgesetzt werden, die den ADP-Rezeptor schädigen, in dem Disulfid-Brücken aufgebrochen werden, die das Rezeptorprotein stabilisieren.

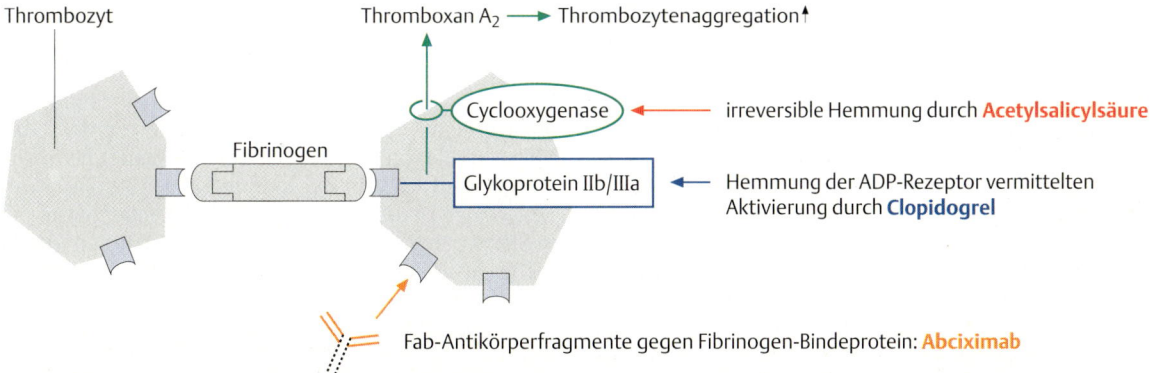

Abb. 6.**7** **Prinzipien der Thrombozytenaggregations-Hemmung.**

▶ **Anwendungen.** Ticlopidin hat eine prophylaktische Wirkung bei Patienten mit Zeichen **zerebraler Durchblutungsstörungen**, die Häufigkeit von **Schlaganfällen** und auch von **Herzinfarkten** wird reduziert.

Eine Sonderindikation ist die vorübergehende Anwendung nach **koronaren Stentimplantationen**, da in dieser metallischen Gefäßstütze eine Neigung zur Thrombosierung besteht.

▶ Die Substanz kann jedoch schwere **Nebenwirkungen** auslösen, dazu gehören **Diarrhoe** (ca. 2,5 %), **Neutropenie** (ca. 10 %), **Thrombopenie**, **Hautreaktionen**. Im Vergleich zur Therapie mit niedrig dosierter Acetylsalicylsäure scheint die Ticlopidin-Anwendung durch ein ungünstigeres Nutzen-Risiko-Verhältnis gekennzeichnet zu sein. Ticlopidin sollte daher Fällen vorbehalten werden, bei denen die Acetylsalicylsäure nicht angewendet werden kann.

Als Folgesubstanz kann **Clopidogrel** angesehen werden, das bei ähnlicher Indikation möglicherweise weniger häufig Neutro- und Thrombopenien auslöst, sonst aber kaum weniger Nebenwirkungen verursacht. Es ist dem Ticlopidin vorzuziehen.

Abciximab

▶ Bei Abciximab handelt es sich um F_{ab}-Fragmente von Antikörpern, die das Fibrinogen-Bindeprotein Glykoprotein IIb/IIIa blockieren, so dass sich Fibrinogen nicht anlagern kann (Abb. 6.**7**). Das Prinzip der Blockade des Glykoproteins IIb/IIIa ist interessant, weil auf diese Weise die gemeinsame Endstrecke der verschiedenen Thrombozyten-Aktivierungswege gehemmt werden kann.

▶ Abciximab wird intravenös zugeführt und bei speziellen Fällen einer perkutanen transluminalen Koronarangioplastie in Kombination mit Heparin dazu verwandt, eine Thrombusbildung zu verhindern.

Tirofiban und **Eptifibatid** blockieren ebenfalls das Glykoprotein IIb/IIIa, sind aber keine Antikörper. Die Substanzen werden intravenös zugeführt. Als Indikation gilt „Infarkt-Symptomatik" bei instabiler Angina pectoris, um völlige Verschlüsse zu verhindern.

— Notwendige Wirkstoffe

Thrombozytenaggregations-Hemmstoffe

Wirkstoff	Handelsname	Alternative	Bemerkungen
Acetylsalicylsäure (ASS) (niedrig dosiert)	*Miniasal*® Tab. 30 mg	–	
		ASS mini Tab. 50 mg *Herz-ASS* Tab. 50 mg	
	Aspirin® Tab. 100 mg	*Herz-ASS* Tab. 100 mg *ASS* Tab. 100 mg	
Ticlopidin	*Ticlyd*® Tab.	*Ticlopidin* Tab.	
Clopidogrel	*Iscover*® Tab., *Plavix*® Tab.	–	
Abciximab	*ReoPro*® Inf.-Lösg.	–	
Tirofiban	*Aggrastat*® Inf.-Lösg.	–	
Eptifibatid	*Integrelin*® Inf.-Lösg.	–	

Eigene Eintragungen

. . .

. . .

6.5   Verbesserung der Mikrozirkulation

Bei den verschiedenen Formen der Durchblutungsstörungen beruhen Gewebeschädigung und Schmerzen auf einem unzureichenden Stoffaustausch im kapillaren Stromgebiet. Ziel aller therapeutischen Maßnahmen ist es daher letztlich, den Blutfluss in den Kapillaren zu erhöhen bzw. die Mikrozirkulation zu verbessern. Der Begriff Mikrozirkulation umfasst aber nicht nur die Strömung in den Kapillaren, sondern in allen Gefäßen mit einem Durchmesser von weniger als 0,3 mm, d.h. auch kleinen Arterien und Venen. Verschiedene therapeutische Ansätze stehen zur Verfügung, allerdings ist der Wunsch, die Kapillar-Durchblutung zu verbessern, pharmakotherapeutisch bisher nicht zufriedenstellend zu verwirklichen.

Steigerung des Perfusionsdruckes (Blutdruckes)

Liegen eine Herzmuskelinsuffizienz oder eine Bradykardie vor, kann die Normalisierung dieser Funktion die Mikrozirkulation erheblich verbessern. Da der periphere Perfusionsdruck vom Flächenintegral der Blutdruckkurve abhängt, ist die Anhebung der Herzfrequenz (viele alte Menschen leiden an einer Bradykardie) besonders effektiv. Es sei hier an die guten Erfolge mit künstlichen Schrittmachern erinnert. Sind Herzfunktion und Blutdruck aber normal, scheidet dieser therapeutische Ansatz aus.

Verminderung des Strömungswiderstandes

Ist ein pathologischer Anstieg des Gefäßtonus, ein **Vaso-spasmus**, die Ursache der Durchblutungsstörung, wie z. B. beim Morbus Raynaud, dann kann von der Gabe va-sodilatierender Pharmaka (z. B. Dihydropyridine wie Ni-fedipin) ein günstiger Effekt erwartet werden. Die über-wiegende Zahl arterieller Perfusionsstörungen beruht jedoch auf einer **arteriosklerotischen Stenosierung** des Gefäßlumens größerer Arterien. Bei diesen organisch fi-xierten Strömungshindernissen muss bei einer systemi-schen Gabe von Vasodilatantien mit einer Verschlechte-rung der Beschwerden gerechnet werden (Box 6.**8**).

Versuche zur Verbesserung der Fließeigenschaften des Blutes

Zur Verbesserung der Fließeigenschaften sind heute fol-gende therapeutische Ansätze möglich:
– Blutverdünnung,
– Senkung der Fibrinogen-Konzentration,
– Steigerung der Verformbarkeit von Erythrozyten.

Das Zusammenspiel der verschiedenen Größen, die die Fließeigenschaften des Blutes beeinflussen, ist jedoch sehr kompliziert, zumal ihre Bedeutung in Abhängigkeit vom jeweiligen Gefäßgebiet variiert. Dementsprechend ist es schwierig zu beurteilen, ob ein Wirkungsmecha-nismus, von dem behauptet wird, er müsse zu einer Er-höhung der „Fließlichkeit" des Blutes führen, im Orga-nismus tatsächlich die gewünschte Verbesserung der Mikrozirkulation herbeiführen kann. So ist denn auch nicht überraschend, dass die therapeutische Wirksam-keit der im folgenden genannten Maßnahmen kontro-vers diskutiert wird und die meisten der für diese Indi-kation genannten Medikamente unter die Kategorie „umstrittene Wirksamkeit" fallen.

Blutverdünnung (Hämodilution). Bei dem Verfahren der isovolämischen Hämodilution werden dem Patienten ca. 500 ml Blut entnommen, die Erythrozyten abgetrennt und anschließend das Plasma zusammen mit einer 10%igen Lösung von niedermolekularem Dextran (mitt-leres Mol.-Gew. 40 000 Dalton, s. u.) in einem Volumen, das den fehlenden Erythrozyten entspricht, re-infun-diert. Durch mehrfache Wiederholung im Abstand von mehreren Tagen kann der Hämatokrit auf ca. 30% ge-senkt werden. Dieses Verfahren wird z. B. bei schweren arteriosklerotischen Durchblutungsstörungen der Beine mit Ruheschmerzen oder Nekrosen angewendet, unter der Vorstellung, dass die herabgesetzte Blutviskosität und ein damit einhergehender beschleunigter Blutfluss den Verlust an Sauerstoffträgern mehr als nur kompen-siert.

Niedermolekulares Dextran hemmt die Neigung der Erythrozy-ten zur Aggregation, hochmolekulares Dextran (Mol.-Gew. ca. 60 000 Dalton) fördert sie. Inwieweit diese Eigenschaft des nie-dermolekularen Dextran bei der Hämodilutationsbehandlung dauerhaft wichtig ist, bleibt unklar. Die Dextran-Lösung enthält ein Gemisch von Dextran-Molekülen mit unterschiedlichem Molekulargewicht, welches *im Mittel* 40 000 beträgt. Je kleiner die Dextran-Moleküle sind, desto schneller werden sie renal eli-miniert, so dass sich im Laufe der Zeit eine Verschiebung der Zu-

„Steal-Effekt" durch Vasodilatantien

Normalerweise wird im Gewebe die Weite der arteriolären Widerstandsgefäße lokal durch vasodilatatorisch wirkende Stoffwechselprodukte so eingestellt, dass eine den aktuel-len Bedürfnissen entsprechende Durchblutung gewährleis-tet ist. Bei einer arteriosklerotischen Stenose treten im ab-hängigen Gefäßgebiet erst dann Durchblutungsstörungen auf, wenn trotz maximaler Dilatation der Widerstandsgefä-ße ein ausreichender Blutfluss nicht mehr aufrechterhalten werden kann. Hier vermögen Vasodilatantien die Durchblu-tung nicht mehr zu steigern. Dagegen rufen sie in gesunden Gefäßgebieten eine überflüssige Vasodilatation hervor, so dass das Blut in diese Gebiete abströmt und dem mangel-versorgten Gewebe entzogen wird („steal effect"). Außer-dem nimmt aufgrund der systemischen Vasodilatation der Blutdruck ab.

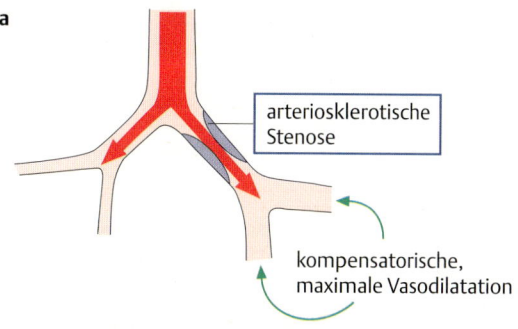

a

arteriosklerotische Stenose

kompensatorische, maximale Vasodilatation

gleichmäßige Blutverteilung

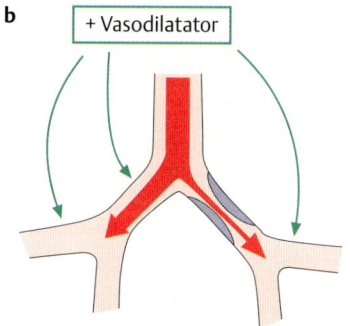

b

+ Vasodilatator

ungleichmäßige Blutverteilung

a Eine arteriosklerotische Stenose engt das Lumen eines Ar-terienastes ein. Ein ausreichender Blutstrom durch das ste-nosierte Gefäß wird aufrechterhalten, indem durch maxi-male Vasodilatation der sich anschließenden Gefäße der Druckgradient über der Stenose erhöht wird.
b Nach Gabe eines vasodilatierenden Pharmakon erschlafft die Gefäßmuskulatur der Gefäße im „gesunden" Stromge-biet, während im erkrankten Strombett aufgrund der schon vorher bestehenden Weitstellung keine Veränderung auf-tritt. Da das Blut nun vermehrt in das dilatierte gesunde Stromgebiet abfließt, sinkt der Blutfluss durch das steno-sierte Gefäß ab, die Durchblutung wird unzureichend.

sammensetzung im Blut zugunsten der höhermolekularen Dex-trane ergibt. Dies wiederum sollte mit einer Abnahme des Hemmeffektes der Dextran-Lösung auf die Aggregationsnei-gung der Blutkörperchen einhergehen. Auch die Neigung der Thrombozyten zur Aggregation soll durch Dextran vermindert werden.

Senkung der Fibrinogen-Konzentration. Durch Anwendung der Schlangengifte Ancrod oder Batroxobin (S. 187) kann der Fibrinogen-Gehalt des Blutes herabgesetzt werden. Auf diese Weise wird bei chronischen peripheren arteriellen Durchblutungsstörungen angestrebt, die Fließeigenschaften des Blutes zu verbessern.

Steigerung der Verformbarkeit der Erythrozyten. Dem Theobromin-Derivat **Pentoxifyllin** wird die Eigenschaft zugeschrieben, die Flexibilität der roten Blutkörperchen steigern zu können; diese soll bei arteriellen Durchblutungsstörungen herabgesetzt sein. Es wird berichtet, dass sich bei Patienten mit Claudicatio intermittens nach Gabe von Pentoxifyllin die Gehstrecke verlängerte. Darüber hinaus scheint Pentoxifyllin die Abheilung eines Ulcus cruris bei chronischer venöser Insuffizienz fördern zu können. Eine erhöhte Verformbarkeit der Erythrozyten dürfte insbesondere im Bereich der Kapillaren die „Fließlichkeit" des Blutes verbessern.

So interessant der Mechanismus einer Steigerung der Erythrozyten-Verformbarkeit auch erscheint, so enttäuschend sind die klinischen Berichte doch insgesamt. Neuerdings wird berichtet, dass Pentoxifyllin hemmend in entzündliche Mechanismen eingreift, so in die Komplement-Kaskade. Die Bedeutung dieser experimentellen Befunde ist vorläufig unklar.

6.6 Volumenersatzmittel

Überblick

Volumenersatzlösungen dienen zur vorübergehenden Auffüllung des zirkulierenden Blutvolumens, z.B. nach stärkerem Blutverlust. Der Zusatz von indifferenten Kolloiden (Dextran, Gelatine, Hydroxyethylstärke) hält die infundierte Lösung länger im Gefäßbett, als es bei einer rein salinischen Lösung der Fall wäre.

Grundlagen

Anforderungen an ein Volumenersatzmittel. An ein Volumenersatzmittel (= Plasmaersatzmittel) müssen folgende Forderungen gestellt werden: Der **kolloid-osmotische Druck** muss ebenso wie der **osmotische Druck** dem des Plasma entsprechen. Das Kolloid muss biologisch indifferent sein und wieder aus dem Organismus verschwinden. Das Kolloid muss lange genug in der Blutbahn bleiben, um eine genügend lange Kreislauffüllung zu gewährleisten. Es sind mehrere Volumenersatzmittel vorhanden, die aus ganz verschiedenen Grundkörpern aufgebaut sind. Ihnen gemeinsam ist aber ein Mol.-Gew. im Bereich 25 000 bis 70 000; sie werden deshalb, wenn auch langsam, gerade noch von der Niere durch Filtration ausgeschieden.

Isotone Salzlösungen, wie physiologische Kochsalz-Lösung, Ringer- oder Tyrode-Lösung verschwinden sehr schnell aus dem Kreislauf, weil das Wasser aufgrund des fehlenden kolloid-osmotischen Druckes aus den Gefäßen in das Gewebe aufgenommen wird.

▶ **Indikationen für Volumenersatzmittel.** Bei dem Ersatz des fehlenden Blutes ist zu berücksichtigen, ob ein lebensbedrohlicher **Mangel an Erythrozyten** oder eine Funktionsstörung aufgrund mangelnden Volumens vorliegt. Ist durch einen akuten Blutverlust der Sauerstoff-Transport in die Gewebe nicht mehr gewährleistet, weil die Zahl der Erythrozyten eine mit dem Leben nicht mehr verträgliche Grenze unterschritten hat, so muss als notwendige Therapie **Frischblut, konserviertes Blut oder Erythrozyten-Konzentrat** zugeführt werden. Dieselbe Therapie ist auch angezeigt, wenn sich eine lebensbedrohliche Anämie langsam entwickelt hat.

In allen Fällen, in denen nicht die Bedrohung durch Erythrozyten-Mangel, sondern vielmehr eine Kreislaufschädigung durch einen absoluten oder relativen **Volumenmangel** (Schock) im Vordergrund steht, genügt es, statt Blut Plasma oder erythrozytenfreie Volumenersatzmittel zu infundieren. Da sich die Volumenersatzmittel viel einfacher herstellen und lagern lassen als Blutkonserven, kann diese Therapie in Katastrophenfällen als einzige „Blutersatzmaßnahme" praktiziert werden.

Bei den häufig vorkommenden **Mischformen** von Volumen- und Erythrozyten-Mangel ist es notwendig, einige Stunden nach der Zufuhr eines Volumenersatzmittels, das der akuten Überbrückung gedient hat, eine Blutinfusion nachfolgen zu lassen.

Verwendete Kolloide

Bisher ist es nicht gelungen, Präparate zu entwickeln, die völlig frei von Nebenwirkungen sind.

Das erste praktisch verwendbare Volumenersatzmittel war ein Polymer aus Vinylpyrrolidon, das unter dem namen *Periston*® verfügbar war. Dieses Volumenersatzmittel ist nicht mehr im Handel, weil Polyvinylpyrrolidon in phagozytierenden Zellen gespeichert wird, denn es ist nicht abbaubar.

Dextran ist ein Polysaccharid, das von dem Bacterium Leuconostoc mesenteroides gebildet wird. Das native Produkt enthält rund 200 000 Glucose-Moleküle vorwiegend in 1–6-glykosidischer Bindung. Durch hydrolytische Spaltung werden Bruchstücke mit einem Mol.-Gew. um 60 000 Dalton gewonnen. Die Handelslösung von Dextran enthält 6% der Substanz und 0,9% Natriumchlorid.

▶ Die Wirkungsdauer beträgt 6–8 Stunden, es wird z.T. durch die Niere ausgeschieden (etwa 50% in 24 Stunden), der Rest kann im Organismus sehr langsam abgebaut werden (die für das Säugetier und den Menschen ungewöhnliche 1–6-glykosidische Verknüpfung verhindert den sofortigen Abbau).

▶ Dextran ist ein gutes Plasmaersatzmittel. Eine 10%ige Lösung von Dextran-Molekülen mit geringerem Mol.-Gew. (um 40 000) kann benutzt werden, um Erythrozyten- und Thrombozyten-Aggregationen (Sludge-Bildung) aufzulösen; dadurch soll eine Besserung der Mikrozirkulation erreicht werden (S. 191). Dieser Effekt beruht vermutlich auf einer Auflagerung der niedermolekularen Dextran-Moleküle auf die Oberflächen von Thrombozyten bzw. Erythrozyten.

▶ Dextran hat keinen nachteiligen Einfluss auf die Funktion der parenchymatösen Organe. Es kann gelegentlich **Antigen-Eigenschaften** besitzen, die nicht nur vom Reinheitsgrad des Präparates abhängig zu sein scheinen. Auch die neueren, besser gereinigten Chargen lösen sehr selten Überempfindlichkeitsreaktionen (Hautjucken, Urtikaria, Blutdruckabfall, auch Anaphylaxie mit tödlichem Ausgang) aus. Durch die Vorgabe einer niedermolekularen Dextran-Zubereitung (Mol.-Gew. um 1000) können eventuell vorhandene, gegen höhermolekulares Dextran gerichtete Antikörper reaktionslos neutralisiert werden. Dadurch werden anaphylaktoide Reaktionen auf eine nachfolgende Dextran-Therapie vermindert.

Ferner kann eine **verlängerte Blutungszeit** bei unveränderter Gerinnungszeit und eine **Beschleunigung der Blutkörperchen-Senkungsgeschwindigkeit** auftreten.

Box 6.9

Extrapolation führt zu falschen Annahmen

Dextran stellt ein gutes Beispiel für die Tatsache dar, dass es Tierspezies gibt, die ungewöhnlich und unvorhersehbar auf eine Substanz reagieren: Für die meisten Rattenstämme ist Dextran ausgesprochen giftig! In der experimentellen Medizin benutzt man die Injektion von Dextran in die Rattenpfote, um ein reproduzierbares lokales Ödem auszulösen, das nun wiederum durch „Antiphlogistika" beeinflusst werden kann. Schon dieses eine Beispiel zeigt, wie wichtig es ist, neue als Heilmittel in Aussicht genommene Substanzen an verschiedenen Tierspezies zu prüfen, ehe sie am Menschen untersucht werden können.

Gelatine. Durch thermischen Abbau der Gelatine auf Bruchstücke von einem Mol.-Gew. von 12 000 – 15 000 und deren Vernetzung über Harnstoff-Brücken lassen sich Polymerisate mit einem Mol.-Gew. von 35 000 herstellen, deren 3,5%ige Lösung bis 4 °C flüssig bleibt.

▶ Die Halbwertzeit im Kreislauf wird mit etwa 4 Stunden angegeben, Gelatine-Lösung verhält sich in dieser Hinsicht ähnlich wie Dextran.

▶ Wegen des hohen Gehaltes an Calcium ist bei volldigitalisierten Patienten Vorsicht geboten. Bei allen Gelatine-Präparaten besteht die Möglichkeit einer anaphylaktischen Reaktion.

Hydroxyethylstärke. Dieses Kolloid ist wie Dextran ein Polysaccharid. Es wird durch Hydroxyethylierung von Amylopectinhydrolysaten gewonnen. Das Molekül ist stark verzweigt, die Bindungen sind vorwiegend 1 – 4-glykosidisch (wie im Glykogen), die 2-Hydroxyethyl-Gruppe steht in 2-Position der Glucose. Das mittlere Mol.-Gew. der abgewandelten Stärke-Moleküle in der Infusionslösung liegt je nach Präparat bei 70 000, 200 000 oder 450 000 Dalton. ▶ Erst im Blut werden sie von der α-Amylase in kleinere Bruchstücke zerlegt, die dann bei Unterschreiten der glomerulären Filtergröße renal ausgeschieden werden. Außerdem werden die Makromoleküle von Phagozyten aufgenommen und dann über Monate gespeichert.

▶ In Analogie zum niedermolekularen Dextran scheint auch niedermolekulare Hydroxyethylstärke geeignet zu sein, die Fließeigenschaften des Blutes zu verbessern.

▶ Anaphylaktische Reaktionen werden beobachtet. Die höhermolekularen Hydroxyethylstärke-Präparate besitzen eine bemerkenswerte Nebenwirkung: Sie verursachen nämlich einen **Juckreiz**, der mit Latenz nach einer Infusionsbehandlung auftreten und monatelang anhalten kann. Es sind ferner **Blutungskomplikationen** beobachtet worden, die auf eine Interferenz mit Gerinnungsfaktoren zurückgeführt werden; dieses Problem scheint bei Hydroxyethylstärke-Präparaten mit einem mittleren Molekulargewicht von 70 000 und 200 000 nicht zu bestehen.

Serum- und Plasmapräparate

Ein Volumenmangel lässt sich sowohl durch eine Bluttransfusion als auch durch Infusion einer Lösung menschlicher Bluteiweißkörper behandeln. Blut- und Plasmaübertragungen sind allerdings nicht risikofrei. Für diesen Zweck sind entsprechende Präparate (Humanalbumin, Humanserum) verfügbar. Eine Zubereitung mit praktisch unbegrenzter Haltbarkeit ist gefriergetrocknetes Plasma, das pulverförmig ist und wieder gelöst werden kann (Trockenplasmakonserve). Für die einfache Therapie eines Volumenmangels sind diese Zubereitungen meistens nicht notwendig (und zu teuer), sie sind speziellen Indikationen vorbehalten (parenterale Eiweißsubstitutionstherapie, Eiweißmangelzustände etc.).

─ **Notwendige Wirkstoffe** ──────────────────────

Volumenersatzmittel

Kolloid	Mittl. Mol.-Gewicht	Handelspräparate	Bemerkungen
Dextran	40 000	*Rheomakrodex®, Infukoll®, Longasteril 40®*	
Gelatine-Polymerisate	35 000	*Gelafundin®, Gelafusal® Gelifundol®, Haemaccel®*	
Stärke-Derivate	70 000	*Expafusin®, Rheohes®*	
	200 000	*Hämofusin®, Haes-steril®, Hemohes®, Infukoll-HES®* u. a.	
	450 000	*Plasmafusin®, Plasmasteril®*	

Eigene Eintragungen

. . .

. . .

Die unterschiedlichen Elektrolytzusammensetzungen der Infusionslösungen sind jeweils zu berücksichtigen.

6.7 Behandlung von Hyperlipoproteinämien

─ **Überblick** ──────────────────────

Eine Pharmakotherapie ist nur berechtigt bei diätetisch nicht behandelbaren Hyperlipidämien.

Hypercholesterinämie

Förderung des Cholesterin-Verbrauchs durch Hemmstoffe der Gallensäure-Resorption:
Colestyramin und Colestipol
▶ Die oral in Gramm-Dosierung zugeführten Anionen-Austauscherharze adsorbieren Gallensäuren und bringen diese zur Ausscheidung. Dadurch wird eine vermehrte Gallensäure-Synthese notwendig und der Cholesterin-Verbrauch erhöht.
▶ Gastrointestinale Störungen, Resorptionsstörung der fettlöslichen Vitamine A, D, E und K.

Hemmstoffe der Cholesterin-Synthese („Statine"):
Lovastatin, Simvastatin, Pravastatin, Fluvastatin, Atorvastatin
▶ Blockade des Schlüsselenzyms HMG-CoA-Reduktase in der Leber.
▶ dadurch Hemmung der Cholesterin-Synthese, vermehrte LDL-Aufnahme in die Leber und Senkung der LDL-Partikel-Konzentration.
▶ Schädigung der Leberfunktion und der Skelettmuskulatur.

Hypertriglyceridämie

Clofibrinsäure-Derivate (Fibrate) und -Analoga (z. B. Gemfibrozil) sowie Nicotinsäure-Derivate
▶ Wirkungsmechanismus ist unbekannt.
▶ Senkung des Triglycerid-Spiegels.

Hyperlipoproteinämien können mit einem erhöhten Krankheitsrisiko einhergehen und werden als behandlungsbedürftig betrachtet. Die Art der Begleiterkrankungen sowie die Auswahl der zur Verfügung stehenden Pharmaka ist davon abhängig, welches der verschiedenen Lipoproteine (Box 6.**10**) in erhöhter Konzentration vorliegt.
Eine Zunahme der Cholesterin-Konzentration im Blut bedeutet in der Regel einen Anstieg des LDL-Spiegels, eine Zunahme der Triglycerid-Konzentrationen und einen Anstieg des VLDL-Spiegels. Eine pathologische Erhöhung der LDL-Konzentration ist von einem gesteigerten **Risiko für koronare Herzerkrankungen** als Ausdruck einer **arteriosklerotischen Gefäßerkrankung** begleitet. Auch bei erniedrigter HDL-Konzentration ist das Arteriosklerose-Risiko erhöht. Die üblichen Risikofaktoren (Übergewicht, Bewegungsarmut, Hypertonie, Zigarettenrauchen, übermäßiger Alkoholgenuss und schlecht eingestellter Diabetes mellitus) senken den HDL-Gehalt im Serum. Krankhaft erhöhte VLDL-Konzentrationen gehen u. a. mit der Neigung zu **Pankreatitiden** einher.

Pathogenetisch ist zu unterscheiden zwischen den genetisch bedingten, seltenen primären Formen und den viel häufigeren sekundären Hyperlipoproteinämien, die auftreten können bei verschiedenen Grunderkrankungen wie z. B. Diabetes mellitus, Hypothyreose oder bei Überernährung.

Therapeutisch empfiehlt sich ein schrittweises Vorgehen in folgender Reihenfolge:
1. *Grunderkrankung behandeln*, wenn eine sekundäre Hyperlipoproteinämie vorliegt.
2. Verordnung einer entsprechenden *Diät* und *Reduktion des Gewichts*, wenn Übergewicht besteht. Frühestens nach einem Monat kann dann entschieden werden, ob eine medikamentöse Therapie notwendig ist. Nur bei sehr schweren (genetisch bedingten) Hyperlipidämien ist die sofortige Aufnahme einer Pharmakotherapie gerechtfertigt. Dies gilt auch, wenn bereits eine koronare Herzkrankheit vorliegt.

3. *Einsatz von „lipidsenkenden" Pharmaka.* Die Diät muss beibehalten werden, sie bildet die Grundlage der Therapie! Zusätzliche Risikofaktoren für eine koronare Herzkrankheit (Hypertonie, Zigarettenrauchen) müssen möglichst auch beseitigt werden.

Die zur Verfügung stehenden Pharmaka lassen sich zwei Gruppen zuordnen, je nachdem, ob sie a) allein die LDL-Konzentration oder b) sowohl die LDL- als auch die VLDL-Konzentration senken.

Box 6.10

Stoffwechsel der Lipoproteine

Die **Lipoproteine** sind die Transportform für wasserunlösliche Lipide im wässrigen Medium Blut. Die einzelnen Lipoproteine unterscheiden sich in ihrer Zusammensetzung aus Triglyceriden, Cholesterin, Phospholipiden und Apolipoproteinen. Die Abbildung zeigt schematisch ihren Aufbau.

Die Lipoproteine werden entsprechend ihrer Dichte (oder der elektrophoretischen Mobilität) im Wesentlichen in folgende vier Gruppen unterteilt:

	Zusammensetzung in %			
	TG	**CH**	**PL**	**Proteine**
Chylomikronen	90	5	4	1
VLDL (very low density lipoprotein/Prä-β-Lipoprotein)	60	15	15	10
LDL (low density lipoprotein/β-Lipoprotein)	10	42	22	26
HDL (high density lipoprotein/α-Lipoprotein)	5	20	30	45

Die *Epithelzellen* im Dünndarm bilden aus den resorbierten Lipiden die **Chylomikronen**, welche fast vollständig aus Triglyceriden bestehen. Besonders im Fettgewebe werden die Triglyceride durch die auf der Oberfläche der Endothelzellen

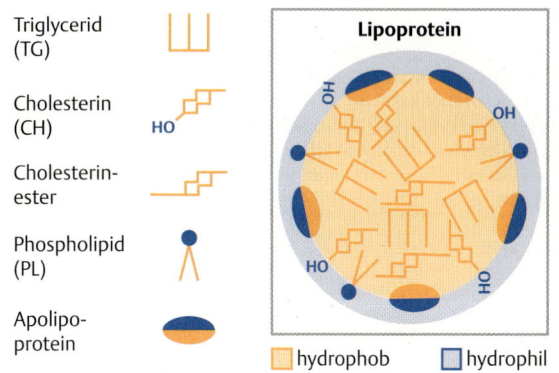

lokalisierte Lipoprotein-Lipase gespalten; die Fettzellen nehmen dann die entstehenden Fettsäure- und Glycerin-Moleküle auf. Durch den Triglycerid-Entzug schrumpfen die Chylomikronen; sie werden schließlich als sogenannte Chylomikron-Restpartikel von den Leberzellen vollständig abgebaut.

Die *Leberzellen* produzieren die beiden Lipoproteine **VLDL** und **HDL**. Die VLDL-Partikel bestehen überwiegend aus Triglyceriden, die wiederum im Organismus durch die Lipoprotein-Lipase gespalten und so dem VLDL entzogen werden. Dadurch nehmen die Dichte und der relative Cholesteringehalt dieser Partikel zu. Auf diese Weise werden über die Zwischenstufe der „intermediate density lipoproteins" (IDL) aus VLDL die

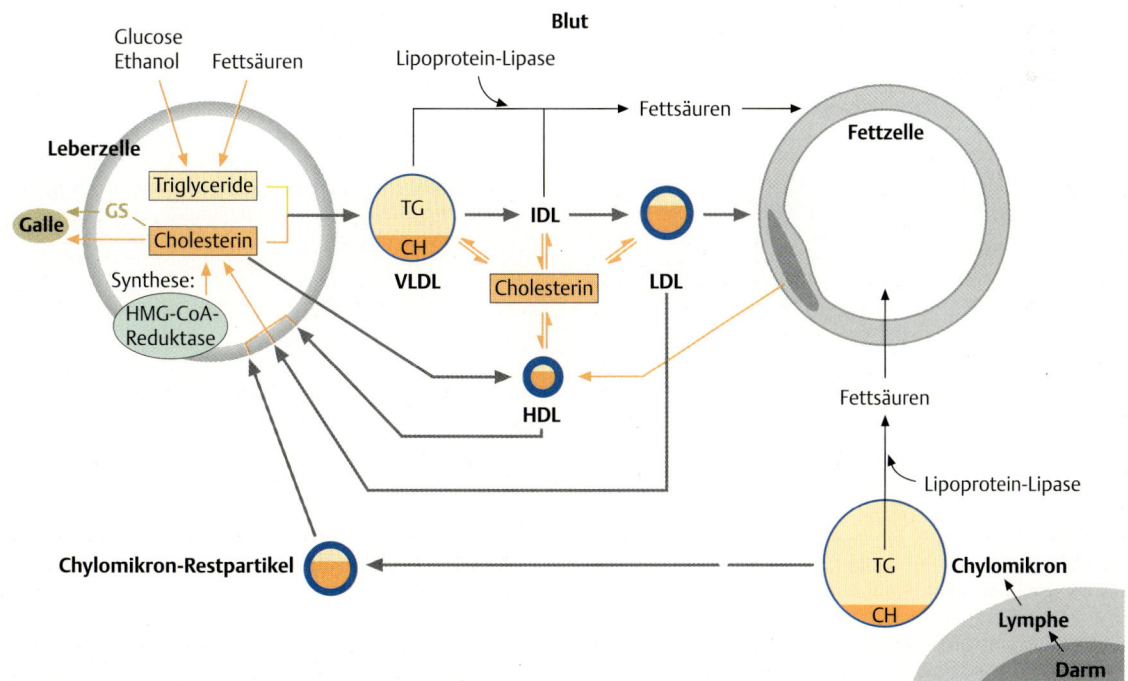

TG = Triglyceride, CH = Cholesterin, PL = Phospholipide, VLDL = very low density lipoprotein, IDL = intermediate density lipoprotein, LDL = low density lipoprotein, HDL = high density lipoprotein, GS = Gallensäuren, HMG-CoA-Reduktase: Hydroxymethylglutaryl-Coenzym-A-Reduktase

Fortsetzung ▶

cholesterinreichen **LDL**-Partikel geformt. Diese können sich mit Hilfe der Apolipoproteine an spezielle Rezeptoren in der Zellmembran der Körperzellen anlagern und werden dann von diesen durch Rezeptor-vermittelte Endozytose aufgenommen. Dies geschieht auch in den Leberzellen. Die Dichte der membranständigen LDL-Rezeptoren nimmt übrigens mit steigendem Cholesterin-Gehalt der Zellen im Sinne einer negativen Rückkopplung ab.

Bei der *genetisch bedingten familiären Hypercholesterinämie* fehlen funktionsfähige Rezeptoren, so dass LDL nicht regelrecht von den Zellen inkorporiert werden kann. Unter dieser Bedingung nehmen dann Makrophagen (nicht-Rezeptor-vermittelt) LDL-Partikel in größerem Ausmaß auf. Diese Makrophagen imponieren als „Schaumzellen" und sollen zur Ausbildung einer Arteriosklerose beitragen.

Die kleinen und dichten **HDL**-Partikel können von Zellen und von anderen Lipoproteinen unverestertes Cholesterin übernehmen, es mit einer freien Fettsäure verknüpfen und als Cholesterinester wieder an Lipoproteine, z.B. LDL, weiterreichen. So steht cholesterinreichen Zellen ein Weg zur Verfügung, überschüssiges Cholesterin abzugeben.

Kurz sei auch der **Cholesterin-Stoffwechsel** betrachtet. Cholesterin wird mit der Nahrung zugeführt und von den Leberzellen synthetisiert. Wenn auch alle Körperzellen grundsätzlich Cholesterin herstellen können, so sind sie doch auf das in der Leber produzierte und mittels der Lipoproteine antransportierte Cholesterin angewiesen. Das für die Synthese geschwindigkeitsbestimmende Enzym ist die Hydroxy-Methyl-Glutaryl-(HMG-)Coenzym-A-Reduktase. Ihre Aktivität sinkt mit steigender Cholesterin-Konzentration in der Leberzelle. Die Leberzellen geben Cholesterin verpackt in Lipoproteine in das Blut ab und sezernieren es zusammen mit den aus der Vorstufe Cholesterin hergestellten Gallensäuren in die Gallenflüssigkeit. Der Organismus verliert täglich über die Faeces und in abgeschilferten Epithelzellen ca. 1 g Cholesterin.

6.7.1 Senkung der LDL-Konzentration

Hemmstoffe der Gallensäure-Resorption

▶ **Wirkungsweise. Colestyramin** und **Colestipol** sind Anionen-Austauscherharze, die enteral nicht resorbiert werden und unter anderem Gallensäuren zu binden vermögen. Durch diese Bindung wird die Rückresorption der Gallensäuren verhindert und so ihr enterohepatischer Kreislauf unterbrochen. Zum Ausgleich des enteralen Verlustes wird in der Leber vermehrt Cholesterin zur Neusynthese von Gallensäuren verbraucht. Damit geht eine Zunahme der LDL-Rezeptoren-Dichte der Hepatozyten einher, so dass die Extraktion von Cholesterin aus dem Blut ansteigt. Zusätzlich ist die Gallensäure-abhängige Fettresorption gestört, was wiederum zur Senkung der Cholesterin-Konzentration im Blut beiträgt. Die Bedeutung der LDL-Rezeptor-vermittelten Cholesterinextraktion aus dem Blut kommt jedoch darin zum Ausdruck, dass diese Substanzen bei homozygoter familiärer Hypercholesterinämie (vollständiger Rezeptormangel!) nicht ausreichend wirksam sind.

Der Verminderung des Körpervorrates an Cholesterin wird aber häufig durch eine vermehrte Synthese in den Leberzellen entgegengewirkt, denn die Senkung der zytosolischen Cholesterin-Konzentration führt auch zu einer Aktivierung der HMG-CoA-Reduktase (s.o.). Bei ausreichender **Dosierung** (Colestyramin: 3-mal 5–10 g pro Tag; Colestipol: 3-mal 4–8 g pro Tag) kann eine Abnahme der LDL-Cholesterin-Konzentration um ca. 20% erreicht werden. Die Konzentration an HDL verändert sich kaum, die an VLDL kann dagegen ansteigen.

▶ Die **Nebenwirkungen** von Colestyramin und Colestipol ergeben sich aus der pharmakologischen Eigenschaft der Substanzen: Die Störung der Fettresorption zieht eine **Beeinträchtigung der Resorption fettlöslicher Vitamine** nach sich. Daher müssen prophylaktisch gleichzeitig die Vitamine A, D und speziell K gegeben werden. Darmstörungen wie **Obstipation** und **Steatorrhö** treten auf. Es ist daran zu denken, dass die enterale Resorption von anderen Pharmaka (Thiazid-Diuretika, Digitalis-Glykoside, orale Antikoagulantien) durch Colestyramin und Colestipol beeinträchtigt wird; andere Arzneimittel sollen daher 1 Stunde vor oder 4 Stunden nach diesen Substanzen verabreicht werden. Eine langdauernde Therapie mit Colestyramin und Colestipol ist aufgrund der „subjektiven Beschwerden" kaum durchzuhalten und daher auch nicht zu befürworten.

Box 6.11

Das Sitosterin-Paradoxon

Die **enterale Resorption von Cholesterin** kann durch die gleichzeitige Gabe hoher Dosen (4–6 g 3 × täglich vor einer Mahlzeit) von **β-Sitosterin** beeinträchtigt werden*. Es handelt sich um ein pflanzliches Cholesterin-Analogon, das enteral nicht resorbiert wird, aber mit der Aufnahme von Cholesterin durch das Darmepithel interferiert. Als Folge kann die LDL-Cholesterin-Konzentration um ca. 10% abnehmen, während die Konzentrationen von VLDL und HDL kaum verändert sind. Die großen notwendigen Mengen an β-Sitosterin können laxierend wirken und Oberbauchbeschwerden mit Nausea auslösen. Dieser Therapie ist eine diätetische Behandlung mit cholesterinarmen Nahrungsmitteln vorzuziehen.

In einer Dosierung von 0,01 g = 10 mg pro Kapsel ist β-Sitosterin auch als orales Therapeutikum bei Prostata-Hyperplasie im Handel (vergleiche mit der antilipämischen Dosierung von maximal ca. 18 000 mg täglich). Aber das ist noch nicht alles, was β-Sitosterin kann. Seit 1996 befindet sich in der „Roten Liste" noch folgende Indikation: Langzeittherapie rheumatischer Erkrankungen, insbesondere entzündliche Formen, Dosierung 3 × 10 mg täglich. Eine objektivierbare Wirkung besitzen diese Präparate bei urologischen und rheumatischen Erkrankungen nicht.

---

* Das Präparat *Situ-Lande*® wurde Anfang 2002 vom Markt genommen.

Hemmstoffe der Cholesterin-Synthese (Statine)

▶ **Wirkungsweise.** Der geschwindigkeitsbestimmende Schritt in der Cholesterin-Synthese ist die Überführung der aktivierten 3-Hydroxy-3-methyl-Glutarsäure (HMG-CoA) in die Mevalonsäure.

HMG-CoA   Mevalonsäure

Dieser Schritt wird von der HMG-CoA-Reduktase katalysiert, welche im glatten endoplasmatischen Retikulum der Leber lokalisiert ist. Auch in anderen Organen ist dieses Enzym nachweisbar. Es kann durch Substanzen, die dem Substrat strukturell ähnliche Gruppen enthalten, gehemmt werden. Infolge der verminderten Cholesterin-Synthese durch die Reduktase-Hemmstoffe steigt die Ausstattung der Leberzellen mit LDL-Rezeptoren, so dass vermehrt LDL-Cholesterin aus dem Blut aufgenommen werden kann. Offenbar werden auch IDL-Partikel von der Leberzelle aufgenommen. Daraus resultiert, dass sowohl die Elimination von LDL-Partikeln beschleunigt wird als auch ihre Produktion abnimmt; die Senkung kann bis zu 40 % betragen. Die HDL-Konzentration steigt im Allgemeinen leicht an (um bis zu 15 %), die Triglycerid-Konzentration fällt um bis zu 25 % ab. Dieses günstige Therapieergebnis ist allerdings bei Patienten mit homozygoter familiärer Hypercholesterinämie nicht zu erwarten, da bei dieser Erbkrankheit keine funktionstüchtigen LDL-Rezeptoren gebildet werden können.

Bei den zuerst eingeführten Hemmstoffen, **Lovastatin** und **Simvastatin**, handelt es sich um Vorstufen, aus denen nach oraler Applikation in der Leber der eigentliche Wirkstoff durch Aufspaltung des Lacton-Ringes entsteht. Im Fall von **Pravastatin** und anderen neueren Substanzen liegen die Pharmaka gleich in der Wirkform vor, also mit geöffnetem Lacton-Ring.

Lovastatin H

Simvastatin CH₃

Pravastatin

Während die bisher genannten Substanzen mikrobiologischer Herkunft sind, ist **Fluvastatin** eine synthetisch gewonnene Substanz, deren Ringsystem sich deutlich von den drei vorgenannten Pharmaka unterscheidet. Gleiches gilt für **Atorvastatin** und **Cerivastatin**. Wie Pravastatin enthalten auch diese Verbindungen den „geöffneten" Lactonring, liegen also auch schon in der eigentlichen Wirkform vor.

▶ **Pharmakokinetik.** Die Pharmaka werden genügend enteral resorbiert. Es ist pharmakokinetisch interessant, dass das Cholesterin-Synthese-Organ, nämlich die Leber, der Wirkform dieser Pharmaka besonders ausgesetzt ist. Lovastatin und Simvastatin treten aus dem Pfortaderblut in die Leber ein und werden dort zur Wirkform umgewandelt und später über die Galleflüssigkeit zur Ausscheidung gebracht. Im pharmakokinetischen Sinne handelt es sich um eine „präsystemische Elimination", die im vorliegenden Falle aber gerade gewünscht wird, weil so bevorzugt eine Cholesterin-Synthese-Hemmung in der Leber stattfindet, und andere Gewebe, wie die Steroidhormon-produzierenden endokrinen Organe, geschont werden. Bei Fluvastatin und Pravastatin erfolgt eine Anreicherung in den Hepatozyten durch einen aktiven Transportmechanismus, den andere Zellen nicht besitzen.

▶ **Anwendung.** In ausgedehnten klinischen Studien hat sich die Anwendung der Cholesterin-Synthese-Hemmstoffe zur **Senkung der Hypercholesterinämie** überzeugend darstellen lassen. Als Folge dieses Effektes konnte eine **Prävention koronarer Herzkrankheiten** demonstriert werden. Selbst bei nicht erhöhten Blut-Cholesterin-Werten macht sich diese Schutzwirkung bemerkbar. Die Statine haben sich außerdem zur **Prävention von Re-Infarkten** sowie zur „Offenhaltung" von koronaren Bypassen als günstig erwiesen. Diese Effekte können nicht alleine auf der Lipidsenkung im Plasma beruhen. Vielmehr muss angenommen werden, dass die Statine die Atherogenese in den Koronararterien verlangsamen und die atheromatösen Plaques stabilisieren.

Eine weitere Beobachtung, die bei der langjährigen Behandlung von Patienten mit Statinen gemacht worden ist, verdient Beachtung: Die Häufigkeit von Knochenbrüchen bei alten Menschen scheint vermindert zu sein. Messungen der **Knochendichte** ergaben höhere Werte bei den behandelten Patientinnen im Vergleich zu Kontrollen. Ferner ist beobachtet worden, dass die Inzidenz von Macula-Degenerationen durch eine Therapie mit Statinen verringert wird.

Zur **Dosierung** s. Tab. 6.1. Das Gleichgewicht der Wirkung stellt sich mit einer Latenz von einigen Wochen ein, die Dosierung muss im Einzelfall je nach Effekt angepasst werden.

▶ **Nebenwirkungen.** Neben uncharakteristischen Nebenwirkungen wie gastrointestinalen Störungen und Hautausschlägen sind **Schädigungen der Leberfunktion** (Transaminasen-Anstieg im Serum) und der **Skelettmuskulatur** zu beachten. Es kommt in seltenen Fällen zu einem Verlust von Creatininphosphokinase und multifo-

Tabelle 6.1 **Dosierung von Cholesterin-Synthese-Hemmstoffen**

Lovastatin	20–80 mg/d
Simvastatin	10–40 mg/d
Fluvastatin	20–40 mg/d
Pravastatin	10–40 mg/d
Atorvastatin	10–40 mg/d

kaler **Rhabdomyolyse** (um 0,1 % der Behandelten), die über eine Myoglobinämie bis zum Nierenversagen führen kann. Diese schweren Nebenwirkungen werden besonders nach Kombination der Reduktase-Hemmstoffe mit anderen Lipidsenkern (Fibrate und Nicotinsäure-Derivate) und mit Cyclosporin-A beobachtet. Eine Kombinationstherapie muss daher vermieden werden. Im Falle von Cerivastatin, einem besonders potenten Hemmstoff der HMG-CoA-Reduktase ist eine Reihe von Todesfällen (ca. 50 bei millionenfacher Anwendung) beobachtet worden. Die Ursache war jeweils eine Rhabdomyolyse mit einer so starken Myoglobinämie, dass ein Nierenversagen auftrat. Cerivastatin wurde daher im Sommer 2001 von der Herstellerfirma vom Markt genommen. Die Muskelschädigung ist auch nach Gabe von anderen Statinen berichtet worden; das Therapie-Risiko der anderen Mitglieder dieser Arzneimittelgruppe ist niedriger als das durch Cerivastatin ausgelöste Risiko der Behandelten. Es wird bei jeder Statintherapie empfohlen, die Transaminasen und die Creatinphosphokinase regelmäßig zu kontrollieren. Die Ursache für die Muskelschädigung soll in einer Interferenz der Statine mit dem Elektronentransport in der Atmungskette der Mitochondrien liegen. Wenn die Steigerung der Werte mehr als das Dreifache des Grundwertes beträgt, muss die Therapie mit dieser Substanzgruppe abgebrochen werden. Da unter der Behandlung mit den Reduktase-Hemmstoffen das Auftreten von **Linsentrübungen** beobachtet worden ist, empfehlen sich ophthalmologische Kontrollen vor und während der Therapie.

D-Thyroxin, das optische Isomer des Schilddrüsenhormons, ist zur Senkung des Cholesterin-Spiegels nicht geeignet, da es in Dosen, die für diesen Zweck benötigt werden, bereits thyreotoxische Symptome auslöst. Dies wirkt sich besonders nachteilig auf die koronar-geschädigten Herzen aus, so dass die Gefährdung des Patienten sogar über die durch das Grundleiden bedingte hinausgeht. Dextrothyroxin wird hier erwähnt, weil es bis 2001 noch im Handel war (Rote Liste 2001).

6.7.2 Senkung der VLDL- und LDL-Konzentration

Clofibrat und seine Derivate (Fibrate)

Clofibrat

Gemfibrozil

▶ **Wirkungsweise.** Clofibrat, die erste Substanz dieser Gruppe, senkt den VLDL- bzw. Triglycerid-Spiegel, vor allem dann, wenn dieser pathologisch erhöhte Werte zeigt. Eine Reduktion um ca. 40 % soll möglich sein. Die LDL-Cholesterin-Konzentration kann um bis zu 10 % abfallen, die HDL-Konzentration dagegen ansteigen. Der zugrundeliegende Wirkungsmechanismus ist nicht völlig klar. Die Aktivität der Lipoprotein-Lipase nimmt zu, was den beschleunigten Abbau von VLDL-Partikeln erklären mag. Es gibt Anhaltspunkte dafür, dass der Lipidstoffwechsel in der Leber verändert und die VLDL-Synthese reduziert wird. Die Fibrate sollen sich an Rezeptoren für nukleäre Transkriptionfaktoren wie den PPAR-α-Rezeptor binden und dadurch den Lipidstoffwechsel der Leberzelle beeinflussen (PPAR = Peroxysomen-Proliferator-aktivierter Rezeptor, s. auch S. 7). Clofibrat ist eine Vorstufe und muss durch Hydrolyse des Esters erst in die Wirkform überführt werden.

▶ **Nebenwirkungen.** Bei der chronischen Therapie mit Clofibrat und analogen Fibraten werden **muskuläre Symptome** wie Myalgien und Muskelschwäche beobachtet; dieses Krankheitsbild kann mit Nekrosen in der Skelettmuskulatur (Rhabdomyolyse) einhergehen. Die dabei auftretende Myoglobinurie bewirkt eine weitere Schädigung der in diesen Fällen ohnehin vielfach schon eingeschränkten Nierenfunktion, gehäuftes Auftreten von Gallensteinen (möglicherweise Ausdruck einer veränderten Leberfunktion und Zusammensetzung der Galleflüssigkeit), Lebervergrößerung, gastrointestinale Beschwerden, Haarausfall und Libidoverlust. Bei koronaren Risikopatienten besteht bei der Anwendung von Clofibrat die Gefahr, Thromboembolien, periphere Durchblutungsstörungen, Angina-pectoris-Anfälle und Herzrhythmusstörungen auszulösen. Clofibrat verstärkt die Wirkung von oralen Antikoagulanzien.
Die Nebenwirkungen von Clofibrat sind so ausgeprägt, dass es nicht mehr verordnet werden sollte. Dasselbe gilt für andere „Ester" der Clofibrinsäure, nämlich mit Theophyllin (Etofyllinclofibrat) und mit Nikotinsäure (Etofibrat).
Die neueren Clofibrat-Analoga Bezafibrat, Fenofibrat und insbesondere Gemfibrozil besitzen ein günstigeres Nutzen-Risiko-Verhältnis als die Ausgangssubstanz. Sie senken den Cholesterin-Spiegel und das LDL-Cholesterin stärker als Clofibrat. Das prinzipielle Nebenwirkungsprofil ist aber wohl identisch, die Verträglichkeit soll jedoch besser sein.

Kontraindikationen sind Leber- und Nierenfunktionsstörungen, Gallenblasenerkrankungen, Schwangerschaft und Stillzeit; die gleichzeitige Verabreichung von Statinen erhöht die Gefahr einer Myoglobinämie.

▶ **Anwendung.** Die Fibrate (speziell Gemfibrozil) sind zur Dauertherapie von Diät-resistenten, genetisch bedingten Hypertriglycerid- und Hypercholesterinämien geeignet. Eine ständige Überwachung (Leber- und Muskelschädigung) sowie die Beachtung möglicher Arzneimittel-Interferenzen ist notwendig.

Nicotinsäure und ihre Derivate

Neben der Nicotinsäure steht eine Reihe von Nicotinsäure-Estern zur Verfügung: Inositolnicotinat, Tocopherolnicotinat und das Salz Xantinolnicotinat. Diese Verbindungen werden alle im Organismus rasch gespalten, so dass das gemeinsame Wirkprinzip die Nicotinsäure ist. Die Substanz Pyridylmethanol wird im Organismus zu Nicotinsäure umgewandelt. Das Acipimox ist ein der Nicotinsäure analog aufgebautes Pyrazin-Derivat.

▶ Nicotinsäure senkt primär die Konzentration der freien Fettsäuren im Blut aufgrund einer verminderten Freisetzung aus dem Fettgewebe. Der Leber stehen damit weniger Fettsäuren zur Synthese von Triglyceriden zur Verfügung, was sich in einer Abnahme der VLDL-Konzentration im Blut (um bis zu 50%) bemerkbar macht. In geringem Ausmaß nimmt auch die LDL-Cholesterin-Konzentration ab (um bis zu 15%). Die HDL-Konzentration kann ansteigen.

▶ Die erforderliche Nicotinsäure-Dosierung beträgt mindestens 3 g/d. Dies demonstriert im Vergleich zur täglich benötigten Menge von Nicotinsäureamid (im Vitamin-B-Komplex) von 20–40 mg, dass es sich bei der Beeinflussung des Fettstoffwechsels nicht um eine Vitamin-Wirkung handelt. Die Nicotinsäure wird gut resorbiert und schnell renal ausgeschieden, die Plasmahalbwertzeit beträgt nur 1 Stunde.

▶ Da die Nicotinsäure gefäßdilatierend wirkt, ist das Auftreten von Nebenwirkungen von Seiten des Kreislaufs nicht verwunderlich. Mit Regelmäßigkeit finden sich eine Erweiterung der Hautgefäße (flush) und eine Blutdrucksenkung mit entsprechenden Folgen für das Allgemeinbefinden, weshalb eine einschleichende Dosierung vorgenommen werden soll. Daneben treten häufig Pruritus und gastrointestinale Störungen auf. Bei der Hälfte der Patienten ergibt sich eine Hyperglykämie mit verminderter Glucose-Toleranz. Unter der Therapie können Gichtanfälle auftreten (Interferenz der Nicotinsäure mit dem aktiven Harnsäure-Sekretionsprozess).

▶ Die Anwendung von Nicotinsäure ist selbst bei genetisch bedingten Hyperlipidämien von zweifelhaftem Wert. Der Gebrauch dieser Substanzen ist nur dann indiziert, wenn die oben genannten Schritte (Behandlung der Grundkrankheit, Diät, Therapie mit „Fibraten") nicht zu einem ausreichenden Erfolg geführt haben. Ebenso ist Acipimox zu beurteilen.

6.7.3 Therapeutische Bewertung

Sowohl eine Hypercholesterinämie als auch eine Hypertriglyzeridämie wirken als Risikofaktoren bei Gefäßerkrankungen, insbesondere bei Koronarerkrankungen. Aufgrund umfangreicher klinischer Untersuchungen an vielen tausend Patienten konnte nachgewiesen werden, dass eine Senkung eines pathologisch hohen Cholesterin-Spiegels den arteriosklerotischen Krankheitsprozess günstig beeinflusst. Dabei scheint die Reduktion der LDL-Partikel-Konzentration besonders wichtig zu sein, denn diese sind im Gegensatz zu den HDL-Partikeln atherogen. Die Statine ersetzen keine fettarme Diät!

Die Mittel der Wahl bei einer **Hypercholesterinämie**, die diätetisch nicht genügend zu beeinflussen ist, sind die Statine: Leitsubstanz **Lovastatin** und die Nachfolgesubstanzen **Simvastatin**, **Pravastatin**, **Fluvastatin** und **Atorvastatin**. Der prognostische Wert der Statine in der Primär- und vor allem Sekundärprävention der koronaren Herzerkrankung gilt als bewiesen. Ihr Einsatz erfolgt in Abhängigkeit vom Risikoprofil des Patienten (Risikofaktoren sind Diabetes mellitus, Übergewicht, Hypertonie, hohes Alter, Nicotinabusus, bereits bekannte koronare Herzerkrankung) ab LDL-Cholesterin-Grenzwerten von 130–180 mg/dL, nach durchgemachtem Myokardinfarkt bereits bei niedrigen LDL-Werten (der Patient hat bewiesen, dass er seinen LDL-Spiegel koronar nicht verträgt).

Als physiologische Grenzwerte für die Konzentrationen der einzelnen Lipid-Komponenten gelten:

- Cholesterin (gesamt < 200 mg/dl,
- Triglyceride < 200 mg/dl,
- HDL-Cholesterin > 50 mg/dl,
- LDL-Cholesterin < 160 mg/dl.

Bei dem Vorliegen einer (isolierten) **Hypertriglyzeridämie** ist die Anwendung von **Fibraten** wie Bezafibrat, Fenofibrat und insbesondere Gemfibrozil angezeigt. Da Clofibrat die Neigung zur Ausbildung von Gallensteinen erhöht, sollte es nur bei Patienten nach Cholezystektomie verschrieben werden. Neben der Senkung des Lipid-Spiegels können auch die Cholesterin-Werte geringfügig abfallen.

— Notwendige Wirkstoffe ——————————————————————————

Lipidsenker

Wirkstoff	Handelsname	Alternative	Bemerkungen
Colestyramin	*Quantalan*® Beutel 4 g	*Colestyramin*, u. a. *Colestyr*®, *Vasopan*®	

Statine

Lovastatin	*Mevinacor*® Tab.	–	
Simvastatin	*Denen*®, *Zokor*® Tab.	–	
Pravastatin	*Pravasin*®, *Mevalotin*® Tab.	–	
Fluvastatin	*Cranoc*®, *Locol*® Tab.	–	
Atorvastatin	*Sortis*® Tab.	–	

Fibrate

Bezafibrat	*Cedur*® Drag., Ret.-Tab.	*Bezafibrat*, *Beza*® u. a.	
Fenofibrat	*Lipanthyl*®	*Fenofibrat*, *Durafenat*® u. a.	
Gemfibrozil	*Gevilon*® Tab.	*Gemfi*®	

Eigene Eintragungen

. . .

. . .

Weitere lipidsenkende Wirkstoffe

Colestipol	*Cholestabil*®, *Colestid*®
Acipimox	*Olbemox*®
Clofibrat	nicht mehr im Handel
β-Sitosterin	nicht mehr im Handel
Cerivastatin	nicht mehr im Handel

7 Niere

7.1   Grundzüge der Harnbereitung

Die Niere ist pharmakologisch unter drei Aspekten zu betrachten:
- als **Ausscheidungsorgan** für Pharmaka und deren Metabolite, also unter pharmakokinetischem Gesichtspunkt;
- als Wirkort für Pharmaka, die über eine Beeinflussung der Nierenfunktion den **Wasser- und Elektrolythaushalt** zu verändern vermögen;
- als Wirkort für Arzneimittel, die direkt zur **Behandlung von Nierenerkrankungen** geeignet sind.

Im Hinblick auf diese Aspekte sollen eingangs die Grundzüge der Harnbereitung kurz angesprochen werden.

7.1.1   Die Abschnitte des Nephrons

Das Nephron, die funktionelle Grundeinheit der Niere, gliedert sich in folgende Abschnitte (Abb. 7.**1**):
- die Glomeruluskapillaren mit ihrer Filterfunktion,
- das proximale Tubulusepithel,
- die Henle-Schleife mit dem Gegenstromprinzip,
- das distale Tubulusepithel,
- das Sammelrohrsystem.

Glomerulus

Die zuführende Arteriole, das Vas afferens, verzweigt sich innerhalb der Bowman-Kapsel in etwa 30 Kapillarschlingen, den Glomerulus. Glomerulus und Bowman-Kapsel bilden das Nierenkörperchen (s. a. Abb. 7.**8**, S. 205). Das Kapillarendothel der Glomerulus-Schlingen ist fenestriert, hinter den Fenestrae wird der Blutraum vom Harnsystem lediglich durch eine **Basalmembran** und durch die Schlitzdiaphragmen zwischen den Podozyten-Fortsätzen getrennt (Abb. 7.**2**). Diese beiden Strukturen stellen ein **Molekularsieb** dar: Mit zunehmender Größe der Moleküle wird der Durchtritt immer mehr erschwert. Als obere Grenze wird ein Molekulargewicht von 70 000 Dalton angegeben. Allerdings bestimmt auch die Form der Moleküle ihr Penetrationsvermögen: Kugelförmiger Aufbau erleichtert, fadenförmiger Aufbau erschwert den Durchtritt bei vergleichbarem Molekulargewicht. Hinzu kommt noch, dass auch die elektrische Ladung das Durchtrittsvermögen von größeren Molekülen beeinflusst: Negative Ladung vermindert, positive Ladung dagegen fördert die Penetration durch die Basalmembran in der Glomerulus-Schlinge.
Das in den Glomeruli entstehende **Ultrafiltrat (Primärharn)** besteht aus Wasser und allen im Plasma gelösten, filtrierbaren Substanzen. Beim Erwachsenen beträgt die Menge an Primärharn 150 bis 200 l pro Tag, dagegen die tägliche Urinausscheidung nur etwa 1,5 l, was auf die ausgeprägte Resorptionsleistung der Niere hinweist.

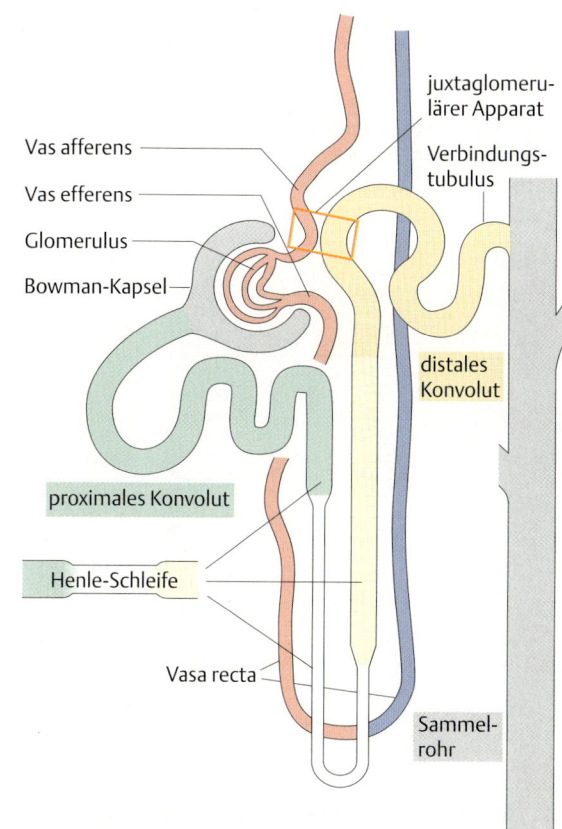

Abb. 7.**1**   **Die Abschnitte des Nephrons.**

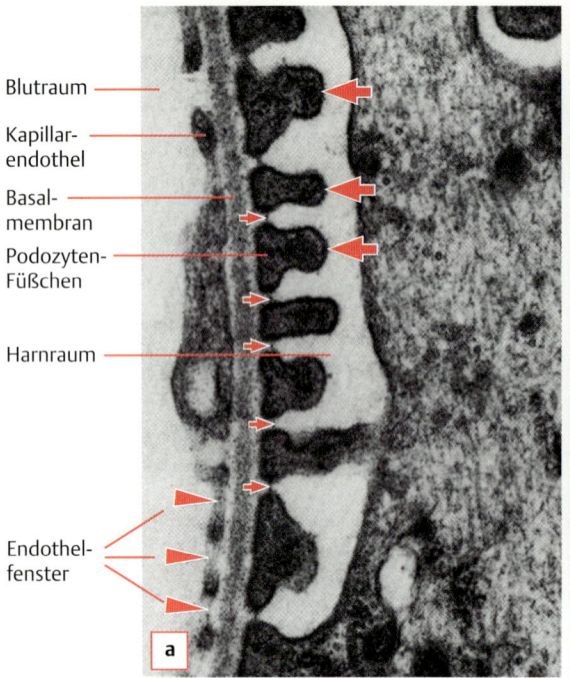

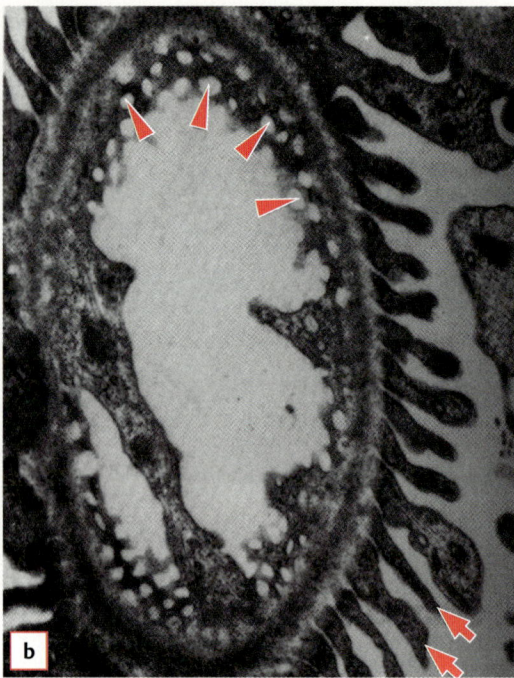

Abb. 7.**2** **Blut-Harn-Schranke der Ratte.**
a Zwischen dem Lumen der Glomeruluskapillare (Blutraum) und dem Lumen der Bowman-Kapsel (Harnraum) liegen das gefensterte Kapillarendothel (Pfeilköpfe), die Basalmembran und die Füßchen der Podozyten (große Pfeile) mit den dazwischen ausgespannten Schlitz-Diaphragmen (kleine Pfeile). Vergr. 37 000 ×.

b Tangentialschnitt durch die Wand einer Glomeruluskapillare. Die Endothelfenster (Pfeilköpfe) stellen sich in Aufsicht dar, sie sind nicht durch Diaphragmen verschlossen. Die Pfeile weisen auf schräg angeschnittene Füßchen von Podozyten. Vergr. 15 000 × (Aufnahmen aus dem Anatomischen Institut der Universität Kiel).

Box 7.1

Einflüsse auf die Filtrationsrate

Die Ultrafiltration ist eine Funktion des hydrostatischen Druckes. Unter physiologischen Bedingungen ist die glomeruläre Filtrationsrate aber weitgehend unabhängig vom Blutdruck: Die Durchblutung des renalen Gefäßsystems wird bei einem mittleren Blutdruck im Bereich von 80 – 200 mm Hg durch Autoregulation konstant gehalten. Bei Unterschreitung eines kritischen Druckes (eines mittleren Blutdruckes von etwa 80 mm Hg) sinkt die Primärharnproduktion jedoch ab. Unabhängig vom Blutdruck führt auch eine Verengung der Vasa afferentia zu einer Einschränkung der Filtratmenge. Diese Vasokonstriktion spielt bei der Auslösung und Unterhaltung der Schockniere eine entscheidende Rolle. Ferner stellt der onkotische Druck des Plasmas eine Einflussgröße auf die Filtrationsrate dar.

Proximaler Tubulus

Der proximale Tubulus umfasst das proximale Konvolut und den dicken absteigenden Schenkel der Henle-Schleife (vgl. Abb. 7.**1**). Der Primärharn, der auf das Epithel des proximalen Tubulus trifft, ist Plasma-isoton. Die Hauptaufgabe des Epithels dieses Nephronabschnittes besteht in einer Wasser- und Substanzresorption; nach Passage dieses Abschnittes ist das Ultrafiltrat bereits um mehr als die Hälfte reduziert. Um diese Aufgabe erfüllen zu können, besitzt die proximale Tubulusepithelzelle eine auffallend stark vergrößerte Oberfläche: zum Lumen hin den sogenannten Bürstensaum (Mikrovilli), zum In-

terstitium hin das basale Labyrinth (Abb. 7.**3**). Die Grenze zwischen der tubulären und der interstitiellen Flüssigkeit wird durch die apikal gelegenen Zonulae occludentes gebildet, so dass mit Ausnahme der zum Tubuluslumen gerichteten Zelloberfläche die Zelle allseitig Kontakt mit der interstitiellen Flüssigkeit hat.

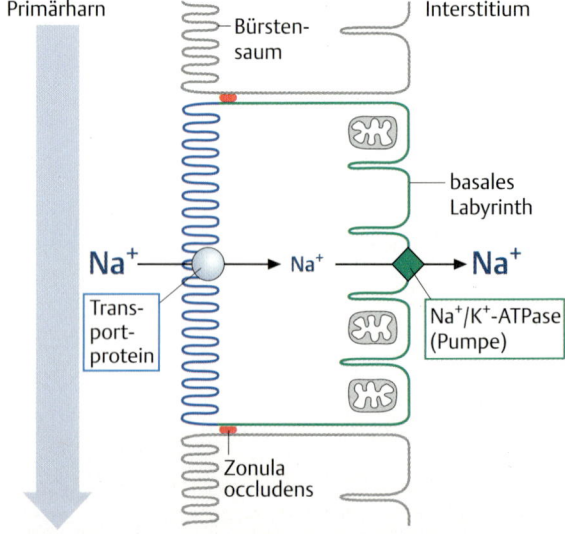

Abb. 7.**3** **Na⁺-Rückresorption im proximalen Tubulus.** Na⁺ wird aktiv durch die Epithelzelle transportiert, Chlorid und Wasser folgen passiv.

Resorptive Funktion. Die Na$^+$-Ionen des Primärharns dringen leicht über Transportproteine („carrier" oder Kanäle) in das Zellinnere ein, wo die Na$^+$-Konzentration niedrig gehalten wird, weil im basolateralen Plasmalemm eine Na$^+$-K$^+$-ATPase einen aktiven Auswärtstransport aufrechterhält (Abb. 7.**3**). Mit diesem **transepithelialen Na$^+$-Transport** ist auch ein Wasser- und Chlorid-Strom gekoppelt. Etwa 60% des primär filtrierten Wassers verlassen auf diese Weise den proximalen Tubulus. Zur Rückresorption von Hydrogencarbonat-Ionen dient der **„Carboanhydrase-Mechanismus"** (Abb. 7.**4**). Das Enzym Carbonat-Dehydratase, auch Carboanhydrase genannt, katalysiert die Einstellung des Reaktionsgleichgewichtes H$_2$CO$_3$ ⇌ H$_2$O+CO$_2$. Der rasche Ablauf dieser Reaktion ist bei folgendem Geschehen wichtig: Eines der luminalen Na$^+$-Transportproteine resorbiert Na$^+$ im Austausch gegen H$^+$. Das Proton kann sich im Primärharn mit einem Hydrogencarbonat-Anion, welches das luminale Tubulusepithel nicht zu passieren vermag, zu Kohlensäure verbinden. Daraus entsteht unter dem Einfluss der Carboanhydrase CO$_2$, das leicht in die Zellen penetriert. Im Zytosol katalysiert die Carboanhydrase die Rückführung des CO$_2$ zu Kohlensäure. Diese dissoziiert in ein Proton, das zum erneuten Austausch gegen Na$^+$ zur Verfügung steht, und in Hydrogencarbonat, welches in das Interstitium abgegeben wird und somit dem Organismus als Alkali-Reserve erhalten bleibt.

Die anderen physiologisch wichtigen Kationen K$^+$, Ca^{2+} und **Mg^{2+}** werden in diesem Nephronabschnitt zum großen Teil rückresorbiert.

Die für den Organismus wichtigen niedermolekularen und polaren Substanzen, wie **Glucose** und **Aminosäuren**, werden durch spezifische Transportmechanismen zurückgewonnen. Auch die **Harnsäure** wird am Anfang des proximalen Tubulus durch einen Anionentransportmechanismus rückresorbiert (Abb. 7.**5**).

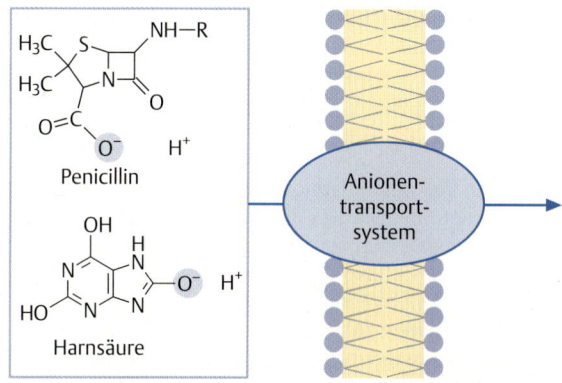

Abb. 7.**5 Proximal-tubuläres Anionentransportsystem.** Organische Säuren (wie z. B. Penicillin und Harnsäure), die nach Abgabe eines Protons in anionischer Form vorliegen, können wegen ihrer hohen Polarität die Phospholipidmatrix der Zellmembran schlecht überwinden und benötigen ein Transportsystem.

Peptide und Proteine (Molekulargewicht unter 70 000 Dalton) erfahren in den Buchten der Mikrovilli durch den transmembranären Flüssigkeitsstrom eine Konzentrierung. Die Aufnahme in die Zelle erfolgt durch Endozytose. Die endozytotischen Vesikel verschmelzen mit Lysosomen, durch deren enzymatische Aktivität der Abbau in die betreffenden Bruchstücke (Aminosäuren) stattfindet. Damit stehen diese Bausteine dem Organismus wieder zur Verfügung. Über diesen Weg gelangen z. B. die nephrotoxischen Aminoglykosid-Antibiotika in die proximalen Tubuluszellen hinein (S. 436).

Exkretorische Funktion. Neben dieser resorptiven Funktion besitzt das Epithel des proximalen Tubulus auch exkretorische Fähigkeiten. Dies gilt insbesondere für **organische Säuren**, wie z. B. die Harnsäure, die im distalen Abschnitt des proximalen Tubulus aktiv sezerniert wird. Auch körperfremde Säuren, z. B. Penicilline, Probenecid oder Analgetika vom Säuretyp, können in diesen Säuresekretionsmechanismus eingeschleust werden.

Henle-Schleife

Haarnadelgegenstromprinzip. Die in die Markzone herabsteigenden dünnen Schenkel der Henle-Schleife erhalten isotonen Harn. Der aufsteigende Schenkel kann Na$^+$ aktiv aus dem Lumen in das Interstitium transportieren, ohne dass Wasser folgt. Die enge Nachbarschaft von absteigendem und aufsteigendem Schenkel führt daher zu einer Anreicherung von Na$^+$ im Interstitium der Markzone, die fortschreitend bis zur Spitze Werte von 1400 mosm erreichen kann. Die parallel zur Schleife verlaufenden Vasa recta besitzen die übliche Permeabilität für Wasser und Natrium. Da ein starker Konzentrationsgradient vom Interstitium in das Gefäß hinein besteht, transportieren die Vasa recta fortlaufend Wasser und Natrium aus der Markzone ab. Damit stellt dieses System einen weiteren effektiven Mechanismus zur **Rückgewinnung von Natrium und Wasser** während der Zubereitung des Endharns dar.

Die Effektivität des Haarnadelgegenstromprinzips wird entscheidend von der Durchblutung der Markzone mo-

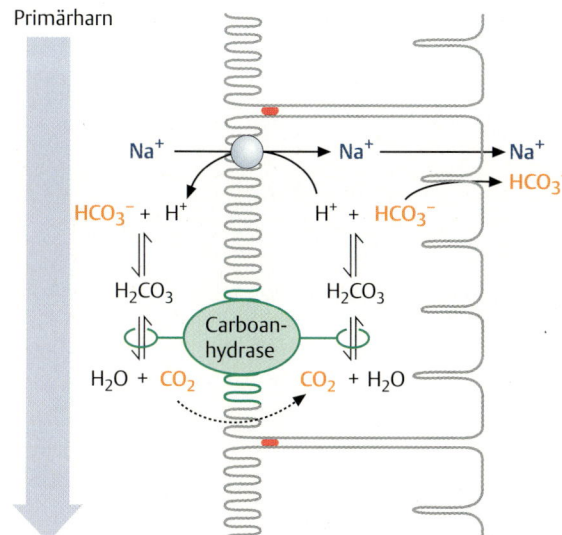

Primärharn

Abb. 7.**4 HCO$_3$$^-$-Rückresorption im proximalen Tubulus (Carboanhydrase-Mechanismus).** Das durch die Carboanhydrase-Reaktion entstehende CO$_2$ kann leicht in die Zelle diffundieren und dort wieder über H$_2$CO$_3$ zu HCO$_3$$^-$ und H$^+$ umgewandelt werden. Das bei der intrazellulären Reaktion freiwerdende Proton wird zur Rückresorption von Na$^+$ genutzt.

duliert. Die hohe Osmolarität der Markzone ist wiederum die treibende Kraft für die Rückresorption von Wasser aus den Sammelrohren (s. u.).

Distaler Tubulus

Im **dicken Teil des aufsteigenden Schenkels der Henle-Schleife**, dem Beginn des distalen Tubulus, ist ein spezieller Transportmechanismus lokalisiert. Es handelt sich um einen Chlorid-abhängigen Cotransport von Natrium- und Kalium-Ionen aus dem Tubuluslumen in die Epithelzelle hinein (Abb. 7.**6**). Auf der interstitiellen Seite der Zelle wird wiederum aktiv Na$^+$ aus der Zelle herausgepumpt, K$^+$ und Cl$^-$ verteilen sich passiv. Dieser Elektrolyt-Cotransport ist der Angriffspunkt für die Schleifendiuretika (S. 210).

Im distalen Konvolut erfolgt die Feineinstellung der Na$^+$-, K$^+$- und Protonen-Konzentrationen, wie sie zur Aufrechterhaltung des Elektrolyt- und Säuren-Basen-Haushaltes erforderlich ist. Im **frühdistalen Konvolut** ist ein Na$^+$-Cl$^-$-Cotransportsystem in der luminalen Membran vorhanden. Dieses Transportsystem ist der Angriffspunkt für die Thiazid-Diuretika (S. 208). Im **spätdistalen Konvolut**, **in den Verbindungstubuli** und im anschließenden Abschnitt der **Sammelrohre** ist die Rückresorption abhängig von der Anwesenheit des Nebennierenrinden-Hormons Aldosteron und betrifft nur wenige Prozent der im Primärharn ursprünglich vorhandenen Na$^+$-Menge. Hier strömen die Na$^+$-Ionen über Kanalproteine in die Tubuluszellen ein. Die Na$^+$-Rücknahme geschieht im Austausch gegen andere Kationen wie K$^+$ oder Protonen. Die K$^+$-sparenden Diuretika vom Typ des Amilorid (S. 212) blockieren den Na$^+$-Kanal. Je höher das Na$^+$-Angebot in diesem Nephronabschnitt ist, umso größere Mengen von K$^+$ und Protonen müssen in das Tubuluslumen abgegeben werden. Dies erklärt z. B. die hypokaliämische Alkalose bei massiver Anwendung von Natriuretika.

Sammelrohre

Die Funktion der Nephrone in der Markzone kann nur dann verstanden werden, wenn auch das System der Sammelrohre mit in die Betrachtung einbezogen wird. Den Sammelrohren wird hypotoner bis isotoner Harn zugeleitet (immer noch 15 – 30 l pro Tag), der in der letzten Phase der Endharnbildung weiter mengenmäßig vermindert werden muss. Die für diesen Schritt notwendige Permeabilität der Sammelrohrepithelien für Wasser hängt von dem Hypophysenhinterlappen-Hormon Adiuretin (ADH, Vasopressin) ab. Bei Fehlen des Hormons sind die Epithelien praktisch wasserundurchlässig (Diabetes insipidus), während in seiner Anwesenheit Wasser aufgrund des starken osmotischen Gradienten zwischen Lumen und Interstitium in das Interstitium der Markzone gezogen wird (Abb. 7.**7**). Die passive Wasserresorption aus den Sammelrohren ist also nur möglich, weil das Haarnadelgegenstromprinzip die hohe Natrium-Konzentration im Interstitium aufbaut und damit einen osmotischen Gradienten unterhält. Aufgrund dieses Zusammenhanges wird verständlich, dass eine vermehrte Durchblutung der Markzone und das daraus resultierende Absinken der Na$^+$-Konzentration im Interstitium (Auswascheffekt) eine verminderte Rückresorption von Wasser aus dem Sammelrohrsystem nach sich zieht. Folge ist eine vermehrte Ausscheidung von hypotonem Urin (z. B. nach Coffein-Gabe, s. Box 7.**6**, S. 212).

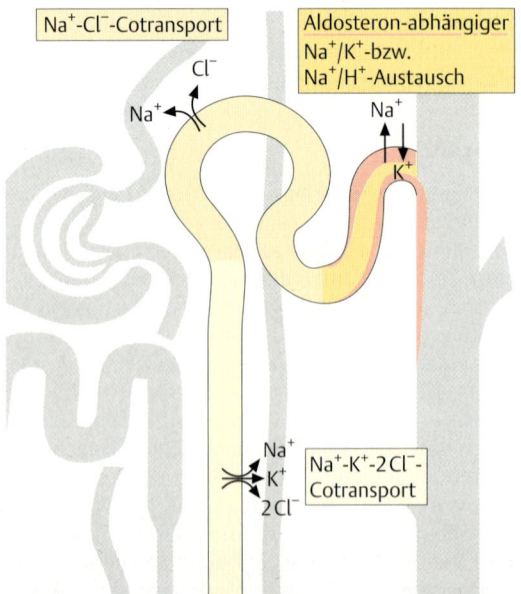

Abb. 7.**6** **Ionentransportsysteme im distalen Tubulus.** Die aufgeführten Transportsysteme sind alle in den luminalen Plasmamembranen der Tubuluszellen lokalisiert. Die rote Markierung gibt die Dichte der Aldosteron-Bindungsstellen wieder.

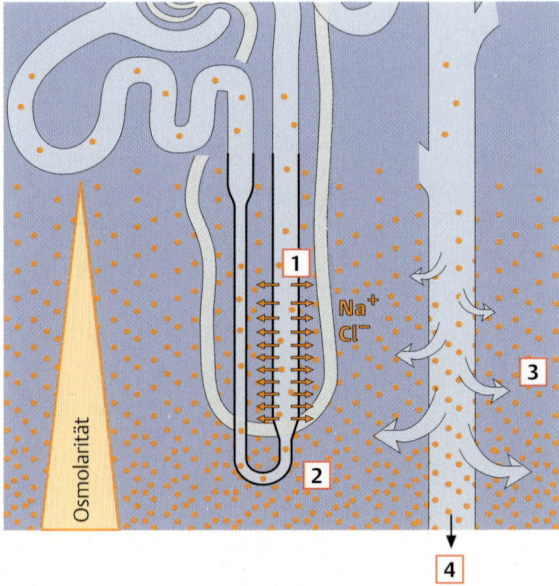

Abb. 7.**7** **Wasserrückresorption im Sammelrohr.** Die Rückresorption von Na$^+$ und Cl$^-$ im aufsteigenden Schenkel der Henle-Schleife, ohne dass H$_2$O folgt (1) führt zu einer hohen Osmolarität im Nierenmark (2). Diese ermöglicht den ADH-abhängigen Einstrom von H$_2$O aus dem Sammelrohr in das Nierenmark (3) und damit die Ausscheidung von konzentriertem Harn (4).

7.1.2 Regulation der Nierenfunktion

Juxtaglomerulärer Apparat (Abb. 7.8). Das im juxtaglomerulären Apparat aus den granulierten Zellen der Vasa afferentia freigesetzte Renin beeinflusst die systemische Hämodynamik und die Durchblutung der Niere durch Bildung von Angiotensin II. Näheres über das Renin-Angiotensin-System ist auf S. 105 f ausgeführt. Injektion von hypertonischen Natriumchloridlösungen in diesen Teil eines Nephron bewirkt auf dem Wege über die hier gelegenen Zellen der Macula densa eine isolierte Vasokonstriktion und Unterbrechung der Harnbildung durch dieses eine Nephron. Die Macula densa übt also einen lokalen Einfluss auf die zuführende Arteriole aus. Durch diesen Mechanismus kann bei einer vorübergehenden Mangeldurchblutung der Niere, z.B. im Schock, die Durchblutung der Nephrone längerfristig unterbrochen sein, auch wenn der allgemeine Blutdruck schon wieder normalisiert ist. Um bei einem eingetretenen Schock möglichst frühzeitig die Entstehung der Schockniere zu verhindern, ist daher mit einem osmotischen Diuretikum (Mannit, Box 7.2, S. 207) für eine forcierte Durchspülung dieses Abschnitts zur Senkung der Elektrolyt-Konzentration an der Macula densa zu sorgen.

Einfluss des vegetativen Nervensystems. Auf die Durchblutung und die Blutverteilung kann das vegetative Nervensystem Einfluss nehmen. Nach Unterbrechung der sympathischen Innervation der Nieren ist eine Wasser- und Natriumdiurese zu beobachten. Infusionen von Noradrenalin fördern die Natrium- und Wasserrückresorption im proximalen Tubulus, α-Blocker verhindern diesen Effekt. Die Freisetzung von Renin kann durch sympathische Impulse gefördert, durch β-Blocker gehemmt werden.

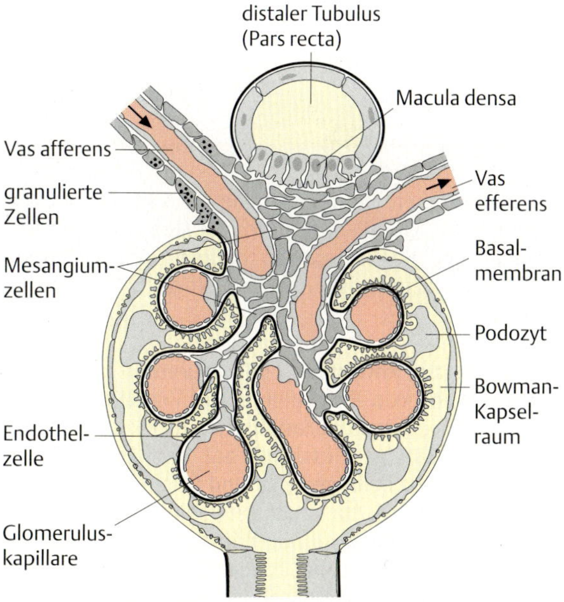

Hormonelle Steuerung der Nierenfunktion. Wie aus den bisherigen Ausführungen hervorgeht, unterliegt die Niere starken hormonellen Einflüssen. Adäquate Mengen von **Adiuretin** und von **Mineralocorticoiden** müssen stets vorhanden sein, um die Elektrolyt- und Wasser-Homöostase des Körpers zu gewährleisten. Liegen Störungen dieser Hormone vor, kann eventuell mit Pharmaka eingegriffen werden – entweder durch eine Substitutionstherapie oder durch Gabe eines Antagonisten. Aus einer vermehrten Reninproduktion resultiert aufgrund der vasokonstriktorischen Wirkung von **Angiotensin II** eine Minderdurchblutung der Niere. Umgekehrt können **Prostaglandine**, die lokal in der Niere entstehen, die Durchblutung fördern; zusätzlich kann eine vermehrte Wasser- und Kochsalzausscheidung beobachtet werden. Daher können Hemmstoffe der Prostaglandinsynthese eine Minderdurchblutung und eine Wasser- und Salzretention auslösen.

Außerdem steht die Niere unter dem Einfluss von **natriuretischen Peptiden**. Hier seien die beiden hauptsächlich aus dem Herzen stammenden aufgeführt: *Vorhofmyokardzellen* geben ein Peptid aus 28 Aminosäuren ab (atrial natriuretic peptide, **ANP**), wenn die Vorhof-Wandspannung bei Hypervolämie oder bei Zunahme des zentralen Blutvolumens steigt (Abb. 7.9). *Ventrikelmyokardzellen* können ein ähnliches Peptid, bestehend aus 32 Aminosäuren, freisetzen; dieses hatte man zuerst im Hirn entdeckt, daher der Name **BNP** (brain natriuretic peptide). Erhöhte Plasmakonzentrationen von BNP finden sich bei Herzmuskelinsuffizienz und bei Myokardhypertrophie. Es ist ein besonders feiner Marker der Ventrikelfunktion und daher diagnostisch und für die Therapiesteuerung wichtig.

Die natriuretischen Peptide fördern die renale Ausscheidung von Natrium und Wasser, indem sie die glomeruläre Filtration steigern und die Rückresorptionsleistung

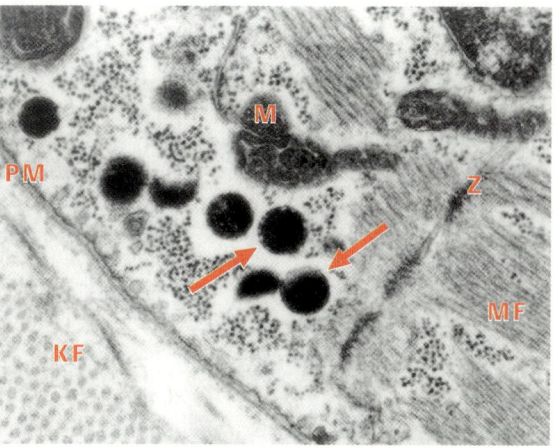

Abb. 7.9 ANP-Granula in einer Vorhofmuskelzelle. Ausschnitt aus einer Vorhofmuskelzelle des Meerschweinchens. Pfeile: Speichergranula mit natriuretischem Peptid (ANP); MF: Myofibrillen; Z: Z-Linie; M: Mitochondrien; PM: Plasmamembran; KF: Kollagenfibrillen. Elektronenmikroskopische Aufnahme, Vergr. 30 000 x (Aufnahme aus dem Anatomischen Institut, Kiel).

distaler Tubulus
(Pars recta)

Macula densa

Vas afferens

granulierte
Zellen

Vas
efferens

Mesangium-
zellen

Basal-
membran

Podozyt

Bowman-
Kapsel-
raum

Endothel-
zelle

Glomerulus-
kapillare

Abb. 7.8 Aufbau des juxtaglomerulären Apparates. Nach Kriz W. in Benninghoff A. Anatomie Bd. 2. München: Urban & Schwarzenberg; 1994.

der Tubuluszellen vermindern. Der Blutdruck fällt, weil das zirkulierende Blutvolumen abnimmt und darüber hinaus der periphere Widerstand sinkt sowie die venösen Kapazitätsgefäße erweitert werden. Das sympathische Nervensystem und das Renin-Angiotensin-Aldosteron-System werden hemmend beeinflusst. Ob sich diese Wirkungen einmal therapeutisch bei Hypertonie oder Herzinsuffizienz nutzen lassen, ist offen (s. S. 108, Endopeptidase-Hemmstoffe).

7.2   Diuretika

Überblick

Osmotische Diuretika

Leitsubstanz: Mannit, ein Zuckeralkohol
▶ Renale Ausscheidung zusammen mit einem „osmotischen Äquivalent" an Wasser.
▶ Intravenöse Zufuhr, glomeruläre Filtration, keine tubuläre Rückresorption.
▶ Ausschwemmung bestimmter Organödeme. Prophylaxe einer Schockniere.
▶ Bei kardialer Schwäche Gefahr eines Lungenödems

Carboanhydrase-Hemmstoffe

Leitsubstanz: Acetazolamid
▶ Hemmung der Carboanhydrase.
▶ Als diuretisches Prinzip von geringer Bedeutung. Anwendung noch bei Glaukom; zur lokalen Anwendung am Auge: Dorzolamid.

Thiazid-Diuretika

Leitsubstanz: Hydrochlorothiazid
▶ Hemmung eines Na^+-Cl^--Cotransporters in der luminalen Membran der Tubuluszellen im frühdistalen Konvolut. Renale K^+-Ausscheidung wird vermehrt, Ca^{2+}-Ausscheidung herabgesetzt.
▶ Orale Zufuhr, glomeruläre Filtration und tubuläre Sekretion.
▶ Chronische Anwendung bei Hypertonie und Herzinsuffizienz, akute Anwendung zur Ausschwemmung von Ödemen.
▶ Hypokaliämie (Kaliumreiche Kost!). Selten Hyperurikämie, Hyperglykämie.

Schleifendiuretika

Leitsubstanz: Furosemid
▶ Hemmung eines Na^+-K^+-2 Cl^--Cotransporters im dicken Abschnitt des aufsteigenden Schenkels der Henle-Schleife. Starke Natriurese, auch renale K^+-Ausscheidung gesteigert. Bei i. v. Gabe auch vasodilatatorisch in venösen Kapazitätsgefäßen.

▶ Orale und parenterale Zufuhr, glomeruläre Filtration und tubuläre Sekretion.
▶ Ödeme, insbesondere Lungenödem; Prophylaxe einer Schockniere; schwere Hypercalcämie.
▶ Kollaps- und Thrombosegefahr infolge zu starker Bluteindickung, Elektrolytstörungen, Beeinträchtigung des Hörvermögens.

Kalium-sparende Diuretika

Amilorid und Triamteren
▶ Blockade eines Na^+-Kanalproteins im spätdistalen Tubulus und in den kortikalen Abschnitten der Sammelrohre, dadurch Hemmung der Rückresorption von Na^+ im Austausch gegen K^+: Förderung der Na^+-Ausscheidung unter K^+-Einsparung.
▶ Orale Zufuhr, glomeruläre Filtration und tubuläre Sekretion.
▶ Schwach wirksam, daher in Kombination mit den zu K^+-Verlust führenden Thiaziden.
▶ Hyperkaliämie, wenn chronisch als Einzelsubstanz gegeben.

Aldosteron-Antagonisten

Spironolacton
▶ Blockade des intrazellulären Mineralocorticoid-Rezeptors in den Zellen des spätdistalen Tubulus, dadurch Hemmung der Aldosteron-induzierten Synthese von Transport-Proteinen. Förderung der Na^+-Ausscheidung unter K^+-Einsparung, langsamer Wirkungseintritt.
▶ Orale (und selten nötige parenterale) Zufuhr, Umwandlung in ebenfalls wirksame Metabolite.
▶ Aszites infolge Leberzirrhose; primärer und sekundärer Hyperaldosteronismus.

Als **Diuretika** bezeichnet man Substanzen, die eine vermehrte Wasser- und Salzausscheidung verursachen. Diejenigen Substanzen, die vornehmlich Natriumchlorid zur Ausscheidung bringen, werden auch **Natriuretika** oder **Saluretika** genannt. Es sei darauf hingewiesen, dass Saluretika nur selten zur Behandlung von Nierenerkrankungen verwendet werden, sondern meist zur Therapie der arteriellen Hypertonie, der Herzinsuffizienz und zur Ausschwemmung von allgemeinen oder Organ-Ödemen.

Im Folgenden werden die verschiedenen diuretischen Wirkprinzipien vorgestellt. Aufgrund ihrer guten saluretischen Wirkung und ausreichenden therapeutischen Breite sind die **Benzothiadiazin-Derivate**, die **Schleifendiuretika** und die **Kalium-sparenden Diuretika Triamteren** und **Amilorid** die bevorzugt angewendeten Diuretika. Weniger häufig angewendet bzw. besonderen Indikationen vorbehalten sind die Aldosteron-Antagonisten,

die osmotischen Diuretika sowie die Carboanhydrase-Hemmstoffe. Quecksilber-Diuretika (Box 7.4) und Methylxanthine (Box 7.6) spielen therapeutisch keine Rolle, sind aber physiologisch-pharmakologisch dennoch interessant.

Generelles zur Anwendung von Diuretika. Infolge der Ausscheidung von Elektrolyten und Wasser kommt es zum Anstieg des kolloidosmotischen Druckes des Blutes, wodurch vermehrt Flüssigkeit aus dem Extrazellulärraum in die Blutbahn gezogen und Ödemflüssigkeit abtransportiert wird. Aber auch bei ödemfreien Menschen kann der Extrazellulärraum verringert werden. Forcierte Diuresen sind deshalb nicht ungefährlich, weil vor allem bei älteren Patienten durch Blutdrucksenkung, Verminderung des Plasmavolumens und Bluteindickung Kollapszustände und Thromboembolien entstehen können. Es muss eine ausreichende Flüssigkeitszufuhr gewährleistet sein. Vor allem für langsam entstandene Ödeme, wie sie bei der chronischen Herzmuskelinsuffizienz die Regel sind, gilt, dass diese Ödeme auch langsam wieder

ausgeschwemmt werden sollten. Nur dann können sich die Elektrolyte und das Wasser physiologisch auf die einzelnen Körperkompartimente verteilen.

7.2.1 Osmotische Diuretika

► **Wirkungsweise.** Ähnlich wie bei einem dekompensierten Diabetes mellitus große Mengen von Glucose im Harn zu einer Ausscheidung beträchtlicher Mengen von Wasser führen, lässt sich durch intravenöse Zufuhr von **Mannit** (Mannitol), einem sechswertigen Zuckeralkohol, eine gesteigerte Harnausscheidung erzeugen. Im Gegensatz zu Harnstoff, der als erste osmodiuretisch wirkende Substanz verwandt wurde, verteilt sich Mannit gleichmäßig im Extrazellulärraum und dringt nicht in die Zellen ein (Abb. 7.10). Da Mannit – anders als Glu-

cose – nicht rückresorbiert wird, erscheint es mit einer entsprechenden Menge Wasser im Endharn.

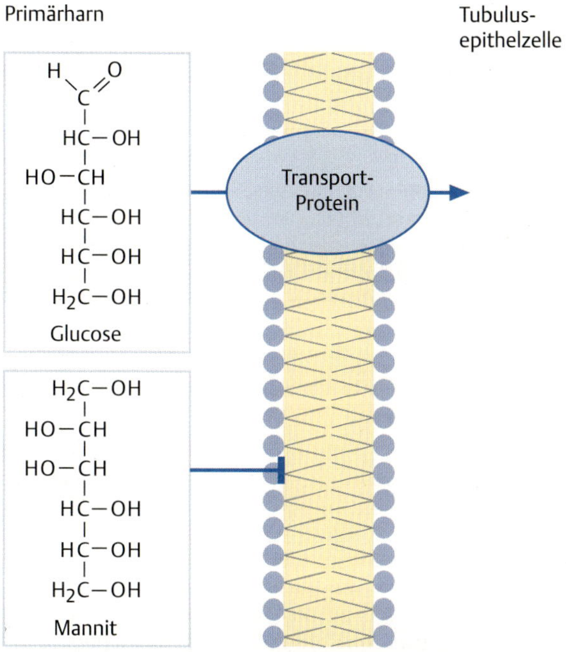

► **Anwendung.** Osmotische Diuretika haben nur einen geringen saluretischen Effekt. Mannit kann angewandt werden, um die Ausbildung eines **Nierenversagens im Schock zu verhindern** (S. 205). Weitere wichtige Indikationen für die Zufuhr hypertonischer Mannit-Lösungen (20%ig) sind akute Organödeme, wie **Hirnödeme**, die eventuell schnell mobilisiert und renal eliminiert werden. Auch ein **akuter Glaukom-Anfall** kann durch eine Mannit-Infusion gebessert werden. Ferner lässt sich die renale Ausscheidung von Giften beträchtlich steigern.

Dosierung. Um eine kräftige osmotische Diurese auszulösen und zu unterhalten, werden 0,5 – 2 l einer 10%igen Mannit-Lösung in 6 Std. infundiert (Vorsicht! Exsikkosegefahr!). In analoger Weise kann ein anderer sechswertiger Alkohol, **Sorbit**, verwendet werden.

Kontraindikation. Bei kardial bedingtem **Lungenödem** ist wegen der zusätzlichen Belastung des Herzens Vorsicht geboten bzw. Mannit kontraindiziert. Auch beim Vorliegen einer **Anurie** oder einer **kardialen Dekompensation** dürfen die osmotischen Diuretika nicht eingesetzt werden.

Abb. 7.10 Zuckeralkohol Mannit im Vergleich zu Glucose. Im Gegensatz zu Glucose wird Mannit nicht aktiv durch die Zellmembran transportiert. Daher
– bei oraler Gabe: keine Resorption aus dem Darm → osmotisch wirkendes Laxans (s. S. 234);
– bei i.v. Zufuhr: keine renale Rückresorption → osmotische Diurese.

Box 7.2

Zur Anwendung von Mannit bei drohender Schockniere
Mannit wird heute zurückhaltend angewandt, da im Einzelfall der weitere Verlauf eines Nierenversagens schwer vorhersehbar ist. Auch tritt schnell ein Hyperinfusionssyndrom auf, das dann eine Dialyse erfordert. Die Vorstellung, dass die Nieren im Schock „gut gespült" werden müssen, und so ein Versagen aufzuhalten wäre, hat sich in der Praxis nicht immer bewährt. Zudem tragen häufig prärenale Ursachen zur akuten Niereninsuffizienz bei, die dann kausal behandelt werden müssen (z. B. Anhebung eines zu niedrigen Perfusionsdruckes durch Catecholamine). In diesen Situationen kann die zusätzliche Volumengabe sogar ein Kreislaufversagen und progredientes Nierenversagen auslösen.

7.2.2 Carboanhydrase-Hemmstoffe

Die Leitsubstanz dieser Gruppe ist **Azetazolamid**.

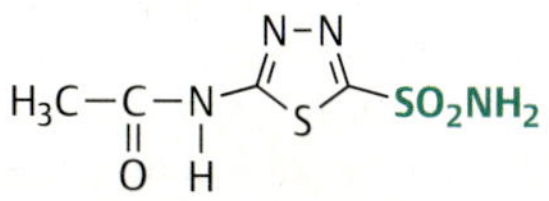

Acetazolamid, ein **Sulfonamid**

► **Wirkungsweise.** Es handelt sich um ein Sulfonamid, das nach glomerulärer Filtration und tubulärer Sekretion im proximalen Tubulus – also von der Harnseite aus – das Enzym Carboanhydrase hemmt (Abb. 7.11). Die Bedeutung der Carboanhydrase (Carbonat-Dehydratase) für die Rückresorption von Natrium-Ionen und Hydrogencarbonat im proximalen Tubulus wurde auf S. 203 dargestellt. Durch Hemmung des Enzyms werden weni-

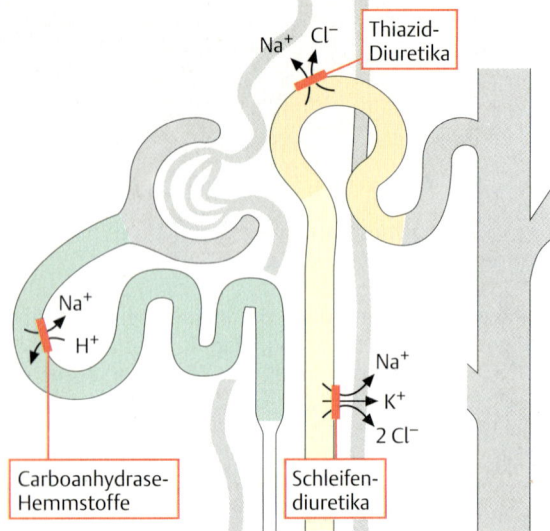

Abb. 7.**11**   **Wirkort und Wirkungsweise der Diuretika-Gruppen vom Sulfonamid-Typ.** Die Diuretika von Sulfonamid-Typ werden glomerulär filtriert und tubulär sezerniert. Sie erreichen ihre Wirkorte im Nephron von der Harnseite aus.

ger Wasserstoff-Ionen zum Austausch zur Verfügung gestellt. Der Austausch von Na$^+$ gegen H$^+$ ist vermindert (vgl. Abb. 7.**4**). Im Harn erscheinen vermehrt Natrium-Ionen, Kalium-Ionen, Hydrogencarbonat-Ionen und Wasser. Die natriuretische Wirkung ist jedoch verhältnismäßig schwach (2–4% der ultrafiltrierten Natrium-Menge).

▶ **Pharmakokinetik.** Die Wirkung beginnt nach intravenöser Gabe sofort, nach oraler Zufuhr etwas nach 30 Minuten und erreicht das Maximum nach ca. 2 Stunden.

7.2.3   Thiazide (Benzothiadiazin-Derivate)

Bei dieser Gruppe handelt es sich um eine Fortentwicklung der Carboanhydrase-Hemmstoffe vom Typ des Azetazolamid. Die SO$_2$-NH$_2$-Gruppe am Ring ist erhalten geblieben, ebenso eine gewisse Carboanhydrase-Hemmwirkung. Aber für die zusätzliche neue und wesentliche Wirkung ist ein Chlor-Atom (oder eine CF$_3$-Gruppe) in unmittelbarer Nachbarschaft zur Sulfonamidgruppe notwendig. Die Leitsubstanz **Hydrochlorothiazid** weist an den Atomen 3 und 4 anstelle einer 3,4-Doppelbindung zwei Wasserstoff-Atome auf, was die Wirksamkeit erhöht. In den Thiaziden Butizid und Trichlormethiazid ist der Wasserstoff in Position 3 durch einen Dichlormethyl- bzw. Cyclopentylmethyl-Rest substituiert.

Hydrochlorothiazid
ein Benzothiadiazin

▶ **Nebenwirkungen.** Die Ausscheidung von Ammonium ist vermindert (daher ist die Anwendung von Carboanhydrase-Hemmstoffen bei Leberzirrhose kontraindiziert). Infolge des Basenverlustes entsteht eine Azidose im Organismus. Diese **Azidose** hemmt die weitere Wirkung der Carboanhydrase-Hemmstoffe, so dass der diuretische Effekt im Laufe weniger Tage trotz weiterer Zufuhr abklingt.

Bei Langzeittherapie kommt es zum ausgeprägten **Kaliumverlust**, so dass häufig eine Kalium-Substitution unter engmaschigen Kaliumspiegelkontrollen nötig ist.

▶ **Anwendung.** Carboanhydrase-Hemmstoffe vom Typ des Acetazolamid haben nach der Einführung der Benzothiadiazin-Derivate nur noch ein beschränktes Anwendungsgebiet. Zur Ausschwemmung kardialer Ödeme werden sie nicht mehr benutzt, dagegen mitunter zur Unterstützung der Therapie des **akuten** sowie des **chronischen Glaukom**. Dieser Effekt beruht auf einer Verminderung der Kammerwassersekretion (S. 135). Ob die **antiepileptische Wirkung** auf der auch sonst oft wirksamen allgemeinen Azidose beruht oder ob grundsätzlich ein Carboanhydrase-Hemmeffekt bei der Liquorproduktion eine Rolle spielt, ist nicht bekannt.

Erwähnt sei die Anwendung bei der **Höhenkrankheit**: Kurz vor und zu Beginn des Aufenthaltes in größerer Höhe eingenommen, vermag Acetazolamid die Symptomatik der Höhenkrankheit (pO$_2$ vermindert → vermehrte Ventilation mit pCO$_2$-Abfall, d. h. respiratorische Alkalose) abzumildern. Vermutlich beruht diese Wirkung von Acetazolamid auf dem renalen Hydrogencarbonat-Verlust, welcher der respiratorischen Alkalose entgegengerichtet ist.

Die **Dosierung von Acetazolamid** liegt – je nach Indikation – im Bereich von 125–500 mg/d.

▶ **Wirkungsweise.** Die wichtigste Wirkung der Benzothiadiazin-Derivate ist die Hemmung der Resorption von Natrium und von Chlorid vorwiegend im Beginn des distalen Konvoluts (Abb. 7.**11**). Sie beruht auf einer Beeinträchtigung eines Na$^+$- und Cl$^-$-Cotransporters in der luminalen Membran der Tubuluszellen, möglicherweise aufgrund einer Interaktion der Thiazide mit der Cl$^-$-Bindungsstelle des Transportproteins. Erst nach hohen Dosen ist zusätzlich eine Carboanhydrase-Hemmwirkung im proximalen Tubulus zu beobachten, so dass der Harn bei gleichzeitiger Ausscheidung von Hydrogencarbonat alkalisch wird. Die Kaliumausscheidung wird nicht nur in diesen Carboanhydrase-hemmenden Dosen vermehrt, sondern auch bei niedrigeren Dosen, weil im distalen Teil des Nephron mehr Natrium für den Austausch gegen Kalium zur Verfügung steht.

Die antihypertensive Wirkung dieser Substanzen wird vorwiegend auf die vermehrte Ausscheidung von Natrium bezogen, der Effekt übertrifft den einer kochsalzarmen Diät, durch die sich ja nur bei einem Teil der Hypertoniker eine Blutdrucksenkung erzielen lässt. Die Verkleinerung des Extrazellulärraumes geht trotz erhaltener antihypertensiver Wirkung nach einiger Zeit zurück, sie ist also nicht Voraussetzung, aber vielleicht an der Wirkung beteiligt. Eine Senkung des peripheren Widerstandes tritt mit zeitlicher Verzögerung von 1 – 2 Wochen auf und bleibt dann bestehen. Wichtig für diesen Effekt scheint die Verminderung der intrazellulären Natriumkonzentration zu sein, die zu einer Stabilisierung des Membranpotentials der Gefäßmuskulatur und zu einer herabgesetzten Ansprechbarkeit auf erregende Substanzen führt. Allerdings sind diese Transmineralisations-Vorgänge erst nach mehreren Wochen abgeschlossen; der Therapieerfolg kann daher auch erst nach 3 – 4 Wochen beurteilt werden.

► **Pharmakokinetik.** Die Thiazide werden recht gut aus dem Darm resorbiert. Für Hydrochlorothiazid beträgt die Resorptionsquote etwa 65 %, bei Herzinsuffizienz mit Stauung kann der Wert deutlich vermindert sein. Alle Substanzen werden im proximalen Tubulus durch glomeruläre Filtration und aktive Sekretion ausgeschieden (Plasmaeliminationshalbwertzeit von Hydrochlorothiazid: 6 – 14 Stunden). Daher liegen sie an den Tubulusepithelzellen in hoher Konzentration vor, was die vorwiegende oder ausschließliche Wirkung am Nephron erklärt. Nach oraler Zufuhr tritt die diuretische Wirkung von Hydrochlorothiazid innerhalb von 2 Stunden ein, erreicht ihr Maximum nach 3 – 6 Stunden und hält 6 – 12 Stunden an. Der blutdrucksenkende Effekt beginnt erst nach 3 – 4-tägiger Behandlung und klingt nach Absetzen der Substanz auch erst mit einer Latenz von einigen Tagen ab.

► **Anwendung.** Die Thiazide gehören zu den Mitteln der ersten Wahl bei der Behandlung der **essentiellen Hypertonie**. Ihr Effekt imitiert die Wirkung einer Kochsalz-armen Ernährung. Sie werden häufig auch in Kombination mit anderen Antihypertensiva eingesetzt, um deren Effekt zu verstärken und um eine eventuell auftretende Wasser- und Kochsalzretention zu verhindern. Eine weitere wichtige Indikation ist die **Herzmuskelinsuffizienz**, wo die Thiazide Vor- und in geringerem Maße Nachlast senken und kardiale Ödeme zur Ausschwemmung bringen. Auch manche Ödemformen bei nephrotischem Syndrom lassen sich beeinflussen. Zur Entwässerung bei Leberzirrhose sind sie wegen der Gefahr des Kaliumverlustes und der Ammoniakretention (Leberkoma) weniger geeignet. Da Thiazide die renale Calcium-Ausscheidung verringern, werden sie gelegentlich zur Behandlung einer Hypercalciurie (z. B. bei Nephrolithiasis mit Calciumsteinen) oder zur Erzeugung einer positiven Calciumbilanz (z. B. bei Osteoporose) eingesetzt. Dieses Vorgehen wurde aus (zufälligen) Beobachtungen abgeleitet, nach denen bei chronischer Anwendung von Thiaziden z. B. in der Hochdrucktherapie die Entwicklung einer Osteoporose im Klimakterium verzögert wurde. Die Mittel dieser Gruppe sind qualitativ gleich wirksam. Die Thiazide verlieren ihre Wirkung, wenn die glomeruläre Filtrationsrate unter 50 ml/min fällt.
Die **Dosierung von Hydrochlorothiazid** beträgt zur Blutdrucksenkung etwa 12,5 – 25 mg/d, zur Ödemausschwemmung liegt sie höher (25 – 75 mg/d).

Saluretika der verschiedenen Gruppen (Thiazide und Etacrynsäure) vermindern bei nephrogenem **Diabetes insipidus** Durst und Harnmenge, jedoch nicht bei einem Lithium-bedingten Diabetes insipidus. Von Hydrochlorothiazid sind zum Beispiel Tagesdosen von anfangs 100 mg per os, später 25 mg wirksam. Der Effekt ist sowohl bei der hypophysären Form der Erkrankung vorhanden als auch bei der renalen Form, bei der die Niere gegen Adiuretin resistent ist.

► **Nebenwirkungen.** Thiazid-Diuretika werden bei sachgerechter Anwendung im allgemeinen gut vertragen; gelegentlich kommen Magenbeschwerden, Erbrechen und Durchfälle vor. Eine wesentliche Nebenwirkung ist die **Hypokaliämie**, die allein auf die Kaliumverluste durch die Niere zurückzuführen ist (Box 7.3). Sie kann in Extremfällen mit einer Alkalose verbunden sein. Nebennierenrindenhormone, Laxantienabusus usw. können diese Erscheinungen verschlimmern. Kaliumreiche Diät (S. 218) und orale Zufuhr von verdünnten Kaliumsalzen organischer Säuren, bei Hypochlorämie von Kaliumchlorid, vermindert diese Gefahren.
Thiazide bewirken eine meist bedeutungslose und nach Absetzen reversible **Retention von Harnsäure**, weil deren Sekretion im Tubulus vermindert wird. Nur bei Disposition zu Gicht können Anfälle ausgelöst werden. Ferner wird mitunter die **Glucosetoleranz vermindert**, der zugrundeliegende Mechanismus ist wahrscheinlich in einer Hemmung der Insulin-Inkretion der B-Zellen des Pankreas zu suchen. Dadurch können prädiabetische oder diabetische Zustände entsprechend verschlechtert werden. Auch diese Wirkung ist reversibel. Die diabetogene Wirkung kann eventuell durch Kaliumzufuhr abgeschwächt werden. Am Beginn einer längerdauernden Therapie mit Thiaziden können die **Blutfette**, u. a. LDL-Cholesterin, ansteigen. Diese Erhöhung bildet sich bei Fortsetzung der Therapie wieder zurück. Auch mit Hyponatriämie und Hypomagnesiämie ist gelegentlich zu rechnen. Schwere Erscheinungen, wie Purpura, Agranulozytose und das Bild eines Hyperparathyreoidismus, sind äußerst selten.

Box 7.3

Diuretika und Hypokaliämie

Die Gefahr gefährlicher Elektrolytstörungen, insbesondere der Hypokaliämie, steigt mit dem Alter. Hierbei ist als bedrohliche Folge vor allem mit Herzrhythmusstörungen zu rechnen, die angesichts häufig begleitender kardialer Grunderkrankungen (z. B. koronare Herzkrankheit, aber auch Hochdruckherzerkrankung) besonders leicht auftreten. Auf diesen Umstand hat man die erhöhte Sterblichkeit an plötzlichem Herztod von Patienten unter Diuretikatherapie im „multiple risk factor intervention trial" (MRFIT) zurückgeführt. In diesem Zusammenhang sei an die besondere Gefährdung der Patienten durch eine Hypokaliämie bei gleichzeitiger Digitalisgabe erinnert (verstärkte Digitalistoxizität bei Hypokaliämie). Am Anfang einer Diuretikatherapie müssen daher insbesondere beim alten Menschen Kontrollen der Serumkaliumwerte engmaschig durchgeführt werden, d. h. mindestens alle 7 – 14 Tage, bei stabilem Verlauf dann alle 4 Wochen.
Der Serumkaliumspiegel ist nur ein grobes Maß für den Kaliumgehalt des Körpers. Bei einer Hypokalie (Verminderung des Kaliumbestandes des gesamten Körpers) kann der Serumkaliumspiegel normal sein, reagiert aber empfindlich z. B. auf Diätänderungen oder Therapieumstellungen. Dies unterstreicht noch die Notwendigkeit engmaschiger Kaliumverlaufskontrollen.

Bei einer Nutzen-Risiko-Bewertung schneidet diese Substanzgruppe sehr günstig ab. Das ungünstige metabolische Profil der Substanzen (verschlechterte Glucose-toleranz, Hypercholesterinämie) tritt unter den jetzt üblichen niedrigen Dosierungen (etwa 50 % der früher üblichen) nicht mehr in Erscheinung.

7.2.4 Benzothiadiazin-Analoga

Chlortalidon und die anderen **Thiazid-Analoga**, wie Clopamid, Indapamid, Metolazon und Xipamid enthalten dieselben Wirkgruppen wie Hydrochlorothiazid (aber nicht mehr den Benzothiadiazin-Ring) und besitzen qualitativ ähnliche Wirkungen.

Chlortalidon

▶ **Pharmakokinetik.** Chlortalidon wird sehr langsam vom Darm aus resorbiert. Im Blut ist es an Albumin und die Erythrozyten gebunden. Dadurch wird die renale Ausscheidung verzögert. Diese Tatsachen zusammengenommen erklären wohl die etwa zwei Tage andauernde Wirkung einer einmaligen Gabe. Bei täglicher Gabe besteht Kumulationsgefahr. Ähnlich lang wirksam ist Indapamid, während Xipamid in seinem zeitlichen Wirkungsbild eher dem Hydrochlorothiazid entspricht. Xipamid scheint allerdings auch bei eingeschränkter Nierenfunktion noch wirksam zu sein und steht in seiner Effizienz bereits zwischen den typischen Thiaziden und den Schleifendiuretika. Indapamid hat ausgeprägte Gefäßwirkungen bereits bei kaum diuretisch effektiven Dosierungen (1,5 mg/Tag). Daher ist dieses Thiazid-Ana-logon bei guter Blutdruck-Wirksamkeit relativ nebenwirkungsarm.

▶ **Anwendung** und ▶ **Nebenwirkungen** der genannten Substanzen sind dieselben wie von Benzothiadiazin-Derivaten. Chlortalidon ist immer dann indiziert, wenn eine langdauernde, mäßig starke saluretische Wirkung gewünscht wird, wie z. B. bei der Hochdrucktherapie. Bei Versagen der Benzothiadiazin-Derivate können Schleifendiuretika noch wirksam sein.

Box 7.4

Quecksilberdiuretika: Nur noch historisch interessant
Der diuretische Effekt von ionisiert vorliegendem Quecksilber ist darauf zurückzuführen, dass es sich an SH-Gruppen von Transportproteinen der Nierentubuluszellen anlagert und so deren Funktion hemmt. In früheren Zeiten wurde die diuretische Wirkung von oral gegebenem Quecksilber(I)-chlorid (Kalomel = Hydargyrium chloratum = Hg_2Cl_2), das im Darm zu kleinen Mengen Hg^{2+} umgewandelt werden kann, für die Therapie ausgenutzt. Aber die Wirkung war unsicher und die therapeutische Breite sehr gering. Bei einer Vergiftung mit Quecksilber-Ionen (wie z. B. dem überholten Desinfektionsmittel [Sublimat Quecksilber(II)-chlorid = $HgCl_2$]) stand die Schädigung der Nieren mit einer vorübergehenden Polyurie und nachfolgendem Nierenversagen im Vordergrund. Erst die Einführung von organischen Verbindungen mit kovalent gebundenem Quecksilber, die in Lösung keine Quecksilber-Ionen abgeben, führte zu wirksamen Diuretika, die heute jedoch obsolet sind.

7.2.5 Schleifendiuretika

Die Leitsubstanz der Gruppe ist **Furosemid**. Sie lässt noch eine strukturelle Verwandtschaft mit den Thiaziden und deren Analoga erkennen, andere Schleifendiuretika zeigen stärkere Abweichungen im Aufbau.

Furosemid

▶ **Wirkungsweise.** Die Wirkung der Schleifendiuretika unterscheidet sich von jener der Thiazide. Sie hemmen den Na^+-K^+-Cl^--Cotransport im dicken Abschnitt des aufsteigenden Schenkels der Henle-Schleife – vermutlich durch Anlagerung an die Cl^--Bindungsstelle des Transportproteins (Abb. 7.11, S. 208). Dementsprechend sinken auch die Mark-Osmolarität und die Fähigkeit zur Wasserrückresorption. Die Wirkung der Schleifendiuretika tritt außerordentlich prompt ein und erreicht ein Ausmaß, wie es durch andere Diuretika nicht erzielt werden kann. Die fraktionelle Na^+-Ausscheidung kann von 3 % unter normalen Bedingungen bis auf 25 % ansteigen. Im Gegensatz zu den Thiaziden wirken sie auch noch bei einer stärkeren Einschränkung der Nierenfunktion (glomeruläre Filtrationsrate < 30 ml/min). Anders als die Thiazide fördern die Schleifendiuretika die renale Ca^{2+}-Elimination.

Von der Leitsubstanz Furosemid unterscheiden sich die Folgesubstanzen Azosemid, Bumetanid, Etozolin, Piretanid und Torasemid nur durch sekundäre Eigenschaften wie Dosierung und Wirkkinetik.

▶ **Pharmakokinetik.** Die Bioverfügbarkeit von Furosemid nach oraler Gabe ist recht variabel; sie beträgt normalerweise 50 – 70 %. Die Substanz wird zu einem großen Teil in unveränderter Form glomerulär filtriert und über ein Anionentransportsystem tubulär sezerniert. Die Plasmaeliminationshalbwertzeit liegt bei 0,5 – 2 Stunden.

Der diuretische Effekt setzt nach peroraler Gabe innerhalb von 30 – 60 Minuten ein, erreicht sein Maximum nach 1 – 2 Stunden und hält etwa 6 Stunden an. Nach intravenöser Zufuhr ist der Ablauf rascher: Latenz bis Effekteintritt 15 Minuten, Wirkdauer 1 – 2 Stunden.

► **Anwendung.** Die rasch eintretende und starke diuretische Wirkung der Schleifendiuretika kann therapeutisch ausgenutzt werden, um bei Vorliegen eines Organödems die Flüssigkeit zu mobilisieren und zur Ausscheidung zu bringen. Dabei sprechen kardial, renal oder hepatisch bedingte Ödeme an. Besonders wertvoll ist diese **Ödemmobilisierende Wirkung** bei akut lebensbedrohenden Ödemen der Lunge und des Gehirns.

Bei drohender **Anurie** während eines akuten Nierenversagens kann durch die Zufuhr von extrem hohen Dosen von Furosemid versucht werden, die renale Wasser- und Elektrolytausscheidung wieder zu steigern. Bei Versagen dieses Therapieversuchs darf die Zufuhr von Furosemid nicht fortgesetzt werden. Eine Steigerung der eigentlich kritischen Größe der Nierenfunktion, der glomerulären Filtrationsrate (GFR), lässt sich jedoch durch *keines* der bekannten Diuretika erzielen. Im Gegenteil: Bei allen Diuretika ist eine Tendenz zur Abnahme der GFR zu erkennen, die sich in kritischen Situationen im Anstieg harnpflichtiger Substanzen äußert. Man erkauft also durch Diuretika eine verbesserte Wasserdiurese bei präterminalem Nierenversagen mit einer schlechteren Clearance harnpflichtiger Substanzen und damit einer möglicherweise früheren Dialysepflichtigkeit.

Eine **lebensbedrohende Hypercalcämie** kann durch Furosemid vermindert werden. Dazu werden Dosen von 100 mg stündlich intravenös benötigt: Die hierbei zwangsläufig auftretenden Wasser- und Elektrolytverluste (Natrium, Kalium, Magnesium) müssen konsequent ersetzt werden.

Neben den renal bedingten Kreislaufwirkungen üben Schleifendiuretika einen direkten Einfluss auf Kapazitäts- und Nierengefäße aus, die unmittelbar nach intravenöser Gabe erweitert werden. Dies kann zur Therapie des **Lungenödems** mit Herzversagen (auch bei Myokardinfarkten) ausgenutzt werden.

Auch zur Therapie des Bluthochdrucks und der chronischen Herzmuskelinsuffizienz werden Schleifendiuretika verwendet. Bei diesen Erkrankungen ist jedoch ein starker, rasch eintretender und abklingender Effekt nicht vorteilhaft, daher ist primär den Thiaziden der Vorzug zu geben.

Dosierung. Die perorale Einzeldosis von Furosemid liegt bei 20–40 mg; sie kann bei Bedarf nach 6–8 Stunden erneut verabreicht und ggf. gesteigert werden. Die intravenöse Einzeldosis beträgt 20–40 mg. Die Applikation als Kurzinfusion ist zur Vermeidung der Ototoxizität (s. u.) notwendig, wenn höhere Dosen angewandt werden.

► **Nebenwirkungen** von Schleifendiuretika ergeben sich aus ihren Hauptwirkungen: Die Eindickung des Blutes erhöht die Viskosität und damit den Strömungswiderstand. Daraus resultiert eine erhöhte **Thromboseneigung**. Ebenso folgt eine eventuell erhebliche **Störung des Elektrolythaushaltes**. Zu beachten ist auch eine mögliche **Beeinträchtigung des Hörvermögens**, die mit einer veränderten Elektrolytzusammensetzung der Endolymphe einhergeht (Vorsicht bei gleichzeitiger Gabe ototoxischer Antibiotika!). Bei der Therapie mit diesen forciert wirkenden Diuretika werden **Magen-Darm-Beschwerden** einschließlich Diarrhöen beobachtet. Magnesium wird renal besonders im aufsteigenden Schenkel

der Henle-Schleife rückresorbiert. Schleifendiuretika fördern die renale Mg^{2+}-Ausscheidung und damit auch die Gefahr der Hypomagnesiämie stärker als Thiazid-Diuretika.

Bei Langzeit-Therapie treten bei manchen Patienten Muskelverspannungen und Wadenkrämpfe auf. Ferner ist mit einem **Anstieg des Harnsäurespiegels** zu rechnen. Da Schleifendiuretika die renale Ca^{2+}-Ausscheidung fördern, sind sie bei Osteoporose-gefährdeten Patienten zur Dauertherapie (z. B. Hochdruck) ungeeignet. Limitiert werden kann eine langdauernde und hoch dosierte Therapie mit Schleifendiuretika durch das Auftreten einer **Hyponatriämie**, die diese Substanzen dann teilweise unwirksam werden lässt und gleichzeitig z. B. bei Herzinsuffizienz ein prognostisch sehr ungünstiges Zeichen ist. In diesen Fällen besteht ein relativer Wasserüberschuss, dem eigentlich nur durch eine Restriktion der Wasseraufnahme (kontrollierte Trinkmenge), nicht jedoch durch eine Kochsalzsubstitution (Ödemverstärkung!) begegnet werden kann.

Die neueren Schleifendiuretika Bunetamid und Torasemid wirken länger als Furosemid und ermöglichen eine effiziente Diurese bei geringeren Nebenwirkungen. Sie werden zuverlässiger resorbiert, was bei einer Herzinsuffizienz von Bedeutung ist. So kann die Resorptionsquote von Furosemid auf 30% sinken, während Torasemid stabil zu über 80% resorbiert wird.

Box 7.5

Etacrynsäure: Wirkt wie ein Schleifendiuretikum

Etacrynsäure gleicht hinsichtlich Wirkungsweise, Indikationen und Nebenwirkungen den Schleifendiuretika. Jedoch unterscheidet sie sich chemisch grundsätzlich.

Etacrynsäure
grün: reaktive Gruppierung

Etacrynsäure neigt zur Reaktion mit SH-Gruppen. Es liegt daher nahe, ihre Wirkung auf eine Hemmung von tubulären Ionentransport-Proteinen zurückzuführen, die SH-Gruppen enthalten. Inzwischen ist bekannt, dass Etacrynsäure im Organismus mit Cystein reagiert, und es gibt Hinweise, dass dieses Cystein-Addukt in der Niere wie ein Schleifendiuretikum wirkt. Demnach wäre Etacrynsäure Vorstufe eines Schleifendiuretikum.

Durch die Kombination von Furosemid mit Etacrynsäure kann die diuretische Wirkung, insbesondere bei schwerer Herzinsuffizienz, gesteigert werden, da offensichtlich größere Teile des Nephron für die Natriumrückresorption blockiert werden. Gefürchtet ist jedoch die große Ototoxizität dieser Kombination. Ihr kann, allerdings nicht vollständig, durch eine Kurzinfusion beider Diuretika während jeweils 30 min entgegengewirkt werden. Hierdurch treten nicht jene Spitzenspiegel wie bei i. v. Bolusgabe auf, die für die Ototoxizität verantwortlich gemacht werden.

7.2.6   Triamteren und Amilorid

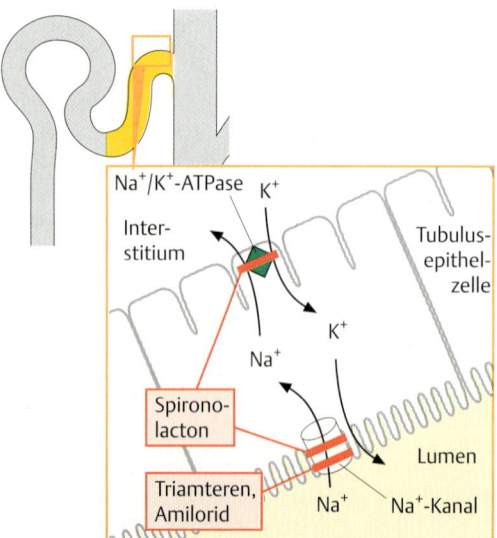

Triamteren

Amilorid

▶ **Wirkungsweise.** Bei diesen Substanzen handelt es sich um **Kalium-sparende Diuretika**. Sie wirken von der luminalen Seite her im Endabschnitt des distalen Konvoluts sowie in den kortikalen Abschnitten der Sammelrohre auf den Austausch von Natrium gegen Kalium bzw. Protonen. Sie hemmen den Eintritt von Na^+ durch einen Na^+-Kanal in die Tubulusepithelzellen und reduzieren damit die Austauschgeschwindigkeit der Kationen (Abb. 7.12). Die Wirkung ist unabhängig von der Anwesenheit von Aldosteron. Das Ergebnis der Pharmakon-Wirkung besteht in einer vermehrten Natriumausscheidung und einer Einsparung von Kalium. Das Ausmaß des Effektes kann maximal nur 2–3% der primär filtrierten Natriummenge betragen.

▶ **Pharmakokinetik. Triamteren** wird ausschließlich per os verabreicht, die Bioverfügbarkeit ist mäßig (ca. 30%). Das Maximum der diuretischen Wirkung ist etwa 2 Stunden nach der Einnahme erreicht. Im Organismus wird Triamteren zu einem großen Teil hydroxyliert und an Schwefelsäure gekoppelt. Das Kopplungsprodukt ist diuretisch etwa so wirksam wie die Muttersubstanz. Beide werden glomerulär filtriert und tubulär sezerniert, wobei der Hydroxytriamteren-Schwefelsäureester im Harn überwiegt. Die Plasmaeliminationshalbwertzeit wird für beide mit etwa 4 Stunden angegeben.

Amilorid wird ebenfalls nur per os gegeben, die enterale Resorption ist niedrig (zwischen 15 und 30%) und individuell recht unterschiedlich. Das Wirkungsmaximum ist nach ca. 6 Stunden erreicht, die Wirkung ca. 24 Stunden nach Einnahme abgeklungen. Amilorid wird zum größten Teil unverändert renal ausgeschieden ($t_{1/2}$ 6–9 h).

▶ **Anwendung.** Die vorwiegende Indikation für die Kalium-sparenden Diuretika ist die Langzeitbehandlung in Kombination mit Benzothiadiazin bei der **Therapie der Hochdruckerkrankung** (s. a. S. 129). Die Gefahr, eine Hypokaliämie durch die Thiazid-Saluretika auszulösen, wird durch die Gabe von Triamteren oder Amilorid kompensiert, während die natriuretischen Effekte sich addieren. Es ist darauf zu achten, dass bei der (entweder freien oder fixen) Kombination eines Natriuretikum mit einem Kalium-sparenden Diuretikum Substanzen und Dosierungen gewählt werden, die pharmakokinetisch zusammenpassen. Die Kombination dieser beiden Prinzipien gibt jedoch keine Garantie dafür, dass der Elektrolythaushalt nicht trotzdem aus dem Gleichgewicht kommt. Hierfür sind wohl die großen interindividuellen Unterschiede in der Empfindlichkeit gegenüber den zwei saluretischen Wirkprinzipien und die unterschiedliche diätetische Belastung mit den Salzen verantwortlich. Bei einer Therapie mit Kalium-sparenden Diuretika dürfen natürlich wegen der Gefahr des Auftretens einer Hyperkaliämie keine Kaliumsalze zugeführt werden, wie es bei der Anwendung der Natriuretika notwendig werden kann.

Die **Dosierung von Triamteren** liegt zwischen 0,1–0,2 g pro Tag, meistens genügt als Dauermedikation 0,1 g täglich.

Die **Dosierung von Amilorid** liegt zwischen 5 und 10 mg pro Tag. Amilorid ist als Monosubstanz nicht im Handel.

Abb. 7.12 Wirkung Kalium-sparender Diuretika. Triamteren und Amilorid hemmen den Durchtritt von Na^+ durch den luminalen Na^+-Kanal. Der Aldosteron-Antagonist Spironolacton hemmt die Synthese der Kanal- und Pumpenproteine.

Box 7.6

Methylxanthine: Verantwortlich für die harntreibende Wirkung von Tee und Kaffee

Theophyllin, **Coffein** und **Theobromin** (s. S. 346 f) wirken schwach diuretisch. Die glomeruläre Filtrationsrate wird aufgrund einer Vasodilatation geringfügig erhöht, die tubuläre Natriumrückresorption etwas vermindert. Wichtiger ist jedoch die vermehrte Markdurchblutung, die die Effektivität des Gegenstromprinzips durch Senkung der Natriumkonzentration im Interstitium vermindert. Das Volumen des Endharns ist dementsprechend vermehrt. Theophyllin ist stärker wirksam als Coffein und Theobromin. Die Wirkung ist unsicher und lässt bei Wiederholung häufig nach, so dass eine erfolgreiche diuretische Therapie mit dieser Substanzgruppe nicht durchgeführt werden kann. Die harntreibende Wirkung von Kaffee und Tee, die bei den meisten Menschen über das Ausmaß der aufgenommenen Flüssigkeitsmenge hinausgeht, ist jedoch auf die Methylxanthine zurückzuführen.

▶ **Nebenwirkungen.** Ein Teil der Nebenwirkungen ergibt sich aus der Hauptwirkung, der Kalium-Retention und der daraus resultierenden **Hyperkaliämie**. Daneben werden **Störungen der Magen-Darm-Funktion** beobachtet.

7.2.7   Aldosteron-Antagonisten

Leitsubstanz ist **Spironolacton**. Seine Wirkung kann ebenfalls schlagwortartig als kaliumsparende Diurese charakterisiert werden.

▶ **Wirkungsweise.** Das Nebennierenrindenhormon Aldosteron steigert in den Epithelzellen des distalen Konvoluts, der Verbindungstubuli und des Sammelrohres (bis auf den letzten Abschnitt), die Synthese der Eiweiße, die den luminalen Natriumkanal und die basolaterale Na^+/K^+-ATPase bilden. Dadurch wird die Effektivität der Na^+-Aufnahme und der K^+- bzw. H^+-Abgabe in diesem Tubulusabschnitt erhöht. Es resultiert eine Einsparung von Natrium und folglich von Chlorid und Wasser, während K^+ und H^+ vermehrt ausgeschieden werden. Spironolacton ist ein weitgehend spezifischer Antagonist am Aldosteron-Rezeptor. Es hebt die Aldosteron-bedingte Stimulierung der Synthese von Kanal- und Pumpenproteinen auf, so dass Na^+ vermehrt und K^+ und H^+ vermindert ausgeschieden werden (Abb. 7.12). Der Effekt ist umso größer, je mehr Natrium dem distalen Tubulusepithel angeboten wird (z. B. nach Gabe eines Saluretikum vom Thiazid-Typ) und je stärker die aktuelle Aldosteron-Wirkung ist. Auch die beiden Metabolite Canrenon und dessen 7-Thiomethyl-Derivat sind wirksam (Abb. 7.13).

▶ **Pharmakokinetik.** Die Bioverfügbarkeit von Spironolacton nach oraler Zufuhr beträgt 90 %. Im Organismus entstehen aus Spironolacton rasch die beiden Metabolite Canrenon und 7-Thiomethyl-canrenon (Abb. 7.13). Die Ausscheidung erfolgt überwiegend renal in Form der Metabolite. Die Plasmahalbwertzeiten betragen etwa 1,5 h für Spironolacton, 17 h für Canrenon, 14 h für das 7-Thiomethyl-Derivat.

Das Kaliumsalz von Canrenoat ist gut wasserlöslich und eignet sich zur Injektion. Im Organismus wird die Seitenkette zum Lacton umgewandelt, so dass die Wirkform Canrenon entsteht.

▶ **Anwendung.** Die Indikationen für die Aldosteron-Antagonisten ergeben sich aus dem Wirkungsmechanismus. Neben ihrer Anwendung beim **primären Hyperaldosteronismus** werden die Antagonisten vor allem mit Erfolg bei **sekundärem Hyperaldosteronismus** verschiedener Genese angewendet:

– Zur Ausscheidung von *Ödemen bei Leberzirrhose*, die zum Teil bedingt sein können durch einen erhöhten Aldosteron-Spiegel aufgrund einer reduzierten Abbaugeschwindigkeit des Mineralocorticoid in der Leber.
– Zur Ausschwemmung von *Ödemen bei chronischer Herzmuskelinsuffizienz*, die durch Saluretika nicht oder nur unzureichend mobilisiert werden konnten.

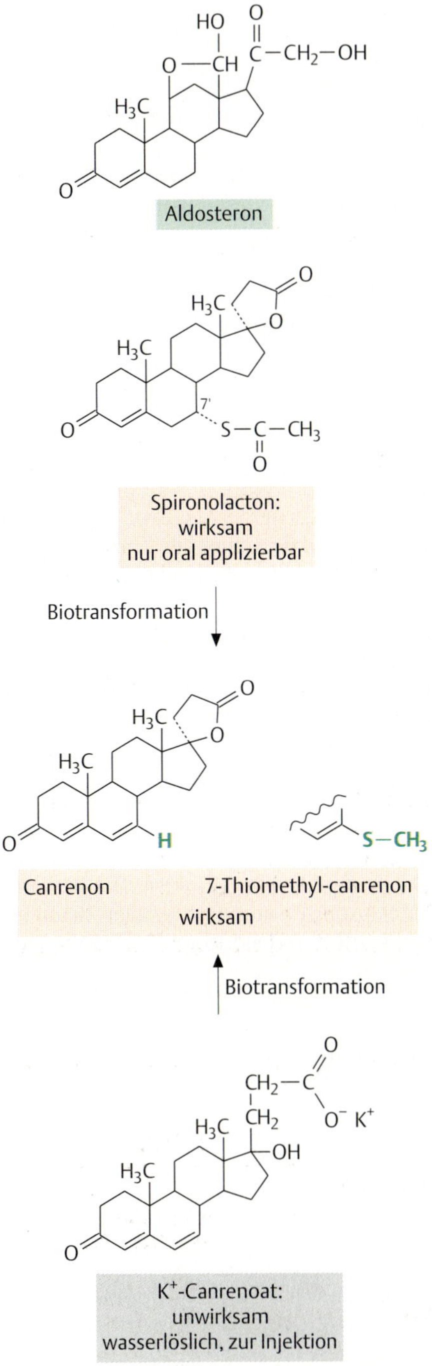

Abb. 7.**13** **Spironolacton und weitere Aldosteron-Antagonisten.**

Hierbei ist allerdings zu beachten, dass zur Regel-Therapie der chronischen Herzinsuffizienz heute ACE-Hemmer gehören, die eine Hyperkaliämie auslösen können (S. 130). Spironolacton, aber auch andere kaliumsparende Diuretika können diese Hyperkaliämie verstärken. Es ist in einer umfassenden Untersuchung gezeigt worden, dass Spironolacton in kleinen Dosen (25 mg täglich) bei einer Herzinsuffizienz lebensverlängernd wirkt. Hyperkaliämien treten nur selten auf, Kontrollen der Kalium-Werte im Plasma sind jedoch erforderlich.

– Bei Elektrolytstörungen mit begleitenden *Ödemen im Gefolge von chronischen Flüssigkeitsverlusten* aus dem Darm. Diese Zustände können sich entwickeln bei chronischen Entzündungen der Darmschleimhaut (z.B. Ileitis terminalis, Colitis ulcerosa) und bei schwerwiegendem Abusus von Laxantien. Im letzteren Fall ist natürlich die Unterbrechung der Laxantien-Einnahme notwendig.

Bei der Therapie der Hypertonie ist es häufig sinnvoll, die Saluretika vom Thiazid-Typ mit Kalium-sparenden Diuretika zu kombinieren. In erster Linie sollten hier aber Triamteren oder Amilorid angewendet werden, weil unter diesen Bedingungen eine vom Aldosteron-Mechanismus unabhängige Einschränkung des Na^+-K^+-Austausches zweckmäßiger erscheint. Die feste Kombination eines Thiazid-Diuretikum mit Spironolacton ist auch aus pharmakokinetischer Sicht nicht zu empfehlen, der Wirkungseintritt und die Dauer der Wirkungen sind zu unterschiedlich. Dies gilt insbesondere für die feste Kombination von Spironolacton mit Furosemid: Spironolacton beginnt nach einigen Tagen zu wirken, und erst dann stellt sich heraus, ob die Dosierung individuell richtig getroffen ist; die Wirkungen des Schleifendiuretikum sind dagegen schon 6–8 Stunden nach der Gabe abgeklungen.

Dosierung. Spironolacton wird in Tagesdosen von 0,4 g zu Beginn und von 0,05–0,2 g zur Dauertherapie gegeben. Zur Injektion steht K-Canrenoat zur Verfügung, die anfängliche Dosierung beträgt 0,2–0,8 g. Die Wirkung tritt bei beiden Substanzen erst nach einigen Tagen ein und unterliegt starken individuellen Schwankungen.

Der langsame Wirkungseintritt macht die Notwendigkeit einer parenteralen Zufuhr fragwürdig (Ausnahme: schwerkranke Patienten, die keine Tabletten mehr zu sich nehmen können). Erst wenn sich die Wirkung voll ausgebildet hat, kann über die endgültige Erhaltungsdosis entschieden werden.

Box 7.7

Zum langsamen Wirkungseintritt von Spironolacton

Für den verzögerte Wirkungseintritt nach Beginn einer Therapie mit Spironolacton gibt es a) eine pharmakodynamische und b) eine pharmakokinetische Ursache.

a) Die Aufhebung der stimulierenden Wirkung von Aldosteron auf die Proteinsynthese kann sich erst dann bemerkbar machen, wenn vorhandene Proteine sich verbrauchen und ersetzt werden müssen.

b) Aus Spironolacton entstehen wirksame Metabolite (Canrenon sowie eine Methylthio-Verbindung, s.o.), die langsamer eliminiert werden und kumulieren. Erst wenn diese nach mehreren Tagen ihr Kumulationsgleichgewicht erreicht haben, stellt sich ihr voller Effekt ein.

▶ **Nebenwirkungen** ergeben sich aus der Hauptwirkung: Es kann zu einer **Kalium-Vergiftung** kommen, insbesondere beim Vorliegen einer Niereninsuffizienz. Eine **Hyponatriämie** kann sich vor allem bei der Kombination mit Natriuretika ausbilden. Den Aldosteron-Antagonisten sind noch gewisse Hormonwirkungen eigen, so wurden vereinzelt Fälle von Gynäkomastie und von Amenorrhöen beobachtet; bei Patienten mit Leberzirrhose kann die Gynäkomastie-Häufigkeit allerdings bis zu 30% betragen. Diese Nebenwirkungen hängen mit der mangelnden Selektivität des Spironolacton zusammen (Bindung an Androgen-Rezeptoren). Gelegentlich treten **flüchtige Exantheme** auf.

Im Tierversuch traten nach langdauernder Zufuhr hoher Dosen von K-Canrenoat Tumoren auf. Ob dieser Befund für den Menschen Bedeutung hat, muss im Augenblick noch offen bleiben. Jedoch sollte die Anwendung von Canrenoat auf einen möglichst kurzen Zeitraum beschränkt werden. Außerdem stellt sich die Frage, ob überhaupt eine parenterale Zufuhr (also die Anwendung des K-Canrenoats) notwendig ist (s.o.).

— Notwendige Wirkstoffe ———————————————————————————————

Diuretika

Wirkstoff	Handelsname	Alternative	Bemerkungen
Osmotische Diuretika			
Mannit	*Osmofundin®* *Osmosteril® 10 u. 15%*	Mannitol-Lsg. 10, 15, u. 20%	
Thiazide			
Hydrochlorothiazid	*Esidrix®*	*HCT®, Disalunil®*	
Chlortalidon	*Hygroton®*	*Hydro-Long®*	
Indapamid	*Natrilix®*	*Indapamid, Sicco®*	
Xipamid	*Aquaphor®*	–	

Fortsetzung ▶

– Notwendige Wirkstoffe

Diuretika (Fortsetzung)

Wirkstoff	Handelsname	Alternative	Bemerkungen
Schleifendiuretika			
Furosemid	*Lasix*® Tab., Amp.	*Furosemid* (mehrere Firmen), weitere Handelsnamen, *Furorese*®, *Ödemase*®	
Piretanid	*Arelix*® Tab., Amp.	–	
Torasemid	*Torem*® Tab., Amp. *Unat*® Tab., Amp.	– –	
Kombination Hydrochlorothiazid mit Kalium-sparender Substanz			
Hydrochlorothiazid + Triamteren	*Dytide H*® Tab.	*Diuretikum Verla* Tab. *Triazid*® Tab. u. v. a.	
Hydrochlorothiazid + Amilorid	*Moduretik*® Tab.	*Amiloretik*®, *Amilorid-HCT*®, *Amilorid comp.* Tab. u. a.	
Aldosteron-Antagonisten			
Spironolacton	*Aldactone*® Drag., Kaps.	*Spironolacton Aquareduct*®, *Spiro*®, *Duraspiron*®, *Jenaspiron*®	
K-Canrenoat	*Aldactone*® Amp. *Osyrol*® Amp.	*K-Canrenoat* Amp.	

Eigene Eintragungen

. . .

. . .

Weitere im Handel erhältliche Diuretika

Acetazolamid	*Diamox*®, *Diuramid*®, *Glaupax*® *		Etacrynsäure	*Hydromedin*®, *Uregyt*®
Azosemid	*Luret*®		Etozolin	*Elkapin*®
Bumetanid	*Burinex*®		Metolazon	*Zaroxolyn*®
Clopamid	*Brinaldix*®		Sorbit	*Sorbitol-Inf. Lsg.*
			Triamteren	*Jatropur*®

* Nur zur Glaukom-Therapie

7.3 Adiuretin (ADH, Vasopressin)

Von dem Volumen des Glomerulusfiltrates erreichen noch ca. 20% das Sammelrohrsystem. Befindet sich der Wasser- und Elektrolythaushalt im Gleichgewicht, werden diese 15 – 30 l eingeengt auf ca. 1,5 l Endharn pro Tag. Die für diese Einengung notwendige Wasser- (und Elektrolyt-) Resorption steht unter dem Einfluss des Hypophysenhinterlappen-Hormons Adiuretin (S. 359). Das Fehlen von Adiuretin ist Ursache des (hypophysären) Diabetes insipidus, der mit einer täglichen Urinausscheidung bis zu 20 l einhergehen kann. Der physiologische Reiz für die Adiuretin-Inkretion ist vorwiegend die Osmolarität im Plasma. Jeder Anstieg des osmotischen Druckes im Blut wird mit einer vermehrten Ausschüttung beantwortet und veranlasst in der Niere eine entsprechende Wassereinsparung.

▶ **Wirkungsweise.** Die physiologische Wirkung dieses Hypophysenhinterlappen-Hormons ist der antidiuretische Effekt. Bei höheren Konzentrationen wirkt es auch vasokonstriktorisch; diese Wirkung hat dem Hormon den häufig gebrauchten Namen Vasopressin gegeben. (Abb. 7.**14**, s. a. S. 121). Entscheidend für die Regulation

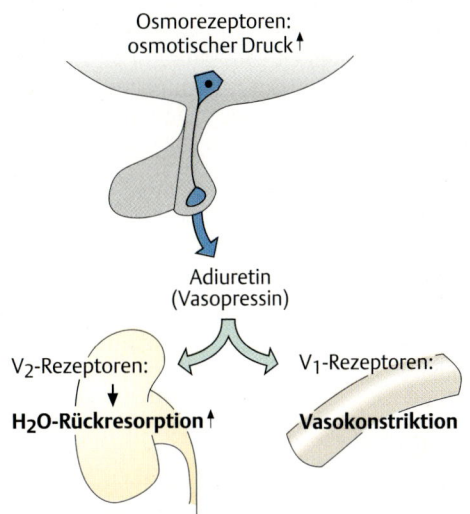

Abb. 7.**14 Wirkungsweisen von Adiuretin.** In physiologischer Konzentration wirkt Adiuretin antidiuretisch, in höherer Konzentration auch vasokonstriktorisch.

Box 7.8

Aquaporine sind Wasserporen

Aquaporine sind membrangebundene Proteine mit sechs transmembranalen Domänen, die als Wasserkanäle funktionieren. Sie sind im Pflanzen- und Tierreich weit verbreitet. Beim Menschen sind verschiedene Typen von Aquaporinen (AQP) nachgewiesen, deren Bedeutung für die Nierenfunktion kurz erwähnt werden soll.

AQP 1 ist im Bürstensaum des proximalen Tubulus und im absteigenden Schenkel der Henle-Schleife lokalisiert. In diesem Bereich werden ca. 85 % des Glomerulusfiltrats resorbiert.

AQP 2 findet sich im Sammelrohr. Die AQP 2-Wasserkanäle sind in Membranen, die zu Vesikel geformt sind, enthalten und liegen abrufbereit im Cytosol. Der adäquate Reiz für die Integration in das Plasmalemm der luminalen Seite, womit eine Steigerung der Wasserpermeabilität verbunden ist, besteht in der Bindung von Adiuretin (Vasopressin) an die Rezeptoren an der interstitiellen Seite der Epithelzellen. Lässt die Adiuretin-Stimulierung nach, werden die AQP 2-haltigen Membranabschnitte wieder in die Zelle zurückgenommen und in Vesikelform aufbewahrt. Am zum Interstitium gewandten Plasmalemm des Sammelrohres sind Aquaporine vom Typ **AQP 3** und **AQP 4** vorhanden, so dass ein Durchtritt von Wasser durch die Epithelzelle gewährleistet ist.

Neben den reinen Wasserkanälen sind auch Aquaporine nachgewiesen worden, die zusätzlich noch andere kleine Moleküle passieren lassen. So lässt z. B. AQP 3 neben Wasser auch Harnstoff durchtreten (erleichterte Diffusion), so dass eine ständige Verschiebung von Harnstoff aus dem Urin in das Interstitium der Nierenpapille stattfindet. Hier trägt die Akkumulation des Harnstoffs zu dem hohen osmotischen Druck bei; die anderen osmotisch wirksamen Teilchen sind die Na- und Chlorid-Ionen.

Aquaporine sind in vielen anderen Organen vorhanden und für den Wasserhaushalt der Zellen notwendig: in den Lungen, im Gehirn, im Auge, in den Drüsen, den Erythrozyten, um einige wichtige Bereiche zu nennen.

---

dung von cAMP zum Einbau von Wasser-Kanalproteinen in das luminale Plasmalemm führt. Die Wasser-Kanalproteine, *Aquaporine* genannt, befinden sich im Ruhezustand in der Membran von Vesikeln, welche im Zellinneren liegen. Infolge des Adiuretin-Stimulus verschmelzen die Vesikel mit dem Plasmalemm, und die Aquaporine kommen in Kontakt mit dem Harn. Nach Beendigung des Adiuretin-Stimulus werden die Aquaporin-haltigen Plasmalemm-Bezirke durch Endozytose wieder in das Zellinnere zurückgenommen.

Es mag von Interesse sein, dass der Adiuretin-Mechanismus während der Phylogenese zu dem Zeitpunkt entwickelt wurde, als die Tiere „das Wasser verließen und das Land als Lebensraum eroberten" und damit gezwungen waren, Wasser zu sparen.

▶ **Pharmakokinetik.** Adiuretin wird, besonders in Leber und Niere, von Peptidasen gespalten und damit inaktiviert, die Eliminationshalbwertzeit beträgt etwa 20 Minuten. Wegen der Peptidase-Empfindlichkeit ist es für die perorale Zufuhr nicht geeignet.

▶ **Anwendung.** Die wichtigste Indikation für die Anwendung von Adiuretin oder Analoga ist der **hypophysäre Diabetes insipidus**. Adiuretin (8-Argininvasopressin, Argipressin) wird intramuskulär oder subkutan injiziert. Die intravenöse Zufuhr wird vorgenommen, um bei Ösophagusvarizenblutung den vasokonstriktorischen Effekt von Adiuretin auszunutzen.

Desmopressin (1-Desamino-8-D-Argininvasopressin) ist ein synthetisches Adiuretin-Analogon, bei dem die vasokonstriktorische Wirkung fehlt. Es wird langsamer abgebaut, und die Wirkung hält länger an; eine intranasale Applikation einmal täglich kann ausreichen. Auch andere Zufuhrwege sind möglich; die Dosierungen illustrieren die Bioverfügbarkeit:
– peroral 200–1200 µg/d,
– intranasal 10–40 µg/d,
– Injektion 1–4 µg/d.

Bemerkenswerterweise lässt sich durch Injektion hoher Dosen von Desmopressin die Aktivität des Gerinnungsfaktors VIII bei Hämophilie und von-Willebrand-Jürgens-Syndrom steigern. Da diese Dosen auch eine maximale Antidiurese auslösen, ist mit einer „Wasservergiftung" und einer Hyponatriämie zu rechnen. Zur Steigerung der Faktor-VIII-Aktivität sind 0,3–0,4 µg/kg i. v., d. h. etwa 25 µg als Einzeldosis nötig.

---

des Wasser- und Elektrolythaushaltes ist das Ausmaß der Rücknahme von Wasser aus dem Sammelrohrsystem in das hyperosmotische Interstitium der Markzone (s. Abb. 7.7, S. 204). Da die Sammelrohr-Epithelien primär wasserundurchlässig sind, ist eine Wasserrücknahme *nur* in Anwesenheit von Adiuretin möglich. Das mit dem Blut herangeführte Adiuretin stimuliert an der interstitiellen Seite der Epithelzellen die sog. *Vasopressin-Rezeptoren vom Subtyp V_2*, was über eine vermehrte Bil-

---

Notwendige Wirkstoffe

Adiuretin

Wirkstoff	Handelsname	Alternative	Bemerkungen
Argipressin	*Pitressin®* Amp.	–	
Desmopressin	*DDAVP®* Tab., *Minirin®* Amp.	–	

Eigene Eintragungen

. . .

. . .

8 Elektrolyte

Überblick

Kaliumionen sind asymmetrisch zwischen dem Extrazellulärraum (einschließlich dem Blutplasma) und dem Intrazellulärraum verteilt, die K^+-Konzentrationen betragen 4–5 mmol/l extrazellulär und 120–140 mmol/l intrazellulär. Da der Intrazellulärraum erheblich größer ist als der Extrazellulärraum, befinden sich mehr als 95% des K^+-Körperbestandes in den Zellen. Die K^+-Konzentration im Plasma darf nur in engen Grenzen schwanken, sonst ergeben sich Herzfunktionsstörungen. Bei *Hyperkaliämie* ist häufig eine Dialyse besser wirksam als medikamentöse Maßnahmen (Infusion von Calcium-Ionen, Anwendung von Insulin plus Glucose oder von Kationen-Austauscherharzen).
Bei *Hypokaliämie* wird meist peroral, gelegentlich parenteral mit Kaliumsalzen substituiert.

Magnesium-Ionen sind für den Ablauf von Erregungsvorgängen und für biochemische Reaktionen unentbehrlich. Die physiologische Plasmakonzentration liegt bei etwa 1 mmol/l.
Bei *nachgewiesenen Mg²⁺-Mangelzuständen* ist mit Magnesium-Verbindungen eine Substitution möglich.

Eine durch intravenöse Zufuhr ausgelöste *Hypermagnesiämie* kann günstig bei der Eklampsie-Behandlung und einigen anderen Zuständen wirken.

Calcium-Ionen. Der Ca^{2+}-Gehalt des Plasmas sollte zwischen 2,0 und 2,6 mmol/l liegen, davon ist aber weniger als die Hälfte frei gelöst. Das in den Zellen vorhandenen Ca^{2+} ist fast völlig gebunden, die freie intrazelluläre Ca^{2+}-Konzentration liegt im Ruhezustand der Zelle zwischen 0,0001 und 0,001 mmol/l. Calcium-Ionen sind für Erregungsprozesse und als intrazelluläre Botenstoffe lebenswichtig. Die Ca^{2+}-Konzentration im Plasma muss konstant gehalten werden und unterliegt einer komplexen Regulation, wobei der Knochen als sehr großer Ca-Speicher dient.
Bei *Hypercalcämie* können angewandt werden: Infusion von physiologischer Kochsalzlösung, ein Schleifendiuretikum (z. B. Furosemid) plus 0,9% NaCl, Calcitonin, ein Bisphosphonat (z. B. Clodronat) ein Glucocorticoid (z. B. Prednisolon) in höherer Dosis.
Bei *Hypocalcämie* können Calciumsalze peroral oder ggf. parenteral zugeführt werden.

Im Folgenden soll die pharmakologische Bedeutung einiger Elektrolyte besprochen werden. Wir können uns dabei auf Kalium, Magnesium und Calcium beschränken; denn die anderen Ionen, die in den Körpersäften in wesentlicher Konzentration vorhanden sind, wie etwa Natrium- und Chlorid-Ionen, sind kaum als Pharmaka benutzbar oder anzusprechen.

8.1   Kalium

Bei allen Patienten, die von kardiovaskulären Erkrankungen bedroht sind, ist es wichtig, die Plasma-K^+-Konzentration im oberen Abschnitt des Normbereiches (3,6–4,8 mM) einzustellen. Ein relativ hoher Plasma-K^+-Spiegel erniedrigt den Blutdruck und wirkt „antiarrhythmisch", wenn Herzkrankheiten (Muskelinsuffizienz, Ischämie, Hypertrophie) vorliegen.

Hyperkaliämie

Ursachen. Nach oraler Zufuhr von Kaliumsalzen wird trotz guter Resorption der Plasma-Kaliumspiegel kaum erhöht. Dies beruht auf der schnellen Verteilung des Kalium im Gewebe und seiner schnellen Ausscheidung durch die Niere. Zur Hyperkaliämie kann es allerdings bei Hämolyse nach ausgedehnter Gewebezertrümmerung kommen sowie nach Anwendung von depolarisierenden Muskelrelaxantien, K^+-sparenden Diuretika, ACE-Hemmstoffen, nach parenteraler Zufuhr von Kalium-Salzen, ferner bei Niereninsuffizienz auch nach oraler Kalium-Zufuhr.

Symptome der Hyperkaliämie sind **Muskelschwäche**, eventuell **Parästhesien**, **Beeinträchtigung der Atmung**, vor allem aber **Veränderungen der Herzfunktion**, wie Überleitungsstörungen, Verschlechterung der Kontraktionen. Die Folgen der Hyperkaliämie lassen sich im EKG erkennen (Abb. 8.**1**), sie sind teilweise ähnlich wie nach Vagusreizung oder Acetylcholin-Zufuhr.

Therapie. Trotz ihrer Ähnlichkeit mit einem überhöhten Parasympathikus-Einfluss sind die Symptome der Kalium-Vergiftung nicht durch Atropin zu beseitigen. Häufig ist die **Hämodialyse** die beste Therapieform. Medikamentös ist es möglich, die Hyperkaliämie durch **Infusion von Calcium-Ionen** zu kompensieren; denn in gewissen Grenzen kommt es für eine ausgeglichene Herzfunktion

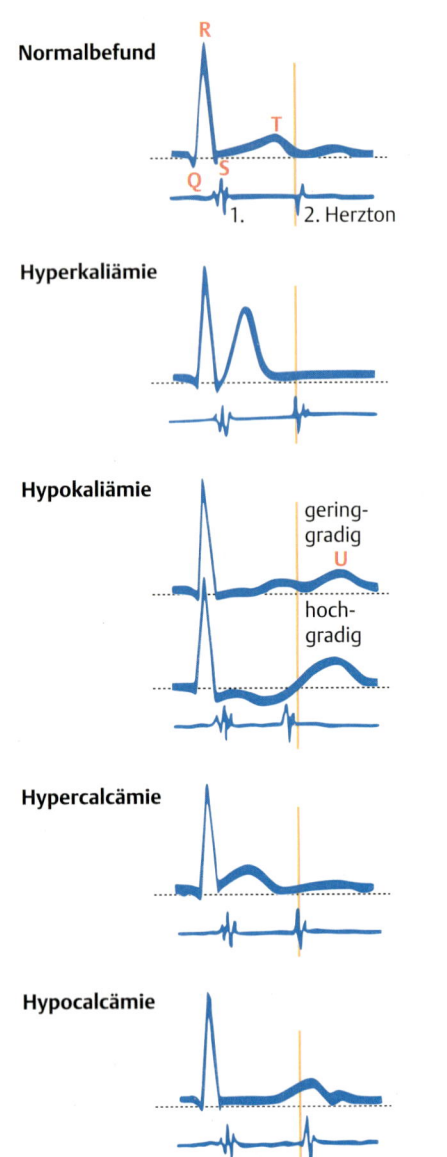

Normalbefund

R
Q S
T
1. 2. Herzton

Hyperkaliämie

Hypokaliämie

gering-
gradig
U
hoch-
gradig

Hypercalcämie

Hypocalcämie

Abb. 8.**1** **EKG bei Veränderung der K⁺- und Ca²⁺-Konzentration im Blut.** Charakteristisch ist die hohe T-Welle bei Hyperkaliämie sowie die niedrige T-Welle und das Auftreten einer U-Welle bei Hypokaliämie. Bei Hypercalcämie ist das QT-Intervall verkürzt, bei Hypocalcämie verlängert. Man beachte auch die Veränderung des 1. und 2. Herztones.

weniger auf den absoluten Gehalt des Serums an Kalium-Ionen an, sondern eher auf die Relation von Kalium-Ionen zu Calcium-Ionen. Außerdem kann durch **Infusion von Glucose und Insulin** gleichzeitig mit der vermehrten Bildung von Glykogen eine vermehrte intrazelluläre Speicherung von Kalium bewirkt werden; es besteht aber die Gefahr einer Überwässerung. Um die Kalium-Ausscheidung aus dem Körper zu erhöhen, können nicht-resorbierbare **Kationen-Austauscher**, die Na⁺ oder Ca²⁺ gegen K⁺ auswechseln, grammweise oral gegeben werden. Diese Maßnahme ist für den Patienten unangenehm und kann die zusätzliche Gabe eines Antiemetikum erforderlich machen.

Die Austauscherharze, Poly(styrol,divinylbenzol)-sulfonat-Harze, enthalten anionische Reste, die K⁺ mit höherer Affinität als Na⁺ bzw. Ca²⁺ binden und daher während der Darmpassage Na⁺ gegen K⁺ austauschen. Auch eine Furosemid-NaCl-Infusion vermag die K⁺ Konzentration zu senken.

Hypokaliämie

Ursachen. Hier soll nur auf hypokaliämische Zustände hingewiesen werden, die durch Pharmaka, wie Saluretika, Glucocorticoide, Herzglykoside in hohen Dosen, Insulin und Glucose bei der Behandlung des Coma diabeticum sowie durch chronischen Missbrauch von Abführmitteln ausgelöst werden können. Eine eventuell lebensgefährliche Hypokaliämie kann sich entwickeln, wenn bei einer schweren Form der Megaloblastenanämie die Therapie mit Folsäure oder Vitamin B₁₂ zu einem drastisch erhöhten K⁺-Bedarf Anlass gibt, weil die vielen neugebildeten Zellen sich mit Kalium beladen.

Symptome. Die Symptome der Hypokaliämie spielen sich an denselben Organen ab wie bei der Hyperkaliämie. Es kommt gleichfalls zu **Muskelschwäche mit peripheren Atemstörungen** bis zur Lähmung, Erschlaffung der glatten Muskeln sowie am Herzen zur Verschlechterung der Leistung und typischen **Veränderungen im EKG**. (Abb. 8.**1**).

Therapie. Eine bedrohliche Hypokaliämie lässt sich durch orale **Zufuhr von Kalium-Salzen** (4 – 6 – 8 g Kalium/d) beseitigen. Kalium-Salze können prophylaktisch gegeben werden, wenn eine Dauerbehandlung mit Saluretika vorgenommen wird und sich ein Kalium-Mangel abzeichnet. Kalium-Salze müssen entweder in verdünnten Lösungen (Brausetabletten) oder in zuverlässig retardierter Form zugeführt werden, denn hohe Konzentrationen lokal auf der Darmschleimhaut schädigen das Gewebe und lösen Strikturen aus. Bei akuten bedrohlichen Zuständen muss ein Kalium-Salz intravenös zugeführt werden (nicht mehr als 1 g bzw. ~ 20 mmol Kalium pro Stunde).
Dem Auftreten einer Arzneimittel-bedingten Hypokaliämie (Saluretika, Laxantien) kann auch durch die Verordnung einer K-reichen Kost vorgebeugt werden. (Anhaltspunkte s. Tab. 8.**1**).

Tabelle 8.**1** **Ungefährer Kalium-Gehalt einiger Früchte und Gemüse (mmol pro 100 g Frischgewicht)**

Apfel	2,5	Karotten	4,4
Apfelsinen	5,5	Kartoffeln	11
Bananen	7	Kohl	5,5
Birnen	2,7	Pflaumen	6,5
Blumenkohl	7	Spargel	5,5
Bohnen	5,5	Spinat	11
Broccoli	7	Tomaten	6
Grüner Salat	5	Weintrauben	5,5

Im Handel erhältliche Kalium-Präparate

Kaliumchlorid	*Kalinor® Ret.-Tab.*	*8 mmol K⁺/Tab.*
	Kalitrans® Ret.-Tab.	*8 mmol K⁺/Tab.*
	KCl-retard Zyma®	*8 mmol K⁺/Tab.*
	Kalium-Duriles®	*10 mmol K⁺/Tab.*
	Rekawan® Granulat	*13 mmol K⁺/Tab.*
Kaliumhydrogen-carbonat	*Kalitrans® Brausetab.*	*25 mmol K⁺/Tab.*
Kaliumhydrogen-carbonat + Kaliumcitrat	*Kalinor® Brausetab.*	*40 mmol K⁺/Tab.*
Kaliumcitrat	*Kalium-Verla® Granulat*	*20 mmol K⁺/Beutel*
Kaliumadipat	*Kalium-Apogepha®*	*4,5 mmol K⁺/Tab.*

Austauscherharze zum K⁺-Entzug bei Hyperkaliämie

Poly(styrol,divinylbenzol)-sulfonsäure		
Na⁺-Salz	*Resonium A®*	
Ca²⁺-Salz	*Sorbisterit®*	

8.2 Magnesium

Hypomagnesiämie

Ursachen. Ein Magnesium-Mangel ist selten, da mit den üblichen Nahrungsmitteln genügend Magnesium zugeführt wird (Fleisch, Seefisch, Milch, Gemüse, Getreide). Ein Mangel kann auftreten bei
- mangelnder Zufuhr mit der Nahrung (z.B. Alkoholiker),
- ungenügender Resorption aufgrund von Darmerkrankungen oder Laxantien-Abusus und
- verstärktem renalen Verlust (z.B. Schleifendiuretika).

Symptome. Eine Hypomagnesiämie kann zu einer **normocalcämischen Tetanie** und eventuell zu **Herzrhythmusstörungen** führen. Ein schwerwiegender Magnesium-Mangel tritt eigentlich nie isoliert auf, sondern ist stets mit anderen Elektrolytstörungen vergesellschaftet.

Therapie. Bei Verdacht auf einen Magnesium-Mangelzustand ist zuerst durch eine Mg-Bestimmung der Befund zu objektivieren und dann die Ursache zu klären. Folgende therapeutische Möglichkeiten ergeben sich:
1. kausale Therapie durch Beseitigung der Ursache,
2. ausreichende oder vermehrte Zufuhr von Magnesium mit der Nahrung,
3. wenn dann immer noch nötig: orale Gabe von Magnesium-Salzen,
4. in schweren und dringenden Fällen: parenterale Gabe von Mg-Salzen.
5. immer auch andere Elektrolyt-Störungen mit behandeln, z.B. Hypokaliämien.

Hypermagnesiämie

Dieser Zustand kommt als isolierte Elektrolytstörung nicht vor, wird aber durch intravenöse Gabe von Magnesiumsalzen ausgelöst, um die hemmende Wirkung von Mg-Ionen auszunutzen, so bei der Eklampsie oder bei drohender Frühgeburt, wenn Sympathomimetika nicht ausreichend wirksam sind. Auch manche Fälle von Herzrhythmusstörungen sollen positiv auf eine Magnesium-Zufuhr reagieren. Die therapeutische Breite ist gering, bei einem Überschreiten der richtigen Konzentration drohen in der „Mg-Narkose" ein Herzstillstand und eine Atemlähmung.

Zur Zeit werden bei Befindlichkeitsstörungen sehr häufig orale Mg-Präparate verordnet, ohne dass ein Mg-Mangel nachgewiesen wird. Es handelt sich vermutlich um eine Placebo-Therapie, die bei intakten Nieren wohl gefahrlos ist. Bei Niereninsuffizienz ist aber jede Zufuhr von Mg-Salzen wegen der Gefahr einer Hypermagnesiämie kontraindiziert.

Es sei hier daran erinnert, dass Magnesiumsulfat (Bittersalz) peroral verabreicht in Mengen von 5–10 g ein schnell wirksames osmotisches Laxans darstellt.

Box 8.1

Kritiklose Angaben über die Indikation von Mg-Präparaten

In der „Roten Liste" 2002 sind ca. 40 reine Magnesium-Präparate angeboten. Die meisten Firmen geben als Indikation an: „Nachgewiesener Magnesium-Mangel als Ursache für Störungen der Muskeltätigkeit". Das ist eine vernünftige Substitutionstherapie, die den Nachweis eines Mangelzustandes voraussetzt. Bis 1998 fanden sich aber für ein Magnesium-Reinpräparat noch folgende Angaben für die Anwendung: „Koronare Herzkrankheit, Angina pectoris, Herzinfarkt-Prophylaxe, Tachykardie, Rhythmusstörungen, Prophylaxe und Therapie von Thrombosen und Thrombophlebitiden nach Schwangerschaft und Operation, Verbesserung der Verträglichkeit von Digitalis-Präparaten, Tetanie, Neigung zu Krämpfen im gesamten Körperbereich, nächtliche Wadenkrämpfe, Magen-Darm-Spasmen, Übererregbarkeit, Nabelkoliken, Durchblutungsstörungen, Lärmempfindlichkeit, Schwindel, Nervosität, Migräne, Verbesserung der Verträglichkeit oraler Kontrazeptiva, Magnesiummangel (z.B. Schwangerschaft, Stillzeit, Alkohol-Abusus), Ca-Oxalatstein-Prophylaxe." „Indikationslyrik" ist ein Schlagwort, das einem hier in den Sinn kommt.

Im Handel erhältliche Magnesium-Präparate (Auszug, ca. 40 Präparate in der Roten Liste 2002)

Tabletten	
Magnesium-oxid	*Mg-Diasporal®, Mg-Optopan®, Magnetrans®*
Magnesium-carbonat	*Mg-100®*
Mg-hydrogenaspartat	*Mg-500®, Mg-Loges, Mg-Jenapharm, Mg-Ratiopharm, Mg-Verla, Magium®, Magnaspart®, Magnarot®*
Brausetabletten	*Mg-Sandoz, Basti-Mag®, Lösnesium®, Magnaspart®*
Ampullen	
Magnesium-sulfat	*Cormagnesin®, Mg-Diasporal®, Mg-Verla® Konz.*
Magnesium-aspartat	*Magnesiodard®*
Magnesium-ascorbat	*Magnorbin®*

8.3 Calcium

Verteilung im Organismus. Zwischen dem Verhalten des Kalium und des Calcium besteht im Organismus ein wichtiger Unterschied: Die Kalium-Ionen sind immer (ob intra- oder extrazellulär) fast völlig frei beweglich, vom Calcium dagegen ist nur ein Teil ionisiert, der andere Teil ist gebunden an Komplexbildner (z.B. Citrat und Phosphate) oder Proteine. Die Verteilung von Calcium im Plasma sowie sein Umsatz im Organismus sind in Abb. 8.**2** und 8.**4** dargestellt. Zwischen den Fraktionen besteht ein Gleichgewicht. Biologisch wirksam ist die Konzentration der Calciumionen. Die Einstellung einer konstanten Calcium-Ionen-Konzentration geschieht mit Hilfe der Hormone Parathormon (S. 367), Calcitonin (S. 366) und Vitamin-D-Hormon (S. 409f).

Physiologische Bedeutung. Calcium besitzt eine allgemeine Bedeutung für die **Übertragung von Erregungsprozessen** der Plasmamembran auf die intrazellulär lokalisierten Funktionsstrukturen. Hierbei ist wichtig, dass die Calcium-Ionen-Konzentration in der Zelle extrem niedrig eingestellt ist: sie beträgt „in Ruhe" $10^{-7} - 10^{-6}$ mol/l . Während des Erregungsprozesses steigt die cytosolische Calcium-Konzentration an. In der *Muskulatur* vermitteln Calcium-Ionen die Kopplung der Erregung zu den kontraktilen Proteinen, wie es für die glatte Muskulatur auf S. 110 und auf S. 137 ausführlich für den Herzmuskel dargestellt ist. Aus den Enden der motorischen und der vegetativen *Nervenfasern* erfolgt die Freisetzung der Übertragersubstanzen (Acetylcholin und Noradrenalin) ebenfalls durch Vermittlung von Calcium: Als Folge des Aktionspotentials steigt die Calcium-Ionen-Konzentration in der Nervenendigung an. Proteine werden aktiviert und ziehen die Speichervesikel zum Plasmalemm, eine Verschmelzung der Vesikel mit der Plasmamembran wird möglich, daraus resultiert eine Freisetzung durch Exozytose. Ein vergleichbarer Prozess liegt der Freisetzung von Adrenalin aus der *Nebennierenmarkzelle* zugrunde. Auch die Abgabe der Hypophysenhinterlappen-Hormone aus ihren Speichergrana wird durch Calcium vermittelt. Dies gilt wahrscheinlich im Prinzip ebenfalls für die sekretorische Tätigkeit der Speicheldrüsen und der exokrinen Zellen des Pankreas.

Hypercalcämie

Ursachen. Der Hypercalcämie können recht verschiedene Ursachen zugrunde liegen, so ein Hyperparathyreoidismus, eine Hyperthyreose, Vitamin-D- und Vitamin-A-Vergiftungen, Arzneimittelwirkungen. Die Dringlichkeit, mit der eine Therapie begonnen werden muss, hängt vom Ausmaß der Hypercalcämie und deren Dauer ab. Eine Klärung der Ursache ist natürlich das naheliegende Ziel.

Therapie. Beim Vorliegen einer (lebensbedrohenden) **Hypercalcämie** ist es zwingend, unabhängig von der Ursache die Calcium-Ionen-Konzentration im Serum zu senken und die Calcium-Ausscheidung zu erhöhen. Zu diesem Zweck sind verschiedene therapeutische Maßnahmen möglich (Abb. 8.**4**):
Hemmung der Osteoklasten-Tätigkeit. Die Resorption von Knochen mit Freisetzung der Calcium-Salze wird durch Hemmung der Osteoklasten gebremst. Folgende Pharmaka unterdrücken die Osteoklastentätigkeit:
– **Calcitonin**, dessen Eigenschaften auf S. 366 näher dargestellt werden; die antihypercalcämische Wirk-

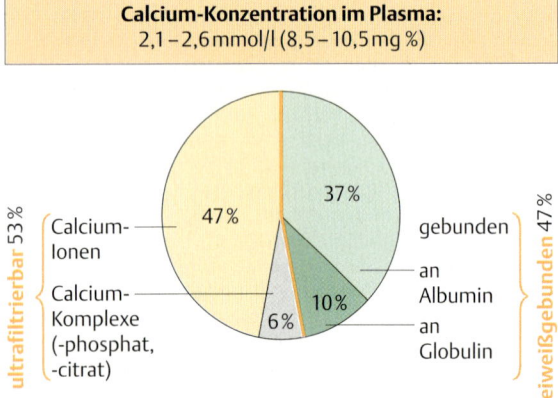

Abb. 8.**2 Verteilung von Calcium im Plasma.** Das eiweißgebundene Calcium ist renal nicht filtrierbar.

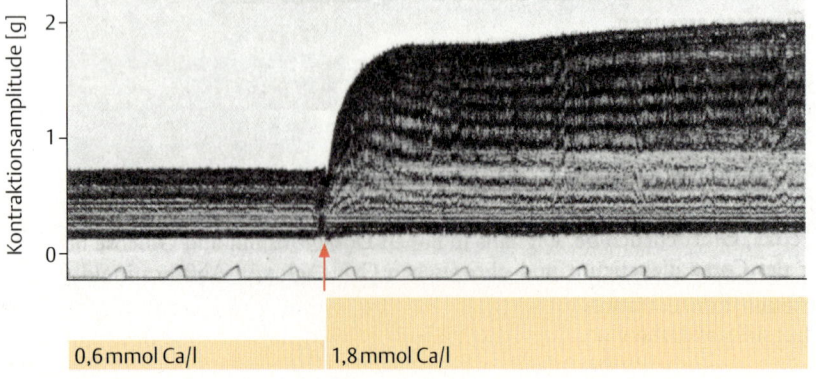

Abb. 8.**3 Kontraktionsamplitude und extrazelluläre Ca²⁺-Konzentration.** Versuch am isolierten Vorhof des Meerschweinchens, Registrierung mittels eines Dehnungsmessstreifens auf einem Direktschreiber. Der Vorhof wird mit einer Frequenz von 2,5 Hz gereizt, Zeitschreibung in Minuten. Beim Pfeil wird die Calcium-Ionen-Konzentration von 0,6 auf 1,8 mmol/l Tyrode-Lösung erhöht: Die Kontraktionskraft nimmt erheblich zu.

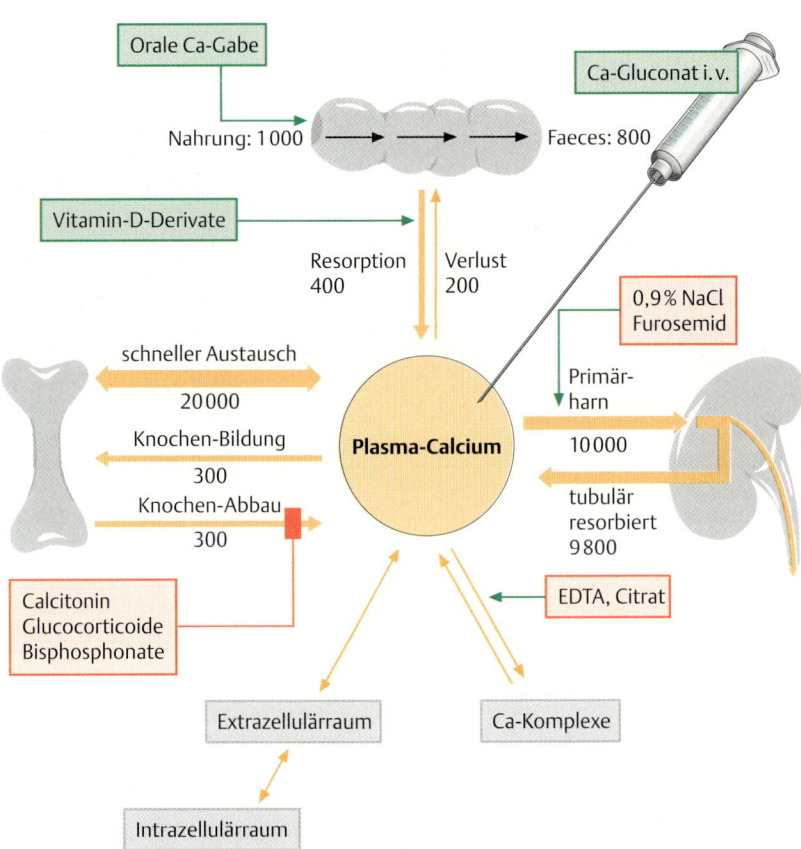

■ Maßnahmen zur Steigerung der Calcium-Konzentration
■ Maßnahmen zur Senkung der Calcium-Konzentration

samkeit kann allerdings im Laufe einiger Tage abnehmen.

– **Glucocorticoide** können bei einigen Formen der Hypercalcämie (nicht bei primärem Hyperparathyreoidismus) eine Senkung der Ca²⁺-Konzentration herbeiführen. Der Wirkungsmechanismus ist unklar; neben der möglichen Hemmung der Osteoklasten-Tätigkeit werden auch eine Verminderung der enteralen Calcium-Resorption, der renalen Ca²⁺-Rückresorption sowie eine Reduktion der Bildung von Osteoklasten-stimulierenden Faktoren in bestimmten Tumoren diskutiert. Die Wirkung tritt nach 24–72 Stunden ein.

– **Bisphosphonate** werden zur Senkung der Ca²⁺-Konzentration im Serum bei Hypercalcämien eingesetzt. Sie hemmen die Osteoklasten-Tätigkeit, möglicherweise wird auch die Abbaubarkeit der Hydroxylapatit-Kristalle vermindert (S. 224).

Komplexierung freier Calcium-Ionen. Wird das Dinatrium-Salz des Komplexbildners **EDTA** (Na-edetat) intravenös infundiert, so bilden sich im Blut Ca-EDTA-Komplexe, wobei freie Calcium-Ionen weggebunden werden. Die Komplexe bleiben im Blut gelöst und werden renal eliminiert. Dinatrium-EDTA ist sehr effektiv, aber leider auch sehr nephrotoxisch. Daher sollte es nur bei lebensbedrohlicher Hypercalcämie eingesetzt werden. Um

Nierentubulus-Schäden zu vermeiden, sollte eine Tagesdosis von 3 g nicht überschritten werden; die Therapie sollte nicht länger als 2 Tage andauern.

Auch **Citrat** vermag lösliche Calcium-Komplexe zu bilden und dadurch die Calcium-Ionen-Konzentration zu senken (S. 178). Es ist bei Hypercalcämie therapeutisch als kontrollierte Infusion verwendbar.

Hypocalcämie

Ursachen. Ein chronisches Defizit kann diätetisch, durch einen Hormonmangel (Vitamin D, Parathormon) oder auch medikamentös (Langzeitgabe eines Schleifendiuretikum in hoher Dosis) bedingt sein.

Symptome. Ein Defizit an Calcium-Ionen löst eine **Tetanie** aus, die Ausdruck einer Übererregbarkeit der motorischen Endplatte ist.

Therapie. Die **Substitutionstherapie** ist immer dann angebracht, wenn akut oder chronisch ein Mangel an Calcium besteht. Unabhängig von der Ursache lässt sich eine durch akute Hypocalcämie bedingte Tetanie durch intravenöse Zufuhr von Calcium-Salzen sofort beseitigen. Dieser augenblickliche Erfolg enthebt aber nicht von der Verpflichtung, die Ursache der Calcium-Stoffwechselstörung festzustellen, um dann eine kausale Therapie durchführen zu können.

Zur Therapie oder Prophylaxe eines chronischen Defizits werden entsprechende Mengen eines Calcium-Salzes per os eingenommen, dessen Gewichtsanteil an Calcium um 1 g täglich für den Erwachsenen betragen soll (Abb. 8.4). Die intravenöse Injektion muss, falls überhaupt notwendig, sehr langsam erfolgen, da sonst die Konzentration, die das Herz erreicht, so hoch ist, dass toxische Symptome auftreten. Statt des lokal reizenden Calciumchlorid werden zweckmäßigerweise organische Salze verwendet (Gluconat u.ä.). Diese können auch intramuskulär zugeführt werden.

Im Handel erhältliche Calcium-Präparate (Auszug)

Tabletten

Calcium-carbonat	Ca-Carbonat, Ca-Dago, Ca-Dura, Dreisacarb®, Calcimagon®

Brausetabletten

Calcium-carbonat	Ca-Dura, Ca-Hexal, Ca-Beta, Ca-Stada, Ca-Verla, Biolectrin®, Calcedon®, Calcilös®, Calcitridin®, Löscalcon®, Ospur®, Vivural® (alle Präparate gibt es mit 500 und 1 000 mg Ca)
Ca-carbonat + Ca-lactogluconat	Ca-Sandoz forte u. fortissim. (500 und 1 000 mg Ca)

Ampullen

Calzium-gluconat + einem weiteren organischen Salz	Calcium gluconicum, Ca-Sandoz 10%, Ca-Braun 10 und 20%, Ca-Verla, Calcitrans®

— Notwendige Wirkstoffe

Elektrolyte

Wirkstoff	Handelsname	Alternative	Bemerkungen
Orale Kalium-Substitution			
$KHCO_3$ + Kaliumcitrat	Kalinor®-Brausetab. 1,6 g/Tab.	–	
$KHCO_3$ + Kaliumcitrat	Kalitrans®-Brausetab. 1,1 g/Tab.	–	
Kaliumchlorid	Kalium-Duriles® 0,4 g/Ret.-Tab.	Kalinor®, Rekawan® Ret.-Tab.	
Calcium-Substitution			
Sofort-Therapie bei einer Tetanie			
Organische Calciumsalze	Calcium-Sandoz® Amp.	Calcium-Braun® Amp.	
Orale Kalzium-Substitution			
Organische Calciumsalze mit 1 000 mg Ca^{2+}/Brausetab.	Ca-Sandoz® fortis.,	Ca-Verla® 1 000, Löscalcon® 1 000, Ospar Ca® 1 000, Vivural® 1 000	
Magnesium-Substitution			
Mg-Oxid peroral	Magnetrans® forte 250 mg/Kaps.	Mg-Octopan® 250 mg/Kaps.	
Mg-Sulfat parenteral*	Mg-Diasporal® 100 mg Mg/Amp.	Mg 5-Sulfat® 100 mg Mg/Amp.	

Rehydratationslösung

sollte bei oraler Zufuhr etwa folgendes enthalten:
- 3,5 g Natrium-Salze als Chlorid, Citrat oder Hydrogencarbonat;
- 1,5 g Kaliumchlorid;
- 20 g Glucose,
- Aqua dest. ad 1 000,0

Rehydratationslösung	Elotrans® Beutel	–	

Eigene Eintragungen

. . .

. . .

* Magnesiumsulfat (Bittersalz) in Dosen von 5 – 10 (– 20)g ist ein osmotisches Laxans.

8.4 Therapeutische Aspekte

8.4.1 Osteoporose

In diesem Abschnitt beschränken wir uns auf die therapeutischen Möglichkeiten, die bei der **Osteoporose in der Postmenopause** vorhanden sind. Die sekundären Osteoporose-Formen (s. Box 8.2) erfordern im allgemeinen eine Unterbrechung der auslösenden Ursache, wenn dies möglich ist.

Box 8.2

Osteoporose: Definition und Ursachen

Die Osteoporose kann definiert werden als generalisierte Erkrankung des Knochens mit
– Abnahme der Knochenmasse,
– Verschlechterung der Mikroarchitektur des Knochens,
– erhöhtem Frakturrisiko.

Es ist zu beachten, dass es sich – im Gegensatz zur Rachitis oder Osteomalazie – nicht um eine Mineralisationsstörung des Osteoids handelt. Die Krankheitssymptome bei der Osteoporose kommen meistens durch schmerzhafte Wirbelkörpereinbrüche zustande. Außerdem besteht eine erhöhte Knochenbruchgefahr.

Diese Knochenerkrankung kann folgende **Ursachen** haben:
– *Primäre Osteoporose:*
  – idiopathisch,
  – in der Postmenopause,
  – senile Osteoporose (beide Geschlechter).
– *Sekundäre Osteoporose:*
  – endokrine Erkrankungen, z. B. Morbus Cushing, Hyperthyreose, primärer Hyperparathyreoidismus, Hypogonadismus,
  – langdauernde Medikamentenzufuhr, z. B. Glucocorticoide, Gonadorelin-Superagonisten, Antiepileptika, Heparin.

Pathogenese und Risikofaktoren. Nach dem Sistieren der hormonellen Gonaden-Tätigkeit nimmt die Knochenmasse individuell unterschiedlich stark ab, die Aktivität der Osteoklasten überwiegt die der Osteoblasten: das über Jahrzehnte bestehende Gleichgewicht zwischen Knochen-Aufbau und -Abbau ist zu Ungunsten des Aufbaus gestört. Das Risiko, ob ein Knochenmasse-Verlust zu einer unzureichenden statischen Funktion des Skelettsystems (Knochenbrüche) führen wird, hängt wesentlich von der Knochenmasse ab, die zur Zeit der Menopause vorliegt. Zusätzlich gibt es Risikofaktoren wie Bewegungsarmut, Zigarettenrauchen, Alkohol-Abusus, Untergewicht, Ca-arme Ernährung, früher Eintritt der Menopause, familiäre Disposition.

Prophylaxe. Eigentlich bei allen, aber besonders bei den gefährdeten Frauen sollte – neben einer Ausschaltung vermeidbarer Risikofaktoren – für eine **ausreichende Ca-Zufuhr** gesorgt werden (s. a. Box 8.3). Es gibt Hinweise dafür, dass durch reichliches Ca-Angebot die Geschwindigkeit des Knochenabbaus vermindert werden kann. Mit der Nahrung sollten 1,0 g/d aufgenommen werden, und zusätzlich evtl. in Form von Ca-Präparaten ebenfalls 1,0 g/d. Bei normaler Nierenfunktion ist diese tägliche Ca-Zufuhr ohne Gefahren.

Besonders bei älteren Patienten mit einseitiger Ernährung und geringer Sonnenlicht-Exposition ist an die zusätzliche Gabe von Vitamin D zu denken, um die Ca-Aufnahme aus dem Darm zu fördern.

Nach Eintritt der Menopause kann durch **Estrogen-Behandlung** der Knochenabbau gebremst und hoffentlich die Frakturneigung reduziert werden. Als Estrogen kann Ethinylestradiol (20 µg/d) verwendet werden; häufig werden allerdings die bei oraler Verabreichung unsicher resorbierbaren konjugierten Estrogene benutzt (S. 384), deren Dosierung 600 µg/d betragen muss.

Obwohl die Dosierung der Estrogene relativ niedrig ist, müssen **Gestagene** zyklusgerecht oder kontinuierlich hinzugefügt werden, um eine Erhöhung des Risikos für ein Endometriumkarzinom zu verhindern. Auf die Gestagen-Komponente kann nur bei Patientinnen nach Hysterektomie verzichtet werden. (Weiteres zur Hormonsubstitution in der Postmenopause: S. 385.)

Diese vorbeugende Maßnahme sollte bei Risikopatientinnen mit der Menopause beginnen. Die übliche Empfehlung lautet, dass die Aufrechterhaltung des hormonellen Zyklus etwa 10 Jahre durchgeführt werden sollte. Wann immer dann die Hormonzufuhr beendet wird, tritt ein schneller Knochenabbau ein, der auf das Niveau führt, das ohne Behandlung zu diesem Zeitpunkt auch erreicht wäre. Konsequenterweise müsste also der Frau angeraten werden, die hormonelle Substitution ggf. mit Aufrechterhaltung des Zyklus bis ins hohe Senium fortzusetzen. Der behandelnde Arzt sollte seiner Risikopatientin diese Situation vorstellen und deren Einverständnis für diesen Eingriff in den natürlichen Ablauf der hormonellen Vorgänge einholen. Umso wichtiger ist es, die Frauen schon vor Eintritt in die Menopause darauf hinzuweisen, dass die Risikofaktoren (Zigarettenrauchen, Alkohol-Abusus, Ca-arme Ernährung, Untergewicht) ausgeschaltet und durch körperliche Tätigkeit (Sport) die Knochenbelastung und damit die Knochenmasse erhöht werden sollten.

Die interessante Beobachtung, dass übergewichtige Frauen selten eine Osteoporose in der Menopause entwickeln, ist verständlich: das Gewicht stellt eine dauernde Belastung des Skelettsystems dar.

Box 8.3

Ca-Gehalt der Tabletten beachten!

Die meisten Ca-Präparate, die im Handel sind, enthalten zu kleine Mengen, um wirksam zu sein. Bei den Gewichtsangaben, z. B. 600 mg Ca-gluconat pro Tablette, ist zu berücksichtigen, dass aufgrund des Molekulargewichtes des Gluconatanteils nur 53 mg Ca in der Tablette vorhanden sind. Die benötigte Tagesdosis bestünde also aus ca. 20 Tabletten. Dagegen würden 100 ml Kuhmilch (= 1 Tasse) schon 120 mg Ca liefern. Nur wenige Präparate in der „Roten Liste" besitzen einen genügend hohen Ca-Gehalt zur Prophylaxe der Osteoporose.

Die Prophylaxe einer Osteoporose in der Menopause lässt sich auf das einfache Prinzip reduzieren: reichliche Aufnahme von Calcium (ca. 2 g/d), ev. die Gabe von Vitamin D und vor allem eine **gesunde Lebensführung.**

Therapie der manifesten Osteoporose. Sie sollte das Ziel haben, die verminderte Knochenmasse wieder zu erhöhen, um weitere Wirbelinfraktionen zu verhindern und das Fraktur-Risiko zu reduzieren. Die Grundlage der Therapie ist eine **reichliche Calcium-Zufuhr** (s. o.). Um die Ca-Resorption zu verbessern, kann es zweckmäßig sein, gleichzeitig **Vitamin D** zu verordnen.

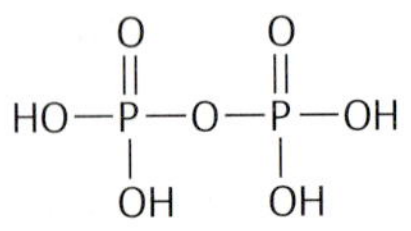

Pyrophosphorsäure

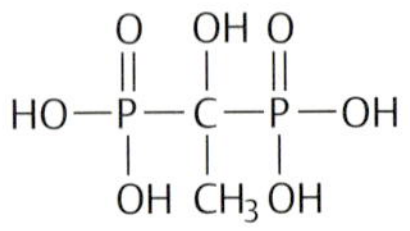

Etidronsäure

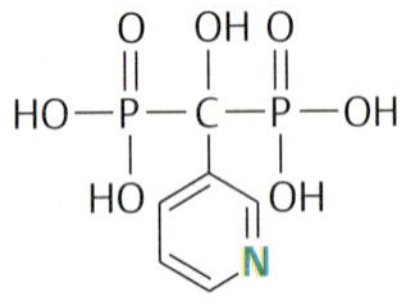

Risedronsäure

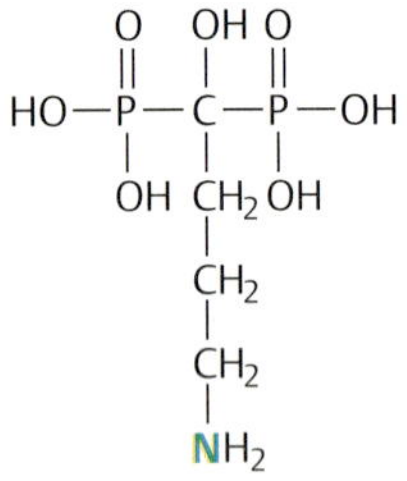

Alendronsäure

Die Gabe von **Fluorid** ist auf den Zustand der klinischen Prüfung zurückgefallen, nachdem Studien zeigten, dass es unter Fluorid-Zufuhr zu einer Zunahme der Knochenmasse kam, jedoch die Frakturhäufigkeit nicht sank, sondern eher stieg. Offenbar entstand ein mechanisch minderwertiger Knochen. Es gibt folgenden Erklärungsansatz: Fluorid soll zwei Wirkungen haben; erwünscht ist eine stimulierende Wirkung auf Osteoblasten – unerwünscht sind Mineralisationsdefekte, die dadurch zustande kommen, dass die sich bildenden Fluoridapatit-Kristalle teilweise zu groß sind, um regelrecht in die Kollagenfibrillen-Matrix zu passen.

Mit **Calcitonin** steht ein körpereigenes Hormon zur Verfügung, das die Tätigkeit der Osteoklasten hemmt. Zusätzlich wirkt es analgetisch bei Knochenschmerzen. Dieses Hormon wird mit Erfolg in akuten schmerzhaften Phasen der Osteoporose angewandt. Als Eiweiß muss es parenteral zugeführt werden, seine Wirkung nimmt bei langdauernder Zufuhr ab. Calcitonin-Behandlung lässt die Knochenmasse anwachsen, ob jedoch die Fraktur-Häufigkeit abnimmt, ist derzeit noch zweifelhaft.

Eine Maßnahme mit nachgewiesener *Fraktur-verhindernder Wirkung* ist die Gabe eines **Bisphosphonates.**

Bisphosphonate

▶ Bisphosphonate können auf den Knochenstoffwechsel zwei Wirkungen haben: 1. Hemmung der Mineralisation und 2. Hemmung des Knochenabbaus. Beide Wirkungen hängen damit zusammen, dass Bisphosphonate analog zu Pyrophosphat aufgebaut sind und sich wie dieses auf die Oberfläche der Mineralsubstanz des Knochens auflagern. Die **Hemmung der Mineralisation** scheint im Wesentlichen ein physikochemischer Effekt zu sein, der von der „Beschichtung" der Oberfläche des Knochens herrührt. Die **Hemmung des Knochenabbaus** dagegen ist ein zellulärer Effekt, der die Osteoklasten trifft. An sich vermögen Bisphosphonate nur sehr schlecht Membranbarrieren zu überwinden, wie sich in der geringen Resorptionsquote nach peroraler Gabe zeigt (0,5 % – 5%). Die Osteoklasten jedoch nehmen im Rahmen der Phagozytose von Knochensubstanz das daran haftende Bisphosphonat auf. Im Gegensatz zu Pyrophosphat ist ein Bisphosphonat kein Substrat von Phosphatasen. Die hohe intrazelluläre Konzentration eines Bisphosphonats kann den Osteoklasten vergiften. Zwei Wege sind möglich:

– Bisphosphonate wie Etidronat, die keinen Stickstoff enthalten, scheinen die Bildung zytotoxischer ATP-Analoge zu induzieren.

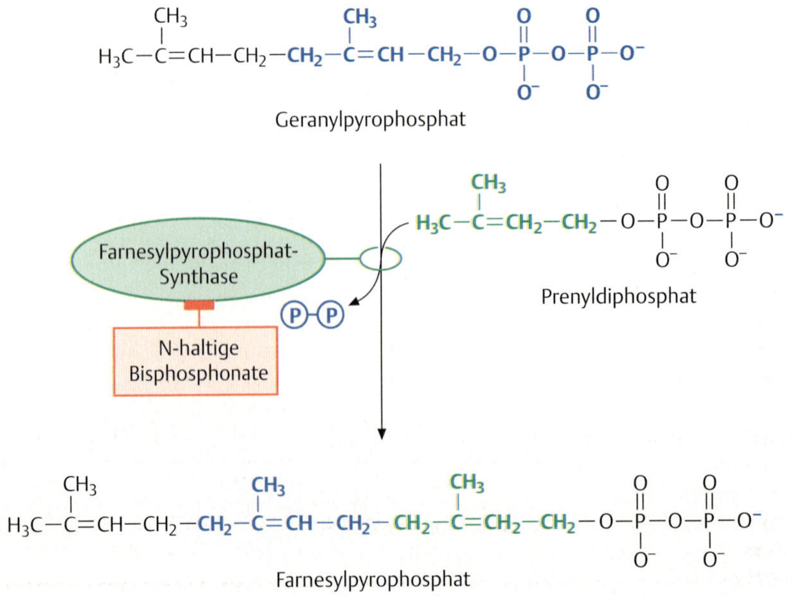

Geranylpyrophosphat

Prenyldiphosphat

Farnesylpyrophosphat-Synthase

N-haltige Bisphosphonate

Farnesylpyrophosphat

Abb. 8.5 Wirkmechanismus N-haltiger Bisphosphonate. Durch Hemmung der Farnesylpyrophosphat-Synthase beeinträchtigen sie die Prenylierung kleiner G-Proteine.

– Stickstoff-haltige wie Alendronat und Risedronat hemmen die Farnesylpyrophosphat-Synthase, unter deren Einwirkung Farnesylpyrophosphat und Geranylgeranylpyrophosphat entstehen (Abb. 8.5). Diese Stoffe dienen zur Prenylierung kleiner G-Proteine (z. B. Ras und Rho), die dann mittels der langgestreckten, hydrophoben Prenyl-Reste an zellulären Membranen befestigt werden. Indem Bisphosphonate dies verhindern, schädigen sie intrazelluläre Signaltransduktionsmechanismen des Osteoklasten.

Besonders bemerkenswert ist, dass die Bisphosphonate sich im Verhältnis der Wirkstärken bezüglich Hemmung der Mineralisation einerseits und Hemmung des Knochenabbaus andererseits voneinander unterscheiden. Bei Etidronat und Analog-Substanzen treten im therapeutischen Konzentrationsbereich beide Effekte auf, bei später eingeführten N-haltigen Bisphosphonaten ist die Hemmwirkung auf die Knochenresorption verstärkt und steht im Vordergrund. Dieser Unterschied spiegelt sich in der Anwendung wider.

▶ Alendronat und Risedronat können wegen ihres geringen Effektes auf die Knochenmineralisation ohne Therapie-Intervalle gegeben werden. Ein weiteres Anwendungsgebiet für Bisphosphonate ist die Milderung überschießender Ossifikationen (Tab. 8.2) bei verschiedenen Störungen (Morbus Paget, Tumor-bedingte Hypercalciämie, heterotope Knochenbildung etc.)

▶ Die peroral angewandten Substanzen können **Schleimhaut-schädigend** in der Speiseröhre und im oberen Magen-Darm-Trakt wirken: retrosternale Schmerzen, Gastritis etc. Das Einnahmeschema zur Förderung einer raschen Passage von Speiseröhre und Magen ist recht kompliziert (z. B. 30 min vor dem Frühstück in auf-

Tabelle 8.2 Bisphosphonate zur Hemmung überschießender Verknöcherung

Clodronsäure	*Ostac®, Bonefos®*
Etidronsäure	*Etidronat, Didronat®*
Ibendronsäure	*Bondronat®*
Pamidronsäure	Aredia®
Tiludronsäure	Skelid®
Zolendronsäure	Zometa®*

* Es gibt erste klinische Versuche, aus der Gruppe der in Intervallen zu applizierenden Bisphosphonate eine Substanz als Infusionszubereitung ein- oder zweimal im Jahr zur Verhütung einer Osteoporose in der Menopause anzuwenden. Der Therapie-Erfolg (mit Zolendronsäure i.v.) soll nicht schlechter sein als eine Dauertherapie mit einem oral verabreichten Bisphosphonat.

rechter Körperhaltung einnehmen, 200 ml Leitungswasser trinken [kein anderes Getränk wegen der Gefahr der Komplexbildung und Resorptionshemmung], die aufrechte Körperhaltung dann 30 min bewahren).

Die Beurteilung der **Wirksamkeit** der Bisphosphonate bezüglich der Besserung einer Osteoporose ist recht schwierig. Die Messung der Knochendichte an verschiedenen anatomischen Lokalisationen ist mit einer relativ großen Streuung belastet und muss über Jahre mit identischer Methodik wiederholt werden. Das Befinden der Patienten und die Häufigkeit von Knochenbrüchen ist nur an einem großen Kollektiv vergleichend festzustellen (Kontrollen). Trotz dieser Schwierigkeiten kann wohl ausgesagt werden, dass die neueren Bisphosphonate Alendronsäure und Risedronsäure zusammen mit einer reichlichen Calcium-Zufuhr die zur Zeit beste therapeutische Maßnahme darstellt, um die Knochendichte zu verbessern bzw. deren weitere Abnahme zu verhindern.

--- Notwendige Wirkstoffe ---

Osteoporose – Prophylaxe und Therapie

Wirkstoff	Handelsname	Alternative
Orale Calcium-Gabe (1 000 mg/d)	*Kalzium-Sandoz®* fortissimum, *Calcium Verla®* 1000, *Löscalcon®* 1000, *Ospur Ca®* 1000, *Vivural®* 1000	*Calcium AL* 1000 *Calcium Stada* 1000
Vitamin D (Cholecalciferol)	*Vigantoletten®* Tab.	*VitD₃, Dekristol®* *D-Mulsin®* Emuls.
Estrogene (+ Gestagene)	s. S. 387 + 390	
Calcitonin	*Cibacalcin®* *Karil®*	*Calcitonin* (4 Firmen) *Lacitonin®, Calci®* *Osteostabil®* u. a.
Bisphosphonate		
Alendronat	*Fosamax®* Tab.	–
Risedronat	*Actonel®* Tab.	–
Fluoride		
Natriumfluorid	*Ossin®* Ret.-Tab., *Ospur®* Tab.	–
Na-fluorophosphat + Ca-citrat + Ca-gluconat	*Tridin®* Kau-Tab.	–

Eigene Eintragungen
. . .
. . .

8.4.2 Normalisierung der Körperflüssigkeiten (Infusionslösungen)

Isotone Salzlösungen. Die Heilungschancen bei vielen Erkrankungen und Eingriffen werden erheblich besser, wenn durch Zufuhr geeigneter Elektrolyt-Lösungen Störungen in der Zusammensetzung der Körperflüssigkeiten normalisiert werden können. Je nach Einzelfall müssen isotone Salzlösungen mit wechselndem Verhältnis von Natrium-, Kalium- und Calciumionen oder isotone Zucker-Lösungen (Glucose, Fructose) oder Mischungen aus den verschiedenen Lösungen angewendet werden. Im Handel sind Infusionslösungen unterschiedlicher Zusammensetzung zu erhalten (Tab. 8.**3**).

Osmotherapie. Eine Erhöhung des osmotischen Druckes im Extrazellulärraum führt zu einer Verschiebung von Wasser in diesen Raum und dadurch in das Gefäßsystem. Am besten geeignet für diesen Zweck ist Mannit, das zusätzlich noch eine osmotische Diurese auslöst (S. 207). Eine solche Osmotherapie bewährt sich zur Senkung des Liquordruckes bei Hirnödem, während operativer Eingriffe am Gehirn, bei akutem Glaukom-Anfall usw. Es werden von der 20%igen Lösung bis maximal 500 ml intravenös infundiert. Für denselben Zweck lässt sich auch Glycerin verwenden (10%ig, intravenös verabreicht). Eine wirksame Osmotherapie des Glaukoms kann auch durch orale Gabe von Glycerin (1,5 g/kg mit Wasser verdünnt) durchgeführt werden.

Jede Infusionstherapie erfordert eine ständige Kontrolle des Elektrolyt- und Wasserhaushaltes. Fructose darf wegen der Gefahr der Lactacidämie und Leberschädigung nicht in unbeschränkten Mengen infundiert werden.

Tabelle 8.**3** Ionale Zusammensetzung „physiologischer Salzlösungen"

	nach Ringer	
	g/l	mmol/l
NaCl	6,0 – 6,5	103 – 111
KCl	0,075 – 0,14	1 – 1,9
$CaCl_2$	0,1 – 0,12	0,9 – 1,1
$MgCl_2$		
NaH_2PO_4	0 – 0,01	0 – 0,1
$NaHCO_3$	0,1 – 0,2	1,2 – 2,4
Glucose	0 – 2,0	0 – 11,1
	nach Tyrode	
	g/l	mmol/l
NaCl	8,0	137
KCl	0,2	2,7
$CaCl_2$	0,24	2,2
$MgCl_2$	0,01 – 0,05	0,1 – 0,5
NaH_2PO_4	0,05	0,4
$NaHCO_3$	1,0	11,9
Glucose	1,0	5,5
	nach Krebs-Henseleit	
	g/l	mmol/l
NaCl	6,9	118
KCl	0,35	4,7
$CaCl_2$	0,28	2,5
$MgCl_2$		
$MgSO_4 \cdot 7 H_2O$	0,29	1,2
NaH_2PO_4	0,16	1,2
$NaHCO_3$	2,1	25
Glucose	2,0	11,1

9 Verdauungskanal

9.1 Beeinflussung der Magenschleimhaut

Überblick

Protektion der Gastroduodenalschleimhaut
Sucralfat ▶ schützt das Magenepithel gegen die hohe Protonenkonzentration des Magensaftes bei defekter Schleimschicht (über Ulcerationen).
Misoprostol ▶ stimuliert die Schleimproduktion (und hemmt die Säureproduktion).

Antacida
Aluminium- und Magnesiumhydroxid ▶ setzen als basische Substanzen die Protonenkonzentration herab. Kombinationen der beiden Hydroxide und deren Komplexverbindung Magaldrat sind ▶ bei vorübergehenden und leichten Fällen von Hyperacidität als Antacida brauchbar.

Hemmung der Salzsäure-Produktion
H2-Antihistaminika wie Cimetidin, Ranitidin und weitere Analogsubstanzen ▶ reduzieren dosisabhängig die Salzsäure-Produktion.
Omeprazol und Analogsubstanzen ▶ hemmen spezifisch die Protonenpumpe der Belegzellen.

Eradikation des *Helicobacter pylori*
Eine Besiedelung der Magenschleimhaut durch Helicobacter pylori kann durch eine Kombinationstherapie mit zwei Antibiotika (Amoxicillin, Clarithromycin) und einem Hemmstoff der Protonenpumpe (Omeprazol) innerhalb einer Woche mit großer Wahrscheinlichkeit beendet werden.

Normalerweise ist die Schleimhaut des Magens und des oberen Zwölffingerdarms vor einer Schädigung durch die aggressive Salzsäure geschützt, solange die Epithelzellschicht intakt ist und eine ausreichende Schleimproduktion erfolgt. Ist das Gleichgewicht zwischen Schleimhautschutz und Salzsäure zu Ungunsten der protektiven Faktoren verschoben, kann es therapeutisch sinnvoll sein, diese zu stärken.

Ehe Arzneimittel verordnet werden, sollte der Arzt jedoch in Erfahrung bringen, ob die vorliegende Erkrankung durch das Verhalten des Patienten ausgelöst sein könnte: übermäßiger Kaffeegenuß (Röstprodukte reizen die Magenschleimhaut), übermäßiges Trinken konzentrierter Alkoholika, Rauchen, Gebrauch zu starker Gewürze (Paprika, Pfeffer, Senf etc.), hektische Betriebsamkeit. Erst wenn es dem Arzt nicht gelingt, das Verhalten des Patienten zu verändern – was leider wahrscheinlich ist – können protektiv wirkende Pharmaka versucht werden.

Eine häufige Ursache für eine Gastritis und vor allem für Magen- und Duodenalgeschwüre, aber auch des MALT-Lymphoms, ist die Besiedelung der Magenschleimhaut mit dem Keim **Helicobacter pylori**. Falls eine derartige chronische Besiedelung bei einem Patienten vorliegt, ist die Ausrottung dieses Keimes die Grundlage für eine Dauerheilung seines Leidens. Die heutige gängige und sehr effektive Therapie wird in dem Abschnitt „Therapeutische Aspekte" auf S. 242 besprochen.

9.1.1 Schleimhaut-Protektion

Sucralfat ist ein basisches Aluminium-Salz sulfatierter Saccharose.
▶ Es bildet über Schleimhautdefekten in Magen und Duodenum eine Art künstliche Schutzschicht. Nach oraler Einnahme vernetzen sich die Einzelmoleküle im sauren Milieu des Magens und formen eine Paste, die sich auf den Boden von Schleimhautläsionen in Magen oder Duodenum auflagert und dort über Stunden haften bleibt. Protonen, die in die Schicht hineindiffundieren, werden durch die Hydroxid-Ionen neutralisiert; Pepsin, Trypsin und Gallensäuren werden adsorbiert.
▶ Sucralfat kann nicht mehr als Therapeutikum gegen Magen- und Duodenalulcera empfohlen werden, da es wirksamere Prinzipien gibt. Es hat vielleicht noch Bedeutung zur vorübergehenden Anwendung bei hyperaciden Störungen, um eine Entstehung von Schleimhautdefekten zu bremsen. So wird es in der **Ulcus-Prophylaxe auf Intensivstationen** eingesetzt.

Misoprostol ist ein halbsynthetisches Prostaglandin-Derivat. ▶ Wie auf S. 283 ausgeführt, stimulieren Prostaglandine die Schleimproduktion und hemmen die Salzsäuresekretion. Misoprostol ist stabiler als die nativen Eicosanoide und ist für die orale Therapie geeignet. Es hat wegen seiner Stabilität den Charakter eines Lokalhormons eingebüßt und besitzt keine Organspezifizität. ▶ Die Nebenwirkungen dieses Prostaglandin-Derivates sind ausgeprägt: **Bauchschmerzen** und **Diarrhöen** treten bei ca. 15 % der Patienten auf, **Menstruationsstörungen** und **Zwischenblutungen** sind berichtet worden. Wegen der Gefahr der **Weheninduktion** ist es während der Schwangerschaft kontraindiziert. ▶ Sinnvoll erscheint eine Anwendung von Misoprostol nur zur **Prophylaxe einer Ulcus-Entstehung** bei einer Therapie mit den Prostaglandin-Synthese-Hemmstoffen aus der Reihe der nicht-steroidalen-Antirheumatika (s. S. 284). Es wird heute wohl besser durch die Hemmstoffe der Protonenpumpe ersetzt.

9.1.2   Antacida

Grundlagen

▶ **Wirkungsweise** und ▶ **Anwendung.** Die Schleimhaut-schädigende Wirkung des Magensaftes lässt sich abschwächen, indem die Protonen-Konzentration durch orale Gabe von basischen, d. h. Protonen-bindenden Substanzen herabgesetzt wird. Solche Verbindungen sind $NaHCO_3$, $CaCO_3$, $Al(OH)_3$ und $Mg(OH)_2$.

Der säureneutralisierende Effekt dieser Antacida kann therapeutisch bei einer „**Übersäuerung**" des Magens nach **Diätfehlern**, **Alkoholabusus** usw. und bei **leichten Formen der Reflux-Ösophagitis** ausgenutzt werden. Bei chronischen hyperaziden Gastritiden ist die dauernde Anwendung von Antacida überholt.

Bei der Auswahl und Anwendung eines Antacidum sind seine Resorbierbarkeit sowie sein Säureneutralisationsvermögen zu berücksichtigen (s. Box 9.**1**).

Einnahmeschema. Da Nahrung eine säurepuffernde Eigenschaft besitzt, werden die Antacida zwischen den Mahlzeiten eingenommen. Es bewährt sich die Gabe einer ausreichenden Dosis jeweils 1 und 3 Stunden nach den Mahlzeiten sowie zur Nacht; insgesamt müsste das Antacidum zur dauerhaften Senkung der Säurekonzentration also pro Tag in sieben Einzeldosen verabreicht werden, was die Zuverlässigkeit der Einnahme infrage stellt. Unter anderem aus diesem Grund werden Antacida zur Ulcustherapie nicht mehr verwandt, obwohl bei Einhaltung des Applikationsschemas eine Ulcusheilung beschleunigt werden kann.

Eigenschaften der einzelnen Antacida

Magnesiumhydroxid. ▶ Die neutralisierende Wirkung tritt rasch auf. Weniger als 10% der zugeführten Menge werden resorbiert. Der Organismus scheidet die aufgenommenen Magnesium-Ionen normalerweise schnell renal aus. ▶ Als Nebenwirkung tritt häufig eine Diarrhö auf (S. 234). An dem laxierenden Effekt ist vermutlich eine Magnesium-Ionen-bedingte Freisetzung von Cholezystokinin beteiligt. Eine schwere Niereninsuffizienz ist eine Kontraindikation für $Mg(OH)_2$, weil sich eine Hypermagnesiämie mit Muskelschwäche, Herzarrhythmien und Bewusstseinsstörungen ausbilden kann.

Aluminiumhydroxid. ▶ Der Wirkungseintritt erfolgt langsam, die Wirkung hält lange an. Die resorbierte Menge ist gering. ▶ Bei ausgeprägter Niereninsuffizienz kann die Aluminium-Ionen-Konzentration im Blut ansteigen; Osteodystrophie, Myopathie und Enzephalopathie sind mögliche Folgen. Wie bei anderen Aluminium-haltigen Verbindungen tritt auch nach Gabe von Aluminiumhydroxid häufig eine Obstipation auf. Im Darm binden die Aluminium-Ionen Phosphat; dadurch wird Phosphat vermindert resorbiert, kompensatorisch fällt die Phosphat-Ausscheidung im Harn ab. In extremen Fällen ist die Entwicklung einer Hypophosphatämie mit Osteomalazie möglich.

Bei schwerer Niereninsuffizienz liegt in der Regel eine Hyperphosphatämie vor. Hier kann die Phosphat-senkende Wirkung von Aluminiumhydroxid therapeutisch genutzt werden. Die hierzu erforderliche ständige orale Zufuhr von $Al(OH)_3$ ist jedoch nicht ungefährlich. Besonders bei Dialyse-Patienten besteht das Risiko einer Aluminium-Vergiftung (Aluminium-Enzephalopathie), da das Dialyse-Verfahren keine ausreichende Reduktion der Aluminium-Konzentration im Blut bewirken kann.

Die ständige Gabe von Aluminiumhydroxid zur Prophylaxe bei Phosphat-haltigen Nierensteinen ist auch bei Nierengesunden wegen der möglichen Hypophosphatämie eine nicht risikofreie Maßnahme. Hier kommt alternativ Calciumcarbonat (s. u.) infrage.

Box 9.1

Welche Eigenschaften erwartet man von einem guten Antacidum?

Resorbierbarkeit. Ein Antacidum soll eine säureneutralisierende Wirkung lokal im Magensaft ausüben. Eine Resorption ist nicht erwünscht, denn die Säuren-Basen-Homöostase des Organismus wird durch aufgenommene basische Äquivalente beeinflusst. Bei normaler Nierenfunktion erfolgt zwar eine rasche Kompensation durch vermehrte Ausscheidung von HCO_3^-, so dass der Blut-pH nicht nennenswert ansteigt. Aber bei entsprechender Disposition kann durch die Alkalisierung des Harns die Auskristallisation von Calcium-haltigen Konkrementen in den ableitenden Harnwegen gefördert werden. Weiterhin muss an die möglichen systemischen Wirkungen des resorbierten Kation gedacht werden (s. u.).

Ein Antacidum ist dann schlecht resorbierbar, wenn das bei der Reaktion mit der Säure im Magen freigesetzte Kation im neutralen Milieu des Dünndarms erneut basische Äquivalente bindet und als Komplex ausfällt. Auf diese Weise wird mit den Faeces schließlich wieder eine basische Verbindung ausgeschieden. In die Gruppe der schlecht resorbierbaren Antacida gehören alle therapeutisch verwendeten Verbindungen bis auf $NaHCO_3$. Natrium-Ionen bilden im neutralen Milieu des Dünndarms keine Komplexe, sondern bleiben in Lösung und werden resorbiert.

Die schlecht resorbierbaren Antacida vermögen die Resorption anderer Pharmaka aus dem Darm zu hemmen, wenn diese Wirkstoffe sich an die unlöslichen Komplexe binden und so ebenfalls nicht aufgenommen werden können. Aus diesem Grunde soll die gleichzeitige Einnahme von Antacida mit anderen Wirkstoffen vermieden werden.

Säureneutralisationsvermögen. Bei der Behandlung mit einem Antacidum soll der pH-Wert des Magensaftes durch das Antacidum auf über 3,5 angehoben werden. Bei einem pH des Nüchternsekretes von 1,5 bedeutet ein pH von 3,5 eine Abnahme der Protonen-Konzentration auf ein Hundertstel. Als Richtwert für eine derartige pH-Änderung wird derzeit empfohlen, das Antacidum in einer solchen Menge zu verabreichen, dass pro Stunde 50 mmol H-Ionen neutralisiert werden könnten. Die erforderliche Menge hängt von der Neutralisationskapazität des Antacidum ab. Diese wird in vitro bestimmt und gibt an, wieviel mmol H^+ 1 g eines Antacidum abzupuffern vermag, ohne dass der pH-Wert unter 3,5 abfällt. Die Neutralisationskapazität der im Handel befindlichen Präparate ist sehr unterschiedlich und zum Teil unzureichend.

Die **Kombination von Magnesiumhydroxid und Aluminiumhydroxid** gleicht die gegensätzlichen Effekte beider Antacida auf die Darm-Motilität aus. Wenn ein Antacidum benötigt wird, empfiehlt sich also entweder die Kombination von Magnesiumhydroxid mit Aluminiumhydroxid oder die Komplexverbindung dieser beiden Hydroxide im **Magaldrat**.

Natriumhydrogencarbonat. ▶ $NaHCO_3$ geht im Magen schnell in Lösung. Daher senkt es die Säurekonzentration rasch stark ab, jedoch ist die puffernde neutralisierende Wirkung auch nur von kurzer Dauer. ▶ Dieses resorbierbare Antacidum ruft neben der Zufuhr von HCO_3^- auch eine **Belastung des Organismus mit Na^+** hervor, so dass es bei Patienten mit Hypertonie, Herzinsuffizienz oder Ödemen nicht angewendet werden darf. Bei der Neutralisationsreaktion entsteht **gasförmiges CO_2**, was von vielen Patienten als unangenehm empfunden wird. Der ausgeprägte Anstieg des Magen-pH kann zu einer kompensatorischen Gastrin-Ausschüttung und vermehrten Säureproduktion führen.

Calciumcarbonat. ▶ Die säurepuffernde Wirkung von $CaCO_3$ setzt nach oraler Zufuhr mäßig schnell ein und hält längere Zeit an. Nur etwa ein Zehntel der Dosis wird resorbiert. ▶ Als Nebenwirkung kann eine Obstipation auftreten. Nach $CaCO_3$-Zufuhr entsteht im Darm auch unresorbierbares Calciumphosphat, so dass die enterale Phosphat-Resorption vermindert wird.

9.1.3 Hemmung der Salzsäure-Produktion

In den Salzsäure-Produktionsmechanismus kann sehr effektiv mit Pharmaka eingegriffen werden (Abb. 9.**1** und Box 9.**2**). Da aber die eigentliche Ursache der Ulcuskrankheit meistens eine Infektion mit *Helicobacter pylori* ist (s. S. 242), ergibt die zeitlich begrenzte Hemmung der Säureproduktion keine Dauerheilung. Daher ist die Rückfallquote nach dem Absetzen der Säure-mindernden Pharmaka auch nach einer Abheilung des Ulcus recht hoch.

Hemmung der Belegzellen-Stimulierung

Durch die neuen Prinzipien (Hemmung der H^+/K^+-ATPase und der H_2-Rezeptoren) haben die Antacida an Bedeutung verloren, und die Parasympatholytika sind obsolet geworden. Aus historischen Gründen sollen Atropin und Pirenzepin aber noch kurz erwähnt werden.

Parasympatholytika. Atropin als ▶ nicht selektiver Muscarin-Rezeptor-Antagonist ist im Prinzip in der Lage, die Salzsäure-Sekretion zu reduzieren. Es verringert aber auch die Magensaft-Menge so stark, dass die Protonenkonzentration unverändert bleiben kann. ▶ Die allgemeinen parasympatholytischen Nebenwirkungen sind ausgeprägt, so dass diese Therapie einer Hyperazidität *nicht durchführbar* ist.
Pirenzepin ▶ blockiert bevorzugt M_1-Rezeptoren, ist nicht ZNS-gängig und vermindert die Protonen-Freisetzung bei geringer ausgeprägten Allgemeinsymptomen (Abb. 9.**1**). Der Wirkort von Pirenzepin ist nicht an der Belegzelle lokalisiert (dort ist ein M_3-Rezeptor vorhanden), sondern an der Histamin-freisetzenden parakrinen Zelle. ▶ In den für die Ulcus-Therapie notwen-

---

Box 9.2

Vorbemerkungen zum Verständnis der therapeutischen Möglichkeiten

In den letzten Jahren ist das Wissen um die Funktion der Magenschleimhaut und um die Pathogenese ihrer Erkrankungen erheblich erweitert worden. Daher soll kurz auf die Aufgaben der wichtigsten Zelltypen eingegangen werden (s. Abb. 9.**1**).

Funktion der Magenschleimhaut. Die **Oberflächenzellen** produzieren den Magenschleim und HCO_3-Ionen unter dem Einfluss von Prostaglandinen, so dass unmittelbar auf der Schleimhaut-Oberfläche ein neutraler pH-Wert herrscht. Die **Belegzellen** (Parietalzellen) sind in der Lage, mittels einer H^+/K^+-ATPase Protonen in das Lumen zu sezernieren, der pH kann Werte bis zu 1,0 erreichen. Im Zellinneren herrscht eine Protonen-Konzentration um 10^{-7}mol/l (= pH 7), d. h. die Protonenpumpe leistet eine 1 000 000 fache Anreicherung! Die Belegzelle wird vornehmlich durch Histamin stimuliert, das an einen H_2-Rezeptor gebunden wird. Das Histamin stammt aus benachbarten **enterochromaffin-artigen Zellen**, es handelt sich also um einen parakrinen Mechanismus. Diese parakrinen Zellen werden ihrerseits zur Histamin-Freisetzung angeregt durch Acetylcholin (über M_1-Rezeptoren) aus N.-vagus-Fasern und durch Gastrin aus den G-Zellen des Antrums. Neben diesem Angriffspunkt an den enterochromaffin-artigen Zellen stimulieren Acetylcholin (über M_3-Rezeptoren) und Gastrin auch direkt die Belegzellen; der Umweg über Histamin scheint jedoch quantitativ der wichtigere Weg zu sein. Prostaglandine hemmen die Säuresekretion.

Pharmakologische Einflussnahme. In dieses komplizierte Zusammenspiel greift nun eine Reihe von Pharmaka ein. Die Histamin-Stimulierung der Belegzellen wird durch H_2-Antihistaminika blockiert, die H^+/K^+-ATPase durch die Protonenpumpen-Hemmstoffe vom Typ des Omeprazol bis zur völligen Ausschaltung gehemmt.
Auf der anderen Seite ist es verständlich, dass auch im negativen Sinne in das physiologische Gleichgewicht eingegriffen werden kann. So rufen Pharmaka, welche die Prostaglandin-Synthese hemmen (wie die nicht-steroidalen Antirheumatika), über eine Verminderung der protektiven Komponente eine Schädigung der Schleimhaut hervor. Alkoholika, insbesondere konzentrierte Zubereitungen, und die Röstprodukte des Kaffees reizen die Schleimhaut und verstärken die Säureproduktion. Das Nicotin des Tabakrauches stimuliert den N. vagus und führt damit ebenfalls zur Hyperazidität. Eine besonders große Rolle spielt die Besiedelung der Schleimhaut durch Helicobacter pylori. Dieser Keim ist die häufigste Ursache für ein Magen- oder Zwölffingerdarm-Geschwür. Der Beseitigung dieses Erregers muss daher besondere Aufmerksamkeit gewidmet werden (S. 242).

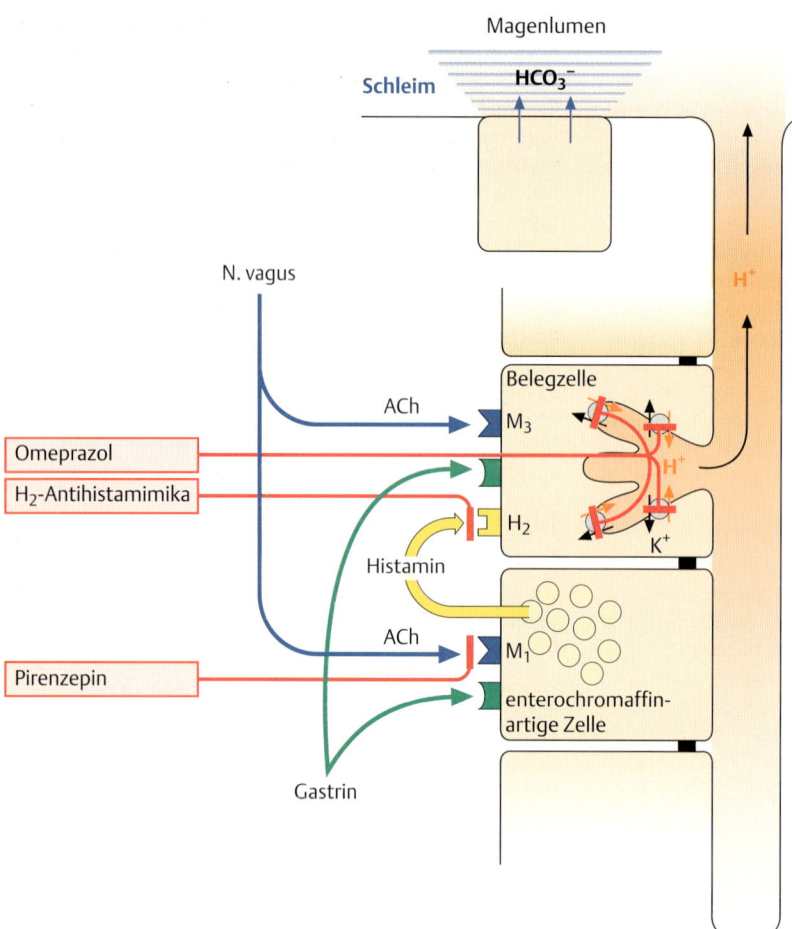

Magenlumen

Schleim   HCO$_3^-$

N. vagus

ACh   M$_3$

Belegzelle

Omeprazol

H$_2$-Antihistaminika   H$_2$

Histamin

ACh   M$_1$

Pirenzepin

enterochromaffin-artige Zelle

Gastrin

H$^+$

K$^+$

Abb. 9.1 Funktionen der Magenschleimhaut und ihre pharmakologische Beeinflussung. Die Schleimproduktion und die HCO$_3^-$-Abgabe werden durch Prostaglandine gefördert. Der stärkste Stimulus für die Belegzelle ist Histamin, das über einen H$_2$-Rezeptor die H$^+$-Sekretion steigert. Das Histamin wird aus den enterochromaffin-artigen Zellen freigesetzt; auslösend wirken Gastrin über Gastrin-Rezeptoren und Acetylcholin (aus Vagus-Fasern) über M$_1$-Rezeptoren. Gastrin und Acetylcholin haben auch einen vergleichsweise schwächeren direkt stimulierenden Effekt auf die Belegzelle.

Hemmstoffe (rot dargestellt) der HCl-Produktion sind: H$_2$-Antihistaminika am H$_2$-Rezeptor der Belegzelle, Pirenzepin am M$_1$-Rezeptor der enterochromaffin-artigen, parakrinen Zelle und Omeprazol am Endglied des Prozesses, der H$^+$/K$^+$-ATPase (Protonen-Pumpe) der Belegzelle.

digen Dosen ruft jedoch auch Pirenzepin allgemeine parasympatholytische Nebenwirkungen hervor; es ist heute *obsolet*.

H$_2$-Antihistaminika. ▶ Die spezifisch H$_2$-Histamin-Rezeptoren blockierenden Substanzen reduzieren die Salzsäure-Produktion besonders effektiv, weil sie den „Hauptstimulus" der Belegzelle ausschalten (Abb. 9.1). Selbst bei einer Überproduktion von Gastrin (Zollinger-Ellison-Syndrom) sind die H$_2$-Antihistaminika wirksam. Leitsubstanz dieser Gruppe war **Cimetidin**, später kamen **Ranitidin**, **Famotidin**, **Nizatidin** und **Roxatidin** hinzu. Diese Pharmaka werden auf S. 99 näher besprochen.

▶ Die H$_2$-Antagonisten sind empfehlenswerte Pharmaka zur Hemmung der Salzsäure-Produktion; sie fördern die **Heilung von Duodenal- und Magenulcera** und ▶ rufen nur **selten Nebenwirkungen** hervor. Insgesamt sind die H$_2$-Antagonisten aber durch die Protonenpumpen-Hemmstoffe (s. u.) in ihrer Bedeutung zurückgedrängt worden. Sie sind evtl. bei unkomplizierten Befindensstörungen wie „saurem Aufstoßen", „Dyspepsie" oder leichteren Formen der Reflux-Ösophagitis zu bevorzugen, so denn überhaupt eine Indikation für eine systemische Pharmakotherapie besteht.

Gastrin-Antagonisten. Die Freisetzung von Gastrin aus der Antrum-Schleimhaut in das Blut wird durch Einflüsse wie Absinken der Protonen-Konzentration des Ma-

gensaftes, Peptone (Protein-Spaltprodukte), Dehnung der Magenwand oder Calcium-Ionen stimuliert. Gastrin fördert die Säureproduktion direkt und über Vermittlung durch Histamin. Es gibt bisher keinen selektiven und wirksamen Gastrin-Rezeptor-Antagonisten.

Neben Gastrin (einem aus Pankreas und Magenschleimhaut extrahierbaren, auch synthetisch herstellbaren Peptid aus 17 Aminosäuren) ist auch Pentagastrin, das die letzten essentiellen Aminosäure-Reste des Gastrin enthält, gut geeignet, die Magensaftsekretion sehr stark anzuregen.

Hemmung der Protonen-Pumpe

Ein anderes Prinzip, die Bildung von Salzsäure herabzusetzen, besteht darin, die H$^+$/K$^+$-ATPase zu hemmen. Dieses Enzym ist an der luminalen Seite der Belegzellen lokalisiert und bewerkstelligt den Transport der Protonen gegen den Konzentrationsgradienten in den Magensaft hinein.

Omeprazol

▶ **Wirkungsweise.** Dieses Benzimidazol-Derivat wird im stark sauren Milieu des kanalikulären Apparates der Belegzelle angereichert und in einen reaktiven Metaboliten umgewandelt, der sich kovalent an die H$^+$/K$^+$-ATPa-

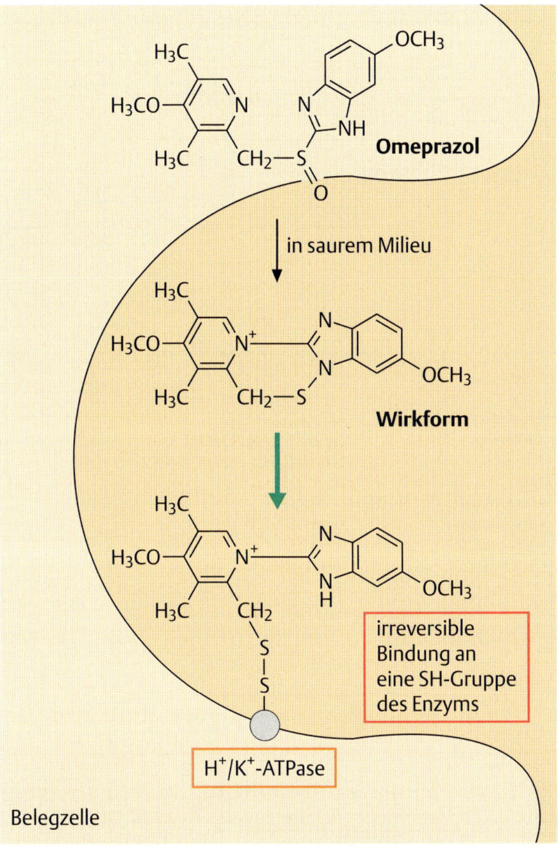

Abb. 9.**2** **Aktivierung von Omeprazol zum Hemmstoff der H⁺/K⁺-ATPase.**

se der Belegzelle bindet (Abb. 9.**2**). Omeprazol liegt jetzt auch als reines S-Isomer unter dem Namen **Esomeprazol** vor, ohne dass dies ein eindeutiger klinischer Vorteil wäre. Es genießt jedoch als Neueinführung den kommerziell nützlichen Patentschutz.

▶ **Pharmakokinetik und Dosierung.** Da Omeprazol die Belegzelle erreichen soll, darf die Substanz nicht schon nach oraler Zufuhr im Lumen des Magens umgewandelt werden. Sie muss daher in säurefesten Kapseln zugeführt werden. Nach enteraler Resorption gelangt Omeprazol in den großen Kreislauf und damit über das Blut zur Belegzelle, wo es zum Enzymhemmstoff aktiviert

wird. Daneben ist es einem raschen metabolischen Abbau in der Leber durch Oxidation unterworfen. Die Plasma-Eliminationshalbwertzeit beträgt ca. 1 Stunde. Die Hemmung der Säureproduktion hält aufgrund der irreversiblen Bindung an die Protonen-Pumpe sehr viel länger an. Der Effekt klingt in dem Maße ab, wie H⁺/K⁺-ATPase-Moleküle neu synthetisiert und in die luminale Zellmembran eingebaut wird. Daher genügt die Gabe einer Dosis pro Tag. Das Ausmaß der HCl-Produktionshemmung ist Dosis-abhängig und geht bis zur völligen Unterdrückung, unabhängig von der Art des Stimulus, der auf die Belegzelle einwirkt. Die übliche therapeutische Dosis ist 20 mg/d, bei akuten gastrointestinalen Blutungen und beim Zollinger-Ellison-Syndrom auch wesentlich mehr.

▶ **Nebenwirkungen.** Omeprazol ist gut verträglich, auch in höherer Dosierung und bei langdauernder Gabe, wie bei Patienten mit Zollinger-Ellison-Syndrom notwendig. Als häufigste Nebenwirkung berichten 1 – 2 % der Patienten über **intestinale Beschwerden**, sehr selten wird über Kopfschmerzen und Schwindel geklagt. Ein objektiver Befund ist eine Hypergastrinämie bei jenen Patienten, die mit hohen Dosen Omeprazol behandelt werden. Dies scheint ein kompensatorischer Versuch der Gastrin-produzierenden Zellen zu sein, die „fehlende" Salzsäure zu erzeugen (dieser Effekt tritt übrigens auch nach hohen Dosen von H₂-Antihistaminika auf). Sehr selten sind im Zusammenhang mit einer parenteralen Gabe **Sehstörungen** aufgetreten. Eine mögliche Verlangsamung des oxidativen Abbaus anderer Medikamente (z.B. Phenytoin, Diazepam) ist zu beachten. Diese Interaktionen sind bei Pantoprazol seltener.

▶ **Anwendung.** Indikation für Omeprazol und die Analogsubstanzen Lansoprazol, Pantoprazol und Rabeprazol sind das **Zollinger-Ellison-Syndrom**, die **hyperazide Gastritis**, **Magen-** und **Duodenal-Ulcera** und schwere Formen der **Reflux-Ösophagitis**. Da den meisten Fällen von Ulcus-Erkrankungen eine chronische Infektion mit *Helicobacter pylori* zugrunde liegt, ist mit der alleinigen Hemmung der Salzsäure-Produktion keine Dauerheilung zu erzielen. Es sei daher nochmals an die Eradikation dieses Keimes durch eine Kombinationstherapie erinnert (s. S. 242). Die Protonenpumpen-Hemmstoffe haben die H₂-Antagonisten (s.o.) in ihrer Bedeutung zurückgedrängt.

— Notwendige Wirkstoffe ————————————————

Beeinflussung der Magenschleimhaut

Wirkstoff	Handelsname	Alternative	Bemerkungen
Antacida			
Al-Mg-hydroxid = Algedrat	*Maaloxan*® Tab., Susp.	*Progastrit*® Tab., Susp.	
Magaldrat	*Riopan*® Tab., Gel	*Magaldrat* Tab., Susp. u. a.	
H₂-Antihistaminika			
Ranitidin	*Sostril*®, *Zantic*® Tab., Amp.	*Ranitidin* Tab., Amp., *Azuranit*® u. a.	
Famotidin	*Pepdul*® Tab., Amp.	*Famotidin, Fadul*® u. a.	

Fortsetzung ▶

— Notwendige Wirkstoffe —

Beeinflussung der Magenschleimhaut (Fortsetzung)

Wirkstoff	Handelsname	Alternative	Bemerkungen
Hemmstoffe der Protonenpumpe			
Omeprazol	*Antra® Kaps.*	*Omeprazol (8 Firmen)*	
Pantoprazol	*Pantozol®, Rifun® Tab.*	–	
Eigene Eintragungen			
. . .			
. . .			

Weitere im Handel erhältliche Wirkstoffe

Sucralfat	*Sucralfat, Ulcogant® u. a.*
Misoprostol	*Cytotec®*
Na-hydrogencarbonat	*Alkala T®*
Al-hydroxid	*Aludrox®*
Al-phosphat	*Phosphaligel®*
Ca-carbonat	*Calciumcarbonat*
Al-Mg-silikat	*Gelusil®*

H₂-Antihistaminika

Cimetidin	*Cimetidin, Tagamet® u. a.*
Nizatidin	*Gastrax®, Nizax®*
Roxatidin	*Roxit®*

Hemmstoffe der Protonenpumpe

Lansoprazol	*Agopton®, Lanzor®*
Rabeprazol	*Pariet®*
Esomeprazol	*Nexium®*

9.2 Beeinflussung der Darmfunktion

— Überblick —

Als Laxantien, die auf den **gesamten Darm** einwirken und einen schnell einsetzenden Effekt haben, sind *Ricinus-Öl* und die salinischen Abführmittel *Natrium-* und *Magnesiumsulfat* zu nennen.

Auf das **Colon** mit einer Latenz von 6 – 10 Stunden wirken die Anthrachinone aus verschiedenen Drogen, wie z. B. *Senna-Blättern*, die die Wasser- und Elektrolyt-Resorption im Dickdarm hemmen. Denselben Wirkmechanismus besitzen *Bisacodyl* und *Natriumpicosulfat*.

Die Passage im **oberen Abschnitt** des Verdauungstraktes kann durch *Metoclopramid* beschleunigt werden.

Das Opioid *Loperamid*, das kaum zentrale Effekte besitzt, wirkt **antidiarrhoisch**.

Die Folge von Diarrhöen (Wasser- und Elektrolytverluste) können durch *Rehydratationslösungen* kompensiert werden.

9.2.1 Laxantien

Grundlagen

Laxantien sind Pharmaka, die eine baldige Defäkation veranlassen. Zum Verständnis der Wirkung von Laxantien und von Antidiarrhoika muss man wissen, dass der Chymus im Dünndarm überwiegend voranbewegt wird (Aufenthaltsdauer um 6 Stunden), während im Dickdarm Pendelbewegungen vorherrschen, was bei der normalen Verweildauer von mindestens 24 Stunden eine starke Wasserrückresorption ermöglicht. Der Defäkationsreflex wird ausgelöst, wenn Colon descendens und Sigmoid eine entsprechende Füllung aufweisen. Die Frequenz, mit der Defäkationen auftreten, hängt wesentlich von dem Gehalt der Nahrung an unverdaulichen Ballaststoffen ab: Je geringer dieser ist, umso seltener ist eine Defäkation notwendig und möglich.

Box 9.3

Physiologische Vorbemerkung

Bei normaler Ernährung werden täglich ca. 2 l Wasser einschließlich Nährstoffen aufgenommen. Über diese Menge hinaus werden dem Darmepithel aber noch weitere 7 l Verdauungssäfte (Speichel, Magen-, Pankreas-, Darmsaft und Galle) zur Verarbeitung angeboten. Die Menge an Darmsaft wird mitbestimmt durch den osmotischen Druck des Chymus, der während der Passage durch den Dünndarm auf Isotonie eingestellt werden muss. Dieses Volumen von annähernd 10 l muss eingeengt werden, denn die tägliche Faeces-Produktion beträgt bei normaler Ernährung um 150 g. Die Darmschleimhaut ist dementsprechend als ein vorwiegend resorptives Organ anzusehen, wie es sich auch in der starken Vergrößerung der inneren Darmoberfläche (Zotten, Mikrovilli) widerspiegelt. Eine entsprechende Resorption von Wasser, Elektrolyten und Nährstoffen ist nur gewährleistet, wenn

– die Verdauungssäfte in adäquater Menge und Zusammensetzung geliefert werden;
– die zellulären Resorptionsmechanismen intakt sind,
– der Forttransport des Darminhaltes durch Tonus und Motilität der Darmmuskulatur den Anforderungen entsprechend geregelt wird.

Obstipation: Mögliche Ursachen und Therapieempfehlung. Eine Obstipation kann sehr unterschiedliche Ursachen haben. Nur wenige Formen der Obstipation stellen eine echte Indikation für den Gebrauch von Abführmitteln dar. Häufigste Ursache für die von Laien oft beklagte „chronische Obstipation" ist unsere „moderne" Ernährung (bis hin zur Astronautenkost), die sich durch einen Mangel an Ballaststoffen auszeichnet. Es kann aber auch eine Verengung des Darmlumens durch Strikturen oder Tumoren zugrunde liegen. Auch verbunden mit einer Arzneimitteltherapie kann sich eine Obstipation entwickeln. Hier ist an die Gruppe der Psychopharmaka, insbesondere der Thymoleptika, an die Opiate und auch an Ca^{2+}-Antagonisten wie Verapamil zu denken.

Für Gallensäuren besteht ein enterohepatischer Kreislauf, sie werden fast vollständig im Ileum rückresorbiert. Der kleine Anteil (ca. 5 %), der in den Dickdarm gelangt, beeinträchtigt die Wasser- und Elektrolyt-Resorption und ist damit an der Regulation des Wassergehaltes der Faeces beteiligt. Ein Mangel an Gallensäuren im Dickdarm führt zu einer übermäßigen Eindickung des Enddarminhaltes, was die Defäkation erschwert.
Eine mangelhafte Resorption von Gallensäuren im terminalen Ileum (Zustand nach Resektion oder bei Morbus Crohn) bewirkt umgekehrt eine chologene Diarrhoe, die durch Gabe von Gallensäuren-bindendem Colestyramin gebessert werden kann.

Vor Beginn einer Therapie mit Laxantien sollte zunächst eine diagnostische Klärung erfolgen und die Möglichkeiten einer kausalen Therapie ausgelotet werden. Erst wenn eine Verengung und vermeidbare iatrogene Ursachen ausgeschlossen sind, ist mit einer funktionellen Genese der chronischen Obstipation zu rechnen. In diesem Fall sollte eine **Therapie ohne Laxantien** versucht werden (Änderung der Lebensgewohnheiten, Einüben eines bedingten Reflexes, vor allem ballaststoffreiche Ernährung usw.). Dabei ist der Patient, der täglich Laxantien nimmt, vor allem auf die Tatsache hinzuweisen, dass nach Absetzen eines Abführmittels eine kompensatorische Pause in der Defäkationsfrequenz auftreten muss (die nicht Ausdruck einer neuen „Verstopfung" ist). Wenn der Darm entleert ist, bedarf es einiger Tage, um den Enddarm so weit zu füllen, dass der Defäkationsreflex wieder einsetzt.

▶ **Anwendung von Laxantien.** Die Abführmittel haben zwei grundsätzlich verschiedene Indikationen:
– **Akute Anlässe:** Bei oralen Vergiftungen kann die Gabe von dünndarmwirkenden Laxantien mit schnellem Wirkungseintritt angezeigt sein, um durch Verkürzung der Kontaktzeit die Resorption des toxischen Agens zu vermindern (Rizinusöl u. Mg- bzw. Na-Sulfat). Indiziert sind Laxantien ferner bei Gelegenheiten, wo die Mitbeteiligung einer starken Bauchpresse am Defäkationsvorgang vermieden werden muss, z. B. bei Herzinfarkt, cerebralen Insulten und nach Operationen. Auch zur Vorbereitung von Patienten für operative Eingriffe und bei Röntgen-Kontrast-Darstellungen des Magen-Darm-Kanals ist die Anwendung von Laxantien zur Säuberung des Darms notwendig.
– **Chronische Gabe:** Eine echte Indikation für den chronischen Gebrauch von Laxantien kann durch Analleiden und das Vorliegen von Hernien gegeben sein, die nicht chirurgisch saniert werden. Auch bei einer un-

verzichtbaren Pharmakotherapie, z. B. Opioide gegen Karzinomschmerzen, kann die regelmäßige Anwendung von Laxantien notwendig werden.

Außerordentlich weit verbreitet ist bei Laien die langfristige Selbstmedikation mit Abführmitteln bei „chronischer Obstipation" infolge falscher Ernährung (s. o.). Die Aufgabe des Arztes muss sicher häufiger darin bestehen, diese „Therapie" zu beenden, als eine solche Anwendung der Laxantien zu empfehlen – insbesondere, weil sie mit ernsten Nebenwirkungen verbunden sein kann.

▶ **Nebenwirkungen bei chronischer Anwendung.** Bei langdauerndem Gebrauch können sich **Struktur- und Funktionsstörungen** des Darmes („Abführmittel-Colon" der Röntgenologie, Pseudomelanosis coli) ausbilden. Bei chronischer Anwendung von Dosen, die Diarrhöen erzeugen, können die damit verbundenen Natrium- und Kalium-Verluste zu **Muskelschwäche** und **Darmatonie** führen, die ihrerseits wiederum die Obstipation unterhalten. Infolge ständiger **Eiweißverluste** kann selbst die Plasma-Eiweiß-Konzentration absinken. Die Eiweiße stammen vorwiegend aus den abgeschilferten Darmepithelien, deren Proteine unter diesen Bedingungen nicht rückresorbiert werden.

Darmirritierende Laxantien

Vorwiegende Wirkung auf den Dünndarm

Ricinolsäure. *Oleum Ricini* (aus dem Samen von Ricinus communis) enthält als Hauptbestandteil das Triglycerid der Ricinolsäure (12-Hydroxyölsäure).

$$H_{13}C_6-\overset{\overset{\displaystyle OH}{|}}{C}H-CH_2-CH=CH-(CH_2)_7-COOH$$

Ricinolsäure

▶ Das Triglycerid ist unwirksam; erst nach Hydrolyse durch die Lipasen der Verdauungssäfte wird die wirksame Ricinolsäure frei. ▶ Der laxative Effekt der Ricinolsäure wird durch eine Reizung der Dünndarmschleimhaut ausgelöst, reflektorisch treten Kontraktionen auch der Gallenwege auf. ▶ Die Wirkung ist sicher, eine gründliche Entleerung des gesamten Darmes erfolgt nach 1 – 4 Stunden. Für den chronischen Gebrauch ist Ricinusöl nicht geeignet. ▶ Ricinusöl hat in therapeutischen Dosen (10 – 30 ml oral) keine Nebenwirkungen, eventuelles Darmgrimmen ist Ausdruck des therapeutischen Effektes.

Vorwiegende Wirkung auf den Dickdarm

Anthrachinon-Derivate mit laxierender Wirkung kommen in einer Reihe von Drogen vor: Folia Sennae, Rhizoma Rhei, Cortex Frangulae, Cascara sagrada, Aloe. Sie liegen an Zucker gebunden vor, sind also Glykoside. Das nach Abspaltung des Zuckers verbliebene Anthrachinon-Derivat wird als **Emodin** bezeichnet. Neben den Drogen-Zubereitungen sind die Reinglykoside aus Senna-Blättern als Präparat erhältlich.

Emodin aus Cortex Frangulae

► Nach oraler Gabe werden die Glykoside langsam im Darm gespalten und die entstandenen Anthrachinone zu Anthronen reduziert, die sich wiederum zu den Anthranolen umlagern. Diese sind die wirksamen Substanzen. Sie werden zum Teil resorbiert und mit der Galle wieder in den Darm transportiert, aber auch im Harn (Verfärbung des alkalischen Urins!) und mit der Milch (laxierende Wirkung beim Säugling!) ausgeschieden. ► Die Emodine hemmen die Resorption von Wasser und Elektrolyten im Dickdarm und steigern damit ausschließlich die Peristaltik dieses Darmabschnitts. Die Wirkung tritt erst nach 6–10 Stunden auf, da die Passage durch den Dünndarm bzw. die Resorption im Dünndarm und die Ausscheidung im Dickdarm diese Zeit in Anspruch nehmen. ► Für alle Indikationen, bei denen es nicht auf eine prompte Wirkung ankommt, sind die Emodine zu empfehlen. Eine Ausnahme bildet Aloe, das neben dem Glykosid darm- und nierenreizende Gifte enthält, es sollte nicht verwendet werden. Folia sennae können leberschädigend wirken. ► Die mit den Faeces ausgeschiedenen Anthrachinone können bei längerem Kontakt mit der Haut (Kleinkinder, Geisteskranke, alte Menschen) zu schweren Reizerscheinungen Anlass geben.

Diphenolische Laxantien. Da die Muttersubstanz Phenolphthalein gelegentlich allergische Nebenwirkungen hervorrufen kann, ist es günstiger, die beiden chemisch nahe verwandten Verbindungen Bisacodyl und Natriumpicosulfat zu benutzen.

Bisacodyl

► Im Organismus entsteht durch Abspaltung der Acetyl-Reste das wirksame Diphenol. Der Wirkmechanismus entspricht dem der Anthrachinone. **Bisacodyl** wirkt nach einem Umweg über Resorption und biliäre Ausscheidung vorwiegend auf den Dickdarm, besitzt eine Latenz von 6–10 Stunden und ist praktisch frei von systemischen Nebenwirkungen. Bei Anwendung in Zäpfchenform können lokale Reizerscheinungen auftreten. **Natriumpicosulfat** enthält statt der Essigsäure-Reste des Bisacodyl zwei Schwefelsäure-Reste; es gelangt auf dem Blutweg in den Dickdarm und die Wirkung tritt schneller ein (2–4 Stunden) als bei der Ausgangssubstanz.

► Für alle Dickdarm-wirksamen Laxantien gilt, dass sie bei chronischem Gebrauch zur **Abhängigkeit** mit der Gefahr von **Hypokaliämie** und **Colon-Atonie** führen können.

Füllungsperistaltik-auslösende Mittel

Der physiologische Reiz zur Auslösung peristaltischer Wellen und damit zum Weitertransport des Darminhaltes ist der Füllungsdruck des Darmes. Wird der Innendruck erhöht, dadurch die Dehnung der glatten Darmmuskulatur verstärkt, so tritt eine gesteigerte Peristaltik der Muskulatur auf. Auf diesem physiologischen Mechanismus beruht die Wirkung von nicht resorbierbaren Ionen und Zuckerverbindungen sowie von Füll- und Quellstoffen. Im Falle des Mg^{2+}-Salzes mag noch die Freisetzung von Cholezystokinin aus der Darmwand eine Rolle für die Anregung der Peristaltik spielen.

Osmotisch wirkende Laxantien

► **Wirkungsweise.** Ein Salz kann nur dann eine abführende Wirkung besitzen, wenn wenigstens eine der in wässriger Lösung entstehenden Ionenarten die Schleimhaut des Darmes praktisch nicht zu durchdringen vermag, also längere Zeit im Darmlumen verbleibt und somit auch Wasser im Lumen festhält. Falls nur das Anion (z. B. SO_4^{2-}) nicht resorbierbar ist, muss eine äquivalente Menge Kationen ebenfalls zurückbleiben. Da der Organismus das Bestreben hat, alle Körperflüssigkeiten, auch den Darminhalt, auf den osmotischen Druck des Blutes einzustellen, wird er nach Einnahme einer hypertonen Salzlösung Wasser in das Darmlumen abgeben, bei hypotoner Lösung wird Wasser resorbiert. Der Wirkungseintritt nach Einnahme von salinischen Laxantien hängt also nicht nur von der Menge des Salzes, sondern auch von dem eingenommenen Flüssigkeitsvolumen ab. Nach Einnahme hypertoner Lösung dauert es länger, bis die Dehnungsreflexe stimuliert werden, als nach Einnahme derselben Salzquantität in einem großen Flüssigkeitsvolumen; optimal ist eine etwa isotone Lösung. Außerdem kann durch hypertone Lösungen auf reflektorischem Wege kurzfristig eine Defäkation eingeleitet werden. Bei Verabreichung hypertoner Lösungen wird dem Körper Wasser entzogen.

Salze. Am besten geeignet sind **Natriumsulfat** (Glaubersalz, Na_2SO_4 x 12 H_2O, 10–20 g, isotone Lösung ca. 3,2 %) und **Magnesiumsulfat** (Bittersalz, $MgSO_4$ x 7 H_2O, 10–20 g, isotone Lösung ca. 4 %). ► Sie wirken sehr sicher und schnell. Der wirksame Bestandteil der Karlsbader Trinkkuren besteht im Gehalt der Brunnen an Natriumsulfat. ► Beide Salze sind ohne Nebenwirkungen, wenn der Darm entleert werden kann.

Zuckeralkohole. In analoger Weise wie die genannten Salze wirken auch die schwer resorbierbaren sechswertigen Zuckeralkohole **Mannit** und **Sorbit** und das Disaccharid **Lactulose**. ► 200 g Mannit in 1 l Wasser (ca. 3fach isoton) innerhalb von 2 Stunden per os führen zu einer diarrhoischen Entleerung von fast 4 l (**Operationsvorbereitung**). Auf die Bedeutung der Lactulose bei der Behandlung eines **hepatischen Koma** (s. S. 240) und der **intensivmedizinischen Therapie** sei hier hingewiesen. Gerade bei schwerkranken Patienten erweist sich die gut dosierbare, reizlos abführende Wirkung der Lactulose als günstig. ► Nach Gabe effektiver Mengen dieser Substanzen kann es zu enteralen **Kalium-Verlusten** kommen.

Füll- oder Quellstoffe

Nicht resorbierbare Substanzen, die unter Wasseraufnahme eine Volumenvergrößerung erfahren, lösen ebenfalls eine gesteigerte Peristaltik aus. Geeignet sind **Agar-Agar** (10 g mehrmals täglich), **Carboxymethyl-Cellulose** und **Macrogol**. Diese Quellstoffe müssen mit großen Mengen Flüssigkeit eingenommen werden, weil sonst eine Verkleisterung des Darmlumens (Ileusgefahr) droht. Vegetabile Nahrung mit sehr hohem Cellulose-Gehalt erfüllt denselben Zweck (z. B. Leinsamen, Kleie, grobkörniges Brot usw.).

Gleitmittel

Paraffinum subliquidum ist eine Mischung aliphatischer Kohlenwasserstoffe, die unverdaulich sind. ▶ Aufgrund ihres öligen Charakters wird der Enddarminhalt durchweicht und besser gleitend. ▶ Paraffinum subliquidum hat jedoch eine besondere Nebenwirkung, weshalb es nicht benutzt werden sollte: Paraffin-Tröpfchen können enteral resorbiert werden; beim Schlucken der Dosis gelangen sie in den Bronchialraum. Im Bauchraum und in der Lunge treten **Fremdkörperreaktionen** auf.

Natrium-dioctyl-sulfosuccinat (Docusat) ist ▶ ebenfalls oberflächenaktiv, jedoch nicht resorbierbar und kann benutzt werden, ▶ um die Gleitfähigkeit des (Dick-)Darminhaltes zu erhöhen und die Faeces weicher zu machen. Die benötigten Dosen liegen im Bereich von 50–200 mg. Die Substanz ist in einigen laxierend wirkenden Kombinationspräparaten enthalten.

Carminativa

Unter Carminativa werden Substanzen zusammengefasst, die den Zustand des Meteorismus bessern sollen. Sie sind keine eigentlichen Laxantien, sollen aber doch an dieser Stelle kurz besprochen werden.

Zu den Carminativa gehören von alters her **pflanzliche Drogen** wie Kümmel (Fructus Carvi), Anis (Fructus Anisi), Pfefferminze (Folia Menthae piperitae), die aufgrund ihres Gehaltes an ätherischen Ölen eine spasmolytische Wirkung auf den Darm ausüben und damit einen gewissen carminativen Effekt besitzen sollen.

Eine Ursache des Meteorismus liegt in einer zu feinblasigen Verteilung des Gases im Chymus. Dieses schaumige Gas-Flüssigkeits-Gemisch erschwert den Forttransport, was zu einer weiteren Gasentwicklung Anlass gibt. Durch die Gabe von Substanzen, die die Benetzbarkeit vermindern, gelingt eine Entmischung der beiden Phasen und damit eine Entschäumung des Chymus. Daraus resultiert ein erleichterter Weitertransport des Darminhaltes und eine Besserung des Meteorismus. Eine derartige Substanz ist das Silikon **Dimethylpolysiloxan** (Dimeticon), das in Dosen von 40–100 mg gegeben und nicht resorbiert wird. Es kann z. B. vor diagnostischen Untersuchungen des Bauchraumes angewendet werden.

Dimeticon
n = 20–400

9.2.2 Gastrointestinale Prokinetika

Als Prokinetika werden Arzneimittel bezeichnet, die die Passage von Nahrungsbrei und Chymus durch den Verdauungstrakt beschleunigen. Dieser Effekt wird durch einen Eingriff in die neurohumorale Steuerung der Darmmotorik ausgelöst. Ihr Wirkungsmechanismus unterscheidet sich von dem der Laxantien, die ihre Wirkung vom Darmlumen aus durch Dehnung oder Schleimhautreizung entfalten. Folgende Substanzen werden neben anderen Indikationen auch als Prokinetika eingesetzt.

Metoclopramid und das Analogon **Bromoprid** (Cl ersetzt durch Br, Formel s. S. 306) ▶ sind Antagonisten am D_2-Dopamin-Rezeptor. Es ist allerdings unklar, ob dieser Angriffspunkt alleine die prokinetische Wirkung erklärt. Die Transportbeschleunigung beschränkt sich auf den unteren Abschnitt des Ösophagus, den Magen und den oberen Anteil des Dünndarms. Sie kommt durch eine Zunahme der Frequenz peristaltischer Wellen zustande; der Tonus der Kardia, also des ösophagogastralen Überganges, ist in den Peristaltik-Pausen erhöht. Damit ist ein Reflux erschwert. ▶ Aus dieser Wirkung ergeben sich folgende Indikationen: **Reflux-Ösophagitis**, **diabetische**

Gastroparese, **Entleerung des Magens** vor diagnostischen Maßnahmen und vor operativen Eingriffen (Notoperationen). Die Dosierung für Metoclopramid beträgt 3-mal täglich 10 mg, ebenso für Bromoprid. ▶ Näheres zu den Nebenwirkungen, u. a. extrapyramidal-motorische Störungen, s. S. 307.

Domperidon ▶ ist ebenfalls ein Dopamin-Antagonist, der aber nach oraler Zufuhr das Zentralnervensystem kaum erreicht. ▶ Daher sind extrapyramidale Nebenwirkungen nicht zu erwarten. ▶ Bezüglich der Indikation ist Domperidon wie Metoclopramid zu bewerten. Dosierung: 3-mal täglich 10–20 mg.

Cisaprid, ein $5-HT_4$-Agonist, ist strukturell mit Metoclopramid verwandt, es fördert die Transportgeschwindigkeit in allen Darmabschnitten. Dieser Wirkstoff musste vom Markt zurückgezogen werden, da aufgrund seiner arrhythmogenen Wirkung Todesfälle (ca. 80 weltweit) aufgetreten sind.

Motilin ist ein körpereigenes Peptidhormon, das über Motilin-Rezeptoren auf Neuronen im Duodenum und Colon die Peristaltik anregt. Manche Pharmaka besitzen hohe Affinität zu den Motilin-Rezeptoren. So wirken die Erythromycin-Antibiotika als Agonisten. Dies macht sich als lästige Nebenwirkung bemerkbar.

9.2.3   Antidiarrhoika

Box 9.4

Ursachen und Folgen von Diarrhöen

Unter einer Diarrhö versteht man die Entleerung von wässrigen Faeces in einer Menge über etwa 600 g pro Tag. Sie ist stets verbunden mit einer Störung des Wasser- und Elektrolythaushaltes. Obwohl einer Diarrhö immer eine zu schnelle Passage des Darminhaltes zugrunde liegt, kann sie durch sehr unterschiedliche ursächlichen Mechanismen zustande kommen:

Gestörte Funktion des Darmepithels, z. B. bei
– akut-entzündlichen Veränderungen, z. B. im Gefolge von viralen und bakteriellen Infektionen oder allergischen Reaktionen;
– chronisch-entzündlichen Veränderungen, z. B. bei Colitis ulcerosa oder auch bei malignen Prozessen;
– Infektion mit Enterotoxin-bildenden Keimen: Die Toxine hemmen den Na$^+$-Cl$^-$-Cotransport, das Na$^+$-Glucose-Cotransport-System bleibt funktionsfähig (s. Abb.).

Verkürzte Kontaktzeit bei funktionsfähigem Epithel:
– Durch Fehlsteuerung der vegetativen Innervation kommt es zu einem Überwiegen der Propulsiv-Motorik der Darmmuskulatur über die Pendelbewegungen. Daraus resultiert eine verkürzte Kontaktzeit und damit eine mangelhafte Wasserresorption. Dies ist z. B. bei psychisch bedingten („colon irritabile") und einem Teil der Arzneimittel-bedingten Diarrhöen der Fall.
– Bei Lähmung der Dickdarmmuskulatur funktioniert dieser Darmabschnitt als starres Rohr, die Kontaktzeit ist ebenfalls verringert.

Stoffwechselstörungen, wie z. B. Achylie, Pankreasinsuffizienz, eine Malabsorption oder eine Steatorrhö.

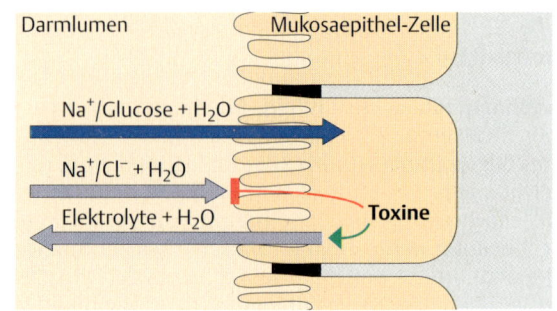

Wirkung von Diarrhö-auslösenden Toxinen auf die Flüssigkeitsbewegungen im Darm

---

Loperamid. ▶ An der Darmmuskulatur steigert Loperamid wie ein Opiat die Pendelbewegungen und hemmt die Propulsivmotorik. Außerdem soll es die enteralen Flüssigkeitsverluste vermindern.
▶ Loperamid gelangt kaum in das Gehirn, weil es von den Endothelzellen der Blut-Hirn-Schranke mittels einer Arzneistoff-Pumpe in das Blut zurücktransportiert wird. Es wird mit 7 – 14 Stunden Halbwertszeit eliminiert, ein Teil wird mit den Faeces ausgeschieden. Beim Erwachsenen liegt die Einzeldosis bei 2 mg.

Loperamid

▶ Loperamid ist als vorübergehende Maßnahme bei **Reise-Diarrhöen** indiziert, die durch bakterielle Infektionen bewirkt sind. Es ist jedoch *nicht primär indiziert* bei funktionellen Diarrhöen, die durch Bakterientoxine ausgelöst sind (s. u.).
▶ Nach bisherigen Erfahrungen besitzt Loperamid normalerweise keine Opiat-artige zentrale Nebenwirkung. Bei Kindern sind Fälle von **Subileus** und bei Kleinkindern auch zentrale, **Morphin-artige Nebenwirkungen** beobachtet worden, daher ist Loperamid bei Kindern sehr vorsichtig zu dosieren, für Kinder unter 2 Jahren besteht eine Kontraindikation. Die antidiarrhoische Wirkung von Loperamid sowie die unerwünschten Effekte lassen sich übrigens durch den Opioid-Antagonisten Naloxon aufheben.

Opium, das die Gesamtalkaloide des Mohnsaftes enthält (S. 266), steigert die Pendel- und hemmt die Propulsivbewegung des Darmes. Von der Tinctura Opii wurden Dosen von 0,5 – 1,0 g bei Erwachsenen, vom Opium pulveratum 0,05 – 0,1 g benötigt. (Tinctura Opii ist auf einen Gehalt von 1 % Morphinum und Opium pulveratum auf einen Gehalt von 10 % Morphinum eingestellt.) Opium unterliegt der BTM-Vorschrift. ▶ Opium-Tinktur war früher das Standardmittel gegen Reise-Diarrhöen, sie ist heute obsolet (u. a. wegen möglicher Schwierigkeiten bei Grenzübertritten!)
Ein ähnlicher Effekt wie durch Loperamid und Opium kann in der Darmwand ausgelöst werden, wenn der Abbau der endogenen Enkephaline gehemmt wird. Ein derartiger Enkephalinase-Hemmstoff ist **Raceladotril**, das peroral zugeführt wird. Es vermindert die Wasser- und Salzsekretion und bessert damit Diarrhöen.

Orale Rehydratation. Die Diarrhöen im Gefolge von **Infektionen mit Enterotoxin-bildenden Keimen** wie Vibrio cholerae, Escherichia coli, Staphylococcus aureus, Clostridium perfringens und Shigellen sind gekennzeichnet durch eine enorme Steigerung der Wasser- und Elektrolytsekretion durch das Darmepithel. Die Patienten sind durch den Wasser- und Elektrolytverlust akut gefährdet. Da der Na$^+$-Glucose-Cotransport bei dieser Vergiftung intakt bleibt (s. Box 9.**4**), ist es möglich, eine orale Rehydratation durchzuführen. Die Rehydrationslösung muss allerdings genügend Glucose enthalten. Eine derartige Lösung besteht aus 3,5 g NaCl, 2,5 g NaHCO₃, 1,5 g KCl und 20 g Glucose auf 1 l Wasser. Die verabreichte Menge sollte zumindest dem enteralen Flüssigkeitsverlust entsprechen. ▶ Eine solche Behandlung unterdrückt nicht die Diarrhöen, kompensiert aber den Wasser- und Elektrolyt-Verlust, der die Patienten akut gefährdet. Selbst bei Cholera-Erkrankungen kann die Wasser-Elektrolyt-Glucose-Therapie zur Rehydratation ausreichend sein.

Daneben ist selbstverständlich die spezifische antiinfektiöse Therapie durchzuführen. Im Rahmen dieser durch Bakterientoxine ausgelösten funktionellen Diarrhöen ist Loperamid *primär* nicht indiziert.

Weitere Therapiemöglichkeiten bei Diarrhöen. Die Adsorption und Ausscheidung von Toxinen und anderen Giftstoffen kann manchmal erreicht werden durch Gabe großer Mengen medizinischer Kohle (**Carbo medicinalis**, 10–30 g/d) oder von Kaolin,

einem nicht resorbierbaren hydratisierten **Aluminiumsilikat** (50–100 g/d). Bei einem Teil der entzündlich bedingten Diarrhöen ist die Anwendung des adstringierend und damit „antiinflammatorisch" wirksamen **Tanninalbuminat** (2–5 g/d) erfolgreich.

Bei chologenen Diarrhöen, z.B. infolge von Ileumresektionen oder -erkrankungen, kann die Gabe von **Colestyramin**, welches Gallensäuren zu binden vermag, zu einer Besserung des Zustandes führen.

– Notwendige Wirkstoffe

Beeinflussung der Darmfunktion

Wirkstoff	Handelsname	Alternative	Bemerkungen
Laxantien			
Oleum Ricini	*DAB* *	*Laxopol® Kaps.*	
Na-sulfat (Glaubersalz)	*DAB*	–	
Bisacodyl	*Dulcolax®*	*Pyrilax®, Stadalax® u. a.*	
Na-picosulfat	*Laxoberal®*	*Agiolax®, Regulax®*	
Lactulose	*Bifiteral®*	*Lactulose* (mehrere Firmen), *Medilet® u. a.*	
Macrogol	*Forlax®40 000*	*Laxofalk®*	
„Carminativum"			
Dimeticon	*Sab®, Meteosan®*	*Dimeticon, Espumisan® u. a.*	
Prokinetikum			
Metoclopramid	*Paspertin®* Tab., Tropf.	*Metoclopramid, MCP® (mehrere Firmen)* *Gastrosil®, Gastronerton® u. a.*	
Domperidon	*Motilium®* Tab., Tropf.	–	
Antidiarrhoikum			
Loperamid	*Imodium®*	*Loperamid, Azuperamid®, Loperhoe® u. a.*	
Elektrolyt- u. Flüssigkeitsersatz bei/nach Diarrhöen			
Rehydratationslösung	*Elotrans®* Beutel	–	

Eigene Eintragungen

. . .

. . .

---

* Rezeptierbar als Substanz nach dem Deutschen Arzneibuch, DAB
Eine Aufzählung aller angebotenen (Misch-)Präparate kann hier aufgrund der Überfülle nicht vorgenommen werden.

9.3 Therapeutische Aspekte

9.3.1 Colitis ulcerosa und Morbus Crohn

Beide Erkrankungen sind chronisch-rezidivierende, granulomatöse Entzündungen der Wand des Colon und/oder des terminalen Ileum, die mit Funktionsstörungen einhergehen (Durchfälle, häufige Defäkationen, Blut- und Schleimbeimengungen, Ulcerationen, Schmerzen, schlechtes Allgemeinbefinden). Die Erkrankungen verlaufen in Schüben und zeigen unterschiedliche Schweregrade, von leichten Fällen bis hin zum akuten „toxischen Colon" mit Perforationsgefahr (und möglichem letalen Ausgang).

Ätiologie und Pathogenese

Die Ätiologie der Colitis ulcerosa und der Ileitis terminalis ist bisher nicht geklärt. Für eine bakterielle oder virale Genese liegen keine Beweise vor, genetische Faktoren scheinen ebenfalls nicht ausschlaggebend zu sein. Ferner ist ein zwingender psychosomatischer Kausalzusammenhang nicht aufdeckbar (natürlich bedürfen die Erkrankten einer intensiven psychischen Betreuung!). Ein Autoimmunprozess als Ursache kann angenommen werden, ist aber ebenfalls kein gesichertes Wissen.

Die granulomatöse Entzündung trifft alle Abschnitte der Darmwand und geht mit Verdickungen und gestörter Motorik einher. Das entzündliche Geschehen – wie immer es ausgelöst sein mag – läuft nach dem auch sonst üblichen Schema ab: T-Zell-Aktivierung, Freisetzung von Zytokinen (Interferon-γ, Tumornekrosefaktor-α, verschiedene Interleukine), Ansammlung von Neutrophilen und Monozyten und Abgabe derer Mediatoren. Die Endothelzellen werden aktiviert (Permeation von Blutzellen wird erleichtert, die Permeabilität ist gesteigert), die Blutgefäße sind ebenfalls beteiligt (granulomatöse Vasculitis). Schließlich treten Nekrosen auf, Nachbarorgane können in das Krankheitsgeschehen miteinbezogen werden.

Therapie

Sie richtet sich nach der Schwere des Falles und sollte den entzündlichen Prozess unterbrechen oder wenigstens bremsen, die Verlängerung des symptomfreien Intervalls oder gar die Vermeidung weiterer Schübe ist das ideale Therapieziel.

Therapie des akuten Schubes. Die Standardtherapie besteht in der Gabe von **Glucocorticoiden** (z.B. Prednisolon 40 – 100 mg/Tag per os oder intravenös, bei der Colitis ulcerosa ist auch eine lokale Applikation der Glucocorticoide möglich). Um die Corticoid-Belastung des Körpers niedrig zu halten, kann für die rektale Zufuhr auch ein Wirkstoff mit hoher präsystemischer Elimination (z.B. Budesonid) verwendet werden. Unterstützt wird die Corticoid-Therapie durch die Zufuhr von **Mesalazin (= 5-Aminosalicylsäure)**. Der Wirkmechanismus dieser Substanz ist noch immer unklar. Wichtig für den entzündungshemmenden Effekt scheint jedoch der direkte Kontakt mit der erkrankten Darmschleimhaut zu sein.

5-Aminosalicylsäure findet schon seit etwa 1940 chemisch gekoppelt an ein Sulfonamid als Arzneimittel Verwendung: **Sulfasalazin** (Salazosulfapyridin), und zwar ursprünglich zur Behandlung der chronischen Polyarthritis. Auch heute wird es noch gelegentlich für diesen Zweck verordnet (s. S. 293), vornehmlich wird es jedoch für die Langzeit-Therapie der Colitis ulcerosa und des Morbus Crohn verwandt. Das intakte Molekül wird nicht resorbiert und von den Darmbakterien in das chemotherapeutisch wirksame Sulfonamid Sulfapyridin und die 5-Aminosalicylsäure gespalten; letztere stellt allein das wirksame Prinzip bei den granulomatösen Darmentzündungen dar.

Unter der Vorstellung, dass Sulfapyridin bei der Anwendung von Sulfasalazin nur als „Schlepper" wirkt und an der erwünschten Wirkung nicht beteiligt ist, wohl aber zu den Nebenwirkungen beiträgt, wurde untersucht, ob nicht das Mesalazin allein bereits ein gut wirksames Medikament ist. Da Mesalazin schon im oberen Abschnitt des Intestinaltraktes völlig resorbiert wird, gelangt es jedoch nicht an den Ort des Geschehens und ist wirkungslos. Nur eine galenische Zubereitung, die den Wirkstoff

erst im entzündeten Darmbereich freisetzt, erweist sich als wirksam. Derartig **retardierte Präparate** sind jetzt verfügbar.

Eine weitere raffinierte Lösung des Problems, den Wirkstoff erst im unteren Intestinaltrakt ohne Schlepper-Substanz freizugeben, besteht darin, zwei Moleküle 5-Aminosalicylsäure direkt chemisch zu koppeln (**Olsalazin**, Nebenwirkung: Diarrhöe). Die Azo-Bindung wird ebenso wie bei dem ursprünglichen Sulfasalazin durch die Darmbakterien im entzündeten Bereich gespalten, das Resultat ist eine hohe Konzentration von 5-Aminosalicylsäure dort, wo sie sein soll.

Ein weiteres 5-Aminosalicylsäure-freisetzendes Prinzip ist **Balsalazide** (Diazo-Bindung an 4-Amino-benzoyl-β-alanin).

In den meisten Fällen kann mit der angegebenen Therapie ein Abklingen eines akuten Schubes erreicht und die Corticoid-Dosierung dann reduziert werden. Der Diät der Patienten ist besondere Aufmerksamkeit zu widmen: ballastarme Nahrung, die möglichst im Dünndarm resorbiert wird. Ferner ist im Schub und im freien Intervall eine gute psychische Betreuung notwendig.

Wenn es nicht gelingt, mit Glucocorticoiden und Mesalazin die akute Krankheit zu bessern, muss der Versuch unternommen werden, mit Antimetaboliten die Proliferation der T-Zellen zu hemmen. Als zytostatisch wirkende **Immunsuppressiva** kommen Methotrexat, Azathioprin und evtl. Cyclophosphamid in Frage (S. 473). Sie brauchen nur in relativ niedriger Dosierung genommen werden, so dass die Nebenwirkungen von den meisten Patienten toleriert werden können. Neben den in die Signalübermittlung eingreifenden Immunsuppressiva Cyclosporin und Tacrolimus sind auch Thalidomid und das hypophysäre Wachstumshormon untersucht worden. Die Effektivität dieser Maßnahmen ist aber nicht überzeugend.

In den letzten Jahren ist der Versuch gemacht worden, den Einfluss bestimmter Entzündungsmediatoren auf das Krankheitsgeschehen zu drosseln. So kann der vor allem von stimulierten Makrophagen abgegebene Tumornekrosefaktor-α durch einen monoklonalen Antikörper (Infliximab) neutralisiert werden. Seine Anwendung in therapieresistenten Fällen von Colitis ulcerosa und Morbus Crohn scheint günstige Ergebnisse zu bringen, ist aber durch eine schwere Nebenwirkung (Reaktivierung einer Tuberkulose) belastet.

Intervalltherapie. Am besten bewährt hat sich – neben einer entsprechenden Lebensführung – die chronische Gabe von Mesalazin bzw. seiner Vorstufen. Die konsequente Anwendung dieses Wirkprinzips verlängert die Intervalldauer in den meisten Fällen. Tritt aber ein neuer Schub auf, sollte die Therapie mit Glucocorticoiden so-

Salazosulfapyridin, Sulfasalazin

Olsalazin, Azodisalicylsäure

der grüne Pfeil markiert die Spaltstelle
(5-Amino-salicylsäure blau markiert)

fort einsetzen. Je früher die Akuttherapie beginnt, um so sicherer und schneller tritt der Erfolg auf. Falls es mit der Mesalazin-Behandlung nicht gelingt, Rückfälle zu vermeiden, muss auch im Intervall eine ständige Zufuhr von Immunsuppressiva unterhalten werden.

Colon irritabile

Dieser funktionellen Koordinationsstörung der Dickdarmtätigkeit, die mit einer Obstipation und/oder diarrhoischen Episoden und mit Bauchschmerzen einhergehen kann und vorwiegend bei Frauen auftritt, lässt sich kein fassbares somatisches Substrat zuordnen. Der Schwerpunkt der Therapie liegt in der psychischen Betreuung (Änderung der Lebensführung) und in einer Diät-Beratung, Arzneimittel können nur symptomatisch eine Erleichterung bringen.

Im Jahre 2000 wurde in den USA ein selektiver 5-HT_3-Antagonist gegen die Beschwerden des Colon irritabile zugelassen (Alosetron), der aber nach kurzer Zeit wegen nicht tolerabler Nebenwirkungen zurückgezogen werden musste.

— Notwendige Wirkstoffe —

Therapie der Colitis ulcerosa und des Morbus Crohn

Wirkstoff	Handelsname	Alternative	Bemerkungen
Prednisolon	*Decortin H*® Tab.	*Prednisolon, Predni H*® Tab. *Decaprednil*® Tab.	
	Solu-Decortin® Amp.	*Hefasolon*®, *Prednisolut*® Amp.	
Budesonid	*Entocort* ® rectal, Klysma	–	
Betamethason	*Betnesol*® rectal, Lsg.	–	
Hydrocortison	*Colifoam*® Rectalschaum	–	
Mesalazin	*Asacolitin*® Ret.-Tab. *Salofalk*® Ret.-Tab., Klysma	*Pentasa*®, Ret-Tab., Supp., Klysma *Claversal*® Tab., Supp.	
Sulfasalazin	*Azulfidine*® ret.-Tab., Supp. *Colo-Pleon*® ret.-Tab., Supp., Klysma	*Sulfasalazin*® Tab.	
Olsalazin	*Dipentum*® Tab., Kaps.	–	
Infliximab	*Remicade*®Amp.	–	
Methotrexat	*Lantarel*® Tab.	*Methotrexat, MTX*®, *Metex*® Tab.	
Azathioprin	*Imurek*®Tab.	*Azathioprin*® *Zytrim*® Tab.	

9.3.2   Leber

Im Folgenden sollen kurz die therapeutischen Möglichkeiten bei entzündlichen und toxischen Lebererkrankungen und der Leberzirrhose besprochen werden.

Hepatitis

Akute Hepatitis

Die akuten Entzündungen der Leber sind im Wesentlichen bedingt durch Hepatitis-Viren, Überdosierungen von Pharmaka wie Paracetamol und Pilzgifte sowie durch Überempfindlichkeits-Reaktionen auf Arzneimittel. Letztere treten in normaler Dosierung bei bestimmten, „überempfindlichen" Patienten unvorhersehbar auf; eventuell sind ungewöhnliche Biotransformationen verantwortlich, die zu toxischen Abbauprodukten führen. Das morphologische Bild der Leber kann dabei unterschiedlich sein, so ruft Halothan das Bild einer Virus-Hepatitis hervor, Chlorpromazin eine intrahepatische Cholestase mit entzündlicher Reaktion und orale Kontrazeptiva eine Hepatose.

Für die Therapie einer **akuten Virus-Hepatitis** stehen keine spezifischen Mittel zur Verfügung. **Glucocorticoide** sind **kontraindiziert** (Chronifizierung). Die sogenannte „Leberschutztherapie" mit SH-Gruppen-haltigen Substanzen wie Cholin oder Methionin hat keine nachweisbare Wirkung, ebensowenig wie die Verabreichung von Leberextrakten oder Poly-Vitamin-Präparaten.

Bei **toxischen und idiosynkratischen Hepatitis-Fällen** ist die **Unterbrechung der Toxin-Zufuhr** die wichtigste therapeutische Maßnahme, nur in Ausnahmefällen kann ein wirksames Antidot angewendet werden. Dies gilt z. B. für die Lebervergiftung mit Überdosen von Paracetamol (S. 285), wobei aber das Acetylcystein vor Eintritt der Leberschädigung (6 – 10 Std. nach Einnahme) gegeben werden muss. Auf die schwere Schädigung der Leber durch Pilzgifte (z. B. aus dem Knollenblätterpilz) sei an dieser Stelle hingewiesen (Näheres s. S. 538).

Chronische Hepatitis

Bei der chronischen Leberentzündung können zumindest zwei Formen unterschieden werden: die persistierende Hepatitis mit günstiger Prognose und die chronisch-aggressive Form, die häufig in eine Leberzirrhose übergeht.

Chronisch-persistierende Hepatitis. Sie ist im Allgemeinen viraler Genese. Da sie meist innerhalb weniger Jahre von selbst ausheilt, wird sie nicht spezifisch behandelt.

Chronisch-aggressive Hepatitis. Die Arzneimittelbehandlung der chronisch-aggressiven Hepatitis, bei der Immunreaktionen gegen virusinfizierte Zellen oder gegen eigenes Lebergewebe pathogenetisch beteiligt sind, richtet sich nach der Ätiologie:
Virale Genese: Zu den Voraussetzungen der Therapie zählen der Nachweis von Hepatitis-B-Virus-DNS bzw. Hepatitis-C-Virus-RNS und der Ausschluss eines autoimmunen Prozesses. Es wird angestrebt, das Virus zu eliminieren, den Entzündungsprozess zu bremsen und so der Zirrhose wie auch dem hepatozellulären Carcinom vorzubeugen. Zur Therapie dürfen **keine Glucocorticoide** angewandt werden, auch Immunsuppressiva verbessern den Zustand nicht. Notwendig ist eine kombinierte Therapie: Bei Hepatitis B mit Lamivudin plus Interferon α, bei Hepatitis C mit Ribaverin (s. S. 469) plus Interferon α. Die gleichzeitige Gabe eines Virustatikum bessert die Erfolgsquote, die bei alleiniger Interferon-Gabe nur bei ca. 50 % (Hepatitis B) bzw. unter 40 % (Hepatitis C) liegt. Bei Kranken über 60 Jahren und solchen mit schon entwickelter Zirrhose ist Interferon nur selten wirksam. Faktoren, die einen Behandlungserfolg begünstigen, sind ein Alter unter 45 Jahren, eine Krankheitsdauer von weniger als 5 Jahren, hohe Transaminasen-Aktivitäten und niedrige HBV-DNA- bzw. HCV-RNA-Titer im Serum.
Autoimmun-Hepatitis: Sie wird mit **Glucocorticoiden**, meist in Kombination mit Azathioprin, behandelt.

Leberzirrhose

Diese Erkrankung ist charakterisiert durch eine Zunahme von Bindegewebe mit Anstieg des Perfusionswiderstandes der Leber und durch eine Abnahme des funktionsfähigen Leberparenchyms. Es kommt zur Ausbildung von portokavalen Anastomosen, durch welche das Pfortaderblut unter Umgehung der Leber in die systemische Zirkulation gelangt. Der Ablauf der prognostisch ungünstigen Veränderungen lässt sich durch Arzneimittel nicht verhindern. Jedoch können Begleiterscheinungen wie die portale Hypertension mit drohendem **Ascites**, die Gefahr von **Varizen-Blutungen** und die **hepatische Enzephalopathie** günstig beeinflusst werden.

Ausschwemmung des Ascites. Entscheidend bei der Ausschwemmung der Ascites-Flüssigkeit ist, daß die Flüssigkeitsmenge nur langsam vermindert werden darf, da sonst das Blutvolumen zu stark reduziert (Exsikkose) und die Elektrolyt-Homöostase zu stark gestört wird. Empfohlen wird eine Ausschwemmung von 500 ml pro Tag. Die Therapie soll immer begonnen werden mit einer **drastischen Einschränkung der Kochsalz-Zufuhr** (nicht mehr als 1 g NaCl täglich) und strikter Bettruhe sowie einer Restriktion der Flüssigkeitsaufnahme, wenn eine Hyponatriämie besteht oder sich zu entwickeln droht.

Falls dieses Vorgehen nach 4 Tagen noch nicht zu einer Steigerung der Urinausscheidung geführt hat, ist die Gabe von Diuretika angezeigt. Besonders geeignet ist für diese Bedingung **Spironolacton**, weil seine Wirkung langsam und milde einsetzt, weil es eine Kalium-sparende Diurese auslöst und weil es die Wirkung des für die Ödembildung mitverantwortlichen sekundären Hyperaldosteronismus kompensiert. Als Dosierung werden 100 mg täglich empfohlen. Erst wenn nach 8 – 10 Tagen keine ausreichende Wirkung auftritt, kann die Dosis in 100-mg-Schritten alle 3 – 4 Tage gesteigert werden; als tägliche Maximaldosierung gilt 600 mg.
Dieses Vorgehen ist in 50 – 75 % aller Fälle erfolgreich. Versagt diese Therapie und ist die reduzierte Kochsalz-Zufuhr sichergestellt, dann muss zusätzlich ein **Thiazid-** oder gar ein **Schleifendiuretikum** verordnet werden, z. B. Furosemid 20 mg/d. Eine schrittweise Erhöhung der Tagesdosis bis auf 200 mg ist eventuell notwendig.

Eine zusätzliche Möglichkeit, Ascites-Flüssigkeit zur Resorption zu bringen, besteht darin, salzarme Albumin-Lösung zu infundieren, um den kolloidosmotischen Druck des Blutes zu erhöhen. Eine Angleichung der kolloidosmotischen Drücke in den beiden Kompartimenten beendet jedoch bald den Effekt.

Die Therapie des Ascites erfordert eine genaue und ständige Kontrolle der Elektrolyt-Werte und der Nierenfunktion. Wird Spironolacton nicht vertragen (Auftreten von endokrinen Nebenwirkungen), kann es ersetzt werden durch die Kalium-sparenden Diuretika Amilorid und Triamteren.

Prophylaxe und Behandlung einer Varizen-Blutung. Bei der Leberzirrhose bilden sich aufgrund der portalen Hypertonie portokavale Kollateralkreisläufe aus, die zu Ösophagus-Varizen-Blutungen Anlass geben können. Es ist erwiesen, dass eine Dauerbehandlung mit dem β-Blocker **Propranolol** das Blutungsrisiko herabsetzt. Wenn eine lebensbedrohliche Blutung im Ösophagus auftritt, wird manchmal versucht, den Blutdruck im Pfortadersystem medikamentös zu senken. Durch **Terlipressin**-Gabe soll die Blutzufuhr in das Mesenterialgebiet gedrosselt werden, diese Maßnahme erweist sich manchmal als erfolgreich. Meistens muss eine gezielte Verödung der Ösophagus-Varizen endoskopisch vorgenommen werden. Als Verödungsmittel wird **Polidocanol** verwendet, das oberflächenaktiv und gewebstoxisch wirkt. Übrigens ruft Polidocanol schon in niedrigeren Konzentrationen eine Lokalanästhesie hervor.

hydrophob   hydrophil

$$H_3C-(CH_2)_{11}-(O-CH_2-CH_2)_x-OH$$

Polidocanol

Senkung der Ammoniak-Konzentration des Blutes. Bei ausgeprägtem Funktionsausfall der Leber (Endstadium der Leberzirrhose) und in ungünstigen Fällen nach portokavalen Shunt-Operationen kann sich eine *hepatische Encephalopathie* entwickeln. Die dabei auftretenden mentalen Störungen werden auf ZNS-toxische Wirkungen von Substanzen zurückgeführt, die aus dem Darm resorbiert, aber in der Leber nicht mehr ausreichend entgiftet werden. Zu diesen Substanzen zählt auch Ammo-

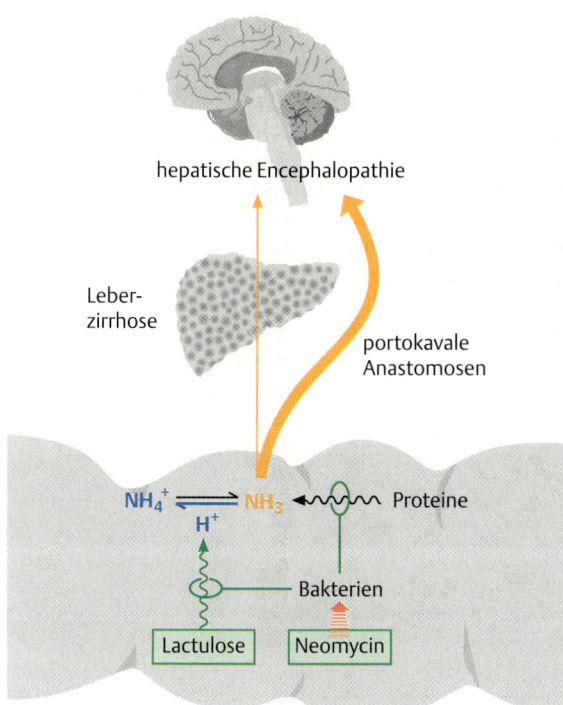

Abb. 9.3 „Leberkoma": Pathogenese und Behandlung. Im Darm fällt durch bakteriellen Proteinabbau Ammoniak (NH_3) an. Bei mangelhafter Entgiftung durch die Leber trägt es wesentlich zur Entstehung einer Encephalopathie bei.
Therapieansätze:
1. Ansäuerung des Darmes durch Lactulose: NH_3 wird vermehrt zum nicht-resorbierbaren NH_4^+ umgewandelt.
2. Reduktion der Darmbakterien durch Antibiotika.

niak (Abb. 9.3). Die Tiefe eines derartigen Komas ist mit der Ammoniak-Konzentration im Blut korreliert. Da das Ammoniak vorwiegend durch bakterielle Stoffwechselprozesse im Darm entsteht, geht das therapeutische Bemühen teilweise dahin, die Keimzahl im Darm zu senken, um so die Ammoniak-Produktion zu reduzieren. Zu diesem Zweck können **nichtresorbierbare Antibiotika** wie Neomycin oder Paromomycin verabreicht werden. Bei kurzfristiger Therapie ebenbürtig und bei langfristiger vorzuziehen ist die Gabe der **nichtresorbierbaren Disaccharide** Lactulose oder Lactilol, die bakteriell in saure Spaltprodukte vergoren werden, was zu einer Milieu-Änderung im Dickdarm führt. Die Säuerung des Colon-Inhaltes vermindert einerseits wahrscheinlich die Keimzahl und erschwert andererseits die Resorption von Ammoniak, indem das Gleichgewicht $NH_3 + H^+ \leftrightarrow NH_4^+$ zugunsten des NH_4^+ verschoben wird, das im Gegensatz zu NH_3 die Darmschleimhaut nicht zu durchdringen vermag. Insbesondere bei Beginn dieser Therapie können Diarrhöen auftreten (S. 234).

Inzwischen wird angeraten, dass die **verzweigtkettigen Aminosäuren** zur Therapie und Prophylaxe der hepatischen Enzephalopathie eingesetzt werden sollten. Die verzweigtkettigen Aminosäuren fördern die Ammoniakentgiftung und verändern das zerebrale „Transmitterprofil" in Richtung Normalisierung. Zur Prophylaxe bei subklinischen und leichten klinischen Formen der Enzephalopathie werden sie oral verabreicht, zur Therapie in den Komastadien 2 – 4 als angereicherte Bestandteile der sog. „Hepa-Lösungen" zur Infusion.

Erhöhte Ammoniakspiegel lassen sich auch durch **Ornithin-Verbindungen** senken (Ornithin-Aspartat, Ornithin-α-Ketoglutarat).

9.3.3 Gallensteine

Die **medikamentöse Auflösung** von Gallensteinen mit Cheno- oder Ursodesoxycholsäure kann aus mehreren Gründen **nicht mehr empfohlen** werden:
1. Nur kleinere, reine Cholesterinsteine und eine intakte Gallenblasenfunktion sind Voraussetzung für dieses Verfahren.
2. Die Behandlungsdauer mit 7α-Chenodesoxy- und/oder 7β-Ursodesoxycholsäure beträgt bis zu 2 Jahren (tägliche Dosis 500 – 1000 mg) und ist mit Nebenwirkungen behaftet.
3. Kontraindikationen schränken die Zahl der überhaupt infrage kommenden Gallenstein-Träger erheblich ein.
4. Nach Absetzen der medikamentösen Therapie ist mit einer Neubildung von Gallensteinen zu rechnen.
5. Die endoskopische Chirurgie und die extrakorporale Stoßwellen-Lithotripsie sind schonende kurzfristige Eingriffe.

Ebenso kann die Anwendung von Ursodesoxycholsäure zur Behandlung einer primär biliären Leberzirrhose nicht mehr unterstützt werden. Die Auswertung von klinischen Untersuchungen, die einer kritischen Analyse standhalten, hat ergeben, dass die Ursodesoxycholsäure-Therapie nicht besser abschneidet als eine Placebo-Behandlung.

> **Box 9.5**
>
> **Choleretikum und Cholekinetikum**
>
> Die Gallensekretion in der Leber kann durch Gabe gallenpflichtiger Substanzen gesteigert werden. Das wirksamste „Choleretikum" ist die **Dehydrocholsäure**, welche die Sekretion stark verdünnter Gallenflüssigkeit auslöst. Eine therapeutische Bedeutung besitzt die Substanz nicht.
> Eigelb und salinische Abführmittel bewirken vom Dünndarm aus durch Freisetzung von Cholecystokinin eine Entleerung der Gallenblase (Cholekinetikum). Das dem Cholecystokinin ähnliche Dekapeptid **Ceruletid** bringt die Gallenblase ebenfalls zur Kontraktion. Es wird zur Funktionsdiagnostik benutzt und spielt in der Intensivmedizin zur Behandlung bzw. Prophylaxe des paralytischen Ileus eine Rolle.

9.3.4 Pankreas

Pankreatitis

Die Möglichkeiten, den Verlauf einer akuten Pankreatitis (oder eines Schubes bei einer chronischen rezidivierenden Pankreatitis) durch medikamentöse Maßnahmen zu verbessern, sind sehr begrenzt.

Hemmung der Sekretion von Verdauungsenzymen. Theoretisch ist es ein sinnvoller Ansatz, die Sekretion der exokrinen Drüsen so weit wie möglich zu reduzieren, weil die freigesetzten Verdauungsenzyme bei der vorliegenden Entzündung in das Parenchym gelangen und zur Selbstverdauung des Pankreas führen. Diesem Ziel dienen die **absolute Nahrungskarenz** und das ständige **Absaugen des Magensaftes**, um jede reflektorische und hormonelle Stimulation (z.B. Cholezystokinin = Pankreozymin) der Bauchspeicheldrüse zu vermeiden. In diesem Sinne sollte ebenfalls eine Senkung der Salzsäure-Konzentration des Magensaftes wirken; ein therapeutischer Wert der Gabe von Antacida oder von H_2-Antihistaminika konnte jedoch nicht unter Beweis gestellt werden. Auch die Therapie mit hohen Dosierungen des Parasympatholytikum Atropin (etwa 2 mg/d) oder die Zufuhr von Hemmstoffen des exokrinen Pankreas wie Glucagon, Calcitonin und Somatostatin scheinen nicht geeignet, den Krankheitsverlauf günstig zu beeinflussen, zumal jeweils auch unerwünschte Nebenwirkungen auftreten. Ebenso führte der Versuch, die tryptische Aktivität der freigesetzten Pankreas-Enzyme durch Anwendung des Proteinase-Inhibitors Aprotinin zu reduzieren, meist nicht zu dem gewünschten Erfolg.

Schmerzbekämpfung. Sie ist eine wichtige symptomatische medikamentöse Maßnahme. Wegen der heftigen Schmerzen sind in der Regel Opioide indiziert. Dem Morphin vorgezogen werden solche Opioide, deren spastische Wirkung auf den Sphincter Oddi geringer sein soll (Gefahr der Sekretstauung!), wie z.B. *Pethidin*.

Weitere Maßnahmen. Angezeigt ist die intravenöse Gabe von Wasser und Elektrolyten, ggf. von Albumin, Plasma oder Blut sowie eine parenterale Ernährung. Außerdem kann die Anwendung von Antibiotika erforderlich sein, z.B. zur Prophylaxe von peripankreatischen Abszessen, zur Behandlung von Pankreasabszessen oder bei begleitender eitriger Cholangitis. Darüber hinaus kommen in Betracht Heparin zur Thrombose-Prophylaxe oder zur Therapie bei Verbrauchskoagulopathie, Mannit-Infusionen zur Prophylaxe eines Nierenversagens oder Insulin zur Behandlung einer Hyperglykämie.

Exkretorische Pankreasinsuffizienz

Hier ist die orale Zufuhr von **Pankreasenzym-Präparaten** in ausreichenden (hohen) Dosen gut wirksam. Es sollten 40 000–80 000 Einheiten Lipase, 30 000–60 000 Einheiten Amylase und 2500 – 5000 Einheiten Protease appliziert werden. Die früher üblichen Mengen lagen weit darunter und waren entsprechend wirkungslos. Ein ausreichend hohes Angebot an Pankreasenzymen im Duodenum unterdrückt eine Aktivierung der Bauchspeicheldrüse durch Pankreozymin und vermag daher bei chronischer Pankreatitis einen „analgetischen" Effekt auszuüben. Ein Teil der Enzymaktivität geht durch die Salzsäure im Magen verloren. Antacida oder ein H_2-Antihistaminikum können diese Beeinträchtigung vermindern. Wegen seiner Säureresistenz vorteilhaft und gut wirksam ist ein Lipase-, Protease- und Amylase-haltiges Präparat mykotischen Ursprungs. Auch in Magensaft-resistenten Kapseln angebotene Enzyme sind wirksam. Hier sei an das neue therapeutische Vorgehen bei der Behandlung einer übergewichtigen Fettsucht erinnert, nämlich die Gabe eines Hemmstoffs der Pankreas-Lipase. Durch Orlistat wird eine partielle Insuffizienz der Bauchspeicheldrüse ausgelöst (S. 244).

Pankreas-Enzym-Präparate mit ausreichendem Lipase-Gehalt

Pankreatin®, Cholspasminase® N mikro, Combizym®, Cotazym®, Kreon®, Nortase® (Enzyme mykotischen Ursprungs), Ozym®, Pangol®, Pankreatan®, Panzynorm® forte N, Panzytrat®

9.3.5 Hyper- und Hypoacidität des Magens

Magen- und Duodenalulcera

Wie schon eingangs in diesem Kapitel erwähnt, ist bei den meisten Patienten, die an Magen- und Duodenalgeschwüren leiden, eine Besiedelung der Magenschleimhaut mit *Helicobacter pylori* nachzuweisen. Diese Infektion ist nach allem, was man heute weiß, die Ursache für 99% der Duodenal- und 70% der Magenulcera. Aufgrund dieses Wissens konnte die Therapie des Ulcusleidens sowohl bezüglich des akuten Erfolges als auch bezüglich der Rückfallquote wesentlich verbessert werden.

Verminderung der Magensäure. Man hatte schon früher erkannt, dass die Ulcuskrankheit mit einer Hyperazidität des Magensaftes verbunden ist. Daher war die erste erfolgreiche Therapie die konsequente Gabe von **Antaci-**da über lange Zeit. Die Ulcera, insbesondere die des Duodenum, heilten in der Tat schneller ab als unter Kontrollbedingungen. Die Therapie war für den Patienten jedoch mühsam und die Rückfallquote hoch. Die Einführung der **H_2-Antihistaminika** brachte einen erheblichen Fortschritt. Die Gabe der gut verträglichen Pharmaka Ranitidin oder Famotidin führt in ca. 80% der Fälle zur Abheilung. Diese Abheilungsquote konnte dann nochmals durch die Einführung des **Protonenpumpen-Hemmstoffs** Omeprazol gesteigert werden. Jedoch war die Rückfallhäufigkeit immer noch beträchtlich.

Eradikation des *Helicobacter pylori*. Erst die Eradikation des *Helicobacter pylori* (Tab. 9.1), die jetzt mit großer Sicherheit möglich ist, ergab eine Dauerheilung in einem sehr hohen Prozentsatz. Das ständige Vorhandensein

Tabelle 9.**1** **Dreierkombination zur Eradikation des Helicobacter pylori**

Omeprazol	2 x 20 mg/d
Clarithromycin	2 x 500 mg/d
Amoxicillin	2 x 1 000 mg/d
Falls ein Patient eines der beiden Antibiotika nicht verträgt, ersatzweise:	
Metronidazol Einnahmezeitraum: 7 Tage	2 x 400 – 500 mg/d

dieser Bakterien wirkt sich als Dauerbelastung für die Schleimhaut des Magens und des Duodenums aus und kann als Wegbereiter für Schädigungen anderer Art (Rauchen, Alkohol, Kaffee etc.) angesehen werden. Die Anwendung der Dreierkombination (Einnahmezeitraum: 7 Tage) führt in mehr als 90% der Fälle zu einer Eradikation des Keimes und zu einer Dauerheilung des Ulcusleidens, denn eine Neuinfektion mit *Helicobacter pylori* kommt im Erwachsenenalter kaum noch vor (1%/Jahr), die Infektionen sollen meist schon im Kindesalter erworben sein. Die erfolgreiche Ausrottung sollte bei Magengeschwüren immer, bei Duodenalgeschwüren bei komplizierten Verläufen endoskopisch oder ggf. durch einen ^{13}C-Atemtest gesichert werden.

— **Notwendige Wirkstoffe** —————————————————————————

Helicobacter pylori-Eradikation

Wirkstoff	Handelsname	Alternative	Bemerkungen
Omeprazol oder	*Antra® Tab.*	*Omeprazol (von mehreren Firmen)*	
Pantoprazol	*Pantozol®, Rifun® Tab.*	–	
+ Clarithromycin	*Cyllind®, Klacid® 250 mg Tab.*	–	
+ Amoxicillin	*Amoxypen®, Clamoxyl® Tab.*	*Amoxicillin Tab. (von mehreren Firmen)*	
Ersatzweise: Metronidazol	*Clont® 400 mg Tab. Arilin® 500 mg Tab.*	*Metronidazol Tab. (von mehreren Firmen)*	

Eigene Eintragungen

. . .

. . .

Hyperacide Gastritis

Bei hyperazider Gastritis und Refluxösophagitis lindert die Gabe von Antacida zwar die Beschwerden, im Vordergrund muss aber die Ausschaltung der Ursache (z. B.: konzentrierte Alkoholika, Kaffee, Rauchen, hektische Lebensweise) stehen. In hartnäckigen Fällen ist die vorübergehende Anwendung eines Protonenpumpen-Hemmstoffs der Gabe anderer Wirkstoffgruppen (Prostaglandin-Derivate, H_2-Antihistaminika) vorzuziehen.

9.3.6   Übergewicht: Behandlung einer Adipositas

Als Maß zur Charakterisierung eines Übergewichtes hat sich der Quotient aus dem Gewicht in kg und dem Quadrat der Größe in m (also kg/m^2 = **Body mass index**) bewährt (Abb. 9.**4**). Bei gesunden Erwachsenen liegt dieser Wert zwischen 18 und 25, bei Untergewicht ist der BMI kleiner als 18, das Übergewicht beginnt mit Werten ab 25 und die Fettsucht über 30 BMI. Es ist eine alte Erfahrung, dass Übergewicht ein Gesundheitsrisiko darstellt. Schon bei einem BMI von 30 ist die Lebenserwartung verringert, bei BMI 40 und mehr wesentlich reduziert. Im Gefolge einer Fettsucht treten gehäuft kardiovaskuläre Erkrankungen, ein Diabetes mellitus (Typ II), orthopädische Leiden und psychosoziale Probleme auf, um die wichtigsten Nachteile zu nennen. Hinzu kommt die pharmakotherapeutische Schwierigkeit, dass die Kinetik vieler Arzneimittel aufgrund ungewöhnlicher Verteilungsprozesse unvorhersehbar wird (Dosierung?). Übergewicht ist eine häufige „Erkrankung", wie neueste

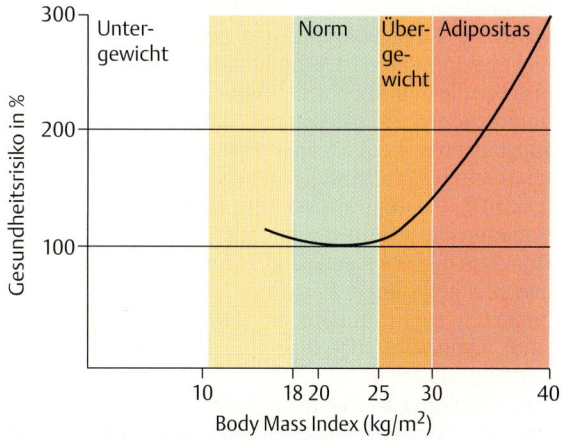

Abb. 9.**4** **Abhängigkeit des Gesundheitsrisikos vom Körpergewicht** (nach Laufs u. Böhm. DMW: 2000; 125:262).

epidemiologischen Untersuchungen in den USA ergaben: 1991 waren 12% und 1999 19% der Erwachsenen übergewichtig (BMI $> 30\,kg/m^2$). Eine Zunahme der Fettleibigkeit wird aus vielen Ländern berichtet.

Das aktuelle Körpergewicht reflektiert das Verhältnis zwischen Energieaufnahme (Kaloriengehalt der Nahrung) und dem Energieverbrauch (Wärmeproduktion, motorische Aktivität usw.). Ein Übergewicht kann nur zustande kommen durch ein zeitweiliges Überwiegen (Wochen, Monate) der Kalorienaufnahme über den Kalorienverbrauch. Die umgekehrte Situation, nämlich eine Reduzierung des Körpergewichtes, kann nur durch längerdauerndes Überwiegen des Kalorienverbrauchs über die Kalorienaufnahme erreicht werden. Das Prinzip der Therapie einer Fettsucht ist somit eigentlich ganz einfach: weniger Kalorien essen als Kalorien verbraucht werden, also „Iss die Hälfte"!

So einfach das Prinzip, so schwierig ist die tatsächliche Therapie, wie wohl jeder praktizierende Arzt leidvoll erfahren hat. Das vernünftigste Vorgehen ist der Versuch, in einem intensiven Gespräch unter Hinweis auf die negativen Folgen der Fettsucht die **Lebenshaltung** des Patienten zu verändern: mehr körperliche Aktivität, eine kalorien- und fettarme Diät und Unterlassung von „Leckerei-Naschen" zwischen den Mahlzeiten (keine Kartoffel-Chips, kein Eis, keine Pralinen etc.), keine zuckerhaltigen Getränke, kein Bier!

Der Versuch, das Verhalten der adipösen Klienten zu verändern, scheitert jedoch meistens. Der Patient entzieht sich dem intensiven Bemühen des Arztes oft einfach durch einen Arztwechsel. Bei „psychotherapieresistentem" Übergewicht wird neuerdings ein Arzneimittel angeboten, das einen Hemmstoff der Pankreas-Lipase enthält (**Orlistat**). Nach oraler Gabe vermindert dieser Enzymhemmstoff die Fettresorption im Dünndarm, es wird also der Zustand einer partiellen Insuffizienz des exokrinen Pankreas imitiert (die durch Per-os-Gabe von Pankreas-Lipase therapiert wird, s. S. 242). Die Nebenwirkungen von Orlistat treten bei ca. 30% auf und entsprechen der Pankreas-Insuffizienz: Fettstühle, Stuhldrang, Flatulenz. Man fragt sich, warum die Patienten nicht lieber gleich den Fettgehalt ihrer Nahrung auf die Hälfte reduzieren und ohne Nebenwirkungen dieser deprimierenden Art dasselbe Resultat bezüglich der Kalorienzufuhr erreichen. Und man wundert sich, wieso Ärzte ein so fragwürdiges Prinzip verordnen.

Der bisher mögliche Weg, eine Fettsucht zu behandeln, wenn sie durch Beratung und Einsicht des Patienten nicht beeinflussbar ist, besteht darin, Wirkstoffe zu verordnen, die den Appetit vermindern, das Hungergefühl unterdrücken und motorische Aktivität steigern. Diese Substanzen werden als **Anorektika** bezeichnet. Der Prototyp dieser Arzneimittelgruppe sind die Amphetamine (s. S. 347), die zentral und peripher Noradrenalin und Dopamin freisetzen: der Energie-Verbrauch steigt, das Hungergefühl wird unterdrückt. Diese Substanzen können aber aufgrund ihrer starken Nebenwirkungen nicht benutzt werden. Ausgehend vom Methylamphetamin sind Analogsubstanzen als Appetitzügler entwickelt worden, die weniger „drastisch" wirken (Abb. 9.**5**): Phentermin, Fenfluramin und neuerdings Sibutramin. Diese Pharmaka beeinflussen neben dem noradrenergen System auch den Serotonin-Stoffwechsel. Unter ihrem

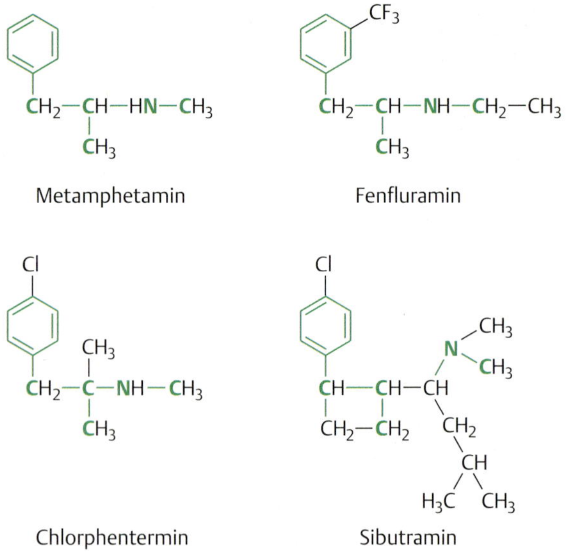

Abb. 9.**5**   **Zentral wirksame Anorektika.**

Einfluss ist eine kalorienarme Diät leichter einzuhalten, so dass mehr Gewicht verloren wird als in der Placebo-Kontrollgruppe. Jedoch lässt die Wirkung der Anorektika nach einigen Monaten nach. Sobald die Anorektika-Therapie beendet wird, steigt das Körpergewicht im Allgemeinen wieder an, ein persistierender Effekt kommt den Substanzen nicht zu, es sei denn, der Patient hielte seine „Mager-Diät" ein.

Phentermin und Fenfluramin mussten wegen **gravierender Nebenwirkungen**, die bei länger dauernder Therapie auftraten, aus dem Handel gezogen werden. Aufgrund ihres amphiphilen Charakters werden diese Substanzen stark in den Lysosomen angereichert, was zur Phospholipidspeicherung, z. B. in den Alveolar-Makrophagen führt (vergleichbar mit dem Zustand in Abb. 5.**12**, S. 155). Diese werden dadurch aktiviert und stimulieren die Bildung von Extrazellulärmatrix (Lungenfibrose). Ferner wird durch Interferenz mit dem Serotonin-Stoffwechsel eine pulmonale Hypertonie und eine Verdickung der Aortenklappen ausgelöst (wie sie auch als Folge der Serotonin-Ausschüttung aus dem Carcinoid vorkommen).

Diese Zusammenhänge sind seit den 70er Jahren bekannt, trotzdem ist jetzt mit Sibutramin wieder ein neues Anorektikum dieses Typs zugelassen. Eine erste Warnung vor seiner Anwendung ist von der American Heart Association ausgegeben worden.

Einige weitere Substanzen, die noch in der BRD im Handel sind, werden in Tab. 9.**2** aufgeführt. Ihnen kommt aber keine Bedeutung zu.

Box 9.6

Fettzellen als endokrine Signalgeber: Leptin und Resistin

Das Verhältnis Energieaufnahme zum Energieverbrauch bestimmt das Körpergewicht, es unterliegt einer komplizierten Kontrolle. Die psychischen Phänomene Appetit und Hungergefühl, die für die Kalorienaufnahme (unter normalen Lebensbedingungen) bestimmend sind, müssen aus der Körperperipherie an die aktuelle Stoffwechselsituation angepasst werden. Neben den altbekannten Stimuli für das Hungergefühl, nämlich dem leeren Magen und dem abgesunkenen Blutzuckerspiegel, ist neuerdings ein interessanter Informationsweg gefunden worden, der über einen längeren Zeitraum Nachricht gibt: Von den Fettzellen des Körpers wird ein Peptid, **Leptin**[*] genannt, abgesondert, das aus 167 Aminosäuren besteht. Die Menge Leptin, die von den Fettzellen abgegeben wird, hängt von dem Fettgehalt der einzelnen Zellen ab. Befindet sich der Organismus in einer negativen Gewichtsbilanz, schrumpfen die Fettzellen, deren Zahl konstant ist, und geben vermindert Leptin ab. Bei Gewichtszunahme dagegen steigt die Leptin-Sekretion der Fettzellen an. Der Leptin-Spiegel im Blut informiert das Gehirn über den Zustand der Energiespeicherung. Im Hypothalamus sind Nervenzellen mit Leptin-Rezeptoren vorhanden. Eine erniedrigte Leptin-Konzentration führt zu einer Appetitsteigerung. Ein erhöhter Leptin-Spiegel müsste das Gegenteil erzeugen. Der Gedanke liegt nahe, Leptin als Anorektikum bei Übergewicht einzusetzen. Dies wurde auch in klinischen Untersuchungen durchgeführt, aber die Ergebnisse sind bisher nicht überzeugend.

Das mag seinen Grund darin haben, dass neben Leptin ein weiteres Peptid, das **Ghrelin** (aus 28 Aminosäuren bestehend) akut das Hunger-Sättigungs-Gefühl steuert. Als erstes wurde die Freisetzung von Wachstumshormon aus dem Hypophysen-Vorderlappen durch Ghrelin erkannt (GHRH-artige Wirkung). Es ergab sich dann aber, dass Ghrelin vor allem im Magenfundus gebildet und an das Blut abgegeben wird. Die Konzentration steigt vor den Mahlzeiten an und fällt nach der Nahrungsaufnahme ab. Parallel zu den Blutspiegel-Schwankungen onduliert das Hungergefühl bzw. der Appetit. Im Tierversuch löst zugeführtes Ghrelin eine Hyperphagie aus, die Tiere entwickeln bei länger dauernder Zufuhr starkes Übergewicht. Es muss ferner über einen weiteren Signalstoff berichtet werden, der Adipozyten dazu dienen könnte, sich vor einer Fettüberlagerung zu schützen: **Resistin**. Dieses Protein wurde zuerst in Untersuchungen zur Wirkungsweise von Glitazonen an Mäusen gefunden. Es wird von Fettzellen abgegeben und vermindert die Empfindlichkeit gegenüber Insulin. Auf diese Weise wird der Insulin-vermittelten Glucose-Aufnahme entgegen gewirkt. Es wird vermutet, dass Resistin auch an anderen Geweben eine Insulin-Resistenz auszulösen vermag, so an der Skelettmuskulatur. Somit könnte Reistin die Erklärung dafür sein, weshalb die Adipositas mit einer verminderten Insulin-Empfindlichkeit verbunden ist und zum Typ-II-Diabetes führen kann.

---

[*] vom griechischen leptos = schlank

Tabelle 9.**2** **Anorektika: Therapeutisch wertlos**

Fenfluramin	*Ponderax*® (nicht mehr im Handel)
Dexfenfluramin	*Isomeride*® (nicht mehr im Handel)
Amfepramon (Diethylpropion)	*Tenuate*®
Mefenorex	*Rondimen*® (nicht mehr im Handel)
Phenylpropylamin	nur in Mischpräparaten
Phenylpropanolamin	*Recatol*®
D-Norpseudoephedrin	*Fasupront*®, *Mirapront*® (nicht mehr im Handel)
Ephedrin	*Vencipon*® (enthält das Laxans Phenolphthalein)
Sibutramin	*Reductil*®
Orlistat	*Xenical*®

Hypoacidität des Magensaftes

Bei mangelhafter oder fehlender Salzsäure-Produktion werden die Nahrungseiweiße im Magen verlangsamt und ungenügend angedaut, da die im Magen wirksamen Enzyme ihr Wirkungsoptimum im sauren Bereich haben. Ferner werden die notwendigen reflektorischen Mechanismen, die die Motorik und die Sekretion von Verdauungssäften steuern, ungenügend aktiviert. Daher treten Verdauungsstörungen auf.

Für den Therapieversuch dieses Zustandes stehen neben diätetischer Anpassung folgende Möglichkeiten zur Verfügung:

1. **Zufuhr von Säuren (Acida)**, z.B. in Form von Acidum hydrochloricum (25%, davon 15–40 Tropfen auf ein Glas Wasser) oder besser Acidum citricum (kristallines Pulver, Einzeldosis 0,25 bis 1,0 g).
2. **Gabe von Proteinasen**, die ein Wirkungsoptimum bei neutraler oder schwach saurer Reaktion haben. Im Handel ist eine Reihe von Präparaten erhältlich, die Säuren und Proteinasen enthalten.

Ferner kann versucht werden, reflektorisch oder durch direkte Einwirkung auf die Magenschleimhaut die Magensaft-Produktion zu steigern. Dazu eignen sich alkoholische Lösungen von Bitterstoffen (Tinctura amara) und die sogenannten „Magenbitter".

10 Motorisches System

10.1   Beeinflussung der Skelettmuskulatur

─ Überblick ─────────────────────────────

An der neuromuskulären Impulsübertragung sind beteiligt: das *Acetylcholinsystem* (Synthese, Speicherung, Freisetzung, Inaktivierung) und ein *Ligand-gesteuerter Ionenkanal* mit Acetylcholin-Bindungsstellen vom Nicotin-Typ. Die Endplatten-Depolarisation durch Acetylcholin führt in der Umgebung der Endplatte zur Öffnung von spannungsabhängigen Na-Kanälen, wodurch ein fortgeleitetes Aktionspotential ausgelöst wird.

Muskelrelaxantien
▶ beeinflussen die neuromuskuläre Signalübertragung.
▶ Sie dienen zur Erschlaffung der Skelettmuskulatur hauptsächlich bei Narkosen.

Nicht-depolarisierende Muskelrelaxantien
(Leitsubstanz: d-Tubocurarin)
▶ Antagonisten am Acetylcholin-Rezeptor der motorischen Endplatte. Die Curare-Alkaloide sind heute in der praktischen Medizin verlassen, synthetische Verbindungen wie Pancuronium, Vecuronium oder Atracurium werden bevorzugt.

Depolarisierende Muskelrelaxantien
(Leitsubstanz: Suxamethonium)
▶ Agonisten am Acetylcholin-Rezeptor, die zur Dauerdepolarisation führen; auf Nervenimpulse hin können nun keine fortgeleiteten Aktionspotentiale mehr generiert werden, die Muskelfaser bleibt nach Durchlaufen eines initialen Kontraktionszyklus erschlafft.

Dantrolen
▶ beeinflusst den kontraktilen Apparat: Es hemmt die Freisetzung des Kopplungs-Calcium aus dem sarkoplasmatischen Reticulum und senkt damit den Muskeltonus.

─────────────────────────────────────

Die Funktion der Skelettmuskulatur kann in der Peripherie prinzipiell auf zwei verschiedenen Wegen verändert werden:
– über die Beeinflussung der motorischen Endplatte und damit der **Impulsübertragung** vom motorischen Nerv auf die Muskelfasern und
– durch eine Veränderung der **kontraktilen Antwort**.

Bezüglich der pharmakologischen und damit therapeutischen Möglichkeiten steht die Einflussnahme auf die Impulsübertragung völlig im Vordergrund.

10.1.1   Beeinflussung der motorischen Endplatte

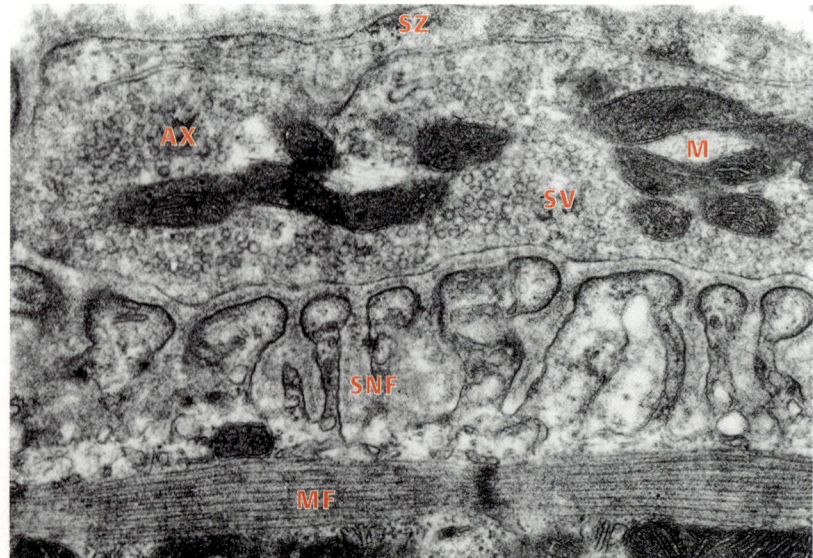

Abb. 10.1 Teil einer motorischen Endplatte. Das Axonende (AX) enthält zahlreiche synaptische Vesikel (SV). M = Mitochondrien, MF = Skelettmuskelfaser, SNF = subneuraler Faltenapparat, SZ = Schwann-Zelle. Präparat aus dem Zwerchfell der Maus, Vergr. 39000× (Aufnahme aus dem Anatomischen Institut der Universität Kiel).

Grundlagen

Box 10.1

Das Acetylcholin-System

In der motorischen Endplatte, bestehend aus dem Nervenende, dem synaptischen Spalt und dem postsynaptischen Sarkolemm, ist das vollständige Acetylcholinsystem vorhanden. Es besteht aus

- einem Cholin-Transportsystem, das für die Aufnahme von Cholin aus dem Extrazellulärraum in die Nervenfaser sorgt,
- dem synthetisierenden Enzym Cholinacetylase,
- Speichervesikeln, in die das im Zytosol synthetisierte Acetylcholin aufgenommen wird,
- einem „elektrosekretorischen" Mechanismus, der bei Erregung des Motoneurons die Freisetzung von gespeichertem Acetylcholin bewirkt,
- den Rezeptoren im Erfolgsorgan, mit denen Acetylcholin reagiert und eine lokale Änderung der Eigenschaften der Zellmembran auslöst, und
- dem abbauenden Enzym Acetylcholinesterase.

Die schnelle Inaktivierung ist für die Steuerbarkeit der Erfolgsorgane Voraussetzung: Erst der rasche Abbau von freigesetztem Acetylcholin durch die Cholinesterasen ermöglicht die schnelle Reaktionsfähigkeit der Skelettmuskulatur. Von der Cholinesterase gibt es im Warmblüterorganismus zwei Typen:

- die **Acetylcholinesterase**, die sehr substratspezifisch und immer strukturgebunden ist,
- eine **unspezifische Cholinesterase** (Pseudocholinesterase, Butyrylcholinesterase), die ihr Wirkungsoptimum bei hohen Substrat-Konzentrationen hat und in den Körpersäften gelöst ist.

Mechanismus der Erregungsübertragung. Die motorische Endplatte ist die Verknüpfungsstelle zwischen motorischer Nervenfaser und Skelettmuskelzelle (Abb. 10.**1** und 10.**2**). Da die fortgeleitete Erregung die anatomische Diskontinuität nicht zu überspringen vermag, ist eine chemische Überträgersubstanz zwischengeschaltet. Die motorische Endplatte als Kontaktstelle zwischen zwei verschiedenen Geweben ist in ihrer Ausdehnung sehr klein, durch Auffaltung der Membranen enthält sie aber eine große Oberfläche. Der Spaltraum (Breite in der Größenordnung von ca. 500 Å, 1 Å = 0,1 nm) wird von **Acetylcholin** (Formel s. S. 60), das durch die ankommende Erregung aus vesikulären Speichern der Nervenendigung explosionsartig freigesetzt wird, durch Diffusion überwunden.

Das motorische Nervenende enthält zahlreiche Acetylcholinhaltige Speichervesikel. Die dem Plasmalemm nahe gelegenen Vesikel dürfen, solange der Nerv kein Aktionspotenzial leitet, nicht mit dem Plasmalemm verschmelzen und Acetylcholin freisetzen. Um dies zu verhindern, sind die Vesikel über Bindungsproteine an das kortikale Aktin-Netz geknüpft, das direkt unter der Zellmembran liegt. Erst in dem Augenblick der schnellen Depolarisation und des schnellen Influx von Calcium-Ionen disintegrieren die Aktin-Filamente und geben die Vesikel frei. Diese verschmelzen dann, vermittelt durch spezifische, membranassoziierte Proteine, in großer Zahl mit dem Plasmalemm und ergießen Acetylcholin in den synaptischen Spalt. Das Acetylcholin löst dann seinerseits das Endplattenpotenzial in der motorischen Endplatte aus. Im Ruhezustand des motorischen Nervs kann von Zeit zu Zeit ein sog. Miniatur-Endplattenpotenzial von wenigen mV gemessen werden. Die Verschmel-

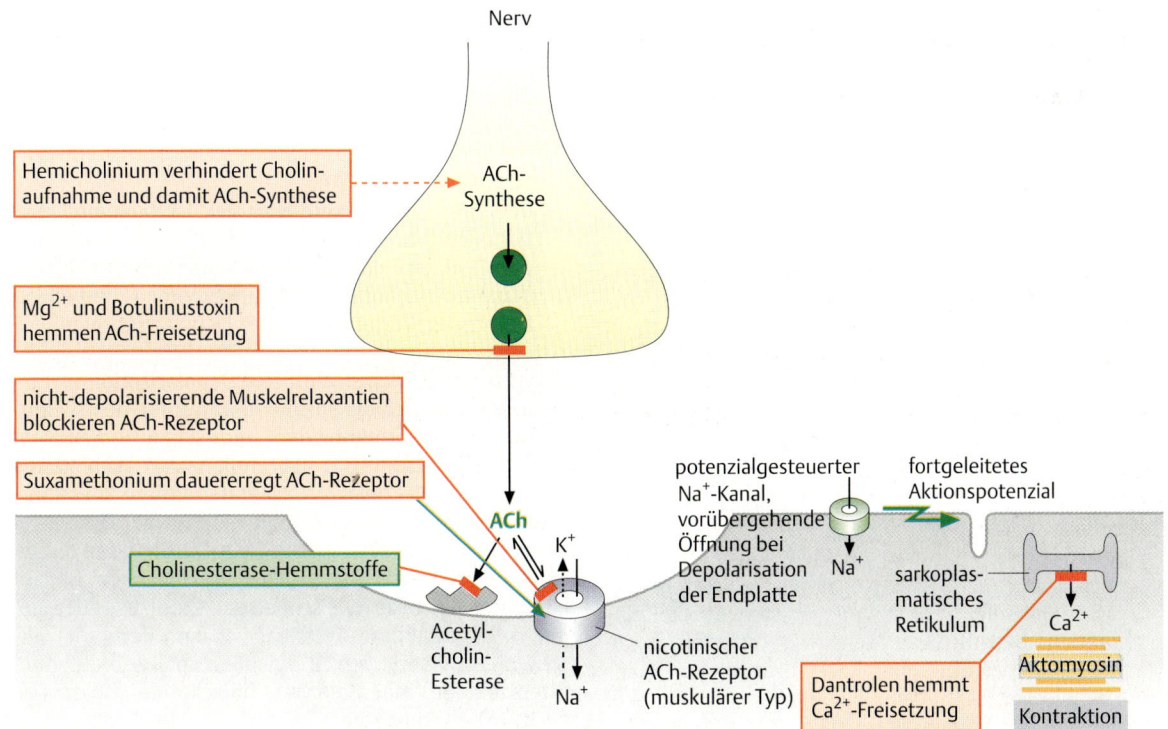

Abb. 10.**2** **Vorgänge im Bereich der neuromuskulären Synapse und ihre pharmakologische Beeinflussung.**

zung eines einzelnen Vesikels, das der „Aktin-Fesselung" entkommen ist, mit dem neuronalen Plasmalemm und die entsprechende Freigabe einer kleinen, funktionell unterschwelligen Acetylcholin-Menge ist die Ursache für dieses Phänomen.

Der **nicotinische Acetylcholin-Rezeptor** in der postsynaptischen Membran der motorischen Endplatte ist ein Ligand-gesteuerter Ionenkanal (Abb. 10.2). Das Kanalprotein besteht aus 5 Untereinheiten, von denen 2 Untereinheiten, die sogenannten α-Einheiten, jeweils eine hochspezifische Acetylcholin-Bindungsstelle tragen (s. Abb. 1.1, S. 3). Erst wenn beide Bindungsstellen durch Acetylcholin besetzt sind, ändert sich die Konformation und ein nicht-selektiver Kationen-Kanal wird eröffnet. Unter physiologischen Bedingungen strömen vornehmlich Na-Ionen ein und depolarisieren die Membran. Damit kommt es zur **Endplattendepolarisation** (Abb. 10.3), die ihrerseits eine fortgeleitete Erregung der umgebenden Muskelmembran auslöst, sobald die kritische Schwelle erreicht ist. Die Rezeptoren sind auf die Endplatte begrenzt, die Muskelzellmembran außerhalb der Endplatte wird durch Acetylcholin nicht depolarisiert. Hier wird das Aktionspotenzial von (Membran-)Potenzial-gesteuerten Na-Kanälen getragen (also völlig anderen Kanalproteinen als im Bereich der Endplatte!).

Nach Denervierung entstehen im Laufe der nächsten Tage in der gesamten Skelettmuskelzellmembran Kanalproteine vom embryonalen Typ, die Muskelzelloberfläche reagiert dann unter Acetylcholin-Einwirkung „endplattenhaft". Das Membranpotenzial sinkt nach einer Denervation um 10–15 mV ab, weil sich das Verhältnis der K^+- zur Na^+-Permeabilität zugunsten der Na^+-Permeabilität verschiebt.

Das durch Nervenreiz und stets in kleinen Quanten auch spontan (Miniatur-Endplattenpotenziale) freigesetzte Acetylcholin wird außerordentlich schnell durch die in großer Menge in der Endplatte lokalisierte **Acetylcholinesterase** hydrolysiert und dadurch biologisch inaktiviert (Mechanismus s. S. 503).

Pharmakologische Einflussnahme. Die Erregungsübermittlung von Nerv auf Skelettmuskel kann präsynaptisch und postsynaptisch in verschiedener Weise unterbrochen werden (Abb. 10.2).

Präsynaptisch kann die *Acetylcholin-Synthese* experimentell durch Hemicholinium gehemmt werden. Die *Acetylcholin-Freisetzung* kann verhindert werden durch einen Mangel an Calcium-Ionen (z. B. Antikörpervermittelte Hemmung des Ca^{2+}-Einstroms über P/Q-Typ-Kanäle in das Nervenende bei Lambert-Eaton Syndrom), durch einen Überschuss an Magnesium-Ionen („Magnesium-Narkose", S. 219) oder durch Botulinus-Toxin.

Postsynaptisch lassen sich zwei Möglichkeiten therapeutisch ausnutzen:

– Reaktion von Pharmaka mit dem Acetylcholin-Rezeptor: Die motorischen nicotinischen Rezeptoren lassen sich selektiv durch Antagonisten (Muskelrelaxantien) beeinflussen. (Selektive Antagonisten an neuronalen nicotinischen Rezeptoren sind die Ganglienblocker, S. 92.) Wenn ein Antagonisten-Molekül nur *eine* der beiden motorischen Acetylcholin-Bindungsstellen besetzt, ist der Rezeptor bereits blockiert und die Kanalöffnung verhindert.

– Reaktion von Pharmaka mit der Acetylcholinesterase (Inhibitoren).

Box 10.2

Botulinustoxine: Jetzt auch Heilmittel

Die von *Clostridium botulinum* gebildeten Toxine hemmen die exozytotische Freisetzung von Acetylcholin aus cholinergen Nervenendigungen (s. a. S. 537). Die Wirkung betrifft auch parasympathische Nervenendigungen, aber die generalisierte Skelettmuskelerschlaffung mit peripherer Atemlähmung ist bei systemischer Toxinwirkung entscheidend. Die muskelrelaxierende Wirkung kann therapeutisch bei **fokalen Spasmen der Skelettmuskulatur** genutzt werden, z. B. bei Blepharospasmus, indem die Toxine in den betroffenen Muskel injiziert werden. Nach Aufnahme in das Nervenende durch Endozytose zerstört Botulinustoxin A durch seine Protease-Aktivität das Synaptosom-assoziierte Protein „Snap 25"; Botulinustoxin B spaltet Synaptobrevin, ein weiteres für die Verschmelzung benötigtes Protein. Neben der Unterbrechung der Freisetzung von Acetylcholin hat dies auch eine Degeneration des Axonendes zur Folge. Die Wirkung einer Injektion kann deshalb wochenlang anhalten und überdauert somit die Anwesenheit von Botulinustoxin. Die Wirkung geht zurück, wenn ein neues funktionsfähiges Axonende aussprosst. Auch die Ausschaltung der cholinergen vegetativen Innervation der Schweißdrüsen ist durch eine kutane Injektion von Botulinustoxin möglich. Bei einer Hyperhydrosis z. B. in den Achselhöhlen kann eine einmalige Applikation die Schweißsekretion für Wochen unterdrücken. Selbst für kosmetische Zwecke wird das Toxin verwandt: Glättung von Falten durch Lähmung mimischer Muskulatur.

Muskelrelaxantien

▶ **Wirkungsweise.** Die Reaktion von Substanzen mit den Acetylcholin-Rezeptoren in der Endplattenmembran kann zwei Ergebnisse auslösen:

– Entweder führt der Pharmakon-Rezeptor-Komplex zu demselben Resultat wie der Acetylcholin-Rezeptor-Komplex, also zu einer Depolarisation („intrinsic activity" vorhanden),

– oder der neugebildete Komplex ist biologisch unwirksam (ohne „intrinsic activity"), verhindert aber die Reaktion der physiologischen Überträgersubstanz Acetylcholin mit dem Rezeptor (kompetitive Hemmung, Verhinderung der Depolarisation).

Kompetitives Relaxans: Wird eine Depolarisation verhindert, so ergibt sich als Folge eine Lähmung des Skelettmuskels, da die Erregung der motorischen Nerven nicht mehr auf die Muskulatur übergreifen kann (Abb. 10.3 b). *Depolarisierendes Relaxans:* Liegt der andere Reaktionstyp vor, so muss als erste Folge eine fortgeleitete Erregung entstehen (Abb. 10.3 c). Jede Muskelfaser durchläuft einen Kontraktionszyklus. Der weitere Verlauf hängt nun davon ab, wie schnell der Agonist aus der Biophase (dem Raum unmittelbar vor dem Rezeptor) verschwindet: Im Fall von Acetylcholin spaltet die Cholinesterase dieses innerhalb von Millisekunden, so dass eine Repolarisation sofort möglich ist; die Endplatte ist wieder erregungsbereit. Findet der Abbau aber langsamer statt oder dissoziiert der Pharmakon-Rezeptor-Komplex zu langsam, so verharrt die Endplattenmem-

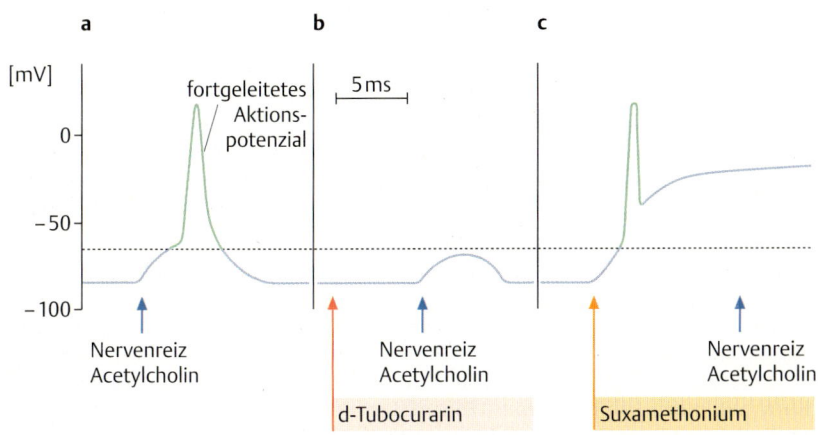

Abb. 10.**3 Membranpotential im Bereich einer motorischen Endplatte.** Das Membranpotential wird mittels einer intrazellulären Mikroelektrode abgeleitet. In **a** ist der Ablauf unter normalen Bedingungen, in **b** bei Anwesenheit des Acetylcholin-Antagonisten d-Tubocurarin und in **c** in Gegenwart der depolarisierenden Verbindung Suxamethonium (Succinylcholin) abgebildet.

bran im teilweise depolarisierten Zustand und die umgebende Muskelzellmembran mit den potentialgesteuerten Na-Kanälen ebenso. Diese Na-Kanäle schließen sich nach ihrer Öffnung spontan und bleiben so lange im inaktivierten Zustand, bis eine Repolarisation der Membran stattfindet. Erst dann gehen die Na-Kanäle in den Ruhezustand über, aus dem heraus eine Öffnung wieder möglich ist. Verharrt nun die Endplatte wegen einer dauerhaften Erregung der nicotinischen Rezeptoren im depolarisierten Zustand, kann in ihrer Umgebung kein fortgeleitetes Aktionspotential mehr ausgelöst werden (Abb. 10.3c und 10.6). Damit ergibt sich ebenfalls eine neuromuskuläre Blockade mit einer Skelettmuskellähmung.

Die nach Applikation eines depolarisierenden Muskelrelaxans auftretende einmalige Erregung jeder einzelnen Muskelfaser löst keine wesentliche Spannungsentwicklung der gesamten Muskeln aus, weil die Kontraktionen der Muskelfasern zeitlich nicht koordiniert sind, es treten lediglich kurzfristig faszikuläre Zuckungen auf.

Spezifität der Hemmung. Die Hemmung der neuromuskulären Übertragung durch Muskelrelaxantien vom kompetitiven oder depolarisierenden Typ ist hoch spezifisch in der Endplatte lokalisiert. Der Muskel selbst bleibt voll funktionsfähig. Dies lässt sich experimentell an sogenannten Nerv-Muskel-Präparaten zeigen, bei denen durch ein Paar Elektroden der Nerv sowie dadurch der Muskel indirekt über den Endplattenmechanismus und durch ein zweites Paar der Muskel direkt stimuliert werden kann (Abb. 10.4).

▶ **Anwendung.** Die Muskelrelaxantien können immer dann verwendet werden, wenn eine Verminderung der motorischen Aktivität der Skelettmuskulatur erwünscht ist. Die Hauptindikation ist die moderne **Narkose**, bei der die notwendige Muskelerschlaffung nicht durch hohe Konzentrationen von Narkotika, sondern gezielt durch diese Substanzgruppe erreicht wird. Ferner sind die Muskelrelaxantien von großem Wert bei der Behandlung von **Vergiftungen** und Erkrankungen, die mit einer **erhöhten motorischen Aktivität** einhergehen (Strychnin,

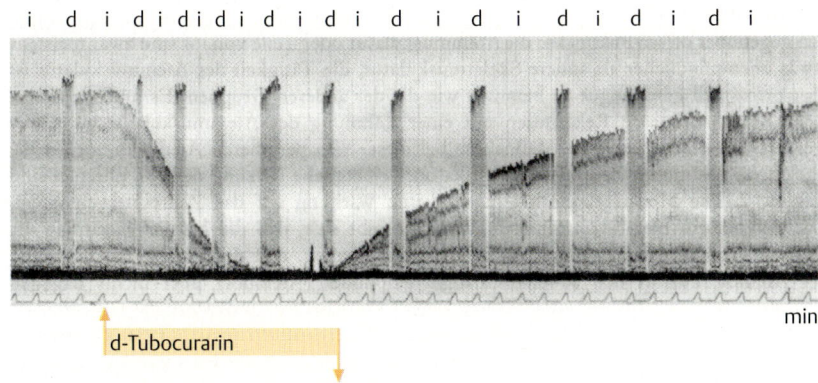

Abb. 10.**4 d-Tubocurarin am Nerv-Muskel-Präparat.** Über einen Dehnungsmessstreifen wurden die Kontraktionen eines Hemidiaphragma der Ratte auf einem Direktschreiber registriert. Das Zwerchfell wurde entweder direkt (d) über Elektroden am Muskel oder indirekt (i) über Elektroden am N. phrenicus gereizt. Die Reizfrequenz betrug 15 Reize/min, die Impulsdauer für den Muskel 5 ms und für den Nerv 0,2 ms, die Intensität war jeweils supramaximal.

Durch Zusatz von d-Tubocurarin wird die neuromuskuläre Übertragung in wenigen Minuten völlig blockiert, dabei bleiben die direkt ausgelösten Kontraktionen unbeeinflusst. Nach Beendigung der Exposition erholt sich die neuromuskuläre Übertragung vollständig.

Tetanus). Eine weitere Anwendung betrifft die **Elektrokrampftherapie** in der Psychiatrie. Die Muskelrelaxantien verhindern die möglichen Knochenfrakturen, die durch die große Kraftentwicklung der Skelettmuskulatur während des Krampfes zustande kommen können.
Bei der Anwendung von Muskelrelaxantien sollten ständig **zwei Vorbehalte** lebendig sein:

1. Die Skelettmuskulatur verschiedener Körperregionen ist unterschiedlich empfindlich gegenüber diesen Pharmaka; die Atemmuskulatur oder Teile von ihr sind zwar meistens etwas unempfindlicher als andere Skelettmuskulatur, die Tätigkeit der Atemmuskulatur ist aber prinzipiell genausogut zu hemmen wie die der anderen Gruppen. Es muss daher bei jeder Applikation von Relaxantien mit einer **Lähmung der Atemmuskulatur** gerechnet werden. Die einzig sinnvolle Maßnahme bei dieser rein peripheren Atemlähmung ist die künstliche Beatmung. Zentrale Analeptika oder elektrische Reizung der Nn. phrenici sind sinnlos.

2. Die Muskelrelaxantien haben keine Wirkung auf das Zentralnervensystem. Das **Bewusstsein bleibt voll erhalten**. Daraus ergibt sich, dass die Muskelrelaxantien die *Narkose nicht ersetzen*! Außerdem ist daran zu denken, dass der Patient bei Lähmung der Atemmuskulatur die Hyperkapnie und den Sauerstoff-Mangel empfindet (Atemnot), aber nichts dagegen unternehmen kann! Der Betreffende ist, bei klarem Bewusstsein, jeder Kommunikationsmöglichkeit beraubt.

Nicht-depolarisierende Hemmstoffe

d-Tubocurarin. Curare ist der Name für das Pfeilgift südamerikanischer Indianer. Es enthält Alkaloide aus Strychnos- und Chondodendron-Arten, von denen das aus Tubocurare gewonnene d-Tubocurarin die größte Bedeutung für medizinale Zwecke gewonnen hat. Bereits 1856 erkannten Claude Bernard und A.R. Kölliker den Wirkort des Tubocurare.

Aus einer anderen von den Indianern hergestellten Zubereitung, Kalebassencurare, lässt sich das ebenfalls neuromuskulär wirksame Alkaloid Toxiferin isolieren, dessen Allyl-Derivat **Alcuronium** als Muskelrelaxans angewendet worden ist.

▶ d-Tubocurarin kann in therapeutischen Dosen **Nebenwirkungen** auslösen, die zu störenden Zwischenfällen führen: Es ist in der Lage (direkt, nicht IgE-vermittelt), *Histamin* aus den Gewebespeichern freizusetzen. Diese Histamin-Freisetzung ruft **Blutdrucksenkung**, **Steigerung der Sekretmenge** in den Bronchien und einen **Bronchospasmus** hervor (Schwierigkeiten bei der Beatmung). Meistens wird ein Blutdruckabfall nach d-Tubocurarin-Gabe aber durch eine *Beeinträchtigung der ganglionären Übertragung* ausgelöst.
Wegen dieser Nebenwirkungen und der langen Wirkungsdauer wird d-Tubocurarin heute nicht mehr angewendet.
Zur **Abkürzung der Wirkung von d-Tubocurarin** können Cholinesterase-Hemmstoffe injiziert werden, z.B. Neostigmin. Dadurch wird eine höhere Acetylcholin-Konzentration an allen cholinergen Synapsen erzielt und das Gleichgewicht zugunsten des Agonisten verschoben. Zugleich wird aber auch der parasympathische Tonus vermehrt. Dies wirkt sich kaum aus, wenn die Patienten in der Narkosevorbereitung Atropin erhalten haben.

▶ Das d-Tubocurarin-Molekül hat interessante Überlegungen und Versuche über die **Struktur-Wirkungs-Beziehung** veranlasst. Die biologisch aktiven Gruppen in diesem komplizierten Molekül sind die beiden vierbindigen Stickstoff-Atome, die durch Molekülbrücken von je 10 Atomen starr verbunden und etwa 1,0 nm (10 Å) voneinander entfernt sind (Abb. 10.**5**). Sind die beiden positiv geladenen Stickstoff-Atome durch eine bewegliche Zwischenkette verbunden, kann der maximal mögliche Abstand auch größer sein (z.B. Atracurium). Die Synthese von Substanzen, die diese zwei strukturellen Eigenschaften besitzen, führte zur Gewinnung neuer Pharmaka, die ebenfalls eine spezifische Affinität zum Acetylcholin-Rezeptor der motorischen Endplatte aufweisen.

Atracurium ist ein Benzylisochinolin-Derivat, es liegt in den Handelspräparaten als ein Gemisch aus einer größeren Zahl von Isomeren vor. ▶ Die Substanzen zerfallen im Körper aufgrund des pH-Wertes und der Temperatur spontan, so dass die Eliminationsgeschwindigkeit nicht von der Leber- oder Nieren-Funktionstüchtigkeit abhängt. In den gelieferten Zubereitungen ist Atracurium bei pH-Werten um 3,5 stabil. Die Wirkung setzt nach wenigen Minuten ein und hält 30 – 40 Minuten an. ▶ Es wird im Allgemeinen gut vertragen, kardiovaskuläre Störungen sind selten. Jedoch sind Fälle von Histamin-Freisetzung mit entsprechenden Nebenwirkungen beschrieben worden. **Cisatracurium** ist ein reines Isomer, das ca. 2-4-mal so wirksam ist (Cisatracurium Initialdosis 0,15 mg/kg im Vergleich zu 0,3 – 0,6 mg/kg von Atracurium). Es wird nach demselben nicht-biologischen Modus eliminiert. Der Vorteil von Cisatracurium besteht darin, dass es keine Histamin-Freisetzung veranlasst.

Pancuronium ▶ ist etwa 5fach stärker wirksam als d-Tubocurarin. Es senkt nicht den Blutdruck durch ganglionäre Blockade und setzt kein Histamin frei. ▶ Im Vergleich zu d-Tubocurarin tritt die Wirkung von Pancuronium schneller ein, hält aber fast ebensolange an (40 – 60 min). ▶ Es wird über die Nieren ausgeschieden, **kumuliert möglicherweise bei Nieren-insuffizienten** Patienten. Bei Patienten, die unter der Wirkung von trizyklischen Antidepressiva stehen, ist mit einer verstärkten **sympathotonen Reaktion** nach Gabe von Pancuronium zu rechnen. Bei bestehenden Herzrhythmus-Störungen sollte die Anwendung von Pancuronium vermieden werden.

Vecuronium ist eine chemisch dem Pancuronium sehr nahe verwandte Substanz, bei der die Methyl-Gruppe am Stickstoff des Piperidin-Ringes fehlt, der an den A-Ring gebunden ist. Vecuronium besitzt einen tertiären, bei physiologischem pH-Wert aber protonisierten, und im zweiten Piperidin-Ring einen quartären Stickstoff. ▶ Diese geringe chemische Veränderung beeinflusst die Pharmakokinetik: Die Wirkung setzt im Vergleich zu Pancuronium schneller ein, ist etwas stärker und klingt etwa doppelt so schnell ab.

Rocuronium ist ein neueres Aminosteroid-Muskelrelaxans, das sich durch einen ▶ besonders schnellen Wird-Tubocurarin

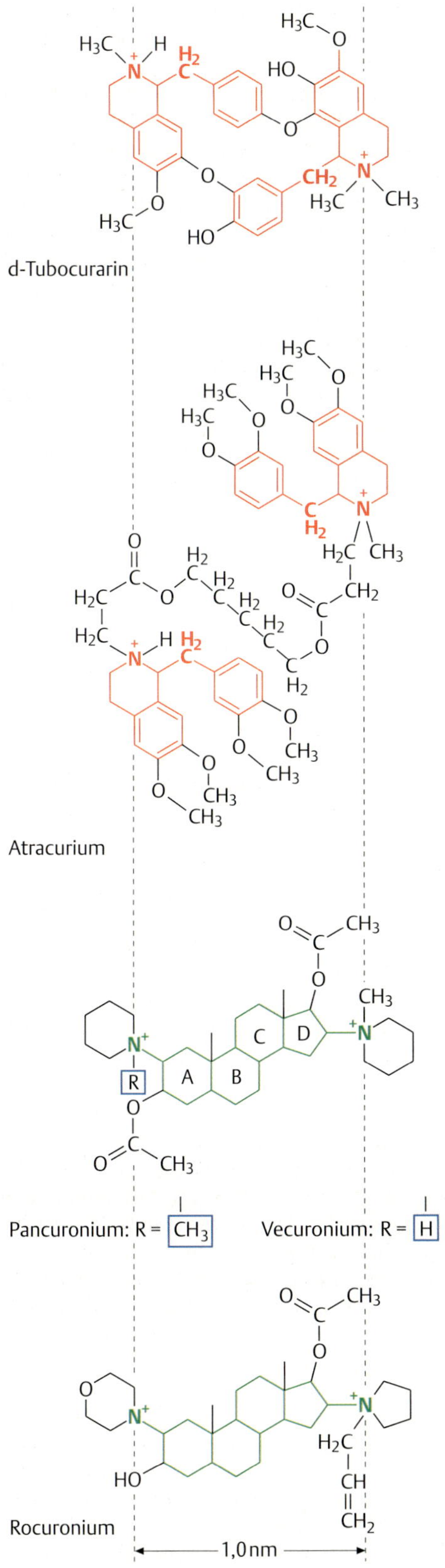

Atracurium

Pancuronium: R = CH₃   Vecuronium: R = H

Rocuronium

1,0 nm

Abb. 10.5 Muskelrelaxantien. Der Abstand zwischen den positiv geladenen Stickstoffen beträgt immer etwa 1,0 nm. Die Wirkstoffe enthalten entweder wie d-Tubocurarin zwei **Benzyl-iso-chinolin** Grundkörper (rot) (Atracurium, Cisatracurium, Mivacurium) oder sind **Aminosteroid**-Derivate (grün) (Pancuronium, Vecuronium, Rocuronium).

kungseintritt auszeichnet. Das gilt auch für **Rapacuronium**, das aber wegen seiner Nebenwirkungen (Bronchospasmen) vom Markt genommen wurde.

Mivacurium, das Atracurium in den beiden äußeren Ringsystemen ähnelt, weist eine Zwischenkette auf, die rasch durch die unspezifische Cholinesterase gespalten wird. ▶ Die Wirkdauer beträgt nur 10 – 20 Minuten. Ein quantitativer Vergleich der Wirksamkeit einiger Muskelrelaxantien beim Menschen ist in Abb. 1.**13** (S. 13) dargestellt.

Depolarisierende Hemmstoffe

Bei der Untersuchung weiterer Substanzen, die dem vereinfachten Modell des d-Tubocurarin nachgebildet waren (2 positiv geladene Stickstoff-Atome im Abstand von 1,0 nm, 10 Atome zwischen ihnen), gelangte man zu Substanzen, die ebenfalls mit dem Acetylcholin-Rezeptor der motorischen Endplatte reagieren, im Gegensatz zu d-Tubocurarin aber nicht blockierend wirken, sondern wie Acetylcholin die Endplatte depolarisieren. Da diese Verbindungen sehr viel langsamer als Acetylcholin eliminiert werden, bleibt die Endplatte für längere Zeit depolarisiert und ist damit unerregbar (s. S. 249).

Dekamethonium ist die einfachste denkbare Substanz mit 2 positiv geladenen Stickstoffen im Abstand von 10 C-Atomen. Sie ist stark wirksam und wird nur sehr langsam renal eliminiert, da sie metabolisch nicht angreifbar ist. Dekamethonium wird nicht mehr verwendet.

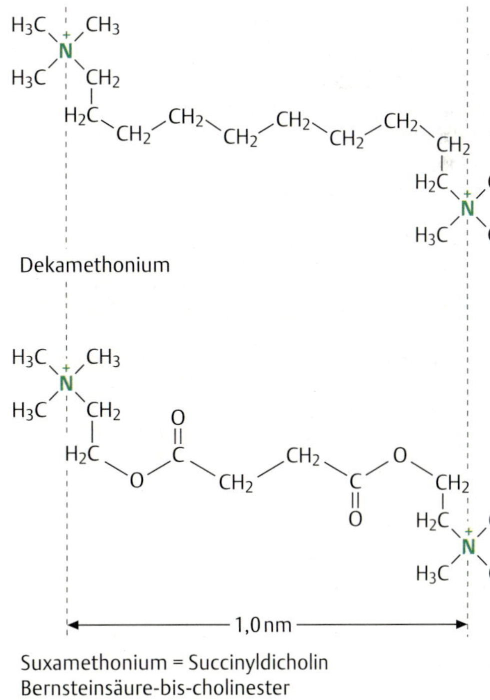

Dekamethonium

Suxamethonium = Succinyldicholin
Bernsteinsäure-bis-cholinester

1,0 nm

Suxamethonium (Succinyldicholin) kann als verdoppeltes Acetylcholin aufgefasst werden und ▶ wirkt nur sehr kurz. Die Wirkung einer lähmenden Dosis (0,05 – 0,1 g intravenös) ist nach ca. 10 Minuten abgeklungen, da dieser Ester spontan und durch die unspezifische Cholinesterase hydrolysiert wird (Abb. 10.**6**). Dabei wird als Durchgangsstufe der Monocholinester der Bernsteinsäure gebildet, der ebenfalls eine geringe neuromuskulär blockierende Wirkung aufweist.

▶ Suxamethonium eignet sich nur für sehr **kurzdauernden Gebrauch** und für **Dauerinfusionen**, die gut steuerbar sind. Aufgrund der vergleichsweise schlechten Verträglichkeit (s. u.) ist die Verwendung von Suxamethonium sehr zurückgegangen, zumal jetzt nicht-depolarisierende Muskelrelaxantien als Alternative zur Verfügung stehen, wie z. B. Rocuronium, dessen Wirkung ähnlich rasch einsetzt wie die des Suxamethonium und das sich ebenso zur Muskelrelaxation zwecks Intubation eignet. Hinsichtlich der kurzen Wirkdauer kommt Mivacurium dem Suxamethonium nah.

▶ Eine häufig auftretende, aber harmlose Nebenwirkung von Suxamethonium besteht in **muskelkaterartigen Schmerzen**. Sie treten einen Tag nach der Injektion auf und können sämtliche Muskelgruppen betreffen. Diese Erscheinungen lassen sich durch eine Vorbehandlung mit nicht-depolarisierenden Muskelrelaxantien verhindern. Die hierfür benötigten Mengen erzeugen selbst noch keinen neuromuskulären Block, schwächen aber die Wirkung des nachgegebenen Suxamethonium ab. Mit Nebenwirkungen von seiten des **Kreislaufs** muss gerechnet werden: vorübergehende Bradykardie und anschließend Tachykardie und Blutdruckerhöhung, die wohl über eine ganglionäre Erregung zu erklären ist. Während der Suxamethonium-Zufuhr kann der **Serum-Kalium-Spiegel** bis zu toxischen Werten ansteigen. Die Kalium-Ionen, die zu dem Anstieg der extrazellulären und der Plasmakonzentration Anlass geben, fließen entlang des Konzentrationsgradienten für Kalium durch die Ionenpore der nicotinischen Acetylcholinrezeptoren aus den Muskelzellen, solange die Endplatte, die weniger als 0,1 % der Muskelfaser einnimmt, depolarisiert ist. Die Kalium-Freisetzung aus der Muskulatur nimmt exzessiv zu, wenn Muskeln denerviert sind, weil dann die gesam-

te Oberfläche des Muskels nicotinische Rezeptoren enthält und mit einer Depolarisation (und Verkürzung) reagiert (s. S. 248). Daher dürfen depolarisierende Muskelrelaxantien nicht angewandt werden, wenn bei einem Patienten Muskelgruppen Tage bis Wochen vor der Operation ihre Innervation verloren haben, wie es z. B. bei Unfällen durch Schädigung motorischer Nerven oder des Rückenmarkes möglich ist, und wenn Patienten bereits eine Hyperkaliämie aufweisen. Da Suxamethonium durch eine Kontraktur der äußeren Augenmuskeln den **intraokulären Druck** erhöht, ist es bei manchen Augenoperationen und Augenverletzungen nicht zu empfehlen. Sehr selten ist eine starke und langanhaltende neuromuskuläre Lähmung nach normaler Dosierung von Suxamethonium beobachtet worden (erworbener Mangel oder genetisch bedingte Abartigkeit der Cholinesterase). Dieser Zustand kann durch Injektion hochgereinigter Cholinesterase verkürzt werden.

Cholinesterase-Inhibitoren

Der Wirkungsmechanismus dieser Substanzgruppe ist ausführlich auf S. 64 dargestellt. Hier soll nur die Anwendung dieser Pharmaka erwähnt werden, soweit sie in das Gebiet der neuromuskulären Übertragung fallen. Cholinesterase-Hemmstoffe erhöhen an der motorischen Endplatte die Acetylcholin-Konzentration. Ein solcher Effekt ist erwünscht zur **Beendigung einer Curarisierung** am Ende einer Narkose.

Substanzen dieser Gruppe werden auch bei der **Myasthenia gravis** eingesetzt (s. Box 10.3). Bei den Patienten kann nach Gabe von Cholinesterase-Inhibitoren eine Zunahme der Muskelkraft beobachtet werden. Im allgemeinen werden für diese Indikationen **Neostigmin** oder das länger wirksame **Pyridostigmin** (individuelle Dosierung, oral) verwendet; durch gleichzeitige Gabe von Parasympatholytika kann die störende Erregung des Parasympathikus abgemildert werden.

Ein der Myasthenia gravis verwandtes Krankheitsbild wird als **Lambert-Eaton-Myasthenie** bezeichnet, sie tritt im Gefolge von immunologisch-aktiven Neoplasmen auf. Die Störung der neuromuskulären Funktion ist präsynaptisch gelegen (mangelhafte Acetylcholin-Freisetzung wegen Antikörper-bedingter Hemmung von P/Q-Typ-Ca-Kanalproteinen). Auch in diesem Fall können Cholinesterase-Hemmstoffe günstige Wirkungen haben.

Box 10.3

Therapieansätze bei Myasthenia gravis

Das Krankheitsbild ist durch eine Insuffizienz der neuromuskulären Übertragung gekennzeichnet. Bei den meisten Erkrankten sind Antikörper gegen das Acetylcholin-Rezeptor-Protein nachweisbar; diese Antikörper binden sich an die Rezeptoren der postsynaptischen Membran und vermindern die Zahl der funktionstüchtigen Acetylcholin-Rezeptoren. Eine Entfernung der Antikörper aus dem Blut der Erkrankten durch Plasmaphorese bessert den Krankheitszustand für einige Zeit. Manchmal führt auch eine operative Entfernung des Thymus zur Linderung des Krankheitsbildes. Auch ein verminderter Abbau des freigesetzten Acetylcholin verbessert den Zustand.

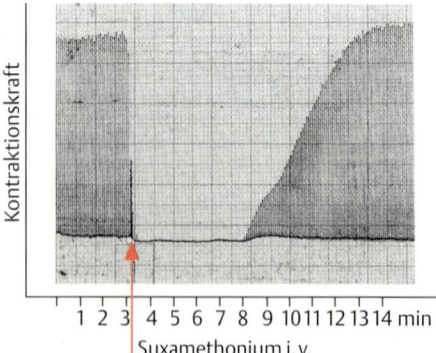

Abb. 10.6 Wirkung von Suxamethonium am Menschen. Die über eine perkutane N. ulnaris-Reizung ausgelöste Kontraktion der Handmuskulatur wird über einen Druckaufnehmer registriert. Die Reizung mit einem kurzen Rechteckimpuls erfolgt alle 5 Sekunden. Sofort nach der intravenösen Injektion von Suxamethonium 1,6 mg/kg sind kurzfristig faszikuläre Zuckungen zu beobachten, dann tritt ein totaler neuromuskulärer Block auf. Nach etwa 5 Minuten beginnt sich die neuromuskuläre Übertragung zu erholen und erreicht nach einigen weiteren Minuten wieder ihre volle Funktionsfähigkeit.

10.1.2 Beeinflussung des kontraktilen Apparates

Box 10.4

Ist der kontraktile Apparat des Skelettmuskels wie der des Herzens zu beeinflussen?

Die Möglichkeiten, die Skelettmuskelfasern direkt zu beeinflussen, sind sehr begrenzt. Der „naheliegende Gedanke", Substanzen, die die Kontraktionskraft des Herzmuskels steigern (wie z. B. Cardiosteroide oder Catecholamine), auch entsprechend bei Erkrankungen des Skelettmuskels zu verwenden, ist zum Scheitern verurteilt. Auch hemmende Substanzen, wie z. B. die Calcium-Antagonisten, sind am Skelettmuskel ohne Wirkung, jedenfalls in tolerablen Konzentrationen, die an der glatten Muskulatur schon stark wirksam sind. Dies spiegelt den unterschiedlichen Kopplungsmechanismus in Herz- und Skelettmuskulatur wider.

Dantrolen

Dantrolen

▶ **Wirkungsweise.** Diese Substanz hemmt die Kraft von Einzelkontraktionen des Skelettmuskels, ohne die tetanische Kraftentwicklung wesentlich zu vermindern. Diese Wirkung beruht darauf, dass Dantrolen die Freisetzung von Calcium-Ionen aus dem sarkoplasmatischen Reticulum während des Erregungsprozesses hemmt. Die neuromuskuläre Übertragung und das fortgeleitete Aktionspotenzial werden nicht beeinflusst. Auf den Herzmuskel und die glatte Muskulatur hat Dantrolen in therapeutischen Dosen keine Wirkung.

▶ **Anwendung.** Dantrolen kann verwendet werden, um schmerzhafte **spastische Zustände** zu bessern, wie sie im Gefolge von **multipler Sklerose**, **zerebralen Schäden** (Hemi- und Paraplegie) oder **Rückenmarksverletzungen** auftreten können. Die individuelle Dosierung liegt im Bereich von 50–400 mg/d per os, sie muss einschleichend erfolgen. Eine spezielle Indikation für Dantrolen ist die Behandlung der **malignen Hyperthermie**, die extrem selten durch eine Narkose und durch Neuroleptika (s. S. 328) ausgelöst werden kann und eine ungünstige Prognose besitzt. Die Ursache für die maligne Hyperthermie wird in einer ungehemmten Ca^{2+}-Ionen-Freisetzung aus dem sarkoplasmatischen Retikulum gefolgt von einer Stoffwechselentgleisung und Hyperaktivität der Skelettmuskeln gesehen. Dabei wird das Mittel zunächst intravenös in einer Dosis von 1 mg/kg Körpergewicht infundiert, später meist auf insgesamt 2,5 bis etwa 10 mg/kg erhöht. Die weitere symptomatische und physikalische Therapie wird dadurch nicht überflüssig. Muskelverspannungen „rheumatischer" Genese sind keine Indikation für Dantrolen.

▶ **Die Nebenwirkungen** sind in Abhängigkeit von der notwendigen Dosierung vor allem eine **allgemeine Muskelschwäche**, Diarrhöen und zentralnervöse Symptome wie Benommenheit, Schwindelgefühl und euphorische Stimmungslage. Auf eine Beeinträchtigung der Leberfunktion ist zu achten.

— Notwendige Wirkstoffe

Skelettmuskulatur

Wirkstoff	Handelsname	Alternative	Bemerkungen
Muskelrelaxantien			
Atracurium[1]	*Tacrium*® Amp.	*Atracurium* Amp.	
Cisatracurium[1]	*Nimbex*® Amp.	–	
Mivacurium[2]	*Mivacron*® Amp.	–	
Pancuronium[3]	–	*Pancuronium* Amp.	
Rocuronium[4]	*Esmeron*® Amp.	–	
Vecuronium[5]	*Norcuron*® Amp.	–	
Suxamethonium[2,6]	*Lysthenon*®, *Pantolax*®,	*Succinylcholin* Amp.	
Dantrolen	*Dantamacrin*® Tab. *Dantrolen* Amp. i. v.	–	
Cholinesterase-Hemmstoffe zur Beendigung eines neuromuskulären Blocks durch nicht-depolarisierende Muskelrelaxantien			
Neostigmin	–	*Neostigmin* Amp.	
Pyridostigmin	*Mestinon*® Amp.	*Kalymin*® Amp.	

Eigene Eintragungen

. . .

. . .

---

[1] spontane, vom Organismus unabhängige Inaktivierung
[2] kurz wirksam wegen Esterspaltung
[3] lang wirksam
[4] rascher Wirkungseintritt
[5] mittellang wirksam
[6] rascher Wirkungseintritt, sehr kurze Wirkdauer

10.2 Myotonolytika

Überblick

Myotonolytika werden angewendet bei spastischen Zuständen spinaler Genese. Sie hemmen die Reflexausbreitung im Rückenmark durch Verstärkung der inhibitorischen Wirkung von γ-Aminobuttersäure (GABA). Es gibt zwei Wirkprinzipien:

Benzodiazepine: Diazepam, Tetrazepam
▶ Verstärken die hemmende Wirkung der GABA über die allosterische Modulation des GABA$_A$-Rezeptors

Baclofen
▶ Wirkt als Agonist an den GABA$_B$-Rezeptoren direkt hemmend auf die Erregungsübertragung im Rückenmark

Grundlagen und Wirkprinzipien

Der Tonus der Skelettmuskulatur wird durch polysynaptische Reflexe aufrechterhalten. Dementsprechend beeinflussen Substanzen, die fördernd oder hemmend auf die polysynaptische Reflexausbreitung einwirken, die Funktion der Skelettmuskulatur. So erhöhen einige Gifte, wie z. B. Strychnin und Tetanus-Toxin, dosisabhängig die Reflexausbreitung im Rückenmark bis hin zu generellen Krämpfen. Ebenso gibt es Substanzen, die die Reflexausbreitung hemmen: **Myotonolytika**.

Der Begriff *Myotonolytika* umfasst Pharmaka, die auf Rückenmarksebene wirken. Er sollte von dem Begriff *Muskelrelaxantien* abgegrenzt werden, der Substanzen bezeichnet, welche die Erregungsübertragung in der motorischen Endplatte hemmen oder die neuromuskuläre Kopplung beeinträchtigen.

▶ Myotonolytika werden eingesetzt zur Behandlung von **spastischen Zuständen spinaler Genese.**

▶ Es haben sich **zwei Wirkprinzipien** bewährt, die über denselben Mechanismus vermittelt werden, nämlich eine Verstärkung der inhibitorischen Überträgersubstanz γ-Aminobuttersäure (GABA):

– allosterische Modulation des GABA$_A$-Rezeptors, eines Chlorid-Ionen-Kanalrezeptors, und damit Verstärkung der hemmenden Wirkung von GABA (z. B. durch *Benzodiazepine*);

– direkte Hemmung der Erregungsübertragung über GABA$_B$-Rezeptoren, einen G-Protein-gekoppelten Rezeptor (durch Agonisten, die von der γ-Aminobuttersäure abgeleitet sind).

Wirkstoffe

Diazepam und seine strukturanaloge Verbindung **Tetrazepam** sind ▶ myotonolytische Benzodiazepine, die

Tetrazepam
(vgl. mit Diazepam, S. 340)

modulierend am GABA$_A$-Rezeptor wirken und damit die hemmende Wirkung von GABA verstärken.

▶ Bei dieser Therapie muss mit Auswirkungen auf höhere Abschnitte des ZNS gerechnet werden, z. B. mit **Abhängigkeitsentwicklung** und **Entzugssymptomen** nach Absetzen.

Baclofen, β-(p-Chlorphenyl)-γ-Aminobuttersäure, ▶ wirkt als GABA$_B$-Agonist direkt hemmend auf die Erregungsübertragung im Rückenmark: Es hyperpolarisiert die Nervenzellmembran, reduziert damit ihre Erregbarkeit und vermindert die Freisetzung von stimulierenden Aminosäuren.

Baclofen

▶ Die **Dosierung** muss einschleichend erfolgen, für einen gleichmäßigen Blutspiegel sind 3 – 4 Einzeldosen pro Tag notwendig (t$_{1/2}$ 3 – 4 Std.). Die endgültigen Tagesdosen liegen im Bereich von 30 – 75 mg.

▶ An Nebenwirkungen werden Schwindel, Nausea und Blutdruckabfall beobachtet. Zerebrale Krampfanfälle oder ein Parkinsonismus sind Kontraindikationen. Bei Verspannungen rheumatischer Genese besitzt Baclofen keine günstigen Wirkungen.

Tizanidin ▶ ist ein zentral wirkendes Myotonolytikum, dessen Angriffspunkt aber bisher nicht gesichert worden ist; möglicherweise handelt es sich um einen α$_2$-Rezeptor-Agonisten. Es findet vor allem gegen ▶ Spasmen bei der Multiplen Sklerose und anderer zentraler Ursachen Anwendung.

Weitere auf dem Arzneimittelmarkt vorhandene Präparate sind von zweifelhaftem Wert.

Pathologische Tonussteigerungen der Skelettmuskulatur spinaler Genese können natürlich auch durch Pharmaka mit rein peripherem Wirkort wie Dantrolen oder einem Muskelrelaxans (s. o.) behandelt werden, um dem Patienten Erleichterung zu verschaffen.

Diese Substanzen können im Allgemeinen nur bei bettlägerigen Patienten angewandt werden, weil diese die reduzierte Muskelkraft tolerieren.

Myotonolytika

Wirkstoff	Handelsname	Alternative	Bemerkungen
Tetrazepam	*Musaril®* Tab.	*Tetrazepam, Mobiforton®* u. a.	
Baclofen	*Lioresal®* Tab.	*Baclofen, Lebic®* Tab.	
Tizanidin	*Sirdalud®* Tab.	–	

Eigene Eintragungen

. . .

. . .

10.3   Mittel gegen die Parkinson-Erkrankung

─ **Überblick** ─

Um den Zustand eines Dopamin-Mangels und (relativen) Überschusses an Acetylcholin im Corpus striatum zu bessern, gibt es zwei medikamentöse Prinzipien:

Förderung der dopaminergen Seite:

▶ Erhöhung der Dopamin-Konzentration durch L-Dopa (Dopamin-Vorstufe), kombiniert mit einem nicht ZNS-gängigen Hemmstoff der Dopa-Decarboxylase, wie z. B. Carbidopa zum Schutz der Peripherie.

▶ Konservierung von vorhandenem Dopamin durch MAO-B-Hemmstoff Selegilin und von zugeführtem L-Dopa durch COMT-Hemmstoff Entacapon.

▶ Aktivierung der Dopamin-Rezeptoren durch D_2-Rezeptor-Agonisten: Bromocriptin.

Schwächung der cholinergen Seite:

▶ Hemmung der Muscarin-Rezeptoren durch gut ZNS-gängige Muscarin-Rezeptor-Antagonisten: Biperiden und andere.

▶ Unklar ist der Angriffspunkt von Amantadin (NMDA-Rezeptor-Blockade?).

Grundlagen

Der schon 1817 von J. Parkinson beschriebene Zustand (Ruhetremor, Bradykinese, Rigidität und Haltungsstörungen) wird heute als Parkinson-Erkrankung oder **Morbus Parkinson** bezeichnet.

Steuerung der Motorik. Willkürliche und unwillkürliche Bewegungen unterliegen einer komplizierten Vorbereitung und Kontrolle durch neuronale Schaltkreise. Für die Parkinson-Erkrankung ist die in der Abb. 10.7 schematisch dargestellte Rückkopplung innerhalb der Basalganglien und deren Versagen von ausschlaggebender Bedeutung. Die Hirnrinde sendet über den Tractus corticostriatalis Impulse zu den Hauptneuronen im Corpus striatum. Diese sind sehr reich an Dendriten, die jeweils Tausende von Synapsen mit kortikalen Neuriten bilden. Die Hauptneurone hemmen durch Freisetzung von γ-Aminobuttersäure (GABA) das nächste Neuron im Pallidum. Von hier ziehen wiederum GABAerge Neurone entweder zum motorischen Thalamus oder laufen über eine Schleife zum Nucleus subthalamicus, von dem ein glutaminerges Neuron zum Pallidum zurückführt und nach Umschaltung auf ein GABAerges Neuron den motorischen Thalamus erreicht. Beide Wege rufen nach Impulsen über den Tractus corticostriatalis eine kurzfristige Enthemmung der Neurone im motorischen Thalamus hervor, was zu einer Stimulation in den prämotorischen Feldern führt. Dies ist die Voraussetzung für einen fließenden, geordneten Bewegungsablauf. Dieses hier vereinfacht dargestellte System ist in Wirklichkeit wesentlich komplizierter, weitere Neuronen-Schleifen sind beteiligt, und die Neurone unterliegen einer Modulation ihrer Empfindlichkeit durch eine Reihe von Überträgersubstanzen.

Störung bei Morbus Parkinson. Für die Parkinson-Erkrankung ist der Einfluss von Dopamin aus Neuronen, die in der Substantia nigra lokalisiert sind, und von Acetylcholin aus Interneuronen im Corpus striatum von besonderer Bedeutung. Dopamin kann die Erregbarkeit verschiedener Hauptneurone sowohl steigern als auch hemmen (Abb. 10.7).

Beim Morbus Parkinson liegt die primäre Störung in der Substantia nigra, da die dopaminergen Neurone degenerieren. Zu Beginn der Erkrankung ist wohl vorwiegend der Ausfall der Dopamin-Freisetzung im Corpus striatum für die Symptomatik verantwortlich. Im Laufe der Zeit atrophiert aber das striatale Hauptneuron (Verlust der Dendriten), so dass Dopamin nicht mehr gespeichert und bei Bedarf freigesetzt werden kann. Die Afferenzen von der Hirnrinde werden nicht mehr weitergeleitet, die Steuerung der Motorik durch die Basalganglien ist ausgefallen. Der Zustand des Patienten verschlechtert sich. Es sei hinzugefügt, dass bei fortgeschrittenen Krankheitsbildern auch weitere Kerngebiete betroffen sind.

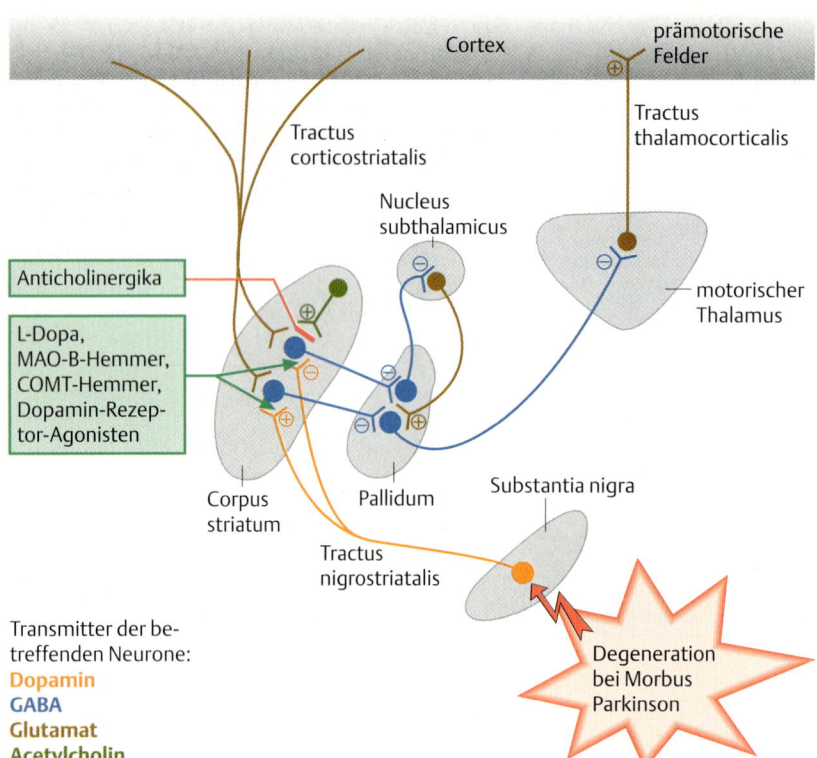

Abb. 10.**7 Bedeutung der Basalganglien für Bewegungsabläufe, Störung beim Morbus Parkinson.** Erläuterung siehe Text. Der derzeit allein verfügbare COMT-Hemmer Entacapon ist nicht ZNS-gängig.

Transmitter der betreffenden Neurone:
Dopamin
GABA
Glutamat
Acetylcholin

Box 10.5

Parkinson-ähnliche Krankheitsbilder

Der **funktionelle Morbus Parkinson** wird ausgelöst durch Psychopharmaka: Neuroleptika besetzen die Dopamin-Rezeptoren (S. 329), Reserpin entspeichert die Dopamin-Vorräte (S. 90) und das Rauschgift 1-Methyl-4-phenyl-1,2,5,6-tetrahydropyridin (MPTP), eine Pethidin-Vorstufe, schädigt die dopaminergen Neurone.

MPTP
1-Methyl-4-phenyl-1,2,5,6-tetrahydropyridin

Besteht eine derartige Störung für längere Zeit, kann sie irreversibel werden: **Iatrogener Morbus Parkinson**.
Als **„Pseudo-Parkinsonismus"** werden Bewegungsstörungen bezeichnet, die bei degenerativen Hirnerkrankungen auftreten, so bei der Alzheimer-Krankheit, der vaskulär bedingten Multi-Infarkt-Demenz und nach Vergiftungen z. B. mit Kohlenmonoxid. Charakteristisch für den Pseudo-Parkinsonismus ist, dass die Demenz *vor* den motorischen Störungen auftritt. Bei dem klassischen Parkinsonismus ist es umgekehrt. Beim Pseudo-Parkinsonismus sind nicht nur – wie bei der klassischen Form – isoliert die dopaminergen Neurone in der Substantia nigra betroffen, sondern wahllose Untergänge von Ganglienzellen führen zu einem Zusammenbruch der motorischen Koordination.

Therapeutisches Vorgehen. Aus der Differenzierung der Bewegungsstörungen (s. Box 10.**5**) ergeben sich Konsequenzen für das therapeutische Vorgehen. Bei der **klassischen Parkinson-Erkrankung** wird der Versuch unternommen, in der Substantia nigra und im Corpus striatum eine ausreichende Konzentration an Dopamin oder Dopamin-Agonisten zur Verfügung zu stellen, um ein Gegengewicht gegen die cholinerge Beeinflussung auszubilden. Die medikamentöse Therapie hat sich nach dem Alter des Patienten, dem Typ der Parkinson-Erkrankung (Akinesie-dominant oder Tremor-dominant) und der individuellen Ansprechbarkeit zu richten. Bezüglich der Altersabhängigkeit der Therapie kann als Faustregel gelten: Patienten jünger als 55 Jahre erhalten eine Monotherapie mit Dopamin-Agonisten, bei Patienten über 70 Jahren ist eine Monotherapie mit L-DOPA anzustreben. Bei Überwiegen der Tremor-Symptomatik können zusätzlich die Anticholinergika und möglicherweise β-Blocker eine günstige Rolle spielen. Die Progredienz des Leidens führt zu schwer beherrschbaren Phasen: Akinesien und Dyskinesien, sowie den sogenannten „On-off-Phänomenen". Hinzu kommen psychische Komplikationen wie depressive Verstimmungen, Verwirrtheitszustände, und schließlich ist auch die Entwicklung einer Demenz möglich. Das Endstadium eines Morbus Parkinson erfordert eine sorgfältige Beschäftigung mit dem Patienten und eine differenzierte Wahl der zur Verfügung stehenden Wirkstoffe.
Der **funktionelle Mobus Parkinson** erfordert das Absetzen (oder wenigstens die Reduktion) der Therapie mit den auslösenden Pharmaka.
Beim **Pseudo-Parkinsonismus** ergeben sich schließlich die größten Therapie-Schwierigkeiten, da das vorgeschädigte Gehirn außerordentlich empfindlich auf Psychopharmaka einschließlich dopaminerger Substanzen reagiert.

Dopamin-Vorstufe Levodopa (L-Dopa)

▶ **Wirkungsweise** und ▶ **Pharmakokinetik.** Da Dopamin die Blut-Liquor-Schranke nicht zu überwinden vermag, kann der Dopamin-Gehalt im Striatum nur durch die Gabe der physiologischen Vorstufe L-Dopa erhöht werden. Die Aminosäure L-Dopa (Formel s. S. 71) gelangt über den Aminosäure-Transport-Mechanismus aus dem Blut in den Liquor. Dopa-Decarboxylase, die im Organismus überall vorhanden ist, verwandelt auch im ZNS L-Dopa zu Dopamin (S. 82). Es müssen allerdings sehr hohe Dosen gegeben werden (4–8 g täglich), damit genügend L-Dopa in das Gehirn transportiert wird, da überall, vor allem in der Darmwand und in der Leber, schon Dopamin entsteht.

▶ **Nebenwirkungen.** Aufgrund der hohen Dosen treten bei dieser Therapie starke periphere Dopamin-bedingte Nebenwirkungen auf: **orthostatische Hypotonien**, **Arrhythmien** sowie **Erbrechen**, das vom Chemorezeptoren-Feld der Area postrema ausgelöst wird. Die Behandlungsmethode ist verlassen worden, weil eine L-Dopa-Therapie entwickelt wurde, die effektiver und mit weniger Nebenwirkungen belastet ist.

L-Dopa kombiniert mit Decarboxylase-Hemmstoffen

Eine wichtige Verbesserung der Therapie wurde dadurch erreicht, dass gleichzeitig mit L-Dopa ein Hemmstoff der Dopa-Decarboxylase gegeben wird, der allerdings nicht in das ZNS eindringen darf. Zwei derartige Hemmstoffe der Dopa-Decarboxylase sind **Carbidopa** und **Benserazid**, die in Kombination mit L-Dopa im Handel sind.

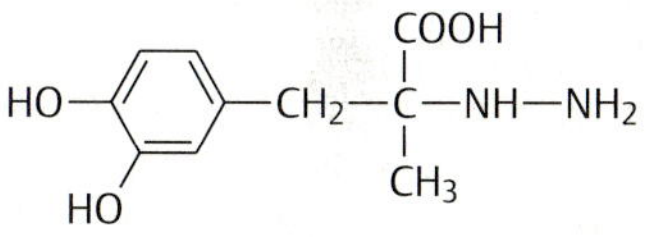

Carbidopa

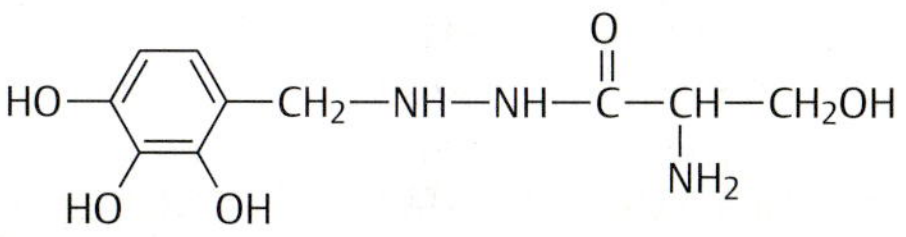

Benserazid

▶ **Wirkungsweise.** Der Hemmstoff vermindert die Umwandlung von L-Dopa in Dopamin in der Peripherie, nicht dagegen im Gehirn. Die gleichzeitige Gabe von L-Dopa und Decarboxylase-Hemmstoff besitzt große Vorteile: Die Tagesdosierung von L-Dopa kann erheblich gesenkt werden (0,3–0,6 g), da der periphere Verlust an L-Dopa vermindert ist, und die peripheren, Dopamin-bedingten Nebenwirkungen reduziert sind (auch das über die Area postrema ausgelöste Erbrechen). Die **Dosierung** richtet sich nach dem Effekt, nämlich dem Grad der Bes-

serung der Parkinson-Erkrankung, sowie dem Ausmaß der Nebenwirkungen. Sie muss mit kleinen Dosen beginnen, etwa 50 mg L-Dopa plus Hemmstoff, die langsam gesteigert werden, bis ein optimaler Zustand erreicht ist, der bei 700–2000 mg L-Dopa pro Tag (plus Hemmstoff) verteilt auf 3–4 Dosen liegen kann. Im Laufe der Zeit verliert die Therapie an Wirksamkeit, vorübergehend kann durch Verkürzung der Dosierungsintervalle der Therapie-Erfolg noch gebessert werden, bis schließlich auch dieses Schema keinen Erfolg mehr bringt. Neuerdings wird versucht, mit retardierten Zubereitungen eine gleichmäßige Dauertherapie zu erreichen.

Eine zusätzliche Möglichkeit besteht darin, die L-Dopa-Therapie mit der Gabe eines Dopamin-Agonisten zu kombinieren. Eine Gabe von L-Dopa ist nicht wirksam gegen einen durch Dopamin-antagonistische Arzneimittel ausgelösten funktionellen Morbus Parkinson, da in diesem Fall ja die Dopamin-Rezeptoren blockiert sind.

▶ Die **zentralen Nebenwirkungen**, die unter der Kombinationstherapie auftreten können, sind choreatische Bewegungsstörungen, Halluzinationen, paranoische und delirante Zustände.

Die „Anti-Parkinson-Wirksamkeit" von L-Dopa kann zeitweise unabhängig von seinem aktuellen Plasmaspiegel sein, so dass ein plötzlicher Wechsel zwischen Mobilität und Immobilität beim Betroffenen (**„On-off-Phänomen"**) beobachtet wird. Vermutlich behindert ein Ansteigen der Konzentration anderer Aminosäuren im Plasma den Transport von L-Dopa durch die Blut-Liquor-Schranke. Der Kranke sollte daher Protein-haltige Nahrung gleichmäßig über den Tag verteilt zu sich nehmen, und die L-DOPA-Zufuhr sollte in kleinen Dosen verteilt über den Tag erfolgen.

Hemmstoffe des Dopamin-Abbaus

Es ist ein bewährtes Prinzip in der Pharmakotherapie, statt eine stärkere Wirkung durch eine Erhöhung der Dosis zu erzwingen, lieber den Abbau des Wirkstoffs zu verlangsamen, woraus ebenfalls eine höhere Gewebekonzentration des Arzneimittels resultiert. Dieses Prinzip hat auch Eingang in die L-DOPA-Therapie der Parkinson-Erkrankung gefunden. Dopamin wird von zwei Enzymen abgebaut und damit biologisch unwirksam gemacht (Abb. 10.**8**): durch die Catecholamin-O-methyltransferase (COMT) und die Monoaminoxidase (MAO); vgl. mit dem Abbau von Noradrenalin (S. 72).

MAO-B-Hemmstoff Selegilin

▶ **Wirkungsweise.** Dopamin wird von der Monoaminoxidase oxidativ desaminiert und damit biologisch inak-

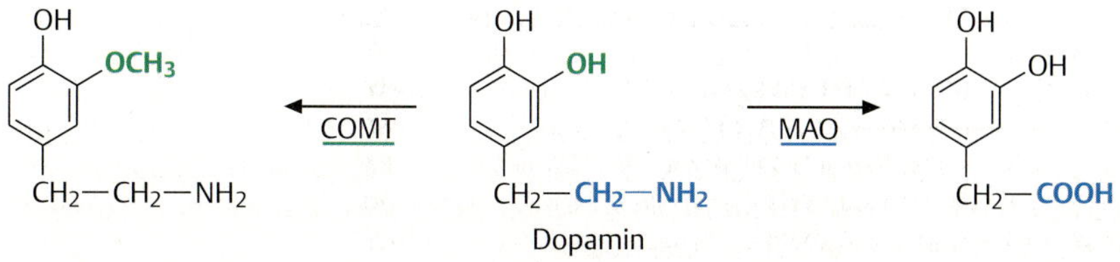

Abb. 10.**8** **Abbau von Dopamin** durch die Catecholamin-O-methyltransferase (COMT) und die Monoaminoxidase (MAO).

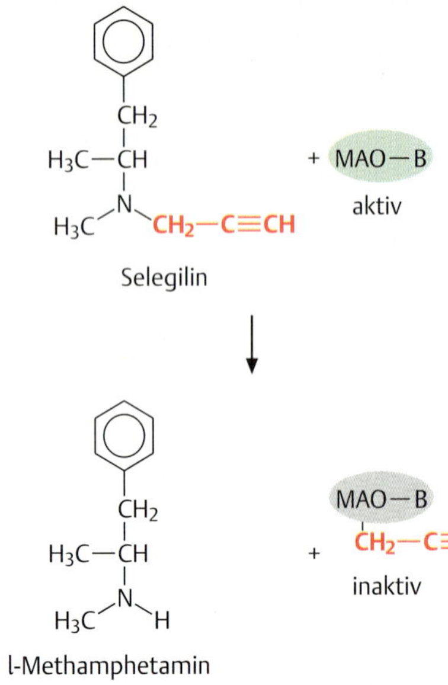

Abb. 10.**9** **Irreversible Hemmung der Monoaminoxidase B durch Selegilin.** Der N-ständige Propinylrest wird auf das Enzym übertragen.

wickeln. Es handelt sich um **Tolcapon** und **Entacapon**, welche nur zusammen mit einer Levodopa-Kombinations-Therapie wirksam sind. Sie konservieren Levodopa und Dopamin. Während Tolcapon ZNS-gängig ist, vermag Entacapon die Blut-Hirn-Schranke nicht zu überwinden. Es konserviert L-DOPA aber in der Peripherie und damit wird der Blut-Liquor-Schranke eine höhere L-DOPA-Konzentration angeboten.

▶ Tolcapon wurde kurz nach seiner Markteinführung wegen der Gefahr der Leberschädigung zurückgenommen. Entacapon ist bei Verschlechterung der Parkinson-Symptomatik (Fluktuationen) als Zusatz-Medikation eines Versuches wert. Dyskinesien können dabei vorübergehend verschlechtert werden, gastrointestinale Störungen sind häufig.

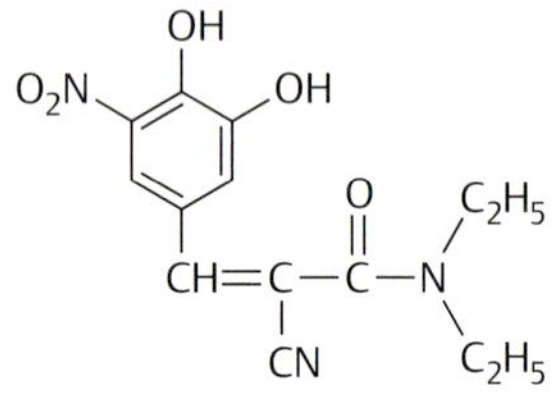

Entacapon

Dopamin-Agonisten

Bromocriptin ist ein halbsynthetisches, Brom-haltiges Secale-Alkaloid (S. 124), ▶ das Dopamin-D_2-Rezeptoren stimuliert und gut in das ZNS einzudringen vermag. ▶ Durch Bromocriptin können manche Fälle von Parkinsonismus, die **refraktär gegen L-Dopa** geworden sind, noch günstig beeinflusst werden. Es ist zweifelhaft, ob eine Behandlung eines Parkinson-Falles mit Bromocriptin begonnen werden soll. Einem derartigen Vorgehen liegt die Absicht zugrunde, die Therapie mit L-Dopa so lange wie möglich hinauszuschieben, da diese Behandlung eben nur über einen begrenzten Zeitraum wirksam ist. Es gibt auch die Empfehlung, die Therapie mit der **Kombination** L-Dopa (+ Decarboxylase-Hemmstoff) und Dopamin-Agonisten zu beginnen, weil damit eine Dosisreduktion beider Komponenten möglich ist.

Die **Dosierung** von Bromocriptin beginnt mit 2-mal 1,25 – 2,5 mg/d und wird langsam gesteigert auf 10 – 20 (– eventuell 40) mg/d.

▶ Die Lysergsäure-Derivate, auch Ergoline genannt, werden langsamer als L-DOPA ausgeschieden, die Halbwertzeiten können bis zu ca. 70 Stunden im Fall von Cabergolin betragen. Der damit lange Zeit gleichmäßige Blutspiegel kann sich günstig auf den Krankheitszustand (Dyskinesien, Fluktuationen) auswirken. ▶ Ein Nachteil der Dopamin-Agonisten vom Lysergsäure-Typ ist die mögliche Ausbildung einer schweren morphologischen **Nebenwirkung:** retroperitoneale oder pleurale **Fibrosen.** Weitere Nebenwirkungen sind: orthostatische Hypotonie, Arrhythmien, Angina-pectoris-Anfälle, Nausea, Erbrechen, Dyskinesien, Konfusion, Halluzinationen. Die Verträglichkeit von Bromocriptin ist im Allgemeinen schlechter als die Gabe von L-DOPA plus Enzymhemmstoff. Die Verträglichkeit der neueren Dopamin-Agonisten ist besser als von Bromocriptin, da die Pharmakokinetik günstiger ist.

tiviert (Abb. 10.**8**). Im Organismus sind 2 Isoenzyme der MAO vorhanden, die Typen A und B, die sich durch ihre Substratspezifität, durch unterschiedliche Hemmstoffe und verschiedene Lokalisationen voneinander trennen lassen. Dopamin als Überträgersubstanz nigrostrialer Neurone wird im Striatum durch die MAO-B abgebaut. Dieser Abbau kann durch den MAO-B-Hemmstoff Selegilin vermindert werden. Bei der Interaktion von (–)-Selegilin mit der MAO-B wird der N-ständige Propinyl-Rest auf das Enzym übertragen, das damit irreversibel gehemmt ist (Abb. 10.**9**). Der verbleibende Rest entspricht dem (–)-Methamphetamin. Als Metabolit entsteht in der Leber (–)-Methamphetamin und daneben (–)-Amphetamin. Diese wirken schwächer zentral erregend als ihre (+)-Enantiomere (S. 74), die Psychoanaleptika sind (S. 347).

▶ **Anwendung.** Selegilin kann **zusätzlich** bei unzureichendem Effekt einer DOPA-Therapie gegeben werden, aber auch als **erste Maßnahme** bei sich abzeichnendem Parkinsonismus. Die Dosierung liegt bei 2-mal 5 mg/d. Die positiven Erwartungen, die sich an die Einführung von Selegilin geknüpft haben, scheinen sich jedoch nicht zu erfüllen. Ausgedehnte kritische klinische Untersuchungen haben ergeben, dass die Lebenserwartung von Parkinson-Kranken durch die zusätzliche Gabe des MAO-B-Hemmstoffs nicht verbessert wird.

COMT-Hemmstoffe

▶ Da L-Dopa zusätzlich zum Abbau durch die Dopa-Decarboxylase und die Monoaminoxidase auch durch das Enzym Catechol-O-methyltransferase (COMT) biologisch inaktiviert wird (Abb. 10.**8**), könnte sich eine Hemmung der COMT therapeutisch günstig bei der Behandlung der Parkinson-Erkrankung mit Levodopa auswirken. Es ist jetzt gelungen, derartige Hemmstoffe zu ent-

Lisurid (ebenfalls ein Lysergsäure-Derivat) besitzt ▶ neben einer Dopamin-D_2-agonistischen Wirkung auch eine Affinität zu den Serotonin-Rezeptoren. Die benötigte Dosierung liegt nach schrittweiser Steigerung bei 0,6 mg/d. ▶ Über die nach Gabe von Bromocriptin auftretenden Nebenwirkungen hinaus ruft Lisurid besonders häufig auch psychotische Reaktionen hervor. Weitere Mutterkornalkaloid-Derivate sind **Pergolid** und **Cabergolin**. **Ropirinol** und **Pramipexol** sind neuere D_2-Agonisten, die nicht mehr die Lysergsäure-Struktur besitzen (s. S. 122). ▶ Ropirinol wird mit einer Halbwertzeit von ca. 6 Stunden eliminiert, der Abbau erfolgt durch CYP 1A2. Interferenzen mit CYP1A2-Hemmern wie Fluoxamin oder Ciprofloxacin sind möglich. ▶ Die Nebenwirkungen entsprechen den typischen Wirkungen der Dopamin-D_2-Agonisten: orthostatische Hypotonie, Erregung des Brechzentrums, Funktionsstörungen im Intestinaltrakt. Fibrosen sollen nicht vorkommen. ▶ Als Indikation für Ropirinol kommt eine Monotherapie bei jüngeren Patienten (um die L-DOPA-Therapie zeitlich möglichst herauszuschieben) in Frage. Es kann auch als Zusatz-Therapie bei der Standard-Anwendung mit L-DOPA + Decarboxylase-Hemmstoff in Spätphasen eingesetzt werden.

Ropirinol, ein Indol-Derivat

Anticholinergika

Atropin. ▶ Die gesteigerte Übertragung in den enthemmten cholinergen Synapsen des Striatum kann auch dadurch reduziert werden, dass ein Teil der postsynaptischen Acetylcholin-Rezeptoren blockiert wird. Da es sich um Rezeptoren vom Muscarin-Typ handelt, ist es verständlich, dass Atropin bzw. Belladonna-Extrakt das Krankheitsbild des Parkinsonismus abschwächten. Diese Therapie war die erste Möglichkeit, den Kranken eine gewisse Erleichterung zu verschaffen. Allerdings können die von Atropin benötigten Dosen sehr hoch sein, eventuell bis 20 mg täglich.
▶ Damit ist der gesamte Parasympathikus ausgeschaltet, und es treten die entsprechenden vegetativen Störungen auf: z.B. Mundtrockenheit, Akkommodationsstörung, Tachykardie, Obstipation, Harnretention. Zentrale Nebenwirkungen derartig hoher Atropin-Dosen sind Verwirrtheitszustände und Halluzinationen.

Neuere Cholinolytika. Es bedeutete daher einen Fortschritt in der cholinolytischen Therapie, als Substanzen entwickelt wurden, ▶ die besser als Atropin in das ZNS einzudringen vermögen. Damit besteht dann ein günstigeres Verhältnis zwischen zentraler und peripherer Wirkung. Derartige Cholinolytika sind **Benzatropin**, **Biperiden**, **Bornaprin**, **Metixen**, **Trihexyphenidyl** und **Procyclidin**.
▶ Aber auch bei diesen Verbindungen ist mit **Atropin-artigen Nebenwirkungen** zu rechnen. Hieraus ergeben sich auch die **Kontraindikationen** wie Tachyarrhythmien, Prostata-Adenom, Engwinkelglaukom, schwere Zerebralsklerose. Die Cholinolytika werden neuerdings sehr zurückhaltend verordnet, weil befürchtet wird, dass sie die Entwicklung einer Demenz beschleunigen. Diese Einstellung beruht wohl auf den Erfahrungen mit der teilgünstigen Wirkung von indirekt wirkenden Cholinomimetika (z.B. Donezepil, Rivastigmin, s. S. 323) auf den Verlauf von dementen Zuständen.
▶ Die Dosierung muss wiederum einschleichend erfolgen, bis das individuelle Optimum zwischen Besserung des Zustandes und dem Auftreten von Nebenwirkungen erreicht ist. Der therapeutische Effekt der Anticholinergika, der vor allem den **Tremor** betrifft, klingt im Verlauf von Jahren ab. Ob zwischen den einzelnen Substanzen Unterschiede bestehen und welches Medikament im Einzelfall zuerst eingesetzt werden soll, ist schwer zu sagen. Die Cholinolytika dürfen nicht plötzlich abgesetzt werden, weil eine völlige Immobilisation der Kranken auftreten kann.
Die Cholinolytika sind auch wirksam gegen **Arzneimittel-bedingte extrapyramidale Störungen** wie der **funktionelle Morbus Parkinson**, das **dyskinetische Syndrom** und die **Akathisie**, nicht dagegen bei der Spätdyskinesie. Dieser Zustand wird verschlechtert (s. S. 329).
Bei Fällen von Parkinson-Erkrankungen, die weder mit Cholinolytika noch mit L-Dopa plus Dopa-Decarboxylase-Hemmstoff ausreichend beeinflussbar sind, können beide Prinzipien gleichzeitig versucht werden. Bei manchen Patienten ergibt sich dann ein vorübergehender Erfolg.

Amantadin und Budipin

Amantadin. ▶ Das als Virustatikum eingeführte Pharmakon (S. 468) hat in manchen Fällen eine günstige Wirkung beim Morbus Parkinson. Dosen von 100 bis 200 mg täglich sind notwendig, der Effekt setzt erst in einigen Tagen ein. Die günstige Wirkung klingt allerdings häufig nach kurzer Zeit (eventuell schon nach Monaten) wieder ab. Amantadin kann mit anderen Anti-Parkinson-Mitteln kombiniert werden.
Der **Wirkungsmechanismus** von Amantadin ist nicht restlos aufgeklärt. Es blockiert die Ionenpore des Glutamat-Rezeptors vom NMDA-Typ. Dies scheint sich günstig auszuwirken, weil bei langdauernder Dopamin-Therapie ein funktionelles Überwiegen des Glutamat-Mechanismus im Corpus striatum auftritt. So bessern sich vor allem von L-DOPA ausgelöste Dyskinesien nach Amantadin-Gabe. Daneben scheint Amantadin noch eine gewisse anticholinerge Wirkkomponente zu besitzen.
▶ **Die Nebenwirkungen** sind meistens nicht sehr ausgeprägt, es können Ödeme, Hypotonien und psychotische Zustände auftreten. Besonders bei älteren und dementen Patienten ist Vorsicht geboten. Bemerkenswert sind Einschlaf-Attacken, die aber auch unter dem Einfluss von Bromocriptin, Pergolid und Lisurid auftreten können.

Budipin ist eine ▶ sehr unspezifisch wirkende Substanz: Sie ist amphiphil, wenn protoniert, und lagert sich wahrscheinlich in Membranen ein. Dabei werden unspezifisch alle möglichen Rezeptoren und Ionenkanäle beeinflusst. In Anwesenheit von Budipin steigen die Konzentrationen von Noradrenalin, Dopamin,

Serotonin und Histamin im Gehirn an (Tierversuche). Es wirkt antagonistisch auf Muscarin-, Adenosin- und Glutamat-Rezeptoren. ► Die schädigende Wirkung des Rauschmittels MPTP (Auslösung eines funktionellen Parkinsonismus, s. S. 256) wird durch Budipin abgeschwächt. Bei der Parkinson-Erkrankung kann es als Zusatzmittel verwendet werden. Budipin mildert besonders den Tremor. ► Die Nebenwirkungen ähneln denen der Anticholinergika.

Budipin

Zusatztherapie

Je nach Zustand des individuellen Parkinson-Kranken sind Benzodiazepine bei ängstlich verstimmten und Antidepressiva der „zweiten" Generation bei depressiv verstimmten Patienten zu versuchen. Jede psychische Be-

lastung verschlechtert die Symptomatik, daher ist eine gute psychische Führung der Kranken notwendig. Günstig wirkt sich auch eine krankengymnastische Therapie aus.

Box 10.6

Amyotrophe Lateralsklerose und Riluzol

Bei der amyotrophen Lateralsklerose handelt es sich um eine degenerative neurologische Erkrankung, die selektiv das erste motorische Neuron (Pyramidenbahn) und das zweite motorische Neuron (α-Motoneuron) betrifft. Die Erkrankung geht einher mit einer rasch fortschreitenden Schwäche und Atrophie der Skelettmuskulatur; es kommt innerhalb weniger Jahre zum Tode, z. B. infolge der Lähmung der Atemmuskulatur. Eine pathogenetische Rolle wird der erregenden Überträgersubstanz Glutamat zugeschrieben, die bei Überstimulation toxisch auf Nervenzellen wirken kann. Unter einer Therapie mit der Substanz **Riluzol** wurde eine gewisse Verzögerung des Krankheitsverlaufes beobachtet, jedoch auch recht störende Nebenwirkungen wie eine Asthenie treten auf. Bis zu 20 % der behandelten Patienten müssen die Behandlung mit Riluzol aufgeben. Experimentell vermag Riluzol die Freisetzung von Glutamat aus glutamatergen Nervenendigungen zu hemmen. Die Substanz sollte nur von erfahrenen Neurologen angewandt werden.

— Notwendige Wirkstoffe

Mittel gegen die Parkinson-Erkrankung

Wirkstoff	Handelsname	Alternative	Bemerkungen
Levodopa + Carbidopa	Nacom® Tab., Ret.-Tab.	Isicom® , Striaton®, Levadopa comp®	
Levodopa + Benserazid	Madopar® Kaps., Ret.-Kaps.	Restex®, PK-Levo®, Levopar®	
Bromocriptin	Pravidel® Kaps.	Bromocriptin Kaps. Kirim®, Bromocrel®	
Lisurid	Dopergin® Tab.	–	
Pergolid	Parkotil® Tab.	–	
Ropinirol	Requip®	–	
Pramipexol	Sifrol®	–	
Biperiden	Akineton® Tab.	Biperiden, Norakin®	
Trihexyphenidyl	Artane® Tab.	Parkopan®	
Benzatropin	Cogentinol®	–	
Selegilin	Movergan®	Selegilin, Amindan® , Antiparkin®, Selegam®	
Entacapon	Comtess®	–	
Amantadin	PK-Merz®	Amantadin, Amixx® Adekin®, Amanta® u. a.	

Eigene Eintragungen

· · ·

· · ·

Weitere im Handel erhältliche Wirkstoffe:

Cabergolin	Cabaseril®
Bornaprin	Sormodren®
Metixen	Metixen, Tremarit®
Procyclidin	Osnervan®
Budipin	Parkinsan®

11 Nozizeptives System

11.1   Grundprinzipien der Analgesie

Durch Arzneimittel kann eine Schmerzempfindung auf drei Ebenen, nämlich Impulsentstehung, Impulsleitung und Bewußtwerdung des Schmerzimpulses, gehemmt werden (Box 11.**1**).

Die **Impulsentstehung** kann unterdrückt werden

durch Verminderung der Empfindlichkeit der „Schmerzrezeptoren" durch Hemmstoffe der Prostaglandin-Synthese und

durch eine Unterdrückung des Erregungsvorgangs in den Nervenendigungen durch Lokalanästhetika.

Auch die **Impulsleitung** kann durch Lokalanästhetika aufgehoben werden. Opioide hemmen die Impulsumschaltung auf bestimmte Rückenmarksbahnen.

Schließlich kann die **Bewusstwerdung** des Schmerzes in charakteristischer Weise durch Opioide so abgewandelt werden, dass „der Schmerz nicht mehr weh tut". Weniger spezifisch greifen auch psychoaktive Substanzen wie Neuroleptika, Antidepressiva, Ethanol, das Narkotikum Ketamin (dissoziative Anästhesie) in die Verarbeitung von Schmerzimpulsen ein.

Box 11.1

Nur im Bewusstsein gibt es Schmerzen

Schmerzen sind ein komplexer Bewusstseinsinhalt, dem vergleichsweise einfache somatische Vorgänge zugrunde liegen können.

Impulsentstehung. Die Auslösung erfolgt im allgemeinen durch Erregung eines „Schmerzrezeptors" (Endaufzweigungen afferenter Nerven ohne spezialisierte Endigungen, deren Perikaryen in den Spinalganglien liegen). Die in den Nervenenden generierten Impulse werden im Hinterhorn des Rückenmarks umgeschaltet auf die Vorder-Seitenstränge und dann im Gehirn weitervermittelt. Der Thalamus, das limbische System und die sensible Hirnrinde sind an der Verarbeitung und der Bewusstwerdung der Schmerzimpulse beteiligt.

Das **Bewusstwerden eines Schmerzimpulses** hängt u. a. von der affektiven Situation des Betroffenen ab. Die Intensität einer Schmerzempfindung ist geprägt von der augenblicklichen psychischen Situation und wird von den äußeren Bedingungen mitbeeinflusst (allgemeine Panik ringsum bis hin zu schlafloser Bettruhe trotz Abgeschiedenheit).

Aber auch die **Leitung der Schmerzimpulse** unterliegt im Rückenmark einer Modulation. Absteigende Neurone des *antinozizeptiven Systems* können die synaptische Umschaltung von Schmerzimpulsen hemmen. Im antinozizeptiven System spielen verschiedene Überträgersubstanzen, insbesondere die endogenen Opioide, eine Rolle.

11.2   Lokalanästhetika

– Überblick –

Wirkungen. Lokalanästhetika hemmen die Bildung und Fortleitung von Aktionspotenialen durch Blockade von Na^+-Kanälen. Diese Effekte sind erwünscht in nozizeptiven Nerven (lokale Analgesie), jedoch unerwünscht in Herz (AV-Block, Herzstillstand) und Gehirn (Krämpfe, Atemstillstand).

Applikationsarten. Durch lokale Applikation (Oberflächen-, Infiltrations-, Leitungs-, Spinal-Anästhesie), Zusatz eines Vasokonstriktors oder Verwendung chemisch labiler Substanzen sollen unerwünschte systemische Wirkung vermieden werden.

Struktur. Die Wirkstoffe besitzen einen aromatischen Ring und in der Seitenkette einen protonierbaren Stickstoff: Na^+-Kanal-Blockade in der protonierten Form, Überwindung von biologischen Membranen in der ungeladenen, hydrophoben Form.

Substanzbeispiele:
– Estertyp: Procain und Tetracain,
– Amidtyp: Lidocain, Articain, Bupivacain.

Grundlagen

Wirkungsweise

Unter Lokalanästhesie wird eine örtlich begrenzte, reversible Ausschaltung der Schmerzrezeptoren bzw. der ihnen zugehörigen afferenten Nervenfasern verstanden. Lokalanästhetika sind dementsprechend Pharmaka, die vorübergehend die **Schmerzauslösung** hemmen, sie beeinflussen nicht die Schmerzperzeption.

Der Angriffspunkt dieser Substanzen, die immer örtlich begrenzt appliziert werden, liegt in den afferenten Nerven und sensiblen Endorganen. Die Lokalanästhetika hemmen den für die Erregung fundamentalen Na^+-Einstrom durch **Potential-gesteuerte Na^+-Kanäle**. Bei Aufnahme in den gesamten Organismus sind die Lokalanästhetika recht toxisch, da auch die Na^+-Kanäle anderer Strukturen, z.B. zentraler Nervenzellen und Herzmuskelzellen, beeinflusst werden.

Die Lokalanästhetika blockieren nicht spezifisch die sensiblen Nerven; vielmehr können auch die **motorischen Nervenfasern** ihre Leitfähigkeit verlieren. Die Empfindlichkeit der einzelnen Nervenfasern ist jedoch dem Faserdurchmesser umgekehrt proportional. Die sensiblen Fasern sind dünner als die motorischen und werden zuerst blockiert. Die Dosis der Lokalanästhetika wird jeweils so gewählt, dass sie gerade ausreicht, die afferenten Fasern zu lähmen. Bei der Plexus-, Epidural- und Spinal-Anästhesie werden allerdings so hohe Konzentrationen angewandt, dass auch die efferenten Fasern ausgeschaltet werden.

Manche der gebräuchlichen Lokalanästhetika wirken **gefäßerweiternd** (so entsteht z.B. bei der Hydrolyse von Procain die vasodilatatorische Substanz Diethylaminoethanol). Sie werden daher bei der praktischen Anwendung aus folgenden Gründen häufig mit einer vasokonstriktorischen Substanz versetzt (s. S. 263).

– Das operative Vorgehen im anästhetischen Bereich wird durch eine Blutleere erleichtert,
– bei verminderter Durchblutung des betreffenden Areals wird das Lokalanästhetikum nur langsam abtransportiert. Dies verlängert die Wirkungsdauer und reduziert die Systemtoxizität.

Struktur

Die Hemmung des Na^+-Einstroms kann durch sehr verschieden strukturierte Moleküle ausgelöst werden. Beispiele, die auch für die Klinik eine Rolle spielen, sind das amphiphile Polidocanol (ein Venen-Verödungsmittel), das organische Lösungsmittel Dimethylsulfoxid (DMSO) und der Ethylester der p-Amino-benzoesäure (Benzocain), der noch als (Schleimhaut-)Oberflächenanästhetikum Verwendung findet.

Die eigentlichen Lokalanästhetika sind **amphiphile Substanzen**, die einen aromatischen, hydrophoben Anteil besitzen, der über eine kurze Zwischenkette mit einem protonierbaren Stickstoff verbunden ist. Der pKa-Wert des Stickstoffs liegt so, dass bei physiologischem pH-Wert die Amin-Gruppe in geladenem und in ungeladenem Zustand vorliegt.

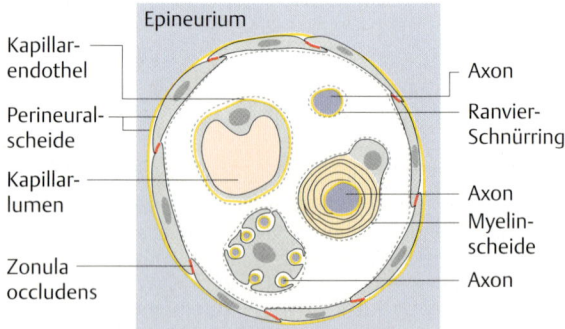

Wirkform · Penetrationsform

Die protonierte Form ist hydrophil und für die Na^+-Kanal-blockierende Wirkung entscheidend. Der ungeladene Zustand ist notwendig, damit das Molekül seinen Wirkort im Innern der Neuriten erreichen kann. Es muss nämlich vom Applikationsort her durch die Perineuralscheide und die Zellmembran diffundieren (Abb. 11.1). Diese Eigenschaften der Lokalanästhetika-Moleküle erklären zugleich zwei Befunde:

1. Quaternisierte Anästhetikum-Moleküle (also ständig geladene Moleküle) sind unwirksam, weil sie ihr Ziel nicht erreichen können, und
2. Lokalanästhetika wirken umso stärker, je hydrophober ihr aromatisches Ringsystem ist. Sie penetrieren leichter in das Milieu des Na^+-Kanals und verlassen diesen apolaren Ort ungern!

Chemische Grundform. Ausgehend vom Cocain (Abb. 11.3, S. 265) wurde seit etwa der Jahrhundertwende eine außerordentlich große Anzahl von lokalanästhetisch wirksamen Substanzen synthetisiert. Diesen Verbindungen gemeinsam ist eine bestimmte Atomgruppierung, die auch dann vorliegt, wenn die Substanzen ganz verschiedenen chemischen Grundkörpern zugehören. Die notwendigen Gruppen für den klassischen Typ der ampiphilen Lokalanästhetika sind

– die sekundäre oder tertiäre Amino-Gruppe, die in geladener Form hydrophil ist,
– der polare Carboxy-Sauerstoff, der einem *Ester* oder einem *Säureamid* angehören kann (der Abstand zwischen den beiden aktiven Zentren beträgt 2 bis 4 Atome), und
– ein apolarer Ring.

Weitere Substituenten sind für die eigentliche lokalanästhetische Wirkung ohne größere Bedeutung, beein-

Abb. 11.1 Nervenquerschnitt. Der Endoneuralraum mit den Axonen bildet ein Kompartiment, das sowohl vom Gefäßsystem als auch vom umgebenden Extrazellulärraum durch kontinuierliche Barrieren abgeschlossen ist. Die ungefensterten Endothelien der Kapillaren und die Perineuralscheide sind durch Zonulae occludentes (Tight junctions) verbunden; daraus ergeben sich Schranken, die nur durch lipidlösliche Substanzen überwunden werden können.

flussen aber wesentlich physikochemische Eigenschaften, wie Löslichkeit, Diffusionsgeschwindigkeit, pH-Abhängigkeit der Bildung freier Basen und die Abbaufähigkeit im Gewebe.

Applikation und Zubereitung

Applikationsformen. Bei der Lokalanästhesie sind vier verschiedene Formen der Applikation zu unterscheiden:
- **Oberflächenanästhesie** von Schleimhäuten (und Wundflächen). Das Pharmakon wird auf die Oberfläche aufgebracht und diffundiert zu den sensiblen Rezeptoren und feinen Ästen der sensiblen Nerven.
- **Infiltrationsanästhesie.** Das Lokalanästhetikum wird in das Gewebe injiziert, verteilt sich dort und gelangt an die sensiblen Endorgane und die feinen Äste der afferenten Nerven.
- **Leitungsanästhesie.** Das Anästhetikum wird an den Nervenstamm injiziert und blockiert die Leitung im Verlauf des afferenten Nervs. Die *Spinalanästhesie* und ihre Modifikationen sind ein Spezialfall der Leitungsanästhesie. Zur *Lumbalanästhesie* werden häufig durch Zusätze hyperbar gemachte Lösungen der Lokalanästhetika benutzt, um ein zu schnelles Abdiffundieren der Substanz vom Ort der Injektion im Liquorraum zu verhindern, da es zu schweren Zwischenfällen kommt, wenn das Lokalanästhetikum die Zentren in der Medulla oblongata erreicht.
- **Intravenöse regionale Anästhesie.** Dieses Verfahren besteht darin, dass nach Erzeugung einer Blutleere und Anlegung einer Manschette (Unterbrechung der Durchblutung) eine intravenöse Injektion eines Lokalanästhetikum in die blutleere Extremität erfolgt. Zweckmäßig sind größere Volumina, um das kollabierte Gefäßsystem weitgehend wieder aufzufüllen. Es müssen Lokalanästhetika mit möglichst geringer systemischer Toxizität verwandt werden. Je nach Größe der ausgeschalteten Region werden 40–80 ml der Lösung benötigt. Die lokale Anästhesie hat sich nach 10–15 Minuten ausgebildet, die Blutleere darf für 30–120 Minuten bestehen, nach Öffnung der Manschette klingt die Anästhesie in 2–5 Minuten wieder ab. Zur Verminderung systemischer Wirkungen des Lokalanästhetikum kann die Blutleere frühestens 15 Minuten nach Zufuhr des Pharmakon beendet werden. Bei diesem Verfahren dürfen der Lokalanästhetikum-Lösung keine vasokonstriktorischen Substanzen zugesetzt werden.

Die **Zubereitungsformen** der einzelnen Lokalanästhetika richten sich nach dem Verwendungszweck. So variieren die Konzentrationen, je nachdem, ob es sich um eine Lösung zur Leitungsanästhesie oder Infiltrationsanästhesie handelt. Es können Konservierungsmittel zugesetzt sein, meistens Benzoesäure-Derivate. Spinale Anästhesieverfahren erfordern hyperbare Lösungen (Zusatz von Glucose). Nur bei kritischer Auswahl des entsprechenden Präparates wird eine optimale Nutzung der verschiedenen Lokalanästhetika erreicht.

Vasokonstriktorische Zusätze. Zur Verminderung ihrer Toxizität und zur Kompensation der gefäßerweiternden Wirkung einiger Lokalanästhetika werden als Vasokonstriktoren Noradrenalin oder Adrenalin zugesetzt. Die Dosierung dieser Zusätze muss sehr genau beachtet werden, da Catecholamine außerordentlich wirksame und nach Resorption toxische Substanzen sind. Insgesamt dürfen von Noradrenalin bzw. Adrenalin nicht mehr als 0,25 mg für *eine einmalige* Lokalanästhetikum-Anwendung benutzt werden. Bei Patienten, die auf Catecholamine überempfindlich reagieren, können andere vasoaktive Substanzen zugesetzt werden, z. B. das Vasopressin-Analogon Felypressin (s. S. 121). Bei einer Leitungsanästhesie an den Akren ist von einem Zusatz von Vasokonstriktoren abzusehen, weil eine ischämische Nekrose ausgelöst werden kann.

Nebenwirkungen

Die Lokalanästhetika besitzen folgende Nebenwirkungen, die zu Zwischenfällen führen können:
- eine hemmende Wirkung auf das Herz,
- eine „erregende" Wirkung auf das Zentralnervensystem,
- evtl. allergische Reaktionen.

Die **hemmende Wirkung auf das Herz** kommt vorwiegend dann zustande, wenn momentan durch eine zu große Resorptionsgeschwindigkeit oder akzidentelle intravenöse Injektion eine zu hohe Konzentration im Herzen anflutet. Wie am Nerv ist vornehmlich die Erregungsausbreitung gehemmt. Es kann ein totaler atrioventrikulärer Block mit Kammerstillstand auftreten, der in wenigen Minuten zum Tode des Patienten an zentraler Anoxie führt (dann auch Auftreten anoxischer Krämpfe). Die **Therapie** muss darin bestehen, innerhalb der ersten Minute die Herzaktion wieder zu beleben. Die Pharmaka, die das Herz am stärksten stimulieren, sind Adrenalin und Isoproterenol (Abb. 11.**2**). Sie müssen intravenös oder auch bei liegendem Trachealtubus intratracheal appliziert werden, in beiden Fällen ist eine Herzmassage notwendig.

Die **„erregende" Wirkung auf das Zentralnervensystem** wird durch eine Hemmung inhibitorischer Neurone ausgelöst. Dieser Effekt hängt vorwiegend von der resorbierten Gesamtmenge des Lokalanästhetikum ab. Leichte Symptome sind periorales Kribbeln, „Klingeln" in den Ohren, verwaschene Sprache, Ruhelosigkeit, Tremor und „nervöse" Angstzustände. Bei einer schweren Vergiftung treten klonische Krämpfe auf, welche die Atembewegungen unmöglich machen. Auch bei diesem Zustand besteht also die Gefahr zentraler Anoxie. Nach den klonischen Krämpfen kann das Atemzentrum gelähmt sein. Die **Therapie** dieser Krampfzustände besteht in der intravenösen (oder, wenn nicht anders möglich, intraperitonealen) Injektion eines schnell wirksamen Krampfdurchbrechenden Mittels (z. B. Diazepam). Dann kann und muss künstlich beatmet werden (Sauerstoff-Zufuhr), bis die Vergiftung (nach verhältnismäßig kurzer Zeit) abgeklungen ist.

Die Vergiftungen an Herz und ZNS können im äußeren Bild ähnlich sein (Ohnmacht, Zyanose, Krämpfe), erfordern aber ein völlig verschiedenes Handeln. Daher muss die Differentialdiagnose sofort gestellt werden (Herzaktion!). Wenn die Zufuhr hoher Dosen von Lokalanästhetika notwendig ist, sollte ein venöser Zugang vorbereitet sein.

Allergische Reaktionen können vorkommen, deren Schwere von leichten Hauterscheinungen bis zum ana-

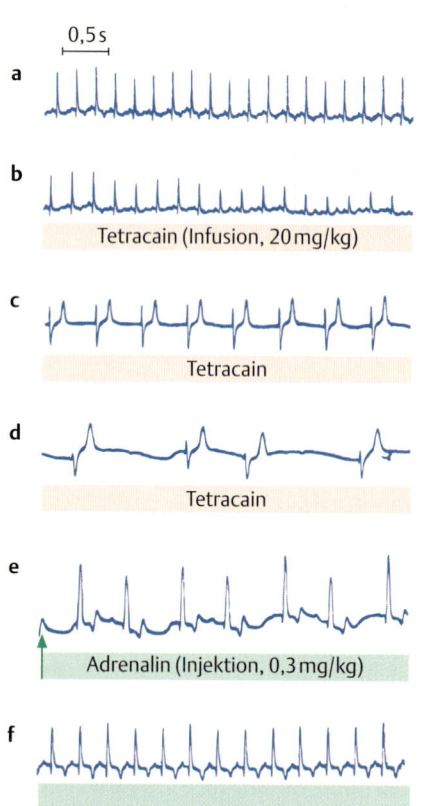

0,5 s

a

b

Tetracain (Infusion, 20 mg/kg)

c

Tetracain

d

Tetracain

e

Adrenalin (Injektion, 0,3 mg/kg)

f

Abb. 11.**2 Kardiotoxizität eines Lokalanästhetikum.** EKG von einem narkotisierten Meerschweinchen.
a: vor Beginn der Tetracain-Infusion,
b bis **d**: während der Infusion von Tetracain,
e sofort und **f** 2 Minuten nach der Adrenalin-Injektion. Beachte die weitgehende Aufhebung der Tetracain-Vergiftung!

phylaktischen Schock variieren kann. Sie scheinen nach Gabe von Lokalanästhetika mit para-ständiger Aminogruppe häufiger vorzukommen als nach Verwendung von Anästhetika ohne diese Gruppe. Es sei an dieser Stelle darauf hingewiesen, dass Procain in Penicillin-Depot-Präparaten enthalten ist (S. 417). Allergien nach Applikation von Lokalanästhetika-Zubereitungen können aber auch durch die Konservierungsmittel ausgelöst sein. Die Therapie ist unabhängig vom auslösenden Agens.

Bei einer **Überdosierung** der zugesetzten **vasokonstriktorischen Sympathomimetika** reagiert das Herz mit einer Übererregbarkeit, die sich je nach Schwere des Zustandes als Tachykardie, Extrasystolie und letztlich als Kammerflimmern manifestiert (S. 76).

Wirkstoffe

Lokalanästhetika vom Estertyp

Cocain, das erste Lokalanästhetikum. Cocain (s. Abb. 11.**3**) kommt in den Blättern von südamerikanischen Erythroxylon-Arten vor (Kauen der Coca-Blätter durch die Eingeborenen in den Andengebieten). Die Substanz wurde bereits 1860 in reiner Form isoliert und 1884 von Koller als Lokalanästhetikum bei Augenoperationen angewandt. Seine anästhetische Wirksamkeit

wird von den synthetischen Substanzen um das 5- bis 10fache übertroffen. Im Gegensatz zu diesen ruft Cocain noch eine Reihe weiterer Wirkungen hervor: Es ist ein indirekt wirkendes Sympathomimetikum und ein zentrales Euphorikum, das ein hohes Suchtpotential aufweist. Es wurde in den zwanziger Jahren zu Recht von den synthetischen, erheblich besser verträglichen Lokalanästhetika verdrängt. Die Cocain-Sucht stellt auch heute noch ein ernsthaftes Problem dar (s. S. 530).

Procain ist das älteste synthetische und injizierbare Lokalanästhetikum (Abb. 11.**3**). ▶ Da es im Gewebe schnell von den Esterasen hydrolysiert wird, ist es relativ ungiftig und nur kurzfristig wirksam. ▶ Aus demselben Grunde kann es *nicht* als Oberflächenanästhetikum benutzt werden (Mißverhältnis zwischen Diffusions- und Abbaugeschwindigkeit). Procain eignet sich für die Injektions- und Leitungsanästhesie. Je nach Anwendungszweck sind 0,5- bis 2,0%ige Lösungen angebracht.

> **Box 11.2**
>
> **Procain auf Abwegen**
> Obgleich Procain nicht als Oberflächenanästhetikum zu gebrauchen ist, da es in der Schleimhaut bereits hydrolytisch gespalten wird, hält es sich als **„orales Geriatrikum"** immer noch auf dem Markt. Die „Rote Liste" 2002 weist mehrere Präparate aus, die 50 mg bzw. 100 mg Procain nebst gleichgültigen Zusätzen (wie Mg- oder Cu-Salze, Benzoesäure, Hämatoporphyrin) enthalten. Die Indikationen sind weit gespannt: vorzeitiges Altern, Erschöpfungszustände, reduzierte Leistungsfähigkeit, zerebrale Mangeldurchblutung, depressive Verstimmung und Ähnliches mehr. Wer würde sich nicht angesprochen fühlen? Das älteste Präparat dieser Art ist wohl K.H.3®, das einige Nachahmer-Präparate fand. Es handelt sich um reine, aber teure Placebo-Produkte, deren Vermarktung durch unsere Arzneimittel-Gesetzgebung nicht unterbunden wird.

Tetracain ▶ ist stärker wirksam und wird enzymatisch erheblich langsamer abgebaut als Procain. Die Wirkungsdauer ist daher relativ lang (2 – 4 Stunden). ▶ Es ist ein sehr effektives Oberflächenanästhetikum. ▶ Aufgrund der vergleichsweise hohen systemischen Toxizität ist die Anwendung von Tetracain verlassen worden, es ist als Reinsubstanz nicht mehr im Handel erhältlich.

Lokalanästhetika vom Säureamidtyp

Dibucain (Cinchocain, Abb. 11.**4**) ist strukturell dem Tetracain verwandt und noch stärker wirksam und toxischer als Tetracain. ▶ Es wurde fast ausschließlich zur Oberflächenanästhesie verwendet.

Lidocain ▶ wirkt rasch, der Abbau erfolgt dagegen langsamer: Nach Abspaltung einer oder beider Ethylgruppen wird die Säureamid-Bindung getrennt und schließlich der Ring in p-Stellung hydroxyliert. Dieser Metabolismus findet in der Leber statt, daher wirkt es lokal länger als Procain (Hydrolyse am Injektionsort!). ▶ Aus diesem Grund ist es auch als **Oberflächenanästhetikum** zu gebrauchen. Je nach Verwendungszweck sind 0,25- bis 1%ige Lösungen notwendig (2%ige Lösungen sollten vermieden werden). Auf der äußeren Haut kann Lidocain dagegen in 5%igen Zubereitungen zur Behandlung postherpetischer Schmerzen angewandt werden. Lidocain hat auch als **Antiarrhythmikum** Bedeutung (S. 152).

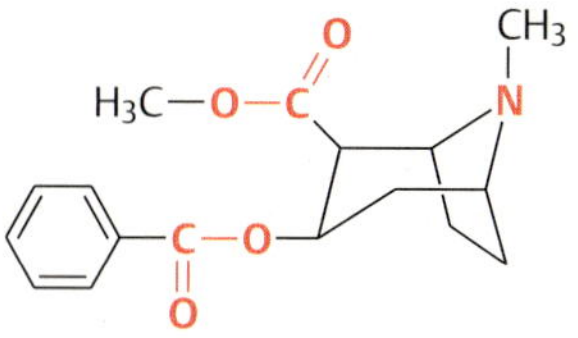

Cocain

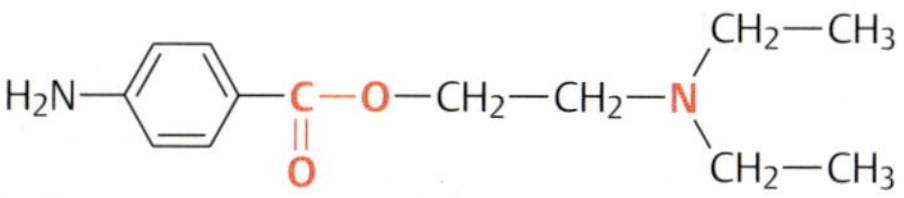

Procain

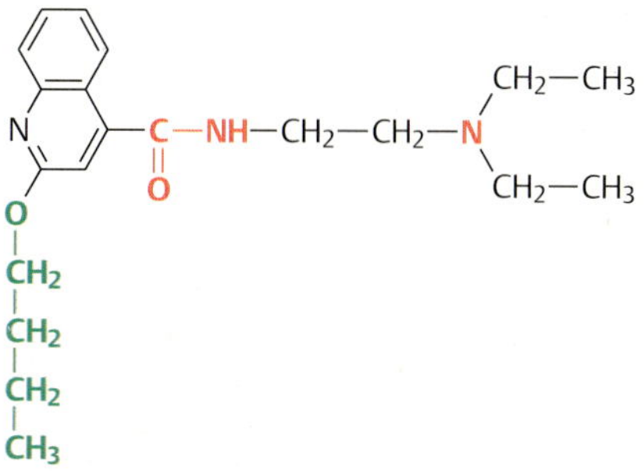

Abb. 11.**3** **Lokalanästhetika vom Estertyp.**

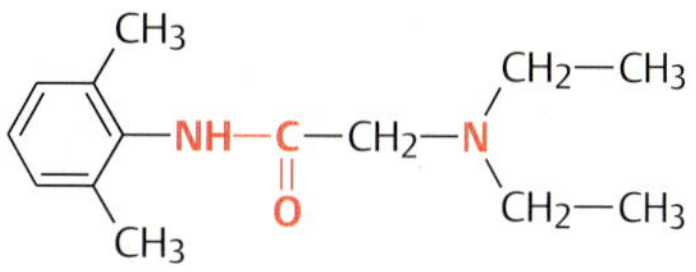

Dibucain (Cinchocain)

Prilocain wirkt ähnlich wie Lidocain. ▶ Der Effekt setzt langsamer ein und klingt langsamer ab. ▶ Zur **Lokal- anästhesie** werden Lösungen von 0,5 bis 2,0 % benötigt. ▶ Bei Überschreitung der Maximaldosis (400 mg) ist mit einer merklichen Methämoglobin-Bildung zu rech- nen.

Mepivacain steht ebenfalls dem Lidocain nahe, ▶ seine Wirkung hält länger an. ▶ Es wird zur **Leitungs-** und **In- filtrationsanästhesie** benutzt, auf einen Zusatz von vaso- konstriktorischen Substanzen kann meistens verzichtet werden. Daher ist Mepivacain für alle Fälle geeignet, bei denen ein Adrenalin-Zusatz Gefahren mit sich bringt. **Bupivacain** ist eine nahe verwandte Substanz (Ersatz der N-ständigen Methyl-Gruppe durch einen Butyl-Rest). ▶ Es findet u. a. Anwendung zur Pudendus-Anästhesie in der Geburtshilfe. **Ropivacain**, das Propyl-Analogon, ▶ ist ebenfalls lang- wirksam; es liegt im Gegensatz zu den vorgenannten Substanzen nicht als Racemat, sondern als Enantiomer vor und soll eine geringere Kardiotoxizität haben. ▶ Es dient zur **Leitungs-** und zur **Epiduralanästhesie**.

Articain ▶ ist ein Lokalanästhetikum mit schnellem Wirkungseintritt (in 2 Minuten), verhältnismäßig langer Wirkungsdauer (1,5 bis 3 Stunden) und guter Penetra- tion in Knochengewebe hinein. Die metabolische Inakti- vierung erfolgt durch eine Hydrolyse des Methylesters und damit Freilegung einer hydrophilen Säuregruppe. Die systemischen Wirkungen entsprechen denen ande- rer Lokalanästhetika. ▶ Articain wird für Infiltrations- und Leitungsanästhesie in 1- bis 2 %iger und in hyperba- rer Lösung 5 %ig verwendet.

Benzocain (Ethoform) besitzt nicht die typische Struktur eines Lokalanästhetikum, es fehlt der protonierbare Stickstoff. Die Substanz wirkt trotzdem lokalanästhetisch. ▶ Sie kann als Oberflächenanästhetikum bei schmerzhaften Prozessen im Mund-Rachen-Raum angewendet werden. Ihre sensibilisieren- de Potenz ist jedoch hoch („para-Gruppen-Allergie"). Die expe- rimentelle und theoretische Bedeutung von Benzocain ist grö- ßer als sein therapeutischer Wert.

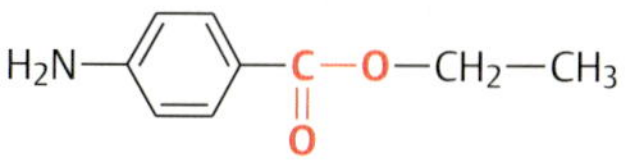

Lidocain (Lignocain)

(±)-Mepivacain

(±)-Bupivacain

(–)-Ropivacain

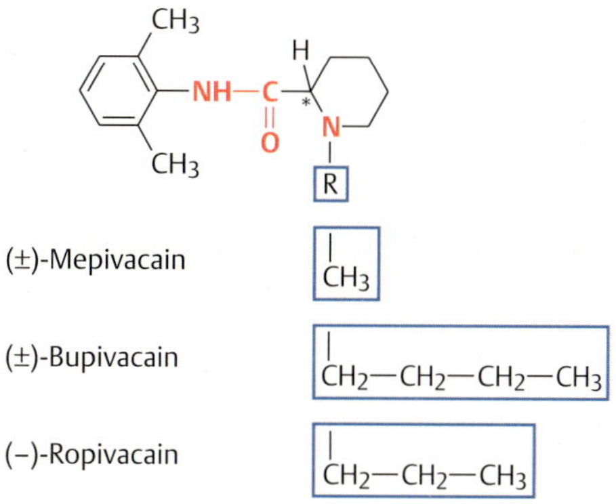

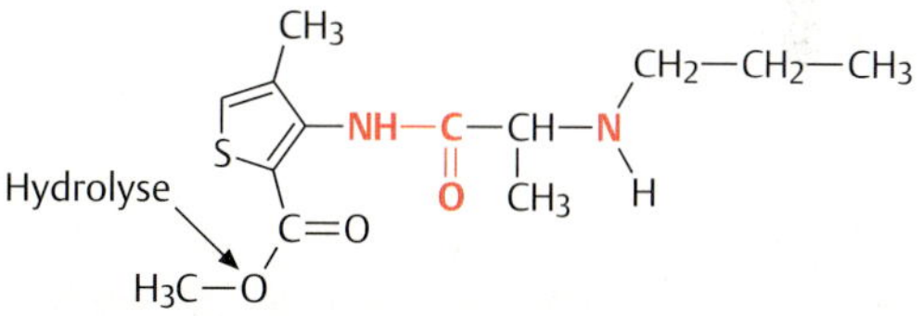

Articain

*Chiralitätszentrum

Abb. 11.**4** **Lokalanästhetika vom Amidtyp.**

Benzocain
p-Aminobenzoesäure-ethylester

— Notwendige Wirkstoffe ————————————————

Lokalanästhetika

Wirkstoff	Handelsname	Alternative	Bemerkungen
Procain	*Novocain®* 1 – 2% Amp.	*Procain 0,5 – 2% Amp.* (von mehreren Firmen)	
Lidocain	*Xylocain®* 0,5 – 2% Amp. *, Gel	*Lidocain 0,5 – 2% Salbe* u. a.	
Prilocain	*Xylonest®* 0,5 – 2% Inf.-Lsg.	–	
Mepivacain	*Scandicain®* 0,5 – 2% Amp.	*Mepivacain 1% Amp. Meaverin®, Mepihexal®*	
Bupivacain	*Carbostesin®* 0,25 – 0,75% Amp.	*Bupivacain 0,5 – 0,75% Bucain®* 0,25 – 0,75%	
Ropivacain	*Naropin®* 0,2 – 1,0% **	–	
Articain	*Ultracain®* 1 – 2% Amp. **	–	

Eigene Eintragungen

. . .

. . .

* Auch mit Adrenalin-Zusatz, ferner 5% in hyperbarer Lösung, 2% in visköser Lösung und als Spray und Salbe zur Oberflächenanästhesie
** auch 5% in hyperbarer Lösung

11.3 Opiate/Opioide

— Überblick ————————————————

Generelles zu den Opiaten = Opioiden
► Opioide imitieren Überträgersubstanzen des antinozizeptiven Systems (Enkephalin, Dynorphin, Endorphin), die in Rückenmark und Thalamus nozizeptive Bahnen hemmen. Außerdem aktivieren sie Perikaryen des antinozizeptiven Systems in seinem Ursprung, dem zentralen Höhlengrau. Opioid-Rezeptoren finden sich im ZNS sowie in Nervenplexus von Darm und Blase.
► Starke Analgesie; außerdem: antitussiver Effekt.
► Einengung des Bewusstseins, Veränderung der Stimmungslage (Dysphorie oder Euphorie), Erbrechen, Obstipation, Harnverhaltung und andere vegetative Nebenwirkungen. Atemlähmung bei Überdosierung und bei chronischer Gasaustauschstörung. Suchtgefahr bei mißbräuchlicher, wiederholter Anwendung, besonders bei schnell anflutenden Opiaten (Heroin).

Agonistisch wirkende Opiate
Leitsubstanz: Morphin
► Opium-Alkaloid; nach oraler Gabe: „first-pass"-Effekt zu einem wirksameren Metaboliten (Morphin-6-Glucuronid).
► Klassisches Therapeutikum gegen starke Schmerzen.

Pethidin
► Soll weniger spasmogen sein.
► Bei Kolikschmerzen.

l-Methadon
► Orale Gabe, lang wirksam.

Fentanyl
► Neurolept-Analgesie, transdermales Analgetikum.

Heroin (3,6-Diacetyl-morphin)
► Schnell ZNS-gängig.
► Suchtstoff ohne medizinische Indikation.

Codein (3-Methyl-morphin)
► Ausgeprägt antitussiv bei schwacher analgetischer Wirkung.
► Bei trockenem Husten und banalen Schmerzen.

Partiell agonistisch und agonistisch-antagonistisch wirkende Opiate

Buprenorphin, Pentazocin, Nalbuphin, Tramadol
► Suchtgefahr und Atemdepression geringer, aber auch der analgetische Effekt.

Opiat-Antagonisten
Naloxon
► Parenterale Zufuhr notwendig.
► Antidot bei Opioid-Vergiftung.

Definition. Unter dem Terminus Opiate (Synonym: Opioide) werden Pharmaka verstanden, die in ihrer Wirkung dem Hauptalkaloid des Opium, dem Morphin, vergleichbar sind. Sie können wie Morphin nativ, halbsynthetisch und vollsynthetisch sein. Opium-Alkaloide, die pharmakologisch keine Verwandtschaft mit dem Morphin besitzen, wie z. B. Papaverin, fallen nicht unter den Begriff der Opiate.
Die Wirkung des Mohnsaftes (Opium) ist seit dem klassischen Altertum bekannt. Das analgetisch wirkende

Hauptalkaloid Morphin wurde 1805 von F.W.A. Sertürner rein dargestellt und wird seither therapeutisch genutzt.

Im eingetrockneten Saft der Mohnkapsel (Frucht von *Papaver somniferum*) sind verschiedene Alkaloide enthalten. Der Gehalt an den wichtigsten Alkaloiden schwankt um folgende Werte: Morphin 10%, Narcotin 6%, Papaverin 0,8%, Codein 0,5%, Narcein 0,3%, Thebain 0,2%. Das offizinelle Opium enthält 10% und die Tinctura Opii 1% Morphin und die entsprechende Menge an Nebenalkaloiden.

11.3.1   Grundlagen: Endogene Opioide

Es hat große Schwierigkeiten bereitet, die hohe spezifische Wirksamkeit – 10 mg Morphin pro Erwachsenen genügen für eine Analgesie – zu erklären. Diese unbefriedigende Situation hat sich wesentlich geändert, da es gelungen ist, Opioid-Rezeptoren sowie Peptide im Gehirn und einigen anderen Organen nachzuweisen, die spezifisch an diese Rezeptoren gebunden werden und Morphin-Wirkungen auslösen. Diese körpereigenen Substanzen werden endogene Opioide genannt.

Struktur. Die Struktur des *C-terminalen Endes* bestimmt die Affinität der endogenen Opioide zu den unterschiedlichen Opioid-Rezeptoren und damit ihr jeweiliges Wirkungsspektrum sowie auch die Stabilität dieser Substanzen. Die endogenen Opioide enthalten alle am *N-terminalen Ende* die Aminosäure-Sequenz
Tyr – Gly – Gly – Phe – Met (bzw. Leu).

Met-Enkephalin,
ein endogenes Opioid

Sie entstehen durch Spaltung von größeren Polypeptiden, die selbst wirkungslos sind. Man unterscheidet heute drei verschiedene Gruppen solcher Vorstufen, aus deren Zerfall dann die einzelnen endogenen Opioide hervorgehen (Tab. 11.**1**).
Bei Zufuhr von außen sind die genannten körpereigenen Substanzen nur wirksam, wenn sie direkt in den Liquor injiziert werden, lediglich β-Endorphin wirkt auch nach intravenöser Zufuhr. Die kleinen Peptide werden zu rasch im Blut abgebaut, um effektiv werden zu können. Die Versuche, stabile und zentralgängige Derivate der Enkephaline herzustellen, die für therapeutische Zwecke brauchbar sind, haben bisher keinen Erfolg gebracht.

Box 11.3

Bedeutung der endogenen Opioide im Alltag

Über die physiologische Bedeutung der endogenen Opioide ist bisher wenig bekannt. Die Enkephalin-Konzentration steigt im Serum bei körperlicher Belastung an, z. B. ausgeprägt beim Marathon-Lauf. Es wird spekuliert, dass vermehrte Freisetzung die Schmerzschwelle erhöht. Da Opiat-Rezeptoren ebenfalls im Limbischen System vorkommen, könnten die endogenen Opioide dort Einfluss auf die psychische Befindlichkeit und das affektive Verhalten ausüben – analog den Wirkungen von Morphin und anderen Opiaten.
Auf einen bemerkenswerten Befund soll hier kurz hingewiesen werden. Eine langdauernde parenterale Zufuhr von Endorphin führt wie bei einer Behandlung mit Morphin oder anderen Opiaten zu einer Abhängigkeit. Wird das Endorphin dann entzogen, treten Abstinenzsymptome auf, die durch Zufuhr von Opiaten aufgehoben werden können. Es besteht also eine Austauschbarkeit zwischen endogenen Opioiden und Opiaten.

Opiat-(Opioid-)Rezeptoren. Die Opioid-Rezeptoren, die in den verschiedenen Geweben (zentrales Nervensystem, Nervenplexus der Darmwand) vorhanden sind, können aufgrund ihrer Spezifität gegenüber verschiedenen Agonisten und Antagonisten näher charakterisiert werden. Drei Typen, die mit den griechischen Buchstaben δ(Delta), ϰ(Kappa), μ(Mü) bezeichnet werden, lassen sich anhand ihrer Effekte unterscheiden (Tab. 11.**2**). Welche funktionelle Bedeutung den einzelnen Rezeptor-Typen zugeschrieben werden kann, ist noch nicht völlig klar. Der sogenannte σ-(Sigma-)Rezeptor wird heute nicht mehr zu den Opioid-Rezeptoren gezählt.
Am Opioid-Rezeptor sind folgende Typen von Bindungspartnern unterscheidbar:

– **Reine Agonisten**, die alle Rezeptoren stimulieren: endogene Opioide (Enkephaline), Morphin und andere therapeutisch benutzte Opiate;
– **Agonist-Antagonisten.** Unter dieser Rubrik werden in der Regel Opiate eingeordnet, die recht heterogen in ihrem Wirkspektrum sind. Die Ursache hierfür liegt in der Tatsache, dass sie an den verschiedenen Rezeptor-Typen unterschiedliche intrinsische Aktivität besitzen. Sie können damit je nach Rezeptor-Typ agonistisch, partiell agonistisch und antagonistisch wirken. Die therapeutisch wichtigen Substanzen ermangeln einer Aktivität am μ-Rezeptor und

---

Tabelle 11.1   Endogene Opioide

Vorstufe	Endogenes Opioid	N-terminale Aminosäure-Sequenz
Pro-Enkephalin	Met-Enkephalin	H-Tyr-Gly-Gly-Phe-Met-OH
	Leu-Enkephalin	H-Tyr-Gly-Gly-Phe-Leu-OH
Pro-Dynorphin	Dynorphin$_{1-17}$	H-Tyr-Gly-Gly-Phe-Leu...Glu-NH$_2$
	Dynorphin$_{1-8}$	H-Try-Gly-Gly-Phe-Leu...Ile-OH
Opiomelanocortin	β-Endorphin (+ ACTH)	H-Tyr-Gly-Gly-Phe-Met...Glu-Oh

wirken dort antagonistisch. Die wichtigsten Vertreter dieser Gruppe sind Pentazocin, Buprenorphin und Nalbuphin.

– **Antagonisten**, die an allen Rezeptoren als Hemmstoffe fungieren. Ein Beispiel ist Naloxon, das keine „intrinsic activity" besitzt und daher ein Antidot ohne Opiat-Eigenwirkung darstellt.

Zellulärer Wirkungsmechanismus. Über den Wirkungsmechanismus der Opioide ist folgendes bekannt: Nach Besetzung der Opioid-Rezeptoren durch agonistische Opioide wird, vermittelt durch G-Proteine, die K^+-Permeabilität der präsynaptischen Nervenendigung erhöht oder die Ca^{2+}-Permeabilität erniedrigt, so dass eine Membrandepolarisation erschwert wird. Dies beeinträchtigt die Übertragung von Erregungen über die Synapse.

Tabelle 11.2 Wirkung der Stimulation verschiedener Opioid-Rezeptor-Typen

Rezeptor-typ	δ	κ	μ	σ
				(zählt heute nicht mehr zu den Opioid-Rezeptoren)
Effekt	analgetische Wirkung			Dysphorie Halluzinationen Stimulierung von Kreislauf- und Atemzentrum
		Atemdepression		
		Sedierung	Euphorie	
			Sucht	
	Hemmung durch Naloxon			**keine** Hemmung durch Naloxon

11.3.2 Opioid-Analgetika

Morphin

Struktur

Beim Vergleich der Strukturformeln der Enkephaline und des Morphin bzw. der synthetischen Opiate fallen folgende Gemeinsamkeiten auf: ein Amin-Stickstoff in Nachbarschaft zu einem Phenyl-Ring und bestimmte Sauerstoff-Gruppen in einem relativ starren Molekül. Letzteres trifft auch für Met-Enkephalin zu, da die in der Darstellung angedeutete Faltung durch Wasserstoff-Brücken fixiert wird (punktierte Bindung). Enkephalin und das synthetische Opioid Fentanyl besitzen in dem zweiten Phenyl-Ring noch eine zusätzliche Haftgruppe, was die stärkere molare Wirksamkeit der beiden Substanzen im Vergleich zu Morphin erklären mag.

Morphin

Fentanyl

Das Alkaloid Morphin scheint also in seiner Struktur zufällig körpereigene Substanzen so weit zu imitieren, dass es mit präexistenten Rezeptoren, an die sich normalerweise körpereigene Substanzen anlagern, zu interagieren vermag.

▶ Pharmakokinetik

Die Pharmakokinetik von Morphin ist kompliziert. Von dem oral verabreichten Morphin erreichen nur 15–25 % das Blut in unveränderter Form, die präsystemische Elimination ist damit recht hoch. Morphin wird in der Leber mit Glucuronsäure konjugiert, dabei entstehen zwei Glucuronide: das 3-Glucuronid, welches keine analgetische Wirkung besitzt, und das 6-Glucuronid, dessen analgetische Wirkung höher ist als die der Ausgangssubstanz. Da Neugeborene noch ungenügend „koppeln" können, wird Morphin langsamer als beim Erwachsenen eliminiert. Bei Kindern wird ebenfalls das 6-Glucuronid gebildet, das langsamer als beim Erwachsenen ausgeschieden wird.

Das Verhältnis von 3- zu 6-Glucuronid ist speziesabhängig, beim Menschen beträgt die Relation ca. 5 : 1 zu Gunsten des 3-Glucuronid. Die Blutspiegel der Glucuronide liegen nach oraler Zufuhr von Morphin höher als die des Alkaloids. Alle drei Verbindungen werden renal ausgeschieden, die Halbwertzeiten für die Elimination liegen im Bereich einiger Stunden. Daraus ergeben sich zwei interessante Gesichtspunkte:

1. Wird Morphin als Retard-Präparat verabreicht, so nimmt die präsystemische Elimination relativ zu, denn da der Leber pro Zeiteinheit eine geringere Menge, also eine niedrigere Konzentration angeboten wird, kann sie einen höheren Anteil glucuronidieren und damit in die wirksamere 6-Glucuronid-Form überführen. In diesem speziellen Fall ergibt also das verzögerte Angebot eine verstärkte (und verlängerte) Wirkung.

2. Es ist erstaunlich, dass eine Glucuronidierung, die ja die Wasserlöslichkeit erhöht, es dem Morphin-6-

Glucuronid nicht verwehrt, in das ZNS einzudringen. Für die Aufnahme von Morphin und seiner Derivate in den Liquor ist möglicherweise ein Anionen-Transport-Polypeptid mitverantwortlich, das in der Blut-Hirn-Schranke lokalisiert ist.

3. Noch ein weiteres Verteilungsphänomen muss erwähnt werden: Bei einer Morphin-Behandlung ist im Gehirn eine größere Menge Morphin pro Volumeneinheit Gewebe enthalten als von dem 6-Glucuronid. Da Morphin aber im Gegensatz zum Glucuronid in die Hirnzellen eindringt, ist die aktuelle Konzentration des 6-Glucuronid im Extrazellulärraum wesentlich höher als die von Morphin. Der Morphin-Rezeptor ist plasmalemmal gebunden und nur vom Extrazellulärraum her erreichbar. Das zellulär weggespeicherte Morphin trägt nicht zur Wirkung bei.

Die Dauerbehandlung mit Retard-Tabletten ergibt einen recht konstanten Blutspiegel, ebenso die Zufuhr durch Dauerinfusion. Nach parenteraler Zufuhr mittels Einzelinjektion von Morphin resultieren dagegen stark schwankende Serum-Konzentrationen.

▶ Wirkungsweise

Die Hauptwirkung von Morphin ist der **starke analgetische Effekt**, der durch eine Behinderung der Schmerzfortleitung und eine Veränderung der Schmerzverarbeitung ausgelöst wird. Morphin hemmt die affektive Reaktion auf Schmerzen. Der Schmerzreiz wird noch wahrgenommen und kann noch lokalisiert werden, hat aber seinen bedrohlichen Charakter verloren, „der Schmerz tut nicht mehr weh". Diese komplexe Wirkung ergibt sich wohl aus der Interaktion von Morphin mit den Opioid-Rezeptoren in verschiedenen Gebieten des ZNS.

Auf der Rückenmarksebene wird die **Schmerzleitung** behindert, indem Morphin eine Aktivierung des absteigenden, antinozizeptiven Systems imitiert, das endogene Opioide freisetzt (Abb. 11.**5**). In der Substantia gelatinosa schaltet die aus der Peripherie kommende Schmerzafferenz vom C-Faser-Typ mittels des Überträgerstoffes Substanz P auf das zweite Neuron um. Endogene Opioide und Morphin hemmen die Freisetzung der Substanz P aus dem präsynaptischen Nervenende und damit die Fortleitung des Schmerzimpulses.

Es sei hier auf den Unterschied zwischen dem *scharfen, akuten,* von der Körperoberfläche ausgehenden Schmerz und dem dumpfen Schmerz hingewiesen. Die Leitungsbahn des ersteren wird in der Hinterwurzel einfach umgeschaltet (neo-spinothalamische Bahn), sie wird also nicht durch antinozizeptive efferente Neurone beeinflusst. Dagegen kann die Bahn, die den *dumpfen Schmerz* leitet (paleospinothalamische Bahn), von enkephalinergen Interneuronen, die dem antinozizeptiven System angehören, hemmend beeinflusst werden.

Durch die lokale Applikation von Morphin in den *Epiduralraum* kann eine *Unterdrückung dumpfer Dauerschmerzen* erreicht werden. Opiate werden daher mit Erfolg epidural bei schwerkranken Patienten angewandt, die unter unerträglichen Dauerschmerzen leiden. Die Leitung von „schnellen", scharfen, spitzen, bohrenden Schmerzen wird dagegen bei epiduraler Anwendung nicht unterbrochen.

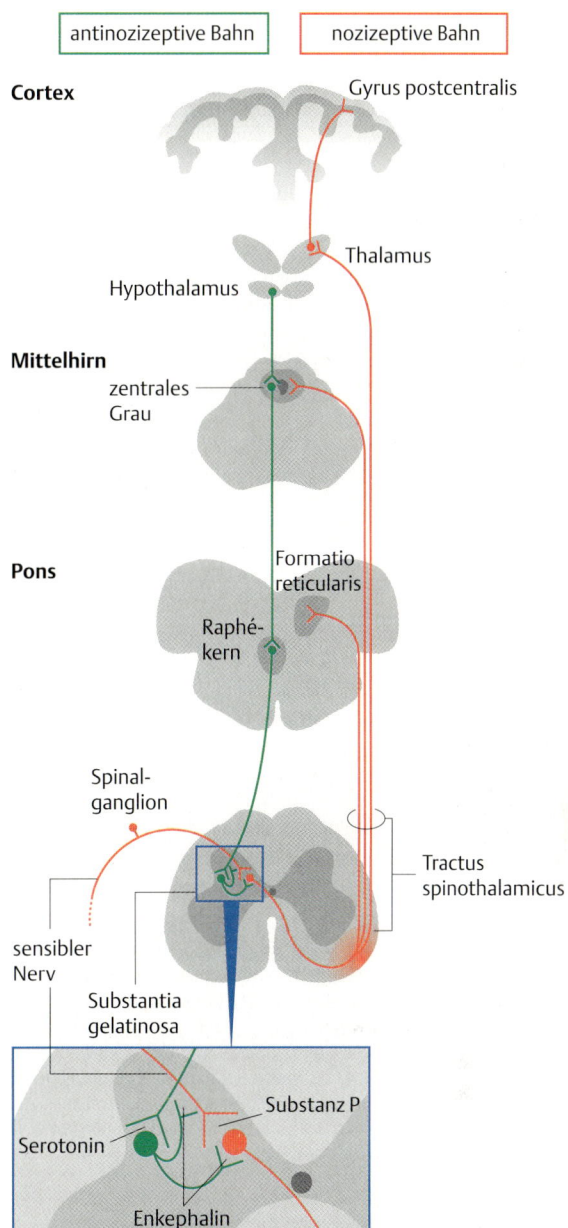

Abb. 11.5 Die paleo-spinothalamische Schmerzbahn und das antinozizeptive System. Die aufsteigende Schmerzbahn, deren erstes Perikaryon im Spinalganglion liegt, wird in der Substantia gelatinosa mittels Substanz P umgeschaltet und im Tractus spinothalamicus zentralwärts zum Thalamus und weiter zum Gyrus postcentralis geleitet. Der größere Teil des spinothalamischen Tractus zweigt schon vor Erreichen des Thalamus ab und gewinnt Anschluss an die Formatio reticularis und das zentrale Höhlengrau. Die absteigende, antinozizeptive Bahn entspringt vom Hypothalamus und vom zentralen Höhlengrau. Sie läuft über eine enkephalinerge Umschaltung im Raphe-Kern zum Hinterhorn. Hier werden die Impulse mittels Serotonin auf Interneurone umgeschaltet, die Enkephaline als Überträgersubstanzen nutzen, welche prä- und postsynaptisch die Übertragung der Schmerzimpulse hemmen.

Die Wirkung von Morphin auf die **Schmerzverarbeitung** wird im Thalamus und im Limbischen System lokalisiert. In beiden Regionen können Opioid-Rezeptoren in großer Dichte und hohen Konzentrationen von endogenen Opioiden nachgewiesen werden. Die Beteiligung des Limbischen Systems an der Morphin-Wirkung wird mit dem Einfluss des Morphin auf die Gestimmtheit und mit dem Suchtpotential dieser Substanzgruppe in Verbindung gebracht. Der so genannte **„Morphin-Rausch"** scheint von der Anflutungsgeschwindigkeit des Opioids im ZNS abhängig zu sein, außerdem ist wiederholte Zufuhr wohl die Grundlage für den rein euphorischen Charakter des Rauscherlebnisses. Opiat-Zubereitungen, die einen langsamen Anstieg der Wirkstoff-Konzentration im Blut bedingen, lösen keinen Opioid-Rausch aus und dementsprechend ist auch die Suchtgefahr niedrig. Umgekehrt sind Opioide mit hydrophoben Eigenschaften, wenn intravenös appliziert, durch einen ausgeprägten Rauschzustand belastet. Das negative Musterbeispiel ist intravenös gegebenes Heroin (= Diacetylmorphin, s. S. 273).

Die Perzeption sensibler und sensorischer Qualitäten ist nach Anwendung einer normalen Dosis kaum beeinträchtigt. Dagegen haben therapeutische Morphin-Mengen in den meisten Fällen bereits eine **hypnotische Wirkung** und vermindern die geistige Aktivität des Patienten. Höhere Dosen rufen narkoseartige Zustände mit Bewusstseinsverlust hervor. Charakteristisch ist für Morphin, dass nach therapeutischen Dosen eine Veränderung der Stimmungslage des Patienten eintreten kann: Unlust- und Angstgefühl werden beseitigt, was bei schweren Schmerzzuständen nur erwünscht sein kann. Bei normalgestimmten Personen tritt die Euphorie viel seltener auf, häufiger ist primär eine ausgesprochene Dysphorie. Manchmal kommt es auch zu Unruhe, Erregungszuständen, Gedankenflucht und psychotischen Zuständen.

Box 11.4

Morphin-Wirkung bei Tieren

Im Tierversuch lässt sich die zentralnervöse Wirkung des Morphin zeigen. Bei allen Warmblütern wirken Morphin und die anderen Opiate analgetisch. Die Abbildungen **a** und **b** zeigen Versuche an Mäusen, in denen die Schwelle für thermische Schmerzreize a) unter dem Einfluss von Morphin und b) unter dem Einfluss synthetischer Opiate (Methadon und Pethidin) gemessen wurden.

Dies geschieht auf folgende Weise: Die Mäuse werden in Gruppen von jeweils 6 Tieren regelmäßig (in etwa 20-minütigen Abständen) auf eine warme Platte (57 °C) gesetzt und die Zeit in Sekunden gemessen, bis sie die Vorderpfoten anheben und belecken. Wie die Kontrollen zeigen, liegt dieser Zeitwert bei 10 Sekunden und bleibt trotz wiederholter Messungen über 4 Stunden konstant. Unter dem Einfluss von Opiaten ist die Schmerzschwelle heraufgesetzt, das heißt, es vergeht mehr Zeit, bis die Tiere reagieren. Wenn die Mäuse nach 60 Sekunden noch nicht reagiert hatten, wurde nicht länger gewartet, sondern der Messwert 60 Sekunden angenommen (Angegeben sind jeweils der Mittelwert und die mittlere Abweichung des Mittelwertes [$\bar{x} \pm s_{\bar{x}}$]. Die Opiate wurden zum Zeitpunkt 40 min subkutan injiziert.

Die analgetische Wirkung von Morphin ist bezüglich der Intensität und Zeitdauer dosisabhängig. Die Wirkung von Methadon und Pethidin in der angegebenen Dosierung entspricht bei der Maus etwa den Morphin-Effekten.

Die Reaktion gegenüber Opiaten ist sehr stark speziesabhängig: Je höher ein Tier organisiert ist, umso geringere Dosen werden zur Analgesie benötigt. Außerdem gibt es spezieseigentümliche Reaktionen: Als Beispiel zeigt die Abbildung **c** eine unbehandelte Maus (oben) und ein Tier, das 20 Minuten vor der Aufnahme 0,02 mg Morphin/g Körpergewicht subkutan erhalten hatte (unten). Als Zeichen einer zentralen Erregung wird der Schwanz über den Rücken gehoben und S-förmig gebogen (Straub-Phänomen). Man beachte auch die Stellung der Beine (Manege-Trieb).

Bei der Katze scheint eine Änderung der Bewusstseinslage aufzutreten. Der Beobachter hat den Eindruck, dass das Versuchstier nach Morphin-Gabe optische und akustische Halluzinationen hat. Reize aus der Umwelt können diesen Zustand nur kurzfristig unterbrechen. Beim Hund ist Morphin ein sicher wirkendes Brechmittel.

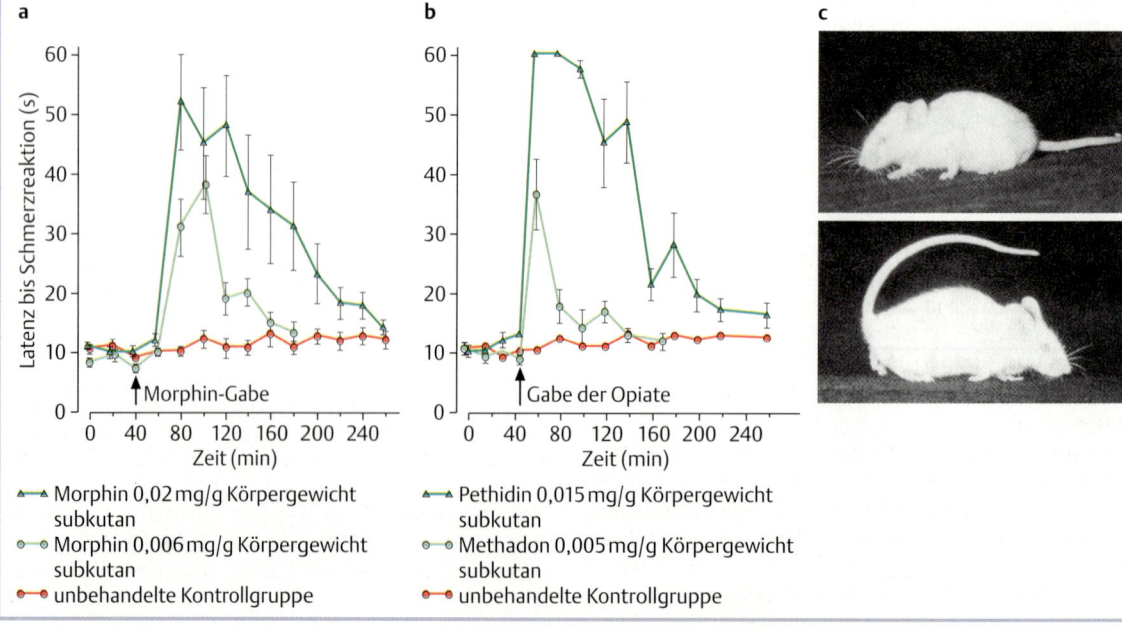

a

b

c

a — Morphin 0,02 mg/g Körpergewicht subkutan
— Morphin 0,006 mg/g Körpergewicht subkutan
— unbehandelte Kontrollgruppe

b — Pethidin 0,015 mg/g Körpergewicht subkutan
— Methadon 0,005 mg/g Körpergewicht subkutan
— unbehandelte Kontrollgruppe

▶ Anwendung

Die Indikation für Morphin sind **stärkste Schmerzen**, die durch andere Maßnahmen oder Pharmaka nicht beeinflusst werden können. Morphin ist nicht gleich gut wirksam gegen alle Arten von Schmerzen. Beispielsweise sprechen sog. „neuropathische" Schmerzen, wie sie als Phantom-Schmerzen und als thalamische Schmerzen bekannt sind, nur ungenügend auf Opioide an (s. S. 279). Wegen der Gewöhnung und vor allem der Suchtgefahr soll Morphin niemals leichtfertig verordnet werden. Bei Patienten, deren Genesung wahrscheinlich ist, darf Morphin nur kurzfristig und in gerade ausreichenden Dosen gegeben werden. Hierbei muss betont werden, dass eine rationale Anwendung (Dosierung, Applikationsmodus) von Morphin bei starken Schmerzen eine Suchtentstehung fast ausschließt. Das Wirkbild wird insgesamt als wenig erstrebenswert empfunden und „imponiert" nicht als angenehm. Eventuell ist auch die lokale epidurale Applikation in Erwägung zu ziehen, deren systemische Nebenwirkungen geringer sind.

Die atemdepressive Wirkung von Morphin (s. u.) kann ausgenützt werden, wenn bei normaler Ansprechbarkeit des Atemzentrums eine unerwünschte Hyperventilation infolge einer akuten Gasaustauschstörung (hochakutes Lungenödem) auftritt. In einem derartigen Fall beseitigt Morphin die unökonomische Hyperventilation (vermehrter O_2-Verbrauch durch die Atemmuskulatur) und bessert die Kreislaufsituation.

▶ Nebenwirkungen und Vergiftung

Das **Atemzentrum** wird von Morphin gehemmt. Schon nach therapeutischen Dosen kann eine Anhebung der Schwelle für den physiologischen Reiz (CO_2-Partialdruck im Blut) festgestellt werden. Die Hemmung des Atemzentrums ist dosisabhängig: Nach hohen Dosen von Morphin wird es völlig gelähmt. Der Tod tritt bei der Morphin-Vergiftung infolge zentraler Atemlähmung ein. Das Atemzentrum von Neugeborenen und Kleinkindern ist besonders empfindlich gegenüber Opiaten. Da diese Substanzen die Placentaschranke durchdringen, ist die Anwendung von Opiaten während der Geburt nicht ungefährlich. Die durch Opiat-Behandlung der Mutter ausgelöste Neugeborenen-Asphyxie kann durch Naloxon erfolgreich behandelt werden. Ebenso wie das Atemzentrum wird auch das Hustenzentrum gehemmt. Aufgrund seiner atemdepressiven Wirkung ist Morphin **kontraindiziert**, wenn die zentrale Atemregulation schon gefährdet ist (durch andere Pharmaka, Hirndruck usw.) oder wenn die Ansprechbarkeit des Atemzentrums durch das Vorliegen einer chronischen Gasaustauschstörung (Emphysem, länger bestehendes Lungenödem) herabgesetzt ist.

Neben den hemmenden Effekten besitzt Morphin erregende Wirkungen am zentralen Nervensystem. So stimuliert es die Chemorezeptoren in der Area postrema. Dies führt in einem Teil der Fälle zu einer Erregung des eigentlichen **Brechzentrums**. Schon nach Gabe therapeutischer Dosen treten häufig Nausea und Erbrechen auf. Nach wiederholter Zufuhr von Morphin bildet sich jedoch eine Gewöhnung gegenüber dem emetischen Effekt aus. Morphin wirkt dann sogar antiemetisch durch eine direkte Hemmung des Brechzentrums. Parasympathische Zentren werden erregt: Tonussteigerung im Darm, Bradykardie, Miosis. Nach Morphin-Zufuhr kann es zu Veränderungen der Inkretion hypophysärer Hormone kommen.

Box 11.5

BtM-Rezepte

Die Verschreibung von Opiaten unterliegt besonderen gesetzlichen Vorschriften. Das „Gesetz über den Verkehr mit Betäubungsmitteln" regelt die von Ärzten und von Zahnärzten für einen Patienten oder für den Praxisbedarf verschreibbare Höchstmenge an einzelnen Opiaten. Die Verschreibung von Opiaten erfordert die Verwendung besonderer Rezeptformulare, die vom BfArM* angefordert werden müssen. Dieser Beschaffungsweg und das umständlichere Rezeptieren reichen aus, dass viele praktische Ärzte auf Betäubungsmittel-Rezeptformulare verzichten und damit vielen Patienten eine entsprechende Schmerztherapie vorenthalten. Dem hat der Gesetzgeber in Änderungen der Betäubungsmittel-Verschreibungsverordnung (zuletzt 2001) insofern Rechnung getragen, als die Höchstmengen, die auf einmal verordnet werden dürfen, deutlich angehoben wurden und sich der Rezeptformalismus vereinfachte. Trotzdem zeigen neuere Erhebungen, dass nur etwa ein Drittel aller Ärzte für Allgemeinmedizin BtM-Rezeptformulare besitzen. Bei niedergelassenen Chirurgen betrug der Satz unter 10%. Die Mehrheit der niedergelassenen Ärzte kann damit stärkste Schmerzen, insbesondere bei Patienten in finalen Zuständen, die ihr Ende zu Hause erwarten, nicht ausreichend lindern. Man fragt sich, worauf dieses menschenverachtende Verhalten beruht. Ist es die unberechtigte Sorge vor einer Suchtauslösung oder menschliche Trägheit, die den umständlichen Umgang mit BtM-Rezepten fürchtet?

---

* Bundesinstitut für Arzneimittel u. Medizinprodukte, Bonn

Morphin besitzt neben seinen zentralen auch periphere Wirkungen, die vor allem in einer **Tonussteigerung der glatten Muskulatur** bestehen (z. B. des Intestinaltraktes: spastische Obstipation!). Die spastische Obstipation muss bei längerer Anwendung von Morphin und anderen Opiaten immer entsprechend beachtet werden. Die gleichzeitige Gabe eines Laxans (z. B. Lactulose oder Bisacodyl) ist zweckmäßig. Von dieser Tonussteigerung sind besonders die Sphinktermuskeln betroffen, so z. B. in der Harnblase (die Harnentleerung wird unmöglich, infolge der gleichzeitigen Analgesie wird die Blasenüberfüllung vom Patienten nicht bemerkt!) und der Sphinkter Oddi (Abfluss von Galle und Pankreassaft wird gehemmt). Ferner ist der Muskeltonus des Magenausganges und im oberen Duodenum erhöht (Speisen verweilen länger im Magen). Morphin beeinflusst die Darmfunktion wohl vor allem über Opioid-Rezeptoren in den Nervenplexus der Darmwand; auch zentrale Einflüsse können eine Rolle spielen. Die „therapeutische" Wirkung des Morphin auf entzündlich-spastische, schmerzhafte Zustände in den ableitenden Gallen- oder Harnwegen beruht auf dem analgetischen Effekt, es können sogar Spasmen ausgelöst werden. Da die erregende Wirkung des Morphin am glatten Muskel immer eine unerwünschte Nebenwirkung ist, kann die gleichzeitige Zufuhr von Atropin oder Butylscopolamin sinnvoll sein.

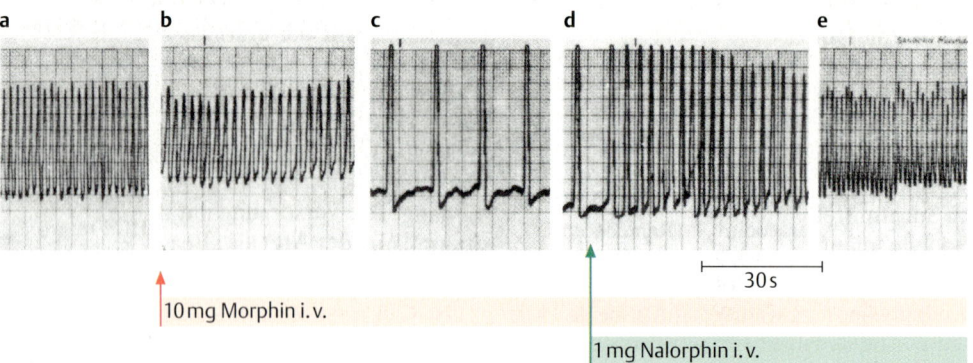

a   b   c   d   e

30 s

10 mg Morphin i. v.

1 mg Nalorphin i. v.

Abb. 11.6 Die Atmung unter Morphin- und Nalorphin-Einfluss. Auf einem Direktschreiber werden die Thorax-Exkursionen eines Kaninchens registriert. Zwischen **a** und **b** wurden dem 2 kg schweren Kaninchen 10 mg Morphin intravenös injiziert. Eine ausgeprägte Hemmung des Atemzentrums ist die Folge:

b sofort im Anschluss an die Zufuhr, **c** 5 Minuten, **d** 7 Minuten später. In **d** wurde ein Naloxon-artiger Antagonist (1 mg Nalorphin) intravenös verabreicht; die Atmung bessert sich sofort und erreicht einige Minuten später in **e** wieder die normalen Ausgangswerte.

Morphin und die anderen Opiate beeinflussen Tonus und Bewegung des Uterus während der Geburt nicht wesentlich. Das kardiovaskuläre System wird von Morphin nur unerheblich betroffen, allerdings können orthostatische Beschwerden gelegentlich beobachtet werden. Erst bei Morphin-Vergiftung werden die Kreislauffunktionen sekundär negativ beeinflusst.

Vergiftung. Die Leitsymptome der akuten Morphin-Vergiftung sind das **Koma**, die **Atemlähmung** und die diagnostisch wichtige **Miosis**, die aber präfinal in eine Mydriasis übergehen kann. Das Prinzip der medikamentösen Therapie der Intoxikation muss darin bestehen, den durch die ungenügende Atmung bedingten Sauerstoff-Mangel durch die Zufuhr des spezifischen Antidot Naloxon (S. 276) möglichst schnell zu beheben (Abb. 11.6). Die Zeit, die möglicherweise vergeht bis zum Einsatz des spezifischen Antidots, muss mit künstlicher Beatmung überbrückt werden.

Es ist notwendig, darauf hinzuweisen, dass sich die hemmenden Wirkungen aller Opioid-Agonisten addieren. Dies ist die Ursache für fatale Zwischenfälle, die sich ereignen, wenn Süchtige, die unter dem Einfluss von Methadon stehen, sich ihre „gewohnte" Heroin-Injektion geben.

Gewöhnung, Sucht, Entzug

Die Begriffe Toleranz, Toleranzerhöhung, Gewöhnung, Arzneimittel-Missbrauch, Abhängigkeit, Sucht, Suchtpotenzial, die alle bei der Beschreibung von Opiat-Wirkungen Verwendung finden können, sind auf Seite 54 erläutert.

Gewöhnung. Bei längerdauernder Zufuhr von Morphin kann sich eine Gewöhnung entwickeln. Das heißt, es werden höhere Dosen notwendig, um den gleichen Effekt zu erhalten. Die Morphin-Gewöhnung ist nicht spezifisch, sondern trifft auch auf alle anderen Opioid-Agonisten zu. Allerdings scheint nach chronischer oraler Zufuhr von retardierten Morphin-Präparaten zur Behandlung von Karzinomschmerzen kaum eine Gewöhnung

aufzutreten. Der Mechanismus, welcher der Morphin-Gewöhnung zugrunde liegt, ist nicht genau bekannt.

Gewöhnung ist im Prinzip nicht gleichbedeutend mit Sucht (s. S. 54)! Sie kann jedoch bei Süchtigen extreme Ausmaße annehmen (bis zum 100fachen der ursprünglichen Einzeldosis von 0,01 g).

Sucht. Treibende Kräfte bei der Entwicklung einer Sucht sind der **euphorisierende Effekt** nach Opioid-Zufuhr (Initial-Rausch) sowie die **Entzugssymptome** (s. u.) nach Unterbrechung der Zufuhr. Charakteristisch für eine vorliegende Sucht ist neben der Rausch- und Entzugssymptomatik der **Opioid-Hunger**. Eine Voraussage, ob eine bestimmte Person opioidsüchtig wird oder nicht, kann niemals getroffen werden. Somit muss jeder Mensch als gefährdet angesehen werden.

Das **Ausmaß des euphorisierenden Effekts** hängt offenbar von der Geschwindigkeit des Anflutens des Opioids im Zentralnervensystem ab und ist dementsprechend bei intravenöser Zufuhr und guter „Liquor-Gängigkeit" des Opioids besonders ausgeprägt. Daher ist Heroin intravenös appliziert das „optimale" Rauschmittel, während Morphin in Retard-Tabletten oder Methadon per os zu langsam anfluten, um den Opiat-Rausch auszulösen, jedoch die Abstinenz-Symptomatik unterdrücken. Es ist daher nur konsequent, bei der Therapie chronischer Schmerzen Zubereitungen zu benutzen, aus denen der Wirkstoff langsam freigesetzt wird, nämlich Morphin in retardierter Form oder Fentanyl transdermal appliziert. Bei diesem Vorgehen ist kaum mit der Entstehung einer Abhängigkeit bzw. Sucht zu rechnen, jedoch kann eine Gewöhnung (Toleranz-Erhöhung) ausgelöst werden.

Der Opioid-Mißbrauch wird somatisch recht gut vertragen. Opioid-bedingt kommt es aber zu chronischer Obstipation und Appetitlosigkeit. Der körperliche Verfall, der sich bei vielen Opiat-Süchtigen entwickelt, ist weniger auf die Suchtmittel selbst, als vielmehr auf die Umstände der Anwendung zurückzuführen. Unsaubere Injektionsnadeln fördern die Ausbreitung von Hepatitis und AIDS. Das Abgleiten in ein „ungeordnetes" Milieu mit Prostitution und Beschaffungskriminalität geht mit Vernachlässigung von Ernährung und Hygiene einher.

Opioid-Süchtige, die den Suchtstoff leicht zu erlangen vermögen (z.B. Beschäftigte im medizinischen Bereich) und die ihre soziale Stellung bewahren können, sind häufig noch jahrelang in der Lage, ihren beruflichen Aufgaben nachzugehen.

Entzugssymptome. Sie treten bei Opioid-Süchtigen auf, wenn die Opiat-Zufuhr unterbrochen wird, und beginnen entsprechend der Eliminationsgeschwindigkeit des betreffenden Opioids einige Stunden nach der letzten Gabe mit starkem Opiat-Hunger. Anschließend entwickeln sich psychische und vegetative Symptome wie Unruhe, Depression, Reizbarkeit, Schwäche, Diarrhöen, Kreislaufstörungen, Stenokardie, Erbrechen, Schwitzen, Tränenfluss. Die Entzugssymptomatik ist sehr unangenehm, jedoch kaum vital bedrohlich. Der Zustand kann 1–2 Wochen andauern. Durch eine Opioid-Zufuhr ist er jederzeit zu durchbrechen. Auch nach Gabe des Opiat-Antagonisten Naloxon treten bei Süchtigen Entzugssymptome auf, wenn sie unter Opioid-Einfluss stehen. Nach dem Abklingen der körperlichen Abstinenzsymptome ist der Opiat-Abhängige noch keineswegs geheilt. Es besteht weiterhin eine „psychische Abhängigkeit", die für lange Zeit die Möglichkeit eines Rückfalls bedingt. In dieser Phase können Umweltreize, die während der Suchtperiode mit der Gabe eines Opioids assoziiert waren, erneut ein unstillbares Verlangen nach dem Suchtmittel oder Entzugssymptome auslösen. Diese Erfahrung weist auf die Komplexität der Opiat-Sucht hin.

Eine **Entziehungskur** bei Opiat-Süchtigen kann nur in geschlossenen Anstalten in Zusammenhang mit einer **psychotherapeutischen Behandlung** durchgeführt werden; Rückfälle sind häufig. Die Entwöhnung kann möglicherweise durch eine Clonidin-Behandlung oder die Gabe von sedativ wirkenden Psychopharmaka erleichtert werden. Nur unter strenger psychotherapeutischer Führung ist mit einer Dauerheilung und Resozialisierung zu rechnen. Die Entziehungskur kann monatelang dauern und erfordert die ständige freiwillige Bereitschaft des Betroffenen.

Die Versuche, Morphin- und Heroin-Süchtige durch orale Gaben von **Levomethadon** (s.u.) aus der Abhängigkeit herauszuführen, müssen sehr skeptisch beurteilt werden, denn die Sucht bleibt unter der Substitution bestehen. Die ersatzweise Zufuhr von Methadon per os anstelle von Heroin intravenös ruft außerdem nicht die erhoffte Euphorie hervor, sondern verhindert nur das Auftreten der Entzugssymptomatik. Aus diesem Grunde applizieren sich Heroin-Süchtige, die unter dem Einfluss von Methadon stehen, nicht selten zusätzlich Heroin intravenös, um die euphorische Hochstimmung zu erzeugen. Dies führt dann zur doppelten Belastung des Atemzentrums mit eventuell letalem Ausgang. Bei vielen „Heroin-Toten" kann auch Methadon nachgewiesen werden. Die Versorgung mit dem Suchtmittel ist allerdings erleichtert, weil nun der Arzt als „Bezugsquelle" dient; so sind die Süchtigen – jedenfalls bezüglich ihrer Entzugssymptomatik – nicht mehr auf eine Beschaffung in kriminellem Milieu angewiesen. Bisher stellen gut überwachte Methadon-Substitutions-Programme in unserer Gesellschaft wohl die einzige Möglichkeit dar, palliativ in den Teufelskreis aus Sucht und Beschaffungskriminalität einzugreifen, die Suchtkrankheit wird aber nicht geheilt. Zur Substitution dürfen nur bestimmte Opioide angewandt werden (Methadon, Levomethadon, eventuell Buprenorphin).

Statt Levomethadon werden manchmal auch anscheinend „harmlose" Morphin-Derivate in sehr hohen Dosen für die Ersatztherapie benutzt, für die das BtM-Gesetz Zubereitungsformen zulässt, die in unbegrenzter Menge verschrieben werden dürfen, nämlich die Antitussiva Codein und Dihydrocodein. Letzteres wird im Organismus zum Teil in Dihydromorphin umgewandelt (in Analogie zum Codein, aus dem zum Teil Morphin entsteht). Dihydromorphin, parenteral zugeführt, zeichnet sich durch ein hohes Suchtpotential aus und besitzt keine medizinische Indikation. Auch unter dieser „Ersatztherapie" entwickelt sich die Suchtkrankheit weiter.

Box 11.6

Ultraschnelle Entwöhnung

In neuester Zeit wird über ein drastisches Verfahren zur schnellen Entwöhnung von Opioid-Süchtigen berichtet, das auch in der Laienpresse Erwähnung findet. Es handelt sich um die Zufuhr von Opioid-Antagonisten während einer langdauernden Narkose. Die bisher veröffentlichten Resultate lassen keine positive Beurteilung dieses Entgiftungsverfahrens zu, da das methodische Vorgehen in den wenigen Versuchsreihen nicht einheitlich, die Erfolgsquote nicht ersichtlich war und die Überwachung der Behandelten nicht lang genug durchgeführt worden ist (Rückfallquote unklar!). Außerdem wird über einen Todesfall während des „Schnellentzugs" berichtet.

Agonistisch wirkende Opioide

Derivate von Morphin und Dihydromorphin

Alte **Morphin-Derivate**, wie Hydrocodon, Thebacon, Oxycodon und Hydromorphon, wirken qualitativ wie Morphin. Sie erzeugen gleichfalls Analgesie und Euphorie, rufen eine Sucht hervor und ersetzen bei Morphin-Süchtigen das Morphin vollständig. Dem Morphin gegenüber bieten sie generell keine Vorteile. Bei einzelnen Individuen sind manche Nebenwirkungen anderer Opiate geringer als nach Morphin, aber auch das Umgekehrte ist möglich.

Besonders hervorgehoben werden muss **Diamorphin (Heroin)**, ein Morphin-Derivat, in dem die beiden OH-Gruppen mit Essigsäure verestert sind. Diese Di-Acetylierung vermindert die Hydrophilie des Ringsystems. Die Suchtgefährdung ist stärker als bei anderen Morphin-Derivaten ausgeprägt, außerdem kann es geschnupft werden. Heroin dringt aufgrund der gesteigerten Hydrophobie leichter und schneller als Morphin in das Zentralnervensystem ein. Die rasche Anflutung soll maßgeblich für das hohe Suchtpotential von Heroin sein. Es darf unter keinen Bedingungen als Pharmakon angewendet werden. Entziehungskuren bei Heroin-Abhängigen sind besonders schwierig und oft erfolglos.

Codein ist ein Alkaloid aus dem Opium, es handelt sich chemisch um Methylmorphin.

▶ Die analgetische Wirkung von Codein ist im Vergleich zu Morphin gering, es ist aber frei von den typischen

Codein (Methylmorphin)

suchterzeugenden Opiat-Wirkungen. Die analgetische Wirksamkeit von 50 mg Codein entspricht etwa der Wirkung von 1,0 g Acetylsalicylsäure. ▶ Codein wird enteral gut resorbiert und zu einem kleinen Teil im Organismus zu Morphin demethyliert. Seine Wirkung hält etwa 6 Stunden an. ▶ Die analgetische Wirkung von Codein wird häufig zur Therapie „banaler" Schmerzen ausgenutzt, eventuell in Kombination mit Acetylsalicylsäure oder Paracetamol. Es sollte aber bedacht werden, dass für Analgetika generell ein Abhängigkeitspotential besteht, das durch Zusätze wie Codein sicher nicht kleiner, sondern größer wird. Bekanntlich ist Codein bei Suchtkranken ein Ersatzstoff, der allerdings in großen Mengen eingenommen werden muss (Hustensäfte „flaschenweise"). Auch wenn Analgetika-Mischpräparate mit Codein noch am wenigsten unter den generellen Bann von Mischpräparaten fallen, sollte sich ihre Anwendung auf chronische Schmerzen bei ernsten Leiden beschränken. (Zur Anwendung von Codein als Antitussivum s. S. 277). Eine metabolische Besonderheit sei hier erwähnt: Die Giftung von Codein zu Morphin kann bei Patienten, die eine „schnelle" CYP 2D6 besitzen (Häufigkeit 1 – 3 %), zur Sucht führen.

Synthetische Opioide

Die synthetischen Substanzen Pethidin, Levomethadon, Piritramid und Fentanyl wirken wie Morphin, d.h., sie können unter denselben Bedingungen und mit denselben Vorbehalten als Analgetika benutzt werden, wie es oben für Morphin angeführt wurde. Sie besitzen qualitativ keine anderen Eigenschaften als Morphin, unterscheiden sich allerdings in ihren pharmakokinetischen Parametern, wie enterale Resorbierbarkeit oder Wirkdauer. Um zwei extreme Beispiele zu geben, sei die Wirkdauer von Fentanyl mit 20 – 30 Minuten und die für Acetylmethadol einschließlich seiner analgetisch wirksamen Metabolite mit vielen Tagen angegeben.

Pethidin ▶ ist erst in höheren Dosen als Morphin analgetisch wirksam, die Einzeldosis für den Erwachsenen ohne Gewöhnung liegt um 0,05 g, sie ist äquivalent 0,01 g Morphin. Die Wirkung ist nach ca. 3 Stunden abgeklungen (schneller als die von Morphin). Pethidin wird nicht durch Glucuronidierung abgebaut, sondern durch N-Demethylierung. Daher ist (im Gegensatz zum

Morphin) die Eliminationsgeschwindigkeit beim Neugeborenen im Vergleich zum Erwachsenen nicht verzögert. ▶ Die Tonuserhöhung der glatten Muskulatur soll nach Pethidin geringer sein als nach Morphin. ▶ Daraus ergibt sich die Indikation für Pethidin bei Kolik-Schmerzen glattmuskulärer Organe (Nierenstein- und Gallenstein-Koliken). ▶ Es sei nochmals daran erinnert, dass Pethidin als typisches Opiat das Atemzentrum hemmt und daher Anlass zur Asphyxie der Neugeborenen geben kann, wenn Pethidin der Mutter während der Geburt verabreicht wird.

Levomethadon (linksdrehendes Enantiomer des Racemates Methadon) ▶ wirkt länger (Halbwertzeit 24 – 36 Stunden) und in etwas niedrigeren Dosen als Morphin. Es ist oral gut wirksam. ▶ Levomethadon wird zur oralen Substitution bei Opiat-Süchtigen und bei häuslicher Behandlung von Tumor-Kranken vorteilhaft verwendet. Es sei nochmals darauf hingewiesen, dass oral verabreichtes Methadon zu langsam im Gehirn anflutet, um einen Opioid-(Heroin-) Rausch auszulösen. Der Süchtige erlebt nicht den erwünschten Rausch, sondern nur eine Unterdrückung der Abstinenz-Symptomatik.

Methadon, Levomethadon
* optisch aktives Zentrum

Fentanyl (Formel S. 268) ▶ besitzt, sowohl bezogen auf die Gewichtsbasis als auch auf den absoluten analgetischen Effekt, die stärkste Wirksamkeit in dieser Substanzgruppe. ▶ Seine Anwendung ist die intravenöse Injektion zum Zweck der Neuroleptanalgesie oder Neuroleptanästhesie (s. S. 316). Aufgrund der für Opiate typischen Atemdepression müssen die Patienten während und nach der Narkose beatmet werden. Naloxon ist als Opiat-Antagonist auch zur Aufhebung der atemdepressorischen Wirkung von Fentanyl geeignet. Fentanyl steht auch als „Pflaster" zu transdermalen Applikation bei schweren chronischen Schmerzen zur Verfügung. ▶ Nach Injektion von 0,1 mg beginnt der analgetische Effekt nach etwa 1 Minute und dauert ungefähr 30 Minuten an. Höhere Dosen (0,3 bis 0,7 mg), wie sie bei der Neuroleptanästhesie erforderlich sind, verlängern die Wirkdauer. ▶ Die Nebenwirkungen des Fentanyl sind denen anderer stark wirksamer Opiate sehr ähnlich. Neben der Atemdepression muss mit einem Blutdruckabfall durch Vasodilatation gerechnet werden. Gelegentlich löst die Substanz unter Anästhesie-Bedingungen eine ausgeprägte Rigidität der Thoraxmuskulatur aus, welche die Atmung und Beatmung unmöglich macht und nur durch Muskelrelaxantien durchbrochen werden kann.

Alfentanil ist ein Derivat des Fentanyl mit gleichartigen Wirkungen und Nebenwirkungen. ▶ Jedoch sind der Wirkungseintritt schneller und die Wirkdauer kürzer. ▶ Die Substanz eignet sich für neuroleptanalgetische Zwecke bei kurzen Eingriffen. (Zu den Prinzipien der Neuroleptanalgesie s. S. 315.)

Pethidin

Sulfentanil wird im Rahmen der epiduralen Anästhesie und der Kombinationsnarkose angewandt.

Piritramid wirkt etwas länger als Morphin, es soll weniger emetische und atemdepressive Nebenwirkungen besitzen als Morphin; die sedierende Wirkung ist dagegen stark ausgeprägt.

Dextropropoxyphen, eine dem Levomethadon verwandte Verbindung, wirkt etwa so stark analgetisch wie Codein. Sie ist nicht mehr im Handel.

Tilidin, das erst durch metabolische Demethylierung pharmakologisch wirksam wird, verhält sich wie ein typisches Opiat in Bezug auf Schmerzstillung, Euphorie-Auslösung und Suchtentstehung. Es bietet keinerlei Vorteile. Tilidin wurde dem Betäubungsmittelgesetz unterstellt. Die Reinsubstanz ist nicht mehr im Handel, sondern nur in Kombination mit Naloxon. Dadurch soll eine mißbräuchliche Anwendung verhindert werden. Die Kombination benötigt kein BtM-Rezept. Problematisch ist die unterschiedliche Wirkdauer beider Komponenten.

Agonistisch-antagonistisch wirkende Opioide

Buprenorphin ist ein halbsynthetisches Opiat, das noch das Morphin-Grundgerüst enthält, aber am Stickstoff eine Cyclopropylmethyl-Gruppe trägt (vgl. Naltrexon, S. 276) und hydrophobe Eigenschaften besitzt. ▶ Buprenorphin wird gut sublingual resorbiert, wirkt besonders lange (6–8 Stunden) und ist verglichen mit Morphin stark wirksam. Die übliche Dosierung beträgt nur 0,3–0,6 mg, dabei sind 0,3 mg Buprenorphin in der Wirkstärke etwa äquivalent mit 10 mg Morphin. ▶ Trotz der Agonist-Antagonist-Eigenschaften dieser Substanz scheinen Abhängigkeiten und mißbräuchliche Anwendungen vorzukommen. Bei einer Überdosierung von Buprenorphin ist Naloxon (s.u.) als Antagonist nicht ausreichend wirksam, weil dieses Opiat sehr lange an den Opioid-Rezeptoren gebunden bleibt. Ob Buprenorphin irgendwelche Vorteile bietet, ist fraglich. Die Tatsache, bei einer Überdosierung auf ein unspezifisches und unsicher wirkendes Analeptikum zurückgreifen zu müssen, stellt eigentlich einen Rückschritt dar. Auch diese Substanz ist der Betäubungsmittel-Verschreibungsverordnung unterstellt.

Pentazocin enthält in seinem Molekül noch große Teile des Morphin-Gerüstes, die N-ständige Seitenkette besteht aber aus dem Dimethylallyl-Rest (vgl. Opioid-Antagonisten).

Pentazocin

▶ Die Substanz wirkt im Prinzip analgetisch wie Morphin, aber der Seitenkette ist wohl zuzuschreiben, dass das Interaktionsmuster mit den verschiedenen Opiat-Rezeptoren von dem des Morphin abweicht. Pentazocin wirkt als Antagonist auf den μ-Rezeptor und als Agonist auf den ϰ-Rezeptor und in geringerem Maße auf den δ-Rezeptor. Daher erreicht der analgetische Effekt nicht das maximale Ausmaß von reinen Agonisten wie Morphin. Obwohl das Suchtpotential geringer ist als das von Morphin, wurde Pentazocin ebenfalls der Betäubungsmittel-Verschreibungsverordnung unterstellt, daher ist seine Anwendung stark zurückgegangen. ▶ Bei schweren Schmerzen beträgt die Einzeldosis per os 50 (bis 100) mg, parenteral 30 bis 60 mg. Eine weitere Dosis-Steigerung ist sinnlos. Bei Vergiftungen ist Naloxon (s.u.) nur eingeschränkt als Antidot wirksam. ▶ Die Nebenwirkungen entsprechen etwa denen von Morphin, z. B. Nausea und Erbrechen. Bei Überdosierung wird das Atemzentrum gehemmt. Die gesamten Nebenwirkungen sind etwas geringer ausgeprägt als nach Morphin-Gabe. Als zusätzliche Nebenwirkungen treten Pulsfrequenz- und Blutdruckerhöhung und seltener Angstzustände, Verwirrtheit und Halluzinationen auf. Es wird daher selten angewandt.

Nalbuphin enthält das Morphingerüst, die „abnorme" Seitenkette ist – ebenso wie bei Buprenorphin – für die vom Morphin abweichende Wirkung verantwortlich.

Nalbuphin

▶ Nalbuphin wirkt agonistisch am ϰ-Rezeptor. In seinem Wirkbild ähnelt es dem Pentazocin, es fehlen jedoch die kardiovaskulären Nebenwirkungen. Die über μ-Rezeptoren ausgelösten Wirkungen anderer voll agonistischer Opioide werden durch Nalbuphin antagonistisch beeinflusst. Daraus ergibt sich das mögliche Auftreten von Entzugssymptomen bei Gabe von Nalbuphin bei Süchtigen oder Kranken, die unter dem Einfluss von Opioiden stehen. Die atemdepressorische Potenz von Nalbuphin ist geringer als die der agonistischen Opiate wie Morphin. ▶ Aufgrund seiner antagonistischen Wirkkomponente kann Nalbuphin benutzt werden, um am Ende einer Narkose eine Fentanyl-bedingte Atemdepression unter Beibehaltung einer Analgesie aufzuheben. Die normale Dosierung von Nalbuphin für den Erwachsenen liegt bei 20 mg parenteral alle 3–6 Stunden. Die Substanz unterliegt *nicht* der BtM-Verschreibung. ▶ Es wird berichtet, dass es bei Anwendung von Nalbuphin in der Geburtshilfe in seltenen Fällen zu einer Asphyxie des Neugeborenen gekommen ist.

Tramadol zeigt chemisch kaum noch Verwandtschaft mit Morphin, es enthält ein chirales Zentrum (* in der Formel).

Tramadol

Das Medikament Tramadol ist ein Racemat, beide Enantiomere tragen zum analgetischen Effekt bei, allerdings auf ganz unterschiedlichen Wegen. ▶ Das (+)-Tramadol (bzw. der Metabolit (+)-O-Desmethyltramadol) wirkt opiatartig, vornehmlich über den μ-Rezeptor. Außerdem hemmt es die neuronale Rückaufnahme von Serotonin. Das (−)-Enantiomer hemmt die neuronale Rückaufnahme Noradrenalin. Diese zusätzlichen Effekte tragen zu der antinozizeptiven Wirkung bei. Das Racemat ist wirksamer als jedes der beiden Enantiomere. Der therapeutische Blutspiegel liegt im Bereich 0,1–0,3 mg/l. Eine Intoxikation lässt sich durch Naloxon unterbrechen. Von Heroin-Süchtigen kann Tramadol nicht als „Ersatz-Droge" benutzt werden.

Die maximale analgetische Wirksamkeit dieses partiellen Opioid-Agonisten ist schwächer als die von Morphin, die Dosierung liegt im Bereich von 50–100 mg oral, rektal oder parenteral. ▶ Die Nebenwirkungen von Tramadol sind weniger ausgeprägt als die von Morphin. Das gilt für somatische Effekte wie Obstipation und Atemdepression, aber auch für das Abhängigkeitspotential, so dass es der BtM-Verschreibungsverordnung nicht unterstellt werden mußte. ▶ Aufgrund seiner einfachen Verschreibung und meist ausreichender Wirksamkeit ist Tramadol das bevorzugte Opiat-Analgetikum in Deutschland.

Nefopam und Flupirtin. ▶ Diese beiden Substanzen wirken analgetisch, der Wirkungsmechanismus ist unklar, aber wohl vorwiegend im ZNS lokalisiert. Flupirtin scheint fördernd auf eine aminerge Übertragung im antinozizeptiven System zu wirken. Chemisch zeigen die beiden Substanzen keine Verwandtschaft mit den Opioiden, auch zu den Opioid-Rezeptoren haben sie keine Affinität. ▶ Flupirtin besitzt gewisse myotonolytische Eigenschaften und ist daher bei Patienten mit Myasthenia gravis kontraindiziert. Nefopam besitzt anticholinerge und antihistaminische Wirkung, so werden Blasenentleerungsstörungen, Mundtrockenheit und Sehstörungen berichtet. ▶ Der therapeutische Wert dieser Substanzen ist zweifelhaft.

11.3.3 Opioid-Antagonisten

Naloxon (N-Allyloxymorphan) ▶ ist ein reiner, sehr wirksamer Opioid-Antagonist ohne morphinartige Eigenwirkungen. Dieser Antagonismus betrifft alle Opiat-Rezeptor-Typen. Für das völlige Fehlen einer intrinsischen Aktivität ist der Allyl-Rest am Stickstoff wichtig.

Naloxon

▶ Bereits Dosen von weniger als 1 mg sind in der Lage, eine Opioid-Wirkung aufzuheben. Daraus ergeben sich folgende Indikationen: Zur Durchbrechung der Atemlähmung bei Heroinvergiftung und Überdosierung von therapeutischen Opioiden, Beendigung der Fentanyl-Wirkung bei einer Neuroleptanalgesie (S. 316), Beendigung der Asphyxie beim Neugeborenen nach Opioid-Behandlung der Gebärenden (Ausnahme Buprenorphin). ▶ Die Wirkung ist schon nach wenigen Minuten voll ausgeprägt, wenn das Antidot intravenös zugeführt wird. Naloxon wird schnell in der Leber abgebaut, die Eliminationshalbwertzeit liegt bei ca. 1 Stunde. Nach oraler Gabe wird es zwar resorbiert, aber weitgehend in der Leber abgefangen. Wegen dieser hohen präsystemischen Elimination ist die orale Zufuhr nicht sinnvoll.

Obwohl in Gewebezubereitungen gezeigt werden konnte, dass Naloxon mit der Bindung von Endorphinen und Enkephalinen um die Opioid-Rezeptoren konkurriert, löst die Gabe von Naloxon bei nicht unter Opiat-Einfluss stehenden Menschen keine Effekte aus. Dies gilt selbst für Dosen, die wesentlich höher sind als die zur Durchbrechung einer Morphin-Vergiftung benötigten. Eine Erklärung für diesen Befund kann im Augenblick nicht gegeben werden, es sei denn, man zweifle an einer physiologischen Bedeutung der Endorphine und Enkephaline.

Naltrexon trägt statt einer Allyl-Gruppe am Stickstoff eine Cyclopropyl-methyl-Gruppe. ▶ Seine antagonistische Wirkung ähnelt der von Naloxon. ▶ Es ist im Gegensatz zu Naloxon per os appliziert gut wirksam. ▶ Naltrexon kann bei Süchtigen nach Opioid-Entzug als unterstützende Maßnahme angewandt werden, um einen Rückfall zu vermeiden.

Notwendige Wirkstoffe

Opioide und Antagonisten

Wirkstoff	Handelsname	Alternative	Bemerkungen
Nicht der BtM-VV unterstellt			
Codein	–	*Codeinum phosph.* Tab., Saft, Tropfen u. a.	
Tramadol	*Tramal®* Tab., Kaps., Supp., Amp.	*Tramadol* (> 10 Firmen), u. 10 weitere Handelsnamen	
Der BtM-VV unterstellt			
Morphin HCl	*MSI®* Amp.	*Morphin* Amp.	
Morphin-sulfat	*MSR®* Supp.	–	
	MST® Retard-Tab.	*Capros®, M-long®* Ret.-Tab., *Kapanol®, M-dolor®* Ret.-Tab	
Pethidin	*Dolantin®* Tropfen, Supp., Amp.	*Pethidin* Amp.	
Levomethadon	*L-Polamidon®* Tropfen, Amp.	–	
Fentanyl	–	*Fentanyl* Amp.	
	Durogesic® Pflaster	–	

Fortsetzung ▶

Notwendige Wirkstoffe

Opioide und Antagonisten (Fortsetzung)

Wirkstoff	Handelsname	Alternative	Bemerkungen
Antidote bei Opiat-Vergiftung			
Naloxon	*Narcanti*® Amp.	*Naloxon* Amp.	
Hilfsmittel zur Entwöhnungsbehandlung			
Naltrexon	*Nemexin*® Tab.	–	

Eigene Eintragungen

. . .

. . .

Weitere im Handel erhältliche zentral wirksame Analgetika

Buprenorphin	BtM-VV	*Temgesic*®, *Subutex*®
Hydromorphon	BtM-VV	*Dilaudid*®, *Pallodon*®
Pentazocin	BtM-VV	*Fortral*®
Piritramid	BtM-VV	*Dipidolor*®
Alfentanil	BtM-VV	*Rapifen*®

Sufentanil	BtM-VV	*Sufenta*®, *Sufenil*®
Flupirtin		*Katadolon*®, *Trancopal*®
Meptazilon		*Meotid*®
Nalbuphin		*Nubain*®
Tilidin + Naloxon		*Tilidin comp.*, *Valoron*® N, *Findol*® u. a.

11.3.4 Antitussiva

Husten kann peripher sowohl durch eine Irritation der Bronchialschleimhäute als auch durch eine Bronchokonstriktion ausgelöst werden. Ein zentral bedingter Husten kommt ebenfalls vor.

Hustenstillende Mittel oder Antitussiva sind Pharmaka, die den Hustenreflex im Scheitelpunkt des Reflexbogens (Hustenzentrum) hemmen. Sie sind zur Unterdrückung von trockenem Reizhusten, nicht dagegen beim Vorliegen größerer Mengen von Bronchialsekret indiziert.

Codein. ▶ Durch Alkylierung der phenolischen Hydroxy-Gruppe (Formel S. 274) ist bei diesem Morphin-Derivat die analgetische Wirkung des Moleküls erheblich abgeschwächt. Die Hemmung des Hustenzentrums bleibt aber weitgehend erhalten und steht bei therapeutischen Dosen (30–50 mg für den Erwachsenen) stark im Vordergrund. ▶ Codein findet daher Verwendung als Antitussivum (zur Verwendung als Analgetikum s. S. 273). ▶ Die Nebenwirkungen, die bei der Anwendung von Codein als Antitussivum stören können, sind gelegentlich schwache Obstipation, Nausea und Atemdepression.

Neben Codein wird auch **Dihydrocodein** als Antitussivum genutzt. Diese Substanz wird im Organismus zum Teil durch Demethylierung in Dihydromorphin umgewandelt. Dihydrocodein bietet als Antitussivum keinerlei Vorteile, zumal Dihydromorphin ein höheres Suchtpotential besitzt als Morphin.

Dextromethorphan ▶ hat keine analgetische Komponente und erzeugt keine Sucht, der antitussive Effekt ist gut (15–30 mg). Es wirkt sedierend. ▶ Nebenwirkungen sind selten.

Narcotin (Noscapin) ist ein Opium-Alkaloid, gehört strukturell aber nicht zu den Opiaten. ▶ Es ist gut hustenstillend (50–100 mg), ohne die Darmfunktion und das Atemzentrum zu beeinträchtigen. Noscapin besitzt neben der antitussiven Wirkung keinerlei andere zentrale Effekte, es ist nicht sedierend und frei von einem Suchtpotential.

Narcotin (Noscapin)

▶ Gelegentlich auftretende Brustschmerzen sind harmlos. Von den genannten Antitussiva ist Noscapin für die Anwendung bei Tage am meisten zu befürworten. Es ist rezeptpflichtig. Jedoch sollte es nicht während einer Schwangerschaft verordnet werden.

Eine Reihe von rezeptfreien Substanzen mit amphiphilem Charakter, wie z. B. **Clobutinol**, **Pentoxyverin** und **Butamirat** besitzen antitussive Eigenschaften. Der Wirkungsmechanismus ist unklar.

— Notwendige Wirkstoffe

Antitussiva

Wirkstoff	Handelsname	Alternative	Bemerkungen
Codein	–	Codeinum phosph. *Tab., Saft, Tropfen* Codipront® u. a.	
Noscapin (Narcotin)	Capval® *Drag., Tropfen*	–	
Dextromethorphan	Neo-Tussan® *Saft*	Tuss® *Kaps., Saft,* Arpha® *Sirup*	

Eigene Eintragungen

. . .

. . .

Weitere im Handel erhältliche Antitussiva

Hydrocodon	BtM-VV	Dicodid®
Dihydrocodein*		Paracodin®, Remedacen®, Tiamon®, DHC®
Clobutinol		Nullatuss®, Refatuss®, Silimat®, Tussed®

* Wird in hohen Dosen von Opioid-Süchtigen benutzt

11.3.5   Anhang: Expektorantien

In dieser Arzneimittelgruppe werden Substanzen zusammengefasst, die durch Verflüssigung des Bronchialsekrets (Sekretolytika, Mukolytika) oder durch verstärkten Abtransport des Bronchialschleimes (Sekretomotorika) eine verstärkte Expektoration auslösen.

▶ **Wirkungsmechanismen.** Die Anwendung der Expektorantien ist meistens rein empirisch, die Wirkung und der Wirkungsmechanismus sind nicht immer belegt. Für eine Reihe von Substanzen ist die Wirkung wahrscheinlich in einer Reizung der Magenschleimhaut zu suchen, die reflektorisch zu einer Vaguserregung führt (Steigerung der Bronchialsekretion). Vermutlich wirken verschiedene Salze (z.B. Ammoniumchlorid) und die saponinhaltigen Drogen auf diesem Wege (Radix Senegae, Radix Saponariae, Radix Primulae). Zuckerhaltige Präparate mögen über eine reflektorische Sekretionssteigerung von der Mundschleimhaut her wirken (Malzzucker, Succus Liquiritiae). Brechmittel, wie z.B. Radix Ipecacuanhae, wirken durch Reizung der Magenschleimhaut expektorierend, zum Teil aber auch, weil zum Syndrom der Nausea eine Sekretionssteigerung der Bronchialdrüsen gehört. Ätherische Öle sollen einen schwachen spasmolytischen Effekt besitzen (Oleum Thymi, Oleum Anisi, Oleum Eucalypti).

N-Acetylcystein wird üblicherweise oral verabreicht, allerdings zu 90% präsystemisch eliminiert. Die Wirksamkeit bei akuter Gabe scheint nicht gesichert. Unter Dauer-Anwendung bei chronischer Bronchitis wurde in klinischen Studien eine Abnahme der Exazerbations-Häufigkeit beobachtet. Die inhalative Anwendung wird negativ beurteilt.

Gleichfalls schleimlösend in großen Dosen nach oralen Gaben sollen **Bromhexin** und dessen Metabolit **Ambroxol** (Hydroxybromhexin) wirken.

Es sei vermerkt, dass in den USA von der Food and Drug Administration nur **Guaifenesin** als gesichert wirkendes Expektorans anerkannt wurde. Dieser Wirkstoff ist auch bei uns im Handel, spielt aber quantitativ wohl keine Rolle.

Die Expektorantien wirken nur nach reichlicher Flüssigkeitszufuhr. Diese ist oft allein ausreichend – wie überhaupt reichlich heißes Wasser das beste Expektorans darstellt (gegen eine Geschmacksverbesserung mittels Lindenblüten, Fliederbeeren, Meersalz u.ä. oder in begründeten Ausnahmefällen mittels Rum oder Arrak ist nichts einzuwenden). Eine Kombination von Expektorantien mit Antitussiva empfiehlt sich nicht, da die Herausbeförderung von Bronchialschleim immer auf einen funktionierenden Hustenreflex angewiesen ist. Auf jeden Fall sollten prophylaktische (Rauchverbot) und physikalische Maßnahmen stärker berücksichtigt werden, da die mukolytische Pharmakotherapie (somatisch) auf keinen Fall eine große Hilfe darstellt.

Expektorantien

Acetylcystein	Acetylcystein (von mehreren Firmen), Fluimucil® und weitere Handelsnamen
Ambroxol	Ambroxol (von mehreren Firmen), Mucosolvan® und über 30 weitere Handelsnamen
Bromhexin	Bromhexin, Bisolvon®
Guaifenesin	Faguson®, Gufen®

Außerdem zahllose Mischpräparate mit pflanzlichen Komponenten

11.3.6 Therapeutische Aspekte

Schmerztherapie

Für die Therapie von Schmerzen können keine pauschalen Richtlinien gegeben werden. Natürlich wäre eine kausale Therapie das Wünschenswerte, jedoch kann
- eine kausale Therapie unmöglich sein,
- eine kausale Therapie Zeit erfordern, die mittels analgetischer Maßnahmen überbrückt werden muss,
- die kausale Therapie selbst schmerzhaft sein.

In all diesen Fällen ist die Verwendung analgetischer Prinzipien für den Patienten von großem Vorteil. So hat die Einführung der Narkose, der Lokalanästhesie und der Analgetika die moderne Medizin erst möglich gemacht. Der schier unbegrenzten Zahl von Schmerzursachen steht eine kleine Zahl von Analgetika gegenüber. Der Gebrauch der analgetisch wirksamen Pharmaka im Einzelfall richtet sich nach der Intensität des Schmerzes und seiner Ursache. So wird man bei kolikartigen Schmerzen (Galle- und Nierenstein-Leiden) zuerst an eine spasmolytische Therapie, bei ischämischen Herzschmerzen an die Anwendung von Antianginosa denken.

Box 11.7

Therapie von „Herzschmerzen"

Wie wichtig die Ursachenklärung für die Art der Schmerzbehandlung ist, soll am Beispiel einer Differenzialtherapie von „Herzschmerzen" weiter ausgeführt werden. Ischämisch ausgelöste Herzschmerzen sprechen auf Nitrate, nicht aber auf Paracetamol oder Acetylsalicylsäure an, wohl aber auf Opiate (s. Behandlung des Myokardinfarkts, S. 168). Sie bedürfen dringend einer möglichst kausalen Therapie. Herzschmerzen können auch durch eine Perikarditis verursacht sein und sind dann ein dankbares Ziel einer Behandlung mit Säureantiphlogistika (z. B. Indometacin). Psychogene Herzschmerzen sprechen eher auf eine intensive Gesprächstherapie an als auf irgendwelche pharmakologischen Interventionen. „Herzschmerzen" durch eine Refluxösophagitis sind eine wichtige Differenzialdiagnose zu kardial bedingten Schmerzen. In diesem Fall sind Säureantiphlogistika kontraindiziert (was häufig übersehen wird), die richtige Pharmakotherapie wäre die Gabe von Hemmstoffen der Magensäure-Produktion, also H_2-Antihistaminika oder Protonenpumpen-Inhibitoren.

Tumorschmerzen. Die Behandlung von Tumorschmerzen stellt ein besonders schwieriges Problem dar. Deshalb sei in Tab. 11.3 ein Therapieplan angegeben, der sich als Regel bewährt hat, ohne auf jeden Einzelfall anwendbar zu sein. Ein solcher Stufenplan spiegelt eine zunehmende Intensität der Schmerzen wider und entsprechend eine ansteigende Intensität der analgetischen Therapie.
Dieser Stufenplan umfasst die systemische Therapie starker Schmerzen. Daneben ist es zusätzlich möglich, bei bestimmten Schmerzzuständen eine lokale Therapie auf Rückenmarksebene durchzuführen. Das Ziel ist eine Unterbrechung der Schmerzleitung. Hierzu können entweder Lokalanästhetika oder Opioide benutzt werden, die mittels einer Pumpe rückenmarksnah appliziert werden.

Tabelle 11.3 Therapieplan bei Tumorschmerzen

Stufe I	Paracetamol alle 6 h 0,5 – 1,0 g oder Acetylsalicylsäure alle 6 h 0,5 – 1,0 g
Stufe II	Paracetamol (oder Acetylsalicylsäure) plus Codein (alle 6 h 0,03 – 0,05 g) oder Paracetamol plus Tramadol (alle 6 h 0,05 – 0,1 g)
Stufe III	Morphin oral in retardierter Form: Retard-Tab. zu 10, 30, 60 und 100 mg; möglicherweise kann die Paracetamol-Zufuhr beibehalten werden, um die Morphin-Dosis klein zu halten; Levomethadon oral ist in Erwägung zu ziehen
Stufe IV	Opiat parenteral: z. B. Morphin evtl. mit Atropin; Pethidin insbesondere bei Kolikschmerzen
Stufe V	Opiat parenteral plus „Co-Analgetikum", nämlich ein trizyklisches Antidepressivum. Die Wahl des „Co-Analgetikum" muss sich nach der psychischen Situation des Kranken richten.

Besonders wichtig ist, dass die analgetische Opiat-Medikation in regelmäßigen Abständen erfolgt und nicht erst dann, wenn die Schmerzen wieder aufgetreten sind. Das Ziel der Therapie ist nicht die Behandlung, sondern die Prophylaxe des Auftretens von Schmerzen. Durch die regelmäßige Zufuhr von Morphin mittels Retard-Tabletten wird ein konstanter Blutspiegel unterhalten. Unter dieser Bedingung ist das Suchtpotenzial wesentlich geringer als nach parenteraler Administration von Morphin immer dann, wenn der Patient schon wieder unter Schmerzen leidet; in letztem Fall löst nämlich die Geschwindigkeit des Anflutens die „Opiat-Euphorie" aus. Bei der oralen Opioidtherapie ist die Auslösung einer Abhängigkeit sehr selten und könnte ohnehin in Kauf genommen werden.

Neuropathische Schmerzen. Unter diesem Begriff wird eine Reihe von Schmerzzuständen zusammengefasst, deren tiefere Ursache meistens nicht genau bekannt ist und die auf die üblichen Schmerzmittel nicht ausreichend ansprechen. Diese Schmerzen können im Verlauf eines Diabetes mellitus, nach einem Herpes zoster, als Trigeminus-Neuralgie, als Phantomschmerzen (Neurom) usw. auftreten. Die neuropathischen Schmerzen beeinträchtigen die Patienten erheblich und stellen ein schwieriges therapeutisches Problem dar. Die besten Aussichten auf einen therapeutischen Erfolg scheint die Gabe von zentralnervös wirkenden Pharmaka zu haben, empfohlen wird die Gabe von Carbamazepin oder eines trizyklischen Antidepressivum (Amitriptylin, Nortriptylin). Auch die Gabe des Antiepileptikum Gabapentin scheint sich in manchen Fällen günstig auszuwirken. Die Therapie muss im Allgemeinen über längere Zeit durchgeführt werden, selbst bei der postherpetischen Neuralgie sind es 6 – 12 Monate. Bei manchen der genannten Zuständen kann eine lokale Behandlung Erleichterung bringen: Bei der Trigeminus-Neuralgie hilft oft eine Ausschaltung des Ganglion trigeminale Gasseri (mikrochirurgisch oder Thermokauterisierung) und bei der postherpetischen Neuropathie spricht mancher Fall auf eine lokale Behandlung des betroffenen Hautareals mit einem Lokalanästhetikum (z.B. 5%ige Lidocain-Zubereitung) gut an. Auch eine Desensibilisierung der kutanen Schmerzrezeptoren mittels Capsaicin (aus Paprika = Capsicum annuum), das den Substanz-P-Mechanismus ausschaltet, ist mit Erfolg versucht worden. Bei Therapie-Versagen ist die Beratung durch einen Spezialisten angezeigt.

Mißbrauch von „einfachen" Schmerzmitteln

Abschließend sei hervorgehoben, dass Arzneimittel generell nicht zuletzt wegen der umfangreichen missbräuchlichen Anwendung von Schmerzmitteln in Verruf geraten sind. Als problematisch hat sich hierbei insbesondere die Selbstverordnung großer Mengen dieser potenten Stoffe erwiesen. Die leichte Verfügbarkeit verführt dazu, auch bei banalen Unpäßlichkeiten, die jeder Mensch gelegentlich erlebt, zum „Schmerzmittel" zu greifen. Das geschieht in Unkenntnis der Gefahren, die z.B. zum Magenulcus, zur Nierenschädigung oder zum Medikamenten-Kopfschmerz führen können. So gibt es einen „Aspirin-Kopfschmerz", der erst durch dieses Analgetikum ausgelöst wird und wiederum die Einnahme größerer Dosen von Schmerzmitteln induziert. Die Durchbrechung eines derartigen Teufelskreises oder unsinniger Gewohnheitsbildungen ist oft ein sehr dringliches Problem.

11.4   Antipyretische Analgetika und nicht-steroidale Antiphlogistika

---

Überblick

Diese Substanzen wirken schmerzlindernd, fiebersenkend und zum Teil entzündungshemmend

Antipyretische Analgetika

Paracetamol
► Gute analgetische und antipyretische Wirkung, nicht entzündungshemmend, Wirkungsmechanismus unklar, Verträglichkeit sehr gut.
► Nur bei extremer Überdosierung toxisch (akut: Leberschädigung, chronisch: interstitielle Nephritis).

Metamizol
► Starkes Analgetikum, Wirkungsmechanismus unklar.
► Nur bei starken Schmerzen. Kein Routine-Analgetikum.

Nicht-steroidale Antiphlogistika
► Hemmstoffe der Cyclooxygenasen, die in 2 Formen vorliegen: COX 1 (konstitutiv) und COX 2 (induziert durch Noxen).

Säure-Antiphlogistika
Leitsubstanz: Acetylsalicylsäure
► Die „klassischen" antipyretischen Antiphlogistika hemmen beide Cyclooxygenasen, daraus ergeben sich die gewünschten antiphlogistischen und analgetischen Wirkungen, aber auch die Nebenwirkungen:
► Magenschleimhaut-Schädigung, Verminderung der Nierendurchblutung.

Weitere Säure-Antiphlogistika sind, neben vielen anderen, Ibuprofen, Naproxen, Diclofenac, Indometacin.
Besonderheit der Acetylsalicylsäure gegenüber den anderen Substanzen dieser Gruppe: schon in niedriger Dosierung wird die Thromboxan-Synthese durch Acetylierung der Cyclooxygenase der Thrombozyten gehemmt (Thrombozytenaggregations-Hemmstoff). Der analgetische und besonders der antirheumatische Effekt erfordern höhere Dosierungen.

Hemmstoffe der COX 2

Leitsubstanzen Rofecoxib und Celecoxib
► wirken ebenfalls antiphlogistisch, antipyretisch und analgetisch.
► Schleimhautschädigung weniger ausgeprägt, jedoch Nierenfunktionsstörungen und Beeinträchtigung der Herz-Kreislauf-Funktion.

Antirheumatische Basistherapeutika

Bei rheumatoider Arthritis lindern nicht-steroidale Antiphlogistika die Beschwerden, verzögern aber das Fortschreiten des Grundleidens nicht. Sog. Basistherapeutika sollen den zugrundeliegenden Autoimmunprozess günstig beeinflussen: Gold-Verbindungen, Chloroquin, D-Penicillamin, Sulfasalazin und Immunsuppressiva (wie Methotrexat) und insbesondere Glucocorticoide.

Gemeinsame Wirkungen. Die Substanzen, die hier vorgestellt werden, wirken schmerzlindernd und fiebersenkend, zum größten Teil auch entzündungshemmend. Das Verhältnis der einzelnen Wirkkomponenten zueinander ist unterschiedlich, die Substanzen können auch bezüglich erwünschter und unerwünschter Wirkungen differieren. Diesen Pharmaka gemeinsam ist eine mehr oder minder ausgeprägte Fähigkeit: die Entstehung von

Eicosanoiden zu beeinträchtigen. Die Unterschiede im Wirkbild der einzelnen Substanzen deuten auf zusätzliche Wirkmechanismen hin, die noch weitgehend unbekannt sind.
Um die Wirkungen, die auf dem gemeinsamen Angriffspunkt im Arachidonsäure-Stoffwechsel beruhen, verständlich zu machen, wird im folgenden das Eicosanoid-System vorgestellt.

11.4.1   Grundlagen: Das Eicosanoid-System

Derivate der Arachidonsäure. Arachidonsäure ist eine reagible, vierfach ungesättigte Fettsäure mit 20 Kohlenstoff-Atomen (daher die Bezeichnung Eicosatetraensäure). Sie ist in kleinen Mengen neben den üblichen Fettsäuren in polare Lipide eingebaut, die das Grundgerüst der Biomembranen darstellen. Unter dem Einfluss einer Phospholipase A_2 kann Arachidonsäure aus ihrer Bindung freigesetzt werden. Durch weitere enzymatisch vermittelte Reaktionen wird sie in außerordentlich stark wirksame Lokalhormone umgewandelt: Eicosanoide (Abb. 11.**7**). Diese lassen sich in vier verschiedenen Substanzgruppen unterteilen: die **Prostaglandine**, das **Prostacyclin**, die **Thromboxane** und die **Leukotriene**. Die drei erstgenannten Eicosanoide gehen aus einer gemeinsamen Vorstufe, den zyklischen Endoperoxiden, hervor. Es handelt sich um cyclisierte Fettsäuren, formal um Derivate der Prostansäure, daher die Bezeichnung **Prostanoide**. Die Leukotriene bewahren dagegen die aliphatische Natur der Arachidonsäure. Alle Eicosanoide vermitteln ihre Wirkung über G-Protein-gekoppelte Rezeptoren.

Neben der Arachidonsäure (Eicosatetraensäure, vier Doppelbindungen) kommen auch analoge Fettsäuren mit drei Doppelbindungen (Eicosatriensäure) oder mit fünf Doppelbindungen (Eicosapentaensäure) als Ausgangsprodukt für Eicosanoide in Frage. Dabei ist interessant, dass – verglichen mit den entsprechenden Produkten aus der Arachidonsäure – das aus der Eicosapentaensäure entstehende Prostacyclin (gekennzeichnet durch den Index 3) wirksam und Thromboxan A_3 kaum wirksam ist. Auf diesem Unterschied soll der günstige Einfluss einer Diät mit mindestens dreifach ungesättigten Fettsäuren (z. B. α-Linolensäure) hinsichtlich der Entstehung kardiovaskulärer Erkrankungen beruhen. Das Prinzip, den Anteil an hoch ungesättigten Fettsäuren (z. B. Fischöl) in der Nahrung zu erhöhen, ohne die Gesamtzufuhr von Fettsäuren zu steigern, ist allerdings kaum zu verwirklichen.
Eicosasäuren mit zwei oder einer Doppelbindung spielen als Ausgangssubstanz für Wirkstoffe kaum eine Rolle.

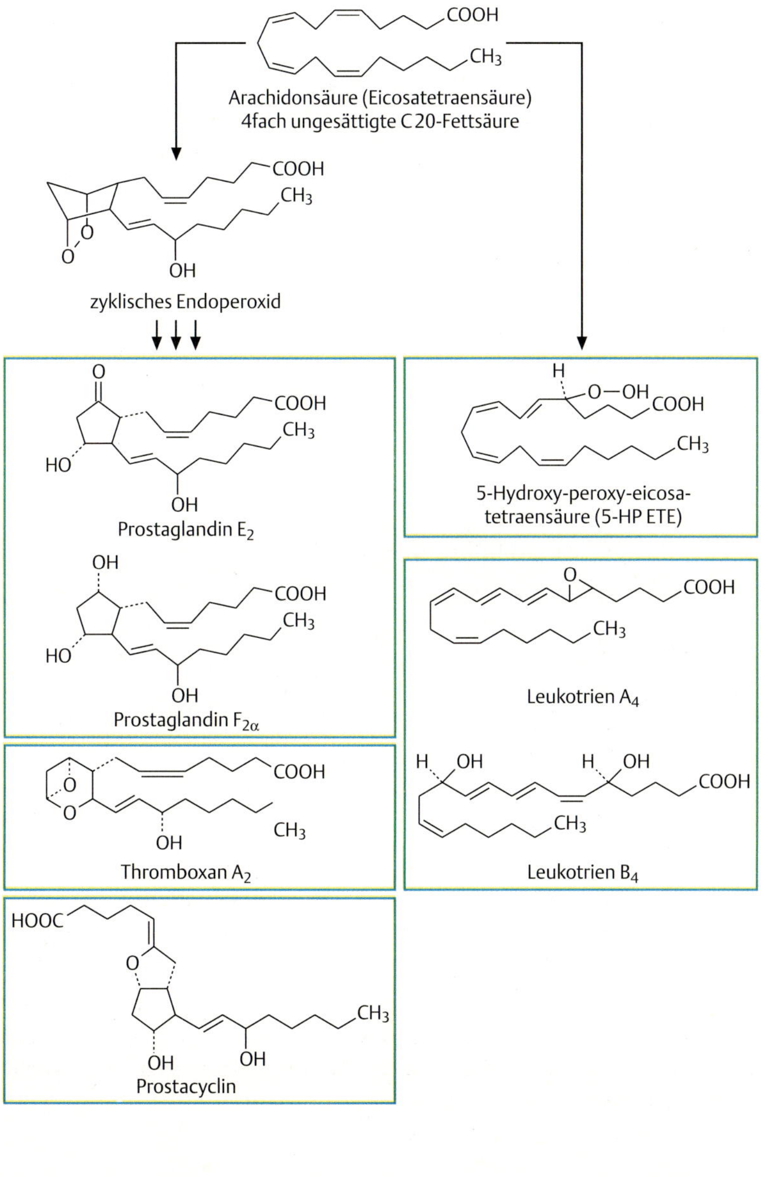

Abb. 11.**7**   **Die wichtigsten Eicosanoide.**

Pharmakologische Beeinflussung des Arachidonsäure-Metabolismus. Glucocorticoide wirken hemmend auf die Synthese verschiedener Enzyme, die an der Eicosanoid-Bildung beteiligt sind (Abb. 11.**8**). Dies ist auf Seite 371 näher erläutert. Nicht-steroidale Antiphlogistika (NSAR) hemmen die Cyclooxygenase-Isoformen entweder unspezifisch oder selektiv die COX 2.

Prostaglandine

Synthese. Die zyklischen Endoperoxide entstehen durch Vermittlung einer Cyclooxygenase, die als Endoperoxid Synthetase und Peroxidase wirkt (s. Abb. 6.**6**, S. 188). Von der Cyclooxygenase gibt es mindestens zwei Isoformen: Die **COX 1-Form**, die in vielen Zellarten konstitutiv vorhanden und ständig aktiv ist, und die **COX 2-Form**, die von Entzündungsfaktoren (wie z.B. von Cytokinen) in einwandernden Leukozyten und Makrophagen induziert wird. Die beiden Isoformen verhalten sich gegenüber Hemmstoffen, die als Pharmaka eingesetzt werden, unterschiedlich. Möglicherweise liegt im Zentralnervensystem noch eine dritte Isoform vor, die besonders gut durch Paracetamol hemmbar ist.

Durch eine Reduktase werden Endoperoxide in Prostaglandine der F-Reihe, durch Isomerase in Prostaglandine der D- und E-Reihe umgewandelt. Alle Prostaglandine sind kurzlebige Substanzen, die nach ihrer Entstehung daher nur lokal begrenzte Wirkungen ausüben können.

Struktur. Die Prostaglandine sind durch einen 5-Ring charakterisiert, der sich in der Mitte der langen Fettsäurekette bildet. Sie unterscheiden sich durch die Anordnung der Hydroxy- und der Keto-Gruppen (Abb. 11.**7**).

Funktionen. Die Bedeutung der Prostaglandine ist nur zu verstehen, wenn man sich klarmacht, dass diese kurzlebigen Substanzen sowohl physiologische Aufgaben haben als auch unter pathologischen Bedingungen Wirksamkeiten entfalten. Prostaglandine entstehen ständig durch die Tätigkeit der Cyclooxygenase Isoform 1 (**COX 1**), die in fast allen Zellen vorkommt: sie ist **konstitutiv**. So werden fortwährend PGE_2 und $PGF_{2\alpha}$ – um zwei wichtige Vertreter zu nennen (Formel S. 281) – produziert. Sie sind notwendig für die Funktion mancher Organe, wie die Auflistung in Tab. 11.**4** zeigt. Die Cyclooxygenase-Isoform **COX 2** tritt besonders dann auf, wenn eine Noxe das Gewebe getroffen hat, sie wird **induziert**. Meistens wird es sich dabei um einen entzündlichen Prozess handeln. Die von der COX 2 synthetisierten Prostaglandine tragen zum Entzündungsgeschehen bei, indem sie eine Vasodilatation mit erhöhter Gefäßdurchlässigkeit und einen

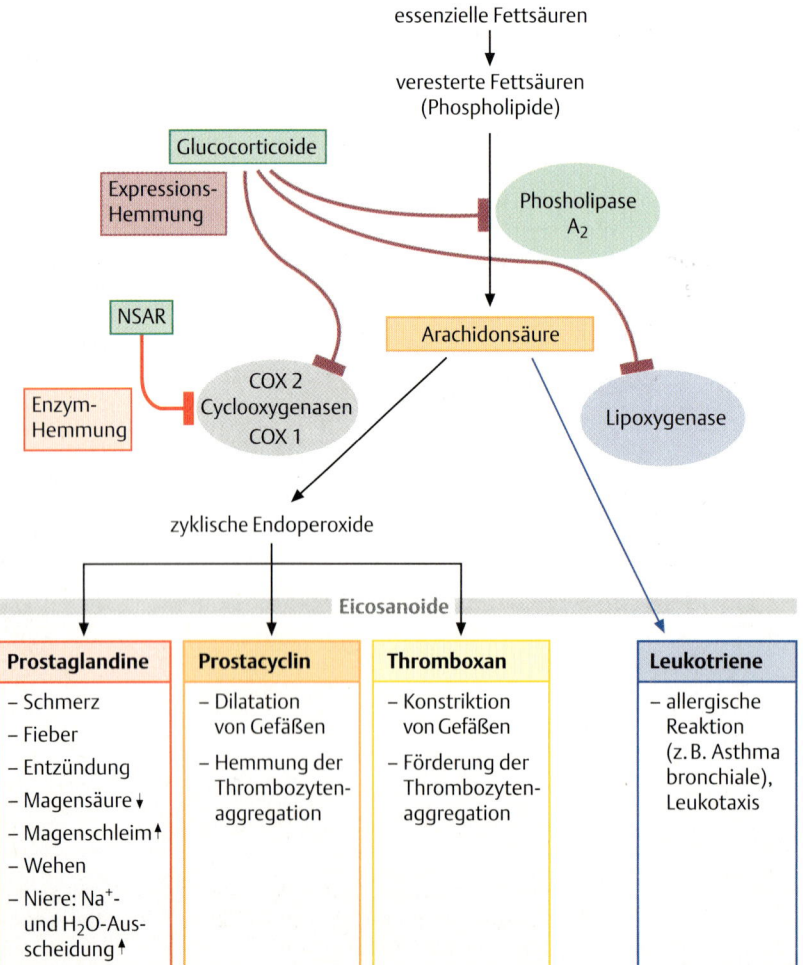

Abb. 11.8 Arachidonsäure-Metabolismus, Wirkungen der Eicosanoide.
NSAR = nicht-steroidale Antiphlogistika.

Tabelle 11.**4** Folgen der Prostaglandin-Bildung

COX 1 - vermittelt physiologisch	COX 2 - vermittelt adaptativ, pathophysiologisch
Magen: Schleimhautproduktion ↑ Säureproduktion ↓	**Entzündung:** Gefäße: Vasodilatation, Permeabilität ↑ Schmerzrezeptor-Empfindlichkeit ↑ Wundheilung Fieber
Niere: Durchblutung ↑ NaCl- und H_2O-Ausscheidung ↑	**Niere:** Erhaltung der Nierendurchblutung bei Dehydratation
Intestinum: Motorik	**Reproduktive Vorgänge:** Ovulation, Konzeption, Nidation, Wehen
Thrombozyten: Aggregationsförderung	**Thrombozyten:** Aggregationshemmung
Endothel: Vasokonstriktion	**Endothel:** Vasodilatation

gesteigerten Flüssigkeitsaustritt hervorrufen und Schmerzrezeptoren im betroffenen Gebiet sensibilisieren. Diese Wirkungen liegen den bekannten Zeichen der Entzündung zugrunde: Tumor, Calor, Rubor und Dolor. Die durch Bakterienzerfall freiwerdenden Pyrogene steigern im Wärmezentrum die Synthese von PGE_2, das den Sollwert der Wärmeregulation anhebt: Fieber. Allerdings scheint die COX 2 auch physiologische Aufgaben zu besitzen. So kommt dieses Enzym konstitutiv in der Niere und im Hinterhorn des Rückenmarks vor. Es soll Bedeutung für Heilungsvorgänge besitzen (z.B. für die Abheilung eines bestehenden Ulcus ventriculi). Im Endothel der Blutgefäße kann COX 2 unter dem Einfluss erhöhter Scherkräfte gebildet werden; es entsteht Prostacyclin, das eine Vasodilatation und eine Thrombozyten-Aggregations-Hemmung bewirkt. Eine selektive Hemmung der COX 2 kann damit auch zu einer Beeinträchtigung physiologischer Funktionen führen.

Synthetische Prostaglandin-Derivate. Es wird versucht, die nativen Prostaglandine chemisch abzuwandeln, um stabile Substanzen zu erhalten und möglichst eine höhere Organspezifität zu erzielen. Bisher ist das zweite Ziel nicht erreicht. Derartige synthetische Prostaglandin-Derivate sind **Misoprostol**, ein Ulcus-Therapeutikum, und **Sulproston**, dessen Uterus-stimulierende Wirkung ausgenutzt wird. Aufgrund der höheren Stabilität dieser Verbindungen genügen für die gewünschte Wirkung vergleichsweise kleine Dosen, zugleich verschwindet jedoch der Charakter eines „Lokalhormons". Es besteht daher keine Organspezifität, so dass eine Reihe von Nebenwirkungen auftritt: Nausea, Erregung des Magen-Darm-Kanals, Diarrhöen, bei Sulproston auch Bronchokonstriktion, Blutdruckabfall und Bradykardie.

Prostacyclin (PGI$_2$)

Dieses Produkt entsteht aus den zyklischen Endoperoxiden unter der Einwirkung des Enzyms Prostacyclin-Synthetase. Prostacyclin ist gekennzeichnet durch zwei 5-Ringe, wovon einer ein Sauerstoff-Atom enthält (Abb. 11.7). Es wird vor allem vom Gefäßendothel gebildet und hat eine Halblebenszeit von ca. 5 Minuten. Seine besondere Wirkung besteht in einer Verhinderung der Thrombozyten-Aggregation und einer Vasodilatation. Prostacyclin hat damit Bedeutung für die physiologische Regulation der peripheren Durchblutung.

Ein stabilisiertes **Prostacyclin-Analogon** ist **Iloprost**. Es kann bei Thrombangitis obliterans mit schweren Durchblutungsstörungen angewandt werden. Als Aerosol appliziert scheint es sich zur Behandlung von Fällen primärer pulmonaler Hypertonie zu eignen.

Thromboxan A$_2$

Es entsteht vorwiegend in den Thrombozyten, seine Halbwertzeit beträgt nur ca. 30 Sekunden. Die Hauptwirkung von Thromboxan A$_2$ besteht in einer Förderung der Thrombozyten-Aggregation und einer Vasokonstriktion (s.a. S. 188). Daher rührt seine Bedeutung für den Verschluss kleiner Gefäße nach Schädigung von Geweben. Schon Gefäßendothel-Defekte können den Thromboxan-Mechanismus in Gang setzen. Aus den Wirkungsmechanismen von Prostacyclin und von Thromboxan A$_2$ ergibt sich, dass zwischen ihnen ein funktioneller Antagonismus bezüglich Thrombozyten-Aggregation und Gefäßweite herrscht.

Leukotriene

Synthese und Struktur. Die Leukotriene werden direkt aus der Arachidonsäure gebildet durch die Vermittlung des Enzyms Lipoxygenase, für das neuerdings Hemmstoffe wie Zileuton entwickelt worden sind. Dabei entstehen Arachidonsäuren, die in verschiedenem Ausmaß und in verschiedenen Stellungen oxidiert sind (s. Abb. 11.7). Außerdem ist eine Kopplung eines Leukotriens an Glutathion möglich (LTC$_4$), wobei dann wieder Glutaminsäure (LTD$_4$) und Glycin (LTE $_4$) schrittweise abgespalten werden können. So kann eine große Anzahl von nahe verwandten Leukotrienen entstehen.

Leukotrien C$_4$ (LTC$_4$)

Alle Leukotriene sind sehr kurzlebige Substanzen. Hauptentstehungsorte der Leukotriene sind die Leukozyten und die Mastzellen.

Funktionen. Für die Vorgänge bei der Entzündung sind die Leukotriene B$_4$ (von denen fünf Isomere bekannt sind) besonders wichtig, da sie die chemokinetische und chemotaktische Aktivität der Leukozyten erhöhen. Die Leukotriene tragen also zur Immigration von Leukozyten in das entzündete Gewebe bei. Unter den in 5-Stellung mit Glutathion substituierten Leukotrienen befinden sich die SRS-Verbindungen (slow reacting substances), die unter anderem bei anaphylaktischen Reaktionen freigesetzt werden (SRS-A). Die Substanzen wirken gefäßerweiternd, steigern die Gefäßpermeabilität und verengen die Bronchien. Sie sind am pathophysiologischen Geschehen des anaphylaktischen Schocks, bei Asthma bronchiale und an entzündlichen Prozessen beteiligt.

Leukotrien-Antagonisten. Die Leukotriene wirken über eine Bindung an spezifische Rezeptoren (Leukotrien-Rezeptoren). Es ist gelungen, Antagonisten zu entwickeln, die sich an denselben Rezeptor binden, aber keinen Effekt auslösen. Damit werden bestimmte Leukotriene wie LTC$_4$, LTD$_4$ und LTE$_4$, die an der Asthma-bronchiale-Erkrankung beteiligt sein können, ausgeschaltet. Diese Antagonisten wie **Zafirlukast** und **Montelukast** müssen kontinuierlich eingenommen werden. Sie bessern bei manchen Patienten die Schwere der Asthma-Anfälle und setzen die Anfallsfrequenz herab (s. S. 126).

Nur Montelukast ist in Deutschland zugelassen, die Dosierung beträgt 5 – 10 mg täglich. Unter dieser Therapie kann die Steroid-Dosis, die zur Asthma-Behandlung notwendig ist, verringert werden. Die Substanz hat relativ wenig Nebenwirkungen, sie sind unspezifischer oder allergischer Natur. Auch aufgrund der Kosten sollte Montelukast als Reservemittel betrachtet werden, aus der Pädiatrie liegen verhältnismäßig ausgedehnte, günstige Erfahrungen vor.

11.4.2 Wirkstoffe zur Hemmung der Prostaglandin-Synthese

▶ **Wirkungsweise.** Der Abbauweg der Arachidonsäure über das zyklische Endoperoxid mittels der Enzyme Cyclooxygenase 1 und 2 lässt sich durch verschiedene Arzneimittel verlegen. Anhand der Abb. 11.**8** ist schon vorhersagbar, welche Wirkungen nach Gabe derartiger Hemmstoffe zu erwarten sind: ein analgetischer Effekt durch Herabsetzung der Empfindlichkeit der „Schmerzrezeptoren", ein antiphlogistischer Effekt und Fiebersenkung. Die Antipyretika senken nur den erhöhten Sollwert der Temperatur-Einstellung, der für das Fieber verantwortlich ist. Daher wird die Körpertemperatur bei einem normalen Sollwert nicht verändert, d. h. weder die Temperatur beim Normalzustand noch bei einer Hyperthermie (Wärmestau) werden gesenkt.

Die Prostaglandin-Synthese-Hemmstoffe interferieren in der Regel nicht mit der Lipoxygenase, so dass der Abbau der Arachidonsäure eher verstärkt zu den Leukotrienen führt.

Die pharmakologischen Wirkungen der zu besprechenden Pharmaka lassen Zweifel entstehen, ob die Effekte alle auf einer Hemmung der Prostanoid-Bildung beruhen: Es bestehen qualitative Unterschiede im Wirkprofil der einzelnen Substanzen, so fehlt Paracetamol die antiphlogistische Wirkung, ferner ergibt sich eine Diskrepanz zwischen der Hemmwirkung auf die Cyclooxygenase in vitro und der pharmakologischen Wirksamkeit.

▶ **Nebenwirkungen.** Neben den therapeutisch erwünschten Effekten ist auch mit unerwünschten Wirkungen zu rechnen: eine Schädigung der Magen- und Darmschleimhaut, eine Wehenschwäche, eine Wasser- und Salz-Retention; eine langdauernde missbräuchliche Einnahme ruft eine Niereninsuffizienz (interstitielle Nephritis, Papillennekrose) hervor. Ein Analgetika-induzierter Kopfschmerz ist bei langdauernder Anwendung möglich. Da Leukotriene an allergischen Reaktionen maßgeblich beteiligt sein können, wird verständlich, dass durch die vermehrte Leukotrien-Bildung nach Gabe von Hemmstoffen der Cyclooxygenase (s. o.) Reaktionen auftreten können, die eine Allergie imitieren. Hiervon sind besonders Patienten betroffen, die auch sonst unter allergischen Reaktionen leiden.

Es seien im folgenden zuerst Pharmaka besprochen mit guter analgetischer und antipyretischer Wirkung, deren hemmender Effekt auf die Cyclooxygenase-Aktivität nicht ausreicht, um diese Wirkung zu erklären. Dann folgen Substanzen, die auch ausgeprägt antiphlogistisch wirken, und deren Wirkung am ehesten auf eine Hemmung der Eicosanoid-Synthese zurückführbar ist: Acetylsalicylsäure und nicht-steroidale Antiphlogistika. Dabei müssen die neu entwickelten Hemmstoffe der Cyclooxygenase 2 besonders erwähnt werden. Mit diesen Substanzen ist es nämlich in gewisser Hinsicht möglich, zwischen den erwünschten und den unerwünschten Folgen der Cyclooxygenase-Hemmung zu differenzieren.

p-Aminophenol-Derivate

Paracetamol (Acetaminophen) ▶ wirkt gut analgetisch und antipyretisch. An dem analgetischen Effekt sind offenbar auch zentrale Mechanismen beteiligt.
▶ Die Dosierung für den Erwachsenen beträgt 0,5 – 1,0 g bis zu 4-mal täglich. Die Substanz wird enteral gut resorbiert und nach hepatischer Biotransformation durch Kopplung an Glutathion (Abb. 11.**9**) mit einer Halbwertzeit von ca. 2 Stunden renal ausgeschieden.
▶ Die Anwendung von Paracetamol kann empfohlen werden, wenn es nicht mit Stimulantien (z. B. Coffein) kombiniert wird.
▶ Bei Norm-Dosierung ist Paracetamol gut verträglich. Sehr selten können allergische Überempfindlichkeitsreaktionen auftreten, die sich besonders an der Haut abspielen. Eine chronische Zufuhr exzessiver Dosen von Paracetamol allein kommt kaum vor, dagegen aber in

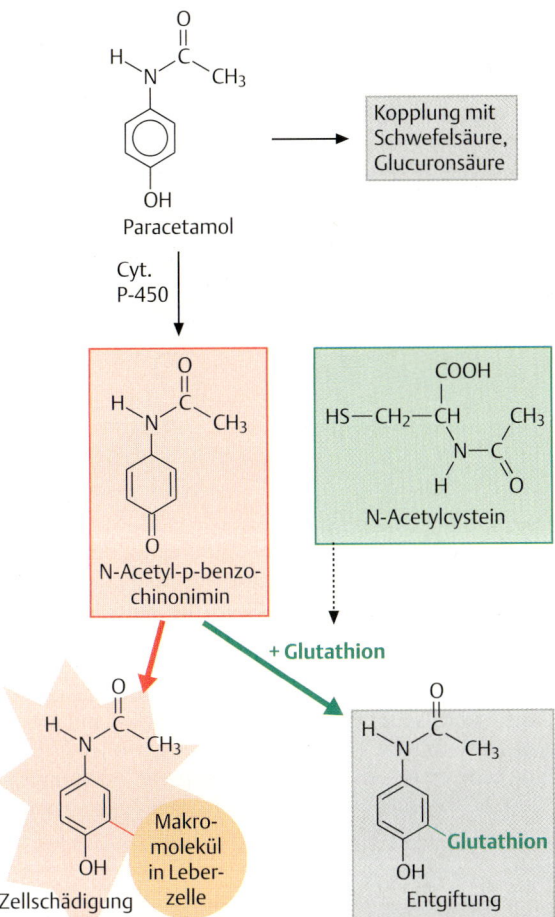

Abb. 11.9 Metabolismus von Paracetamol. Das reaktive Zwischenprodukt wird durch Kopplung mit Glutathion entgiftet. Ist der Glutathion-Vorrat in der Leber erschöpft, wie es nach exzessiven Dosen von Paracetamol der Fall ist, kumuliert die reaktive metabolische Zwischenstufe N-Acetyl-p-benzochinonimin, die durch Bindung an zelluläre Makromoleküle toxisch wirkt und zur Leberzell-Nekrose führt. Um bei Paracetamol-Überdosierung eine derartige Vergiftung zu verhindern, muss als Ersatz für das verbrauchte Glutathion die SH-Gruppen-haltige Verbindung Acetylcystein gegeben werden.

Kombination mit stimulierenden Substanzen wie Coffein. Nach langdauernder Zufuhr von Paracetamol-haltigen Kombinationspräparaten sind schwere Nierenschäden beobachtet worden, während nach alleiniger Zufuhr von Paracetamol Nierenschäden nicht aufzutreten scheinen. Offenbar kommt die exzessive Dosissteigerung bei Monotherapie nicht vor. So hat eine Untersuchung an 11 000 Männern im Alter von 40 bis 84 Jahren ergeben, dass eine Einnahme von 3–4 Normdosen Paracetamol pro Tag über 14 Jahre lang keine Einschränkung der Nierenfunktion nach sich zieht.

Als Kontraindikation gelten Nieren- und Lebererkrankungen und ein Mangel an Glucose-6-Phosphat-Dehydrogenase.

Paracetamol-Vergiftung. Beim metabolischen Abbau von Paracetamol entsteht unter anderem der reaktive Metabolit N-Acetyl-p-benzochinonimin, der unter normalen Bedingungen sofort durch Konjugation entgiftet wird (Abb. 11.9). Dieser Schritt setzt das Vorhandensein von SH-Gruppen-haltigen Verbindungen wie Glutathion voraus. Bei Einnahme *übergroßer Dosen* (mehr als 8,0 g) wird der Vorrat der Leber an SH-Gruppen erschöpft, der toxische Metabolit kumuliert, und die Leberzelle wird irreversibel geschädigt. Daher besteht die **Therapie** der Paracetamol-Vergiftung in einer möglichst früh (innerhalb von 10 Stunden nach Einnahme) durchgeführten Zufuhr von SH-Gruppen-Donatoren wie N-Acetylcystein, dessen Dosierung wie folgt angegeben wird: Beginn mit 150 mg/kg Körpergewicht, dann 50 mg/kg in den nächsten 4 Stunden, gefolgt von weiteren 50 mg/kg in den nächsten 8 Stunden als Infusion in 5%iger Glucose-Lösung.

Pyrazolon-Derivate

Gemeinsame Eigenschaften. Pyrazolon-Derivate (Abb. 11.10) gehören zu den ältesten synthetischen Arzneimitteln. So wurde Phenazon schon vor 1900 als Analgetikum in die Therapie eingeführt und findet sich auch heute noch in einigen Präparaten. Dasselbe gilt für Aminophenazon. Diese Substanz und ihre wasserlösliche Form, Metamizol, sind gut analgetisch und antipyretisch wirksam.

▶ Jedoch ist die gesamte Gruppe der Pyrazolon-Abkömmlinge belastet durch die Verursachung toxischer und allergischer Knochenmarkschädigungen. Die Häufigkeit, mit der diese schwere Nebenwirkung auftritt, wird aber sehr kontrovers beurteilt (s. u.). Angesichts der Gefahr einer Knochenmarkschädigung sollte jedenfalls als feste Regel gelten, daß Pyrazolon-Derivate keine Routinemedikamente sind!

▶ Nur wenn aus dringendem Grund im Einzelfall ein Pyrazolon-Derivat benötigt wird, kann es bewusst und kurzfristig angewandt werden, z.B. Metamizol als Antipyretikum, bei starken ischämischen Kolik-Schmerzen oder bei blutungsgefährdeten Patienten.

Metamizol (Abb. 11.10). ▶ Es besitzt einen starken analgetischen Effekt und wirkt auch gut antipyretisch. ▶ Nach oraler Gabe setzt die Wirkung schnell ein. Bei normaler Dosierung ist die Analgesie nach ca. 6 Stunden abgeklungen. Im Stoffwechsel entstehen Demethylierungsprodukte (am N in 4-Position), die ebenfalls analgetisch wirken. ▶ Im Gegensatz zu den anderen Hemmstoffen der Eicosanoid-Bildung ist es auch bei Kolikschmerzen (Eingeweideschmerzen) wirksam, dazu trägt vielleicht eine spasmolytische Wirkung bei. Es sind aber hohe intravenöse Dosen notwendig (zwischen 0,25 und 2,5 g beim Erwachsenen). ▶ Die Anwendung von Metamizol ist belastet durch das Risiko allergischer Reaktionen mit Blutdruckabfall, Kreislaufschock oder extrem selten Knochenmarkdepression. Die Häufigkeit, mit der nach Metamizol-Behandlung eine Knochenmarkdepression auftritt, ist wohl lange Zeit überschätzt worden. Bei intravenöser Gabe kann der Blutdruck gefährlich absinken. Von einer unkritischen und längeren Anwendung von Metamizol muss abgeraten werden.

Propyphenazon. Dieses Pyrazolon-Derivat ruft dieselben gruppenspezifischen Nebenwirkungen hervor wie Metamizol. Aufgrund seiner schlechten Wasserlöslichkeit kann es nur in Tabletten-Form gegeben werden. Es ist in vielen Mischpräparaten enthalten.

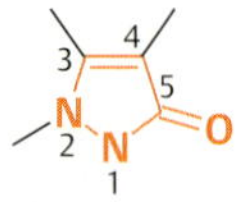

Pyrazolon-Grundstruktur

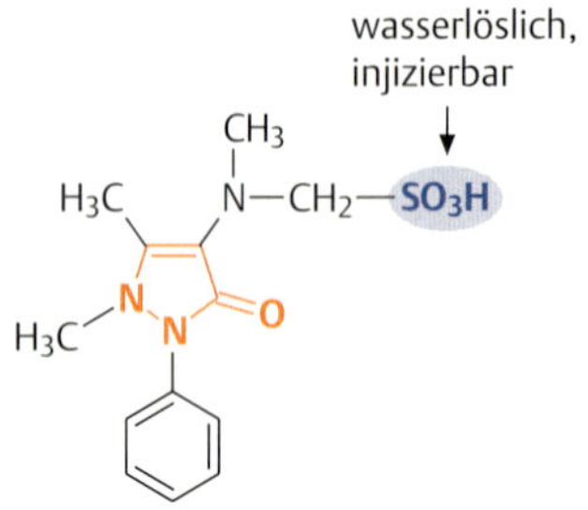

wasserlöslich, injizierbar

Metamizol
(Synonyma: Novaminsulfon,
Noramidopyrinium-methansulfonsäure,
Dipyron)

Abb. 11.**10** **Pyrazolon-Derivat.**

Andere Pyrazolon-Derivate mit zwei Ketogruppen wie **Phenylbutazon** und Abkömmlinge besitzen Säurecharakter und sind keine Analgetika im oben angegeben Sinne, sondern gehören in die Gruppe der Säure-Antiphlogistika (S. 289).

Nicht-steroidale Antiphlogistika (nichtselektive COX-Hemmstoffe)

> **Box 11.8**
>
> **Die Komplexität des Entzündungsvorganges**
>
> Die Entzündung ist eine komplexe Antwort des Organismus auf eine lokale Schädigung, die physikalisch, chemisch, infektiös, immunologisch oder auch nutritiv sein kann. Der Verlauf kann akut, subakut oder chronisch sein, man kann diese Phasen durch die Vorgänge Exsudation, Infiltration und Proliferation charakterisieren. Neben der unspezifischen Abwehr kann mehr oder minder stark das Immunsystem in Aktion treten. An den Vorgängen ist eine Reihe von Entzündungsmediatoren beteiligt, wie erhöhte extrazelluläre K^+-Konzentration, Histamin, Bradykinin, Serotonin, Cytokine (z. B. Interleukine) und nicht zuletzt die Eicosanoide (Prostaglandine und Leukotriene). Hinzu kommen lysosomale Enzyme, die besonders bei chronischen Entzündungen zur Zerstörung des Gewebes beitragen. Je nachdem, in welchem Ausmaß im Einzelfall die verschiedenen Entzündungsmediatoren mitbeteiligt sind, wird der Charakter der betreffenden Entzündung ausfallen und außerdem die pharmakologische Beeinflussbarkeit differieren.
>
> Die Eicosanoide repräsentieren also nur einen Teil der Entzündungsmediatoren, von diesen wiederum ist nur die Entstehung der Prostaglandine durch Cyclooxygenase-Hemmstoffe zu unterdrücken. Hieraus ergibt sich, dass die *Säure-Antiphlogistika* bevorzugt die Schmerzen und die entzündliche Schwellung lindern können, andere Teilaspekte der Entzündung aber unbeeinflusst lassen (s. Box 11.**10**, S. 291). Die *steroidalen Antiphlogistika*, d. h. die Glucocorticoide, hemmen dagegen alle Phasen der Entzündung bis hin zur Narbenbildung. Dementsprechend setzen sie die Abwehrkraft des Organismus gegen Noxen herab (erhöhte Infektionsgefahr!). Die *nicht-steroidalen Antiphlogistika* sind zwar nur begrenzt antiinflammatorisch wirksam, mindern dafür aber wohl auch nicht das defensive Potential des Körpers.

Acetylsalicylsäure

Die **Salicylsäure**, ursprünglich aus der Weide (Salix alba) isoliert, ist als Analgetikum obsolet, da die Verträglichkeit nach oraler Einnahme schlecht ist. Die Magenschleimhaut wird irritiert, punktförmige Blutungen treten auf (keratolytische Wirkung bei Anwendung auf der äußeren Haut, s. S. 492).

Die **Acetylsalicylsäure** enthält einen labilen Essigsäurerest, der sich nach Ablösung kovalent an Makromoleküle wie die Cyclooxygenase zu binden vermag.

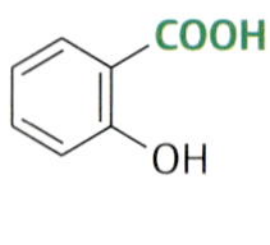

Salicylsäure 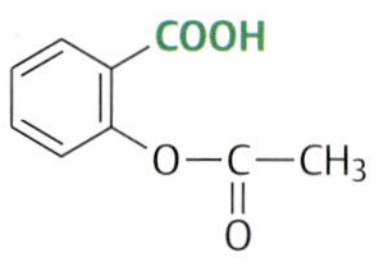   Acetylsalicylsäure

▶ **Wirkungsweise** und ▶ **Anwendung.** Infolge der Acetylierung ist die Cyclooxygenase irreversibel inaktiviert, dies spielt bei der Unterdrückung der Thromboxan-A_2-Synthese in Blutplättchen zum Zwecke der **Thrombozytenaggregations-Hemmung** eine wichtige Rolle. Diese spezielle Art der Cyclooxygenase-Hemmung, die nur der Acetylsalicylsäure zukommt, lässt sich schon mit niedrigen Dosierungen von 0,03 – 0,1 g täglich oder 2 × 0,3 g/Woche erreichen. Die Anwendung von Acetylsalicylsäure als Hemmstoff der Thrombozyten-Aggregation ist genauer auf S. 188 behandelt.

Beim Vergleich des therapeutischen Wertes mit der Häufigkeit und Schwere der Nebenwirkungen (s. u.) ergibt sich für die Acetylsalicylsäure ein vergleichsweise günstiges Verhältnis, so dass ihre Anwendung als **Analgetikum** und als **Antipyretikum** empfohlen werden kann. Die Wirkung einer analgetischen Dosis (0,5 – 1,0 g) von Acetylsalicylsäure hält 2 – 4 Stunden an. Für die antiphlogistische Wirkung werden höhere Dosen von Acetylsalicylsäure (mehr als 3,0 g/d) benötigt. Da die Acetylsalicylsäure eine vielfach höhere Hemmwirkung auf die Cyclooxygenase I im Vergleich zum Typ II besitzt, ist das Auftreten von Nebenwirkungen wahrscheinlich (s. u.). Aufgrund dieser geringen therapeutischen Breite ist Acetylsalicylsäure als Antirheumatikum weitgehend abgelöst worden durch die neuen nicht-steroidalen Antirheumatika.

▶ **Pharmakokinetik.** Die Resorption von Acetylsalicylsäure aus Magen und Darm erfolgt schnell und vollständig. Der Acetyl-Rest wird im Organismus rasch abgespalten. Im Plasma ist die Salicylsäure konzentrationsabhängig zu 80 – 95 % an Eiweiße gebunden. In der Leber wird sie zum Teil an Glycin und Glucuronsäure gekoppelt, ein kleiner Teil zu Gentisinsäure oxidiert (Abb. 11.**11**).

Im Blut beträgt der Anteil an gekoppelter Salicylsäure nur wenige Prozent, im Urin dagegen kann der Anteil an Kopplungsprodukten sehr hoch sein. Die Ursache hierfür ist in der pH-abhängigen tubulären Rückresorption der freien Salicylsäure zu sehen. Je niedriger die Protonen-Konzentration im Urin ist, desto geringer ist die Rückresorption und umso schneller verläuft die renale Elimination. Salicylsäure wird mit einer Halbwertzeit von etwa 3 Stunden ausgeschieden, wenn normale Dosen aufgenommen worden sind. Nach Zufuhr hoher Dosen oder im Vergif-

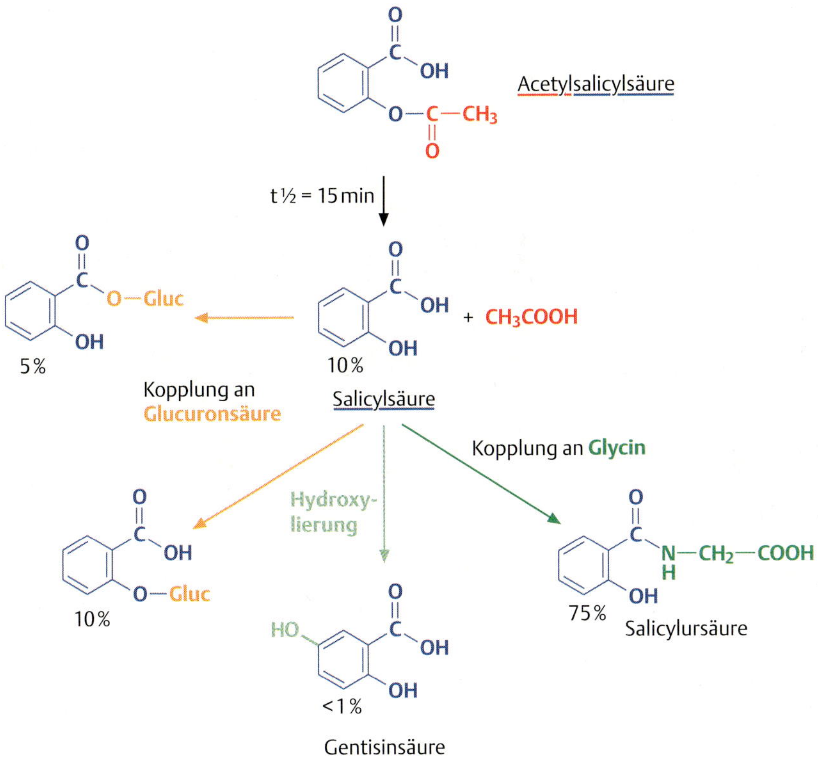

Abb. 11.**11** **Metabolismus von Acetylsalicylsäure.** Die Hydrolyse zur Salicylsäure verläuft im Blut mit einer Halbwertzeit von ca. 15 Minuten, die weiteren Umwandlungen (Kopplung an Glucuronsäure oder Glycin und Hydroxylierung) gehen sehr viel langsamer vonstatten und sind stark dosisabhängig. Die Prozentzahlen geben den Anteil des betreffenden Metaboliten *im Urin* an, der Prozentsatz an Salicylsäure nimmt mit steigendem pH-Wert des Urins jedoch zu (Alkalisierung → geringere tubuläre Rückresorption).

tungsfall verläuft die Salicylsäure-Elimination wesentlich langsamer (Halbwertszeit bis zu 30 Stunden), weil die Kopplungsprozesse in der Leber überfordert sind und weil die unveränderte Salicylsäure im Gegensatz zu den Kopplungsprodukten in der Niere immer wieder tubulär rückresorbiert wird (Abb. 11.**11**).

Die Geschwindigkeit, mit der die analgetische Wirkung einsetzt, hängt von der **Zubereitung** ab: Am schnellsten wirken die Brause- und die Kautablette, dann folgt die normale Tablette, während die mikroverkapselte Form aufgrund der langsamen Freisetzung des Wirkstoffes bei vergleichbarer Dosierung kaum einen analgetisch wirksamen Blutspiegel erzeugt. Acetylsalicylsäure liegt auch in injizierbarer Darreichungsform vor, welche das Lysinsalz der Säure (Lysinacetylsalicylat) enthält.

▶ **Nebenwirkungen.** Die akuten Nebenwirkungen von Acetylsalicylsäure sind im Allgemeinen nicht ernsthafter Natur und durch Reduktion der Dosis oder Absetzen rückgängig zu machen.

Wenn bei antirheumatischer Therapie die hohen Tagesdosen von 6–8 g benötigt werden, ist mit dem Auftreten **zentralnervöser Erscheinungen** wie Schwindel, Ohrensausen, Schwerhörigkeit, Kopfschmerzen und Benommenheit zu rechnen. Die aufgrund der Hemmung der Prostaglandin-Synthese zu erwartende **Schädigung der Magenschleimhaut** ist zwar dosisabhängig, aber auch schon bei niedriger Dosierung können Erosionen und Blutungen auftreten. Beim Vergleich mit anderen nichtsteroidalen Antiphlogistika schneidet Acetylsalicylsäure jedoch in dieser Hinsicht noch günstig ab. Unter dem Einfluss von Acetylsalicylsäure kann eine **Verschlechterung der Nierenfunktion** auftreten. Dies gilt besonders für Patienten mit Hypovolämie sowie Herzmuskelinsuffizienz und Leberzirrhose mit Ödemen. Eine Hemmung der Prostaglandin-Synthese führt zu einer Drosselung der renalen Durchblutung mit Nierenversagen, weil die

Angiotensin-II-bedingte Vasokonstriktion in der Niere nicht mehr durch das lokal entstehende Prostaglandin kompensiert wird. Unabhängig von diesem Mechanismus kann eine Retention von Wasser und Kochsalz auftreten, die als Gewichtszunahme imponiert und zu Ödemen führen kann. In höheren Konzentrationen kann Acetylsalicylsäure die Leberfunktion beeinträchtigen (Transaminasen-Anstieg im Serum meist ohne weitere Symptome).

Überempfindlichkeitsreaktionen, z.B. Asthma bronchiale (sog. **„Analgetikum-Asthma"**), welches besonders bei Allergikern auftritt, sind wohl darauf zurückzuführen, dass nach Gabe von Analgetika, die COX-Hemmstoffe sind, vermehrt Leukotriene entstehen können (s. S. 283). Salicylate hemmen außerdem die Synthese der Gerinnungsfaktoren in der Leber. Diese Wirkung gewinnt besondere Bedeutung bei eingeschränkter Leberfunktion und bei Patienten, die chronisch mit Cumarinen behandelt werden. An die zusätzliche Hemmung der Thrombozyten-Aggregation, die schon nach niedrigen Dosen eintritt, sei hier erinnert.

Die hohe Dosierung und längere Anwendung von Acetylsalicylsäure während der **Schwangerschaft** verbietet sich. Auch in niedriger Dosis ist die Anwendung nach der 36. Schwangerschaftswoche kontraindiziert. Der Geburtstermin kann hinausgezögert werden (Wehenhemmung!), der Ductus arteriosus Botalli kann sich vorzeitig schließen, beim Neugeborenen sind intrakranielle Blutungen möglich, der Blutverlust bei der Mutter nach der Entbindung kann erhöht sein. Nach epidemiologischen Untersuchungen erhöht Acetylsalicylsäure die perinatale Mortalität der Un- bzw. Neugeborenen, wenn die Substanz über längere Zeit von der Graviden regelmäßig eingenommen wird. Gegen eine kurzfristige Anwendung in „analgetischer" Dosierung ist dagegen nichts einzuwenden.

Kontraindikationen. Die Acetylsalicylsäure ist kontraindiziert bei Blutungsneigungen (auch bei antithrombotischer Therapie mit Antikoagulantien), bei Gastritis oder bei Verdacht auf Ulcus ventriculi oder duodeni. Mit Vorsicht sollte die Acetylsalicylsäure, wie auch alle anderen Prostaglandin-Synthese-Hemmstoffe, bei Patienten mit Neigung zu allergischen Erkrankungen (z.B. Heuschnupfen, Urtikaria) gegeben werden, da diese Substanzen die Synthese von Leukotrienen fördern können. Vorsicht ist auch angebracht bei Patienten mit vorgeschädigter Niere.

Vergiftung. Bei akzidenteller und suizidaler Einnahme von mehr als 10,0 g Acetylsalicylsäure kommt es zur akuten Vergiftung. Die Störung ist im Säuren-Basen-Gleichgewicht des Blutes gelegen. Aufgrund einer starken, zentral ausgelösten Hyperpnoe sinken die Kohlendioxid-Spannung und kompensatorisch auch die Hydrogencarbonat-Konzentration, der Harn wird alkalisch, im Blut ist der pH-Wert unverändert oder etwas zur alkalischen Seite verschoben. Für eine leichte Leberschädigung spricht das Auftreten von Transaminasen im Plasma. Schließlich kommt es nach Durchlaufen eines Exzitationsstadiums zu Bewusstseinsverlust, Dyspnoe und Tod an zentraler Atemlähmung. Die **Therapie** der Vergiftung muss die Störungen im Säuren-Basen- und Elektrolythaushalt möglichst schnell rückgängig machen. Sobald die respiratorische Alkalose durch Zusatz von Kohlendioxid zur Atemluft überwunden ist, muss für die Beschleunigung der renalen Ausscheidung des Salicylates gesorgt werden. Dies geschieht unter Beachtung der Atmung und des Blut-pH durch Zufuhr von Natriumhydrogencarbonat oder -lactat, um durch Alkalisierung des Urins vermehrt die polare Form der Salicylsäure zu erzeugen und damit die tubuläre Rückresorption zu vermindern. Ferner wird die renale Elimination durch Zufuhr von Mannit-Lösung gesteigert. Bei sehr schweren Vergiftungen können Austauschtransfusionen und eine Peritonealdialyse lebensrettend sein.

Amphiphile Säuren

Ausgehend von der Acetylsalicylsäure ist eine Vielzahl von amphiphilen Säuren entwickelt worden, die ebenfalls antiphlogistisch, antipyretisch und analgetisch wirksam sind und ähnliche Nebenwirkungen auslösen können.

Struktur und ▶ **Wirkungsweise.** Der molekulare Aufbau der amphiphilen Säure-Antiphlogistika ist recht einfach (Abb. 11.12). Eine Essig- oder Propionsäure ist mit einem hydrophoben aromatischen Rest substituiert. Dieser einfache Aufbau weist darauf hin, dass die physiko-chemischen Eigenschaften wichtig sind. Auf der anderen Seite besteht eine gewisse Stereoselektivität, die zeigt, dass für die Hemmung der Cyclooxygenase der räumliche Molekül-Aufbau eine Rolle spielt. Die Art der Interaktion mit dem Enzym ist für die Substanzen dieser Gruppe nicht einheitlich. Es sei an dieser Stelle nochmals darauf hingewiesen, dass neben der Hemmung der für

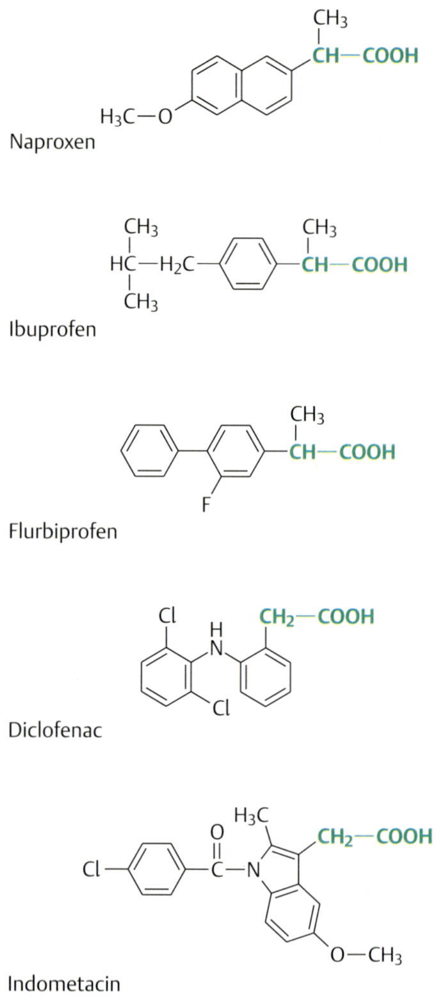

Abb. 11.**12** **Amphiphile Säuren.**

die Krankheitssymptome wichtigen Cyclooxygenase II auch immer die physiologisch wichtige Cyclooxygenase-I-Aktivität reduziert wird.

▶ **Anwendung.** Die Hauptindikation für diese Arzneimittel sind **Erkrankungen des rheumatischen Formenkreises**. Diese Pharmaka könnten aber ebensogut primär als Analgetika Verwendung finden; jedoch sollten nur solche Substanzen zur reinen Schmerztherapie benutzt werden, die hinsichtlich ihres Nutzen-Risiko-Verhältnisses ähnlich wie die Acetylsalicylsäure zu beurteilen sind, so z.B. Naproxen und Ibuprofen.

▶ **Nebenwirkungen.** Bei der Behandlung „rheumatischer Erkrankungen" ist die langdauernde Zufuhr höherer Dosen von Säure-Antiphlogistika notwendig. Unter dieser Bedingung sind Nebenwirkungen verhältnismäßig häufig. Im Vordergrund stehen **Schädigungen der Magenschleimhaut** mit Oberbauchbeschwerden, Blutungen und Ulcera. Daneben treten **Nierenfunktionsstörungen** (Wasser- und NaCl-Retention, Blutdrucksteigerung), seltener Exantheme, Leberfunktionsstörung, zentralnervöse Symptome und Blutbildungsstörungen auf. Ferner ist an Arzneimittelinterferenzen mit anderen

Eiweiß-gebundenen Pharmaka zu denken (Cumarine, orale Antidiabetika).

Wahl des Antiphlogistikums. Die Wahl eines Säure-Antiphlogistikums wird vornehmlich bestimmt durch das Verhältnis Hauptwirkung zu Nebenwirkungen im Einzelfall. Diese Arzneimittelgruppe besteht aus einer sehr großen Zahl von Substanzen und ständig werden neue auf den Markt gebracht. Da seltene, aber schwerwiegende Nebenwirkungen erst nach Einführung und damit häufiger Anwendung offenbar geworden sind, mussten einige neu eingeführte Antiphlogistika nach kurzer Zeit wieder zurückgezogen werden. Daher empfiehlt es sich auch, Neueinführungen gegenüber zurückhaltend zu sein, da genügend Säure-Antiphlogistika verfügbar sind, deren Nutzen-Risiko-Verhältnis bekannt ist.

Naproxen. ▶ Falls mit der Acetylsalicylsäure die Therapie nicht erfolgreich ist, sollte bei **chronischen (rheumatischen) Entzündungen** Naproxen der Vorzug gegeben werden. ▶ Es besitzt eine gute antiphlogistische Wirkung und eine geringe Neigung, Nebenwirkungen hervorzurufen. ▶ Wegen seiner langsamen Elimination (6-Demethylierung und damit Freilegung der OH-Gruppe für eine Kopplung) ist es besonders für die chronische Therapie geeignet. ▶ Sehr selten sind jedoch massive gastrointestinale Blutungen beobachtet worden. Wie alle Substanzen dieser Gruppe hemmt auch Naproxen die Synthese von Gerinnungsfaktoren in der Leber (beachte Synergismus zu den Cumarinen). Es ist stark eiweißgebunden (Verstärkung der Wirkung von Cumarinen und oralen Antidiabetika) und beeinträchtigt die Mucoid-Synthese in der Magenschleimhaut. Bei bestehender Überempfindlichkeit gegenüber der Acetylsalicylsäure ist damit zu rechnen, dass eine derartige Überempfindlichkeit gegenüber allen anderen Säure-Antiphlogistika einschließlich Naproxen bestehen kann.

Ibuprofen ▶ ist eine Substanz mit guter antiphlogistischer und analgetischer Wirksamkeit und niedriger Nebenwirkungshäufigkeit, daher steht es rezeptfrei zur Verfügung. ▶ Allerdings sind einige Fälle von intrakranieller Drucksteigerung berichtet worden. ▶ Von Naproxen unterscheidet sich Ibuprofen nur durch seine schnellere Elimination. ▶ Da Ibuprofen schnell eliminiert wird (Oxidation und Kopplung), eignet es sich zur **Therapie akuter Schmerzzustände.** Im Prinzip wohl ähnlich zu beurteilen bezüglich der Wirksamkeit sind andere Propionsäure-Derivate wie **Ketoprofen** und **Flurbiprofen**, die sich aber in ihrer Pharmakokinetik unterscheiden.

Diclofenac ist stark wirksam und wird in niedriger Dosierung zugeführt. ▶ Die enterale Resorption ist gut, aber fast die Hälfte der gegebenen Substanz wird durch die Leber präsystemisch eliminiert. Die Plasma-Eiweiß-Bindung ist ausgeprägt und liegt bei über 99%. Diclofenac wird schnell durch Glucuronidierung der Säuregruppe und nach Hydroxylierung der Phenyl-Ringe durch Kopplung abgebaut. Diclofenac selbst besitzt eine Eliminationshalbwertzeit von 1–2 Stunden. ▶ Aufgrund großer Patientenzahlen lassen sich gute Aussagen über die Nebenwirkungshäufigkeit bei Therapie mit Diclofenac machen: Insgesamt sind bei 12% der Behandelten Nebenwirkungen zu verzeichnen, 10% leiden unter gastrointestinalen Beschwerden. Damit schneidet Diclofenac im Vergleich zu anderen Säure-Antiphlogistika gut ab. Einzelfälle von Knochenmarkdepression sind berichtet worden.

Indometacin und sein Glykolsäureester **Acemetacin** ▶ sollten chronisch nur angewendet werden, wenn die Therapie mit den vorgenannten Säure-Antiphlogistika nicht zum Ziel geführt hat. ▶ Sie besitzen stärker ausgeprägte Nebenwirkungen. Bei therapeutisch-effektiver Dosierung treten Nebenwirkungen bei ca. 40% aller Patienten auf, die zum Abbruch der Indometacin-Therapie bei bis zu 20% aller Patienten zwingen: Am häufigsten sind Beschwerden von seiten des Magen-Darm-Kanals (Schädigung der Schleimhaut), Kopfschmerzen und Schwindel. Hinzu kommen Schleimhautschädigung in der Mundhöhle und Vagina, Störung der Leberfunktion, Auslösung von Bronchialasthma und anderen „pseudoallergischen" Reaktionen, renal bedingte Ödeme; ferner Einschränkung der Vigilanz, Störung des Sensorium, Sehstörung durch Retinaschädigung. Besonders hingewiesen werden muss auf die Möglichkeit einer Knochenmarkdepression, in deren Gefolge latente Infektionen aktiviert werden können. Bei Kindern ist besondere Vorsicht geboten. ▶ Indometacin wird durch Demethylierung am Sauerstoff, Spaltung des Moleküls durch N-Deacylierung und durch Kopplung abgebaut; 10–20% der Substanz werden unverändert im Urin ausgeschieden. Die Plasma-Eiweißbindung ist auch bei diesem Antiphlogistikum recht hoch (~90%).

Neben den bisher genannten Säure-Antiphlogistika, über die ein größeres Erfahrungsgut vorliegt, befinden sich weitere Substanzen dieser Art im Handel, die chemisch nach dem gleichen Prinzip gebaut sind und keinen therapeutischen Vorteil aufweisen: **Lonazolac**, **Tiaprofensäure** (ungewöhnliche Nebenwirkung: Cystitis), das Anthranilsäure-Derivat **Mefenaminsäure** sowie das Analogon **Nifluminsäure**. Besonders die Anthranilsäure-Derivate haben sich in der antirheumatischen Therapie nicht bewährt, zumal bei ihrer Anwendung verstärkt mit Störungen der Nierenfunktion gerechnet werden muss. Trotz der großen Fülle an Substanzen kommen immer noch neue Verbindungen hinzu.

Enolat-Anionen

Struktur. Eine Gruppe von Pharmaka, die antiphlogistisch wirkt, enthält keine COOH-Gruppen. Bei physiologischem pH-Wert bilden diese sauren Substanzen aber Anionen und besitzen damit Säurecharakter.

Die Pyrazolidin-dion-Derivate **Phenylbutazon** und **Oxyphenbutazon** ▶ sind nur indiziert in besonderen Fällen: nämlich akuter Gichtanfall und akuter Schub bei Morbus Bechterew. Ihre therapeutische Breite ist wesentlich geringer als die der üblichen Antiphlogistika vom Säuretyp. ▶ Phenylbutazon wird enteral gut resorbiert, es ist stark eiweißgebunden und wird langsam metabolisiert (Hydroxylierung und Kopplung) und renal ausgeschieden. Seine Plasmahalbwertzeit beträgt mehr als 50 Stunden, daher kumuliert Phenylbutazon. Als Einleitungsdosis dürfen nicht mehr als 0,6 g und als Erhaltungsdosis nicht mehr als 0,4 g pro Tag gegeben werden. Die Anwendung soll so kurz wie möglich gehalten werden. ▶ Die Nebenwirkungen bestehen in Schädigungen der Blutbildung (Leukopenie, Agranulozytose) und der Schleimhäute des Gastrointestinal-Traktes (Oberbauchbeschwerden, Reaktivierung alter Ulcera), eine Nierenfunktionsstörung führt zu Wasser- und Kochsalz-Retention (Gewichtszunahme des Patienten). Sehr selten sind Fälle von akutem Nierenversagen und von akuter Leukämie berichtet worden. Die intramuskuläre Injektion von Phenylbutazon ist mit großer Skepsis zu betrachten, da immer mit einer Gewebsschädigung zu rechnen ist (die Schmerzen werden durch den Zusatz eines Lokalanästhetikums unterdrückt) und irreversible Nervenschäden, z.B. des N. ischiadicus, beobachtet worden sind. Nach systemischer und lokaler Anwendung von Phenylbutazon und seinen Derivaten können, unabhängig von der Dosis, allergische Reaktionen auftreten, die sich vornehmlich an der Haut, aber auch als Knochenmarkdepression bemerkbar machen können. Im Laufe einer chronischen Therapie ist mit einer Leberzellschädigung zu rechnen. Die Anwendung von Phenylbutazon kann nicht empfohlen werden.

Azapropazon liegt bei physiologischem pH-Wert als Zwitterion vor.

Azapropazon

▶ Die Substanz besitzt günstige pharmakokinetische Eigenschaften: Die Eliminationshalbwertszeit beträgt etwa 24 Stunden. Azapropazon wird zu 65% unverändert renal ausgeschieden (es wirkt damit urikosurisch), 20% sind hydroxyliert. ▶ Azapropazon eignet sich zur Prophylaxe und Therapie von **traumatischen und postoperativen Schwellungen**. Zur längerdauernden Behandlung eines rheumatischen Leidens ist Azapropazon nicht zu empfehlen, da die ▶ Nebenwirkungen im Vergleich zu Ibuprofen, Diclofenac oder Naproxen zu ausgeprägt sind. Photosensibilisierung kann während der Zufuhr von Azapropazon auftreten. Über hämolytische Anämien und Lungeninfiltrationen ist berichtet worden.

Piroxicam, als Oxicam-Derivat deklariert, besitzt im Vergleich zu den eigentlichen Säure-Antiphlogistika keine Vor-, sondern Nachteile. ▶ Bei der Normdosierung (20 mg) ist mit Nebenwirkungen zu rechnen. (Es sei hier vermerkt, dass Piroxicam (20 mg/d) als Mittel benutzt worden ist, um bei Versuchspersonen Schleimhautschäden im Magen auszulösen, die dann in einer Versuchsgruppe durch die Gabe eines zweiten Pharmakon abgeschwächt werden konnten: pharmakologisch und ethisch bemerkenswert!)

Eine Weiterentwicklung ist **Meloxicam**, das eine relativ höhere Affinität für die COX 2 als für die COX 1 besitzt. Der Unterschied ist aber nicht ausreichend. Daher haben sich die Hoffnungen auf ein Fehlen gastrointestinaler Nebenwirkungen nicht bestätigt. Es müssen also bei seiner Anwendung die gleichen Vorsichtsmaßnahmen wie bei den „klassischen" Antiphlogistika beachtet werden.

COX 2-Inhibitoren

▶ Selektive Hemmstoffe der Cyclooxygenase 2 wurden entwickelt, um den von den nicht selektiven Wirkstoffen bekannten antiphlogistischen Effekt auszunutzen, jedoch die unerwünschten Begleitwirkungen zu vermeiden, die auf die COX 1-Hemmung zurückgeführt wurden, besonders die gastrointestinalen Störungen. Die „Coxibe" Celecoxib und Rofecoxib besitzen, anders als die obengenannten Säure-Antiphlogistika, keine Säuregruppe. Sie lagern sich andersartig an die Cyclooxygenasen an und weisen für das Isoenzym COX 2 eine über 100fach höhere Affinität auf als für die COX 1.
▶ Nach peroraler Zufuhr werden die Substanzen aus dem Magen-Darm-Trakt gut, aber nicht sehr schnell, aufgenommen. Maximale Blutspiegel werden nach 2–4

Celecoxib

Metabolit

Rofecoxib

Stunden erreicht. Fetthaltige Nahrung verzögert die Resorption. Die Substanzen werden hepatisch biotransformiert, besonders bei Celecoxib ist das Cytochom-P450-System wichtig. Die Plasmahalbwertzeit beträgt für Celecoxib 11 h und für Rofecoxib 17 h.
▶ Indikationen für die Substanzen sind eine **rheumatoide Arthritis** oder eine **aktivierte Arthrose**. Die Dosierung ist für die beiden Substanzen unterschiedlich: 12,5–25 mg einmal täglich für Rofecoxib, 2-mal 100–200 mg pro Tag für Celecoxib. Obwohl die Substanzen gut analgetisch wirken, eignen sie sich wegen des langsamen Anflutens nicht für die Behandlung von akuten und vorübergehenden Schmerzzuständen, z.B. Kopf- oder Zahnschmerzen.
Angemerkt sei hier, dass bei Patienten mit familiärer Polyposis coli durch Celecoxib-Therapie die Zahl kolorektaler Polypen reduziert werden konnte.
▶ Gastrointestinale Ulzera scheinen seltener vorzukommen als bei einer Therapie mit nichtselektiven nichtsteroidalen Antirheumatika (NSAR). Ob die Häufigkeit schwerer Ulkuskomplikationen gegenüber NSAR-Gabe herabgesetzt ist, scheint derzeit offen (Bedeutung von COX 2 für die Wundheilung). Kontraindiziert sind

---

Box 11.9

Analgetische Mischpräparate

Der Gabe einer Einzelsubstanz ist prinzipiell der Vorzug zu geben. In der Praxis lässt sich dieser Grundsatz aber nicht immer verwirklichen. Die Kombination von Acetylsalicylsäure, Paracetamol und Codein untereinander kann bedingt befürwortet werden, da sich die analgetischen Effekte addieren, die Nebenwirkungen dagegen durch Reduktion der Mengen an Einzelkomponenten vermindert werden. Eine derartige Kombination ist z.B. Paracetamol plus Codein. Der Zusatz von Coffein, wie er in einer großen Anzahl von Präparaten enthalten ist, soll die analgetische Wirkung erhöhen, fördert aber die Gewohnheitsbildung und ist somit nicht empfehlenswert.
In der Roten Liste 2002 sind ca. 70 Kombinationspräparate enthalten. Bis vor einigen Jahren enthielt ein Teil der Kombinationspräparate zusätzlich noch ein Barbiturat. Die Mischung Coffein plus Barbiturat löste bei vielen Patienten einen langjährigen Missbrauch mit Dosissteigerung aus. Das Resultat war eine Nierenschädigung mit irreversibler Insuffizienz: **Analgetika-Nephropathie**.

die Substanzen, wenn ein akutes peptisches Ulkus besteht, oder bei gastrointestinalen Blutungen. Renale Funktionsstörungen kommen vor (Bedeutung von COX 2 bei Dehydratation). Ödeme scheinen seltener zu sein als unter nicht selektiven NSAR. Der Blutdruck kann ansteigen. Die Thrombozytenaggregation wird nicht gehemmt; diskutiert wird, ob die Substanzen kardialen Durchblutungsstörungen Vorschub leisten können (Bedeutung der COX 2 für die endotheliale Prostacyclin-Bildung). Wird ein COX 2-Hemmstoff bei einem Patienten mit kardiovaskulärem Risiko angewandt und zusätzlich Acetylsalicylsäure zur Thromboseprophylaxe gegeben, geht der Vorteil hinsichtlich der gastrointestinalen Verträglichkeit wohl verloren. Kontraindiziert sind die Substanzen bei Patienten mit bekannter Analgetika-Intoleranz (Analgetikum-Asthma); klinische Studien werden zeigen, ob diese Kontraindikation aufrecht erhalten bleiben muss. Während der Schwangerschaft (Wehenhemmung, vorzeitiger Schluss des Ductus arteriosus Botalli; Missbildungen bei COX 2-defizienten Tieren) und in der Stillzeit sollen die Substanzen nicht angewandt werden. Zusammengefasst erscheint derzeit nicht geklärt, inwieweit das Prinzip der selektiven COX 2-Hemmung klinische Vorteile gegenüber der nichtselektiven COX-Hemmung hat.

11.4.3 Anhang: Antirheumatische Basistherapeutika

In der Therapie rheumatischer Erkrankungen wird der Begriff Basistherapeutika benutzt, um die Wirkung von Goldverbindungen, Chloroquin, D-Penicillamin, Sulfasalazin, Immunmodulatoren und Methotrexat zu charakterisieren. Die Pharmaka werden in der Hoffnung gegeben, das Fortschreiten der Erkrankung zu verlangsamen. Während die Wirkung der nicht-steroidalen Antiphlogistika und der Glucocorticoide unmittelbar nach der Zufuhr einsetzt, müssen die Basistherapeutika über Wochen und Monate angewandt werden, ehe sich die Wirkung oder die Nebenwirkungen ausbilden.

Für die **Anwendung der „Basistherapeutika"** ergeben sich etwa folgende Richtlinien:

- Eine Basistherapie sollte so früh wie möglich begonnen werden, in der Regel sofort nach der Diagnosesicherung.
- Schon in der Frühphase der rheumatischen Arthritis sollten in Fällen mit hoher Aktivität und vermutlich schlechter Prognose aggressive Therapie-Konzepte zur Anwendung kommen.
- Erweist sich die Behandlung mit *einem* Basistherapeutikum als nicht genügend wirksam, sollte baldmöglichst der Versuch einer Kombinationstherapie unternommen werden.
- Eine wirksame Basistherapie sollte solange wie möglich durchgeführt werden.

Box 11.10

Die Problematik der „Basistherapie"

Der eigentliche Wirkungsmechanismus vieler Basistherapeutika, der zur Bremsung des rheumatischen Grundprozesses führt, ist bis heute nicht geklärt. Allen Substanzen gemeinsam ist die lange Latenz bis zum Wirkungseintritt und ein verhältnismäßig hohes Nebenwirkungsrisiko. Da aber die zugrundeliegende rheumatische Erkrankung ein schmerzhaftes Leiden darstellt, das mit funktionellen Einschränkungen und morphologischen Destruktionen einhergeht, müssen die möglichen Nebenwirkungen sowohl von den akut wirkenden Antiphlogistika und Glucocorticoiden als auch von den Basistherapeutika in Kauf genommen werden.

Der erfahrene Rheumatologe wird aus der Vorgeschichte, der Persönlichkeit des Patienten, dem Typ der Erkrankung und der individuellen Reaktion seine Wahl an antirheumatischen Pharmaka treffen. Aufgrund neuerer Erfahrungen wird zunehmend Methotrexat bevorzugt. D-Penicillamin wird kaum noch verwendet.

Die Substanzen seien hier im Überblick kurz erörtert; die meisten von ihnen werden an anderer Stelle ihrer systematischen Einordnung entsprechend behandelt.

Substanzen mit lysosomaler Speicherung

▶ **Wirkungsweise.** Gold und (Hydroxy-)Chloroquin werden bei chronischer Zufuhr in Lysosomen angereichert. Besonders betroffen scheinen phagozytierende Zellen zu sein (Abb. 11.**13**). Wenn der Prozess stärkere Ausmaße erreicht, kann die Zellfunktion beeinträchtigt werden: Verlangsamte Ausreifung, verminderte Migrationsfähigkeit, reduzierte Teilnahme an Immunreaktionen.

Organische Gold-Verbindungen

Als Gold-Verbindungen sind **Aurothioglucose** (Gold-Gehalt 50%), **Aurothiomalat** (Gold-Gehalt 46%), **Aurothiopolypeptid** (Gold-Gehalt 13%) und **Auranofin** (Gold-Gehalt 29%) eingeführt; in jeder dieser Substanzen ist das Gold-Atom über ein Schwefel-Atom an ein organisches Molekül gebunden.

▶ **Pharmakokinetik und Dosierung.** Lediglich Auranofin kann oral zugeführt werden, die Resorptionsquote beträgt aber nur 25%. Die Therapie muss mit kleinen Dosen beginnen, z. B. Injektion von 10 mg Aurothioglucose oder Aurothiomalat in wöchentlichem Abstand; dann kann – falls sich eine gute Verträglichkeit erweist – die wöchentliche Dosis auf 20 bis 50 mg gesteigert werden, bis im Laufe mehrerer Monate eine Gesamtmenge von 1 g (entspricht 500 mg Gold) erreicht ist. Dieses Dosierungsschema ist notwendig, weil Überempfindlichkeitsreaktionen schon nach kleinen Dosen auftreten können (s. u.) und weil die Substanzen sehr stark kumulieren.

Das Kumulationsgleichgewicht von Auranofin liegt niedriger als das der anderen Präparate, womit möglicherweise die niedrigere Nebenwirkungshäufigkeit erklärt werden kann. Bei oraler Therapie mit Auranofin beträgt die Tagesdosis in der Regel 6 mg, was – bei Berücksichtigung der Resorptionsquote – einer wöchentlich aufgenommenen Menge von 10 mg entspricht und damit der Anfangsdosierung der zu injizierenden Präparate gleichkommt.

O=C—O—Na
|
CH₂
|
Au—S—CH
|
O=C—O—Na

Aurothiomalat, Na-Salz

Auranofin

Im günstigen Fall kommt der rheumatische Prozess unter der Gold-Therapie zum Stillstand. Dann kann eine niedrige Erhaltungsdosis (50 mg pro Monat) gegeben werden. Treten jedoch Nebenwirkungen auf oder die Gold-Zufuhr ergibt nach 4–6 Monaten bzw. nach Zufuhr von 1 g Gold-Verbindung keine Besserung des Krankheitsbildes, muss die Therapie abgebrochen werden.

▶ Die **Nebenwirkungen** der Gold-Therapie können sehr ausgeprägt sein, ihr Auftreten muss frühzeitig erkannt werden, weil die Patienten sonst schwere Schädigungen erleiden. Beim Auftreten von Nebenwirkungen muss die Therapie sofort beendet werden. Die Häufigkeit der Nebenwirkungen wird sehr unterschiedlich angegeben, sie hängt sicherlich vom Dosierungsschema, von der Aus-

wahl der Patienten und den Erfahrungen der behandelnden Ärzte ab.

Die häufigsten Nebenwirkungen von Gold-Verbindungen sind eine Dermatitis mit vorausgehendem Pruritus, Nierenschädigung mit Hämaturie und Albuminurie, Knochenmarkdepression, die die Leuko-, Erythro- und Thrombozytopoese betreffen kann. Häufig ist eine Eosinophilie erstes Anzeichen einer sich anbahnenden Intoxikation. Weniger häufig treten Schleimhautschäden im gesamten Verdauungstrakt einschließlich der Mundhöhle und Ablagerung von Gold in der Kornea auf (s. auch S. 516). Am Beginn der Behandlung kann es vorübergehend zu einer Verschlechterung der entzündlich-rheumatischen Symptome kommen. Es dauert ca. 1 Jahr (Eliminationshalbwertzeiten 60–80 Tage), bis die verabreichte Gold-Menge den Organismus wieder verlassen hat. Beim Vorliegen einer Gold-Vergiftung kann durch Gabe von Dimercaprol (S. 512) die Gold-Elimination beschleunigt werden.

Chloroquin, Hydroxychloroquin

Chloroquin (Formel S. 455). ▶ Bei Versagen der anderen Therapiemaßnahmen kann bei chronischer rheumatischer Arthritis und auch bei Lupus erythematodes chronicus discoides eine Therapie mit dem Antimalaria-Mittel Chloroquin versucht werden. Nach monatelanger Zufuhr von 0,15 g Base täglich war es in vielen Fällen symptomatisch wirksam. Der günstige Effekt zeigt sich subjektiv erst nach einigen Wochen, objektiv nach mindestens 2 Monaten.
▶ Etwa 10 % der Kranken vertragen die Behandlung nicht. Zahlreiche Nebenwirkungen sind zu beobachten, z.B. von Seiten der Haut Exantheme, Pigmentierung, Photosensibilisierung, Haarausfall, Grauwerden der Haare, daneben Muskeldegenerationen und -dystrophien und epileptiforme Krampfanfälle. Am Auge finden sich mitunter Funktionsstörungen und eine durch Einlagerung von „Kristallen" erzeugte Trübung der Kornea mit mehr oder weniger ausgeprägter Sehstörung. In seltenen Fällen können außerdem nach langer Behandlungsdauer Netzhautschädigungen unter dem Bilde einer Retinopathia pigmentosa auftreten. Die Erscheinungen an der Hornhaut sind reversibel. Da der schwere Prozess an der Netzhaut aber auch nach Absetzen des Mittels fortschreiten kann, sollten die Höhe der Tagesdosis und die Dauer der Therapie möglichst begrenzt werden. Feinere Prüfungen der Sehfunktion sind notwendig. Chloroquin darf in der für diese Indikation benötigten täglichen Dosierung in der Schwangerschaft nicht angewendet werden.

Hydroxychloroquin wird ebenso wie die Ausgangssubstanz als Basistherapeutikum eingesetzt. Die Dosierung, die Indikation und das Nebenwirkungsprofil sind ähnlich wie bei der Chloroquin-Therapie; möglicherweise ist die schädliche Wirkung auf die Augen geringer.

Substanzen mit unklarer Wirkungsweise

d-Penicillamin. ▶ d-Penicillamin (β-Mercaptovalin) ist chemisch gesehen eine reaktive Substanz, die mit Schwermetallen Komplexe bildet (S. 513) und die in der Lage ist, mit Aldehyden zu reagieren. Letztere Eigenschaft scheint dafür verantwortlich zu sein, dass die Polymerisation von Kollagen-Molekülen zu Kollagen-Fibrillen beeinträchtigt ist. Diese Hemmung der Kollagen-Bildung mag sich bei manchen Formen der rheumatischen Erkrankungen günstig auswirken. Darüber hinaus scheint Penicillamin die Funktionsfähigkeit verschiedener Zellarten einzuschränken, was sich z.B. in einer verminderten Immunabwehr und einer reduzierten Fibroblasten-Aktivität zeigt. Der genaue Wirkungsmechanismus auf zellulärer Ebene ist nicht bekannt.

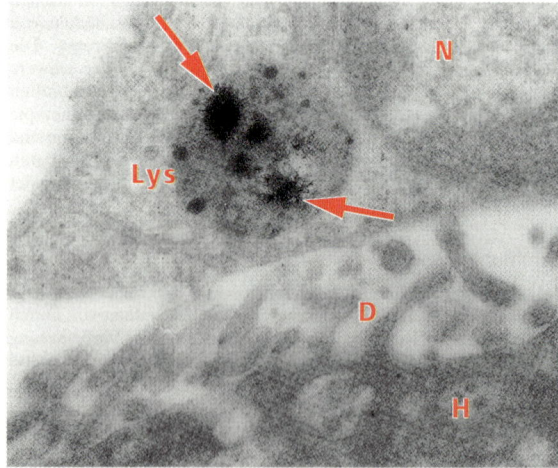

Abb. 11.13 Lysosomale Gold-Speicherung. Bei einer Ratte zeigen sich 4 Tage nach Injektion von Aurothiomalat (25 mg/kg Körpergewicht, i.m.) Goldspeicherungen in den Lysosomen (Lys) einer Kupffer-Sternzelle. Elektronenmikroskopische Aufnahme. Der Schnitt ist nicht kontrastiert, damit das Gold als elektronendichtes Material (Pfeile) deutlich hervortritt. N = Zellkern der Kupffer-Sternzelle, H = Hepatozyt, D = Disse-Raum. Vergr. 36 000 × (Aufnahme aus dem Anatomischen Institut der Universität Kiel).

▶ Aufgrund des schlechten Nutzen-Risiko-Verhältnisses, das d-Penicillamin bei der chronischen Therapie von rheumatischen Erkrankungen besitzt, ist die Verwendung dieser Substanz fast völlig verlassen worden.

Sulfasalazin ▶ wird vorwiegend zur Therapie chronisch-entzündlicher Darmerkrankungen (S. 237) angewandt. Es wurde ursprünglich als Mittel gegen die rheumatoide Arthritis entwickelt. Auch heute kann Sulfasalazin mit Erfolg als Basistherapeutikum in speziellen Fällen gegeben werden. ▶ Der Wirkungsmechanismus ist unklar.

Box 11.11

Glucocorticoide

Die Glucocorticoide sind ein wesentlicher Bestandteil der antirheumatischen Arzneimitteltherapie. Sie stellen jedoch keine Basistherapeutika zur dauerhaften Anwendung dar. Diese Substanzgruppe wird ausführlich ab S. 370 besprochen.

Der antiphlogistische Effekt der Glucocorticoide ergibt sich aus den antiproliferativen, den antiexsudativen und den immunsuppressiven Eigenschaften. Trotz dieses breiten Wirkspektrums bessern die Glucocorticoide den zugrundeliegenden Krankheitsprozess nicht, wohl dagegen die subjektiven Beschwerden; auch objektiv erfassbare Funktionsbesserungen sind zu registrieren. Bei der Beurteilung der subjektiven Besserung ist an die euphorisierende Wirkkomponente der Corticosteroide zu denken. Nach Absetzen der Glucocorticoid-Therapie kann eine Verschlechterung des Krankheitsbildes auftreten.

Die Indikation für die Anwendung der Glucocorticoide ist besonders bei akuten Schüben und Fortschreiten des destruktiven Prozesses gegeben. Neben dieser akuten Anwendung lässt sich mittels der Glucocorticoide die Latenzzeit bei der Therapie mit Basistherapeutika überbrücken. Geeignete Corticosteroide sind **Prednison** und **Prednisolon**.

Die Dosierung sollte bei diesen Erkrankungen niedrig beginnen (5 – 7,5 mg täglich) und kann im Laufe von einigen Wochen auf 12,5 mg gesteigert werden. Nach ca. 2 Monaten muss versucht werden, die Zufuhr von Glucocorticoiden langsam zu beenden. Neben dieser Dosierung bei chronischem Verlauf kann bei akutem Schub einer rheumatischen Arthritis eine kurzzeitige Stoßtherapie mit 40 – 60 mg/Tag Prednisolonäquivalent und schneller Dosisreduktion, bei perakutem Verlauf mit lebensbedrohlichen Komplikationen auch eine parenterale Gabe von 250 – 1000 mg/Tag für wenige Tage durchgeführt werden. Bei Befall einzelner Gelenke kommt eine intraartikuläre Injektion in Frage, allerdings nur unter streng sterilen Kautelen.

Immunsuppressive Therapie

Methotrexat. ▶ Der Folsäure-Antimetabolit Methotrexat (s. S. 477) hat sich als wichtiges Antirheumatikum erwiesen. Er gewinnt in der Rheuma-Therapie immer mehr an Bedeutung, da die Chancen, eine Remission zu erzielen, wohl mit dieser Maßnahme am größten sind. Methotrexat ist ebenfalls wirksam bei der psoriatischen Arthritis und bei der Wegener-Granulomatose. ▶ Methotrexat bremst über seine immun-suppressiven Eigenschaften Autoimmunprozesse, die dem rheumatischen Geschehen zugrunde liegen. Die benötigte Dosierung kann niedrig gehalten werden, sie liegt bei 7,5 mg pro Woche (eventuell verteilt auf 3 Gaben), beginnend mit nur 2,5 mg pro Woche. ▶ Für eine zytostatische Therapie werden höhere Dosen benötigt, daher stehen bei der antirheumatischen Behandlung mit Methotrexat

die zytostatischen Nebenwirkungen nicht im Vordergrund. Es sollten aber regelmäßig das Diffenzialblutbild kontrolliert und die Leber- und Nierenfunktionen überwacht werden, da in diesen Bereichen Störungen auftreten können. Ob die gleichzeitige Zufuhr von Folsäure zur Abminderung der Nebenwirkungen einen Sinn macht, bleibt fraglich. Auch **Azathioprin** wird in dieser Indikation eingesetzt. Allerdings scheint das Nutzen-Nebenwirkungs-Verhältnis ungünstiger als beim Methotrexat zu sein. Seit einigen Jahren ist **Cyclosporin A** zur Behandlung der rheumatoiden Arthritis zugelassen. Es soll etwa so wirksam sein wie Gold oder Azathioprin, aber es ist auch durch häufige Nebenwirkungen belastet (Übelkeit, Blutdruckanstieg, Kopfschmerzen).

Ein neuer Ansatz, die chronisch rheumatisch-entzündlichen Prozesse günstig zu beeinflussen, besteht darin, die Wirkung eines der wichtigen Entzündungs-Promotoren, nämlich des den Zytokinen zugerechneten Tumor-Nekrose-Faktor-α zu verhindern. **Etanercept** ist ein Fusionsprotein, das zwei Ligand-Bindungsstellen des TNF-α-Rezeptors gebunden an ein F_c-Stück von humanen IgG enthält und somit TNF-Moleküle bindet und damit biologisch inaktiviert. **Infliximab** ist ein monoklonaler Antikörper gegen den TNF-α, ob gelöst oder membrangebunden, komplexiert mit ihm und verringert die wirksame Konzentration dieses Zytokins. Jedoch haben sich zwei zu beachtende Nebenwirkungen ergeben: Reaktivierung einer Tuberkulose und Verschlechterung einer Herzmuskelinsuffizienz.

Als immunmodulatorische Neuentwicklung ist **Leflunomid** zu nennen, das die Proliferation aktivierter T-Lymphozyten hemmt und günstig in den Verlauf der rheumatoiden Arthritis eingreift.

Lokale Therapie

Bei vorwiegendem Befall einzelner (großer) Gelenke kann durch **intraartikuläre Injektion von Corticosteroiden** ein antiphlogistischer Effekt erreicht werden. Dabei ist eine besonders strikte Einhaltung steriler Kautelen erforderlich, da die Infektabwehr im Gelenk reduziert wird. Einmalige oder sehr seltene Injektionen können die subjektiven Beschwerden lindern, ohne jedoch den Krankheitsprozess zu unterbrechen oder den Verlauf zu verlangsamen. Die Elimination der kristallinen Zubereitung aus dem Gelenkspalt kann wochenlang dauern, so z. B. für Triamcinolonhexacetonid. Die wiederholte Gabe in Abständen kürzer als alle 4 Monate kann zu einer zusätzlichen Knorpelschädigung Anlass geben. Angeschuldigt werden hierfür die übermäßige Belastung des betreffenden Gelenkes wegen der fehlenden subjektiven Beschwerden und ein von den Corticosteroid-Kristallen ausgehender mechanischer Reiz.

Die **externe Applikation von nicht-steroidalen Antirheumatika** zur direkten Behandlung von *Gelenkerkrankungen* scheint unsinnig zu sein. Selbst gut penetrierende Wirkstoffe erreichen das Gelenk nicht direkt, da sie vorher vom kapillären Blutstrom abtransportiert werden. Wenn dennoch durch ein Säure-Antiphlogistikum-haltiges Monopräparat in Salbenform eine subjektive Besserung erreicht wird, könnte dies auf eine systemische Wirkung bei Auftragung einer genügenden Menge zurückzuführen sein. Der Effekt kann auch auf der Wirkung der Salbengrundlage (z. B. der kühlende Effekt eines Gels) beruhen oder auf dem Ritual der Behandlung. Bei *oberflächlich gelegenen Prozessen* ist dagegen ein antiphlogistischer und analgetischer Effekt durch den Wirkstoff selbst vorstellbar. Sehr viel stärker ausgeprägt ist der lokale Effekt, wenn das Externum zusätzlich hyperämisierende (s. u.) oder lokalanästhetische Stoffe enthält, von dieser Art sind zahllose Präparate im Handel.

Die lokale Behandlung rheumatisch erkrankter Gelenke durch **hyperämisierende Mittel** in Salbenform bewirkt subjektiv mitunter eine Linderung. Diese Mittel, vorwiegend Nicotinsäure-Derivate, dringen nicht in das betreffende Gelenk ein, sondern bewirken eine Vasodilatation der Hautgefäße und rufen damit ein Wärmegefühl hervor. Im übrigen sei hier auf die Bedeutung physikalischer und orthopädischer Maßnahmen hingewiesen.

— Notwendige Wirkstoffe

Antipyretische und nicht-steroidale Antirheumatika

Wirkstoff	Handelsname	Alternative	Bemerkungen
1. Antipyretische, analgetische Wirkstoffe			
Paracetamol	*Ben-u-ron®*, Kaps., Saft, Supp.	*Paracetamol* (von 14 Firmen), u. mehr als 20 Handelsnamen	
Antidot bei einer Paracetamol-Vergiftung:			
Acetylcystein-Na	*ACC®*, Inj. Lösung		
Metamizol	*Novalgin®* Tab., Amp.	*Novaminsulfon, Baralgin®*	
Acetylsalicylsäure	*Aspirin®* Tab.	*ASS, Acetylsalicylsäure*, 9 weitere Handelsnamen	
ASS-Lysin	*Aspisol®* Amp.	–	
Naproxen	*Proxen®* Tab., Saft	*Naproxen, Malexin®*	
Ibuprofen	*Brufen®* Drag.	*Ibuprofen* (10 Firmen), u. weitere ca. 40 Handelsnamen	
Diclofenac	*Voltaren®* Drag., Supp., Amp.	*Diclofenac* u. ca. 25 Handelsnamen	
Indometacin	*Amuno®* Kaps., Supp., Susp.	*Indometacin*, u. 12 Handelsnamen	
Rofecoxib	*Vioxx®* Tab., Susp.	–	
Celecoxib	*Celebrex®* Kaps.	–	
2. Antirheumatische Wirkstoffe („Basistherapeutika")			
Aurothiomalat	*Tauredon®* Amp.	–	
Auranofin	*Ridaura®* Tab.	–	
Chloroquin	*Resochin®* Tab., Amp.	*Arthrabas®, Weimerquin®*	
Hydroxychloroquin	*Quensil®* Drag.	–	
Sulfasalazin	*Azulfidine®* Tab.	*Sulfasalazin, Colo-Pleon®*	
Methotrexat	–	*Methotrexat, MTX®, Lantarel®*	
3. Immunmodulatoren (gegen rheumatoide Arthritis)			
Ciclosporin	*Sandimmun®*, Kaps., Lösg.	*Cicloral®* Kaps.	
Leflunomid	*Arava®* Tab.	–	
Infliximab	*Remicade®* Pulv.	–	
Etanercept	*Enbrel®* Pulv.	–	
4. Leukotrien-Antagonisten (gegen Asthma bronchiale)			
Montelukast	*Singulair®* Tab.	–	
Zafirlukast	*Accolater®* Tab.	–	

Eigene Eintragungen

· · ·

· · ·

Weitere im Handel erhältliche Analgetika und nicht-steroidale Antirheumatika

Aceclofenac	*Beofenac®*
Acemetacin	*Acemetacin, Rantudil®, Peran®*
Azapropazon	*Tolyprin®*
Etofenamat	*Rheumon®*
Ketoprofen	*Ketoprofen, Gabrilen®, Orudis®, Spondylon®*
Lonazolac	*Argun®, Arthro®*
Mefenaminsäure	*Parkemed®, Ponalar®*
Meloxicam	*Mobec®*
Mofebutazon	*Diadin®, Mofesal®*
Phenazon	*Aequiton®, Migräne-Kranit®*
Phenylbutazon	*Butazolidin®, Ambene®* u. a. (Amp. mit Lidocain-Zusatz)
Piroxicam	*Piroxicam, Felden®* u. 13 weitere Handelsnamen
Proglumetazin	*Protaxon®*

Propyphenazon	*Demec®, Isoprochin®*
Tiaprofensäure	*Surgam®*

Analgetische Mischpräparate

Paracetamol + Codein	*Azur comp®, Contraneural forte®, Gelonida®, Lonarid®, Mexe N®, Nedolon®, Pilfor®, Treupel ® comp.* u. a.
Acetylsalicyl-säure + Codein	*Dolviran N®, Praecineural®*

Analgetische Kombinationspräparate mit Coffein

Acetylsalicyl-säure + Paracet-amol + Coffein (50 mg/Tab.)	*Alacetan®, Dolomo®, Neuralgin®, Ratiopyrin®, Thomapyrin®, Cephapyrin®, HA-Tabletten®, Neuranidal®, Rio-Josipyrin®*

11.4.4 Therapeutische Aspekte

Indikation und Wahl der einzelnen Antiphlogistika. Für die Behandlung „rheumatischer" Erkrankungen ist von entscheidender Bedeutung, ob es sich um

- ein akutes rheumatisches Fieber,
- eine rheumatoide Arthritis (chronische Polyarthritis und ihre Sonderformen) oder um
- degenerativ-arthrotische Erkrankungen handelt.

Akutes rheumatisches Fieber

Dieser Erkrankung liegt eine Streptokokken-Infektion (Tonsillopharyngitis) zugrunde, in deren Gefolge nach einigen Tagen verschiedene Symptome einer immunologischen Störung auftreten können: Fieber, Polyarthritis und, besonders gefürchtet, eine Karditis mit bleibendem Myokard- und Klappenschaden.

Das rheumatische Fieber kann durch eine frühzeitige antibiotische Therapie des Streptokokken-Infektes verhindert werden (**Penicillin G**, gegebenenfalls **Macrolide**). Diese Behandlung ist so effektiv, dass die Komplikation „rheumatisches Fieber" zu einer Rarität geworden ist. Kommt es jedoch zur Ausbildung der Folgekrankheit (Nichtbehandlung des Streptokokken-Infektes!) ist auch heute noch die **Acetylsalicylsäure** als Mittel der Wahl anzusehen; sie muss anfänglich in hoher Dosierung (6–8 g/d) gegeben werden. Man kann die tägliche Menge dann aber bald entsprechend dem Erfolg reduzieren. Um einer Senkung des Prothrombin-Spiegels vorzubeugen, ist die gleichzeitige Gabe von Vitamin K_1 zu empfehlen. Bei schweren Verlaufsformen ist eine zusätzliche Behandlung mit Corticoiden notwendig, beginnend mit z. B. **Prednisolon** 50 mg/d, dann langsam reduziert auf 10–20 mg/d. Die antiphlogistische Therapie muss für mindestens 6 Wochen durchgeführt werden.

Rheumatoide Arthritis

Für die Behandlung dieses langjährigen, progredienten Leidens stehen grundsätzlich zwei Arzneimittel-Prinzipien zur Verfügung:

- Die akut wirksame antiphlogistische und analgetische Therapie mit den nicht-steroidalen Antiphlogistika und den Glucocorticoiden, und
- die mit großer Latenz einsetzende Basistherapie, die zu Remissionen führen kann.

Die **Antiphlogistika** können den Krankheitsverlauf nicht abbremsen, wohl aber dem Patienten Erleichterung schaffen. Als Antiphlogistika mit günstigen Eigenschaften sind zu nennen: Ibuprofen, Naproxen, Diclofenac, Indometacin und auch die Acetylsalicylsäure. Von den **Basistherapeutika** sind wohl in erster Linie die Goldpräparate und das Methotrexat in Erwägung zu ziehen. **Corticosteroide** sind keine Dauertherapeutika. Sie eignen sich zur kurzfristigen Therapie bei akuten Schüben und zur Überbrückung von Latenzzeiten bei Beginn der Therapie mit Basistherapeutika. Die tägliche Dosierung soll so niedrig wie möglich gehalten werden (z. B. 7,5 mg

Prednison/d). Da die Wirkung einer einzelnen Dosis nur einige Stunden anhält, kann die Forderung, Glucocorticoide nur frühmorgens zuzuführen, kaum erfüllt werden, da die Kranken bei morgendlicher Gabe nachmittags, nachts und am nächsten Morgen keinen Effekt verspüren.

In vielen Fällen kann weder die Therapie mit den Säure-Antiphlogistika noch mit den Basistherapeutika das Fortschreiten der Erkrankung auf längere Sicht verhindern. Allerdings ist es schon ein nicht zu unterschätzender Therapieerfolg, wenn es gelingt, die Symptomatik (Schmerzen und Bewegungseinschränkung) abzumildern.

Es muss aber deutlich betont werden, dass die Arzneimittel-Behandlung durch weitere Maßnahmen zu unterstützen und zu ergänzen ist: physikalische Therapie, orthopädische Maßnahmen einschließlich operativer Korrekturen, psychosoziale Betreuung. Hiermit wird im Allgemeinen eine Reduktion der benötigten Pharmakon-Dosierung erreicht und die Nebenwirkungen dieser schlecht verträglichen Substanzen abgemildert. Eine Beschränkung auf die alleinige Verordnung von Medikamenten muss als Kunstfehler angesehen werden.

Andere Erkrankungen des chronisch-entzündlichen rheumatischen Formenkreises, wie Lupus erythematodes, Polymyositis, Panarteriitis, sprechen nicht auf eine Goldtherapie an. Der systemische Lupus erythematodes lässt sich günstig durch (Hydroxy-)Chloroquin beeinflussen, die Wegener-Granulomatose durch Methotrexat, die kutanen Symptome der Sklerodermie durch Penicillamin. Im übrigen haben Antiphlogistika und Corticosteroide ihren Platz in der Therapie dieser Erkrankungen.

Degenerative Gelenkerkrankungen

> **Box 11.12**
>
> **Arthrose**
>
> Die Arthrose ist eine Alterskrankheit „Gelenkverschleiß" und betrifft jeden Menschen, der alt genug wird, um sie zu erleben. Neben der persönlichen Disposition (Übergewicht ist ein wesentlicher Risikofaktor) ruft vor allem eine langdauernde Überbelastung der Gelenkflächen die Abnutzung des Gelenkknorpels mit entsprechenden Folgen hervor. Daher sind manche Berufe besonders betroffen: Handwerker, die ständig Schwerarbeit leisten müssen (z. B. Maurer, Landarbeiter), Berufe, in denen lokale Überlastungen bestimmter Skelettabschnitte auftreten (z. B. ständige Bedienung von Presslufthämmern, Berufsviolinisten). Auch bei manchen Sportarten werden Gelenkflächen überfordert und reagieren mit einem Knorpelverlust. Ein hoher Prozentsatz der Arthrosen könnte vermieden oder wenigstens zeitlich herausgeschoben werden, wenn „präventiv gedacht" und gehandelt würde. Damit könnte auch das größte Nebenwirkungspotenzial der Arzneitherapie überhaupt, nämlich die durch nicht-steroidale Antiphlogistika ausgelösten gastrointestinalen Läsionen, erheblich eingeschränkt werden. Die zur Behandlung der Volkskrankheit Arthrose angebotenen Präparate (euphemistisch als Chondroprotektiva bezeichnet), die z. B. Glucosaminsulfat oder Hyaluronsäure enthalten, haben keine nachweisbaren Wirkungen.

Diesen Leiden liegen überwiegend nicht-entzündliche Prozesse zugrunde. Daher ist die Anwendung der Säure-Antiphlogistika nicht empfehlenswert. Allerdings kann bei akuten Exazerbationen oft nicht darauf verzichtet werden. Es ist wahrscheinlich, dass jeder akute Schub einen Defekt hinterlässt. Daher wird durch orthopädische Maßnahmen, Schonung wie Vermeidung als ungünstig erkannter Bewegungen (z. B. Treppensteigen bei Gonarthrosen) oft mehr erreicht als durch unkritische Dauertherapie mit nicht-steroidalen Antiphlogistika. Eventuell sind reine **Analgetika** wie Paracetamol oder Metamizol hilfreich. Opioide sind wegen der Notwendigkeit der chronischen Anwendung zu vermeiden. Eine kausale Arzneimitteltherapie der Arthrosen scheint bisher nicht möglich zu sein.

12 Mittel zur Behandlung der Gicht

Überblick

Behandlung der Gicht

Ziel ist die Senkung der Harnsäure-Konzentration im Blut zur Prophylaxe weiterer Anfälle.
Grundlage der Therapie ist eine **Purinkörper-arme Diät**. Ergänzend kommen Substanzen mit zwei unterschiedlichen Wirkprinzipien zur Anwendung. Diese können einzeln oder kombiniert angewendet werden.

Urikostatika: Allopurinol
▶ Verminderung der Harnsäure-Bildung durch Hemmung der Xanthinoxidase.

Urikosurika: Probenecid, Benzbromaron
▶ Förderung der renalen Harnsäure-Ausscheidung durch Hemmung der Harnsäure-Rückresorption.

Behandlung des akuten Gichtanfalls

Colchicin (Alkaloid aus der Herbstzeitlosen)
▶ Hemmung der Phagozytose-Fähigkeit der Leukozyten, damit ist die weitere Freisetzung von aggressiven lysosomalen Enzymen unterbunden.

Grundlagen

Quantitatives zum Harnsäure-Stoffwechsel. Die Harnsäure ist das Endprodukt des Purin-Stoffwechsels, die täglich entstehende Menge hängt wesentlich von der Ernährung ab. Die intermediär auftretenden Zwischenprodukte Hypoxanthin und Xanthin können nach Bedarf wieder in die Biosynthese der Purinnucleotide eingeschleust werden (s. Abb. 12.**2**). Der Harnsäure-Spiegel im Blut beträgt normalerweise 5 – 6,5 mg/dl (0,3 – 0,4 mmol/l).
Die Harnsäure wird glomerulär filtriert, aber nahezu völlig im proximalen Konvolut *rückresorbiert* (Abb. 12.**3**). Eine quantitativ ins Gewicht fallende Ausscheidung erfolgt auf diesem Wege hier also noch nicht. Die Transportkapazität dieses System-Abschnittes ist durch die angebotene Harnsäure bei weitem nicht ausgelastet. Auch größere Mengen, wie sie unter pathologischen Bedingungen vorkommen, können quantitativ zurückgenommen werden.
Distal von dem Rückresorptionsabschnitt wird die Harnsäure *aktiv sezerniert*. Dieser Anteil wird mit dem Endharn ausgeschieden und beträgt täglich ca. 500 mg Harnsäure, was der maximalen Leistungsfähigkeit dieses aktiven Prozesses bereits entspricht. Da täglich auch etwa 500 mg Harnsäure gebildet werden, befindet sich das System unter normalen Bedingungen im Gleichgewicht, aber an der Grenze seiner Leistungsfähigkeit. Auch bei stoffwechselgesunden Personen kann die aktive Harnsäure-Sekretion schon durch eine diätetische Belastung überfordert werden, so dass der Harnsäure-Spiegel vorübergehend ansteigt.

Ursachen der Hyperurikämie. Ein erhöhter Harnsäure-Spiegel im Blut und damit auch im Gewebe kann zwei Ursachen haben:
1. *Erhöhter Anfall von Harnsäure*
   a) durch eine genetisch bedingte Stoffwechselanomalie mit vermehrter Produktion von Harnsäure (ca. 15 % der Kranken mit primärer, genetischer Gicht);
   b) aufgrund eines gesteigerten Zellzerfalls, wie bei generalisierter neoplastischer Erkrankung und bei Behandlung mit Zytostatika oder bei Strahlentherapie sowie bei einem Gewebsuntergang nach operativen Eingriffen;
   c) aufgrund exzessiver Aufnahme nukleinsäurehaltiger Nahrungsmittel;
2. *Verminderte renale Ausscheidung*
   a) wegen einer genetisch bedingten Leistungseinschränkung des aktiven Sekretionsprozesses im Nierentubulus (ca. 85 % der Kranken mit primärer, genetischer Gicht);
   b) aufgrund einer Hemmung des Ausscheidungsmechanismus durch Pharmaka mit Säurecharakter, die mit der Harnsäure um die Sekretion konkurrieren. Hierzu gehören Saluretika, manche Säure-Antiphlogistika und die Nicotinsäure;
   c) durch ernährungsbedingte Aufnahme großer Mengen organischer Säuren (wie Essigsäure und Oxalsäure).

Pathophysiologie des akuten Gicht-Anfalls. Wenn die Urat-Konzentration im Blut und damit in den Gewebsflüssigkeiten sowie im Primärharn ansteigt, wird das Löslichkeitsprodukt von Urat überschritten: Na-Urat-Kristalle fallen aus, und zwar vornehmlich in bradytrophen Geweben.

Damit wird folgender Prozess in Gang gesetzt (Abb. 12.**1**): Die Na-Urat-Kristalle werden von phagozytierenden Zellen aufgenommen, und die Phagosomen verschmelzen in der üblichen Weise mit Lysosomen. Die lysosomale Membran nimmt über die Ausbildung einer Vielzahl von Wasserstoff-Brücken engen Kontakt mit der glatten Oberfläche der Urat-Kristalle auf. Durch diese Anlagerung wird die mechanische Stabilität der Lysosomen-Membran so stark vermindert, dass es zur Ruptur kommt. Die freigesetzten aggressiven lysosomalen Enzyme bewirken eine Autolyse der Zelle mit Freisetzung der Enzyme und der phagozytierten Urat-Kristalle. Die Urat-Kristalle werden erneut von frischen Zellen phagozytiert, die dem gleichen Schicksal unterliegen. Die extrazellulär ansteigende Konzentration der lysosomalen Hydrolasen führt zur Zerstörung des anliegenden Gewebes, wie z. B. des Gelenkknorpels und der Synovia. Im Gefolge dieser Prozesse steigt die Protonen-Konzentration, was ein Ausfallen von Harnsäure nach sich zieht. Verstärkt treten Entzündungssymptome und erhebliche Schmerzen auf.

Dieser Prozess kann sehr schnell innerhalb weniger Stunden ablaufen (akuter Gichtanfall). Falls er protrahiert verläuft, bilden sich eine Arthritis urica oder entsprechende Äquivalente an anderen Organen (Tophi) aus. In der Niere verursacht die Ausfällung von Kristallen eine Gicht-Nephropathie.

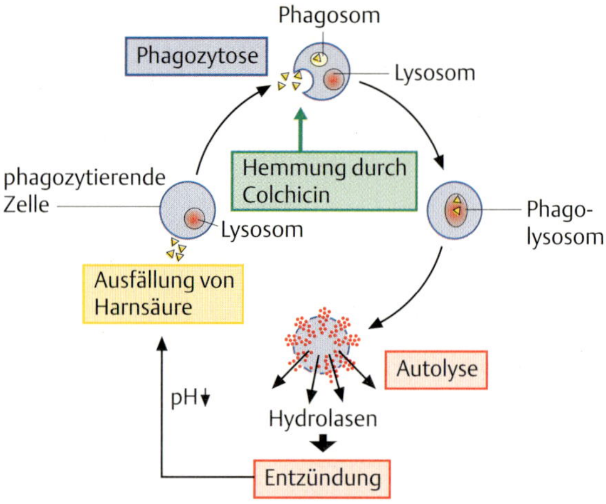

Abb. 12.1 Pathophysiologie des Gichtanfalls und Wirkung von Colchicin. Ursache für den Gichtanfall ist die Schädigung von Lysosomen durch phagozytierte Uratkristalle und das Freiwerden von lysosomalen Enzymen. Das Anfallstherapeutikum Colchicin unterbricht die Phagozytose (s. S. 300).

12.1 Intervalltherapie der Gicht

Das Ziel der Intervalltherapie ist, Gichtanfällen vorzubeugen, die Ausfällung von Konkrementen in der Niere zu verhindern und abgelagerte Harnsäure (z. B. Tophi) zur Ausscheidung zu bringen. Dies wird durch eine Senkung der Harnsäure-Konzentration im Extrazellulärraum erreicht. Bei der genetisch bedingten Hyperurikämie, die zur manifesten Gicht führt, lassen sich drei Behandlungsprinzipien verwirklichen:
1. Verminderung des Harnsäure-Anfalls durch entsprechende Purinkörper-arme **Diät**,
2. Hemmung der Harnsäure-Bildung durch **Urikostatika,**
3. Steigerung der Harnsäure-Ausscheidung durch **Urikosurika**.

Bei *unkomplizierter Gicht* wird eine Senkung der Harnsäure-Konzentration im Plasma auf unter 6 mg/dl (0,36 mM) angestrebt, beim Vorliegen von *Tophi und Uratsteinen* sollte der Harnsäure-Spiegel auf 3 – 5 mg/dl vermindert werden.

Von Ausnahmen abgesehen (z. B. die erwartete Steigerung der Harnsäure-Konzentration im Blut bei zytostatischer Therapie) ist die einzige Therapie-Indikation die Vorbeugung weiterer Anfälle, also eine Sekundärprophylaxe. Eine Primärprophylaxe gibt es nicht.

Urikostatika

Allopurinol

▶ **Wirkungsweise.** Allopurinol (Allohypoxanthin) ist dem Hypoxanthin strukturanalog (Abb. 12.**2**). Aufgrund dieser chemischen Ähnlichkeit besitzt Allopurinol eine Affinität zur Xanthinoxidase, die es entsprechend dem Purinkörper-Abbau in Oxipurinol (Alloxanthin) überführt. Da Allopurinol sowie sein Metabolit Oxipurinol schlechtere Substrate als Hypoxanthin und Xanthin darstellen, ist die Xanthinoxidase vorwiegend mit dem Abbau der körperfremden Substrate beschäftigt. Hierdurch kommt es zu einem verminderten Abbau und damit Rückstau von Hypoxanthin und Xanthin. Diese beiden Vorstufen sind besser wasserlöslich als die Harnsäure und können renal eliminiert werden.

Durch den Anstau erfolgt eine stärkere Einschleusung von Hypoxanthin in die Purinnucleotid-Synthese. Dies dürfte die Beobachtung erklären, dass unter der Behandlung mit Allopurinol die *De-novo*-Purinnucleotid-Synthese vermindert ist. Es wird auch verständlich, dass unter der Allopurinol-Therapie die Gesamtausscheidung von Purinkörpern abnimmt, obwohl die Ausscheidung von Hypoxanthin und Xanthin ansteigt.

▶ **Pharmakokinetik.** Allopurinol wird enteral gut resorbiert, falls die galenische Verfügbarkeit gewährleistet ist. Die Halbwertzeit für die Plasmaelimination liegt zwischen 2 und 3 Stunden; der erste und wichtigste Metabolit ist Oxipurinol (Abb. 12.**2**), der erheblich langsamer (20 – 30 Stunden) als die

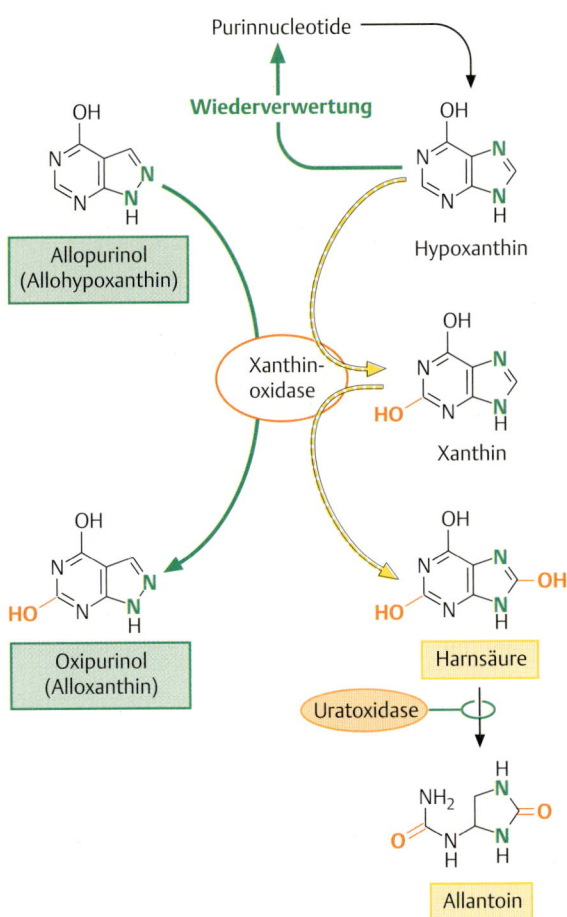

Abb. 12.**2** **Wirkung von Allopurinol auf die Harnsäure-Bildung.** Da Allopurinol und Oxipurinol schlechte und nur langsam umsetzbare Substrate für die Xanthinoxidase sind, wird die Umwandlung von Hypoxanthin in Harnsäure gehemmt. Durch die intravenöse Zufuhr von **Uratoxidase** wird die Harnsäure zum Allantoin oxidiert, das renal besser als die Harnsäure eliminiert werden kann.

Muttersubstanz eliminiert wird. Oxipurinol ist zwar ein schwächerer Hemmstoff der Xanthinoxidase, trägt aber zum pharmakologischen Effekt bei, weil er durch die Kumulation hohe Konzentrationen erreicht.

▶ **Anwendung.** Allopurinol ist ein gutes Mittel, um die Produktion von Harnsäure zu drosseln: **Akute Gichtanfälle** können völlig verhindert werden, schon bestehende **Tophi** können sich auflösen und eine vorhandene **Gichtarthritis**, evtl. auch eine **Gichtnephropathie** bessern sich.

Dosierung. Die Ausscheidung und Abbaugeschwindigkeit von Allopurinol erfordert eine Aufteilung der Tagesdosis auf 2–3 Einzeldosen oder die Verwendung von Retard-Präparaten, um einen möglichst gleichmäßigen Blutspiegel zu erreichen. Die Therapie wird mit Tagesdosen von 100 mg begonnen und in Wochenabständen gesteigert, bis der Harnsäure-Spiegel im Plasma auf die angestrebten Werte gefallen ist. Je nach Schwere der Erkrankung werden Tagesdosen von 300–600 mg benötigt. In sehr schweren Fällen müssen evtl. noch höhere Dosen angewandt werden. Natürlich ist die Höhe der notwendigen Tagesdosis auch abhängig von der Einhaltung einer Gichtdiät. Bei eingeschränkter Nierenfunktion ist die Dosierung zu reduzieren.

Es sei darauf hingewiesen, dass die tägliche Dosis von Allopurinol, wie sie bei ausgeprägter Hyperurikämie benötigt wird, in der gleichen Größenordnung liegt wie die Menge an Harnsäure, die täglich anfällt und ausgeschieden werden muss.

▶ **Nebenwirkungen.** In der Anfangsphase der Allopurinol-Therapie, wo der Harnsäure-Spiegel noch hoch ist, kann es zur Auslösung von **Gichtanfällen** kommen. Diese unerwünschte Nebenwirkung ist erklärlich, wenn der renale Sekretionsmechanismus der Harnsäure berücksichtigt wird (s. u.).

Weitere Nebenwirkungen sind bei der Allopurinol-Therapie verhältnismäßig selten, nur bei 0,1 % der Behandelten ist ein Absetzen der Therapie notwendig. In der Hauptsache handelt es sich um allergische Hautreaktionen. Die Hauterscheinungen können bis zum Bild einer exfoliativen Dermatitis (Lyell-Syndrom) fortschreiten. Über Mitbeteiligung von Leber und Niere wurde ebenfalls berichtet. Wichtig ist noch eine unter Umständen tödliche Arzneimittel-Interferenz: auch der metabolische **Abbau der Zytostatika** auf Purinkörper-Basis (wie Azathioprin und 6-Mercaptopurin) wird durch Allopurinol gehemmt. In Unkenntnis dieser Gefahr sind schwere Vergiftungen durch die genannten Pharmaka möglich. Sehr selten treten in der Niere Xanthinsteine auf, deren Entstehung durch große Trinkmengen und einen leicht alkalischen pH-Wert des Harns vermieden werden können.

Bei **extremer Hyperurikämie** wie sie bei akuten Leukämien, malignen Lymphomen oder bei zytostatischer Therapie großer Tumoren vorkommt, ist die Behandlung mit Allopurinol manchmal nicht ausreichend. Bei diesen Zuständen kann jetzt ein neues Prinzip angewandt werden, nämlich ein Enzym, das bei Nicht-Primaten die Harnsäure in das besser wasserlösliche Allantoin überführt (Abb. 12.**2**), welches renal schneller ausgeschieden wird. Die rekombinante **Uratoxidase** (Rasburikase) wird einige Tage lang intravenös zugeführt und senkt den überhöhten Harnsäurespiegel.

Urikosurika

Probenecid und Benzbromaron

▶ **Wirkungsweise.** Wie einleitend ausgeführt, wird die Harnsäure glomulär filtriert und im proximalen Tubulus quantitativ rückresorbiert. Dies gilt auch für den Zustand der Hyperurikämie. Jede Substanz, die diesen Rückresorptionsmechanismus beeinträchtigt, bewirkt eine Ausscheidung zumindest eines Teils der glomulär filtrierten Harnsäure. Probenecid und Benzbromaron haben sich als Urikosurika bewährt. Sie konkurrieren mit Urat um den Rückresorptionsmechanismus und hemmen so den Harnsäurerücktransport (Abb. 12.**3**).

Von **Benzbromaron** ist bisher nicht klar, ob die Substanz selbst oder ihre Metabolite, welche sehr viel langsamer als die Muttersubstanz eliminiert werden, für die Wirkung verantwortlich sind. Benzbromaron wird durch Abspaltung von einem Brom-Atom oder beider Brom-Atome abgebaut. Das anfallende Bromid scheint nicht zu einem Bromismus Anlass zu geben, da das erreichte Kumulationsgleichgewicht zu niedrig liegt.

▶ **Anwendung.** Urikosurika senken einen erhöhten Harnsäure-Spiegel auf normale Werte, selbst Urat-Einlagerungen in verschiedenen Organen können sich zurückbilden. Es gelingt auch, akuten Gichtanfällen vorzubeugen.

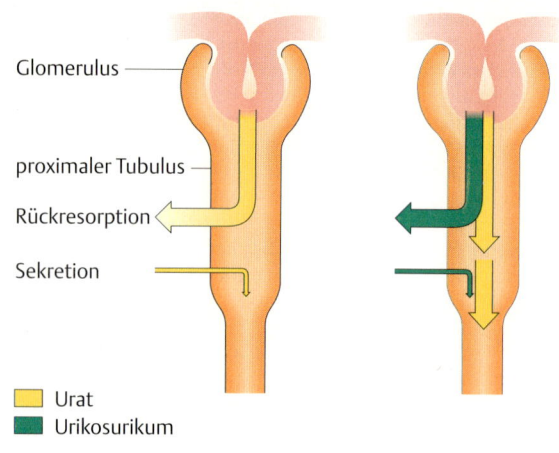

Abb. 12.**3 Hemmung der tubulären Harnsäure-Rückresorption durch Urikosurika.** Urat wird nach glomerulärer Filtration normalerweise vollständig tubulär rückresorbiert. Urikosurika sind organische Säuren, die mit Urat um die Rückresorption konkurrieren und so dessen Ausscheidung fördern.

Probenecid hat sich als Standard-Substanz für das urikosurische Prinzip gut bewährt, Dosierung beginnend mit 2-mal täglich 250–500 mg.

Es sei angemerkt, dass Probenecid auch zur Verzögerung der renalen Ausscheidung von Penicillinen verwendet werden kann. In diesem Fall ist die Hemmung des Säure-Sekretionsmechanismus entscheidend.

Benzbromaron wird bei Therapiebeginn in einer Dosis von 50 mg/d gegeben. Bei unzureichender Wirkung kann die Dosis auf 100 mg/d bis höchstens 200 mg/d gesteigert werden.

▶ An **Nebenwirkungen** werden Leibschmerzen, Diarrhöen, Kopfschmerzen und Exantheme beobachtet. Die Urikosurika besitzen ebenfalls eine Affinität zum distal gelegenen Säuresekretionsmechanismus. Da dieser Prozess gegenüber einer Hemmung empfindlicher ist als der Säurerücksorptionsprozess, können kleine Dosen der betreffenden Substanzen primär einen Rückstau von Harnsäure und einen **Gichtanfall** auslösen. Erst wenn der Einfluss auf den Säurerücktransport überwiegt, setzt sich die urikosurische Wirkung durch.

Bei Verdacht auf das Vorliegen von Urat-Kristallen in der Niere sind die Urikosurika nur bedingt für die Therapie geeignet, da die Neigung zur Ausbildung von **Harnsäure-Steinen** durch die vermehrte renale Harnsäure-Clearance zunimmt. Prophylaktisch sollte die Steinbildung in der Niere dadurch verhindert werden, dass der Patient täglich 1,5–2 l Flüssigkeit oder mehr zu sich nimmt und dass für eine annähernd neutrale Reaktion (pH 6,5–7) gesorgt wird. Dies kann z.B. durch orale Gabe eines Gemisches von Kalium- und Natriumcitrat geschehen. Das Vorliegen einer Nierenerkrankung ist eine **Kontraindikation** für die Anwendung dieser Substanzgruppe.

12.2   Therapie des akuten Gichtanfalls

Colchicin

▶ **Wirkungsweise.** Colchicin, ein Alkaloid aus dem heimischen Liliengewächs Herbstzeitlose (Colchicum autumnale), hemmt die phagozytotische Aktivität der Leukozyten (s. Abb. 12.**1**). Dadurch wird der Circulus vitiosus unterbrochen, die akuten entzündlichen Erscheinungen bessern sich. Diese Wirkungen auf die phagozytierende Aktivität der Zellen beruhen wohl auf demselben Grundvorgang wie bei der Mitose-Arretierung, nämlich einer Hemmung der Bildung von Mikrotubuli, die für die Beweglichkeit der phagozytierenden Zellen wichtig sind.

Es sei angemerkt, dass das Krankheitsbild des familiären mediterranen Fiebers (bzw. Polyserositis) durch Colchicin günstig beeinflusst werden kann.

▶ **Anwendung und Dosierung.** Zur Therapie des **akuten Anfalls** werden initial 1 mg Colchicin und dann mehrmals täglich 0,5 mg bis maximal 8–10 mg in 2 Tagen gegeben. Unter dieser Therapie bessert sich in mehr als

95 % der Fälle das schmerzhafte Entzündungsgeschehen innerhalb einiger Stunden.

▶ **Pharmakokinetik.** Colchicin wird enteral gut resorbiert und unverändert oder in Form von Metaboliten biliär ausgeschieden; es besteht ein enterohepatischer Kreislauf. Besonders nach oraler Applikation wird daher eine hohe Colchicin-Konzentration in der Darmschleimhaut erzielt. Die Fähigkeit der Substanz, Mitosen zu hemmen, wirkt sich deshalb besonders stark an der sich schnell mausernden Darmschleimhaut aus. Nur ein kleiner Teil des aufgenommenen Colchicin wird relativ rasch über die Nieren ausgeschieden. Der größere Teil wird in einigen Geweben gebunden und ist nach Absetzen noch tagelang nachweisbar.

▶ **Nebenwirkungen.** Schon bei therapeutischer Dosierung treten häufig Nausea, Erbrechen, Leibschmerzen und Diarrhöen auf, die auf die gastrointestinale Schleimhautschädigung zurückzuführen sind. Die enterale Schädigung kann sich bis zur hämorrhagischen Gastroenteritis steigern, unter Umständen schon ab einer Dosierung von insgesamt 7 mg. Beim Auftreten toxischer

Symptome muss die Zufuhr von Colchicin abgebrochen werden, da eine Fortsetzung zu schwerer Nervenschädigung und letztlich zu aufsteigender Paralyse und Atemlähmung führen kann.

Antiphlogistika

Wenn die Therapie mit Colchicin nicht erfolgreich ist oder nicht vertragen wird, kann der akute Gichtanfall auch mit Antiphlogistika behandelt werden. Für diesen Zweck eignen sich **Indo-** **metacin** (initial 50 – 150 mg, dann weitere 25 mg alle 6 Stunden) und auch hohe Dosen von **Phenylbutazon**. Diese Substanzen greifen nicht in den Phagozytose-Mechanismus ein, sondern schwächen die entzündlichen Folgereaktionen ab. Bei manchen Fällen von Gichterkrankungen, bei denen entzündlich-degenerative Prozesse vorliegen, können **Glucocorticoide** günstig wirken. Die Beendigung der Steroidtherapie hat ausschleichend zu erfolgen, da abruptes Absetzen Gichtanfälle auslösen kann.

Notwendige Wirkstoffe

Gichtmittel

Wirkstoff	Handelsname	Alternative	Bemerkungen
Colchicin	(nur als Phytotherapeutikum im Handel)	Colchisat® Lösg.* Colchicum-Dispert® Drag.**	
Indometacin	Amuno® Kaps., Susp., Supp.	Indometacin, Indomet®, Inflam®, Indo® u. a.	
Allopurinol	Zyloric® Tab.	Allopurinol, Tab. Jenapurinol® u. a.	
Probenecid	–	Probenecid Tab.	
Benzbromaron	Narcaricin® Tab.	Benzbromaron Tab., Drag.	
Rasburicase	Fasturtec® Inj.	–	

Eigene Eintragungen

. . .

. . .

* Presssaft aus den Blüten der Herbstzeitlosen (Colchicum autumnale)
** Alkaloide aus den Samen der Herbstzeitlosen

13 Gehirn

13.1   Hypnotika

Überblick

Manche **Alkoholika**, in mäßiger Dosierung abends genossen, können beruhigend und schlafanstoßend wirken.

Barbiturate waren für ca. 5 Jahrzehnte die besten Schlafmittel, sind jetzt aber durch die Benzodiazepine ersetzt – ob in jedem Einzelfall zu Recht, sei dahin gestellt.

Benzodiazepine wirken anxiolytisch und in entsprechender Dosierung schlafanstoßend. Der Effekt kommt über eine Verstärkung der GABA-Wirkung an den GABA$_A$-Rezeptoren zustande. Als Schlafmittel dienen Derivate, die rasch enteral resorbiert und relativ schnell eliminiert werden.

Als Leitsubstanzen mögen Brotizolam und Nitrazepam (kurz bzw. mittellang wirksame Verbindungen) genannt werden. Chemisch verschiedene, aber wie Benzodiazepine wirkende Verbindungen sind Zoplicon und Zolpidem.

Einige **Antihistaminika** wie Diphenhydramin und Doxylamin sind rezeptfreie „Schlafmittel".

Grundlagen

Ursachen von Schlafstörungen. Schlafstörungen sind ein weit verbreitetes Leiden, das sehr unterschiedliche Ursachen haben kann. So gehen eine Reihe internistischer, chirurgischer und neurologischer **Erkrankungen** mit einer Beeinträchtigung des Schlafes einher. Jede schmerzhafte Erkrankung wird die Nachtruhe stören. In solcher Lage ist zuerst an die Behandlung der Grundkrankheit zu denken. Die Ursache einer Schlafstörung kann aber auch in ungünstigen äußeren Bedingungen liegen, wie zu laute, zu helle, zu warme Umgebung; eine ungesunde **Lebensführung** mag verantwortlich sein, zuviel erregende Mittel in der zweiten Tageshälfte (der Mocca zum Abschied), zu wenig körperliche Tätigkeit, zu schwere Mahlzeiten am Abend. Hier hat der Arzt die Aufgabe, eine Änderung der Lebensführung zu erwirken, was sicher schwieriger ist als ein Schlafmittel zu verordnen. Von all diesen Schlafstörungen ist eine weitere Form zu trennen, die durch eine **geistige oder seelische Inanspruchnahme** eines Menschen bedingt ist und nicht einfach abgestellt werden kann. In diesen Bereich gehören der seelische Schmerz (Verlust naher Angehöriger) und die starke Anspannung, die manche Berufe im modernen Leben mit sich bringen.

Indikationen für Hypnotika. Der Mensch ist geistig und körperlich nur voll leistungsfähig, wenn er jeden Tag eine ausreichende Zeit (6–8 Std.) im Schlafzustand verbringt. Ein ständiges Schlafdefizit führt zum körperlichen und seelischen Verfall. Hieraus ergibt sich das Indikationsgebiet für die Hypnotika. Ehe jedoch Schlafmittel verordnet werden, muss eine Klärung der zugrundeliegenden Ursachen erfolgen (s.o.). Nur wenn eine Schlafstörung nicht durch kausale Maßnahmen gebessert werden kann, ist die vorübergehende Anwendung eines Schlafmittels ein notwendiger therapeutischer Eingriff, um einem Patienten zu helfen. Dabei gelten folgende Regeln:

1. Abhängig von der Struktur des Patienten (und des Arztes) kann ein Versuch mit einem phytotherapeutischen Placebo unternommen werden, es bieten sich Baldrian- und Hopfenzubereitungen an.
2. Versuch, eine „Schlafhygiene" mit dem Betroffenen zu erörten und die Lebenshaltung zu verändern.
3. Ist eine Schlafstörung durch seelische Inanspruchnahme ausgelöst, ist ein kurzwirksames Benzodiazepin wie Brotizolam angebracht.

Es muss noch darauf hingewiesen werden, dass Hypnotika die Qualität des Schlafes verändern. Der Anteil an REM-Phasen (rapid eye movements) wird bei Beginn der Behandlung vermindert, gleicht sich aber bei längerer Therapie wieder den Normwerten an. Nach Absetzen des Schlafmittels tritt eine vorübergehende Zunahme der REM-Phasen auf. Die Bedeutung dieser im EEG zu beobachtenden Veränderungen ist nicht klar.

Folgende **Anforderungen** sind an Schlafmittel zu stellen:
- die Wirkdauer muss im Bereich von 2–3 Stunden (Einschlafmittel) bis zu 6–8 Stunden (Durchschlafmittel) liegen;
- die Substanzen sollen nur schlafanstoßend oder -unterhaltend wirken, aber keine zusätzlichen psychischen Veränderungen auslösen;
- sie sollen – auch bei längerer Einnahme – gut verträglich sein;
- es soll sich keine Abhängigkeit ausbilden;
- die akute therapeutische Breite soll extrem hoch sein, damit Suizid-Gefährdete keinen „erfolgreichen Gebrauch" von dem Schlafmittel machen können.

Schlafmittel-Mißbrauch. Hier sind zwei verschiedene Zustände zu unterscheiden:

- **Gewöhnungsbildung.** Sie betrifft Patienten, die auf Hypnotika normal reagieren, aber die Gewohnheit angenommen haben, jede Nacht diese Mittel einzunehmen. Dieses Verhalten ist relativ harmlos, es sollte mit etwas psychologischem Aufwand wohl meistens gelingen, den Patienten von der schlechten Angewohnheit zu befreien.
- **Abhängigkeit.** Leider besitzen die Benzodiazepine durchaus die Potenz zur Abhängigkeitsbildung, insbesondere bei Menschen, die empfänglich für die anxiolytische Begleitwirkung von Hypnotika sind. Da diese Zusammenhänge bekannt sind, sollten psychisch labile Patienten vor der Therapie mit Benzodiazepinen bewahrt werden.

Box 13.1

Das körpereigene „Schlafmittel" Melatonin

Die Epiphyse ist an der Tag-Nacht-Steuerung des Organismus beteiligt. So steigt die Abgabe ihres Botenstoffes, des Melatonin (s. S. 104), abends an und trägt zur Schlafbereitschaft bei. Es wird versucht, diese Wirkung therapeutisch durch orale Gabe auszunutzen, um Schlafrhythmusstörungen nach Interkontinentalflügen zu überwinden oder anders bedingte Schlafstörungen zu beheben.

Aldehyd- und Bromharnstoff-Derivate

Da seit altersher ein Bedürfnis für Schlafmittel bestanden hat, sind auch mit dem Aufkommen der modernen Medizin früh synthetische Hypnotika hergestellt worden. Hierzu gehören Chloralhydrat, Bromisoval und Carbromal.

Chloralhydrat ist das Hydrat des Trichloracetaldehyds und seit über 100 Jahren als Schlafmittel in Gebrauch. Es wird im Körper zu Trichlorethanol umgewandelt, die Dosierung beträgt 0,5 – 1,5 g per os oder rektal. Da es die Schleimhaut reizt, muss Chloralhydrat möglichst mit einem Emulgens oder in Kapseln gegeben werden.

Die Substanz wird galenisch für eine schnelle (Einschlafmittel) oder verzögerte Freisetzung (Durchschlafmittel) zubereitet. Sie eignet sich besonders bei alten Menschen zur Schlaftherapie, die Benzodiazepine nicht mehr vertragen (paradoxe Reaktion).

Die Brom-haltigen Harnstoffderivate **Bromisoval** und **Carbromal** sind heute obsolet.

Barbiturate

Barbiturate sind in Deutschland **nicht mehr als Schlafmittel zugelassen**.

Sie können als zyklisierte Harnstoff-Derivate aufgefasst werden (Formel s. S. 313) und waren für viele Jahrzehnte *die* Schlafmittel schlechthin.
▶ Die günstigen Eigenschaften der Barbiturate waren die unterschiedliche Wirkdauer der einzelnen Derivate und die schlafauslösende Wirkung, die ohne psychische Alteration eintrat (kein anxiolytischer Effekt).

▶ Der Nachteil der Barbiturate war die **geringe akute therapeutische Breite** (zentrale Atemlähmung), die dann besonders ins Gewicht fiel, als mit den Benzodiazepinen Substanzen für dieselbe Indikation zur Verfügung standen, mit denen es kaum noch gelang, einen Suizid durchzuführen. Diese Situation wurde weiterhin dadurch akzentuiert, dass **kein spezifisches Antidot** gegen die Barbiturate verfügbar ist, wohl aber gegen eine Benzodiazepin-Vergiftung. Das Abhängigkeitspotential der Barbiturate ist gering ausgeprägt, es sind jedoch **Einzelfälle von Sucht** im Rahmen von polytoxikomanen Situationen beschrieben worden. Eine unrühmliche Rolle haben die Barbiturate in analgetischen Kombinationspräparaten gespielt: Neben dem Schmerzmittel (Phenacetin) waren ein Barbiturat und Coffein, das die hypnotische Komponente aufhob und damit die „euphorisierende" Wirkkomponente der Barbiturate bloßlegte, enthalten. Diese Zubereitungen führten gelegentlich zur Abhängigkeit, zur Dosis-Steigerung und schließlich zur Phenacetin-bedingten interstitiellen Nephritis. Bemerkenswerterweise hat es nach Erkennen dieses Zusammenhanges noch Jahrzehnte gedauert, bis diese Kombinationen vom Markt verschwunden sind.

Benzodiazepine

▶ **Wirkungsweise.** Alle Benzodiazepine wirken aufgrund ihrer anxiolytischen und sedierenden Eigenschaften schlaffördernd. Ihr Wirkungsmechanismus ist auf S. 340 dargestellt: Sie verstärken die hemmende Wirkung der inhibitorischen Überträgersubstanz γ-Aminobuttersäure an GABA$_A$-Rezeptoren. Im Gegensatz zu den Barbituraten greifen die Benzodiazepine tiefer in das psychische Geschehen ein: Das Bewusstsein wird von äußeren und inneren Erlebnissen und ihrer Verarbeitung distanziert, die Befindlichkeit des Menschen ändert sich, er kann sich erleichtert fühlen, aber auch gleichgültig und verflacht wirken. Das Wirkprofil der Barbiturate unterscheidet sich also von dem der Anxiolytika (S. 339), obwohl beide Substanzgruppen an den γ-Aminobuttersäure-Rezeptor gebunden werden und auf allosterischem Wege die Chlorid-Permeabilität des Rezeptors beeinflussen. Manche schlafgestörten Patienten empfinden diese Verflachung als Nachwirkung am nächsten Tag und lehnen daher Benzodiazepine als Schlafmittel ab.
Die „klassischen" Benzodiazepine, die der Leitsubstanz Diazepam gleichen und bei den Psychopharmaka ausführlich besprochen werden (S. 342), besitzen alle eine zu lange Wirkdauer, um als Einschlaf- oder Durchschlafmittel benutzt werden zu können. Erst die Einführung eines vierten Ringes in das Grundgerüst der Benzodiazepine (Formel S. 304, 343) hat die metabolische Labilität und damit die Eliminationsgeschwindigkeit so weit erhöht, dass brauchbare Schlafmittel entstanden sind.

Kurz wirksame Verbindungen

Als Leitsubstanz sei **Brotizolam** genannt.
▶ Die Eliminationshalbwertzeit beträgt 4 – 7 Stunden, was im Einzelfall auch noch eine Nachwirkung am nächsten Morgen bedeuten kann. Die Substanz ist sehr wirksam, denn die Einzeldosis beträgt nur 0,25 mg zur Nacht. Die therapeutische Breite ist recht groß, im Falle einer Vergiftung (Suizid-Versuch) kann diese spezifisch durch das Antidot Flumazenil aufgehoben werden.
▶ Die Nebenwirkungen ergeben sich aus der Hauptwirkung: **Gleichgültigkeit, Verflachung, Konzentrations-**

Brotizolam,
ein <u>tetrazyklisches</u> <u>Thienodiazepin</u>

schwäche. Am nächsten Morgen kann die Fahrtüchtigkeit noch beeinträchtigt sein.

Brotizolam besitzt wie alle anderen Benzodiazepine ein **Abhängigkeitspotential**. Wird Brotizolam aus sinnvollen Gründen vorübergehend als Schlafmittel eingenommen, so ist eine Abhängigkeitsentwicklung kaum zu befürchten. Werden dagegen länger wirksame Benzodiazepine über lange Zeit als Anxiolytika an „Problempatienten" verschrieben (s. S. 344), ist die Gefahr einer Abhängigkeitsentwicklung größer (*Anxiolytika lösen keine Probleme!*).

Triazolam ist ähnlich aufgebaut wie Brotizolam. ▶ Es besitzt eine extrem kurze Halbwertzeit von 2 – 4 Stunden. ▶ Eine Reihe von Nebenwirkungen wird auf die wohl zu schnelle Elimination zurückgeführt, es werden beobachtet: **Erregungs-** und **depressive Zustände**, **Gedächtnislücken**. Triazolam kann dementsprechend nicht empfohlen werden.

Ebenfalls ein tetrazyklisches Benzodiazepin mit schneller Elimination ist **Midazolam**, das aber nur zur intravenösen Narkosetechnik zur Verfügung steht.

Länger wirksame Verbindungen

▶ Eine größere Anzahl von Benzodiazepinen weisen Eliminationshalbwertzeiten von 10 – 20 Stunden auf (s. S. 342). Hier gilt als Leitsubstanz **Nitrazepam**, ähnliche pharmakokinetische Eigenschaften haben Temazepam, Lorazepam, Lormetazepam und Loprazolam.
▶ Aufgrund einer möglichen **Überhangwirkung** am nächsten Tag sind diese Verbindungen als echte Schlafmittel nur bedingt zu empfehlen. Ihre Anwendung in der anxiolytischen Therapie sollte ebenfalls kritisch überdacht werden.

„Benzodiazepin-Analoga"

▶ Bei der Beschäftigung mit dem GABA$_A$-Rezeptor und der Benzodiazepin-Bindungsstelle wurden Substanzen entwickelt, die chemisch kein Benzodiazepin-Gerüst mehr enthalten (Formel S. 340), wohl aber an der spezifischen Bindungsstelle als Agonisten wirken und sich durch den Antagonisten Flumazenil (S. 345) verdrängen lassen. Es ist daher vorgeschlagen worden, den Terminus „Benzodiazepin-Rezeptor" durch den neutralen, allerdings nichtssagenden Ausdruck Omega-Rezeptor zu ersetzen.
▶ Die neuentwickelten Substanzen lassen sich pharmakologisch kaum von den Benzodiazepinen unterscheiden und können als Schlafmittel angewandt werden, da

ihre Eliminationsgeschwindigkeit etwa passend ist. Es handelt sich um **Zopiclon** (Halbwertzeit ca. 6 Std., ED 7,5 mg zur Nacht) und **Zolpidem** (Halbwertzeit um 2 Std., ED 8 mg zur Nacht). Ob diese beiden Analoga einen therapeutischen Fortschritt darstellen, lässt sich im Augenblick nicht entscheiden.
▶ Es sind Fälle von Abhängigkeits-Bildung beschrieben worden, insbesondere bei Patienten mit einer „Suchtkarriere".

Zolpidem

Ein weiteres Einschlafmittel ist in den Handel gekommen, es handelt sich um **Zaleplon**, dessen Wirkung in etwa 4 Stunden abklingt. Als Dosis wird 5 – 10 mg unmittelbar vor dem Zubettgehen empfohlen. Dieses Mittel kann zur Zeit noch nicht genügend beurteilt werden.

Box 13.2

Cerebralsklerotische Unruhe

Ein besonders undankbares Kapitel ist die Therapie von Schlaflosigkeit und Erregungszuständen alter, cerebralsklerotischer Menschen, denn bei diesen Patienten können die üblichen Schlaf- und Beruhigungsmittel paradoxe Wirkungen zeigen, also den Zustand verschlimmern. Hier bietet sich ein Versuch mit **Clomethiazol** an, das häufig günstig auf diese Zustände einwirkt. In höherer Dosierung ist Clomethiazol ein wirksames Mittel zur Behandlung des Delirium tremens (s. S. 528). Es sei nochmals auf Chloralhydrat hingewiesen (S. 303). Auch die „paradoxe" Wirkung von Coffein kann gelegentlich genutzt werden.

Box 13.3

Antihistaminika: Nebenwirkung wird zur Hauptwirkung

Manche H$_1$-Antihistaminika stehen chemisch psychotropen Pharmaka nahe, bekannt ist der Übergang von der Antihistamin-Wirkung in eine neuroleptische, sedierende Wirkkomponente bei der Substanz **Promethazin** (Formel S. 327). Einige einfacher gebaute Antihistaminika wirken stark dämpfend und werden als Schlafmittel oder Antiemetika eingesetzt. Die hypnotische Wirkung beruht wohl auf der Blockade zentraler H$_1$-Rezeptoren, über die Histamin „Wachheit" fördert.

Da diese Antihistaminika „Rezeptfrei" erhältlich sind, ist die Verwendung von **Diphenhydramin** und **Doxylamin** weit verbreitet. In der Dosierung von 50 bzw. 25 mg zur Nacht sind sie schwach wirksam. Bei Vergiftungen (Suizid-Versuch) steht zur Behandlung kein spezifisches Antidot zur Verfügung. Nebenwirkungen resultieren aus Interaktionen der Substanzen mit vegetativen Rezeptoren; so kommen Atropin-artige Symptome vor.

Es sei angemerkt, dass Diphenhydramin in phytotherapeutischen Mischpräparaten garniert mit Baldrian, Hopfen, Passionsblume und/oder Kavakava*-Wurzel noch immer auf dem Markt ist (Rote Liste 2002: *Moradorm®*, *Valeriana comp.®*, *Valeriana forte®*) – eine phytotherapeutische Stillosigkeit.

---

* Nach Anwendung von Kavakava-Präparaten (aus dem Wurzelstock von Piper methysticum) sind Leberschädigungen beobachtet worden. Von dem Gebrauch dieser Droge muss abgeraten werden, sie ist jetzt aus dem Handel genommen.

Hypnotika

Wirkstoff	Handelsname	Alternative	Bemerkungen
Chloralhydrat	*Chloraldurat*® Kaps., Klist.	–	
Clomethiazol	*Distraneurin*® Tab., Kaps.-, Mixt.	–	
Brotizolam	*Lendormin*® Tab.	–	
Nitrazepam	(*Mogadan*® Tab., nicht mehr im Handel)	*Nitrazepam, Eatan N*®, *Imeson*®, *Radedorm*®, u.a.	
Temazepam	*Planum*®, *Remastan*®	*Temazep*®, *Pronervon*®, *Norkotral*®	
Lormetazepam	*Noctamid*®, *Loretam*®	*Lormetazepam, Ergocalm*® Tab.	
Flurazepam	*Dalmadorm*® Tab.	*Flurazepam, Staurodorm*®	
Zolpidem	*Bicalm*®, *Stilnox*® Tab.	*Zolpidem* Tab.	

Spezifisches Antidot gegen Benzodiazepin-Vergiftungen

Flumazenil	*Anexat*® Amp.	–	

Eigene Eintragungen

. . .

. . .

Weitere im Handel erhältliche Hypnotika

Triazolam	*Halcion*®	Zaleplon	*Sonata*®
Lorazepam	*Lorazepam, Tavor*®, *Laubeel*®, *Punctyl*® u.a.	Zopiclon	*Zopiclon, Ximovan*®
Loprazolam	*Sonin*®	Doxylamin	*Doxylamin, Gittalun*® , *Hoggar*® N, *Sedaplus*®
		Diphenhydramin	*Dolestan*® , *Dormutil*® , *Nytol*® , *Sedaplus*® u.a.

13.2 Antiemetika

Grundlagen: Übelkeit und Erbrechen

Physiologie des Brechakts. Der Brechakt ist ein komplizierter Vorgang, der eine gleichzeitige Koordination des Funktionszustandes der glatten Muskulatur des oberen Abschnittes des Gastrointestinaltraktes und großer Anteile der Skelettmuskulatur (Bauch- und Rumpfmuskulatur, Hals- und Gesichtsmuskulatur) benötigt. Der Vorgang wird im „Brechzentrum" abgestimmt, das in der Formatio reticularis der Medulla oblongata liegt. Das „Brechzentrum" ist keine anatomische Einheit, sondern ein funktioneller Begriff. Es koordiniert die Innervation der glatten Muskulatur und der Skelettmuskel-Gruppen, die für den Brechakt benötigt werden. Es erhält Informationen von der Hirnrinde, dem Kleinhirn, dem Nucleus tractus solitarii und der Area postrema. Viscerosensible Fasern aus Mund, Rachen, Speiseröhre und Magen führen im N. glossopharyngeus und im N. vagus zum Nucleus tractus solitarii. Diese Fasern gehören nicht zum parasympathischen System (Abb. 13.**1**).

Die Area postrema ist ein ins Blutmilieu (gefenstertes Kapillarendothel) vorgeschobenes Chemorezeptorenfeld, das auf „toxische", im Blut vorhandene Substanzen mittels verschiedener Rezeptoren-Typen anspricht und das Brechzentrum aktiviert. Die Art der synaptischen Verknüpfungen der afferenten Zuflüsse und der Verknüpfungen innerhalb des Brechzentrums sind nicht im einzelnen bekannt. Aus den Wirkungen verschiedener Substanzen, die Erbrechen hervorrufen oder verhindern, lässt sich ableiten, dass muscarinische Acetylcholinrezeptoren, Dopamin-D_2-Rezeptoren, Serotonin-5-HT_3-Rezeptoren sowie Histamin-Rezeptoren beteiligt sind. Die Verbindung vom Vestibular-Organ zum Brechzentrum benutzt histaminerge und muscarinerge Umschaltungen.

Ursachen. Nausea und Erbrechen können sehr verschiedene Ursachen haben. Auf der einen Seite ist das Erbrechen ein zweckmäßiger Schutzreflex, wenn schädliche Stoffe aus dem Magen entfernt werden sollen. Auf der anderen Seite können Nausea, Schwindel und Erbrechen nutzlose und quälende Symptome bei einer Reihe von Zuständen sein:
- Kinetosen (See- und Reisekrankheiten),
- Hyperemesis gravidarum (Schwangerschaftserbrechen),
- Erbrechen bei Zytostatikabehandlung,
- Erbrechen bei neurologischen Prozessen im Schädelkavum (Erhöhung des Hirndrucks),
- vestibuläre Störungen, z.B. Menière-Erkrankung.

Folgen. Bei länger anhaltendem Erbrechen treten Elektrolytstörungen auf (hypochlorämische Alkalose), die ihrerseits wiederum nachteilig für den Organismus sind (z.B. Schädigung des Embryo).

Wirkungsweise der Antiemetika. Die Substanzen, die antiemetisch wirken, gehören sehr unterschiedlichen

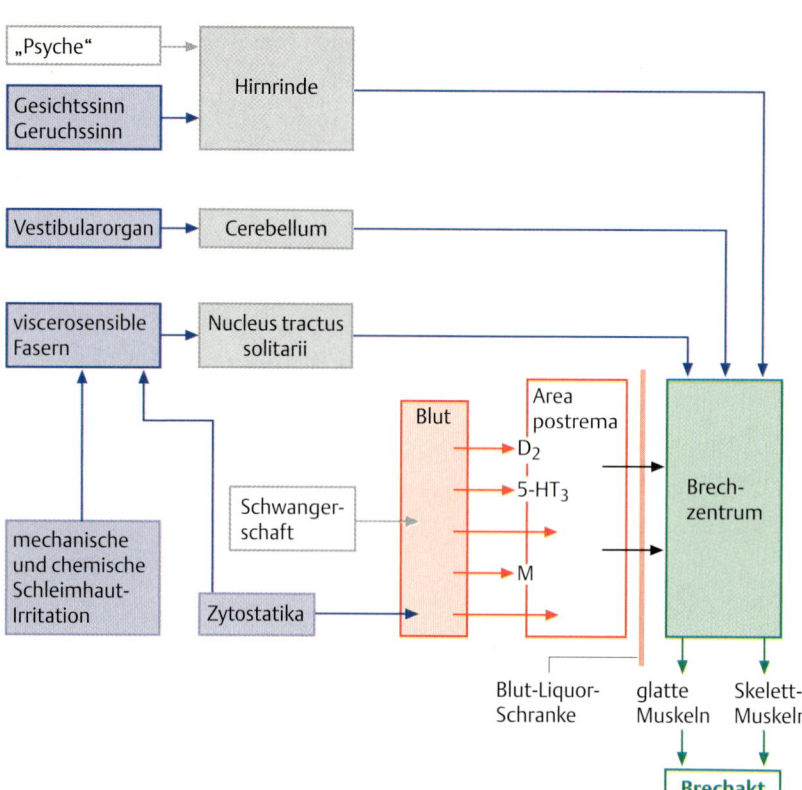

Abb. 13.**1   Wege zum Auslösen von Erbrechen.**
M = muscarinische Acetylcholin-Rezeptoren,
D$_2$ = Dopamin-D$_2$-Rezeptoren,
5-HT$_3$ = Serotonin-5-HT$_3$-Rezeptoren.

Arzneimittelgruppen an, z. B. Scopolamin, ein Muscarin-Rezeptor-Antagonist, Metoclopramid, ein Antagonist an Dopamin-D$_2$-Rezeptoren und in hoher Dosierung auch an Serotonin-5-HT$_3$-Rezeptoren, sowie Ondansetron, ein 5-HT$_3$-Rezeptor-Antagonist. Diese Antiemetika können entsprechende, für den Brechreflex wichtige Synapsen blockieren. Unklar scheint der Wirkungsmechanismus bei den H$_1$-Antihistaminika und den Neuroleptika zu sein, die häufig Affinität zu mehreren Rezeptor-Typen aufweisen. Neben spezifisch antiemetischen Eigenschaften dieser Arzneimittelgruppen mögen auch unspezifisch hemmende Wirkungen (Sedierung, Bewusstseins-Einengung) eine Rolle spielen, die unter anderen Bedingungen ja der gewünschten Hauptwirkung entsprechen (Antihistaminika als „Schlafmittel", Neuroleptika als Narkoseprämedikation).

Box 13.4

Nausea und Psyche

Übelkeit und Erbrechen sind Zustände, die häufig auch durch die Gabe eines Placebo beeinflusst werden können. So steht in Deutschland in der Häufigkeitsliste der verordneten Antiemetika ein „pseudo-homöopathisches" Präparat an zweiter Stelle. Zusammensetzung: Cocculus D$_4$ (Kokkelskörner, Inhaltsstoff Picrotoxin, ein Krampfgift), Conium D$_3$ (Schierling, Inhaltsstoff Curare-artig wirkend, Sokrates wurde damit umgebracht), Ambra D$_6$ (Stoffwechselprodukt des Pottwals) und Petroleum D$_8$. Das Produkt hat den Suggestivnamen *Vertigoheel*®. Man hätte gerne gewusst, was das Rationale hinter dieser absurden Mischung ist.

Cholinolytikum: Scopolamin

▶ Neben seiner parasympatholytischen Eigenschaft ist Scopolamin wirksam gegen Nausea und Erbrechen, wie sie bei **Kinetosen** auftreten. Erbrechen anderer Genese wird nicht gut beeinflusst. Zur Prophylaxe wurden früher 0,5 – 1,0 mg Scopolamin per os ca. 1 Stunde vor Antritt der Reise gegeben, dann alle weiteren 4 Stunden dieselbe Dosis. Bevorzugt wird heute die transdermale Zufuhr von Scopolamin mittels eines Pflasters. Es wird etwa 6 Stunden vor Reiseantritt aufgebracht und setzt insgesamt ca. 0,5 mg Scopolamin über einen Zeitraum von 72 Stunden frei. Auch wenn das Pflaster hinter das Ohr geklebt wird, ist dies eine systemische Therapie!
▶ Die Nebenwirkungen beruhen auf der Hemmung des parasympathischen Systems (trockener Mund, Obstipation etc.) und einer Sedierung. Sie sind bei transdermaler Zufuhr geringer ausgeprägt als nach oraler Gabe (vergleiche die benötigte Dosierung).

Dopamin-Antagonisten

Aus dieser Gruppe ist besonders **Metoclopramid** zu nennen.

Metoclopramid

▶ Es blockiert Dopamin-D_2-Rezeptoren, die an der Impulsübertragung von der Area postrema auf das Brechzentrum beteiligt sind. Daher lösen Dopamin und Dopamin-artige Agonisten (z.B. Bromocriptin) auch leicht Erbrechen aus. Neben dieser Wirkung auf die Area postrema hebt Metoclopramid noch die Dopamin-bedingte Hemmung der Magenmotorik auf. In hoher Dosis blockiert Metoclopramid auch Serotonin-Rezeptoren vom 5-HT_3-Subtyp.

▶ Die Dosierung von Metoclopramid zur **antiemetischen Therapie** liegt bei 10–20 mg oral oder intramuskulär. Metoclopramid und verwandte Dopamin-Antagonisten scheinen dann mit Erfolg als Antiemetika angewendet werden zu können, wenn das Erbrechen über die Area postrema ausgelöst ist. Dies trifft wohl auch für eine Reihe von Zystostatika zu. In hoher Dosis wird Metoclopramid zur **Prophylaxe Zytostatika-induzierten Erbrechens** angewandt.

▶ Die Nebenwirkungen beruhen auf dem Dopamin-antagonistischen Wirkmechanismus: Es treten **extrapyramidale Störungen** (Dyskinesien, Akathisien) besonders leicht bei Kindern und Jugendlichen auf. Weiterhin ist eine Enthemmung der Prolaktin-Inkretion zu registrieren.

Chemisch und im Wirkungsmechanismus vergleichbar mit Metoclopramid sind die Substanzen **Alizaprid** und **Domperidon**. Alizaprid bietet kaum einen Vorteil. Domperidon überwindet nicht die Blut-Hirn-Schranke, so dass nicht mit extrapyramidalen Nebenwirkungen zu rechnen ist.

Serotonin-Antagonisten

Serotonin (5-Hydroxytryptamin, 5-HT) besitzt im Organismus verschiedene Rezeptortypen (S. 102). Ein spezifischer 5-HT_3-Rezeptor-Antagonist ist **Ondansetron**.

Ondansetron

▶ Es wirkt sehr gut antiemetisch, vor allem bei **durch Zytostatika oder Strahlen induziertem Erbrechen**, also bei besonders quälenden Zuständen. Die Dosierung liegt bei 4–8 mg 3-mal täglich, die Wirkung kann durch gleichzeitige Gabe eines Corticosteroids (z.B. Dexamethason 8 mg 3-mal täglich) noch weiter gesteigert werden. Cisplatin ist wohl das Zytostatikum mit der stärksten emetogenen Potenz. Nach der Gabe kann schnell ein Erbrechen einsetzen, das relativ leicht zu behandeln ist – es genügt oft die Zufuhr eines Neuroleptikum (z.B. Triflupromazin). Sehr viel größere Schwierigkeiten bereitet die mit einer Latenz (2–5 Tage) auftretende Hyperemesis. In diesem Fall ist die Therapie mit der Kombination eines Serotonin-Antagonisten (Ondansetron oder Analogsubstanz) mit einem Glucocorticoid (Dexamethason) durchzuführen und meistens erfolgreich. Ondansetron ist in dieser Indikation somit effektiver als Metoclopramid. Die **Nausea bei Migräne-Attacken** spricht dagegen auf die kombinierte Gabe von Acetylsalicylsäure und Metoclopramid ebenso gut an wie auf die Zufuhr von Ondansetron.

▶ Extrapyramidale Nebenwirkungen sind bisher nicht beobachtet worden und wohl auch nicht zu erwarten, da Ondansetron kein Dopamin-Antagonist ist.

Tropisetron ist ähnlich zu bewerten. Da es eine längere Eliminationshalbwertzeit (~ 8 h) besitzt als Ondansetron (~ 3 h), genügen größere Abstände zwischen den einzelnen Dosen. Neu eingeführt sind **Dolasetron** und **Granisetron** ($t_{1/2}$ ~ 9 h), das nur parenteral angewandt wird.

H_1-Antihistaminika

▶ H_1-Antihistaminika besitzen im wechselnden Ausmaß auch sedativ-hypnotische Eigenschaften, einige von ihnen werden daher als Schlafmittel verwendet (S. 304). Viele H_1-Antihistaminika blockieren auch muskarinische Acetylcholin-Rezeptoren. Manche Antihistaminika weisen eine antiemetische Wirkkomponente auf, so z.B. **Meclozin** und **Dimenhydrinat**. Da histaminerge und cholinerge Synapsen an der Weiterleitung emetogener Stimuli beteiligt sein können, ist schwerlich festzulegen, welchen Beitrag der antihistaminische, der anticholinerge und der sedierende Effekt zur antiemetischen Wirkung leisten.

▶ Die Substanzen eignen sich zur **Prophylaxe (und Therapie) von Kinetosen**. Bei manchen Fällen von **Hyperemesis gravidarum** sind diese Antihistaminika ausreichend wirksam, eine Schädigung der Frucht ist nicht zu erwarten. Es sei angemerkt, dass die Antihistaminika auch vorteilhaft bei **Schwindelzuständen** angewandt werden können, wie sie im Gefolge einer Ménière-Erkrankung auftreten. Von Meclozin werden Dosierungen von 25–50 mg, von Dimenhydrinat 100–200 mg oral empfohlen, parenteral werden geringere Dosierungen benötigt.

▶ Als Nebenwirkung kann die zu starke Sedierung aufgefasst werden; eine aktive Teilnahme am Verkehr ist ausgeschlossen.

Neuroleptika

▶ Diese Substanzen hemmen viele Funktionen des Zentralnervensystems (s. S. 327). So wird auch Erbrechen durch Neuroleptika unterdrückt, aber immer nur unter Beeinträchtigung auch anderer Funktionen. Verwendet als Antiemetika wird z.B. **Triflupromazin**.

▶ Diese Substanzgruppe sollte **nur schweren Fällen von Erbrechen** vorbehalten bleiben. Bei unstillbaren Fällen von Hyperemesis gravidarum mit schwer oder nicht korrigierbaren Elektrolytstörungen ist die Anwendung der Neuroleptika gerechtfertigt, denn mit einer Schädigung der Frucht durch diese Medikamente ist nicht zu rechnen.

Notwendige Wirkstoffe

Antiemetika

Wirkstoff	Handelsname	Alternative	Bemerkungen
Scopolamin	–	*Scopolamin* Lösg. *	
	Scopoderm® Pflaster	–	
Metoclopramid	*Paspertin®* Tab., Tropfen, Amp.	*Metoclopramid, MCP®* , *Gastrosil®* u.a.	
Ondansetron	*Zofran®* Tab., Amp.	–	
Tropisetron	*Navoban®* Kaps., Amp.	–	
Dimenhydrinat	*Vomex A®* Drag., Supp., Amp.	*Vomacur®* Tab., Supp., *Dimen®* Tab. u.a.	
Meclozin	*Peremesin®* Drag., Supp.	*Postafen®* Tab., Supp.	
Triflupromazin	*Psyquil®* Drag., Supp., Amp.	–	

Eigene Eintragungen

. . .

. . .

---

* Scopolamin in Lösung nur als Augentropfen

Weitere im Handel befindliche Antiemetika/Antivertiginosa

Dolasetron	*Anemet®*
Granisetron	*Kevatril®*
Diphenhydramin	*Emesan®*
Domperidon	*Motilium®*

Alizaprid	*Vergentan®*
Betahistin	*Betahistin, Aequamen®, Ribrain®, Betavert®, Vasomotal®*

13.3   Narkotika

Überblick

Das Ziel einer Narkose besteht darin, durch Zufuhr von Substanzen mit möglichst geringer Toxizität bestmögliche Operationsbedingungen und eine optimale Stabilisierung des Patienten zu erreichen. Dies kann nur durch die Kombination mehrerer Narkotika mit einem Muskelrelaxans erfüllt werden: **Kombinationsnarkose**.

Inhalationsnarkotika
Ihre narkotische Wirksamkeit wird nicht von der chemischen Struktur, sondern von physikochemischen Eigenschaften (z.B. Lipophilie) bestimmt. Als zellulärer Wirkort von Narkotika gelten neuronale Biomembranen, deren Eigenschaften durch die Einlagerung dieser Substanzen so verändert werden, dass eine Hemmung ihrer Funktion (Erregbarkeit) resultiert.
Die jetzt gebräuchlichen Dampfnarkotika sind halogenhaltige Kohlenwasserstoffe: *Halothan* und die noch besser verträglichen Ether *Enfluran* und *Isofluran*. Daneben wird das Gasnarkotikum *Stickoxydul* (Lachgas, N_2O) zur Kombinationsnarkose genutzt; es ist schwach narkotisch, aber deutlich analgetisch wirksam, chemisch inert und gut verträglich. Auch das Edelgas *Xenon* kann als Narkotikum verwendet werden.

Injektionsnarkotika
Die meisten Substanzen dieser Gruppe werden wegen ihrer vergleichsweise schlechten Steuerbarkeit nur zur Einleitung einer Narkose benutzt. Die längerdauernde Unterhaltung einer Narkose ist mit diesen Narkotika nicht üblich (Ausnahme: Propofol).
Von den *Barbituraten* werden zur i. v. Einleitung einer Narkose Thiopental und Methohexital verwendet.
Propofol, ein wasserunlösliches Phenolderivat, ist gut verträglich und recht gut steuerbar, so dass es sich für längere Narkosen eignet.
Ketamin wirkt auch analgetisch, es weist Besonderheiten auf: Adrenalin-Freisetzung, postnarkotische „dissoziative Anästhesie".
Etomidat wirkt nur hypnotisch, es wird zur Einleitung von Narkosen bei kardialen Risikopatienten benutzt.
Midazolam, ein Benzodiazepin-Derivat, wirkt sofort nach intravenöser Gabe und wird schnell eliminiert.
Auch *Opioide* (Fentanyl) zählen zu den Injektionsnarkotika; sie werden z.B. mit Midazolam oder Propofol zur Kombinationsnarkose genutzt: *Totale intravenöse Anästhesie*.

Grundlagen

Eine Narkose lässt sich beschreiben als ein medikamentös ausgelöster, reversibler Zustand eines Menschen oder eines Tieres, in dem operative Stimuli bei Bewusstseinsverlust ohne Schmerzempfindung und ohne vegetative oder muskuläre Abwehrreaktionen ertragen werden.

Stadien der Narkose. Die vier Stadien der Narkose gehen dynamisch ineinander über:
1. Analgesie-Stadium
2. Exzitations-Stadium
3. Toleranz-Stadium, und schließlich
4. Asphyxie-Stadium

Ehe das Toleranz-Stadium erreicht wird, müssen die beiden vorgeschalteten Zustände, also auch das Erregungs-Stadium durchlaufen werden. Bei Beendigung der Narkotikum-Zufuhr gerät der Patient wiederum für eine bestimmte Zeit in das Exzitations-Stadium. Im Gegensatz zur Einleitung der Narkose kann dieses jedoch nicht durch Manipulation der Dosierung beeinflusst werden, sondern hängt ausschließlich von den pharmakokinetischen Eigenschaften des Narkotikum ab.

Spezifität der Wirkung von Narkotika. Die Wirkung der Narkotika ist nicht auf die Nervenzellen des Zentralnervensystems beschränkt, sondern alle Körperzellen werden in ihrer Funktion betroffen. Die Entscheidung darüber, ob eine Substanz als Narkotikum angewendet werden kann, wird nur durch den Grad der höheren Empfindlichkeit der Hirnzellen im Vergleich zu anderen Zellen bestimmt. Außerdem müssen die Regionen des Zentralnervensystems in einer bestimmten Reihenfolge ansprechen: zunächst das Großhirn und das Rückenmark und erst bei höheren Dosierungen die vegetativen Zentren im Hirnstamm. Dadurch bleibt die wichtige Regulationsfähigkeit der vegetativen Zentren auch während der Narkose erhalten.

Bei modernen Narkoseverfahren wird durch eine Prämedikation (s. S. 315) und durch die Kombination verschiedener Substanzen die von jedem Narkotikum benötigte Menge bzw. Konzentration so niedrig wie möglich gehalten. Durch dieses Vorgehen ist es gelungen, das Narkoserisiko wesentlich herabzusetzen.

An eine gute Narkose werden vier Forderungen gestellt:
1. Bewußtlosigkeit des Patienten,
2. ausreichende Dämpfung des nozizeptiven Systems, um vegetative und motorische Reflexe zu unterdrücken (die im Zustand der Bewusstlosigkeit durchaus auftreten können),
3. Muskelerschlaffung,
4. „vegetative Stabilisierung".

Die moderne **Kombinationsnarkose** (Prämedikation, Einleitung durch Injektionsnarkotikum, Gabe eines Muskelrelaxans, Aufrechterhaltung durch Inhalationsnarkotika, künstliche Beatmung) stellt einen wesentlichen Fortschritt dar, indem die vier obengenannten Forderungen gezielt erfüllt werden.

13.3.1 Inhalationsnarkotika

> **Box 13.5**
>
> **Die ersten Narkotika**
> Die Dampfnarkotika Diethylether (Äther) und Chloroform waren lange Zeit die einzigen zur Verfügung stehenden Narkotika. Ihre Einführung in der Mitte des vergangenen Jahrhunderts hat die moderne Chirurgie erst möglich gemacht. Später wurden diese Narkotika abgelöst von Verbindungen, die besser verträglich oder handhabbar sind. Der Nachteil von Chloroform war seine Toxizität (u. a. akute gelbe Leberatrophie), die zu einer frühen Ablösung durch Äther Anlass gab. Dem Äther muss seinerseits angelastet werden, dass die Aufwachphase durch ein lang anhaltendes Exzitations-Stadium geprägt ist und dass Äther-Luft-Gemische explosiv sind, was erst in „moderner Zeit" Bedeutung gewonnen hat (Thermokauter, elektrostatische Entladungen).
>
>
> Äther (Diethylether)
>
>
> Chloroform (Trichlormethan)

Wirkungsweise und Pharmakokinetik. Narkosen können durch eine größere Anzahl von Substanzen sehr verschiedener chemischer Struktur ausgelöst werden, so unter anderem auch durch die völlig innerten Edelgase Argon, Xenon und Krypton. Auf der Suche nach einem möglichen Wirkungsmechanismus haben schon Anfang des 20. Jahrhunderts Overton und Meyer erkannt, dass zwischen der **Lipidlöslichkeit** von Inhalationsnarkotika und ihrer Wirksamkeit eine sehr gute Korrelation besteht. Die Lipidlöslichkeit der Narkotika ist sehr unterschiedlich (Tab. 13.1). Die für die Narkose benötigte Konzentration verhält sich dazu umgekehrt: Je höher die Lipidlöslichkeit, umso geringer ist der MAC-Wert (minimale alveoläre Konzentration eines Narkotikum), bei dem ein definierter Reiz bei 50 % der Patienten ohne Reaktion toleriert wird. Das Produkt aus den beiden Größen ist nahezu konstant. Das bedeutet, eine Narkose tritt dann ein, wenn eine bestimmte Anzahl von Molekülen im Zentralnervensystem gelöst ist. Lange Zeit wurde daher vermutet, dass die Wirkung von Inhalationsnarkotika auf einer unspezifischen Einlagerung in das hydrophobe Innere der Phospholipid-Doppelschicht der Zellmembran beruhe. Manche Phänomene ließen sich jedoch durch diese Hypothese nicht erklären. Viele neue Experimentalbefunde sprechen heute dafür, dass Inhalationsnarkotika direkt mit hydrophoben Domänen von Ionenkanalproteinen interagieren können.

Ein Argument, was dafür spricht, dass die hemmende Wirkung der Narkotika doch nicht *nur* durch ihre physikochemischen Eigenschaften bedingt sein kann, lässt sich aus folgenden Befunden ableiten: Bei Narkotika, die ein optisches Zentrum besitzen, also Enantiomere bilden, können die Enantiomere unterschiedliche narkotische Potenz aufweisen, obwohl die einfachen physikochemischen Charakteristika beider Enantiomeren identisch sind. Der Unterschied in der narkotischen Wirkung ist in den meisten Fällen nicht besonders groß. In der Gruppe der Barbiturate gibt es jedoch extreme Beispiele, so wirkt das eine Enantiomer von der N-Methyl-5-phenyl-5-propylbarbitursäure narkotisch, das andere Enantiomer erregend und krampfauslösend. Die Beeinträchtigung der Ionen-Kanal-Funktionen in den Membranen der Nervenzellen scheint also über die physikochemischen Eigenschaften hinausgehende Anforderungen an die Wirkstoffe zu stellen.

Eine Beeinflussung von Na^+-, K^+- oder Ca^{2+}-Kanälen scheint ursächlich nicht am narkotischen Effekt beteiligt zu sein. Es ist dagegen wahrscheinlich, dass der **GABA$_A$-Rezeptor** für seinen Agonisten γ-Aminobuttersäure sensibilisiert wird und die entsprechende Zunahme der Chlorid-Permeabilität zu einer Membranstabilisierung führt. Dies kann für so unterschiedliche Wirkstoffe wie Gasnarkotika und Injektionsnarkotika z.B. Barbiturate und Propofol als Wirkungsmechanismus angenommen werden. Der Narkose würde dementsprechend eine Wirkungs-Verstärkung des hemmenden Transmitters GABA zugrunde liegen, deren Ursache ein allosterischer Mechanismus ist. Andererseits kann eine Narkose auch durch einen entgegengesetzten Prozess ausgelöst sein: Hemmung des erregenden Transmitters **Glutamat** durch **Blockade seines Rezeptors**. Dies ist wahrscheinlich der Wirkungsmechanismus von Ketamin und Stickoxydul.

Narkosebreite. Wie jedes Pharmakon durch eine therapeutische Breite charakterisiert ist, so kann auch jedem Inhalationsnarkotikum eine Narkosebreite zugeordnet werden. Sie ist definiert als der Abstand zwischen der letalen Konzentration und der Konzentration, die zur Unterhaltung eines Toleranz-Stadiums notwendig ist (MAC-Wert in Tab. 13.**1**). Als Maß eignet sich der Quotient aus diesen beiden Konzentrationen. Man sollte sich ständig darüber im klaren sein, dass die Narkosebreite der verwendeten Narkotika sehr klein ist. Der Quotient liegt in der Größenordnung 1,5–2,0; d.h., wenn die notwendigen Konzentrationen um 50% bis 100% erhöht sind, so ist bereits die letale Konzentration erreicht. Zum Vergleich die entsprechenden Quotienten für die thera-

peutische Breite einiger stark wirksamer Pharmaka: Morphin ca. 10, Atropin ca. 200.

Physikochemische Eigenschaften und Applikation. Die Inhalationsnarkotika sind entweder Flüssigkeiten mit niedrigem Siedepunkt (Dampfnarkotika wie Äther, Chloroform, Halothan, Methoxyfluran, Enfluran, Isofluran) oder Gase wie Stickoxydul, Cyclopropan und Edelgase. Prinzipielle Wirkungsunterschiede scheinen zwischen diesen beiden Gruppen nicht zu bestehen. Da die Narkotika aber sehr unterschiedlich wasser-, blut- und lipidlöslich sind, bedarf es sehr verschiedener Konzentrationen in der Atemluft und im Blut, um die notwendige Konzentration im Zentralnervensystem zu erzielen.

Wie aus Tab. 13.1 zu entnehmen ist, müssen Narkotika mit schlechter Lipidlöslichkeit unter einem hohen Partialdruck, Narkotika mit guter Löslichkeit dagegen nur unter geringem Partialdruck appliziert werden. Von der Größe des Partialdruckes und dem sich daraus ergebenden Gradienten hängt die Geschwindigkeit ab, mit der sich das Gleichgewicht zwischen Konzentration in der Atemluft und im Blut einstellt: Je höher dieser Gradient, umso schneller ist das Gleichgewicht erreicht und umgekehrt. Das Gleichgewicht stellt sich bei den Gasnarkotika, die schlecht blutlöslich sind, innerhalb weniger Minuten ein; für die gut löslichen Dampfnarkotika liegt dieser Wert im Bereich von Stunden. Daraus ergibt sich, dass für die Gasnarkotika die zur Einleitung und zur Erhaltung einer Narkose benötigten Konzentrationen in der Atemluft identisch sind, während für die Dampfnarkotika zur Einleitung eine höhere Konzentration benötigt wird, um die Zeit bis zum Erreichen der benötigten Blutkonzentration zu verkürzen. Erst dann kann der Partialdruck in der Atemluft auf den Wert gesenkt werden, der zur Erhaltung des narkotischen Gleichgewichts notwendig ist.

Für das Abklingen einer Narkose ist ebenfalls wieder der Gradient entscheidend: Die Gasnarkotika sind im Zeitraum von Minuten aus dem Blut verschwunden; für die Dampfnarkotika dauert dieser Prozess Stunden (und kann nicht, wie bei der Einleitung, durch Manipulation des Gradienten abgekürzt werden).

Das Gasnarkotikum Stickoxydul und auch die neuen Dampfnarkotika können im Gegensatz zu dem früher üblichen Diethylether schnell abgeatmet werden. Nach Absetzen der Äther-Zufuhr war eine stundenlange Sitzwache notwendig, um den Patienten unbeschadet über das Exzitations-Stadium zu bringen.

Tabelle 13.1 Biophysikalische Daten von Inhalationsnarkotika. Beachte: Die Lipidlöslichkeit der Narkotika variiert ebenso wie die notwendigen MAC-Werte bis zum Faktor 1 000, das Produkt der beiden Größen ergibt jedoch für alle Narkotika einen fast gleichen Wert.

Narkotikum	I Öl/Gas Verteilungs-koeffiz. 37°	II MAC-Wert bei Menschen Vol. %	III MAC x Öl/Gas Koeffiz.
Methoxyfluran	970	0,2	1,9
Halothan	224	0,75	1,7
Enfluran	96	1,7	1,6
Isofluran	90	1,2	1,1
Diethylether	65	1,9	1,2
Cyclopropan	12	9,2	1,1
Xenon	1,9	70	1,3
Stickoxydul	1,4	105	1,5

Spalte I: Lipidlöslichkeit der Narkotika, angegeben in Form des Verteilungskoeffizienten zwischen Olivenöl und der Gasphase.

Spalte II: Notwendige Narkotikum-Konzentration in der Lunge bzw. MAC-Wert beim Menschen.

Spalte III: Produkt aus dem Verteilungskoeffizienten (I) und dem MAC-Wert (II) × 0,01.

MAC = Minimale alveoläre Konzentration, die bei 50% der Patienten ein Toleranzstadium hervorruft (entspricht ED_{50}).

Dampfnarkotika vom Halothan-Typ

Bei den Substanzen dieser Gruppe handelt es sich um halogenierte Kohlenwasserstoffe. Sie sind bei atmosphärischem Druck Flüssigkeiten, deren Siedepunkte um 50 °C liegen, und nicht brennbar. Sie bedürfen bei ihrer Anwendung spezieller Verdampfer. Wichtig für ihre Verträglichkeit ist das Ausmaß ihres metabolischen Abbaus. Je widerstandsfähiger das betreffende Molekül gegenüber einer Veränderung ist, umso weniger (reaktive) Metaboliten können gebildet werden und umso ungiftiger ist das Narkotikum. Der Tab. 13.2 ist zu entnehmen, dass die neueren Narkotika zu einem geringeren Anteil abgebaut werden als Halothan und das zu recht obsolete Methoxyfluran.

Tabelle 13.**2** **Klinisch wichtige Eigenschaften der halogenierten Inhalationsnarkotika**

Inhalations-narkotikum	Löslichkeits-koeffizient*	MAC** (Vol.-%)	Umsatz zu Meta-boliten (%)
Methoxyfluran	13	0,2	50
Halothan	2,3	0,75	15-20
Enfluran	1,9	1,7	2,4
Isofluran	1,4	1,2	0,2

* Konzentration im Blut/Konzentration in Luft
** Definition von MAC s. Tab. 13.**1**

Halothan kann dennoch als Leitsubstanz dieser Gruppe angesehen werden.
► Es ist reizlos und besitzt einen schnellen Wirkungseintritt, auch das Erwachen erfolgt so schnell, dass das Exzitations-Stadium fast unbemerkt durchlaufen wird. Die analgetische Wirkung von Halothan ist relativ schwach ausgeprägt. ► Ein bestimmter Anteil des inhalierten Halothan wird abgebaut (s. Tab. 13.**2**), es entstehen Bromid-Ionen und Trifluoressigsäure.
► Diese oder kurzlebige Zwischenprodukte können in seltenen Fällen unter ungünstigen Bedingungen (Hypoxie?, Hyperkapnie?) eine **Leberschädigung** auslösen. Wegen einer bisher noch nicht exakt geklärten, möglicherweise allergisch vermittelten Lebertoxizität wird darüber hinaus die Wiederholung einer Halothan-Narkose als „problematisch" angesehen. Hinzu kommt eine **Kreislauf-depressive Wirkung**: Nach Zufuhr von Halothan sinkt der Blutdruck ab, weil es negativ inotrop wirkt, eine Vasodilatation auslöst und über eine Sensibilisierung der Barorezeptoren eine Bradykardie veranlasst. Außerdem können **Herzrhythmusstörungen** auftreten, die auf einer Empfindlichkeitssteigerung des Herzens gegenüber Katecholaminen beruhen soll.
► Die Anwendung von Halothan wird durch seine Kreislauf-depressive Wirkung eingeschränkt. Das Toleranz-Stadium kann deshalb nicht ausschließlich mit Halothan unterhalten werden, die Substanz eignet sich also nur zur Kombinationsnarkose. Der Gebrauch von Halothan ist in den letzten Jahren stark zurückgegangen, da ähnliche Substanzen entwickelt worden sind, die wesentlich weniger metabolisiert werden und damit ein geringeres Risiko darstellen. Da Halothan „angenehm" riecht und keine lokale Reizung auslöst, wird es noch zur „**Masken-Einleitung**" von Narkosen besonders bei Kindern verwendet.

Enfluran ► ist wesentlich Stoffwechsel-stabiler als Halothan (Tab. 13.**2**), die Narkose tritt rasch ein und klingt ebenfalls schnell wieder ab. ► Herz und Kreislauf werden weniger beeinflusst als durch Halothan, erst bei Überdosierung (im Toleranz-Stadium sind 1–2 Vol.-% notwendig) werden Atem- und Kreislaufzentrum gelähmt. Ein Nachteil von Enfluran besteht darin, dass es bei disponierten Patienten die **Krampfneigung** erhöht.

Isofluran ► bildet kaum noch Metabolite, der prozentuale Anteil, der dem Abbau unterliegt, ist im Vergleich zu Enfluran nochmals um das Zehnfache reduziert (Tab. 13.**2**). Da auch die narkotischen Eigenschaften sehr günstig sind, besitzt Isofluran nur die Vorteile der Grup-

Halothan

Enfluran

Isofluran

Desfluran

pe halogenhaltiger Narkotika. ► Ebenso wie bei der Anwendung von Enfluran muss beachtet werden, dass es die Wirkung von Muskelrelaxantien verstärkt. ► Bei einer „Maskeneinleitung" einer Narkose stört der **stechende Geruch** von Isofluran, ein wichtiger Gesichtspunkt für die Kinderchirurgie.

Box 13.6

Isofluran, ein Racemat
Isofluran ist eine optisch aktive Substanz, die in der handelsüblichen Zubereitung als Racemat aus (+)- und (–)-Enantiomer vorliegt. Bei experimentellen Untersuchungen der beiden reinen Enantiomeren ergab sich, dass das (+)-Isomer etwa 2fach stärker wirksam war als die linksdrehende Form. Da kein stereospezifischer Unterschied in der Lipidlöslichkeit nachweisbar ist, wird der Befund vorsichtig dahingehend interpretiert, dass dieses Inhalationsnarkotikum einen Angriffspunkt an einem Ionenkanal-Protein (GABA$_A$-Rezeptor?) besitzt.

Methoxyfluran ► unterliegt im Organismus einem starken Abbau. Es entstehen freie Fluorid-Ionen, Oxalsäure, Dichloressigsäure und weitere Metaboliten, ► eine **Nierenschädigung** kann die Folge sein (Ca-oxalat-Kristalle im Tubulus und eine Vasopressin-resistente Polyurie). Die Fluorid-Konzentration im Blut ist nach Anwendung von Methoxyfluran noch lange Zeit erhöht, da dieses gut lipidlösliche Narkotikum aus dem Fettgewebe immer noch nachgeliefert wird. Es ist obsolet.

Desfluran und **Sevofluran** sind zwei neuentwickelte Narkotika aus der Gruppe halogenierter Kohlenwasserstoffe. ► Beide zeichnen sich durch ein sehr schnelles An- und Abfluten aus, d. h. die Wirkung tritt innerhalb weniger Atemzüge ein und klingt in Minuten ab. Desfluran wird nur zu 0,2% biotransformiert, Sevofluran zu etwa 3%.

Gasnarkotika

Stickoxydul (Distickstoffmonoxid, Lachgas, N$_2$O) ist unter Normalbedingungen ein Gas; es wird für die Narkose hochgereinigt in Stahlflaschen flüssig unter hohem Druck zur Verfügung gestellt. Es ist ein träge reagierendes Gas, daher besteht keine Explosionsgefahr.

▶ Die narkotische Kraft des Stickoxydul ist gering, da selbst ein Anteil von 80 Vol.-% in der Atemluft noch keine tiefe Narkose auslöst; die analgetische Wirkung ist dagegen relativ stark (20 Vol.-% sollen ca. 15 mg Morphin entsprechen). Ein tiefes Toleranz-Stadium lässt sich also ohne eine zusätzliche Maßnahme nicht erreichen, Stickoxydul muss daher mit anderen Narkotika und Muskelrelaxantien kombiniert werden. Der Bewusstseinsverlust tritt mit Stickoxydul außerordentlich rasch ein und klingt nach Absetzen ebenso schnell wieder ab. Solange eine genügende Sauerstoff-Zufuhr gewährleistet ist, wird die Atmung durch Stickoxydul kaum beeinflusst. Auf physiologische Reize vermag das Atemzentrum weiterhin zu reagieren. Der Blutdruck bleibt bei ausreichender Sauerstoff-Zufuhr unverändert. Der narkotische Effekt wird auf die Hemmung eines NMDA-Rezeptors zurückgeführt.

▶ Stickoxydul ist ein recht ungiftiges Narkotikum, eine Schädigung des Patienten kann durch Unterschreiten der Sauerstoff-Konzentration von 20% bei zu hoher Lachgas-Dosierung auftreten. Besondere Vorsicht ist bei alten, cerebralsklerotischen Patienten aufzuwenden, weil ein kurzdauernder, geringer Sauerstoff-Mangel hier bereits zu zentralen Schäden führen kann.

Da Stickoxydul seine narkotische Wirkung durch einen antagonistischen Effekt am Glutamat-Rezeptor (NMDA-Rezeptor) auslöst, kann eine Kombination mit Ketamin, das ebenfalls über die Hemmung eines NMDA-Rezeptors wirkt (S. 314), eine überadditive Narkose-Tiefe auslösen und damit zu Schwierigkeiten führen.

Am Herzen können **supraventrikuläre Rhythmusstörungen** auftreten. Andere Organsysteme werden von Stickoxydul nicht beeinflusst. Allerdings verliert **Vitamin B$_{12}$** seine biologische Aktivität durch eine Interaktion zwischen Stickoxydul und dem komplexgebundenen Cobalt; ein Vitamin-B$_{12}$-Mangel kann aber nur bei chronischer Exposition festgestellt werden (ständiger Aufenthalt in schlecht gelüfteten Operationsräumen). Während des Exzitations-Stadiums können **lebhafte Halluzinationen** und Träume auftreten, die nach dem Erwachen vom Patienten als wirkliche Erlebnisse angesehen werden.

▶ Die narkotische Kraft des Stickoxydul reicht für eine chirurgische Narkose allein nicht aus. Es ist aber aufgrund seiner analgetischen Wirkung ein **ideales Kombinationsnarkotikum**. Für die Analgesie während der Geburt ist häufig ein Gemisch von je 50% N$_2$O und Sauerstoff ausreichend, dieses Verfahren gilt aber als unsicher und überholt.

Box 13.7

Die nicht-medizinische Karriere von N$_2$O

Mitte des 19. Jahrhunderts wurden zwar die ersten Versuche unternommen, die narkotische Wirkung von N$_2$O auszunutzen (schmerzlose Zahnextraktion von H. Wells 1844 in den USA), das Lachgas spielte aber zu der Zeit eine größere Rolle zur Belustigung der Besucher von Jahrmärkten. Schausteller holten aus dem Publikum ihnen geeignet erscheinende Personen und ließen sie N$_2$O einatmen, bis das Exzitations-Stadium erreicht war. Die ausgelassene, alberne Stimmung in diesem Milieu induzierte bei der „Versuchsperson" enthemmtes Benehmen mit unmotivierten Lachanfällen, was wiederum die Zuschauer zum Mitlachen stimulierte. Daher der Name Lachgas.

Heutzutage, 150 Jahre später, wiederholt sich dieses makabre „Vergnügen": In Diskotheken kann Lachgas, abgefüllt in bunte Luftballons, erworben werden. Die Benutzer atmen den Inhalt mehr oder minder richtig dosiert ein und erreichen entweder das Exzitations-Stadium, amüsieren die Umgebung und vielleicht sich selbst durch ihre Enthemmung, oder gelangen in einen Narkose-artigen Zustand. Dann wird der Notarzt alarmiert.

Eine Reihe von Gasnarkotika mit guten narkotischen Eigenschaften (z. B. Cyclopropan) mussten verlassen werden, weil diese Gase mit dem Luftsauerstoff explosive Gemische bilden. Die modernen chirurgischen Verfahren und die Verwendung von Kunststoffen in den Operationssälen (Funkenentladungen) verbieten die Verwendung von explosiven Gasen.

Das chemisch innerte Edelgas **Xenon** wird jetzt auch klinisch erprobt. Dem Lachgas vergleichbar flutet es rasch an und ab. Xenon ist jedoch sehr teuer.

13.3.2 Injektionsnarkotika

Eine Narkose wird üblicherweise durch die intravenöse Gabe eines **Injektionsnarkotikum eingeleitet**, anschließend erhält der Patient ein Inhalationsnarkotikum. Das dynamische Gleichgewicht, das nach der Prämedikation zwischen den Narkotika herrscht und vom Anästhesisten mit einem Minimum an Substanzgabe einschließlich des Muskelrelaxans so aufrecht erhalten wird, dass ein eben genügend tiefes Narkosestadium resultiert, kann als **balancierte Narkose** bezeichnet werden.

(Thio-)Barbiturate zur Injektion

▶ **Pharmakokinetik.** Die Barbiturate sind nur kurz wirksam. Dies wird durch zwei Prozesse bedingt:
- schneller Abbau der Substanzen (besonders bei den N-methylierten Barbituraten) und
- besondere Umverteilungsphänomene im Organismus (aufgrund ihrer sehr guten Fettlöslichkeit v. a. bei den Thiobarbituraten, s. u.)

Da die Barbiturate und Thiobarbiturate letztlich in der Leber abgebaut werden, ist die Entgiftungsgeschwindigkeit auch von der Leberfunktion abhängig. Eine schon vorhandene Leberschädigung oder ein während der Narkose auftretender Sauerstoff-Mangel schränken die Abbaufähigkeit der Leber ein und erhöhen die Wirksamkeit und Wirkdauer der Narkotika. Die Narkose ist bei gegebener Dosis tiefer und dauert länger als bei ungestörter Leberfunktion. Wenn bekannt ist, dass bei einem Patienten ein Leberschaden vorliegt, müssen Barbiturate und Thiobarbiturate möglichst vermieden werden. Beim Vorliegen einer Porphyrie sind die Barbiturate absolut kontraindiziert.

Umverteilung im Organismus. Nach der Injektion eines Thiobarbiturates wird aufgrund der sehr starken Hirndurchblutung ein relativ zu großer Teil ins Hirn und wegen der schlechten Durchblutung von Muskel- und Fettgewebe ein relativ zu kleiner Teil in diese Gewebe aufgenommen. Je mehr Zeit verstreicht, umso mehr gleicht sich dieses Ungleichgewicht aus, d. h. es findet eine Umverteilung vom Zentralnervensystem vornehmlich zum Muskel- und Fettgewebe hin statt. Im Hirn wird damit die narkotische Konzentration unterschritten, ohne dass die im Organismus vorhandene Gesamtmenge an Thiobarbiturat wesentlich abgenommen hat.

▶ **Wirkungsmechanismus.** Trotz zahlreicher Untersuchungen ist es bisher nicht gelungen, den eigentlichen Wirkungsmechanismus der Barbiturate aufzuklären. Sie scheinen das Membranpotenzial von Nervenzellen zu stabilisieren – möglicherweise unter anderem durch Förderung der Funktion der inhibitorischen $GABA_A$-Rezeptoren – und so die Erregbarkeit der Neurone durch Überträgersubstanzen zu vermindern. Daher werden Barbiturate als Antiepileptika und als Schlafmittel angewandt.

Thiopental-Natrium liegt in Trockenampullen zur Herstellung von 2,5%iger (bzw. 5%iger) Lösung vor.
▶ Dieses Mittel ist nur für die **Einleitung einer Narkose**, nicht dagegen zur Unterhaltung einer länger dauernden Narkose geeignet.
▶ Um eine Narkose einzuleiten, müssen 0,05 – 0,1 g (2 – 4 ml der 2,5%igen Lösung) injiziert werden. Die Injektion darf nicht zu schnell erfolgen, weil sonst die Konzentration in der Herzmuskulatur trotz der zwischengeschalteten Lunge so hoch wird, dass sich der negativ inotrope Effekt der (Thio-)Barbiturate abträglich bemerkbar macht (Abb. 13.**2**). Das Erwachen nach einer intravenösen Thiopental-Injektion erfolgt nach wenigen Minuten, da eine ausgeprägte Umverteilung die Konzentration im Zentralnervensystem schnell absinken lässt.

Thiopental-Natrium

Methohexital-Natrium

Die eigentliche Elimination erfolgt dagegen wesentlich langsamer (ca. 15%/h).

Methohexital-Na ist ein Derivat mit höherer Wirksamkeit und kürzerer Wirkungsdauer als das lange Zeit favorisierte Hexobarbital[1].
▶ Zur **Einleitung einer Narkose** genügen von dieser Verbindung 0,05 – 0,1 g für den Erwachsenen. ▶ Es handelt sich um ein N-methyliertes Barbiturat, das ebenfalls der Umverteilung unterliegt, aber auch schnell abgebaut wird.

Propofol

Diese simple Substanz ist ein relativ neues Injektionsnarkotikum. Seine chemische Struktur erinnert an Desinfektionsmittel vom Phenol-Typ (Thymol, s. S. 495 f.).

Propofol
2,6-Di-isopropyl-phenol

---

[1] Hexobarbital *(Evipan-Na®)* war für lange Zeit das gängige N-Methyl-barbiturat für die „intravenöse Narkose".

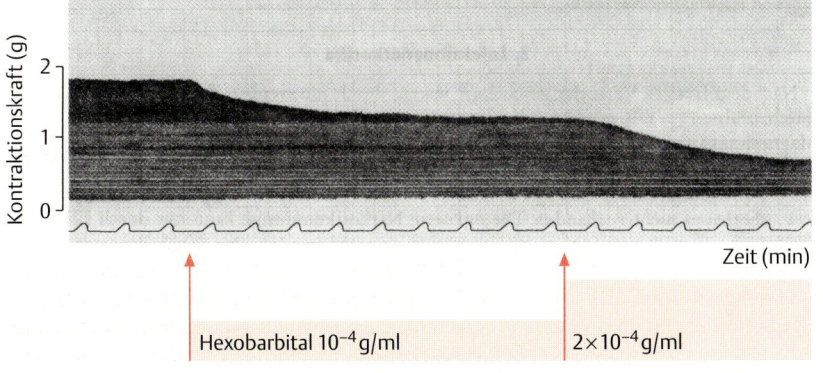

Abb. 13.**2 Einfluss von Hexobarbital auf die Kontraktionskraft der Herzmuskulatur.** Die Kontraktion des isolierten Vorhofs vom Meerschweinchen wird mittels eines Dehnungsmessstreifens auf einem Direktschreiber registriert. Bei den Pfeilen Zusatz von 10^{-4} bzw. $2 \cdot 10^{-4}$ g/ml Hexobarbital-Natrium, das die Kontraktionsstärke konzentrationsabhängig reduziert.

▶ Es besitzt eine kurze Wirkungsdauer und wahrscheinlich einen physicochemischen Wirkungsmechanismus.

▶ Zur **Einleitung einer Narkose** werden 1,0 – 2,5 mg/kg als wässrige Emulsion benötigt (Hilfstoffe: Sojaöl, Ei-Phosphatid, Glycerin!).

▶ Aufgrund der schnellen Verteilung tritt der Effekt in ca. 1 Minute ein. Propofol wird mit einer $t_{1/2}$ von ca. 2 Stunden vollständig metabolisch abgebaut:

1. Kopplung der vorhandenen phenolischen OH-Gruppe mit Glucuron- oder Schwefelsäure und
2. Einfügen einer neuen OH-Gruppe durch Hydroxylierung in 4-Position mit anschließender Kopplung.

Die Kopplungsprodukte werden renal ausgeschieden. Das scheinbare Verteilungsvolumen liegt bei ca. 20 l/kg, was eine starke Aufnahme in die Gewebe andeutet. So ist dann auch die Eliminationshalbwertzeit wesentlich länger, als es aus der Narkosedauer geschlossen werden kann. Die Narkose mit Propofol kann durch Nachinjektion längere Zeit unterhalten werden.

▶ An Nebenwirkungen werden beobachtet: Venenreizung an der Injektionsstelle, geringer Blutdruckabfall, kurzfristige Apnoe bei der Bolusinjektion, Bradykardie, ferner eine euphorische Stimmungslage.

Ketamin

Ketamin wird eingeordnet in die Gruppe der Kurznarkotika, sein Wirkbild unterscheidet sich jedoch erheblich von dem anderer Injektionsnarkotika:

▶ Ketamin hemmt einen Rezeptorsubtyp des erregenden Transmitters Glutamat (Abb. 13.3). Da die Modellsubstanz N-Methyl-D-aspartat (NMDA) einen spezifischen Agonisten dieses Rezeptors darstellt, wird er als NMDA-Rezeptor bezeichnet. Das Rezeptorprotein umfasst einen unspezifischen Ionenkanal (Ca^{2+}, Na^+, K^+). Dieser Ionenkanal wird von Ketamin blockiert, es handelt sich also um einen nicht-kompetitiven Antagonismus. Nach intravenöser Injektion von 2 mg Ketamin/kg tritt innerhalb von einer Minute Bewusstlosigkeit ein, die bis zu 15 Minuten anhält. Es schließt sich eine Phase der Analgesie an, die $1/2$ – 1 Stunde andauert. Viele Patienten, vor allem Erwachsene, empfinden eine Trennung zwischen der Wirklichkeit und ihrem Erleben, daher auch der Begriff **dissoziative Anästhesie** für die Ketamin-Narkose. Die Atmung wird meistens nur wenig beeinflusst. Vor allem zu Beginn der Narkose steigen die Herzfrequenz und der Blutdruck an. Die kardiovaskulären Wirkungen beruhen nicht auf einer eigenen adrenergen Wirkung, sondern sind durch Catecholamine vermittelt. Dementsprechend können überschießende Kreislaufreaktionen durch α-Blocker (Gefäße) und β-Blocker (Herz) vermindert werden. Die Skelett-Muskulatur erschlafft nicht.

▶ Ketamin kann zur Durchführung **kurzfristiger Eingriffe** oder zur **Einleitung länger dauernder Narkosen** benutzt, seine Anwendung sollte jedoch kritisch bedacht werden.

▶ Die Aufwachphase kann sich über viele Stunden erstrecken, in dieser Zeit werden von zahlreichen Patienten Angstträume und bedrückende Halluzinationen erlebt, daher ist eine Kombination mit einem Benzodiazepin zweckmäßig. Für die ersten Abschnitte des postnar

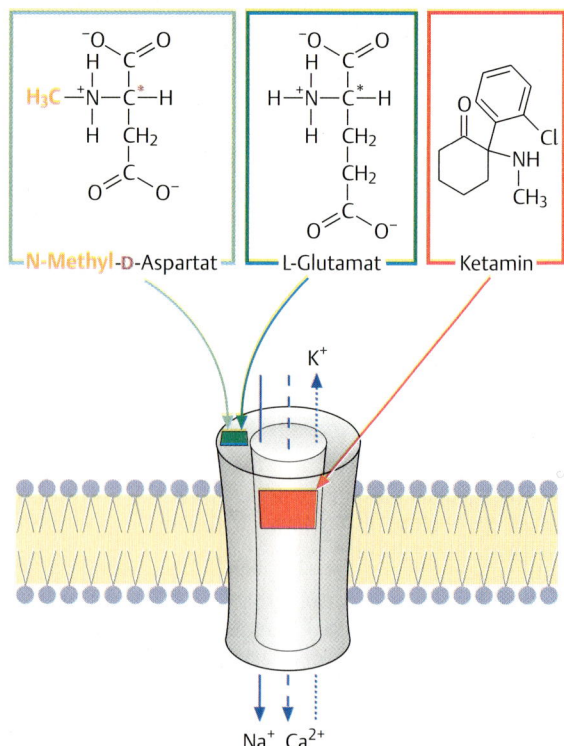

Abb. 13.3 Ketamin-Wirkung am Glutamat-Rezeptor vom NMDA-Typ. Ketamin blockiert die unspezifische Kationen-Pore dieses Glutamat-Rezeptors. NMDA (N-Methyl-D-aspartat) ist eine Experimentalsubstanz mit agonistischer Wirkung

kotischen Zeitraumes kann eine Amnesie vorliegen. Absolute Kontraindikationen sind Hypertonie, Herzinsuffizienz, Arteriosklerose und psychiatrische Erkrankungen.

Box 13.8

Ketamin- und Phencyclidin-Mißbrauch

Wie nicht anders zu erwarten war, hat sich die „Drogenszene" des Ketamin angenommen. Die Benutzer von Ketamin („Super K") – es wird auf wilden Parties in Schweden und England angeboten – erleben die dissoziativen Phänomene, wie Halluzinationen, das „Außerhalb-seines-Körpers-sein", Stereotypien usw. teils als beängstigend, teils als erfreulich. Die für den Missbrauch benötigten Dosen sind niedriger (50 mg i. v.) als die zur Einleitung einer Narkose notwendigen Mengen.

Das Psychotomimetikum Phencyclidin (Formel S. 533) ist strukturell mit Ketamin verwandt, soll den gleichen Wirkungsmechanismus besitzen und ruft ebenfalls psychische Veränderungen im Sinne der dissoziativen Anästhesie hervor. Es wurde als Narkotikum entwickelt, wird aber nur missbräuchlich als Rauschmittel benutzt.

Etomidat

Etomidat ist ein Imidazol-Derivat, das chemisch keine Ähnlichkeit mit anderen Narkotika besitzt.

▶ Das (+)-Enantiomer zeichnet sich durch eine gute narkotische Wirkung aus, besitzt aber keinen analgetischen Effekt; deshalb kann es auch **nur in Kombination** mit analgetisch wirkenden Stoffen verwendet werden.

Etomidat
*optisches Asymmetriezentrum

▶ Die Wirkung von Etomidat setzt nach intravenöser Gabe sehr schnell ein (eine Kreislaufzeit) und klingt nach wenigen Minuten wieder ab. Die kurze Wirkungsdauer scheint ebenso wie bei den Thiobarbituraten auf einem Umverteilungsphänomen zu beruhen, wie aus den pharmakokinetischen Daten hervorgeht: Halbwertzeit der Verteilungsphase ca. 3 Minuten, der β-Phase über 3 Stunden, das scheinbare Verteilungsvolumen beträgt fast 41/kg Körpergewicht, was Ausdruck einer Akkumulation in den Geweben ist. Metabolisch wird Etomidat durch unspezifische Esterasen inaktiviert. Die therapeutische Breite von Etomidat ist im Vergleich zu den Barbituraten groß, was hauptsächlich auf die geringe Beeinflussung der Atmungs- und Kreislauffunktionen zurückzuführen ist.

▶ Bei alleiniger Verwendung dieser Substanz zur Narkoseeinleitung können ganze Muskelgruppen, besonders auf Schmerzreize hin, mit einem **Myoklonus** antworten. Daneben wurden **Tremor** und **Blutdrucksteigerungen** beobachtet.

▶ Bei geeigneter Kombination mit z. B. Benzodiazepinen oder Opiaten werden diese Nebenwirkungen unterdrückt, so dass Etomidat gut für die **Narkoseeinleitung** verwendet werden kann. Die benötigte Dosierung beträgt 0,15 – 0,30 mg/kg.

Etomidat ist zusätzlich ein Hemmstoff der 11-β-Hydroxylase, die wichtig für die Cortisol-Synthese ist. In Anwesenheit von Etomidat ist eine notwendige Steigerung der Cortisol-Inkretion bei Belastung nicht möglich. Die Hemmwirkung von Etomidat auf die Cortisol-Synthese kann genutzt werden, um bei Patienten mit **Cushing Syndrom** eine Hypercortisolämie zu korrigieren. Die benötigten Dosen von Etomidat liegen unter den narkotisch wirksamen Dosierungen.

Midazolam

Midazolam ist ein tetrazyklisches Benzodiazepin (Formel S. 343), das entsprechend schnell abgebaut wird.

▶ Es eignet sich – intravenös appliziert – zur **Einleitung einer Narkose**. Die für den Erwachsenen empfohlene Dosierung liegt im Bereich von 5 – 15 mg. Zur **Prämedikation** genügen geringere Dosen.

▶ Die „narkotische" Wirkung eines Benzodiazepin kommt nicht über einen physikochemischen Weg, sondern über die Beeinflussung des Rezeptorproteins für γ-Aminobuttersäure zustande. Das Chlorid-Kanal-Protein, von dem die GABA-Haftstelle ein Teil ist, wird durch die Bindung von Benzodiazepinen für die hemmende Wirkung der γ-Aminobuttersäure sensibilisiert (s. a. S. 340). Die Wirkung von Midazolam kann – wenn nötig – durch die Gabe des spezifischen Antagonisten Flumazenil (S. 345) jederzeit unterbrochen werden.

▶ Die **atemdepressive Wirkung** von Midazolam ist ausgeprägt, daher Vorsicht bei Kombination mit Opioiden. Selten treten protrahierte Effekte auf (der Patient erwacht nicht), deren Ursache in metabolischen Besonderheiten gesucht wird, aber letztlich ist die abnorme Reaktion nicht geklärt.

13.3.3   Narkoseprämedikation

Eine adäquate Prämedikation gehört zur modernen Narkose. Sie setzt die Gefährdung des Patienten herab und erleichtert dem Kranken die präoperative Phase:
– Die psychische Situation des Kranken, dem eine Operation bevorsteht, wird durch die Gabe von sedativ-anxiolytisch und, falls Schmerzen vorhanden sind, analgetisch wirkenden Pharmaka erträglicher.
– Die Einleitung der Narkose ist einfacher, es wird weniger Narkotikum verbraucht als ohne Vorbehandlung.

– Durch geeignete Vorbehandlung lassen sich Nebenwirkungen der Narkotika unterdrücken.

Aus der großen Anzahl von Medikamenten, die für diese Zwecke verwendet werden, seien folgende genannt: Anxiolytika wie Diazepam oder Midazolam, Neuroleptika und Hypnotika; Analgetika der Opiat-Gruppe; zur Verhinderung gefährlicher vagaler Reflexe bei Operationen im Halsbereich Atropin oder auch Scopolamin, das gleichzeitig sedierend wirkt.

13.3.4   Neuroleptanalgesie und Neuroleptanästhesie

Der Begriff „**Neuroleptanalgesie**" beschreibt einen Zustand der Analgesie, Indifferenz und tiefen Sedierung gefolgt von einer mehr oder weniger ausgeprägten Amnesie, wie er durch die kombinierte Anwendung stark wirksamer Opiate mit Neuroleptika oder Benzodiazepinen (z. B. Midazolam) erreicht werden kann. Patienten sind in diesem Zustand erweckbar, können auf Anwei-

sungen reagieren und einfache Fragen beantworten, was z. B. bei neurochirurgischen Eingriffen sehr nützlich sein kann. Zusätzliche Gabe von Thiobarbituraten und anderen Einleitungsnarkotika oder besser eine ergänzende Beatmung mit Lachgas-Sauerstoff-Gemischen kann den Zustand einer „**Neuroleptanästhesie**" erzeugen, die mit einer Bewusstlosigkeit einhergeht. Die bei manchen

Operationen gewünschte Muskelrelaxierung kann durch Zugabe eines Muskelrelaxans erreicht werden.

Der **Vorteil** dieser beiden Methoden gegenüber der Inhalationsnarkose besteht darin, dass – bei Auswahl geeigneter Kombinationspartner – kurze und mittellange chirurgische und diagnostische Eingriffe mit geringerer Belastung des Herz-Kreislauf-Systems durchgeführt werden können (Patienten mit kardiovaskulären Erkrankungen, Greisenalter).

Die klassische Form der Neuroleptanalgesie bestand in der kombinierten Gabe des synthetischen Opiats Fentanyl mit dem Neuroleptikum Droperidol (Präparat Thalamonal®). Die beiden Partner passen pharmakokinetisch nicht zusammen. Droperidol hat eine Wirkungsdauer, die zwischen 12 und 24 Stunden liegt, Fentanyl wirkt dagegen nur 20–30 Minuten. Diese Inkonsistenz und die Nebenwirkungen von Droperidol (α-Rezeptor-Blockade und extrapyramidale Störungen) haben dazu geführt, diese Kombination zu verlassen. Stattdessen bedient man sich bei Risiko-Patienten lieber der Kombination eines kurz wirksamen Opiats (Fentanyl, Alfentanyl) mit einem ebenfall kurzwirksamen Benzodiazepin (wie Midazolam). Diese Kombination zeichnet sich durch eine gute Steuerbarkeit aus und kann – wenn nötig – in eine Inhalationsmaske überführt werden.

Bei der Anwendung der Neuroleptanalgesie ist zu bedenken, dass dieses Narkoseverfahren mit einer **Lähmung des Atemzentrums** einhergehen kann und infolgedessen eine entsprechende Anästhesie-Ausrüstung Voraussetzung ist. Auch ist postoperativ intensiv auf die Atemtätigkeit der Operierten zu achten, da – insbesondere bei längerdauernden Neuroleptanalgesien und -anästhesien – Fentanyl pH-abhängig in den Geweben akkumuliert, bei respiratorischer Azidose schnell ins Blut zurückgeliefert wird und protrahiert atemdepressiv wirken kann.

Das Derivat **Alfentanyl** wird weniger als Fentanyl im Gewebe angereichert und scheint günstigere pharmakokinetische Eigenschaften zu besitzen.

── **Notwendige Wirkstoffe** ──────────────────

Narkotika

Wirkstoff	Handelsname	Alternative	Bemerkungen
Halothan	*Fluothane®* Inh.-Flüss.	–	
Enfluran	*Ethrane®* Inh.-Flüss.	–	
Isofluran	*Forene®* Inh.-Flüss.	*Isofluran* Inh.-Flüss.	
Desfluran	*Suprane®* Inh.-Flüss.	–	
Sevofluran	*Sevorane®* Inh.-Flüss.	–	
Thiopental-Na	*Trapanal®* zur Inj.	*Thiopental* zur Inj.	
Methohexital	*Brevimytal-Na®* zur Inj.	–	
Ketamin	*Ketanest®* zur Inj.	*Ketamin*	
Propofol	*Disoprivan®* zur Inj.	*Propofol* Inj.	
Etomidat	*Hypnomidate®* zur Inj.	*Etomidate*	
Midazolam	*Dormicum®* zur Inj.	*Midazolam, Midaselect®*	
Fentanyl	–	*Fentanyl* Inj. (von mehreren Firmen)	
Alfentanyl	*Rapifen®* Inj.	–	

Eigene Eintragungen

· · ·

· · ·

Alle genannten Narkotika werden in Klinik-Packungen geliefert, die Preise können meistens zwischen den Kliniken und den Herstellern ausgehandelt werden.

13.4 Antiepileptika

— Überblick

Einem epileptischen Anfall liegt eine überstarke, synchronisierte Aktivität einer Neuronengruppe zugrunde. Das Ziel einer antiepileptischen Therapie besteht darin, derartigen Zuständen vorzubeugen. Die neuronale Aktivität kann gesenkt werden durch:

Blockade von spannungsabhängigen Na⁺-Kanälen:
Carbamazepin, Valproat, Phenytoin, Lamotrigin u. a.
Die Hemmwirkung dieser Pharmaka ist umso stärker ausgeprägt, je höher die Entladungsfrequenz der Neurone und je niedriger deren Membranpotential ist.

Förderung einer GABAergen Hemmung:
Allosterischer Synergismus mit GABA durch Benzodiazepine (und Phenobarbital),
Hemmung der GABA-Rückaufnahme durch Tiagabin,
Hemmung des GABA-Abbaus durch Vigabatrin,
Förderung der GABA-Freisetzung durch Gabapentin.

Hemmung eines T-Typ-Ca²⁺-Einwärtsstromes in thalamischen Neuronen durch Ethosuximid (und Valproat).

Grundlagen

Die Nervenzellen unterliegen einer ständigen Beeinflussung durch erregende und hemmende Neurone. In einem epileptischen **Fokus** liegt eine übersteigerte Aktivität synchronisierter Neuronengruppen vor.

Unter **Antiepileptika** werden Pharmaka verstanden, die zur symptomatischen Therapie der verschiedenen Epilepsieformen geeignet sind, da sie die **Krampfschwelle erhöhen**, ohne die sonstige motorische Erregbarkeit herabzusetzen. Durch Stärkung der inhibitorischen Komponenten und Abschwächung der exzitatorischen Einflüsse soll die Neigung zur elektrischen Übererregung unterbunden werden. Im günstigsten Fall verhindern die Antiepileptika das Auftreten von epileptischen Krämpfen vollständig. Sie sollen eine möglichst geringe sedativ-hypnotische Wirkung besitzen.

Wirkungsmechanismen. Über den zellulären Wirkort der Antiepileptika gibt es heute folgende Vorstellungen (Abb. 13.**4**). Eine Reihe von Antiepileptika wirkt durch eine **Blockade der neuronalen Na⁺-Kanäle**. Die Tatsache, dass überaktive Nervenzellen im Vergleich zu normal aktiven Zellen bevorzugt gehemmt werden, liegt an dem – man möchte fast sagen – glücklichen Umstand, dass das Ausmaß der Blockade der Na⁺-Kanäle von dem Funktionszustand abhängig ist: Je häufiger Depolarisationen pro Zeiteinheit ablaufen, umso mehr Pharmaka-Moleküle werden an die Kanalproteine gebunden und umso stärker ist die Hemmung. Es ergibt sich daraus eine gewisse Selektivität für jene Nervenzellen, die der Hemmung bedürfen. Für dieses Verhalten von Pharmaka, das man auch von den Antiarrhythmika her kennt, gibt es den englischen Terminus technicus „use dependence". Andere Antiepileptika verstärken die **Hemmwirkung**

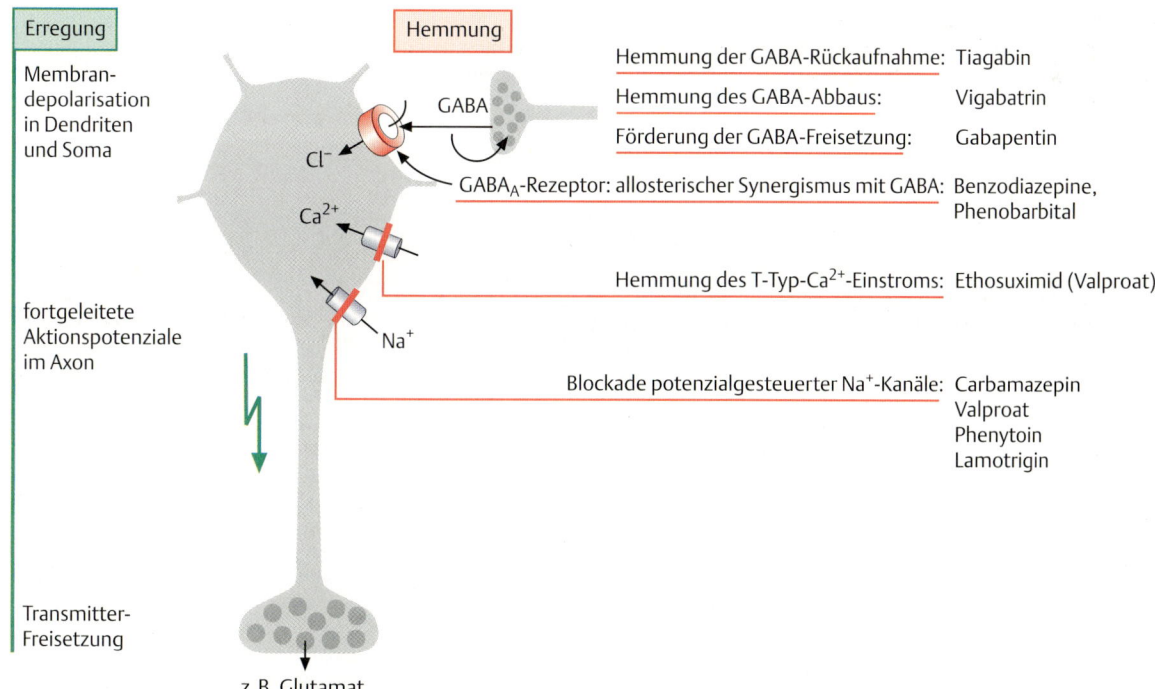

Abb. 13.**4 Antiepileptische Wirkprinzipien.** Zusammenstellung von Möglichkeiten, einer Übererregung von Nervenzellen entgegenzuwirken. Den aufgeführten Prinzipien sind Substanzbeispiele zugeordnet. Es sei angemerkt, dass der Wirkmechanismus von Antiepileptika vielfach nicht wirklich geklärt ist.

GABAerger Neurone. Wie in Abb. 13.4 gezeigt, gibt es hierbei verschiedene Angriffspunkte. Ein weiteres Wirkprinzip ist die **Hemmung von Ca²⁺-Fluxen** in thalamischen Neuronen.

Therapeutische Breite. Da die Epilepise ein Leiden darstellt, das ständig und eventuell über Jahrzehnte behandelt werden muss, unterliegen Antiepileptika hinsichtlich der therapeutischen Breite besonders hohen Anforderungen. Daher konnte auch nur ein kleiner Teil der Substanzen, die im Tierversuch über eine krampfvermindernde Wirkung verfügen, in die Therapie übernommen werden. Aber selbst die besten heute gebräuchlichen Antiepileptika besitzen nur eine mäßige therapeutische Breite, so dass in vielen Fällen eine ausreichende antiepileptische Behandlung für den Therapeuten und den Patienten ein schwieriges Problem darstellt.

Wahl des Mittels. Sie wird wesentlich von dem Anfalls-Charakter (Grand-mal-, Petit-mal-Anfälle etc.) beeinflusst, da die Antiepileptika eine gewisse Spezifizität aufweisen (Tab. 13.3).

Grundsätze der Therapie. Die Therapie sollte mit langsam ansteigenden Dosen begonnen werden, bis eine Anfallsfreiheit erreicht ist. Der Austausch eines Medikamentes gegen ein anderes ist tunlichst *überlappend* vorzunehmen. Plötzliches Absetzen der Arzneimittelzufuhr kann zu einer akuten Verschlechterung führen. Es ist anzustreben, die epileptischen Anfälle durch die Therapie mit *einer* Substanz zu unterdrücken. Daher wird die Dosierung des Mittels der ersten Wahl so lange gesteigert, bis entweder Anfallsfreiheit eintritt oder die Nebenwirkungen zu ausgeprägt werden. Mehr als drei Viertel aller Epileptiker lassen sich so erfolgreich einstellen. Bei dem Rest muss das Mittel gewechselt oder eine Kombination von 2 oder sogar 3 Mitteln gewählt werden, um Anfallsfreiheit zu erreichen. Die Überwachung des Blutspiegels ist natürlich einfacher, wenn nur eine Substanz gegeben wird. Da die Plasmakonzentration in dieser Arzneimittelgruppe mit großer Unsicherheit von der Dosierung abhängt, sind Messungen der Konzentration sinnvoll. Das Dosenverhältnis zwischen den einzelnen Substanzen muss jeweils individuell eingestellt werden. Aufgrund der zum Teil ernsten Nebenwirkungen muss während der Therapie mit Antiepileptika eine ständige Kontrolle des Patienten erfolgen (Blutbildüberwachung, Urinuntersuchung, Leberfunktionsproben je nach den speziellen Nebenwirkungen der verwendeten Pharmaka). Während die schweren Nebenwirkungen (Blutbildungsschädigung, Leberfunktionsstörungen etc.) zum Abbruch der Therapie oder zum Wechsel des Medikamentes zwingen, können die leichteren oder vorübergehend auftretenden Nebenwirkungen durch symptomatische Maßnahmen abgemildert werden (z.B. zentral anregende Mittel bei Schläfrigkeit, dunkle Brille bei Photophobie etc).

Die Therapie des **Status epilepticus** erfordert andere, sofort wirksame Maßnahmen als die Behandlung des epileptischen Grundleidens (s. a. S. 322).

Ein besonders schwieriges therapeutisches Problem ergibt sich bei der Behandlung von **schwangeren Epileptikerinnen.** Epileptische Anfälle als solche stellen eine Gefährdung nicht nur der Mutter, sondern auch des ungeborenen Kindes dar, daher muss eine medikamentöse Therapie zur Krampfunterdrückung durchgeführt werden. Die Antiepileptika einschließlich der Valproinsäure stehen wiederum im Verdacht, die Missbildungshäufigkeit zu erhöhen. Dieser Typ von Missbildung ist charakterisiert als „Antiepileptika-Embryopathie". Ob diese Nebenwirkung allerdings die Gefährdung der Frucht durch die unbehandelte Grundkrankheit der Mutter übersteigt, ist nicht bekannt.

Für einige Antiepileptika, besonders Phenytoin, besteht noch eine zusätzliche Indikation, nämlich die prophylaktische krampfverhindernde Wirkung bei Patienten, die einem neurochirurgischen Eingriff unterworfen werden müssen. Je nach Schwere und Lokalisation muss eine Therapie für Wochen oder Monate durchgeführt werden.

Box 13.9

Arzneimittelinterferenzen von Antiepileptika

Ein weiteres Problem bei der Therapie der Epilepsie entsteht dadurch, dass die Antiepileptika häufig zum Auftreten von Arzneimittelinterferenzen Anlass geben. Dabei müssen folgende Zustände unterschieden werden:

1. Eine Reihe von Substanzen, wie Phenytoin, Phenobarbital und Carbamazepin, ruft eine *Enzyminduktion in der Leber* hervor. Dadurch wird ihr eigener Abbau in der Einleitungsphase beschleunigt, vor allem aber auch der Abbau anderer Pharmaka wie kontrazeptive Steroide (Unwirksamwerden der Antibaby-Pillen) und Cumarin-Derivate.

2. Wird der metabolische Abbau der Antiepileptika durch die Gabe weiterer Medikamente behindert, steigt der Wirkspiegel an, und Vergiftungssymptome können auftreten. Zu den Pharmaka, die *um den Abbau konkurrieren*, gehören z.B. Sulfonamide und Chloramphenicol, Antiphlogistika wie Phenylbutazon, Carboanhydrase-Hemmstoff und Valproinsäure.

3. Die *Bindung an Plasma-Eiweiße* und an andere körpereigene Proteine, die bei den antiepileptisch wirksamen Substanzen im Allgemeinen hoch ist, kann durch Gabe weiterer Medikamente vermindert werden. Hier sei an hydrophobe Pharmaka wie Cumarin-Derivate, orale Antidiabetika und Antiphlogistika erinnert. Besonders erwähnt werden muss in diesem Zusammenhang aber die Valproinsäure, welche die Eiweißbindung von Hydantoinen, Phenobarbital und Diazepam primär vermindert und die freien Konzentrationen ansteigen lässt. Dies und anderes mag jedoch letztlich hinsichtlich der Einstellung des Blutspiegels unterschiedliche Konsequenzen für die verschiedenen Substanzen haben. So sinkt, möglicherweise durch raschere Elimination, der Phenytoin-Plasmaspiegel ab, während der Plasmaspiegel und damit die Wirkung der Barbiturate zunehmen.

Anfalls-Charakter	Pharmaka	Typische Dosierung (mg/d)
Grand-mal- und fokale Anfälle	Carbamazepin	600
	Oxcarbazepin	600
	Valproinsäure	1800
	(Phenytoin)	300
	(Phenobarbital)	100
Petit-mal-Anfälle mit Absencen	Valproinsäure	1800
	Phenytoin	300
	(Phenobarbital)	100
Myoklonische und astatische Anfälle	Valproinsäure	1500
	Clonazepam	3
Pyknoleptische Absencen	Valproinsäure	1500
	Ethosuximid	1000
	Clonazepam	3

Tabelle 13.**3** **Pharmakotherapie verschiedener Formen der Epilepsie.** Die angegebenen Dosen sind Anhaltswerte für den Erwachsenen, die Dosierung muss in jedem Fall individuell angepasst werden. Auf das Auftreten der typischen Nebenwirkungen ist stets zu achten. Die eingeklammerten Substanzen sind Antiepileptika zweiter Wahl bei der angegebenen Epilepsie-Form.

13.4.1 Antiepileptika der ersten Wahl

Aufgrund des vergleichsweise günstigen Verhältnisses zwischen Effektivität und Nebenwirkungen gehören in diese Gruppe die Substanzen Carbamazepin, Oxcarbazepin und Valproinsäure, ferner mit eingeschränkter Indikation Ethosuximid und Clonazepam.

Carbamazepin, ein Carboxamid eines dreigliedrigen Ringsystems, ist ein ▶ hydrophobes Molekül, es wird daher enteral gut resorbiert.

Carbamazepin

In der Leber wird es langsam entweder zu einem Epoxid oxidiert, das noch antiepileptisch wirksam ist, oder hydroxyliert und konjugiert, was mit einem Wirkverlust einhergeht. Da Carbamazepin die entsprechenden Leberenzym-Aktivitäten steigert (Enzyminduktion), nimmt die Eliminationsgeschwindigkeit im Laufe der Therapie bis zu einem Endwert zu. So sinkt die Eliminationshalbwertzeit von ca. 20 auf ca. 8 Stunden ab. Die Dosierung muss langsam ansteigend erfolgen, bis 600–1000 mg/d erreicht sind.
▶ Carbamezepin ist gut wirksam bei **Grand-mal - und fokalen Anfällen**, nicht dagegen bei Absencen und myoklonischen Anfällen. Es sei angemerkt, dass Carbamazepin recht wirksam ist gegen Trigeminus-Neuralgien.
▶ Das Auftreten der Nebenwirkungen hängt von der benötigten Dosierung ab. Es können **zentralnervöse Störungen** (wie Ataxie, eingeschränkte Vigilanz, Schwindel) auftreten, die wohl auf die Hemmung neuronaler Aktivität zurückgehen. Hinzu kommen Wasserretention, Magen-Darm-Beschwerden, Leberschädigung und – besonders bedrohlich – Knochenmarkdepressionen. Die

schweren Nebenwirkungen sind selten, trotzdem müssen die Patienten engmaschig überwacht werden.

Oxcarbazepin ist ein Derivat von Carbamazepin, das ▶ im Stoffwechsel nicht mehr die Stufe eines Epoxid durchlaufen kann, was die Häufigkeit von Nebenwirkungen vermindert und das Ausmaß der Enzyminduktion reduziert. Es wirkt wie Carbamazepin, ist also ▶ indiziert bei Grand-mal- und fokalen Anfällen. Die initiale Dosierung beträgt 2 x täglich 300 mg, die wöchentlich gesteigert wird bis 600–2400 mg täglich verteilt auf mehrere Gaben. Dieses Dosierungsschema ist ähnlich wie das für Carbamazepin.

Oxcarbazepin

Valproinsäure ▶ ist eine verzweigte Carbonsäure (Abb. 13.**5**), die hydrophobe Eigenschaften besitzt, dementsprechend enteral gut resorbiert wird und im Plasma zu etwa 95 % an Eiweiß gebunden vorliegt. In den Handelspräparaten liegt Valproat meistens als Natriumsalz vor, auch als Magnesiumsalz ist es wirksam. Valproat wird in der Leber an Glucuronsäure gekoppelt oder oxidiert. Die Eliminationshalbwertzeit liegt zwischen 8 und 15 Stunden. Das in der Literatur für Valproinsäure angegebene scheinbare Verteilungsvolumen von ca. 0,15 l/kg erweckt den falschen Eindruck einer eingeschränkten Verteilung. Es muss aber die hohe Eiweißbindung berücksichtigt werden, die Körper-Kompartimente stehen mit der freien Konzentration, in diesem Fall ca. 5 % der Gesamtkonzentration, im Gleichgewicht. Daraus würde sich ein Verteilungsvolumen von ca. 3 l/kg für den freien

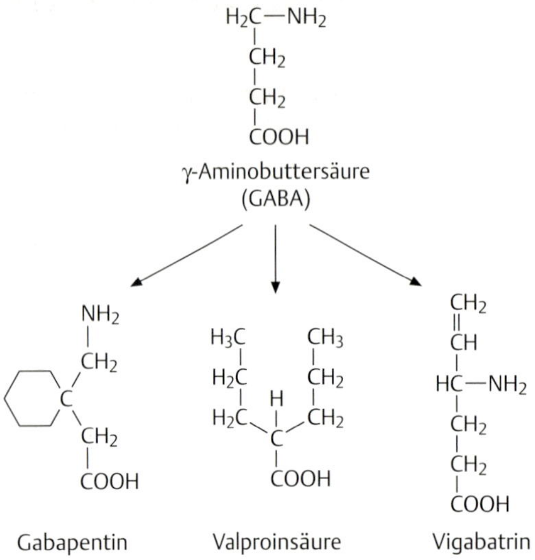

Abb. 13.**5 Die hemmende Aminosäure γ-Aminobuttersäure (GABA) und drei Derivate mit antiepileptischer Wirkung, aber unterschiedlichen Wirkungsmechanismen.**

Substanzanteil errechnen. Die benötigten Tagesdosen betragen 750 – 1250 mg.

▶ Die Valproinsäure besitzt ein besonders **breites antiepileptisches Spektrum**. Anders als Carbamazepin wirkt Valproat auch bei **Absencen**. Dies mag darauf zurückzuführen sein, dass Valproat über die Blockade spannungsabhängiger Na^+-Kanäle hinaus auch einen aktivierenden T-Typ-Ca^{2+}-Einwärtsstrom in thalamischen Neuronen blockiert.

▶ Die Nebenwirkungen von Valproat sind verhältnismäßig schwach ausgeprägt, es kann ein Tremor auftreten und über Magen-Darm-Beschwerden wird geklagt. Im Vergleich zu anderen Antiepileptika ist der sedierende Effekt gering. Jedoch können gelegentlich eine Bewusstseinstrübung und psychomotorische Verlangsamung beobachtet werden. Ein teilweiser Verlust der Haare wird beobachtet. Eine sehr seltene, aber schwere

Nebenwirkung macht sich als Leberschädigung bemerkbar. Aus diesem Grunde sollte Valproat nicht bei Patienten mit vorgeschädigter Leber angewandt werden. Es ist über Fruchtschädigungen (Neuralrohr-Defekte) unter der Therapie mit Valproinsäure berichtet worden. Valproinsäure durchdringt die Plazenta-Schranke und wird vom Neugeborenen erheblich langsamer eliminiert als vom Erwachsenen. Mit Nachwirkungen beim Neugeborenen während der ersten Stunden nach der Geburt muss gerechnet werden.

Ethosuximid bedarf einer besonderen Erwähnung, weil es eine spezielle Indikation besitzt und eine therapeutische Lücke füllt, die von den bisher genannten Antiepileptika mehr oder minder offen gelassen wird. ▶ Ethosuximid ist besonders gut wirksam gegen **pyknoleptische Absencen** vor allem im Kindesalter. ▶ Die Dosierung beträgt 20 – 40 mg/kg, die Eliminationshalbwertzeit liegt bei 20 Stunden. ▶ Als Nebenwirkungen sind Sedation, Ataxie, Magen-Darm-Beschwerden, Exantheme und auch Knochenmarkdepressionen zu nennen.

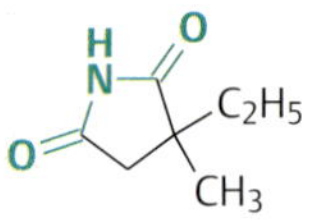

Ethosuximid

Clonazepam ist ein Benzodiazepin-Derivat (Formel S. 343), für das eine spezielle Indikation im Bereich der antiepileptischen Therapie besteht. ▶ Es wirkt gegen **Absencen und myoklonische Anfälle**, hier wiederum besonders im **Kindesalter**. Bei dieser besonderen Form der Epilepsie kann Clonazepam (oder auch Diazepam) langzeitig gegeben werden. ▶ Der zelluläre Wirkort ist der GABA$_A$-Rezeptor, der für seinen Agonisten sensibilisiert wird, so dass die Hemmung durch das GABAerge System verstärkt wird.

13.4.2 Reservemittel

Diese Mittel sind von Bedeutung für jene Patienten, die nicht befriedigend mit den Mitteln der ersten Wahl behandelt werden können. Meistens werden die Reservemittel für eine Kombinationstherapie verwendet. Zu nennen sind die alten Pharmaka Phenytoin, Phenobarbital (und Desoxyphenobarbital = Primidon) und die neu entwickelten Substanzen Vigabatrin und Lamotrigin.

Phenytoin wurde bereits 1938 als wirksames Antiepileptikum in die Therapie eingeführt. Es ist chemisch nahe

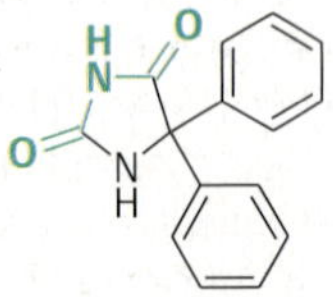

Phenytoin

mit den Barbituraten verwandt, seine hypnotisch-sedative Wirkung ist aber geringer ausgeprägt. Es besitzt antiarrhythmische Eigenschaften (s. S. 156).

▶ Da Phenytoin ein recht kompliziertes pharmakokinetisches Verhalten zeigt, ist die notwendige Dosis-Adjustierung schwierig. Der therapeutische Serumspiegel liegt bei 10 – 30 µg/ml, was im allgemeinen eine Tagesdosierung von 300 – 400 mg per os erfordert. Phenytoin wird in der Leber durch mischfunktionelle Oxidasen inaktiviert, dabei induziert Phenytoin diesen Enzymkomplex und fördert seinen eigenen Abbau. Zwischen der Serum-Konzentration von Phenytoin und seiner Abbaugeschwindigkeit besteht keine lineare Abhängigkeit, so dass eine Dosissteigerung zu einem überproportionalen Anstieg des Serumspiegels führen kann. Phenytoin ist außerdem noch zu ca. 90% im Serum an Eiweiße gebunden, was wiederum zur Unzuverlässigkeit des Wirkspiegels beiträgt (Arzneimittelinterferenzen). Die Resorption von Phenytoin aus dem Magen-Darm-Kanal geht nur langsam vor sich, das Maximum des Blutspiegels ist erst ca. 10 Stunden nach der Einnahme erreicht. Die Eliminationshalbwertzeit schwankt in weiten Grenzen, sie liegt zwischen 12 und 36 Stunden.

► Phenytoin weist ein **breites antiepileptisches Spektrum** auf, gegen Absencen ist es aber nicht wirksam.

► Als **Nebenwirkungen** treten Dösigkeit und psychische Beeinträchtigung (konfuses Verhalten, depressive Verstimmung, paranoide Vorstellung) auf, daneben kommen verhältnismäßig häufig Arzneimittelexantheme vor, manchmal auch gastrointestinale Störungen, Lupuserythematodes-Syndrom, endokrine Störungen (Hirsutismus, Gynäkomastie), eine Lymphadenopathie und Hyperkinesen sowie andere neurotoxische Symptome, die bei Fortsetzung der Therapie irreversibel sein können (Gangataxie, Diplopie). Eine spezifische Nebenwirkung, die wohl nur bei chronischer Zufuhr von Hydantoin-Derivaten (vor allem Phenytoin) beobachtet wird, besteht in einer Hyperplasie der Gingiva. Diese Gingiva-Veränderung kann durch eine konsequent durchgeführte Mundhygiene hintangehalten werden. Teratogene Wirkungen in Form von knöchernen Deformationen an den Händen von Neugeborenen wurden beobachtet. Durch Phenytoin und andere Antiepileptika werden der Vitamin-D-Stoffwechsel im Organismus und die enterale Calcium-Resorption beeinträchtigt, so dass bei Kindern und Erwachsenen Rachitis bzw. Osteomalazie entstehen können. Auf eine prophylaktische bzw. therapeutische Zufuhr von Vitamin D$_3$ ist daher zu achten. Es sei außerdem auf die Möglichkeit eines funktionellen Folsäure-Mangels hingewiesen (megaloblastäre Anämie), die einer Therapie mit Folsäure bedarf. Der Folsäure-Mangel hat besondere Bedeutung während einer Gravidität, da die Möglichkeit besteht, dass sich ein Defekt des Neuralrohres ausbildet. Es sollte prophylaktisch Folsäure eingenommen werden. Ferner können neonatale Blutungen aufgrund einer Interferenz mit dem Vitamin-K-Stoffwechsel auftreten, daher muss schon den Schwangeren und dann den Neugeborenen Vitamin K (Phytomenadion) gegeben werden. Die Phenytoin-Therapie ist also durch zahlreiche unerwünschte Wirkungen belastet und steht daher auf einem Reserveplatz.

Phenobarbital ► hat von allen Barbituraten, die ja in großem Ausmaß als Sedativa, Hypnotika und Narkotika Anwendung gefunden haben, das günstigste Verhältnis zwischen antiepileptischer und sedativer Wirkung.

Phenobarbital

Die antiepileptische Therapie mit Phenobarbital ist meistens aber doch belastet durch die zu starke Sedierung des Patienten. ► Daher wird Phenobarbital nur noch als Zusatzmittel angewandt, wenn die Therapie mit Mitteln der ersten Wahl nicht ausreichend wirksam ist. ► Außer der starken Sedierung (Benommenheit, Antriebsver-

armung, Denkerschwerung) sind andere Nebenwirkungen selten.

Primidon wird im Organismus zum Teil in Phenobarbital umgewandelt und ist pharmakologisch wie dieses zu beurteilen.

Vigabatrin (Formel s. Abb. 13.**5**) ► hemmt die GABA-Transaminase, also das Enzym, das die hemmende Aminosäure γ-Aminobuttersäure abbaut. Daher steigt nach Vigabatrin-Zufuhr die Konzentration von GABA im Extrazellulärraum an und die hemmende Wirkung ist gesteigert. ► Die Elimination verläuft mit einer Halbwertzeit von 4–5 Stunden, so dass 3 Dosen täglich gegeben werden müssen. Die Tagesdosen für den Erwachsenen liegen bei 1,0–2,0 g. ► Die Indikation für Vigabatrin ist die Zusatztherapie bei schweren Epilepsieformen, die auf Mittel der ersten Wahl nicht ausreichend reagieren. ► Als Nebenwirkungen treten starke Sedierung, Ataxie, Gesichtsfeldstörungen und auch psychotische Reaktionen auf. Eine besondere Nebenwirkung besteht in der Einengung des Gesichtsfeldes bei länger dauernder Einnahme von Vigabatrin. Diese Störung trifft ca. 30 % aller behandelten Patienten und scheint in den meisten Fällen irreversibel zu sein. Jedenfalls sollte, wenn eine Vigabatrin-Therapie notwendig ist, das Gesichtsfeld routinemäßig überwacht und der Patient auf die mögliche Sehstörung aufmerksam gemacht werden.

Lamotrigin hat chemisch keine Ähnlichkeit mit anderen Antiepileptika.

Lamotrigin

► Es hemmt spannungsabhängige Na$^+$-Kanäle und soll besonders präsynaptische Na$^+$-Kanäle auf glutamatergen Neuronen betreffen und dadurch die Freisetzung des erregenden Neurotransmitters Glutamat reduzieren.

► Das antikonvulsive Spektrum von Lamotrigin ist dem von Carbamazepin vergleichbar. Aufgrund der Nebenwirkungen sollte Lamotrigin nur als Zusatzmittel bei schweren, Therapie-resistenten Fällen verwandt werden. So wird es zur Behandlung des Lennox-Gastaut-Syndroms empfohlen. Die Dosierung ist recht schwierig, weil sie von der Gabe und Art der anderen Antiepileptika abhängig ist (Enzyminduktion oder -hemmung in der Leber, Verdrängung aus Eiweiß-Bindungsstellen). ► Die Nebenwirkungen sind recht ausgeprägt, wiederum sind es Symptome, die durch die unspezifische Hemmung verschiedener Hirnabschnitte zustande kommen. Aber es treten auch Nebenwirkungen auf, die nicht auf die Hauptwirkung der Substanz bezogen werden können, wie abdominelle Schmerzen, Exantheme und vereinzelte Fälle von Stevens-Johnson- und Lyell-Syndrom. Die Häufigkeit der schweren Hautschädigungen, die in einzelnen Fällen tödlich endeten, liegt bei 1 Fall auf 1000 Erwachsene und bei 1 Fall auf 300 kindliche Patienten. Es ist fraglich, ob Lamotrigin einen Vorteil gegenüber anderen Antiepileptika besitzt.

Gabapentin ist ein GABA-Derivat. Der Substanz wird eine Förderung der neuronalen Freisetzung von GABA zugeschrieben. **Tiagabin** erhöht die synaptische Konzentration von GABA, indem es deren Rückaufnahme hemmt. ► Beide Substanzen werden nur zur Kombination mit einem anderen Antiepileptikum der 1. Wahl eingesetzt, wenn mit der Monotherapie kein genügender Effekt erzielt wird. Dieselbe Einschränkung gilt auch für **Topiramat**, das an GABA-Rezeptoren fördernd wirken, Glutamat-Rezeptoren vom AMPA-Typ hemmen und spannungsabhängige Na^+-Kanäle blockieren soll.

Felbamat wird als Kombinationspartner in der Therapie des Lennox-Gastaut-Syndroms angewandt, wenn andere Therapeutika nicht zum Erfolg führen. Sein Wirkungsmechanismus ist unklar, wahrscheinlich hemmt Felbamat den NMDA-Rezeptor durch eine allosterische Beeinflussung der Glycin-Bindungsstelle. Die Substanz ist belastet durch eine schwere Nebenwirkung, nämlich das Auftreten einer aplastischen Anämie.

Stiripentol ist eine neue Substanz, die zur Therapie der myoklonen Epilepsie-Form bei Kindern als Zusatz zur Behandlung mit Valproat oder einem Benzodiazepin geeignet ist.

Levetiracetam, ein Derivat von Piracetam, ist indiziert als Zusatzsubstanz bei sonst nicht ausreichend behandelbaren partiellen Anfällen des Erwachsenen. Der Wirkungsmechanismus ist nicht aufgeklärt.

Felbamat   Stiripentol

13.4.3   Therapie des Status epilepticus

Da der Status epilepticus unmittelbar lebensbedrohend ist, erfordert er eine sofortige Durchbrechung mittels einer „relaxierenden Narkose". Als Methode der Wahl kommt die intravenöse Zufuhr eines Benzodiazepin infrage. So müssen von **Diazepam** 0,15 – 0,25(-0,5)mg/kg oder **Lorazepam** 0,05 – 0,15 mg/kg langsam injiziert werden. Die *intravenöse Gabe* von Diazepam hat den schnellsten Wirkungseintritt, schon nach 1 – 3 Minuten sollte der Status epilepticus unterbrochen sein. Auch die rektale Zufuhr ist günstig

In Notfallsituationen, wo es dem Arzt nicht gelingt, einen intravenösen Zugang zu finden (Patient krampft, keine Hilfe verfügbar), kann das Mittel auch *intraperitoneal* appliziert werden (sehr schnelle Resorption), jedoch ist eine „stumpfe Kanüle (Typen Plexafix, Whitacre, Sprotte) zu verwenden, um den Darm nicht anzustechen.

Etwas später ist der Wirkungseintritt nach der langsamen i. v. Injektion von **Clonazepam** (1 mg, evtl. wiederholen). Auch die i. v. Infusion von **Clomethiazol** (40 – 120 mg/min bis maximal 800 mg, dann Erhaltung mit einer Infusionsgeschwindigkeit von 4 – 8 mg/min) hat sich als brauchbare Methode zur Beendigung eines Status epilepticus erwiesen.

Bei Versagen dieser Therapiemöglichkeiten muss die intravenöse Zufuhr eines schnell wirksamen Barbiturates wie **Methohexital** eine Narkose des krampfenden Patienten auslösen und damit den Status epilepticus durchbrechen. Bei all diesen Maßnahmen ist stets an die mögliche Beeinträchtigung der Atmung und der Kreislauffunktionen zu denken.

Notwendige Wirkstoffe

Antiepileptika

Wirkstoff	Handelsname	Alternative	Bemerkungen
Dauertherapie			
Carbamazepin	*Tegretal®* Tab., Susp.	*Carbamazepin, Sirtal®, Fokalepsin®, Timonil®, Carba200®, Finlepsin®* u. a.	
Oxcarbazepin	*Trileptal®*	*Timox®*	
Valproinsäure	*Ergenyl®* Tab., Tropfen *Orfiril®* Drag., Tropfen, Amp. *Leptilan®* Tab.	*Valproat, Convulex®* Kaps., Tropfen	
Phenytoin	*Epanutin®* Kaps., Amp. *Phenhydan®* Tab. *Zentropil®* Tab., Amp.	*Phenytoin* Tab.	
Phenobarbital	*Luminal®* Tab., Amp.	–	
Ethosuximid	*Suxinutin®* Kaps.	*Suxilep®, Petnidan®* Kaps., Saft	

Fortsetzung ▶

— **Notwendige Wirkstoffe** —————————————————————————————————

Antiepileptika (Fortsetzung)

Wirkstoff	Handelsname	Alternative	Bemerkungen
Vigabatrin	*Sabril®* Tab., Granul.	–	
Lamotrigen	*Lamictal®* Tab.	–	
Gabapentin	*Neurontin®* Kaps., Tab.	–	
Tiagabin	*Gabitril®* Tab.	–	
Felbamat	*Taloxa®* Tab., Saft	–	
Clonazepam	*Rivotril®* Tab., Tropfen, Amp.	*Antilepsin®* Tab.	

Therapie des Status epilepticus

Diazepam	*Valium®* Amp.	*Diazepam, auch rektal, Diazep®* *Faustan®* Amp.	
Clonazepam	*Rivotril®* Amp.	–	
Clomethiazol	*Distraneurin®* Inf.-Lsg.	–	
Methohexital	*Brevimytal-Na®* Amp.	–	

Eigene Eintragungen

. . .

. . .

13.5 „Antidementiva"

Die Demenz bei älteren Menschen kann verschiedene Ursachen haben, die häufigsten Typen sind die **Alzheimer-Erkrankung** (pathognomonisch: Hirnatrophie, Amyloid-Plaques und Neurofibrillen-Bündel) und der **Multi-Infarkt-Typ** aufgrund einer vasculären Sklerose.

Symptome. Diese beiden Demenzformen sind durch den fortschreitenden Untergang von corticalen und subcorticalen Neuronen und entsprechenden funktionellen Ausfällen gekennzeichnet: Verlust des Kurzzeitgedächtnisses und der Aufmerksamkeit, Verwirrtheit, Apraxie, fortlaufende Zunahme der Demenz, völliger Verfall der Persönlichkeit, Tod an interkurrenter Erkrankung. Zu den Symptomen im Beginn des Leidens gehört eine Beeinträchtigung kognitiver Fähigkeiten. Mit den morphologischen Schäden geht ein Verlust von Transmittern einher, darunter ist ein Mangel an Acetylcholin bemerkenswert.

Wirkstoffe. Auf dem Acetylcholin-Mangel beruht der Versuch, durch cholinerg wirksame Pharmaka den Zustand abzumildern. Diese sollten gut zentralgängig sein und möglichst geringe periphere Nebenwirkungen besitzen. Als erster „tolerabler" Hemmstoff der zentralen Acetylcholinesterase wurde **Tacrin** (Dosierung bis 120 mg/d, aufgeteilt auf mehrere Dosen) in die Therapie der kognitiven Störungen von Alzheimer-Patienten eingeführt. Eine Besserung des Zustandes war bei den meisten Patienten zweifelhaft und, wenn vorhanden, nur vorübergehender Natur. Mit cholinergen Nebenwirkungen und einer Leberschädigung muss gerechnet werden. Im Gegensatz zu Tacrin wird der Cholinesterase-Hemmstoff **Donepezil** nur langsam eliminiert, es genügt die einmalige Gabe von 5 – 10 mg/d. Ein weiterer Hemmstoff, das **Rivastigmin** benötigt ähnlich geringe Dosen, beginnend mit 1,5 mg 2 × täglich. Ebenfalls muss **Galant(h)amin**, ein Alkaloid aus Galanthus nivalis (Schneeglöckchen) zweimal täglich verordnet werden.

Rivastigmin

Bisher lässt sich zu der Anwendung aller genannten Substanzen nur sagen, dass ein günstiger Effekt, wenn überhaupt, nur schwach vorhanden ist und nach einigen (Wochen bis) Monaten wieder abklingt. Das Fortschreiten des Leidens wird nicht aufgehalten. Dementsprechend lässt sich eine günstige Wirkung auch nur in leichten bis mittelschweren Stadien nachweisen, nicht in Endzuständen.

Tabelle 13.**4 Fragliche Mittel gegen kognitive Schwächen von Demenz-Kranken**

Wirkstoff	Handelsname
Rivastigmin	Exelon®
Donepezil	Aricept®
Tacrin	Cognex®
Galant(h)amin	Reminyl®

In der Roten Liste 2002 sind unter dem Stichwort „Antidementiva (Nootropika)" neben den genannten Cholinesterase-Hemmstoffen 18 Ginkgo-biloba-Präparate aufgezählt, siehe dazu die Box 4.12 (S. 134). Des Weiteren sind zahlreiche Dihydroergotoxin(Co-Dergocrin-)-Zubereitungen, das Ergot-Derivat Nicergolin und Piracetam in ca. 50 Handelspräparaten auf dem Markt. All diese Präparate bessern – so bedauerlich es ist – die Demenz und ihr Fortschreiten nicht. Die Klassifizierung dieser Präparate als „Antidementiva" ist ein unberechtigter Euphemismus.

Auch der Versuch, das Fortschreiten der Alzheimer-Erkrankung, die als „entzündlicher Prozess" gedeutet werden könnte, durch die stark antiinflammatorisch wirkende Substanz Hydroxychloroquin zu verhindern oder wenigstens zu verlangsamen, hat in einer größeren Krankengruppe keinen Erfolg gezeigt.

13.6 Psychopharmaka

Grundlagen

Die im folgenden besprochenen **Psychopharmaka** sind Substanzen, die auf die Psyche einwirken und einen therapeutischen Nutzen besitzen. Sie sind klar abzugrenzen von den *Psychotomimetika* (S. 531), die zwar auch die Psyche beeinflussen, aber keinerlei therapeutischen Wert aufweisen. Die Psychopharmaka sind ferner abzugrenzen von den Arzneimittelgruppen, die das Zentralnervensystem unspezifisch hemmen (*Hypnotika, Narkotika*) oder erregen (*Analeptika*).

Der Vorteil der Psychopharmaka besteht in einer differenzierteren Beeinflussung psychischer Vorgänge. Ihre Wirkung kann sich zum Teil nur entfalten beim Vorliegen psychopathologischer Reaktionen; dies gilt zum Beispiel für die antipsychotische Wirkung der Neuroleptika und der Thymoleptika. Neben diesen spezifischen Wirkungen besitzen alle Psychopharmaka unspezifische hemmende oder auch erregende Effekte auf das Zentralnervensystem.

Akute und antipsychotische Wirkung

Bei der Therapie einer Schizophrenie mit Neuroleptika und von Depressionen mit Thymoleptika sind grundsätzlich zwei Wirkbilder zu unterscheiden:
- Die **akute Wirkung**, die bei psychisch Gesunden und bei psychisch Erkrankten auftritt. Im Vordergrund stehen folgende Veränderungen: psychomotorische Verlangsamung, emotionale Beruhigung, affektive Indifferenz, Distanzierung zur Umwelt, Gleichgültigkeit, Abnahme der Vigilanz. Daneben treten immer auch somatische Erscheinungen auf, die auf einer Interferenz mit zentralen oder peripheren Übertragungsmechanismen beruhen, z.B. an cholinergen, adrenergen, dopaminergen oder serotoninergen Synapsen (s. u.). Bei längerer Anwendung können einzelne dieser Symptome aufgrund einer Toleranzentwicklung abklingen.
- Die eigentliche **antipsychotische Wirkung** tritt nur bei Psychotikern (Schizophrenen und Depressiven) auf und entwickelt sich erst im Verlauf von Wochen der ständigen Zufuhr der Substanzen, also bei chronischer Gabe. Diese antipsychotische Wirkung besitzt kein Äquivalent bei psychisch Gesunden.

Interferenz mit Überträgerstoffen. Da das Grundgerüst der klassischen Neuroleptika und Thymoleptika aus einer Seitenkette mit protonierbarem Stickstoff und einem aromatischen Ringsystem besteht (Formeln s. S. 327, 334), besitzen diese Substanzen Affinität zu den Acetylcholin- und Amin-Rezeptoren. Der erste Schritt bei der Anlagerung der physiologischen Agonisten (Acetylcholin, Catecholamine, Serotonin, Histamin) besteht in der elektrostatischen Anziehung zwischen dem positiv geladenen Stickstoff und dem anionischen Zentrum des Rezeptor-Moleküls. Diese Reaktion spielt sich auch zwischen den Neuroleptika bzw. Thymoleptika und den Rezeptoren ab. Das große apolare Ringsystem wird durch hydrophobe Kräfte an das Rezeptor-Molekül gebunden. Im Gegensatz zu den genannten Agonisten besitzen die Psychopharmaka aber keine „intrinsic activity". Daraus resultiert eine **antagonistische Wirkung an den entsprechenden Rezeptoren**. Viele Neuroleptika und Thymoleptika wirken daher auch Atropin-artig und sind Histamin-, Serotonin- und Catecholamin-Antagonisten. Bei der Therapie mit Neuroleptika und Thymoleptika ist daher immer mit Nebenwirkungen von seiten der vegetativen Organe zu rechnen. Diese Eigenschaften sind bei den einzelnen Pharmaka in unterschiedlichem Ausmaß vorhanden, aber direkt verknüpft mit der aktuell vorhandenen Wirkstoffkonzentration. Daher treten diese Wirkungen akut nach der Applikation auf. Neben diesen Rezeptor-Interaktionen ist auch die **Hemmung der zellulären Aufnahme von biogenen Aminen** eine akute Wirkung der trizyklischen Psychopharmaka, insbesondere der Thymoleptika.

Antipsychotische Wirkung. Da sich die antipsychotischen Wirkungen erst mit einer Latenz von 1–2 Wochen ausbilden, muss die Frage aufgeworfen werden, welcher Zusammenhang zwischen der akuten Interferenz mit Überträgerstoffen und der antipsychotischen Wirkung eigentlich besteht. Zur Zeit wird angenommen, dass der antipsychotischen Wirkung adaptive Prozesse zugrunde liegen, wie eine Veränderung der Rezeptorenzahl oder eine Beeinflussung der Transduktion einer Rezeptoren-Besetzung in ein zelluläres Signal. Dies wird ausgelöst durch die längere Anwesenheit von Psychopharmaka und die damit verbundene Beeinflussung der Überträgerstoff-Homöostase an den entscheidenden Stellen des zentralen Nervensystems.

Box 13.10

Nachdenkliches zum Funktionieren des Gehirns

Bevor die Wirkungen und Indikationen der Psychopharmaka besprochen werden, sollte man kurz innehalten, um an den Aufbau ihres Zielorgans, nämlich des Gehirns zu erinnern. Das Zentralnervensystem ist sicherlich das komplizierteste Organ des Menschen. Es besteht aus 50–100 Millarden Nervenzellen, von denen jede wiederum auf ihren Dendriten und auch auf dem Zellkörper einige Hundert bis 200 000 Synapsen aufweist. Zur Verdeutlichung dieses Aufbaus zeigt die Abb. **a** eine Purkinje-Zelle aus der Kleinhirnrinde mit Dendriten, die eben sichtbar mit synaptischen „Dornen" besetzt sind. Abb. **b** zeigt eine elektronenmikroskopische Vergrößerung (ca. 30 000x) einer solchen einzelnen Synapse: Ein terminales Nervenende (Ax) hat synaptischen Kontakt zu einem Dorn, das Nervenende lässt einige Überträgerstoff-enthaltende Vesikel erkennen. Wenn jede Nervenzelle nur 1000 Dornen ausbildet, ist im menschlichen Hirn wenigstens mit einer Zahl von $1000 \times 50 \times 10^9 = 5 \times 10^{13}$ Synapsen zu rechnen – eine unvorstellbare Zahl! Diese quantitative Undurchschaubarkeit wird weiter vervielfacht durch die immer größer werdende Zahl der Überträgersubstanzen, denen im Hirn eine Bedeutung zukommt. Es seien genannt als „schnelle" Transmitter Acetylcholin, die Amine Noradrenalin, Dopamin, Serotonin, Histamin und die Aminosäuren γ-Aminobuttersäure, Glycin, Glutaminsäure und Asparaginsäure. Hinzu kommen die „langsamen" Überträgersubstanzen oder Modulatoren: Endorphine, Substanz P, Neurotensin, vasoaktives intestinales Peptid (VIP), Cholezystokinin, Gastrin, Angiotensin II, Bradykinin und Neuropeptid Y, um nur die wichtigsten zu nennen. Sie alle können über die entsprechenden Synapsen auf den Dendriten und dem Zellkörper (lediglich ca. 10% der Synapsen liegen auf dem Zelleib) das Membranpotential erhöhen oder vermindern und damit die Erregbarkeit der betreffenden Nervenzelle regulieren. Die Überträgersubstanzen besitzen ihre entsprechenden Rezeptoren, was den pharmazeutischen Chemikern die Möglichkeit bietet, Agonisten und Antagonisten zu entwickeln.

Wenn man sich diese kurz skizzierte, unglaubliche Komplexität des ZNS vor Augen hält, steht man sozusagen vor einem Wunder. Man kann nur staunen, dass das Hirn überhaupt „einigermaßen" funktioniert. Und man sollte auch den Optimismus bewundern, der sich darin ausdrückt, durch Fremdsubstanzen mehr oder minder schwere Störungen der Hirnfunktion bessern zu wollen. Und tatsächlich hat die Therapie mit Psychopharmaka ja erhebliche Erfolge aufzuweisen.

Auf ein fundamentales Problem sollte an dieser Stelle noch hingewiesen werden, es ist das so genannte „Psychophysische Problem". Alles, was sich in unserem Bewusstsein abspielt – sei es eine Stimmung, sei es eine Erinnerung, ein Sinneseindruck oder ein Schmerz usw. – mag begleitet oder ausgelöst sein von elektrophysiologischen oder metabolischen Prozessen in den Hirnzellen; aber Aktions- und Membranpotenziale, ATP-/cAMP-Konzentrationen, G-Proteine oder was immer man an physiologischen Prozessen herbeizitieren kann, sind niemals der Bewusstseinsinhalt selbst oder mit ihm gleichzusetzen. Das psychophysische Problem ist bisher ungelöst und wird es wohl auch bleiben. Das Wissen um diese Problematik sollte bei der Beschäftigung mit geistig Kranken immer präsent sein.

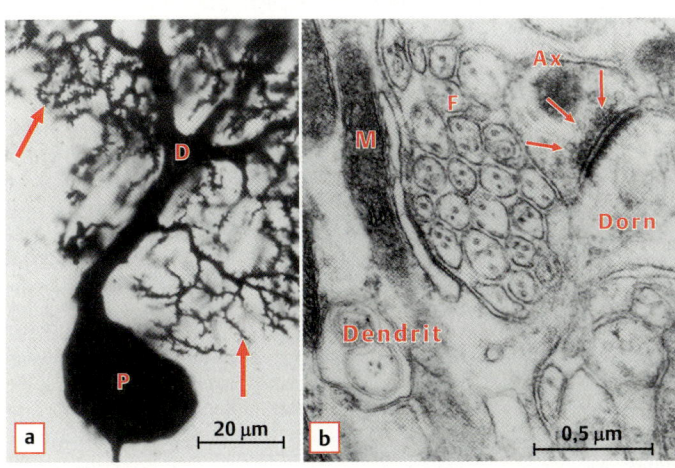

a Purkinje-Zelle aus dem Kleinhirn (Katze) mit Perikaryon (P) und Hauptdendrit (D). Die Endverzweigungen des Dendritenbaumes, von dem nur ein kleiner Teil gezeigt ist, tragen synaptische „Dornen" (Pfeile). Färbung: Silberimprägnation nach Golgi.
b Synapse am „Dorn" eines Dendriten von einer Purkinje-Zelle. Im Axonende (Ax) sind synaptische Vesikel (Pfeile) zu erkennen. F: Querschnitte vorbeiziehender Nervenfasern; M: Mitochondrium. (Aufnahmen aus dem Anatomischen Institut der Universität Kiel.)

Box 13.11

Probleme der psychopharmakologischen Forschung

Es sei darauf hingewiesen, dass die Untersuchung von Psychopharmaka tierexperimentell außerordentlich schwierig ist: Erstens fehlen die psychopathologischen Zustandsbilder beim Tier, und zweitens gibt es keinen Zugang zur „Psyche des Tieres", der Untersucher ist auf Analogieschlüsse angewiesen. So können am Tier eigentlich nur die unspezifischen Wirkungen der Psychopharmaka und ihre somatischen Nebenwirkungen experimentell erfasst werden. Ungeachtet der zahlreichen praktischen Erfolge mit modernen Psychopharmaka wissen wir nur wenig über die Pathogenese der psychischen Erkrankungen und über den molekularen Wirkungsmechanismus der bei diesen Erkrankungen wirksamen Pharmaka. Allerdings spricht eine Reihe von Beobachtungen und Befunden dafür, dass zumindest ein Teil der Psychosen irgendwie mit Störungen im Stoffwechsel von Überträgersubstanzen verknüpft ist, in den die Psychopharmaka möglicherweise eingreifen.

Für die Annahme, dass psychotische Zustandsbilder eine somatische (biologische) Ursache haben müssten, spricht folgende Erfahrung: Mit einer ganzen Reihe von Substanzen können akut psychische Veränderungen hervorgerufen werden (s. auch S. 532), wie sie bei endogenen Psychosen vorkommen. Man spricht daher auch – vielleicht zu oberflächlich – von Modellpsychosen.

13.6.1 Neuroleptika

Überblick

Die Wirkstoffe dieser Arzneimittelgruppe beeinflussen die Symptome der endogenen Psychose **Schizophrenie** im günstigen Sinne. Dieser Effekt setzt mit einer Latenz von Wochen ein. Die antipsychotische Wirkung ist weder im Tierversuch – es gibt kein Krankheitsäquivalent der Schizophrenie beim Tier – noch beim geistig gesunden Menschen nachzuweisen. Andererseits besitzen alle Neuroleptika akut einsetzende Wirkungen, die bei Tier und Mensch vorhanden und der aktuellen Blutspiegel-Konzentration korreliert sind. Beim Menschen steht eine Dämpfung des ZNS, mit Bewusstseinseinengung, affektiver Indifferenz und Anxiolyse im Vordergrund; Störungen im vegetativen System können mehr oder minder ausge-

prägt sein. Typisch sind auch extrapyramidalmotorische Symptome nach längerer Behandlungsdauer.

Auf Rezeptorebene zeigen viele der Substanzen eine antagonistische Wirkung gegenüber Dopamin. Bei einigen Pharmaka fällt eine Hemmung von Serotonin-Rezeptoren auf, andere beeinflussen zusätzliche Rezeptorsysteme.

Die Neuroleptika lassen sich unterteilen in
- **Phenothiazine**, Leitsubstanz **Chlorpromazin**
- **Butyrophenone**, Leitsubstanz **Haloperidol** und
- **Dibenzazepine**, Leitsubstanz **Clozapin**

und andere atypisch gebaute Wirkstoffe.

Die Schizophrenie ist eine endogene Psychose, deren Ursache nicht bekannt ist. Sie verläuft in Schüben, eine vollständige Wiederherstellung erfolgt im Allgemeinen nicht, man spricht von Defektheilungen. Die Anzahl von Schüben, die Abstände zwischen ihnen und das Ausmaß des verbleibenden Defektes kann nicht vorausgesagt werden. Die Erkrankung läuft unter sehr verschiedenen Bildern ab, s. Box 13.13.

Die **Symptome** lassen sich unter zwei Gesichtspunkten gruppieren:
- *Positiv-Symptome,* im akuten Schub überwiegend, wie Wahnvorstellungen, Halluzinationen, Denkstörungen, und
- *Negativ-Symptome* wie Affekt-Abflachung, Antriebsverarmung, Verlust sozialer Kontakte, die im Intervall das Bild bestimmen.

Diese beiden Symptomenkomplexe lassen sich therapeutisch unterschiedlich beeinflussen.

Vorbemerkungen zur neuroleptischen Therapie

Wirkungsmechanismus der Neuroleptika. Alle Neuroleptika haben Bindungsaffinitäten zu Rezeptoren für Dopamin, 5-Hydroxytryptamin und in wechselndem Ausmaß für Acetylcholin, Noradrenalin und Histamin, um nur die wichtigsten zu nennen. Auf welche Weise der antipsychotische Effekt zustande kommt und warum erst mit der langen Latenz, ist im einzelnen nicht geklärt. Er ist jedoch offenbar korreliert mit der „akuten" Affinität der neuroleptischen Wirkstoffe zu bestimmten Untertypen des Dopamin- und des 5-HT-Rezeptors. Der Dopamin-D_4-Rezeptor und die 5-HT_{2A}-, 5-HT_{2D}- und 5-HT_6-Rezeptoren scheinen wichtige Wirkorte für den gewünschten Effekt der Phenothiazine und Butyrophenone zu sein. Die neuen Neuroleptika wie Clozapin besitzen zusätzlich hohe Affinität zu den α_1-Adrenozeptoren.

Man gewinnt den Eindruck, dass es bei der antipsychotischen Therapie weniger auf eine hohe spezifische Affinität zu einem bestimmten Subtyp eines Rezeptors ankommt, sondern der Wirkstoff mit einer größeren Zahl

von Rezeptoren in bestimmten Hirnabschnitten interferieren muss, um erfolgreich zu sein. Eine Substanz wie Clozapin wäre ein Musterbeispiel für das, was im englischen Sprachgebrauch als „dirty drug" bezeichnet wird. Aber Clozapin ist ein sehr gutes Neuroleptikum.

Die teilweise Blockade der genannten Rezeptor-Typen bei therapeutischer Dosierung kann zu mannigfaltigen Nebenwirkungen führen. Insbesondere ist an einen Zusammenhang zwischen Dopamin-D_2-Rezeptoren und dem Auftreten extrapyramidal-motorischer Nebenwirkungen zu denken.

Box 13.12

Symptomatische Therapie mit Neuroleptika – bisher die einzige Möglichkeit

Die Schizophrenie ist eine der schwersten Erkrankungen, die einen Menschen treffen kann. Ihre Ursache ist unbekannt, eine Heilung des zugrundeliegenden Prozesses ist bisher nicht möglich. Die Neuroleptika sind aber in der Lage, die psychotischen Symptome abzumildern und damit dem Kranken Erleichterung zu bringen. Dadurch kann häufig die Hospitalisierungszeit abgekürzt und die Eingliederung des Kranken in sein heimatliches Milieu erleichtert werden. Gleichzeitig kann die Dauer psychotischer Schübe bei schizophrenen Patienten verkürzt werden. Auch wenn die Neuroleptika keine kausalen Heilmittel darstellen, sollte ihr Wert daher nicht gering eingeschätzt werden.

Dosierung der Neuroleptika. Die benötigten Dosen werden durch die Wirksamkeit der einzelnen Wirkstoffe und durch das therapeutische Ziel, das im Einzelfall verfolgt wird, bestimmt. Wie aus Tab. 13.**4** (S. 330) zu entnehmen ist, variiert die Wirkungsstärke um den Faktor 50 zwischen den einzelnen Substanzen und die benötigte Dosierung für den Einzelfall ebenfalls um den Faktor 30, so dass eine enorme Dosierungsspanne in dieser Arzneimittelgruppe vorhanden ist. Die Dosierung muss also individuell bezüglich des jeweiligen Patienten und der jeweiligen Substanz erfolgen. Nach akuten Schüben kann durch niedrige Dosen eine Rückfallverhütung angestrebt werden, z. B. Fluphenazindecanoat um 10 mg/2 Wochen oder Haloperidoldecanoat um 50 mg/2 Wochen.

Box 13.13

Formen der Schizophrenie

Die Schizophrenie manifestiert sich in sehr unterschiedlichen Formen und Verläufen. Es werden im allgemeinen unterschieden:

– Schizophrenia simplex,
– Hebephrenie,
– Katatonie,
– paranoid-halluzinatorische Schizophrenie sowie
– schizo-affektive Mischpsychose, die einen Übergang zum manisch-depressiven Irresein bildet.

Der augenblickliche Krankheitszustand kann jeweils gekennzeichnet sein durch eine aktiv-produktive Symptomatik oder durch eine passiv-gehemmte Grundtönung.

Wahl des Mittels. Die Wahl des im Einzelfall notwendigen Neuroleptikum richtet sich nach der Art der psychotischen Erkrankung (s. Box 13.**13**). Zahlreiche Neuroleptika sind im Handel erhältlich, ohne dass ihre Notwendigkeit und ihr besonderer Wert nachgewiesen wurde. Es ist daher zweckmäßig, sich auf einige bekannte und wohluntersuchte Präparate zu beschränken.

Phenothiazine

Chlorpromazin

Die Leitsubstanz Chlorpromazin war der erste neuroleptische Wirkstoff. Er wurde Anfang der 50er Jahre durch eine Verlängerung der Seitenkette um eine CH_2-Gruppe aus dem sedativ wirkenden Antihistaminikum Promethazin entwickelt.

Das Chlorpromazin-Molekül ist sowohl in seinem aromatischen Anteil wie auch in der Seitenkette vielfach abgewandelt worden. So ist eine große Anzahl von **Analogsubstanzen** entstanden, die sich in ihrer Wirkung kaum von der Ausgangssubstanz unterscheidet. Das Originalpräparat von Chlorpromazin, nämlich *Megaphen*®, ist in

Antihistaminikum

Promethazin, mit Phenothiazin-Ring

Neuroleptikum

Chlorpromazin

Deutschland nicht mehr im Handel, der Wirkstoff kann aber unter dem Handelsnamen *Propaphenin*® verschrieben werden. Dagegen wird in unserem Land das „Antihistaminikum" Promethazin zu den Neuroleptika gerechnet und aus dieser Arzneimittelgruppe am meisten verordnet. Die antipsychotische Wirkung ist aber schwach ausgeprägt, so dass angenommen werden muss, dass vorwiegend akute, unspezifisch dämpfende Effekte erwartet werden.

▶ **Pharmakokinetik.** Die Phenothiazin-Derivate werden enteral gut resorbiert. Sie sind aufgrund des hydrophoben Ringsystems und der Seitenkette mit dem protonierbaren Stickstoff amphiphile Verbindungen, die sich als Antagonisten an viele Rezeptortypen binden und sich unspezifisch in Membranen einlagern. Der Metabolismus der Phenothiazine ist recht kompliziert. Jede der Substanzen hat ihr eigenes Metabolitenmuster, unter denen sich noch wirksame und dann unwirksame Verbindungen befinden, die unterschiedliche Eliminationshalbwertzeiten besitzen. Der Metabolismus von Chlorpromazin ist in Abb. 1.**28** auf S. 29 ausführlich dargestellt. Genaue Kenntnisse über den Metabolismus und über den Beitrag der einzelnen Metaboliten zum gesamten Wirkungsbild sind im Allgemeinen nur bei Pharmaka vorhanden, die schon längere Jahre im Gebrauch sind. Diese Prozesse können verbindlich nur am Menschen selbst und nicht im Tierversuch geklärt werden.

▶ **Wirkungsweise.** Bei Gabe der Leitsubstanz Chlorpromazin und seinen vielen Analoga kommt es *akut* zu affektiver Indifferenz, starker Sedierung, psychomotorischer Verlangsamung, Abnahme der Vigilanz und Interessenverlust sowie zu einer Distanzierung gegenüber der Umwelt. Auch gegenüber Schmerzempfindungen tritt eine Distanzierung ein, die oberflächlich betrachtet als „analgetische Wirkung" imponiert. Höhere Dosen verursachen eine Apathie und Schlaf, aber keine Narkose; der Kranke bleibt erweckbar. In diesem Zustand bedarf der Behandelte einer pflegerischen Betreuung. Schon kleinere Dosen wirken anxiolytisch und psychovegetativ entkoppelnd.

Im Gegensatz zu diesen akuten Effekten macht sich die *antipsychotische Wirkung* der Neuroleptika erst nach längerer Zufuhr bemerkbar. Schizophrene Reaktionen (wie z. B. Persönlichkeitsspaltung, halluzinatorische Phänomene, Wahnideen) bei endogenen und exogenen Psychosen und damit der Leidensdruck der Patienten werden im Laufe von Wochen oder Monaten abgemildert. Schizophrene Defektzustände lassen sich dagegen durch Neuroleptika nicht beeinflussen. Ebenfalls wird die Negativ-Symptomatik kaum gebessert.

▶ **Anwendung.** Aus diesen Wirkungen ergeben sich folgende Indikationen für Neuroleptika:

1. Psychosen:
– Unmittelbar nach Gabe wird erreicht, dass sich der Kranke mehr oder minder von seinen psychotischen Erlebnissen distanzieren kann und seine psychotischen Wahrnehmungen und Wahnideen an Aktualität verlieren, weil die Neuroleptika sedierend, distanzierend und anxiolytisch wirken.

- Nach längerdauernder Zufuhr können die Grundbefindlichkeit der von Wahnideen und Halluzinationen beeinträchtigten Patienten gebessert und die Produktivität der Psychose verringert werden (eigentlicher antipsychotischer Effekt).
- Zur Rückfallverhütung kann eine konsequente Dauertherapie mit kleinen Dosen von Neuroleptika dienen: für diesen Zweck sind Depotpräparate besonders geeignet.

Bei der Behandlung von Psychosen mit Neuroleptika ist zu bedenken, dass in erster Linie die Symptomatik gebessert, das Grundleiden aber nicht geheilt wird. Jedoch mag eine psychotische Episode verkürzt werden, jedenfalls was die Dauer der stationären Behandlung betrifft. Unter dem Einfluss von Neuroleptika wird der ärztliche Zugang zum Patienten und die pflegerische Betreuung erleichtert. Der Aufenthalt in der Klinik wird eventuell verkürzt und die Rückführung in das heimische Milieu unter ambulanter Betreuung früher ermöglicht.

2. Somatische Erkrankungen als Folge psychischer Vorgänge: Hier wird der psychovegetativ entkoppelnde, distanzierende und anxiolytische Effekt ausgenutzt. Unter dem Einfluss der Neuroleptika werden die als Ziele psychischer Alterationen dienenden Organe (Bronchialbaum, Magenschleimhaut, Gefäße, Herz etc.) „vegetativ dezentralisiert". Dementsprechend wirken diese Substanzen günstig bei psychisch überlagerten Fällen von Asthma bronchiale, Angina pectoris, Arrhythmien, Hypertonie und können eine Psychotherapie unterstützen. Eine solche Therapie sollte allerdings nur dann betrieben werden, wenn andere Arzneimittelgruppen mit geringeren Nebenwirkungen und Beeinträchtigungen des Patienten nicht zum Erfolg geführt haben.

▶ **Akute Nebenwirkungen** der Phenothiazine-Neuroleptika ergeben sich aus der Interferenz dieser Pharmaka mit den Überträgersubstanzen: Tachykardie, Blutdrucksenkung, Neigung zu orthostatischem Kollaps, Herzrhythmusstörungen, Mundtrockenheit und „verstopfte Nase", Obstipation und Miktionsstörungen. Das Muster dieser Nebenwirkungen hängt von der einzelnen Substanz und von dem einzelnen Patienten ab. Die starke Sedierung kann vor allem bei ambulanten Patienten nachteilig sein. Die genannten akuten Nebenwirkungen besitzen die Tendenz, sich bei längerdauernder Therapie zurückzubilden.

Die **akute Vergiftung** mit Neuroleptika, wie sie akzidentell oder aus suizidaler Absicht entstehen kann, ist gekennzeichnet durch ein vorübergehendes delirantes Stadium, dem ein tiefes Koma folgt. Der Blutdruck fällt ab, es besteht eine (evtl. arrhythmische) Tachykardie. Das Atemzentrum wird gehemmt. Der Tod tritt durch Kreislaufversagen und Atemlähmung ein. Die Therapie einer derartigen schweren Vergiftung ist schwierig, weil kein spezifisches Antidot bekannt ist, und muss sich auf symptomatische Maßnahmen beschränken.

Während der Behandlung mit Neuroleptika vom Phenothiazin-Typ sind bei einem Teil der Patienten **Leberfunktionsstörungen** beobachtet worden. Sie beruhen vermutlich darauf, dass Chlorpromazin den Kationen-Transport und den Na-abhängigen Cotransport von Substanzen in der Leberzelle hemmt. Auch diese Störungen gehen meistens trotz weiterer Zufuhr zurück. In sehr seltenen Fällen kommt es zu einer cholestatischen Hepatose, die sich aber meistens nach Absetzen des Medikamentes zurückbildet.

In seltenen Fällen sind Agranulozytosen oder Thrombozytopenien vorgekommen. An den Erythrozyten sind Membranschädigungen nachweisbar, die mit einer Beschleunigung der Blutkörperchen-Senkungsgeschwindigkeit einhergehen können. Ebenfalls sehr selten werden auch Ödeme, Lichtüberempfindlichkeit, Keratopathien, Hyperpigmentierung und Hypercholesterinämien beobachtet. Störungen der Sexualfunktion, Gynäkomastie, Menstruationsstörungen und Laktation bei Frauen können auf eine gesteigerte Prolactin-Freisetzung infolge Dopaminrezeptor-Blockade und eine Verminderung der Inkretion anderer Hypophysenvorderlappen-Hormone zurückgeführt werden.

Sehr selten, aber schwerwiegend ist das **„maligne Neuroleptikum-Syndrom"**, welches durch Rigor, Myoglobinämie, Hyperthermie und Stupor gekennzeichnet ist. Es kann zu jedem Zeitpunkt der Behandlung auftreten und entwickelt sich in 24–72 Stunden zum vollen Bild. Bei früh einsetzender Therapie kann die Letalität bis unter 10% gedrückt werden. Die Therapie besteht im folgenden: Gabe eines Dopamin-Agonisten (Bromocriptin) und von Dantrolen; auf der Intensivstation Wärmeableitung und Thromboseprophylaxe, wenn nötig weitere symptomatische Maßnahmen.

Kontraindikationen. Bei Leberschädigungen verschiedener Ursache ebenso wie bei komatösen Zuständen sind die Mittel dieser Gruppe kontraindiziert. Wegen der Gefahr des orthostatischen Kollapses sollten bei ambulanten Patienten diese Substanzen nicht parenteral und auch nicht in großen Dosen per os gegeben werden. Bei zerebralsklerotischen Patienten können nach Gabe von Chlorpromazin und Analoga paradoxe Erregungszustände auftreten. Aus der Möglichkeit, eine Tachykardie auszulösen, ergeben sich entsprechende Kontraindikationen. Weitere Kontraindikationen sind das Vorliegen einer Prostata-Hypertrophie und eines Engwinkel-Glaukom.

Eine Kombination mit anderen zentral dämpfend wirkenden Pharmaka und mit Alkohol muss bei ambulanten Patienten streng vermieden werden, da unvorhersehbare additive Wirkungen auftreten können. Es sollte immer bedacht werden, dass auch bei niedriger Dosierung von Neuroleptika eine regelrechte Berufsausübung beeinträchtigt ist; dies betrifft sowohl mechanische als auch geistige Fähigkeiten.

Chlorpromazin-Analoga

Um bei der großen Zahl von Chlorpromazin-Verwandten eine Übersicht zu gewinnen, ist es zweckmäßig, die Wirkungen dieser Mittel jeweils denen des Chlorpromazin als Leitsubstanz gegenüberzustellen. Dabei ist auch hier wie in allen anderen Fällen zu beachten, dass eine Wirksamkeit in kleineren Dosen noch nicht eine bessere klinische Brauchbarkeit bedeuten muss. Die mehr apathischen und in sich gekehrten Patienten werden anscheinend erfolgreicher mit Piperazin-substituierten Chlorpromazin-Derivaten behandelt. Andererseits kann bei agitierten und besonders älteren psychotischen Kranken gerade die Dämpfung von Nutzen sein, die durch Chlorpromazin und seine nicht-Piperazin-substituierten Analoga hervorgerufen wird.

Box 13.14

Extrapyramidalmotorische Nebenwirkungen von Neuroleptika bei längerer Anwendung

Nebenwirkungen bei längerer Anwendung der stark wirksamen (Piperazin-substituierten) Phenothiazin- und Butyrophenon-Derivate resultieren aus einer sich langsam entwickelnden Störung der dopaminergen Innervation des Striatum von der Substantia nigra her. Diese (wahrscheinlich durch Dopamin-D_2-Rezeptoren vermittelte) Störung wird aufgrund ihrer Ähnlichkeit mit dem Morbus Parkinson, bei dem ein Untergang von dopaminergen Neuronen die auslösende Ursache ist (S. 256), als **„funktioneller Morbus Parkinson"** bezeichnet. Dieses Krankheitsbild ist im Allgemeinen reversibel, es bildet sich nach Reduktion der Dosierung oder Absetzen des Neuroleptikum zurück. Nur wenn die hohe Dosierung trotz der motorischen Störung über längere Zeit aufrechterhalten wird, kann insbesondere bei älteren Patienten eine Dauerschädigung bestehen bleiben (**iatrogener Morbus Parkinson**).

Die Symptome des funktionellen Morbus Parkinson lassen sich durch cholinolytische Antiparkinson-Mittel unterdrücken. Ein solches Vorgehen ist jedoch nicht zu empfehlen, da sich die zugrundeliegende Schädigung unbemerkt weiter ausbilden kann. Vielmehr sollte die Dosierung der Neuroleptika so gewählt werden, dass Parkinson-artige Störungen nicht auftreten, zumal die antipsychotische Wirkung, wenn überhaupt, auch ohne Beeinträchtigung der Funktion der motorischen Basalganglien erreicht werden kann.

Das **dyskinetische Syndrom** ist eine spezielle Form der Schädigung der extrapyramidalen Motorik. Es tritt vornehmlich in den ersten Behandlungstagen auf (Früh-Dyskinesie) und ist durch unfreiwillige abnorme Bewegungen im Kopf-, Hals- und Schultergebiet charakterisiert. Es treten Schwierigkeiten beim Sprechen und Schlucken, ferner periorale Spasmen mit Hervorstrecken der Zunge und okulogyrische Krisen auf (**Dystonie**). Auch diese Erscheinungen sind günstig durch cholinolytische Antiparkinson-Mittel zu beeinflussen, wobei jedoch die gleichen Vorbehalte gelten wie beim funktionellen Morbus Parkinson.

Bei der **Akathisie**, einer anderen Form der extrapyramidalen Störung, stehen allgemeine Unruhe, Bewegungsdrang mit Trippelbewegung und die Unfähigkeit, stillzusitzen, im Vordergrund. Die Akathisie spricht nur manchmal auf cholinolytische Antiparkinson-Mittel an. Das Auftreten von Dystonie und Akathisie erfordert eine Reduktion der Neuroleptikum-Dosierung, besser noch einen Abbruch der Therapie mit Phenothiazinen.

Als Spätfolge der Therapie mit hoch dosierten Dopamin-antagonistischen Neuroleptika kann nach Beendigung der Therapie eine **persistierende Dyskinesie** (**Spät-Dyskinesie**) auftreten, die ein choreatisch-athetotisches Bild zeigt. Dieser Störung liegt ein vermehrter Einbau von Dopamin-Rezeptoren in die Membran striataler Nervenzellen zugrunde (s. auch S. 256). Sie ist häufig irreversibel und wird durch Antiparkinson-Mittel nicht gebessert, sondern eher verschlechtert. Bemerkenswerterweise kann die Symptomatik der persistierenden Dyskinesie durch die Gabe von Neuroleptika mit ausgeprägter Dopamin-antagonistischer Wirkung (z. B. Haloperidol, S. 330) akut gebessert werden; es besteht aber die Gefahr, die zugrundeliegenden Schädigungen noch weiter zu verstärken.

Mögliche Dyskinesien bei der Behandlung mit Phenothiazinen und Butyrophenonen

Art der Störung	Früh-Dyskinesie	Funktioneller Morbus Parkinson	Akathisie	Spät-Dyskinesie
Latenz	Stunden – Tage	Wochen – Monate	Wochen – Monate	Monate – Jahre
Therapieerfolg mit Anticholinergika	++	+	(+) bis 0	–
Reversibilität	rasch	langsam	langsam	reversibel bei einem Teil der Patienten

+ Verbesserung, – Verschlechterung des Zustandes

Phenothiazin-Derivate ohne Piperazin-Substitution

Levomepromazin und **Triflupromazin** unterscheiden sich vom Chlorpromazin vor allem durch den Ersatz des Chlor-Atoms in Position 2 durch die Methoxy-Gruppe oder die Trifluormethan-Gruppe. ▶ Hierdurch wird die Wirkqualität nicht wesentlich verändert, jedoch wirkt Triflupromazin etwas stärker als Chlorpromazin. (In mehreren Arzneimittelgruppen finden sich Beispiele dafür, dass ein Chlor-Atom an einem Aromaten durch eine CF_3-Gruppe ersetzt werden kann, ohne die Wirkqualität wesentlich zu verändern.)

Thioridazin, dessen Seitenkette Teil eines Piperidin-Ringes ist, und **Chlorprothixen**, das ein verändertes aromatisches Ringsystem aufweist (Thioxanthen), ▶ besitzen im Vergleich zu Chlorpromazin ein etwas verändertes Wirkungsspektrum bei etwa gleicher Wirkungsstärke (s. Tab. 13.4). Beide Substanzen haben eine thymoleptische Wirkungskomponente und sind weniger stark dämpfend wirksam. ▶ Neben der antipsychotischen Therapie finden diese beiden Pharmaka daher auch Anwendung bei der Behandlung psychosomatischer Erkrankungen.

Chlorprothixen

Piperazin-substituierte Phenothiazin-Derivate

Gebräuchliche Piperazin-substituierte Neuroleptika sind **Perazin**, **Perphenazin** und **Fluphenazin**. ▶ Sie sind auf die Dosis bezogen neuroleptisch und auch antiemetisch wirksamer als Chlorpromazin. In der genannten Reihenfolge nimmt die absolute Wirksamkeit zu (s. Tab. 13.4); größere Unterschiede in der Wirkqualität bestehen zwischen diesen Substanzen nicht. Die antipsychotische Wirkung ist stark ausgeprägt. Die Kranken werden trotz allgemeiner Beruhigung weniger schläfrig als nach entsprechend wirksamen Dosen der nicht-Piperazin-substituierten Verbindungen. Die antiemetische Wirkung schließt im Gegensatz zu Chlorpromazin auch die Bewegungskrankheiten

Tabelle 13.**4** **Wichtige Neuroleptika.** Relative Wirksamkeit im Vergleich zu Chlorpromazin; Dosierung bei ambulanten und stationären Patienten

	Wirkstoff	Relative Wirksamkeit	Tagesdosis (in mg)	
			ambulant	stationär
Chlorpromazin-Verwandte	Chlorpromazin	1	25–100	200–800
	Levomepromazin	1	25–100	200–600
	Perazin	1	25–150	200–750
	Thioridazin	1	25–100	200–800
	Chlorprothixen	~ 2	15–60	100–300
	Triflupromazin	~ 4	10–50	50–200
	Perphenazin	4–10	8–24	12–64
	Flupentixol	~ 20	2–5	6–60
	Fluphenazin	~ 50	1–3	4–20
Butyrophenone	Haloperidol	~ 50	0,5–5	5–30
	Benperidol	~ 50	1,5–3	3–10
	Pimozid	~ 30	1,3 p. o.*	–
	Fluspirilen		2–6 i. m.* pro Woche	–
	Haloperidoldecanoat		50–150 i. m. pro Monat	
Dibenzazepine	Clozapin		12,5–900 mg**	

* für ambulante Dauertherapie
** Einstellung muss stationär unter Blutbildkontrolle erfolgen

ein. ▶ Die Nebenwirkungen von seiten des vegetativen Systems sind schwächer, von seiten des extrapyramidalen Systems stärker ausgeprägt als bei Chlorpromazin.

Perazin, mit Piperazin-Ring

Depot-Präparate. Durch geeignete galenische Zubereitung lässt sich eine langsame Abgabe aus einem intramuskulären Depot erreichen, so dass ein ausreichender therapeutischer Blutspiegel über einige Wochen gewährleistet ist. Perphenazin, Fluphenazin und Haloperidol liegen als derartige Präparate vor, nämlich Perphenazin-enantat und Fluphenazin- bzw. Haloperidol-decanoat. Die Wirkdauer beträgt zwischen 2 und 4 Wochen. Diese Zubereitungen sind für die Fortführung einer antipsychotischen Therapie unter ambulanten Bedingungen geeignet. Im Gegensatz zu der Langzeittherapie mit oralen „Langzeit-Neuroleptika" (wie Pimozid) hat die Therapie mit den Injektionspräparaten den Vorteil, dass die Zufuhr der Arzneimittel kontrollierbar ist. Der Nachteil der Therapie mit Depotpräparaten oder langwirksamen Pharmaka (wie Fluspirilen, s. u.), besteht darin, dass trotz Unterbrechung der Medikation auch die Nebenwirkungen nur sehr langsam abklingen.

Butyrophenone

Haloperidol

Bestimmte Butyrophenon-(blau-)Derivate besitzen grundsätzlich ähnliche Wirkungen wie die Chlorpromazin-Verwandten. Die Leitsubstanz dieser Verbindungsklasse ist Haloperidol.

Haloperidol, ein Butyrophenon
(Bromperidol enthält statt des p-Chlorphenyl einen p-Bromphenyl-Substituenten)

▶ **Wirkungsweise.** Im Vergleich zu Chlorpromazin sind bei äquieffektivem antipsychotischem Effekt die vegetativen Nebenwirkungen zurückgedrängt, während die Tendenz zur Auslösung extrapyramidaler Störungen größer zu sein scheint. Dies ist darauf zurückzuführen, dass Haloperidol eine recht hohe Selektivität für Dopamin-Rezeptoren aufweist; muscarinische, adrenerge und andere Rezeptoren werden kaum blockiert.
Haloperidol besitzt die zwei typischen Wirkungen der oben besprochenen Neuroleptika: Akut nach Zufuhr tritt ein anxiolytisch-distanzierender, erregungsdämpfender Effekt auf, die sedative Wirkkomponente ist vergleichsweise geringer ausgeprägt. Haloperidol eignet sich daher auch zur Behandlung cerebralsklerotischer Erregungszustände. Der antipsychotische Effekt stellt sich nach längerer Zufuhr ein und kann stärker sein als nach Chlorpromazin.

▶ **Nebenwirkungen.** Die Störungen der extrapyramidalen Motorik sind vornehmlich den dyskinetischen Syndromen zuzuordnen. Diese Beeinträchtigung kann auch schon nach kurzfristiger Zufuhr von Haloperidol vorkommen und ist im Allgemeinen abhängig von der Höhe der Dosis. Alte Patienten sind in dieser Hinsicht nicht stärker gefährdet als jüngere. Wie im Gefolge einer Therapie mit trizyklischen Neuroleptika kann auch in sehr seltenen Fällen bei einer Behandlung mit Haloperidol eine cholestatische Hepatose auftreten.

▶ **Pharmakokinetik.** Haloperidol wird enteral gut resorbiert und langsam eliminiert.

Haloperidol liegt in Form des Decanoates auch als Depotpräparat vor; dieses muss alle 4 Wochen intramuskulär injiziert werden. Wie immer bei Depot-Zubereitungen steht dem Vorteil der seltenen Arzneimittelzufuhr der Nachteil gegenüber, dass beim Auftreten von Nebenwirkungen die Arzneimittelwirkung nicht sofort, sondern nur mit sehr langer Latenz abklingt.

Weitere Butyrophenone

Wie bei den Phenothiazin-Derivaten liegt eine Reihe von Butyrophenon-Derivaten vor, die in der Wirkungsstärke und -qualität der Leitsubstanz ähnlich sind.

Pimozid und **Fluspirilen.** ▶ Wird im Butyrophenon das Sauerstoff-Atom ersetzt durch eine zweite p-Fluorphenyl-Gruppe, ergeben sich Neuroleptika mit besonders starker und langdauernder Wirkung. Ihre Wirkqualität entspricht etwa der von Haloperidol, der Effekt tritt langsam ein. ▶ Diese Verbindungen werden nicht zur akuten Therapie verwendet, sondern zur Langzeitbehandlung schizophrener Psychotiker. Für die Dauertherapie müssen von Pimozid 1 – 3 mg per os pro Tag und von Fluspirilen eine wöchentliche intramuskuläre Injektion von 2 – 6 mg gegeben werden, um einen gleichmäßigen antipsychotischen Effekt zu unterhalten. Durch diese Substanzen ist die Dauerbehandlung ambulanter Patienten erleichtert worden.

Fluspirilen

Eine schwach wirksame Verbindung ist **Melperon**, bei dem die Tagesdosierung im Bereich von 100 – 150 mg liegt. Ein antipsychotischer Effekt kann nicht ausgenutzt werden; die Substanz eignet sich für eine sedierende, anxiolytische, erregungsdämpfende Therapie. Ähnlich zu beurteilen ist **Pipamperon**.
Erst wenn der Substituent am Piperidin-Ring aromatischen und ausreichend hydrophoben Charakter besitzt, nimmt die Wirkungsstärke zu, und die antipsychotische Wirkung kann ausgenutzt werden. So sind **Bromperidol** (auch als Decanoat als Depotpräparat), **Trifluperidol** und **Benperidol** in Wirkungsstärke und antipsychotischer Wirksamkeit etwa mit Haloperidol vergleichbar und besitzen dasselbe Indikationsgebiet sowie vergleichbare Nebenwirkungen. Die Tagesdosierung liegt zwischen 0,5 und 20 mg.
Droperidol ist dem Haloperidol chemisch und pharmakologisch nahe verwandt. Die intravenöse Applikation dieser Substanz löst typische neuroleptische Wirkungen aus. Neben den neuroleptischen besitzt Droperidol auch α-adrenolytische (Gefäßerweiterung mit Blutdruckabfall) und antiemetische Wirkungen. Nach intravenöser Injektion oder Infusion von Dosen zwischen 12,5 und 25 mg treten die Wirkungen von Droperidol im Verlaufe einiger Minuten rasch ein und klingen erst innerhalb von etwa

10 Stunden ab, obwohl die Eliminationshalbwertzeit aus dem Plasma nur 2 – 3 Stunden beträgt. Aufgrund der ungünstigen kinetischen Eigenschaften ist Droperidol vom Markt genommen.

Dibenzazepine und andere Strukturen

Das Dibenzazepin **Clozapin** hat neue Gesichtspunkte in die Therapie der Schizophrenie gebracht.

Clozapin (Dibenzazepin-Derivat)

▶ Diese Verbindung besitzt in der Dopaminrezeptor-Gruppe die höchste Affinität zu den Dopamin-D_4-Rezeptoren und nicht zu den D_2-Rezeptoren; damit ist es auch relativ frei von den extrapyramidalen Nebenwirkungen. Es sei hier erwähnt, dass sich der Dopamin-D_4-Rezeptor vornehmlich im Frontalhirn und im Hippocampus befindet, während der D_2-Rezeptor in anderen Hirnregionen, z.B. im Striatum, angesiedelt ist. Clozapin ist jedoch kein spezifischer D_4-Rezeptor-Antagonist, es blockiert auch serotonerge, adrenerge und muscarinische Rezeptoren. Die Blockade des 5-HT_{2A}-Rezeptors könnte für die antipsychotische Wirkung auch wichtig sein.
▶ Clozapin ist besonders wertvoll für die Behandlung von Schizophrenen, die nicht auf die Therapie mit Phenothiazinen oder Butyrophenonen angesprochen haben oder diese Neuroleptika nicht vertragen. Es mildert auch die Negativ-Symptomatik. Die Dosierung ist individuell anzupassen und schwankt in einem weiten Bereich (von 12,5 mg bis viele Hundert mg täglich).
▶ Die Therapie mit Clozapin erfordert eine engmaschige Blutbildkontrolle, da sich in ca. 1,0 % der Patienten eine Leukopenie oder Agranulozytose entwickelt, die sich aber nach Absetzen des Medikamentes zurückbildet. In sehr seltenen Fällen ruft die Behandlung mit Clozapin eine Schädigung des Herzmuskels hervor.

Der therapeutische Erfolg, der mit Clozapin erzielt werden konnte, hat eine Suche nach gleichartig wirkenden Analoga ausgelöst, die frei sind von der knochenmarkdepressiven Wirkung.
In diesem Zusammenhang sind zwei Substanzen zu nennen, nämlich **Olanzapin** und **Quetiapin**.
Atypische Neuroleptika sind auch **Risperidon** und **Sertindol**, die chemisch in keine der anderen Gruppen passen. Sie zeigen eine Affinität zu 5 HT_2- und D_2-Rezeptoren und entsprechen in ihrer antipsychotischen Wirkung etwa Haloperidol und Perphenazin, beeinflussen zusätzlich die Negativ-Symptome. Ob diese Substanzen einen therapeutischen Fortschritt mit sich bringen, müssen weitere klinische Erfahrungen erweisen. Sertindol musste wegen seiner kardialen Nebenwirkungen (QT-Verlängerung) vom Markt genommen werden.

Olanzapin

Quetiapin

Schließlich sei noch das schon länger bekannte **Sulpirid** genannt, das ein Antagonist an Dopamin-D_2-Rezeptoren ist, chemisch eine Verwandtschaft mit Metoclopramid (Formel S. 306) besitzt und antiemetisch wirkt. Seine antipsychotische Wirksamkeit ist zweifelhaft.

Risperidon

Notwendige Wirkstoffe

Neuroleptika

Wirkstoff	Handelsname	Alternative	Bemerkungen
Phenothiazine			
Chlorpromazin	(*Megaphen*®, nicht mehr im Handel)	*Propaphenin*® Tab., Tropfen, Amp.	
Promazin	*Protactyl*® Drag., Amp.	*Sinophenin*®	
Levopromazin	*Neurocil*® Tab., Amp.	*Levopromazin* Tab., Amp.	
		Levium® Tab.	
Thioridazin	*Melleril*® Ret.-Tab., Drag.	*Thioridazin* Tab.	
Perazin	*Taxilan*® Tab., Tropfen, Amp.	*Perazin* Tab.	
Triflupromazin	*Psyquil*® Drag., Amp., Supp.	–	
Chlorprothixen	*Truxal*® Drag., Saft, Amp.	*Chlorprothixen* Tab.	
Perphenazin[1]	*Decentan*® Tab., Tropfen, Amp.	*Perphenazin* Tab.	
Fluphenazin[1]	*Dapotum*® Tab.	*Lyorodin*® Tab., Amp.	
	Omca® Amp., Drag.,		
	Lyogen® Tab.		
Flupenthixol[1]	*Fluanxol*® Drag., Amp.	–	
Butyrophenon-Gruppe			
Haloperidol[1]	*Haldol*® Tab., Tropfen, Amp.	*Haloperidol, Sigaperol*® u. a.	
Benperidol	*Glianimon*® Tab., Tropfen, Amp.	*Benperidol* Tab., Tropfen, Amp.	
Pimozid	*Orap*® Tab.		
Fluspirilen[1]	*Imap*® Inj.-Susp.	*Fluspirilen Fluspi*®,	
		Kivat® Inj.-Susp.	
Melperon	*Eunerpan*® Drag., Tropfen, Amp.	*Melperon* Tab., Saft	
Pipamperon	*Dipiperon*® Tab., Saft	–	
Dibenzazepine und andere Strukturen			
Clozapin	*Leponex*® Tab., Amp.	*Clozapin, Elcrit*® Tab.	
Olanzapin	*Zyprexa*® Tab., Amp.	–	
Quetiapin	*Seroquel*® Tab.	–	
Risperidon	*Risperdal*® Tab., Lösg.	–	
Sulpirid	*Dogmatil*® Tab. Saft, Kaps., Amp.	*Sulpirid* Tab. u. weitere Firmennamen	

Eigene Eintragungen

. . .

. . .

---

[*] Auch als Depot-Präparat erhältlich.
Anmerkung: Bei der Komplexität der psychiatrischen Erkrankungen, die einer Behandlung mit Neuroleptika bedürfen, erscheint es uns nicht angebracht, die Auswahl an notwendigen Wirkstoffen zu eng zu gestalten. Es ist daher ein großer Teil der erhältlichen Wirkstoffe aufgelistet.

13.6.2   Thymoleptika

- **Überblick** -

Thymoleptika heben die Stimmungslage bei **Depressionen** unterschiedlicher Ursache. Die Wirkung bildet sich mit einer Latenz von Wochen aus und betrifft nur psychisch Kranke. Von dem antidepressiven Effekt sind akute Wirkungen zu trennen, die auch bei psychisch Gesunden auftreten (allgemeine Dämpfung und vegetative Nebenwirkungen).

Trizyklische Antidepressiva
Leitsubstanzen: Imipramin und Amitriptylin
▶ Gemeinsam ist den Substanzen im Prinzip eine Hemmung der neuronalen Rückaufnahme von biogenen Aminen (Serotonin und Noradrenalin) und eine Blockade von Rezeptoren im ZNS und in der Peripherie (z. B. Muscarin-Rezeptoren). Die antidepressive Wirkung mag auf adaptiven Vorgängen im ZNS beruhen.

Selektive Serotonin-Rückaufnahme-Inhibitoren (SSRI)
Leitsubstanz: Fluoxetin
▶ Hemmen im ZNS die zelluläre Rückspeicherung des freigesetzten Serotonin und lassen dessen Konzentration im Extrazellulärspalt ansteigen.

MAO-Hemmstoffe
Moclobemid, ein reversibler Hemmstoff der MAO vom Typ A.
▶ Wirken vorwiegend antriebssteigernd (Thymeretika).
▶ Ihr Indikationsgebiet ist beschränkt.

Lithium-Ionen
▶ Bei ständiger Gabe beugen sie depressiven oder manischen Schüben vor; erst nach Monaten macht sich der Effekt bemerkbar. In einer manischen Phase angewandt, bessern sie den Zustand in 1–2 Wochen. Die therapeutische Breite ist gering.

Vorbemerkungen zur antidepressiven Therapie

Depressionen können psychogen (z. B. reaktiv, neurotisch) und organisch (z. B. Involution, Infektionen, endokrine Störungen) bedingt sein. Vor allem sind sie jedoch ein Hauptsymptom der Zyklothymie, dann spricht man von endogenen Depressionen. Das Ausmaß und die Qualität einer depressiven Phase hängen von ihrer „Ursache" ab und erstrecken sich von einer überschießenden Reaktion, die vom Gesunden wenigstens noch nachempfunden werden kann, bis zur endogenen Melancholie, die nicht mehr nachempfindbar ist.

Therapeutische Prinzipien. Das Ziel einer Pharmakotherapie besteht in der Anhebung der mehr oder minder herabgesetzten Grundstimmung. Die betreffenden Arzneimittel finden daher nicht nur Anwendung in der Psychiatrie zur Behandlung endogener und neurotischer Depressionen, sondern auch in anderen Disziplinen, wenn depressive Verstimmungen im Rahmen anderer Erkrankungen auftreten oder ihre Ursache sind. Übrigens suchen Patienten, bei denen sich eine Depression entwickelt, meistens eine allgemeinärztliche oder internistische Praxis auf, weil somatische Störungen subjektiv im Vordergrund stehen.
Arzneimittel, die in der Lage sind, eine pathologisch gesenkte Stimmung anzuheben, werden als **Thymoleptika** bezeichnet. Chemisch handelt es sich vorwiegend um Substanzen mit 3 konjugierten Ringen und einer Propylamin-Seitenkette: **trizyklische Antidepressiva**. Es sind auch Substanzen im Handel, die einen andersartigen chemischen Aufbau besitzen (s. u.). Wenn diese überwiegend antriebssteigernd wirken, werden sie als **Thymeretika** bezeichnet.
Ob es sinnvoll ist, bei den nicht-psychotischen Verstimmungszuständen primär Thymoleptika anzuwenden, ist fraglich. Bei organisch bedingten Depressionen ist zuerst an eine kausale Therapie des somatischen Leidens zu denken, während bei psychogenen depressiven Verstimmungen (z. B. bei Neurosen) eine Psychotherapie kausal

sein kann. Nach allgemeiner Erfahrung werden Thymoleptika bei nicht-psychotischen depressiven Verstimmungen zu häufig und unzureichend begründet gegeben.

Akute und antipsychotische Wirkung. Die trizyklischen Antidepressiva zeigen, ebenso wie die Neuroleptika, zwei unterscheidbare Wirkungen:
- Einen bei psychisch Gesunden und bei Depressiven **sofort eintretenden Effekt**, der durch Beruhigung, Schläfrigkeit, Verminderung der geistigen und körperlichen Aktivität charakterisiert ist. Außerdem treten Veränderungen vegetativer Funktionen ein, die vorwiegend auf einer cholinolytischen Wirkung beruhen.
- Bei Zufuhr über einige Wochen bildet sich der **antipsychotische Effekt** aus, der nur bei pathologisch gesenkter Stimmungslage zu beobachten ist. Unter dieser Therapie können die Schwere und Dauer einer depressiven Phase günstig beeinflusst werden.

Wirkungsmechanismus der Thymoleptika. Der Mechanismus der antidepressiven Wirkung kann nicht befriedigend erklärt werden. Alle Antidepressiva beeinflussen den Stoffwechsel der Überträgersubstanzen im Zentralnervensystem. So hemmen sie die Inaktivierung biogener Amine (Serotonin, Noradrenalin), indem sie mit der Wiederaufnahme der Überträgersubstanzen in die Nervenzelle interferieren, und wirken teilweise als Rezeptor-Antagonisten. Dies sind jedoch akute Effekte, die abhängig sind von der aktuellen Konzentration der Pharmaka. Die antidepressive Wirkung tritt dagegen erst nach längerer Behandlungsdauer ein. Sie hängt mit adaptiven Vorgängen im Gefolge der chronischen Erhöhung synaptischer Serotonin- und Noradrenalin-Konzentrationen zusammen. Es tritt wahrscheinlich eine Rezeptor-Desensibilisierung auf, die das gestörte Verhältnis zwischen den Konzentrationen von Transmittern und den Rezeptorempfindlichkeiten wieder in das normale Gleichgewicht verschiebt.

Die Zusammenhänge zwischen dem beeinflussten Transmittersystem und der akuten Wirkung sind nicht immer eindeutig: Diejenigen Substanzen, bei denen die Antriebssteigerung im Vordergrund steht, beeinträchtigen – so scheint es – besonders die Wiederaufnahme von Noradrenalin, so z.B. **Imipramin** und sein akkumulierender Metabolit Desipramin. Bei den dämpfenden **trizyklischen Thymoleptika** steht die Hemmung der Serotonin-Aufnahme im Vordergrund, z.B. beim Amitriptylin. Für die dämpfende Wirkung könnte eine Blockade von zentralen Histamin-Rezeptoren mitverantwortlich sein. **Fluoxetin** nämlich hemmt besonders die Serotonin-Rückaufnahme, wirkt aber *nicht* sedierend.

Den neuen Antidepressiva werden teilweise andere Wirkungsmechanismen zugeschrieben: **Venlafaxin** soll die neuronale Serotonin- und Noradrenalin-Wiederaufnahme hemmen, **Nefazodon** wirkt in dieser Hinsicht schwächer, aber es ist ein starker $5-HT_2$-Rezeptor-Antagonist. Dagegen ist **Mirtazepin** prä- und postsynaptisch ein α_2-Antagonist; die präsynaptische α_2-Blockade enthemmt die neuronale Freisetzung von Noradrenalin. **Reboxetin** soll ein reiner Noradrenalin-Wiederaufnahme-Hemmstoff sein. Die Vielfalt der Mechanismen mag anzeigen, dass der endogenen Depression kein einheitlicher Pathomechanismus unterliegt.

Es ist wohl notwendig, an dieser Stelle auf die besonderen Schwierigkeiten hinzuweisen, die mit der Arzneimitteltherapie der Depression verbunden sind:

1. Unter dem Terminus Depression wird eine Reihe verschiedener Zustände subsumiert, die ganz unterschiedlich verlaufen.
2. Die Art und Schwere einer depressiven Verstimmung sind sehr schwer zu objektivieren.
3. Die endogene Depression verläuft phasenhaft und hat freie Intervalle völliger Wiederherstellung (beachte Gegensatz zu der Schizophrenie), jede Phase zeigt also eine „Spontanheilung".
4. Daraus ergibt sich, dass in Gruppen, die mit Scheinmedikamenten (Placebo) behandelt wurden, je nach Auswahlkriterien und Beobachtungsdauer ein hoher Prozentsatz der Patienten gesundet (in der Literatur werden bis zu 50% angegeben). Ein wirksames Medikament muss dann zu einem signifikant besseren Resultat führen.
5. Die Besserung einer depressiven Verstimmung kann ebenfalls durch psychische Anteilnahme und Betreuung durch den behandelnden Arzt oder eine geschulte Pflegekraft begünstigt werden.

Aus diesen Punkten ergibt sich, wie aufwändig eine wissenschaftlich einwandfreie Prüfung von Thymoleptika durchgeführt werden muss. Diesem Anspruch genügt nur ein kleiner Teil der klinischen Berichte.

Die chronische Gabe von **Lithiumsalzen** wirkt antipsychotisch in manchen Fällen von manisch-depressiver Psychose. Diese Therapie wird auf S. 337 gesondert besprochen.

Trizyklische Antidepressiva

Imipramin

Leitsubstanz dieser Arzneimittelgruppe ist Imipramin.

Imipramin
(Desipramin besitzt nur *eine* Methyl-Gruppe am Stickstoff der Seitenkette)

▶ **Wirkungsweise.** Der unmittelbare Effekt nach Gabe von Imipramin (25 mg mehrmals täglich) ist charakterisiert durch eine Sedierung und Einschränkung der geistigen und körperlichen Aktivität als Ausdruck einer zentralnervösen Dämpfung. Diese Wirkung wird durch gleichzeitige Aufnahme von Alkohol verstärkt. Am Anfang der Therapie kann der dämpfende Effekt von den Patienten durchaus als unangenehm empfunden werden und eine ängstliche Stimmungslage verschlimmern. Dieser akute Effekt ist der Initialwirkung von Neuroleptika ähnlich, es fehlt jedoch weitgehend die distanzierend-anxiolytische Wirkkomponente.

Nach längerer Zufuhr von Imipramin bildet sich die eigentliche thymoleptische Wirkung aus (Abb. 13.**6**): Die pathologisch gesenkte Stimmungslage wird angehoben, es macht sich eine Antriebssteigerung bemerkbar. Bei Menschen mit normaler Stimmungslage ist eine entsprechende Wirkung nicht zu beobachten (kein euphorisierender Effekt beim Gesunden, allerdings ist bei Polytoxikomanen ein Missbrauch von Amitriptylin beschrieben worden). Nach dem Abklingen einer depressiven Phase soll die Therapie mit Antidepressiva noch für

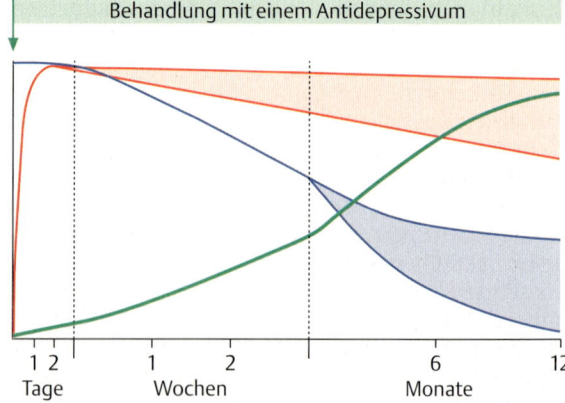

Abb. 13.**6 Zeitverlauf der psychischen und somatischen Wirkungen** nach Beginn einer Antidepressivum-Therapie (schematisch)
grün: Besserung der depressiven Verstimmung (spontan und/oder Medikamenten-bedingt)
rot: somatische (Neben-)Wirkungen
blau: Rezeptor-Desensibilisierung
Die Streubereiche sind durch farbige Flächen angedeutet.

längere Zeit fortgesetzt werden, weil damit ein möglicher Rückfall hinausgezögert oder vermieden wird. Bei chronischer Zufuhr von Imipramin treten die akut zu beobachtenden vegetativen Wirkungen (s. u.) in den Hintergrund, so dass bei entsprechenden Patienten die Aufhellung der Stimmung überwiegt.

▶ **Pharmakokinetik.** Nach oraler Gabe wird Imipramin gut resorbiert. Der metabolische Abbau erfolgt durch Demethylierung am Stickstoff (es entsteht Desmethylimipramin = Desipramin). Der Metabolit Desipramin wird langsamer als Imipramin eliminiert, so dass im Laufe der Behandlung der Blutspiegel von Desmethylimipramin höhere Werte erreicht als der von Imipramin. Daher wird bereits nach wenigen Tagen die Therapie mit Imipramin zu einer Behandlung mit Desipramin. Daraus ergibt sich die Frage, ob zwischen den beiden Pharmaka bei antidepressiver Therapie ein Unterschied bestehen kann. Erst die Hydroxylierung am Ringsystem und Konjugation dieser Hydroxy-Gruppe mit Glucuronsäure führt zur biologischen Inaktivierung. Die Substanzen werden mit dem Urin und den Fäzes ausgeschieden. Die Eliminationshalbwertzeit aus dem Plasma liegt zwischen 9 und 24 Stunden, was die individuell stark schwankenden Gleichgewichtsblutspiegel erklärt.
Die **Dosierung** von Imipramin beträgt 100–150 mg täglich. Der therapeutische Effekt ist im Allgemeinen der Höhe des Blutspiegels gut korreliert, die Höhe des Blutspiegels schwankt aber bei gleichem Dosierungsschema interindividuell sehr stark. So konnte in einer Untersuchung gezeigt werden, dass der benötigte Plasmaspiegel zwischen 550 und 900 nmol/l lag; um diese Plasmakonzentrationen zu erreichen, waren Dosierungen zwischen 50 und 400 mg pro Tag notwendig. Die Dosierung der Substanzen sollte daher weniger an einem starren Schema als am Effekt bzw. an den Nebenwirkungen orientiert werden.

▶ **Akute Nebenwirkungen.** Wie bei den Neuroleptika sind Störungen in der Funktion des vegetativen Systems zu beobachten (Blockade von α-Rezeptoren und muskarinischer Acetylcholin-Rezeptoren): orthostatische Hypotension, Tachykardie, Änderung im Elektrokardiogramm (Abflachung der T-Welle), Trockenheit der Mund- und Nasenschleimhaut, Verschlechterung einer myokardialen Insuffizienz, Blasenentleerungsstörungen. Diese akuten Wirkungen treten unabängig vom psychischen Status der Patienten auf. Bei chronischer Zufuhr treten sie in den Hintergrund.
Nebenwirkungen bei Dauerbehandlung können Obstipation, Miktionsstörungen, Sehstörungen, Tremor, delirante Zustände sein. Die Neigung, einen funktionellen Morbus Parkinson hervorzurufen, ist wesentlich geringer als nach Zufuhr von Neuroleptika. Allergische Reaktionen sind selten, Fälle von cholestatischer Hepatose und Knochenmarkschädigungen sind beobachtet worden. Ein abruptes Absetzen einer langdauernden Therapie mit hohen Dosen ist zu vermeiden, da Entzugssymptome auftreten können.
Die **schweren akuten Vergiftungen**, die nach Suizidversuchen und akzidentiell bei Kindern beobachtet werden konnten, sind durch Bewusstlosigkeit, choreatisch-athetotische Zustände, Krämpfe, Tachykardie, Arrhythmien

und andere Zeichen eines überhöhten Sympathikotonus gekennzeichnet. Die schnelle Gabe des zentral gängigen Cholinesterase-Hemmstoffes Physostigmin kann sich als günstig erweisen. Die Injektionen müssen eventuell nach kurzer Zeit wiederholt werden, da Physostigmin in etwa 2 Stunden eliminiert ist. Die Dosierung (0,5 bis 2,0 mg i. v.) und die Injektionsintervalle müssen sich nach dem Effekt richten (Herzfrequenz beobachten!).
Kontraindikationen für Imipramin sind: agitiert ängstliche Depressionen mit Suizidgefahr, akute Vergiftungen mit Alkohol, Hypnotika und Opiaten, ferner Engwinkel-Glaukom, Prostata-Adenom, Herz-, Leber- und Nierenschädigung.

Weitere trizyklische Antidepressiva

Ausgehend vom Imipramin sind viele Analogsubstanzen in die Therapie eingeführt worden. Es ist vor allem **Amitriptylin** zu nennen, das im Stoffwechsel zur Nortriptylin demethyliert wird.

Amitriptylin

Amitriptylin wirkt im Vergleich zu Imipramin stärker dämpfend. Daraus ergibt sich seine Anwendung bei unruhig-agitierten Melancholikern. Die anderen im Handel befindlichen trizyklischen Antidepressiva wie **Clomipramin**, **Dibenzepin**, **Nortriptylin**, **Lofepramin** (wird zu Desipramin abgebaut), **Opipramol**, **Trimipramin** und **Doxepin** bieten gegenüber den beiden Leitsubstanzen keine grundsätzlich neuen Aspekte; die Besonderheiten, welche ihnen zugeschrieben werden, sollen hier nicht erörtert werden.

Maprotilin und **Mianserin** sind formal tetrazyklisch und nicht trizyklisch wie die Mehrzahl der Antidepressiva.

Maprotilin

Mianserin

Bei genauerer Betrachtung unterscheidet sich die Struktur von **Maprotilin** aber nicht prinzipiell von den trizyklischen Antidepressiva, denn hier ist die senkrechte Stellung der Ringe zueinander durch die Einführung eines vierten Ringes statt durch den üblichen zentralen 7-gliedrigen Ring erreicht. Es überrascht also nicht, dass das pharmakologische Wirkungsbild sich nicht grundsätzlich von dem der trizyklischen Antidepressiva unterscheidet.

Mianserin hingegen scheint ein anderes Wirkprofil zu besitzen als die trizyklischen Antidepressiva: Sein Hemmeffekt auf die neuronale Rückaufnahme von Serotonin und Noradrenalin ist gering, dagegen blockiert es präsynaptische α_2-Rezeptoren (s. auch Mirtazepin) und interferiert so mit der Autoinhibition der Noradrenalin-Freisetzung (S. 73). Mianserin wirkt kaum anticholinerg, α_1-antiadrenerg und kardiodepressiv, aber sedierend. Nach Mianserin-Zufuhr werden häufiger Agranulozytosen beobachtet als nach Behandlung mit anderen Antidepressiva.

Mirtazapin

Selektive Serotonin-Rückaufnahme-Inhibitoren (SSRI)

Leitsubstanz dieser neuentwickelten Thymoleptika ist **Fluoxetin**.

Fluoxetin

▶ Seine hemmende Wirkung auf die neuronale Serotonin-Aufnahme übersteigt deutlich die Beeinträchtigung des Umsatzes anderer Amine. In größeren vergleichenden Untersuchungen ließ sich zeigen, dass die stimmungsaufhellende Wirkung von Fluoxetin durchaus dem Effekt der trizyklischen Antidepressiva vergleichbar ist.

▶ Allerdings unterscheidet sich das Nebenwirkungsspektrum erheblich von dem der Imipramin-Analoga. Fluoxetin besitzt keine Affinität zu α-Rezeptoren und zu den Muscarin-Rezeptoren, so dass die typischen Nebenwirkungen der trizyklischen Antidepressiva fehlen. Jedoch treten Nausea und Appetitlosigkeit auf, es kann zu Schlafstörungen kommen, aggressives Verhalten scheint gesteigert zu werden. Fluoxetin darf nicht mit MAO-Hemmstoffen (z. B. Moclobemid) kombiniert werden, weil es zu übersteigerter Symptomatik kommt („Serotonin-Syndrom"). Insgesamt ist ein antriebssteigernder Ef-

fekt vorhanden, der differenzialtherapeutisch berücksichtigt werden sollte. Es wird berichtet, dass SSRI zu einer Blutungsneigung führen können. Dies wird auf eine Hemmung der Serotonin-Aufnahme in die Blutplättchen zurückgeführt mit nachfolgend herabgesetzter Fähigkeit zur Aggregation.

▶ Die Dosierung von Fluoxetin beträgt 20 bis maximal 60 mg/d. Die Substanz wird mit einer Halbwertzeit von 50–70 Stunden am Stickstoff demethyliert, es entsteht Desmethylfluoxetin, das pharmakologisch unverändert wirksam ist und noch langsamer eliminiert wird ($t_{1/2}$ etwa 7 Tage). Bei einem derartig langwierigen Abbau genügt natürlich eine Dosis pro Tag, was eine Kumulation nicht ausschließt.

Weitere Rückaufnahme-Hemmstoffe und andere Wirkprinzipien. Das mit Fluoxetin entwickelte Wirkprinzip (Transmitter-Rückaufnahme-Hemmung und reduzierte Affinitäten zu den adrenergen und cholinergen Rezeptoren) hat zur Synthese, Untersuchung und schließlich Einführung einer Reihe neuer Substanzen geführt. Die Formeln einiger dieser Thymoleptika, die als Rückaufnahme-Hemmstoffe angesehen werden können, sind dargestellt, um zu demonstrieren, dass wohl kein unmittelbarer Zusammenhang zwischen chemischer Struktur und der biologischen Wirkung zu erkennen ist. Wie oben schon ausgeführt wurde (S. 334), sind die zellulären Angriffspunkte unterschiedlich. Dennoch sollen die folgenden Wirkstoffe alle stimmungsaufhellend wirken.

Venlafaxin

Reboxetin

Nefazedon

Venlafaxin, das ▶ neben der Serotonin- auch die Noradrenalin-Wiederaufnahme hemmt, scheint in seiner thymoleptischen Wirkungsstärke vergleichbar zu sein mit den trizyklischen Antidepressiva. ▶ Die Nebenwirkungen entsprechen denen von Fluoxetin und unterscheiden sich von denen der „klassischen" Antidepressiva. ▶ Venlafaxin wird auch zur Behandlung schwerer Formen der Depression empfohlen.

Einige Wirkstoffe wie **Citolapram, Fluvoxamin, Paroxetin** und **Sertralin** gelten als ▶ selektive Serotonin-Rückaufnahme-Hemmer. ▶ Sie sind bei leichten bis mittelschweren Fällen indiziert. ▶ Die adrenergen und cholinergen Nebenwirkungen und ein sedativer Effekt sind nur schwach ausgeprägt, Nausea und Diarrhoen treten häufiger auf. Zentrale Nebenwirkungen (Nervosität, Schlaflosigkeit, Kopfschmerzen und andere) können vorkommen. Diese Wirkstoffe dürfen nicht zusammen mit MAO-Hemmstoffen gegeben werden (Auslösung eines toxischen Serotonin-Syndroms).

Die Pharmaka **Nefazodon**, **Mirtazapin** und **Reboxetin** haben jeweils abweichende Wirkungsmechanismen, wie auf S. 334 kurz erläutert wurde. Sie wirken thymoleptisch und sind für die ▶ Behandlung leichter und mittelschwerer Verstimmungen geeignet. ▶ In ihren Nebenwirkungen unterscheiden sie sich. Die häufigsten sind:

Nefazodon: Somnolenz, Benommenheit, Nausea;
Mirtazepin: Sedierung, gesteigerter Appetit, Anstieg von Leberenzymen im Blut;
Reboxetin: Schlaflosigkeit, Schwindel, orthostatische Hypotonien.

Damit steht ein ganzes Arsenal von Antidepressiva für die Therapie zur Verfügung. Ob wirklich wesentliche Unterschiede zwischen den einzelnen Wirkstoffen bestehen und überhaupt herausgearbeitet werden können, sei dahin gestellt. In diesem Zusammenhang ist die Feststellung aus dem British Medical Journal von Interesse, die in Box 13.**15** wiedergegeben ist, und die sich an betreuende Ärzte richtet.

Thymeretika: MAO-Hemmstoffe

Eine Reihe von Substanzen wirkt bei depressiven Verstimmungszuständen nicht eigentlich stimmungsaufhellend, wie es typisch für die Thymoleptika ist, sondern vorwiegend **antriebssteigernd**. Bei endogenen Depressionen ist eine alleinige Therapie mit antriebssteigernden Mitteln kontraindiziert, da die Suizidgefahr gesteigert wird. Thymeretika sind in niedriger Dosierung hauptsächlich geeignet, um antriebsarme Zustände bei reaktiven und Alters-Depressionen zu behandeln.

Unspezifische Monoaminoxidase-Hemmstoffe.

▶ Thymeretische Wirkungen besitzen einige Substanzen, die in vitro und in vivo *beide Typen der Monoaminoxidase* hemmen und chemisch dem Amphetamin verwandt sind. Sie haben kaum eine therapeutische Bedeutung bei der Behandlung von Depressionen, lediglich **Tranylcypromin** ist noch im Handel erhältlich.

▶ Bei Patienten, die mit unspezifischen Monoaminoxidase-Hemmstoffen behandelt werden, können biogene Amine, die in der Nahrung enthalten sind und normalerweise abgebaut werden, zu gefährlichen Blutdruckkrisen führen. So sind nach dem Genuss von Käse, bestimmten Weinsorten, besonders Chianti, extreme Blutdrucksteigerungen beschrieben worden; analoge Erscheinungen wurden nach Zufuhr therapeutischer Dosen von Sympathomimetika und auch von L-Dopa beobachtet.

Moclobemid ▶ hemmt *nur die Monoaminoxidase vom Typ A*, die vorwiegend im ZNS Bedeutung besitzt und Noradrenalin und Serotonin abbaut. Die Folge ist ein Anstieg der Konzentration dieser biogenen Amine im Extrazellulärraum des ZNS. Ob dieser Anstieg wirklich einen antipsychotischen (stimmungsaufhellenden) Effekt

Moclobemid

nach sich zieht oder nur antriebssteigernd wirkt, wie es von zentral angreifenden Sympathomimetika bekannt ist, muss wohl im Augenblick offen bleiben.

▶ Gehemmte Formen von Depressionen verschiedener Genese scheinen die entsprechende Indikation für Moclobemid darzustellen.

▶ Die Dosierung liegt bei 150 mg 2 – 3-mal täglich, die Substanz wird rasch eliminiert. Wenn ein Patient bereits mit Fluoxetin behandelt worden ist, muss mit dem Beginn einer Moclobemid-Zufuhr bis zu 5 Wochen gewartet werden, bis Fluoxetin endlich eliminiert ist, damit eine Arzneimittel-Interferenz vermieden wird.

▶ Da die hepatische MAO-B funktionsfähig bleibt, ist die präsystemische Elimination biogener Amine erheblich weniger behindert als bei Tranylcypromin.

Box 13.15

Johanniskraut (Hypericum perforatum)

Im Zusammenhang mit der antidepressiven Therapie muss der Extrakt aus Johanniskraut Erwähnung finden. In der Volksmedizin gilt dieses heimische Kraut als Mittel gegen Angst und Verstimmung. Die pharmazeutische Industrie hat sich dieser Droge angenommen, in der „Roten Liste 2002" werden ca. 50 Präparate aus Hypericum perforatum angeboten, als Indikation wird angegeben: leichte vorübergehende depressive Störungen, Angst, nervöse Unruhe, aber auch Stottern und Enuresis. Ein Teil der Präparate ist auf den Inhaltsstoff Hypericin standardisiert. Welcher Inhaltsstoff antidepressiv oder anxiolytisch wirken soll, ist nicht geklärt. Von Hypericin ist bekannt, dass es beim Menschen eine Lichtüberempfindlichkeit der Haut auslöst. Die Johanniskraut-Extrakte sind nicht rezeptpflichtig.

Die thymoleptische Wirkung dieser Droge ist bisher nicht bewiesen, alle vorhandenen Veröffentlichungen halten den üblichen wissenschaftlichen Kriterien nicht stand. Wenn sie wissenschaftlich korrekt durchgeführt worden sind, hat sich keine Besserung ergeben. Dagegen liegen Berichte vor, dass nach Einnahme von Johanniskraut-Extrakten Arzneimittel-Interferenzen auftreten können. Durch eine Enzyminduktion wird die Konzentration wichtiger Pharmaka im Blut unvorhersehbar verändert. Beispiele für betroffene Wirkstoffe sind Digoxin, Warfarin, Cyclosporin. Da die Präparate frei erhältlich sind, können die Interferenzen ohne Wissen der behandelnden Ärzte auftreten mit z.T. tödlichen Folgen (Abstoßung von Herztransplantaten). Das Johanniskraut ist ein weiteres Beispiel dafür, dass das verbreitete Vorurteil, reine Naturprodukte seien „gut und unschädlich", falsch ist.

Lithium-Ionen

▶ **Wirkungsweise.** Lithium-Ionen haben bei gesunden Menschen in therapeutischen Dosen keine psychotrope Wirkung. Sie dringen wie Natrium-Ionen über Na^+-Kanalproteine leicht in die Zellen ein, können aber nur sehr langsam vermittels der Na^+/K^+-ATPase wieder herausgepumpt werden. Dadurch bildet sich mit der Zeit ein Lithium-Ionen-Gradient aus, der geringer ist als der von Natrium-Ionen. Lithium-Ionen beeinflussen das Verhalten von Überträgerstoffen in verschiedenen Abschnitten des Zentralnervensystems. Auch intrazelluläre Signaltransduktionsvorgänge sollen von Lithium-Ionen moduliert werden, so kann eine Beeinflussung des Inositolstoffwechsels sowie der G-Protein-abhängigen Adenylatcyclase in Hirnzellen durch Lithium-Ionen nachgewiesen werden. Eine Erklärung für die therapeutische Wirkung geben diese Befunde jedoch nicht.

▶ **Anwendung bei Psychosen.** Die Zufuhr von Lithium-Salzen hat sich zur **Prophylaxe rezidivierender manisch-depressiver Zustände** in vielen Fällen bewährt: Die Phasenfrequenz nimmt ab. Lithium ist ferner, am besten in Kombination mit einem Neuroleptikum, zur **Therapie akuter Manien** wirksam. Wenn bei endogenen Depressionen trizyklische Antidepressiva keine oder keine ausreichende Wirkung entfalten, kann die zusätzliche Gabe von Lithium-Salzen hilfreich sein. Schizophrene Krankheitsbilder lassen sich nicht beeinflussen. Die manischen Symptome werden ohne Beeinträchtigung der normalen psychischen Funktionen abgeschwächt. Der Patient wird nicht schläfrig, bei einer manisch bedingten Insomnia bessert Lithium das Schlafvermögen. Die volle Wirksamkeit entwickelt sich nach 6- bis 10tägiger Lithium-Zufuhr, die Rezidiv-verhindernde Wirkung erst nach 6- bis 12-monatiger Zufuhr.

▶ **Pharmakokinetik.** Lithium-Ionen werden nach oraler Zufuhr gut resorbiert. Die maximale Plasma-Konzentration ist nach 1–3 Stunden erreicht, gefolgt von einem steilen, 5–6 Stunden dauernden Abfall und einer langsameren Elimination in den nächsten 10–14 Tagen. Die Hälfte einer Lithium-Dosis wird in 24 Stunden ausgeschieden. Manches spricht dafür, dass der zweite Teil der Kurve die Elimination von intrazellulärem Lithium reflektiert. Die Hauptmenge des Lithium wird renal ausgeschieden.

Die **Dosierung** muss individuell angepasst werden. Die Prophylaxe und die Therapie erfordern eine Dosierung eines Lithium-Salzes, die zu einem Plasmaspiegel von 0,8–1,2 mmol/l führt. Dieser Plasmaspiegel muss während der gesamten Therapiedauer durch entsprechende Dosierung aufrechterhalten bleiben. Die Plasmaspiegel sind immer wieder zu kontrollieren, und zwar jeweils morgens vor der ersten Lithium-Gabe. Jede Beeinträchtigung der Nierenfunktion, auch medikamentös bedingt, kann zum Rückstau von Lithium Anlass geben.

▶ **Nebenwirkungen.** Da die therapeutische Breite gering ist, müssen die Nebenwirkungen besonders beachtet werden.

Leichte Nebenwirkungen, besonders am Anfang, sollten nicht zu einer Unterbrechung der Behandlung führen: Recht häufig ist ein feinschlägiger Tremor, der auch später weiter anhalten kann. Dieser **Tremor** lässt sich durch Gabe von Propranolol beseitigen, wenn keine Kontraindikation gegen diesen β-Rezeptoren-Blocker besteht. Als weitere, meist leichte Nebenwirkungen sind zu nennen: gastrointestinale Störungen, Polyurie, Durstgefühl, Müdigkeit, leichte Muskelschwäche, Leukozytose, vorübergehende EKG-Veränderungen, die eine Unterbrechung der Therapie nicht erfordern.

Ferner können auch eine Gewichtszunahme und in etwa 10% der Fälle eine **euthyreote Struma** auftreten, die am besten mit Gaben von Thyreoideahormon (S. 363) korrigiert werden kann. Bei einer akuten thyreotoxischen Kri-

se kann die Gabe von Lithium-Salzen durch die sofort einsetzende „thyreostatische" Wirkung lebensrettend wirken (Hemmung der Thyroxin-Abgabe aus der Schilddrüse).

Nicht selten kommt es zu einem **nephrogenen Diabetes insipidus**, weil Lithium-Ionen die Adiuretin-Wirkung im Sammelrohr hemmen können. Diese unerwünschte Wirkung, die dosisabhängig ist, lässt sich durch ein kalium-sparendes Diuretikum bessern, Thiazid-Diuretika verschlechtern den Zustand (S. 208).

Kontraindikationen. Das Vorliegen einer Herz- oder Niereninsuffizienz erhöht das therapeutische Risiko erheblich. Bei jeder Störung des Natrium- und Kalium-Haushaltes, wie sie bei einer diätetischen Natrium-Restriktion oder bei chronischer Gabe von Saluretika oder anderen Pharmaka auftreten kann, verbietet sich die Anwendung von Lithium-Salzen. Eine bestehende Schwangerschaft ist ebenfalls als Kontraindikation anzusehen.

Toxische Nebenwirkungen treten auf bei Lithium-Plasma-Konzentrationen von mehr als 1,4 mmol/l, meistens aber erst ab 1,6 mmol/l; besonders bei Kalium- und Natrium-Mangel (nach starkem Schwitzen oder Erbrechen, nach Gebrauch von Saluretika) können schwere, eventuell tödliche Vergiftungen vorkommen: Verstärkung der oben geschilderten Symptome, vor allem grobschlägiger Tremor der Hände, Durchfälle, Krampfanfälle mit entsprechenden EEG-Veränderungen, Ataxie, Rigor, Hypothyreose.

Therapie der Lithium-Vergiftung. Das Ziel der Intoxikationsbehandlung muss darin bestehen, die Elimination von Lithium zu beschleunigen. Falls die Nieren ausreichend funktionstüchtig sind, ist eine forcierte Diurese durchzuführen; sonst kommt eine Dialyse-Behandlung in Frage. Während dieser Zeitspanne muss versucht werden, durch symptomatische Maßnahmen die vital bedrohenden Vergiftungsfolgen zu kompensieren, Natrium- und Kalium-Verlust sind unbedingt auszugleichen.

Box 13.16

Resümee der Behandlung einer Depression[*]

- Im Allgemeinen ist kein Antidepressivum wirksamer als ein anderes.
- Der Therapieerfolg kann wesentlich verbessert werden durch nicht-pharmakologische Maßnahmen wie z. B. ein gutes Vertrauensverhältnis zwischen Patient und Arzt.
- Aufgrund praktischer Erfahrungen sind bei leichten bis mittelschweren Fällen die neueren Antidepressiva anzuwenden, bei schweren Depressionen sind die trizyklischen Thymoleptika und Venlafaxin vorzuziehen.
- Antidepressiva müssen 1–4 Wochen gegeben werden, ehe sich eine stimmungsaufhellende Wirkung bemerkbar macht, bei älteren Patienten kann es noch länger dauern.
- Wenn Patienten nicht ansprechen, ist ihre „Therapie-Treue" zu kontrollieren und die Diagnose zu überprüfen, bevor ein anderes Thymoleptikum angewandt wird.
- Die antidepressiven Arzneimittel sollen, wenn sich ein positiver Effekt zeigt, noch mindestens 4–6 Monate weiter verabreicht werden.
- Die Dosierung muss schrittweise über Wochen vermindert werden, ehe das Medikament völlig abgesetzt wird.

[*] Übersetzung aus Spiegel O., Mårtenson B.: Drug Treatment of Depression, Brit. Med. J., 1999; 318: 1188

── **Notwendige Wirkstoffe** ──────────────

Thymoleptika

Wirkstoff	Handelsname	Alternative	Bemerkungen
Imipramin	*Tofranil*® Drag., Amp.	*Imipramin, Pryleugan*® Drag.	
Amitriptylin	*Saroten*® Kaps., Drag., Amp.	*Amitriptylin, Amineurin*® u. a.	
Clomipramin	*Anafranil*® Tab., Drag., Amp.	*Clomipramin, Hydiphen*®	
Desipramin	*Pertofran*® Drag.	*Petylyl*® Drag.	
Dibenzepin	*Noveril*® Tab., Drag., Amp.	–	
Doxepin	*Aponal*® Tab., Drag., Amp.	*Doxepin* Tab.	
	Sinquan® Kaps.	*Mareen*® u. a.	
Lofepramin	*Gamonil*® Tab.	–	
Nortriptylin	*Nortrilen*® Drag.	–	
Opipramol	*Insidon*® Drag.	–	
Trimipramin	*Stangyl*® Tab., Tropfen, Amp.	*Trimipramin* Tab.	
	Herphonal® Tab.		
Maprotilin	*Ludiomil*® Tab., Amp.	*Maprotilin, Maprolu*® u. a.	
Mianserin	*Tolvin*® Tab.	*Mianserin, Prisma*® Tab.	
Fluoxetin	*Fluctin*® Tab., Kaps., Lösg.	*Fluoxetin* Kaps.	
Citalopram	*Cipramil*® Tab.	*Sepram*®	
Fluvoxamin	*Fevarin*® Tab.	*Fluvoxamin* Tab.	
Mirtazepin	*Remergil*® Tab.	–	
Paroxetin	*Seroxat*® , *Tagonis*® Tab.	*Paroxetin, Euplix*® Tab.	
Sertralin	*Gladem*® , *Zoloft*® Tab.	–	
Trazodon	*Thombran*® Tab., Kaps.	–	
Nefazodon	*Nefadar*® Tab.	–	
Venlafaxin	*Trevilor*® Tab.	–	
Viloxazin	*Vivalan*® Tab., Amp.	–	
Moclobemid	*Aurorix*® Tab.	*Moclobemid, Moclix*®	
Lithiumcarbonat	*Hypnorex*® Ret.-Tab.	*Li 450 Ziethen*® Tab.	

Eigene Eintragungen

· · ·

· · ·

Anmerkung: Bei der Komplexität der psychiatrischen Erkrankungen, die einer Behandlung mit Thymoleptika bedürfen, erscheint es uns nicht angebracht, die Auswahl an notwendigen Wirkstoffen zu eng zu gestalten. Es ist daher ein großer Teil der erhältlichen Wirkstoffe aufgelistet.

13.6.3 Anxiolytika

Anxiolytika, auch Tranquillantien genannt (englisch: minor tranquilizer), sollen **Angst- und Spannungszustände** lösen und einen überstarken Einfluss von negativ getönten Emotionen auf die Befindlichkeit dämpfen. Die Wertigkeit exogener und endogener Stimuli, die das seelische Wohlbefinden beeinträchtigen, verringert sich unter dem Einfluss dieser Substanzgruppe. Dieser Effekt wird mit einer allgemeinen Dämpfung (Sedierung) und mit einer Abnahme der Initiative und Alertheit erkauft. Bei Dosierungen, die für diesen Zweck ausreichend sind, ist die hypnotische Wirkung schwächer ausgeprägt als bei Sedativa und Hypnotika. Wenn als Ursache einer Schlafstörung Angst- und Spannungszustände vorlie-

gen, sind die Anxiolytika auch als Schlafmittel geeignet. Anxiolytika dämpfen die interneuronale Erregungsausbreitung, so dass weniger Impulse aus dem limbischen System und der Formatio reticularis zu höheren Hirnabschnitten gelangen. Auch die Erregungsausbreitung im motorischen System wird durch höhere Dosen der Anxiolytika beeinträchtigt. Die Folge ist eine Tonussenkung der Skelettmuskulatur: Myotonolytika (S. 254).

Benzodiazepine

Überblick

Wirkungen. Die Substanzen dieser Gruppe wirken relativ spezifisch gegen Zustände von ängstlicher Verstimmung (*anxiolytisch*), in höherer Dosierung allgemein *dämpfend*, *myotonolytisch*, *antikonvulsiv* und schließlich *narkotisch*. Die therapeutische Breite der Benzodiazepine ist groß, außerdem steht ein spezifisches Antidot (Flumazenil) zur Verfügung. Benzodiazepine können bei chronischer Gabe zu Abhängigkeit und Sucht führen.

Wirkungsmechanismus. Benzodiazepine verstärken allosterisch die Wirkung des inhibitorischen Überträgerstoffes GABA an GABA$_A$-Rezeptoren. Flumazenil ist ein Antagonist an der Benzodiazepin-Bindungsstelle.

Wirkstoffe und **Indikationen**. Die zahlreichen Vertreter der Gruppe unterscheiden sich nur in ihren pharmakokinetischen Eigenschaften. Sie eignen sich unterschiedlich gut für die verschiedenen Anwendungen:

Leitsubstanz Diazepam
- ▶ Langsame Umsetzung in ebenfalls wirksame Metaboliten, lange Wirkdauer
- ▶ Anwendungsbeispiele: bei Angstzuständen, zur Narkoseprämedikation, zur „psychovegetativen Entkopplung" z. B. bei Herzinfarkt und bei Krämpfen (z. B. Status epilepticus)

Clonazepam
- ▶ Direkte, relativ langsame Inaktivierung, mittlere Wirkdauer
- ▶ Anwendung insbesondere als Antikonvulsivum

Nitrazepam
- ▶ Direkte, relativ schnelle Inaktivierung, recht kurze Wirkdauer
- ▶ Bei Schlafstörungen (s. S. 304).

Brotizolam (tetrazyklisches Thienodiazepin)
- ▶ Sehr rasche metabolische Inaktivierung
- ▶ Einschlafmittel (s. S. 303)

Midazolam (tetrazyklisches Benzodiazepin)
- ▶ intravenöses Narkotikum (s. S. 315)

Zolpidem und Zopiclon (s. S. 304).
- ▶ Strukturell keine Benzodiazepine, wirken aber über „Benzodiazepin-Rezeptoren".
- ▶ Schlafmittel

Die heute gebräuchlichen Anxiolytika gehören zur Gruppe der 1,4- bzw. 1,5-Benzodiazepine, einige wenige auch zu den Thienodiazepinen (z. B. Clotiazepam und Brotizolam), bei denen der Benzol-Ring durch den Thiophen-Ring ersetzt ist, oder zu den tetrazyklischen Derivaten (Triazolam, Alprazolam, Midazolam, Brotizolam).

▶ Wirkungsweise

Die **Wirkungsweise** scheint folgendermaßen zu sein: Bei niedriger Dosierung ist eine Beeinflussung vornehmlich der Formatio reticularis und des limbischen Systems nachweisbar, das vermutlich wesentlich für die Befindlichkeit eines Menschen mit verantwortlich ist. Die elektrische Aktivität in diesen Gebieten wird vermindert. Dadurch wird der Einfluss äußerer und innerer Stimuli auf höhere psychische „Zentren" und ihre Verarbeitung reduziert und so das Bewusstsein von äußeren und inneren Erlebnissen distanziert. Gleichzeitig wird das Überspringen psychischer Alterationen auf das vegetative Nervensystem erschwert („psychovegetative Entkopplung"). Im Unterschied zu den Neuroleptika und Thymoleptika besitzen die Anxiolytika *keine antipsychotische Wirkung*.

Der **molekulare Wirkungsmechanismus** dieser Substanzgruppe ist weitgehend aufgeklärt: Benzodiazepine werden mit hoher Affinität an einen Teil des Rezeptorproteins für γ-Aminobuttersäure (GABA) gebunden. Betroffen ist der Rezeptorsubtyp GABA$_A$; dementsprechend finden sich die Benzodiazepin-Bindungsstellen vornehmlich in jenen Hirnabschnitten, in denen GABA eine wichtige Rolle als hemmende Überträgersubstanz spielt. Die Besetzung durch Benzodiazepine erhöht allosterisch die Wirksamkeit von GABA. Diese fördert den transmembranalen Einstrom von Cl-Ionen durch den im

Diazepam
1,4-Benzodiazepin

Clobazam
1,5-Benzodiazepin

Clotiazepam
Thienodiazepin

Alprazolam
tetrazyklisches
Benzodiazepin

Brotizolam
tetrazyklisches
Thienodiazepin

Rezeptorprotein befindlichen Cl-Kanal und lässt damit das Membranpotential der betreffenden Nervenzelle ansteigen (Hyperpolarisation). Der vermehrte Einstrom von Cl-Ionen kommt durch eine Zunahme der Öffnungswahrscheinlichkeit des Cl-Kanals zustande. Es sei vermerkt, dass auch die Barbiturate den Cl-Kanal beeinflussen sollen (s.S. 313), diese bewirken jedoch eine Verlängerung der einzelnen Öffnungszeiten, nicht aber eine erhöhte Öffnungswahrscheinlichkeit.

Benzodiazepin-artig wirkende Substanzen mit anderer Struktur sind **Zolpidem** und **Zopiclon**. Sie lagern sich ebenfalls an den GABA$_A$-Rezeptor an, benutzen im Rezeptorareal aber offenbar andere Haftpunkte. Sie werden als Schlafmittel verwendet (S. 304).

▶ Pharmakokinetik

Die Benzodiazepine sind ein Musterbeispiel für eine Arzneimittelgruppe, die durch eine übergroße Anzahl von Analogsubstanzen charakterisiert ist. Alle Pharmaka dieser Gruppe besitzen denselben Wirkungsmechanismus, eine Unterscheidung ist nur durch ihr Verhalten im Metabolismus und die sich daraus ergebenen kinetischen Eigenschaften möglich. Es lassen sich **unter therapeutischen Gesichtspunkten 3 Gruppen** aufstellen:

1. Substanzen, die *als solche unwirksam* sind und erst im Organismus in pharmakologisch aktive Metabolite überführt werden, z.B. Chlordiazepoxid, das erste in die Therapie eingeführte Benzodiazepin.
2. Substanzen, die *selbst wirksam* sind, aber über weitere wirksame Metabolite langsam abgebaut werden, z.B. Diazepam.
3. Substanzen, die *selbst wirksam* sind, aber entweder in *einem* metabolischen Schritt biologisch inaktiviert werden, z.B. Oxazepam, oder in *mehreren* rasch aufeinander folgenden Schritten ihre Wirksamkeit verlieren, z.B. Midazolam.

Diese Einteilung hat für die Therapie Bedeutung. So sind die Pharmaka der **Gruppe 1** nicht geeignet, eine akut benötigte Wirkung, wie z.B. eine Schlafinduktion oder unmittelbar einsetzende Anxiolyse, zu erzeugen. Diese Substanzen eignen sich für eine Dauertherapie.
Die Pharmaka der **Gruppe 2** besitzen einen schnellen Wirkungseintritt, werden jedoch in wirksame Metaboliten umgewandelt, die langsamer eliminiert werden als die Ausgangssubstanz. Bei längerdauernder Therapie kumulieren dementsprechend die Metaboliten und bestimmen das Wirkbild. Wie aus Abb. 13.**7** hervorgeht, bildet eine ganze Reihe von Anxiolytika dieselben kumulierenden wirksamen Metaboliten, insbesondere die Desalkylbenzodiazepine. Dies trägt mit dazu bei, dass die Anxiolytika bei Dauergabe identische Wirkprofile besitzen.
In **Gruppe 3** bestimmt die Ausgangssubstanz direkt die Geschwindigkeit des Eintritts und die Dauer der Wirkung. Die Substanzen werden schneller abgebaut als die Pharmaka der anderen beiden Gruppen, damit ist die Kumulationsneigung geringer. Sie sind daher geeignet, akut benötigte und eher kurzfristige Effekte auszulösen, wie Schlafinduktion (z.B. Triazolam, Brotizolam) und bei parenteraler Applikation Einleitung einer Narkose (z.B. Midazolam).

Inaktivierung über mehrere Schritte. Der Metabolismus verläuft für eine Reihe von Substanzen nach einem bestimmten Schema, wie es am Beispiel der Leitsubstanz von Gruppe 2, Diazepam, gezeigt werden kann (Abb. 13.**7**). Diazepam wird vorwiegend am Stickstoff demethyliert, es entsteht 1-Desmethyldiazepam, das dann langsam in Position 3 hydroxyliert (Oxazepam), schließlich an dieser Hydroxy-Gruppe konjugiert und damit biologisch inaktiviert wird. In einem Nebenweg kann Diazepam auch gleich hydroxyliert werden, es entsteht Temazepam, das nun wiederum nach Demethylierung in Oxazepam übergehen kann oder direkt konjugiert wird. Ganz ähnlich werden Flurazepam und Flunitrazepam abgebaut. Das 1,5-Benzodiazepin Clobazam wird ebenfalls in einem ersten Schritt demethyliert, dann erfolgt aber eine Hydroxylierung am Phenyl-Ring, der in Position 5 steht. Einige weitere Substanzen können als Vorstufen von 1-Desmethyldiazepam aufgefasst werden: Medazepam, Demoxepam, Prazepam und Clorazepat. Chlordiazepoxid wird über mehrere chemische Schritte, die in Abb. 13.**7** nicht alle dargestellt sind, schließlich ebenfalls in die Zentralsubstanz 1-Desmethyldiazepam überführt.

Direkte Inaktivierung. Von den bisher genannten Substanzen unterscheiden sich einige Pharmaka, die unmittelbar biologisch inaktiviert werden (Abb. 13.**8**): Lorazepam und sein N-Methyl-Derivat Lormetazepam werden sofort gekoppelt, da eine 3-Hydroxy-Gruppe bereits vorhanden ist, Bromazepam unterliegt einer Ringspaltung, und die 7-Nitro-Verbindungen Nitrazepam und Clonazepam werden durch Reduktion der Nitro-Gruppe zur Amino-Gruppe und anschließende Acetylierung unwirksam. Dasselbe gilt auch für einen Teil der Flunitrazepam-Moleküle, an denen zwei konkurrierende Prozesse ablaufen.

Schnelle Elimination. Durch eine schnellere Elimination als die üblichen Benzodiazepine sind die tetrazyklischen Benzodiazepine ausgezeichnet (Abb. 13.**9**). Der vierte Ring, der stickstoffhaltig ist und eine Methyl-Gruppe trägt, ermöglicht zwei rasch ablaufende Hydroxylierungsreaktionen an der α-Methyl-Gruppe und am C-Atom in Position 3 mit anschließender Glucuronidierung. Die Plasma-Eliminationshalbwertzeiten einiger Wirkstoffe dieser Gruppe sind:
Midazolam: 1,5 – 3 h,
Triazolam: 1,5 – 3 h,
Brotizolam: ~ 5 h,
Alprazolam: 10 h.

Kinetische Wirkprofile einiger Benzodiazepine

Chlordiazepoxid ist die Leitsubstanz der **Gruppe 1**. ▶ Es ist ein Anxiolytikum, das selbst unwirksam ist und erst langsam in einen pharmakologisch wirksamen Metaboliten umgewandelt wird. Chlordiazepoxid kann keine akuten Effekte auslösen wie z.B. eine Schlafinduktion. ▶ Ein Vorteil besteht aber darin, dass bei längerdauernder Behandlung ein gleichmäßiger Blutspiegel an Wirkstoffen resultiert, wie er für eine chronische anxiolytische Therapie wünschenswert ist. Dies gilt im Prinzip auch für die anderen Pharmaka dieser Gruppe (z.B. **Clo-**

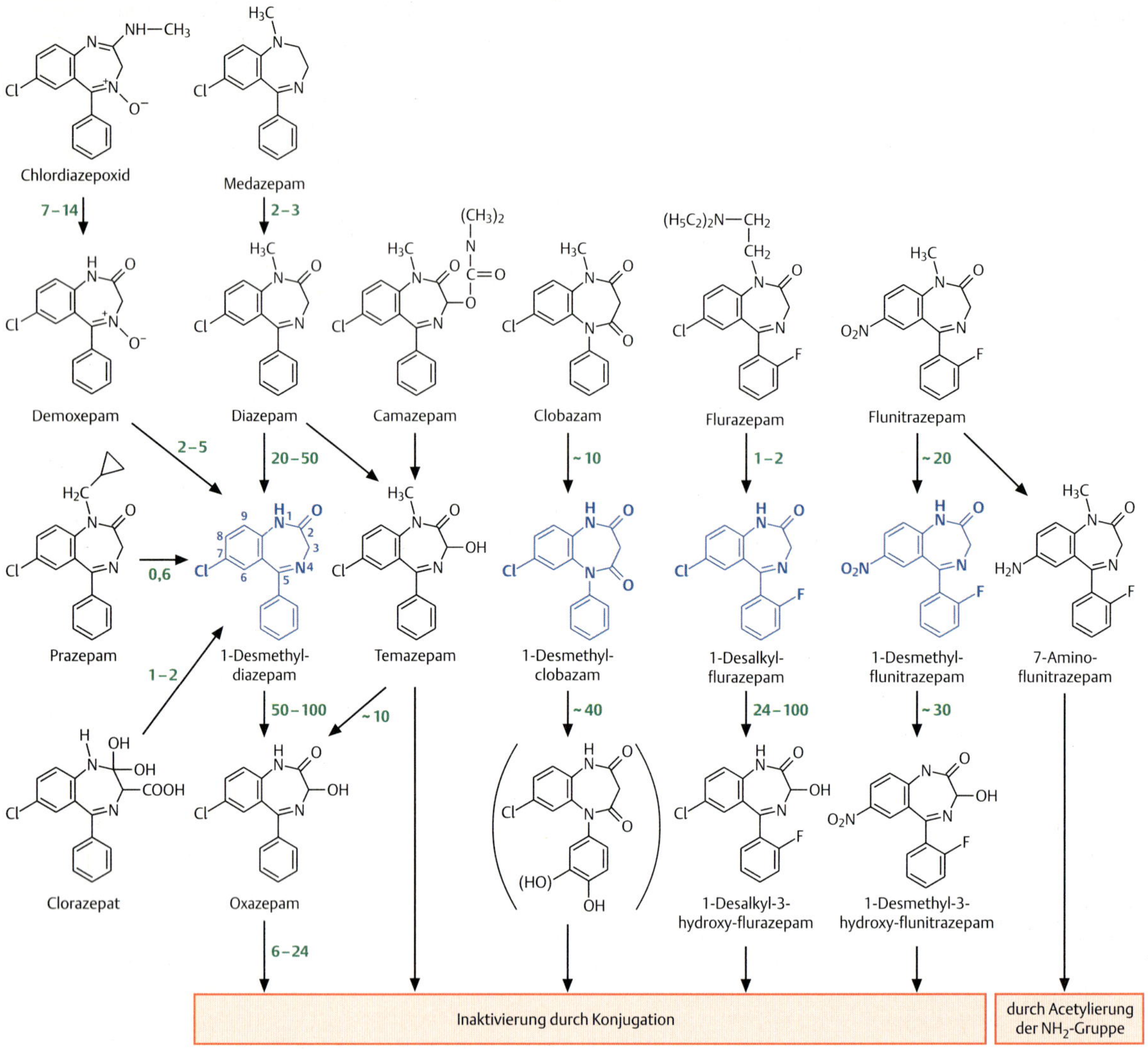

Abb. 13.7 Benzodiazepin-Derivate und ihre Biotransformation. Die Pfeile deuten den vorwiegenden metabolischen Umbau im Organismus an. die Metabolite mit der langsamsten Eliminationshalbwertzeit sind farbig dargestellt. Die Halbwertzeit der jeweiligen Schritte, sofern gut dokumentiert, ist in Stunden angegeben.

razepat, **Prazepam**, **Medazepam** und **Flurazepam**). Je schneller jedoch die Umwandlung in einen aktiven Metaboliten erfolgt, umso mehr treten akute Wirkungen auf.

Diazepam ist die Leitsubstanz der **Gruppe 2**. ▶ Die Substanz wirkt unmittelbar und wird in biologisch aktive Metabolite überführt. Nach intravenöser Applikation setzt der anxiolytische Effekt unmittelbar ein; nach oraler Gabe wird Diazepam schnell resorbiert, der Blutspiegel erreicht sein Maximum nach ca. 1 Stunde, die Metabolite treten langsam auf. Pharmakokinetisch ähnlich verhält sich **Flunitrazepam**, das bezogen auf die notwendigen Dosen stärker wirksam ist als Diazepam.
▶ Die Substanzen dieser Gruppe eignen sich zur Auslösung akuter Wirkungen (Narkoseprämedikation, Erregungsdämpfung), neigen aber bei wiederholter Gabe zur Kumulation, da die biologisch wirksamen Metabolite sehr langsam eliminiert werden. Flunitrazepam hat in der „Drogenszene" aufgrund der rasch und stark einsetzenden Wirkung, die auch ausgeprägt myotonolytisch ist, eine gewisse Bedeutung und sollte wegen seines relativ hohen Abhängigkeitspotentials zurückhaltend verordnet werden.

Für die Pharmaka der **Gruppe 3** (▶ unmittelbar wirksam, direkte biologische Inaktivierung) lässt sich ▶ keine einheitliche Indikation angeben: **Oxazepam** und **Bromazepam** besitzen kaum akute Wirkungen, da ihre enterale Resorption langsam verläuft. Sie sind für eine langdauernde anxiolytische Therapie geeignet, da ihre Kumulationsneigung geringer ist als die der „Diazepam-Gruppe". Aufgrund seiner schnellen Resorption wirkt **Nitrazepam** akut schlafinduzierend, sollte aber wegen der langsamen Elimination nicht mehr verwendet werden. Auch **Triazolam** gilt, insbesondere wegen der schnellen Elimination, als Hypnotikum. Ebenso kann das tetrazyklische Thienodiazepin **Brotizolam** ($t_{1/2}$ ca. 5 h, s. S. 303) als Hypnotikum Verwendung finden. Vom **Clonazepam** wird besonders der antikonvulsive Effekt ausgenutzt,

Konjugation:

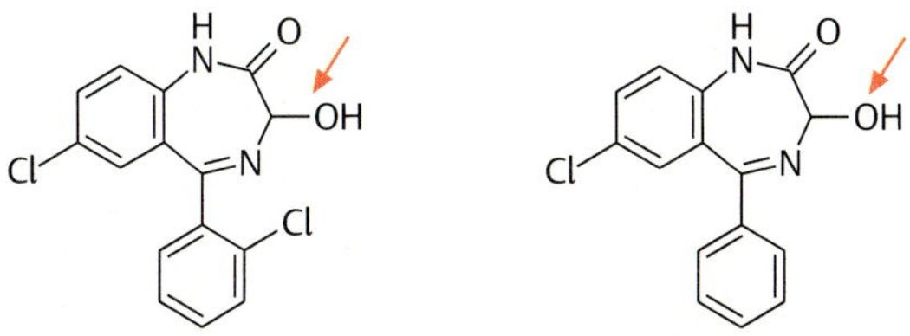

Lorazepam

Oxazepam

Reduzierung zum Amin und sofortige Acetylierung:

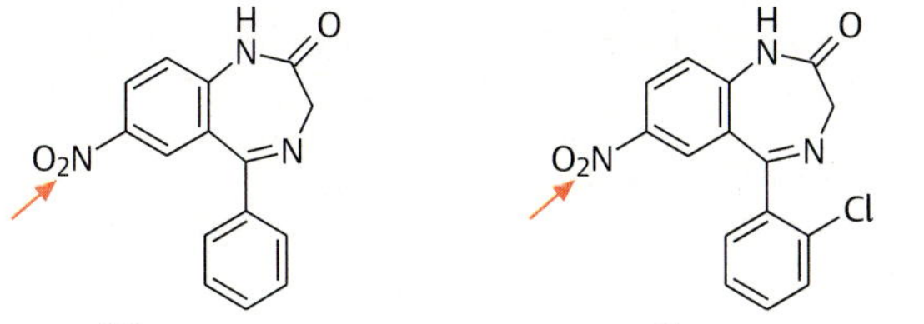

Nitrazepam

Clonazepam

Ringspaltung:

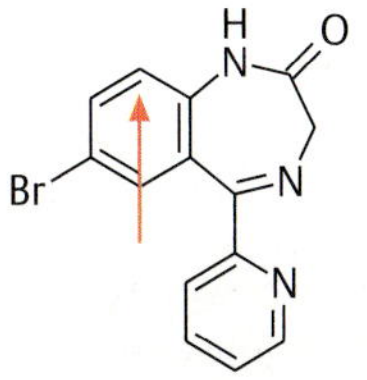

Bromazepam

Abb. 13.8 Benzodiazepin-Derivate mit direkter biologischer Inaktivierung. Die Pfeile markieren die Struktur, an der sich die Änderung abspielt.

speziell beim Status epilepticus. **Midazolam** versetzt nach intravenöser Gabe den Patienten sofort in einen schläfrigen Zustand, was zur Einleitung einer Narkose ausnutzbar ist. Jedoch muss bei einer Überdosierung mit einer Hemmung bzw. Lähmung des Atemzentrums gerechnet werden. Unter dem Einfluss dieser Substanz kann der Zustand einer anterograden Amnesie auftreten.

▶ **Anwendungen und Wahl des Mittels**

Über **Angst- und Spannungszustände** wird im Rahmen sehr unterschiedlicher Situationen geklagt. Das Spektrum reicht vom „unspezifischen" Missmut aufgrund der Lebensverhältnisse über die Angst, den täglichen Anforderungen nicht nachkommen zu können, bis hin zur Reaktion auf neurotischer oder psychotischer Basis. Diese „Angstzustände" lassen sich im Prinzip durch Benzodiazepine günstig beeinflussen; daraus ergibt sich aber noch keine Indikation für ihre Anwendung (s. Box 13.**17**). Sind die Angstzustände Folgen einer Neurose, können die Anxiolytika vorübergehend benutzt werden, um die Einleitung und die Durchführung einer Psychotherapie zu erleichtern. Ebenso können Benzodiazepine benutzt werden, um Angstzustände im Rahmen einer Psychose zu behandeln. Da sie selbst keine antipsychotische Wirksamkeit besitzen, muss dabei jedoch vor allem mit antipsychotisch wirksamen Arzneimitteln therapiert werden. Vor jeder längerfristigen Verschreibung von Benzodiazepinen muss allerdings der mögliche Nutzen gegen das Risiko der Abhängigkeitsentwicklung (s. u.) abgewogen werden.

Bei **Schlafstörungen** aufgrund von Angst- und Spannungszuständen sind Präparate mit schnellem Wirkungseintritt und relativ schneller Elimination zur Verminderung einer morgendlichen Beeinträchtigung indiziert, z. B. Brotizolam. Ist gleichzeitig eine anxiolytische

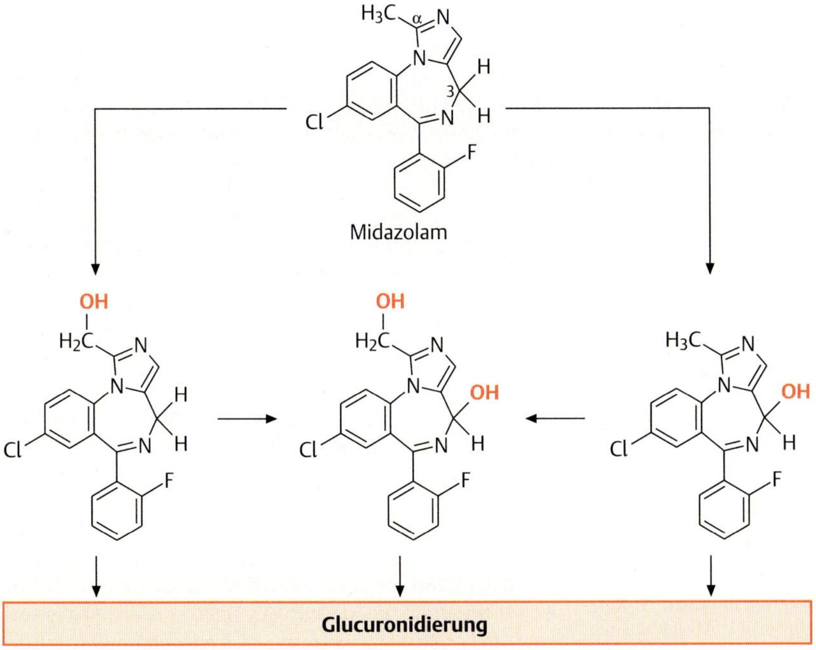

Midazolam

Glucuronidierung

Abb. 13.9 Abbau von tetrazyklischen Benzodiazepinen: Beispiel Midazolam. Die Hydroxylierung an der α-Methyl-Gruppe und am C_3-Atom mit anschließender Glucuronidierung verläuft verhältnismäßig rasch. Analog werden Triazolam und Alprazolam abgebaut.

Dauertherapie notwendig, kann auf Pharmaka mit akuter schlafinduzierender Wirkung verzichtet werden, da sich das Schlafvermögen unter der anxiolytischen Therapie von selbst einstellt. Für die eigentliche **anxiolytische Therapie** können Derivate verwendet werden, die eine längere Wirkdauer besitzen, z. B. die Leitsubstanz Diazepam. Dabei ist es gleichgültig, ob die Wirkung sofort oder mit einer Verzögerung einsetzt.

Die Benzodiazepine können ferner ein Hilfsmittel darstellen bei **psychosomatischen Erkrankungen**, um vorübergehend eine „psychovegetative" Entkopplung zu erreichen. Dies erklärt ihre Indikation in der Inneren Medizin und verwandten Gebieten.

Zur **Anxiolyse in der Notfallmedizin** (z. B. nach Herzinfarkt, bei Schwerverletzten während des Transportes), wo es auf schnell einsetzende und starke Wirksamkeit ankommt, ist die parenterale Gabe von Diazepam eine geeignete Maßnahme.

Im Rahmen der **Anästhesiologie** finden Benzodiazepine folgende Anwendungen:
- sedativ-anxiolytische Vorbereitung des Patienten auf den Operationstag, z. B. durch orale Zufuhr von Diazepam;
- Einleitung der Narkose durch die intravenöse Gabe eines sofort wirksamen und schnell eliminierbaren Benzodiazepin, z. B. Midazolam, das aufgrund dieser Eigenschaften gut steuerbar ist.

Zur Therapie des **Status epilepticus** (S. 322) und **akuter Entzugssyndrome** bei Alkohol- und Rauschmittelabhängigkeit, bei der eine intravenöse Zufuhr hoher Dosen notwendig ist, sind Substanzen mit unmittelbarer Wirksamkeit geeignet, z. B. Diazepam, Flunitrazepam und Clonazepam. Auch bei anderen **motorischen Erregungszuständen**, z. B. Krämpfe bei Vergiftungen, können diese Verbindungen als zentral wirksame Muskelrelaxantien verwendet werden.

Box 13.17

Benzodiazepine lösen keine Probleme
Ängstliche Verstimmungen, die auf Missmut und Insuffizienz-Gefühlen beruhen, sind an sich keine Indikationen für die Gabe von Anxiolytika, da diese nicht die Probleme lösen, mit denen der Mensch nicht fertig zu werden glaubt. Aber „Patienten" mit derartigen Beschwerden stellen das große Kontingent der Menschen dar, denen die Benzodiazepine verordnet werden. In diesen Fällen werden Benzodiazepine als „Glückspillen" zur Überwindung von Alltagssorgen missbraucht und ersetzen gesellschaftliche Funktionen wie familiären Zusammenhalt und religiöse Bindungen. Da in diesen Fällen häufig eine längerdauernde Zufuhr nötig ist, bildet sich hier eine Abhängigkeit besonders leicht aus. Dieser Missbrauch steht in bedenklicher Nähe zum Alkoholabusus.

▶ **Nebenwirkungen und Kontraindikationen**

Bei Gabe von anxiolytischen Dosen sind höhere geistige Funktionen in Mitleidenschaft gezogen. Alertheit und Initiative nehmen ab, es bildet sich eine **Gleichgültigkeit** und „Wurstigkeit" aus. Die Persönlichkeit wird eingeengt, der Mensch ist geistig nicht voll leistungsfähig und verflacht. Das Reaktionsvermögen ist beeinträchtigt, was sich auch auf mechanische Tätigkeiten auswirken kann. Zusätzlich können Ataxien auftreten.

Bei chronischer Einnahme besteht die Gefahr, dass sich eine **Arzneimittelabhängigkeit** entwickelt, die mit einer Toleranzerhöhung einhergehen kann. Ob wesentliche Unterschiede zwischen den einzelnen BenzodiazepinDerivaten hinsichtlich des Abhängigkeitspotentials bestehen, ist bisher nicht eindeutig zu beantworten. Bei plötzlichem Absetzen können mit einer durch die Pharmakokinetik bedingten Latenz Entzugssymptome auftreten, die umso ausgeprägter zu sein scheinen, je schneller das Pharmakon eliminiert wird. Es kommt zu Schlafstörungen, psychischer Labilität, selbst Krämpfe sind beobachtet worden. Das Auftreten von Entzugssymptomen kann Anlass zur Entwicklung einer Arzneimittelabhängigkeit sein. In der Entzugstherapie lässt sich manchmal ein vollständiges Absetzen der Benzodiazepine nicht erreichen; statt dessen muss man sich mit einer „Niedrig-Dosis-Abhängigkeit" zufriedengeben (z. B. Bromazepam 1 mg/d).

Bei alten zerebralsklerotischen Patienten können paradoxerweise durch Benzodiazepine **Erregungszustände** ausgelöst werden. Im Einzelfall ist bei Patienten über 70 Jahre die Reaktion nicht vorhersehbar. Daher sollten Benzodiazepine zurückhaltend verordnet und Alternativen bevorzugt werden, z. B. Chloralhydrat.

Bei Gabe von Benzodiazepinen vor und während der **Geburt** treten die Substanzen auf den Fetus über und können aufgrund ihrer zentralen Wirkung eine **Muskelrelaxierung beim Neugeborenen** auslösen, die mit einer Apnoe verbunden ist („floppy child"); Flumazenil ist als Antidot wirksam.

Bei Patienten mit Lebererkrankungen ist der metabolische Abbau der Benzodiazepine verzögert, so dass mit einer stärkeren und längeren Wirkung zu rechnen ist. Im Gegensatz zu einigen Barbituraten lösen die Benzodiazepine kaum eine Enzyminduktion in der Leber aus. Bei gleichzeitiger Zufuhr von Anxiolytika und anderen sedativ-hypnotisch wirkenden Pharmaka sowie von Alkohol tritt eine **überadditive Wirkung** auf. Da der Genuss von Alkohol bei ängstlich verstimmten Patienten nicht selten vorkommt, ist dieser Kombinationseffekt besonders zu beachten, beispielsweise wenn es um die Fahrtüchtigkeit geht.

Bei größerer Empfindlichkeit und höherer Dosierung ist auch eine Reihe von z. T. **somatischen Nebenwirkungen** zu beobachten: Hautreaktionen, Schwindel, Obstipation, Libidoverlust, Menstruationsstörungen, Appetitsteigerung mit starker Gewichtszunahme. Nebenwirkungen an Herz und Kreislauf sind, jedenfalls nach oraler Zufuhr, unbedeutend. Die Atmung wird nach therapeutischen Dosen nicht beeinträchtigt, kann jedoch nach schneller intravenöser Gabe betroffen sein. Aber bei Patienten mit bronchopulmonalen Erkrankungen lässt sich eine Verminderung der Atmung und eine Kohlendioxid-Retention nachweisen. Alte Menschen können besonders empfindlich sein.

Kontraindikationen. Bei Myasthenia gravis und bei Leber- und Nierenerkrankungen sollten diese Mittel nur mit großer Vorsicht oder gar nicht gegeben werden. Die

Benzodiazepine dürfen nicht mit Alkohol kombiniert werden, weil sich die Wirkungen unkontrolliert verstärken.

Eine Schädigung der Frucht durch Behandlung der Schwangeren mit Benzodiazepinen ist nicht belegt. Trotzdem sollten Substanzen dieser Gruppe nur bei strenger Indikationsstellung in der Gravidität angewendet werden.

Bei Behandlung mit Benzodiazepinen, aber auch nach Zufuhr aller anderen Psychopharmaka, kann es zur Beeinträchtigung der Fahrtüchtigkeit und des Arbeitens mit Maschinen kommen, von der Verminderung der Alertheit ganz abgesehen. Auf diese Folgen muss der Arzt den Patienten hinweisen, nicht zuletzt aus forensischen Gründen (Haftung, Strafrecht).

Benzodiazepin-Antagonist Flumazenil

Flumazenil

▶ Flumazenil konkurriert mit Benzodiazepinen um die spezifische Bindungsstelle und hebt damit ihre Wirkung auf. Es ist selbst weitgehend frei von einer zentralnervösen Wirksamkeit, nur bei sehr hoher Dosierung machen sich „Benzodiazepin-artige" Effekte bemerkbar.

▶ Flumazenil wird mit einer Eliminationshalbwertzeit von ca. 1 Stunde ausgeschieden.

▶ Es ist in der Lage, die Wirkung von Benzodiazepinen abzuschwächen oder aufzuheben, je nach dem Dosen-Verhältnis von Benzodiazepin zu Antagonist. Um die Wirkung der Dosen von Diazepam oder Midazolam, wie sie in der Narkosetechnik gebraucht werden, abzuschwächen, genügen intravenös 0,3 – 0,6 mg Flumazenil, um die Wirkung aufzuheben, müssen 0,5 – 1,0 mg i. v. zugeführt werden. Bei Patienten, die mit hohen Dosen eines Benzodiazepin vergiftet sind, können bis zu 5 mg Flumazenil i. v. notwendig sein, um die Bewusstlosigkeit zu beenden. Wenn eine Vergiftung mit langwirksamen Benzodiazepinen vorliegt, muss die Zufuhr des Antagonisten Flumazenil häufiger wiederholt werden, da Flumazenil recht schnell eliminiert wird.

Anxiolytika mit unklarem Wirkungsbild

Eine Reihe von Substanzen besitzt Wirkungen, die eine Zuordnung zu einer der vorher besprochenen Gruppen schwierig machen. Zu diesen Pharmaka gehört Buspiron (sog. Non-Benzodiazepin).

Buspiron

Buspiron ▶ ist als Anxiolytikum deklariert. Als Indikation sind „Angst, innere Unruhe und Spannungszustände" angegeben. Eine Objektierung des Effektes ist schwer zu erbringen, zumal die Wirkung mit einer tagelangen Latenz eintreten soll. ▶ Es ist aufgrund der chemischen Struktur verständlich, dass das Wirkungsbild von Buspiron sich von dem der Benzodiazepine unterscheidet. So hat es keine sedierende, antikonvulsive und myotonolytische Wirkung. Auf molekularer Ebene besitzt Buspiron einen agonistischen Effekt an somatodendritischen Serotonin-Autorezeptoren des Typs 5-HT_{1A}; an postsynaptischen 5-HT_{1A}-Rezeptoren ist es ein partieller Agonist (Antagonist).

▶ Die pharmakokinetischen Eigenschaften von Buspiron sind nicht sehr günstig, denn aufgrund der hohen hepatischen Extraktion erreichen nur wenige Prozent der oral eingenommenen Dosis den Kreislauf. Da die Eliminationshalbwertzeit 2 – 4 Stunden beträgt, müssen mehrere Dosen pro Tag gegeben werden. Dieses Dosierungsschema und die Tatsache, dass die Wirkung erst nach tagelanger Latenz auftritt, stellen hohe Anforderungen an die Zuverlässigkeit der Patienten mit „Angstsyndromen". ▶ Bei therapeutischer Dosierung (15 – 30 mg pro Tag, aufgeteilt auf mehrere Dosen) ist kaum mit ernsthaften Nebenwirkungen zu rechnen. Es können auftreten „Nervosität", Benommenheit, Herzklopfen, gastrointestinale Störungen, Parästhesien u.v.m.: In der „Roten Liste" (2002) werden für das Buspiron-Präparat *Bespar®* von der Herstellerfirma über 100 (!) Nebenwirkungen angegegeben; sie reichen von Nagelausdünnung über Zungenbrennen bis zur Unterleibsentzündung.

Als Anxiolytikum pflanzlicher Herkunft werden die Kava-Kava-Wurzeln angesehen (in der Roten Liste 2002 sind 15 Präparate enthalten). Die Extrakte sind lebertoxisch und aus dem Handel genommen.

Box 13.18

Indikationen zur Anwendung psychisch dämpfender Pharmaka

1. *Ambulante Behandlung von nicht-psychotischen Angst- und Spannungszuständen:* Anxiolytika, Hypnotika niedrig dosiert, keine Neuroleptika.
2. *Schlafstörungen:* Anxiolytika. Wahl des Medikamentes nach gewünschter Wirkungsdauer (Einschlaf- bzw. Durchschlafmittel).
3. *Erregungszustände bei Psychosen* (endogen oder toxisch): Neuroleptika, Clomethiazol (vor allem Delirium tremens).
4. *Stationäre Behandlung:* wie 1 bis 3;
   bei Herzinfarkt: Diazepam hoch dosiert, keine Neuroleptika;
   bei Coma hepaticum: Scopolamin;
   bei psycho-vegetativ bedingten Fällen von Hypertonie, Bronchialasthma, Magen-Duodenal-Ulkus, Colitis ulcerosa etc.: Anxiolytika und kurzfristig, wenn nötig, Neuroleptika (cave!).
5. *Narkoseprämedikation:* Neuroleptika, Diazepam, Midazolam oder Flunitrazepam, zusätzlich Opiate.
6. *Erregungszustände zerebralsklerotischer Patienten:* Clomethiazol, Haloperidol, Scopolamin; Benzodiazepine oder Chlorpromazin-Analoga.

— Notwendige Wirkstoffe —

Anxiolytika

Wirkstoff	Handelsname	Alternative	Bemerkungen
Diazepam	Valium® Tab., Tropfen, Amp.	Diazepam, Diazep® Faustan® u. a.	
Clorazepat, Di-K.-	Tranxilium® Tab., Kaps., Amp.	–	
Prazepam	Demetrin® Tab.	–	
Lorazepam	Tavor® Tab., Amp.	Lorazepam, Laubeel®, Durazolam®, u. a.	
Oxazepam	Adumbran® Tab. Praxiten® Tab.	Oxazepam (mehrere Firmen) Mirfudorm® , Oxa®, Durazepam® u. a.	
Bromazepam	Lexotanil® Tab.	Bromazepam (mehrere Firmen) Bromazanil® , Bromazep® u. a.	

Benzodiazepin-Antagonist

Wirkstoff	Handelsname	Alternative	Bemerkungen
Flumazenil	Anexate® Amp.	–	

Eigene Eintragungen

. . .

. . .

Die drei erstgenannten Wirkstoffe werden über denselben pharmakologisch wirksamen Metaboliten Desmethyldiazepam abgebaut, im Gegensatz dazu verlieren Lorazepam, Oxazepam und Bromazepam ihre Wirksamkeit in einem metabolischen Schritt.
Weitere Benzodiazepin-Wirkstoffe siehe unter Hypnotika (S. 302), Narkotika (S. 308) und Antiepileptika (S. 317).

Weitere im Handel befindliche Anxiolytika

Alprazolam	Alprazolam, Tafil®, Xanax®, Cassadan® , Esparon®		Medazepam	Medazepam, Rusedal®
Chlordiazepoxid	Multum® , Radepur® , Librium®		Buspiron	Bespar®
Clobazam	Frisium®			

13.6.4 Psychoanaleptika

— Überblick —

Analeptika sind Substanzen, die zentral erregend wirken, bei Überdosierung lösen sie Krämpfe aus. Wird bei Anwendung kleiner Dosen bestimmter Pharmaka eine „anregende" Wirkung verspürt, spricht man von **Psychoanaleptika**.

Methylxanthine
Als Arzneimittel kann nur Coffein zur Überwindung von Ermüdung empfohlen werden, als Genussmittel hat es – in vernünftigen Quantitäten genossen – keine schädlichen Folgen.

Amphetamine
Sie haben aufgrund ihres Suchtpotentials keine Indikation. Lediglich Methylphenidat wird bei der Therapie hyperkinetischer Kinder verwendet, die Wirkungsweise hier ist ungeklärt.

Die chemisch vom Amphetamin abgeleiteten Appetitzügler (s. S. 244) sollen keine Anwendung mehr finden, weil der Möglichkeit schwerer Nebenwirkungen eine geringe therapeutische Wirksamkeit gegenübersteht.

Unspezifische Analeptika
Die sog. unspezifischen Analeptika sind therapeutisch bedeutungslos. Strychnin besitzt toxikologisches Interesse. Es ist im Rückenmark ein Antagonist am Glycin-Rezeptor, der die hemmende Wirkung der Überträgersubstanz Glycin in den Interneuronen vermittelt.

Aus der Gruppe der unspezifisch wirkenden Analeptika lassen sich diejenigen Substanzen ausklammern, die vorwiegend die „Psyche" anregen. Man fasst sie unter dem Terminus **Psychoanaleptika** zusammen (Synonyma: Psychostimulantien, Psychotonika). Im Gegensatz zu den Thymoleptika wirken sie nicht depressionslösend und stimmungsaufhellend.

Methylxanthine

Von den drei Methylxanthinen hat **Coffein** (1,3,7-Trimethyl-xanthin, Syn.: Theïn) die stärkste psychoanaleptische Wirkung. **Theophyllin** (1,3-Dimethyl-xanthin) ist etwas weniger wirksam, **Theobromin** (3,7-Dimethyl-xanthin) hat praktisch keinen zentral erregenden Effekt. Coffein kommt in einer Reihe von Pflanzen vor, die seit langen Zeiten als Genussmittel gebraucht werden: Coffea arabica, Thea sinensis, Cola vera, Ilex paraguayensis (Mate-Tee). Coffein wird heute großtechnisch synthetisiert. Es wird Erfrischungsgetränken zugesetzt.

Coffein
1,3,7-Trimethyl-xanthin

▶ **Wirkungsweise.** Coffein wirkt vornehmlich auf die **Hirnrinde**. Die Wirkung soll über eine Besetzung von Adenosin-Rezeptoren zustande kommen. Im Tierversuch lassen sich mit (sub-)letalen Coffein-Mengen die für Analeptika typischen Krämpfe und auch eine Erregung des Rückenmarks demonstrieren. Der kortikale Effekt therapeutischer Coffein-Mengen (0,05 – 0,2 g p.o.) hängt von der Ausgangslage des Menschen ab: Die Ermüdung verschwindet, die geistige Aufnahmefähigkeit, das Merkvermögen und die Denkfähigkeit werden gesteigert. Ist eine Person dagegen schon hellwach, so ist eine Coffein-Wirkung im Sinne einer Verbesserung der geistigen und körperlichen Leistung kaum festzustellen. Theophyllin wirkt vergleichsweise weniger differenziert auf die Psyche.

Die genannten Coffein-Dosen, die in 1 – 3 Tassen Kaffee oder Tee enthalten sind, verhindern das Ein- bzw. Durchschlafen. Bei alten Menschen und manchmal bei Hypertonikern kann Coffein paradoxerweise das Einschlafen erleichtern. Eine sinnvolle Erklärung für diese Wirkung lässt sich bisher nicht geben. Höhere Dosen von Coffein erzeugen Ideenflucht, Ruhelosigkeit und Tremor, mitunter auch Herzrhythmus-Irregularitäten.

Coffein und Theophyllin erregen in großen Dosen **Kreislauf- und Atemzentrum** (Tab. 13.**5**). Trotzdem steigt der Blutdruck nicht an, weil aufgrund eines peripheren Angriffs die Gefäße von Haut, Niere und Herz erweitert werden. Beide Substanzen fördern die **Glykogenolyse** durch Hemmung der Phosphodiesterase, die den Abbau des 3',5'-cAMP aktiviert (Abb. 2.**13**, S. 74). Ebenso wie die Glykogenolyse wird auch die **Lipolyse** durch 3',5'-cAMP gefördert. Es kommt außerdem zu einer Freisetzung von Noradrenalin im Zentralnervensystem und von Adrenalin aus den Nebennieren. Dadurch werden die oben genannten Wirkungen teilweise verstärkt. Die kranialen Gefäße werden durch direkte Wirkung auf die glatte Gefäßmuskulatur verengt.

Wirkung von Kaffee auf den Magen. Kaffee „reizt" die Magenschleimhaut bei vielen Menschen und stimuliert die Magensekretion wesentlich stärker als reines Coffein. Bei Patienten mit Gastritis und Magenulkus ist dies zu beachten. Die Wirkung beruht auf den Röstprodukten des Kaffees, ist also auch bei Coffein-freiem Kaffee zu erwarten. Nach Kaffeegenuss steigt ferner der Tonus des unteren Ösophagussphinkters an, nach Coffein nicht. Dem schwarzen Tee fehlen die Magenwirkungen des Kaffees. Die in den Teeblättern enthaltenen Gerbstoffe verzögern die Resorption des Coffein.

▶ **Pharmakokinetik.** Coffein wird schnell und vollständig vom Magen-Darm-Kanal resorbiert. Nur ein kleiner Teil wird unverändert von der Niere ausgeschieden, der Abbau erfolgt teilweise durch Demethylierung und teilweise durch Oxidierung zu Harnsäure-Derivaten (z. B. 1-Methylharnsäure), nicht aber zu reiner Harnsäure. Der Harnsäure-Stoffwechsel des Gichtkranken wird somit nicht zusätzlich belastet. Ein Teil des Coffein wird bis zum Harnstoff abgebaut.

▶ **Anwendung.** Coffein wird als Arzneimittel zur Überwindung von Ermüdungszuständen eingesetzt. Theophyllin besitzt besondere Bedeutung in der Therapie des Asthma bronchiale und wird dort eingehender besprochen (S. 127).

▶ **Nebenwirkungen.** Bei chronischer Zufuhr von Coffein (Kaffee- oder Teetrinken) lässt sich keine Schädigung des Organismus nachweisen, nur bei übertriebenem Genuss oder bei besonders empfindlichen Menschen, die nicht ganz selten sind, treten „Nervosität", „Angstneurosen", Schlaflosigkeit und ähnliche Zeichen auf (cave: Kaffeegenuss in den späten Abendstunden).

Viele Kinder gewöhnen sich schon früh an eine regelmäßige Coffein-Zufuhr, denn in Coca-Cola-artigen Erfrischungsgetränken ist Coffein in wirksamen Mengen enthalten. Wenn Kinder an den eben aufgezählten Symptomen leiden, ist immer auch an einen inadäquaten Coffein-Genuss der Betreffenden zu denken.

Auch bei einer Alkoholvergiftung muss evtl. eine Beteiligung von Coffein berücksichtigt werden, da hochprozentige Alkoholika gelegentlich mit Cola-Getränken verdünnt genossen werden. Der resultierende Ethanol-Rausch wird dann durch das verdeckt eingenommene Coffein modifiziert.

Bei plötzlichem Entzug von Coffein können Kopfschmerzen einsetzen, die nach Zufuhr von Coffein verschwinden. Sonst treten keine Abstinenzsymptome auf. Epidemiologische Untersuchungen haben keinen Anhaltspunkt dafür gegeben, dass der Genuss von Kaffee in „vernünftigen" Mengen der Gesundheit abträglich ist.

Tabelle 13.**5** **Relative Wirksamkeit von Coffein und Theophyllin**

	Coffein	Theophyllin
Erregung		
Gehirn	+++	++
Medulla oblongata	+++	++
Kardiale Stimulierung	+	+++
Bronchodilatation	+	+++
Vasokonstriktion der Hirngefäße	+++	+++
Diurese	+	+++

Amphetamine

Amphetamin, Methamphetamin

Beide Substanzen sind Verwandte des Adrenalin und gehören in die Gruppe der Sympathomimetika. Sie sind nicht mehr im Handel.

▶ **Wirkungsweise.** Zwischen Amphetamin und Methamphetamin bestehen keine Wirkungsunterschiede. Neben einer deutlichen peripheren adrenergen Wirkung stimulieren beide „Weckamine" das Zentralnervensystem, in das sie im Gegensatz zu den Catecholaminen gut einzudringen vermögen. Sie setzen aus Speichern adrenerger Neurone Noradrenalin und Dopamin frei. d-Amphetamin wirkt bezogen auf den peripheren Effekt stärker erregend als l-Amphetamin.

Ebenso wie Coffein wirken die Amphetamine bei ermüdeten Personen deutlicher als im hellwachen Zustand. Nach Dosen von 3–9 mg verschwindet die Müdigkeit; die Stimmungslage wird gehoben (eventuell Euphorie!). Eine durch Ermüdung herabgesetzte Leistungsfähigkeit wird für einige Stunden wiederhergestellt.

▶ **Nebenwirkungen.** Der Organismus gerät bei wiederholter Gabe in einen Erschöpfungszustand (Mangel an Schlaf und Nahrung), es tritt eine Gewöhnung ein, die mit Dosissteigerung einhergeht. Eventuell kommt es zur Gewohnheitsbildung und Sucht. Die Amphetamine sind daher der Betäubungsmittel-Verschreibungsverordnung unterstellt.

Bei der Sucht kann die täglich benötigte Menge 0,5–2,0 g Amphetamin erreichen; dabei treten dann vereinzelt toxische Psychosen auf, besonders nach exzessiver intravenöser Zufuhr dieser und verwandter Substanzen.

▶ **Anwendung.** Für die Weckamine und ähnlich wirkende Verbindungen gibt es keine medizinisch berechtigten Indikationen.

Im Hochleistungssport werden sie als Doping-Mittel verwendet. Sie erhöhen wahrscheinlich aufgrund folgender Wirkung die Leistungsfähigkeit: Unter normalen Bedingungen tritt, ehe sich bei einer Daueranstrengung eine völlige Erschöpfung aller Energiereserven ausbilden kann, eine psychische Hemmung und Bremsung auf. Der überanstrengte Athlet (Läufer, Rennfahrer, Schwimmer, Ruderer etc.) würde aufgeben oder zurückfallen. Unter dem Einfluss der Amphetamine entfällt diese psychische Bremse, die vernünftigerweise eine totale körperliche Erschöpfung vermeidet. Kurzfristig wird also die „Leistungsfähigkeit" durch Ausschaltung eines schützenden Rückkopplungsmechanismus gesteigert.

Die Verknüpfung des Amphetamin-Moleküls mit Theophyllin führt zu einer Substanz (Fenetyllin), die ebenfalls zentral wirkt und wie Amphetamin zu beurteilen ist, zumal sie häufig zu Mißbrauch führt. Dasselbe gilt für Amfetaminil, das Amphetamin in „larvierter" Form enthält.

Methylphenidat

▶ Das indirekte Sympathomimetikum Methylphenidat hat ähnliche Wirkungen wie Amphetamin, daher ist es auch dem Betäubungsmittel-Verschreibungsverordnung unterstellt. ▶ Bei hyperkinetischen Kindern über 6 Jahren wurde ein günstiger Effekt erzielt (Aufmerksamkeits-Defizit/Hyperaktivitäts-Syndrom). ▶ Diese Medikation ist bei langdauernder Durchführung jedoch nicht ohne Risiko für die psychische Entwicklung der Kinder. Daher sollte Methylphenidat, wenn überhaupt, nur im Rahmen einer streng geführten Psychotherapie gegeben werden. Eine kritiklose Anwendung dieses Mittels bei Problemkindern mit schlechten Schulleistungen und bei Legasthenie ist falsch. Es darf nicht übersehen werden, dass das Wachstum der behandelten Kinder retardiert werden kann und u. U. Halluzinationen ausgelöst werden.

Unspezifische Analeptika

Zu diesen Analeptika gehören **Pentetrazol**, **Bemegrid** und **Doxapram**. Sie spielen allerdings keine Rolle mehr.

▶ Es handelt sich um Pharmaka, die in geeignetem Dosenbereich die Aktivität bestimmter Abschnitte des Zentralnervensystems steigern, in höherer Dosierung wirken sie als Krampfgifte. Der therapeutische Effekt dieser Analeptika ist rein zentral, sie besitzen keine direkte Wirkung auf das Herz, die Gefäße oder die Atemmuskulatur.

▶ Eine Indikation für die unspezifischen Analeptika wäre also nur dann gegeben, wenn eine Hemmung des Vasomotoren- oder Atemzentrums vorliegt, die aus vitaler Indikation durchbrochen werden muss. Die Bedeutung der unspezifischen Analeptika wurde jedoch im Laufe der Zeit weitgehend eingeschränkt: Bei zentraler Vasomotoren-Lähmung bewährt sich die Anwendung peripherer angreifender Kreislaufmittel besser. Bei Vergiftungen mit Benzodiazepinen und mit Opiaten stehen spezifische Antidote zur Verfügung (s. dagegen Vergiftung mit partiellen Agonisten wie Buprenorphin, S. 275). Zur Stimulation des Atemzentrums s. Box 13.**19**.

Box 13.19

Reflektorische Stimulation des Atemzentrums

Zur Ergänzung sei erwähnt, dass das Atemzentrum auch reflektorisch über Chemorezeptoren im herznahen Gefäßgebiet stimuliert werden kann. Von alters her ist dies von **Lobelin**, bekannt, einem Alkaloid aus Lobelia inflata.

Strychnin. ▶ Dieses Alkaloid aus dem Samen der „Brechnuss" (Strychnos nux vomica) hat keine therapeutische Bedeutung mehr (in Tonika oder gar als Weckmittel), besitzt aber für die experimentelle Pharmakologie größeres Interesse. Außerdem treten Strychnin-Vergiftungen (Rattengift) auf, die eine spezifische Therapie erfordern.

▶ Im Gegensatz zu den bisher besprochenen Analeptika entfaltet Strychnin seine Hauptwirkung am Rückenmark. Nach mäßigen Dosen steigert es den Muskeltonus (Steife der Nackenmuskeln) und die Reflexerregbarkeit, nach normalen sensiblen Reizen tritt eine überschießende Reaktion auf. Das nächststärkere Vergiftungssymptom ist eine vermehrte Ausbreitung der Erregungen im Rückenmark mit entsprechender Innervation großer Muskelgruppen. Das folgende Stadium ist durch tonische Krämpfe gekennzeichnet, die durch einen einzigen Stimulus ausgelöst werden. Bei Vergiftungen mit noch höheren Dosen (0,03–0,1 g) tritt ein Tetanus der gesamten Skelettmuskulatur auf, das Bewusstsein ist aber erhalten, der Tod ist Folge einer Anoxie.

Die aufgezählten Symptome haben ihre Ursache in einer extremen Steigerung des normalen Geschehens im Reflexbogen: Ein einfacher sensibler Reiz breitet sich im Rückenmark aus und aktiviert eine viel zu große Zahl von motorischen Neuronen. Der „verminderte synaptische Widerstand" scheint durch eine Enthemmung der Interneurone bedingt zu sein, die unter der inhibitorischen Kontrolle der Renshaw-Zellen stehen. An dieser Stelle scheint die Aminosäure Glycin die inhibitorische Überträgersubstanz zu sein. Strychnin ist ein **Antagonist an den Glycin-Rezeptoren**, Tetanus-Toxin hemmt dagegen die Freisetzung von Glycin.

Eine Einzeldosis Strychnin ist in etwa 12 Stunden vollständig eliminiert.

Therapie einer Strychnin-Vergiftung. Das Ziel muss darin bestehen, die Krämpfe zu unterdrücken. Geeignet hierfür ist ein Benzodiazepin, z. B. Diazepam oder Midazolam. Diese Substanzen hemmen die polysynaptischen Reflexe und verhindern so die gesteigerte Erregungsausbreitung im Rückenmark. Alle Manipulationen (z. B. Magenspülung) haben so lange zu unterbleiben, bis die gesteigerte Reflexerregbarkeit unterdrückt ist.

14 Endokrine Drüsen

Hormone sind Signalstoffe, die ihre Zielzellen über die Blutbahn erreichen. Sie stammen aus endokrinen Drüsen (*glanduläre Hormone* wie Cortisol und Thyroxin) oder aus Nervenzellen (*neurosekretorische Hormone* wie Adiuretin oder die hypothalamischen Freisetzungshormone). Im weiteren Sinne zählen zu den Hormonen auch Botenstoffe, die Zellen in der Nachbarschaft des Freisetzungsortes beeinflussen (parakrine Wirkung) und über die extrazelluläre Flüssigkeit zum Wirkort gelangen (*Gewebshormone* und *Mediatorstoffe*, z. B. Prostaglandine, Leukotriene).

Regulation der Hormonkonzentration. Die Konzentration der Hormone im Blut unterliegt bei den Hormonen, deren Inkretion unter Kontrolle von Hypothalamus und Hypophyse steht, einer Regelkreissteuerung mit negativer Rückkopplung: Überschreitet der „Istwert" der Hormonkonzentration im Plasma den „Sollwert", wie er in den übergeordneten Zentren eingestellt ist, wird die Freisetzung der übergeordneten Hormone gehemmt.

Umgekehrt wird die Stimulation der Hormondrüse enthemmt, wenn der Istwert kleiner als der Sollwert ist.

Hormone in der Pharmakotherapie. In diesem Kapitel werden die „klassischen", sich über die Blutbahn verteilenden Hormone besprochen. Pharmakotherapeutisch ergeben sich vier Gesichtspunkte:
- Zufuhr bei Ausfallerscheinungen (Substitutionstherapie);
- Zufuhr zum Zwecke der Hemmung der entsprechenden endokrinen Drüse (Regelkreis!), z. B. Thyroxin-Gabe bei euthyreoter Struma zur Verkleinerung der Schilddrüse;
- Ausnutzung von Hormonwirkungen, die bei unphysiologisch hoher Konzentration auftreten, z. B. Glucocorticoide als antiphlogistische Substanzen;
- Beeinflussung der Hormon-Inkretion oder -Wirkung durch Pharmaka, z. B. Förderung der Insulin-Inkretion durch orale Antidiabetika oder Hemmung der Testosteron-Wirkung durch Androgenrezeptor-Antagonisten.

14.1   Hypothalamus und Hypophyse

Das Hypothalamus-Hypophysen-System ist eine Schnittstelle zwischen Zentralnervensystem und Endokrinium. Nervenzellen des Hypothalamus entsenden ihre Axone in die Hypophyse, um dort ihren Botenstoff als Hormon in die Blutbahn abzugeben (neurosekretorische Neurone). Nervenzellen, die in den *Hypophysenhinterlappen* einstrahlen, setzen Adiuretin (= Vasopressin)

bzw. Oxytocin in die systemische Zirkulation frei. Nervenzellen, deren Axone zum *Hypophysenstiel* ziehen, kontrollieren die Inkretion der Hypophysenvorderlappen-Hormone mittels Steuerhormonen (Freisetzungshormone [releasing hormones] bzw. Freisetzung-Hemmungs-Hormone [release inhibiting hormones]).

14.1.1   Hypophysenvorderlappen-Hormone

Die Verbindung zwischen Freisetzungs- und Wirkort der hypothalamischen Steuerhormone wird durch den hypophysären Pfortaderkreislauf geschaffen (Abb. 14.1). Dessen Kapillarendothel ist gefenstert, so dass die hypophyseotropen Hypothalamus-Hormone leicht penetrieren können. Es handelt sich um Peptide, wie es für Protirelin (TRH, Thyroliberin S. 351) und für Gonadorelin (GnRH, Gonadoliberin, S. 353) in den Formeln gezeigt ist. Die einzelnen Freisetzungshormone und ihre Funktionen sind in Tab. 14.1 zusammengestellt.

Die zugehörigen Hypophysenvorderlappen-Hormone werden in unterschiedlichen Zelltypen gebildet (außer follikelstimulierendem Hormon und luteinisierendem Hormon, die aus einem Zelltyp stammen). Stofflich handelt es sich bei den Hypophysenvorderlappen-Hormonen um Proteine. Thyreotropin (TSH), die Gonadotropine (FSH, LH sowie auch HCG) sind Glykoproteine und bestehen aus jeweils einer α- und einer β-Kette. Die α-Kette ist immer gleich, die β-Ketten sind unterschiedlich und geben dem jeweiligen Hormon seine Spezifität.

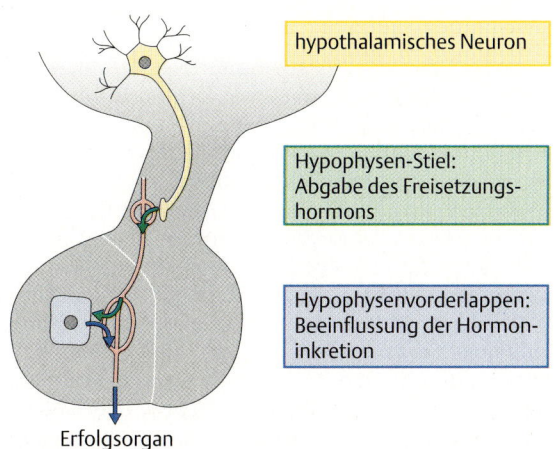

hypothalamisches Neuron

Hypophysen-Stiel:
Abgabe des Freisetzungs-
hormons

Hypophysenvorderlappen:
Beeinflussung der Hormon-
inkretion

Erfolgsorgan

Abb. 14.**1 Steuerung der Freisetzung von Hypophysenvorderlappen-Hormonen.** Hypothalamische Steuerhormone gelangen über den hypophysären Pfortaderkreislauf zum Hypophysenvorderlappen und beeinflussen dort die Hormonausschüttung.

Im Folgenden werden die hypothalamisch-hypophysä-
ren Steuerungswege für die Schilddrüsenhormon-Frei-
setzung, für die Inkretion des Nebennierenrinden-Hormons Cortisol, für die Gonadenfunktion, für die Wachs-
tumsstimulation, und für die Laktation besprochen, und
zwar jeweils unter anwendungsorientiertem Blickwin-
kel.

Thyroliberin und Thyreotropin

Thyroliberin (Protirelin, **TRH**, Thyreotropin-Freiset-
zungshormon) ist ein Tripeptid. ▶ Es dient nur zu diagnostischen Zwecken.

Pyro-Glut-   Histidin   Prolinamid
aminsäure

Thyroliberin (TRH)

Thyreotropin (**TSH**) ist ein von basophilen Zellen des
Vorderlappens produziertes und abgegebenes Glykoprotein (Mol.-Gew. etwa 30000), ▶ das die Tätigkeit
der Schilddrüse anregt: Die Aufnahme von Iodid und das
Konzentrationsvermögen für Iodid werden gesteigert,
die Schilddrüsenhormone werden schneller synthetisiert und in erhöhtem Maße abgesondert, wobei das
Schilddrüsenepithel auch morphologisch das Bild erhöhter Aktivität zeigt (lebhafte Zellteilung, hohes Epithel, Hyperplasie). Die pro Zeiteinheit aus dem Hypophysenvorderlappen abgegebene TSH-Menge ist vor allem
eine Funktion der Konzentration, in der die Schilddrüsenhormone im Blut vorliegen (Funktionsprinzip eines
Regelkreises mit negativer Rückkopplung, Abb. 14.**2**).
Daher wird nach Zufuhr von Schilddrüsenhormonen die

Tabelle 14.**1** Hypothalamische Steuerhormone

internationale Abkürzung	Name	Funktion	klinische Bedeutung
TRH	Thyreotropin-Freisetzungshormon, Protirelin, Thyroliberin	Freisetzung von Thyreotropin (TSH)	Diagnostikum; setzt auch Prolactin frei
CRH	Corticotropin-Freisetzungshormon, Corticorelin, Corticoliberin	Freisetzung von ACTH	Diagnostikum
GnRH	Gonadotropin-Freisetzungshormon, Gonadorelin, Gonado-liberin (FSH-RH + LH-RH)	Freisetzung von Gonadotropinen	Diagnostikum; Therapeutikum
GHRH	Somatotropin-Freisetzungshormon, Somatorelin	Freisetzung von Wachstumshormon (GH, Somatotropin)	Diagnostikum
GHRIH	Somatostatin	Hemmung der Freisetzung von Wachstumshormon	wird auch in anderen Geweben gebildet und beeinflusst dort die Peptidhormonfreisetzung, z.B. im Pankreas; Therapeutikum; Analogon Octreotid; auch Dopamin hemmt die GH-Freisetzung
PRIH	Dopamin	Hemmung der Freisetzung von Prolactin	

RH = releasing hormone, RIH = release inhibiting hormone

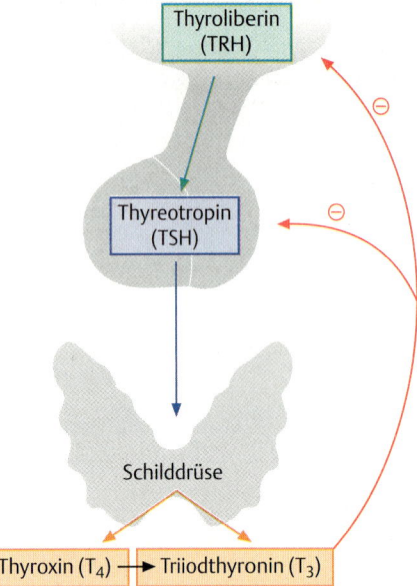

Abb. 14.2 Steuerung der Inkretion von Thyroxin. Die Freisetzung von TSH wird über eine negative Rückkopplung durch Thyroxin (genauer durch den aktiven Metaboliten Triiodthyronin) gehemmt.

Produktion und Abgabe des thyreotropen Hormons durch den Vorderlappen vermindert oder eingestellt und damit die Glandula thyreoidea morphologisch und funktionell ruhiggestellt. Umgekehrt kommt es bei einer Verminderung der Schilddrüsenhormon-Inkretion unter den physiologischen Sollwert durch Teilresektion oder durch Pharmakotherapie zu einer vermehrten Inkretion von thyreotropem Hormon und infolgedessen zu einer Hyperplasie der Schilddrüse.

Bei Patienten mit Morbus Basedow treten im Plasma IgG-Globuline auf, die wie Thyreotropin wirken und eine Hyperthyreose verursachen. Angemerkt sei, dass eine Schilddrüsenüberfunktion auch auf einer Störung des TSH-Rezeptors beruhen kann: Es gibt Mutanten des Rezeptors, die spontan – also in Abwesenheit des Agonisten TSH – aktiv sind.

Corticoliberin und Corticotropin

Corticoliberin (Corticorelin, **CRH**, Corticotropin-Freisetzungshormon) ist ein Peptid, das ▶ als Diagnostikum verwendet wird, um die Fähigkeit des Hypophysenvorderlappens zur Corticotropin-Freisetzung zu überprüfen. Die notwendige Dosis liegt bei nur 100 μg.

Man bedenke, dass diese Dosis systemisch eine Konzentration erzeugt, wie sie an sich nur im Hypophysenvorderlappen benötigt wird. Bei endogener Freisetzung in das hypophysäre Pfortaderbett ist die notwendige Menge dementsprechend viel geringer, denn sie braucht nur in dem kleinen Verteilungsraum des Hypophysenvorderlappens eine Wirkkonzentration zu erzeugen.

Corticotropin (**ACTH**) ist ein Polypeptid aus 39 Aminosäuren mit einem Molekulargewicht von etwa 4500. Es entsteht in basophilen Zellen des Vorderlappens aus ei-

ner höhermolekularen Vorstufe (Pro-opiomelanocortin), einem Glykoprotein, das in seiner Aminosäuresequenz noch andere Wirkstoffe mit Polypeptid-Charakter enthält, z. B. Melanozyten-stimulierendes Hormon und das endogene Opioid β-Lipotropin.

▶ ACTH und die analoge Substanz Tetracosactid stimulieren die Glucocorticoid-Synthese und -Abgabegeschwindigkeit, nachdem sie an spezifische Rezeptoren im Plasmalemm der Nebennierenrindenzelle gebunden sind. Der Umfang der Corticotropin-Inkretion hängt wie bei den anderen glandotropen Hormonen vom Blutspiegel der Hormone des endokrinen Erfolgsorgans ab (Rückkopplungsmechanismus, Abb. 14.**3**); zusätzlich wird die Corticotropin-Abgabe aber noch stark von der physischen und psychischen Belastung geprägt (Catecholamine, Bakterien-Pyrogene, Stress!). Die Übertragung dieser Stimulation vom Zentralnervensystem auf den Vorderlappen erfolgt durch das Corticoliberin. Corticoliberin und Corticotropin werden in einem zirkadianen Rhythmus diskontinuierlich pulsatil abgegeben, was die zirkadianen Konzentrationsänderungen des Glucocorticoid-Blutspiegels herbeiführt: In den frühen Morgenstunden ist die Cortisol-Konzentration im Plasma hoch und sinkt im Laufe des Tages auf einen nächtlichen Minimalwert.

▶ Corticotropin verschwindet aus dem Blut mit einer Halbwertzeit von ca. 15 Minuten; so schnell geht auch die Wirkung verloren. Das freigesetzte Cortisol hat eine Plasmaeliminationshalbwertzeit von 90 Minuten, die biologischen Wirkungen klingen noch langsamer ab. Die Inkretion von Corticosteroiden unterliegt damit einer schnell wirksamen Steuerung und ist stets von der aktuellen Konzentration an Corticotropin abhängig. Dies erlaubt eine unmittelbare Anpassung an die augenblicklichen Bedürfnisse.

▶ Die Bedeutung von Corticotropin liegt eher in der Anwendung als Diagnostikum zur Prüfung der Nebennierenrinden-Funktionsfähigkeit als im therapeutischen Bereich.

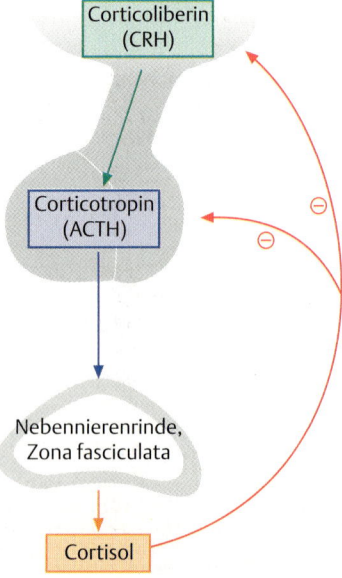

Abb. 14.3 Steuerung der Freisetzung von Cortisol. Die Kontrolle der Cortisol-Inkretion durch die übergeordneten Hormone ist in einen Regelkreis mit negativer Rückkopplung eingebunden.

Gonadoliberin und Gonadotropine

Gonadoliberin (Gonadorelin, GnRH, Gonadotropin-Freisetzungshormon)

▶ Die physiologische Gonadotropin-Inkretion ist kritisch abhängig von einer *rhythmischen Freisetzung des Gonadorelin* in das hypophysäre Pfortaderstromgebiet. Wenn ein unphysiologisch hoher Blutspiegel von Gonadorelin künstlich aufrechterhalten wird, erlischt nach einer initialen Phase vermehrter Ausschüttung die Freisetzung von Gonadotropinen innerhalb von einigen Tagen, möglicherweise weil das Rezeptorsystem unempfindlich wird (Abb. 14.**4**). Dieselbe „Desensibilisierung" wird erreicht durch die Zufuhr von **Gonadoliberin-Analoga**, die nur langsam abgebaut werden können und eine hohe Haftfestigkeit an den Rezeptoren der Vorderlappenzellen besitzen (sog. „Super-Agonisten"): Als Folge einer längerfristigen Gabe der Super-Agonisten schließt sich an eine vorübergehende Freisetzung von Gonadotropinen eine völlige Hemmung der Gonadotropin-Inkretion an. Damit sistiert die Produktion von Geschlechtshormonen (funktionelle Kastration). Die Agonisten **Buserelin** und **Leuprorelin** unterscheiden sich von dem nativen Gonadoliberin im Ersatz des mittelständigen Glycin durch eine D-Aminosäure und in der Substitution des endständigen Glycin-Restes durch eine Ethylamid-Gruppe. Weitere Substanzen dieser Gruppe sind Goserelin, Nafarelin und Triptorelin.

▶ Aus dem Vorhergesagten ergeben sich folgende therapeutische Möglichkeiten:

1. **Stimulation der Geschlechtshormon-Inkretion:**
   - Beim Vorliegen einer *hypothalamisch bedingten Sterilität* oder beim Nichteintreten der Pubertät kann die fehlende GnRH-Produktion durch eine *pulsatile Gabe von GnRH* ersetzt werden. Dies geschieht mittels spezieller Pumpen, die rhythmisch im Abstand von 90–120 Minuten über einen subkutan liegenden Katheter das Freisetzungshormon zuführen. Die Behandlung muss wochenlang unterhalten werden, dann können Ovulationen und Schwangerschaften auftreten.
   - Beim *Kryptorchismus* kann die intranasale Zufuhr von Gonadoliberin die Freisetzung von luteinisierendem Hormon und damit einen Descensus der Hoden bewirken.
2. **Verminderung der Geschlechtshormon-Inkretion:**
   - Wird die Aufhebung der Testosteron-Inkretion gewünscht, wie z.B. beim Vorliegen eines *Prostatakarzinoms*, kann durch die Zufuhr der Gonadoliberin-Analoga die Gonadotropin-Freisetzung zum Erlöschen gebracht und damit der Te-

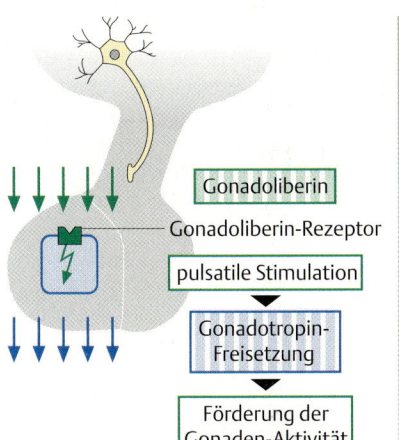
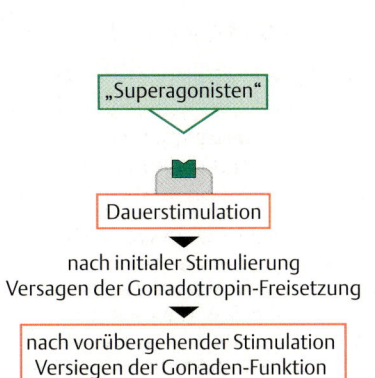
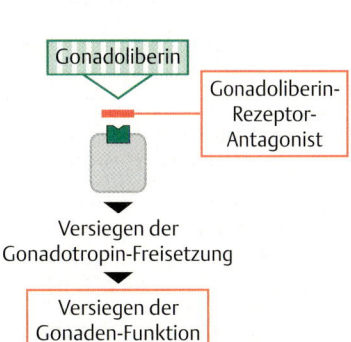

Abb. 14.**4** **Aktivierung der Gonaden-Funktion durch Freisetzung übergeordneter Hormone. a** Physiologische Situation: pulsatile Stimulierung und pulsatile Freisetzung von Gonadotropinen. **b** Dauerbesetzung des Gonadoliberin-Rezeptors: vorübergehende Stimulierung, dann Versiegen der Gonadotropin-Freisetzung und der Gonaden-Funktion („hormonelle Kastration"). **c** Besetzung des Gonadoliberin-Rezeptors durch Gonadoliberin-Antagonisten: Versiegen der Gonadotropin-Freisetzung und der Gonaden-Funktion.

Gonadoliberin (GnRH)

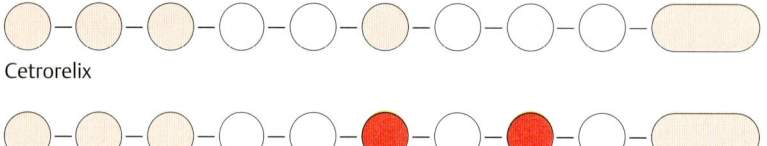

$\begin{array}{c}\text{Oxo}\\\text{Pro}\end{array}$ — His — Trp — Ser — Tyr — Gly — Leu — Arg — Pro — Gly — NH$_2$

Gonadoliberin-Analoga

○—○—○—○—○—D-Ser—○—○—○—NH—CH$_2$—CH$_3$

H$_3$C—C—CH$_3$

CH$_3$

Buserelin

○—○—○—○—○—D-Leu—○—○—○—NH—CH$_2$—CH$_3$

Leuprorelin

Gonadoliberin-Antagonisten

Cetrorelix

Ganirelix

○ Veränderungen gegenüber Gonadoliberin
● Veränderungen auch gegenüber Cetrorelix

stosteron-Spiegel auf so niedrige Werte gesenkt werden, wie sie nach einer Kastration zu finden sind.

– In Analogie zum Vorgehen beim Mann kann auch bei der Frau durch Zufuhr der Super-Agonisten eine funktionelle Kastration ausgelöst werden. Dieses Verfahren kann eventuell beim *Mammakarzinom*, bei der *Endometriose* und bei anderen hormonabhängigen gynäkologischen Erkrankungen in Frage kommen. Bei Anwendung vor der natürlichen Menopause ruft diese Therapie Beschwerden hervor, die sonst erst beim physiologischen Sistieren der Ovarialfunktion auftreten: klimakterische Symptome wie z.B. Hitzewallungen. Außerdem erhöht sich das Risiko einer Osteoporose.

– Bei Kindern mit *Pubertas praecox* infolge vermehrter Gonadotropin-Inkretion haben sich die Super-Agonisten ebenfalls bewährt.

Gonadoliberin-Rezeptorantagonisten

Nachdem die Gonadoliberin-Analoga eingeführt worden waren, folgten Substanzen mit Affinität zum Gonadoliberin-Rezeptor, aber ohne intrinsische Aktivität. Solche Antagonisten sind **Cetrorelix** und **Ganirelix**. Diese unterscheiden sich an fünf bzw. sechs der zehn Aminosäure-Positionen von Gonadoliberin. Es wird berichtet, dass die Entwicklung von antagonistischen Substanzen durch deren Neigung zur Induktion einer Histamin-Freisetzung behindert worden sei.

▶ Die Antagonisten bieten gegenüber den Gonadoliberin-Analoga den Vorteil, dass das Versiegen der Gonado-

tropin-Inkretion direkt, also ohne eine anfänglich gesteigerte Inkretion, erreicht wird (Abb. 14.4).

▶ Cetrorelix und Ganirelix werden bei unerfülltem Kinderwunsch angewandt, wenn eine kontrollierte ovarielle Stimulation vorgenommen wird, um Eizellen für eine In-vitro-Fertilisation zu gewinnen: Zur ovariellen Stimulation werden Gonadotropine zugeführt, und um die volle Kontrolle über den Fortgang der Follikelreifung zu erlangen, muss die endogene Gonadotropin-Inkretion (insbesondere der LH-Anstieg zur Ovulationsauslösung) medikamentös ausgeschaltet werden.

Gonadotropine

Zwei Gonadotropine (FSH und LH) werden vom Hypophysenvorderlappen und ein weiteres (HCG) vom Chorion-Anteil der Plazenta gebildet (Abb. 14.5). Es handelt sich um Glykoproteine aus einer gleichartigen α-Kette und einer jeweils speziellen β-Kette (Mol.-Gew. um 30000). Sie werden im Blut inaktiviert oder im Harn ausgeschieden.

Follikelstimulierendes Hormon (**FSH**, Follikelreifungshormon, Follitropin). ▶ Es regt bei der Frau das Wachstum und die Reifung des Ovarialfollikels und die damit verbundene Estrogen-Inkretion an. Beim Mann fördert es die Spermatogenese. ▶ FSH wird zur Infertilitätsbehandlung angewandt. Es stehen folgende Präparationen zur Verfügung:

– Humanes Menopausen-Gonadotropin (Urogonadotropin, Menotropin) wird aus dem Harn von Frauen in der Postmenopause gewonnen und enthält zu gleichen Teilen FSH und LH.

– Urofollitropin stammt ebenfalls aus Postmenopausen-Harn, enthält aber nur FSH.
– Neuerdings kann humanes Follitropin auch gentechnisch hergestellt werden.

Luteinisierendes Hormon (**LH**, Lutropin, interstitielle Zellen stimulierendes Hormon, ICSH). ▶ Es induziert bei der Frau die Ovulation, die Bildung des Corpus luteum und stimuliert dessen Progesteron-Inkretion. Beim Mann regt es die interstitiellen (Leydig-)Zellen der Testes zur Testosteron-Abgabe an. Es stehen folgende Präparationen zur Verfügung:
– das strukturell sehr ähnliche humane Chorion-Gonadotropin (HCG; s. u.),
– gentechnisch hergestelltes humanes Lutropin; dieses wird im Rahmen der Behandlung einer weiblichen Sterilität zur Ovulationsförderung angewandt.

Humanes Chorion-Gonadotropin (**HCG**) wird gentechnisch oder aus Schwangerenharn gewonnen, in dem besonders große Mengen während der ersten Graviditätsmonate vorkommen. Es wird in Zellen des Trophoblasten gebildet und ist schon 8 – 10 Tage nach der Befruchtung im mütterlichen Blut oder Urin nachweisbar (Schwangerschaftstest!). ▶ HCG ist mit LH strukturell sehr nah verwandt und wirkt über den LH-Rezeptor. ▶ Daher ist HCG zu therapeutischen Zwecken als LH-Substitut geeignet. Bei Kryptorchismus kann, wenn keine mechanische Behinderung vorliegt, menschliches Chorion-Gonadotropin gut wirksam sein. Außerdem wird Chorion-Gonadotropin bei beiden Geschlechtern in Fällen von Gonaden-Unterfunktion angewendet.

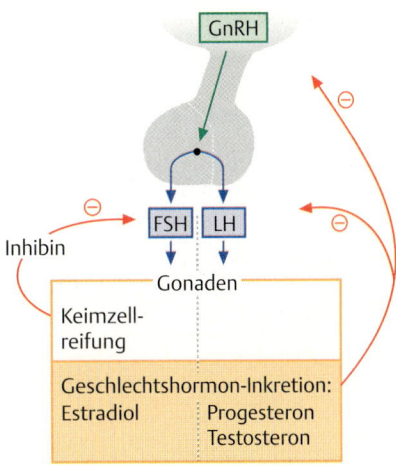

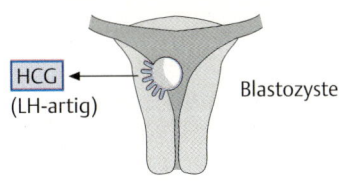

Abb. 14.5 Hormonelle Steuerung der Gonadenfunktion. Die Steuerung durch Hormone aus Hypothalamus und Hypophyse ist in einen Regelkreis eingebunden. Die Geschlechtshormone Testosteron bzw. Estradiol und Progesteron haben hauptsächlich einen Hemmeffekt auf die übergeordneten Zentren (aber positive Rückkopplung durch Estradiol unmittelbar vor der Ovulation). Daneben wird in den Gonaden im Zuge der Keimzellbildung bzw. -reifung das Peptid Inhibin freigesetzt, welches die Freisetzung von FSH hemmt. Das humane Choriongonadotropin HCG stammt aus dem Trophoblasten des Keimlings; es wirkt wie LH.

– Notwendige Wirkstoffe ────────────────────────

Das Gonadotropin-System

Wirkstoff	Handelsname	Alternative	Bemerkungen
Gonadotropin-Freisetzungshormon			
Gonadoliberin, Gonadorelin GnRH	*Lutrelef®* Inj. *Kryptocur®* Nasenspray	LHRH, Inj. (Diagnostikum)	
Gonadoliberin-Analoga			
Buserelin	*Profact®* Inj., Nasenspray *Suprecur®* Nasenspray	–	
Goserelin	*Zoladex®* Inj.	–	
Leuprorelin	*Enantone®*, *Trenantone®* Kaps.	–	
Nafarelin	*Synarela®* Nasenspray	–	
Triptorelin	*Decapeptyl®* Inj.	–	
Gonadorelin-Rezeptorantagonisten			
Cetrorelix	*Cetrotide®* Inj.	–	
Ganirelix	*Orgalutan®* Inj.	–	
Gonadotropine			
Follitropin α (rekombinantes FSH)	*Gonal®* Inj.	–	
Follitropin β (rekombinantes FSH)	*Puregon®* Inj.	–	
Menotropin (FSH + LH)	*Menogon®* Inj. *Pergonal®* Inj.	–	

Fortsetzung ▶

Das Gonadotropin-System (Fortsetzung)

Wirkstoff	Handelsname	Alternative	Bemerkungen
Gonadotropine			
Urogonadotropin (FSH + LH)	*Humegon®*	–	
Urofollitropin (FSH)	*Fertinorm®* Inj.	–	
Lutropin alfa	*Luveris®* Inj.	–	
Chorion-Gonadotropin (HCG)	*Predalon®* Inj. *Primogonyl®* Inj.	*Choragon®* Inj.	
HCG α, rekombinant	*Ovitrelle®* Inj.	–	

Eigene Eintragungen

· · ·

· · ·

Somatoliberin, Somatostatin und Somatotropin

Die Inkretion des Wachstumshormons (Somatotropin) aus dem Hypophysenvorderlappen wird von zwei hypothalamischen Hormonen gesteuert, dem Freisetzungs-fördernden Somatoliberin und dem hemmenden Somatostatin (Abb. 14.**6**).

Somatoliberin (Somatorelin, GHRH, growth hormone releasing hormone) ist ein Peptid aus 44 Aminosäuren. ▶ Es wird diagnostisch angewandt, um zu prüfen, ob der Hypophysenvorderlappen zur Somatotropin-Abgabe befähigt ist.

Somatostatin besteht aus 14 Aminosäuren (Tetradekapeptid) und hemmt im Hypophysenvorderlappen die Freisetzung des Wachstumshormons (Somatotropin). Somatostatin lässt sich auch in anderen Geweben als dem Hypothalamus nachweisen, so in anderen Hirnabschnitten, der Bauchspeicheldrüse und der Magen- und Dünndarmwand.
▶ Es hemmt ganz allgemein die zelluläre Sekretion einer Reihe von Peptidhormonen, so im Hypophysenvorderlappen die Abgabe von Somatotropin, von Thyreotropin und Corticotropin, im Pankreas die von Insulin und Glucagon und im Intestinaltrakt die Sekretion von Gastrin, Cholezystokinin und anderen „Darmhormonen" und anscheinend auch die Freisetzung von Renin in der Niere (Abb. 14.**6**). ▶ Somatostatin wird im Blut schnell inaktiviert ($t_{1/2}$ 1 – 3 Minuten).
▶ Die Substanz ist bei einer Reihe von Erkrankungen (u. a. Blutungen im oberen Magen-Darm-Kanal, Pankreatitis) auf ihren therapeutischen Wert untersucht worden, jedoch ohne überzeugenden Effekt.

Octreotid ist ein ▶ Analogon des Somatostatin, das aus 8 Aminosäuren besteht (Abb. 14.**6**), gleichartig wirkt, aber ▶ länger im Plasma verweilt ($t_{1/2}$ 90 – 120 min). Es wird 2- bis 4-mal täglich durch subkutane Injektion zugeführt. ▶ Indikationen sind Akromegalie (Senkung der Somatotropin-Inkretion), symptomatische Behandlung bei gastroenteropankreatischen Tumoren (Karzinoid, VIPom, Glucagonom) und die Prophylaxe von Komplikationen nach operativen Eingriffen am Pankreas. ▶ Unerwünschte Wirkungen sind Schmerzen am Injektionsort; gelegentlich gastrointestinale Störungen mit Übelkeit, Erbrechen, krampfartigen Schmerzen, Diarrhoe, Steatorrhoe. Selten kommt es zu Gallenstein-Bildung, möglicherweise infolge einer mangelnden Motilität der Gallenblase wegen gehemmter Cholecystokinin-Freisetzung, und zu Diabetes mellitus.

Somatotropin (Wachstumshormon, GH, growth hormone) ist ein Polypeptid aus 191 Aminosäuren.
▶ Es stimuliert die Proteinsynthese und die Teilungsgeschwindigkeit von Zellen, was sich als Wachstum bemerkbar macht. Das Wachstumshormon löst diese Wirkung bei den meisten Zellarten aber nicht direkt aus, sondern bedarf der Vermittlung von Botenstoffen, die als **Somatomedine** bezeichnet werden; unter dem Einfluss von Somatotropin werden diese hauptsächlich in der Leber gebildet (Abb. 14.**6**). Es handelt sich um Polypeptide (Mol.-Gew. um 6000). Das wichtigste ist Somatomedin C, was synonym ist mit dem „insulin-like growth factor 1" (IGF-1). Somatomedine steigern in den Erfolgszellen die DNS- und RNS-Synthese, damit die Proteinneubildung, und führen zu einer positiven Stickstoff-Bilanz der Zellen. Der Einfluss von Somatotropin auf den Fettstoffwechsel ist durch eine gesteigerte Lipolyse mit Anstieg der Konzentration von freien Fettsäuren im Plasma gekennzeichnet. Auf den Kohlenhydrat-Stoffwechsel wirkt es „diabetogen". Diese Stoffwechselwirkungen vermag Somatotropin direkt auszulösen.
Der Aufbau von Somatotropin ist unterschiedlich bei den einzelnen Spezies, beim Menschen ist nur das menschliche und von Primaten gewonnene Wachstumshormon wirksam. Der menschliche Hypophysenvorderlappen enthält etwa 4 mg Somatotropin; die täglich freigesetzte Menge beim gesunden Menschen wird auf 1 – 2 mg geschätzt. Ein Mangel an Somatotropin im kindlichen Alter vermindert das Wachstum. Es entsteht ein hypophysärer Zwergwuchs, der durch ein proportioniertes Körper-Extremitäten-Verhältnis gekennzeichnet ist. Bei über-

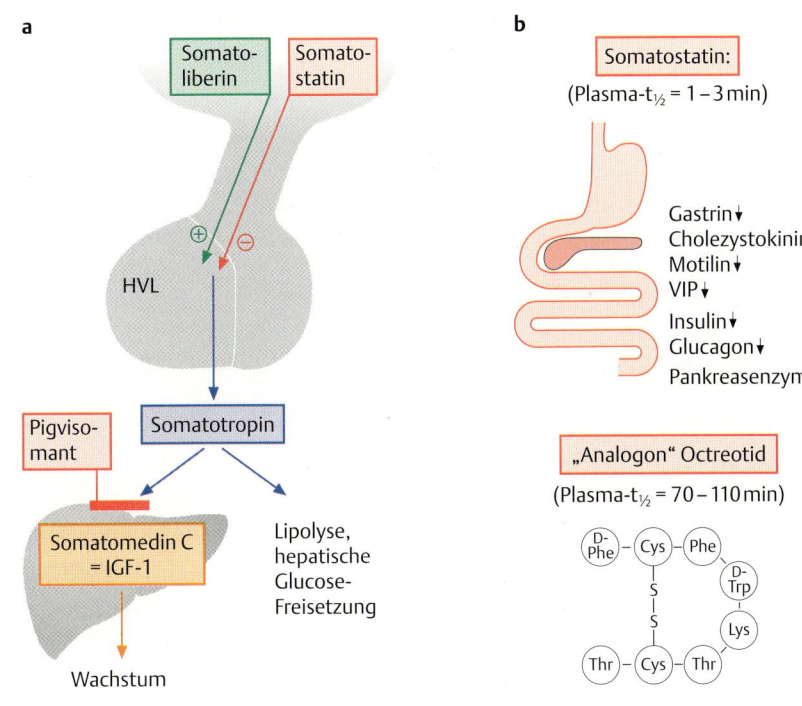

a

Somato-liberin | Somato-statin

HVL

Pigviso-mant

Somatotropin

Somatomedin C = IGF-1

Lipolyse, hepatische Glucose-Freisetzung

Wachstum

b

Somatostatin:

(Plasma-t$_{1/2}$ = 1 – 3 min)

Gastrin↓
Cholezystokinin↓
Motilin↓
VIP↓

Insulin↓
Glucagon↓
Pankreasenzyme↓

„Analogon" Octreotid

(Plasma-t$_{1/2}$ = 70 – 110 min)

Abb. 14.**6** **Somatoliberin, Somatostatin und Somatotropin.**
a Steuerung der Inkretion von Wachstumshormon (Somatotropin) und seine Wirkungen.
b Somatostatin wird u. a. in der Magen-Darm-Wand und im Pankreas gebildet. Es hemmt die Sekretion einer Reihe von Peptidhormonen. Das Somatostatin-Analogon Octreotid hat eine längere Verweildauer im Plasma.

---

schießender Freisetzung von Wachstumshormonen tritt ein Riesenwuchs auf, bei Erwachsenen kommt es zur Akromegalie.

▶ Eine Therapie mit menschlichem, gentechnisch hergestelltem Somatotropin erscheint immer dann angezeigt, wenn einer Wachstumsretardierung eine hypophysäre Insuffizienz zugrunde liegt. Wöchentliche Injektionen von 2,5 – 5,0 mg (bis 10 mg) rufen ein schnelles Längenwachstum hervor. Die Behandlung muss evtl. jahrelang erfolgen, bis die Normalgröße erreicht und das Wachstumsalter abgeschlossen ist.

Somatotropin musste früher aus menschlichen Hypophysen gewonnen werden. Die Beobachtung, dass bei einigen Patienten, die mit Somatotropin behandelt worden sind, die Creutzfeld-Jakob-Erkrankung auftrat, führte zu der Vermutung, die Ursache dieser degenerativen ZNS-Erkrankung liege in dem Hypophysenmaterial begründet. Das verdächtige infektiöse Agens, ein Prion, hat ein Molekulargewicht, das dem des Somatotropin gleicht. Aus diesem Grunde lässt es sich sehr schwer abtrennen. Es ist daher ein wichtiger Fortschritt, dass Somatotropin jetzt gentechnisch hergestellt werden kann.

Die **Überproduktion von Somatotropin** ist im allgemeinen Folge eines Hypophysenvorderlappen-Tumors, der einer operativen oder Strahlentherapie zugeführt werden muss. In manchen Fällen kann auch versucht werden, die Freisetzung von Wachstumshormonen durch Gabe von Octreotid zu bremsen. Auch Dopaminrezeptor-Agonisten wie Bromocriptin können bei Somatotropin-freisetzenden Adenomen wirksam sein (während sie normalerweise die Wachstumshormon-Inkretion eher fördern).

Ein **Somatotropin-Rezeptorantagonist,** der in klinischen Studien zur Behandlung der Akromegalie wirksam war, ist **Pegvisomant.** ▶ Der Wirkungsmechanismus (Abb. 14.7) dieser Substanz nutzt es aus, dass normalerweise

Somatotropin-Rezeptoren im Ruhezustand

Somatotropin

Rezeptor-Dimerisierung und Erregung

Pegvisomant

Rezeptorbesetzung, aber keine Dimerisierung, keine Erregung

Abb. 14.**7** **Somatotropin (GH)-Rezeptoren,** Hemmung der Dimerisierung als antagonistisches Prinzip.

---

unter der Einwirkung des Wachstumshormons eine Paarbildung der GH-Rezeptoren stattfindet. Diese Rezeptor-Dimerisierung ist die Voraussetzung für eine Erregung der Zielzelle. Bei Pegvisomant handelt es sich um ein gentechnisch und chemisch verändertes Derivat des Wachstumshormons. Die gentechnische Veränderung betrifft die beiden Areale des Wachstumshormons, die zur Anlagerung an die zwei Rezeptoren dienen: Eines dieser Areale ist so verändert, dass seine Bindungsaffinität steigt, das zweite ist dahingehend so modifiziert, dass die für die Rezeptordimerisierung notwendige Proteinkonformation aufgehoben ist. So besetzt Pegvisomant Rezeptormonomere, ohne eine Signaltransduktion auszulösen. Dementsprechend ist es ein antagonistisches Wirkprinzip. ▶ Die chemische Veränderung besteht in einer Anknüpfung von Polyethylenglykol(PEG)-Resten. Dadurch soll die Antigenität herabgesetzt und die Wirkdauer erhöht werden ($t_{1/2}$ von nativem GH 16 min, von Pegvisomant fast 100 Stunden). Dennoch zeigen klinische Studien, dass ein Injektionsintervall von einem Tag bessere Resultate ergibt als ein Intervall von einer Woche.

Prolactin

Ebenso wie Somatotropin wird Prolactin in acidophilen Zellen des Vorderlappens gebildet. Es ist ein Polypeptid mit ähnlichem Aufbau wie das Wachstumshormon. Es scheint, als werde die Freisetzung von Prolactin hauptsächlich über einen hemmenden Weg gesteuert, nämlich über Dopamin und den D_2-Rezeptor (Abb. 14.**8**). Zwar wurde ein hypothalamisches „prolactin releasing peptide" (PRP) entdeckt – dieses vermag jedoch verschiedene Wirkungen auszulösen, so dass es fraglich ist, ob PRP eine zentrale Rolle in der Steuerung der Prolactin-Freisetzung zukommt. ▶ Das Zielorgan für Prolactin ist beim Menschen die Milchdrüse. Es bremst auch die Funktion der Hypothalamus/Hypophysen/Gonaden-Achse. Der Plasmaspiegel von Prolactin liegt beim Mann und bei der nicht-graviden, nicht-stillenden Frau bei 5 ng/ml, also außerordentlich niedrig. Während der Schwangerschaft steigt die Prolactin-Konzentration auf ca. 200 ng/ml und während der Stillperiode auf Werte um 300 ng/ml Plasma an.

Die Wirkung auf die Mamma ist aber nur möglich, wenn zusätzlich andere hormonale Voraussetzungen gegeben sind: Progesteron, Corticosteroide, Somatotropin und Insulin sind notwendig. Prolactin steigert dann das Wachstum des Milchgangsystems und die Synthese der Milchproteine. Während der Stillperiode unterhält es die Milchproduktion. Das Stillen selbst ist ein starker Reiz für die Prolactin-Inkretion, wahrscheinlich kommt dieser Effekt durch Unterdrückung des hemmenden Faktors Dopamin zustande.

▶ Prolactin hat als Substanz bisher keine therapeutische Bedeutung gewonnen, dagegen besitzt die Beeinflussung seiner Freisetzung pharmakologisches Interesse. In der Nachgeburtsperiode liegt ein Zustand vor, in dem die Prolactin-Inkretion ungebremst ablaufen soll, um eine reichliche Milchproduktion zu erhalten. Wird in diesem Zustand der Stillenden ein *Dopamin-Rezeptor-Agonist* mit zentraler Wirkung appliziert, so versiegt die Milchbildung. So kann ein Abstillen in kurzer Zeit ausgelöst werden. Dopamin-Agonisten werden auch bei Hyperprolaktinämie mit Amenorrhoe und Anovulation angewandt sowie bei Prolactin-bildenden Hypophysentumo-

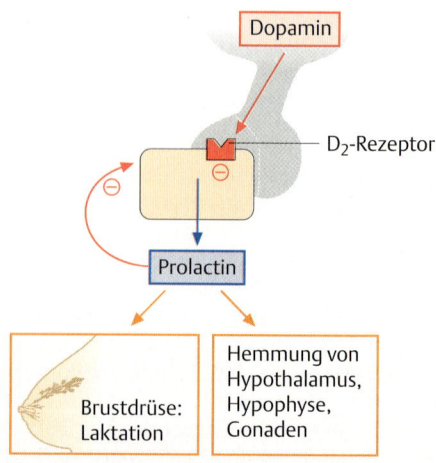

Abb. 14.8 Prolactin: Regulation und Wirkungen. Die Inkretion von Prolactin wird durch Dopamin gehemmt.

ren. Dopamin-Agonisten zur Hemmung der Prolactin-Inkretion sind Bromocriptin, Cabergolin (lange Wirkdauer!), Lisurid, Metergolin und Quinagolid.

Andererseits ist verständlich, dass die chronische Behandlung mit Pharmaka, die den Dopamin-Stoffwechsel im Zentralnervensystem beeinträchtigen, wie z. B. Neuroleptika und andere Dopamin-antagonistisch wirkende Substanzen, die Prolactin-Freisetzung enthemmt. Als Folge entwickeln sich Gynäkomastie bei Männern und Spontan-Lactation bei Frauen (S. 328).

— **Notwendige Wirkstoffe** —

Hemmstoffe der Prolactin-Inkretion

Wirkstoff	Handelsname	Alternative	Bemerkungen
Bromocriptin	*Pravidel®* Tab.	*Bromocriptin, Kirim®,* *Bromocrel®* Tab.	
Cabergolin	*Dostinex®* Tab.	*Cabaseril®* Tab.	
Metergolin	*Lisergol®* Tab.	–	
Quinagolid	*Norprolac®* Tab.	–	

Eigene Eintragungen

. . .

. . .

14.1.2 Hypophysenhinterlappen-Hormone

Die beiden Hormone Adiuretin und Oxytocin sind Nonapeptide, die aus neurosekretorischen hypothalamischen Nervenzellen stammen.

Adiuretin = Vasopressin

Oxytocin

Nach der Synthese in den Zelleibern des Nucleus paraventricularis bzw. Nucleus supraopticus und dem Transport über den Tractus supraopticohypophyseus werden sie im Hinterlappen vesikulär gespeichert. Elektrische Erregung der Nervenzellen führt zur Exozytose der Hormone.

Adiuretin (Vasopressin, 8-Argininvasopressin, Argipressin). Eine wichtige Steuergröße für die Freisetzung von Adiuretin, das die renale Wasserrückresorption fördert, ist die Plasmaosmolalität. Diese kann in verschiedenen

Hirnregionen, dem so genannten „osmorezeptiven Komplex", gemessen werden. Ein Anstieg der Osmolalität ruft eine Erregung der Adiuretin-produzierenden Neurone hervor, welche das Adiuretin dann im Hypophysenhinterlappen in die Blutbahn abgeben. Auch einige Pharmaka beeinflussen die Adiuretin-Sekretion, z. B. stimulieren Morphin, Barbiturate und kurzfristig auch Nicotin die

Veränderungen gegenüber Oxytocin
Mpa = Mercaptopropionsäure

Atosiban (Oxytocinrezeptor-Antagonist)

Abgabe von Adiuretin aus dem Hinterlappen und hemmen damit die Wasserdiurese. Dagegen bremst Alkohol während des Anstiegs der Blutspiegelwerte die Adiuretin-Abgabe, so dass die Harnmenge vermehrt wird.

Oxytocin fördert am Ende der Schwangerschaft die Wehentätigkeit und während der Stillzeit die Milchejektion. Sensorische Stimuli in Zervix und Vagina, hervorgerufen durch den kindlichen Kopf bei der Geburt, bzw. die Erregung von sensiblen Rezeptoren in der Mamille beim Stillen fördern die Freisetzung von Oxytocin.

Adiuretin und Oxytocin sind synthetisch herstellbar. Darüber hinaus stehen verschiedene Adiuretin-Derivate (Variation der Aminosäure in 8-Position) zur Verfügung. Die pharmakologischen Wirkungen von Adiuretin und seinen Derivaten sowie von Oxytocin werden in den Kapiteln „Niere" (S. 215) und „Glatte Muskulatur" (S. 120) ausführlicher besprochen.

Oxytocin-Antagonist Atosiban *(Tractocile®).* Dieses Oxytocin-Derivat ist an 4 Aminosäure-Positionen so verändert, dass es Rezeptoraffinität, aber keine intrinsische Aktivität besitzt. Dieser kompetitive Antagonist wird intravenös zur Wehenhemmung angewandt. Anders als bei den Tokolytika vom β_2-agonistischen Typ (S. 82) stehen kardiovaskuläre Nebenwirkungen nicht im Vordergrund, häufig sind aber Übelkeit und Erbrechen ein Problem.

14.2   Schilddrüse

— Überblick

Iod-Ionen
- ▶ Dienen zur Prophylaxe einer euthyreoten Iodmangel-Struma und therapeutisch zur Verkleinerung der Struma; bei Morbus Basedow vermindern sie vorübergehend die überschießende Hormonproduktion;
- ▶ Beim autonomen Adenom können sie eine Hyperthyreose auslösen.

Schilddrüsenhormone
Thyroxin und Triiodthyronin
- ▶ Bei Unterfunktion oder Fehlen der Schilddrüse kann durch Thyroxin-Zufuhr eine normale Stoffwechsellage erzielt werden (Substitutionstherapie). Bei euthyreoter Struma und funktionierendem Regelkreis vermindert Thyroxin die Schilddrüsengröße (Suppressionstherapie).

Thyreostatika
Thiamide, z. B. Thiamazol und seine inaktive Vorstufe Carbimazol
- ▶ Hemmen reversibel die Synthese des Schilddrüsenhormons
- ▶ Bremsen eine Überfunktion der Schilddrüse
- ▶ Selten Auslösung einer Agranulozytose

^{131}Iod
- ▶ wird in der Schilddrüse angereichert und vernichtet aufgrund der weichen β-Strahlung einen Teil der Zellen
- ▶ Therapiemöglichkeit bei älteren Patienten

Die Schilddrüse ist der Sitz der Synthese, Speicherung und Freigabe von Thyroxin und Triiodthyronin. Diese endokrine Drüse steht unter dem ständigen Einfluss des glandotropen Hypophysenvorderlappen-Hormons Thyreotropin (TSH), das sowohl die Synthese- als auch die Abgabegeschwindigkeit der Schilddrüsenhormone reguliert.

Voraussetzung für die Synthese von Thyroxin und Triiodthyronin ist die aktive zelluläre Anreicherung von Iod-Ionen und ihre Oxidation zu elementarem Iod (Abb. 14.**9**).

14.2.1   Iod-Ionen

Iodbedarf und Folgen eines Iodmangels. Der tägliche Iodbedarf eines Erwachsenen liegt bei etwa 200 µg, Kinder und Säuglinge benötigen nur etwa 100 bzw. 50 µg. Bei vermindertem Iodid-Spiegel im Blut und beginnendem Absinken der Schilddrüsenhormon-Konzentration unter den Sollwert nimmt – infolge der verminderten negativen Rückkopplung – die TSH-Abgabe aus der Hypophyse zu. Die erhöhte TSH-Konzentration zusammen mit dem intrathyreoidalen Iodmangel bilden den Stimulus für die Schilddrüse zu gesteigerter Aktivität und Zellvermehrung. Diese erlaubt eine bessere Verwertung des Iod-Angebots im Blut und eine ausreichende hormonelle Versorgung des Organismus, allerdings unter Ausbildung eines Kropfes: Iodmangelstruma mit Euthyreose. Die Struma kann eine operationsbedürftige Größe erreichen. Eine andere Komplikation ist die Bildung autonomer Adenome (s. u.). Iodmangel während der Schwangerschaft birgt das Risiko bleibender Schäden beim Kind.

▶ **Anwendung von Iod-Ionen.** Die häusliche Anwendung von Iodsalzen (s. Box 14.**1**), eignet sich zur **Prophylaxe einer Iodmangelstruma** infolge eines unzureichenden Iodgehalts der Nahrung. Eine **bestehende Iodmangelstruma** insbesondere bei Kindern und jüngeren Erwachsenen

---

Box 14.1

Iodiertes Speisesalz zur Iodmangel-Prophylaxe

Da Nahrung in Deutschland häufig nur 0,03 bis 0,07 mg/d Iod enthält, ist das gelegentliche Auftreten von blanden Strumen bei sonst gesunden Menschen zu verstehen. In einigen anderen Ländern werden dem Kochsalz oder dem Brot Iodsalze zugesetzt, um den täglichen Iodbedarf der Bevölkerung zu decken. Auch in Deutschland sollten die Ärzte dafür Sorge tragen, dass die Bevölkerung wenigstens freiwillig iodiertes Speisesalz gebraucht. In diesen Speisesalzen liegt das Iod in einer Menge von ca. 20 mg/kg in Form von Kalium- oder Natriumiodid vor; bei einem täglichen Salzverbrauch von 5 g würden dem Körper also 100 µg Iod zugeführt. Eine Iodmangelstruma infolge eines unzureichenden Iodgehaltes der Nahrung kann mit einem Iodsalz, z. B. Kaliumiodid (KI) verhindert werden.

---

lässt sich durch Zufuhr von Iodsalzen verkleinern. Die Dosis beträgt bei Kindern 100 µg/d, bei Erwachsenen 200 µg/d, ggf. mit Verdoppelung der Dosis bei unzureichendem Therapieerfolg. Die Therapiedauer beträgt ein bis zwei Jahre. Anschließend wird Iod zur **Rezidivprophylaxe** zugeführt. Eine Alternative zur Iodgabe ist die Ruhigstellung der Schilddrüse durch Gabe von Thyroxin,

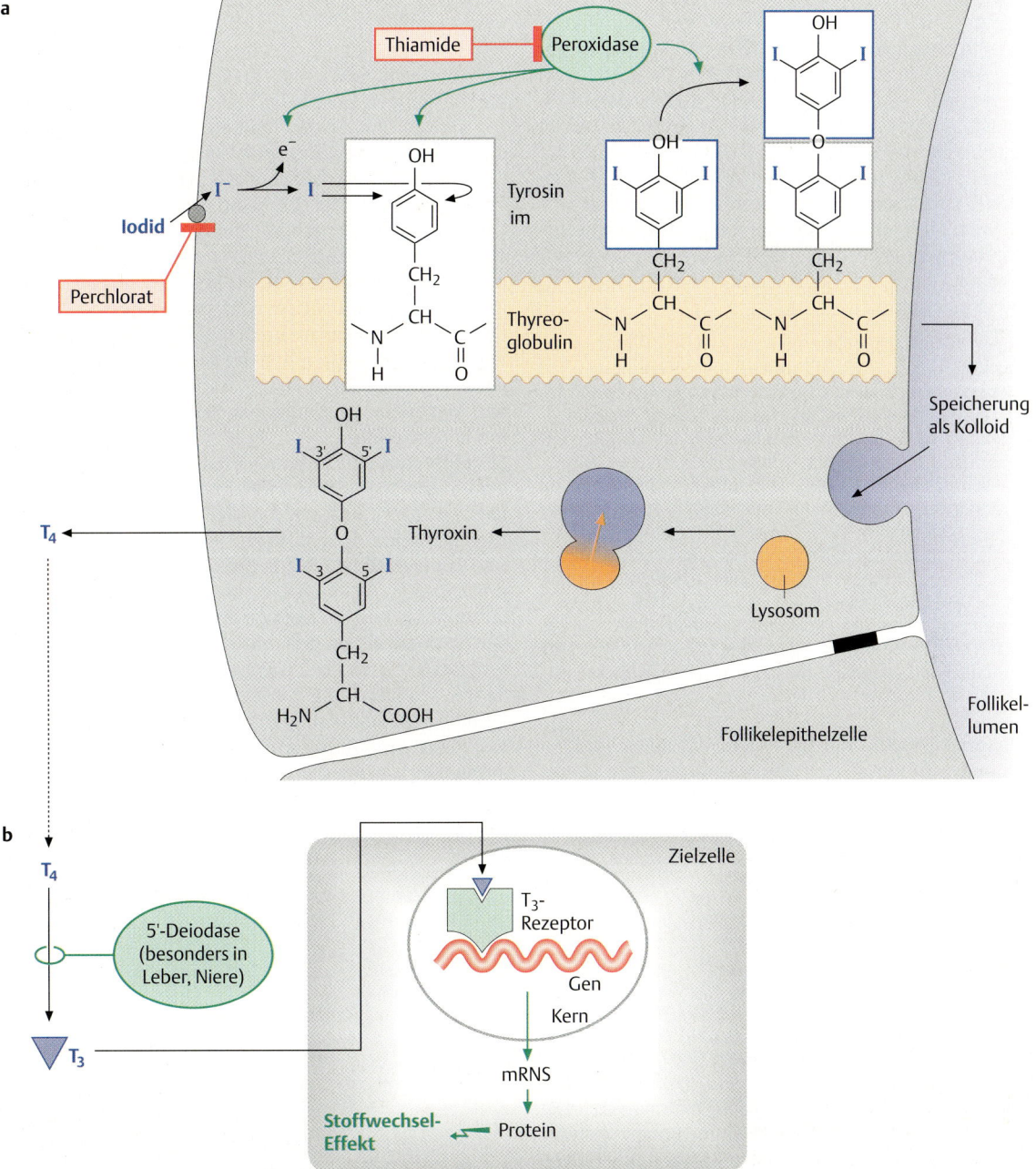

Abb. 14.9 Synthese und Wirkungsweise der Schilddrüsenhormone. a Iodid wird mittels eines membranständigen Na$^+$/Iodid-Cotransportmechanismus in die Follikelepithelzelle gepumpt. Unter dem Einfluss des Enzyms Peroxidase, welches in der follikelseitigen Zellmembran lokalisiert ist, wird Iodid zu Iod oxidiert, das Iod in Tyrosinreste des Thyreoglobulin eingebaut, und die Synthese von Thyroxin (T$_4$) ausgeführt. Das Thyroxinhaltige Thyreoglobulin wird als Kolloid im Follikellumen gespeichert. Durch Endozytose von Kolloid und proteolytische Spaltung mittels lysosomaler Proteasen kann Thyroxin freigesetzt werden. Die Schilddrüse gibt hauptsächlich Thyroxin ab, daneben bildet sie – zu etwa 1/10 der Thyroxinmenge – auch Triiodthyronin (T$_3$). Die Angriffspunkte von Hemmstoffen der Hormonsynthese sind rot eingetragen.
b In den Körpergeweben spalten 5'-Deiodasen Iod aus der 5'-Position des Thyroxin ab, es entsteht die Wirkform Triiodthyronin. Dieses bindet sich in den Zielzellen an nukleäre Rezeptoren. Die Hormon-Rezeptor-Komplexe beeinflussen die Expression bestimmter Gene.

75–150 µg/d (s. u.). Auch die Kombination von Iodid und Thyroxin wird angewandt. Die genannten Verfahren reduzieren das Strumavolumen um etwa 30%, eine Normalisierung der Schilddrüsengröße wird jedoch nicht erreicht.

In Verbreitungsgebieten des endemischen **Kretinismus** ist eine **Prophylaxe** der Erkrankung möglich, wenn Graviden ausreichend Iod in den ersten Monaten der Schwangerschaft gegeben wird. Es wird empfohlen, generell während der Schwangerschaft 200 µg Iodid pro Tag zu applizieren.

In extrem hoher Dosierung wird die suppressive Wirkung von Iodid-Ionen (s. u.) zur Beseitigung thyreotoxischer Erscheinungen **vor einer Thyreoidektomie** eingesetzt (Annäherung an den euthyreoten Zustand). Dies gelingt durch Zufuhr einer Kaliumiodid-Lösung oder einer Lugol-Lösung nach Plummer[1] (Tagesdosen per os von 50 bis 100 mg Iod für maximal 10 Tage) oder auch organischer Iodide. Iodide müssen auch noch einige Tage nach der Operation zugeführt werden. Ein Verzicht auf die Operation führt trotz weiterer Iod-Behandlungen zur Verschlimmerung des Zustandes. Häufig jedoch werden vor einer Operation Thyreostatika vom Thiamid-Typ (s. u.) angewandt.

▶ **Suppression durch Iodid in hohen Dosen.** Der Wirkungsmechanismus der suppressiven Wirkung von hochdosiertem Iod **bei Hyperthyreose** ist nicht aufgeklärt. Da Iod die Resorption des im Lumen der Schilddrüsenfollikel gespeicherten Thyreoglobulinkolloid in die Follikelepithelzellen und damit auch die anschließende Freisetzung der Schilddrüsenhormone hemmt, entwickelt sich der Effekt der Iodzufuhr meist schon innerhalb von 24 Stunden. Darüber hinaus hemmt Iod auch die Synthese von Schilddrüsenhormonen. Die verminderte Aktivität der Schilddrüse spiegelt sich in morphologischen Veränderungen wider: Die Durchblutung sinkt, die Zellen werden kleiner und die Kolloidspeicherung steigt.
Bei einem schon bestehenden **Morbus Basedow** bewirkt die Zufuhr größerer Dosen von Iodsalzen innerhalb einiger Tage eine nur wenige Wochen anhaltende Besserung des klinischen Bildes, dann verschlechtert sich der Zustand.

▶ **Pharmakokinetik von Iod-Ionen.** Iod-Ionen werden nach oraler Zufuhr schnell und vollständig vom Dünndarm resorbiert und zum größten Teil innerhalb von 12 Stunden im Harn ausgeschieden. Nur ein kleiner Teil wird, vor allem in der Schilddrüse, retiniert.

▶ **Nebenwirkungen.** Nach größeren, im Milligrammbereich liegenden Dosen von Iodiden treten Reizwirkungen an Haut und Schleimhäuten auf. Im einzelnen sind die Symptome des „Iodismus" in individuell wechselndem Ausmaß zu beobachten: Schnupfen („Iodschnupfen"), Konjunktivitis, Bronchitis und Exantheme. Die Wirkung auf die Bronchialschleimhaut hat dazu geführt, dass früher Iodsalze als Expektorantien zur Vermehrung bzw. Verflüssigung des Sekrets benutzt wurden.
Die **Schilddrüsenfunktion** wird beim **Gesunden** in den weitaus meisten Fällen durch Iodide nicht verändert. So wurden nur in ganz seltenen Fällen nach monate- und jahrelanger Zufuhr von mehr als 5 mg Iod pro Tag Kropf und Myxödem, bei Kindern auch eine Wachstumshemmung beobachtet.
Bei Menschen mit **Iodmangelstruma** kann jedoch eine **Iod-induzierte Hyperthyreose** (Iod-Thyreotoxikose) ausgelöst werden. (Beachte: Iodsalze als obsoletes Bronchotherapeutikum, Iodzufuhr mit Röntgenkontrastmitteln und Arzneimitteln wie z. B. Amiodaron). Die Ursache für den hyperthyreoten Zustand besteht darin, dass sich bei diesen Patienten im Gefolge eines jahrelang bestehenden Iodmangels so genanntes „autonomes Schilddrüsengewebe" entwickelt hat, welches bei Anstieg der Iodzufuhr – unabhängig von der Regulation durch TSH – vermehrt Schilddrüsenhormone ausschüttet. Dies liegt womöglich im Auftreten von TSH-Rezeptormutanten begründet, die eigenständig (konstitutiv) aktiv sind. Zur Auslösung der Hyperthyreose muss die tägliche Iodzufuhr allerdings meist 0,3 mg überschreiten.

14.2.2 Schilddrüsenhormone

Die Schilddrüsenhormone liegen immer in der L-Form vor, entsprechend ihrer Synthese aus der natürlich vorkommenden Aminosäure L-Tyrosin (Abb. 14.9). Die D-Formen sind biologisch weniger wirksam (S. 11). Die Tagesproduktion an Schilddrüsenhormonen beträgt beim Erwachsenen im euthyreoten Zustand um 100 µg. Thyroxin ist im Plasma in weit höherem Maße als Triiodthyronin an ein spezifisches Bindungsglobulin, ein saures α-Glykoprotein (Thyroxin-bindendes Globulin, TBG), gebunden; weniger als 0,1 % liegen frei vor. Dieser Unterschied trägt zu der sehr verschiedenen Pharmakokinetik der beiden Substanzen bei (s. u.). In den Körpergeweben wird Thyroxin durch Deiodierung in Triiodthyronin umgewandelt, das etwa viermal so wirksam ist wie Thyroxin und die Wirkform darstellt. Es besitzt eine 10fach höhere Bindungsaffinität als Thyroxin.
Die Bildungsgeschwindigkeit von Triiodthyronin kann bei körperlichen Belastungen wie schweren Erkrankungen, Operation, Hungerzustand verzögert sein; auch manche Pharmaka hemmen die Umwandlung, so z. B. Dexamethason, Propranolol und Röntgenkontrastmittel.

Thyroxin, Levothyroxin, T_4
3,5,3',5'-Tetraiodthyronin

Liothyronin, T_3
3,5,3'-Triiodthyronin

Die Hormone werden biologisch inaktiviert durch weitere Deiodierung und Kopplung mit Glucuron- oder Schwefelsäure. Bei der Deiodierung von Thyroxin entsteht auch in gewisser Menge ein „verkehrtes" Triiodthyronin, nämlich 3,3',5'-Triiodthyronin (Iodabspaltung am „falschen" Ring), das nicht mehr als Hormon wirksam ist.

---

[1] Iod 5,0, Kaliumiodid 10,0, Aqua destillata ad 100,0

► Wirkungsmechanismus und Wirkungen

Wirkungsmechanismus. Auf zellulärer Ebene beruht die Wirkung der Schilddrüsenhormone auf ihrer Bindung an Rezeptoren, die sich im Zellkern befinden (s. Abb. 14.**9 b**). Es sind verschiedene Varianten des T_3-Rezeptors bekannt, was aber bisher keine pharmakotherapeutische Bedeutung hat. Es sei angemerkt, dass berichtet wird, das Antiarrhythmikum Amiodaron hemme die Bindung von Triiodthyronin an den Rezeptorsubtyp β_1. Die Hormon-Rezeptor-Komplexe stimulieren oder hemmen, je nach Gen, die Transkription von DNS-Abschnitten und damit die Proteinsynthese.

Aus den pathophysiologischen Vorgängen bei Hypo- und Hyperthyreosen lassen sich die Effekte der Schilddrüsenhormone ableiten.

Folgen einer Überproduktion oder exogenen Zufuhr. Thyroxin bzw. Triiodthyronin erhöhen den Grundumsatz und den Gesamtstoffwechsel. Damit sind ein Gewichtsabfall sowie eine Steigerung des Sauerstoff-Verbrauchs und der CO_2-Produktion verbunden. Die Hormone haben einen katabolen Effekt im Eiweiß-, Kohlenhydrat- und Fettstoffwechsel. Das Leberglykogen wird vermindert. Die Blutlipidwerte sinken ab, die Clearance exogener Triglyceride wird erhöht. Die Herzfrequenz steigt; Vorhofflimmern kann auftreten. Muskelschwäche, Nervosität, Überaktivität, Tremor, Kopfschmerzen, vasomotorische Störungen und Schwitzen sind übliche Symptome. Teilweise liegt diesen Wirkungen eine Förderung β-adrenerg vermittelter Sympathikuseffekte zugrunde. Nausea, Leibschmerzen und Durchfälle kommen des öfteren vor. Infolge der dauernden Belastung des Herzens ist stets mit der Ausbildung einer Herzinsuffizienz zu rechnen, bei Koronarsklerose auch mit pektanginösen Erscheinungen. Herzzeitvolumen und Harnmenge sind vermehrt. Die Zuckertoleranz ist erniedrigt, die Empfindlichkeit gegen adrenerge Substanzen erhöht. Es kann zu Oligo- oder Amenorrhoe kommen. Bei alten Menschen sind monosymptomatische Formen der Hyperthyreose möglich.

Folgen eines Mangels. Ein Mangel oder das völlige Fehlen von Schilddrüsenhormonen hat weitreichende Folgen. Je nach Lebensalter entwickelt sich ein Kretinismus oder, wenn der hormonelle Defekt erst im Erwachsenenalter eintritt, der Zustand eines Myxödems.

► Pharmakokinetik

Nach intravenöser Zufuhr einer bei Myxödem wirksamen Dosis von Thyroxin zeigt sich erst nach einigen Tagen ein Effekt, dessen Maximum nach ca. 9 Tagen erreicht ist. Die Wirkungsdauer beträgt 3–4 Wochen, hängt aber von der gegebenen Dosis ab. Der Anstieg des Grundumsatzes ist nach 1 mg Triiodthyronin unter ähnlichen Bedingungen bereits nach einigen Stunden nachweisbar, das Maximum nach 2–3 Tagen; die biologische Halbwertzeit beträgt für Thyroxin bei normaler Schilddrüsenfunktion 6–10 Tage und für Triiodthyronin je nach der Schilddrüsenfunktion 1–2 Tage. Bei niedriger Dosierung ist der Eintritt der Wirkung später und die Dauer kürzer. Eine Zusammenstellung pharmakokineti-

Tabelle 14.**2** Pharmakokinetischen Daten von Thyroxin und Triiodthyronin

	Thyroxin	**Triiodthyronin**
Dosisäquivalenz bei täglicher Zufuhr	4	1
Wirkungsverlust bei oraler Zufuhr	30–60%	15%
klinischer Wirkungseintritt nach	Tagen	Stunden
Wirkungsmaximum nach	~ 9 Tagen	~ 2 Tagen
Halbwertzeit* Plasmaspiegel	~ 6,5 Tage	1–2 Tagen
Halbwertzeit* des Wirkungsverlustes	11–15 Tage	~ 8 Tage

* Diese Werte gelten für Euthyreote, die Halbwertzeiten sind bei Hypothyreosen verlängert, bei Hyperthyreosen verkürzt.

scher Daten für die beiden Schilddrüsenhormone gibt Tab. 14.**2**.

► Anwendung

Die Schilddrüsenhormone sind indiziert zur Substitutionstherapie bei allen Formen von verminderter oder fehlender Thyreoidea-Funktion. Zur Behandlung einer **Hypothyreose** wird Thyroxin angewandt, aus dem im Organismus die Wirkform Triiodthyronin entsteht. Die Gabe von Triiodthyronin wäre mit dem Nachteil verbunden, dass nach Einnahme einer Tablette vorübergehend unphysiologisch hohe Plasmakonzentrationen auftreten. Außerdem würde dem Organismus die Möglichkeit genommen, die Aktivierung von Thyroxin in Triiodthyronin situationsgerecht zu modulieren. Die initiale Thyroxindosis bei völligem Ausfall der Schilddrüse beträgt 50 μg/d, in Abständen von 3–4 Wochen wird die Dosis auf 100–150 μg/d erhöht. Bei primärer Hypothyreose kann sich die Einstellung am TSH-Spiegel orientieren, bei sekundärer Hypothyreose am Thyroxin-Spiegel und am klinischen Bild. Thyroxin wird einmal täglich zugeführt. Die Tabletten sind auf nüchternen Magen einzunehmen, um eine gute Resorption zu gewährleisten, beispielsweise $^1/_2$ Stunde vor dem Frühstück. Bei einer nur verminderten Schilddrüsenfunktion sind die Dosen geringer. Triiodthyronin zeigt einen schnelleren Wirkungseintritt, der bei akuten Fällen ausgenutzt werden kann.

Ein besonderes Problem ergibt sich bei der **angeborenen Schilddrüsen-Unterfunktion**. Dieser Zustand muss frühzeitig erkannt werden, damit rechtzeitig mit der Substitutionstherapie begonnen werden kann. Nach bisherigen Erkenntnissen kann eine normale körperliche und geistige Entwicklung des Kindes erreichbar sein, wenn die Zufuhr von Schilddrüsenhormon innerhalb der ersten 4 Lebenswochen aufgenommen wird. Dies entspricht etwa dem Zeitraum, in dem das Neugeborene von der mütterlichen Thyroxin-Mitgift zehrt.

Eine weitere wichtige Indikation für L-Thyroxin ist eine **euthyreote Struma**. Durch die Zufuhr des Schilddrüsenhormons wird erreicht, dass die Thyreotropin-Inkretion reduziert und damit der Stimulus für das Wachstum der Schilddrüsen und für die Synthese von Thyroxin vermindert wird: Ersatz der endogenen Hormonsynthese durch exogene Zufuhr, die Schilddrüse verkleinert sich. Wie bei der Substitutionstherapie sind Tagesdosen um 150 µg L-Thyroxin notwendig. Bei jüngeren Erwachsenen kann eine Verkleinerung einer Struma auch durch die Gabe von Iod-Salzen erreicht werden (s. o.).

Wird eine blande Iodmangel-Struma mit L-Thyroxin in stark supprimierender Dosierung behandelt, erscheint eine zusätzliche Iod-Zufuhr aus zwei Gründen nicht erforderlich; erstens synthetisiert die Schilddrüse selbst kaum noch Schilddrüsenhormon, und zweitens sind in 150 µg L-Thyroxin 100 µg Iod enthalten, das beim Abbau von Thyroxin als Iodid frei wird.

14.2.3 Thyreostatika

Thyreostatika oder Antithyreoidea-Substanzen vermögen die Hormonbildung in der Schilddrüse zu hemmen und sind daher für die Therapie einer Überfunktion geeignet. Substanzen aus verschiedenen chemischen Gruppen haben diese biologische Wirkung, der Mechanismus der Hemmung ist unterschiedlich. In entsprechenden Fällen sollte stets auch an die operative Therapie einer Hyperthyreose gedacht werden.

Schwefelhaltige Thyreostatika (Thiamide)

Im Anschluss an die Beobachtung, dass verschiedene Kohlarten infolge ihres Gehalts an schwefelhaltigen Verbindungen bei Kaninchen einen Kropf erzeugten, wurde systematisch nach schwefelhaltigen Thyreostatika gesucht. Ausgehend von Thioharnstoff wurde eine Reihe wirksamer Thiamide gefunden: Methylthiouracil, Propylthiouracil, Methimazol (Thiamazol) und Carbimazol. Letzteres wird schon bei der Resorption und im Blut unter Abspaltung der labilen Ethoxycarbonyl-Gruppe in den eigentlichen Wirkstoff Methimazol umgewandelt.

Thioharnstoff

Propylthiouracil

Methimazol (Thiamazol)

Carbimazol

▶ **Nebenwirkungen**

Es ist eine wichtige klinische Erfahrung, dass bei Patienten mit einer Hyperthyreose oder gar einem Myxödem eine zu schnelle „Ansteuerung" des euthyreoten Zustandes aufgrund des Missverhältnisses von angestiegenem Sauerstoff-Verbrauch und der langsamer zunehmenden Durchblutung des Herzens schwerwiegende kardiale Nebenwirkungen (z. B. Stenokardien, Herzinfarkt, Rhythmusstörungen) nach sich ziehen kann.

▶ **Wirkungsweise.** Die Thyreostatika dieser Gruppe verhindern in den Schilddrüsenepithelzellen die Oxidation des aufgenommenen Iodid zu Iod, den Einbau von Iod in Tyrosinreste des Thyreoglobulin und die Bildung von Thyroxin- bzw. Triiodthyronin-Vorstufen im Thyreoglobulin. Ursache dieser Wirkungen ist die Hemmung der Peroxidase (s. Abb. 14.9 a, S. 361). Propylthiouracil soll darüber hinaus die Umwandlung von L-Thyroxin in Triiodthyronin in der Peripherie erschweren. Daher die Anwendung dieses Thyreostatikum in hoher Dosierung bei der thyreotoxischen Krise.
Die Reduktion der Thyroxin-Sekretion unter Gabe dieser Thyreostatika zeigt sich, gemessen an Grundumsatz und klinischen Erscheinungen, je nach Umständen und Dosierung erst nach einiger Zeit, weil die in Schilddrüse und Körpergeweben vorhandenen Schilddrüsenhormone langsam aufgebraucht werden müssen.

▶ **Anwendung.** Mittels eines Thiamides kann bei einer Hyperthyreose die Schilddrüsenhormon-Produktion normalisiert werden. Bei der Hyperthyreose vom Typ des **Morbus Basedow** sind IgG-Antikörper, die eine TSH-artige Wirkung besitzen, für die gesteigerte Schilddrüsenhormon-Inkretion verantwortlich. Die Hypophyse setzt kein TSH mehr frei, weil die Thyroxin- bzw. Triiodthyronin-Spiegel überhöht sind. Unter einer optimal dosierten thyreostatischen Therapie wird die Hormoninkretion gerade so weit zurückgedrängt, dass normale Thyroxin-/Triiodthyronin-Konzentrationen vorliegen. Ist die Suppression der Schilddrüse jedoch zu stark, nimmt die Hypophyse wieder die TSH-Abgabe auf, um einen Anstieg der Hormoninkretion zu erreichen. Infolge der vermehrten TSH-Sekretion wird die Schilddrüse dann hyperplastisch, es entwickelt sich ein stark durchbluteter Kropf. Bei zu hoher Dosierung über längere Zeit treten alle klinischen Erscheinungen eines Myxödems auf. Leichte Fälle sollten daher von dieser Therapie ausgeschlossen werden, zumal bei ihnen die Ergebnisse nicht befriedigen. Die häufig geübte gleichzeitige Gabe von Thyroxin ist nur dann notwendig, wenn infolge einer hohen Dosierung des Thiamides die endogene Hormonausschüttung zu stark gesenkt wird und Kropfbildung oder gar Hypothyreose drohen. Besser ist es, die Thyreostatika so vorsichtig zu dosieren, dass eine ausreichende Konzentration von endogenen Schilddrüsenhormonen erhalten bleibt.

Dosierung. Es wird mit einer erhöhten Initialdosis begonnen, bis nach 4–6 Wochen eine euthyreote Stoffwechsellage erreicht ist. Dann wird schrittweise auf die Erhaltungsdosis zurückgegangen. Für Carbimazol beträgt die Anfangsdosis 20–60 mg/d und die Erhaltungsdosis 5–15 mg. Die Plasmaspiegel der Schilddrüsenhormone sollen im Normbereich liegen; der TSH-Spiegel wird kontrolliert, denn ein Ansteigen würde auf eine Überdosierung des Thyreostatikum mit Strumagefahr hinweisen.

Die Schwere eines Morbus Basedow pflegt in 1 bis 2 Jahren zurückzugehen, daher muss die Dosierung des Thyreostatikum dementsprechend reduziert werden, bis die Behandlung sogar beendet werden kann.

▶ **Nebenwirkungen.** Das Nebenwirkungsrisiko ist dosisabhängig und bei niederiger Dosierung geringer. Mit **allergischen Reaktionen** ist in einem recht hohen Prozentsatz (5–10 %) zu rechnen. Es handelt sich vornehmlich um Arzneimittelexantheme. Gelegentlich treten Gelenkschmerzen auf. **Agranulozytosen,** die eventuell lebensbedrohlich sind, kommen sehr viel seltener vor; ihre Häufigkeit wird mit 0,1–0,5 % angegeben. Da sich der Leukozytensturz sehr plötzlich einstellen kann, muss der Patient informiert sein und sofort den Arzt aufsuchen, wenn Halsschmerzen oder Fieber auftreten. Eine ständige Überwachung der Patienten bezüglich der Schilddrüsenfunktion und der möglichen Nebenwirkungen (Kropfbildung, Verstärkung des Exophthalmus, allergisch bedingte Agranulozytose, Ikterus) ist notwendig.

Die Thyreostatika gehören zu den Pharmaka, die bei Gabe in der Schwangerschaft mit einem erhöhten **Risiko der Fruchtschädigung** belastet sind. Die Thyreostatika gehen transplazentar auf den Fetus über und können dessen Schilddrüse supprimieren. Bei exakter Dosierung ist jedoch die Gefahr einer Schädigung des Fetus offenbar sehr gering. Sie soll ansteigen, wenn die Thyreostatika überdosiert und deshalb zusammen mit Schilddrüsenhormon gegeben werden, weil das Schilddrüsenhormon im Gegensatz zu den Thyreostatika die Plazenta-Schranke angeblich nur schlecht überwindet.

Da die Thyreostatika in die Muttermilch übergehen, ist eine **Hemmung der kindlichen Schilddrüsenfunktion** zu befürchten. Wird jedoch die Mutter mit so niedrigen Dosen von Propylthiouracil behandelt, dass sie in einer Euthyreose bleibt (also keine zusätzlichen Schilddrüsenhormone benötigt), tritt so wenig Thyreostatikum mit der Muttermilch auf das Kind über, dass eine Hypothyreose nicht erwartet werden muss.

Kontraindikationen. Kontraindiziert sind diese Mittel bei retrosternaler Struma wegen der Gefahr der Kompression der Trachea durch Zunahme des Drüsenvolumens.

Perchlorat

▶ Durch Perchlorat, z. B. als Natriumperchlorat (NaClO$_4$) gegeben, wird die Iodid-Aufnahme in die Schilddrüsen blockiert (s. Abb. 14.**9 a**, S. 361). Diese wird bei bekannter Autonomie vor Kontrastmittel-Gabe (Iod-haltig!) zur Verhinderung einer Hyperthyreose kurzfristig genutzt.

▶ Bei der Therapie von Hyperthyreosen mit Perchlorat sind aplastische Anämien aufgetreten. Perchlorat sollte deshalb nur angewendet werden, wenn andere Mittel nicht vertragen werden. Eine Perchlorat-Gabe verschließt die Möglichkeit einer Anwendung von Radioiod.

Radioaktives Iod (^{131}I)

▶ **Wirkungsweise.** Radioiod verhält sich chemisch wie gewöhnliches Iod und wird zum größten Teil in 1–2 Tagen durch die Nieren ausgeschieden; ein Rest aber wird für längere Zeit in der Schilddrüse gespeichert. ^{131}I zerstört dort das Schilddrüsengewebe durch seine β-Strahlung, während sich seine härtere γ-Strahlung für die transkutane Mengenbestimmung des in der Schilddrüse befindlichen strahlenden Materials ausnutzen lässt. Die physikalische Halbwertzeit von ^{131}I beträgt 8 Tage. Obgleich grundsätzlich eine Röntgenbestrahlung dasselbe leistet, kann durch Radioiodid eine größere Strahlendosis ohne die Gefahr einer Hautschädigung zugeführt werden. Der Endzustand nach einer einmaligen Gabe wird bei der Thyreotoxikose erst nach vielen Wochen erreicht. Da das Epithel weitgehend zerstört wird, verkleinert sich die Schilddrüse. Zwischen fibrösen Partien sind die übriggebliebenen Epithelien nicht normalisiert, sondern weiterhin hyperplastisch.

▶ **Anwendung.** Zur Behandlung der **Hyperthyreose** ist ^{131}I nur in Ausnahmefällen und bei älteren Menschen zu empfehlen. Der Vorteil einer radiologischen Therapie im Vergleich zur chirurgischen Verkleinerung der Schilddrüse liegt im Fortfall des Operationsrisikos. Bei **inoperablen Tumoren** der Schilddrüse ist ^{131}I indiziert. Die bei Tumoren erheblich herabgesetzte Iod-Aufnahmefähigkeit kann durch Behandlung mit Thyreotropin oder Thyreostatika erhöht werden. Metastasen nehmen Radioiod besser auf, wenn die Schilddrüse operativ oder durch Bestrahlung ausgeschaltet wurde. Zur Schilddrüsendiagnostik reichen sehr kleine Mengen aus, z. B. 30 µCi (1,1 MBq), was ungefähr einem Tausendstel einer kurativen Dosis entspricht.

▶ **Nebenwirkungen.** Akute Nebenwirkungen sind ähnlich wie nach Röntgenbestrahlung. Vorübergehende Entzündungen im Gebiet der Schilddrüse und der Umgebung kommen vor. Nach 4–10 Tagen auftretende thyreotoxische Erscheinungen lassen sich durch Gaben von Iodsalzen vermindern. In einer beträchtlichen Zahl von Fällen kommt es nach Monaten oder Jahren zu der Entwicklung einer Hypothyreose, die nur bei frühzeitiger Erkennung durch Substitution aufgefangen werden kann. Hinsichtlich des Risikos neoplastischer Entartungen nach Radioiodtherapie haben Langzeitbeobachtungen ergeben, dass die Mortalität durch maligne Erkrankungen insgesamt nicht steigt, allerdings gab es in der Subgruppe der Schilddrüsenkarzinome eine etwa vierfache Risikozunahme.

Kontraindikationen. Eine Radioiod-Behandlung ist in der Schwangerschaft kontraindiziert.

β-Blocker und Lithium-Ionen

β-Blocker. Die Ursache der bei Hyperthyreosen auftretenden Zeichen von Sympathikus-Erregung ist nicht geklärt. Immerhin lassen sich derartige Symptome durch β-Blocker mildern, besonders auch bei thyreotoxischen Krisen. Diese **symptomatische Behandlung** darf die eigentliche thyreostatische Therapie nicht ersetzen, sondern nur ergänzen.

Lithium-Ionen. Als eine Notmaßnahme bei Iod-induzierter **Thyreotoxikose** kann der Versuch gemacht werden, mit Lithium-Salzen (Li-carbonat 600–1200 mg/d) die Freisetzung von Thyroxin aus Thyreoglobulin zu hemmen.

Notwendige Wirkstoffe

Schilddrüse

Wirkstoff	Handelsname	Alternative	Bemerkungen
L-Thyroxin = Levo-Thyroxin	*Euthyrox*® 25–300 µg/Tab. *Thevier*® 50–100 µg/Tab.	*L-Thyroxin* 25–200 µg/Tab. *Eferox*® 25–150 µg/Tab.	
Liothyronin = L-Triiodthyronin	*Thybon*® 20–100 µg/Tab.	*Triiodthyronin* 50 µg/Tab. *Thyrotardin*® Inj.	
Iodid*	*Jodetten*®, 0,1 u. 0,2 mg KI/Tab. *Strumex*® 0,1 g NaI/Tab.	*Iodid* 0,1; 0,2 u. 0,5 mg KI/Tab., *Kaliumiodid* 0,2 mg/Tab., *Kalium jodatum* 0,1 mg/Tab.	
Thiamazol	*Favistan*® 20 mg/Tab., 40 mg/Amp., *Thyrozol*® 5; 10 u. 20 mg/Tab.	*Thiamazol* 5 u. 20 mg/Tab., 40 mg/Amp., *Methizol*® 5 mg/Tab.	
Carbimazol	*Neo-Thyreostat*® 10 mg/Tab.	*Carbimazol* 5 u. 10 mg/Tab.	
Propylthiouracil	*Thyreostat II*® 25 mg/Tab.	*Propycil*® 50 mg/Tab.	
Na-perchlorat	*Irenat*® Tropfen	–	
Lithium-carbonat	*Lithium Apogepha*® 295 mg/Tab.	*Li 450 Ziethen*® 450 mg/Tab.	

Eigene Eintragungen

· · ·

· · ·

* KI = Kaliumiodid (chemische Nomenklatur) = Kalium jodatum (pharmazeutische Nomenklatur)

Im Handel befindliche Mischpräparate
(Sie sind aufgrund des festen Dosenverhältnisses im Allgemeinen nicht zu empfehlen.)

L-Thyroxin + L-Triiodthyronin — *Novothyral*®, *Prothyrid*®, *Thyreotom*®, *Thyroxin-T₃*®
L-Thyroxin + Kaliumiodid — *Jodthyrox*®, *Thyreocomb*® N, *Thyronajod*®

14.2.4 Calcitonin

▶ **Wirkungsweise.** Calcitonin, auch Thyreocalcitonin genannt, ist ein aus 32 Aminosäuren aufgebautes Polypeptid. Es wird aus den C-Zellen der Schilddrüse ausgeschüttet, wenn die Calcium-Konzentration über die obere Grenze der Norm anzusteigen droht. Calcitonin hemmt die Osteoklasten-Tätigkeit und damit die Abgabe von Calcium aus dem Knochen in das Blut. Außerdem fördert es in der Niere die Ausscheidung von Ca^{2+}, Phosphat, Mg^{2+}, K^+ und Na^+, was aber wohl von untergeordneter Bedeutung ist. Bemerkenswerterweise hat die Gabe von Calcitonin bei Normocalcämie keinen Effekt auf die Calcium-Konzentration, und auch ein Calcitonin-bildender C-Zellen-Tumor geht nur selten mit einer Hypocalcämie einher. Bei Hypercalcämie dagegen führt Calcitonin zur Senkung der Calcium-Konzentration.

▶ **Pharmakokinetik.** Zur therapeutischen Verwendung stehen synthetisches Human-Calcitonin und synthetisches Lachs(Salm)-Calcitonin zur Verfügung. Als Polypeptid muss Calcitonin parenteral verabreicht werden.

Lachs-Calcitonin wird aus dem Blut weniger rasch eliminiert ($t_{1/2}$ ~ 80 min) und ist stärker wirksam als Human-Calcitonin ($t_{1/2}$ ~ 40 min). Calcitonin verschwindet also relativ rasch aus dem Blut, der Effekt auf den Calcium-Stoffwechsel hält dagegen ca. 8 Stunden an.

▶ **Indikationen** sind: Morbus Paget (z.B. 50–100 IE/d s.c. oder i.m.), Hypercalcämie (ca. 300–600 IE s.c., i.m. oder per infusionem), daneben Morbus Sudeck und Osteoporose (für diese Indikation Zufuhr mittels Nasenspray). Über günstige Wirkungen von Calcitonin bei bestimmten Formen von Knochenschmerzen ist berichtet worden. Der analgetische Effekt ist unabhängig von der Wirkung auf den Knochenstoffwechsel, tritt auch bei anderen Schmerzformen in Erscheinung und kann eventuell für längere Zeit bestehen bleiben.

▶ An **Nebenwirkungen** treten am häufigsten (20–30%) Gesichtsrötung („flush") und ein prickelndes oder Wärmegefühl in den Extremitäten auf; den therapeutischen

Einsatz können Übelkeit, Erbrechen und Diarrhoe behindern. Urtikaria wird beobachtet. Bei längerer, fortwährender Anwendung von Calcitonin nimmt seine Wirksamkeit ab. Antikörper finden sich bei der Mehrzahl der Behandelten, jedoch begründet die Antikörperbildung nicht die Abnahme der Wirksamkeit.

▬ Notwendige Wirkstoffe ▬▬▬▬▬▬▬▬▬▬▬▬▬▬▬▬▬▬▬▬▬▬▬▬▬▬▬▬▬

Calcitonin

Wirkstoff	Handelsname	Alternative	Bemerkungen
Calcitonin	*Cibacalcin®* Amp. *Karil®* Amp., Nasenspray	*Calcitonin, Calsynar®, Casalm®, Osteostabil®* Amp. u. a.	

Eigene Eintragungen

. . .

. . .

14.3 Nebenschilddrüse

In der Nebenschilddrüse (Glandula parathyreoidea) wird das **Parathormon** produziert, ein Polypeptid mit einem Mol.-Gew. von 8600. Die Freisetzung von Parathormon wird durch ein Absinken der Konzentration an Calcium-Ionen im Blut stimuliert (s. Box 14.**2**).

▶ **Wirkungsweise.** Parathormon bewirkt eine Erhöhung der Calcium-Konzentration und eine Erniedrigung der Phosphat-Konzentration im Blut (Abb. 14.**10**):
- Im Knochen stimuliert es durch Aktivierung der Osteoklasten die Knochenresorption und damit die Auflösung von Hydroxylapatit-Kristallen: Es werden Calcium und Phosphat freigesetzt.
- In den Nierentubuli fördert Parathormon die Rücksorption von Calcium und hemmt die Rücksorption von Phosphat.
- Ebenfalls in der Niere regt Parathormon die Bildung des Vitamin-D-Hormons an (S. 409).

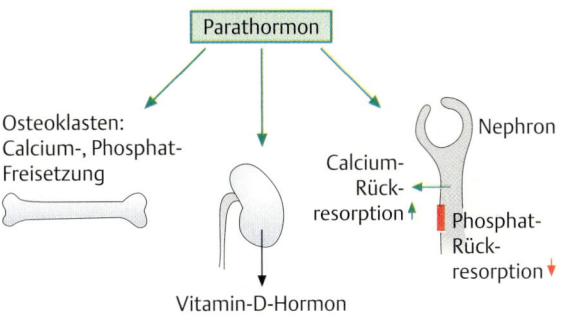

Abb. 14.**10** **Wirkungen von Parathormon.** Durch seine Wirkung an Knochen und Niere erhöht Parathormon die Calcium-Konzentration im Blut.

Box 14.2

Der „Calcium-Sensor"

Die Nebenschilddrüsenzellen erfassen die extrazelluläre Ca^{2+}-Konzentration mittels eines membranständigen Proteins, das zu den G-Protein-gekoppelten Rezeptoren zählt. Das aminoterminale Ende des Proteins scheint Ca^{2+} in pinzettenartiger Weise umfassen zu können, um sich dann in dieser Form in die Bindungstasche des Rezeptorproteins einzulagern und den Rezeptor zu erregen (s. Abb.). Dies hat eine Hemmung der Parathormon-Inkretion zur Folge. Ein Absinken der extrazellulären Ca^{2+}-Konzentration geht dementsprechend mit einer Enthemmung der Parathormon-Freisetzung einher. In der Niere ist dieser Rezeptortyp an der Steuerung der tubulären Ca^{2+}-Rückresorption in Abhängigkeit von der Ca^{2+}-Serumkonzentration beteiligt.
Mutationen dieses Rezeptorproteins, die mit einer Funktionseinbuße einhergehen, führen zur familiären hypocalciurischen Hypercalcämie. Auch das Gegenteil ist beobachtet worden: Mutationen im Sinne der Überfunktion mit hypercalciurischer Hypocalcämie. Das Rezeptorprotein bietet auch einen Ansatz zur medikamentösen Beeinflussung der Parathormon-Inkretion. Rezeptor-erregende Substanzen beispielsweise könnten zur Therapie des Hyperparathyreoidismus dienen und stehen kurz vor der Zulassung.

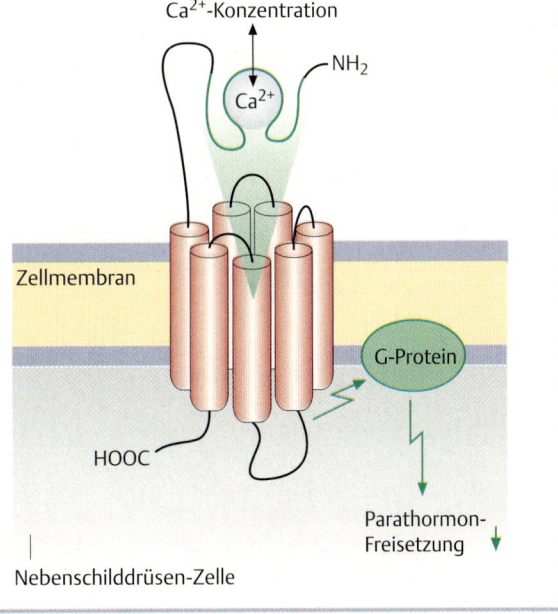

Die Verminderung der Phosphat-Konzentration erscheint physiologisch „vernünftig": Wie auf S. 220 dargestellt, gehört Phosphat zu den Komplexbildnern, die durch Bindung von Calcium-Ionen dessen freie Konzentration senken; eine Verminderung der Konzentration dieses Komplexbildners kann also einen Beitrag zur Anhebung der freien Calcium-Konzentration leisten.

Angemerkt sei, dass aufgrund des Parathormon-bedingten Anstiegs der freien Calcium-Konzentration die glomerulär filtrierte Menge an Calcium-Ionen zunimmt. Obgleich Parathormon bewirkt, dass ein größerer Anteil wieder rückresorbiert wird (s. o.), nimmt doch die im Urin insgesamt ausgeschiedene Calcium-Menge zu. Parathormon fördert die Ca-Mobilisierung aus dem Knochen auch noch auf indirektem Wege: die Osteoblasten werden zu einer vermehrten Osteoklasten-„Produktion" angeregt.

Im Blut von Patienten mit bösartigen Tumoren und Hypercalcämie ist ein dem Parathormon verwandtes Protein gefunden worden, dass den Parathormon-Rezeptor ebenfalls zu stimulieren vermag und eine Symptomatik wie bei Hyperparathreoidismus hervorrufen kann.

▶ **Anwendung.** Obgleich Parathormon, parenteral gegeben, bei parathyreopriver Tetanie wirksam ist, kann es in der Therapie entbehrt werden. Um akute Wirkungen zu erzielen, ist die intravenöse Zufuhr von Calcium-Salzen vorzuziehen, für die Dauerbehandlung die orale Verabreichung von Vitamin D_3 oder seiner Derivate (S. 409).

14.4 Nebennierenrinde und Gonaden

Die Hormone aus der Nebennierenrinde und aus den Gonaden bilden die Gruppe der **Steroidhormone**.

Struktur und Synthese der Steroidhormone. Die Steroidhormone lassen sich auf das Cyclopentano-perhydrophenanthren-Gerüst zurückführen, das auch den Herzglykosid-Molekülen zugrunde liegt. Während bei den

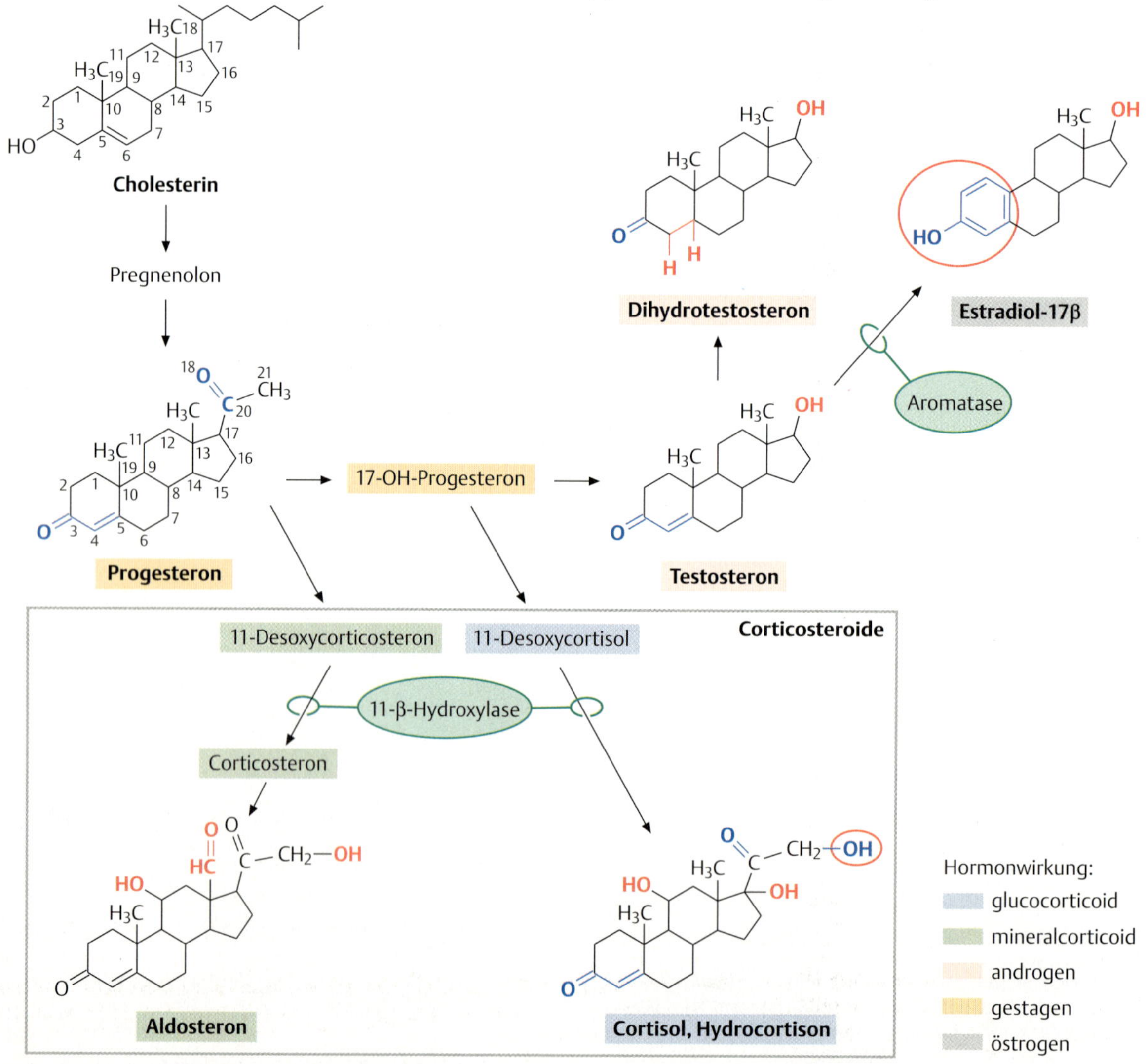

Abb. 14.**11** **Synthesewege der Steroidhormone.**

letztgenannten die Ringverknüpfung in der sterischen Anordnung AB *cis*, BC *trans*, CD *cis* vorliegen muss, damit die Herzwirksamkeit vorhanden ist, sind die Ringe in den Steroidhormonen BC und CD *trans* verknüpft.

Die Steroidhormone lassen sich in vier funktionelle Gruppen einteilen: Gestagene, Estrogene, Androgene und Corticosteroide. Jede dieser Gruppen hat bestimmte Struktureigentümlichkeiten im Molekül. Die Synthese der Steroidhormone geht von Cholesterin aus. Als Zwischenstufe wird immer Progesteron durchlaufen. In Abb. 14.11 sind die Synthesewege für die verschiedenen Steroidhormone dargestellt. In den Formeln sind die strukturellen Unterschiede zu Progesteron markiert.

▶ **Wirkungsweise.** Die Steroidhormone wirken auf zellulärer Ebene in prinzipiell gleicher Weise, nämlich indem sie mit Transkriptions-regulierenden Rezeptoren interagieren und so die Proteinsynthese beeinflussen. Die Hormone gelangen in das Zellinnere, reagieren in dem „Zielorgan" mit Rezeptorproteinen im Zytoplasma der jeweils empfindlichen Zellen und bilden einen Steroid-Rezeptor-Komplex. Infolge der Steroid-Bindung ändert sich die Konformation des Rezeptorproteins. Der Steroid-Rezeptor-Komplex gelangt in den Zellkern und lagert sich an DNS-Abschnitte an, welche die Transkription bestimmter Gene in mRNA regeln (s. Abb. 1.7, S. 7). Die Transkription und dementsprechend die Proteinsyn-

---

Box 14.3

Nicht-genomische Effekte von Steroidhormonen

Nach der klassischen Vorstellung wirken die Steroidhormone über eine Beeinflussung der DNS im Zellkern: genomischer Effekt. Die Wirkung tritt mit einer Latenz im Bereich von Stunden auf, weil die Veränderung der Eiweiß-Synthese Zeit gebraucht, um offenbar zu werden. Allerdings ist für eine Reihe von Steroiden schon seit Jahren bekannt, dass schnell einsetzende Wirkungen ausgelöst werden können, die auch klinisch von Bedeutung sind, wie z. B. durch Glucocorticoid-Injektionen beim Status asthmaticus. Diese schnellen Effekte sind nicht durch einen genomischen Wirkungsmechanismus zu erklären.

In Abb. **a** wird ein experimentelles Beispiel für einen sofort einsetzenden Steroid-Effekt demonstriert. An kultivierten Endothelzellen des Schweins wird die freie intrazelluläre Ca^{2+}-Konzentration fortlaufend gemessen. In Abhängigkeit von der intrazellulären Lokalisation liegt die Konzentration von Ca^{2+} bei 50 – 90 nM. Die Zugabe von Aldosteron zum Nährmedium ruft eine sofortige Steigerung hervor, in Minuten sind die Konzentrationen auf das 2 – 3fache erhöht, zugrunde liegt eine Zunahme des Ca^{2+}-Einstroms durch die Zellmembran.

Die genaue Analyse der nicht-genomischen Wirkungen von Steroidhormonen hat folgende Möglichkeiten ergeben:

1. Die Steroide binden sich auf der Zelloberfläche an spezifische *Steroid-Rezeptoren,* die Anlagerung wird über übliche Transduktionswege (IP_3, cAMP) in schnelle Effekte umge-

setzt: direkte, spezifische, nicht-genomische Steroidwirkung.

2. Die Steroide *modulieren* die Empfindlichkeit anderer spezifischer Rezeptoren für ihre Agonisten. Das markanteste Beispiel für diese Art der Interaktion ist der Einfluss von „Neurosteroiden" wie Pregalonon auf die GABA-Wirkung am $GABA_A$-Rezeptor; in Sekunden nach der Injektion treten Sedation und antikonvulsive Effekte auf: indirekte, spezifische, nicht-genomische Wirkung.

3. In sehr hohen Konzentrationen beeinflussen Steroide eventuell die *Fluidität von Plasmamembranen* und sekundär die in die Membran eingebetteten Proteine (Kanalproteine, Rezeptoren). Diese Wirkungen werden als unspezifische Effekte aufgefasst, die u. a. der schnellen antiallergischen Wirkung hochdosierter Glucocorticoide zugrunde liegen: unspezifische, nicht-genomische Wirkung.

In Abb. **b** ist anhand der zwei verschiedenen Wirkungen des Aldosteron nochmals der Unterschied zwischen dem nicht-genomischen und dem genomischen Angriffspunkt dieses Mineralocorticoids plakativ dargestellt. Der schnelle Effekt, ausgelöst durch Bindung an plasmalemmale Rezeptoren, stimuliert die vorhandenen Na^+-K^+-ATPase-Moleküle, der zeitverbrauchende genomische Effekt fördert die Neusynthese von Na^+-K^+-ATP-ase Molekülen und von bestimmten Proteinen.

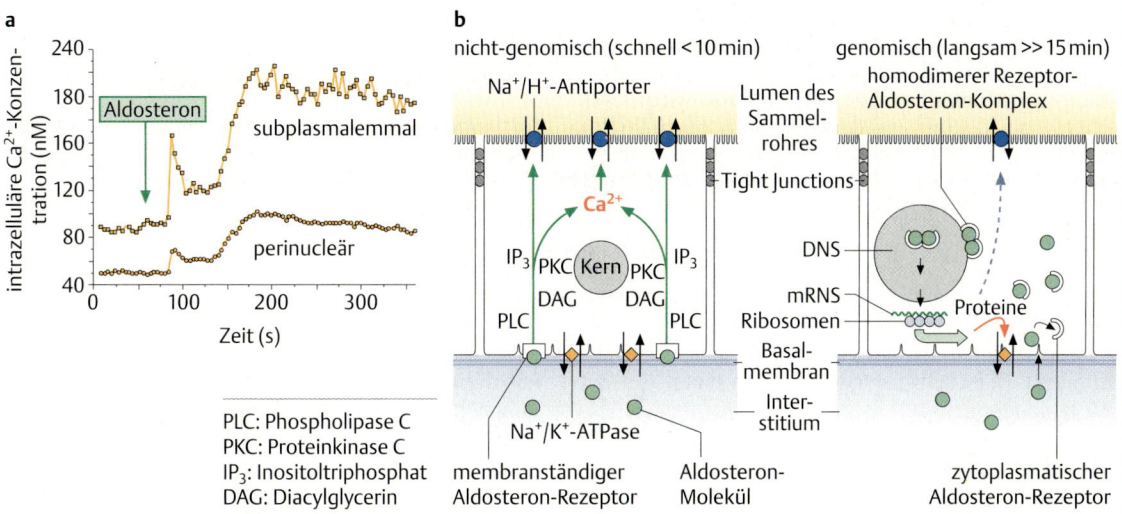

PLC: Phospholipase C
PKC: Proteinkinase C
IP_3: Inositoltriphosphat
DAG: Diacylglycerin

a Zeitverlauf der freien intrazellulären Ca^{2+}-Konzentration in zwei verschiedenen Zellbereichen nach Zusatz von Aldosteron (Experimentalbefund).

b Nicht-genomische und genomische Aldosteronwirkung an der Epithelzelle des Sammelrohres und spätdistalen Tubulus.

these kann – je nach Gen – verstärkt oder vermindert werden. Für die verschiedenen Steroidhormon-Arten gibt es jeweils spezielle Rezeptoren. Da die Steroidhormone eine Änderung der Proteinsynthese auslösen, setzt die genomische Wirkung mit Latenz ein.

14.4.1 Glucocorticoide

Überblick

Die Glucocorticoide sind unter zwei Gesichtspunkten zu betrachten:

Substitutionstherapie:
► Bei einer primären Nebennierenrinden-Insuffizienz müssen *Cortisol* und ein Mineralcorticoid (z. B. das peroral wirksame Fludrocortison) gegeben werden.
► Bei einer sekundären Nebennierenrinden-Insuffizienz (ACTH-Mangel) genügt die Cortisol-Gabe.

Entzündungshemmende Therapie:

Glucocorticoide
► Glucocorticoide in höherer Dosierung wirken antirheumatisch, antiallergisch, immunsuppressiv, hemmen die Transplantat-Abstoßung usw.

► Je nach Dosis und Therapiedauer ergeben sich Nebenwirkungen im Sinne eines „medikamentösen Cushing-Syndroms". Hinzu kommt eine Suppression der Nebennierenrinde.

Cortisol-Derivate (z. B. *Prednisolon*, *Triamcinolon* oder *Dexamethason*)
► Sie besitzen eine geringere oder keine mineralcorticoide Wirkkomponente mehr. Glucocorticoid-Wirkung, entzündungshemmender Effekt und Suppressionswirkung auf die endogene Cortisolproduktion gehen jedoch immer parallel.
► Wenn möglich werden Glucocorticoide lokal angewandt, um ihren entzündungshemmenden Effekt unter Vermeidung systemischer Nebenwirkungen nutzen zu können: z. B. Applikation auf der Haut oder an der Schleimhaut von Nase, Bronchien, Dickdarm.

Synthese. Das endogene Glucocorticoid **Cortisol** (Hydrocortison) wird in der Zona fasciculata der Nebennierenrinde gebildet. Die Nebennierenrinde kann ihre Hormone nicht in nennenswerter Weise speichern, sondern muss sie stets neu synthetisieren, sobald Inkretionsreize (vor allem Corticotropin) einwirken. Die Biosynthese geht von Cholesterin aus (Abb. 14.**11**), das den NNR-Zellen vorwiegend über „low-density-lipoproteins" (LDL) durch rezeptorvermittelte Endozytose zugeführt wird.

11β-Hydroxylase-Hemmung. In der Nebennierenrinde wird als letzter Syntheseschritt eine Hydroxy-Gruppe am Kohlenstoff-Atom 11 eingeführt, dadurch entstehen vor allem Cortisol und Aldosteron. Dieser Schritt wird von dem Enzym 11β-Hydroxylase aktiviert (Abb. 14.**11**). Durch einige Substanzen, u. a. auch das Narkotikum Etomidat, kann dieses Enzym selektiv gehemmt werden. Besonders wirksam ist Metyrapon, das beim Menschen die Entstehung von 11-Hydroxysteroiden verhindert.

Inkretionsrhythmus. Die Cortisol-Inkretion wird durch Corticotropin (ACTH) aus dem Hypophysenvorderlappen angeregt (S. 352). Die physiologische Inkretion erfolgt im zirkadianen Rhythmus. Die gesamte Tagesproduktion an Cortisol beträgt beim Menschen 20 – 25 mg; davon werden ca. 80 % in der Zeit von 4 – 8 Uhr morgens sezerniert. Neben der Ruhesekretion spielt die Steigerung der Corticotropin-Ausschüttung mit entsprechendem Anstieg der Cortisol-Abgabe eine besondere Rolle bei physischen und psychischen Belastungen (Stress-Situationen). Die Cortisol-Inkretion kann dabei um das 10fache zunehmen.

Elimination und Abbau. Unter normalen Bedingungen ist ein Anteil von ca. 95 % der Plasma-Glucocorticoide an Transcortin, ein α-Globulin, und andere Plasmaeiweiße gebunden. Nur jeweils der freie Teil ist augenblicklich biologisch wirksam. Das nicht gebundene Cortisol wird schnell abgebaut, die Halbwertzeit der Elimination aus dem Plasma beträgt bei Gesunden konzentrationsabhängig 80 – 150 Minuten. Es sei angemerkt, dass die Halbwertzeit für das Abklingen des biologischen Effektes wesentlich länger ist als die Halbwertzeit für die Elimination aus dem Plasma. Dies erklärt sich aus der Proteinsynthese-regulierenden Wirkung des Cortisol, denn der Effekt klingt mit dem Zeitverlauf ab, mit dem Cortisol-induzierte Proteine ihre Funktion verlieren bzw. Cortisol-supprimierte Proteine wieder gebildet werden. Der Abbau von Cortisol erfolgt in der Leber und in anderen Geweben durch Überführung des Keto-Sauerstoffs in C3-Position in eine OH-Gruppe, ferner wird die Doppelbindung im A-Ring hydriert. Die C3-OH-Gruppe wird dann an Glucuronsäure oder Schwefelsäure gekoppelt, damit wird das Molekül hydrophil und kann renal ausgeschieden werden.

► Wirkungen der Glucocorticoide

Cortisol ist ein lebenswichtiges Hormon. Sein Fehlen infolge von Erkrankung (Addison-Krankheit) oder Entfernung der Nebennieren kann zum Tode führen.

Glucocorticoide Wirkung. Ein wesentlicher Teil der Cortisol-Wirkung besteht darin, dass es in der Leber die Neusynthese von Glucose aus Aminosäuren (Gluconeogenese) anregt. In der Peripherie fördert Cortisol die Bereitstellung von Aminosäuren für die Gluconeogenese. Auf diese Weise hält es einen ausreichenden Glucosespiegel im Blut aufrecht, wenn die Nahrungszufuhr unzureichend ist.

Antiinflammatorische Wirkung. In höherer Konzentration als für die gluconeogenetische Wirkung notwendig entfalten Cortisol und andere Glucocorticoide entzündungshemmende Wirkungen, die therapeutisch in vielfältiger Weise genutzt werden können. Diese **pharmako-**

dynamische Wirkung betrifft alle Phasen der Entzündungsreaktion, also die exsudative Phase mit Vasodilatation, Ödembildung und Leukozyten-Immigration, die proliferative Phase mit Fibroblasten-Vermehrung und Bindegewebsbildung sowie schließlich die Narbenbildung. Auch die Aktivierung des Immunsystems wird unterdrückt.

Wirkungsunterschiede zwischen den Glucocorticoiden

Cortisol hat zwar auch Affinität zu Mineralocorticoid-Rezeptoren, wird aber normalerweise nach seinem Eindringen in die Aldosteron-empfindlichen Tubulusepithelzellen der Niere sofort inaktiviert, indem das Enzym 11β-Hydroxysteroiddehydrogenase (Typ II) Cortisol in das inaktive Cortison überführt. In hohen, entzündungshemmend wirksamen Konzentrationen vermag Cortisol aber doch eine mineralocorticoide Wirkung auszulösen. Bei den synthetischen Glucocorticoiden ist die mineralcorticoide Wirkkomponente geringer oder ganz aufgehoben (Tab. 14.3). Die Natrium-Retention und Kalium-Ausschwemmung sind nach **Prednison** und **Prednisolon** zwar geringer als bei Cortisol, aber besonders bei längerer Zufuhr doch noch beachtlich. Nach **Triamcinolon** und **Dexamethason** wird der Natrium- und Kalium-Stoffwechsel meist nur wenig beeinflusst.

Die antiphlogistische, antiallergische und immunsuppressive Wirkung und die glucocorticoide Stoffwechselwirkung sowie der Hemmeffekt auf die körpereigene Cortisol-Inkretion gehen parallel. Es sind bisher keine Substanzen verfügbar, bei denen die gewünschte entzündungshemmende Wirkung gegenüber den unerwünschten Begleitwirkungen im Vordergrund steht.

In Nuancen scheint das Wirkprofil der Glucocorticoide allerdings nicht identisch zu sein. So können Triamcinolon und Dexamethason unter Umständen eine zunehmende Muskelschwäche bei normalem Kalium-Blutspiegel erzeugen. Dies ist ein beunruhigendes Symptom, das vielleicht auf einer Schädigung der Muskelfasern be-

ruht. Dexamethason soll wenig, Triamcinolon nicht euphorisierend wirken. Letzteres vermindert im Gegensatz zu den anderen Glucocorticoiden den Appetit.

▶ Nebenwirkungen von Glucocorticoiden

Einmalige Zufuhr auch großer Dosen von Glucocorticoiden ruft geringe oder keine Nebenwirkungen hervor. Je länger diese Hormone gegeben werden müssen, umso stärker machen sich jedoch die Nebenwirkungen bemerkbar. Viele der Nebenwirkungen entsprechen den Symptomen bei der endogenen Cortisol-Überproduktion, man spricht daher auch vom **iatrogenen Cushing-Syndrom**.

Tabelle 14.3   Relative Wirkungsstärke einiger Corticoide

	relative antiphlogistische Wirkung	relative Natrium-retinierende Wirkung
Cortisol	1	1
Cortison*	0,8	0,8
Prednisolon und Prednison	4	0,8
Triamcinolon	5–10	0
Betamethason	25	0
Dexamethason	25	0
Aldosteron	0	3 000

Bezugssubstanz für die beiden Spalten ist Cortisol; dessen antiphlogistische Wirkstärke ist bei absoluter Betrachtung vielfach größer als die Naretinierende Wirkstärke, aber hier wurde die Wirkstärke getrennt für jede Spalte jeweils gleich 1 gesetzt. Die genannten Faktoren sind klinisch empirisch gewonnen worden. Sie beruhen auf den Dosierungen der Substanzen, die nach klinischer Erfahrung gleiche therapeutische Wirkungen hervorrufen. Die Faktoren eignen sich im Einzelfall nur dazu, eine gewisse Orientierung zu bieten. Die unterschiedliche Wirksamkeit und damit auch die so genannte Cushing-Schwellendosis resultiert aus Unterschieden in der Rezeptor-Affinität und in der Verweildauer im Organismus.
* Cortison ist eine Vorstufe und wird nach therapeutischer Gabe im Organismus erst in die Wirkform Cortisol umgewandelt. In der Aldosteron-empfindlichen renalen Tubulusepithelzelle erfolgt der umgekehrte Vorgang: die Dehydrogenase macht Cortisol durch Überführung in Cortison unwirksam.

Box 14.4

Molekularer Wirkungsmechanismus der Glucocorticoide

An den entzündungshemmenden Wirkungen der Glucocorticoide ist die Unterdrückung der Bildung von Cytokinen beteiligt (z. B. Interleukine 1, 3, 4, 5, 6, 8; Tumornekrosefaktor α, Granulozyten/Makrophagen-Kolonie-stimulierender Faktor). Auch die Synthese von bestimmten Cytokin-Rezeptoren wird gedrosselt. Entzündungsmediatoren mit Lipidnatur (Prostaglandine, Leukotriene, Plättchen-aktivierender Faktor [PAF]) werden unter dem Einfluss von Glucocorticoiden ebenfalls weniger gebildet. Dies ist Folge einer Reduktion der Synthese bzw. Aktivitäten von Enzymen (Phospholipase A_2, Cyclooxygenase 2), welche die Bildung dieser Mediatoren katalysieren. Glucocorticoide können daneben die Synthese von Lipocortin-1 stimulieren; dieses interagiert mit den Phospholipiden, welche Substrat der Phospholipase A_2 sind, und behindert auf diese Weise die Freisetzung von Arachidonsäure (vgl. S. 282). Die molekularen Vorgänge, die den entzündungshemmenden Wirkungen von Cortisol und anderen Glucocorticoiden zugrunde liegen, sind komplex. In Abb. 14.12 ist das Geschehen am Beispiel des Transkriptionsfaktors NF-κB illustriert.

Glucocorticoide lagern sich an cytosolische Glucocorticoid-Rezeptoren an, die Ligand-Rezeptor-Komplexe gelangen in den Zellkern und binden sich in Paarform (als homodimere Komplexe) an spezifische „Andockstellen" (glucocorticoid response elements) im transkriptionsregulierenden Bereich bestimmter Gene. Auf diese Weise können Glucocorticoide die Genexpression und damit die Synthese der entsprechenden Proteine, z. B. von Lipocortin 1, fördern.
Die Expression zahlreicher Gene, die für Entzündungsvorgänge wichtig sind, wird durch Glucocorticoide vermindert, obwohl diese Gene in ihrem Promotorbereich nicht über „glucocorticoid response elements" verfügen. Dies kommt wahrscheinlich dadurch zustande, dass die Glucocorticoide mit Transkriptionsfaktoren, wie dem Aktivierungsprotein-1 (AP-1) oder dem Protein NF-κB interferieren, welche die Expression proinflammatorischer Proteine stimulieren (Abb. 14.12). Offenbar lagern sich die Glucocorticoid-Rezeptor-Komplexe an die Transkriptionsfaktoren an, um diese – gewissermaßen im Vorfeld der Transkription – zu inaktivieren.

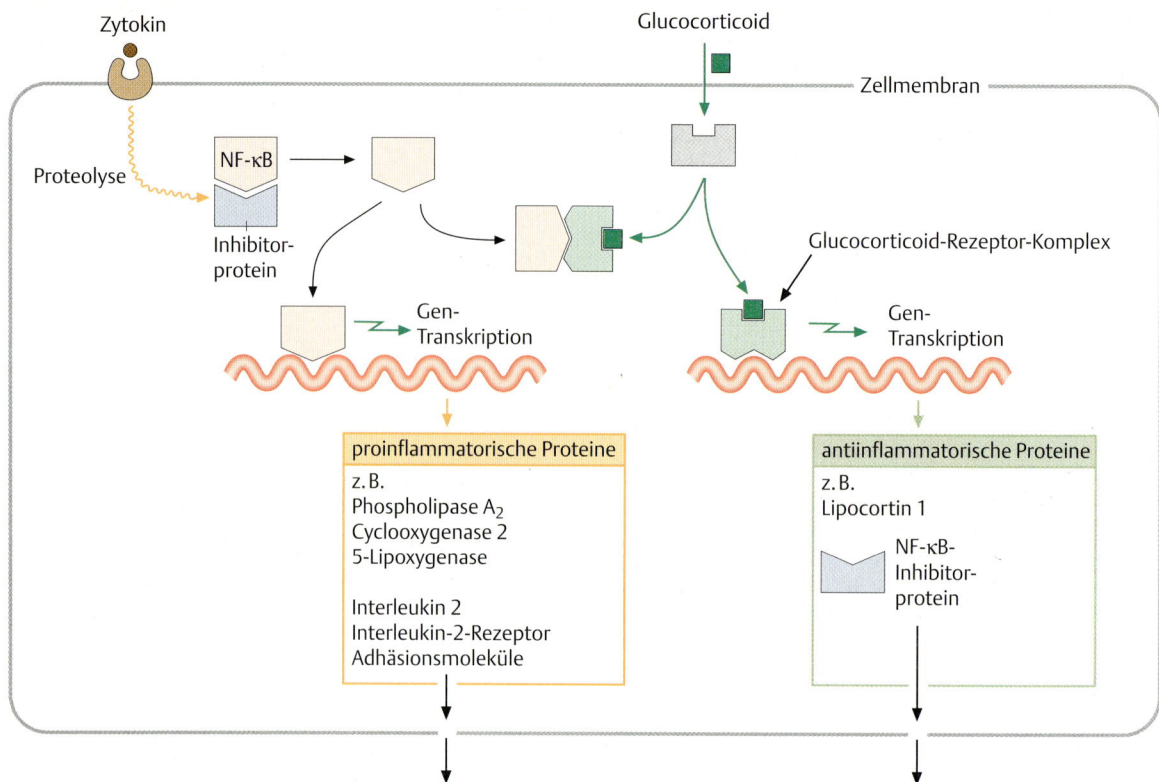

Abb. 14.12 Antiinflammatorische Wirkungsweise von Glucocorticoiden. Die entzündungshemmende Wirkungsweise der Glucocorticoide ist vielschichtig, wie hier am Beispiel des Transkriptionsfaktors NF-κB gezeigt. Dieses Protein befindet sich im Zytosol von Lymphozyten und anderen Zellen, gebunden an ein inhibitorisches Protein. Eine Stimulation beispielsweise durch ein Zytokin führt vermittelt durch Proteinkinasen und Phosphorylierung des Inhibitorproteins zu dessen Abbau. Daraufhin kann NF-κB in den Zellkern gelangen und die Transkription proinflammatorischer Proteine stimulieren. Enzyme werden gebildet, z.B. Phospholipase A$_2$, Cyclooxygenase 2 und Lipoxygenase, welche für die Eicosanoid-Synthese wichtig sind;

Zytokine und ihre Rezeptoren werden synthetisiert, z.B. Interleukin 2 und dessen Rezeptorprotein; Adhäsionsmoleküle werden gebildet, die den Austritt von Entzündungszellen aus der Gefäßbahn vermitteln.
Glucocorticoide binden sich an zytosolische Glucocorticoid-Rezeptoren. Die Glucocorticoid/Rezeptor-Komplexe können freies, aktives NF-κB abfangen, indem sie sich an dieses Protein anlagern, und so die Expression proinflammatorischer Proteine vermindern. Gleichzeitig können sie die Transkription antiinflammatorischer Proteine fördern, so z.B. des Lipocortin 1, das mit der Phospholipase-A$_2$-Wirkung interferiert, und des Inhibitorproteins für NF-κB.

Nebenwirkungen infolge der Unterdrückung der Entzündungsreaktion, z.B. Infektionsgefahr, Wundheilungsstörung. Die Hemmung der mesenchymalen Reaktionen durch Glucocorticoide verschlimmert manchen Krankheitsablauf. Die Granulations- und Narbenbildung kann wesentlich verzögert sein. Geschwüre im Magen-Darm-Kanal können aktiviert werden; direkt ulzerogen sind Glucocorticoide hingegen nicht. Wegen der Immunsuppression breiten sich Infektionen leichter aus oder werden erst klinisch manifest (z. B. Tuberkulose). Dies gilt auch für die lokale Therapie. So kann die inhalative Gabe von Glucocorticoiden bei Asthma bronchiale eine Soormykose im Mund-Rachen-Raum auslösen, weil sich an diesen Schleimhautbezirken erhebliche Glucocorticoidmengen niederschlagen können.

Nebenwirkungen infolge verstärkter glucocorticoider Stoffwechselwirkungen. Da die Gluconeogenese die Bereitstellung von Aminosäuren benötigt, kommt es zu einer „Eiweißkatabolie": Abnahme der Skelettmuskel-Masse mit Muskelschwäche; Osteoporose mit Frakturneigung wegen verminderter Synthese von Knochen-

grundsubstanz (sowie vermehrter Calcium-Mobilisation aus dem Knochen zur Kompensation renaler Calcium-Verluste und enteraler Minderresorption von Calcium); Wachstumshemmung bei Kindern (ein Wachstumsrückstand kann aber nach Beendigung der Therapie aufgeholt werden, solange die Epiphysenfugen nicht geschlossen sind), Striae und Hautatrophie.
Die vermehrt anfallende Glucose führt bei intakter Insulin-Inkretion nicht zu einer diabetischen Stoffwechsellage. Die Glucose wird in die Triglyceridsynthese eingeschleust: Hypertriglyceridämie, Vollmondgesicht, Büffelnacken, „Stammfettsucht". Bei unzureichender Insulin-Inkretion kommt es zum „Steroiddiabetes".

Nebenwirkungen infolge mineralocorticoider Effekte, wie Retention von Natrium-Ionen und Wasser, evtl. mit Blutdruckanstieg und Ödemen, sowie vermehrte renale Elimination von Kalium-Ionen mit Hypokaliämie. Diese Effekte gelten für eine Therapie mit Cortisol, spielen jedoch bei anderen Glucocorticoiden kaum eine Rolle.

Zentralnervöse Effekte. Während einer Glucocorticoid-Therapie ist die Stimmungslage meistens erhöht, oder es kommt zu einer Euphorie, die mitunter zu Gewohnheitsbildung und Sucht führen kann. Auch sind Psychosen und bei Kindern Krampfanfälle beschrieben worden. Diese zentralnervösen Störungen sollen besonders dann auftreten, wenn eine hohe Tagesdosis nicht über den Tag verteilt, sondern einmalig zugeführt wird. Daher wird empfohlen, ab 40 mg Prednisolon (und Äquivalenten) pro Tag die Dosis auf mehrere Einzelgaben zu verteilen.

Nebenwirkungen durch Beeinflussung des Regelkreises. Im Rahmen des Regelmechanismus hemmen die Glucocorticoide die Freisetzung von ACTH, wenn ihre Konzentration im Plasma den augenblicklichen „Sollwert" überschreitet (s. Box 14.5). Wird durch ständige Zufuhr von Glucocorticoiden der „Sollwert" für längere Zeit überschritten, entwickelt sich aufgrund einer Hemmung der ACTH-Freisetzung eine **Nebennierenrinden-Atrophie**. Es sei angemerkt, dass die Aldosteron-Inkretion nicht betroffen ist, weil diese nicht durch ACTH, sondern vorwiegend durch Angiotensin II gesteuert wird (S. 106). Die Wahrscheinlichkeit, eine Nebennierenrinden-Atrophie auszulösen, wächst mit steigender Dosis und zunehmender Behandlungsdauer. In diesem Zustand können bei plötzlichem Absetzen der Glucocorticoid-Zufuhr bedrohliche Schockzustände auftreten, wenn der Patient einer Belastung unterworfen ist. Um dies zu vermeiden, sollten Glucocorticoide schrittweise abgesetzt werden. Die Rindenatrophie geht nach Absetzen der Glucocorticoid-Zufuhr nämlich wieder zurück, jedoch kann es Wochen bis Monate dauern, bis die normale Funktionsfähigkeit wiederkehrt.

In der Phase nach dem Absetzen, aber auch schon während einer dauernden Therapie mit Glucocorticoiden, können Corticoid-Mangelzustände dann auftreten, wenn der Patient bei einer schweren körperlichen Belastungssituation, wie z. B. einer Infektion, einen gesteigerten Bedarf an Glucocorticoiden aufweist. Dem ist durch eine Erhöhung der Dosis Rechnung zu tragen (bis zu 100 mg Prednisolon-Äquivalenten pro Tag). Zur Verhinderung der Rindenatrophie durch Corticotropin-Injektionen s. S. 352.

Bemerkenswerterweise beeinträchtigt die Verabreichung der gesamten Tagesdosis bis etwa 20 mg Prednisolon-Äquivalenten in den frühen Morgenstunden nicht den zirkadianen Rhythmus der Corticotropin- und Cortisol-Sekretion. Bei manchen Erkrankungen genügt auch die Zufuhr einer doppelten Dosis jeden zweiten Tag („alternierende Therapie").

Nebenwirkungen bei lokaler Applikation. Bei inhalativer Gabe kommen Mundsoor und Heiserkeit vor. Die Anwendung an der Haut kann zu Hautatrophie, Teleangiektasie, Steroidakne führen. Am Auge sind Glaukom und Katarakt möglich. Je höher die applizierte Dosis, desto höher ist die Gefahr von systemischen Nebenwirkungen.

Ein empfindlicher Indikator für eine systemische Belastung bei lokaler Applikation besteht im Absinken der Cortisol-Ausscheidung im 24 h-Sammelurin, denn dies zeigt eine Regelkreis-Reaktion mit Senkung der Cortisol-Inkretion an.

Kontraindikationen. Eine längere Behandlung kann unter anderem gefährlich werden bei Hypertonie, Herzinsuffizienz, chronischer Niereninsuffizienz, Diabetes mellitus, Myasthenia gravis, Ulzerationen im Magen-Darm-Kanal, Osteoporose, bei thromboembolischen Prozessen, Psychosen, Glaukom, bei bakteriellen Infektionen ohne gleichzeitige wirksame antibakterielle Behandlung und bei Herpes corneae. Die Mittel sollten im

---

Box 14.5

Suppression der Cortisol-Inkretion durch Glucocorticoid-Gabe

Die Abbildung zeigt den tageszeitlichen Verlauf der Cortisol-Konzentration im Serum, gemessen an 8 Probanden, und zwar einmal unter Kontrollbedingungen (Plazebo-Gabe), das andere Mal nach intravenöser Zufuhr des Cortisol-Derivats Dexamethason (0,5 mg um 8 Uhr morgens in Form von Dexamethasonphosphat). Die Cortisolbestimmung erfolgte radioimmunologisch. Der Antikörper erfasst nicht die Konzentration von Dexamethason, das sich im Serum befindet. Darin unterscheidet sich der Antikörper von den Glucocorticoid-Rezeptoren, die Dexamethason mit hoher Affinität binden. Das Absinken des Cortisol-Spiegels nach Dexamethasongabe zeigt also keineswegs einen Mangel an Gesamt-Glucocorticoid-Aktivität im Organismus an; vielmehr wird die Cortisol-Synthese kompensatorisch gedrosselt, um die Überhöhung der glucocorticoiden Aktivität infolge der Dexamethasonzufuhr soweit wie möglich „abzupuffern". In dem Maße, in dem Dexamethason eliminiert wird und sein Effekt abklingt, geht die Hemmwirkung auf die Cortisol-Inkretion zurück. Am Morgen des nächsten Tages dürfte die Cortisol-Inkretion wieder ihren morgendlichen Anstieg aufweisen. Chronische Glucocorticoid-Medikation, die die morgendliche Cortisol-Inkretion ständig unterdrückt, lässt die Nebennieren-Rinde atrophieren.

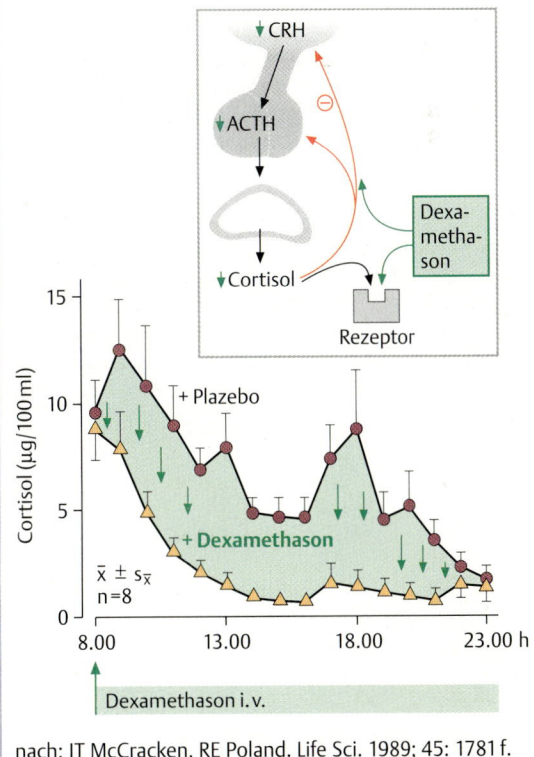

nach: JT McCracken, RE Poland. Life Sci. 1989; 45: 1781 f.

ersten Trimenon der Schwangerschaft vermieden werden, obwohl das teratogene Risiko, wenn überhaupt vorhanden, äußerst gering ist.

▶ Pharmakokinetik der Glucocorticoide

Im pharmakokinetischen Verhalten bestehen zwischen den Glucocorticoiden teilweise deutliche Unterschiede (s. a. Box 14.**6**).

Biotransformation und Elimination. Für die Inaktivierung der Glucocorticoide gibt es keinen einheitlichen Weg. Prednisolon beispielsweise wird glucuronidiert oder sulfatiert und danach renal eliminiert. Dexamethason wird in der Leber an Position 6 hydroxyliert und renal vorwiegend in unkonjugierter Form ausgeschieden. Der Abbau von Glucocorticoiden kann beschleunigt werden, wenn durch andere Pharmaka eine Enzyminduktion in der Leber hervorgerufen wird. Auch bei einer allgemeinen Stoffwechselsteigerung im Gefolge einer Hyperthyreose werden die Glucocorticoide schneller eliminiert. Einige Glucocorticoide (Beclomethason-dipropionat, Flunisolid-acetonid, Budesonid, Fluticason-propionat), unterliegen einer hohen präsystemischen Elimination von mehr als 80%, wenn sie aus dem Magen-Darm-Trakt aufgenommen werden. Diese eignen sich für die *inhalative* Gabe, denn so trägt der Anteil der applizierten Menge, der nicht die Bronchien erreicht, sondern in den Magen-Darm-Trakt gelangt (je nach Applikationstechnik etwa 50–90% der inhalierten Dosis) weniger zur systemischen Belastung bei. Gleiches gilt für die Anwendung bei entzündlichen Darmerkrankungen mittels hohem Einlauf, wo am Applikationsort eine hohe Konzentration bei geringer systemischer Belastung erreicht werden kann.

▶ Anwendung und Dosierung von Glucocorticoiden

Substitutionstherapie. Für die Substitutionstherapie bei sekundärer Nebennierenrinden-Insuffizienz sind im Regelfall 20–35 mg Cortisol pro Tag ausreichend, davon 10–20 mg morgens und 5–10 mg nachmittags. Bei einer primären NNR-Insuffizienz ist die zusätzliche Gabe eines Mineralocorticoids (Fludrocortison (0,05–0,2 mg/d per os) notwendig. Bei Belastungen (Unfall, Infekte etc.) muss die Cortisol-Dosierung 5- bis 10fach höher gewählt werden.

Pharmakodynamische Anwendung. An sich ist die Entzündung eine Abwehrmaßnahme des Körpers gegen schädliche Einflüsse, sie kann jedoch zum Nachteil des Organismus sein. Glucocorticoide sind aufgrund ihrer antiinflammatorischen Wirkungen bei vielen Erkran-

---

Box 14.6

Präparate für die perorale Gabe und zur Injektion

Per os wirksame Präparate. Glucocorticoide für die perorale Gabe wie Cortisol (Hydrocortison), Prednisolon, Triamcinolon und Dexamethason werden aus dem Gastrointestinal-Trakt gut resorbiert. Wären sie nicht gut membrangängig, würden sie ja auch nicht ihre intrazellulären Rezeptoren erreichen. Bei den peroral angewandten Substanzen Prednison und Cortison handelt es sich um Vorstufen, die hepatisch unter dem Einfluss der 11β-Hydroxysteroiddehydrogenase Typ I in die Wirkformen Prednisolon bzw. Cortisol überführt werden.

Vorstufe

Cortison

Prednison

Wirkform

Cortisol (Hydrocortison)
Das Mineralocorticoid Fludrocortison ist 9α-Fluor-hydrocortison

Prednisolon

9-fluorierte Derivate

Triamcinolon

Dexamethason = 9α-Fluor-16α-methyl-prednisolon
Betamethason = 9α-Fluor-16β-methyl-prednisolon

Fortsetzung ▶

Präparate zur Injektion

Um Glucocorticoide mit besserer Wasserlöslichkeit zur *intravenösen Zufuhr* zu erhalten, eignet sich eine Veresterung mit einer hydrophilen Säure, beispielsweise der Dicarbonsäure Bernsteinsäure an der Hydroxygruppe von Position 21. So entstehen Prednisolon-21-hydrogensuccinat, Hydrocortison-21-hydrogensuccinat oder 6α-Methylprednisolon-21-hydrogensuccinat. Nach der Zufuhr wird der Säurerest durch Esterasen abgespalten und so der eigentliche Wirkstoff freigesetzt.

Die Polarität der Glucocorticoid-Moleküle wird durch eine Maskierung von OH-Gruppen vermindert, insbesondere

dann, wenn der für diesen Zweck verwendete Substituent noch apolare Kohlenstoff-Ketten mitbringt. Hydrophobe Ester penetrieren schneller durch Haut und Schleimhaut. Ester werden auch für die Herstellung von Kristallsuspensionen verwandt, die zur *intraartikulären* oder *intramuskulären Injektion mit Depotwirkung* dienen, z. B. Prednisolon-21-acetat. Das für die hydrophobe Veresterung Gesagte gilt auch für die Abschirmung der 16- und 17-Hydroxy-Gruppen, wie sie in Triamcinolon-acetonid und Budesonid vorkommt (s. a. Box 14.7).

Prednisolon

-Bernsteinsäure-ester in dissoziierter Form

-acetat

Triamcinolon-16α-17α-acetonid

Budesonid

···· Bindung in α-Stellung

Glucocorticoid-Ester – auf die Position kommt es an

Am Beispiel der Substanz Beclomethason wird deutlich, dass eine Veresterung von Hydroxygruppen die Rezeptoraffinität in unterschiedlicher Weise beeinflussen kann. Die Rezeptoraffinität der aufgeführten Substanzen wurde in Lungengewebe im Vergleich zu der Affinität von Dexamethason bestimmt, welche zu 100 % gesetzt wurde (Rodewald et al., 1993).

Beclomethason-17,21-dipropionat

	rel. Rezeptoraffinität
Beclomethason-17,21-dipropionat	43
Beclomethason-17-monopropionat	1345
Beclomethason-21-monopropionat	0,9
Beclomethason	76

Prinzipiell gilt, dass eine Veresterung der Hydroxygruppe in Position 21 die Rezeptoraffinität vermindert, so dass diese Ester als Vorstufen betrachtet werden können, die nach Penetration zum Zielort erst durch Hydrolyse aktiviert werden. Eine Veresterung an Position 17 hingegen ist mit einer Steigerung der Rezeptoraffinität verbunden. Triamcinolon-acetonid und Budesonid (s. o.) sind keine Ester, aber es gilt Gleiches: Die 21-Hydroxygruppe ist frei, bei diesen Substanzen handelt es sich nicht um Vorstufen, sondern jeweils um Wirkformen mit hoher Rezeptoraffinität.

kungen von großem therapeutischen Wert, beispielsweise werden sie angewandt bei allergischen Erkrankungen, bei Autoimmunkrankheiten, bei entzündlichen Erkrankungen des rheumatischen Formenkreises, bei den entzündlichen Darmerkrankungen Colitis ulcerosa und Morbus Crohn, zur Hemmung einer Transplantatabstoßung, bei Leukämien, zur Ödemprophylaxe und -therapie bei traumatischen Schädigungen von Hirn und Rückenmark. In der Geburtshilfe werden Glucocorticoide genutzt, um bei drohenden Frühgeburten die Bildung von Surfactant in der fetalen Lunge zu beschleunigen.

Für eine **systemische pharmakodynamische Therapie** sind höhere Dosierungen notwendig als für eine Substitutionstherapie, z. B. Prednison oder Prednisolon, beginnend mit 30 mg/d per os, später 5–20 mg; die Erhaltungsdosen betragen bei monatelanger Zufuhr 5–8 mg/d. Zur Vermeidung der Nebennierenrinden-Atrophie sollen die Tagesdosen bei chronischer Zufuhr morgens zwischen 6.00 und 8.00 Uhr gegeben werden, wenn die Dosis 20 mg Prednisolon (oder Äquivalente) nicht überschreitet und wenn der therapeutische Effekt auch noch nachts genügend ausgeprägt ist. Immer dann, wenn sehr hohe Tagesdosen erforderlich sind, können diese auch über den Tag verteilt werden, weil in jedem Fall mit einer Nebennieren-Suppression zu rechnen ist. Bei bedrohlichen Zuständen ist die **intravenöse Zufuhr** notwendig, z. B. Infusion von Cortisol 10–12 mg/Stunde für 8 Stunden oder Prednisolon-Natriumsuccinat um 2,5 mg/Stunde. Bei Hirnödem wurden Erfolge nach intravenöser Zufuhr von 50 mg Dexamethason gesehen. Auch bei Schockzuständen werden sehr hohe Dosen von Prednisolon (1,0–2,0 g i. v.) gegeben.

Zur **intraartikulären Injektion** mögen Kristallsuspensionen von Hydrocortison, Prednisolon oder Triamcinolon unter den oben genannten Vorbehalten verwandt werden (S. 293).

Zur lokalen **Behandlung von Hauterkrankungen** steht eine Vielzahl von Präparaten zur Verfügung (s. Tab. auf S. 492). Sie lassen sich nach ihrer Wirkstärke klassifizieren; diese hängt von der Art des enthaltenen Corticosteroids ab, von seiner Konzentration und von den galenischen Eigenschaften der Darreichungsform. Die systemische Belastung durch perkutan aufgenommenen Wirkstoff ist geringer, wenn die Substanz rasch durch Biotransformation inaktiviert wird. Als Vertreter sei hier Prednicarbat genannt, das als inaktives C21-propionat in die Epidermis eindringt, dort nach Esterspaltung in die Wirkform übergeht und aus dem Kreislauf rasch eliminiert wird.

Zur **Inhalation beim Asthma bronchiale** werden Substanzen mit hohem „first pass"-Effekt verwendet.

— Notwendige Wirkstoffe ——————————————

Glucocorticoide

Wirkstoff	Handelsname	Alternative	Bemerkungen
Cortison-acetat	–	Cortison Tab.	
Prednison	Decortin® Tab.	Prednison Tab., Rectodelt® Supp.	
Prednisolon	Decortin H® Tab.	Prednisolon, Hefasolon®, Duraprednisolon®	
Prednisolon-acetat	Duraprednisolon® Krist., Amp. i. m. und i.art.	Prednisolon, Prednihexal® Krist, Amp.	
Prednisolon-hydrogensuccinat	Solu-Decortin® Amp., i. v. Inj.	Prednisolut® Amp., i. v.	
Methylprednisolon	Urbason® Tab.	Methylprednisolon, Metysolon®, Medrate®, Advantan®	
Methylprednisolon-hydrogensuccinat	Urbason® solubile 16, 32, 250 u. 1 000 mg/Amp.	Metypred® 125, 250 u. 1 000 mg/Amp., Medrate® 40, 125, 500 u. 1 000 mg/Amp.	
Dexamethason	Fortecortin® Tab.	Dexamethason Tab., Dexamonozon® Tab.	
Dexamethason-dihydrogenphosphat	Fortecortin Mono® Amp.	Dexamethason, Dexa®, Lipotalon® Amp.	
Betamethason	Celestamine® Tab., Tropfen	Betnesol® u. a.	
Cloprednol	Syntestan® Tab.	–	
Fluocortolon	Ultralan® Tab.	–	
Triamcinolon	Delphicort® Tab. Volon® Tab.	–	
Triamcinolon-acetonid (Depot-Präp.)	Volon A® Krist., Amp. 10, 40 u. 80 mg	Berlicort® Injekt., Triamhexal®, Triam® Injekt., Kenalog®	
Triamcinolol-diacetat (Depot-Präp.)	Delphicort® Krist., Amp.	–	

Glucocorticoide zur inhalativen Therapie

Wirkstoff	Handelsname	Alternative	Bemerkungen
Beclomethason-diproprionat	Sanasthmyl®	Bronchocort®, Viarox®	
Flunisolid-acetonid	Inhacort®	–	
Budesonid	Pulmicort®	Budesonid (von mehreren Firmen) Benosid®, Budecort®, Budes® u. a.	
Fluticason-propionat	Atermur®, Flutide®	–	

Eigene Eintragungen

. . .

. . .

Glucocorticoide zur cutanen Therapie s. S. 492

14.4.2   Mineralocorticoide

Aldosteron wird im Gefolge einer Aktivierung des Renin-Angiotensin-Systems (S. 106) von den Zellen der Zona glomerulosa der Nebennierenrinde freigesetzt.

Aldosteron:

Hemiacetal-Form

Aldehyd-Form

▶ Es fördert die Synthese von Proteinen, die für den transepithelialen Na^+-Transport wichtig sind. So steigert Aldosteron die aktive Rückresorption von Natrium im spätdistalen Tubulus der Niere. Die dabei entstehende transtubuläre Potenzialdifferenz wird durch einen Kalium- (oder auch Protonen-)Einstrom ins Tubuluslumen ausgeglichen. Infolge der Natrium-Rückresorption wird durch den entstehenden osmotischen Sog auch Wasser retiniert. Damit steigt das extrazelluläre Volumen.

▶ Mineralocorticoide müssen bei **primärer Nebennierenrinden-Insuffizienz** (zusätzlich zu Cortisol) substituiert werden. Da Aldosteron nach oraler Gabe schlecht wirksam ist, müßte es injiziert werden. Ein enteral gut wirksames Steroid mit mineralocorticoider Wirkung ist **Fludrocortison** (9α-Fluor-hydrocortison; Formel s. Box 14.**6**). Im Unterschied zu Cortisol wird es in den Nierentubuluszellen nicht durch die 11β-Hydroxysteroiddehydrogenase inaktiviert und hat somit Zugang zu den Mineralcorticoid-Rezeptoren. Die Dosen liegen meist bei 0,05 – 0,2 mg/d.

Box 14.8

Extrarenale Aldosteron-Wirkung

Aldosteron wirkt nicht nur im tubulären System der Niere auf den transepithelialen Na^+-Transport, sondern beeinflusst auch über Mineralocorticoid-Rezeptoren die Funktion anderer Organe. Diese nichtrenalen Effekte treten vor allem bei Herz- und Kreislauf-Erkrankungen in Erscheinung und verschlimmern die Erkrankung. Aufgrund einer Gefäßschädigung bilden sich myokardiale Fibrosen, ein prothrombotischer Effekt macht sich bemerkbar und ventrikuläre Arrhythmien entstehen.

Die Aldosteron-Inkretion aus der Nebennierenrinde kann durch Ausschaltung des Renin-Angiotensin-Mechanismus unterdrückt werden. Bei herzinsuffizienten Patienten fällt der Aldosteron-Spiegel nach Gabe von ACE-Hemmstoffen plus Angiotensin-II-Antagonisten aber nur vorübergehend ab und erreicht dann wieder Werte wie vor der Behandlung („Aldosteron-Escape"). In diesem Zusammenhang ist es wichtig zu wissen, dass Aldosteron auch in anderen Organen synthetisiert werden kann: Herz, Gefäße, Hirn besitzen die notwendige Enzymausstattung. Der Gedanke, bei Patienten mit Herz-Kreislauf-Leiden den Einfluss von Aldosteron durch einen Antagonisten auszuschalten, lag daher nahe. Bei der klinischen Prüfung von Spironolacton, einem bekannten Aldosteron-Antagonisten (s. S. 213) ließ sich eine wesentliche Verbesserung der Überlebensrate nachweisen. Allerdings traten störende Nebenwirkungen durch die Bindung von Spironolacton an Androgen- und Progesteron-Rezeptoren auf. Es besteht daher ein Bedürfnis nach Aldosteron-Antagonisten mit höherer Selektivität zu ihren Aldosteron-Rezeptoren; eine derartige Substanz, Eplerenon, befindet sich in klinischer Prüfung.

Bei sekundärer Nebennierenrinden-Insuffizienz, wo die Störung auf einer verminderten hypophysären ACTH-Abgabe beruht, bleibt die Aldosteron-Inkretion erhalten und eine Mineralocorticoid-Gabe ist überflüssig; es reicht die alleinige Glucocorticoid-Substitution.

Angemerkt sei, dass auch Cortisol die Mineralocorticoid-Rezeptoren in der Niere stimulieren könnte. Die Nierentubuluszellen inaktivieren eingedrungenes Cortisol jedoch sofort mittels einer 11β-Hydroxysteroiddehydrogenase (Typ II).

Das früher als Ulkustherapeutikum verwandte Carbenoxolon spielt heute wegen seiner Mineralocorticoid-artigen Nebenwirkungen keine Rolle mehr. Der unerwünschte Effekt beruht darauf, dass Carbenoxolon die 11β-Dehydrogenase hemmt und Cortisol unter dieser Abschirmung in den Tubuluszellen zur Wirkung gelangen kann.

— Notwendige Wirkstoffe

Mineralocorticoide

Wirkstoff	Handelsname	Alternative	Bemerkungen
Fludrocortison	*Astonin H®* Tab. 0,1 mg	*Fludrocortison* Tab. 0,1 mg	

Eigene Eintragungen

. . .

. . .

14.4.3 Androgene

─ **Überblick** ──────────────────────────────

Androgene
▶ Zur Substituion bei Mangel des männlichen Geschlechtshormons Testosteron bzw. Dihydrotestosteron, das in einigen Geweben die Wirkform darstellt

Testosteron
▶ nicht für die orale Zufuhr geeignet, da es in der Leber präsystemisch eliminiert wird; transdermale Anwendung

17α-Methyltestosteron
▶ orale Zufuhr möglich, da der hepatische Abbau durch eine 17-Methylgruppe verhindert wird, aber
▶ C17-alkylierte Verbindungen können die Leber schädigen

Mesterolon (C1-methyliertes Dihydrotestosteron)
▶ oral wirksam
▶ keine Leberschädigung zu befürchten

Testosteronundecanoat (an der C17-ständigen Hydroxygruppe mit Undecansäure verestert)
▶ wird nach der Resorption als lipophile Substanz mit der Lymphe abtransportiert und umgeht damit die Leber, im Blut entsteht durch Esterspaltung Testosteron

Kürzerkettige Ester
▶ dienen als intramuskuläre Depotpräparate

Inhibitorische Wirkprinzipien

5α-Reduktase-Hemmstoffe
Finasterid
▶ hemmt die intrazelluläre 5α-Reduktase, die z. B. in der Prostata die Bildung von Dihydrotestosteron katalysiert
▶ führt bei benigner Prostatahyperplasie zur Verkleinerung der Drüse

Antiandrogene
▶ sind Antagonisten an Androgen-Rezeptoren
▶ werden häufig zu Beginn einer Therapie des fortgeschrittenen Prostatakarzinoms mit Gonadoliberin-Superagonisten angewandt, weil letztere anfangs eine Mehrproduktion von Testosteron herbeiführen, bevor sich schließlich der Zustand der „medikamentösen Kastration" entwickelt

Cyproteron
▶ ist ein Steroid, das zusätzlich gestagen wirkt

Flutamid
▶ ist ein reiner Androgenrezeptor-Antagonist

Testosteron

Diese Substanz ist das von den Leydig-Zwischenzellen gebildete Hormon des Hodens. Die Produktion wird von dem luteinisierenden Hormon (LH) des Hypophysenvorderlappens angeregt. Beim geschlechtsreifen Mann beträgt die tägliche Testosteron-Produktion zwischen 5 und 10 mg. In den meisten Zielorganen, aber beispielsweise nicht in der Muskulatur und im Knochen, wird Testosteron noch durch Dihydrierung in **Dihydrotestosteron** (5α-Androstan-3-on, Stanolon, Androstanolol) umgewandelt, was dann als die eigentliche Wirkform anzusehen ist (Abb. 14.**13**).

▶ **Wirkungsweise.** Bereits in der **fetalen Entwicklung** ist Testosteron von entscheidender Bedeutung, denn nur wenn eine entsprechende Testosteron-Inkretion stattfindet, werden die inneren und äußeren Genitalien charakteristisch ausgebildet. Fehlt während der Fetalentwicklung bei genetisch männlichen Feten Testosteron, entsteht ein weibliches Genitale.

Von der Geburt bis zum Beginn der Pubertät ist die Testosteron-Produktion extrem niedrig und wird dann plötzlich durch die Ausschüttung von Gonadotropinen stimuliert. Damit bilden sich die **sekundären Geschlechtsmerkmale** aus. Unter Testosteron-Einwirkung zeigt sich eine Vermehrung der Skelettmuskelmasse, die

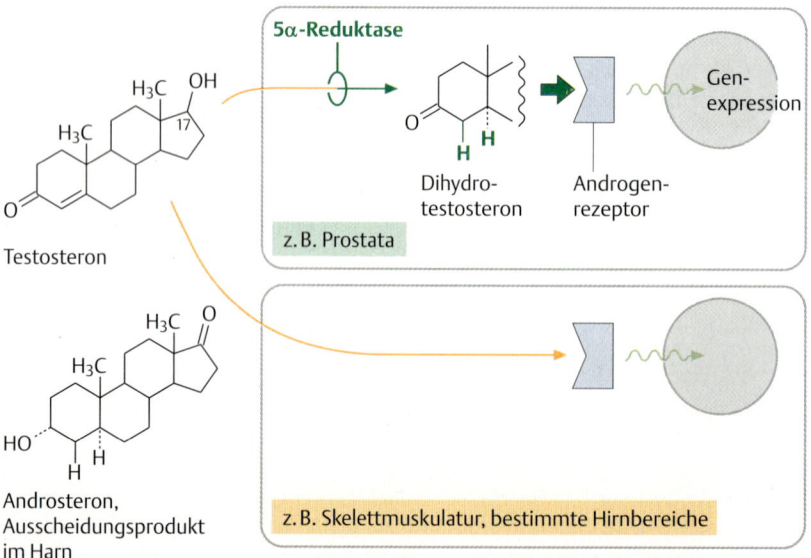

Testosteron

Androsteron, Ausscheidungsprodukt im Harn

5α-Reduktase

Dihydrotestosteron

z. B. Prostata

Androgenrezeptor

Genexpression

z. B. Skelettmuskulatur, bestimmte Hirnbereiche

Abb. 14.**13 Testosteron und Dihydrotestosteron.** Dihydrotestosteron stellt in einigen Geweben die Wirkform dar, in anderen wirkt direkt Testosteron. Das schwach androgen wirksame Androsteron erscheint als Ausscheidungsprodukt im Harn.

mit einer positiven Bilanz für Stickstoff, Kalium, Calcium, Phosphat, Sulfat und Chlorid einhergeht („anaboler Effekt"). Androgene fördern wie Estrogene das Skelettwachstum des wachsenden Organismus, führen aber dann zu einem Verschluss der Epiphysen, so dass bei Androgen-Gabe die sonst zu erwartende Körperlänge zwar schneller erreicht, aber nicht überschritten wird. Bei erhöhtem Androgen-Spiegel kann es infolge vorzeitigen Schlusses der Epiphysen auch zu vorzeitigem Wachstumsstillstand kommen (z.B. beim adrenogenitalen Syndrom). Testosteron ist zusammen mit dem Follikelstimulierenden Hormon notwendig für die Spermatogenese. Außerdem hat Testosteron Einfluss auf die Psyche und das Verhalten.

Im weiblichen Organismus kann Testosteron eine Virilisierung (Hirsutismus, Klitoriswachstum, tiefe Stimme) erzeugen, die mit Persönlichkeitsveränderungen einhergehen kann. Oft wird über eine Vermehrung der Libido berichtet. Diese Veränderungen sind dosisabhängig.

Hemmung der Gonadotropin-Inkretion. Durch Testosteron und andere Androgene kann über einen hypothalamischen Angriffspunkt die Bildung und Sekretion von Gonadotropin durch die Adenohypophyse gehemmt und dadurch die Spermatogenese in Mitleidenschaft gezogen werden. Falls primär eine herabgesetzte Spermatogenese besteht, kann diese nach Beendigung einer vorübergehenden Testosteron-Zufuhr verstärkt in Gang kommen. Da die Bremsung der Gonadotropin-Sekretion geschlechtsunspezifisch ist, lässt sich der entsprechende Effekt auch am weiblichen Organismus beobachten: Die Estrogen-Produktion wird gehemmt, die Ovulation unterdrückt, der Zyklus unterbrochen, und die oben erwähnte Virilisierung tritt auf.

▶ **Pharmakokinetik.** Testosteron ist im Plasma zu 98% an Eiweiße gebunden. Es wird in der Leber schnell zu dem nur schwach androgen wirkenden 17-Ketosteroid Androsteron metabolisiert, das im Harn erscheint. Trotz guter enteraler Resorption ist Testosteron aufgrund der hohen hepatischen Extraktion per os unwirksam. Erst durch die Herstellung von Testosteron-Derivaten (s. Box 14.9) ist es gelungen,
– die Wirkungsdauer von injiziertem Testosteron zu verlängern,
– die orale Zufuhr zu ermöglichen und

Box 14.9

Langwirksame und oral wirksame Testosteron-Derivate

Depot-Präparate. Bei hydrophoben Substanzen, die in öliger Lösung intramuskulär zugeführt werden, hängt die Wirkungsdauer von der Freisetzungsgeschwindigkeit aus dem Depot ab. Je hydrophober (lipophiler) eine Substanz ist, umso langsamer verlässt sie das ölige Depot. Dieser Zusammenhang wird ausgenutzt, um längerwirksame Testosteron-Präparate zu gewinnen. Die Hydrophobie von Testosteron lässt sich steigern durch Veresterung der 17-OH-Gruppe mit Säuren wie Propansäure oder Heptansäure. Wenn die **Testosteron-Ester** aus dem Depot in den Organismus gelangt sind, erfolgt ihre Spaltung, so dass Testosteron frei wird. Die Wirkungsdauer beträgt bei Injektionen von Testosteronpropionat ca. eine halbe Woche und von Testosteronheptanoat(-enantat) ca. 2 Wochen.

Per os wirksame Präparate. Für die orale Wirksamkeit ist Voraussetzung, dass die Substanzen enteral resorbiert werden und die Leber weitgehend unverändert passieren können. Diese Bedingung wird im Falle der Androgene durch die Einführung einer Methyl-Gruppe in das Testosteron-Molekül erfüllt, so z.B. in 17-Position: **Methyltestosteron.** Der Methyl-Substituent verhindert das Entstehen der 17-Ketosteroid-Metaboliten. Das oral ebenfalls wirksame **Mesterolon** stellt das in C1-Position methylierte Dihydrotestosteron dar. Eine zweite Möglichkeit, eine hohe präsystemische Elimination zu vermeiden, ist die Veresterung der 17-OH-Gruppe mit einer langen Fettsäure, wie z.B. beim **Testosteronundecanoat.** Dadurch gewinnt das gesamte Molekül so ausgeprägte lipophile Eigenschaften, dass es von der Darmschleimhaut in die Lymphbahnen abgegeben wird. Damit gelangt es über den Ductus thoracicus unter Umgehung der Leber in den systemischen Kreislauf, was es für die perorale Zufuhr geeignet macht. Der Ester wird wiederum gespalten und somit Testosteron freigesetzt. Diese Zubereitung hat eine Wirkungsdauer, die eine ein- bis zweimalige Zufuhr pro Tag notwendig macht.

Testosteron-**ester**

R = —CH₂—CH₃

Testosteron-propionat

R = —CH₂—CH₂—(CH₂)₃—CH₃

Testosteron-heptanoat
Testosteron-enantat

R = —CH₂—CH₂—(CH₂)₇—CH₃

Testosteron-undecanoat

17α-Methyltestosteron

Mesterolon
1α-Methyl-Dihydrotestosteron

– die virilisierende Wirkung weitgehend zu vermindern, um selektiv den anabolen Effekt ausnutzen zu können (s. Anabolika, S. 382).

▶ **Anwendung.** Bei jedem Mangel an Androgen ist die Substitutionstherapie erfolgreich. Bei **primärem Hypogonadismus** ist regelmäßig ein Testosteronester mit langer Wirkungsdauer intramuskulär zu injizieren (z. B. Testosteronenantat 0,25 g im Abstand von einigen Wochen). Jetzt steht Testosteron auch für die transdermale Zufuhr zur Verfügung. In vielen Fällen ist eine Therapie mit einem oral wirksamen Androgen möglich. Bei **sekundärem Hypogonadismus** und auch bei **Oligospermie** sind Behandlungspausen einzulegen, um eine eventuelle Aktivierung des Hypothalamus-Hypophysen-Systems abzuwarten. Wenn Impotenz nicht auf einem Mangel an Hormon, sondern auf einer psychischen Störung beruht, ist die Zufuhr von Androgenen unwirksam. Die nach einer **Kastration** auftretenden Ausfallserscheinungen werden bei ausreichender Testosteron-Substitution völlig beseitigt.

▶ **Nebenwirkungen.** Als Nebenwirkungen imponieren häufig die Symptome, die soeben als echte Hormonwirkungen geschildert wurden, wie z. B. Virilisierung der Frau, Persönlichkeitsänderungen bei Kindern, Funktionsstörungen des Hypophysenvorderlappens, die zu einer Hemmung der Funktion und zur Atrophie der männlichen und weiblichen Keimdrüsen führen können. Ein bestehendes Prostatakarzinom kann durch Androgen-Zufuhr im Wachstum angeregt werden. Mit der Retention von Natrium und dem Auftreten von Ödemen ist zu rechnen. Nach oraler Zufuhr von Androgenen, die an dem Kohlenstoff-Atom 17 alkyliert sind, kann es gelegentlich bei hoher Dosierung zu cholestatischem Ikterus kommen. Dies gilt zum Beispiel für Methyltestosteron und vor allem für die anabolen Substanzen. Es wurden auch Fälle berichtet, in denen es nach langjähriger Einnahme von C17-alkylierten Androgenen zu einem Leberzellkarzinom kam.

Inhibitorische Wirkprinzipien

5α-Reduktase-Hemmstoffe

Der Wirkstoff **Finasterid** ▶ hemmt das Enzym „5α-Reduktase", welches in bestimmten Geweben Testosteron in Dihydrotestosteron umwandelt (s. Abb. 14.13). Dementsprechend fällt in Dihydrotestosteron-abhängigen Geweben der androgene Stimulus fort. Dies betrifft auch die Prostata.

Finasterid
orange: Unterschied zu Testosteron

▶ In klinischen Studien konnte gezeigt werden, dass bei Patienten mit **benigner Prostatahyperplasie** nach einer monatelangen Zufuhr von Finasterid 5 mg/d das Drüsenvolumen abnimmt. Bei Patienten mit mäßiger Prostatavergrößerung und vorwiegend irritativer Symptomatik ist der damit verbundene klinische Nutzen jedoch gering, und α_1-Adrenorezeptor-Antagonisten wie Terazosin oder Tamsulosin (S. 85) beeinflussen die Krankheitssymptomatik besser. Auch eine Kombination von Finasterid mit Terazosin erbrachte bei dieser Patientengruppe keinen besseren Erfolg als Terazosin allein. Bei Patienten mit deutlich vergrößerter Prostata hingegen führt Finasterid eine klinische Besserung herbei. Die Wirkung von Testosteron auf Muskulatur und Knochen bleibt unbeeinflusst. Die negative Rückkopplung funktioniert weiterhin und die LH-Inkretion sowie die Testosteron-Blutspiegel steigen nicht wesentlich an. Auch Libido und Potenz scheinen wenig von Dihydrotestosteron abzuhängen, denn unter Finasterid-Therapie treten Libidostörungen nur wenig häufiger auf als unter Plazebo-Gabe.

So ist Finasterid insgesamt gut verträglich, aber sein klinischer Nutzen bei benigner Prostatahyperplasie ist nicht so groß wie erhofft. Jetzt gibt es Finasterid auch als Haarwuchsmittel. Unter der Einnahme von 1 mg/d Finasterid erhöht sich bei 20–40jährigen Männern mit beginnender androgenetischer Alopezie die Haardichte. Diese Anwendung ist kritisch zu beurteilen, da es sich um eine systemische Beeinflussung des Hormonhaushaltes zu kosmetischen Zwecken handelt.

„Antiandrogene"

Cyproteronacetat ist ein ▶ Steroid mit gewissen gestagenen, aber vor allem antiandrogenen Eigenschaften. Die Substanz bindet sich als Antagonist an das intrazelluläre Rezeptorprotein in den Androgen-abhängigen Geweben: Veränderung der Behaarung, Hemmung der Talgdrüsen-Sekretion sowie Hemmung der Spermatogenese. Cyproteron blockiert ferner im Hypothalamus Rezeptoren, deren Stimulierung Libido und sexuelle Reaktion auslösen. Die gestagene Wirkkomponente von Cyproteron ist für die Hemmung der Gonadotropin-Ausschüttung verantwortlich (Abb. 14.**14**).

▶ Bei Menschen mit **sexuellen Deviationen** und Perversionen, besonders auch bei Triebverbrechern, wurden durch die Gabe von Cyproteron Erfolge erzielt. Bei fortgeschrittenem **Prostatakarzinom** kann Cyproteronacetat angewandt werden, um den wachstumsfördernden Effekt von Testosteron zu unterbinden. Am Beginn einer Therapie mit einem Gonadoliberin-Superagonisten (S. 353) kommt es vorübergehend zu einer Stimulation der Ausschüttung von LH und demzufolge von Testosteron, was mit einer Verstärkung von Beschwerden einhergeht, wie beispielsweise Knochenschmerzen bei Knochenmetastasen. In dieser Anfangsphase der Therapie ist die Kombination mit einem Androgenrezeptor-Antagonisten sinnvoll, um den Testosteron-Effekt abzublocken.

▶ Cyproteronacetat ist potentiell hepatotoxisch und soll, wenn möglich, bei Anzeichen einer Leberfunktionsstörung abgesetzt werden. Eine Interferenz mit der DNS von Hepatozyten und die Gefahr eines Leberzellkarzi-

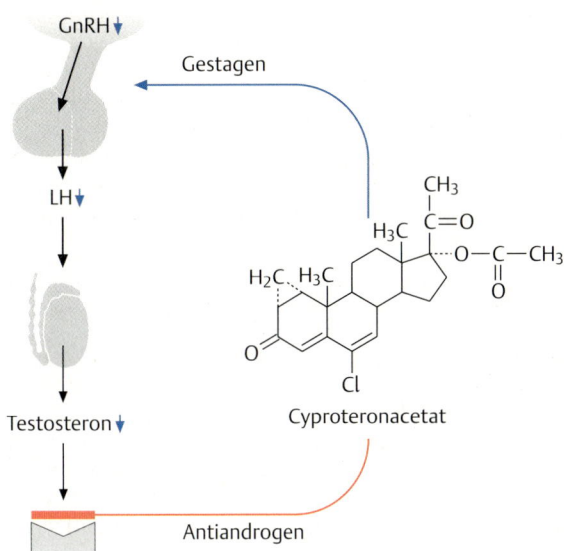

Abb. 14.**14** **Duale Wirkung von Cyproteronacetat.**

noms wird diskutiert. Jedenfalls sollte Cyproteronacetat nicht mehr zur Behandlung einer Pubertas praecox angewandt werden.

Flutamid ist ein ▶ Antiandrogen ohne Steroidstruktur. Für die antagonistische Wirkung an Testosteron-Rezeptoren ist im Wesentlichen sein Hauptmetabolit, das 2-Hydroxyflutamid, verantwortlich.

▶ Flutamid wird bei Patienten mit **Prostatakarzinom** angewandt. Da es die negative Rückkopplung durch Testosteron auf die hypophysäre LH-Freisetzung hemmt, steigen LH- und Testosteron-Inkretion unter Flutamid-Zufuhr an. Dies ist jedoch therapeutisch unbedeutend. Die Enthemmung der Rückkopplung spielt keine Rolle, wenn Flutamid bei Patienten mit Orchidektomie gegeben wird oder bei Patienten mit „medikamentöser Kastration", die durch Gonadoliberin-Superagonisten induziert wurde. Außerdem ist die Dosis ausreichend, um die am Anfang einer Superagonist-Zufuhr auftretenden Wirkungen einer hohen Testosteron-Konzentration zu blockieren.

Bicalutamid ist mit Flutamid strukturell verwandt. Während Flutamid 3-mal täglich appliziert wird, braucht Bicalutamid wegen seiner langen Verweildauer im Organismus nur einmal pro Tag eingenommen werden.

Nicht-steroidale Androgenrezeptor-Antagonisten

Flutamid

Bicalutamid

Notwendige Wirkstoffe

Androgene und Antiandrogene

Wirkstoff	Handelsname	Alternative	Bemerkungen
Testosteron-propionat	–	*Testosteronpropionat* Amp. 10, 25 u. 50 mg	
Testosteron-enantat		*Testosteron-Depot* Amp. 250 mg (2 Firmen)	
Testosteron-undecanoat	*Andriol®* Kaps. 40 mg	–	
Testosteron-propionat + enantat	*Testoviron-Depot* Amp. 50, 100 u. 250 mg	–	
Testosteron	*Androderm®*, *Testoderm®*, transdermales Pflaster	–	
Mesterolon	*Proviron®* Tab. 25 mg *Vistimon®* Tab. 25 mg	–	
Finasterid	*Proscar®* Tab., *Propecia®* Tab.	–	
Cyproteronacetat	*Androcur®* Tab., Amp.	–	
Flutamid	*Fugerel®* Tab.	*Flutamid, Apimid®, Fluta®, Fultamex®, Prostagenat®, Testac®, Testotard®* Tab.	
Bicalutamid	*Casodex®*	–	

Eigene Eintragungen

. . .

. . .

14.4.4 Anabolika

Um das Verhältnis zwischen virilisiernder und anaboler Wirkung zugunsten des Stoffwechseleffektes zu verschieben, wurde im Molekül die für Testosteron typische Konfiguration des Ringes A (Δ^4, 3-on, 10-methyl) verändert, so bei Clostebol, Metenolon und Nandrolon. Nach größeren Dosen ist die virilisierende Wirkung allerdings auch hier nicht zu vermeiden.

▶ **Anwendung.** Zur Förderung des Eiweiß-Aufbaus bei oder nach schweren Erkrankungen sind diese Stoffe nur indiziert, wenn die Diät allein nicht zum Erfolg führt. Es ist stets daran zu denken, dass der anabole Effekt nur so lange währt, wie die Substanzen gegeben werden. Einzelne Indikationen sind Anorexia nervosa, iatrogener Hyperkortizismus, kachektische Zustände bei chronischen Infektionskrankheiten und Tumoren, Osteoporose, Röntgenkater, schlecht heilende Knochenbrüche.

▶ **Nebenwirkungen.** Bei Frauen kann die Stimme tiefer werden und einen männlichen Charakter annehmen. Dieser Veränderung liegt ein Wachstum des Kehlkopfes szugrunde, so dass sie auch nach Absetzen des Anabolikums bestehen bleibt. Nach oraler Applikation von C17-alkylierten Verbindungen können selten cholestatische Hepatosen und Änderungen der Leberfunktion beobachtet werden. Es besteht der Verdacht, dass in einzelnen Fällen ein hepatozelluläres Karzinom entstehen kann. Bei Kindern sind während langdauernder Zufuhr von Anabolika Verzögerungen des Knochenwachstums und vorzeitiger Verschluss der Epiphysen vorgekommen. Die Anabolika sind bei Prostatakarzinom und wegen der möglichen Virilisierung der Frucht während der Gravidität kontraindiziert. Anabolika können infolge einer Hemmung der Gonadotropin-Inkretion eine Reduktion der Spermatogenese herbeiführen.

Danazol. ▶ Diese Substanz zeichnet sich durch ein komplexes Wirkbild aus. Neben einer gewissen anabolen und androgenen Wirkung und einem gestagenen Effekt soll sie besonders die Gonadotropin-Freisetzung aus der Hypophyse hemmen.
▶ Daraus wird als Indikation die Gabe bei Erkrankungen abgeleitet, bei denen die Senkung der Gonadotropin-Inkretion wünschenswert wäre, wie z.B. Endometriose, Menorrhagie, Zystenbildung in der Brust. Es sei erwähnt, dass Danazol mit Erfolg bei hereditärem angioneurotischen Ödem angewandt wird. Diese Erkrankung beruht auf einem Mangel an C_1-Esterase-Inhibitor, der zum Komplement-System gehört. Unter Danazol-Zufuhr steigt dessen Konzentration erheblich an.
▶ Die Nebenwirkungen ergeben sich aus den anabolen, androgenen und gestagenen Wirkungen.

Box 14.10

Nicht-medizinische, illegale Verwendung von Anabolika

Ohne ärztliche Indikation werden Anabolika von männlichen und weiblichen Kraftsportlern zur Vermehrung der Muskelmasse benutzt. Die Anabolika unterliegen der Doping-Vorschrift. Ob die Muskelleistung tatsächlich durch die Zufuhr eines Anabolikums zunimmt, erscheint nach vergleichenden Untersuchungen zweifelhaft.
Anabolika werden mitunter zur Förderung des Fleischansatzes bei der Viehmast verwendet.

— Notwendige Wirkstoffe

Anabolika

Wirkstoff	Handelsname	Alternative	Bemerkungen
Clostebol-acetat	*Megagrisevit*® Tab., Amp.	–	
Nandrolon-decanoat	*Deca-Durabolin*® Amp.	–	
Metenolon-enantat	*Primobolan*® Depot Amp.	–	
Danazol		*Danazol* Kaps.	
Eigene Eintragungen			
. . .			
. . .			

14.4.5 Estrogene

Überblick

Estrogene
▶ Substitution bei einem entsprechenden Mangel
▶ Suppression der FSH-Inkretion zum Zwecke der Inaktivierung des Ovars (medikamentöse Kontrazeption)

Estradiol
▶ Bei *peroraler Zufuhr* wird Estradiol präsystemisch zum größten Teil eliminiert. Um dennoch ausreichende Wirkungen zu erzielen, wird peroral mehr als das 10fache der Menge zugeführt, die normalerweise im Körper gebildet wird.
Bei *transdermaler Zufuhr* lässt sich der „first-pass-Effekt" vermeiden, hier entspricht die Substitutionsdosis der während der fertilen Phase produzierten Hormonmenge (25–100 µg/Tag). Im Klimakterium geht die Estrogenproduktion auf 5–10 µg/Tag zurück.
Zur *intramuskulären Zufuhr* mit Depotwirkung dienen an C3 oder C17 veresterte Derivate.

Konjugierte Estrogene
▶ Es handelt sich um sulfatierte Estrogene, die z. T. aus dem Harn trächtiger Stuten gewonnen werden. Sie müssen in hoher Dosis peroral gegeben werden.

17α-Ethinylestradiol und dessen Vorstufe Mestranol (3-Methylether)
▶ beide Substanzen weisen eine erheblich bessere Bioverfügbarkeit nach peroraler Zufuhr auf
▶ Estrogenkomponente in oralen Kontrazeptiva

Antiestrogene
▶ sind Antagonisten am Estrogen-Rezeptor

Clomifen
▶ hemmt wahrscheinlich die negative Rückkopplung von Estradiol auf die Gonadotropin-Ausschüttung
▶ zur Anregung der Ovulation

Tamoxifen
▶ zur Therapie hormonabhängiger Mammakarzinome

Raloxifen
▶ Antiestrogen mit estrogener Partialwirkung
▶ zur Osteoporose-Prophylaxe in der Postmenopause

Aromatase-Hemmstoffe
▶ hemmen die Entstehung von Estrogenen
▶ zur Therapie hormonabhängiger Mammakarzinome

Von den Ovarien werden unter der Einwirkung von Gonadotropinen des Hypophysenvorderlappens zwei in verschiedener Weise wirksame Substanzen produziert: **Estradiol** und **Progesteron**. Estradiol wird von Tertiärfollikeln gebildet, die unter dem Einfluss des follikelstimulierenden Hormons (FSH) heranreifen. Progesteron wird vom Corpus luteum unter dem Einfluss des luteinisierenden Hormons (LH) abgegeben. Estradiol und pharmakologisch ähnlich wirkende Substanzen werden **Estrogene**, Progesteron und entsprechend wirkende Stoffe **Gestagene** (oder Progestagene) genannt.

Estrogene

▶ **Wirkungsweise.** Estradiol bewirkt die für das weibliche Geschlecht charakteristische körperliche Entwicklung und das psychische Verhalten. Das Steroid hat eine direkte zentrale Wirkung; entsprechende Befunde sind auch mit Androgenen erhoben worden.
Estradiol regt das Wachstum der Uterusmuskulatur an. Bei der geschlechtsreifen Frau induziert es die Proliferationsphase des Zyklus. Gleichzeitig laufen charakteristische Veränderungen im Zervixschleim und im Vaginalepithel ab. Die Entwicklung der Milchgänge der Mamma wird gefördert. Wird nach einer etwa 2 Wochen langen Estradiol-Behandlung bei einer amenorrhoischen, nichtschwangeren Frau die Zufuhr des Estrogens plötzlich unterbrochen, so kommt es zu einer Entzugsblutung mit Abstoßung der proliferierten Schleimhaut. Fortgesetzte Zufuhr höherer Dosen von Estrogenen führt zu einer glandulär-zystischen Hyperplasie des Endometriums.
Estrogene können – im Sinne einer negativen Rückkopplung – die Sekretion der Gonadotropine des Vorderlappens hemmen. Infolgedessen wird die Follikelreifung

unterdrückt und die Ovulation unmöglich gemacht. Dies ist die Grundlage der Wirkung oraler Kontrazeptiva. Der Vorgang ist reversibel.

▶ **Pharmakokinetik.** Estradiol wird im Körper, vorwiegend in der Leber, schnell inaktiviert. Die **Metabolite** sind vor allem Estron und Estriol (Abb. 14.15). Durch

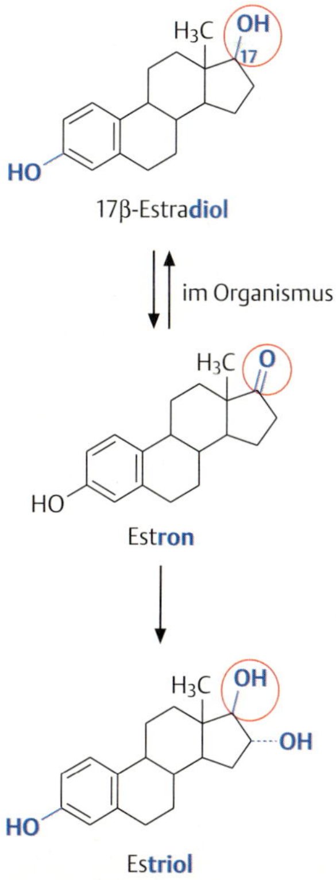

Abb. 14.**15** **Metabolischer Abbau von Estradiol.**

Box 14.11

Langwirksame und oral wirksame Estrogen-Derivate

Depot-Präparate. Verschiedene **Estradiol-Ester** (s. Formeln) zeigen nach *intramuskulärer Injektion* in öliger Lösung eine Wirkungsdauer von einigen Tagen, wie z. B. Estradiolbenzoat. Eine Wirkungsdauer von 3 Wochen hat Estradiol-n-valerat. Qualitativ wirken alle diese Substanzen gleich. Wie schon beim Testosteron ausgeführt wurde, werden die Ester im Organismus gespalten und Estradiol wird frei.

Ein zusätzlicher Weg, lang wirksame Präparationen herzustellen, besteht darin, Estradiol-Moleküle über Phosphorsäure-ester-Brücken in 3- und 17-Position miteinander zu verknüpfen; dadurch entsteht ein **Estradiol-Polymer** (Polyestradiolphosphat), das in wässriger Lösung injiziert werden kann. Unter dem Einfluss von Phosphatasen werden die Wirkstoffmoleküle freigesetzt, die Wirkungsdauer einer intramuskulären Injektion beträgt ca. 1 Monat. Dieses Estradiol-Polymer wird nur bei der Therapie eines Prostatakarzinoms verwendet.

Ein anderer Weg besteht in der **transdermalen Zufuhr** mittels eines „Pflasters", denn Estradiol ist apolar und wird nur in geringer Menge benötigt. Die Tagesdosis von 25 – 100 µg entspricht etwa der Estrogenmenge, die während der fertilen Phase zur Mitte des Zyklus produziert wird.

Estradiolbenzoat   Estradiolvalerat

Per os wirksame Präparate. Zur oralen Therapie mit Estrogenen kann die Einführung eines zusätzlichen Substituenten in 17α-Stellung die metabolische Stabilität so weit erhöhen, dass ausreichend Wirkstoff die Leber passiert. So ist **Ethinylestradiol** sehr resistent gegen Inaktivierung in Magen-Darm-Kanal und Leber und daher per os und in sehr kleinen Dosen gut wirksam. Dasselbe gilt für **Mestranol**, bei dem im Organismus die Methyl-Gruppe am Sauerstoff in C3-Position abgespalten wird, so dass wieder als Wirkstoff Ethinylestradiol entsteht.

Für die Sicherheit der Resorption und die gute systemische Wirkung dieser beiden Estrogene, Ethinylestradiol und Mestranol, spricht die Tatsache, dass in den *oralen Kontrazeptiva* lediglich diese zwei Estrogene Verwendung finden.

Ethinylestradiol

Mestranol, eine Vorstufe

Per os angewandte Präparate mit schlechter Bioverfügbarkeit. Zur *peroralen Substitutionstherapie*, besonders in der Menopause, werden **Estradiol, Estradiol-Ester** sowie **Estron** angewandt. Wegen der ausgeprägten präsystemischen Elimination müssen aber sehr hohe Dosen verabreicht werden, um eine ausreichende Wirkung zu erzielen (s. Tabelle).

Peroral werden auch die so genannten **konjugierten Estrogene** verwendet, und zwar zur Hormonsubstitution in der Menopause. Zur Ovulationshemmung ist ihre Wirkung zu unsicher, was Ausdruck einer relativ geringen Hemmwirkung auf die Gonadotropin-Freisetzung sein kann. Die konjugierten Estrogene sind z. T. Ausscheidungsprodukte und stammen aus dem Harn trächtiger Stuten. Es handelt sich um Schwefelsäure-Konjugate von Estron und equinen* Estrogenen wie Equilin und Equilenin. Nach peroraler Gabe werden die Konjugate im Darm offenbar z. T. zunächst dekonjugiert, dann resorbiert und anschließend sogleich in der Leber wieder mit Schwefelsäure verestert. Dieses Organ ist damit einer hohen Wirkkonzentration ausgesetzt. In konjugierter Form haben diese polaren Substanzen keine nennenswerte „Rezeptoraffinität". Allerdings können konjugierte Estrogene dennoch in hoher Dosis wirksam sein – sei es, dass ein gewisser Bruchteil die Leber in unkonjugierter Form passiert, oder dass im Organismus durch gewebsständige Sulfatasen die Wirkform freigelegt wird.

Die Beurteilung der Wirksamkeit oral gegebener Estrogen-Derivate mit schlechter Bioverfügbarkeit im Einzelfall ist nicht einfach, weil klimakterische Beschwerden schlecht zu objektivieren sind (Hitzewallungen sind nicht dem Blutspiegel von Estrogenen korreliert) und auch psychotherapeutisch beeinflusst werden können (Plazebo-Gabe). Die Bremsung des postmenopausalen Knochenabbaus ist ebenfalls schwierig zu objektivieren, da die Messung der Knochendichte eine beträchtliche Streuung aufweist und erst im Laufe einer jahrelangen Therapie nachweisbare Veränderungen ergibt. Eine Reduzierung der Häufigkeit von Knochenbrüchen kann erst im hohen Alter offenbar werden, erfordert also eine Beobachtungszeit von Jahrzehnten. In einer großangelegten Placebo-kontrollierten Studie wurde in den USA geprüft, welche Effekte die Hormongabe in der Postmenopause auf verschiedene Zielgrößen hat. Als Hormone werden konjugierte Estrogene und das Gestagen Medroxyprogesteronacetat eingesetzt. Die Studie wurde wegen des häufigeren Auftretens von Mammakarzinomen unter Hormongabe vorzeitig beendet. Zusätzlich erhöht sich das Risiko für koronare Herzereignisse, Schlaganfälle und Thromboembolien. An günstigen Effekten wurden eine verminderte Knochenbruch-Gefahr und ein reduziertes Risiko für kolorektale Carcinome beobachtet. Offen ist, inwieweit die Befunde auf andere Estrogene und Gestagene übertragbar sind.

Wirksamkeitsvergleich von Estrogenen zur Substitutionsbehandlung

Wirkstoff	Dosierung	Vielfaches der Dosis von Ethinylestradiol
Ethinylestradiol per os	0,01 – 0,02 mg/d	–
Estradiol transdermal	0,025 – 0,1 mg/d	2,5 – 5
Estradiol mikronisiert per os	1 – 2 mg/d	100
Estradiol-valerat per os	1 – 2 mg/d	100
Estriol per os	2 – 8 mg/d	200 – 400
Konjugierte equine* Estrogene	0,6 – 1,25 mg/d	60

* Equus (lat) = das Pferd

Kopplung mit Schwefelsäure oder Glucuronsäure werden die Substanzen besser wasserlöslich und in Form dieser Konjugate renal eliminiert. Bei Frauen mit einer Leberschädigung werden unter Umständen größere Mengen von Estradiol im Harn gefunden als bei Gesunden. Der Abbau von Estradiol erfolgt schneller, wenn in der Leber durch Medikamente oder Biocide eine Enzyminduktion erfolgt ist.

Durch die Herstellung von Estradiol-Derivaten (s. Box 14.**11**) ist es gelungen,

- die Wirkungsdauer der injizierten Substanz zu verlängern und
- oral wirksame Substanzen zu gewinnen.

▶ **Anwendung.** In der fertilen Lebensphase werden Estrogene hauptsächlich in Form **oraler Kontrazeptiva** angewandt. Bei allen Formen von **ovarieller Insuffizienz** werden Estrogene zur Substitution zugeführt. Sie müssen zyklusgerecht, d. h. etwa vom 8.–19. Tag des Zyklus gegeben werden, um Zyklusstörungen zu vermeiden. Beschwerden von Frauen in der Postmenopause werden oft erfolgreich behandelt. Zu unterscheiden ist zwischen der Behandlung klimakterischer Beschwerden mit einer Therapiedauer von bis zu 3–5 Jahren und der Anwendung von Hormonen zur Krankheitsprophylaxe. So kann der Entwicklung einer Osteoporose in der Postmenopause durch Gabe von Estrogenen vorgebeugt werden, allerdings nur so lange, wie die Therapie durchgeführt wird. Diese Estrogen-Therapie muss kombiniert werden mit einer (möglichst zyklusgerechten) Gestagenzufuhr, um einer Endometrium-Hyperplasie und einer eventuellen Entartung vorzubeugen. Es sollte bedacht werden, dass durch eine derartige Hormonbehandlung das für das Gestationsalter typische, zyklische Geschehen künstlich (auf beliebig lange Zeit) aufrechterhalten wird. Die langjährige Hormongabe zu prophylaktischen Zwecken weist nach neuen Studienergebnissen ein ungünstiges Nutzen/Risiko-Verhältnis auf.

▶ **Nebenwirkungen.** Estrogene können zu Retention von Natrium und eventuell **Ödembildung** führen. Diese Erscheinungen lassen sich durch Kochsalz-arme Kost bzw. Saluretika ausgleichen.

Die längere Zufuhr von Estrogenen ist mit einem erhöhten Risiko für ein **Endometrium-Karzinom** assoziiert. Wird ein Gestagen in die Therapie einbezogen, lässt sich dieses Risiko vermeiden. Daher ist die alleinige Gabe von Estrogenen nur bei hysterektomierten Patientinnen zulässig. Inzwischen steht auch für die transdermale Therapie eine Estrogen/Gestagen-Kombination zur Verfügung, mit 50 µg/d Estradiol für die ersten zwei Wochen und 50 µg/d Estradiol plus 250 µg/d Norethisteronacetat (im brillenförmigen Pflaster) für die beiden folgenden Wochen.

Eine Estrogengabe zur Ovulationshemmung oder zur Hormonsubstitution in der Postmenopause ist mit einer Zunahme des **Thromboembolie**-Risikos verbunden.

Die Estrogengabe zur Kontrazeption erhöht das **Myokardinfarkt**-Risiko bei Frauen, die einen Bluthochdruck haben oder/und Zigaretten rauchen. Eine kombinierte Estrogen/Gestagen-Anwendung in der Postmenopause steigert offenbar auch das Risiko für ischämische Herzerkrankungen und für Schlaganfälle.

Das Risiko für das Auftreten eines **Mammakarzinoms** scheint bei chronischer Estrogengabe zu steigen, und

zwar unabhängig von einer familiären „Vorbelastung" und auch bei gleichzeitiger Gestagenzufuhr. Hauptsächlich wegen der erhöhten Häufigkeit von Mammakarzinomen wurde im Jahr 2002 eine Placebo-kontrollierte Studie zum Nutzen der Hormongabe in der Postmenopause vorzeitig beendet. Über 16000 Patientinnen im Alter von 50–79 Jahren nahmen an der Studie teil, die mittlere Anwendungsdauer betrug etwa 5 Jahre. Bei der Substitutionstherapie nach der Menopause entwickelt sich bei manchen Frauen eine Minderung der Tränensekretion mit entsprechender Schädigung des Corneaepithels (das Syndrom des „trockenen Auges").

Inhibitorische Wirkprinzipien

„Antiestrogene"

Clomifen ist chemisch den früher angewandten estrogenen Stilben-Derivaten verwandt, ▶ zeigt jedoch im Tierversuch eine antiestrogene Wirkung. Dieser „periphere" Effekt wird aber beim Menschen überlagert von einer Anregung des Zwischenhirn-Hypophysenvorderlappen-Systems, die sich durch eine vermehrte Gonadotropin-Ausschüttung bemerkbar macht. Es handelt sich wahrscheinlich um eine Aufhebung der vorher vorhandenen Bremswirkung des natürlichen Estrogens, auch dieser Effekt wäre demnach durch die antiestrogene Eigenschaft des Clomifen zu erklären.

▶ Die Substanz wird mit Erfolg zur Anregung der Ovulation bei **Sterilität** verwendet.

Tamoxifen ist eine chemisch nahe verwandte Substanz mit ähnlichen Wirkungen.

▶ Tamoxifen wird bei metastasierendem **Mammakarzinom** im Rahmen der palliativen (antiestrogenen und zytostatischen) Therapie angewandt. Bei operablem Mammakarzinom wird es zur adjuvanten antiestrogenen Therapie eingesetzt, empfohlen wird eine Anwendungsdauer von 5 Jahren. Bei Patientinnen mit einem erhöhten Risiko für ein Mammakarzinom konnte durch Gabe von Tamoxifen ein prophylaktischer Effekt erzielt werden. Offen ist jedoch, ob dieser Effekt mit einer Verlängerung der Lebenserwartung verbunden ist. In diesem Zusammenhang sind auch die möglichen Nebenwirkungen zu beachten.

grün: Stilben-Gerüst

► Es ist ausgeprägt amphiphil und reichert sich in den Zellen an (besonders in den Lysosomen). Es wird nach Beendigung der Zufuhr nur sehr langsam wieder aus den Zellen abgegeben. Während der Therapie können **Sehstörungen** auftreten, die für Tamoxifen auch tierexperimentell nachgewiesen sind. Am Endometrium hat Tamoxifen eine proliferationsfördernde Wirkung, so dass mit einem erhöhten Risiko für ein **Endometriumkarzinom** gerechnet werden muss. Dies ist Ausdruck einer *estrogenen Wirkkomponente*. Gleiches gilt für die erhöhte Thromboembolie-Gefahr unter Tamoxifen-Medikation. Klimakterische Beschwerden wie Hitzewallungen erklären sich aus der antagonistischen Wirkung an Estrogen-Rezeptoren.

Toremifen. Diese strukturell dem Tamoxifen nahe verwandte Substanz scheint wie die Muttersubstanz zu wirken.

Raloxifen ist ein Antiestrogen, bei dem die *estrogene Partialwirkung* zur ► Osteoporose-Prophylaxe genutzt werden kann. Es bleibt abzuwarten, welche klinische Bedeutung Raloxifen hier erlangt wird.
► Die Substanz hemmt den Knochenabbau in der Postmenopause. Diese Wirkung wird über Estrogenrezeptoren vermittelt. Die Bindung von Raloxifen bringt das Rezeptorprotein in eine andere Konformation als die Anlagerung von Estradiol. In vielen Geweben ist der Raloxifen-Rezeptor-Komplex unwirksam, so dass hier antiestrogene Effekte auftreten: Hitzewallungen und andere klimakterische Beschwerden, suppressive Wirkung auf ein Mammakarzinom und (im Unterschied zu Tamoxifen) keine Endometriumproliferation.
Bezüglich des Knochenstoffwechsels hingegen vermag der Raloxifen-Rezeptor-Komplex im Promotorbereich bestimmter Gene eine Wirkung hervorzurufen wie der Estradiol-Rezeptor-Komplex, wenngleich der Bindungsort nicht identisch zu sein scheint (nicht das „estrogen response element", sondern ein „raloxifen response element").

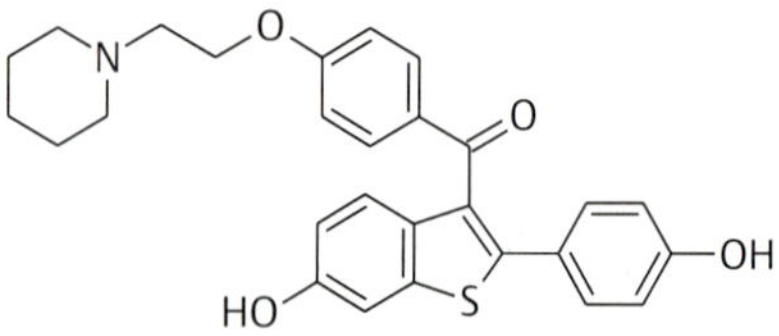

Raloxifen

► Eine erhöhte Thromboembolie-Gefahr, die ebenfalls Ausdruck einer estrogenen Wirkung ist, muss in die Nutzen-Risiko-Abwägung einbezogen werden.
Generell ist bemerkenswert, dass aus dem Spektrum estrogener Wirkungen durch geeignete Substanzen bestimmte Wirkungen ausgeschaltet werden können unter Erhalt anderer, therapeutisch gewünschter Effekte. Man spricht in diesem Zusammenhang von **S**elektiven **E**strogenrezeptor-**M**odulatoren (SERM).

Aromatase-Hemmstoffe

► **Wirkungsweise. Aminoglutethimid** ist der erste Vertreter dieser Arzneistoffgruppe und besitzt keine Spezifität der Wirkung. Die Substanz greift an drei Stellen in den Steroidstoffwechsel ein:

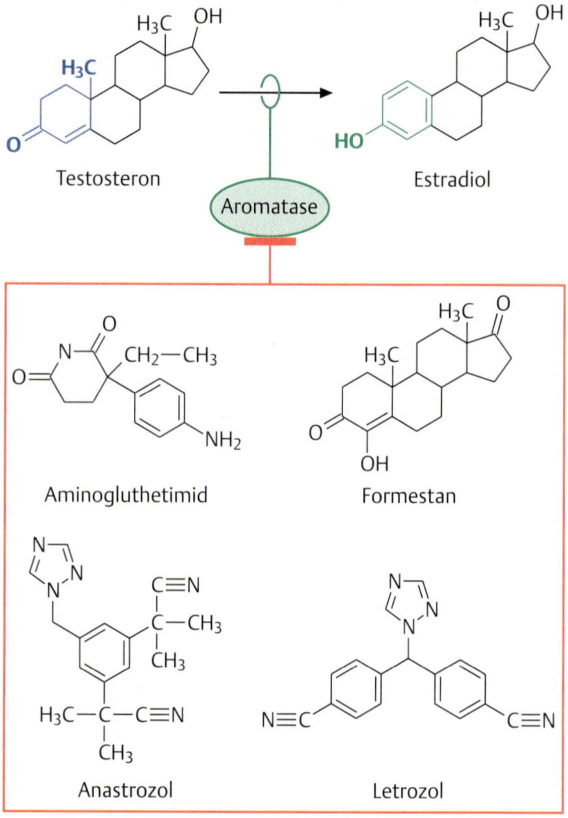

Abb. 14.**16** **Aromatase-Hemmstoffe.**

1. Hemmung der Hydroxylierung von C20 im Cholesterin und damit Verhinderung der Entstehung von Pregnenolon (Abb. 14.**11**), der Ausgangssubstanz für alle Steroidhormone (auch der Corticosteroide).
2. Hemmung der Überführung von Androgenen in Estrogene in der Peripherie (Fettgewebe, Leber, Skelettmuskulatur), d.h. Hemmung der Aromatisierung des Ringes A durch das Enzym Aromatase (Abb. 14.**11** und 14.**16**). Dieser Effekt kann bei metastasierenden, Estrogen-abhängigen Mammakarzinomen ausgenutzt werden, um die periphere Bildung von Estrogenen zu verhindern. Dies hat jedoch nur einen Sinn, wenn die ovarielle Estrogen-Synthese nicht mehr stattfindet (Ovarektomie, Menopause).
3. Enzyminduktion in der Leber, damit beschleunigter Abbau von Steroidhormonen.

Da also auch die Adrenocorticoide betroffen sind, müssen zusätzlich Glucocorticoide gegeben werden. Die Hemmung der Glucocorticoid-Synthese kann therapeutisch ausgenutzt werden, wenn ein Cushing-Syndrom auf andere Art und Weise nicht beherrschbar ist.
Inzwischen sind Wirkstoffe entwickelt worden, bei denen die Aromatase-Hemmung dominiert. **Formestan** besitzt Steroidstruktur, hemmt vermittels eines reaktiven Intermediärproduktes die Aromatase irreversibel und wird in Form einer Depotinjektion alle 2 Wochen intramuskulär verabreicht. Das Steroid **Exemestan** ist dem Formestan strukturell nah verwandt, es steht in peroraler Darreichungsform zur Verfügung. **Anastrozol** und **Le-**

trozol sind keine Steroide mehr; sie hemmen das Enzym kompetitiv und können peroral appliziert werden.

▶ **Anwendung.** Aromatase-Hemmstoffe werden angewandt zur Behandlung eines **fortgeschrittenen Mamma-karzinoms** (in der Postmenopause oder nach Ovarektomie) zumeist dann, wenn eine antiestrogene Therapie mit Tamoxifen nicht mehr ausreicht.

— **Notwendige Wirkstoffe** ————————————————————

Estrogene, Antiestrogene und Aromatase-Hemmstoffe

Wirkstoff	Handelsname	Alternative	Bemerkungen
Estrogene			
Ethinylestradiol	*Progynon C®* Tab. 0,02 mg	*Ethinylestradiol* 0,025 mg *Turisteron®* Drag 1 mg	
Estradiol	*Estrifam®* Tab. 2 u. 4 mg	–	
Estradiol-Pflaster	*Estraderm®* 0,025, 0,5 u. 0,1 mg Freigabe/Tag	*Dermetril®, Evorel®, Menorest®, Tradella®* vergleichbare Freigabe	
Estradiol/Norethisteronacetat-Pflaster	*Estracomb TTS®*	–	
Estradiol-Vaginalring	*Estring®*	–	
Estradiol-valerat	*Progynova®* Drag. 1 u. 2 mg, Tropf. 4 mg/ml	*Gynokadin®* Tab. 2 mg	
Estriol	*Ovestin®* Tab. 1 mg	*Estriol* Tab. 2 mg, *Oekolp®, Synapause®*	
Antiestrogene			
Clomiphen	–	*Clomifen* Tab., *Clomhexal®* Tab.	
Tamoxifen	*Novaldex®* Tab.	*Tamoxifen* (8 Firmen), *Jenoxifen®, Nouritam®, Tamobeta®, Tamokadin®, Tamox®, Tamoxistad®* u. a.	
Raloxifen	*Evista®* Tab.	–	
Toremifen	*Fareston®* Tab.	–	
Aromatase-Hemmstoffe			
Aminoglutethimid	*Orimeten®* Tab.		
Formestan	*Lentaron®* Amp.	–	
Anastrozol	*Arimidex®* Tab.	–	
Letrozol	*Femara®* Tab.	–	
Exemestan	*Aromasin®* Tab.	–	

Eigene Eintragungen

. . .

. . .

Konjugierte Estrogene

Presomen®	Herkunft aus dem Harn trächtiger Stuten
Climarest®	Herkunft nicht angegeben
Oestrofeminal®	Herkunft nicht angegeben

14.4.6 Gestagene

— **Überblick** ————————————————————

Gestagene
▶ Substitutionstherapie bei einem Progesteron-Mangel und im Rahmen der medikamentösen Kontrazeption zur Suppression der Gonadotropin-Inkretion.
▶ Ständige oder intermittierende Gabe bei der Estrogentherapie von klimakterischen Beschwerden und bei der Osteoporose-Verhinderung in der Postmenopause, um eine glandulär-zystische Hyperplasie oder gar ein Karzinom des Endometriums zu vermeiden.

▶ Progesteron wird präsystemisch eliminiert. Es gibt aber zahlreiche stabile, peroral wirksame Verbindungen (z. B. Derivate von 17α-Hydroxyprogesteronacetat oder von 17α-Ethinyltestosteron) sowie verschiedene 17-Hydroxyprogesteron-Ester als i. m.-Depotpräparate.

Antigestagen: Mifepriston
▶ Kann einen Schwangerschaftsabbruch herbeiführen.

Progesteron

Progesteron wird vom Corpus luteum gebildet, das nach der Ovulation entsteht. Dementsprechend ist die tägliche Bildung von Progesteron zyklusabhängig: wenige Milligramm pro Tag in der Proliferationsphase, 10–20 mg/d in der Sekretionsphase. In der Schwangerschaft steigt die tägliche Produktion auf mehrere Hundert Milligramm an.

Progesteron

▶ **Wirkungsweise.** Progesteron erzeugt am Endometrium die Sekretionsphase erst, nachdem die Proliferationsphase durch ein Estrogen vorbereitet wurde. Gleichzeitig wird die Basaltemperatur der Frau etwas erhöht. Nach plötzlichem Abfall des Progesteron-Spiegels im Blut am Ende des normalen Zyklus oder bei einer den Zyklus nachahmenden Behandlung mit Estrogen und Progesteron kommt es zur Abbruchblutung. Die Progesteron-Effekte am Endometrium sind für die Einbettung des befruchteten Eies notwendig. Nur in den ersten beiden Monaten der Gravidität stammt das für die Erhaltung der Schwangerschaft verantwortliche Progesteron aus dem Corpus luteum, später aus der Placenta. In der Milchdrüse fördert Progesteron die Ausbildung der Alveolen.

Progesteron reduziert in hohen Dosen ebenso wie Androgene und Estrogene die Gonadotropin-Inkretion. Damit hemmt es die Entwicklung bzw. Funktion der Gonaden. Von praktischer Bedeutung ist die Hemmung der Ovulation und des Zyklus. Progesteron verändert die Beschaffenheit des Zervikalschleims, dadurch wird die Passage der Spermien verhindert.

▶ **Pharmakokinetik.** Progesteron wird nach oraler Gabe zwar enteral resorbiert, aber sehr effektiv hepatisch eliminiert. Es ensteht Pregnan-3,20-diol, das als Glucuronid renal ausgeschieden wird. Depotpräparate und per os applizierbare Derivate s. Box 14.**12**.

▶ **Anwendung.** Hauptsächlich werden Gestagene in Kombination mit einem Estrogen als **orale Kontrazeptiva** verwendet. Auch in die Osteoporose-Prophylaxe werden sie einbezogen, um der Estrogen-bedingten Zunahme des Risikos für eine Endometrium-Hyperplasie und -Entartung entgegenzuwirken. Bei Zyklusanomalien und Blutungsstörungen kann versucht werden, durch eine „zyklusgerechte" Zufuhr von Gestagenen, eventuell kombiniert mit Estrogenen, stabile Zyklen zu induzieren. Umgekehrt kann die fortgesetzte Gabe eines Gestagen dazu dienen, die menstruelle Blutung bei Frauen, die sich einer Cumarin-Behandlung unterziehen müssen, zu unterdrücken. Prämenstruelle Beschwerden und Dysmenorrhöen sprechen möglicherweise auf Gestagene

an. Ebenfalls kann eine Gestagenbehandlung erfolgreich sein bei Mastopathien. Bei Endometriose lässt sich durch eine Dauerbehandlung (bis zu 1 Jahr) mit einem Gestagen die Proliferationsphase unterdrücken. Die Therapie eines drohenden Abortes mit einem Gestagen hat nur dann einen Sinn, wenn ein tatsächlicher Progesteron-Mangel besteht bei normalem Chorion-Gonadotropin-Spiegel und bei zeitgerechter Entwicklung von Uterus- und Fruchtgröße. In diesem Fall muss (Hydroxy-)Progesteron angewendet werden, weil die künstlichen Gestagene eine Virilisierung der Frucht auslösen können. Bei manchen Fällen von hormonabhängigen Neoplasmen des Uterus und der Mammae können hohe Dosen von Gestagenen einen mitigierenden Einfluss haben.

▶ **Nebenwirkungen.** Bei zyklusgerechter Anwendung und Verwendung normaler Dosen sind Nebenwirkungen selten. Bei längerer Zufuhr von Gestagenen zur Unterdrückung der Ovulation und Menstruation ist in etwa 25 % der Fälle mit Störungen des Wohlbefindens zu rechnen. Es treten Spannungsschmerzen in den Milchdrüsen, Kopfschmerzen, Nausea, Erbrechen und Durchfälle auf, die Libido ist vermindert, eine Natrium- und Wasser-Retention kann auftreten, die zur Gewichtszunahme führt. In weniger als 10 % der Fälle kommen bei den für die Unterdrückung der Ovulation üblichen Dosen und mit Estrogen kombinierten Präparaten Durchbruchblutungen vor. Nach großen Dosen kann sich bei disponier-

---

Box 14.13

Die Wirkung des Antigestagens RU-486

Mifepriston (RU-486) ist ein oral wirksamer Antagonist an Gestagen-Rezeptoren. Auch an Glucocorticoid-Rezeptoren hat es einen antagonistischen Effekt. Dieser wird jedoch – regelkreisgesteuert – durch einen Anstieg der ACTH- und Cortisol-Inkretion kompensiert. Hinsichtlich einer möglichen Anwendung steht die antigestagene, schwangerschaftsabbrechende Wirkung im Vordergrund des Interesses.

Mifepriston (RU-486)

In der zweiten Hälfte des Zyklus macht Progesteron die Uterusschleimhaut bereit für die Einnistung eines befruchteten Eies. Die angesiedelte Blastozyste produziert Choriongonadotropin, das die Progesteron-Produktion über das Ende des Zyklus hinaus aufrechterhält und die Ablösung von Uterusschleimhaut und Keimling verhindert. Zwei Tage nach der Konzeption zugeführt, verhindert ein Antigestagen die Nidation. In der Frühschwangerschaft (vielfach in Kombination mit einem niedrig dosierten Prostaglandin) gegeben, induziert es einen Abort. Dabei erweicht es auch die Zervix. Antigestagene bieten die Möglichkeit einer medikamentös induzierten Interruptio als risikoärmere Alternative zur Kürettage oder Vakuumaspiration in Lokalanästhesie oder Narkose.

Box 14.12

Langwirksame und oral wirksame Progesteron-Derivate

Depot-Präparate. Wenn eine Therapie mit Progesteron gewünscht wird, ist dies nur möglich durch Zufuhr von **Estern des 17α-Hydroxyprogesteron**, z.B. in Form des **Caproat**. Wie bei den Androgenen und Estrogenen ausgeführt, ist dieser Ester lipidlöslich und wird in Öl gelöst *intramuskulär* als Depot appliziert. Die handelsübliche Ampulle enthält 250 mg und soll aus dem Depot Wirkstoff für ca. eine Woche freisetzen. Ein dem Hydroxyprogesteron-caproat vergleichbares Präparat ist Gestonoron-caproat.

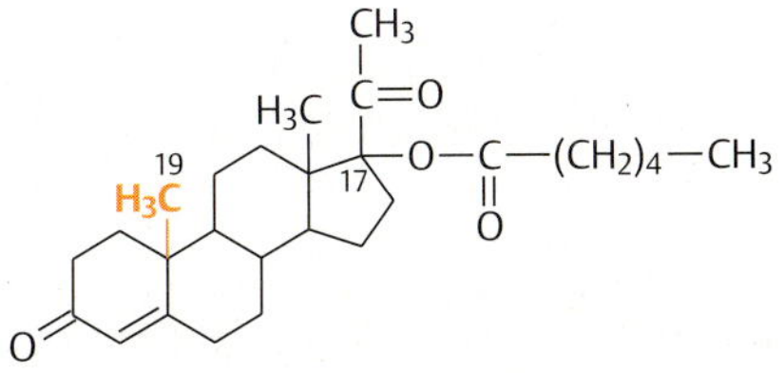

17α-Hydroxy-progesteron-caproat

Gestonoron-caproat (= 19-NOR-17α-Hydroxy-progesteron-caproat)

Per os wirksame Präparate. Für die *orale Zufuhr* eignen sich Derivate von **17α-Hydroxyprogesteron-acetat**, die am Ring B in Position 6 verändert sind: Medroxyprogesteron-acetat, Megestrol-acetat, Chlormadinon-acetat. Eine Modifikation im Ring B, aber keine Hydroxyacetat-Gruppe, weisen Dydrogesteron und Medrogeston auf. Drospirenon ist strukturell stärker abgewandelt. Es soll gewisse antiandrogene und antimineralocorticoide Eigenschaften besitzen (Spirogruppe wie bei Spironolacton, S. 213).

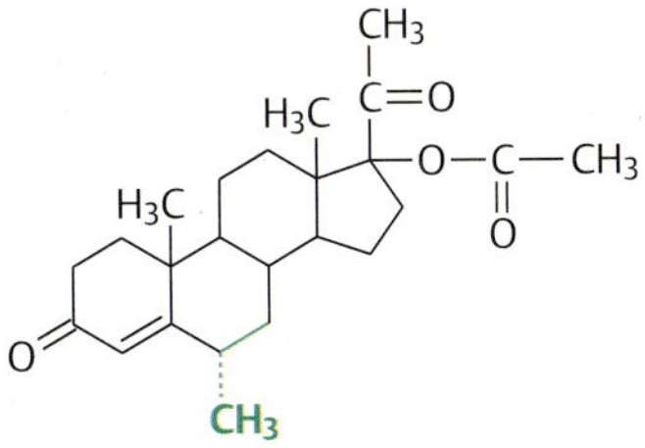

Medroxy-progesteron-acetat

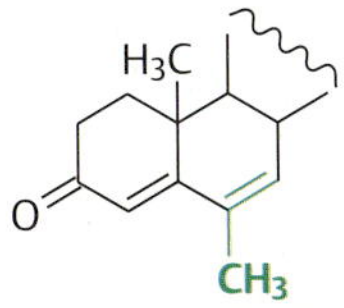

Megestrol-acetat

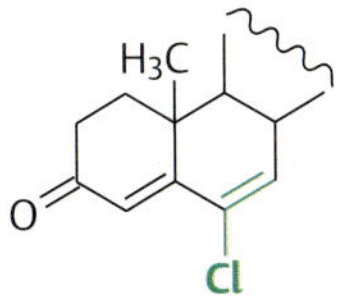

Chlormadinon-acetat

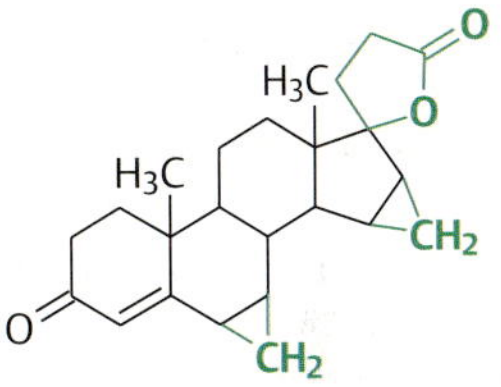

Drospirenon

Die Einführung eines Ethinyl-Restes in 17α-Position von Testosteron führt zu einer Verbindung (Ethinyl-testosteron = **Ethisteron**) mit überwiegend gestagener Wirkung, die außerdem metabolisch stabiler als Progesteron und daher oral wirksam ist. Der Ethinyl-Rest liefert nämlich die Kohlenstoffe 20 und 21, der Oxo-Sauerstoff an C20 vom Progesteron wird jetzt ersetzt durch eine Dreifachbindung: Dies ist ein weiteres Beispiel dafür, dass sich die Elektronenkonfiguration von Carbonyl-Sauerstoff-Atomen und Doppel- bzw. Dreifachbindungen ungefähr entsprechen und ähnliche biologische Effekte haben.

Nahe verwandt und analog aktiv ist das entsprechende Derivat des 19-Nortestosteron: **Norethisteron**. Weitere Verbindungen mit qualitativ etwa denselben Wirkungen sind hergestellt worden, Norethisteronacetat, Lynestrenol, Norgestrel, Levonorgestrel (das linksdrehende Enantiomer des Racemates Norgestrel), Gestoden, Desogestrel. Die beiden letztgenannten Gestagene stehen im Verdacht, bei Verwendung in Antikonzeptiva zu einem erhöhten Thromboembolie-Risiko beizutragen (s. dazu S. 392)

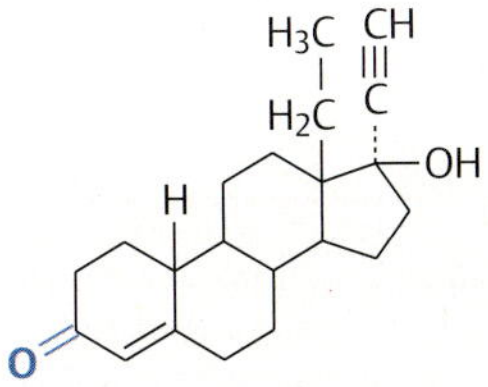

Norgestrel

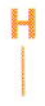

Norethisteron

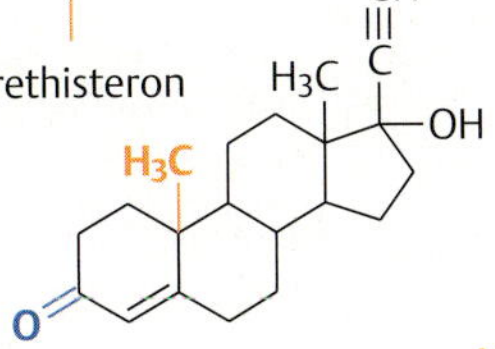

Ethisteron

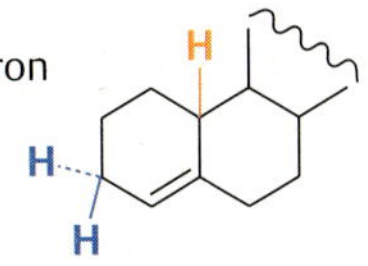

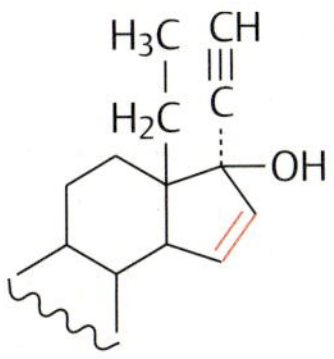

Gestoden

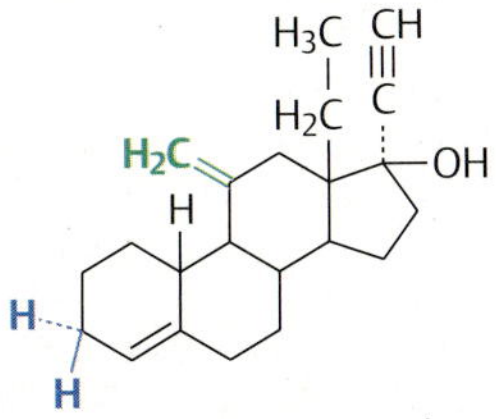

Desogestrel

Lynestrenol

ten Personen ein Asthma bronchiale, eine Epilepsie oder eine Migräne verschlimmern, mit einer reversiblen Beeinträchtigung der Leberfunktion ist zu rechnen. Bei der Verwendung oral wirksamer Gestagene in der Schwangerschaft zwischen der 8. und 13. Woche besteht die Gefahr der Maskulinisierung. Bei jungen Frauen mit instabilem Zyklus, ferner bei Neigung zu Thrombosen und bei kürzlich überstandenem Ikterus sind Gestagene kontraindiziert.

— Notwendige Wirkstoffe —

Gestagene

Wirkstoff	Handelsname	Alternative	Bemerkungen
Hydroxyprogesteron-caproat	*Proluton*® Depot *Amp. 250 mg*	*Progesteron-Depot Amp. 250 mg*	
Gestonoron-caproat	*Depostat*® *Amp. 250 mg*	–	
Medroxyprogesteron-acetat	*Clinofem*® *2,5, 5 u. 10 mg* *Clinovir*® *Tab. 100–500 mg, Amp. 500–1000 mg* *Farluton*® *Susp. u. Amp. 500 u. 1000 mg*	*MPA*® *Tab. 250 u. 500 mg*	
Megestrol-acetat	*Megestat*® *Tab. 40 u. 160 mg*	–	
Chlormadinon-acetat	*Gestafortin*® *Tab. 2 mg*	*Chlormadinon Tab. 2 mg*	
Norethisteron-acetat	*Primolut-NOR*® *Tab. 5 u. 10 mg* *Sovel*® *Tab. 1 mg*	*Norethisteronacetat Tab. 1 u. 5 mg* *Gestakadin*® *Tab. 1 mg*	
Norethisteron-enantat	*Noristerat*® *Amp. 200 mg*	–	
Lynestrenol	*Exluton*® *Tab. 0,5 mg* *Orgametril*® *Tab. 5 mg*	–	
Medrogeston	*Prothil*® *Tab. 5 u. 25 mg*	–	
Dydrogesteron	*Duphaston*® *Tab. 10 mg*	–	
Drospirenon	*Petibelle*®, *Yasmin*® *Tab.*		

Eigene Eintragungen

. . .

. . .

Gestagene der sog. 3. Generation (nur in Kontrazeptiva enthalten)

| Gestoden | *in Femoven*®, *Minulet*® |
| Desogestrel | *in Biviol*®, *Cyclosa*®, *Lovelle*®, *Marvelon*®, *Oviol*® |

14.4.7 Orale Kontrazeptiva

— Überblick —

▶ Durch Gabe weiblicher Geschlechtshormone wird unter Ausnutzung des Regelkreises die Gonadotropin-Inkretion gedrosselt; dadurch wird die ovarielle Tätigkeit gebremst und der Eisprung verhindert. Ein Hormonmangel besteht wegen der exogenen Hormonzufuhr nicht. Neben der Ovulationshemmung soll eine regelmäßige Menstruationsblutung erreicht werden: Zykluskontrolle.

▶ Als wichtige, wenngleich seltene Nebenwirkung sind thromboembolische Erkrankungen zu nennen. Daraus ergeben sich Kontraindikationen, die beachtet werden müssen.

▶ **Wirkungsweise.** Eine hormonelle Konzeptionsverhütung ist durch die Einnahme eines Estrogens möglich. Wegen der negativen Rückkopplung unterdrückt die Estrogen-Zufuhr die FSH-Inkretion, so dass keine Eireifung und keine Ovulation eintreten, denn dies ist Gonadotropin-abhängig (Abb. 14.**17**).

Um nach zyklusgerechtem Absetzen des Estrogens eine regelrechte Blutung zu erzeugen, ist die zusätzliche Gabe eines Gestagens mit nachfolgender Unterbrechung der Zufuhr notwendig. Ein weiterer Grund für die Einbeziehung eines Gestagens in die kontrazeptive Behandlung ist, dass eine reine, längerdauernde und höher dosierte Estrogen-Therapie mit einem gesteigerten Risiko für Endometrium-Karzinome einhergeht und diese Gefahr durch Gestagene aufgehoben werden kann.

Kombinationspräparate. Es gibt verschiedene Möglichkeiten, Estrogene und Gestagene zur Konzeptionsverhütung zu kombinieren: Man unterscheidet Einphasen-(Simultan-) und Zweiphasen-(Sequenz-)Präparate.

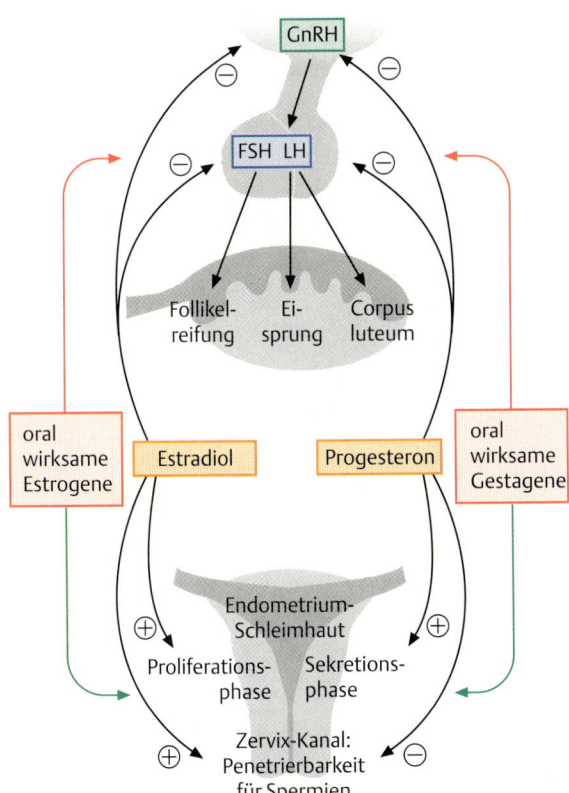

Abb. 14.17 Wirkung oral zugeführter Estrogene und Gestagene. Die Gonadotropin-Freisetzung aus der Hypophyse hängt weitgehend nach dem Prinzip der negativen Rückkopplung von der Estrogen- und Gestagen-Konzentration im Blut ab. Bei ausreichender Zufuhr der Hormone von außen ist die körpereigene Produktion nicht mehr notwendig, und die Gonadotropin-Ausschüttung sinkt so weit ab, dass Follikelreifung und Eisprung ausbleiben.

Die **Einphasen- oder Simultan-Präparate** zeichnen sich dadurch aus, dass während des gesamten Behandlungszyklus (1.–21./22. Tag) sowohl ein Estrogen als auch ein Gestagen gleichzeitig eingenommen werden. Dabei kann das Dosierungsverhältnis während des ganzen Zeitraumes konstant sein („*Einstufen-Präparat*"), oder die Dosierung des Gestagens kann einmalig in der Mitte des Zyklus angehoben werden („*Zweistufen-Präparat*"), oder die Gestagen-Dosierung wird in zwei Schritten gesteigert („*Dreistufen-Präparat*"). Diese Verhältnisse sind in Abb. 14.**18** veranschaulicht.

Die **Zweiphasen- oder Sequenz-Präparate** beginnen mit einer reinen Estrogen-Zufuhr, zu der in der Mitte des Zyklus oder früher ein Gestagen hinzugefügt wird. Bei all diesen Präparaten ist die Unterbrechung der Zufuhr zyklusgerecht (21./22. Einnahmetag) notwendig, um eine Abbruchblutung zu erhalten.

In den üblichen Fertigarzneimitteln besteht die Estrogen-Komponente aus Ethinylestradiol oder Mestranol, das im Organismus durch Demethylierung in Ethinylestradiol umgewandelt wird. Die Gestagen-Komponente wird stärker variiert, die für die orale Kontrazeption verwendeten Verbindungen sind Chlormadinon-acetat und die Ethinyltestosteron-Derivate (s. Box 14.**12**, S. 389).

Monopräparate. Die alleinige Zufuhr eines Gestagens kontinuierlich und in niedriger täglicher Dosierung wirkt ebenfalls kontrazeptiv. Die wahrscheinliche Ursache hierfür liegt aber in einer Veränderung lokaler Gegebenheiten: der Zervikalschleim wird modifiziert und die Implantationsbereitschaft der Uterusschleimhaut vermindert. Eine Unterdrückung der Ovulation kann im Einzelfall nicht ausgeschlossen werden. Die Durchführung einer kontrazeptiven Behandlung mit alleiniger Zufuhr eines Gestagens („**Minipille**") stößt allerdings auf Schwierigkeiten. Da die „Minipille" kontinuierlich und ohne zyklische Unterbrechung eingenommen werden muss, treten Blutungen in unterschiedlichen Intervallen auf und können sich längere Zeit hinziehen: schlechte Zykluskontrolle. Diese „Pille" muss geradezu pedantisch stets zur selben Tageszeit eingenommen werden, weil sonst die Wahrscheinlichkeit, dass eine Schwangerschaft eintritt, beträchtlich erhöht wird. Insgesamt ist der kontrazeptive Schutz geringer als bei kombinierter Behandlung.

Um einen gleichmäßigen Gestagen-Spiegel zu gewährleisten, kann auch ein **intramuskuläres Depot** angelegt werden. Für diesen Zweck liegen zwei Fertigarzneimittel vor: Medroxyprogesteron-acetat und Norethisteronenantat, die im Abstand von 2 – 3 Monaten injiziert werden müssen („3-Monats-Spritze"). Neben möglicherweise auftretenden Schmierblutungen kann es nach Absetzen der Behandlung zu einer anovulatorischen Phase kommen. Eine noch längere Wirkdauer, nämlich 3 Jahre, besitzt ein **subkutanes Implantat.** Ein Streichholz-förmiger Kunststoffkörper dient als Reservoir für das Gestagen Etonogestrel, den aktiven Metaboliten von Desogestrel (S. 388).

Die „Pille danach". Eine Möglichkeit, nach einer ungeschützten Kohabitation eine Schwangerschaft zu verhindern, besteht darin, ein Estrogen oder besser eine Estrogen-Gestagen Kombination einzunehmen („Pille danach", „morning after pill"). Der Mechanismus der Schwangerschafts-verhütenden Wirkung ist unklar. Je früher die Hormone nach dem Ereignis gegeben werden, umso größer ist die Sicherheit der gewünschten Wirkung; die Gabe muss aber innerhalb von 48, spätestens 72 Stunden erfolgen. Als Dosierung wird z. B. angegeben: 2×0,5 mg Levonorgestrel und 2×0,1 mg Ethinylestradiol in 12 Stunden. Dies entspricht vier Tagesdosen eines Einstufen-Kombinationspräparates. In mehr als der Hälfte der Fälle führen diese hohen Dosierungen zu Übelkeit, bei 20% der Anwenderinnen zu Erbrechen.

▶ **Nebenwirkungen.** Langjährige Beobachtungen haben gezeigt, dass wesentliche Gesundheitsschäden durch orale Kontrazeptiva bei summarischer Betrachtung selten entstehen. Dies ist an sich nicht verwunderlich, da das Prinzip der medikamentösen Kontrazeption darin besteht, die körpereigene Hormonproduktion durch eine exogene Zufuhr zu ersetzen. Für dennoch auftretende Nebenwirkungen mögen zwei grundsätzliche Unzulänglichkeiten verantwortlich sein: Erstens kann die individuelle Hormonproduktion hinsichtlich Menge und zyklusabhängigem Zeitverlauf nicht genügend imitiert werden; eine Hormondosierung, die auch bei „unempfindlichen" Frauen ausreichend sicher wirkt, stellt für

a Kombinationspräparate

Einphasen-(Simultan-)Präparate

Einstufen-Präparat

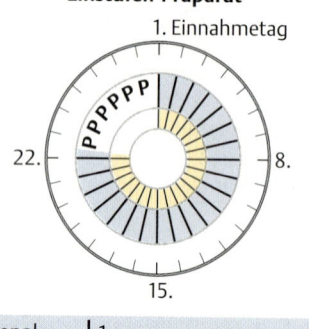

Lynestrenol	1		mg/d
Ethinylestradiol	0,05		mg/d

Zweiphasen-(Sequenz-)Präparate

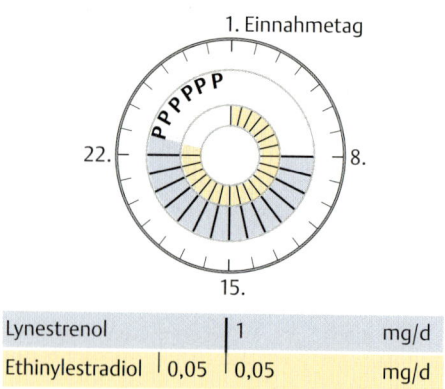

Lynestrenol	1		mg/d
Ethinylestradiol	0,05	0,05	mg/d

Zweistufen-Präparat

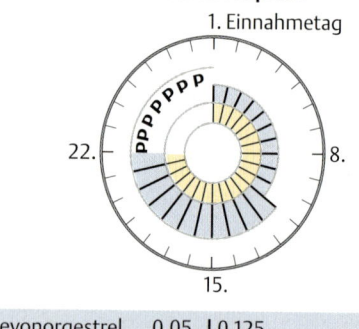

Levonorgestrel	0,05	0,125	mg/d
Ethinylestradiol	0,05	0,05	mg/d

b Monopräparate

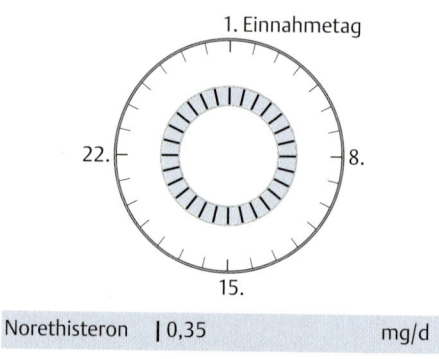

Norethisteron	0,35	mg/d

Dreistufen-Präparat

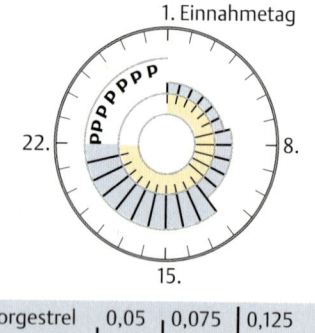

Levonorgestrel	0,05	0,075	0,125	mg/d
Ethinylestradiol	0,03	0,04	0,03	mg/d

P: Einnahmepause oder Placebo

Abb. 14.**18** **Zusammensetzung oraler Kontrazeptiva.**

die Mehrzahl der Frauen eine Überdosierung dar. Zweitens sind die verwendeten, oral wirksamen Hormon-Derivate nicht mit den nativen Hormonen identisch, und es ist nicht auszuschließen, dass geringe Wirkunterschiede bestehen können.

Im Zusammenhang mit der Anwendung oraler Kontrazeptiva von Kombinationstyp müssen folgende Risiken betrachtet werden:

Thromboembolie. Das Risiko für tiefe Venenthrombosen und Embolien ist erhöht. Orale Kontrazeptiva können zu einer Resistenz gegen die gerinnungshemmende Wirkung des aktivierten Protein C führen. Dies ist ein Enzym, welches im Zusammenspiel mit dem Cofaktor Protein S die aktivierten Gerinnungsfaktoren Va und VIIIa proteolytisch spaltet. Frauen, bei denen infolge einer Mutation des Faktor V die Spaltbarkeit durch Protein C ohnehin herabgesetzt ist, sind durch orale Kontrazeptiva besonders gefährdet. Das Thromboembolie-Risiko ist nicht nur auf die Estrogenkomponente zurückzuführen, auch das Gestagen spielt eine Rolle. So ist das Thromboembolie-Risiko bei den sog. Pillen der 3. Generation, welche die Gestagene Gestoden und Desogestrel enthalten, gegenüber den Pillen der 2. Generation offenbar etwa verdoppelt.

Obgleich die Neigung zu thrombotischen Erkrankungen durch Estrogene erhöht wird, kann bei einer Behandlung mit Antikoagulantien durch gleichzeitige Gabe von Estrogenen die Blutungsneigung zunehmen.

Herz- und Hirninfarkt. Das Risiko ist erhöht bei Frauen, die Zigaretten rauchen, an Hypertonie erkrankt sind oder über 35 Jahre alt sind.

Neoplastische Erkrankungen. Es gibt widersprüchliche Aussagen darüber, ob das Risiko für Mammakarzinom erhöht ist oder nicht. Das Risiko für ein Endometriumkarzinom und für ein Ovarialkarzinom wird durch orale Kontrazeptiva vermindert. Das häufigere Auftreten eines

Zervixkarzinoms bei Anwenderinnen von oralen Kontrazeptiva könnte mit der erhöhten Gefahr der Übertragung eines Papilloma-Virus durch häufigeren Geschlechtsverkehr zusammenhängen. Das Risiko für ein Leberadenom ist wohl etwas erhöht.

Gallenblasenerkrankungen sind häufiger, was auf die erhöhte Neigung zur Bildung von Cholesterinsteinen zurückzuführen ist.

Eine gewisse Beeinträchtigung der Leberfunktion und eine Steigerung des Blutdrucks, besonders wenn schon zuvor ein erhöhter Druck vorlag, und ein Anstieg des Plasma-Lipid-Spiegels lassen sich gelegentlich diagnostizieren, extrem selten wurde über cholestatische Hepatosen, Candida-albicans-Vaginitis, Chloasma und Zahnfleischentzündung berichtet.

Wechselwirkungen mit anderen Mitteln. Die Zuverlässigkeit aller oralen Kontrazeptiva wird in Frage gestellt, wenn gleichzeitig Medikamente (wie Barbiturate, Hydantoine, Rifampicin) eingenommen werden, die eine Enzyminduktion in der Leber auslösen (s. unter Arzneimittelinterferenzen), auch bei Diarrhöen (z. B. Reisediarrhöen) ist mit einem Versagen der Medikation infolge der Resorptionsstörungen zu rechnen. Wird die Zufuhr oraler Kontrazeptiva unterbrochen, tritt eine Abbruchsblutung auf, der eine Amenorrhö folgen kann, die eine unzureichende zentrale Hormoninkretion mit fehlender Ovulation widerspiegelt. Nur 2–3% der Amenorrhöen dauern länger als 3 Monate.

Kontraindikationen. Eine Reihe von Erkrankungen wie Hypertonie, schwerer Diabetes mellitus, Hepatopathie, eventuell Estrogen-abhängige Tumoren und der Zustand nach überstandenen Leiden wie Thrombosen, Embolien, Myokardinfarkten, Apoplexien verbieten die Anwendung von oralen Kontrazeptiva. Auch starke Raucherinnen, die älter als 25 Jahre sind, sollten diese Kontrazeptiva nicht erhalten. Treten ungewöhnliche Nebenwirkungen während der Einnahme der „Antibaby-Pille" auf, wie z. B. Migräneanfälle, ist die Behandlung abzubrechen. Besondere Beachtung verdient die Neigung zu thrombotischen Prozessen, da hier mit einer Verschlimmerung gerechnet werden muss. Dasselbe gilt für eine „Herzanamnese", da die Häufigkeit von Herzinfarkten bei Frauen um die „40" gesteigert wird.

– Notwendige Wirkstoffe

Hormonelle Kontrazeptiva

Wirkstoff	Handelsname	Bemerkungen

Kombination von Estrogen mit einem Gestagen

Die Fülle der angebotenen Präparate kann unter zwei Aspekten eingeteilt werden:
– Höhe der täglichen Estrogen-Dosis und
– festes oder während des Zyklus variierendes Verhältnis zwischen den beiden Komponenten.

Einphasen-Präparate:

a) Einstufen-Präparate

mit 30 µg oder weniger Ethinylestradiol/Tab.	*Conceplan®, Eve®, Femigoa®, Femranette®, Leios®, Microgynon®, Minisiston®, Miranova®, Monostep®, Neorlest®, Sinovula®, Valette®*	
mit 30–50 µg Ethinylestradiol/Tab.	*Anacyclin®, Cilest®, Gravistat®, Lyndiol®, Lyn®, Neogynon®, Neo-Stedine®, Neo-Stediril®, Non-Ovlon®, Ovoresta®, Ovysmen®, Pregnon L®, Stediril®, Yermonil®*	
b) Zweistufen-Präprate	*Neo-Eunomin®, Perikursal®, Sequilar®*	
c) Dreistufen-Präparate	*Pramino®, Synphasec®, Triette®, Trigoa®, Trinordiol®, Triquilar®, Trisiston®*	

Zweiphasen-Präparate	*Lyn-Sequenz®, Ovanon®, Sequostat®*	

niedrig dosierte Gestagene („Minipille")

Levonorgestrel	*Microlut®* Tab. 0,03 mg	
Lynestrenol	*Exlutona®*	
Norethisteron	*Micronovum®*	

hoch dosiertes Gestagen

Levonorgestrel	*Duofem®* Tab. 0,75 mg	

Depot-Gestagene

Medroxyprogesteron-acetat	*Depot-Clinovir®*	
Norethisteron-enantat	*Noristerat®*	

Eigene Eintragungen

. . .

. . .

14.5 Inselzellen des Pankreas

─ **Überblick** ──────────────────────────

Das Kapitel befasst sich mit Insulin und der Therapie des Diabetes mellitus.

Formen des Diabetes mellitus:
Diabetes mellitus Typ I: Untergang von B-Zellen, absoluter Insulin-Mangel.
Therapie: Insulin-Substitution erforderlich.

Diabetes mellitus Typ II: Funktionsschwäche von B-Zellen bei (meistens) erhöhtem Insulin-Bedarf wegen Insulin-Resistenz: relativer Insulin-Mangel.
Behandlungsmöglichkeiten: Verminderung des Insulin-Bedarfs durch Gewichtsreduktion bei Übergewicht, durch Förderung der peripheren Glucoseverwertung (körperliche Betätigung bzw. medikamentös mittels des Biguanids Metformin) oder Steigerung der Insulin-Inkretion durch Sulfonylharnstoffe, Insulin-Substitution.

Insulin-Substitution
Insuline vom Rind, vom Schwein oder menschliches Insulin (biosynthetisch oder gentechnisch) stehen zur Verfügung.
▶ Die Wirkkinetik hängt von der Art des Präparates ab: schnelle bis sehr langsame Resorption aus dem subkutanen Depot. Die Freisetzung vom Injektionsort lässt sich auch durch gentechnische Veränderung des Insulin-Moleküls steuern.
▶ Therapieziel: Hyperglykämie verhindern ohne Hypoglykämie auszulösen. Erschwert wird dies durch die wechselnde Belastung mit Kohlenhydraten (Mahlzeiten) und den schwankenden Verbrauch in Abhängigkeit von der körperlichen Tätigkeit. Nahrungsaufnahme (Diät) und Lebensgewohnheiten müssen an die Therapie angepasst werden.

Orale Antidiabetika
Sulfonylharnstoffe
z. B. Tolbutamid und Glibenclamid
▶ Blockade eines Kaliumkanals der B-Zelle mit Verminderung des Membranpotentials und zunehmender Insulin-Inkretion.
▶ Typ-II-Diabetes. Die Schwierigkeit dieser Therapie liegt ebenfalls in der Anpassung von Dosis bzw. Insulin-Inkretion an den aktuellen Bedarf, Hypoglykämien.

Glinide
z. B. Repaglinid
▶ Wirkungsmechanismus wie bei den Sulfonylharnstoffen trotz andersartiger Struktur
▶ sehr rasches Einsetzen und Abklingen der Wirkung nach peroraler Zufuhr, daher
▶ bei Typ-II-Diabetes Gabe direkt vor den Mahlzeiten möglich

Metformin
▶ hemmt die hepatische Glucose-Abgabe und steigert den peripheren Glucose-Verbrauch
▶ Typ-II-Diabetes mit Übergewicht
▶ Laktatazidose

Glitazone
z. B. Pioglitazon
▶ Verminderung einer Insulinresistenz bei Typ-II-Diabetes durch einen genomischen Effekt (Aktivierung des PPARγ-Rezeptors), therapeutischer Wert noch nicht klar beurteilbar.
▶ Typ-II-Diabetes in Kombination mit Metformin oder einem Sulfonylharnstoff-Derivat.
▶ Zunahme des Fettgewebes, Kontraindikation bei allen NYHA-Stadien der Herzinsuffizienz, Leberfunktionskontrollen erforderlich.

Der endokrine Anteil des Pankreas gibt drei Hormone ab: Insulin (aus B-Zellen), Glucagon (aus A-Zellen) und Somatostatin (aus D-Zellen). Die klinisch bedeutsamste Störung ergibt sich aus einem absoluten oder relativen Insulin-Mangel, der zum Krankheitsbild des Diabetes mellitus führt.

Formen des Diabetes mellitus. Für die praktische Therapie dieses Zustandes ist die Unterteilung in einen **Insulin-Mangel-Diabetes (Typ I)** und in einen **Diabetes mit bestehender Insulin-Produktion (Typ II)** zweckmäßig. Zur ersten Gruppe gehören die Diabetes-mellitus-Fälle, die bereits im kindlichen oder jugendlichen Alter und z. T. im Erwachsenenalter auftreten und die auf einer autoimmunologisch bedingten „Insulitis" mit Untergang der B-Zellen beruhen. Zum Typ I gehört auch ein sekundärer Diabetes wie nach Pankreatektomie.

Die im Alter sich entwickelnden und ein Teil der im Erwachsenenalter auftretenden Diabetes-Fälle gehören dem Typ II mit erhaltener Insulin-Produktion an. Neuerdings werden Fälle von Diabetes Typ II bei übergewichtigen Jugendlichen beobachtet. Hier entwickelt sich die Erkrankung auf der Basis einer Insulin-Resistenz der Wirkorte bei relativ unzureichender Insulin-Inkretion. Es kann der Typ-IIa-Diabetes mit Normalgewicht vom Typ IIb mit Übergewicht unterschieden werden.

14.5.1 Insulin

Produktion und Freisetzung

Am rauhen endoplasmatischen Retikulum der B-Zelle (Abb 14.**19**) wird **Proinsulin** gebildet. Im Golgi-Apparat erfolgt die Konzentrierung und Kompartimentierung in große Vesikel (B-Granula). Aus der Vorstufe Proinsulin wird die sogenannte C-Kette durch eine membrangebundene Protease abgespalten. Damit ist das eigentliche Insulin-Molekül entstanden, das aus zwei Aminosäure-Ketten (A- und B-Kette) besteht, welche durch zwei Disulfid-Brücken miteinander verknüpft sind. Zusätzlich sind zwei Aminosäuren der A-Kette ebenfalls durch eine Disulfid-Brücke verbunden. Das Insulin-Molekül besitzt ein Molekulargewicht von ca. 5700 und liegt hexamer in kristalliner Form koordinativ an Zink gebunden in den Vesikeln vor. Die nahe der Zellmembran befindlichen Vesikel können bei adäquatem Reiz unmittelbar mit der Membran verschmelzen und ihren Inhalt in den Extrazellulärraum freigeben. Von dort gelangt Insulin schnell durch die gefensterten Kapillarwände ins Blut. Die der Membran fernerliegenden und frischen Vesikel bedürfen eines längeren Zeitraumes, um zur Exozytose zu kommen. Dies mag die Zweiphasigkeit der Insulin-Freisetzung nach starker Reizung erklären.

Das Ausmaß der Insulin-Inkretion hängt von verschiedenen Faktoren ab (Abb. 14.**19 b**). Der Reiz für die Insulin-Ausschüttung ist ein Ansteigen des Glucose-Spiegels im Blut und damit im Extrazellulärraum. Über ein Insulin-unabhängiges Transportprotein gelangt Glucose in die B-Zelle, wird phosphoryliert und weiter umgesetzt. Ein Anstieg der Konzentration von ATP ruft an ATP-gesteuerten Kalium-Kanalproteinen eine Abnahme ihrer K$^+$-Permeabilität hervor, was mit einem Absinken des Membranpotentials verbunden ist (s. Abb. 14.**21**, S. 400). Infolge der Membrandepolarisation treten Calcium-Ionen über spannungsabhängige Calcium-Kanäle ein und bewirken eine Exozytose der Insulin-Speichervesikel.

Es ist möglich, die B-Zellen des Pankreas spezifisch zu schädigen. So gelingt es, durch Alloxan oder Streptozotocin tierexperimentell einen Diabetes mellitus zu erzeugen. Die Insulin-Freisetzung kann durch Diazoxid gehemmt werden (s. S. 117), daraus ergibt sich die Indikation für dieses Pharmakon beim Hyperinsulinismus (Insulinom).

▶ Wirkungsweise

Insulin hat seinen primären Angriffspunkt am Plasmalemm der Erfolgszellen (Skelettmuskelzellen, Fettzellen, Leberzellen, s. u.). Hier befinden sich die **Insulin-Rezeptoren**. Sie gehören in die Gruppe der Tyrosinkinase-gekoppelten Rezeptoren (S. 7). Insulin aktiviert die Tyrosinkinase, welche auf das intrazelluläre „Insulinrezeptor-Substrat 1", ein Protein mit einem Molekulargewicht von 160 – 190 kDa, an mehreren Stellen Phosphatgruppen überträgt (Abb. 14.**20**). Das „IRS 1" aktiviert dann nachgeschaltete Proteine, was u. a. zur Folge hat, dass zytosolische Vesikel, in deren Membran der Glucosetrans-

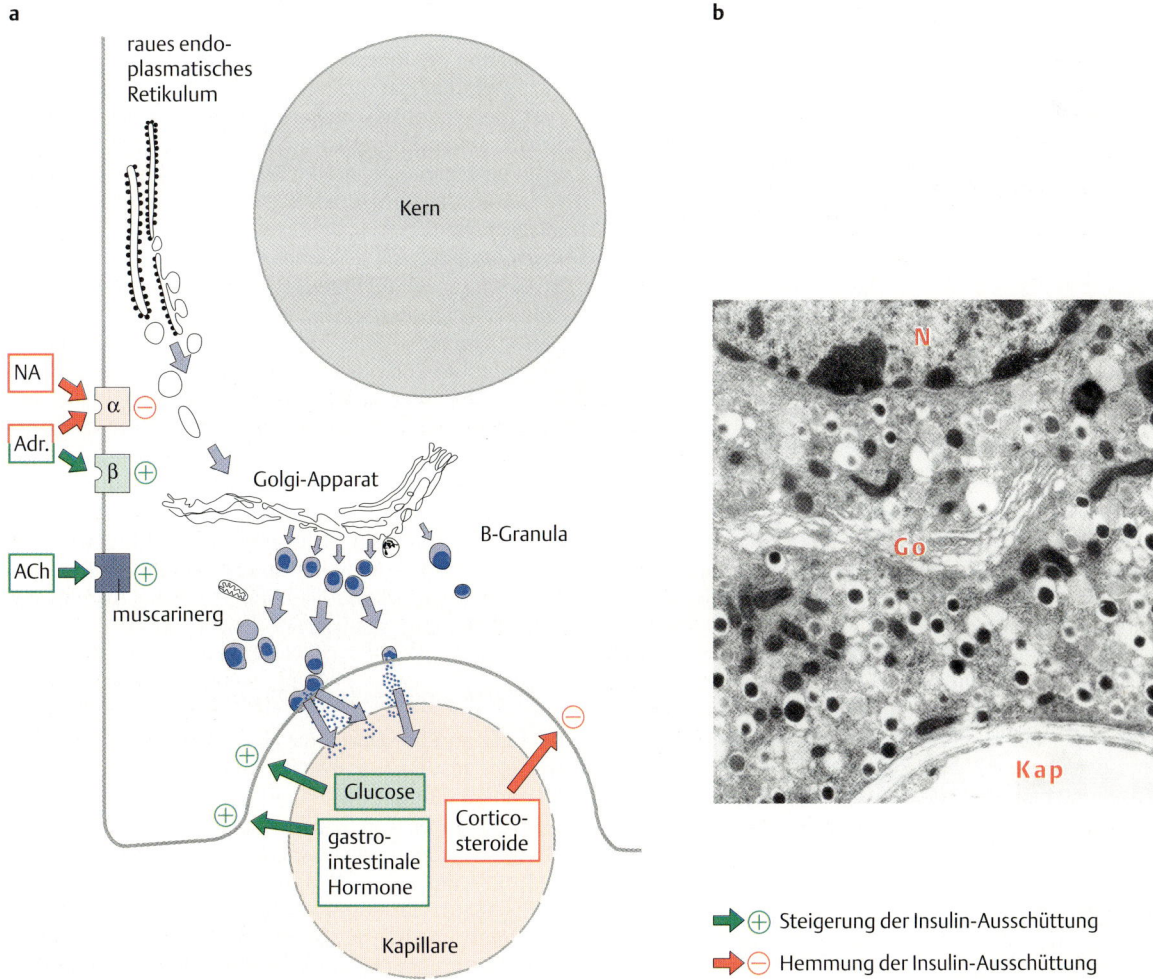

a

b

Abb. 14.**19 B-Zelle des Pankreas: Bildung und Exozytose von Insulin.**
a Der Haupteinfluss auf die Insulin-Inkretion geht von der Glucose-Konzentration im Blut aus. Daneben gibt es eine Reihe weiterer Mechanismen zur Feinregulation der Insulin-Freisetzung (s. Box 14.**14**).

b B-Zelle aus dem Pankreas der Ratte. Das Zytoplasma enthält zahlreiche Hormon-Speichergranula. Go = Golgi-Apparat, N = Nucleus, Kap = Kapillarlumen, ausgekleidet von einem gefensterten Endothel. Vergr. 10 000 × (Aufnahme aus dem Anatomischen Institut der Universität Kiel)

Box 14.14

Feinregulation der Insulin-Inkretion

Neben dem essentiellen Einfluss von Glucose steht die B-Zelle auch unter der Kontrolle des vegetativen Nervensystems (Abb. 14.**19 a**). Die parasympathische Erregung steigert über den üblichen cholinergen Mechanismus die Freigabe von Insulin. Eine sympathische Stimulation hemmt den Prozess durch die Wirkung von Noradrenalin auf α-Rezeptoren. Die Erregung von α- und β-Rezeptoren durch zirkulierendes Adrenalin wirkt eher hemmend auf die Insulin-Inkretion, da die α-Erregung überwiegt. Daher resultiert als Folge einer Sympathikus-Erregung eine verminderte Insulin-Abgabe und somit ein erhöhter Glucose-Spiegel im Blut. Diese Wirkung addiert sich zur direkten Glucose-Mobilisierung durch Adrenalin.

Wenn der Anstieg der Glucose-Konzentration im Blut durch eine orale Aufnahme von Kohlenhydraten ausgelöst wird, ist er wirksamer, als wenn derselbe durch eine intravenöse Gabe von Glucose verursacht ist. Der Grund hierfür liegt in einer Mitbeteiligung gastrointestinaler Peptid-Hormone (z.B. „Darm-Glucagon", Sekretin, Gastrin, Pankreozymin), die bei der enteralen Resorption von Glucose freigesetzt werden und ihrerseits auf dem Blutweg die Insulin-Abgabe stimulieren. Neben der Glucose stellen auch Konzentrationsanstiege von Fettsäuren und Aminosäuren einen Sekretionsreiz dar. Corticosteroide wirken hemmend auf den Exozytosemechanismus.

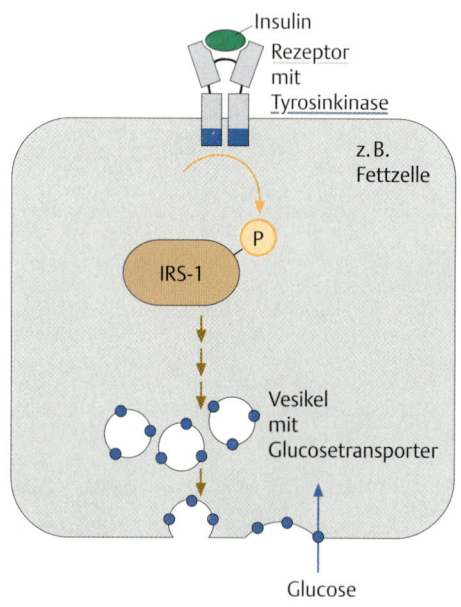

Abb. 14.**20 Förderung der zellulären Glucoseaufnahme durch Insulin.** IRS 1 = „Insulinrezeptor-Substrat 1 ".

porter GLUT 4 enthalten ist, mit dem Plasmalemm verschmelzen. Auf diese Weise fördert Insulin die zelluläre Glucose-Aufnahme.

Nach Bindung von Insulin an die Rezeptoren werden auch die Permeabilitäten für Aminosäuren und Fettsäuren sowie für Kalium- und Magnesium-Ionen erhöht. Das Ausmaß dieser Permeabilitätssteigerung differiert zwischen den einzelnen Zelltypen. So ist der Effekt sehr ausgeprägt an der Skelettmuskelzelle und Fettzelle, geringer ausgebildet an der Leberzelle, dagegen unter In-vivo-Bedingungen nicht nachweisbar an den Endothelzellen der Blut-Liquor-Schranke und an den Hirnzellen. In **Hepatozyten** führt die vermehrte Aufnahme von Glucose, Kalium (und Magnesium) zu folgenden Veränderungen: Der Glykogen-Aufbau wird gefördert, die Protein-Synthese gesteigert (anabole Wirkung) und die Triglycerid-Bildung vermehrt. Damit wird Energie in Form von Glykogen, Proteinen und Triglyceriden gespeichert. In **Skelettmuskelzellen** fördert Insulin vor allem die für diese Zellart typische Speicherung in Form von Glykogen (und Proteinen), die Triglycerid-Synthese spielt hier nur

eine untergeordnete Rolle. In **Adipozyten** wird neben der Glykogen-Bildung besonders die Triglycerid-Synthese begünstigt.

Als Folge der Insulin-Wirkung werden also in den Zellen Energiedepots angelegt. Die physiologisch notwendige Aktivierung dieser Depots erfolgt durch andere Regulationsmechanismen (Adrenalin, Glucagon).

Regulation der Rezeptordichte. Nach Bindung von Insulin an die Rezeptoren wird der Insulin-Rezeptor-Komplex endozytotisch aufgenommen. Das intrazelluläre Schicksal von Insulin ist nicht genau bekannt. Der Verlust von Rezeptoren aus der Zellmembran infolge der Internalisierung wird durch Nachlieferung von Rezeptoren ausgeglichen.

Beim Stoffwechsel-gesunden Menschen sind die Insulin-Rezeptoren im Überschuss angelegt; die Besetzung eines Teils der Rezeptoren durch Insulin ruft bereits einen maximalen Effekt hervor. Die Zahl der Insulin-Rezeptoren pro Zelle ist variabel und kann wesentlich reduziert sein, was sich als verminderte Empfindlichkeit gegenüber Insulin bemerkbar macht (eine Ursache des Typ II-Diabetes). Als Anpassung an erhöhte Insulin-Spiegel wird ebenfalls eine Verminderung der Zahl an Insulin-Rezeptoren gefunden. Übergewichtigkeit geht mit einer Reduktion der Zahl an Rezeptoren einher. Bei strenger Diät zur Abnahme steigt die Zahl der Rezeptoren wieder an, damit ist dann auch die Insulin-Ansprechbarkeit normalisiert.

▶ **Pharmakokinetik und Präparate**

Bindung an Plasmaproteine und Elimination. Bei Stoffwechsel-gesunden Menschen werden täglich zwischen 30 und 50 internationale Einheiten (IE) Insulin von den B-Zellen abgegeben. Die pro Zeiteinheit freigesetzte Menge ist jedoch sehr wechselnd und richtet sich nach dem aktuellen Bedarf. Das vom Pankreas abgegebene Insulin liegt im Plasma zum größten Teil in freier Form vor, ein kleiner Teil ist an Globulin gebunden. Das freie Insulin wird aus dem Plasma mit einer Halbwertzeit von unter 10 Minuten, der plasmalemmal gebundene Anteil dagegen verzögert eliminiert (Halbwertzeit ca. 40 Minuten). Daher überdauert die Wirkung des Insulins seine Anwesenheit im Plasma. Der biologische Abbau nicht gebundener Insulin-Moleküle findet in der Leber und in den Nieren statt.

Organverteilung von Insulin nach Freisetzung und nach parenteraler Zufuhr

Es besteht ein pharmakokinetischer Unterschied zwischen parenteral zugeführtem und endogen freigesetztem Insulin. Körpereigenes Insulin wird über den Pfortaderkreislauf zuerst der Leber angeboten. Diese entnimmt einen überproportionalen Anteil des Insulins im Vergleich zu anderen Geweben, die erst nach Verteilung von Insulin im großen Kreislauf das Hormon binden können. Nach parenteraler Zufuhr von Insulin erhält die Leber einen relativ zu geringen Anteil. Diese unphysiologische Benachteiligung der Leber wirkt sich auf den Glucose-Stoffwechsel des Organismus nicht günstig aus. Die Insulin-Substitutionstherapie ist keine identische Imitation der Insulin-Inkretion.

Insulin-Präparate. Insuline, die aus den Bauchspeicheldrüsen von Schweinen oder Rindern stammen, werden immer seltener angewandt; denn es ist möglich, **menschliches Insulin** auf zwei verschiedenen Wegen in großtechnischen Maßen herzustellen.

- Das Insulin des Schweines unterscheidet sich vom menschlichen Insulin in den insgesamt aus 51 Aminosäuren bestehenden A- und B-Ketten lediglich durch eine einzige Aminosäure. Das in der B-Kette endständige Alanin muss durch Threonin ersetzt werden. Wird dieser Austausch biochemisch durchgeführt und das Produkt hochgereinigt, liegt „menschliches Insulin" vor.
- Durch gentechnische Maßnahmen können Bakterien veranlasst werden, A- und B-Ketten mit einer Aminosäure-Sequenz herzustellen, die dem Aufbau des menschlichen Insulins entspricht. Nach Verknüpfung der A- und B-Ketten entsteht dann „menschliches Insulin". Die gentechnische Gewinnung von Insulin ist ein wichtiger Fortschritt, da die Insulin-Herstellung aus Bauchspeicheldrüsen von Schlachttieren den Weltbedarf an Insulin nicht mehr zu decken vermag.

Durch entsprechende Veränderungen der kodierenden DNS lassen sich auch **gentechnisch modifizierte Insuline** mit veränderten pharmakologischen Eigenschaften herstellen.

Normalerweise wird Insulin subkutan injiziert. Der Zeitverlauf der Abdiffusion des Insulins aus dem subkutanen Depot kann auf zwei Arten gesteuert werden:
- Modifikation der Darreichungsform des Insulins oder
- Veränderung der Aminosäuresequenz des Insulins.

Modifikation der Darreichungsform. Im Fall von Insulin-Lösungen (**Normal-Insulin, Alt-Insulin**) tritt eine schnelle Resorption aus dem injizierten Depot auf: maximaler Plasmaspiegel etwa 100 min nach der Injektion, Wirkungsdauer etwa 5 Stunden.

Die Resorptionsgeschwindigkeit von Insulin kann durch Zusätze wie Zink oder Eiweiße oder durch grob-kristalline Zubereitung des Insulins verzögert werden, so dass Suspensionen entstehen. Die Geschwindigkeit, mit der die Partikel in Lösung gehen, bestimmt den Zeitverlauf der Wirkung (**Depot-Insulin**). Es stehen zur Therapie mittellangwirksame Depot-Insuline mit einer Wirkdauer von 12 bis 24 Stunden (Zink-, Protamin-, Globin-Insuline, **Intermediär-Insuline**) und langwirksame Präparate (grob-kristallin), die 24 Stunden und länger wirken (**Langzeit-Insuline**) zur Verfügung.

Eine Reihe von Präparaten enthält Normal-Insulin und Depot-Insulin: **Kombinations-Insuline**.

Veränderung der Aminosäuresequenz. Mit Hilfe gentechnischer Verfahren ist es möglich, die *Aminosäuresequenz* im Humaninsulin an bestimmten Positionen gezielt zu verändern und so die Freisetzungscharakteristik vom Injektionsort zu beeinflussen. Bei **lispro-Insulin** geht die Freisetzung aus dem subkutanen Depot rascher vonstatten als nach s.c. Injektion einer Humaninsulin-Lösung: maximaler Plasmaspiegel nach etwa 40 min, maximale Konzentration ca. dreifach höher als bei Normalinsulin in gleicher Dosis, Wirkungsdauer etwa 3 Stunden. Die veränderte Freisetzungs-Charakteristik beruht auf einem Positionswechsel zweier benachbarter Aminosäuren des Humaninsulins, nämlich Prolin (normalerweise in Position 28 der B-Kette) und Lysin (Position B29) in „Lys-Pro". Dies bewirkt eine geringere Neigung der Insulinmoleküle in Form von Hexameren zu aggregieren, wie es beim Normalinsulin der Fall ist. Während die Hexamere zunächst in Dimere und dann Monomere zerfallen, liegt Insulin lispro im Gewebe gleich in Monomer-Form vor und kann schneller abdiffundieren. Eine ähnliche Freisetzungscharakteristik besitzt **Insulin aspart** (Ersatz von Prolin an Position 28 der B-Kette durch Asparaginsäure); es ist ebenfalls rasch und kurz wirksam.

Durch eine stark verzögerte Abdiffusion aus dem subkutanen Depot ist **Insulin glargin** gekennzeichnet. Die hier vorgenommene Variation der Aminosäuren verändert die pH-Wert abhängige Ladung des Moleküls. In der Injektionslösung herrscht ein pH-Wert von 4, was die Substanz löslich macht. Nach der Injektion, im neutralen pH-Milieu des Gewebes kristallisiert Insulin glargin aus. Die Wirkdauer einer Injektion erstreckt sich über 24 Stunden.

Mit der gentechnischen Manipulation des Humaninsulins ist ein potenzielles Problem verbunden: die Abnahme der Bindungsselektivität für den Insulinrezeptor. Der Abstand zwischen der Konzentration zur Besetzung des Insulinrezeptors und der Konzentration zur Besetzung des Rezeptors für den Wachstumsfaktor IGF-1 (insulin like growth factor, S. 356) kann verringert sein. Eine Aktivierung des IGF-1-Rezeptors könnte an der Ausbildung einer diabetischen Retinopathie beteiligt sein und eventuell auch neoplastisches Wachstum fördern. Auf diesen Aspekt der gentechnischen „Enthumanisierung" des Insulins wird schon in der Wirkstoffentwicklung geachtet, ihm ist aber auch nach der Markteinführung Aufmerksamkeit zu widmen.

Herkunft der Insuline. Die Insuline der verschiedenen Säugetier-Spezies unterscheiden sich in ihrer Wirkung nicht voneinander, lediglich die Sequenz einiger Aminosäuren kann differieren (Rinder-Insulin: drei Aminosäuren anders als bei Human-Insulin; Schweine-Insulin: eine Aminosäure anders). Daher ist beim Menschen nur sehr selten eine Antigenität gegenüber hochgereinigten Insulinen anderer Spezies zu beobachten. Die Allergischen Reaktionen gegenüber Insulin sind im Allgemeinen durch Verunreinigungen und durch das Vorhandensein von Proinsulinen verursacht.

Die Aminosäure-Sequenz des menschlichen Insulins ist seit längerem bekannt, aber erst seit kurzem ist es als Arzneimittel verfügbar. Schon 1996 übertraf die Verordnung von Human-Insulin die von tierischen Insulinen um das ca. 15fache.

► Anwendung

Insulin dient zur Substitution bei **Diabetes mellitus**. Therapieziele sind
- das unmittelbar lebensbedrohliche Coma diabeticum zu verhindern und
- die Entwicklung der diabetischen Mikro- und Makroangiopathie hintanzuhalten (Folgeschäden z.B. Herzinfarkt, Niereninsuffizienz, Erblindung, diabetische Gangrän der unteren Extremität).

Die grobe Stoffwechselentgleisung im Sinne des diabetischen Komas ist seit Einführung von Insulin in die Therapie selten geworden. Die therapeutische Problematik besteht heute darin, auch geringer ausgeprägte, vorübergehende und unmittelbar nicht gefährliche Überhöhungen der Glucosekonzentration im Blut zu vermeiden, da diese maßgeblich zur Entwicklung einer Angiopathie beitragen (s. Box 14.**16**). Dies erfordert eine möglichst feine Abstimmung zwischen Insulin-Zufuhr einerseits sowie Diät und Lebensweise andererseits. Je mehr ein Patient von seiner Erkrankung und von der Therapie versteht, desto besser wird die Einstellung des Diabetes gelingen.

Box 14.16

Glykierung von Proteinen und diabetische Angiopathie

Bei jedem länger bestehenden Diabetes mellitus besteht die Gefahr, dass sich eine Angiopathie mit Durchblutungsstörungen entwickelt. Die Angiopathie ist morphologisch u.a. durch eine Verdickung der Basalmembranen gekennzeichnet. Möglicherweise ist für die morphologische Veränderung die Bildung pathologischer Glucoproteine verantwortlich, die durch eine kovalente Bindung von Glucose an endständige Aminosäuren entstehen.

Eine entsprechende Glykierung kann auch am Hämoglobin beobachtet werden: Die Aminogruppe des endständigen Valin vom Hämoglobin A_{1C} bindet den Aldehyd Glucose irreversibel (Schiff-Base). Das Ausmaß dieser Reaktion ist stark von der herrschenden Glucose-Konzentration abhängig. Sie spielt bei Stoffwechselgesunden keine Rolle, ist aber bei schlecht eingestellten und „verwilderten" Diabetikern leicht nachweisbar. So kann die Bestimmung von glykiertem Hämoglobin A_{1C} zur Überwachung von Diabetikern ausgenutzt werden, da sich im Ausmaß der Glykierung der Blutspiegel der vergangenen Wochen widerspiegelt (die Lebensdauer des Hämoglobin entspricht der Lebensdauer der Erythrozyten).

Typ-I-Diabetes. Er beruht auf einem absoluten Insulin-Mangel und erfordert immer eine Substitutionstherapie. Es werden im Allgemeinen Dosen von 20 – 80 IE/d benötigt. In seltenen Fällen, z.B. beim Vorliegen von Insulin-Antikörpern, müssen höhere Dosen appliziert werden,

um den Stoffwechsel zu normalisieren. In verschiedenen Untersuchungen ist gezeigt worden, dass durch eine straffe Therapiegestaltung die diabetischen Komplikationen wie Nephropathie, Retinopathie und periphere Neuropathie hinausgezögert werden können. Man kann zwei Prinzipien der Therapie unterscheiden:
- Die heute eher selten angewandte **konventionelle Insulin-Therapie** ist durch ein starres Therapieschema gekennzeichnet, vielfach wird morgens ($^2/_3$ der Tagesdosis) und abends ($^1/_3$ der Tagesdosis) ein Kombinations-Insulin etwa 30 min vor der Mahlzeit injiziert. Während unter physiologischen Bedingungen Insulin nur freigesetzt wird, wenn ein aktueller Bedarf besteht, wird aus einem injizierten Depot das Hormon kontinuierlich und bedarfsunabhängig abgegeben. Aus diesem Grund muss die Nahrungszufuhr dem Insulin-Blutspiegel so angepasst werden, dass zu jedem Zeitpunkt eine möglichst gute Übereinstimmung zwischen Glucose-Belastung und Insulin-Spiegel erreicht wird (Zwischenmahlzeiten!). Somit ist ein starres Ernährungsschema einzuhalten.
- Die erstrebenswerte **intensivierte Insulin-Therapie** ist durch ein flexibles Therapieschema gekennzeichnet („Basis-Bolus-Konzept"). Ein Insulin-Basisspiegel wird beispielsweise durch 2-mal tägliche Zufuhr eines Intermediär-Insulins erzeugt (etwa 50 % der Tagesdosis). Normal-Insulin wird etwa 15 – 30 min vor den Hauptmahlzeiten subkutan injiziert. $2^1/_2$ – 3 h später kann eine kleine Zwischenmahlzeit erforderlich sein. Bei Anwendung von rasch verfügbaren Insulinen wie Lispro-Insulin können der Abstand zwischen Injektion und Nahrungsaufnahme sowie die Zwischenmahlzeiten entfallen. Die intensivierte Insulin-Therapie gibt dem Patienten also eine größere Freiheit, den Zeitpunkt der Nahrungsaufnahme zu wählen. Auch die Menge der Nahrung ist variabel, entsprechend muss der Patient die Dosis anpassen. Hier wird deutlich, dass diese freiere Form der Therapie dem Patienten mehr abverlangt – er muss das Prinzip der Therapie verstanden haben, um diese selbst gestalten zu können. Dazu gehören drei- oder mehrmalige tägliche Selbstbestimmungen der Blutglucose-Konzentration zur Information über die notwendige Insulin-Dosis.

Coma hyperglycaemicum. Bei der Therapie des Coma hyperglycaemicum ist zu beachten, dass es sich nicht nur um den Zustand einer Hyperglykämie handelt, sondern eine tiefgreifende Stoffwechselstörung vorliegt, die sich u.a. in einer Ketoazidose oder einer Hypovolämie (Dehydratation des Gehirns, Oligurie: hyperosmolares Koma) bemerkbar macht. Dem entsprechend ist eine intensivmedizinische Behandlung erforderlich mit Insulinzufuhr, Gabe von physiologischer Kochsalzlösung und weiteren Maßnahmen zur Korrektur des Flüssigkeits- und des Säure-Basen-Haushaltes.

► Nebenwirkungen

Es ist zu unterscheiden zwischen jenen Nebenwirkungen, die auf der eigentlichen physiologischen Funktion des Insulins beruhen, und allergischen Reaktionen.

Bei absoluter oder relativer Überdosierung tritt eine **Hypoglykämie** auf. Als Folge der Hypoglykämie werden die Hirnzellen nicht mehr ausreichend mit ihrem physiologischen Substrat, der Glucose, versorgt, da der aktive Transport von Glucose durch die Blut-Liquor-Schranke konzentrationsabhängig verläuft und nicht mehr effektiv ist, wenn eine kritische Grenze von etwa 50 mg% unterschritten wird. Ein Glucose-Mangel zieht ein Ödem der Nervenzellen nach sich. Je nach Schwere des Zustandes und Güte der Hirndurchblutung (Arteriosklerose) bilden sich folgende Symptome aus: Verwirrtheit, Bewußtlosigkeit, Krämpfe. Gleichzeitig findet sich häufig ein erhöhter Sympathikotonus (Unruhe, Schwitzen, Tachykardie, Heißhunger). Die Therapie besteht grundsätzlich in der Zufuhr von Glucose. Bei leichten Fällen, wie sie jedem Diabetiker bekannt sind, genügt die orale Einnahme von Glucose. Bei schweren Fällen muß die Glucose intravenös zugeführt werden.

Gleichzeitig ist darauf zu achten, dass eine eventuell bestehende **Hypokaliämie** ausgeglichen wird. Falls sich bei schweren Fällen eines hypoglykämischen Schocks etwa 30 Minuten nach ausreichender Gabe von Glucose (25 – 50 g) keine Besserung zeigt, ist mit dem Vorliegen eines Hirnödems zu rechnen. Dann muss eine Osmotherapie sowie eine Behandlung mit hohen Dosen eines Corticosteroids durchgeführt werden.

Bei arteriosklerotischen Patienten können nächtlich auftretende hypoglykämische Episoden als Folge einer relativen Überdosierung von Langzeit-Insulinen und auch von oralen Antidiabetika zu einem beschleunigten Abbau zerebraler Funktionen Anlass geben.

Die häufigste **allergische Nebenwirkung** ist eine **lokale Reaktion** vom Sofort-Typ oder vom verzögerten Typ (4 – 6 Stunden p.inj.). Es treten Zeichen der Entzündung auf. Die Reaktion vom Sofort-Typ wird bei ca. 1 % aller Patienten beobachtet und kann durch Wechsel des Präparates meistens vermindert werden. Die Reaktion vom verzögerten Typ ist wesentlich häufiger und verschwindet im allgemeinen bei Fortsetzung der Therapie im Laufe einiger Monate. Eine weitere lokale Nebenwirkung von Insulin-Zubereitungen besteht in einer Lipodystrophie an häufig benutzten Injektionsstellen. Ebenso kann sich dort eine Induration ausbilden, die die Insulin-Resorption vom Injektionsort verzögert.

Systemische allergische Reaktionen sind extrem selten und entsprechen dem üblichen allergischen Erscheinungsmuster. Patienten können unter der Insulin-Therapie Insulin-Antikörper ausbilden, nur solche mit einer hohen Affinität zum zugeführten Insulin interferieren jedoch mit der Therapie. Bei diesen Patienten sind unter Umständen extrem hohe Dosen von Insulin für eine ausreichende Therapie erforderlich (mehr als 200 IE/d); ein Übergang zu anderen Insulin-Präparaten kann von Vorteil sein. Die Insulin-Antikörper können die Plazenta-Schranke überwinden und geben damit Anlass zu einer vorübergehenden Insulin-Resistenz des Neugeborenen.

Notwendige Wirkstoffe

Insuline

Wirkstoff	Handelsname	Bemerkungen
Kurzwirksame Insuline		
Tierische Insuline	*Insulin*	
Human-Insulin	*Actrapid®, Berlinsulin®, H-Insulin, H-Tronin®, Humalog®, Huminsulin®, Velasulin Human®*	
Insulin lispro	*Humalog®*	
Insulin aspart	*Novo Repiol®*	
Intermediär wirksame Insuline		
Tierische Insuline	*Depot-Insulin, Insulin-Insulatard®, Insulin-Mixtard®, B-Insulin S u. SC, Insulin semilente®, Komb-Insulin®, L-Insulin SNC, u. a. ®*	
Human-Insulin	*Basal-H-Insulin, Berlinsulin®, Depot H-15 Insulin®, Huminsulin®, Insulin Actraphane®, Insulin Insulatard®, Insulin Mixtard®, Insulin Monotard®, Insulin Protaphan®, Komb H-Insulin®, u. a.*	
Langwirksame Insuline		
Tierische Insuline	*Insulin Lente®*	
Human-Insulin	*Huminsulin Ultralong®, Insulin Ultratard®*	
Insulin glargin	*Lantus®*	

Eigene Eintragungen

. . .

. . .

14.5.2   Orale Antidiabetika

Box 14.17

Pathophysiologie des Altersdiabetes

Der häufig zwischen dem 50. und 65. Lebensjahr auftretende Typ-II-Diabetes ist Folge eines relativen Insulin-Mangels. Meist liegt dieser Erkrankung ein Übergewicht zugrunde, das mit einer Abnahme der Dichte an Insulin-Rezeptoren in den Geweben und Organen einhergeht. Um trotz der verminderten Empfindlichkeit der Erfolgsorgane eine normale Verstoffwechselung von Nahrungskohlenhydraten zu gewährleisten, sind höhere Insulin-Konzentrationen notwendig. Solange die B-Zellen die Mehrproduktion zu leisten imstande sind, bleibt die Stoffwechsellage normal. Bei einigen Betroffenen nimmt jedoch im Laufe der Zeit die Empfindlichkeit der B-Zellen gegenüber dem Sekretionsstimulus Glucose ab. Der Grund hierfür ist unbekannt. Infolge der Abnahme der Glucose-Empfindlichkeit versiegt die Fähigkeit, adäquat erhöhte Insulin-Konzentrationen aufrechtzuerhalten, und es entwickelt sich eine diabetische Stoffwechsellage. Es herrscht ein relativer Insulinmangel; eine Inkretionsmenge, die normalerweise ausreichend wäre, ist im Zustand der herabgesetzten Insulin-Empfindlichkeit unzureichend.

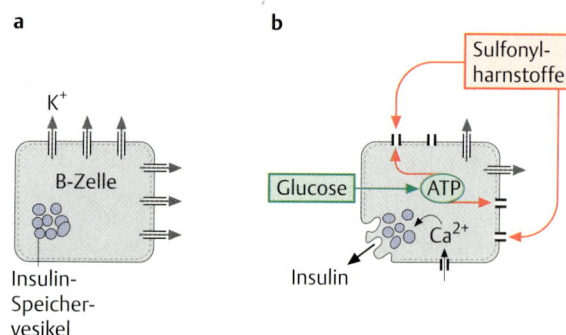

Abb. 14.21   Förderung der Insulin-Inkretion durch Glucose und Sulfonylharnstoff-Derivate.
a Im Ruhezustand sind die ATP-gesteuerten K^+-Kanäle geöffnet und damit das Membranpotential hoch. Es findet keine Insulin-Inkretion statt.
b Ist viel Glucose vorhanden, steigt in der Zelle die Konzentration von ATP. Dieses bewirkt eine Abnahme der K^+-Permeabilität und damit eine Depolarisation der Zellmembran. Über spannungsabhängige Calcium-Kanäle strömt Ca^{2+} ein, und es kommt zur Exozytose der Insulin-Speichervesikel.

Therapeutische Ansätze bei Typ-II-Diabetes. Ziel ist in erster Linie, die Insulin-Empfindlichkeit der Gewebe und Organe zu normalisieren, also zu erhöhen. **Reduktionskost zur Gewichtsabnahme** ist vielfach allein ausreichend, eine Zunahme der Insulin-Rezeptorzahl und eine Normalisierung der Stoffwechsellage herbeizuführen. **Körperliche Betätigung** ist anzuraten, da so die periphere Glucose-Verwertung gefördert wird. Wenn diese beiden Maßnahmen zur Änderung der Lebensführung vom Patienten nicht konsequent durchgeführt werden oder nicht ausreichen, die Stoffwechsellage zu normalisieren, kommt eine medikamentöse Therapie hinzu.
Es kann mit einem **oralen Antidiabetikum** begonnen werden, entweder einem Sulfonylharnstoff-Derivat oder dem Biguanid Metformin. Falls der Erfolg nicht eintritt, kann auf das jeweils andere Prinzip gewechselt werden. Ist der Therapieerfolg unzureichend, muss **Insulin** eingesetzt werden. Es kann mit der 1 × täglichen Injektion eines Langzeit-Insulins begonnen werden. Falls das nicht ausreicht, muss Insulin mehrfach verabreicht werden. Es sei erwähnt, dass auch eine kombinierte Anwendung oraler Antidiabetika mit Insulin beschrieben wird.
Eine Alternative zum Beginn der Therapie mit oralen Antidiabetika ist es, sogleich Insulin einzusetzen.

Sulfonylharnstoff-Verbindungen

Nach der Entdeckung der blutzuckersenkenden Wirkung von Sulfonamiden, die chemotherapeutisch angewendet werden sollten, ergab die systematische Suche weitere Verbindungen dieser Gruppe, die zur therapeutischen Blutzuckersenkung brauchbar sind.

▶ **Wirkungsweise.** Der Wirkungsmechanismus der Sulfonylharnstoff-Derivate besteht im Wesentlichen aus einer Sensibilisierung der B-Zellen gegenüber physiologischen Inkretionsreizen. Die Sulfonylharnstoff-Derivate vermindern die Leitfähigkeit der ATP-gesteuerten Kalium-Kanalproteine der B-Zellen, so dass deren Membranpotential sinkt und die Insulin-Freisetzung erleichtert wird (Abb. 14.**21**). Somit beeinflussen sie die gleiche Struktur, über die letztlich auch Glucose die Insulin-Inkretion anregt. Dies macht verständlich, dass Glucose in Gegenwart der Sulfonylharnstoffe zu einer verstärkten Insulin-Freisetzung führt.
Da die Sulfonylharnstoffe nicht auf die Bildung, sondern nur auf die Freisetzung von Insulin einwirken, sind sie bei fehlender Insulin-Produktion (schwerer juveniler Diabetes mellitus, nach Pankreatektomie etc.) unwirksam. Die Wirkung hat also zur Voraussetzung, dass
- eine Insulin-Produktion abläuft und
- Glucose (und damit ATP) als natürlicher Stimulus vorhanden ist.

▶ **Pharmakokinetik.** Bei der Wahl eines Sulfonylharnstoff-Derivates für die Therapie sind die verschiedenen phamakokinetischen Eigenschaften der Präparate zu berücksichtigen (Tab. 14.**4**). **Tolbutamid** ist an sich schwach wirksam, daher müssen vergleichsweise hohe Dosen gegeben werden. Auch bei Überdosierung tritt selten ein schwerer hypoglykämischer Schock auf, es besteht keine Kumulationsneigung. Am stärksten wirksam ist **Glibenclamid** (beachte die Dosierung!), es ist aber auch am wenigsten steuerbar und löst bei absoluter oder relativer Überdosierung hypoglykämische Schocks aus. Die therapeutische Breite dieser Substanz ist geringer als die von Tolbutamid. **Glibornurid** und **Glisoxepid** verhalten sich nicht wesentlich anders als Glibenclamid. Die übrigen im Handel befindlichen Verbindungen (s. u.) bilden eine Mittelgruppe zwischen den Extremen Tolbutamid und Glibenclamid. Mit der Stärke der Wirksamkeit und dem Ausmaß der Eiweißbindung steigt das Risiko einer Arzneimittelinterferenz.

Tabelle 14.4 Pharmakokinetische Daten einiger Sulfonylharnstoff-Derivate

Substanz	Dosisbereich (mg)	Wirksamkeit	Eiweiß-Bindung (%)	Plasma-halbwertzeit (h)	Ausscheidungsmodus
Tolbutamid	500 – 2000 mg/d in 2 – 3 ED	schwach, selten Hypoglykämie	40 – 50	~6	vorwiegend renal
Glibornurid	12,5 – 75 mg/d in 1 – 2 ED	mittelstark	96	~8	renal u. mit den Faeces
Glisoxepid	2 – 16 mg/d in 1 – 2 ED	stark	93	~2	renal u. mit den Faeces
Glibenclamid	0,87 – 10,5 mg/d in 1 – 2 ED	stark	>99	6 – 16	renal

Tolbutamid

Glibenclamid

▶ **Nebenwirkungen.** Für Tolbutamid liegen Untersuchungen an einer sehr großen Anzahl von Patients vor. Dabei ergab sich eine Nebenwirkungshäufigkeit für Tolbutamid von ca. 3 %, in 1,5 % der Fälle musste die Tolbutamid-Therapie abgesetzt werden. Am häufigsten tragen mit 1 – 1,5 % Erscheinungen von Seiten der Haut und gastrointestinale Störungen auf; klinisch bedenklicher waren in 0,2 % hämatologische Veränderungen. Bei Glibenclamid ist die Häufigkeit der unspezifischen Nebenwirkungen etwas geringer, sie liegen im Bereich von 1,5 %. Hinzu kommt mit derselben Häufigkeit die Auslösung einer Hypoglykämie. Glibornurid und Glisoxepid zeigen geringere Neigung, eine Hypoglykämie auszulösen, Fälle von hypoglykämischem Schock sind aber beschrieben. Die übrigen Nebenwirkungen sind als gleich häufig zu veranschlagen wie bei den anderen Sulfonylharnstoff-Derivaten.
Die starke Wirksamkeit und schlechte Steuerbarkeit von Glibenclamid birgt die Gefahr einer relativen Überdosierung, wenn entweder ein plötzlicher vermehrter Glucose-Verbrauch eintritt (ungewohnte körperliche Arbeit) oder die Kohlenhydrat-Aufnahme vermindert wird (z. B. Nahrungskarenz bei Infektionen).

Arzneistoffinterferenzen. Ein weiterer Nachteil der stark wirksamen Antidiabetika besteht in der Möglichkeit des Auftretens von Arzneistoffinterferenzen. Besonders gefährlich ist die zusätzliche Einnahme von Sulfonamiden und von Analgetika-Antiphlogistika, die stark an Eiweiße gebunden werden. Diese Interferenzen können auf verschiedenen Mechanismen beruhen: Verdrängung aus der Eiweißbindung, Enzymhemmung und Konkurrenz um tubuläre Sekretionsmechanismen. Eine weitere Arzneistoffinterferenz ergibt sich aus der gleichzeitigen Anwendung von β-Sympatholytika, die die Glucose-mobilisierende Wirkung des Adrenalins unterbinden. Protrahierte Hypoglykämien mit eventuell tödlichem Aus-

gang sind bei allen derartigen Kombinationen besonders zu fürchten. Da es sich bei der Diabetes-Therapie um eine Dauermedikation handelt und die Diabetiker zu Infektionen (abführende Harnwege) oder Hypertonie neigen, ist die Gefahr einer Interferenz durch zusätzliche Gabe von Chemotherapeutika, Analgetika oder β-Blockern immer gegeben. Der durch die stark wirksamen Antidiabetika ausgelöste **hypoglykämische Schock**, wie er nach Überdosierung oder durch Arzneistoffinterferenzen hervorgerufen werden kann, zeichnet sich durch besonders lange Dauer und schlechtes Ansprechen auf therapeutische Maßnahmen aus. Bei alten Menschen kann der Schock ohne die sonst bekannten Prodromalsymptome mit Verwirrtheitszuständen beginnen. Im Prinzip besteht die Behandlung in der Zufuhr von Glucose, eventuell in der Gabe von Glucagon und zusätzlich symptomatischen Maßnahmen (cave: Hypokaliämie).

An eine andere Unverträglichkeitsreaktion muss bei Behandlung mit Sulfonylharnstoffen ebenfalls gedacht werden, nämlich an die Ausbildung einer Alkohol-Intoleranz. Wie nach Gabe von Disulfiram (S. 528) wird der Ethanol-Abbau auf der Stufe des Acetaldehyd beeinträchtigt.

Sekundärwirkungen. Die Befürchtung, dass eine längere Behandlung mit Sulfonylharnstoffen zu einer Erschöpfung des Pankreas führen könnte, hat sich nicht bestätigt; sie war jedoch nicht unbegründet, denn durch andere Ausschüttungsreize, wie dauernde Blutzuckererhöhung oder Injektionen von Wachstumshormon, ließ sich bei Versuchstieren ein Diabetes erzeugen. Nur in 5 – 10 % der Fälle ist nach einem anfänglichen Ansprechen auf die Behandlung mit einem sekundären Versagen zu rechnen. Hier könnte eine Erschöpfung eingetreten sein, oder es handelt sich um eine ohnehin fortschreitende Erkrankung. Bei den anderen Patients ist nach Beendigung einer Sulfonylharnstoff-Behandlung der Insulin-Bedarf oder die Glucose-Toleranz nicht verändert.
Neuere Studienergebnisse deuten darauf hin, dass mit Sulfonylharnstoffen in der Therapie des Typ-II-Diabetes die gleichen Ergebnisse wie mit Insulin erzielt werden können: eine Senkung des Risikos mikrovaskulärer (aber nicht makrovaskulärer) Komplikationen, die Mortalität wird nicht signifikant gesenkt. Die Hypoglykämie-Gefahr ist gleich, mit einer Gewichtszunahme unter der Therapie ist zu rechnen.

Kontraindikationen. Kontraindiziert sind diese Substanzen bei jugendlichem und instabilem Diabetes, Azidose, präkomatösen Zuständen, Infektionen, Leber-, Nieren- und Schilddrüsenkrankheiten, Narkosen, Operationen und während der Schwangerschaft.

► **Anwendung.** Bei Altersdiabetes (Typ-II-Diabetes) ist stets daran zu denken, dass eine kalorienarme Diät häufig allein ausreichend ist, um die Erkrankung zu normalisieren (Zunahme der Zahl an Insulin-Rezeptoren, s. S. 400). Bei klinisch überwachten Fastenkuren werden viele Typ-II-Diabetiker gesund. Orale Antidiabetika sind indiziert, wenn eine Änderung der Lebensführung nicht erfolgreich ist oder nicht durchgesetzt werden kann. Tolbutamid ist bei leichtem Altersdiabetes in Dosen von täglich 0,5 – 1,5 g per os ausreichend wirksam. Eine weitere Erhöhung der Dosis führt zu keinem stärkeren Effekt. Eine Kombination mit Insulin ist im Prinzip möglich, bringt aber keine erkennbaren Vorteile: Bei kombinierter Therapie ist zwar die Insulin-Dosis niedriger, da jedoch Injektionen ohnehin notwendig sind, könnte auch gleich eine Monotherapie mit einer etwas höheren Insulin-Menge durchgeführt werden. Tolbutamid kann zur intravenösen Injektion verwendet werden, um die Funktionsfähigkeit des Pankreas (Insulinom) zu prüfen. Die stärker wirksamen Sulfonylharnstoff-Derivate bedürfen einer besseren Betreuung der Patienten und einer größeren Zuverlässigkeit der Diabetiker, weil sie bei absoluter und relativer Überdosierung und bei zufälliger Gabe von anderen Arzneimitteln (z. B. Analgetika, Sulfonamiden) zu Hypoglykämien führen (Arzneistoffinterferenz, s. o.). Trotzdem werden sie vorwiegend verschrieben, in der BRD wird fast ausschließlich Glibenclamid verordnet.

Glinide

Die Substanzen dieser Gruppe unterscheiden sich strukturell von den Sulfonylharnstoffen, besitzen aber den gleichen Wirkungsmechanismus. Das besondere Merkmal ist ihr rasches An- und Abfluten nach peroraler Zufuhr. Zuerst wurde **Repaglinid** eingeführt: nach peroraler Zufuhr wird der maximale Plasmaspiegel nach etwa $^1/_2$ Stunde erreicht, die Plasmaeliminations-Halbwertzeit beträgt 1 Stunde. Dies erlaubt eine Einnahme unmittelbar vor den Hauptmahlzeiten (Einzeldosis 1 – 4 mg, zulässige Tagesdosis 16 mg). Die wesentliche Nebenwirkung ist eine Hypoglykämie. Da Repaglinid hauptsächlich vermittels CYP 3A4 biotransformiert wird, müssen entsprechende Arzneistoffinteraktionen bedacht werden. Der therapeutische Wert dieser Innovation lässt sich derzeit noch nicht beurteilen.

Später kam **Nateglinid.** Es gleicht Repaglinid in seiner Wirkkinetik. Nateglinid ist jedoch nur für eine Anwendung in Kombination mit Metformin zugelassen.

Repaglinid

Biguanid-Derivate

Das lange bekannte Biguanid-Derivat **Metformin** findet in der Therapie des Typ-II-Diabetes mellitus jetzt wieder größere Beachtung.

► **Wirkungsweise.** Metformin fördert nicht die Freisetzung von Insulin, sondern vermag (bei Anwesenheit von Insulin) die hepatische Glucose-Abgabe zu reduzieren und die Verwertung der Blutglucose in Muskel- und Fettgewebe zu erhöhen. Dadurch wird der Insulin-Bedarf vermindert, der Organismus kommt mit weniger Insulin aus, die Entwicklung einer Insulin-Resistenz wird verlangsamt. Der molekulare Wirkungsmechanismus ist ungeklärt. Für die Steigerung der Glucoseverwertung mag folgender Vorgang verantwortlich sein: Metformin lagert sich an die Mitochondrienmembranen an und hemmt die Atmungskette, woraus eine verminderte ATP-Synthese und eine Beeinträchtigung des Citrat-Zyklus resultiert (Abb. 14.22). Als Folge wird der anaerobe Glucose-Abbau gesteigert, d. h., die bei der Glykolyse entstehende Brenztraubensäure (Pyruvat) wird nicht über den Citrat-Zyklus weiter verwertet, sondern zu Milchsäure reduziert. Dieser Stoffwechselweg liefert nicht soviel Energie wie die aerobe Glucoseverwertung, so dass mehr Glucose umgesetzt werden muss. Er spielt jedoch nur dann quantitativ eine Rolle, wenn Glucose in die Zellen aufgenommen werden kann, und dieser Prozess setzt wiederum die Anwesenheit von Insulin voraus.

► **Pharmakokinetik.** Metformin wird enteral gut aufgenommen, ausgeschieden wird es in unveränderter Form über die Niere, die Plasmaeliminationshalbwertzeit beträgt 2 – 5 Stunden.

► **Nebenwirkungen.** Die häufigste Nebenwirkung besteht in gastrointestinalen Störungen (Appetitlosigkeit, Übelkeit, Diarrhoe). Falls diese bei einem übergewichtigen Diabetiker zur Gewichtsabnahme beitragen, sind sie nicht einmal unwillkommen. Es sei hier bemerkt, dass Metformin nicht das Hypoglykämie-Risiko erhöht. Eine schwerwiegende, vital bedrohliche Nebenwirkung ist ein Anstieg der Milchsäurespiegel im Gewebe und damit auch im Blut (**Lactatacidose**). Der Lactatspiegel kann auch dann bedrohliche Höhen erreichen, wenn eine Nie-

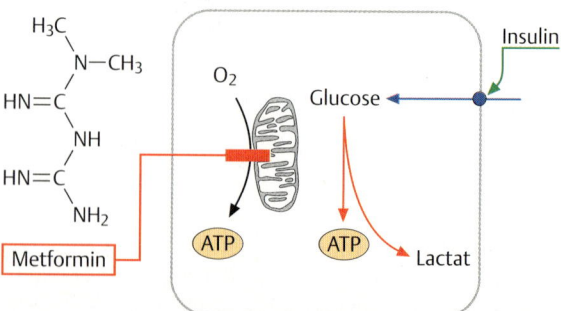

Abb. 14.22 Möglicher Wirkungsmechanismus von Metformin. Metformin beeinträchtigt Citrat-Zyklus und ATP-Synthese. Daher wird Glucose verstärkt anaerob zu Lactat abgebaut, es kommt zu einer gesteigerten Glucoseverwertung mit entsprechend vermindertem Insulinbedarf.

reninsuffizienz nicht vorliegt. Dieses Ereignis lässt sich im Einzelfall nicht vorhersehen. Da die Therapie des lactatazidotischen Zustandes und besonders eines Komas sehr schwierig und häufig erfolglos ist und da die Wirkungen der Biguanide völlig unspezifisch sind, muss einer Lactatacidose durch sorgfältige Beachtung der Kontraindikationen vorgebeugt werden.

Kontradindikationen sind: Nierenfunktionseinschränkung, weil diese die Metformin-Elimination beeinträchtigt; Leberinsuffizienz, weil diese die hepatische Verwertung von Lactat reduziert; Erkrankungen, die zur Gewebshypoxie führen, wie kardiale und respiratorische Insuffizienz; konsumierende Erkrankungen; alle akuten, schweren Erkrankungen; Reduktionsdiät mit einer Zufuhr von weniger als 1000 kcal pro Tag; Ketoazidose; ein Alter über 70 Jahre; Schwangerschaft und Stillzeit.

▶ **Anwendung.** An die Anwendung von Metformin insbesondere in der Therapie des Diabetes mellitus vom Typ IIb (mit Übergewicht) wird wieder vermehrt gedacht, weil dem beachtlichen Risikopotential ein pathophysiologisch als wichtig erachteter Nutzen gegenübersteht: Metformin beeinflusst die Insulin-Resistenz günstig, der heute eine Schlüsselrolle im Krankheitsgeschehen beigemessen wird (s. Box 14.**18**). Neuere Studienergebnisse deuten darauf hin, dass bei übergewichtigen Diabetikern bessere Ergebnisse als mit Sulfonylharnstoffen oder Insulin erreicht werden können. Allerdings weisen viele Patienten Kontraindikationen für Metformin auf.

Glitazone

Glitazone ist die Kurzbezeichnung für die Gruppe der Thiazolidindione, die ein neues Wirkprinzip verkörpern.

Thiazolidindione

Pioglitazon

Rosiglitazon

▶ **Wirkungsweise.** Die Substanzen steigern die Insulinempfindlichkeit verschiedener Gewebe, so des Fettgewebes und der Skelettmuskulatur. Bei Patienten mit Typ-II-Diabetes, bei denen die Insulinresistenz ja im Zentrum des pathophysiologischen Geschehens steht, kann die Verbesserung der Insulinwirkung zu einer Normalisierung der Glucosekonzentration im Blut führen. Dieser Effekt tritt auch bei nicht-diabetischen Zuständen mit Insulinresistenz auf, so bei Adipositas und bei polyzystischem Ovarialsyndrom. Thiazolidindione wirken als Agonisten am Transkriptions-regulierenden Rezeptor vom PPARγ-Typ („peroxisome proliferator-activated receptor", Subtyp γ), der als Heterodimer zusam-

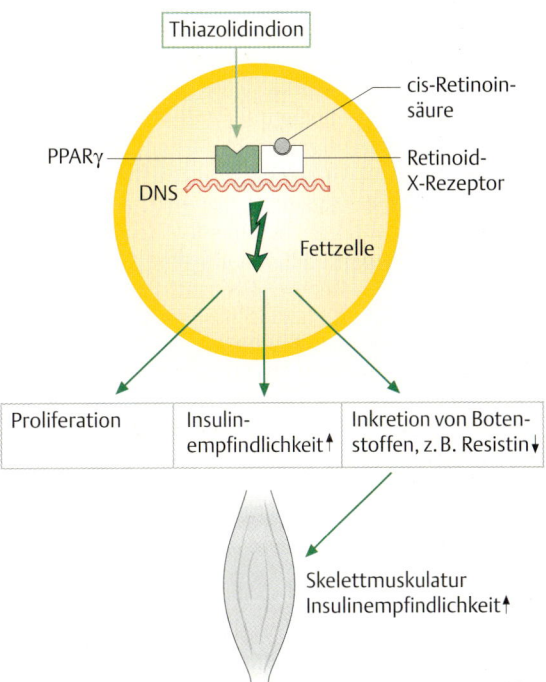

Abb. 14.**23**   **Wirkungsweise der Thiazolidindione.**

men mit dem cis-Retinoinsäure/Retinoid-X-Rezeptor-Komplex die Expression verschiedener Gene beeinflusst (Abb. 14.23). Dies führt unter anderem zur Ausreifung von Präadipozyten zu Adipozyten und zur vermehrten Expression des Glucose-Transportproteins GLUT-4. Aber die verbesserte Insulinwirkung kommt nicht allein dadurch zustande, dass die Kapazität des Fettgewebes zur Verstoffwechselung von Glucose zunimmt. Quantitativ wichtiger sind die Effekte an der Skelettmuskulatur. Diese besitzt im Gegensatz zum Fettgewebe kaum PPARγ-Rezeptoren, dennoch nimmt ihre Insulin-Empfindlichkeit unter Glitazon-Gabe zu. Unter einer Glitazon-Gabe verändert das Fettgewebe seine Freisetzung von Botenstoffen mit Hormon-Wirkung. Interessant ist die Entdeckung des Proteins Resistin, welches offenbar bei Überernährung vermehrt freigesetzt wird und zur Insulinresistenz führt. Diese Signalsubstanz könnte eine zentrale Rolle in der Entwicklung des metabolischen Syndroms spielen (S. 404, Box 14.18). Jedenfalls wurde beobachtet, dass die Resistin-Ausschüttung aus dem Fettgewebe unter Glitazon-Gabe abfällt.

Troglitazon war der erste in die Therapie eingeführte Vertreter der Gruppe; die Substanz wurde wegen ihrer Hepatotoxizität bei uns nicht zugelassen. Später kamen **Pioglitazon** und **Rosiglitazon** auf den Markt. Das Wirkbild der Glitazone scheint nicht einheitlich zu sein. Es liegen Berichte vor, dass der Triglycerid-Serumspiegel unter Pioglitazon abfällt, während er unter Rosiglitazon gleich bleibt.

▶ **Pharmakokinetik.** Pioglitazon und Rosiglitazon sind nach peroraler Zufuhr gut bioverfügbar. Sie werden durch Biotransformation inaktiviert, die Plasmaeliminations-Halbwertzeiten liegen im Bereich von 3–6 Stunden.

▶ **Nebenwirkungen.** Die Leberverträglichkeit von Pioglitazon und Rosiglitazon scheint besser als die von Troglitazon zu sein, aber inzwischen gibt es Berichte über Leberschädigungen nach Rosiglitazon-Gabe. Die Leberfunktion sollte regelmäßig kontrolliert werden. Die Masse subkutanen Fettgewebes steigt an, das Körpergewicht nimmt zu; dies erscheint angesichts der Pathogenese des Typ-II-Diabetes problematisch. Periphere Ödeme können auftreten, auch eine Abnahme des Hämatokrit wird beobachtet, was für eine Flüssigkeitsretention spricht. Bei Herzmuskelinsuffizienz *eines jeden Schweregrades* sind Glitazone deshalb **kontraindiziert.** Somit ist vor Therapiebeginn auszuschließen, dass eine latente Herzinsuffizienz vom Stadium NYHA 1 vorliegt, was beim metabolischen Syndrom (Box 14.18) mit Adipositas, Hypertonie und Hyperlipidämie durchaus wahrscheinlich ist.

▶ **Anwendung.** Die Substanzen sind bei uns nur dann zur Anwendung bei Typ-II-Diabetes zugelassen, wenn ein ausreichender Effekt mit Metformin oder einem Sulfonylharnstoff allein nicht zu erreichen ist und weitere Bedingungen erfüllt sind. Pioglitazon wird einmal pro Tag in einer Dosis von 15 oder 30 mg gegeben, bei Rosiglitazon beträgt die Tagesdosis 4 oder 8 mg, verteilt auf eine oder zwei Gaben. Abschließend sei bemerkt, dass für das neue Wirkprinzip der Glitazone noch keine Studienergebnisse darüber vorliegen, ob die Substanzen langfristig einen günstigen Einfluss auf die Prognose des Typ-II-Diabetes besitzen. Der augenblickliche Wissensstand reicht nicht aus, um den Glitazonen eine größere therapeutische Bedeutung zukommen zu lassen, zumal die Indikationen sehr stark eingeschränkt sind.

α-Glucosidase-Hemmstoffe

Von Hemmstoffen der α-Glucosidase im Darmepithel verspricht man sich eine unterstützende Therapie bei der Behandlung eines Typ-II-Diabetes mellitus. Ein solcher Hemmstoff ist das abnorme Tetrasaccharid **Acarbose.** Ein weiterer α-Glucosidase-Hemmstoff ist **Miglitol**, das wie Acarbose wirkt. Es wird jedoch vollständig aufgenommen, während Acarbose eine Resorptionsquote von < 2 % aufweist.

▶ **Wirkungsweise.** Das Enzym α-Glucosidase befindet sich im Bürstensaum des Darmepithels und spaltet die aus den Kohlenhydraten entstehenden Disaccharide in Glucose-Moleküle, welche dann resorbiert werden kön-

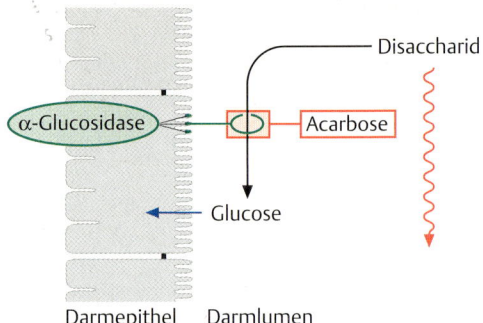

Abb. 14.**24** α-Glucosidase-Hemmung durch Acarbose.

nen (Abb. 14.**24**). Die Hemmstoffe beeinträchtigt diesen letzten Abbauschritt, so dass eine verzögerte und eventuell verminderte Glucose-Resorption resultiert. Eine solche Retardierung der Glucose-Aufnahme nach einer Mahlzeit beugt postprandialen „Blutzuckerspitzen" vor.

▶ **Nebenwirkungen.** Die bisher beobachteten Nebenwirkungen (Meteorismus, Borborygmus, Diarrhoe) entstehen durch das Verbleiben von Oligosaccharide im Darm und deren Vergärung durch die Darmbakterien. Auch Darmverschluss und erhöhte Leberenzymwerte im Plasma sind beobachtet worden.

Box 14.18

Substanzen gegen Hyperinsulinämie

Häufig treten Übergewicht, Hypertonie und Typ-II-Diabetes mellitus gemeinsam auf. Pathophysiologisch scheint die Insulin-Resistenz eine Schlüsselrolle zu spielen. Die Abnahme der Empfindlichkeit der Wirkorte für Insulin führt reaktiv zur Hyperinsulinämie. Diese kann auf eine im einzelnen noch nicht verstandene Weise eine Steigerung des systolischen und diastolischen Blutdruckes auslösen. Außerdem führt die Hyperinsulinämie zur Hypertriglyzeridämie und zur Zunahme des LDL-Cholesterins mit Abnahme des HDL-Cholesterins. Dieses **„metabolische Syndrom"** kann die Entwicklung einer koronaren Herzkrankheit fördern. Reicht die Insulinproduktion nicht mehr aus, tritt ein Diabetes mellitus hinzu. Angesichts der Bedeutung der Insulin-Resistenz für das Krankheitsgeschehen sollten Antidiabetika, die nicht die Insulin-Konzentration erhöhen, therapeutisch günstig sein. Derzeit ist **Metformin** der einzige etablierte Vertreter dieses Wirkprinzips. Die Glitazone **Pioglitazon** und **Rosiglitazon** sind neu. Ihre Indikation ist sehr begrenzt, ihr langfristiger Nutzen ungesichert.

─ **Notwendige Wirkstoffe** ─────────────────────────────────

Orale Antidiabetika

Wirkstoff	Handelsname	Alternative	Bemerkungen
Sulfonylharnstoff-Derivate			
Tolbutamid		Tolbutamid, Orabet®	
Glibornurid	Glutril®	Gluborid®	
Glisoxepid	Pro-Diaban®	–	
Glibenclamid	Euglucon® Semi-Euglucon® N	Glibenclamid (mehrere Firmen), Gliben®, Glibenhexal®, Glucoremed®, Glucovital® u. a.	
Glinide			
Nateglinid	Starlix® Tab	–	
Repaglinide	NovoNorm® Tab	–	
Biguanid-Derivate			
Metformin	Glucophage® Tab 500 u. 850 mg	Metformin Tab. 500 mg Diabetase® Tab. 500 u. 850 mg Mediabet® Tab. 500 mg Meglucon® Tab. 850 mg u. a.	
Glitazone			
Pioglitazon	Actos® Tab.	–	
Rosiglitazon	Avandia® Tab.	–	
α-Glucosidase-Hemmstoff			
Acarbose	Glucobay® Tab.	–	

Eigene Eintragungen

· · ·

· · ·

Weitere im Handel befindliche Antidiabetika

Sulfonylharnstoff-Derivate

Gliclazid	Diamicron®
Gliquidon	Glurenorm®
Glimepirid	Amaryl®

α-Glucosidase-Hemmstoff

Miglitol	Diastabol®

14.5.3 Glucagon

Freisetzung und ▶ **Wirkungsweise.** Glucagon ist ein Polypeptid aus 29 Aminosäuren mit einem Molekulargewicht von 3485, das von den α-Zellen des Pankreas gebildet wird. Es ist bezüglich des Glucose-Stoffwechsels ein funktioneller Antagonist des Insulins. Bei Hunger und plötzlichem Energiebedarf der Muskulatur oder im Fieber steigt die Glucagon-Inkretion an. Der adäquate Reiz für eine gesteigerte Inkretion von Glucagon ist ein extremes Absinken des Blutspiegels von Glucose und Fettsäuren. Daher spielt die Gegenregulation durch Glucagon keine Rolle, solange der Blutglucose-Spiegel sich im Normbereich bewegt. Erst wenn sich eine Hypoglykämie ausbildet, wird Glucagon freigesetzt und induziert einen Anstieg der Glucose-Konzentration im Blut, indem es in der Leber Glykogenolyse und Gluconeogenese fördert.

Beim Glucagon-Rezeptor handelt es sich um einen G-Protein-gekoppelten Rezeptor, welcher die Bildung von cAMP fördert. Die Mobilisierung der zellulären Energiedepots scheint wie beim Adrenalin über eine Aktivierung der Adenylatcyclase (Abb. 2.13, S. 74) zustande zu kommen. Quantitativ spielt die Wirkung auf die Leberzellen die wichtigste Rolle.

Ein Diabetes mellitus kann nicht nur durch einen absoluten Insulin-Mangel bedingt sein, sondern auch durch ein Mißverhältnis zwischen Insulin- und Glucagon-Inkretion. Aus der Darmschleimhaut wird nach Nahrungsaufnahme eine Glucagon-ähnliche Substanz, Enteroglucagon, freigesetzt, die jedoch die Insulin-Inkretion stimuliert.

▶ **Anwendung.** Der Stoffwechseleffekt von Glucagon lässt sich therapeutisch kaum ausnutzen. Jedoch kann ein hypoglykämischer Schock durch Glucagon-Zufuhr unterbrochen werden. Am Herzen kann experimentell ein schwach ausgeprägter positiv inotroper Effekt nachgewiesen werden, auch dieser hat für die Therapie keine Bedeutung. Die glatte Muskulatur des oberen Anteils des Magen-Darm-Kanals erschlafft nach Gabe von Glucagon; diese Wirkung kann zu diagnostischen Zwecken ausgenutzt werden. Aus Tierversuchen ist bekannt, dass Glucagon autophagische Prozesse in den Hepatozyten stark stimuliert.

15 Vitamine

Überblick

Vitamine sind für die normale Funktion des Organismus notwendige Substanzen, die von außen zugeführt werden müssen (Synthese durch Darmbakterien mit eingerechnet).
▶ Die spezifische Vitamin-Wirkung ist als eine Substitution der im Stoffwechsel dem Verschleiß unterliegenden Wirkgruppen bestimmter Enzyme aufzufassen.
▶ Daher besitzen Vitamine nur eine einzige Indikation: Substitutionstherapie bei entsprechendem Mangel. Ein wirklicher Mangel an Vitaminen ist bei der durchschnittlichen mitteleuropäischen Kost selten. Allerdings kann es durch Anwendung mancher Arzneimittel (Antiepileptika, Trimethoprim, Acetylsalicylsäure) zu einer Störung des Vitamin-

Gleichgewichtes kommen. Bei Menschen im „Vitamin-Gleichgewicht" hat die zusätzliche Zufuhr von Vitaminen („Poly-Vitamin-Präparate") keine roborierende, tonisierende oder Infektions-verhütende, also pharmakologische Wirkung oder gar eine „gerontologische Indikation".

Vitamine A und D
▶ prophylaktisch in der frühen Kindheit und während der Schwangerschaft und der Lactationsperiode.

Vitamin B₁₂ und Vitamin K werden in Kapitel Blut (S. 174 u. 181) besprochen.

15.1   Vitamin A (Retinol) und Derivate

Vitamin A (Retinol, Axerophtol, Abb. 15.1) ▶ ist die Ausgangssubstanz für den Sehpurpur (Retinal: der Aldehyd des Retinol). Es ist an ein Protein (Opsin) in den Sehstäbchen gebunden; dieser Komplex, Rhodopsin genannt, funktioniert als Photorezeptor. Außerdem benötigen epitheliale Zellen das unveränderte Vitamin (in der All-*trans*-Konfiguration) für normales Wachstum und normale Funktion. Ein Mangel führt dementsprechend zu Sehstörungen (beginnend mit Nachtblindheit) und zu Schädigungen des Epithels (Xerophthalmie, Keratomalazie). Der normale tägliche Bedarf eines Erwachsenen liegt bei 1 mg Vitamin A. Aufgrund der Mangelernährung in vielen Entwicklungsländern sind vor allem die Kinder von einem Vitamin-A-Mangel betroffen.
▶ Für eine **Substitutionstherapie** bei Vitamin-A-Mangel sind Tagesdosen zwischen 25 000 und 50 000 IE per os ausreichend (3330 IE entsprechen 1 mg Retinol). Vitamin A kommt in grünblättrigem Gemüse, z.T. in Form des Provitamins Carotin, und in hoher Konzentration im Lebertran zusammen mit Vitamin D vor.
▶ Nach langdauernder Zufuhr sehr großer Dosen (überfürsorgliche Eltern!) treten **Vergiftungssymptome** auf: Anorexie, Reizbarkeit, trockene Haut mit blutenden Mundwinkelrhagaden. Die charakteristischen Zeichen der Vergiftung sind Periostschwellungen und -auflagerungen, die schmerzhaft sind und die Beweglichkeit einschränken. Die Leber ist manchmal vergrößert und die Fontanelle bei Kleinkindern aufgrund einer Liquordrucksteigerung vorgewölbt. **Fetale Missbildungen** sind nach Überdosierung von Vitamin A während der Schwangerschaft vorgekommen, daher darf die Tages-

dosierung während der Schwangerschaft 10 000 IE nicht überschreiten, der Verzehr von Leber sollte vermieden werden (100 g Leber können mehr als 15 mg Retinal enthalten).

Vitamin-A-Säure (Tretinoin). Das oxidierte Vitamin A ▶ beeinflusst nur die Epithel-Differenzierung, kann aber nicht mehr als Sehpurpur funktionieren. Auf molekularer Ebene beruhen die Wirkungen von Tretinoin und den anderen Retinoiden auf der Interaktion mit kernständigen Rezeptoren, welche die DNS-Transkription regulieren.
▶ **Basalzellenkarzinome** sowie aktinische und andere **Hyperkeratosen** können in einem beträchtlichen Teil der Fälle durch längere lokale Applikation zur Abheilung gebracht werden. Bemerkenswerterweise können durch orale Anwendung von Tretinoin Remissionen bei der Promyelozyten-Leukämie ausgelöst werden.

Etretinat, ein Derivat der Vitamin-A-Säure, wurde systemisch zur ▶ Behandlung schwerer, sonst therapieresistenter Fälle von **Psoriasis** und anderer hyperkeratotischer Zustände angewandt, aber später mit der Einführung von **Acitretin** zurückgenommen. Acitetrin wird bei schweren Verhornungsstörungen wie Psoriasis, Hyperkeratosis palmoplantaris und Ichthyosis angewandt.
▶ Im Etretinat ist die Carboxylgruppe verestert (Abb. 15.1). Bei oraler Zufuhr kommt es im Zuge einer „first pass"-Biotransformation teilweise zur Esterspaltung, jedoch ist auch die freie Säure wirksam. Diese liegt als Wirkstoff **Acitretin** vor. Dieses ist nicht lipophil, be-

H₃C CH₃ | CH₃ | CH₃

Retinol
(Vitamin A, all-*trans*-Konformation)

Tretinoin
(13-*trans*-Vitamin-A-Säure)

Isotretinoin
(13-*cis*-Vitamin-A-Säure)

Etretinat

Acitretin

Abb. 15.**1** **Retinoide.**

sitzt ebenfalls eine hohe Plasmaeiweißbindung (über 99 %), wird jedoch im Gegensatz zu Etretinat nicht im Fettgewebe gespeichert. Die Elimination von Acitretin (t₁/₂ ~ 50 h) erfolgt deshalb erheblich rascher als die des Etretinat (t₁/₂ ~ 120 Tage).

▶ Mit zahlreichen Nebenwirkungen muss gerechnet werden: Veränderungen an Haut und Schleimhäuten, Seh- und Hörstörungen, Knochenschmerzen und Hyperostosen, Blutbildveränderungen, depressive Verstimmung. Retinoide wirken teratogen. Bei Frauen im fortpflanzungsfähigen Alter muss während der Therapie mit Etretinat und zwei Jahren danach eine Konzeption verhindert werden; gleiches gilt jetzt für Acitretin.

Isotretinoin, das steroisomer zur Vitamin-A-Säure ist, ▶ kann mit Erfolg verwendet werden, um Fälle von **Acne vulgaris** zu behandeln. Die Substanz wird per os gegeben, die Dosierung beträgt initial 0,5 – 1,0 mg/kg täglich und wird dann reduziert auf eben noch wirksame Mengen. Die Therapie muss im Allgemeinen 3 – 4 Monate durchgeführt werden, die Besserung des Krankheitsbildes kann nach Absetzen erhalten bleiben. Isotretinoin steht auch für die lokale Applikation zur Verfügung.
▶ Die Nebenwirkungshäufigkeit ist recht hoch. Die Symptomatik ähnelt der von Etretinat- bzw. Vitamin-A-Intoxikation: Relativ häufig sind Nasenbluten und Konjunktivitis, eher selten Haarausfall. Ebenso wie Etretinat wirkt Isotretinoin teratogen, so dass ähnliche Vorsichtsmaßnahmen eingehalten werden müssen (kontrazeptiver Schutz bis 4 Wochen nach Therapieende). Unter der Anwendung von Isotretinoin wurden Depressionen und mehrere Fälle von Suizid beobachtet, ein kausaler Zusammenhang ist jedoch bislang nicht belegt.

Box 15.1

Rhodopsin – ein G-Protein-gekoppelter Rezeptor nutzt Retinal zur Lichtwahrnehmung

In den Sinneszellen der Netzhaut dient Rhodopsin als Photorezeptor. Es besteht aus kovalent gebundenem Retinal und dem Protein Opsin, das wie ein G-Protein-gekoppelter Rezeptor aufgebaut ist (S. 4). Die Bindung von Retinal findet unter Wasserabspaltung an einem Lysinrest des Opsins statt; Retinal nimmt gewissermaßen die Position eines Rezeptorliganden ein. Retinal dient als Lichtsensor. Es ist zunächst in der *cis*-Konformation gebunden. Unter dem Einfluss eines Photons geht es in den *trans*-Zustand über. Der Konformationswandel des Retinal stimuliert das Rezeptorprotein, welches die weitere Signalkaskade in Gang bringt, indem es das G-Protein „Transducin" aktiviert. Unter dem Einfluss von Licht wird Retinal also gleichsam zum Rezeptor-Agonisten. Die Rezeptorerregung findet ihr Ende, indem sich *trans*-Retinal ablöst. Nach Isomerisierung zur *cis*-Form kann der Zyklus von neuem beginnen.

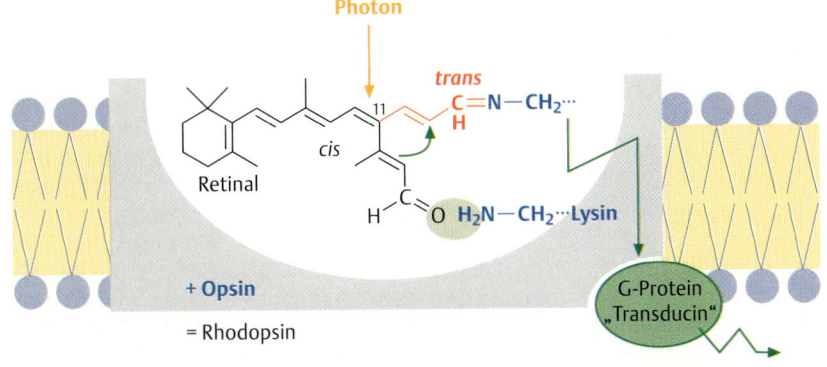

15.2 Vitamin-B-Gruppe

Vitamin B$_1$ (Thiamin, Aneurin) ▶ ist in phosphorylierter Form das Coenzym der Carboxylase; dementsprechend führt ein Mangel an Thiamin zu einem ungenügenden Abbau der α-Ketosäuren. Dies macht sich besonders dann bemerkbar, wenn vornehmlich Kohlenhydrate die Energiequelle darstellen. Ein entsprechender Zustand liegt auch vor, wenn Ethanol als dominierender Energielieferant mit der Nahrung zugeführt wird. Das auf Thiamin-Mangel beruhende Krankheitsbild Beri-Beri ist besonders durch Schädigung peripherer Nerven mit entsprechender Störung der Muskelinnervation und Zeichen von Myokardinsuffizienz mit Rhythmusstörungen gekennzeichnet. In extremen Fällen (wie beim chronischen Alkoholabusus) entwickeln sich auch zentrale Schäden, die als Wernicke-Enzephalopathie und als Korsakoff-Psychose beschrieben werden.
▶ Der tägliche Bedarf an Thiamin liegt bei 1–2 mg, bei reiner Kohlenhydrat-Ernährung ist er beträchtlich erhöht. Bei Vitamin-B$_1$-Mangel (Beri-Beri) werden mehrmals täglich 5 mg per os zugeführt. Ein therapeutischer Effekt bei Neuritiden anderer Genese, selbst mit hohen Dosen (100 mg intravenös!), hat sich nicht zeigen lassen; die parenterale Zufuhr kann dagegen eventuell einen tödlichen anaphylaktischen Schock auslösen. In der Schwangerschaft scheint ein größerer Bedarf an Thiamin zu bestehen; daher kann möglicherweise die Neuritis einer Graviden erfolgreich mit Thiamin behandelt werden.
▶ Thiamin wird durch einen sättigbaren Prozess im Dünndarm resorbiert. So können Mengen, die über 2,5 mg per Einzeldosis hinausgehen, kaum noch aufgenommen werden. Fettlösliche Thiamin-Derivate, z.B. **Benfotiamin**, werden besser resorbiert als Thiamin.

Vitamin B$_2$ (Riboflavin) ▶ ist ebenfalls in phosphorylierter Form Bestandteil eines Coenzyms.
▶ Mangelerscheinungen treten als Mundwinkelrhagaden, Cheilitis, Stomatitis und als eine charakteristische Kornea-Vaskularisation auf, der tägliche Bedarf liegt bei etwa 3 mg. Ein isolierter Riboflavin-Mangelzustand ist extrem selten, die Symptome treten eigentlich immer im Zusammenhang mit anderen Vitamin-Mangelerscheinungen auf. Eine Substitutionstherapie wird daher auch mit Vitamin-B-Kombinationspräparaten durchgeführt. Es gibt Hinweise, dass die Resorption von Riboflavin aus dem Darm unter Mitwirkung eines endozytotischen Transportsystems erfolgt.
▶ Symptome einer Überdosierung sind nicht bekannt geworden.

Nicotinamid (Niacin) ▶ ist Bestandteil der Coenzyme NAD und NADP. Im strengen Sinne handelt es sich nicht um ein Vitamin, da die Nicotinsäure und deren Amid im Organismus aus der Aminosäure Tryptophan über mehrere Zwischenstufen gebildet werden kann.
▶ Bei leichtem Mangel zeigen sich Schäden an Haut und Schleimhäuten, in extremen Fällen kommt es zum Bild der Pellagra. Diese ausgeprägten Mangelerscheinungen treten nur auf, wenn beide Vorstufen, Nicotinsäure (bzw. Nicotinsäureamid) und Tryptophan, in der Nahrung fehlen. Der tägliche Bedarf wird auf 20 mg geschätzt. Die Nicotinsäure hat einen über die Vitamin-Wirkung hinausgehenden pharmakologischen Effekt: Senkung der Lipide und Erweiterung der Hautgefäße. Diese Wirkung von Nicotinsäure(-estern) wird in „Rheumaeinreibemitteln" zur lokalen Durchblutungsförderung ausgenutzt (S. 294).

Vitamin B$_6$ (Pyridoxin, Adermin) ▶ ist, wiederum in phosphorylierter Form, das Coenzym von Aminosäure-Decarboxylasen und Transaminasen. ▶ Ein Mangel an Vitamin B$_6$ ist beim Menschen nur unter experimentellen Bedingungen demonstriert worden. Einige Pharmaka, wie Penicillamin, Cycloserin und Hydralazin, können zu einem Vitamin-B$_6$-Mangel Anlass geben. Der tägliche Bedarf wird auf 2 mg geschätzt. Hohe Dosen von Pyridoxin (100–200 mg) sollen Strahlenschäden, Schwangerschaftserbrechen und periphere Nervenschädigung nach Isoniazid-Zufuhr günstig beeinflussen.

15.3 Vitamin C (Ascorbinsäure)

▶ Vitamin C bildet ein Redoxsystem, das an vielen Stellen des zellulären Stoffwechsels von Bedeutung ist.

Ascorbinsäure   Dehydro-ascorbinsäure

Besonders reich an Ascorbinsäure sind die Steroid-produzierenden Zellen. Der pathophysiologische Mechanismus der Vitamin-C-Mangelerkrankung ist nur teilweise bekannt. So ist es u.a. für die Serin- u. Prolin-Hydroxylierung notwendig.
▶ Ein Defizit an Ascorbinsäure führt zu **Skorbut** (bzw. Möller-Barlow-Krankheit) und zu **hämorrhagischer Diathese**; diese Krankheiten werden dementsprechend auch durch Vitamin-C-Zufuhr geheilt. Bei Fehlen von Frischgemüse und Obst und bei parenteraler Ernährung kann prophylaktisch Vitamin C (20–50 mg täglich) gegeben werden. Die Einnahme der manchmal empfohlenen hohen Dosen (1–6 g) zur Verhütung von Erkältungen oder zur Förderung der Infektabwehr besitzt keinen prophylaktischen oder therapeutischen Wert. Vitamin C ist ein Antidot bei idiopathischer Methämoglobinämie, intravenöse Gaben von Gramm-Dosen sind bei diesen Zuständen notwendig.

▶ Eine prophylaktische Ascorbinsäure-Überdosierung ist nicht immer gleichgültig; überschüssiges Vitamin C wird schnell renal ausgeschieden, teilweise in Form von Oxalsäure (S. 519), was zur **Schädigung der Niere** durch Oxalat-Kristalle führen kann. Nach Beendigung einer längeren Zufuhr von hohen Vitamin-C-Dosen kann infolge erhöhter Abbaugeschwindigkeit ein Ascorbinsäure-Mangel auftreten. So kam es auch bei Neugeborenen zum Auftreten von Skorbut, wenn die Mutter während der Schwangerschaft Vitamin C in hohen Dosen erhalten hatte.

15.4 Vitamin D und seine Derivate

Unter der Bezeichnung Vitamin D werden mehrere fettlösliche Vitamine zusammengefasst, die sich in ihrer Herkunft unterscheiden, aber alle die gleiche biologische Wirkung besitzen. Das für den Menschen wichtigste ist das Vitamin D_3, das Cholecalciferol[1], das sich vom Cholesterin ableitet. Vitamin D_2, das Ergocalciferol, entsteht unter dem Einfluss von UV-Bestrahlung aus Ergosterin, welches sich in Hefen und Pilzen findet. Vitamin D_4 ist das Bestrahlungsprodukt des synthetischen 22,23-Dihydroergosterin. Eine ursprünglich Vitamin D_1 genannte Substanz erwies sich als Gemisch verschiedener Verbindungen.

Cholecalciferol. Es ist fraglich, ob Cholecalciferol unter allen Bedingungen ein Vitamin ist, d. h. ein für den Organismus unentbehrlicher Wirkstoff, der nicht synthetisiert werden kann, sondern mit der Nahrung zugeführt werden muss. Cholecalciferol entsteht nämlich in der Haut unter dem Einfluss von UV-Strahlung aus der Vorstufe 7-Dehydrocholesterin, welche im Organismus in ausreichender Menge vorhanden ist (Abb. 15.2). Die biologisch aktive Form des Cholecalciferol wird erst im Organismus gebildet und erreicht über den Blutweg die Erfolgsorgane; es besitzt also die Eigenschaften eines Hormons. In Abgrenzung gegen die inaktive Vorstufe Cholecalciferol sei es Vitamin-D-Hormon genannt. Das Vitamin-D-Hormon entsteht, indem Cholecalciferol zunächst in der Leber durch Hydroxylierung zu **25-Hydroxycholecalciferol (Calcifediol)** umgewandelt wird. In der Niere folgt in einer weiteren Hydroxylierungsreaktion die Synthese der eigentlichen Wirkform, des **1,25-Dihydroxycholecalciferol (Calcitriol)**. Diese Reaktion unterliegt einer Steuerung, sie wird stimuliert durch Parathormon sowie durch einen Abfall der Calcium- und der Phosphat-Konzentration im Blut.

Cholecalciferol und seine im Organismus gebildeten Derivate stehen als Präparate zur Verfügung. Außerdem gibt es zwei halbsynthetische Substanzen, die aber ebenfalls im Organismus in die Wirkform überführt werden müssen. Die Substanz **1α-Hydroxycholecalciferol** (Alfacalcidol) wird in der Leber durch Hydroxylierung in Position 25 in die Wirkform 1,25-Dihydroxycholecalciferol umgewandelt. **Dihydrotachysterol** ist ein Er-

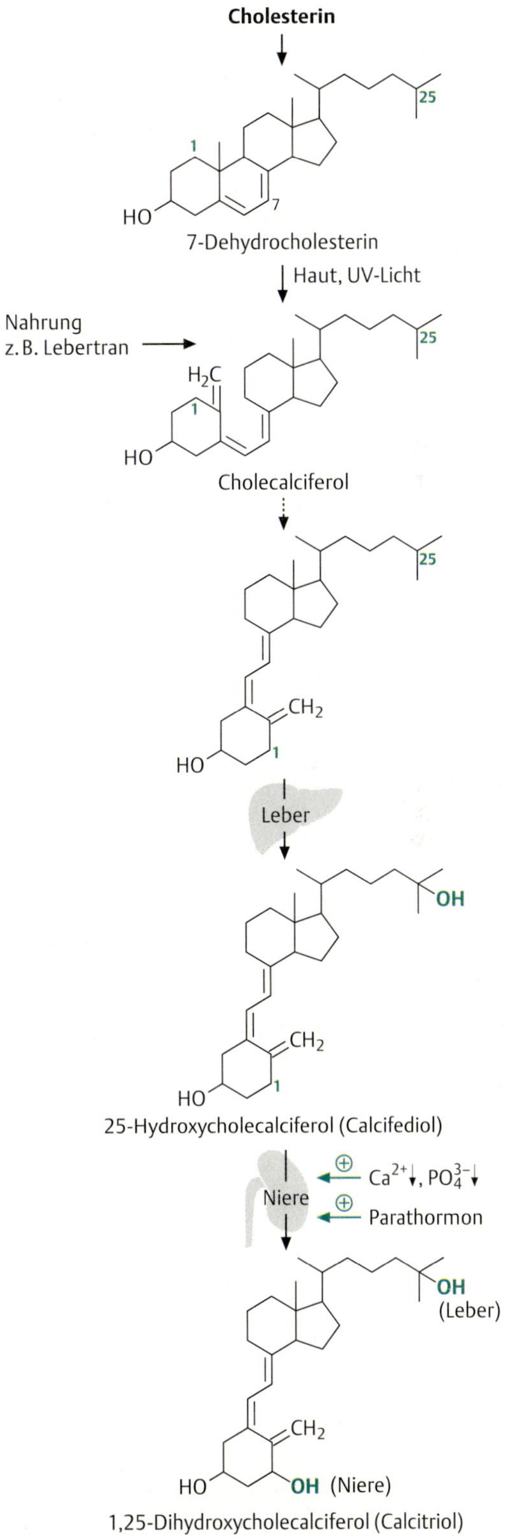

Abb. 15.**2** **Synthese von 1,25-Dihydroxycholecalciferol, der ▶ aktiven Form von Vitamin D_3.**

---

[1] vom griechischen χολη (cholè); heute wird häufig Colecalciferol geschrieben.

gosterin-Derivat, das ebenfalls noch in Position 25 hydroxyliert werden muss, um seine volle Wirksamkeit zu erlangen.

25-Hydroxy-Dihydrotachysterol, ein Ergosterin-Derivat

▶ Vitamin-D-Hormon wirkt über intrazelluläre, die Transkription regulierende Rezeptoren. Es induziert möglicherweise in allen Erfolgszellen die Bildung von **Calcium-Transportproteinen.** Die Aufgabe dieser Proteine besteht offenbar darin, Calcium aus dem Zellinneren gegen einen hohen Gradienten (S. 220) nach extrazellulär zu pumpen; dies ist immer ein aktiver, energieverbrauchender Prozess. Im Darm sind die Calcium-Transportproteine wesentlich an der Resorption von Calcium beteiligt, sie translozieren Calcium aus der Epithelzelle in das Interstitium. Analog fördern sie im Tubulusepithel der Niere die Calcium-Rückresorption. Auch bei der Mobilisation von Calcium aus dem Knochen durch Osteoklasten mögen die Transportpoteine eine Rolle spielen. Es gibt Befunde, die dafür sprechen, dass Calcitriol an der Proliferation und Differenzierung der Osteoklasten mitbeteiligt ist.

Die **Phosphat-Resorption** wird durch Vitamin-D-Hormon in Darm und Niere erhöht. Somit steigen im Plasma die Konzentrationen von Calicum- und Phosphat-Ionen, also beider an der Mineralisation beteiligter Faktoren, an. Der Förderung der Knochenmineralisation, die durch Vitamin-D-Hormon herbeigeführt wird, liegt vermutlich kein direkter Effekt am Knochen zugrunde; denn möglicherweise genügt allein die Aufrechterhaltung physiologischer Plasmakonzentrationen an Calcium und Phosphat, um im Knochen eine normale Kristallbildung zu gewährleisten.

▶ Alle genannten Substanzen sind qualitativ gleich wirksam. Bei ihrer Auswahl zur Therapie ist zunächst zu berücksichtigen, ob und welche Stoffwechselschritte zur Aktivierung einer Substanz im Organismus erforderlich sind.

Die bei Nierenerkrankungen auftretende **renale Osteopathie** ist mit einer unzureichenden Bildung von 1,25-Dihydroxycholecalciferol in der Niere verbunden. In diesem Falle ist es sinnvoll, solche Verbindungen einzuset-

zen, die nicht in der Niere aktiviert werden müssen, wie 1,25-Dihydroxycholecalciferol, 1α-Hydroxycholecalciferol oder Dihydrotachysterol. Tritt ein Vitamin-D-Mangelzustand im Gefolge einer **schweren Lebererkrankung** auf, sind solche Substanzen indiziert, die nicht mehr in der Leber hydroxyliert werden müssen, wie z. B. 25-Hydroxycholecalciferol. Sind jedoch wie bei einer **Rachitis**, einer **Malabsorption** oder bei einer **Unterfunktion der Nebenschilddrüsen** alle Umwandlungsschritte ungestört möglich, empfiehlt sich die Gabe des preiswerten Cholecalciferol (Vitamin D_3).

Die unterschiedliche Abhängigkeit von Metabolisierungsschritten macht auch verständlich, weshalb sich die einzelnen Pharmaka in ihrer absoluten Wirksamkeit und in dem Zeitgang ihrer Wirkung unterscheiden (Tab. 15.1, beachte den Dosierungsunterschied). Ein Vergleich der Eigenschaften der aufgeführten Vitamin-D-Derivate ergibt, dass bei Anwendung der Wirkform 1,25-Dihydroxycholecalciferol am raschesten ein Effekt erzielt werden kann und bei einer Überdosierung nach Absetzen der Substanz am schnellsten eine Normalisierung der Calcium-Konzentration erreichbar ist.

▶ Bei allen Vitamin-D-Derivaten ist eine **lebensgefährliche Überdosierung** möglich. Die Symptome dieser Hypervitaminose sind Folgen der beträchtlichen Erhöhung der Calcium-Konzentration im Blut (Calcinose-Wirkung): Calcium-Salze kristallisieren in weichen Geweben aus, besonders in der Niere und in der Media der Gefäße. Die Ausscheidung von Calcium und Phosphat im Harn ist erhöht. Klinische Symptome sind Polyurie, Durst, Störungen von Seiten des Magen-Darm-Kanals, Kopf- und Gelenkschmerzen, Muskelschwäche, arterielle Hypertonie, bei Kindern Tremor, Zuckungen. Der Tod tritt meistens durch ein Versagen der Nierenfunktion ein. Bei rechtzeitigem Absetzen der Vitamin-D-Zufuhr sind die Erscheinungen reversibel. Selbst die Kalkablagerungen verschwinden unter Hinterlassung geringer narbiger Veränderungen. Zur Vermeidung von Hypercalcämien müssen bei der Einleitung einer Behandlung mit Vitamin D und seinen Derivaten stets Kontrollen der Calcium-Konzentration im Blut durchgeführt werden.

Calcipotriol ▶ ist ein Derivat des Vitamin-D-Hormons mit einer modifizierten Seitenkette, aber gleicher Rezeptoraffinität. Auf die Haut aufgebracht, wirken beide Substanzen antiproliferativ und fördern die Differenzierung der Keratinozyten. ▶ Calcipotriol wird bei **Psoriasis** lokal angewandt und scheint recht gute therapeutische Ergebnisse erbringen zu können. ▶ Da es im Körper rascher abgebaut wird als Calcitriol, ist die systemische Belastung durch transkutan aufgenommenen Wirkstoff bei Calcipotriol geringer. ▶ Jedoch sind die Dosierungsvorschriften zu beachten, um die Gefahr einer Calcinose hintanzuhalten.

Tabelle 15.**1** **Wirksamkeit und Zeitgang des Effektes von Vitamin D_3 und seinen Derivaten**

	Tagesdosis (µg)	Latenz bis Effektgleichgewicht	Zeitdauer des Abklingens einer Hypercalcämie nach Überdosierung
Vitamin D_3	50–5000	Monate–Wochen	Monate–Wochen
Calcifediol	50–2000	Wochen	Wochen
Calcitriol	0,5–2,0	Wochen–Tage	Wochen–Tage

15.5   Vitamin E

▶ Dieses Vitamin, das auch als α-Tocopherol-acetat bezeichnet wird, besitzt anti-oxidative Eigenschaften.

▶ Ein Vitamin-E-Mangel ist bisher nur bei Tieren nachgewiesen worden. Beim Menschen sind keine Vitamin-E-Mangelzustände bekannt, daher gibt es keinen Grund für eine Substitutionstherapie. Eine Indikation für die anti-oxidativen Eigenschaften von Vitamin E ist ebenfalls nicht bekannt. Vitamin E ist gut verträglich und frei verkäuflich. Es sind laut „Roter Liste" 2001 über 30 Handelspräparate auf dem Markt. Die meisten Hersteller beschränken sich auf die Indikation (nachgewiesener) Vitamin-E-

Mangel, manche empfehlen ihr Präparat auch zur Vorbeugung eines Vitamin-Mangels. Wenige Firmen lassen ihrer Phantasie freien Lauf: So z.B. Schutz vor den Folgen überschießender Phagozytose (!) wird in der Roten Liste 2002 angegeben.

In verschiedenen Studien wurde Vitamin E über mehrere Jahre angewandt, ohne dass sich ein Nutzen gegen atherosklerotische Gefäßveränderungen und deren Folgen, z.B. Herzinfarkt und Schlaganfall, ergab.

─ Notwendige Wirkstoffe ─────────────────────────────

Vitamine

Wirkstoff	Handelsname	Alternative	Bemerkungen
Vitamin A (Retinol) und Derivate			
Retinol-palmitat	*A-Mulsin*® Emuls.	*Vit. A Kaps., Vitadral*® Tropfen	
	A-Vicotrat® Kaps.	*Retinol* Tab.	
	Oculotact® Augensalbe	*Vit. A- Ophthol*® Augensalbe	
Tretinoin	*Vesanoid*® Kaps.	(Ind.: Promyelozyten-Leukämie)	
	Epi-Aberel® Creme	*Eudyna*® Gel	
	Airol®Creme, Lösg.	*Vas*® Creme	
Acitretin	*Neotigason*® Kaps.	–	
Isotretinoin	*Roaccutan*® Kaps.	–	
	Isotrex® Gel	–	
Vitamin-B-Komplex			
Aneurin, Thiamin	*Betabion*® Tab., Amp.	*Vit. B$_1$, Aneurin, B$_1$,* Tab. Amp.	
Benfotiamin	*Milgamma*® Drag.	–	
Riboflavin	–	*Vit. B$_2$* Drag., Amp.	
Pyridoxin	*Hexobion*® Drag.	*Vit. B$_6$* Tab., Amp.	
Nicotinamid	*Nicobion*® Tab.	*Nicotinsäureamid* Tab.	
Vit. B-Komplex (ohne Vit. B$_{12}$ u. Folsäure)	*Polybion*® N Drag.	*Vit. B-Komplex V* Drag.	
Vitamin C			
Ascorbinsäure	*Cebion*® Tab., Brausetab.	*Vit. C, Cetebe*® Tab., Amp.	
	Cebion® N forte Amp.	–	
Vitamin D und Derivate			
Cholecalciferol	*Vigantol*® Tab., Öl, Amp.	*Vit. D$_3$* Tab., *D-Vicotrat*® Amp, *D-Mulsin*® Susp., *Dekristol*® u. a.	
Calcifediol (25-Hydroxycholecalciferol)	*Dedrogyl*® Tropfen	–	
Calcitriol (1,25-Dihydroxycholecalciferol)	*Rocaltrol*® Kaps.	*Decostriol*® Kaps.	
Alfacalcidol (1α-Hydroxycholecalciferol)	*Doss*® Kaps., *Bondiol*® *Eins-Alpha*® Amp.	–	
Dihydrotachysterol	*AT 10*® Lösg., Perlen	*Tachystin*® Lösg., Kaps.	
Calcipotriol	*Dalvonex*® Salbe, Creme *Psorcutan*® Salbe	–	

Eigene Eintragungen

· · ·

· · ·

───

Vit. B$_{12}$ u. Vit. K s. S. 174 u. 181

16 Antiinfektiöse Wirkstoffe

16.1   Antibakterielle Wirkstoffe

Überblick

Antibakterielle Substanzen haben zum Ziel, die Erreger abzutöten oder zumindest in ihrem Wachstum zu hemmen, möglichst ohne den Wirtsorganismus zu schädigen.

Wirkungsmechanismen. Nach ihrem Wirkort und -modus lassen sich Chemotherapeutika und Antibiotika in verschiedene Gruppen einteilen (Abb. 16.**1**).

▶ **Hemmung der Zellwand-Synthese**
   (Penicilline, Cephalosporine, Bacitracin, Vancomycin, Fosfomycin)
▶ **Schädigung der Zellmembran**
   (Polymyxine, Tyrothricin)
▶ **Hemmung der Tetrahydrofolsäure-Synthese**
   (Sulfonamide, 2,4-Diaminopyrimidine)
▶ **Interferenz mit der bakteriellen DNS**
– Hemmung der bakteriellen Gyrase (Derivate der 4-Chinolon-3-carbonsäure)
– Verbindung mit der DNS (Nitroimidazole)

▶ **Hemmung der Protein-Synthese**
– Hemmung der m-RNS-Synthese (Rifampicin und Rifabutin);
– Hemmung der Aminoacyl-t-RNS-Anlagerung an die Ribosomen (Tetracycline);
– Verminderung der Affinität der Aminoacyl-t-RNS-Bindungsstelle für aktivierte Aminosäuren, gleichzeitig Anlagerung falscher Aminoacyl-t-RNS-Moleküle (Aminoglykoside). Folge ist die Synthese von Proteinen mit falscher Aminosäuresequenz;
– Hemmung der Peptidyltransferase-Aktivität der Ribosomen (Chloramphenicol);
– Hemmung der Translokation der Peptidkette am Ribosom (Makrolide).

Grundlagen

Für das Verständnis einer bakteriellen Infektionserkrankung ist es wichtig, sich das Verhältnis zwischen Makroorganismus (Wirt) und Mikroorganismus klarzumachen. Das einfache Vorhandensein von Bakterien in verschiedenen Kompartimenten des Menschen ist so lange für die Gesundheit ohne Bedeutung, wie ein Gleichgewicht in den Wechselbeziehungen besteht. Dieses Gleichgewicht kann gestört werden von Seiten der Mikroorganismen, wie z.B. durch Zunahme ihrer Virulenz, Translokation in ein anderes Kompartiment (Dickdarmbakterien im Urogenitaltrakt, Darmbakterien im Peritonealraum, Clostridium tetani von der äußeren Haut in tiefere Gewebeschichten), Wachstumssteigerung durch Milieuwandel („Infektionswandel"), und von Seiten des Wirtes durch Verminderung der körpereigenen Abwehr (z.B. auch Pharmakon-bedingt: Zytostatika, Glucocorticoide). Vorhandene fakultativ pathogene Keime werden unter derartigen Bedingungen eine Infektionskrankheit auslösen.

Die Pharmakotherapie einer bakteriellen Infektion, sei es durch fakultativ oder obligat pathogene Bakterien, unterstützt den Makroorganismus, mit den Erregern fertigzuwerden, indem die Erreger abgetötet werden oder zumindest ihre Vermehrung unterdrückt wird. Im Idealfall sollte eine antibakterielle Substanz solche Stoffwechselprozesse hemmen, die für das Bakterium spezifisch sind, aber für die menschliche Zelle keine Bedeutung haben.

Schon bald nach der Entdeckung der Bakterien setzten die Versuche ein, solche Mittel zu finden. Die ersten Desinfizientien bzw. Antiseptika, wie Phenole oder Sublimat, hemmten zwar die Erreger, waren aber nur außerhalb des lebenden Körpers brauchbar; denn nach enteraler oder parenteraler Zufuhr wurde gleichzeitig mit den Mikroorganismen auch der Wirtsorganismus geschädigt. Erst die Berücksichtigung des für bestimmte Erreger spezifischen Stoffwechsels konnte weiterführen. Dabei darf im Idealfall der Stoffwechsel der Zellen des Wirtsorganismus nicht gestört werden. Es gibt heute eine große Zahl von chemischen Stoffen mit den gewünschten Eigenschaften, die diesem Ziel mehr oder weniger nahekommen.

Bakteriostase, Bakterizidie. Wenn durch das Pharmakon die weitere Vermehrung der Erreger gehemmt wird, so spricht man von *bakteriostatischer Wirkung*, bei einer Abtötung von *bakterizider Wirkung*. Verständlicherweise wirken die Substanzen, welche Zellwand oder Zellmembran schädigen, bakterizid. Im Gegensatz dazu sind Anti-

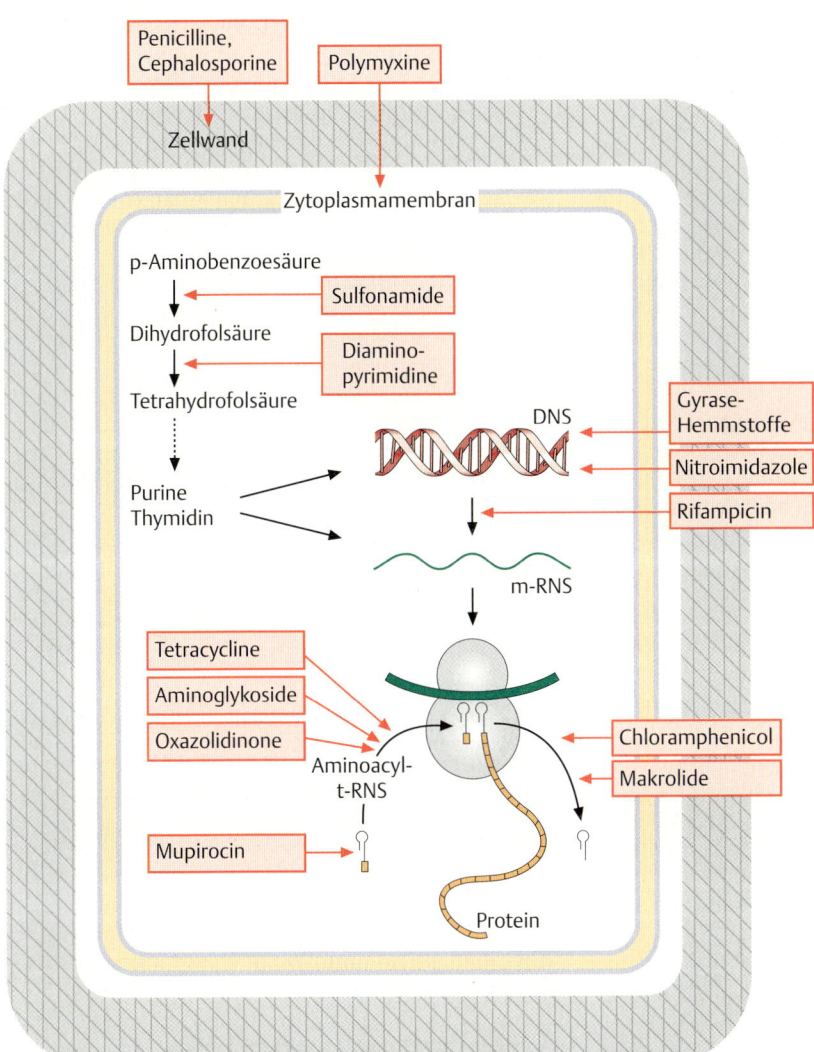

Abb. 16.1 Zelluläre Wirkorte antibakterieller Pharmaka.

biotika, die die Proteinsynthese stören, in der Regel bakteriostatisch wirksam. Antibakterielle Substanzen, die in die Proteinsynthese eingreifen und die Bildung defekter Membranproteine veranlassen (z. B. Aminoglykosid-Antibiotika) oder die den Erhaltungsstoffwechsel beinträchtigen (z. B. Rifampicin), können aber ebenfalls bakterizid wirken. Eine Zusammenstellung unter dem Gesichtspunkt Bakterizidie und Bakteriostase ist in Tab. 16.**1** gegeben.

Meistens spielt es keine Rolle, ob ein Mittel in höheren Konzentrationen auch bakterizid wirken kann, weil eine Hemmung der Vermehrung der Erreger im Allgemeinen für den therapeutischen Effekt ausreicht. Die Infektion wird dann durch die „Abwehrkräfte" des Organismus überwunden. Immer wenn die Abwehrkräfte des Erkrankten geschwächt sind (z. B. bei immunsuppressiver Behandlung, erworbener Immunschwäche-Krankheit), sind bakterizide Mittel indiziert.

Es leuchtet ein, dass die mit der Synthese der Zellwand interferierenden Antibiotika hauptsächlich auf wachsende Zellen einwirken. Eine gleichzeitige bakteriostatische Behandlung (z. B. mit Tetracyclinen) kann dann die Wirkung der anderen Gruppe (z. B. Penicillin) behin-

Tabelle 16.1 Wirkungsweise wichtiger antimikrobieller Wirkstoffe

Bakterizid	Bakteriostatisch
Penicilline	Tetracycline
Cephalosporine	Makrolide
Cotrimoxazol (Sulfonamid +	Sulfonamide
Diaminopyrimidin)	Trimethoprim (ein Diamino-
Gyrase-Hemmstoffe	pyrimidin)
Aminoglykoside	
Rifampicin	

dern. Auf der anderen Seite können sich die Effekte von Substanzen mit gleichartigem Wirkungsmechanismus gegenseitig verstärken (Synergismus).

Wirkungsspektrum. Die verschiedenen Krankheitserreger sind unterschiedlich empfindlich gegen die zur Verfügung stehenden antimikrobiellen Mittel. Es ist anzustreben, das für jeden Keim besonders geeignete Chemotherapeutika zu verwenden. So wirkt z. B. Penicillin vorwiegend auf grampositive Bakterien (ferner auf die gramnegativen Gonokokken und Meningokokken sowie auf Spirochäten), dagegen wirkt Isoniazid nur auf Tuberkelbakterien. Im Gegensatz zu Penicillin, das nur wenige Erregergruppen, und Isoniazid, das nur einen Erreger beeinflussen kann, gibt es Antibiotika, die eine größere Zahl von Erregergruppen hemmen können, z. B. die Tetracycline. Sie werden deshalb **„Breitspektrum-Antibiotika"** genannt. Bei Anwendung von Antibiotika mit breitem Wirkspektrum besteht die Gefahr eines *„Infektionswandels"*, weil nach Vernichtung der physiologischen Keimflora eine Besiedelung der Schleimhäute mit pathogenen Keimen erleichtert werden kann. Auch wird eine Resistenzentwicklung gefördert.

Wirkungsstärke, Toxizität. Die antibakterielle Wirkung und auch der spezifische Effekt gegen bestimmte Erregerarten werden *in vitro* bestimmt. Hierzu wird die zur Hemmwirkung oder Abtötung eben ausreichende Konzentration des Wirkstoffes ermittelt. Es handelt sich dabei um die **„minimale Hemmkonzentration"**. Diese Größe wird in Beziehung gesetzt zur notwendigen „Wirkstoff-Konzentration *in vivo*". Um sie zu erreichen, ist das Verhalten des Wirkstoffes bei Aufnahme, Resorption, Ausscheidung, ferner der Grad der Inaktivierung, das Eindringen in bestimmte erkrankte Gewebe zu berücksichtigen.

Da die freie Wirkstoffkonzentration am eigentlichen Wirkort (extrazellulär oder zellulär) weder bestimmt noch vorausgesagt werden kann, ist allein der klinische Erfolg entscheidend für die Beurteilung eines bestimmten Antibiotikums. Die *In-vitro*-Bestimmung der Keimempfindlichkeit hat den Aussagewert eines Laborbefundes und ist selten Therapie-entscheidend.

Ein weiterer begrenzender Faktor ist die **Toxizität** der Substanz für den Patienten. Wie bei jeder Arzneimittelgruppe ist eine möglichst große therapeutische Breite erwünscht, also ein großer Abstand zwischen der antibakteriellen Dosis und einer toxisch wirkenden Dosis.

Bakterielle Resistenz

Innerhalb der letzten Jahrzehnte sind so viele verschiedene Substanzen gewonnen worden, dass es jetzt möglich ist, nahezu alle klassischen bakteriellen Infektionskrankheiten erfolgreich zu bekämpfen. Leider sind aber unter dieser Behandlung resistente Erreger aufgetreten, die früher nicht vorhanden waren. Dabei handelt es sich um Erreger, deren Stoffwechsel durch die Therapeutika nicht oder nicht mehr beeinträchtigt wird. Es wird also auch in Zukunft immer wieder nötig sein, neue wirksame Stoffe aufzufinden.

Resistenzmechanismen. Die Unempfindlichkeit gegenüber einem antibakteriellen Wirkstoff kann auf verschiedene Weise erreicht werden:

- enzymatische Inaktivierung des Wirkstoffs außerhalb oder innerhalb des Bakteriums,
- verminderte Aufnahme des Wirkstoffs in das Bakterium oder gesteigerter Auswärtstransport,
- Unempfindlichwerden des bakteriellen Wirkortes oder Kompensation eines Wirkstoff-induzierten Stoffwechseldefektes.

Resistenzentwicklung. Eine Population von Mikroorganismen kann aus verschiedenen Gründen gegen Wirkstoffe resistent sein bzw. werden:

- Bei *natürlicher Keimspeziesresistenz*, wenn ein bestimmtes Antibiotikum entweder bei einer gegebenen Spezies nicht den biologischen Mechanismus findet, den es beeinträchtigen kann, oder nicht an den intrazellulären Wirkort gelangt: Lücken im Wirkungsspektrum.
- Durch *Adaptation*, wenn Keime es ohne Änderung des genetischen Materials „lernen", mit dem Antibiotikum zu leben, z. B. durch Enzyminduktion (Penicillin: Penicillinase).
- Durch *Selektion*, wenn in einer Population primär einige resistente Keime vorhanden waren, die sich in Anwesenheit des Antibiotikums unbeeinträchtigt vermehren können: primär erworbene chromosomale Resistenz.
- Durch zufällige Änderung des genetischen Materials unter der Therapie. *Mutation* mit anschließender Selektion unter dem Einfluss des Antibiotikums. Dieser Prozess kann langsam ablaufen, aber auch sehr schnell: sekundär erworbene chromosomale Resistenz.
- Durch *parasexuelle Mechanismen* kann genetisches Material von resistenten Keimen (anderer Spezies) durch ein spezifisches Plasmid auf nichtresistente Keime übertragen werden: „infektiöse" extrachromosomale Resistenzentwicklung.

Arten der Resistenz. Wenn sich eine bakterielle Resistenz entwickelt hat, gilt diese im Allgemeinen nicht nur gegen ein bestimmtes Antibiotikum, sondern häufig auch gegen die gesamte Gruppe mit gleichem Wirkmechanismus: **Kreuzresistenz.**

Resistenzen können von den Bakterien erworben werden, aber auch wieder verlorengehen, wenn ein bestimmtes Chemotherapeutikum über längere Zeit nicht verwendet wird: **transitorische Resistenz.** Diese für die Therapie günstige Entwicklung kann jedoch nur eintreten, wenn die Anwendung von Antibiotika, gegen die sich Resistenzen entwickelt haben, für längere Zeit völlig vermieden wird.

Konsequenzen für die Therapie. Die generelle Resistenzlage der pathogenen Keime ist einem dauernden Wechsel unterworfen und zeigt große örtliche Unterschiede. Selbst einzelne Krankenanstalten weisen eine für sie im Augenblick typische Resistenzlage auf, die im Extremfall für die Patienten die Gefahr einer krankenhauserworbenen Infektion (nosokomiale Infektion, infektiöser Hospitalismus) mit sich bringen kann. Nur eine kontinuierliche mikrobiologische Überwachung informiert über den augenblicklichen Stand und seine Entwicklung. Aus der Kenntnis der augenblicklichen Resistenzlage ergeben sich zwingende Konsequenzen für die Wahl des Chemotherapeutikums. *Aus diesem Grunde ist die Therapie spezieller bakterieller Infektionskrankheiten hier nicht Gegenstand der Besprechung; vielmehr wollen wir in diesem Kapitel die verschiedenen antibakteriellen Wirkprinzipien vorstellen.*

16.1.1   Hemmung der Zellwandsynthese

Überblick

Penicilline

Penicillin G
Diese Muttersubstanz der Penicilline stammt aus dem Schimmelpilz Penicillium notatum und ist strukturell ein β-Lactam-Antibiotikum.
▶ Es hemmt die Zellwandsynthese von Bakterien. Nachteilig ist seine orale Unwirksamkeit (Spaltung durch Magensäure), sein begrenztes Wirkspektrum (vorwiegend grampositive Keime) und die Empfindlichkeit gegenüber dem bakteriellen Enzym Penicillinase.
▶ Es wird sehr gut vertragen, einzige Nebenwirkung sind allergische Reaktionen.

Penicillin-Derivate mit „verbesserten" Eigenschaften, z.B
– Penicillin V: Säurestabilität und orale Wirksamkeit,
– Ampicillin: erweitertes Wirkspektrum,
– Amoxicillin: zusätzlich gut oral wirksam,
– Oxacillin: Penicillinase-resistent und oral wirksam,

– Piperacillin, ein Reserveantibiotikum gegen „Problem-Keime", die gegen andere Antibiotika resistent sind.

Penicillinase-Hemmstoffe (z. B. Clavulansäure)
▶ Können bei gleichzeitiger Gabe ein empfindliches Penicillin vor der enzymatischen Spaltung schützen.

Cephalosporine
sind strukturell ebenfalls β-Lactam-Antibiotika: ▶ Gleicher Wirkungsmechanismus wie die Penicilline. Verglichen mit Penicillin G ist ihr Wirkspektrum recht breit. Für die Charakterisierung eines Cephalosporins sind folgende Eigenschaften wichtig: Cephalosporinase-Empfindlichkeit, Resorbierbarkeit nach oraler Zufuhr, Wirkung gegen spezielle Erreger.

Atypische β-Lactame
Die Carbapeneme Imipenem und Meropenem haben ein sehr breites Wirkspektrum; sie sind Reservemittel.

Penicilline

Penicillin ist ein in verschiedenen Abwandlungen vorkommendes Antibiotikum, das aus dem Nährboden geeigneter Stämme von Schimmelpilzen, z. B. Penicillium notatum, gewonnen wird. Die anfangs hergestellten verschiedenen Formen des Penicillins wurden mit Buchstaben unterschieden, z. B. Penicillin G (= Benzylpenicillin) und Penicillin V (= Phenoxymethylpenicillin). Obgleich die Synthese des Penicillins gelungen ist, wird aus wirtschaftlichen Gründen auf das ursprüngliche Verfahren der Herstellung nicht verzichtet. Aus Kulturen von Penicillium chryogenum lässt sich **6-Aminopenicillansäure** gewinnen, die die Ausgangssubstanz für die Synthese zahlreicher Penicilline mit besonderen Eigenschaften geworden ist.

6-Aminopenicillansäure

▶ **Wirkungsweise.** Penicilline beeinflussen den Stoffwechsel ruhender Keime kaum, ihre Proliferation wird aber unterdrückt (bakteriostatischer Effekt). Auf proliferierende Keime wirken Penicilline bakterizid.
Die Basalstruktur der Zellwand grampositiver Bakterien besteht fast zur Hälfte aus Mucopeptiden (Mureinschicht), die wiederum als wichtigen Bestandteil N-Acetylmuraminsäure-Dekapeptid enthalten (Abb. 16.**2**). Penicillin interferiert mit der Synthese der Zellwand auf der letzten Stufe, die darin besteht, dass zwei Glykopeptide nach Abspaltung eines endständigen D-Alanin-Restes verknüpft werden. Aufgrund seiner chemischen Ähnlichkeit mit D-Alanyl-D-alanin reagiert Penicillin mit der entsprechenden Transpeptidase, so dass diese für die notwendige Verknüpfung nicht zur Verfügung steht. Als Folge der Zellwandstörung lassen sich morphologische Veränderungen wie Deformierung und Lyse

der Wand beobachten. Da im Warmblüterorganismus eine Zellwand nicht existiert, ist die Ungiftigkeit der Penicilline ohne weiteres zu verstehen.
Neben der Transpeptidase gibt es weitere „Penicillinbindende Proteine", deren Besetzung durch das Antibiotikum ebenfalls zum therapeutischen Effekt beitragen kann. Für die Zell-Lyse sind schließlich offenbar bakterieneigene Enzyme wichtig, welche die Zellwand abzubauen vermögen, sog. „Autolysine". Diese könnten im normalen Bakterienwachstum an Umbauvorgängen in der Zellwand beteiligt sein. Unter dem Einfluss von Penicillinen scheint die Autolysin-Aktivität auf nicht näher bekannte Weise enthemmt zu werden.
Die gramnegativen Bakterien enthalten in der Zellwand nur sehr geringe Mengen an Muraminsäure-haltigen Mucopeptiden. Diese Mureinschicht ist – anders als bei den grampositiven Keimen – außen von einer Membran umhüllt, deren Matrix aus einer Phospholipid-Doppelschicht besteht. Diese zusätzliche Diffusionsbarriere erklärt die hohe Resistenz dieser Bakterien gegenüber vielen Penicillinen.
Eine Reihe von Keimen ist in der Lage, eine **β-Lactamase (Penicillinase)** zu bilden, die den β-Lactam-Ring von Antibiotika aufspaltet und den Wirkstoff inaktiviert. Die Anwesenheit von β-Lactam-Antibiotika induziert die vermehrte Bildung von Penicillinase, so dass die Antibiotika ihre Wirksamkeit verlieren, wenn sie Penicillinase-empfindlich sind. Es sind Hemmstoffe der β-Lactamasen entwickelt worden (s. Box 16.**2**, S. 419), die bei gleichzeitiger Gabe mit Penicillinen diese vor dem Abbau schützen.
▶ **Nebenwirkungen.** Die weitaus häufigste Nebenwirkung der Penicilline ist die **allergische Reaktion**, sie tritt bei ca. 3% aller Patienten auf. Bei Kranken mit allergischer Diathese steigt die Häufigkeit einer Penicillin-Allergie auf höhere Werte an. Die allergischen Reaktionen umfassen alle möglichen Erscheinungsformen von leichten Hautirritationen bis zum anaphylaktischen Schock. Allergische Reaktionen auch bei Erstkontakt mit Penicillin sind nicht ausgeschlossen, weil eine Sensibilisierung durch Schimmelpilze bereits erfolgt sein kann.

Es muss betont werden, dass die allergischen Reaktionen Dosis-unabhängig sind, also auch nach Zufuhr kleiner Mengen schwere Zwischenfälle auftreten können.

Eine lokale Applikation von Penicillin auf Wunden, bei Hautinfektionen und an den Schleimhäuten des Mundes ist nicht zweckmäßig, denn es besteht bei jeder Anwendung auf Haut oder Schleimhäuten die erhöhte Gefahr der Sensibilisierung.

Die Organtoxizität der Penicilline ist außerordentlich niedrig. Als direkte Nebenwirkung der Penicilline können nach extrem hohen Dosen neurotoxische Symptome wie Krämpfe und sensible oder motorische Störungen auftreten. Diese toxische Symptomatik ist besonders nach intravenöser Gabe zu fürchten. Aufgrund der antibiotischen Wirksamkeit kann die natürliche Keimbesiedelung verändert werden, was zu Störungen der Magen-Darm-Funktion Anlass gibt.

Die Depotpräparate des Penicillins besitzen dasselbe Nebenwirkungsspektrum. Nur zusätzlich ist folgende fatale Reaktion berichtet, die bei akzidenteller Injektion in ein Blutgefäß auftritt: Die schwer wasserlöslichen Komplexe verursachen multiple Embolien, die eine Schocksymptomatik wie nach einer Fettembolie auslösen können (Hoigné-Syndrom).

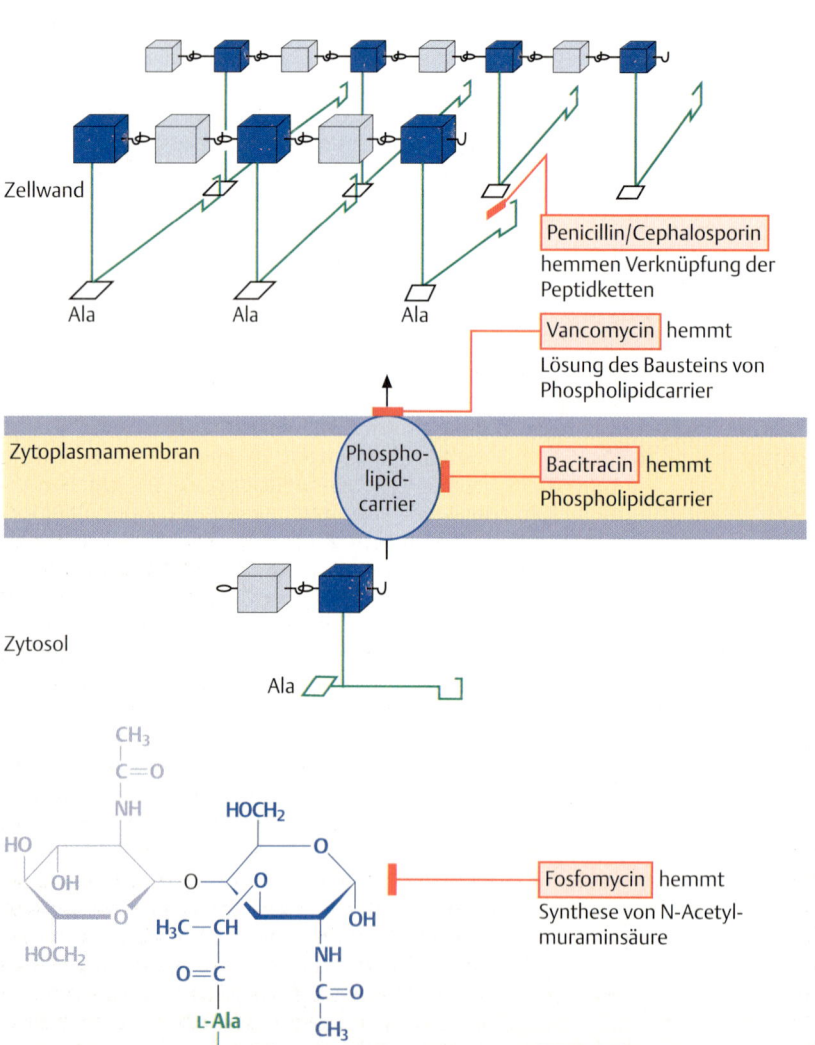

Abb. 16.2 Synthese der bakteriellen Zellwand und Angriffspunkte einiger Antibiotika. Unten ist die Formel des Grundbausteines der Zellwand dargestellt, *N*-Acetylglucosamin-*N*-acetylmuraminsäure-Dekapeptid. Dieses Molekül ist darüber vereinfacht symbolisiert. Mittels eines sog. Phospholipid-„Carriers" wird der Grundbaustein aus der Zelle heraus zur Zellwand transportiert und dort eingebaut. Aufgrund der mehrfachen Verknüpfung der Bausteine untereinander stellt die bakterielle Zellwand gewissermaßen ein Makromolekül dar.

Zellwand

Ala — Ala — Ala

Penicillin/Cephalosporin hemmen Verknüpfung der Peptidketten

Vancomycin hemmt Lösung des Bausteins von Phospholipidcarrier

Zytoplasmamembran

Phospholipid-carrier

Bacitracin hemmt Phospholipidcarrier

Zytosol

Ala

Fosfomycin hemmt Synthese von N-Acetyl-muraminsäure

Cycloserin hemmt Synthese der Peptidkette

D-Ala — D-Ala — L-Lys — Gly — Gly — Gly — Gly — Gly

N-Acetylglucosamin-*N*-acetylmuraminsäure-Dekapeptid

Bei Applikation hoher Dosen von Penicillin G oder V ist an die Belastung des Körpers durch die äquimolaren Mengen an Natrium- oder Kalium-Ionen zu denken. Beim Vorliegen einer Elektrolytstörung kann sich dieses zusätzlich nachteilig bemerkbar machen.

Penicillin G und Penicillin V

Penicillin-G-Natriumsalz, Benzylpenicillin, nur parenteral appliziert wirksam

Penicillin-V-Kaliumsalz, Phenoxymethylpenicillin, oral wirksam, da säurestabil

Penicillin G ▶ muss parenteral zugeführt werden, da es nicht säurestabil ist und damit nach oraler Zufuhr unwirksam wird. Es durchdringt Zellbarrieren verhältnismäßig schlecht, so liegt im Liquor cerebrospinalis und in Flüssigkeiten anderer abgeschlossener Kompartimente eine geringere Konzentration vor als im Serum. Falls sich an den Zellbarrieren entzündliche Prozesse abspielen, wie z. B. bei einer Meningitis, kann Penicillin das Diffusionshindernis erheblich leichter überwinden als unter normalen Bedingungen. Es wird renal filtriert und vor allem aktiv über den Säuretransport-Mechanismus sezerniert. Der Serumspiegel von Penicillin G fällt sehr schnell ab, seine biologische Halbwertszeit liegt bei 30 Minuten. Die Ausscheidungsgeschwindigkeit nimmt bei eingeschränkter Nierenfunktion drastisch ab: Bei Reduktion der Kreatinin-Clearance auf 30 ml/min verlängert sich die Halbwertszeit auf ca. 90 Minuten und bei Dialyse-Patienten auf 24 Stunden.

Wird der Säuretransport-Mechanismus des tubulären Systems durch eine andere Substanz in Anspruch genommen, verzögert sich die Penicillin-Ausscheidung ebenfalls. Dieser Mechanismus kann durch die Gabe von Probenecid ausgenutzt werden, um bis zu 10fach höhere Penicillin-Serumspiegel bei gleicher Penicillin-Dosierung zu errreichen. Wegen der reichlichen Verfügbarkeit von Penicillin ist die Probenecid-Gabe heute jedoch nicht mehr gebräuchlich.

▶ Das Wirkspektrum hat seinen Schwerpunkt im grampositiven Bereich (Streptokokken, Pneumokokken, nicht-Penicillinase-bildende Staphylokokken). Es werden aber auch einige gramnegative Keime wie Meningokokken und Gonokokken erreicht, sowie Anaerobier, Treponema pallidum und andere mehr.

Penicillin V ist sehr ähnlich wie Penicillin G zu beurteilen. Seine antibakterielle Wirkung ist etwas geringer ausgeprägt. ▶ Es ist jedoch säurestabil und wird gut resorbiert. Somit kann es per os zugeführt werden. Auf-

grund der gleich schnellen Eliminationsgeschwindigkeit ist es verständlich, dass Penicillin V nach oraler Gabe nur geringere Serumspiegelwerte erreicht als Penicillin G nach parenteraler Zufuhr (Einfluss der Invasionsgeschwindigkeit nach oraler Gabe, S. 35).
▶ Das Wirkspektrum von Penicillin V entspricht dem des Penicillin G. Es eignet sich zur oralen Therapie unkomplizierter Infektionen mit empfindlichen Keimen.

Propicillin. Während Penicillin V ein Phenoxymethylpenicillin ist, handelt es sich bei Propicillin um ein Phenoxypropylpenicillin. Das antibakterielle Wirkungsspektrum ist identisch mit dem des Penicillin V.

Depotpräparate von Penicillin G

Aufgrund der schnellen Ausscheidungsgeschwindigkeit des Penicillins bestand ein Bedürfnis nach Zubereitungen für die intramuskuläre Zufuhr, aus denen der Wirkstoff verzögert freigesetzt wird, um einen ausreichenden Serumspiegel über längere Zeit zu gewährleisten. Es handelt sich um schwer wasserlösliche Salze aus dem Penicillin-Anion mit einem organischen Kation:
- mit einem Lokalanästhetikum: **Procain-Penicillin G**, Wirkdauer 12 – 24 Stunden,
- mit einer an sich H_1-antihistaminischen Substanz: **Clemizol-Penicillin G**, Wirkdauer 24 – 48 Stunden,
- mit einer dikationischen Verbindung: **Benzathin-Penicillin G**, Wirkdauer je nach Dosis 7 – 28 Tage.

▶ Für die reinen Depotpräparate gibt es kaum Indikationen, es sei jedoch auf die Bedeutung des Benzathin-Penicillin G für die Rezidivprophylaxe nach rheumatischem Fieber hingewiesen.
▶ Es muss bedacht werden, dass Allergien gegen Procain (sog. para-Gruppen-Allergie) vorkommen.

Isoxazolyl-Penicilline

Bei dieser Gruppe von halbsynthetischen Penicillinen ist der Benzyl-Rest von Penicillin G durch einen 3-Phenyl-5-methyl-isoxazolyl-Rest ersetzt (s. Formel von Oxacillin). ▶ Diese chemische Modifikation hat folgende biologische Konsequenzen: Die Verbindungen können nicht von der Penicillinase abgebaut werden (**Penicillinase-fest**) und sie sind **säurestabil**. Sie sind bei Penicillinase-bildenden Keimen den biosynthetischen Penicillinen weit überlegen, obwohl ihre antibakterielle Wirkung gegenüber nicht-Penicillinase-bildenden Keimen im Vergleich zu den ursprünglichen Penicillinen um das 25- bis 100fache abgeschwächt ist. Die Isoxazolyl-Penicilline sind starke Induktoren der bakteriellen β-Lactamase-Bildung, so dass sehr schnelle Resistenzentwicklungen gegenüber den „normalen", Penicillinase-labilen Penicillinen zu beobachten sind. Diese Penicilline sollen daher nur gezielt bei strenger Indikationsstellung und in ausreichender Dosierung gegeben werden. ▶ Sie dienen zur Behandlung von Infektionen mit Staphylokokken, die Penicillinase bilden und primär Penicillin-empfindlich waren.

Oxacillin ist der Prototyp der Isoxazolyl-Penicilline.
▶ Es kann oral und parenteral verabreicht werden. Die Dosierung liegt vergleichsweise höher als bei den bio-

Oxacillin-Natriumsalz,
3-Phenyl-5-methyl-1,2-oxazol-4-penicillin,
oral wirksam, Penicillinase-fest

synthetischen Penicillinen. Die Substanz ist stark an Plasmaeiweiße gebunden (93 %). Oxacillin wird mit einer Halbwertzeit von 30 Minuten eliminiert, ein Teil wird unverändert renal, ein Teil nach Metabolisierung in der Leber biliär ausgeschieden. Beim Vorliegen einer schweren Niereninsuffizienz wird daher die Elimination nicht so stark verzögert wie bei den vorgenannten Penicillinen.
▶ Eine Leberinsuffizienz oder die funktionelle Unreife der Leber bei Neugeborenen erfordert eine entsprechende Reduktion der Dosis. Leberfunktionsstörungen nach Behandlung mit Oxacillin sind beobachtet worden.

Dicloxacillin und **Flucloxacillin.** Durch die Einführung von zwei Chlor-Atomen bzw. einem Fluor- und einem Chlor-Atom in den Benzol-Ring des Oxacillin entstehen Verbindungen, die sich vom Oxacillin durch ihre physikochemischen Eigenschaften unterscheiden, jedoch in ihrem Wirkungsspektrum und ihrer Wirkstärke unverändert bleiben: ▶ Die halogenierten Derivate werden nach peroraler Zufuhr besser resorbiert, sind stärker an Plasmaeiweiß gebunden und werden etwas langsamer eliminiert ($t_{1/2}$ ~ 45 min) als Oxacillin. ▶ Die lokale Verträglichkeit nach parenteraler Gabe ist bei Dicloxacillin schlecht. Für Flucloxacillin sind Fälle von Cholestase, Hepatitis und Leberversagen beschrieben worden, das Risiko ist offenbar bei älteren Patienten und bei einer Therapiedauer von über 2 Wochen erhöht.

Aminopenicilline

Ampicillin. Eine Substitution der Benzylpenicilline mit einer Aminogruppe in α-Position führt zu Ampicillin (α-Aminobenzylpenicillin).

Ampicillin: R = —H
Amoxicillin: R = —OH

α-Aminobenzylpenicilline,
breites Spektrum, Amoxicillin peroral wirksam

▶ Diese chemischen Veränderungen erweitern das Wirkspektrum insbesondere auf gramnegative Keime, wobei jedoch ein Verlust an absoluter Wirksamkeit gegen Penicillin-G-empfindliche Keime in Kauf genom-

men werden muss. ▶ Ampicillin ist nicht β-Lactamase-fest. Es ist zwar säurestabil, wird jedoch langsam und unsicher resorbiert (20 – 40 %). Es eignet sich für die parenterale Zufuhr. Die Eliminations-Halbwertzeit liegt zwischen 1 und 2 Stunden. Eine ausgeprägte Niereninsuffizienz erfordert die Anpassung der Dosierung.

Derivate mit verbesserter oraler Wirksamkeit. Wegen der nur mäßigen enteralen Resorbierbarkeit von Ampicillin sind Derivate mit der Absicht hergestellt worden, die orale Wirksamkeit zu verbessern. Durch Einführung einer Hydroxygruppe in *para*-Stellung des Phenylringes entstand das **Amoxicillin**, welches ▶ eine doppelt so hohe Resorptionsquote wie Ampicillin aufweist (60 – 80 %). ▶ Gastrointestinale Nebenwirkungen (Schädigung der Darmflora durch im Lumen verbleibende Substanz) sind durch die gute Resorption vermindert. Sonst unterscheidet sich dieses Derivat in keiner Hinsicht von Ampicillin. ▶ Deshalb ist Ampicillin für die orale Zufuhr obsolet, man wendet Amoxicillin an.
Die Bioverfügbarkeit von Ampicillin nach oraler Gabe lässt sich durch Veresterung an der Carboxylgruppe erheblich steigern. Nach der Passage der Darmwand setzen Esterasen aus der Ester-Vorstufe dann die Wirkform Ampicillin frei. Die Strukturformel von **Bacampicillin** ist dargestellt. Zu Sultamicillin s. Box 16.**2**.

Bacampicillin
rot markiert sind die Bruchstellen

▶ **Nebenwirkungen.** Die Nebenwirkungen der Aminopenicilline gleichen denen von Penicillin G, jedoch kommen häufiger Hautreaktionen in Form von Exanthemen vor, welche vielfach auf den Körperstamm begrenzt sind. Der Begriff „Ampicillin-Exanthem" ist nicht präzise, da das Exanthem ebenso unter Amoxicillin auftritt. Die Reaktion ist nicht allergisch bedingt, sondern scheint eher toxischer Natur zu sein. Die Häufigkeit liegt bei etwa 10 %, im Rahmen viraler Infekte führt eine Aminopenicillin-Anwendung häufiger zum Exanthem, Patienten mit infektiöser Mononukleose (Pfeiffer-Drüsenfieber) sind offenbar regelmäßig betroffen, wenn sie diese Substanzen erhalten. Es sollte in diesen Fällen nicht leichtfertig von einer „Penicillin-Allergie" gesprochen werden, denn ein „Ampicillin-Exanthem" stellt keine Gegenanzeige gegen eine spätere Penicillin-Anwendung dar.

Box 16.2

β-Lactamase-Hemmstoffe

Die Hemmstoffe der β-Lactamase enthalten wie die Penicilline den β-Lactam-Ring. Beim Kontakt mit dem bakteriellen Enzym wird der β-Lactam-Ring der Hemmstoffe geöffnet und praktisch irreversibel an das Enzym gebunden, das damit inaktiviert ist. Bei der gleichzeitigen Gabe von Antibiotikum und Hemmstoff, wie es therapeutisch notwendig ist, konkurrieren die beiden β-Lactam-Ring haltigen Komponenten zuerst um die Bindung an die β-Lactamase. Da die Bindung des Hemmstoffes irreversibel ist, setzt sich die Hemmung mehr und mehr durch.

Die Kombination von **Clavulansäure**, einem solchen Hemmstoff der Penicillinase, mit Amoxicillin, erweitert dessen Spektrum auf β-Lactamase-produzierende Keime wie Staphylococcus aureus, viele Enterobacteriaceae, Neisseria gonorrhoeae und resistente Formen von Haemophilus influenzae. Die Kombination hat sich bewährt bei Harn- und Atemwegsinfekten mit den entsprechenden Keimen, wenn Amoxicillin allein unwirksam war. Nebenwirkungen treten bei etwa 10% der Patienten in Form von Übelkeit, Erbrechen und Durchfall auf.

Eine Kombination aus Ampicillin und dem β-Lactamase-Hemmstoff **Sulbactam** liegt ebenfalls vor. Sulbactam wird (wie Ampicillin auch) aus dem Darm schlecht resorbiert. Diese Kombination eignet sich im Gegensatz zu Amoxicillin/Clavulansäure also nur für die intravenöse Gabe.

Ein weiterer β-Lactamase Hemmstoff ist **Tazobactam**, das in fixer Kombination mit Piperacillin (s. u.) vorliegt.

Ein interessanter Ansatz, die beiden schlecht resorbierbaren Substanzen für die orale Gabe geeignet zu machen, ist in

Sultamicillin verwirklicht: Ampicillin und Sulbactam sind esterartig über eine Methylengruppe miteinander verbunden (Verschwinden der hydrophilen Carboxylgruppen). Diese Verbindung wird gut resorbiert und noch in der Darmschleimhaut gespalten.

Clavulansäure

Sulbactam

Tazobactam

Acylaminopenicilline

Strukturell unterscheiden sich diese Substanzen von den Aminopenicillinen durch den Acylsubstituenten an der Aminogruppe. Es handelt sich um **Mezlocillin** und **Piperacillin**.

▶ Im Vergleich mit den Aminopenicillinen haben die Acylaminopenicilline im gramnegativen Bereich ein weiteres Wirkspektrum und erfassen Problemkeime wie Pseudomonas aeruginosa. Die Substanzen sind Penicillinase-empfindlich. Sie werden teilweise mit β-Lactamase Hemmstoffen kombiniert.

▶ Acylaminopenicilline werden bei Hospitalismus-Fällen nach Antibiogramm angewandt. ▶ Die Substanzen sind nicht säurestabil. Die damit notwendige parenterale Therapie erfordert Mengen von 6 – 16 g/d als Infusion. Die Eliminations-Halbwertzeiten betragen nur 1 Stunde. Die Ausscheidung erfolgt fast ausschließlich über die Nieren, damit ist der aktuelle Serumspiegel von der Funktion der Nieren abhängig.

Mezlocillin: R =
Piperacillin: R =

nur parenteral wirksam, breites Spektrum, Penicillinase-empfindlich, Spezialindikationen

─ **Notwendige Wirkstoffe** ─────────────────

Penicilline

In den folgenden Tabellen sind alle Wirkstoffe enthalten, die zur Zeit im Handel sind. Die Auswahl im individuellen Fall richtet sich nach der lokalen Resistenzgrundlage und der klinischen Situation, sie erfolgt also im Zusammenwirken von Mikrobiologen und Klinikern.

Wirkstoff	Handelsname	Alternative	Bemerkungen
Penicillin G = Benzylpenicillin (parenterale Zufuhr)			
Penicillin G	–	*Penicillin G*	
Depotpräparate			
Procain-Penicillin G	*Jenacillin® Amp.*	–	
Clemizol-Penicillin G	–	*Clemizol-Penicillin G*	
Benzathin-Penicillin G	*Tardocillin®, Pendysin®*	–	
Kombinationspräparate			
Penicillin G + Procain-Penicillin	*Bipensaar® Amp., Jenacillin® A Amp.*	–	
Penicillin G + Clemizol-Penicillin	–	*Clemizol-Penicillin forte*	
Penicillin V = Phenoxymethylpenicillin (peroral wirksam)			
Penicillin V	*Isocillin® Saft, Tab.*	*Penicillin V (von 8 Firmen) Megacillin®, u.a.*	
Isoxazolyl-Penicilline (Penicillinase- u. Säure-fest)			
Oxacillin	*Stapenor® Kaps., Inj.*	–	
Dicloxacillin	*Dichlor-Stapenor® Kaps.*	–	
Flucloxacillin	*Staphylex® Kaps., Inj.*	*Flucloxacillin Inj.*	
Aminopenicilline (breites Spektrum)			
Ampicillin	*Binotal® Amp.*	*Ampicillin Amp., Jenampin® Amp.u.a.*	
Amoxicillin	*Clamoxyl® Tab., Saft*	*Amoxicillin (von mehreren Firmen, ca. 15 weitere Handelsnamen)*	
Bacampicillin	*Penglobe® Tab. Ambacamb® Tab.*	–	Vorstufe
Acylaminopenicilline (parenterale Gabe, Problemkeime)			
Mezlocillin	*Baypen® Inj.*	*Mezlocillin Inj.*	
Piperacillin	*Pipril® Inj.*	*Piperacillin Inj.*	
Penicilline + Lactamase-Hemmstoff			
Amoxicillin + Clavulansäure	*Augmentan® Tab., Saft, Tropfen*	–	
Piperacillin + Tazobactam	*Tazobac® Amp.*	–	
Sultamicillin	*Unacid® PD, Tab., Inj.*	–	

Eigene Eintragungen

· · ·

· · ·

Weitere Handelsnamen für Penicillin-Wirkstoffe

Phenoxymethyl-penicillin *Arcasin®, Durapenicillin®, Infectocillin®, Isocillin®, Jenacillin®, Ispenoral®, Megacillin®, Penbete®, Penhexal®, Penicillat®, P-mega®*

Amoxicillin *Amagesan®, AMC®, Amoxi®, Amoxillat®, Amoxipen®, Infectomox®, Jephoxin®*

Cephalosporine

Aus dem Pilz Cephalosporium acremonium konnten Substanzen mit antibiotischer Wirksamkeit gewonnen werden, die wie die Penicilline zu den β-Lactam-Antibiotika zu zählen sind, die aber anstelle des schwefelhaltigen fünfgliedrigen Ringes einen sechsgliedrigen Ring aufweisen. Das Grundgerüst ist die **7-Aminocephalosporansäure**, die als Ausgangssubstanz für halbsynthetische Cephalosporine dient.

▶ **Wirkungsweise.** Der Wirkungsmechanismus der Cephalosporine gleicht dem der Penicilline. Es handelt sich um eine Beeinträchtigung von Transpeptidase-Aktivitäten beim Aufbau der Bakterien-Wand. In ausreichenden Konzentrationen wirken diese Antibiotika daher bakterizid.

Der β-Lactam-Ring kann von bakteriellen Enzymen, β-Lactamasen, gespalten werden. Von diesem Enzym gibt es eine Vielzahl von Isoenzymen, von denen zwei in die-

7-Aminocephalosporansäure

sem Zusammenhang von Bedeutung sind: die **Penicillinase** (vorwiegend bei Staphylokokken) und die **Cephalosporinase** (vorwiegend bei gramnegativen Keimen). Dies erklärt, warum Cephalosporine bei Penicillinase-bildenden grampositiven Keimen durchaus wirksam sein können, wenn Penicilline ihre Wirksamkeit verloren haben. Es muss aber bedacht werden, dass Cephalosporine Induktoren der Penicillinase darstellen. Hierauf beruht die Resistenzbildung grampositiver Keime gegenüber Penicillinen bei Behandlung mit Cephalosporinen. Gramnegative Keime können eine Cephalosporinase bilden, die zum Wirkungsverlust der Cephalosporine führt. Durch geeignete chemische Modifikation ist es aber gelungen, Cephalosporinase-feste Substanzen zu gewinnen.

Aufgrund ihrer Eigenschaften können die Cephalosporine etwa folgendermaßen charakterisiert werden:

- Im grampositiven Bereich besitzen sie ein Wirkspektrum, das dem der Penicillinase-festen Penicilline (wie Oxacillin) entspricht, die benötigten Konzentrationen liegen aber wesentlich höher.
- Im gramnegativen Bereich sind sie dem Ampicillin vergleichbar, bestimmte Cephalosporine erfassen zusätzliche Keime. Je mehr das Spektrum erweitert wird, umso schwächer wird die Wirksamkeit gegenüber grampositiven Keimen (s. Tab. 16.**2**). Dies ist eine Entwicklung, wie sie von den Penicillinen her schon bekannt ist.

Cefalexin, vgl. Formel Ampicillin, S. 418

Cefuroxim-axetil

Aus praktischen Erwägungen heraus erscheint es uns sinnvoll, die Cephalosporine in zwei Gruppen zu unterteilen: oral applizierbare und nur parenteral verwendbare Cephalosporine. Zwar sind alle Cephalosporine recht säurestabil, aber nur wenige werden genügend enteral resorbiert.

In der ambulanten Therapie wird der Arzt vorwiegend die **per os applizierbaren** Verbindungen einsetzen (Tab. 16.**2**). Diese Cephalosporine besitzen recht ähnliche Eigenschaften, viele z. B. sind empfindlich gegen die Cephalosporinase und weisen ein vergleichbar breites Wirkungsspektrum wie Ampicillin auf. Die Gruppe der Cephalosporinase-resistenten Substanzen wird von Cefuroxim-axetil eröffnet, das durch die Veresterung mit Acetoxyethanol relativ gut resorbierbar gemacht ist (Resorptionsquote ca. 50 %); das nach der Resorption freiwerdende Cefuroxim ist Cephalosporinase-resistent.

Die **parenteral zu applizierenden** Cephalosprine werden vorwiegend in der Klinik zum Einsatz kommen. Eine gemeinsame Eigenschaft dieser Verbindungen (außer Cefazolin) ist ihre mehr oder minder große Resistenz gegenüber einem Abbau durch β-Lactamase. Mit der Erweiterung des Spektrums in den gramnegativen Bereich können manche Problemkeime erreicht werden, allerdings wird dieser Vorteil erkauft durch einen Wirkungsverlust gegenüber grampositiven Erregern.

▶ **Nebenwirkungen.** Für alle Cephalosporine gilt, dass sie **allergische Reaktionen** auslösen können, die sich primär vorwiegend an der Haut abspielen (in 1–4 % der Fälle). Gelegentlich werden reversible Leuko- und Thrombozytopenien beobachtet. Selten tritt ein anaphylaktischer Schock auf. Kreuzallergien mit Penicillinen finden sich in 5–10 % der Fälle. Die lokale Verträglichkeit der Cephalosporine ist nicht gut. Dies macht sich bei oraler Gabe in Form gastrointestinaler Störungen und nach intramuskulärer Injektion durch Schmerzen und Gewebeschädigung bemerkbar. Bei intravenöser Zufuhr können Thrombophlebitiden auftreten. Bei hoher Dosierung werden Nierenschädigungen beobachtet (Tubulusnekrosen).

Die kombinierte Zufuhr von Cephalosporinen mit Aminoglykosid-Antibiotika oder mit Schleifendiuretika sollte wegen einer erhöhten Nephrotoxizität vermieden werden. Bei Patienten mit vorgeschädigter Niere ist Vorsicht bei der Anwendung von Cephalosporinen geboten. Außerdem muss die Dosierung der meisten Cephalosporine reduziert werden, da die Eliminationsgeschwindigkeit vermindert ist (Kumulationsgefahr). Es sei darauf hingewiesen, dass durch Pharmaka mit Säurecharakter wie Probenecid die renale Sekretion mancher Cephalosporine reduziert wird und damit ein erhöhter Blutspiegel resultiert. Cephalosporine interferieren übrigens mit zwei laborchemischen Bestimmungen: Sie ergeben einen falsch positiven Coombs-Test und eine Fehlbestimmung der Glucose im Urin (bei der Benedict-Probe).

▶ Die **Pharmakokinetik** der meisten Cephalosporine ist durch eine schnelle Eliminationsgeschwindigkeit ausgezeichnet. Je nach Struktur werden die einzelnen Substanzen vorwiegend renal oder biliär ausgeschieden. Ein metabolischer Abbau der Cephalosporine findet durch Warmblüterorgane nicht statt. Lediglich bei denjenigen Verbindungen, die eine leicht spaltbare Estergruppe besitzen, wird die Esterbindung gespalten. Beispiele sind Cefotaxim und der „Resorptionsester" Cefuroxim-axetil.

▶ **Anwendung**

- *Cephalosporinase-empfindliche Cephalosporine:* Bei Versagen von Penicillinase-resistenten Penicillinen im grampositiven Bereich und von „Breitspektrum-

Tabelle 16.**2** **Parenteral und per os zu applizierende Cephalosporine**

Parenteral zu applizieren				per os applizierbar
	Wirksamkeit			
	gram⊕	gram⊖	Cephalosporinase-Bildner (β-Lactamase aus gram⊖ Bakterien)	
Generation 1 Cefazolin	++	(+)		**Generation-1-ähnlich** Cefalexin Cefaclor Cefadroxil *mit verstärkter Wirksamkeit gegen gram⊖ Bakterien:* Loracarbef
Generation 2 Cefoxitin Cefuroxim Cefotiam	+	+	(+)	**Generation-2-ähnlich** Cefuroxim-axetil **Generation-2/3-ähnlich** Cefixim Ceftibuten Cefpodoxim-proxetil
Generation 3a Cefmenoxim Cefodizim Cefotaxim Ceftizoxim Ceftriaxon	(+) Aktivität gegen Staphylokokken nicht ausreichend	++	+	
Generation 3b Ceftazidim Cefepim	(+) Aktivität gegen Staphylokokken nicht ausreichend	++ auch gegen Pseudomonas wirksam	+	

Penicillinen" (Amoxicillin) im gramnegativen Bereich, ferner bei bestehender Penicillin-Allergie nach Testung.
– *Cephalosporinase-feste Cephalosporine:* Im gramnegativen Bereich, wenn Keime Amoxicillin-resistent, aber nach Antibiogramm Cephalosporin-empfindlich sind. Hieraus ergeben sich für die neueren Cephalosporine einige Sonderindikationen, wie Infektionen mit Klebsiellen, Providentia, Serratia, Citrobacter, Anaerobier. Cephalosporine sind keine Routine-Antibiotika, sondern nur bei Versagen von Penicillinen und nach Empfindlichkeitstestung indiziert.

─ **Notwendige Wirkstoffe** ───────────────────

Cephalosporine

Wirkstoff	Handelsname	Alternative	Bemerkungen
Peroral applizierbare Cephalosporine			
Cefalexin	Oracef® *Tab., Saft*	Cephalexin, Ceporexin®, Cephalex® *Tab., Saft*	
Cefaclor	Panoral® *Tab., Saft, Tropfen*	Cefaclor® (mehrere Firmen), CEC®, Kefspor® u. a.	
Cefadroxil	Grüncef® *Tab., Saft*	Cefadroxil *Tab.,* Cedrox®	
Loracarbef	Lorafem® *Kaps., Saft*	–	
Cefuroxim-axetil	Elobact® *Tab., Granulat, Saft,* Zinnat® *Tab., Granulat, Saft*	Cefuroxim® *Tab.,* Cefudura® u. a.	
Cefixim	Cephoral® *Tab., Susp., Saft*	Suprax® *Tab.,* Uro-Cephoral® *Tab.*	
Ceftibuten	Keimax® *Kaps., Pulver*	–	
Cefpodoxin-proxetil	Orelox® *Tab., Susp.* Podomexef® *Tab., Granulat*	–	

Fortsetzung ▶

Notwendige Wirkstoffe

Cephalosporine (Fortsetzung)

Wirkstoff	Handelsname	Alternative	Bemerkungen
Parenteral zu applizierende Cephalosporine			
Cefazolin	*Elzogram®* Inj.	*Cefazolin, Basocef®* Inj.	
Cefoxitin	*Mefoxitin®* Inj.	–	
Cefuroxim	*Elobact®, Zinacef®* Inj.	*Cefuroxim (mehrere Firmen)*	
Cefotiam	*Spizef®* Inj.	–	
Cefotaxim	*Claforan®* Inj.	*Cefotaxim* Inj.	
Ceftizoxim	*Ceftix®* Inj.	–	
Ceftriaxon	*Rocephin®* Inj.	–	
Ceftazidin	*Fortum®* Inj.	–	
Cefepim	*Maxipime®* Inj.	–	

Eigene Eintragungen

. . .

. . .

Atypische β-Lactame

In dieser Gruppe sind einige Antibiotika zusammengefasst, die verwendet werden können, wenn eine Penicillin/Cephalosporin-Resistenz der Keime besteht oder eine Allergie vorliegt. Diese Antibiotika gehören in verschiedene chemische Gruppen.

Imipenem

Carbapeneme

Imipenem. Das Grundgerüst von Imipenem ist dem der Penicilline ähnlich, jedoch ist das Schwefel-Atom im Thiazol-Ring ersetzt durch ein Kohlenstoff-Atom.
▶ Imipenem gehört aber auch zu den β-Lactam-Antibiotika und wirkt wie diese bakterizid. Es ist β-Lactamase-fest und besitzt ein außerordentlich breites Spektrum, welches das der Gruppe-3-Cephalosporine noch übertrifft. ▶ Enteral wird Imipenem nicht resorbiert, seine Zufuhr erfolgt intravenös (0,5 – 1,0 g bis zu 4-mal täglich). In den Harnkanälchen wird Imipenem durch eine im Bürstensaum lokalisierte Dehydropeptidase schnell gespalten und damit inaktiviert. Dieser enzymatische Abbau kann durch einen Hemmstoff der Dehydropeptidase, nämlich Cilastatin, verhindert werden; damit steigt die Wirksamkeit von Imipenem bei Harnwegsinfektionen. Eine Kreuzallergie mit den üblichen Penicillinen ist selten. Resistenzentwicklungen kommen vor; daher soll Imipenem nur, wenn es nötig ist, angewandt werden, andernfalls droht ein wertvolles, auch in der Sepsis anwendbares Reserveantibiotikum verloren zu gehen.

Meropenem wird durch die Dehydropeptidase nicht abgebaut und deshalb nicht mit einem Hemmstoff des Enzyms kombiniert. Es weist eine geringere Neurotoxizität auf als Imipenem und ist daher auch zur Therapie einer bakteriellen Meningitis zugelassen.

Monobactame

Aztreonam. Dieses Antibiotikum enthält nur noch den β-Lactam-Ring, der in den Penicillinen und Cephalosporinen Teil des Molekül-Kernes ist. Aztreonam ist wirksam gegen gramnegative Keime, stabil gegenüber der β-Lactamase und muss parenteral zugeführt werden. Es ist unwirksam gegen grampositive Keime und Anaerobier.

Aztreonam

Weitere Hemmstoffe der Zellwandsynthese

Vancomycin ist ein Glykopeptid (Mol.-Gew. ca. 1500), das aus Streptomyces-Arten gewonnen wird. ▶ Es hemmt den Aufbau der Bakterien-Zellwand, indem es mit dem transmembranalen Auswärtstransport der Zellwandbausteine inferferiert (Abb. 16.**2**, S. 416). Vancomycin wirkt nur auf grampositive Kokken. ▶ Vancomycin wird rasch renal eliminiert. Während normalerweise pro Tag 2 × 1 g langsam intravenös zugeführt werden, hält die Wirkung von 1 g bei Dialysepatienten für eine Woche an. Nach oraler Gabe wird Vancomycin enteral nicht resorbiert, so dass dieses Antibiotikum ▶ zur lokalen Therapie von Darmerkrankungen benutzt werden kann. Es wird mit Erfolg bei einer Infektion mit Clostridium difficile, die sich als pseudomembranöse Enterokolitis äußert, eingesetzt. Eine parenterale Zufuhr von Vancomycin kommt nur für Notfälle infrage: schwere Erkrankungen durch Staphylokokken und Streptokokken bei Penicillin- und Oxacillin-Resistenz oder bei Penicillin-Allergie. ► Mögliche Nebenwirkungen sind Ototoxizität bis hin zur Ertaubung (cave: eingeschränkte Nierenfunktion mit Kumulationsgefahr), allergische Reaktionen und Reizung der Venenwand am Infusionsort (keine i.m.-Gabe wegen Nekrosegefahr).

Teicoplanin ist ein Glykopeptid, das aus Actinoplanes-teichomyceticus-Kulturen gewonnen wird. ► Wirkungsweise und Wirkungsspektrum sind Vancomycin entsprechend. ► Teicoplanin wird ebenfalls nicht enteral resorbiert, kann intravenös zugeführt werden, wird aber sehr langsam eliminiert. Es braucht daher nur einmal am Tag gegeben zu werden. Die Initialdosis liegt bei 400 mg/d, die Erhaltungsdosis in der Regel bei 200 mg/d. ► Die Hauptindikation für Teicoplanin sind schwere Infektionen mit grampositiven Keimen, die mit β-Lactam-Antibiotika nicht beherrschbar sind. Es scheint besser verträglich zu sein als Vancomycin.

Fosfomycin. Dieses von Streptomyces-Arten produzierte Antibiotikum ist chemisch sehr einfach aufgebaut. ► Es soll mit dem Einbau von Phosphoenolpyruvat in

$$H_3C-HC-CH-PO_3Na_2$$
$$\underset{O}{\diagdown\diagup}$$

Fosfomycin, Na-Salz

die N-Acetylmuraminsäure interferieren, die zum Aufbau der Bakterienwand notwendig ist (vgl. den Wirkungsmechanismus von Penicillin, S.415). Das Wirkspektrum von Fosfomycin ist ähnlich dem von Ampicil-

lin (S.418). ► Es gibt Darreichungsformen für die orale und intravenöse Anwendung. Die zur Therapie benötigten Tagesdosen werden mit 10,0 bis maximal 20 g zur intravenösen Infusion angegeben. Es handelt sich um ein „Reserve-Antibiotikum". ► Nebenwirkungen sind selten. Da der Natrium-Gehalt von Fosfomycin besonders hoch ist (14,5 mmol/g), kann die Substanz insbesondere bei Intensivpatienten und bei Patienten mit eingeschränkter Nierenfunktion Hypernatriämien auslösen.

Bacitracin ist ein aus Bacillus subtilis gewonnenes bakterizides Polypeptid. ► Es wirkt gegen zahlreiche grampositive Erreger, ist hingegen unwirksam gegen die meisten aeroben gramnegativen Bakterien. Es hemmt die Ausschleusung der Zellwandbausteine und somit die Zellwandsynthese (s. Abb. 16.**2**). ► Bacitracin wird weder aus dem Magen-Darm-Kanal noch nach lokaler Applikation resorbiert. Wegen des Gehaltes von atypischen Aminosäuren bleibt das Peptid im Magen-Darm-Trakt intakt. ► Es findet häufig kombiniert mit Neomycin Verwendung zur lokalen Behandlung von Infektionen der Haut und der Schleimhäute. Äußerlich werden Salben und Lösungen mit etwa 500 IE/g angewendet. ► Aufgrund seiner starken Nephrotoxizität ist es nicht für die systemische Anwendung geeignet.

Cycloserin. Dieses aus Streptomyces-Stämmen gewonnene Antibiotikum ► verhindert beim Aufbau der Zellwandbausteine die Verwertung des chemisch nahe verwandten Alanin. ► Cycloserin diente als Mittel gegen Tuberkulose, spielt heute jedoch keine Rolle mehr.

D-Cycloserin   D-Alanin

─ Notwendige Wirkstoffe ─────────────────────────

Atypische Lactame und weitere Hemmstoffe der Zellwand-Synthese

Wirkstoff	Handelsname	Alternative	Bemerkungen
Atypische Lactame			
Imipenem + Cilastatin	Zienam® Inj.	–	
Meropenem	Meronem® Inj.	–	
Aztreonam	Azactam® Inj.	–	
Weitere Hemmstoffe			
Vancomycin	–	Vancomycin (5 Firmen) Vanco® Tab., Inj.	
Teicoplanin	Targocid® Inj.	–	
Fosfomycin	Monuril® Granulat	Infectofos® Inj.	
Bacitracin	Bivacin®, Nebacetin®	–	Kombinationen mit Neomycin zur lokalen Behandlung
Cycloserin	–	Cycloserine*	

Eigene Eintragungen

· · ·

· · ·

---

* nur aus dem Ausland zu beziehen

16.1.2 Schädigung der Zellmembran

Polymyxin B. Aus dem sporenbildenden Erdbazillus Bacillus polymyxa wurden einige bakterizide Polymyxine gewonnen, von denen Polymyxin B am wenigsten giftig ist. Es handelt sich um ein basisches Polypeptid mit einem Mol.-Gew. von ca. 1000. ▶ Es erhöht die Permeabilität der bakteriellen Zytoplasmamembran, so dass niedermolekulare Stoffe verlorengehen. Polymyxin ist nur gegen gramnegative Erreger wirksam, u.a. Pseudomonas aeruginosa. Eine Entwicklung von resistenten Keimen scheint nicht vorzukommen. ▶ Polymyxin B ist nephro- und neurotoxisch, was seine Anwendung begrenzt. ▶ Mit einer Resorption aus dem Magen-Darm-Kanal ist nicht zu rechnen. ▶ So kann es zur Darmsterilisierung verwendet werden.

Polymyxin E (Colistin) ist ein aus dem sporenbildenden Bacillus colistinus gewonnenes, zyklisch gebautes Polypeptid mit Eigenschaften, die weitgehend mit denen von Polymyxin B übereinstimmen.

Tyrothricin wird aus dem sporenbildenden Bodenbakterium Bacillus brevis gewonnen. ▶ Es besteht aus den beiden Polypeptiden Gramicidin und Tyrocidin, welche die bakterielle Zellmembran als „Porenbildner" schädigen. Die Wirksamkeit erstreckt sich auf grampositive Mikroorganismen und auf Pilze. Bei systemischer Anwendung würde es zur Hämolyse kommen. ▶ Die Substanz ist deshalb nur für lokale Applikationen auf Wunden oder zur Spülung von Körperhöhlen verwendbar, nicht zur oralen oder parenteralen Zufuhr.

Notwendige Wirkstoffe

Wirkstoffe zur Schädigung der bakteriellen Zellmembran

Wirkstoff	Handelsname	Alternative	Bemerkungen
Polymyxin B	–	Polymyxin B *Tab., Inf.*	
Colistin, Polymyxin E	Diarönt® *Tab., Inf.*	Colistin *Tab., Inf.*	
Tyrothricin	–	Tyrosur® *Puder, Gel*	
Eigene Eintragungen			
. . .			
. . .			

16.1.3 Interferenz mit der Tetrahydrofolsäure-Synthese

Überblick

Tetrahydrofolsäure wird zur Synthese von Purin-Körpern und Thymidin benötigt, die als Bausteine in die Synthese von DNS und RNS eingehen. Während die menschlichen Zellen Folsäure als Vitamin benötigen, können Bakterien Dihydrofolsäure synthetisieren. Diese wird dann zu Tetrahydrofolsäure reduziert.

Sulfonamide
▶ Hemmen die Synthese von Dihydrofolsäure. Sie wirken bakteriostatisch auf grampositive und gramnegative Erreger.
▶ Die Zufuhr erfolgt meist peroral.
▶ Allergische Reaktionen mit Exanthemen bis hin zum Lyell- und Stevens-Johnson-Syndrom sind möglich.

Diaminopyrimidine (z.B. Trimethoprim)
▶ Hemmen die bakterielle Dihydrofolsäure-Reduktase und haben ebenfalls ein breites Wirkspektrum.

Kombinationen
Cotrimoxazol: aus Sulfamethoxazol und Trimethoprim
▶ Die Kombination erhöht die antibakterielle Wirksamkeit und vermindert die Gefahr der Resistenzbildung.
▶ z.B. Harnwegs- und Atemwegsinfektionen.

Sulfasalazin: chemische Verbindung eines Sulfonamid mit 5-Aminosalicylsäure. Das Sulfonamid hat „Schlepperfunktion", da die Verbindung kaum resorbiert wird und erst unter dem Einfluss bakterieller Enzyme im unteren Darmabschnitt in die beiden Bestandteile zerfällt. Wirkform ist die 5-Aminosalicylsäure (Mesalazin).
▶ Colitis ulcerosa und Ileitis terminalis.

Hemmung der Dihydrofolsäure-Synthese: Sulfonamide

Die Sulfonamide, die Mitte der dreißiger Jahre in die Therapie eingeführt wurden, waren die ersten wirksamen antibakteriellen Chemotherapeutika. Ihre Bedeutung ist in den letzten Jahrzehnten stark zurückgegangen, weil noch besser wirksame und verträgliche antibiotische Wirkstoffe gefunden wurden. Zur Zeit werden

Sulfonamide meist in Kombination mit Diaminopyrimidin-Derivaten verwendet.

▶ **Wirkungsweise.** p-Aminobenzoesäure wird von vielen Bakterien als Wuchsstoff benötigt, den sie in das Molekül der Dihydrofolsäure einbauen. Sulfonamide besetzen aufgrund ihrer chemischen Verwandtschaft mit p-Aminobenzoesäure deren Reaktionsorte, so dass die Synthese der für die Vermehrung der Bakterien notwendigen Dihydrofolsäure unterbleibt (Abb. 16.**3**). Es kommt zu einem Mangel an Tetrahydrofolsäure. Demzufolge wird die Bildung von Purinen und Thymidin vermindert, welche als Bausteine für die Synthese der Nukleinsäuren DNS und RNS benötigt werden. Dies hat einen bakteriostatischen Effekt zur Folge, der ein breites Spektrum von Erregern betrifft. Wenn Bakterien keinen Bedarf an Folsäure haben oder die Folsäure-Synthese nicht durchführen, sind sie resistent gegen Sulfonamide. Folsäure wird von tierischen und menschlichen Zellen nicht synthetisiert, daher muss Folsäure als Vitamin von außen zugeführt werden. Eine Störung der Grundfunktion dieser Zellen ist nach Sulfonamid-Zufuhr deshalb nicht zu erwarten.

Die einfachste aktive Sulfonamid-Struktur ist **Sulfanilamid**. Die antagonistische Wirkung gegenüber der *p*-Aminobenzoesäure ist an die Sulfanilamid-Struktur gebunden. Durch Einführung von Substituenten an den Stickstoff der Sulfonamid-Gruppe werden pharmakokinetische Eigenschaften verändert, das Wirkungsspektrum bleibt weitgehend gleich.

p-Aminobenzoesäure

Sulfanilamid

Sulfamethoxazol: mittellang wirksam

Sulfalen: Langzeit-Sulfonamid

▶ **Pharmakokinetik** und **Dosierung.** Die meisten für orale Gaben gebräuchlichen Sulfonamide werden rasch und vollständig aus dem Magen-Darm-Kanal resorbiert. Die Dosierungsintervalle schwanken aufgrund der sehr verschiedenen Eliminationsgeschwindigkeiten zwischen 8 Stunden (Kurzzeit-Sulfonamid, z. B. Sulfadiazin) und einer Woche (Langzeit-Sulfonamid, z. B. Sulfalen). Das in Cotrimoxazol enthaltene Sulfamethoxazol wirkt für 12 Stunden.

Die Sulfonamide werden vollständig durch die Nieren eliminiert, teils unverändert, teils als Metabolite (z. B. acetyliert). Sie werden dabei nicht nur filtriert, sondern auch zum Teil durch aktive tubuläre Sekretion ausgeschieden.

▶ **Nebenwirkungen.** Meistens sind die Nebenwirkungen gering und zwingen nicht zur Unterbrechung der Behandlung. Da aber einige gefährliche und eventuell lebensbedrohliche Nebenwirkungen vorkommen können, ist jeder Kranke während der Therapie genau zu überwachen.

– **Nierenschädigung.** Die älteren Präparate mussten in hoher Tagesdosierung gegeben werden und waren – einschließlich ihrer Metabolite – schlecht wasserlöslich, so dass sie in den Harnkanälchen auskristallisieren konnten. Bei den heute gebräuchlichen Sulfonamiden ist diese Nebenwirkung nicht mehr zu fürchten.

– **Kernikterus,** der durch Verdrängung von Plasmaeiweiß-gebundenem Bilirubin (unkonjugiertes „indirektes" Bilirubin) durch die Sulfonamide entsteht (S. 50). Daher ist die Anwendung von Sulfonamiden bei Graviden in den letzten Schwangerschaftswochen und bei Neugeborenen kontraindiziert.

– **Überempfindlichkeitsreaktionen.** Nach Gabe von Sulfonamiden kann das vollständige Spektrum allergischer Reaktionen ausgelöst werden: Leukopenie, Thrombozytopenie, Anämie, Serumkrankheit, Fieber, verschiedene Hautreaktionen wie Arzneimittelexantheme bis hin zur lebensbedrohlichen Dermatitis exfoliativa. Langzeit-Sulfonamide sind in dieser Hinsicht besonders bedenklich.

– **Arzneimittelinterferenzen** als Folge der Konkurrenz um Plasmaeiweißbindungsstellen; die Wirksamkeit von oralen Antidiabetika vom Sulfonylharnstoff-Typ und Cumarin-Derivaten kann verstärkt werden. Zu beachten ist, dass auch in Mischpräparaten (z. B. Urologica) Sulfonamide enthalten sein können.

▶ **Anwendung.** Sulfonamide werden bei bakteriellen Infekten überwiegend in fixer Kombination mit Hemmstoffen der bakteriellen Dihydrofolat-Reduktase (z. B. Sulfamethoxazol mit Trimethoprim in Cotrimoxazol, s. u.) angewandt. Ansonsten sind heute nur noch wenige Wirkstoffe und Anwendungen übriggeblieben. Sulfalen kann in freier Kombination mit dem Dihydrofolat-Reduktase-Hemmstoff Pyrimethamin zur Malaria-Prophylaxe dienen, Sulfadiazin in freier Kombination mit Pyrimethamin zur Toxoplasmose-Behandlung. Daneben gibt es noch ein paar Sulfonamid-Präparate zur lokalen Anwendung und zur Behandlung von Harnwegsinfekten.

Hemmung der bakteriellen Dihydrofolsäure-Reduktase: Diaminopyrimidine

Die 2,4-Diaminopyrimidin-Derivate **Trimethoprim** und **Tetroxoprim** ▶ sind Hemmstoffe der Dihydrofolsäure-Reduktase, welche die Dihydrofolsäure zur Tetrahydrofolsäure reduziert.

Die Verarmung an Tetrahydrofolsäure führt im Prinzip zu den gleichen antibakteriellen Wirkungen wie oben

2,4-Diaminopyrimidin-Derivate

Trimethoprim: R = –CH₃

Tetroxoprim: R = –CH₂–CH₂–O–CH₃

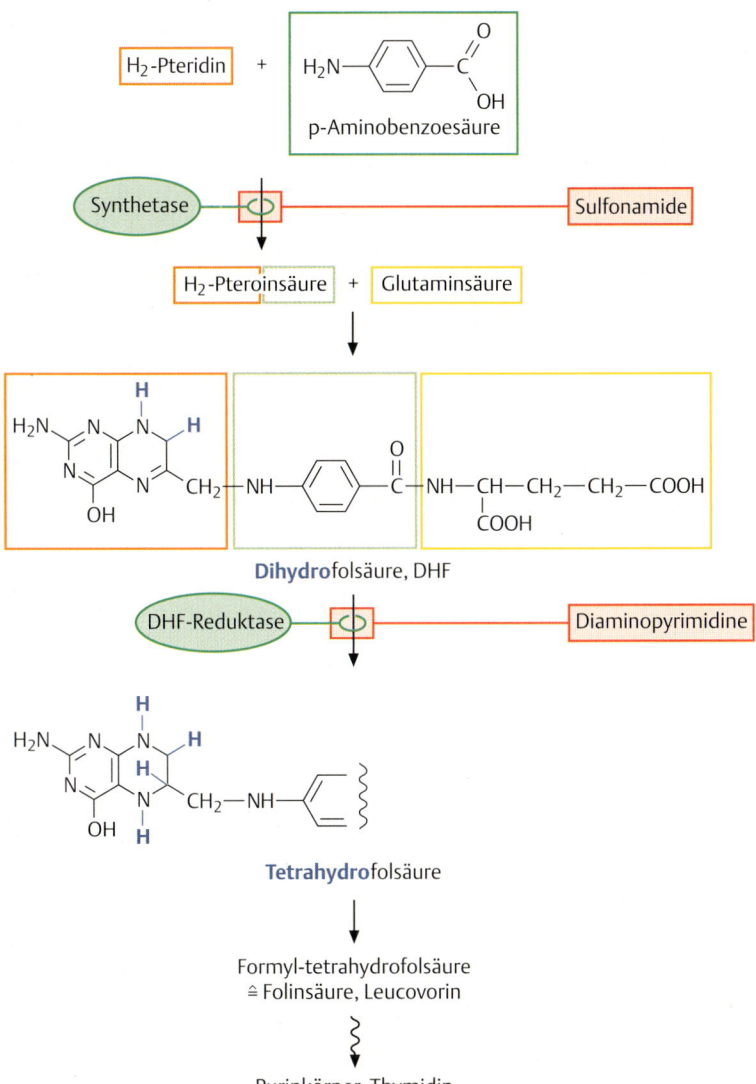

Abb. 16.**3** **Synthese von Dihydrofolsäure und deren Reduktion zu Tetrahydrofolsäure.** Tetrahydrofolsäure ist auch für den Warmblüterorganismus essenziell. Die Angriffspunkte von Sulfonamiden und 2,4-Diaminopyrimidin-Derivaten sind eingezeichnet.

für die Sulfonamide beschrieben: bakteriostatischer Effekt auf ein breites Spektrum von Keimen. Die Dihydrofolsäure-Reduktase ist auch im menschlichen Organismus lebensnotwendig, allerdings besitzen die bakteriellen Dihydrofolsäure-Reduktasen eine erheblich höhere Empfindlichkeit gegen diese Hemmstoffe im Vergleich zum Warmblüterenzym.

▶ Daraus ergibt sich die doch recht gute Verträglichkeit (gelegentlich Magen-Darm-Störungen und juckende Exantheme), aber selten einmal auch die typische Nebenwirkung, nämlich eine durch Mangel an Tetrahydrofolsäure bedingte Störung der Bildung von Blutzellen im Knochenmark.

▶ Trimethoprim wird nach peroraler Gabe gut resorbiert, das Plasmakonzentrationsmaximum tritt nach 2 Stunden auf. Der Wirkstoff verteilt sich gut, die Ausscheidung erfolgt überwiegend renal, teilweise in Form von Metaboliten (Kumulationsgefahr bei Niereninsuffizienz), die Eliminationshalbwertzeit beträgt 10–12 Stunden.

▶ Trimethoprim und Tetroxoprim werden üblicherweise in fixer Kombination mit Sulfonamiden peroral angewandt. Zweck einer solchen Kombination ist eine hintereinandergeschaltete Hemmung der Tetrahydrofolsäure-

Synthese (Sequenzialeffekt), wie sie in der Abb. 16.**3** schematisch dargestellt ist. Diese sequenziale Hemmung ist wirksamer als die isolierte Hemmung eines einzelnen Schrittes. Während die Einzelkomponenten bakteriostatisch wirken, besitzt die Kombination bakterizide Eigenschaften. Zusätzlich erschwert die Kombination die Resistenzentwicklung.

Trimethoprim steht auch zur Verfügung als Monotherapeutikum zur Behandlung unkomplizierter Harnwegsinfektionen („Cystitis" ohne Beteiligung des Nierenparenchyms) und zur Prophylaxe von rezidivierenden Erkrankungen dieser Art. Die alleinige Anwendung von Trimethoprim ohne Sulfonamid-Zusatz wird kritisch beurteilt, da sehr schnell mit einer Resistenzentwicklung der Erreger gerechnet werden muss. Dies gilt nicht für die Anwendung der Kombination.

Cotrimoxazol und ähnliche Kombinationen

Cotrimoxazol ist die älteste Kombination eines Sulfonamid mit einem 2,4-Diaminopyrimidin-Derivat: **Sulfamethoxazol** plus **Trimethoprim**. Diese Kombination hat Nachfolgepräparate gefunden, die sich im Sulfonamid-

bzw. im Diaminopyrimidin-Anteil unterscheiden (z.B. Cotetroxazin), aber keine Vorteile bieten.

▶ Indikationen sind bakterielle Bronchitis, besonders durch Haemophilus influenzae, akute Harnwegsinfekte, Sanierung von Salmonella typhi-Dauerausscheidern sowie Pneumocystistis-carinii-Infektionen bei Immunschwäche-Patienten zur Prophylaxe und – in sehr hoher Dosis – auch zur Therapie.

▶ Nebenwirkungen werden bei ca. 5–10% der behandelten Patienten beobachtet. Es sind gastrointestinale Störungen, Hautreaktionen bis hin zum Lyell-Syndrom und Stevens-Johnson-Syndrom, Blutbildveränderungen, z.B. Thrombozyto- und Leukopenien. Bei längerer The-

rapie müssen regelmäßig Blutbildkontrollen durchgeführt werden. Über Fälle von Hyperkaliämie bei stationären Patienten ist berichtet worden.

Cotrimoxazol und ähnliche Kombinationen sollten aufgrund der Hemmung der Tetrahydrofolsäure-Synthese nicht in der Schwangerschaft und bei Neugeborenen angewendet werden. Auch darf diese Kombination nicht mit Hemmstoffen der Dihydrofolsäure-Reduktase, wie z.B. dem Immunsuppressivum Methotrexat, gemeinsam gegeben werden. Bei eingeschränkter Nierenfunktion muss das Dosierungsschema von Cotrimoxazol und den anderen Kombinationen den Gegebenheiten angepasst werden.

— Notwendige Wirkstoffe —

Interferenz mit der Tetrahydrofolsäure-Synthese

Wirkstoff	Handelsname	Alternative	Bemerkungen
Sulfadiazin	–	*Sulfadiazin* Tab.	
Sulfalen	*Longum*® Tab.	–	
Trimethoprim	*Infectotrimet*® Saft	*TMP*® Tab.	
Cotrimoxazol[1]	*Eusaprim*® Tab., Susp., Amp.	*Cotrimoxazol, Cotrim*® *Kepinol*®, *Drylin*® u. a.	
Cotrimazin[2]	*Triglobe*® Tab.		
Cotetroxazin[3]	*Sterinor*® Tab., Susp. Trop.		

Eigene Eintragungen

. . .

. . .

---

[1] Trimethoprim + Sulfamethoxazol, [2] Trimethoprim + Sulfadiazin, [3] Tetroxoprim + Sulfadiazin

---

Sulfasalazin und Mesalazin

Das Sulfonamid-Derivat **Sulfasalazin** (Salazosulfapyridin) nimmt eine interessante Sonderstellung ein.

▶ Ursprünglich wurde Salazosulfapyridin als ein Wirkstoff zur Behandlung der chronischen Polyarthritis ent-

wickelt und wird heute auch wieder zu diesem Zweck verwendet (S. 293). Es wird vorwiegend für die Langzeit-Therapie der entzündlichen Darmerkrankungen Colitis ulcerosa und des Morbus Crohn (S. 237).

16.1.4 Interferenz mit der bakteriellen DNS

Gyrase-Hemmstoffe

▶ **Wirkungsweise** und ▶ **Anwendung.** Die Chemotherapeutika dieser Gruppe besitzen als gemeinsamen Wirkungsmechanismus eine Hemmwirkung auf die Gyrase der bakteriellen Keime. Die Gyrase, wissenschaftlich als Topoisomerase II bezeichnet, hat die Aufgabe, den langen DNS-Faden „wohlgeordnet zu verknäueln", damit er im Bakterium Platz findet. Um dies zu erreichen, sind gezielt induzierte Brüche und Wiederverknüpfungen im DNS-Strang notwendig. Die Gyrase-Hemmstoffe scheinen diese Verknüpfung zu verhindern, was zum schnellen Zelltod führt. Die Gyrase menschlicher Zellen wird von den zu besprechenden Substanzen nicht beeinträchtigt. Die Gyrase-Hemmstoffe leiten sich chemisch von der 4-Chinolon-3-carbonsäure ab. Die Ausgangssubstanz dieser Gruppe ist die **Nalidixinsäure**, welche schon seit längerer Zeit als Therapeutikum bei Harnwegsinfektionen

mit gramnegativen Keimen verfügbar ist. Sie wird enteral gut resorbiert, aber renal schnell eliminiert, so dass nur im Harn ausreichend antibakteriell wirksame Konzentrationen auftreten. Sie gilt als obsolet.

Die Weiterentwicklung der Nalidixinsäure hat Verbindungen ergeben, die wirksamer sind und ein breiteres antibakterielles Spektrum aufweisen (Tab. 16.**3**). Mit Einführung eines Fluor-Atoms in 6-Position wird ein breiteres Wirkspektrum erreicht, z.B. **Norfloxacin**. Nalidixinsäure-resistente Keime sind auf die neuen Fluorochinolone wieder empfindlich. Die Anwendung dieser Substanzen ist noch auf Infektionen der ableitenden Harnwege beschränkt. Die folgende Entwicklung, das **Ofloxacin**, ist noch stärker wirksam.

Bald darauf kamen **Ciprofloxacin** und **Enoxacin** in den Handel. Es folgten Substanzen, deren Wirksamkeit sich im grampositiven Bereich auch auf Pneumokokken erstreckt und die bei Atemwegsinfektionen anwendbar

4-Chinolon-3-carbonsäure

Norfloxacin
Tagesdosis 0,8 g/d

Ofloxacin (Racemat)
Tagesdosis 0,2–0,4 g/d

*asymmetrisches Zentrum

sind: **Levofloxacin**, das wirksame linksdrehende Enantiomer von Ofloxacin, sowie **Sparfloxacin**. Zusätzlich gegen Anaerobier wirksam und bei akuten Exazerbationen sowie intraabdominellen Infektionen einsetzbar ist **Moxifloxacin**. Eine Resistenzentwicklung gegen die Gyrase-Hemmstoffe kann auftreten.

▶ **Pharmakokinetik.** Die Substanzen sind alle peroral wirksam, aber unterscheiden sich teilweise in ihren sonstigen pharmakokinetischen Eigenschaften, zu beachten ist ihre Neigung zur Komplexbildung mit mehrwertigen Ionen. Die Ausscheidung erfolgt beispielsweise bei Ofloxacin hauptsächlich renal in unveränderter Form mit einer Eliminationshalbwertzeit von 3–6 Stunden.

▶ **Nebenwirkungen.** Unerwünschte Wirkungen umfassen neben Magen-Darm-Störungen besonders Störungen der ZNS-Funktion (u.a. Unruhe, Verwirrtheit, Halluzinationen, Krämpfe), periphere Neuropathien. Bei Patienten mit vorbestehenden ZNS-Störungen sollten Gyrase-Hemmstoffe vermieden werden. Zu beachten sind weiterhin die Möglichkeit einer Leberschädigung und einer Verlängerung der QT-Zeit als Ausdruck einer Störung der Erregungsausbreitung. Aus Tierversuchen ist bekannt, dass Gyrase-Hemmstoffe eine Knorpelzellschädigung in Epiphysenfugen und Gelenken junger Tiere mit der Folge einer Wachstumsstörung auslösen können. Aus diesem Grunde ist die Anwendung von Gyrase-Hemmstoffen in der Schwangerschaft und während der Stillzeit sowie bei Kindern und Jugendlichen vor Abschluss des Längenwachstums kontraindiziert. Über Tendinitis und Sehnenruptur (unter gleichzeitiger Glucocorticoid-Gabe) wird berichtet.

> **Box 16.3**
>
> **Milzbrand**
>
> Aus gegebenem Anlass sei hier die empfohlene Therapie einer Infektion mit Milzbrand-Erregern (Bacillus anthracis) angegeben.
> Bei einer **Lungeninfektion mit Anthrax:**
> - Ciprofloxacin 400 mg intravenös 2 × täglich, Übergang auf orale Gabe, wenn günstige klinische Entwicklung.
> - Alternativ: Doxycyclin 100 mg per os 2 × täglich. Beide Behandlungen müssen für 2 Monate fortgesetzt werden.
> Bei einer **Hautinfektion:**
> - Ciprofloxacin 500 mg 2 × täglich per os oder
> - Doxycyclin 100 mg 2 × täglich per os
> ebenfalls 2 Monate lang fortsetzen.
> Kinder und Jugendliche erhalten entsprechend ihres Gewichtes geringere Dosen.

Bindung an die bakterielle DNS

Nitroimidazole

Metronidazol ▶ hat einen bakteriziden Effekt auf anaerobe Bakterien. Es wird in empfindlichen Keimen angereichert und wirkt im Bakterien-Stoffwechsel als Elek-

Tabelle 16.**3** **Einteilung der Fluorochinolone**

		Handelsname	▶ Wirksamkeit und ▶ Anwendungsschwerpunkt
Gruppe 1	Norfloxacin	Barazan®	▶ gramnegative Bakterien ▶ Harnwegsinfektionen
Gruppe 2	Ofloxacin Ciprofloxacin Enoxacin Fleroxacin	Tarivid® Ciprobay® Enoxor® Quinodis®	▶ gramnegative und grampositive Bakterien, Sepsis ▶ viele Infektionskrankheiten, speziell Harnwegsinfektionen, Milzbrand
Gruppe 3	Levofloxacin Sparfloxacin	Tavanic® Zagam®	▶ verbreitertes Spektrum im grampositiven Bereich, wirksam gegen Pneumokokken ▶ Atemwegsinfektionen (z. T. Harnwegsinfektionen)
Gruppe 4	Moxifloxacin	Avalox®* – –	▶ wirksam gegen Pneumokokken, Anaerobier, atypische Erreger wie Chlamydien, Legionellen, Mykoplasmen ▶ Atemwegsinfektionen, intraabdominelle Infektionen

tronen-Akzeptor. Dadurch wird die Nitro-Gruppe reduziert zu einer Hydroxylamin-Gruppe, die durch Komplexbildung oder Induktion von Strangbrüchen die DNS schädigt (Abb. 16.**4**).

▶ Metronidazol wird nach peroraler Zufuhr resorbiert. Bei schweren Fällen ist eine intravenöse Zufuhr angezeigt, zumal die enterale Resorption durch einen bakteriellen Abbau von Metronidazol im Darminhalt in manchen Fällen unsicher wird. Es verteilt sich gut in den Geweben und wird hauptsächlich renal in biotransformierter Form ausgeschieden. Die Eliminationshalbwertzeit liegt bei ca. 7 Stunden.

▶ Die therapeutische Breite von Metronidazol ist bei kurzfristiger Anwendung verhältnismäßig groß. Gastrointestinale Störungen und Fälle von Stomatitis mit geschmacklichen Missempfindungen werden berichtet. Metronidazol führt zu Alkoholunverträglichkeit, weil – ähnlich wie nach Disulfiram-Gabe (S. 528) – Acetaldehyd kumuliert. Nach längerer Zufuhr hoher Dosen werden neurologische Symptome beobachtet. Bei der Behandlung mit Metronidazol sind DNS-Einzelstrangbrüche in Lymphozyten beobachtet worden, die nach Beendigung der Therapie „repariert" wurden. Jedoch ist die Möglichkeit krebsauslösender und erbgutschädigender Wirkungen von Metronidazol nicht auszuschließen. Es sollte nur bei besonders strenger Indikationsstellung länger als 10 Tage eingenommen werden. Während der Schwangerschaft und der Stillzeit sollte auf eine Anwendung verzichtet werden. Auf eine Teratogenität bei Einnahme im ersten Trimester fand sich allerdings kein Hinweis. Metronidazol interferiert gelegentlich mit anderen, stark Plasmaeiweiß-gebundenen Substanzen wie den Cumarin-Derivaten. Metronidazol-Metabolite können den Urin rötlich-braun verfärben.

▶ Die Dosierung bei Anaerobier-Infektionen beträgt 1,0 – 2,0 g täglich, aufgeteilt auf drei Einzeldosen. Eine prophylaktische Anwendung von Metronidazol ist in Situationen sinnvoll, in denen mit einer Anaerobier-Infektion gerechnet werden muss, z. B. bei großen Bauchoperationen unter Antibiotika-Schutz. Zur Anwendung gegen Protozoen-Infektionen (Trichomoniasis, Amoebiasis) sowie zu Tinidazol, einem Metronidazol-Analogon siehe S. 452.

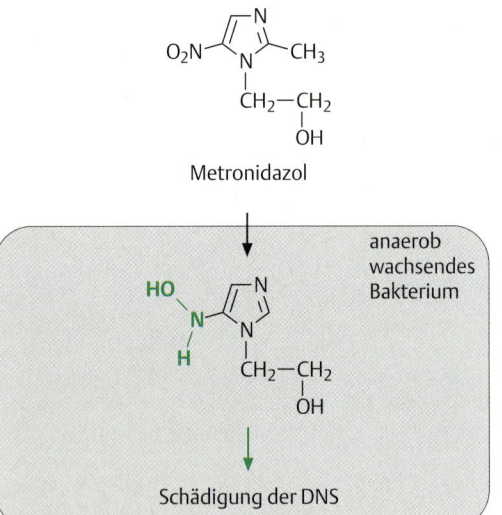

Abb. 16.**4** **Metronidazol** wirkt als Elektronen-Akzeptor und schädigt in reduzierter Form die Bakterien-DNS.

Nitrofurantoin ▶ wird offenbar in Bakterien zu reaktiven Metaboliten reduziert, welche die bakterielle DNS schädigen. ▶ Nach peroraler Gabe wird es gut resorbiert und rasch mittels tubulärer Sekretion zu einem großen Teil unverändert renal eliminiert. So kommt es systemisch nicht zu wirksamen Konzentrationen, wohl aber im Harn.

▶ Nitrofurantoin ist ein Reservemittel zur Behandlung von Harnwegsinfektionen. Es kann niedrig dosiert zur Rezidivprophylaxe bei unkomplizierten Harnwegsinfektionen dienen, die meistens durch E.-coli-Stämme verursacht werden und bei denen das Nierenparenchym nicht einbezogen ist.

▶ Mit einer Reihe von Nebenwirkungen, u. a. peripherer Neuropathie, muss gerechnet werden, vor allen Dingen dann, wenn die Ausscheidung infolge Nierenschädigung verzögert ist. Allergische Reaktionen mit Fieber und schweren pulmonalen Erscheinungen kommen vor.

Nitrofurantoin

Notwendige Wirkstoffe

Interferenz mit der bakteriellen DNS

Wirkstoff	Handelsname	Alternative	Bemerkungen
Gyrase-Hemmstoffe (Fluorchinolone)			
Norfloxacin	*Barazan*® Tab.	*Norfloxacin, Norflox*® Tab. *Chibroxin*® Augenther.	
Ofloxacin	*Tarivid*® Tab., Inf.	*Floxal*® Augenther.	
Ciprofloxacin	*Ciprobay*® Tab., Inf.	*Ciloxan*® Augenther.	
Enoxacin	*Enoxor*® Tab.	–	
Fleroxacin	*Quinodis*® Tab.	–	
Levofloxacin	*Tavanic*® Tab., Inf.	–	
Sparfloxacin	*Zagam*® Tab.	–	
Moxifloxazin	*Avalox*® Tab.	–	

Fortsetzung ▶

Interferenz mit der bakteriellen DNS (Fortsetzung)

Wirkstoff	Handelsname	Alternative	Bemerkungen
Bindung an die DNS			
Metronidazol	*Clont*® Tab., Vag.-Tab.	*Metronidazol* (viele Firmen), *Flagyl*®, *Arilin*®, *Fossyol*®	
Tinidazol	*Simplotan*® Tab.	–	
Nitrofurantoin	*Furadantin*®, *Cystit*®	*Nitrofurantoin* Kaps.	

Eigene Eintragungen

. . .

. . .

16.1.5 Hemmung der RNS-Synthese

Rifampicin ist ein makrozyklisches Antibiotikum aus Streptomyces mediterranei.

▶ Rifampicin behindert die bakterielle Synthese von RNS, indem es das Enzym „DNS-abhängige RNS-Polymerase" hemmt. Rifampicin wirkt bakterizid auf proliferierende Keime. Das Wirkspektrum umfasst grampositive und gramnegative Erreger sowie Mykobakterien. Die meisten Rifampicin-empfindlichen Keime werden aber rasch resistent gegenüber der Substanz (Einschritt-Mutation). Dagegen entwickelt sich die Resistenz von Mycobacterium tuberculosis gegen Rifampicin selbst bei Monotherapie erst im Verlauf mehrerer Wochen.

Rifampicin

▶ Indikationen für Rifampicin sind vor allem die Tuberkulose und die Lepra im Rahmen der Kombinationstherapie (S. 440 ff.). Neuerdings aber auch Infektionen mit ansonsten resistenten Staphylokokken.

16.1.6 Hemmung der bakteriellen Proteinsynthese

Makrolide
Leitsubstanz: Erythromycin
▶ wahrscheinlich Blockade des Weiterrückens des Ribosom an der mRNS;
wirkt bakteriostatisch vorwiegend auf grampositive Keime; ähnliches Wirkspektrum wie Penicillin G.
▶ z. B. Atemwegsinfektionen.
▶ gut verträglich, Magen-Darm-Störungen können mit einer erregenden Wirkung an Motilinrezeptoren zusammenhängen.
▶ perorale Zufuhr.
Erythromycin-Analoga: Clarithromycin, Roxithromycin, Azithromycin und Struktur-verwandtes Ketolid Telithromycin
▶ unterscheiden sich hauptsächlich in ihren pharmakokinetischen Eigenschaften von Erythromycin;
langsamere Elimination, daher größere Dosierungsintervalle.
Clindamycin
▶ zwar strukturell mit den Makroliden nicht verwandt, aber analog antibakteriell wirksam.
▶ gute Gewebegängigkeit, daher
▶ besonders geeignet zur Behandlung von abgekapselten Staphylokokken-Infektion, z. B. bei Osteomyelitis.

Tetracycline, z. B. Doxycyclin, Minocyclin
▶ hemmen die Anlagerung von Aminoacyl-tRNS-Komplexen an die mRNS;
wirken bakteriostatisch auf ein weites Erregerspektrum; infolge der breiten Anwendung sind resistente Bakterienstämme nicht selten.

▶ für die orale Zufuhr geeignet und im Allgemeinen gut verträglich.
▶ Schleimhautreizung, „Infektionswandel", Photosensibilisierung, Einlagerung wegen hoher Affinität zu Ca^{2+} in wachsende Knochen (temporäre Wachstumshemmung) und Zähne (Zahnverfärbung).

Aminoglykoside, z. B. Gentamicin (systemisch), Neomycin (lokal)
▶ ermöglichen die Anlagerung falscher Aminosäure-t-RNS-Komplexe an die mRNS, damit induzieren sie die Bildung falscher Proteine,
wirken bakterizid v. a. gegen gramnegative Bakterien,
▶ werden wegen ihrer hohen Polarität aus dem Magen-Darm-Trakt nicht resorbiert,
▶ Gefahr einer Nieren- und Innenohrschädigung, daher begrenzte Anwendung.
▶ Standardsubstanz für eine systemische Anwendung ist Gentamicin. Die Anwendung erfolgt meist in Kombination mit β-Lactam-Antibiotika, um ein breites antibakterielles Wirkspektrum zu erzielen. Oral gegebenes Neomycin „sterilisiert" den Darm.

Chloramphenicol
▶ hemmt die bakterielle Peptidyltransferase und wirkt dadurch bakteriostatisch;
breites Wirkspektrum.
▶ verteilt sich gut im Organismus einschließlich des Liquorraumes.
▶ Risiko einer Knochenmarkschädigung, daher
▶ Reserve-Antibiotikum

Oxazolidinon-Linezolid nur in Ausnahmefällen anwenden.

Fast alle Hemmstoffe der bakteriellen Proteinsynthese interferieren mit Vorgängen am Ribosom. Dies ist in Abb. 16.5 für Tetrazykline, Aminoglykoside, Chloramphenicol und Makrolide dargestellt. Mupirocin interferiert mit der Bereitstellung von Aminoacyl-tRNS-Komplexen.

Makrolid-Antibiotika und wirkungsähnliche Substanzen

Erythromycin und verwandte Makrolide

Erythromycin (gewonnen aus Streptomyces erythreus) besteht aus einem mehrgliedrigen Lacton-Ring, an den zwei Desoxyzucker gebunden sind. Das Grundgerüst

Erythromycin
Orte der Ester(**E**)- und Salz(**S**)-Bildung

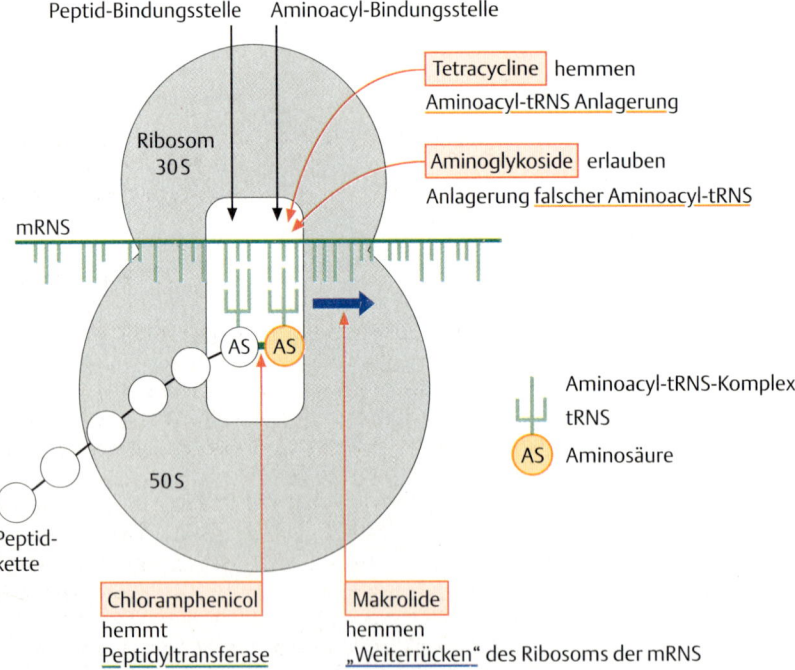

Abb. 16.5 Wirkungsweisen von Hemmstoffen der bakteriellen Proteinsynthese. Am bakteriellen Ribosom wird anhand der mRNS als Matrize eine Peptidkette synthetisiert. Aminosäuren werden in Form von Aminoacyl-tRNS-Komplexen herangeführt und binden sich im Bereich der Aminoacyl-Bindungsstelle des Ribosoms an das jeweilige Basentriplett der mRNS. Die wachsende Peptidkette ist über den Aminoacyl-tRNS-Komplex der zuvor angeknüpften Aminosäure mit der mRNS im Bereich der Peptid-Bindungsstelle verbunden. Die an der Aminoacyl-Bindungsstelle sitzende Aminosäure wird vermittels der Peptidyltransferase mit der Peptidkette verbunden. Dabei löst sich die tRNS der nunmehr vorletzten Aminosäure ab. Der neuangebundene Aminosäure-tRNS-Komplex rückt in die Peptid-Bindungsstelle, indem sich das Ribosom relativ zur mRMS um ein Basentriplett verschiebt. Damit ist die Aminoacyl-Bindungsstelle frei für einen nächsten Syntheseschritt.

	Erythromycin	Clarithromycin	Roxithromycin	Azithromycin
Plasma-$t_{1/2}$	1,5–2,5 h	3–7 h	10–12 h	70 h
Dosierung pro Tag	4 × 250–500 mg	2 × 250–500 mg	2 × 150 mg	1 × 500 mg für 3 Tage

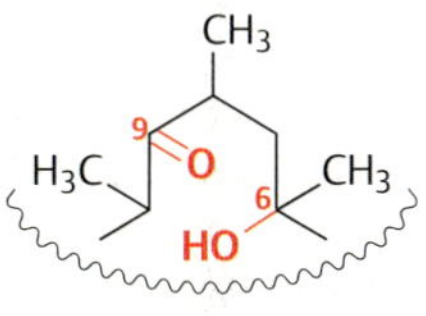

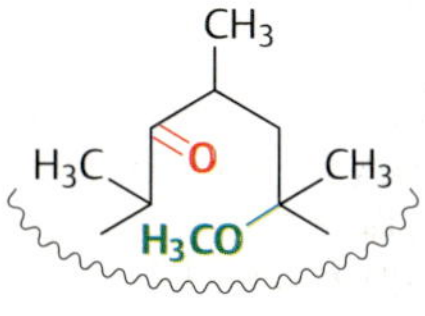

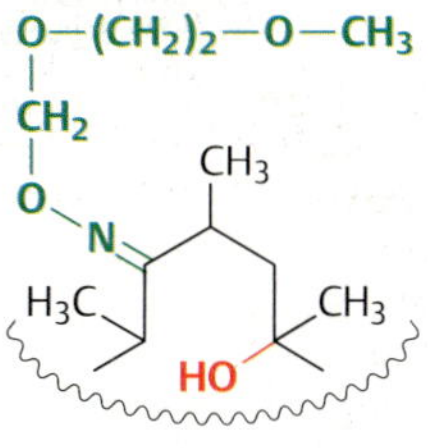

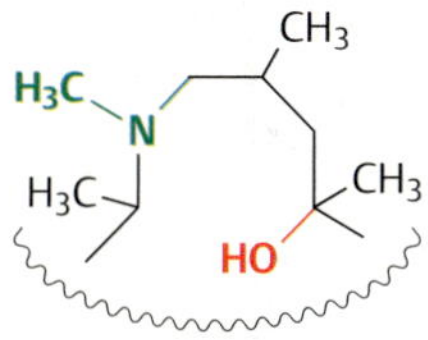

Abb. 16.6 Erythromycin und seine Analoga. Die an der katalytischen Wirkung beteiligten Gruppen in den Erythromycinen sind farbig markiert.

wird als **Makrolid** bezeichnet. Für die antibiotische Wirkung, die auf einer Hemmung der Proteinsynthese beruht, sind die Desoxyzucker verantwortlich.

▶ **Wirkungsweise.** Erythromycin hemmt die Proteinsynthese. Wahrscheinlich verhindert es das Weiterrücken des Ribosoms an der mRNS, welches nach der Peptidsynthetase-Reaktion erfolgen muss, damit am nachfolgenden Basentriplett ein tRNS-Aminosäure-Komplex angelagert werden kann. So wirkt Erythromycin auf wachsende Keime bakteriostatisch. Das Wirkungsspektrum hat seinen Schwerpunkt im grampositiven Bereich – vergleichbar mit dem Spektrum von Penicillin G. Eine Resistenzentwicklung erfolgt im Allgemeinen rasch.

▶ **Nebenwirkungen.** Die Verträglichkeit ist vergleichsweise gut. An Nebenwirkungen treten auf: gastrointestinale Störungen, Übelkeit und Durchfälle, die darauf beruhen können, dass Erythromycin an Motilinrezeptoren agonistisch wirkt. Es kann zu einer cholestatischen Hepatose oder einer Leberschädigung kommen, vor allem nach längerdauernder Therapie. Nach hoher Dosierung kann ein reversibler Hörverlust auftreten. Erythromycin kann den Abbau anderer Arzneistoffe hemmen, indem es mit Cytochrom-P450-Monooxygenasen interferiert. So kann beispielsweise die Wirkung von Carbamazepin, Cyclosporin A, Digoxin und Theophyllin verstärkt werden.

▶ **Pharmakokinetik.** Erythromycin wird mit einer Halbwertzeit von 1,5–2,5 Stunden vorwiegend biliär eliminiert; ein Dosierungsintervall von 6 Stunden ist im Allgemeinen ausreichend.
Erythromycin als freie Base ist säureempfindlich. Dies ist darauf zurückzuführen, dass im sauren Milieu zwischen den Kohlenstoffatomen 6 und 9 ein Enolether entsteht, womit die antibakterielle Wirksamkeit erlischt. Für die orale Zufuhr liegt die Base in magensaftresistenten Darreichungsformen vor. Auch durch Ester- (Erythromycin-„Ethylsuccinat") oder Salzbildung (Erythromycin-stearat) oder beidem (Erythromycin-estolat, Erythromycin-stinoprat[1]) ist ein Schutz vor der Inaktivierung im Magensaft möglich.

Nur wenn eine orale Zufuhr nicht möglich ist oder ein akut lebensbedrohlicher Zustand vorliegt, kann Erythromycin (als Erythromycin-lactobionat) auch intravenös verabreicht werden.

Erythromycin-Analoga. Die synthetischen Verbindungen **Clarithromycin**, **Roxithromycin** und **Azithromycin** sind im Bereich der Kohlenstoffe 6 und 9 verändert, so dass die säurekatalysierte Umlagerung nicht mehr möglich ist (Abb. 16.6). Die Bioverfügbarkeit nach peroraler Zufuhr scheint jedoch ähnlich wie bei Erythromycin in der Größenordnung von 50 % zu liegen. Hinsichtlich der pharmakologischen Eigenschaften sind die Substanzen dem Erythromycin sehr ähnlich, jedoch werden sie langsamer eliminiert. Dies ermöglicht niedrigere Dosierungen und größere Dosierungsintervalle. Azithromycin besitzt eine ausgeprägte Fähigkeit, sich im Gewebe abzulagern (sehr großes scheinbares Verteilungsvolumen), was zu einer sehr langsamen Ausscheidung führt. Daher reicht die kurzfristige Gabe (3 Tage) aus, um langanhaltende antibakterielle Wirkkonzentrationen (14 Tage) zu erzielen.

▶ **Anwendung der Makrolide.** Die Makrolide können als Alternative zu Penicillin G bei Infektionen mit grampositiven Kokken (Staphylo-, Strepto-, Pneumokokken) verwendet werden, wenn eine Penicillin-Resistenz der Keime vorliegt oder eine Penicillin-Allergie vorhanden ist. Bei Affektionen des Respirationstraktes durch Haemophilus influenzae sowie durch intrazelluläre Keime (Legionella pneumoniae, Chlamydia psittaci, Mycoplasma pneumoniae) sind Makrolide wirksam; sie werden als Mittel der Wahl bei nichtnosokomialer Pneumonie bezeichnet. Insofern geht ihre Wirksamkeit über die der Penicilline hinaus, weil diese intrazelluläre Erreger nicht treffen.
Clarithromycin und Azithromycin wirken gegen Infektionen durch atypische Mykobakterien wie Mycobacterium avium. In einer klinischen Studie erwies sich Azithromycin als geeignet zur Prophylaxe gegen Plasmodium falciparum.

---

[1] Stinoprat = Propionat-N-acetyl-L-cysteinat

Lincosamide

Clindamycin, das Chlor-Analogon von Lincomycin, weist eine chemische Struktur auf, die sonst bei Antibiotika nicht vorkommt. Lincomycin wird aus einer Streptomyces-Art gewonnen, Clindamycin ist ein halbsynthetisches Derivat.

Clindamycin
Lincomycin enthält statt des Chlor-Atoms (Pfeil) eine Hydroxy-Gruppe

▶ **Wirkungsweise.** Trotz des andersartigen chemischen Aufbaus wirken diese beiden Antibiotika in gleicher Weise wie Erythromycin auf die bakterielle Proteinsynthese ein, besitzen das gleiche Wirkspektrum und sind unter Umständen unwirksam bei Erythromycin-resistenten Keimen.

▶ **Pharmakokinetik.** Nach oraler Gabe ist die Resorption von Lincomycin unsicher, während Clindamycin enteral gut resorbiert wird. Clindamycin ist aufgrund seiner besseren Resorptionsfähigkeit und seiner stärkeren Wirksamkeit dem Lincomycin vorzuziehen. Neben der oralen Zufuhr ist für beide Substanzen eine parenterale Gabe möglich. Die Plasmaalbuminbindung beträgt bei dem weniger hydrophilen Clindamycin etwa 80%, bei Lincomycin etwa 25%. Clindamycin besitzt auch die bessere Gewebegängigkeit. Die Eliminationshalbwertzeit beträgt bei Clindamycin etwa 2,5 Stunden, bei Lincomycin 5 Stunden. Die Tagesdosen für Clindamycin liegen bei 0,6 bis 1,8 g in 3 – 4 Einzelgaben.

▶ **Anwendung.** Clindamycin kann bei Staphylokokken-Infektionen bei Patienten mit Penicillinallergie gegeben werden. Wegen seiner guten Gewebegängigkeit wirkt es besonders günstig bei Osteomyeliden, wenn als Erreger Staphylokokken nachgewiesen sind. Auch gegen Anaerobier ist es wirksam.

▶ **Die Nebenwirkungen** von Clindamycin entsprechen denen von Erythromycin, jedoch scheint die Wahrscheinlichkeit, eine pseudomembranöse Colitis auszulösen, recht groß zu sein.

Ketolide

Telithromycin ist ein chemisch abgewandeltes Erythromycin. Die an C3 eingeführte Ketogruppe ist namensgebend für die Ketolide. Der Wirkungsmechanismus ähnelt dem von Makroliden, jedoch soll Telithromycin einen zusätzlichen Haftpunkt am Ribosom nutzen können. Bakterien, die resistent gegen Makrolide, Lincosamide und Streptogramine sind, können noch gegenüber Telithromycin empfindlich sein. Dieses Ketolid ist zur Behandlung von Atemwegserkrankungen sowie einer Angina tonsillaris geeignet, wenn die Entzündung durch Penicillin-resistente Streptokokken ausgelöst ist.

Fusidinsäure

Dieses Antibiotikum, gewonnen aus Fusidium coccineum, enthält ein Steroidgerüst und unterscheidet sich damit von allen anderen Antibiotika.

▶ Es hemmt die Proteinsynthese und wirkt bakteriostatisch vor allem gegen Staphylokokken, möglicherweise indem es mit dem Weiterrücken des Ribosoms an der mRNS nach der Peptidyltransferase-Reaktion interferiert. Gramnegative Erreger sind völlig resistent.

▶ Fusidinsäure kann als Reservesubstanz zur systemischen Therapie von Staphylokokken-Infektionen benutzt werden, wenn Penicilline und die obengenannten Alternativsubstanzen nicht wirksam sind, z.B. bei chronischer Staphylokokken-bedingter Osteomyelitis.

Mupirocin

Mupirocin ist eine von Pseudomonas fluorescens gebildete Säure (Pseudomoninsäure A).

▶ Mupirocin wirkt antibakteriell vorwiegend gegen Staphylokokken und Streptokokken. Es hemmt die Proteinsynthese, indem es die Bindung von Isoleucin an tRNS und somit die Verwertbarkeit der Aminosäure für die ribosomale Proteinsynthese verhindert.

▶ Wegen eines raschen Abbaus (Esterspaltung) ist Mupirocin nicht für die systemische Anwendung geeignet, sondern wird ▶ nur lokal zur Behandlung von Hautinfektionen mit den genannten Keimen verwendet.

▶ Die lokale Verträglichkeit ist offenbar gut.

Tetracycline

Aus Streptomyces-Arten werden untereinander chemisch nahe verwandte Antibiotika gewonnen, deren Wirkungen im wesentlichen übereinstimmen: **Tetracyclin**, **Oxytetracyclin**, **Doxycyclin** (Desoxy-hydroxytetracyclin), und **Minocyclin**.

Tetracyclin

▶ **Wirkungsweise.** Der Wirkungsmechanismus der Tetracycline besteht in einer Beeinträchtigung der Proteinsynthese, indem in den Keimen die Bindung der Transfer-RNS an den Messenger-RNS-Ribosomen-Komplex verhindert wird. Die Tetracycline wirken bakteriostatisch. Sie bilden leicht Komplexe mit zweiwertigen Kationen, diese Komplexe sind antibiotisch unwirksam. Aufgrund dieser komplexierenden Eigenschaften reichern sich Tetracycline in Calcium-reichen Geweben wie den Knochen an, die Komplexbildung mit Calcium- oder Eisen-Ionen im Magen-Darm-Kanal reduziert die Resorption der Tetracycline. Die bakteriostatische Wirksamkeit der Tetracycline erstreckt sich auf alle Erreger, die durch Penicillin gehemmt werden, darüber hinaus aber auch auf viele gramnegative Keime. Seit Einführung der ersten Tetracycline sind aber mehr und mehr Keime gegen diese Antibiotika-Gruppe resistent geworden, so z. B. Staphylokokken, Enterokokken und E. coli zu ca. 50%; bei Pseudomonas aeruginosa, Klebsiellen und Aerobacter sind die Verhältnisse noch ungünstiger. Eine bestehende Resistenz gilt für alle Tetracycline (komplette Parallelresistenz).

▶ **Anwendung.** Tetracycline sind Mittel der ersten Wahl bei Infektionen mit Mycoplasma pneumoniae (akute Schübe einer Bronchitis, Mykoplasmen-Pneumonien), Chlamydien (Einschlusskörper-Konjunktivitis und Trachom, unspezifische Urethritis), Lymphogranuloma inguinale, Ornithosen, Brucellosen (wie Bang-Erkrankung) und Rickettsiosen (Fleckfieber-Arten) sowie Yersinien (Yersinia-Arthritis) und Borreliosen. Gegen die bei Acne vulgaris beteiligten Bakterien wie Propionibacterium acnes sind sie gut wirksam. Sogar bei Amöben-Infektionen und zur Malaria-Prophylaxe können sie nützlich sein.

Bei Vorliegen eines Antibiogramms, das eine Empfindlichkeit der betreffenden Erreger gegenüber Tetracyclinen nachweist, weitet sich das Anwendungsgebiet aufgrund der guten Verträglichkeit dieser Antibiotika erheblich aus. So ist z. B. bei Entzündungen der ableitenden Gallenwege an die Tetracycline zu denken, da sie in wirksamer Form biliär ausgeschieden werden.

Im ambulanten Bereich finden die Tetracycline wegen ihres breiten Spektrums und ihrer guten Verträglichkeit vielfach Verwendung, außerdem sind sie preiswert.

▶ **Pharmakokinetik.** Die Tetracycline unterscheiden sich in ihrer enteralen Resorbierbarkeit, ihrer Plasmaeiweiß-Bindung, der Eliminationsgeschwindigkeit, dem Ausscheidungsweg und ihrer Neigung zur Komplexbildung (Tab. 16.**4**).

Die Verbindungen passieren die Placenta. Im Liquor cerebrospinalis liegen geringere Konzentrationen vor als im Plasma. Bei längerer Zufuhr werden im Liquor ausreichende Konzentrationen erreicht. Die Substanzen werden in Galle, Stuhl und Harn in bakteriostatisch wirksamen Konzentrationen ausgeschieden. Bei Nieren-insuffizienten Patienten wird die Elimination der Tetracycline verzögert, dies umso mehr, je stärker der renale Ausscheidungsweg im Vordergrund steht.

Doxycyclin und Minocyclin sind hydrophobere Moleküle als die ursprünglichen Tetracycline. Daraus ergibt sich ihre bessere enterale Resorption, die höhere Eiweißbindung, die bessere Diffusion in die Gewebe und die längere Wirkungsdauer.

▶ **Nebenwirkungen.** Tetracycline reizen die Schleimhäute des Magen-Darm-Kanals. Außerdem hemmen sie die Wirkung der Enzyme des Darmes und des Pankreas. Hinzu kommt die Beeinträchtigung der Darmflora durch die bakteriostatische Wirkung der Substanzen. Verschiedene gastrointestinale Störungen können die Folge sein. Die gleichzeitige Gabe von Milch (Ca^{2+}) oder Antazida (Al^{3+}, Mg^{2+}) kann durch Ausfällung von Komplexen die Resorption behindern. Da auch in Mund und Vagina die normale Flora beeinträchtigt wird, können sich dort ebenso wie im Darm pathogene Bakterien, Pilze und Hefen ansiedeln, die sonst durch die autochthonen Bakterien gehemmt werden („Infektionswandel"). Dadurch treten gelegentlich seltene Infektionen auf, die bei schlechtem Allgemeinzustand als septische Erkrankungen zum Tode führen können.

Nach Tetracyclinen kommen Photosensibilisierungen der Haut (Pigmentierung) und Schädigung der Nägel (Onycholysen) vor. Die Patienten sind vor Sonneneinwirkung zu schützen.

Eine leberschädigende Wirkung (bis zur fettigen Degeneration und Nekrose) wurde beim Menschen vorwiegend nach intravenösen Injektionen hoher Dosen beobachtet. Allergische Reaktionen kommen vor, sind aber sehr selten. Es gibt Berichte über eine Lupus-erythematodes-artige Symptomatik nach Gabe von Minocyclin zur Akne-Therapie.

Tetracycline werden im Skelett, vor allem dem fetalen und wachsenden Skelett, abgelagert und führen dort zu Wachstumsstörungen, wahrscheinlich durch Chelatbildung mit Calcium. Ebenfalls werden die wachsenden Zähne geschädigt und durch Einlagerung der Tetracycline gelb bis braun verfärbt. Diese Antibiotika sollen daher nach dem 3. Schwangerschaftsmonat und im Kleinkindalter (bis zum 8. Lebensjahr) nur aus vitaler Indikation gegeben werden.

Wahl des Präparates. Aufgrund der günstigeren pharmakokinetischen Eigenschaften bei gleichwertiger antibiotischer Wirksamkeit sollte im allgemeinen Doxycyclin oder Minocyclin der Vorzug gegeben werden. Es sei darauf hingewiesen, dass die Häufigkeit von Leberschädigungen bei parenteraler Zufuhr höher ist als nach oraler Gabe, dagegen gastrointestinale Störungen seltener auftreten. Eine i. m. Gabe ist wegen drohender Gewebsschädigung kontraindiziert.

Tabelle 16.**4** **Pharmakokinetische Daten der Tetracycline.** G: Ausscheidung mit der Galle; N: Ausscheidung über die Niere.

Substanzen	Präparate erschienen	enterale Resorption (%)	Eliminations-$t_{1/2}$ (h)	Ausscheidungs-Weg	Eiweiß-Bindung (%)	Neigung zu Komplexbildung
Oxytetracyclin	1949	~ 60	~ 9	G – N	~ 30	++
Tetracyclin	1953	~ 80	~ 9	N > G	~ 35	++
Doxycyclin	1967	< 90	~ 20	G > N	~ 90	+
Minocyclin	1967	< 90	~ 16	G – N	~ 75	+

Aminoglykoside

In dieser Antibiotikum-Gruppe werden ähnlich gebaute Substanzen zusammengefasst, die aus glykosidisch verknüpften Aminozuckern bestehen (meistens Trisaccharide). Lediglich Streptomycin (Formel S. 442) und Neomycin B (Framycetin) enthalten einen „Nicht-Aminozucker". Sie werden aus Kulturfiltraten bestimmter Streptomyces- und Micromonospora-Arten gewonnen. Die aus Micromonospora-Arten gewonnenen Antibiotika werden mit I geschrieben, die aus Streptomyces-Arten isolierten Verbindungen mit Ypsilon: Gentamicin, aber Tobramycin.

Gentamicin C$_{1a}$

Tobramycin

Netilmicin

Amikacin,
ohne die α-Hydroxy-γ-aminobutyramid-
Seitenkette liegt Kanamycin vor

Die antibakterielle Wirksamkeit der Aminoglykoside scheint primär an den zentralen Ring des Desoxystreptamin gebunden zu sein.

▶ **Wirkungsweise.** Die Aufnahme der Aminoglykoside in Bakterien geschieht durch aktiven Transport für basische Oligopeptide. Der antibakterielle Wirkungsmechanismus beruht auf einer Störung der Protein-Synthese (Ablesefehler an der Messenger-RNS), was sich bei niedrigen Konzentrationen nur bei proliferierenden Keimen bemerkbar macht. Im höheren Konzentrationsbereich

tritt ein bakterizider Effekt auf, der durch die Synthese falscher Eiweiße zustande kommt, die unter anderem in die Zytoplasmamembran eingelagert werden und zu funktionellen Störungen führen. Die Membran wird permeabel, und das Bakterium verliert essenzielle Bestandteile. Diese Schädigung ist irreversibel. Das antibakterielle Wirkspektrum ist recht breit mit einem Schwerpunkt im gramnegativen Bereich. Alle Substanzen besitzen eine Reihe von Amino-Gruppen, die bei physiologischem pH-Wert größtenteils protoniert vorliegen, daher Verwechselung mit basischen Oligopeptiden durch das bakterielle Transportsystem.

▶ **Pharmakokinetik.** Die Moleküle sind hydrophil, werden enteral schlecht resorbiert, kaum an Plasmaeiweiße gebunden, dringen schlecht in Zellen ein (auf Ausnahmen wird später eingegangen), werden daher auch wenig metabolisch abgebaut und ganz überwiegend durch glomeruläre Filtration ausgeschieden. Bei Patienten mit eingeschränkter glomerulärer Filtrationsrate wird die Ausscheidung verzögert.
Aminoglykoside können die Placenta-Schranke überwinden, die Blut-Liquor-Schranke hingegen nicht.

▶ **Nebenwirkungen.** Die Nebenwirkungen der Aminoglykoside werden durch die Nephro- und Ototoxizität beherrscht. Die **Nierenschädigung** kommt auf folgendem Wege zustande: Ein Teil des glomerulär filtrierten Gentamicin wird im oberen Abschnitt des proximalen Tubulus von einem Polybasen-Transport-Mechanismus, dessen physiologische Funktion die Rückresorption basischer Oligopeptide ist, in die Zelle und dann in die Lysosomen aufgenommen. Im Gegensatz zu den physiologischen Substanzen werden die Aminoglykosid-Antibiotika nicht abgebaut und reichern sich aufgrund des sauren intralysosomalen Milieus an (völlige Protonisierung der Amino-Gruppen, Verlust jeglichen Penetrationsvermögens). Dieser Kumulationsprozess kann so starke Ausmaße annehmen, dass der lysosomale Apparat zerstört wird und die Tubuluszelle abstirbt. Die Nierenschädigung kann durch andere Substanzen, wie einige Cephalosporine und stark wirksame Diuretika, verstärkt werden und macht sich besonders leicht bei schon vorgeschädigter Niere bemerkbar.
Die Gentamicin-bedingte Nierenschädigung äußert sich in einer Proteinurie nebst Auftreten von Harnsedimenten. In leichten Fällen ist die Schädigung reversibel, kann aber in schweren Fällen zum Nierenversagen führen. Die Gesamthäufigkeit einer Nierenschädigung wird mit 1–3%, der funktionellen Einschränkung mit 10–15% aller behandelten Fälle angegeben. Die Gefahr lässt sich bei 1 × täglicher Zufuhr der Tagesdosis reduzieren im Vergleich zur Verteilung der Tagesdosis auf 3 Einzelgaben.
Die **Ototoxizität** spielt sich am Vestibularapparat und der Cochlea meist symmetrisch ab. Im Vergleich zur systemischen Elimination ist die Elimination aus den Flüssigkeiten des Innenohres erheblich verzögert, so dass mit hohen Konzentrationen an dieser Stelle gerechnet werden muss. Dies führt zur eventuell irreversiblen Schädigung der sensorischen Zellen. Die langsame Elimination aus dem Innenohr erklärt auch, dass die Schädigung noch nach Absetzen der Aminoglykosid-Therapie auftreten kann. Die Häufigkeit wird auf ca. 2% aller Be-

handelten geschätzt und äußert sich als Schwindel, Ohrensausen, Nystagmus, Ménière-Syndrom. Hörschädigungen treten bei etwa 1 % aller Fälle auf, sie machen sich zuerst im hochfrequenten Bereich bemerkbar, in Einzelfällen kommt es zur Ertaubung. Die Innenohrschädigung durch Aminoglykosid-Antibiotika kann durch andere Pharmaka wie Schleifendiuretika und Etacrynsäure verstärkt werden, die selbst die Funktionsfähigkeit stören können.

Nach systemischer Applikation treten sehr selten allergische Reaktionen auf, jedoch ist bei lokaler Anwendung mit einer Sensibilisierung häufiger zu rechnen. In hohen Konzentrationen (z. B. bei zu schneller i.v. Injektion) können Aminoglykosid-Antibiotika die neuromuskuläre Übertragung beeinträchtigen. Bei Zufuhr von Aminoglykosiden in Infusionslösungen muss die gleichzeitige Anwesenheit von Penicillinen und Cephalosporinen vermieden werden, da eine chemische Interaktion zwischen den Basen und Säuren stattfindet.

Kontraindikationen sind Gravidität, Vorschäden des Innenohres, Myasthenia gravis (Hemmung der neuromuskulären Übertragung durch Aminoglykoside).

▶ **Anwendung.** Infektionen mit Problemkeimen nach Antibiogramm. Empfindlich sind Pseudomonas aeruginosa, Klebsiellen, E. coli und Indol-positive Proteus-Arten, Staphylokokken; daher besonders bei Versagen anderer, weniger toxischer Antibiotika in Fällen von Sepsis, Pyelonephritis, Peritonitis, Endokarditis, Pneumonie, Meningitis, Osteomyelitis, Verbrennungen, kompliziert durch Infektionen mit genannten Keimen. Die Anwendung erfolgt häufig in Kombination mit β-Lactam Antibiotika, um das Wirkspektrum im grampositiven Bereich auszudehnen. Auf die Bedeutung von Streptomycin für die Therapie der Tuberkulose sei hier hingewiesen (s. S. 442).

Aminoglykosid-Antibiotika zur systemischen Anwendung

Gentamicin ist eine Mischung aus den drei Substanzen Gentamicin C_1 (ca. 30%), C_{1a} (ca. 30%) und C_2 (ca. 40%), die sich lediglich durch die Anzahl von Methyl-Gruppen unterscheiden, aber wirkungsgleich sind. Es kann als die Leitsubstanz der Aminoglykoside betrachtet werden.

Tobramycin verhält sich antibakteriell, pharmakokinetisch und toxikologisch wie Gentamicin. Seine Wirksamkeit gegenüber Pseudomonas aeruginosa soll etwas besser sein.

Netilmicin ist gegenüber den meisten Aminoglykosidabbauenden Enzymen unempfindlich und kann bei Infektionen mit Gentamicin-resistenten Erregern noch wirksam sein.

Amikacin entspricht ebenfalls den obengenannten Aminoglykosiden. Da seine antibakterielle Wirksamkeit absolut gesehen schwächer ist, muss Amikacin höher dosiert werden als die Vergleichssubstanzen. Amikacin besitzt aber ein breiteres Spektrum als andere Aminoglykosid-Antibiotika. Es ist sehr unempfindlich gegenüber

bakteriellen Enzymen, die andere Aminoglykosid-Antibiotika, z. B. Gentamcin, inaktivieren. Amikacin sollte nur verwendet werden, wenn eine Resistenz gegen Gentamicin oder die anderen Aminoglykosid-Antibiotika vorliegt.

Aminoglykosid-Antibiotika zur lokalen Applikation

Neomycin. Dieses aus Streptomyces fradiae gewonnene Antibiotikum hemmt zahlreiche grampositive und gramnegative Bakterien und ist außerordentlich widerstandsfähig gegen Lagerung, Hitze und Verdauungsfermente. Als Neomycinsulfat wird es für die lokale Applikation bei infektiösen Hauterkrankungen, wie pyogenen oder sekundär infizierten Dermatosen, Ulzerationen, sekundär infizierten Brandwunden, ferner auch bei Konjunktivitis und Hordeolum verwendet. Eine fixe Kombination von Neomycin mit anderen Wirkstoffen zur Lokaltherapie sollte vermieden werden. Da Neomycin vom Magen-Darm-Kanal kaum resorbiert wird, hemmt es bei oraler Zufuhr nur das Bakterienwachstum im Darm. Auf dieses Weise lässt sich der Darm vor Operationen durch Dosen von insgesamt etwa 9 g per os in 24 Stunden ziemlich weitgehend von Bakterien befreien. Die danach folgenden infektiösen Komplikationen durch andere ungewöhnliche Keime können aber zu bedenklichen Erkrankungen führen. Andererseits kann durch die Hemmung des Wachstums der Darmbakterien die Ammoniak-Bildung beim Coma hepaticum stark gesenkt werden, so dass die Eiweißtoleranz beträchtlich ansteigt. Aufgrund seiner hohen systemischen Toxizität kommt eine parenterale Therapie mit Neomycin nicht mehr infrage.

Paromomycin. Dieses aus Streptomyces rimosus gewonnene Antibiotikum hat eine ähnliche Indikation wie Neomycin. Außer seiner Wirkung gegen bakterielle Infektionen des Darmes hat es auch amöbizide und vermizide Eigenschaften.

Kanamycin. Dieses Antibiotikum findet, aufgrund seiner geringen therapeutischen Breite, nur noch Anwendung als Augensalbe bzw. -tropfen.

Spectinomycin

Spectinomycin ist kein eigentliches Aminoglykosid, wird aber häufig in diese Gruppe mit einbezogen. Es wird aus Streptomyces spectabilis gewonnen.

Spectinomycin

▶ Ähnlich wie die Aminoglykosid-Antibiotika hemmt es die bakterielle Proteinsynthese, es wirkt aber im Gegensatz zu den Aminoglykosiden nicht bakterizid.

▶ Bei Gonorrhö ist eine einmalige Injektion von Spectinomycin in 90 bis 95 % der Fälle wirksam. Das Mittel sollte nur bei Penicillin-Resistenz oder -Allergie verwendet werden, um eine Resistenzbildung zu vermeiden. Die Dosis ist für die intragluteale Injektion bei Männern 2 g, bei Frauen 4 g, auf beide Gesäßhälften verteilt. Es sei erwähnt, dass Spectinomycin bei Lues keine Wirkung hat.
▶ Bei Einmalgabe ist die Substanz gut verträglich. Anders als bei den Aminoglykosid-Antibiotika sind oto- und nephrotoxische Wirkungen offenbar nicht vorhanden.

Chloramphenicol

Chloramphenicol wurde ursprünglich aus Streptomyces venezuelae gewonnen und wird jetzt synthetisch hergestellt.

Chloramphenicol

▶ **Wirkungsweise.** Chloramphenicol hemmt die bakterielle Proteinsynthese, indem es am Ribosom nach Anlagerung eines tRNS-Aminosäure-Komplexes die Anknüpfung der herangeführten Aminosäure an die wachsende Peptidkette verhindert (Hemmung des Enzyms Peptidyltransferase = Peptidsynthetase). Chloramphenicol besitzt mit geringen Ausnahmen dasselbe Wirkungsspektrum wie die Tetracycline.

▶ **Pharmakokinetik.** Es wird nach oraler Zufuhr schnell resorbiert. Die Substanz verteilt sich gleichmäßig im Körper, dringt gut in den Liquor- und Pleuraraum ein und passiert die Placenta. Chloramphenicol kann auch parenteral verabreicht werden.

▶ **Nebenwirkungen.** Nach längerer Zufuhr von Chloramphenicol (10 Tage und mehr), mitunter auch schon früher, kann es unter Umständen zu schweren toxischen Schädigungen des blutbildenden Apparates kommen (Agranulozytose, thrombozytopenische Purpura), die meistens reversibel sind. Davon ist eine zweite seltenere, aber häufig tödlich verlaufende Form der Knochenmarkschädigung mit Aplasie und Panzytopenie zu unterscheiden. Sie ist nicht dosisabhängig und tritt oft erst Wochen oder Monate nach der letzten Gabe auf. Auch bei lokaler Anwendung, z. B. in Form von Augentropfen, kann das Risiko einer Knochenmarkschädigung nicht ausgeschlossen werden. Das Vorkommen von Leukämien unmittelbar oder mit einer Latenz von Monaten oder Jahren nach einer Chloramphenicol-Behandlung ist beobachtet worden.
Die Häufigkeit ernsthafter Knochenmarkschädigungen bei einer Chloramphenicol-Therapie wird auf etwa 1 : 40 000 Fälle geschätzt. Dieses Therapierisiko ist vor dem Hintergrund des Krankheitsrisikos, nämlich einer lebensbedrohlichen Infektion, zu sehen. Zur Verringerung des Risikos sollten nicht mehr als 3 g Chloramphenicol pro Tag und nicht mehr als insgesamt 25 g zugeführt werden.
Chloramphenicol darf nicht mit anderen Medikamenten gleichzeitig gegeben werden, die ebenfalls eine Tendenz zur Hemmung der Blutbildung besitzen, wie Sulfonamide, Phenylbutazon, Phenothiazin-Derivate, Gold-Präparate, Hydantoin-Derivate.
Bei Typhus muss die Therapie mit kleinen Dosen begonnen werden. Sonst besteht die Gefahr der Herxheimer-Reaktion (s. S. 49);

d. h., durch den zu schnellen Zerfall der Bakterien wird der Körper mit freiwerdendem Endotoxin überschwemmt. Es kann ein schwerer, eventuell tödlicher Kreislaufschock entstehen.
Bei Frühgeborenen und bei reifen Neugeborenen im 1. Lebensmonat (Ausscheidungsschwäche) kann bei unvorsichtiger Dosierung das sog. „Grau-Syndrom" entstehen (aufgetriebener Leib, blasse Zyanose, peripherer Kreislaufkollaps), das manchmal zum Tode führt (S. 50). Auch bei Gabe von Chloramphenicol an eine Schwangere kurz vor der Geburt ist mit einer entsprechenden Schädigung des Neugeborenen zu rechnen.
Chloramphenicol hemmt mikrosomale Leberenzyme. Dies macht es verständlich, dass auch die Biotransformation von Arzneimitteln verzögert werden kann, z. B. von Tolbutamid, Phenytoin und Cumarinen.

▶ **Anwendung.** Chloramphenicol ist eine Reservesubstanz, z. B. für Fälle von septischer Salmonellen-Infektion, Meningitis oder gramnegativer Sepsis, wenn andere Therapeutika nicht zum Erfolg führen.

Oxazolidine

Ein Wirkstoff aus dieser neuen Gruppe antiinfektiös wirkender Substanzen ist *Linezolid*, das die ▶ Proteinsynthese der Bakterien durch eine Bindung an die 50 S-Ribosomen-Einheit hemmt. Es ist besonders wirksam gegen grampositive Kokken, auch wenn sie schon eine Resistenz gegen andere Antibiotika entwickelt haben.
▶ Die Indikationen für Linezolid sind Erkrankungen durch multiresistente Staphylo-, Entero- und Pneumokokken, es ist ebenso wie die Streptogramine eine Reserve-Substanz.

Linezolid

Allgemeine Hinweise zur rationalen Therapie mit Antibiotika

Um die großen Möglichkeiten auszunutzen, welche die Therapie mit Antibiotika bietet und um Schäden zu vermeiden, sind einige Leitsätze zu beachten:
1. Ein häufiger Fehler ist die Behandlung von Virusinfektionen oder anderen nichtbakteriell ausgelösten Fieberzuständen (es gibt viele Ursachen für Fieber!) mit den dann unwirksamen, aber potenziell nebenwirkungträchtigen Antibiotika. In der kalten Jahreszeit findet dieser Irrtum vieltausendfach in unseren Praxen und Krankenhäusern statt, wenn virale respiratorische Infekte den Arzt vor die Wahl der rein symptomatischen Therapie (Acetylsalicylsäure, heiße Flüssigkeit, Dekongestiva, allenfalls sparsame Anwendung von Hustenmitteln) oder der Anwendung eines fehlindizierten Antibiotikum stellen.
2. Zu breit wirksame Antibiotika sollen nicht ungezielt eingesetzt werden, da sie hohe Kosten bedingen und unnötige Nebenwirkungen auslösen (z. B. nachhalti-

ge Schädigung der Darmflora mit entsprechender Symptomatik). Es ist auch heute noch sehr gut möglich, eine Angina lacunaris mit Penicillin V, einen unkomplizierten Harnwegsinfekt der Frau mit Cotrimoxazol und einen bakteriell superinfizierten Atemwegsinfekt mit Doxycyclin zu behandeln. Die häufig zu beobachtende Anwendung der Oralcephalosporine, deren neuere Vertreter nur zu 20–30 % resorbiert werden (die Hauptmenge verbleibt im Darm und macht den Patienten erst richtig krank), in dieser Indikation ist rationaler und rationeller Unsinn.

3. Bei einfachen, harmlosen Infekten kann eine enge, gezielte Antibiose immer noch beim Versagen eskaliert werden. Bei schweren, lebensbedrohlichen Erkrankungen liegt der Fall gerade umgekehrt: Hier muss zur Vermeidung von Zeitverlusten, die tödlich sein können (eine Sepsis kann in wenigen Stunden zum Tode führen), eine breite intravenöse Mehrfachantibiose mit hochwirksamen Pharmaka eingeleitet werden. Zuvor muss allerdings noch die mikrobiologische Diagnostik eingeleitet werden, nach deren Ergebnis dann auf das wirksamste Antibiotikum umgeschaltet werden kann (Deeskalation). Es gibt aber Ausnahmen von einer Deeskalation. So sind bei einer bakteriellen Endokarditis mindestens 6 Wochen und bei einer bakteriellen Meningitis wenigstens 4 Wochen intensive Antibiose notwendig.

4. Primär vermutete Keime sollten von vornherein mit dem „zuständigen" Antibiotikum behandelt werden.

5. Bei Infektionen mit multiresistenten Keimen kann es notwendig sein, schlecht verträgliche aber noch wirksame Antibiotika zu benutzen. Dazu zählen Streptogramine (Quinupristin und Dalfopristin). Es handelt sich um große ringförmige Moleküle, die unter klinischen Bedingungen durch zentrale Venenkatheter zugeführt werden müssen.

6. Kostenüberlegungen sollten nicht am Beginn eine Rolle spielen, sondern erst später. So sind intravenöse Gaben fast immer um den Faktor 10 teurer als orale Therapien, so dass ein Umsetzen auf orale Vergleichspräparate günstig ist.

— Notwendige Wirkstoffe —

Hemmung der bakteriellen Proteinsynthese

Wirkstoff	Handelsname	Alternative	Bemerkungen
Makrolide und ähnlich wirkende Substanzen			
Erythromycin	Erythrocin® Tab., Inj.	Erythromycin (mehrere Firmen), Eryhexal®, Karex®	
Clarithromycin	Klacid®, Cyllind® Tab.	Biaxin®, Mavid®Tab.	
Roxithromycin	Rulid® Tab.	Roxithromycin, Roxigrün® u. a.	
Azithromycin	Zithromax®, Ultreon® Tab.	–	
Clindamycin	Sobelin® Kaps., Amp.	Clindamycin, Turimycin®	
Telithromycin	Ketek®	–	
Fusidinsäure	Fusidine® Tab., lokale Zubereit.	–	
Mupirocin	Turixin® Salbe	–	
Tetracycline			
Oxytetracyclin	–	Oxytetracyclin Kaps.	
Tetracyclin	Achromycin® Tab.	Tetracyclin, Tefilin® u. a.	
Doxycyclin	Vibramycin® Tab., Amp.	Doxycyclin (mehrere Firmen) Doxy®, Supracyclin® u. a.	
Minocyclin	Klinomycin® Tab. Lederderm® Tab.	Minocyclin (mehrere Firmen) Minoklir®, Skid®	
Aminoglykoside			
Gentamicin	Refobacin® Amp.,lokale Zubereit.	Gentamicin Amp. u. a.	
Tobramycin	Gernebcin® Amp.	Brulamycin® Amp., Tobra-cell® Amp.	
Netilmicin	Certomycin® Amp.	–	
Amikacin	Biklin® Amp.	Amikacin Amp.	
Kanamycin	nur lokale Zubereitungen		
Neomycin	Bykomycin® Kaps.	Neomycin Tab.	
Paromomycin	Humatin® Kaps., Pulver, Sirup	–	
Andere Verbindungen			
Chloramphenicol	Paraxin® Inj., Chloramsaar® Kaps.	–	
Linezolid	Zyvoxid® Tab., Inf.	–	
Streptogramin = Quinupristin + Dalfopristin	Synercid® Inf.	–	

Eigene Eintragungen

. . .

. . .

16.1.7 Mittel gegen Tuberkulose

Überblick

Durch eine kombinierte Chemotherapie ist die Tuberkulose in den meisten Fällen gut beherrschbar. Kombiniert werden in den ersten Monaten der Therapie vielfach
- Isoniazid,
- Rifampicin,
- Pyrazinamid, dazu ggf.
- Streptomycin (i. m.) oder Ethambutol.

Neben diesen Standardmitteln gibt es einige Reservemittel. Eine ständige Überwachung der Patienten hinsichtlich möglicher Nebenwirkungen ist bei der notwendig langdauernden Therapie wesentlich.

Die Bedeutung der tuberkulösen Erkrankungen nimmt in den letzten Jahren ständig zu. Es sind vor allem Menschen betroffen, die unter sehr schlechten Bedingungen leben müssen (Unterernährung, mangelhafte hygienische Zustände, dann Immunschwäche-Erkrankungen). Zusätzlich wird die Therapie durch eine zunehmende Resistenz der Tuberkel-Bakterien gegenüber den Routine-Medikamenten erschwert. Außerdem erfordert eine erfolgreiche Therapie, die bekanntlich sehr lange dauert und eine tägliche Einnahme der Präparate voraussetzt, eine medizinische Infrastruktur, die in vielen Gebieten der Welt nicht gegeben ist.

Isoniazid

▶ **Wirkungsweise.** Isoniazid wirkt auf proliferierende Keime bakterizid. Es dringt leicht in das Mycobacterium tuberculosis ein und wird dort von den im Zytoplasma vorhandenen Enzymen Katalase und Peroxidase zur Isonicotinsäure oxidiert (Abb. 16.7), die wegen ihrer negativen Ladung die Zelle sehr schlecht verlassen kann und daher angereichert wird. Die Isonicotinsäure interferiert dann möglicherweise mit der lebensnotwendigen Nicotinsäure im Bakterien-Stoffwechsel, die als Nicotinsäureamid in NAD enthalten ist. Dies mag die Beeinträchtigung mancher Stoffwechselprozesse wie die Mycolsäure-Synthese erklären. Diese Säure ist ein für Mykobakterien spezifischer Zellwandbestandteil.

▶ **Pharmakokinetik.** Isoniazid wird vom Magen-Darm-Kanal gut und schnell resorbiert. Da Isoniazid aber sowohl mit Antacida als auch mit verschiedenen Nahrungsinhaltsstoffen reagiert, ist für die Einnahme auf nüchternen Magen zu sorgen, um eine hohe und gleichmäßige Bioverfügbarkeit zu gewährleisten. Die Substanz verteilt sich gleichmäßig im gesamten Körperwasser. Sie passiert die Placenta und dringt in alle Körperflüssigkeiten einschließlich der Muttermilch und des Liquor cerebrospinalis ein. Dies ist für die Behandlung und Prophylaxe der tuberkulösen Meningitis ausschlaggebend. Nach intramuskulärer Injektion ist der Verlauf der Blutspiegel-Kurve ähnlich wie nach oraler Zufuhr. Während im Harn ca. 10 % unverändert ausgeschieden werden, erscheint der größte Teil in bakteriostatisch unwirksamer Form als Acetylierungsprodukt im Harn (über „Schnell- und Langsam-Acetylierer" s. S. 30). Einer der gebildeten Metabolite, N-Acetylhydrazin, ist verantwortlich für hepatotoxische Wirkungen. Zusätzlich entsteht auch Isonicotinsäure.

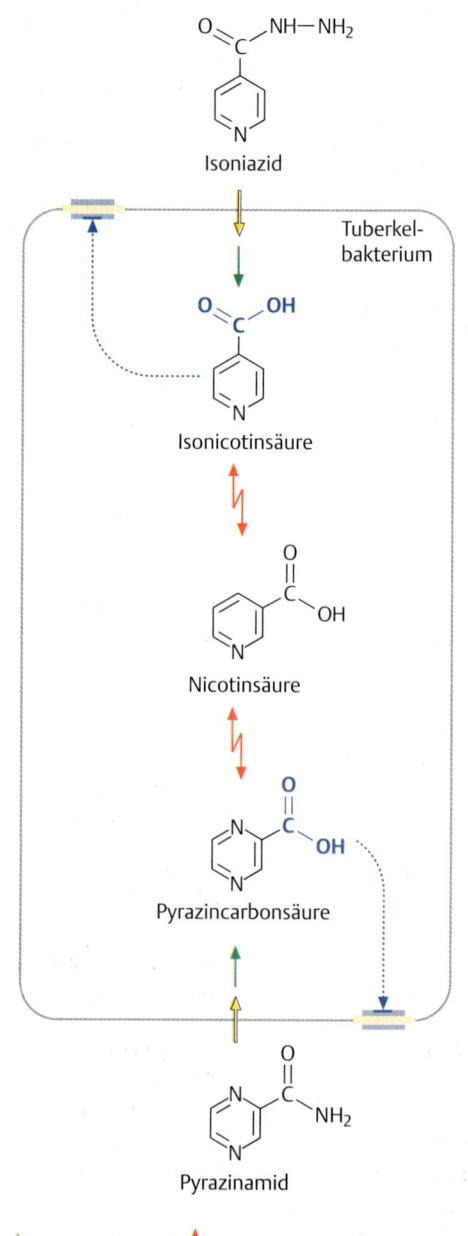

↓ Umwandlung   ↕ Interferenz

Abb. 16.7 Tuberkulosemittel, die mit dem Nicotinsäureamid-Stoffwechsel des Bakterium interferieren können.

▶ **Nebenwirkungen.** Sie sind bei der stets notwendigen längeren Zufuhr von Isoniazid vorwiegend von Seiten des Zentralnervensystems zu beobachten. Dabei kann es zu Schwindel, Kopfschmerzen, Benommenheit, Hyperreflexie, Muskelzuckungen, Parästhesien und sehr selten zu Enzephalopathien kommen. Den Störungen des Nervensystems lässt sich durch gleichzeitige Gabe von Pyridoxin (15–50 mg/Tag) vorbeugen, ohne bei der üblichen Dosierung den chemotherapeutischen Effekt abzuschwächen. Häufiger werden Erhöhungen der Leber-Transaminasen-Werte im Serum beobachtet, selten sind auch Leberschädigungen beschrieben worden. Die Gefahr der Lebertoxizität scheint mit zunehmendem Alter zu steigen. Bei Langsam-Acetylierern mit Niereninsuffizienz ist das Risiko erhöht, weil hepatotoxische Metabolite langsamer abgebaut werden und kumulieren. Ferner werden Trockenheit des Mundes und Störungen von Seiten des Magen-Darm-Kanals und der Blase berichtet. **Kontraindikationen** sind akute Lebererkrankungen, periphere Neuropathien, Psychosen und Krampfleiden.

Arzneimittelinterferenzen. Isoniazid steigert die Krampfbereitschaft, wenn es kombiniert mit zentralen Stimulantien gegeben wird. Es hemmt den Metabolismus von Phenytoin und umgekehrt. Bei gleichzeitiger Behandlung mit *p*-Aminosalicylsäure wird die Eliminationsgeschwindigkeit von Isoniazid wesentlich verlangsamt. In Kombination mit Cumarin-Derivaten verlängert Isoniazid die Blutungszeit.

▶ **Anwendung.** Isoniazid (INH) ist das wohl wichtigste Antituberkulotikum. Es dient zur Tuberkulose-Behandlung in Kombination mit anderen Mitteln und zur Prophylaxe einer Tuberkulose-Erkrankung.

Unter **Chemoprävention** wird die Gabe von Tuberkulosemitteln an Personen verstanden, die mit Tuberkulose-Erregern infiziert sind (positive Tuberkulinreaktion), keine Erkrankung bekommen haben, jedoch vermehrt gefährdet sind (z. B. engerer Kontakt mit an offener Tuberkulose Erkrankten). Von der Chemoprävention wird unterschieden die **Chemoprophylaxe**: Gabe von „Tuberkulostatika" an Personen, die Tuberkulin-negativ sind und in Kontakt mit Erkrankten gekommen sind. In beiden Fällen wird Isoniazid als Monotherapeutikum angewandt, 300 mg pro Tag in einer Dosis über mindestens 6 Monate.

Pyrazinamid

▶ Pyrazinamid wirkt bakterizid auf Mycobacterium tuberculosis, während Mycobacterium bovis und andere Erreger meist resistent sind. Der Wirkungsmechanismus von Pyrazinamid ist nicht sicher bekannt. Es reichert sich in Form der Pyrazincarbonsäure in den Erregern an, wo Pyrazinamid durch eine Amidase gespalten wird und in Form der Carbonsäure das Bakterium nicht mehr verlassen kann (Abb. 16.**7**).
▶ Die Substanz wird nach oraler Gabe gut resorbiert und verteilt sich auf alle Gewebe sowie auf den Liquor. Es wird über die Nieren eliminiert.
▶ Die Lebertoxizität begrenzt den Einsatz von Pyrazinamid, eine Überwachung der Leberfunktion ist erforderlich. Das Risiko einer Leberschädigung hängt von der Dosis und der Therapiedauer ab. Außerdem vermindert es die renale Harnsäure-Ausscheidung.

▶ Die Bedeutung von Pyrazinamid besteht darin, dass es durch Einsatz in der Initialphase der Behandlung (also für 2–3 Monate) die notwendige Therapiedauer abkürzt und die Rezidivhäufigkeit vermindert.

Rifampicin und Rifabutin

▶ **Wirkungsweise.** Rifampicin beeinträchtigt die bakterielle RNS-Synthese durch Hemmung der DNS-abhängigen RNS-Polymerase und wirkt bakterizid auf proliferierende Keime. Tuberkelbakterien sind selten primär resistent gegen Rifampicin (unter 1 %), und eine Kreuzresistenz mit anderen Tuberkulostatika besteht nicht.

▶ **Pharmakokinetik.** Rifampicin ist per os gut wirksam und verteilt sich gleichmäßg im Körper, einschließlich des Liquor cerebrospinalis. Die höchste Konzentration findet sich in Leber und Galle. Die Eliminationshalbwertzeit liegt bei 2–5 Stunden, bei längerer Therapiedauer induziert die Substanz ihren eigenen Abbau, so dass sich die Halbwertzeit verkürzt. Rifampicin wird zu etwa 80 % an Plasmaeiweiße gebunden. In der Leber wird Rifampicin desacetyliert. Der entstehende hydrophilere Metabolit wird biliär ausgeschieden und ist antibakteriell wirksam.

▶ **Nebenwirkungen.** Leichte Leberfunktionsstörungen sind relativ häufig, selten treten schwere toxische Leberschäden auf. Vor Beginn einer Therapie mit Rifampicin ist eine einwandfreie Leberfunktion sicherzustellen, da schwere Nebenwirkungen bei vorgeschädigtem Organ häufiger sind. Ferner werden gastrointestinale Beschwerden und Hautreaktionen sowie zentralnervöse Störungen berichtet. Bei intermittierender Therapie besteht die Gefahr, dass immunpathologische Reaktionen mit Fieber, Blutdyskrasien und Schockzustände auftreten. Rifampicin muss daher unbedingt regelmäßig, d. h. täglich, gegeben werden. Während der Therapie können sich Urin, Faeces, Schweiß, Sputum, Tränenflüssigkeit und Serum orangerot verfärben.
Es ist nicht ausgeschlossen, dass auch im Warmblüterzellen die RNS-Synthese beeinträchtigt werden kann, denn die Substanz wirkt bei manchen Tierspezies teratogen; beim Menschen scheint das Risiko einer Embryonalschädigung allerdings gering zu sein. Rifampicin sollte aber zur Sicherheit nicht während der ersten 3 Monate der Schwangerschaft gegeben werden. Unter der Therapie mit Rifampicin sollte der Eintritt einer Schwangerschaft vermieden werden (cave: Verlust der Wirksamkeit oraler Kontrazeptiva durch Enzyminduktion, s. u.). Eine während der Rifampicin-Therapie festgestellte Gravidität stellt keine Indikation zur Interruptio dar. Die Anwendung von Rifampicin während der Schwangerschaft bei aktiver Tuberkulose ist gerechtfertigt.
Rifampicin geht in die Muttermilch über, daher sollte unter Rifampicin-Anwendung nicht gestillt werden.

Arzneimittelinterferenzen. Rifampicin ist ein starker Induktor der mikrosomalen Leberenzyme; verschiedene andere Stoffe werden daher schneller abgebaut, so Estrogene (Kontrazeptiva), Prednisolon, Trimethoprim, Digitoxin und Cumarine.

Rifabutin ähnelt Rifampicin strukturell und gleicht diesem in der Wirkungsweise. Rifabutin ist jedoch nicht selten gegen Rifampicin-resistente Stämme von Mycobacterium tuberculosis und Mycobacterium leprae wirksam. Außerdem wirkt es gegen Mycobacterium avium, das bei AIDS-Erkrankten häufiger vorkommt.

Ethambutol

Ethambutol

▶ Ethambutol wirkt bakteriostatisch auf proliferierende Mykobakterien. Es scheint mit der Zellwandsynthese zu interferieren.

▶ Es eignet sich ausschließlich zur Kombinationstherapie. Ethambutol wird mit Erfolg als Tuberkulosemittel verwendet, besonders auch bei Resistenz gegen andere Mittel.

▶ Ethambutol wird enteral gut resorbiert und weitgehend renal ausgeschieden.

▶ Nebenwirkungen treten verhältnismäßig selten auf; Leukopenie, allergische Reaktionen, periphere Neuritis, Nierenschädigungen, Harnsäureanstieg mit Gichtanfällen und vorübergehende Leberfunktionsstörungen können vorkommen. Über Verschlechterung der Sehschärfe, Einschränkung des Gesichtsfeldes und Verlust des Grünsehens wurde berichtet. Augenärztliche Untersuchungen im Abstand von 4 Wochen, beginnend vor der Therapie, sind erforderlich. Bei frühzeitigem Absetzen gehen die Sehstörungen langsam zurück. Wird die Therapie jedoch fortgesetzt, besteht die Gefahr einer retrobulbären Neuritis.

Ein Nierenschaden ist eine relative Kontraindikation. Bei reduzierter Kreatinin-Clearance ist das Dosierungsschema entsprechend anzupassen.

Streptomycin

Streptomycin ist ein Antibiotikum aus Streptomyces griseus. Es handelt sich um ein Aminoglykosid (S. 436), das bakterizid wirkt.

Streptomycin

▶ **Anwendung.** Aufgrund seiner tuberkulostatischen Wirkung besitzt Streptomycin Bedeutung für die Therapie von Sonderformen der Tuberkulose. Es kann bei der kindlichen tuberkulösen Meningitis lebensrettend wir-

ken. Das Mycobacterium tuberculosis entwickelt rasch eine Resistenz gegenüber Streptomycin, es wird daher nur in Kombination mit anderen Tuberkulosemitteln angewendet (s. u.).

Box 16.5

Historische Reminiszenz

Streptomycin wurde 1944 von S. A. Waldman und S. Schatz entdeckt und in den nächsten Jahren als wirksames Tuberkulostatikum erkannt. Es war ein „wundertätiges" Mittel, denn die bisher immer tödlich verlaufende tuberkulöse Meningitis der Kinder und Jugendlichen konnte mit diesem neuen Antibiotikum geheilt werden. Streptomycin wurde 1949 in den westlichen Teil Deutschlands durch eine Spende der Vereinten Nationen eingeführt. Die „Frankfurter Allgemeine Zeitung" berichtete darüber in ihrer 1. Ausgabe vom 1. Nov. 1949, die aus historischen Gründen hier wiedergegeben sei:

Streptomycin für deutsche Kinder

BERLIN. Die erste Sendung Streptomycin für tuberkulosekranke deutsche Kinder, das von dem internationalen Hilfsfonds der Vereinten Nationen (UNICEF) zur Verfügung gestellt wird, ist jetzt in Deutschland eingetroffen. Wie die Organisation am Montag mitteilte, handelt es sich um 20 Kilogramm dieses wertvollen Medikaments, das Kindern zugute kommen soll, die an tuberkulöser Meningitis oder Miliartuberkulose leiden. Das Streptomycin wird von der Organisation besonderen deutschen Behandlungszentralen kostenlos zur Verfügung gestellt. Im ganzen sollen während der nächsten sechs Monate 100 Kilogramm bereitgestellt werden. Das soll reichen, so heißt es in der Verlautbarung, um alle Erkrankungen von Kindern bis zu 18 Jahren behandeln zu können.

Das Streptomycin-Programm wird im Rahmen des zwei Millionen Dollar-Hilfsprogramms der UNICEF durchgeführt. Behandlungszentren werden in München, Erlangen, Würzburg, Augsburg, Stuttgart, Bremen, Göttingen, Osnabrück, Oldenburg, Hannover, Düsseldorf, Köln, Bonn, Münster, Essen, Aachen, Bethel bei Bielefeld, Dortmund, Kiel, Lübeck, Hamburg, Berlin, Marienheide und Sprath errichtet. ap.

▶ **Pharmakokinetik.** Streptomycin wird als sehr polares Molekül vom Magen-Darm-Kanal kaum aufgenommen. Es wird üblicherweise intramuskulär injiziert, kann aber auch intrathekal appliziert werden. Die Eliminationshalbwertzeit von Streptomycin wird mit 2,5–5 Stunden angegeben. Bei Nierenfunktionsstörungen ist die Ausscheidung verzögert. Streptomycin verlässt kaum den Extrazellulärraum. In den Liquor cerebrospinalis dringt es nur bei einer bestehenden Meningitis ein. Im normalen Liquor ist es nicht nachweisbar. Es vermag gut in die Flüssigkeit des Auges, des Innenohres und des Peritoneums überzugehen. Im Fetus finden sich halb so hohe Bluts-Konzentrationen wie bei der Graviden.

▶ **Nebenwirkungen.** Die am meisten gefürchtete Nebenwirkung ist die Schädigung des 8. Hirnnervs, die sich oft zuerst in Störungen von seiten des N. vestibularis und später oder gleichzeitig des N. acusticus zeigt. Nach täglichen Gaben von 1 g Streptomycin ist nach 4-monatiger Therapie in 10–20%, nach 2 g täglich in ca. 80% der Fälle mit Vestibularis-Schädigungen zu rechnen. Die Anwendung in der Initialphase der Therapie erstreckt sich allerdings nur auf 2, maximal 3 Monate. Die Akustikusschädigung kann sich nicht nur durch Taubheit, sondern auch durch störende Ohrgeräusche äußern, die trotz Taubheit noch weiter empfunden werden. Alle Hirnnervenschädigungen sind irreversibel. Sie können sich auch noch einige Zeit nach Absetzen der Medikation verschlimmern. Die Vestibularis-Schäden lassen sich weitgehend durch Hilfe der Augen und kompensatorische Reflexe ausgleichen. Laufende Hörprüfungen sind während der Streptomycin-Therapie nötig. Eine vorher durchgeführte Prüfung ist zweckmäßig, weil ein vorgeschädigtes Hörorgan empfindlicher ist.

Während der Schwangerschaft darf Streptomycin wegen der möglichen Schädigung des fetalen Gehörorgans (Ertaubung!) und der Nieren nur angewendet werden, wenn die Tuberkulose das Leben der Mutter bedroht und die übliche tuberkulostatische Therapie nicht ausreicht.

Streptomycin wirkt lokal reizend. Dies ist bei Injektionen und besonders bei intralumbaler Zufuhr zu berücksichtigen. Allergische Reaktionen nach Streptomycin-Zufuhr in verschiedener Ausprägung (Exantheme, auch anaphylaktische Reaktion) sind relativ häufig. Nach Kontakt der Haut mit Streptomycin sind Allergisierungen, auch beim Pflegepersonal, möglich.

Box 16.6

Reservemittel

Bei diesen Substanzen ist das Nutzen-Risiko-Verhältnis weniger günstig, so dass sie nur eingesetzt werden, wenn die Standardmittel nicht wirken oder unverträglich sind. Neben den im folgenden kurz beschriebenen Substanzen zählen dazu auch die Tetrazykline.

p-Aminosalicyläure (PAS, 4-Aminosalicylsäure) war die erste chemotherapeutische Möglichkeit gegen die tuberkulöse Infektion. Es sind sehr hohe Tagesdosen notwendig.

Protionamid. Diese Substanz ist ein Derivat der Isonicotinsäure. Protionamid wirkt in therapeutischen Konzentrationen bakteriostatisch auf das Mycobacterium tuberculosis, dieses wird aber rasch gegen die Substanz resistent.

Protionamid

Terizidon enthält im Molekül zwei Cycloserin-Anteile. Die Substanz ist wie Cycloserin (S. 424) zu beurteilen und wegen verschiedener zentralnervöser Nebenwirkungen lediglich ein Reservemittel.

Terizidon

Kombinationstherapie der Tuberkulose

Für die Behandlung der Tuberkulose hat sich eine Kombinationstherapie aus folgenden Gründen bewährt:

- Die Population von Mykobakterien enthält stets einige gegen ein Chemotherapeutikum resistente Erreger. Diese vermehren sich zunehmend (Selektion), und das Mittel wird unwirksam. Bei Kombinationen von „Tuberkulostatika" sind bisher nur wenige Resistenzentwicklungen bekannt geworden.
- Die chemotherapeutischen Wirkungen addieren sich, so dass kleinere Dosen von jedem Pharmakon ausreichen. Allerdings muss von jeder Substanz eine genügende antibakterielle Serumkonzentration erreicht werden.

Da die Dosierung der jeweiligen Einzelsubstanz niedriger ist als bei einer Monotherapie, ist mit geringeren Nebenwirkungen zu rechnen, denn die Nebenwirkungen der Komponenten sind unterschiedlich und addieren sich dementsprechend nicht. In Tab. 16.5 sind zwei mögliche Therapieschemata dargestellt. Die 6-Monats-Therapie gilt als die Standardtherapie. Essenziell ist hierbei die Anwendung von Isoniazid, Rifampicin und Pyrazinamid. Die zusätzliche Gabe von Streptomycin wird als die effektivste Therapieform angesehen und kommt bei schwierigeren Fällen in Betracht wie z.B. Kavernenbildung. Die Initialphase führt bei über 90% der Patienten

Tabelle 16.**5** **Pharmakotherapie der Tuberkulose**

	Initialphase	Stabilisierungsphase
Standard-Kurzzeit-Therapie (6–7 Monate)	Isoniazid + Rifampicin + Pyrazinamid + ggf. – Streptomycin oder – Ethambutol für 2 (evtl. 3) Monate	Isoniazid + Rifampicin für 4 Monate
9–12-Monats-Therapie	Isoniazid + Rifampicin + – Ethambutol oder – Streptomycin oder – Protionamid für 2 (evtl. 3) Monate	Isoniazid + Rifampicin für 7 (bis 10) Monate

Tabelle 16.**6** **Dosierung von Antituberkulotika** (erster Wahl)

	Tagesdosis		übliche Maximaldosis pro Tag je nach Körpergewicht
Isoniazid	5 mg/kg		300 mg
Rifampicin	10 mg/kg	< 50 kg > 50 kg	450 mg 600 mg
Pyrazinamid	25–35 mg/kg	< 50 kg 50–75 kg > 75 kg	1 500 mg 2 000 mg 2 500 mg
Streptomycin (i.m.)	15–20 mg/kg	< 50 kg > 50 kg > 60 Jahre	750 mg 1 000 mg 750 mg
Ethambutol	25 mg/kg nach 2 Monaten 20 mg/kg		2 000 mg

dazu, dass im Sputum keine Erreger nachweisbar sind. Das 9–12-Monats-Schema ist nicht ganz so wirksam wie die Standard-Kurzzeit-Therapie und wird angewandt, wenn letztere nicht möglich ist.

─ **Notwendige Wirkstoffe** ──────────────────────────────

Mittel gegen Tuberkulose

Wirkstoff	Handelsname	Alternative	Bemerkungen
Isoniacid	*Isocid*® Tab., Inf.	*Tebesium*® Amp.	
Rifampicin	*Eremfat*® Tab., Sirup, Inf.	*Rifampicin* Kaps., Drag., Inj. *Rifa*®	
Pyrazinamid	*Pyrafat*® Tab.	*Pyrazinamid* Tab.	
Streptomycin	*Strepto*® Inj.	*Streptomycin* Inj.	
Ethambutol	*Myambutol*® Tab.	*EMB*® Tab., Inj.	
Protionamid	*Peteha*® Tab.	*Ektebin*® Tab.	
Terizidon	–	*Terizidon* Kaps.	
Rifabutin	*Alfacid*®, *Mycobutin*® Kaps.	–	

Eigene Eintragungen

. . .

. . .

16.1.8   Mittel gegen Lepra

Dapson ist die antileprotisch wirksamste Verbindung aus der Gruppe der Sulfone.

Dapson, 4,4-Diamino-diphenyl-sulfon

▶ Der Wirkungsmechanismus scheint ähnlich dem der Sulfonamide (S. 425) in einer Hemmung der Synthese von (Dihydro-)Folsäure zu bestehen, da der antileprotische Effekt der Substanz durch Gabe von p-Aminobenzoesäure aufgehoben werden kann.
▶ Dapson wird nach oraler Gabe sehr langsam resorbiert und verteilt sich sehr gut über alle Gewebe. Aufgrund eines ausgeprägten enterohepatischen Kreislaufs verweilt die Substanz sehr lange im Organismus.
▶ Bei den Nebenwirkungen steht die hämolytische Anämie im Vordergrund.

Clofazimin ist ein roter Farbstoff.

Clofazimin

▶ Der Mechanismus seiner antileprotischen Wirkung ist unbekannt.
▶ Clofazimin ist sehr hydrophob, wird nach oraler Zufuhr resorbiert, reichert sich in verschiedenen Geweben an und wird nur langsam wieder ausgeschieden (Eliminationshalbwertzeit ca. 70 Tage).
▶ Durch Ablagerung in der Haut nimmt diese eine rötlich-braune Färbung an. Auch Sekrete verfärben sich rötlich.

Thalidomid ist gut wirksam bei Erythema nodosum leprosum.
▶ Der Wirkungsmechanismus ist unklar, es hat keinen direkten Effekt auf Mykobakterien.
▶ Wegen der Gefahr einer peripheren Neuropathie und wegen der ausgeprägten Teratogenität („*Contergan*®-Kinder"; Kontraindikation: Schwangerschaft und gebärfähiges Alter) darf es nur unter bestimmten Bedingungen angewandt werden.

Kombinationstherapie der Lepra

Ebenso wie bei der Therapie der Tuberkulose hat sich die Behandlung der Lepra mit einer Kombination von Substanzen als überlegen erwiesen. Bevorzugt werden zusammen angewandt:
– Dapson (100 mg/Tag),
– Rifampicin (600 mg einmal pro Monat),
– Clofazimin (300 mg einmal pro Monat sowie 50 mg/Tag).

Die Therapiedauer beträgt 2 Jahre und mehr, bis keine Erreger mehr nachweisbar sind. Für Erkrankungen, bei denen nur eine geringe Erregerzahl festzustellen ist, genügt die Kombination von Dapson und Rifampicin für einen Zeitraum von 6 Monaten.

─ **Notwendige Wirkstoffe** ──────────────────────────────

Mittel gegen Lepra

Wirkstoff	Handelsname	Alternative	Bemerkungen
Dapson	–	*Dapson* Tab.	
Clofazimin	*Lamprene*® [1]	–	
Thalidomid[2]	–	–	
Rifampicin	s. S. 444	–	

Eigene Eintragungen

. . .

. . .

. . .

───

[1] Muss importiert werden.
[2] Auf besondere Anforderung erhältlich.

16.2 Antimykotika

─ **Überblick** ──────────────────────────────

Wichtige Wirkprinzipien gegen Pilzinfektionen werden vertreten durch folgende Wirkstoffgruppen:

Polyen-Antibiotika
▶ führen zur Porenbildung im Plasmalemm der Pilzzellen und wirken fungizid.

Nystatin
▶ lokale Behandlung von Candida-Infektionen.

Amphotericin B
▶ breiteres Wirkspektrum, kann auch per infusionem zur Therapie von Systemmykosen verwendet werden,
▶ schlechte systemische Verträglichkeit (Nephrotoxizität).

Azol-Antimykotika
▶ hemmen die Bildung von Ergosterin, welches ein essenzieller Bestandteil des Plasmalemm der Pilzzellen ist, und wirken fungistatisch. Das antimykotische Wirkspektrum ist sehr breit.

Ältere Imidazol-Derivate (z. B. Clotrimazol)
▶ vorwiegend lokale Anwendung.

Neuere Triazol-Antimykotika (Itraconazol, Fluconazol)
▶ werden nach peroraler Gabe gut in den Organismus aufgenommen;
▶ Therapie von bestimmten Systemmykosen und zur „blutseitigen" Behandlung von Haut- oder Schleimhautmykosen, die auf eine lokale Therapie schlecht ansprechen.

Grundlagen

Pilzinfektionen sind unter zwei Gesichtspunkten zu betrachten:
– **Lokaler Befall** von Haut und Schleimhäuten. Dies sind im Allgemeinen harmlose Erkrankungen.
– **Systemische Erkrankungen** oder Organbefall im Gefolge einer antibiotischen, zytostatischen oder immunsuppressiven Therapie und bei marastischen Zuständen (u. a. bei der erworbenen Immunschwäche). Die systemischen Pilzinfektionen nehmen an Zahl zu, weil immer häufiger eine Therapie mit „Breitspektrum-Antibiotika" (Infektionswandel) oder Immunsuppressiva durchgeführt wird und die Immunschwäche-Krankheit sich ausbreitet.

Für die Behandlung von Pilzerkrankungen der Haut oder der Schleimhäute ist häufig die lokale Anwendung von Antimykotika ausreichend. Die neueren Mittel machen es aber auch aufgrund der guten Verträglichkeit möglich, die Pilze über den Blutweg zu erreichen, also durch eine systemische Therapie. Bei einer Pilzsepsis und dem Befall innerer Organe muss eine systemische Behandlung durchgeführt werden.

Wirkungsmechanismen der Antimykotika. Die zur Therapie zur Verfügung stehenden Substanzen besitzen unterschiedliche Wirkungsmechanismen, wie dies schematisch in Abb. 16.**8** dargestellt ist. Ein Angriffspunkt ist die Zytoplasmamembran der Pilzzelle. Hier können durch Einlagerung der Antibiotika Nystatin und Amphotericin B hydrophile Poren entstehen, die zur Leckbildung Anlass geben. Eine andere therapeutisch wichtige Möglichkeit, die Funktion der Zellmembran zu beeinträchtigen, besteht darin, die Synthese des für das Plasmalemm essenziellen Ergosterin zu unterdrücken. Dies kann auf verschiedenen Stufen geschehen. Ein Eingriff in den Kernstoffwechsel wird durch die Gabe von Flucytosin (5-Fluor-cytosin) ausgelöst. Flucytosin wird durch eine Cytosin-Deaminase, die nur in Hefepilzen vorkommt, in den Antimetaboliten 5-Fluor-uracil gegiftet. Griseofulvin wirkt in der Hefezelle als Spindelgift vergleichbar dem Effekt von Colchicin in der Warmblüterzelle.

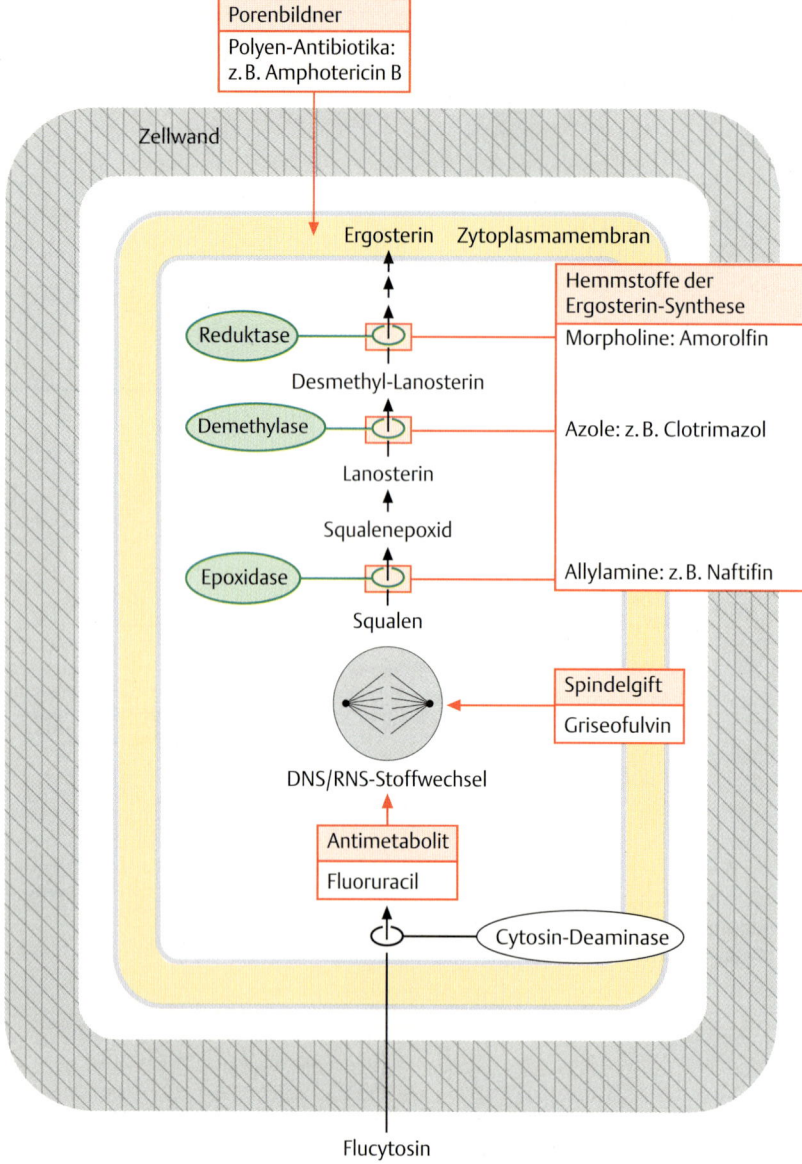

Abb. 16.**8** **Übersicht über anti-mykotische Wirkprinzipien.**

16.2.1   Porenbildner: Polyen-Antibiotika

Die Polyen-Antibiotika sind chemisch nahe verwandt und stammen aus Streptomyces-Arten.

► **Wirkungsweise.** Sie haben die Fähigkeit, sich zusammen mit Ergosterin in biologische Membranen so einzulagern, dass eine hydrophile Pore entsteht. Damit gewinnen diese Substanzen die Eigenschaft von Ionophoren. Ergosterin ist ein typischer Baustein der Plasmamembran von Pilzen. Die Leckbildung durch Einlagerung der Polyen-Antibiotika erklärt die fungizide Wirkung auf ruhende und wachsende Pilze.

Nystatin stammt aus Streptomyces noursei.
► Es wird nicht resorbiert, daher bleibt nach oraler Zufuhr die Wirkung auf den Darm beschränkt. ► Nystatin dient zur Behandlung von Candida-Infektionen und wird nur lokal angewandt. Auch eine Aerosol-Behand-

lung bei Erkrankung der Schleimhaut des Respirationstraktes ist möglich.

Natamycin (Pimaricin), ebenfalls ein Polyen-Antibiotikum aus Streptomyces natalensis, ► kann in derselben Weise wie Nystatin für die lokale Therapie verwandt werden.

Amphotericin B ist ein Antibiotikum aus Streptomyces-nodosus-Stämmen mit breitem Wirkungsspektrum.
► Lokal wird es aber nur zur Behandlung von Candida-Infektionen eingesetzt; intravenös zugeführt dient es zur Therapie von Infektionen mit Cryptococcus neoformans (Torula histolytica), Aspergillus-Arten, vor allem bei Infektionen mit Candida-Arten. Es kommt auch in Betracht zur Therapie von Histoplasmosen und Blastomykosen. Amphotericin B muss intravenös mittels einer

Amphotericin B

Infusion zugeführt werden, da es nach oraler Zufuhr nicht systemisch wirksam ist. Dagegen kann es oral gegeben den Magen-Darm-Kanal sanieren. Wegen starker lokaler Reizwirkung sind große Verdünnungen bei den intravenösen Infusionen, aber auch bei der eventuellen Injektion in den Liquorraum bei Meningitis herzustellen. Die systemische Therapie ist mindestens 4–8 Wochen durchzuführen. Bei Infektionen mit Hefepilzen bewährt sich häufig die Kombination von Amphotericin B mit Fluconazol.

▶ Bei den Nebenwirkungen von intravenös gegebenem Amphotericin B steht die **Nierenschädigung** im Vordergrund. Sie ist in erster Linie abhängig von der über die Dauer der Therapie (maximale Tagesdosis 1 mg/kg) insgesamt applizierten Dosis: bei bis zu 2,0 g treten selten Nierenschäden auf; bis 4,0 g rufen bei der Hälfte aller Patienten meist reversible Nierenfunktionsstörungen hervor, höhere Gesamtdosen sind belastet durch die Ausbildung irreversibler Schäden bei der Mehrzahl der Behandelten. Offenbar kann durch eine Kochsalzbelastung des Körpers die Nephrotoxizität des Amphotericin abgeschwächt werden. Amphotericin-Zubereitungen in Form von Liposomensuspensionen sind entwickelt worden, um eine geringere Nephrotoxizität zu erreichen. Ob sie einen Vorteil bieten, ist fraglich.

Neben der häufigen Nierenschädigung wird selten auch eine Beeinträchtigung der Leberfunktion beobachtet. Ferner werden folgende Nebenwirkungen berichtet: Fieber und Schüttelfrost, Kopfschmerzen, Nausea, Erbrechen, normozytäre normochrome Anämie, gelegentlich Thrombophlebitiden, Muskel- und Gelenkschmerzen, gastrointestinale Beschwerden, neurologische Ausfallserscheinungen und Elektrolytstörungen, Hypokaliämie. Ein Teil der Nebenwirkungen kann über eine Histamin-Freisetzung (therapeutisch kann die Anwendung von Antihistaminika versucht werden) und über die Kationen-komplexierenden Eigenschaften (Calcium-, Magnesium-, Kalium-Ionen) der Polyen-Antimykotika erklärt werden. Diese Nebenwirkungen lassen sich durch einschleichende Dosierung reduzieren.

16.2.2 Hemmstoffe der Ergosterin-Synthese

Azol-Antimykotika

Unter diesem Begriff werden Substanzen zusammengefasst, die entweder dem Imidazol-Ring oder einen Triazol-Ring als aktive Gruppe enthalten (farbig hervorgehoben in den Formeln auf S. 448).

▶ **Wirkungsweise.** Die „Azol-Derivate" sind üblicherweise fungistatisch und besitzen ein sehr breites Wirkspektrum. Ihre antimykotische Wirkung beruht auf einer Hemmung der Synthese von Ergosterin, dem Cholesterin-Äquivalent des Plasmalemms der Pilze (Abb. 16.9). Die Azol-Antimykotika verhindern die Umwandlung von Lanosterin in Ergosterin, indem sie sich an das Häm-Eisen von Cytochrom P450 binden, welches für die Funktion der 14-α-Demethylase notwendig ist, das an der Umwandlung von Lanosterin in Ergosterin mitbeteiligt ist.

Imidazol-Derivate

Die Imidazol-Derivate haben die früher verwendeten „Pilzmittel" zu Recht verdrängt. Beispiele sind Clotrimazol, Ketoconazol, Miconazol, Econazol, Oxiconazol, Isoconazol, Bifonazol, die neueren Analog-Substanzen Croconazol, Sertaconazol, Omoconazol und andere mehr.

▶ Sie werden **hauptsächlich lokal** angewandt. Ihre Indikation sind lokale Infektionen mit Dermatophyten wie

Imidazolderivate

Clotrimazol

Miconazol

Ketoconazol

Trichophyton, Microsporon und Epidermophyton, ebenso sprechen lokale Infektionen mit hefeartigen Erregern wie Candida-(Monilia-) und Cryptococcus-Arten gut auf diese Substanzen an. Die für die Therapie benötigten Konzentrationen liegen um 1,0–2,0% in Salben oder Lö-

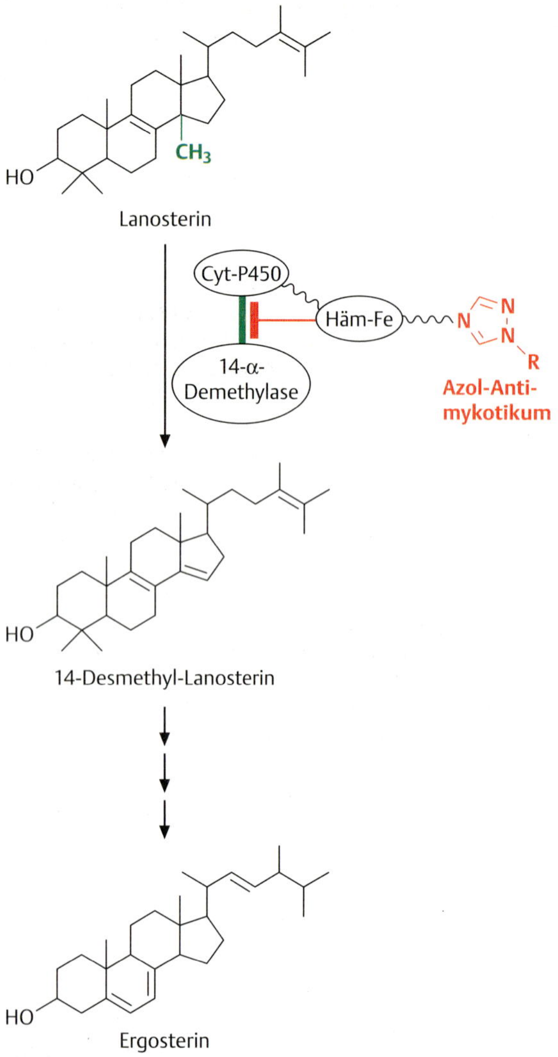

Lanosterin

14-Desmethyl-Lanosterin

Ergosterin

Abb. 16.9 Hemmung der Ergosterin-Synthese durch Azol-Antimykotika. Gezeigt am Beispiel eines Triazol.

sungen. Die Behandlungsdauer beträgt im Allgemeinen Wochen bis Monate.

Zwischen den Substanzen lassen sich gewisse Unterschiede im Wirkspektrum aufzeigen. So besitzt Miconazol antibakterielle Wirksamkeit auf grampositive Erreger. Auch Aktinomyceten werden miterfasst. ▶ Die Imidazol-Antimykotika werden bei lokaler Anwendung nicht resorbiert, daher treten auch keine systemischen Nebenwirkungen auf, lediglich lokale Allergisierungen sind beschrieben worden.

Miconazol kann auch zur systemischen Therapie benutzt werden, ist aber heute obsolet.

Ketoconazol wurde als ein Azol entwickelt, das ▶ peroral zugeführt werden kann, um systemisch wirksame antimykotische Blutspiegel zu erreichen. ▶ Es traten jedoch in einigen Fällen, besonders bei längerdauernder Anwendung, *schwerwiegende Leberschädigungen* auf. Ketoconazol hemmt Cytochrom-P450-abhängige Monooxygenasen und auf diese Weise die Biotransformation

von verschiedenen Arzneistoffen wie Cyclosporin A, Midazolam und Triazolam. In hoher Dosierung wird die Synthese von Steroidhormonen wie Testosteron und Cortisol reduziert. Inzwischen stehen mit Itraconazol und Fluconazol (s. u.) neuere und besser verträgliche Azole zur peroralen systemischen Therapie zur Verfügung. ▶ Daher dient Ketoconazol eher zur lokalen Anwendung, z. B. in Form von Lösungen gegen seborrhoische Dermatitis (beteiligter Hefepilz: Pityrosporon).

Triazol-Derivate

Im Gegensatz zu den Imidazol-Derivaten eignen sich die neuentwickelten Triazol-Derivate Itraconazol und Fluconazol ▶ auch recht gut zur **systemischen Therapie**. Da sie ausreichend enteral resorbiert werden, genügt häufig eine orale Zufuhr. Sie weisen ein breites Wirkspektrum auf, sind in relativ geringer Dosierung bereits ausreichend effektiv und werden relativ gut vertragen.

Itraconazol ist strukturell mit Ketoconazol verwandt. ▶ Seine orale Verfügbarkeit ist variabel (etwa 30 % bei Einnahme nach einer Mahlzeit, Resorptionsquote vermindert bei Hypoazidität). Itraconazol reichert sich stark im Gewebe an und wird langsam ($t_{1/2} \sim 30$ Stunden) ausgeschieden, in Form von in der Leber gebildeten Metaboliten.

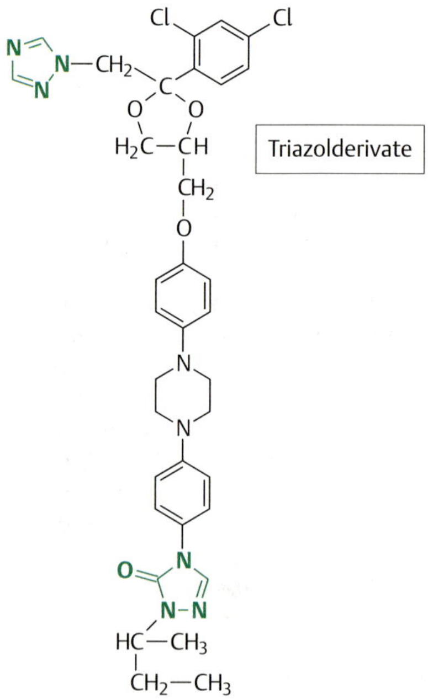

Triazolderivate

Itraconazol

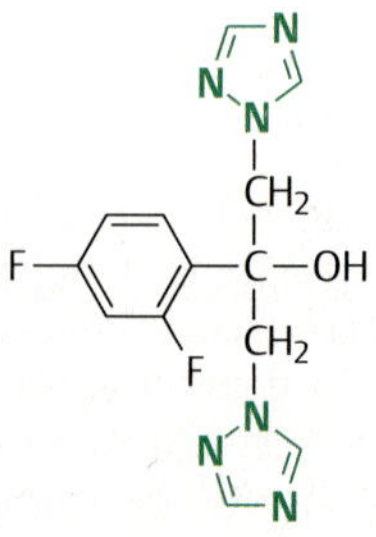

Fluconazol

▶ Itraconazol wird zur Therapie von Lokalmykosen angewandt, die einer lokalen Therapie nicht ausreichend zugänglich sind. Es kann auch bei bestimmten Systemmykosen eingesetzt werden (z. B. Aspergillose, Candidose, Kryptokokkose, Histoplasmose). Die Dosierung beträgt 100–200 mg/d per os.

▶ Es wird relativ gut vertragen, gastrointestinale Störungen können auftreten. Die Nebenwirkungshäufigkeit scheint nach längerdauernder Therapie zuzunehmen. Im Gegensatz zu Ketoconazol wird die Leberfunktion und die Synthese von Steroidhormonen nicht beeinträchtigt. Eine Hemmung des Abbaus anderer Arzneistoffe (s.o.) durch Cytochrom-P450-abhängige Oxygenasen (CYP3 A-Familie) ist möglich.

Fluconazol enthält in seinem Molekül zwei Triazol-Ringe, daneben eine Hydroxy-Gruppe, die die Hydrophobie abschwächt und die Substanz ▶ vergleichsweise gut wasserlöslich sein lässt. Es kann damit auch intravenös zugeführt werden. Die Bioverfügbarkeit nach oraler Zufuhr liegt über 90%, es ist kaum eiweißgebunden und verteilt sich gleichmäßig über alle Kompartimente des Körpers, einschließlich des Liquor cerebrospinalis. Die Eliminationshalbwertzeit liegt bei 30 Stunden, die Substanz wird vornehmlich unverändert renal ausgeschieden (Dosisreduktion bei Niereninsuffizienz notwendig).

▶ Fluconazol hat die für diese Gruppe typische fungistatische Wirksamkeit. Eine wichtige Indikation für Fluconazol sind *Infektionen innerer Organe mit Candida- und Cryptococcus-Pilzen*. Die Dosierung beträgt 50–200 mg/d, kann aber bei systemischen Mykosen anfänglich auf 400 mg/d oder gar 800 mg/d gesteigert werden. Die Therapie sollte über das Abklingen der klinischen Symptome nach 2 Wochen fortgeführt werden, entsprechend den Grundprinzipien der antimykotischen Behandlung.

▶ Die Verträglichkeit der Substanz ist relativ gut, es können gastrointestinale Symptome auftreten, ferner Exantheme. Da bei AIDS-Patienten Fälle von Lyell-Syndrom nach Fluconazol beobachtet worden sind, ist beim Auftreten von Hautveränderungen Vorsicht angezeigt. Dasselbe gilt dann, wenn eine Verschlechterung der laborchemischen Werte auftritt, die auf eine Beeinträchtigung der Leberfunktion hinweisen. Auf die Synthese von Steroidhormonen scheint Fluconazol keinen Einfluss zu nehmen.

Allylamine

▶ **Wirkungsweise.** Diese Substanzen hemmen die Squalenepoxidase, welche einen der ersten Schritte in der Ergosterin-Biosynthese katalysiert.

Naftifin ▶ wirkt fungizid und besitzt ein breites Wirkspektrum. Zusätzlich wirkt es antiphlogistisch.

Naftifin, ein Allylamin

▶ Bei lokaler Anwendung ist nicht mit systemischen Nebenwirkungen zu rechnen. Lokale Unverträglichkeitsreaktionen scheinen vorzukommen. Strukturell verwandt mit Naftifin ist Terbinafin.

Terbinafin gleicht Naftifin strukturell und in seiner Wirkungsweise. ▶ Es steht wie dieses für die lokale Anwendung zur Verfügung. Darüber hinaus eignet es sich jedoch auch für die perorale Gabe, um systemisch wirksame Blutspiegel zu erreichen. Es kann bei Nagel- und Hautmykosen durch Dermatophyten angewandt werden, die auf eine lokale Therapie nicht ansprechen. ▶ Jedoch liegen Berichte vor über seltene, aber schwerwiegende Hautreaktionen wie Stevens-Johnson-Syndrom und toxische epidermale Nekrolyse (letztere mit einer Häufigkeit von schätzungsweise 1 : 100000, jedoch einer Letalität von 40%).

Tolnaftat ist ein älteres Antimykotikum zur lokalen Anwendung. Weil es ein engeres Spektrum (keine Wirkung gegen Candida) und geringere Wirksamkeit als die Imidazol-Derivate besitzt, ist es heute überholt.

Morpholine

Amorolfin ist ein fungizides Morpholin-Derivat, ▶ das die Ergosterin-Synthese auf Stufen hemmt, die dem Angriffspunkt der Azole nachgeordnet sind. ▶ Diese Substanz dringt gut in die Nagelplatte ein; sie steht in Form eines Lackes zum Auftragen auf pilzbefallene Nägel zur Verfügung. Die Therapie muss monatelang durchgeführt werden.

Amorolfin, ein Morpholin

16.2.3   Interferenz mit Zellkern-Funktionen

Antimetabolit-Vorstufe Flucytosin

▶ **Wirkungsweise.** Flucytosin ist ein Antimykotikum, das durch die Ausnützung einer biochemischen Besonderheit mancher Pilze fungistatisch wirkt: Vornehmlich in Hefepilzen ist ein Enzym (Cytosindeaminase) vorhanden, das Cytosin durch Deaminierung in Uracil umwandelt, welches in die RNS-Synthese eingeht (Abb. 16.**10**). Analog wird 5-Fluor-cytosin zum 5-Fluoruracil umgewandelt, einem Antimetaboliten des Nucleinsäure-Stoffwechsels. Diese Umwandlung findet in der Warmblüterzelle hingegen nicht statt. Dies ist Vo-

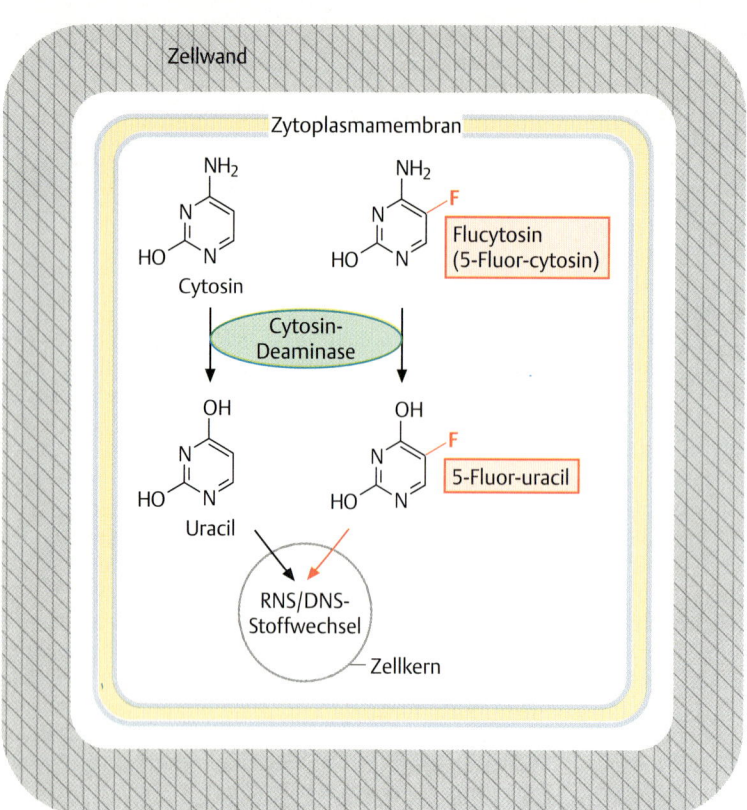

Abb. 16.**10 Wirkungsweise von Flucytosin.** Es wird durch das in Pilzzellen vorkommende Enzym Cytosin-Deaminase zu 5-Fluor-uracil umgewandelt, das den Nukleinsäure-Stoffwechsel stört.

raussetzung für die Anwendbarkeit von Flucytosin als Antimykotikum, denn 5-Fluor-uracil ist auch beim Warmblüter ein Antimetabolit, der als Zytostatikum benutzt wird (S. 479). Fluor-uracil konkurriert mit Uracil um den Einbau in RNS, über eine Interferenz mit dem Thymidin-Einbau wird auch der DNS-Stoffwechsel beeinträchtigt.

▶ **Anwendung.** Entsprechend dem Wirkungsmechanismus ist die Indikation für Flucytosin eine Infektion mit Candida-Arten und mit Cryptococcus neoformans (Torula histolytica).

▶ **Pharmakokinetik.** Flucytosin wird enteral gut resorbiert, die Eliminationshalbwertzeit liegt bei 4 Stunden, ist aber abhängig von der Nierenfunktion. Die empfohlene Tagesdosis beträgt 100–200 mg/kg, also um 10 g/d, aufgeteilt auf vier Einzelgaben. Bei akut lebensbedrohlichen Pilzinfektionen kann auch eine intravenöse Infusion von Flucytosin angezeigt sein.

▶ **Nebenwirkungen.** Bei Einhaltung des angegebenen Blutspiegel-Bereiches sind Nebenwirkungen verhältnismäßig selten. Es können gastrointestinale Beschwerden, Störungen der Leberfunktion und schwerwiegende Veränderungen des Blutbildes (Abnahme aller Blutzellarten) vorkommen. Die Blutbildungsstörungen beruhen wahrscheinlich auf einer Interferenz des 5-Fluor-cytosin mit Cytosin, das aber beim Menschen im Gegensatz zur Hefezelle kein Ausgangsprodukt der Pyrimidin-Synthese darstellt, sondern bereits ein Endprodukt ist und in die DNS eingebaut wird.

Kombination mit Amphotericin B. Bei schweren Infektionen mit Candida-Arten und Cryptococcus neoformans scheint sich eine Kombination von Amphotericin B mit Flucytosin in niedrigeren Dosierungen zu bewähren. Möglicherweise liegt dem überadditiven Effekt (fungizid statt fungistatisch) zugrunde, dass Flucytosin wegen der Amphotericin-bedingten Permeabilitätserhöhung der Plasmamembran leichter in die Zellen eindringen kann. Insgesamt ist die Wirksamkeit aber beschränkt, die Substanz wird durch die Triazole verdrängt.

Griseofulvin. ▶ Griseofulvin wird aus Schimmelpilzen gewonnen und zur Therapie lokaler Pilzerkrankungen, insbesondere von Nagelmykosen, angewandt. Es muss aber vom Blut her an seinen Wirkungsort gelangen, daher die orale Zufuhr von Griseofulvin. Nach längerer Zufuhr wird es in Haut, Haare und Nägel eingelagert, so dass es dort fungistatisch bei verschiedenen Dermatophyten-Erkrankungen, wie Mikrosporie, Trichophytie und Epidermophytie, wirken kann.
▶ Griseofulvin hemmt Mitosen, da es ähnlich wie Colchicin an die „Spindel-Proteine" angelagert wird und deren kontraktile Eigenschaften stört. Die Therapie muss wochenlang, bei Beteiligung der Nägel viele Monate lang durchgeführt werden. Dies ist notwendig, weil Griseofulvin nur in neugebildetes Keratin eingebaut wird und es so vor Pilzbefall schützt. Auf die sonst übliche lokale Behandlung soll nicht verzichtet werden.
Griseofulvin weist im Vergleich mit den Azol-Antimykotika nur Nachteile auf, nämlich orale Dosierung hoher Dosen (bis 1 g/d), also systemische Belastung mit einem Spindelgift, Dauer der Therapie viele Monate und eine Reihe uncharakteristischer Nebenwirkungen. Es sollte nicht mehr verwendet werden.
Ciclopirox. Dieses Pyridon-Derivat ist ein fungizides Antimykotikum mit vergleichbarem Spektrum wie die Azol-Derivate, aber abweichender chemischer Grundstruktur und wahrscheinlich

anderem Wirkungsmechanismus. Seine Penetrationsfähigkeit soll so gut sein, dass es auch bei stark verhornter Haut und bei Nagelmykosen nach äußerer Auftragung die Erreger erreicht. Die systemisch aufgenommene Substanz wird nach Glucuronidierung renal ausgeschieden.

Ciclopirox

16.2.4   Hemmstoffe der Zellwandsynthese

Caspofungin ist das erste Antimykotikum, das über eine ▶ Hemmung der Zellwand-Synthese des Pilzes wirkt. Es handelt sich um ein halbsynthetisches zyklisches Polypeptid. Dieses interferiert mit dem Pilz-spezifischen Enzym 1,3-β-Glucan-Synthase. Caspofungin besitzt ein breites antimykotisches Wirkspektrum, welches Candida- und Aspergillus-Arten umfasst. ▶ Bei *immunge-* *schwächten* Patienten mit invasiven Aspergillus-Infektionen, denen andere Antimykotika wegen Unwirksamkeit oder Unverträglichkeit nicht gegeben werden könnten, hat die Substanz in klinischen Studien gute Wirkungen erzielt. Sie wird zu diesem Zweck mittels Infusion zugeführt. ▶ Caspofungin wird besser vertragen als Amphotericin B und wohl ähnlich gut wie Fluconazol.

Notwendige Wirkstoffe

Antimykotika

Wirkstoff	Handelsname	Alternative	Bemerkungen
Polyenantibiotika			
Nystatin	*Moronal*® Drag., Susp.	*Nystatin* Tab., Kaps., Tropfen *Nystaderm*® u. a.	
Amphotericin B	*Ampho-Moronal*® Tab., Susp.	*Amphotericin B* Inf.	
Hemmstoffe der Ergosterin-Synthese			
Imidazol-Antimykotika zur lokalen Therapie			
Clotrimazol	*Canesten*®	*Clotrimazol* u. a.	
Miconazol	*Daktar*®	*Micotar*®, *Fangur*® u- a.	
Econazol	*Epi-Pavaryl*®	–	
Triazol-Antimykotika zur systemischen Therapie			
Itraconazol	*Sempera*® Kaps., Lösg.	*Siros*® Kaps.	
Fluconazol	*Diflucan*® Kaps., Saft, Inf.	*Fungata*® Kaps.	
Hemmstoffe mit anderer Struktur			
Naftifin	*Exoderil*® Lokale Therapie	–	
Terbinafin	*Lamisil*® Lokale Therapie	–	
Amorolfin	*Loceryl*® Nagellack	–	
Antimykotika mit anderen Wirkmechanismen			
Flucytosin	*Ancotil*® Inf.	–	
Ciclopirox	*Batrafen*® (lokale Therapie)	Inimur® Vaginal-Creme	

Eigene Eintragungen

. . .

. . .

Weitere Azol-Antimykotika zur lokalen Therapie

Oxiconazol	*Myfungar*®, *Oceral*®
Isoconazol	*Travogen*®
Bifonazol	*Mycospor*®, *Biformyk*®

| Croconazol | *Pilzcin*® |
| Sertoconazol | *Mykosert*®, *Zalain*® |

16.3   Mittel gegen Protozoen-Infektionen

Protozoen gehören zu den häufigsten Krankheitserregern, vor allem in den Tropen. Durch die Zunahme des Reiseverkehrs muss auch der hiesige Arzt mit dem Auftreten tropischer Protozoen-Erkrankungen in Deutschland rechnen. Die einzelnen von Protozoen ausgelösten Krankheiten sind unterschiedlich schwer, z. T. können sie tödlich verlaufen. Es gibt eine Reihe primär gut wirksamer Chemotherapeutika, die Fähigkeit der Protozoen, Resistenzen zu entwickeln, erschwert aber die Arzneimittel-Therapie erheblich.

Box 16.7

Einteilung der pathogenen Protozoen

Die Protozoen werden in Unterstämme unterteilt, deren wichtigste bezüglich der Menschenpathogenität im folgenden genannt seien:

- **Mastigophora** oder **Flagellaten** wie Trichomonas vaginalis, Leishmanien-Arten, Giardia lamblia, Trypanosomen-Arten;
- **Sarcodina** mit den Rhizopoda, zu denen die Amöben (z. B. Entamoeba histolytica) zählen;
- **Sporozoa** wie Plasmodien-Arten, Toxoplasma gondii;
- **Pneumocystis carinii**, diese Art kann taxonomisch bisher nicht eingeordnet werden, sie ist nach neuestem Wissen wohl eher den Pilzen als den Protozoen zuzuordnen.

16.3.1   Mittel gegen Flagellaten

─ Überblick ─────────────────────────────────────

Erreger	Erkrankung	Arzneistoffe
Trichomonas vaginalis	Urethritis, Cystitis, Vaginitis, Prostatitis	Nitroimidazole (z. B. Metronidazol)
Giardia lamblia	Dünndarm-Infektion, z. T. mit Diarrhö	Nitroimidazole, Mepacrin
Trypanosoma brucei	Afrikanische Schlafkrankheit	Suramin, Pentamidin, bei ZNS-Befall Melarsoprol
Trypanosoma cruzi	Chagas-Krankheit	Nifurtimox, Benznidazol
Leishmanien	z. B. Kala-Azar, kutane Formen	Stibogluconat, ggf. Pentamidin, Amphotericin B, Ketoconazol

---

Trichomonas vaginalis-Infektionen

Nitroimidazol-Derivate sind gut wirksam gegen urogenitale Infektionen durch Trichomonas vaginalis. Das zuerst eingeführte Mittel dieser Gruppe ist **Metronidazol** (S. 429). Für diese Indikation wird es in Tagesdosen von 0,5–0,75 g bis zu 10 Tagen per os verabreicht. Auch dreimalige Gaben von je 1 g innerhalb 24 Stunden oder von 2 g einmalig per os sind häufig ausreichend wirksam. Stets ist der Sexualpartner des Erkrankten mitzubehandeln. Chemisch nahe verwandte Verbindungen sind **Tinidazol** und **Nimorazol**. ▶ Sie unterscheiden sich vom Metronidazol im Wesentlichen nur durch die Eliminationshalbwertzeiten. Während Metronidazol eine solche von ca. 8 Stunden besitzt, liegen die von Nimorazol und von Tinidazol bei ca. 10 bzw. 13 Stunden. ▶ Auch die selten auftretenden Nebenwirkungen entsprechen sich in etwa: gastrointestinale Störungen, metallischer Mundgeschmack, zentralnervöse Störungen wie Ataxie und Verwirrtheit, allergische Reaktionen. Die Nitroimidazole hemmen den Alkohol-Abbau und führen zu Unverträglichkeitsreaktionen von Ethanol.

Giardia-lamblia-Infektionen, Lambliasis

Diese Infektion ist weltweit verbreitet, also auch in den gemäßigten Zonen heimisch, und ruft im Allgemeinen nur geringe Beschwerden hervor. Die Lamblien, die mit Geißeln versehen sind, leben im Darm und können in den Faeces nachgewiesen werden. Durch die Gabe von **Metronidazol**, **Nimorazol**, **Tinidazol** oder **Mepacrin** kann der Befall beendet werden.

Trypanosomen-Infektionen

Die von Trypanosomen ausgelösten Erkrankungen nehmen unbehandelt häufig einen schweren, wenn nicht tödlichen Verlauf. In Afrika ist die Infektion mit Trypanosoma brucei (in verschiedenen Subspecies vorliegend) verbreitet, die Erreger werden durch die Tsetse-Fliege auf den Menschen übertragen und rufen die **Afrikanische Schlafkrankheit** hervor. Die medikamentöse Therapie ist schwierig und richtet sich danach, ob das Gehirn schon befallen ist. Im Anfangsstadium werden **Suramin** und **Pentamidin** gegeben, bei Befall des ZNS muss eine Behandlung mit organischen Arsen-Verbindungen versucht werden, z. B. mit **Melarsoprol**.

▶ Alle Trypanocide rufen schwere Nebenwirkungen hervor.

In Südamerika ist ein weiteres Trypanosomen-Leiden heimisch, die **Chagas-Erkrankung**, hervorgerufen durch Trypanosoma cruzi. Bei dieser Infektion steht eine Schädigung des Herzmuskels und vegetativer Nervengeflechte (im Darm) im Vordergrund. Die Therapie ist ebenfalls schwierig, es werden **Nifurtimox** und **Benznidazol** empfohlen.

Leishmanien-Infektionen

Leishmaniosen, die als viszerale Form (**Kala-Azar**) und als kutane Formen auftreten können, werden am günstigsten mit organischen Antimon-Präparaten wie Stibogluconat behandelt. Bei Antimon-resistenten Fällen kommen Pentamidin, Amphotericin B und Ketoconazol als Therapeutika infrage.

16.3.2 Mittel gegen Amöben-Infektionen

Entamoeba histolytica kann im Organismus in zwei Formen vorliegen, der Magna-Form, die für die akuten Darm- und Leber-Escheinungen verantwortlich ist, und der Minuta-Form. Die **Nitroimidazole** wie Metronidazol sind Mittel der ersten Wahl bei Dysenterie und Leberabszessen. Bei intestinalen Formen der Amöben-Infektion kann die Therapie durch Gabe von **halogenierten Chinolinen**, die amöbizid wirken, unterstützt werden. Da die Entamoeba während ihres Entwicklungszyklus auf die Anwesenheit der bakteriellen Flora angewiesen ist,

kann die Reduktion des physiologischen Bakteriengehaltes im Darmlumen durch **Antibiotika** auf indirektem Wege eine Therapie der Amöben-Dysenterie darstellen. Für diesen Zweck werden Tetracycline oder Bacitracin benutzt. Versagt diese Therapie, muss die Behandlung mit **Chloroquin** (S. 456) versucht werden, das gegen die vegetativen Formen (Trophozoiten) wirksam ist, die einen lebhaften Stoffwechsel besitzen (Anreicherung in Verdauungsvakuolen?).

16.3.3 Mittel gegen Plasmodien-Infektionen (Malaria)

Überblick

Es gibt gute Chemotherapeutika gegen Malaria-Erreger, jedoch nimmt mit zunehmender Anwendung die Häufigkeit von Resistenzen zu. Dies gilt besonders für den Erreger (Plasmodium falciparum) der gefährlichsten Form (Malaria tropica). Es ist nicht möglich, durch eine prophylaktische Chemotherapie die Ansteckung mit Malaria-Erregern zu verhindern (Sporozoiten sind unempfindlich). Verhindert werden kann lediglich der Übergang in ein späteres Entwicklungsstadium.

Mittel gegen Blutschizonten
Chloroquin, Chinin, Mefloquin und Halofantrin
▶ reichern sich in den Verdauungsvakuolen der Parasiten an und hemmen dort die Entgiftung des für die Blutschizonten toxischen Häm, welches normalerweise durch Polymerisation unschädlich gemacht wird.

Pyrimethamin und Proguanil (wirksamer Metabolit: Cycloguanil)
▶ hemmen die parasitären Dihydrofolsäure-Reduktase; werden teilweise mit Sulfonamiden kombiniert.

Atovaquon
▶ beeinträchtigt den mitochondrialen Elektronentransport des Plasmodiums,
▶ es wird kombiniert mit Proguanil bei Therapie-resistenter Malaria tropica.

Mittel gegen Leberschizonten und Hypnozoiten
Primaquin

Grundlagen

Formen und Symptome der Malaria. Es gibt vier menschenpathogene Plasmodium-Arten, die verschiedene Formen der Malaria verursachen:
- Plasmodium vivax: Malaria tertiana,
- Plasmodium ovale: Malaria tertiana,
- Plasmodium malariae: Malaria quartana,
- Plasmodium falciparum: Malaria tropica.

Die Bezeichnung „tertiana" bzw. „quartana" bezieht sich auf den Abstand zwischen den Fieberfällen. Die Malaria quartana verläuft meistens besonders milde. Die schwersten Erkrankungen treten im Allgemeinen bei einer Infektion mit Plasmodium falciparum auf, dabei ist kontinuierliches oder irregulär verlaufendes Fieber typisch.

Die eigentlichen Krankheitssymptome der Malaria (Schüttelfrost, Wechselfieber, Malaise, Kopf- und Muskelschmerzen) sind durch den koordinierten Zerfall der infizierten Erythrozyten bedingt (s. u.). Bei der Malaria quartana und tertiana ist jeweils nur ein kleiner Teil der Erythrozyten befallen, bei der Malaria tropica können es 5% oder mehr sein. Die Temperatur ist bei dieser malignen Form der Malaria meist ständig erhöht. Dann treten auch entsprechend ernste Krankheitssymptome auf wie Ikterus, Anämie, Niereninsuffizienz und, besonders gefährlich, eine Encephalopathie. Diese wird ausgelöst durch die besondere „Klebrigkeit" der infizierten Erythrozyten, die in den Kapillaren des Gehirns hängenbleiben und zu Störungen der Mikrozirkulation Anlass geben.

Box 16.8

Lebenszyklus der Plasmodien

Die Plasmodien durchlaufen in der weiblichen Anopheles-Mücke und im Menschen folgende Entwicklung: Beim Stich der infizierten Mücke gelangen die winzigen Sporozoiten (0,3 µm Durchmesser) in das Blut und dringen dann in die Leberzellen ein. Hier verwandeln sie sich zu Schizonten (3,0–7,0 µm) und zu Dauerformen (Hypnozoiten, bei P. ovale und P. vivax), die auch nach langer Zeit noch wieder aktiv werden können und sich dann ebenfalls zu Schizonten entwi-

ckeln. Die Schizonten zerfallen in 10–20 Merozoiten, die ins Blut übergehen und in die roten Blutkörperchen eindringen, wo sie sich wieder zu Schizonten weiterbilden. Aus den Blutschizonten können die geschlechtlichen Formen des Parasiten entstehen, die Gametozyten, die wiederum von der Mücke aufgenommen werden können und sich dort über das Stadium der Ookineten und der Oozyste massenhaft vermehren.

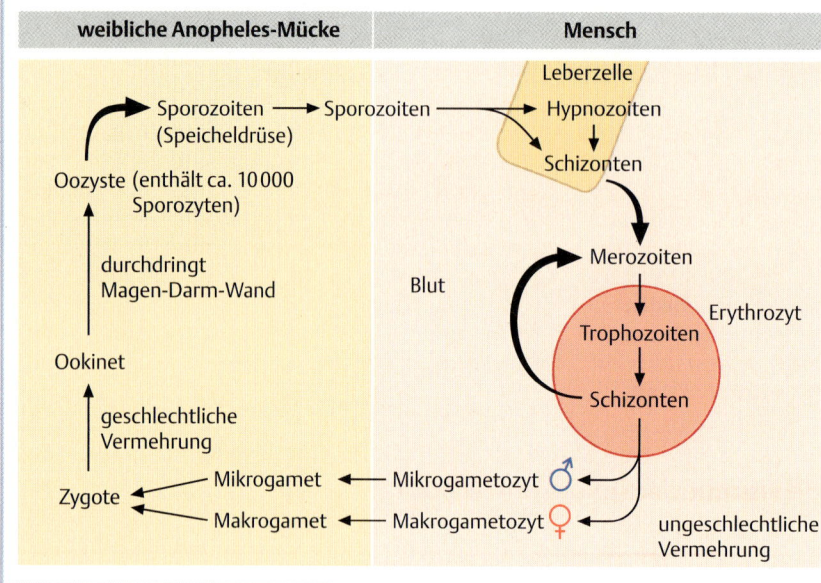

Entwickungszyklus der Malaria-Erreger (dicker Pfeil: Vermehrung der Erreger).

Folgende **Maßnahmen zur Bekämpfung der Malaria-Seuche** und der individuellen Infektion sind denkbar:

– Ausrottung der Anopheles-Mücke bzw. ihrer im Wasser lebenden Larve durch Melioration (Trockenlegung) und Insektizide.
– Verhinderung des Mückenstiches durch Moskitonetze und hautbedeckende Kleidung, Benutzung von Mücken-abschreckenden Stoffen (sog. Repellents) wie Diethyl-toluamid.
– Chemotherapie der Plasmodien-Infektion.

Die Entwicklung von Impfstoffen zur Immunisierung gegen Plasmodien ist bisher nicht gelungen.
Die verschiedenen Entwicklungsstadien der Malaria-Erreger unterscheiden sich in Hinsicht auf biochemische und metabolische Aktivität sehr stark voneinander. So besitzen die Sporozoiten, Merozoiten und die Hypnozoiten kaum einen Stoffwechsel und sind somit auch einer Chemotherapie nicht zugängig. Ähnliches gilt für die Gametozyten. Als Ausnahme muss die Empfindlichkeit der Hypnozoiten und Gametozyten gegen Primaquin angesehen werden (s. u.). Dagegen sind die Schizonten metabolisch hochaktiv – sie verdauen den Zellinhalt der Hepatozyten und Erythrozyten – und können daher am leichtesten chemotherapeutisch geschädigt werden.

Aus dem Mangel an einem Mittel gegen Sporozoiten folgt, dass es nicht möglich ist, eine Malaria-Infektion durch Mückenstich mit Chemotherapeutika zu verhindern. Es kann lediglich der Aus-

bruch der Krankheitssymptome unterdrückt werden. Daher ist auch die medikamentöse „**Malaria-Prophylaxe**" kein korrekter Ausdruck, es handelt sich lediglich um eine **Suppressiv-Therapie**.

▶ **Wirkmechanismen der Malaria-Mittel.**

– **Kationisch-amphiphile Verbindungen** (Abb. 16.**11**), die sich vom Chinin ableiten lassen (z. B. Chloroquin, Mefloquin, Halofantrin, Primaquin), reichern sich aufgrund des hohen pH-Gradienten über der Vakuolen-Membran sehr stark in den sauren Verdauungsvakuolen der Schizonten an. Die Schizonten verdauen in den Vakuolen die Eiweiße der Wirtszelle; das ist im Falle des Erythrozyten Hämoglobin. Als unverdauliches Spaltprodukt bleibt Häm übrig, das für den Parasiten ein Gift darstellt. Das anfallende Häm wird vom Plasmodium polymerisiert, es entsteht ein Makromolekül, das Malaria-Pigment (Hämazoin), das ungiftig ist. Chloroquin und Chinin hemmen diese Polymerisation, so dass die giftigen Verdauungsprodukte, die Häm-Moleküle, nicht vernichtet werden können. Ob es sich dabei um eine Enzymhemmung handelt oder das Substrat durch Bindung an das Malariamittel dem Zugriff des Enzyms entzogen wird, ist noch nicht geklärt. Andere erythrozytäre Schizontenmittel wirken wohl ebenso. Der Befund, dass die klassischen Malariamittel nur auf die Blutschizonten, nicht aber auf die Leberschizonten wirken, findet eine einfache Erklärung: In der Leber fällt beim Verdauen der Zelleiweße kein Häm an!

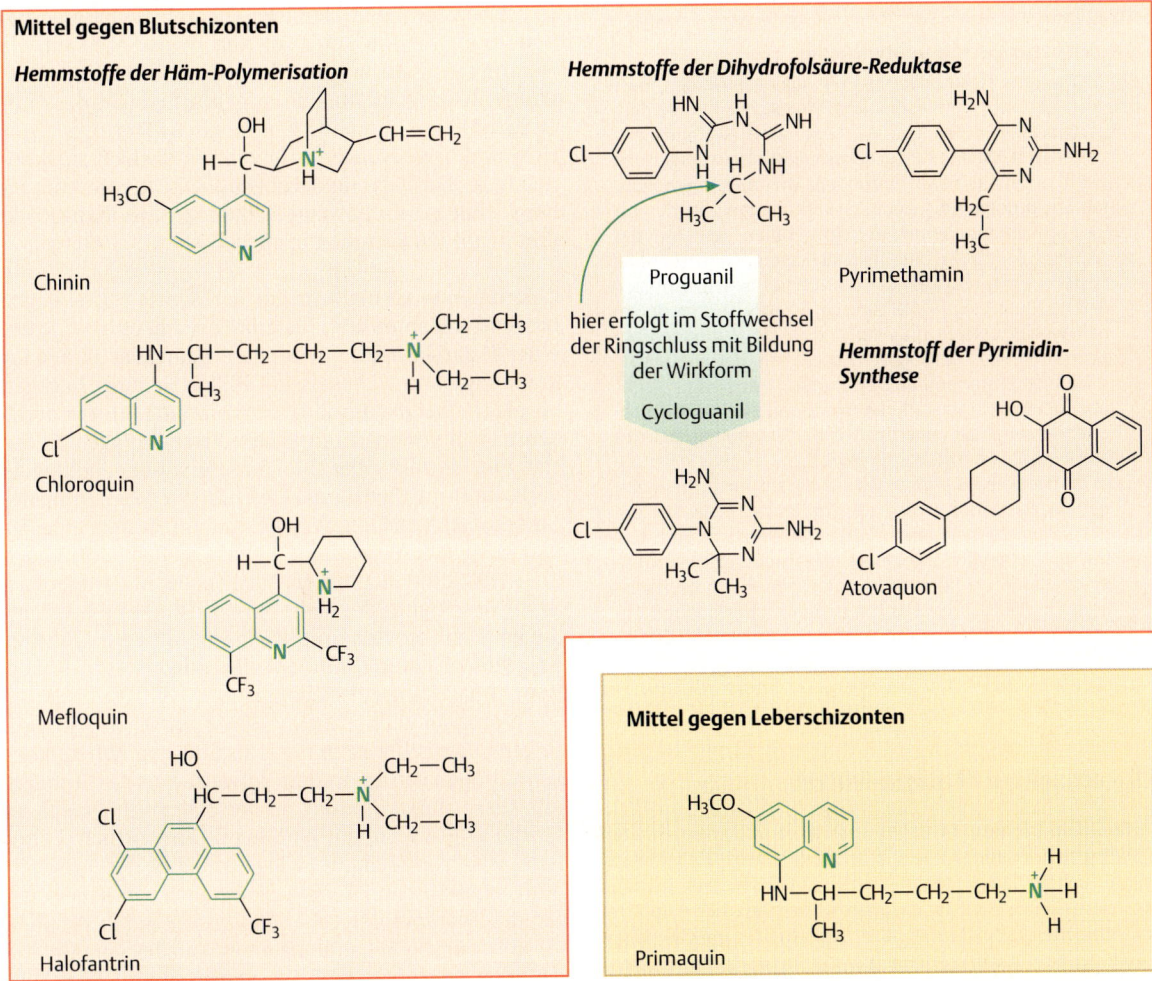

Abb. 16.**11** **Malaria-Mittel.**

– **Hemmstoffe der Dihydrofolsäure-Reduktase** (z. B. Pyrimethamin, Proguanil) verhindern die Umwandlung der Dihydrofolsäure in die Tetrahydrofolsäure (Mechanismus S. 426). Diese vierfach hydrierte Folsäure ist als Methyl-Donator für die Proteinsynthese der Parasiten lebensnotwendig. Diese Hemmstoffe schädigen Leber- und Blutschizonten sowie auch die Gametozyten.

In der Formelsammlung (Abb. 16.11) sind die verfügbaren Malaria-Mittel zusammengestellt. Die Hemmstoffe der Dihydrofolsäure-Reduktase können noch kombiniert werden mit Sulfonamiden oder Sulfonen, welche ja ebenfalls Hemmstoffe der Folsäure-Synthese auf einer früheren Stufe sind (S. 426). Man spricht bei der Kombination von einem Sequentialeffekt.

Chemotherapeutische Prinzipien. Für die **Suppressiv-Behandlung** von Reisenden in Malaria-verseuchte Gebiete ist die örtliche Resistenzlage entscheidend[1]. Je nach der augenblicklichen Situation kommen infrage (beginnend eine Woche vor Antritt der Reise): Chloroquin 300 mg/Woche, Proguanil 200 mg/d, Kombination dieser Substanzen in der angegebenen Dosierung, Mefloquin 250 mg/Woche und schließlich noch Kombinationen von Pyrimethamin mit einem Sulfonamid.

Eine **manifeste Erkrankung** durch Plasmodium vivax, ovale oder malariae kann im Allgemeinen mit Chloroquin erfolgreich behandelt werden. Handelt es sich um eine Infektion mit Plasmodium vivax oder ovale, sollte eine Primaquin-Kur folgen, um die hepatischen Erregerformen (Hypnozoiten) abzutöten. Falls eine Infektion mit Plasmodium falciparum vorliegt, muss die Resistenzlage berücksichtigt werden. In vielen Teilen der Welt ist dieser Erreger resistent gegen Chloroquin, so dass diese Therapie erfolglos bleiben muss. Dann ist Chinin ein mögliches Mittel, es muss in Dosen von 600 mg 3-mal täglich für 7–10 Tage gegeben werden. Wenn nötig, kann Chinin auch parenteral zugeführt werden, gegebenenfalls muss mit weiteren Mitteln wie Mefloquin, Tetracyclinen, Pyrimethamin oder einer Kombination mit einem Sulfonamid die chemotherapeutische Aggressivität verstärkt werden. Wichtig bei der Behandlung einer Tropica-Infektion sind natürlich symptomatische Maßnahmen.

[1] Ärzte, die um Beratung gebeten werden, sollten sich bei Hygiene- oder Tropen-Instituten über die Situation in den entsprechenden Seuchen-Gebieten informieren.

Die einzelnen Malaria-Mittel

Artemisinin-Derivate. In der ostasiatischen Volksmedizin wird die Pflanze *Artemisia annua* (ein Beifuß-Gewächs) als Mittel gegen Fieber seit langer Zeit angewandt. In der Neuzeit konnten aus dieser Droge Wirkstoffe isoliert werden, die sich vom Artemisin ableiten. In der Formel ist der Wirkstoff **Artemether** dargestellt, der das für diese Gruppe typische Endoperoxid enthält.
▶ Der antiparasitäre Wirkungsmechanismus im Blutschizonten ist an das Endoperoxid gebunden, das mit dem im Parasiten vorhandenen Häm-Eisen reagieren und reaktive Radikale bilden soll, die dann Plasmodium-Eiweiße schädigen. ▶ Artemether und ein anderes Derivat, **Artesunate,** wirken sehr schnell nach der Gabe und sind noch effektiv, wenn die Plasmodien resistent gegenüber den klassischen Antimalaria-Mitteln sind. ▶ Die Verträglichkeit der genannten Mittel wird als gut bezeichnet. Artemether ist kombiniert mit Lumefantrin im Handel erhältlich.

Dihydro-artemisinin
(wirksamer Metabolit)

Artemether

Chinin stammt wie sein Diastereomer Chinidin aus der Chinarinde (von Bäumen der Gattung Cinchona), deren Gebrauch die Spanier bei der Eroberung Mittel- und Südamerikas kennenlernten und bereits 1630 gegen fieberhafte Erkrankungen anwandten.
▶ Chinin wird heute nur benötigt, wenn die Resistenzlage der Erreger die Verwendung eines neuen Chemotherapeutikums verbietet.

▶ Bei den für die erfolgreiche Therapie benötigten hohen Dosen tritt eine Reihe von Nebenwirkungen auf, wie Herzrhythmusstörungen (die Herz-hemmende Wirkung von Chinin ist ähnlich ausgeprägt wie die des Antiarrhythmikum Chinidin), neurotoxische Störungen (u. a. Hör- und Sehstörungen), Überempfindlichkeitsreaktionen (u. a. Blutbildveränderungen). Bei Patienten mit einem Glucose-6-phosphat-Dehydrogenase-Mangel ist Chinin absolut kontraindiziert (S. 50).

Chloroquin ▶ ist ein sehr gut wirksames Mittel gegen die Blutschizonten aller Malaria-Formen. Es bewirkt bei einer Malaria tropica mit der Beseitigung der akuten Erkrankung ohne weiteres eine völlige Heilung. Dagegen vermag es bei der Tertiana und Quartana nur die durch Schizonten verursachten akuten Erscheinungen zu beseitigen oder diese bei einer Suppressiv-Behandlung zu verhindern. In allen diesen Fällen ist zur Beseitigung der Gametozyten und extraerythrozytären Formen eine Behandlung mit Primaquin anzuschließen oder auch gleichzeitig durchzuführen. Auch bei der Malaria tropica ist die Beseitigung der meist nur noch kurze Zeit vorhandenen Gametozyten mit Rücksicht auf die Übertragungsmöglichkeit auf Anopheles durch kurze Primaquin-Behandlung zweckmäßig.
▶ Chloroquin wird schnell vom Magen-Darm-Kanal resorbiert. Die Leber kann mehr als 500-mal höhere Konzentrationen von Chloroquin aufweisen als das Blutplasma. Diese starke Bindung an verschiedene Gewebe ist für die lang anhaltende Wirkung verantwortlich (Eliminationshalbwertzeit 10–14 Tage, am Ende der Ausscheidungsphase bis zu 50 Tage). Sie ist auch von Bedeutung für die Therapie der Leberinfektionen durch Amöben (S. 453). Für die Behandlung eines Anfalles von Malaria genügen meistens orale Gaben von insgesamt 2,5 g Chloroquindiphosphat (entsprechend 1,5 g Base) in 2–3 Tagen. Nur selten sind intramuskuläre Injektionen nötig.

▶ Bei der Suppressiv-Behandlung der Malaria sind nur selten Kopfschmerzen, Hautjucken, Sehstörungen und Magen-Darm-Beschwerden zu beobachten. Alle Erscheinungen sind nach Absetzen des Mittels reversibel. Bei der langdauernden Chloroquin-Therapie von Lupus erythematodes und chronischer rheumatischer Arthritis treten zahlreiche weitere Nebenwirkungen auf, die auf S. 292 besprochen werden.

Mefloquin ▶ ist ebenfalls ein gutes Mittel gegen Blutschizonten. Sein Wert liegt darin, dass es noch wirksam ist, wenn die Erreger refraktär gegenüber Chinin und Chloroquin sind. Es ist gleichermaßen geeignet zur Suppressiv-Therapie und zur Behandlung von manifesten Infektionen. Für die Therapie eines akuten Malaria-Anfalls werden einmalig 750–1000 mg, verteilt auf zwei Dosen, zugeführt. Dieses wertvolle Antimalaria-Mittel sollte nur mit großer Zurückhaltung angewandt werden, um die Entwicklung resistenter Erreger möglichst hinauszuzögern.
▶ Mefloquin wird ebenfalls sehr stark vom Gewebe angereichert, denn es hat ein scheinbares Verteilungsvolumen von ca. 20 l/kg, was bei einer Plasmaeiweißbindung von 98–99 % eine zelluläre Anreicherung von mindestens dem 1000fachen ergibt. Die Elimination erfolgt mit einer Halbwertzeit von ca. 21 Tagen, ist also extrem langsam.

▶ Während der kurativen Therapie ist mit dem Auftreten von gastrointestinalen Störungen in etwa 10 %, von Kopfschmerzen in ca. 5 % und Hautreaktionen in weniger als 1 % der Fälle zu rechnen, von diesen Nebenwirkungen sind 2,5 % als schwer zu bezeichnen. Bei der langdauernden Suppressiv-Therapie geht die Häufigkeit von Nebenwirkungen auf unter 1 % zurück, es sind allerdings psychomotorische Störungen berichtet worden. Diese Nebenwirkung schränkt die Anwendung von Mefloquin ein.

Halofantrin. ▶ Dieses Mittel ist gegen Blutschizonten wirksam, bisher tritt nur selten eine Resistenz gegen diese neue Substanz auf. Halofantrin wird nur zur Therapie, nicht zur Suppressiv-Behandlung eingesetzt. Für diesen Zweck genügen einmalig 3-mal 500 mg im Abstand von 6 Stunden, diese Gabe sollte nach 1 Woche wiederholt werden.
▶ Im Vergleich zu Mefloquin wird Halofantrin erheblich schneller ausgeschieden, die Halbwertzeit liegt bei 6 Stunden.
▶ Halofantrin scheint im Vergleich zu anderen Malaria-Mitteln besser verträglich zu sein. Es können auftreten: gastrointestinale Störungen, Kopfschmerzen, Hautreaktionen, Anstieg der Leberenzym-Aktivitäten im Blut, selten schwerwiegende ventrikuläre Herzrhythmusstörungen (Verlängerung der QT-Zeit durch Blockade eines Kaliumionen-Kanals).
Ähnlichkeit mit Halofantrin hinsichtlich der Struktur und Wirksamkeit besitzt **Lumefantrin,** diese Substanz wird auch in Kombination mit Artemether gegeben.

Primaquin hat wegen seiner geringeren Nebenwirkungen das nahe verwandte, lange Zeit verwendete Pamaquin völlig ersetzt.
▶ Primaquin hat eine gute Wirkung auf die extraerythrozytären Formen der Malaria und gegen alle Gametozyten, während es die (Blut-)Schizonten nicht ausreichend abtötet. Der Wirkungsmechanismus ist unklar. Eine Kombination mit Chloroquin ist deshalb vielfach angebracht.
▶ Primaquin wird schnell vom Magen-Darm-Kanal resorbiert, im Körper weitgehend abgebaut. Die Reste werden in kurzer Zeit ausgeschieden. Eine Speicherung findet nicht statt.

Pyrimethamin ist aus einer Fortentwicklung von Substanzen entstanden, die Antimalaria-Wirkungen haben, wie das Biguanid-Derivat Proguanil, und andererseits von Pyrimidin-Derivaten mit Antifolsäure-Wirkungen.
▶ Pyrimethamin hemmt wie Trimethoprim (S. 427) die Dihydrofolsäure-Reduktase. Es wirkt gut auf exoerythrozytäre Formen, während die Wirkung auf Schizonten bei akuten Erscheinungen zu langsam einsetzt.
▶ Die Substanz wird langsam aber vollständig vom Magen-Darm-Kanal resorbiert. Sie hat eine Halbwertzeit von 4 Tagen.
▶ Eine wöchentliche Dosis von 25 mg per os ist zur Suppressiv-Behandlung ausreichend. Bei akuten Erscheinungen ist Pyrimethamin mit Chloroquin zu kombinieren. Proguanil-resistente Stämme sind auch gegen Pyrimethamin resistent.
▶ Nur nach großen Dosen kann es zu einer Megaloblastenanämie kommen, die sich nach Absetzen zurückbildet; sie ist auf die Antifolsäure-Wirkung von Pyrimethamin zu beziehen, die bisweilen auch zur Behandlung einer Polyzythämie ausgenutzt wird.

Der Malaria-Erreger ist auf die Synthese von Folinsäure angewiesen. Daher wirken neben Pyrimethamin auch Trimethoprim, Sulfonamide und Dapson hemmend. Ein **Kombinationspräparat** von Pyrimethamin mit dem Sulfonamid Sulfadoxin kann an Stelle von Chinin zur Therapie einer resistenten Malaria tropica benutzt werden. Da die Nebenwirkungen dieser Kombination aber sehr ausgeprägt sind (schwere Hautreaktionen, Lungeninfiltrationen), sollte diese feste Kombination nur in Ausnahmefällen, zur Anwendung kommen.

Atovaquon ist bekannt als ein Wirkstoff gegen Pneumocystis-carinii-Infektionen (S. 458).
▶ In Kombination mit Proguanil kann es jedoch auch zur Therapie oder Prophylaxe einer Malaria, die durch das multiresistente Plasmodium falciparum ausgelöst ist, dienen.
▶ Atovaquon soll den mitochondrialen Elektronentransport hemmen und so die Synthese von Pyrimidin-Basen drosseln. Cycloguanil, die aktive Form von Proguanil, hemmt die Synthese von Tetrahydrofolsäure und bremst so die Bildung von Purin-Körpern und von Thymidin, einem Pyrimidin-Nukleosid. Der Nutzen der Kombination leuchtet ein, da die beiden Kombinationspartner in einem Syntheseweg an unterschiedlichen Stellen eingreifen. Auf diese Weise wird eine Resistenzentwicklung erschwert.
▶ Häufige Nebenwirkungen sind Kopfschmerzen und gastrointestinale Störungen.

Box 16.10

Minderwertige Arzneimittel-Präparate

Bei Reisen in den Orient und der dort auftretenden Notwendigkeit, Arzneimittel zu erwerben, muss man sich der Tatsache bewusst sein, dass ein Teil der zum Kauf angebotenen Präparate von minderwertiger Qualität ist. Sie enthalten entweder geringere Mengen als es der Deklaration entspricht oder überhaupt keinen Wirkstoff. So hat eine Untersuchung in Süd-Ost-Asien folgendes ergeben: Von dem Antimalariamittel Artesunate (indiziert bei multiresistenter Plasmodium-falciparum-Infektion) waren in Burma 40 %, in Thailand 11 %, in Kambodia 25 % und in Vietnam 64 % der Zubereitungen ohne den Wirkstoff. In welchem Ausmaß derartige Fälschungen auch andere Arzneimittelgruppen betreffen, ist im Einzelnen wohl nicht bekannt. Auch aus Nigeria berichten Experten, dass bis zu 70 % aller Arzneimittel-Präparate von minderwertiger Qualität seien.

16.3.4 Mittel gegen Toxoplasmose (Toxoplasma gondii)

Die Chemotherapie ist nur gegen die extrazellulären Formen der Toxoplasmosen wirksam. Die günstigsten Ergebnisse werden durch die Kombination von **Pyrimethamin** mit **Clindamycin** erhalten.

▶ Der Folsäure-Antagonist Pyrimethamin darf nicht während der ersten 5 Monate einer Gravidität gegeben werden, als Alternative für diesen Zeitraum werden Erythromycin-Derivate empfohlen.

16.3.5 Mittel gegen Pneumocystis-carinii-Infektion

Die von diesem Erreger bei immungeschwächten Patienten ausgelöste interstitielle Pneumonie ist schwierig zu behandeln. Eine Möglichkeit besteht in der Gabe hoher Dosen von **Cotrimoxazol**, eine Alternative ist **Atovaquon**.

Pentamidin ist ebenfalls gut wirksam gegen Pneumocystis carinii.
▶ Es ist allerdings parenteral gegeben sehr toxisch (v. a. Blutdruckabfall, Pankreatitis und Störung der Blutzuckerregulation, Nierenversagen). ▶ Pentamidin kann jedoch durch Inhalation zugeführt werden, wodurch die systemische Toxizität wesentlich reduziert wird, da die enterale Resorption schlecht ist. ▶ Neben der Behandlung leichterer bis mittelschwerer Infektionen der Lunge liegt der besondere Wert des Pentamidin-Aerosols in der Prophylaxe dieser Infektion bei AIDS-Patienten.

$$
\underset{H_2N}{\overset{HN}{\diagdown}} C - \!\!\!\!\bigcirc\!\!\!\!- O-(CH_2)_5-O-\!\!\!\!\bigcirc\!\!\!\!- C \overset{HN}{\underset{NH_2}{\diagup}}
$$

Pentamidin

Notwendige Wirkstoffe

Mittel gegen Protozoen

Wirkstoff	Handelsname	Alternative	Bemerkungen
Mittel gegen Protozoen (außer Plasmodien)			
Metronidazol	*Clont®* Tab., Amp.	Metronidazol Tab., Amp. Arilin® Tab.	
Tinidazol	*Simplotan®* Tab.	–	
Nimorazol	*Esclama®* Tab.	–	
Pentamidin	*Pentacarinat®* Substanz	–	
Suramin	*Bayer 205®, (Germanin®)* *	–	
Stibogluconat	*Pentostam®* *	–	
Melarsoprol	*Arsobal®* *	–	
Nifurtimox	*Lampit®* *	–	
Atovaquon	*Wellvone®*	–	
Co-trimoxazol	*Eusaprim®*	Co-trimoxazol Tab. und weitere Handelsnamen	
Mittel gegen Plasmodien			
Chinin	–	Chininum HCl, Tab., Amp.	
Chloroquin	*Resochin®* Tab., Amp.	Chlorochin®, Weimerquin® Tab.	
Halofantrin	*Halfan®* Tab., Susp	–	
Mefloquin	*Lariam®* Tab.	–	
Proguanil	*Paludrine®* Tab.	–	
Proguanil + Atovaquon	*Malarone®* Tab.	–	
Atovaquon	*Wellvone®* Sus.	–	
Pyrimethamin	*Daraprim®* Tab.	Pyrimethamin Tab.	
Pyrimethamin + Sulfadoxin	*Fansidar®* Tab. *		
Artemether + Lumefantrin	*Riamet®* Tab.	–	
Diethyl-toluamid (Repellent)	*Autan®* Creme, Lotio, Spray		

Eigene Eintragungen

· · ·

· · ·

---

* Nur über die Internationale Apotheke zu beziehen.

16.4 Anthelminthische Therapie

Überblick

Der Befall durch parasitäre Würmer ist die weitverbreitetste Erkrankung der Menschheit. Besonders in den warmen Zonen der Welt sind die Menschen diesen Parasiten ausgesetzt. Die ausschließliche Infestation des Intestinaltrakts belastet den Gesundheitszustand im Allgemeinen weniger als ein Befall mit parasitären Würmern, die in den menschlichen Geweben leben, wie die Schistosoma-Arten (Bilharziose), die Nematode Onchocerca (Fluss-Blindheit) oder die verschiedenen Egel-Arten.

Die moderne Medizin hat sehr wirksame Arzneimittel entwickelt, die die Mehrzahl der Erkrankungen zur Abheilung bringen können. Interessant ist, dass die parasitären Würmer keine Resistenzen gegen die chemotherapeutischen Wirkstoffe entwickeln.

Unter den hiesigen Verhältnissen reichen für die Behandlung intestinaler Wurm-Infestationen eigentlich zwei Wirkstoffe aus: **Praziquantel** gegen Bandwürmer und **Mebendazol** gegen Rundwürmer. Parasitäre Würmer aus subtropischen und tropischen Weltgegenden bedürfen zur Behandlung evtl. zusätzlicher Substanzen wie Albendazol und Ivermectin.

16.4.1 Therapie intestinaler Infestationen

In unseren Breiten spielen hauptsächlich folgende Darmparasiten eine Rolle:

- **Bandwürmer** (Cestoden): Rinderbandwurm (Taenia saginata) und Schweinebandwurm (Taenia solium), evtl. der Zwergbandwurm (Hymenolepis nana);
- **Rundwürmer** (Nematoden): Ascaris lumbricoides und Enterobius vermicularis (Oxyuren).

Unter den modernen Lebensbedingungen ist jedoch auch mit dem Auftreten tropischer Darmparasiten zu rechnen.

Mittel gegen Bandwürmer

Praziquantel. ▶ Dieses auch bei Schistosomiasis wirksames Mittel *tötet Bandwürmer nach einmaliger oraler Gabe.*

Praziquantel

▶ Die Substanz schädigt das Integument der Würmer nach 10–15 Minuten Einwirkungszeit, was zum Absterben der Parasiten führt.
▶ Die benötigen Dosen liegen bei 10 mg/kg, nur beim Befall mit dem Zwergbandwurm (Hymenolepsis nana) sollen 15 mg/kg gegeben werden. Praziquantel wird enteral resorbiert und erreicht die maximale Serum-Konzentration nach 1 bis 3 Stunden, dadurch werden auch Gewebsformen der Parasiten, wie die Neurocysticercosis, erfolgreich behandelbar. Die Substanz wird im Organismus vollständig zu Metaboliten umgewandelt, die renal ausgeschieden werden.
▶ Die Nebenwirkungen sind unbedeutend, es können auftreten: Leibschmerzen, Kopfschmerzen, Benommenheit, Hautjucken, Urtikaria, Temperaturansteig.

Niclosamid. ▶ Mit diesem Wirkstoff steht ein weiteres gutes Bandwurmmittel zur Verfügung.
▶ Niclosamid hemmt die Glucose-Aufnahme in den Parasiten, es fördert die Glykolyse und blockiert den Citronensäurezyklus. Dadurch steigt die Milchsäure-Konzentration im Bandwurm an. Ferner werden die Schutzstoffe des Wurmes gegen die Proteasen des Darmes unwirksam.
▶ Niclosamid wird nicht resorbiert.
▶ Die einzige störende Nebenwirkung scheint eine Schleimhautreizung des Magens zu sein, die Tabletten (4-mal 0,5 g/d = 2 g/d) sollen daher nach dem Essen gegeben werden. Die Gabe eines Laxans ist nicht notwendig.

Mittel gegen Rundwürmer

Mebendazol ▶ ist das *wirksamste* und am besten verträgliche Anthelminthikum *gegen Nematoden-Infestationen* mit Ascaris lumbricoides, Enterobius vermicularis (Oxyuren), Trichuris trichiura (Peitschenwurm), Ancylostoma duodenale und Necator americanus (Hakenwürmer) in unserer Region. Bei inoperabler Echinokokkose kann Mebendazol eine Besserung der klinischen Symptomatik veranlassen, wenn das Anthelminthikum in hoher Dosierung (z. B. 1,5 g/d) viele Monate gegeben wird.

Mebendazol

▶ Mebendazol hemmt die Glucose-Aufnahme durch den Parasiten, was zum Absterben der Würmer führt.
▶ Die übliche Dosierung bei Nematoden-Befall beträgt 2-mal täglich 100 mg per os für 3 Tage. Nur ein sehr kleiner Teil der verabreichten Dosis wird enteral resorbiert und dann renal ausgeschieden. Während der Therapie braucht die Nahrungsaufnahme nicht eingeschränkt zu werden, eine Gabe von Laxantien erübrigt sich.
▶ Als einzige Nebenwirkung sind bisher gelegentlich Leibschmerzen berichtet worden. Auch bei der hochdo-

sierten und langdauernden Gabe gegen Echinokokken treten kaum schwere Nebenwirkungen auf.

Tiabendazol (Thiabendazole) ▶ zeigt im Vergleich mit anderen Anthelminthika ein breiteres Wirkungsspektrum. Neben Ascariden und Oxyuren werden auch Trichuris trichuria und Strongyloides stercoralis beseitigt. ▶ Nebenwirkungen von Seiten des Magen-Darm-Kanals sind häufig, verschiedene zentralnervöse Störungen, u.a. Kreislauf-Regulationsstörungen und allergische Reaktionen, kommen vor. ▶ Tiabendazol sollte nur gegen Trichuris und Strongyloides, angewandt werden, nicht dagegen bei Ascariden- oder Oxyuren-Infestationen. Die Substanz ist nicht mehr im Handel.

Albendazol, wie Mebendazol und Tiabendazol ein Benzimidazol-Derivat, ▶ besitzt ein breites anthelminthisches Wirkspektrum. ▶ Da die Nebenwirkungen ausgeprägter sind als bei Mebendazol, soll es nicht routinemäßig, sondern ▶ nur gezielt bei speziellen Erkrankungen wie der Echinokokkose verwandt werden.

Pyrantel-embonat. ▶ Dieses Anthelminthikum wirkt depolarisierend auf die motorische Endplatte des Wurmes und hemmt seine Cholinesterase, der Erreger zeigt eine spastische Lähmung. ▶ Pyrantel ist wirksam gegen Ascariden und Oxyuren. Die Dosierung beträgt maximal 1,0 g am 1. und am 14. Tag der

Behandlung. ▶ Die Substanz wird schlecht resorbiert, so dass ▶ systemische Nebenwirkungen wie Kopfschmerzen und Dösigkeit selten sind. Magen-Darm-Beschwerden können nach Gabe von Pyrantel auftreten. Schwangeren und Kleinkindern soll die Substanz nicht verabreicht werden.

Pyrvinium-embonat. ▶ Besser als das obsolete Piperazin ist der Cyanin-Farbstoff Pyrvinium-embonat gegen Oxyuriasis wirksam. Für Kinder und Erwachsene beträgt die Dosis 1-mal 5 mg/kg per os. ▶ Pyrvinium-embonat blockiert Fermente im Oxidationsstoffwechsel der Parasiten. ▶ Nebenwirkungen (Nausea und Erbrechen) sind sehr selten. Die Faeces werden rot gefärbt.

Ivermectin, ein kompliziertes zyklisches Lacton, ist aus Aktinomyceten entwickelt worden. ▶ Die Substanz ist wirksam bei Onchocerciasis, Filariasis und einer Reihe der üblichen parasitären Würmer. ▶ Ivermectin soll in den Parasiten Glutamat-gesteuerte Chlorid-Kanäle, die es nur bei Invertebraten gibt, schädigen.

Pyrantel

16.4.2 Therapie systemischer Infektionen

Trichinose. In unseren Breiten kommt sehr selten eine Infektion mit Trichinella spiralis vor. Die Infektion ist durch Aufnahme von infiziertem Schweinefleisch möglich. Der Erreger gehört zu den Nematoden und siedelt sich vornehmlich in der Skelettmuskulatur an. Die Behandlung kann mit **Tiabendazol** oder **Mebendazol** versucht werden, außerdem ist eine antiphlogistische Therapie mit hohen Dosen von Corticosteroiden angezeigt.

Filariose. Diese Infektion mit Wuchereria bancrofti, die ebenfalls den Nematoden angehört, zählt zu den Tropenerkrankungen. Der Wurm, der vorwiegend in den Lymphgängen lebt, kann mit **Diethylcarbamazin** abgetötet werden. Schwere Nebenwirkungen können durch den zu massiven Zerfall der Filarien ausgelöst werden.

Bilharziose. Gleichfalls zu den weitverbreiteten Tropenkrankheiten zu zählen ist die Infektion mit verschiedenen Schistosoma-Formen (ca. 200 Millionen Menschen in 74 Staaten sind betroffen). Diese Erreger gehören zu den Trematoden. Befallen sind vorwiegend der Urogeni-

taltrakt und die Leber. Die früher üblichen Medikamente zur Behandlung der verschiedenen Formen der Schistosomiasis sind abgelöst von einer sehr wirksamen Substanz, nämlich **Praziquantel.** Dieses Therapeutikum ist ein ganz wesentlicher Fortschritt. Es genügt eine eintägige Zufuhr folgender Dosen:
- bei Schistosoma haematobium-Erkrankung: 1 × 4 mg/kg,
- bei S. mansoni- und S. intercalatum-Befall: 2 × 20 mg/kg,
- bei S. japonicum-Erkrankung: 2 × 30 mg/kg.

Auch bei den früher sehr schwer zu behandelnden **Egel-Erkrankungen** durch Clonorchis sinensis und Paragonimus ist eine ein- bis zweitägige Therapie mit 3 x 25 mg Praziquantel/kg erfolgreich.

Die modernen Anthelmintika sind an sich gut verträglich. Unverträglichkeitsreaktionen können jedoch durch Produkte aus den zu schnell zerfallenden Parasiten ausgelöst werden.

┌ Notwendige Wirkstoffe ──────────────────────

Anthelmintika

Wirkstoff	Handelsname	Alternative	Bemerkungen
Bandwürmer (Cestoden)			
Praziquantel	Cesol® 150 mg Tab.	–	
Niclosamid	Yomesan® 500 mg Tab.	–	

Fortsetzung ▶

Anthelmintika (Fortsetzung)

Wirkstoff	Handelsname	Alternative	Bemerkungen
Rundwürmer (Nematoden)			
Mebendazol	Vermox® 100 u. 500 mg Tab.	Surfont® 100 mg Tab.	
Albendazol	Eskazole® 400 mg Tab.	–	
Pyrantel-embonat	Helmex® 750 mg Tab.	–	
Pyrvinium-embonat	Molevac® 75 mg Drag.	Pyrcon® Susp.	
Diethylcarbamazin	Hetrazin® *	–	
Ivermectin	Mectizan® *	–	
Saugwürmer, Egel (Trematoden)			
Praziquantel	Biltricide® 600 mg Tab. Cysticide® 500 mg Tab.	–	–

Eigene Eintragungen

. . .

. . .

* Nur über die Internationale Apotheke zu beziehen.

16.5   Antivirale Arzneistoffe

─ Überblick ─────────────

Die häufig angewandten Virustatika mit guter antiviraler Spezifität und Eignung zur systemischen Therapie sind hauptsächlich gegen Herpesviren und das humane Immunschwäche-Virus (HIV) gerichtet.

Mittel gegen Herpesviren

Aciclovir (Prototyp für ein spezifisches Virustatikum)
▶ Nukleosid-Analogon. Es wird in Zellen, die von Herpes simplex oder Varicella zoster Viren infiziert sind, durch eine Virus-kodierte Thymidinkinase aktiviert, reichert sich dadurch in den infizierten Zellen an und interferiert dort bevorzugt mit der viralen DNS-Polymerase.
▶ gut verträglich.

Valaciclovir
▶ Valinester-Derivat, bioaktivierbare Vorstufe von Aciclovir.
▶ besitzt gegenüber Aciclovir eine deutlich gesteigerte Bioverfügbarkeit nach oraler Gabe.

Ganciclovir
▶ Nukleosid-Analogon. Es wird speziell in Cytomegalie-Virus-infizierten Zellen phosphoryliert und aktiviert, hat allerdings geringere Selektivität als Aciclovir.
▶ Cytomegalie-Retinitis bei AIDS-Patienten.
▶ Leukopenie

Mittel gegen HIV
HIV-Therapeutika werden kombiniert angewandt.

z. B. Zidovudin und Nevirapin
▶ Nukleosid-Analog und nicht-nukleosidische Substanz, hemmen beide die reverse Transkriptase

z. B. Indinavir
▶ Protein-Analogon, hemmt die HIV-Protease.

Die Anforderungen an eine antivirale Therapie sind im Prinzip die gleichen wie bei der antiinfektiösen Therapie gegen andere Erreger, z. B. Bakterien, Pilze, Protozoen. Das Arzneimittel sollte selektiv das Virus beeinträchtigen, ohne den Stoffwechsel der infizierten oder anderer gesunder Zellen des Wirtsorganismus zu schädigen. Diese Forderungen sind aber bezüglich der viralen Erkrankungen besonders schwer zu erfüllen, da Viren keinen eigenen Stoffwechsel haben und zu ihrer Vermehrung Stoffwechselleistungen der menschlichen Zelle in Anspruch nehmen müssen. Jedoch kommen dabei Virus-spezifische Stoffwechselschritte vor, die Ansatzpunkte für eine gezielte Pharmakotherapie darstellen (Abb. 16.**12**). Tatsächlich gibt es inzwischen eine Reihe von spezifisch wirksamen Virustatika. Die verfügbaren antiviralen Substanzen greifen hemmend in die Vermehrung von Viren ein. In Zellen eingedrungene virale Gene, die ruhend persistieren, sind derzeit pharmakotherapeutisch nicht zu beseitigen. Ebenso wie bei anderen Erregern kann es auch bei Viren zu einer Resistenz gegenüber den antiviralen Wirkstoffen kommen.

Wirkungsspektrum der antiviralen Arzneistoffe. Die bisher verfügbaren antiviralen Substanzen mit hoher Spezifität für Virus-abhängige Stoffwechselprozesse weisen eine ausgeprägte Virusselektivät auf – gut verträgliche „Breitspektrum-Virustatika" gibt es bisher nicht. Im folgenden sind daher die antiviralen Arzneistoffe nach den betroffenen Virusarten angeordnet.

Wirkungsweise der Nukleosid-Analoga (Antimetabolite). Diese abnormen Nukleoside sind entweder in der Base oder im Zucker-(Desoxyribose-)Anteil verändert (Abb. 16.**13**). Sie werden durch Triphosphorylierung in

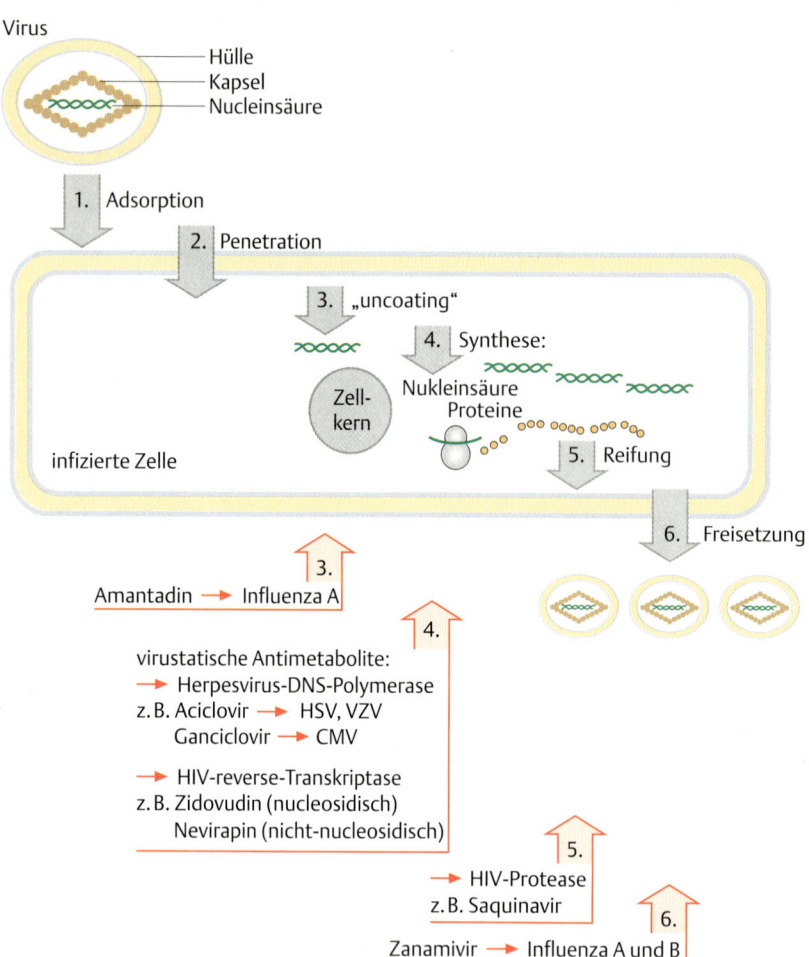

Abb. 16.**12**   **Schritte der Virus-Vermehrung und antivirale Substanzen.** HSV = Herpes-simplex-Virus, VZV = Varicella-zoster-Virus, CMV = Cytomegalie-Virus (alle zur Herpesvirus-Gruppe gehörig). HIV = humanes Immunschwäche-Virus.

die Wirkform überführt. Ist der Zuckeranteil abnorm, kann die Desoxyribose-phosphorsäure-Kette nicht fortgesetzt werden, es kommt zu einem Abbruch, da der Antimetabolit zwar noch angehängt wird, aber für eine Erweiterung der Kette keine Anknüpfungsstelle besitzt. Zu den Virustatika mit abnormen Zuckeräquivalenten gehören Aciclovir und Ganciclovir. Ist dagegen der Basenanteil abnorm, so wird der Antimetabolit in eine DNS-Kette eingebaut, die dann aber als Matrize nicht funktionsfähig ist. Hierher gehört Idoxuridin. Hinzu kommt bei beiden angesprochenen Mechanismen, dass Enzym-Aktivitäten durch die falschen Substrate reduziert werden.

Abb. 16.**13**   **DNS-Synthese. Kettenverlängerung um 1 Nukleotid.** Virustatische Antimetabolite stellen falsche DNS-Bausteine dar.

in Antimetaboliten verfremdete Molekülteile

16.5.1 Mittel gegen Herpesviren

Die Gruppe des Herpesviren lässt sich in 8 Virustypen gliedern:
1. Herpes-simplex-Virus Typ 1 (HSV-1, häufig verantwortlich für rezidivierenden Herpes labialis),
2. Herpes-simplex-Virus Typ 2 (HSV-2, häufig verantwortlich für rezidivierenden Herpes genitalis),
3. Varicella-zoster-Virus (VZV, Windpocken und Herpes zoster),
4. Epstein-Barr-Virus (EBV, infektiöse Mononukleose),
5. Cytomegalie-Virus (CMV),
6.–8. Humane Herpesviren (HHV) Typen 6, 7 und 8.

Herpesviren enthalten Doppelstrang-DNS. Diese kodiert unter anderem Virus-spezifische Enzyme, die für die DNS-Replikation essenziell sind und als Zielstrukturen für selektive Antiherpetika genutzt werden können. Die nachfolgend genannten Virustatika sind **Antimetabolite,** die hemmend in die Nukleinsäure-Synthese eingreifen.

Aciclovir ist der Protoyp für ein spezifisches, gut verträgliches Virustatikum. Es handelt sich um ein Guanin-Derivat, das statt einer (Desoxy-)Ribose einen abartigen aliphatischen Rest trägt, deshalb auch die Bezeichnung „Acycloguanosin".

▶ Die Anknüpfung des ersten Phosphat-Restes kann nur von einer Herpesvirus-kodierten Thymidinkinase vorgenommen werden. Daraus ergibt sich eine Selektivität für Virus-befallene Zellen. In diesen entsteht dann Aciclovir-Monophosphat, welches durch zelluläre Kinasen zum Triphosphat umgewandelt wird (Abb. 16.**14**). Die Einführung der Phosphorsäurereste, die beim zellulären pH negativ geladen vorliegen, hebt die Membrangängigkeit auf, so dass Aciclovir-Triphosphat in Herpesvirus-befallenen Zellen akkumuliert. Dieses hemmt bevorzugt die Virus-kodierte DNS-Polymerase, was die Selektivität weiter steigert. Deshalb ist Aciclovir für den infizierten Organismus so gut verträglich, selbst die gegenüber Antimetaboliten so empfindliche Granulopoese im Knochenmark wird nicht verändert.

▶ Aciclovir ist von großem therapeutischen Nutzen bei **schweren Herpes-simplex-** und **Herpes-zoster-Infektionen**. Für diesen Zweck wird es parenteral zugeführt (5–10 mg/kg alle 8 Stunden). Es liegen auch oral applizierbare (Bioverfügbarkeit 15–30%) und lokal anwendbare Zubereitungen vor.

▶ Die Substanz wird zu ca. 90% unverändert renal ausgeschieden, die Eliminationshalbwertzeit beträgt um 2,5 Stunden. Gegen Aciclovir resistente Herpesviren wurden bei immungeschwächten Patienten gefunden.

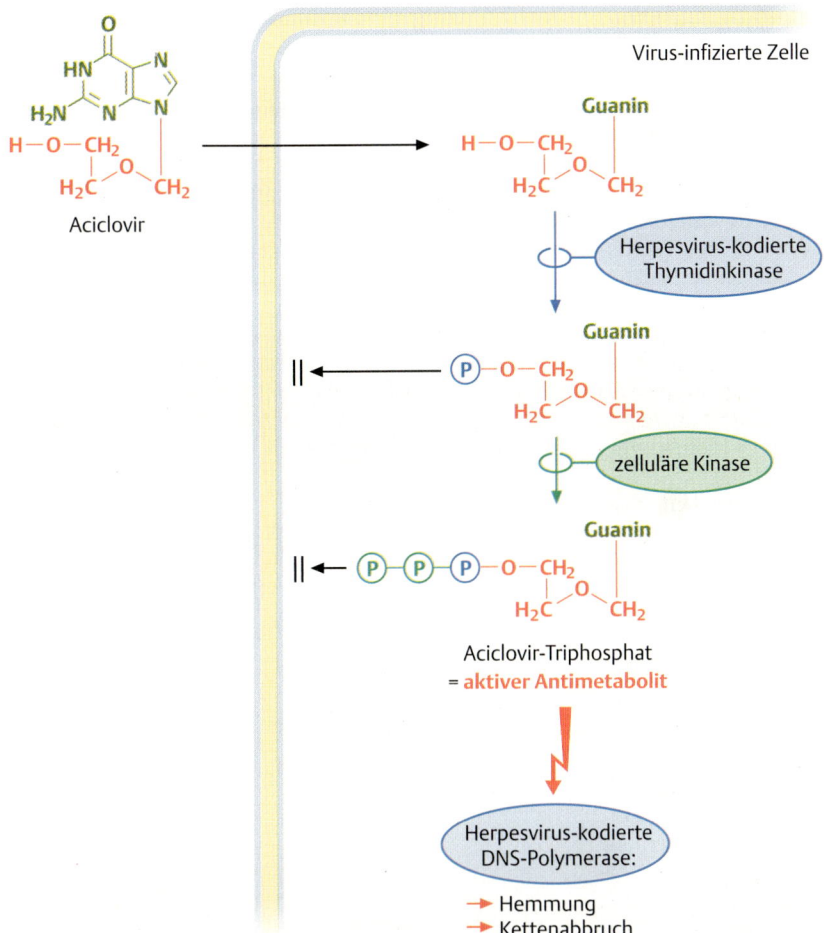

Abb. 16.14 Aciclovir. Selektive Aktivierung, Anreicherung und Wirkung in Virus-infizierter Zelle (Herpes simplex, Varicella zoster).

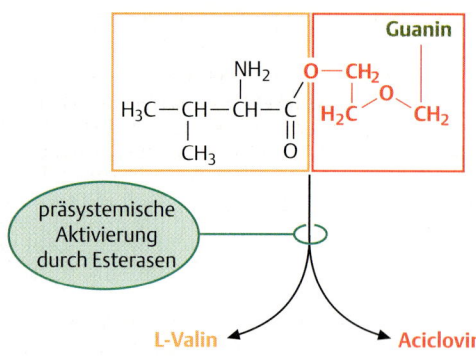

Abb. 16.**15** **Aktivierung von Valaciclovir.**

► An Nebenwirkungen werden beobachtet: Einschränkung der Nierenfunktion (durch Auskristallisation der Substanz in den Tubuli), zentralnervöse Störungen, allergische Reaktionen, Gewebsschädigung bei paravenöser Gabe.

Valaciclovir ist eine Esterform von Aciclovir mit ► besserer Resorption nach peroraler Zufuhr. Es wird durch Esterasen in Darmschleimhaut und Leber zu Aciclovir umgesetzt (Abb. 16.**15**). Die Bioverfügbarkeit von Aciclovir aus Valaciclovir beträgt etwa 50%. ► Valaciclovir ist derzeit zur Behandlung bei **Herpes zoster** und **Herpes genitalis** zugelassen.

Famciclovir gleicht Aciclovir in der Wirkung gegen Herpes simplex und Varicella zoster. ► Es handelt sich um eine nach peroraler Gabe gut resorbierbare Vorstufe, aus der im Organismus **Penciclovir** entsteht (Bioverfügbarkeit aus Famciclovir fast 80%), das selbst für die perorale Gabe ungeeignet wäre (Bioverfügbarkeit 5%) (Abb. 16.**16**).
► Famciclovir weist im „abnormen Zucker" Unterschiede zu Aciclovir auf. Es wird ebenfalls selektiv in Virusbefallenen Zellen angereichert. Die Wirksamkeit bezüglich der Hemmung der viralen DNS-Polymerase ist geringer als bei Aciclovir, die Verweildauer in den infizierten Zellen hingegen länger.
► Indikationen für Famciclovir sind **Herpes genitalis** und **Herpes zoster**. Penciclovir liegt als Externum gegen Lippenherpes vor, wobei es den spontanen Heilungsverlauf beschleunigen soll.
► Mögliche Nebenwirkungen von Famciclovir sind Kopfschmerzen und Übelkeit. Bei eingeschränkter Nierenfunktion muss die Dosis angepasst werden.

Ganciclovir ist strukturell nah mit Aciclovir und Penciclovir verwandt.
► Es zeichnet sich gegenüber diesen jedoch durch seine Wirksamkeit gegen Cytomegalie-Viren aus. Diese hängt offenbar damit zusammen, dass Cytomegalie-Viren ein spezielles Protein kodieren, das bevorzugt Ganciclovir zu phosphorylieren und so zu aktivieren vermag. Ganciclovir-Triphosphat hemmt vornehmlich die virale DNS-Polymerase der Cytomegalie-Viren. ► Ganciclovir dient zur Behandlung von **Cytomegalie-Infektionen** bei Patienten mit geschwächtem Immunsystem, z. B. zur CMV-Retinitis bei AIDS Patienten. Es ist für die orale Gabe

Famciclovir peroral

Resorption

präsystemische Aktivierung

Penciclovir

virale Thymidinkinase

zelluläre Kinasen

Penciclovir-Triphosphat
= **aktiver Antimetabolit**

Abb. 16.**16** **Aktivierung von Famciclovir.**

nicht geeignet und wird als Infusion zugeführt (5 mg/kg 2-mal täglich).
► Ganciclovir wird weitgehend unverändert renal ausgeschieden, die Eliminationshalbwertzeit beträgt 3–4 Stunden und ist bei Niereninsuffizienz verlängert.
► Die im Vergleich zu Aciclovir geringere Spezifität kommt darin zum Ausdruck, dass bei der angegeben Dosierung eine **Depression der Blutbildung** häufiger auftritt. Fast die Hälfte der Patienten ist von einer Neutropenie betroffen, die die Therapie begrenzt.

Ganciclovir

Idoxuridin ▶ kann als abnormes Thymidin angesehen werden (letzteres trägt in Position 5 eine Methylgruppe). Idoxuridin wird auch in nichtinfizierten Zellen phosphoryliert und kann in DNS eingebaut werden. ▶ Es eignet sich nur für die **lokale Therapie** von Erkrankungen durch **Herpes-simplex-** und **Varicella-zoster-Viren**.

2'-Desoxy-Uridin

Idoxuridin ⟋ I

Trifluridin ⟋ CF₃

Brivudin CH=C (Br, H)

Trifluridin ist wie Idoxuridin zu beurteilen.

Brivudin hingegen ▶ wird durch die virale Thymidinkinase von Herpes-simplex-Virus Typ 1 (aber nicht Typ 2!) sowie Varicella-zoster-Virus phosphoryliert, woraus sich eine antivirale Selektivität der Wirkung ergibt. ▶ Es kann peroral bei entsprechenden Infektionen eingesetzt werden, wenn diese bei Patienten mit Neoplasma oder Immunschwäche auftreten. ▶ Zu beachten ist, dass Brivudin die Biotransformation des Zytostatikums 5-Fluoruracil verzögert und dessen Toxizität erhöht. Deshalb darf Brivudin nicht zusammen mit diesem und anderen Antimetaboliten angewandt werden.

Vidarabin ist ein Purin-Derivat, ▶ das als Antimetabolit wirkt, weil es einen falschen Zucker trägt (Arabinose statt der Ribose). Es soll die Virus-spezifische DNS-Polymerase hemmen. ▶ Es ist bedingt wirksam gegen Herpes-Infektionen (Herpes zoster, Herpes-Enzephalitis, Eczema herpeticatum). Es wird nur noch lokal angewandt.

Vidarabin
Adenin-arabinosid   -ribosid

16.5.2 Mittel gegen HIV

Das humane Immunschwäche Virus (HIV) bietet verschiedene Ansatzpunkte für eine virustatische Therapie. HIV ist ein Retrovirus, dessen genetisches Material als RNS vorliegt, welche in der Wirtszelle in DNS umgeschrieben werden muss (Abb. 16.17). Um dies zu ermöglichen, bringt dieses Virus eine reverse Transkriptase mit. Die gebildete Doppelstrang-DNS wird sodann in das Genom der Wirtszelle eingebaut, dazu dient die ebenfalls im Virus enthaltene Integrase. Im Zuge der Virusvermehrung werden virale Proteine zusammenhängend in Form von Polyproteinen synthetisiert und in der Wirtszellmembran mittels Myristinsäure dort verankert, wo die Membran bei der Aussprossung von Tochterviren als Virushülle mitgenommen werden soll. Im Rahmen der Virusreifung ist es die Aufgabe der Viruskodierten Protease, welche sich zunächst selbst im Verbund des Polyproteins befindet, die Vorläuferproteine in die einzelnen Struktur- und Funktionsproteine aufzuspalten.
Als Zielstrukturen für HIV-Virustatika werden bis jetzt die reverse Transkriptase und die HIV-Protease genutzt.

Hemmstoffe der reversen Transkriptase

▶ **Wirkprinzipien.** Diese Substanzen greifen an einem frühen Schritt in die Virusvermehrung ein, d. h. vor der Integration des genetischen Materials in das Wirtszellgenom. Es gibt zwei Wirkprinzipien:

– Nukleosid-Analoga interagieren als falsche Substrate mit dem Enzym,
– nicht-nukleosidische Wirkstoffe lagern sich an anderer Stelle an die reverse Transkriptase an und hemmen deren Aktivität auf nichtkompetitive Weise.

Nukleosid-Analoga. Die meisten Substanzen dieser Gruppe enthalten eine physiologische Base und einen abnormen Zucker. Bei Abacavir ist auch die Base verändert.
Sie müssen in der Wirtszelle durch Tri-Phosphorylierung zum aktiven Antimetaboliten „gegiftet" werden (s. z. B. Abb. 16.14). Im Falle von Didanosin wird außerdem die Base Inosin in Adenosin umgewandelt.
▶ Die aktiven Antimetabolite hemmen die reverse Transkriptase; darüber hinaus werden sie als falsche Basen in den wachsenden DNS-Strang eingebaut. Da diesen Substanzen am abnormen Zucker die für die Kettenverlängerung notwendige 3'-Hydroxygruppe fehlt, kommt es zum Kettenabbruch. Bemerkenswerterweise betrifft die Entwicklung einer Resistenz gegen eine Substanz nicht die gesamte Gruppe; andere Nukleosid-Analoga bleiben wirksam. Dies deutet drauf hin, dass die unterschiedlichen Substanzen am Enzymprotein verschiedene Haftpunkte benutzen.
Das erste verfügbare Nukleosid-Analogon war **Zidovudin (Azidothymidin)**. Sein Effekt betrifft auch menschliche DNS-Polymerase.

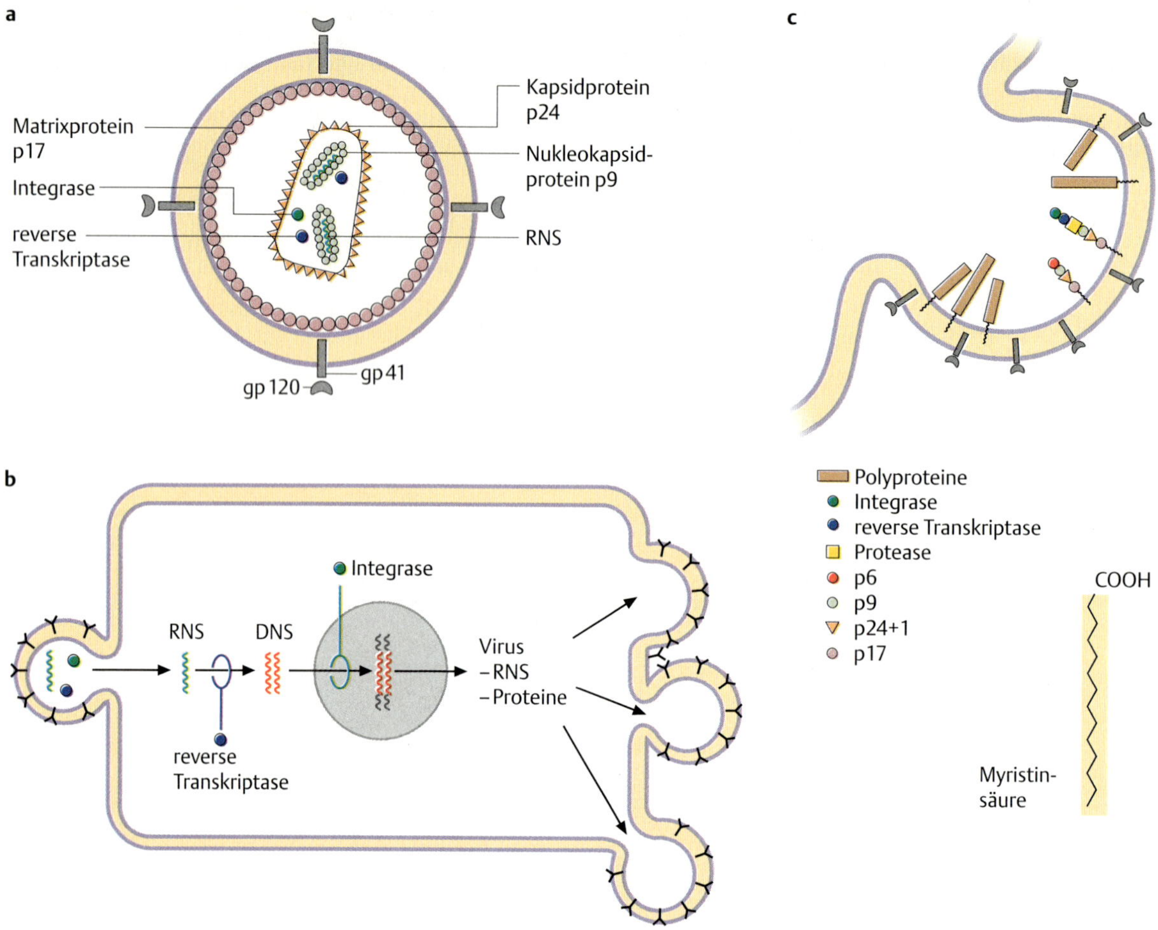

a

Matrixprotein
p17

Integrase

reverse
Transkriptase

Kapsidprotein
p24

Nukleokapsid-
protein p9

RNS

gp 120 — gp 41

c

Polyproteine
Integrase
reverse Transkriptase
Protease
p6
p9
p24+1
p17

COOH

Myristin-
säure

b

Integrase

RNS   DNS

reverse
Transkriptase

Virus
– RNS
– Proteine

Abb. 16.**17** **Das humane Immunschwäche Virus; Schritte seiner Vermehrung.**
a HIV-Partikel in schematischer Darstellung. gp: Glykoprotein; p: Protein; Zahlenangaben für die Mol.-Masse in kDa.
b Schritte der HIV-Vermehrung.
c Anordnung der Virus-kodierten Proteine in der Wirtszellmembran vor der Ablösung eines Tochtervirus.

▶ Die Anwendung dieser Substanz geht häufig mit einer **Knochenmarkdepression** einher, die therapielimitierend ist. Die danach eingeführten Substanzen Stavudin, Zalcitabin, Lamivudin und Didanosin weisen ein anderes Nebenwirksspektrum auf (s. Tab. 16.**7**). Bei mehreren dieser Pharmaka steht als Nebenwirkung eine periphere Polyneuropathie im Vordergrund, deren Entstehungsweise ungeklärt ist.
▶ Die Fähigkeit, in den Liquor einzudringen, ist verschieden. Am besten gelingt dies Zidovudin und Stavudin.
▶ Angemerkt sei noch, dass Lamivudin bei chronischer Hepatitis B günstig wirkt. Bei der Replikation der Hepatitis-B-Viren ist eine DNS-Polymerase beteiligt, die wie eine reverse Transkriptase arbeitet. Für diese Indikation reicht ein Drittel der Anti-HIV-Dosis.

Nicht-nukleosidische Wirkstoffe.
▶ Diese Substanzen benötigen keine Phosphorylierung, um wirken zu können. Bei Monotherapie kann es recht rasch zur Resistenzentwicklung kommen.

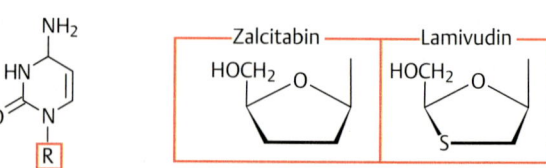

Thymidin-Analoga

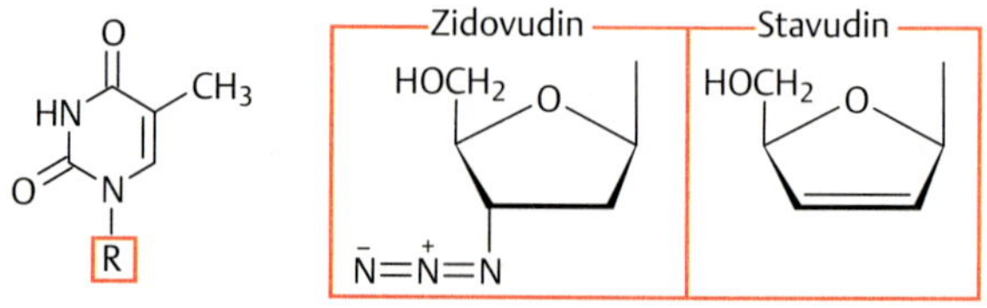

Zidovudin   Stavudin

Cytidin-Analoga

Zalcitabin   Lamivudin

Inosin (→Adenosin)-Analoga

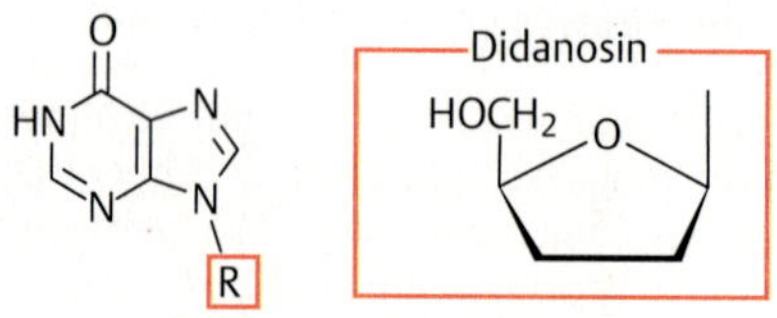

Didanosin

▶ Als Nebenwirkung stehen Exantheme im Vordergrund. Außerdem besteht die Gefahr von Arzneistoff-Interaktionen, weil diese Substanzen mit Cytochrom-P450-abhängigen Monooxygenasen interagieren. Nevirapin induziert CYP3 A-Isoenzyme, Delavirdin hemmt diese.

Nevirapin

Hemmstoffe der HIV-Protease

Die Wirkstoffe **Indinavir**, **Nelfinavir**, **Saquinavir** und **Ritonavir** greifen im letzten Schritt der Virusreplikation ein.

Indinavir

▶ Sie stellen abnorme Peptide dar, die das aktive Zentrum der HIV-Protease blockieren und somit die Virusreifung unterbinden. Hinsichtlich der Resistenzbildung könnte eine Kreuzresistenz für Vertreter dieser Gruppe bestehen.

▶ Die Substanzen sind nach peroraler Zufuhr unterschiedlich gut bioverfügbar, beispielsweise Saquinavir zu etwa 4%, Ritonavir zu ca. 80%. In entsprechender Dosis zugeführt, eignen sich aber alle für die perorale Therapie. Die Liquorgängigkeit der Substanzen ist vermutlich gering.

▶ Als Nebenwirkungen können gastrointestinale Störungen auftreten mit Übelkeit und Diarrhö. In dieser Hinsicht ist Saquinavir offenbar am besten verträglich. Indinavir kann zu Nephrolithiasis und Hyperbilirubinämie Anlass geben. Unter Ritonavir-Medikation kann eine Hypertriglyzeridämie vorkommen. Die Substanzen werden mittels Cytochrom-P450-abhängiger Monoxygenase biotransformiert, besonders über CYP3 A4. Die Fähigkeit des Enzyms, andere Arzneistoffe abzubauen, wird gehemmt, so dass sich vielfältige Interaktionsmöglichkeiten ergeben. Unter der längerfristigen Anwendung können bemerkenswerte Nebenwirkungen auftreten. Es gibt Veränderungen der subkutanen Fettverteilung („Lipodystrophie"), die in Teilaspekten der Stammfettsucht des Cushing-Syndroms ähneln, z. B. Ausbildung eines Stiernackens. Hyperlipidämie, Hyperglykämie, Blutdrucksteigerung wie beim metabolischen Syndrom bedeuten einen bedenklichen Anstieg kardiovaskulärer Risikofaktoren. Die Erscheinungen könnten auf einer Hemmung des Abbaus von Steroidhormonen über CYP450-Enzyme beruhen.

Tabelle 16.**7** **AIDS-Therapeutika – Nebenwirkungen und Dosierung.** CYP: Cytochrom-P450-abhängige Monooxygenasen

	wichtige Nebenwirkungen, Anmerkungen	Tagesdosis peroral
Hemmstoffe der reversen Transkriptase		
Nukleosid-Analoga		
Thymidin-Analoga		
Zidovudin	Neutropenie, Anämie	2 × 250 mg
Stavudin	periphere Neuropathie	2 × 40 mg
Cytidin-Analoga		
Zalcitabin	periphere Neuropathie	3 × 0,75 mg
Lamivudin	rasche Resistenzentwicklung	2 × 150 mg
Inosin-Analogon		
Didanosin	Pankreatitis, periphere Neuropathie	2 × 200 mg
Guanosin-Analogon		
Abacavir	Überempfindlichkeitsreaktionen, Lactacidose	2 × 300 mg
Nicht-nukleosidische Stoffe	Lipodystrophie, rasche Resistenzentwicklung*	
Nevirapin	Exantheme, Leberschäden, CYP-Induktion	2 × 200 mg
Delavirdin	Exantheme, CYP-Hemmung	3 × 200 mg
Efavirenz	Exantheme, ZNS-Symptome, CYP-Interaktion	1 × 600 mg
Hemmstoffe der HIV-Protease	für alle: CYP-Hemmung → Arzneistoff-Interaktionen	
Indinavir	Nephrolithiasis, Hyperbilirubinämie	3 × 800 mg
Nelfinavir	Übelkeit, Diarrhö	3 × 750 mg
Saquinavir	Übelkeit, Diarrhö (meist mild)	3 × 600 – 1 200 mg
Ritonavir	Übelkeit, Diarrhö, Hypertriglyzeridämie	2 × 600 mg
Ritonavir + Lopinavir	gastrointestinale Symptome, Hyperlipidämie	2 × (100 mg R. + 400 mg L.)
Amprenavir	gastrointestinale Symptome, Exantheme	1 × 1200 mg

* bei Monotherapie

Kombinationstherapie und Ausblick

Bis auf die peripartale Gabe von Zidovudin an eine HIV-positive Mutter und dann an das Neugeborene zur Verhinderung einer Infektion des Kindes wird die Monotherapie mit Nukleosid-Analoga heute als obsolet angesehen. Mit der Kombination zweier Nukleosid-Analoga sowie eines Protease-Hemmstoffes lassen sich recht gute Therapieerfolge erzielen. Eine typische Kombination besteht aus **Zidovudin**, **Lamivudin** und **Indinavir**. Eine Heilung im Sinne der Beseitigung der Viren aus dem Körper ist jedoch auch mit der Kombinationstherapie nicht möglich. Durch die Einbeziehung der Protease-Hemmstoffe lässt sich die Viruskonzentration im Blut aber heute weit über das Ausmaß hinaus reduzieren, als es mittels alleiniger Gabe von nukleosidischen Virustatika möglich wäre. Die Lebenserwartung der Patienten kann so erheblich erhöht werden.

Bei der Auswahl der Substanzen sind verschiedene Aspekte zu berücksichtigen: Es sollte ein gut liquorgängiges Pharmakon in der Kombination enthalten sein, also Zidovudin oder Stavudin. Beide zu verwenden ist nicht sinnvoll, da sie sich gegenseitig in der Phosphorylierung behindern. Das Nebenwirkungsprofil der Wirkstoffe ist zu berücksichtigen. Substanzen, die eine Neuropathie auslösen können, werden nicht miteinander kombiniert. Unter dem Aspekt der Begleitmedikation ist die Fähigkeit verschiedener HIV-Virustatika zu Arzneistoffinteraktionen zu beachten. Angesichts der Nebenwirkungen der Protease-Hemmstoffe und einer zunehmenden Resistenzentwicklung werden heute vermehrt Protease-freie Therapieschemata angewandt, die neben den nukleosidischen einen nicht-nukleosidischen anti-HIV-Wirkstoff enthalten. Die Kombinationstherapie erfordert vom Patienten wegen der großen Zahl der einzunehmenden Medikamente eine große Mitarbeitsbereitschaft.

Hinsichtlich der Prinzipien der AIDS-Therapie ist vieles noch Gegenstand der Forschung und Diskussion.

16.5.3 Mittel gegen Influenza-Viren

Influenza-A-Viren können schwere Grippe-Epidemien mit ernsten Erkrankungsverläufen verursachen. Grippe-Erkrankungen durch Influenza-B-Viren sind weniger ausgedehnt und weniger gefährlich. Influenza-C-Viren rufen offenbar meist asymptomatische Infektionen hervor.

Aufbau der Viren und Vermehrung. Influenza-Viren besitzen eine Hülle, welche die Proteine Hämagglutinin und Neuraminidase enthält. Im Inneren des Viruspartikels befinden sich 8 RNS-Einzelstränge, und zwar zunächst im Komplex mit angelagerten Proteinen (Nukleokapsid). Außerdem sind die für die Virusvermehrung notwendigen RNS-abhängigen RNS-Polymerasen vorhanden, über welche die infizierte Zelle ja nicht verfügt. Das Hämagglutinin vermittelt die Adsorption, indem es Kontakt mit Sialinsäureresten an der Oberfläche der Wirtszelle aufnimmt (Abb. 16.**18**). Es folgt eine endozy-totische Aufnahme des Viruspartikels in die Zelle. Später induziert das Hämagglutinin die Fusion der Virushülle mit der Membran des Endosoms, so dass das Innere des Viruspartikels Zugang zum Cytoplasma der Zelle gewinnt. Für die Freilegung der RNA von den angelagerten Proteinen, d. h. für die Dissoziation des Nukleokapsid, ist eine Ansäuerung des Virus-Inneren Voraussetzung. Für die Loslösung neusynthetisierter Viruspartikel von der infizierten Zelle scheint wichtig zu sein, dass die Neuraminidase Sialinsäurereste von Oberflächenstrukturen der Zelle abspaltet.

Amantadin ▶ hemmt die Vermehrung von Influenza-A-Viren, indem es die Freilegung der Virusnukleinsäure, das „uncoating", hemmt (Abb. 16.**18**). Dieser Effekt beruht auf der Blockade eines viralen Protonen-Kanalproteins (M$_2$-Protein).

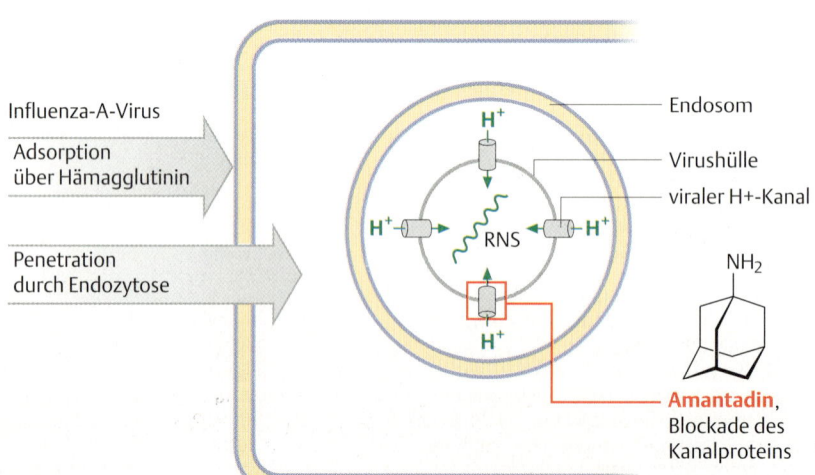

Influenza-A-Virus

Adsorption über Hämagglutinin

Penetration durch Endozytose

Endosom

Virushülle

viraler H+-Kanal

H$^+$

RNS

H$^+$

NH$_2$

Amantadin, Blockade des Kanalproteins

Abb. 16.**18** **Hemmung der Freisetzung der viralen RNS („uncoating") durch Amantadin.** Für die Freilegung der viralen Nukleinsäure aus dem Komplex mit Proteinen (nicht dargestellt) müssen Protonen aus dem sauren Endosom in das Innere des Viruspartikels strömen. Ein virales H$^+$-Kanalprotein erlaubt den Protonendurchtritt durch die Hülle. Amantadin blockiert diesen Kanal.

► Die Substanz ist bei systemischer Applikation für die Prophylaxe der Virus-A-Grippe geeignet, hat sich aber nicht bewährt, wenn die Symptome bereits deutlich ausgebildet sind.

► Zu den Nebenwirkungen bei systemischer Applikation gehören gastrointestinale Störungen, leichtere zentralnervöse Erscheinungen, wie Nervosität, Antriebssteigerung, aber auch Halluzinationen oder Krämpfe. Außerdem können Atropin-artige Effekte auftreten wie Mundtrockenheit, Herzklopfen und Harnretention. An die Anwendung von Amantadin bei der Therapie des Morbus Parkinson sei hier erinnert (S. 259).

Ein Derivat des Amantadin, **Tromantadin**, kann für die ► topische Therapie herpetischer Erkrankungen am Auge und an der Haut Verwendung finden, verliert aber wegen der Verfügbarkeit anderer Wirkstoffe an Bedeutung.

Zanamivir. Diese Substanz ist strukturell mit N-Acetylneuraminsäure (Sialinsäure) verwandt (Abb. 16.**19**).

► Sie lagert sich an das aktive Zentrum der viralen Neuraminidase an und hemmt das Enzym. So wird die Freisetzung der neugebildeten Viren gestört.

► Die Substanz ist wirksam gegen die Influenzavirus-Typen A und B. Zanamivir wird lokal mittels Inhalation angewandt, auch die intranasale Zufuhr ist möglich. Klinische Studien zeigten einen günstigeren Heilungsverlauf der Erkrankung.

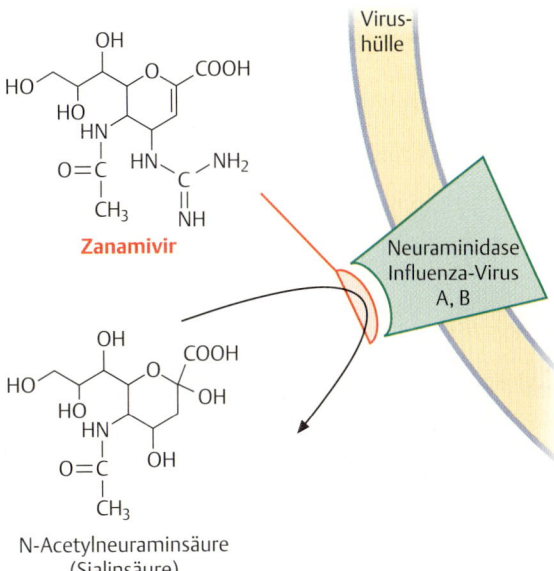

Abb. 16.19 Hemmung der Neuraminidase von Grippe-Viren durch Zanamivir.

16.5.4 Weitere antivirale Wirkstoffe

Foscarnet ► interferiert mit der Virus-Replikation, indem es eine Pyrophosphat-Bindungsstelle von viralen Polymerasen und der reversen Transkriptase blockiert. Bei der DNS-Polymerisierung muss von den triphosphorylierten Nucleosiden ein Pyrophosphat abgespalten werden.

Foscarnet-Natrium

► Foscarnet ist wirksam gegen Herpesviren einschließlich Cytomegalie-Viren sowie HIV. Es ist indiziert bei schweren **Cytomegalie-Infektionen bei AIDS-Patienten.** Foscarnet wird intravenös zugeführt, die Dosierung liegt zu Beginn bei 60 mg/kg 3-mal täglich (etwa 12 g/d), Erhaltungstherapie bei 100 mg/kg 1-mal täglich.

► Da die Substanz renal ausgeschieden wird, treten häufig Nierenfunktionsstörungen auf. Daneben leiden die Patienten unter einer Reihe weiterer Nebenwirkungen, so dass die Therapie mit dieser Substanz nur ganz schweren Fällen vorbehalten sein sollte.

Ribavirin ist ein atypisches Nukleosid aus einer abnormen Base und d-Ribose.
Ribavirin stellt eines der wenigen Virustatika mit einem weiten Wirkspektrum dar, welches viele DNS- und RNS-Viren umfasst, z.B. Respiratory-syncytial-Viren (RSV), Hepatitis Viren, AIDS-Erreger, Lassa-Viren.

► Der Wirkungsmechanismus ist nicht aufgeklärt, möglicherweise vielfältig.

► Ribavirin kann lokal als Aerosol im Rahmen einer intensivmedizinischen Behandlung von Bronchiolitis und Pneumonie durch Respiratory-syncytial-Viren bei Kindern angewandt werden. Bei chronischer Hepatitis C zeigte sich ein deutlich besserer Effekt für die Kombination aus Interferon α (s. u.) und peroral zugeführtem Ribavirin als für die alleinige Gabe von Interferon α.

► Nebenwirkungen von Ribavirin bei lokaler Anwendung sind recht häufig Hautirritationen und Bronchospasmen, bei systemischer Zufuhr ist die Möglichkeit einer extravasalen Hämolyse und einer Knochenmarksuppression zu beachten. Im Tierversuch ist Ribavirin teratogen.

Ribavirin

Cidofovir ist ein abnormes Cytidin-Analogon mit ► breitem antiviralen Wirkspektrum, das auch Herpesviren erfasst.

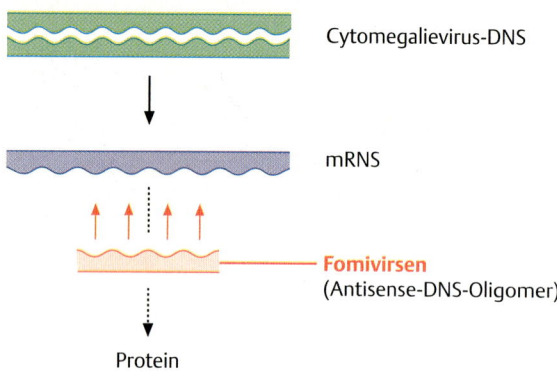

Cytomegalievirus-DNS

mRNS

Fomivirsen
(Antisense-DNS-Oligomer)

Protein

Abb. 16.**20** **Fomivirsen: Ein „Antisense-Oligonukleotid" als Virustatikum.**

► Es ist zugelassen zur Anwendung gegen Cytomegalie-Retinitis bei AIDS-Patienten. Es wird intravenös infundiert, wegen seiner langen Wirkdauer zunächst im 1-Wochen-, danach im 2-Wochen-Abstand. Um einer Nierenschädigung vorzubeugen, wird es in Kombination mit Probenecid und nach reichlicher Zufuhr von physiologischer Kochsalzlösung gegeben.

Fomivirsen ist ein DNS-Oligonukleotid, das komplementär zu einer mRNS von Cytomegalie-Viren aufgebaut ist. ► Durch Anlagerung dieses „Antisense-Oligonukleotids" an die Virus-RNS („Sense-RNS") wird die Virus-induzierte Proteinsynthese und damit die Virusvermehrung gehemmt (Abb. 16.**20**).
► Fomivirsen könnte nützlich sein, wenn bei einer Cytomegalie-Retinitis andere Therapeutika wie Ganciclovir, Foscarnet oder Cidofovir nicht mehr wirksam sind. Fomivirsen muss in den Glaskörper des Auges injiziert werden, damit es seinen Wirkort erreichen kann. (Handelspräparat in den USA: *Vitravene*®)

Interferone. Die Interferone gehören zu den Cytokinen, die interzelluläre Botenstoffe darstellen. Es handelt sich um artspezifische (Glyko-)Proteine; beim Menschen kommen drei Interferone vor:
– Interferon α (mit weiteren Untertypen) aus einer Reihe von Zellarten, u. a. Leukozyten,
– Interferon β, ebenfalls aus verschiedenen Zellen, u. a. Fibroblasten, und
– Interferon γ aus T-Lymphozyten.

► Die Interferone wirken virustatisch, antiproliferativ und greifen in Immun- und Entzündungsvorgänge ein (S. 481). Die Produktion von Interferonen wird durch verschiedene Stimuli angeregt: Virusbefall der Zellen, Bakterientoxine, Mitogene, Antigene sowie bestimmte Cytokine. Bezüglich der antiviralen Wirkung der Interferone kann man feststellen, dass etwa 1 Stunde, nachdem das Virus die Zelle „infiziert" hat, die Produktion von Interferon beginnt. Der eigentliche Induktor ist nicht das intakte Virus, sondern die freigelegten Nukleinsäuren. Interferon wird dann im Laufe vieler Stunden abgegeben und an spezifische Rezeptoren der benachbarten Zellen gebunden. In diesen Zellen stimuliert es die Bildung so genannter „translation inhibitory proteins"; diese hemmen die Translation von denjenigen mRNS, die für die virale Proteinsynthese und damit für die Virusreplikation essenziell sind.
Durch gentechnische Verfahren lassen sich die Interferone in großen Mengen herstellen, so dass sie zur Therapie zur Verfügung stehen.
► Die systemische Zufuhr von Interferon ist mit starken Nebenwirkungen belastet (Grippe-artige Symptome mit Fieber, Leukopenien, gastrointestinale Störungen, Hauterscheinungen, neurologische Symptome).
► Daher ist die Gabe von Interferon beschränkt auf schwere, unbeherrschbare Virus-Erkrankungen (Enzephalitis, generalisierter Herpes zoster, virusbedingte chronisch-aggressive Hepatitis). Auch eine lokale Anwendung kann als adjuvante Therapie bei herpetischer Keratitis und bei spitzen Kondylomen durchgeführt werden. Die Anwendung der Interferone als Mittel zur Therapie neoplastischer Erkrankungen wird im folgenden Kapitel besprochen.

Notwendige Wirkstoffe

Virustatika

Wirkstoff	Handelsname	Alternative	Bemerkungen
Gegen Herpesviren			
Aciclovir	*Zovirax®* Tab., Inf., Creme	*Aciclovir* (mehrere Firmen), *Acidostad®* u. a.	
Famciclovir	*Famvir®* Tab.	–	
Ganciclovir	*Cymeven®* Kaps., Inf.	–	
Penciclovir	*Vectavir®* Creme	–	
Valaciclovir	*Valtrex®* Tab.	–	
Zamamivir	*Relenza®* Inh.	–	
Gegen AIDS-Viren (HIV)			
Abacavir	*Ziagen®* Tab.	–	
Amprenavir	*Agenerase®*	–	
Cidofovir	*Vistide®*	–	
Didanosin	*Videx®* Tab., Pulv.	–	
Efavirenz	*Sustiva®* Kaps.	–	
Indinavir	*Crixivan®* Kaps.	–	
Lamivudin	*Epivir®* Tab., Lösg.	–	
Lopinavir	*Kaletra®*	–	
Nevirapin	*Viramune®* Tab.	–	
Ritonavir	*Norvir®* Kaps., Lösg.	–	
Saquinavir	*Invirase®* Kaps.	–	
Stavudin	*Zerit®* Kaps., Pulv.	–	
Zalcitabin	*Hivid®* Tab.	–	
Zidovudin	*Retrovir®* Tab., Kaps., Lösg.	–	
Gegen Influenza-Viren			
Amantadin	*Infex®* Tab., Infecto-Flu®	*Amantadin* (mehrere Firmen) weitere Handelsnamen	
Zusätzliche Wirkstoffe			
Foscarnet	*Foscavir®* Tab., *Triapten®* Creme	–	
Ribavirin	*Virazole®* Inh., *Rebetol®*Kaps.	–	
Fomivirsen	*Vitravene®* Inj. in den Glaskörper	–	

Eigene Eintragungen

. . .

. . .

Weitere Wirkstoffe gegen Herpesviren

Idoxuridin	*Zostrum®* Lösg., *Virunguent®*, *Ophthal®* Salben
Brivudin	*Zostex®*
Trifluridin	*Triflumann®*

17 Antineoplastische Wirkstoffe

Überblick

Antineoplastische Substanzen (Zytostatika) hemmen besonders das Wachstum von Geweben mit hoher Proliferationsgeschwindigkeit. Da neoplastisch entartetes Gewebe sich meistens besonders schnell teilt, ist es bevorzugt betroffen. Aber auch gesundes Gewebe mit hoher Zellteilungshäufigkeit wird in Mitleidenschaft gezogen (Nebenwirkungen wie Knochenmarkdepression, intestinale Schleimhautschädigung, Haarausfall); dies begrenzt die Dosierung.
Bei einigen Tumorarten ist eine Heilung möglich (z. B. Leukämien, Lymphome), bei Karzinomen und Sarkomen wird meistens nur das Fortschreiten des malignen Prozesses verzögert. Im Laufe der Therapie kann sich eine Resistenz des Neoplasma gegenüber den verwendeten Zytostatika entwickeln. Nach dem **Wirkungsmechanismus** lassen sich Zytostatika wie folgt unterscheiden:

▶ **Schädigung der DNS**
– Kovalente Bindung an die DNS
   (Alkylantien, z. B. Cyclophosphamid;
   reaktives Platin freisetzende Verbindungen, z. B. Cisplatin),
– Interkalierung (z. B. Antibiotikum Doxorubicin),

– Topoisomerase-Hemmung
   (Topoisomerase-II-Hemmstoffe: Epipodophyllotoxine, z. B. Etoposid; Topoisomerase-I-Hemmstoffe, z. B. Topotecan).

▶ **Interferenz mit der DNS-Synthese**
Hemmung der Synthese von DNS-Bausteinen
– Hemmung der Dihydrofolsäure-Reduktase (Methotrexat),
– Hemmung der Ribonukleotid-Reduktase (z. B. Hydroxycarbamid);
Einschleusung falscher DNS-Bausteine
– Purin-Antimetabolite (z. B. Azathioprin),
– Pyrimidin-Antimetabolite (z. B. 5-Fluorouracil).

▶ **Interferenz mit Mikrotubuli (Mitosespindel)**
– Hemmung der Tubulin-Polymerisation (z. B. Vinblastin),
– Bildung anomaler Mikrotubuli und Hemmung der Depolymerisation (Taxoide: z. B. Paclitaxel).

▶ **Weitere Prinzipien**
z. B. Asparaginase.

▶ **Beeinflussung körpereigener Steuerungswege**
Hormone, Interferone, Interleukine, monoklonale Antikörper.

Grundlagen

Maligne Neoplasien sind durch infiltratives und destruierendes Wachstum sowie die Gefahr der Metastasierung gekennzeichnet. Die Ursache für das Versagen der Wachstumssteuerung lässt sich vielleicht schlagwortartig fassen als „Akkumulation multipler genetischer Läsionen". Dabei kann es sich um genetische Defekte handeln, die eine gesteigerte Proliferation induzieren, und/oder um genetische Störungen, die eine unzureichende Elimination von Zellen mit fehlerhafter DNS-Reduplikation nach sich ziehen.

Antineoplastische Substanzen drosseln die Entwicklung und Vermehrung von schnell wachsenden Zellen (Abb. 17.1). Sie werden deshalb zur Hemmung des Wachstums von Tumoren und bei neoplastischen Erkrankungen des hämatopoetischen Systems verwendet. Eine übliche Bezeichnung ist **Zytostatika**, obwohl es durchaus zu zytoziden Wirkungen kommen kann. Dies ist darauf zurückzuführen, dass Störungen eines regulären Ablaufs der Mitose den programmierten Zelltod, die Apoptose, einleiten können. Auf diese Weise vermögen Zytostatika eine deutliche Abnahme der Tumorzellzahl herbeizuführen.

Selektivität der Zytostatika. Der Effekt der Zytostatika ist aber nicht spezifisch, so dass auch andere Gewebe mit schneller Zellteilung betroffen werden. Wir sind noch weit von der Selektivität der Wirkung entfernt, wie man sie bei der Chemotherapie der durch Mikroorganismen erzeugten Erkrankungen kennt. So muss bei allen bisher verwendeten Mitteln dieser Gruppe bereits in therapeutischen Dosen gleichzeitig mit der Hemmung des neoplastischen Gewebes auch mit einer Störung der Funktion der „Wechselgewebe" gerechnet werden. Zu den schnell wechselnden Geweben sind das Knochenmark, die Keimdrüsen, die Darmschleimhaut und die Haarwurzeln zu rechnen. Eine Schädigung des Fetus ist bei Behandlung der Graviden mit Zytostatika zu erwarten. Eine spezifische Therapie im Sinne einer Elimination der entarteten Zellen unter Schonung der gesunden Zellen ist also bis heute nicht erreicht. Trotzdem lässt sich bei vorsichtiger Auswahl und Handhabung der geeigneten Mittel und ihrer zeitlichen Koordination in manchen Fällen von Entartungen der neoplastische Prozess in beachtlichem Ausmaß vorübergehend zurückdrängen und bei Entartungen des lymphatischen und des blutbildenden Systems sogar heilen. Die besten Erfolge sind durch eine geeignete Kombination mehrerer Zytostatika zu erzielen (S. 482).

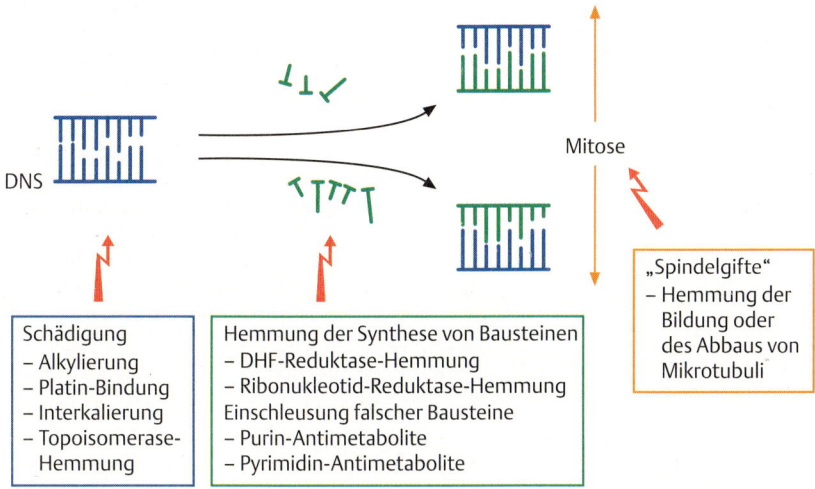

Abb. 17.**1** **Wirkungsmechanismen von Zytostatika.**

Allgemeine Indikationen. Antineoplastische Substanzen können eingesetzt werden

- zur Heilung: *kurative Therapie*,
- zur Unterstützung einer operativen oder Strahlen-Therapie: *adjuvante Therapie*, oder
- um bei infauster Prognose die verbleibende Lebensspanne zu verlängern oder lebenswerter zu machen: *palliative Therapie*.

Zytostatika zeigen bei längerer Zufuhr einen Wirkungsverlust, weil das neoplastische Gewebe resistent wird (S. 482). Eine erfolgreiche zytostatische Therapie, beispielsweise einer Leukämie im Kindesalter, kann das Risiko, an einer sekundären malignen Neoplasie zu erkranken, erhöhen: kanzerogene Wirkung von Zytostatika.

Viele Tumorleiden sind durch keine Therapieform heilbar. In dieser für den Patienten hoffnungslosen Situation sind die Betroffenen und zum Teil auch die behandelnden Ärzte bereit, nach Ausschöpfen der rationalen Therapie („Schulmedizin") irrationale Therapieformen (Paramedizin) zu versuchen. Solange der Patient durch derartige Alternativmethoden (Mistelextrakte, Mittel zur Stärkung der Abwehrkraft, Überwärmung, Anthroposophika) keinen zusätzlichen gesundheitlichen Schaden erleidet, mögen diese Maßnahmen hingenommen werden können, der behandelnde Arzt sollte aber wissen, was er tut.

Die **therapeutisch gebräuchlichen Zytostatika** gehören recht unterschiedlichen chemischen Gruppen an. Die ihnen allen zukommende Hemmung des Zellwachstums beruht auf sehr verschiedenen Interferenzen mit dem Zellstoffwechsel.

17.1 Schädigung der DNS

17.1.1 Kovalente Bindung an die DNS

Alkylierende Substanzen

▶ **Wirkungsweise.** Die Verbindungen sind chemisch labil und übertragen Alkyl-Reste auf körpereigene Strukturen. Dabei hat die Alkylierung der DNS für den Zellstoffwechsel die schwerwiegendsten Auswirkungen, so dass die Zellteilungsvorgänge gehemmt werden (Abb. 17.**2**). Das ist der therapeutisch gewünschte Effekt auf maligne Neoplasmen. Aus dieser Veränderung der DNS ergeben sich aber auch die kanzerogenen und teratogenen Wirkungen. Die alkylierenden Molekülteile sind Chlorethyl-Reste (in den sog. Lost-Verbindungen, Abb. 17.**2 a**), labile Methylreste oder unter Spannung stehende Azaridin-Dreierringe (s. Formeln).

Alkylantien sind

- **Chlorambucil** und das nahe verwandte **Melphalan**,
- **Cyclophosphamid** und seine Analoga **Ifosfamid** und **Trofosfamid**,
- die Harnstoff-Lost-Verbindungen **Lomustin**, **Carmustin** und **Nimustin**,
- **Busulfan**, eine Verbindung mit labilen Methylgruppen,
- das Aziridinring-haltige **Thio-TEPA** und
- **Temozolomid.**

Zum Teil werden diese Stoffe erst im Körper zu den wirksamen Substanzen umgewandelt, so wird zum Beispiel im Falle des Cyclophosphamid die zyklische P-NH-Bindung gesprengt (s. Formel).

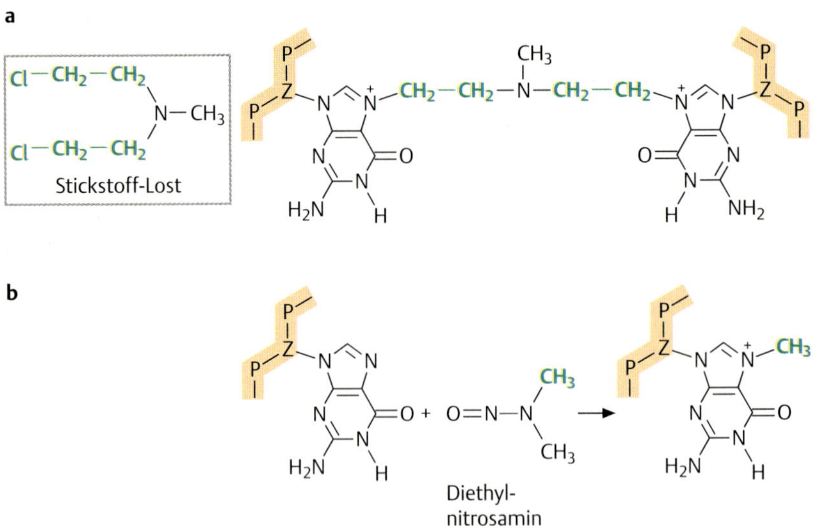

a

Stickstoff-Lost

b

Diethyl-
nitrosamin

Abb. 17.**2** **Beispiele für Alkylie-rungen von Nucleinsäure-Unter-einheiten**, die durch die Verknüpfung oder einfache Alkylierung (damit Quaternisierung) funktionell beeinträchtigt werden (P = Phosphorsäure-Rest, Z = Zucker). **a** Verknüpfung durch Stickstofflost. Dabei können zwei natürliche Basenpaare verknüpft werden, aber auch anomale Paarungen entstehen, wie im abgebildeten Beispiel.
b Methylierung durch Diethylnitrosamin.

► **Nebenwirkungen.** Appetitlosigkeit, Nausea und Durchfälle treten häufig auf. Ferner wurden Nekrosen im Bereich der Nieren und der Harnwege beobachtet. 1–2 Wochen nach Beginn der Therapie sinken die Lymphozyten- und Granulozyten-Zahlen ab, später auch die Thrombozyten- und Erythrozyten-Zahlen. Bei etwa 50% der Patienten fallen die Kopfhaare, seltener auch die Körperhaare aus. Dieser Haarausfall bildet sich meist nach 2–3 Monaten trotz weiterer Behandlung zurück.

Auch mit zunächst unerwarteten Nebenwirkungen muss gerechnet werden, z. B. mit schwerer Schädigung der Blasenschleimhaut bei Cyclophosphamid-Therapie und dem Auftreten von fibrosierender Alveolitis bei der Busulfan-Therapie.

Die Schädigung der Schleimhäute der ableitenden Harnwege nach Gabe von Cyclophosphamid lässt sich abschwächen durch die gleichzeitige Zufuhr der SH-Gruppen-haltigen Verbindung **Mesna** (Na-Salz der 2-Mercapto-ethansulfonsäure), weil diese mit dem schleimhauttoxischen Metaboliten Acrolein reagiert. Mesna ist biologisch nicht inert und kann seinerseits zu Überempfindlichkeitsreaktionen Anlass geben.

Mitomycin ist ein zytostatisches Antibiotikum aus einer Streptomyces-Art. ► Es wird durch eine intrazelluläre Biotransformation in eine alkylierende Substanz umgewandelt, was den zytostatischen Effekt und die entsprechenden Nebenwirkungen nach sich zieht. ► Als besondere Nebenwirkungen sind Nierenschäden und interstitielle Pneumonien zu nennen.

Procarbazin, ein Methylhydrazin-Derivat, ► muss im Organismus erst in die eigentliche Wirksubstanz umgewandelt werden, welche die DNS methylieren soll. ► Die Anwendung der Substanz ist auch bei Resistenz gegen andere Mittel evtl. noch erfolgversprechend. Procarbazin ist besonders geeignet für eine Kombinationstherapie der Lymphogranulomatosen. ► Procarbazin hemmt die Monoaminoxidase, so dass nach Zufuhr von Sympathomimetika, trizyklischen Antidepressiva und Tyraminhaltigen Nahrungsmitteln Blutdruckkrisen auftreten können.

Temozolomid ► setzt im Organismus ein reaktives Methyldiazonium-Ion frei, das DNS zu methylieren vermag. ► Die Substanz kann angewendet werden bei malignen Gliomen, die auf andere Zytostatika nicht angesprochen haben.

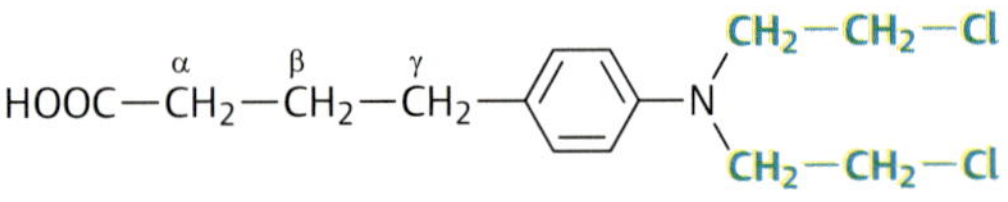

Chlorambucil

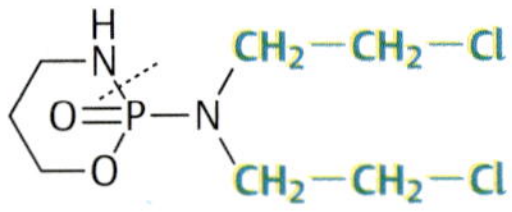

Cyclophosphamid

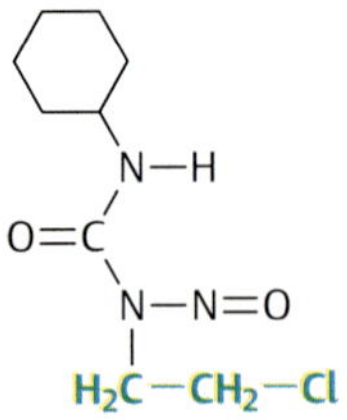

Lomustin

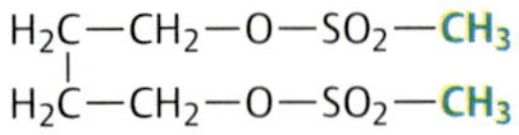

Busulfan

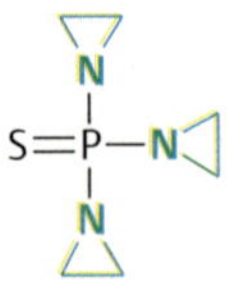

Thio-TEPA

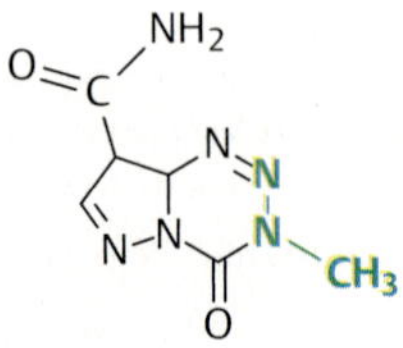

Temozolomid
grün: labile, alkylierende Reste

Dacarbazin. ▶ Auch bei Dacarbazin wird vermutet, dass der Metabolit die DNS zu methylieren vermag. ▶ Dacarbazin wird u. a. bei Morbus Hodgkin angewandt.

Platin-freisetzende Verbindungen

Cisplatin ist ein planares Molekül, in dem zweiwertiges Platin koordinativ zwei Amino-Gruppen und zwei Chlor-Atome gebunden hat.

▶ Ähnlich wie die alkylierenden Zytostatika bildet Cisplatin Brücken zwischen oder innerhalb von DNS-Molekülen aus. Erst werden die beiden Chloratome als Cl^- durch H_2O-Moleküle ersetzt. Dies geschieht besonders intrazellulär, weil hier die Cl^--Konzentration niedriger ist als extrazellulär. Im nun 2fach positiv geladenen Komplex bindet sich das reaktive Platin unter Mitnahme der beiden NH_3-Gruppen an Nucleinsäure-Untereinheiten und beeinträchtigt so den DNS-Stoffwechsel, was schließlich zum zytotoxischen Effekt führt.

▶ Cisplatin ist zu ca. 90% an Plasmaeiweiße gebunden. Die Zufuhr ist als Kurzinfusion notwendig. Cisplatin wird im Abstand von 4 Wochen gegeben. Es reichert sich in einigen parenchymatösen Organen an, vor allem in der Niere.

▶ Cisplatin besitzt dieselben typischen Nebenwirkungen wie alle wirksamen Zytostatika. Im Vordergrund steht aber das **zentral ausgelöste Erbrechen**, das fast alle Patienten trifft. Das Cisplatin-induzierte Erbrechen ist mit den üblichen Antiemetika nur unzureichend zu behandeln. Erst die Einführung des 5-HT$_3$-Antagonisten Ondansetron (S. 103) hat eine erhebliche Verbesserung der therapeutischen Möglichkeit mit sich gebracht. Zusätzlich treten schwere **Nierenschäden** im Bereich des proximalen Tubulus auf, deren Häufigkeit und Schwere durch hohe Flüssigkeits- und Salzzufuhr sowie eine entsprechende Diurese gemindert werden können. Ebenfalls kann das **Hörvermögen beeinträchtigt** werden.

▶ Die hauptsächliche Indikation für Cisplatin sind *Hoden-* und *Ovarialtumoren.*

Carboplatin stellt eine Fortentwicklung von Cisplatin dar, die in den gleichen Bioaktivierungsweg eintritt wie Cisplatin.

▶ Sein Wirkungsmechanismus ist derselbe wie von Cisplatin, allerdings scheint die Aktivierung der Moleküle langsamer vonstatten zu gehen.

▶ Carboplatin wird ebenfalls als Kurzinfusion alle 4 Wochen zugeführt.

▶ Die Art der Nebenwirkungen unterscheidet sich von denen, die nach Gabe von Cisplatin auftreten. Schwächer ausgeprägt sind der emetogene Effekt, die Nierenschädigung und die Ototoxizität. Therapie-begrenzend ist die Knochenmarkschädigung, insbesondere *Thrombozytopenie.*

Oxaliplatin ▶ wird wie Cisplatin und Carboplatin durch Ersatz von Molekülteilen durch H_2O bioaktiviert. Im Unterschied zu Cisplatin bringt Oxaliplatin anstelle von NH_3-Gruppen eine Diaminocyclohexan-Gruppe (sog. DACH-Gruppe) mit.

▶ Oxaliplatin kann bei metastasierendem Kolorektalkarzinom in Kombination mit Fluorouracil plus Folinsäure angewandt werden. Es wird alle zwei Wochen infundiert.

▶ Im Vordergrund der Nebenwirkungen stehen Übelkeit, Erbrechen und Diarrhoe. Bei fast allen Patienten kommt es zu einer peripheren sensorischen Neuropathie; diese Nervenschädigung ist dosislimitierend.

Cisplatin

Carboplatin

Oxaliplatin

Box 17.1

Amifostin – ein Versuch, gesundes Gewebe zu schützen

Amifostin soll gesundes Gewebe gegen die Wirkung von Alkylantien und Platin-Verbindungen schützen. Es handelt sich um eine Vorstufe, die unter Einwirkung alkalischer Phosphatasen besonders bei neutralem pH in die aktive Form überführt wird (im Gegensatz zum gesunden Gewebe mit neutralem pH herrscht im Inneren solider maligner Neoplasien ein saures Milieu). Die aktive Form vermag offenbar reaktive Metabolite, die aus Alkylantien und aus Platin-haltigen Verbindungen hervorgehen, abzufangen und so von einer Reaktion mit der DNS abzuhalten.

Amifostin kann prophylaktisch infundiert werden zum Schutz vor einer Neutropenie unter kombinierter Cyclophosphamid-Cisplatin-Gabe bei fortgeschrittenem Ovarialkarzinom sowie zum Schutz vor der Nephrotoxizität von Cisplatin in der Therapie solider Tumoren.

Nebenwirkungen sind Hypotonie und Hypocalcämie.

Abspaltung durch alkalische Phosphatasen

Amifostin

17.1.2 Interkalierende Substanzen

Viele dieser Substanzen werden von Streptomyces- oder Actinomyces-Arten gebildet. Beispiele sind die Actinomycine und die Anthracyclin-Derivate.

▶ **Wirkungsweise.** Der Wirkungsmechanismus besteht darin, dass das typische 3–4-gliedrige, planare Ringsystem sich in die DNS-Stränge einlagert und dadurch zu Strangbrüchen Anlass gibt. Möglicherweise spielt dabei auch eine Beeinflussung der Topoisomerase II eine Rolle (s. u.).

Actinomycine. Aus dieser Gruppe wird **Dactinomycin** (Actinomycin D) therapeutisch verwendet.

Doxorubicin (= Adriamycin): R = ─OH

Daunorubicin: R = ─H

Idarubicin = 4-Demethoxy-daunorubicin
Epirubicin = 4'-epi-Doxorubicin

Anthracyclin-Derivate. Zu den Antibiotika mit der Anthracyclin-Grundstruktur gehören **Daunorubicin** und **Doxorubicin** (Adriamycin). ▶ Diese erwiesen sich als kardiotoxisch: akut können Rhythmusstörungen auftreten, später dann eine Digitalis-resistente Myokard-Insuffizienz. Versuche, zu weniger kardiotoxischen Verbindungen zu gelangen, führten zu **Epirubicin**, **Idarubicin** sowie zu **Mitoxantron**.

Ein anderer Ansatz zur Verminderung der Kardiotoxizität besteht in einer Komedikation mit **Dexrazoxan**, einem Eisen-Chelator. Die Kardiotoxizität von Doxorubicin beruht vermutlich darauf, dass es im Komplex mit intrazellulären Eisen-Ionen die Bildung von schädlichen Sauerstoff-Radikalen fördert. Dexrazoxan entzieht dem Doxorubicin die Eisen-Ionen. Mit der zytostatischen Wirkung von Doxorubicin scheint Dexrazoxan nicht zu interferieren. Die Substanz ist in einigen Ländern zur Protektion gegen Anthracyclin-Kardiotoxizität zugelassen.

Bleomycin, ein Gemisch von Glykopeptiden aus einer Streptomyces-Art, ▶ interagiert mit den N-terminalen Enden seiner Glykopeptide mit DNS-Strängen und induziert Strangbrüche. Bei diesem Prozess spielen möglicherweise eine Komplexierung von Fe^{2+}-Ionen und die Induktion von Sauerstoff-Radikalen eine Rolle. ▶ Neben den üblichen, bei allen Zytostatika auftretenden Nebenwirkungen löst es eine **Lungenfibrose** bei ca. 10% aller behandelten Patienten aus.

Amsacrin, ein planares Anilino-acridin-Derviat, ▶ lagert sich in DNS-Stränge ein und ruft Strangbrüche hervor. Damit wirkt es ähnlich wie die planaren Anthracyclin-Antibiotika.

17.1.3 Topoisomerase-Hemmung

Hemmstoffe der Topoisomerase II

Etoposid und **Teniposid** sind mit glykosidisch angeknüpften Substituenten versehene Derivate von Podophyllotoxin. Dieses stammt aus der Alraune (Podophyllanes peltatum) und ist ein Mitosehemmstoff. Angemerkt sei, dass Podophyllotoxin lokal aufgebracht gegen Condylomata acuminata wirksam ist.

▶ Die zytostatische Wirkung der beiden Derivate beruht jedoch nicht auf der Schädigung der Mitose-Spindel, sondern einer Hemmung der Topoisomerase II, welche beide DNS-Stränge spaltet, umlagert und wieder verschließt. Die Wiederverknüpfung wird gehemmt, so dass Strangbrüche zurückbleiben.

▶ Die beiden Derivate werden als Monotherapeutika sowie im Rahmen der Kombinationstherapie verschiedener Neoplasien benutzt.

Etoposid, ein Epipodophyllotoxin
blau: glykosidischer Teil
schwarz: Podophyllotoxin-artiger Teil

Hemmstoffe der Topoisomerase I

Topotecan ist ein semisynthetisches Derivat des Alkaloids Camptothecin aus den Früchten eines chinesischen Baumes. Topotecan ist weniger toxisch und besser wasserlöslich als die Muttersubstanz.

▶ Es hemmt die Topoisomerase I, welche einen der beiden Stränge der DNS-Doppelhelix spaltet (nicht beide wie bei der Topoisomerase II) und nach einer Umlagerung wieder zusammenfügt. Topotecan lässt die Spaltung zu, unterbindet aber das Zusammenfügen, so dass Strangbrüche entstehen.

▶ Es kann als Kurzinfusion bei **fortgeschrittenen Ovarialkarzinomen** angewandt werden, wenn andere Therapieverfahren (Platin-Verbindungen, Paclitaxel) nicht oder nicht mehr wirken.

Irinotecan ist ein weiteres Camptothecin-Derivat und ▶ wirkt wie Topotecan. ▶ Es ist bei **metastasierendem Dickdarm** oder **Enddarmkarzinom** indiziert und zwar als Monotherapie bei Patienten ohne vorausgehende Chemotherapie und in Kombination mit Fluorouracil und Folinsäure, wenn eine Therapie mit Fluorouracil erfolglos blieb.

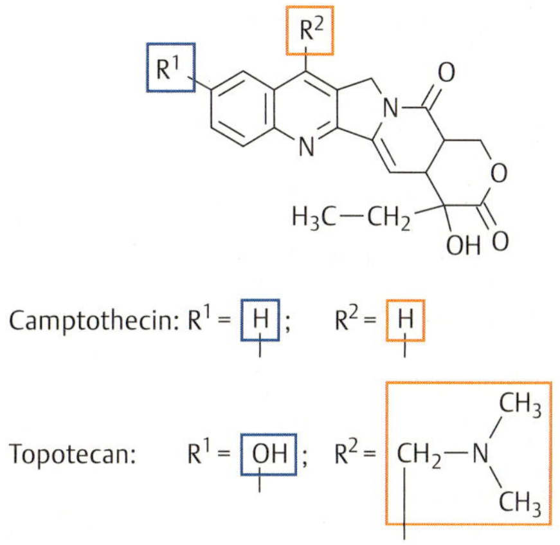

Camptothecin: $R^1 = $ H ; $R^2 = $ H

Topotecan: $R^1 = $ OH ; $R^2 = $ CH_2-N $\begin{array}{c} CH_3 \\ CH_3 \end{array}$

17.2 Interferenz mit der DNS-Synthese

17.2.1 Hemmung der Synthese von DNS-Bausteinen

Hemmstoffe der Dihydrofolsäure-Reduktase

Methotrexat ▶ ist ein falsches Substrat für das Enzym Dihydrofolsäure-Reduktase. Dieses Enzym ist an der Bildung der Tetrahydrofolsäure beteiligt (S. 175, 425), die wiederum für die Bildung von Purinkörpern und Thymidin notwendig ist. Anstelle der 4-OH-Gruppe in der Folsäure trägt Methotrexat eine 4-NH_2-Gruppe (Abb. 17.**3**). Es lagert sich an die Dihydrofolsäure-Reduktase an und hemmt damit die Proliferation von Zellen.

▶ Methotrexat wird als Zytostatikum bei einer Vielzahl von Neoplasmen angewandt, ferner wirkt es als Immunsuppressivum und wird entsprechend eingesetzt.

▶ Methotrexat wird zu einem großen Teil renal unverändert ausgeschieden, dabei spielt die tubuläre Sekretion eine Rolle. Verschiedene anionische Pharmaka, die ebenfalls sezerniert werden (Säure-Antiphlogistika, Penicilline), interferieren mit der Ausscheidung, so dass ein Rückstau von Methotrexat resultiert, was mit einer verstärkten Wirkung einhergeht.

▶ Bei der Anti-Tumor-Therapie kann es auch unter Methotrexat zu einer Mitbeteiligung von gesundem, rasch proliferierendem Gewebe kommen. Falls eine bedrohliche Leukopenie auftritt, kann die Gabe von Folinsäure (Formyl-Tetrahydrofolsäure) den Mangel ausgleichen. Folsäure ist dagegen verständlicherweise unwirksam. Im Tierversuch und auch bei Menschen können Substanzen wie Methotrexat bei Zufuhr in der Schwangerschaft zum Absterben und zur Resorption des Fetus führen, weil das Chorion einen besonders hohen Bedarf an Tetrahydrofolsäure hat. Beim Menschen kam es in Fällen, in denen die Leibesfrucht nicht abgestorben war, zur Geburt von missgebildeten Kindern.

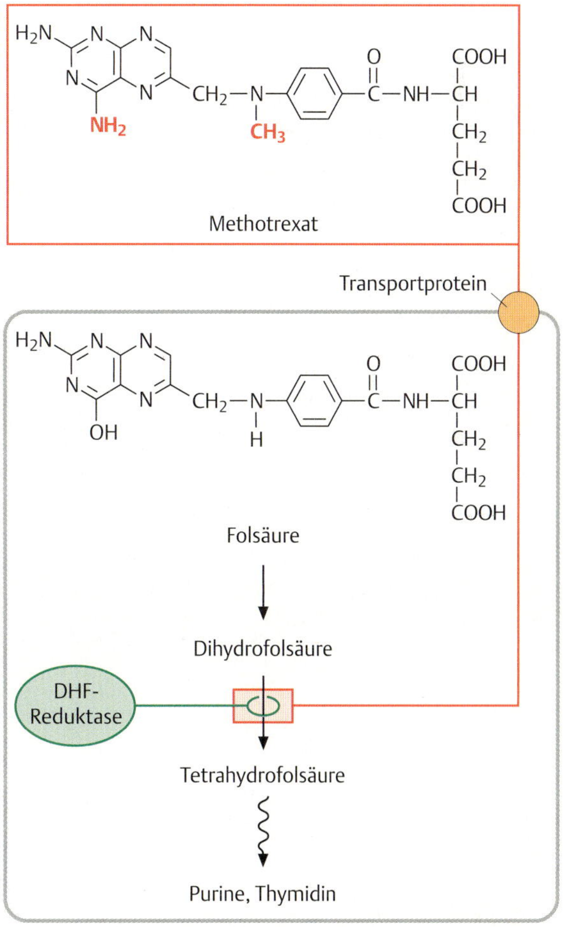

Methotrexat

Transportprotein

Folsäure

Dihydrofolsäure

DHF-Reduktase

Tetrahydrofolsäure

Purine, Thymidin

Abb. 17.**3** **Wirkung von Methotrexat.** Der Hemmstoff der Dihydrofolsäure-(DHF)-Reduktase führt zum Mangel an Tetrahydrofolsäure (THF). Das polare Methotrexat-Molekül (Carbonsäure-Gruppen!) benötigt ein Transportsystem, um in das Zellinnere zu gelangen.

Hemmung der Ribonukleotid-Reduktase

Hydroxycarbamid (Hydroxyharnstoff) ▶ ist eine schon lange bekannte zytostatische Verbindung, die die Umwandlung der Ribonukleotide in Desoxyribonukleotide hemmt. ▶ Hydroxycarbamid wird peroral bei chronischer myeloischer Leukämie, Polyzythämie und Thrombozythämie eingesetzt.

Hydroxycarbamid

17.2.2   Einschleusung falscher DNS-Bausteine

Purin-Antimetabolite

6-Mercaptopurin und **Thioguanin** ▶ sind Vorstufen, die erst durch Verknüpfung mit (Desoxy-)Ribose und Phosphorylierung zu eigentlichen Wirkstoffen aktiviert werden; sie sind damit abartige Nukleoside, die mit der DNS- und RNS-Synthese interferieren. **Azathioprin** ist eine Vorstufe, aus der in der Leber 6-Mercaptopurin entsteht.

▶ 6-Mercaptopurin und Thioguanin werden vornehmlich bei Leukämien angewandt, Azathioprin wird vor allem zur Immunsuppression benutzt.

▶ 6-Mercaptopurin und damit auch Azathioprin werden durch die Xanthinoxidase zu Thioharnsäure abgebaut, die nicht mehr zytostatisch wirksam ist. Bei gleich-

zeitiger Zufuhr des Xanthinoxidase-Hemmstoffes Allopurinol wird die Elimination von Mercaptopurin verzögert. Um Vergiftungen durch 6-Mercaptopurin zu vermeiden, muss dessen Dosierung bis auf ein Viertel reduziert werden. Bei Thioguanin hingegen spielt der Abbau durch die Xanthinoxidase kaum eine Rolle, so dass keine Interferenz mit Allopurinol auftritt.

Fludarabin ist ein abnormes Nukleosid mit Fluor-substituiertem Adenin und dem Zucker Arabinose (entsprechend der fluoridierten Form des Virustatikums Vidarabin). ▶ Es wird bei chronischer lymphatischer Leukämie angewandt.

Cladribin enthält ein Chlor-substituiertes Adenin. ▶ Seine Indikation ist die Haarzell-Leukämie.

Pentostatin ▶ ist ein Antimetabolit mit „falscher Purinbase", der von Streptomyces antibioticus stammt. Es hemmt die Adenosindesaminase, welche Adenosin (enthält Ribose) und Desoxy-Adenosin (enthält Desoxyribose) in die entsprechenden Inosin-Nukleoside umwandelt (Abb. 17.4). Es kommt zur Hemmung der Synthese von DNS (u.a. durch Hemmung der Ribonukleotid-Reduktase) sowie von RNS und außerdem zum Einbau von Pentostatin-Triphosphat in die DNS. Die Aktivität der Adenosindesaminase soll im lymphatischen Gewebe besonders hoch sein.

Adenin
6-Aminopurin

6-Mercaptopurin

Guanin

Thioguanin

Azathioprin

Fludarabin

Cladribin

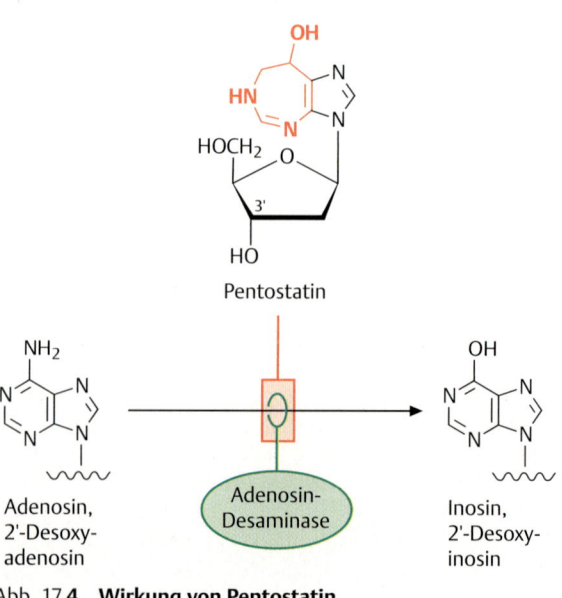

Pentostatin

Adenosin, 2'-Desoxy-adenosin

Adenosin-Desaminase

Inosin, 2'-Desoxy-inosin

Abb. 17.**4**   **Wirkung von Pentostatin.**

▶ Pentostatin wird intravenös zur Monotherapie der Haarzell-Leukämie (B-lymphozytäre Neoplasie) von Erwachsenen angewandt.
▶ Nebenwirkungen sind Knochenmarksuppression, Magen-Darm-Störungen, Exantheme, Leberschädigung.

Pyrimidin-Antimetabolite

Cytarabin ist Cytosin mit einem abnormen Zucker verknüpft: statt mit Ribose mit Arabinose. ▶ Diese Substanz wird parenteral, eventuell auch intrathekal bei neoplastischen Entartungen des lymph- und blutbildenden Systems gebraucht. Sie wirkt ferner immunsuppressiv und virustatisch.

Das später eingeführte **Gemcitabin** enthält als Base ebenfalls Cytosin, als abnormen Zucker aber eine Fluorsubstituierte Desoxyribose. Es wird durch Phosphorylierung aktiviert.

Gemcitabin

▶ Das Diphosphat hemmt die Ribonukleotid-Reduktase, besonders betroffen ist die Bildung von Desoxycytidin. Das Triphosphat von Gemcitabin kann in die DNS eingebaut werden, danach wird der DNS-Strang noch um ein weiteres Nukleotid verlängert, anschließend bricht die DNS-Synthese ab. Diese Form des Kettenabbruchs verhindert die Reparatur des Schadens durch Exonukleasen.
▶ Gemcitabin wird mittels Infusion angewandt bei fortgeschrittenem Pankreaskarzinom bei Patienten mit gutem Allgemeinzustand und ausreichender Knochenmarkreserve.

▶ Es können verschiedene Nebenwirkungen auftreten, unter anderem Knochenmark-, Nieren- und Leberschädigung.

Fluorouracil muss mit Ribose bzw. Desoxyribose versehen und phosphoryliert werden, um Wirksamkeit zu erlangen. ▶ Es interferiert an unterschiedlichen Stellen mit dem Nukleinsäure-Stoffwechsel, so hemmt es die Bildung von Thymidin-Phosphat und kann in RNS und DNS eingebaut werden. ▶ Es wird intravenös bei kolorektalen Tumoren eingesetzt (in Kombination mit Folinsäure oder mit Levamisol s. S. 490), auch bei Mammakarzinom und anderen Neoplasien wird es angewandt sowie lokal auf der Haut, z. B. bei seniler Keratose oder unter bestimmten Bedingungen bei Basaliom.

Fluorouracil   Capecitabin

Capecitabin enthält ein abgewandeltes Cytosin und einen abnormen Zucker. ▶ Es wird als peroral wirksame Fluorouracil-Vorstufe bezeichnet, unter deren Zufuhr im neoplastischen Gewebe höhere Konzentrationen von Fluorouracil auftreten als im gesunden Gewebe. ▶ Bei Patienten mit kolorektalem Karzinom führte es verglichen mit Fluorouracil plus Folinsäure häufiger zur Remission, verlängerte aber nicht die Zeit bis zum erneuten Tumorwachstum und nicht die Überlebenszeit. Krankenhauseinweisungen wegen schwerer Nebenwirkungen waren unter Capecitabin seltener. Zugelassen ist es zur Initialtherapie des metastasierenden Kolorektalkarzinoms.

17.3   Interferenz mit Mikrotubuli der Mitosespindel

Mikrotubuli bestehen aus röhrenförmig aggregierten Proteinmolekülen, nämlich α-Tubulin und β-Tubulin. Von den Polen der Mitosespindel und von den Chromosomen ausgehend wachsen Mikrotubuli durch Anlagerung von Tubulin-Untereinheiten ungerichtet in die Umgebung. Diejenigen Mikrotubuli, die Kontakt mit einer Zielstruktur erlangen, bleiben erhalten. Die anderen zerfallen, wobei die freiwerdenden Tubulin-Untereinheiten für die Synthese neuer Mikrotubuli wiederverwertet werden. Aus diesem Grunde kann auch durch eine Hemmung der Desintegration von Mikrotubuli eine Störung des Aufbaus der Mitosespindel zustande kommen.

Hemmung der Tubulin-Polymerisation

Colchicin ist ein Alkaloid der Herbstzeitlosen, Colchicum autumnale, das seit langem gegen die akuten Anfälle von Gicht mit gutem Erfolg verwendet wird (S. 300). ▶ Darüber hinaus beeinflußt Colchicin die Zellteilungsvorgänge. Es arretiert die Mitosen in der Metaphase, so dass besonders in Geweben mit schneller Zellteilung histologisch zahlreiche Spindeln in diesem Stadium sichtbar gemacht werden können. Die Hoffnung, mit diesem Mitosegift ein selektives Antitumormittel in die Hand zu bekommen, hat sich nicht erfüllt.

Vinca-Alkaloide. Aus Vinca rosea, einer Immergrün-Art, werden zwei untereinander verwandte Alkaloide gewonnen: **Vinblastin (Vincaleucoblastin)** und **Vincristin**. **Vindesin** und **Vinorelbin** sind semisynthetisch hergestellte Vincaalkaloide.

▶ Vinblastin wird bei Lymphogranulomatosis und Chorionepitheliom, Vincristin bei akuter Leukämie in Kombination mit anderen Zytostatika angewendet. Vindesin dient zur Behandlung von Leukämien, Lymphomen und Bronchialkarzinomen, Vinorelbin kann beim nichtkleinzelligen Bronchialkarzinom eingesetzt werden.

▶ Die Nebenwirkungen entsprechen denen anderer Zytostatika, darüber hinaus können Störungen der Funktion peripherer Nerven auftreten. Letztere beruhen auf einer Schädigung axonaler Mikrotubuli, welche für den Stofftransport in Neuriten wichtig sind. Diese Nebenwirkung soll bei Vincristin am stärksten, bei Vinblastin am schwächsten ausgeprägt sein.

Hemmung der Mikrotubulus-Depolymerisation

Paclitaxel ist ein komplex aufgebauter Inhaltsstoff der Rinde der pazifischen Eibe. Es lässt sich heute auch partialsynthetisch aus Inhaltsstoffen anderer Eibenarten herstellen.

Paclitaxel

▶ Paclitaxel lagert sich an die β-Tubulin-Untereinheiten der Mikrotubuli an; auf diese Weise hemmt es die Depolymerisation von Mikrotubuli und führt zur Bildung atypischer Mikrotubuli. Daraus resultiert eine Mitosehemmung.

▶ Paclitaxel wird bei metastasierenden Ovarial- und Mammakarzinomen angewandt.

▶ Eine typische Nebenwirkung ist eine Neutropenie, die sich jedoch durch Kolonie-stimulierende Faktoren abmildern lässt; dann wird eine periphere Neuropathie therapielimitierend.

Docetaxel gehört ebenfalls in die Gruppe der Taxoide und ist strukturell sowie hinsichtlich seiner Wirkungsweise analog zu Paclitaxel.

17.4　Weitere Prinzipien

Asparaginase ▶ ist ein Enzym, das Asparagin in Aspartat und Ammoniak spaltet. Es kann dann eine antineoplastische Wirkung entfalten, wenn Tumorzellen – anders als die meisten normalen Zellen – nicht in der Lage sind, Asparagin selbst zu synthetisieren. Die Tumorzellen benötigen dann Asparagin aus der Interstitialflüssigkeit. Die intravenöse Zufuhr des Enzyms bringt diese Quelle zum Versiegen.

▶ Das Therapieprinzip wird bei akuter lymphatischer Leukämie im Rahmen einer Kombinationstherapie angewandt.

▶ Nebenwirkungen können durch Störung der Synthese körpereigener Proteine zustande kommen: Insulinmangel mit Hyperglykämie; Thrombosen oder, seltener, Blutungen infolge eines Mangels an Blutgerinnungs-hemmenden bzw. -fördernden Faktoren. Die Freisetzung von Ammoniak mag Ursache für komatöse Zustände sein, die beobachtet wurden. Das Enzym ist körperfremd, so dass allergische Reaktionen auftreten können. Patienten, die Asparaginase von E. coli nicht vertragen, können Asparaginase aus Erwinia chrysanthemi bekommen, oder es kann ein modifiziertes E.-coli-Enzym angewandt werden, das mit Polyethylenglykol konjugiert ist: PEG-Asparaginase.

Miltefosin ist ein Alkylphosphocholin, das als ein abnormes Phosphatidylcholin (Lecithin)-Rudiment aufgefasst werden kann.

▶ Es lagert sich in Zellmembranen ein und schädigt Membranfunktionen; so hemmt es membranständige Enzyme wie die Proteinkinase C. ▶ Es wird lokal angewandt, wenn ein Mammakarzinom auf die Haut übergegriffen hat und andere Therapiemaßnahmen erfolglos sind. ▶ Hautreizungen am Ort der Applikation können einen Therapieabbruch notwendig machen.

Porfimer ▶ wird zur kurativen Laserlicht-Behandlung von nicht-kleinzelligen Bronchialkarzinomen im Frühstadium eingesetzt. ▶ Es wirkt als „Photosensibilisierer". Porfimer ist ein Hämatoporphyrin-Derivat, das intravenös zugeführt wird und sich besonders im Tumorgewebe anreichert. Daran schließt sich eine endoskopische Rotlichtlaser-Bestrahlung an, welche die Bildung reaktiver Sauerstoff-Spezies induziert, die das Gewebe schädigen. ▶ Für etwa einen Monat müssen Haut und Augen vor Sonnenlicht und heller künstlicher Beleuchtung geschützt werden.

Imatinib hemmt eine Tyrosinkinase, die bei Patienten mit chronischer myeloischer Leukämie ausgehend vom Philadelphia-Chromosom gebildet wird. Diese Tyrosinkinase weist eine konstitutiv erhöhte Aktivität auf und ist für die maligne Entartung wichtig. Imatinib kann bei Versagen anderer Therapiemöglichkeiten peroral angewandt werden. Ob es die Überlebenszeit verlängert, ist noch nicht geklärt.

17.5 Beeinflussung körpereigener Steuerungswege

Hormone

Glucocorticoide hemmen die Proliferation von Lymphozyten. Diese Hormone sind ein Bestandteil der zytostatischen Kombinationstherapie. An anderer Stelle wird über **androgensuppressive Wirkprinzipien** bei fortgeschrittenem Prostatakarzinom (Gonadorelin-Superagonisten, S. 353; Androgenrezeptor-Antagonisten, S. 380) und **estrogensuppressive Maßnahmen** zur Behandlung des Mammakarzinoms berichtet (Estrogenrezeptor-Antagonisten, S. 385; Aromatase-Hemmer, S. 386). Wenn das neoplastische Gewebe bei weiterer Entdifferenzierung seine Hormonabhängigkeit verliert, sind diese Wirkprinzipien allerdings nicht mehr wirksam.

Interferone

▶ Wie auf S. 470 ausgeführt wurde, besitzen die Interferone neben ihrer antiviralen Wirkung auch proliferationshemmende und immunmodulierende Effekte. ▶ Daraus ergibt sich die Anwendung von Interferonen bei bestimmten neoplastischen Erkrankungen (s. Box 17.**2**). Besonders beeindruckend ist die günstige Wirkung von Interferon α bei der Haarzellen-Leukämie. Es lassen sich völlige, langdauernde Remissionen wiederholt auslösen. Da die Mehrzahl der Neoplasmen sich jedoch nicht beeinflussen lässt, sind die Hoffnungen, die man ursprünglich an die zytostatische Wirksamkeit der Interferone knüpfte, insgesamt doch enttäuscht worden.

Interleukine

Aldesleukin ist ein gentechnisch hergestelltes Interleukin 2. ▶ Dieses stimuliert zytotoxische T-Lymphozyten. ▶ Es wird bei metastasierendem Nierenzellkarzinom angewandt. ▶ Die Liste möglicher Nebenwirkungen ist vielfältig, z. B. kardiovaskuläre, neurologisch-psychiatrische, pulmonale, hepatische, renale Störungen.

Tumornekrosefaktor

Tansonermin ist gentechnisch hergestellter Tumornekrosefaktor, TNFα-1a. ▶ Tansonermin kann bei einem nicht resezierbaren Weichteilsarkom der Extremitäten in Kombination mit Melphalan angewandt werden. ▶ Die notwendigen Konzentrationen von Tansonermin sind systemisch nicht verträglich, so dass die Substanz unter Narkose mittels isolierter Extremitätenperfusion appliziert wird.

Monoklonale Antikörper

Edrecolomab ist ein muriner monoklonaler Antikörper, der ▶ gegen das Zelloberflächenprotein „17 – 1 A" von epithelialen Zellen gerichtet ist. Adenokarzinom-Zellen können eine hohe Antigendichte aufweisen. Der gebun-

Box 17.2

Übersicht über die Anwendung von Interferonen

Interferone sind Glykoproteine. α-Interferon und β-Interferon können von nahezu allen Zellen gebildet werden, γ-Interferon stammt aus T-Lymphozyten. Innerhalb der drei Hauptgruppen INF α, β, und γ lassen sich insgesamt über 30 Interferon-Untertypen abgrenzen. Interferone wirken antiviral, antiproliferativ (S. 470) und immunmodulatorisch. Humane Interferone können heute in ausreichender Menge hergestellt werden. Ihre Indikationen sind hier zusammengestellt. Alle Interferone müssen parenteral appliziert werden, in der Regel subkutan. Die Halbwertzeit ist kurz (0,5 bis 4 Stunden), im Gewebe jedoch eventuell länger. Durch Pegylierung hat sich eine Verlängerung der Wirkdauer erreichen lassen.

Interferon	Indikation
α-2 a	chron. Hepatitis B oder C; Haarzellenleukämie, chron. myeloische Leukämie, kutanes T-Zell-Lymphom, follikuläres Non-Hodgkin-Lymphom, Kaposi-Sarkom bei AIDS, malignes Melanom, Nierenzellkarzinom
α-2 b	Haarzellenleukämie chron. Hepatitis B oder C; chron. myeloische Leukämie, multiples Myelom, follikuläre Lymphome, Karzinoid, Kaposi-Sarkom bei AIDS, malignes Melanom
β	Virusencephalitis, Herpes zoster generalisatus und Varizellen unter Immunsuppression; virale Innenohrdefekte mit Gehörverlust; lokal: als Adjuvans bei Feigwarzen; undifferenziertes Nasopharynxkarzinom
β-1 a	multiple Sklerose
β-1 b	multiple Sklerose
γ-1 b	septische Infektionen bei Granulomatose

dene Antikörper könnte zur Zellschädigung führen, indem er den Ausgangspunkt für eine Komplement-Aktivierung bildet oder die Zielstruktur für eine zelluläre Immunreaktion darstellt. ▶ Der Antikörper dient per infusionem zur postoperativen adjuvanten Therapie des kolorektalen Karzinoms mit Metastasen in den regionalen Lymphknoten (Stadium Dukes C). ▶ Gastrointestinale Nebenwirkungen (Übelkeit, Erbrechen, Diarrhö) sind häufig.

Trastuzumab ist ein humanisierter monoklonaler IgG-Antikörper ▶ gegen das HER2-Protein. Die Abkürzung steht für „humaner epidermaler Wachstumsfaktor Rezeptor". Der Rezeptor ist bei etwa 30 % der Fälle von metastasierendem Mammakarzinom in erhöhter Dichte vorhanden. Auf die Besetzung mit Trastuzumab hin können die Karzinomzellen durch zytotoxische T-Lymphozyten abgetötet werden. ▶ Der Antikörper kann per infusionem zur Behandlung eines metastasierenden Mammakarzinoms angewandt werden, wenn dieses

HER2 vermehrt aufweist und wenn bestimmte Vortherapie-Gegebenheiten bestehen. ► Trastuzumab ist kardiotoxisch. Es darf nicht zusammen mit Anthracyclinen angewandt werden. Nach der ersten Infusion können Überempfindlichkeitsreaktionen auftreten, auch in vital bedrohlicher Form (cave: vorbestehende Lungenschädigung).

Rituximab ist ein chimärer, human/muriner Antikörper ► gegen das CD20-Antigen von B-Zellen, welches sich bei fast allen B-Zell-Lymphomen vom niedrigmalignen non-Hodgkin-Typ findet. ► Der Antikörper dient zur Behandlung bei follikulärem Lymphom der Stadien III – IV, wenn eine Chemotherapie nicht oder nicht mehr wirkt. ► Nebenwirkungen sind unter anderem Fieber mit Schüttelfrost, Bronchospasmus, Hautausschlag, Hypotonie und Arrhythmie.

Alemtuzumab ist ein humanisierter monoklonaler IgG-Antikörper mit Sequenzen eines IgG-Antikörpers der Ratte ► gegen das Glykoprotein CD52. Dieses wird unter anderem von lymphozytären und monozytären Zellen exprimiert. ► Alemtuzumab kann bei Patienten mit chronischer lymphatischer Leukämie mittels Infusion gegeben werden. Nach Bindung der Antikörper an den Zielzellen und Komplementaktivierung kommt es zum Zelltod. ► Im Zusammenhang mit der Infusion können Fieber, Blutdruckabfall, Exantheme und andere Unverträglichkeitserscheinungen auftreten; eine Prämedikation mit einem H_1-Antihistaminikum und Paracetamol oder eventuell auch mit einem Glucocorticoid kann notwendig sein. Wegen der Ausschaltung der lymphozytären Abwehr besteht eine erhöhte Infektionsneigung; deshalb wird eine begleitende Medikation zur Prophylaxe einer Pneumocystis-carinii-Pneumonie und von Herpesvirus-Infektionen angeraten.

Gemtuzumab ozogamicin repräsentiert ein antineoplastisches Wirkprinzip, bei dem ein Antikörper als „Lotse" für ein Zellgift dient. Es handelt sich um einen humanisierten monoklonalen IgG-Antikörper, der mit einem zytotoxischen Calicheamicin-Derivat verknüpft ist. Der Antikörper ist gegen das CD33-Antigen gerichtet, welches bei akuter myeloischer Leukämie häufig an der Oberfläche der leukämischen Zellblasten exprimiert wird. Die Substanz befindet sich in klinischer Erprobung.

17.6 Beurteilung der Pharmakotherapie neoplastischer Erkrankungen

Wie oben bereits ausgeführt wurde, ist eine Kombination mehrerer Antineoplastika erfolgreicher als eine Monotherapie. In Tab. 17.1 sollen nur einige Beispiele für die üblichen Kombinationen gegeben werden. Die Dosierung ist anfangs während der „Induktionstherapie" sehr hoch. Während der dann folgenden „Konsolidations-" bzw. „Erhaltungstherapie" sind die Dosen wesentlich niedriger, oder die Präparate werden gewechselt.

Therapeutische Erfolge sind seit Einführung der Kombinationen besser geworden. Heilungen werden bei malignen hämatologischen Erkrankungen (Leukämien, Lymphome) erreicht; solide Tumoren sprechen nur wenig an, vor allem die Karzinome des Bronchialbaumes, des Magen-Darm-Kanals, der Niere und der Harnblase, des Endometriums sowie das Melanom. Bei diesen Tumoren kann evtl. eine vorübergehende Verkleinerung der Geschwulst erzielt werden, aber das Leben wird nicht verlängert.

Resistenzentwicklung. Im Laufe der Behandlung mit Zytostatika entwickelt sich regelmäßig eine zunehmende Resistenz gegenüber der betreffenden Substanz bzw. Kombination von Substanzen. Damit wird die Therapie immer weniger wirksam oder verliert jeden Wert. Eine Resistenzentwicklung tritt bei Zytostatika mit unterschiedlichem Wirkungsmechanismus auf. Es gibt keinen einheitlichen Grund für die Abnahme der Empfindlichkeit.

So gilt z.B. für die Purin- und Pyrimidin-Antimetabolite, die ja in der Zelle erst durch die Phosphoribosyl-Transferase in den eigentlichen Wirkstoff umgewandelt werden müssen, dass Mutanten ohne dieses Enzym übrig bleiben und dann wieder ungehemmt proliferieren. Für Dihydrofolsäure-Reduktase-Hemmstoffe wie das Methotrexat kann die zelluläre Aufnahme herabgesetzt sein, oder die Ausstattung mit der Reduktase nimmt wesentlich zu. Für alkylierende Substanzen gilt, dass die entarten Zellen es „lernen", den gesetzten Defekt schneller zu reparieren. Bei einer Therapie mit Podophyllotoxin-Derivaten, die über eine Beeinflussung der Topoisomerase II wirksam werden, ändern sich die Eigenschaften dieses Enzyms und damit die Empfindlichkeit für diese Zytostatika.

Besonders interessant ist das Phänomen der Resistenzentwicklung gegen gleich mehrere Zytostatika (Mehrfachresistenz, „Multiple drug resistance"). Grundlage dieser unspezifischen Resistenz ist ein vermehrter Auswärtstransport, so dass die intrazelluläre Konzentration der Pharmaka unterschwellig bleibt. Verantwortlich für

Tabelle 17.**1 Beispiele für Kombinationen von Zytostatika, besonders bei hämatologischen Erkrankungen.** Die Abkürzungen entstammen dem klinischen Gebrauch, sie leiten sich zum Teil von Fertigarzneimittel-Namen ab.

CMF = Cyclophosphamid + Methotrexat + Fluoruracil
HOP = Cyclophosphamid + Doxorubicin + Vincristin + Prednison
COPP = Cyclophosphamid + Vincristin + Procarbazin + Prednison
ABDV = Cyclophosphamid + Vincristin + Procarbazin + Prednisolon + Adriamycin + Bleomycin + Vinblastin + Dacarbazin

den Transport ist ein intramembranales Glykoprotein, das infolge von Mutationen mit Genvermehrung („Genamplifikation") in erhöhter Menge gebildet wird.

Ein Ansprechen auf die Pharmakotherapie bedeutet in den meisten Fällen nur eine **zeitlich begrenzte Remission**, denn die Tumorzellen vermögen ja gegen die anfangs wirksamen Mittel resistent zu werden. Die Remission kann meist nach Monaten gezählt werden, nur bei wenigen Erkrankungen ist mit Remissionen von Jahren oder mit Dauerheilung zu rechnen. Es ist zu bedenken, dass mit einer Remission die Vitalität des Patienten unter Umständen wesentlich gebessert werden kann, selbst wenn die Lebensdauer nur wenig verlängert wird. Bei vorliegender Resistenz kann auch eine völlig neue Kombination versucht werden. Auf der anderen Seite muss bedacht werden, dass die zytostatische Therapie mit **schweren Nebenwirkungen** einhergehen kann, die

eine starke Belastung des Patienten darstellen. Mit geeigneten Pharmaka ist die Verträglichkeit der zytostatischen Therapie eventuell zu verbessern. Zwei Fortschritte auf diesem Gebiet sind das stark wirksame Antiemetikum Ondansetron (S. 103) und der Granulozyten-Kolonie-stimulierende Faktor (S. 489).

Es muss in jedem individuellen Fall geklärt werden, ob eine zytostatische Therapie dem Wohl des Patienten dient. Vor allem muss eine „Überbehandlung" mit Zytostatika zulasten des Patienten vermieden werden.

In der folgenden Tabelle sind alle Wirkstoffe enthalten, die zurzeit im Handel sind. Es kann nicht Aufgabe des Pharmakologen sein, antineoplastische Wirkstoffe auszuwählen. Diese Wahl und die Zusammenstellung von Kombinationen muss dem onkologisch versierten Spezialisten vorbehalten bleiben.

— Notwendige Wirkstoffe ────────────────────────────────

Antineoplastische Substanzen

Wirkstoff	Handelsname	Alternative	Bemerkungen
Alkylierende Wirkstoffe			
Chlorambucil	*Leukeran®* Tab.	–	
Melphalan	*Alkeran®* Tab., Inj.	–	
Cyclophosphamid	*Endoxan®* Drag., Inj.	*Cyclophosphamid* Drag. *Cyclostin®* Drag., Inj.	
Ifosfamid	*Holoxan®* Inj.	*Ifo-cell®* Inj.	
Trofosfamid	*Ixoten®* Tab.	–	
Lomustin	*Cecenu®* Kap.	–	
Carmustin	*Carmubris®* Inj.	–	
Nimustin	*ACNU®* Inj.	–	
Busulfan	*Myleran®* Tab.	–	
Thiotepa	–	*Thiotepa* Inj.	
Mitomycin	–	*Mitomycin* Inj.	
Procarbazin	*Natulan®* Kaps.	–	
Temozolomid	*Temodal®* Kaps.	–	
Dacarbazin	*Detimedac®* Inj.	–	
Platin-freisetzende Wirkstoffe			
Cisplatin	*Platinex®* Inj. *Platiblastin®* Inj.	*Cisplatin* Inj. (6 Firmen)	
Carboplatin	*Carboplat®* Inj. *Ribocarbo®* Inj.	*Carboplatin* Inj.	
Oxaliplatin	*Eloxantin®* Inf.	–	
Interkalierende Wirkstoffe			
Dactinomycin	*Lyovac-Cosmogen®* Inj.	–	
Daunorubicin	*Daunoblastin®* Inj.	*Daunorubicin* Inj.	
Doxorubicin	*Adriblastin®* Inj. *Caelix®* Inj.	*Doxorubicin* Inj. (3 Firmen) *Adrimedac®, Ribodoxo®* Inj.	
Epirubicin	*Farmorubicin®* Inj.	–	
Idarubicin	*Zavedos®* Kaps., Inj.	–	
Mitoxantron	*Noventron®* Inj.	*Onkotronc®* Inj.	
Bleomycin	–	*Bleomycinum, Bleo-cell®* Inj.	
Amsacrin	*Amsadyl®* Inj.	–	

Fortsetzung ▶

Notwendige Wirkstoffe

Antineoplastische Substanzen (Fortsetzung)

Wirkstoff	Handelsname	Alternative	Bemerkungen
Topoisomerase – Hemmstoffe			
Etoposid	*Etopophos®* Inj. *Vespesid®* Kaps., Inj.	*Etomedac®*, *Exitop®* Kaps., Inj.	
Teniposid	*VM-26®* Inj.	–	
Topotecan	*Hycamtin®* Inj.	–	
Irinotecan	*Campto®* Inj.	–	
Hemmstoffe der Synthese von DNS-Bausteinen			
Methotrexat	–	*Methotrexat* (*Lederle* und weitere Firmen) *MTX®*, *Farmitrexat®* Tab., Inj. u. a.	
Hydroxycarbamid	*Litalir®* Kaps.	*Syrea®* Kaps.	
Antimetabolite			
Mercaptopurin	*Puri-Nethol®* Tab.	–	
Tioguanin	–	*Thioguanin* Tab.	
Azathioprin	*Imurek®* Tab., Inj.	*Azathioprine, Azamedac®, Zytrim®* Tab., Inj. u. a.	
Fludarabin	*Fludara®* Inj.	–	
Cladribin	*Leustatin®* Inj.	–	
Pentostatin	*Nipent®* Inj.	–	
Cytarabin	*Alexan®, Udicil®* inj.	*Ara-cell®* Inj.	
Gemcitabin	*Gemzar®* Inj.	–	
Fluorouracil	*5-FU®* Inj.	*Fluorouracil* Inj.	
Mitose-Hemmstoffe			
Vinblastin	*Velbe®* Inj.	*Vinblastin, Cell-blastin®* Inj.	
Vincristin	*Farmistin®* Inj.	*Vincristin, Cell-cristin®* Inj.	
Vindesin	*Eldisine®* Inj.	–	
Vinorelbin	*Navelbine®* Inj.	–	
Paclitaxel	*Taxol®* Inj.	–	
Docetaxel	*Taxotere®* Inj.	–	
Capecitabin	*Xeloda®*	–	
Substanzen mit anderem Wirkmechanismus			
Asparaginase	*Erwinase®* Inj.	*Asparaginase* Inj.	
Miltefosin	*Miltex®* Inj.	–	
Imatinib	*Glivec®* Tab.	–	
Substanzen mit Einfluß auf die körpereigene Steuerung			
Interferon α-2 a	*Roferon®* Inj.	–	
Interferon α-2 b	*IntronA®* Inj.	–	
Interferon β	*Fiblaferon®* Gel, Inj.	–	
Interferon β-1 a	*Avonex®, Rebif®* Inj.	–	
Interferon β-1 b	*Betaferon®* Inj.	–	
Interferon γ-1 b	*Imukin®* Inj.		
Aldesleukin	*Proleukin®* Inj.	–	
Tansonernin	*Beromun®* Inj.	–	
Rituximab	*Mabthera®* Inj.	–	
Trastuzumab	*Herceptin®* Inj.	–	
Alemtuzumab	*Mabcampath®* Inj.	–	

Eigene Eintragungen

. . .

. . .

18 Pharmakologische Beeinflussung des Immunsystems

Erkrankungen können dadurch zustande kommen, dass eine Reaktion des Immunsystems fehlgerichtet ist (allergische Erkrankungen, Autoimmunreaktionen) oder dass eine an sich adäquate Immunreaktion dem Patienten schadet (Transplantatabstoßung). In diesen Fällen ist eine (ggf. nur lokale) *Hemmung von Immunreaktionen* nützlich. Umgekehrt kann auch eine *Stimulation der*

Immunabwehr wünschenswert sein, so bei HIV-bedingter oder Zytostatika-ausgelöster Immunschwäche und bei malignen Neoplasien.

Heute stehen verschiedene Prinzipien zur Hemmung von Immunreaktionen zur Verfügung, jedoch gibt es kaum effektive Maßnahmen zur Stimulation der Immunabwehr.

18.1   Hemmung von Immunreaktionen

Die spezifische Immunabwehr ist an die Proliferation von Lymphozyten gebunden. Besonders im Zusammenhang mit Organtransplantationen ist es sinnvoll, die Aktivität der T-Lymphozyten zu drosseln. Zur Unterdrückung zellulärer Immunreaktionen bestehen verschiedene Möglichkeiten von unterschiedlicher Selektivität (Abb. 18.1). Nebenwirkungen, die sich aus der Immunsuppression ergeben, sind erhöhte Infektionsgefahr und eine Steigerung des Risikos für maligne Neoplasien.

Zytostatische, lymphostatische Prinzipien

Methotrexat, Azathioprin und **Cyclophosphamid** sind als Zytostatika bekannt (S. 472). ▶ Sie können die Proliferation von Lymphozyten hemmen. Zur Immunsuppres-

sion werden die Substanzen normalerweise niedriger dosiert angewandt als in der antineoplastischen Therapie. Daher könnten für die immunsuppressive Wirkung andere molekulare Wirkungen ausreichend sein als für den onkologischen Effekt. So scheint beispielsweise bei Cyclophosphamid in niedriger Dosis nicht die Alkylierung der DNS notwendig zu sein, sondern die Alkylierung von membranständigen lymphozytären Proteinen auszureichen.

▶ Typische Anwendungsgebiete sind für Methotrexat und Azathioprin die Basistherapie der chronischen Polyarthritis und andere Autoimmunkrankheiten. Eine Hauptindikation für Cyclophosphamid stellen autoimmunologische Prozesse mit ausgeprägter Gefäßbeteiligung im Sinne einer Vaskulitis dar (z.B. Morbus Wegener und Panarteriitis nodosa). Bei akuten Verlaufsfor-

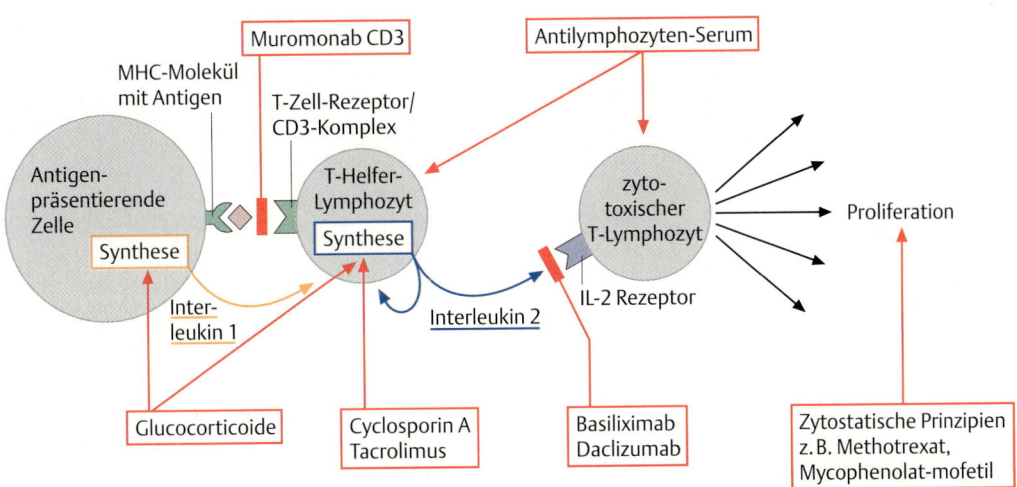

Abb. 18.**1   Vereinfachte Übersicht zu den Hemmstoffen von Immunreaktionen.** Näheres im Text.

men des Morbus Wegener kann auch eine hochdosierte Cyclophosphamid-Stoßtherapie erforderlich sein.

▶ In niedriger immunsuppressiver Dosis sind die Substanzen besser verträglich als in der antineoplastischen Therapie. Dennoch können beispielsweise gastrointestinale Nebenwirkungen, Blutbildungsstörungen oder auch Haarausfall auftreten. Auf die Interaktion zwischen Azathioprin und Allopurinol (S. 299) und auf die Mesna-Begleitmedikation zur Cyclophosphamid-Anwendung (S. 474) sei hier nochmals aufmerksam gemacht.

Mycophenolat-mofetil ▶ ist ein Proliferations-Hemmstoff mit größerer Spezifität hinsichtlich der Lymphozyten. Die Substanz wird peroral zugeführt, durch Esterspaltung wird die Wirkform Mycophenolsäure freigesetzt. Diese hemmt das Enzym Inosinmonophosphat-Dehydrogenase, welches für die Neusynthese von Purinen notwendig ist. Da T- und B-Lymphozyten, anders als die meisten Zellen, nicht Hypoxanthin zur Purin-Synthese verwerten können, werden sie von einer Hemmung der *de-novo*-Synthese der Purine besonders betroffen, es wirkt also verhältnismäßig spezifisch.

Mycophenolat-   mofetil

▶ Die Substanz ist relativ gut verträglich (selten treten gastrointestinale Nebenwirkungen, Leukopenien und Infekte, insbesondere Cytomegalie-Viruserkrankungen, auf).

▶ Die Resorption aus dem Magen-Darm-Trakt und die Elimination eines glucuronidierten Hauptmetaboliten über die Nieren sind wenig störanfällig; Arzneistoff-Interaktionen sind (anders als bei Cyclosporin A, s. u.) selten klinisch relevant.

▶ Mycophenolat-mofetil dient zur Unterdrückung einer Abstoßung nach Nieren- oder Herztransplantation zusätzlich zu Cyclosporin A und Glucocorticoiden. Dadurch kann insbesondere die Cyclosporin-Dosis gesenkt und dessen Verträglichkeit erhöht werden. Unter Studienbedingungen erfolgt bereits ein vollständiger Ersatz von Cyclosporin A. Mycophenolat-mofetil scheint wegen seines günstigen Nebenwirkungs-Nutzen-Verhältnisses ein wichtiger Fortschritt seit der Einführung von Cyclosporin A in die Transplantationsmedizin zu sein.

▶ Als Nebenwirkungen werden unter anderem Durchfälle, Leukopenie, Infektanfälligkeit bis Sepsis genannt.

Leflunomid ▶ ist eine Vorstufe, die nach peroraler Gabe in einen Metaboliten umgewandelt wird, welcher die Proliferation von Lymphozyten hemmt. Ein Wirkungsmechanismus besteht in der Hemmung der mitochondrialen Dihydroorotat-Dehydrogenase, einem Schlüsselenzym in der Neusynthese von Pyrimidin-Körpern. Aktivierte Lymphozyten benötigen für die Proliferation unter anderem vermehrt Pyrimidin-Nukleotide, die aber unter dem Einfluss des Leflunomid-Metaboliten nicht ausreichend bereitgestellt werden können. Weitere Wirkungsmechanismen werden genannt, so eine Hemmung von Tyrosinkinase-vermittelten Phosphorylierungsreaktionen, eine Modulation der Bildung von Zytokinen und eine Hemmung der endothelialen Leukozyten-Adhäsion.

▶ Leflunomid ist indiziert zur chronischen Anwendung bei Rheumatoider Arthritis. Die Bedeutung von Leflunomid im Vergleich zu den anderen Basistherapeutika lässt sich noch nicht beurteilen.

▶ Leflunomid wird nach peroraler Gabe vollständig resorbiert und danach in Darmschleimhaut und Leber durch Öffnung des Isoxazolringes zum aktiven Metaboliten umgewandelt. Dessen Elimination geschieht langsam unter Beteiligung eines enterohepatischen Kreislaufs (Halbwertzeit 2 Wochen). Um recht bald einen Wirkspiegel zu erreichen, werden in den ersten drei Tagen jeweils 100 mg Leflunomid gegeben, danach wird die Therapie mit 10–20 mg pro Tag fortgesetzt. Dennoch entwickelt sich der therapeutische Effekt langsam (4–6 Wochen).

Leflunomid   aktiver Metabolit

▶ Häufige Nebenwirkungen sind (1–10% der Patienten): gastrointestinale Störungen, verstärkter Haarausfall, Leukopenie, Kopfschmerzen, Schwindelgefühl, Parästhesie, Blutdrucksteigerung, Sehnenscheidenentzündungen.

Glucocorticoide

▶ Glucocorticoide wirken immunsuppressiv (S. 372), wobei besonders die zelluläre Abwehr betroffen ist. Sie hemmen die Bildung von Zytokinen wie Interleukin 1, welches von antigenpräsentierenden Makrophagen zur Stimulation von T-Helferzellen freigesetzt wird, und Interleukin 2, das von T-Helferzellen abgegeben wird und zytotoxische T-Lymphozyten zur Proliferation anregt. Neben der Hemmung spezifischer Immunreaktionen bremsen Glucocorticoide unspezifische Abwehrreaktionen, wie beispielsweise die Produktion von Prostaglandinen und Leukotrienen. Dies ist an anderer Stelle ausführlicher dargestellt (s. auch Abb. 18.**1**).

▶ Glucocorticoide besitzen in der antiallergischen Therapie eine große Bedeutung, besonders wenn sie lokal angewandt werden können wie bei Heuschnupfen, Asthma bronchiale, Exzemen der Haut. Auch bei entzündlichen Darmerkrankungen können Glucocorticoide bei Beachtung der möglichen Nebenwirkungen angewandt werden, wenn Steroide mit hoher präsystemischer Elimination benutzt werden. Häufig ist jedoch die systemische Gabe von Glucocorticoiden für einen therapeutischen Erfolg notwendig.

Zu den wichtigsten Indikationen für die **systemische Anwendung** gehört die Behandlung der Rheumatoiden Arthritis, des Morbus Crohn und der akuten Schübe der multiplen Sklerose. Oft sind die Corticoide insbesondere bei seltenen Autoimmunkrankheiten die einzige Maßnahme, die zu einer Besserung des Zustandsbildes führt. Es wird eine intensive **Hochdosis-Therapie** (z. B. 100 mg/d Prednisolon peroral) oder sogar eine „Stoßtherapie" (500 – 1000 mg/d) von der **Erhaltungstherapie** mit kleinen Dosen unterschieden. Der Erfolg einer Dauertherapie ohne wesentliche Nebenwirkungen hängt davon ab, ob es gelingt, eine ausreichende Dosierung unterhalb der sog. Cushing-Schwelle zu finden. Diese liegt bei etwa 7,5 mg Prednisolon pro Tag. Ansonsten sind die typischen Nebenwirkungen (s. S. 373) unvermeidlich. Beispielsweise können nach einer hohen Initialdosis von 100 mg/d Prednisolon für 5 – 10 Tage Zeichen der klinischen Besserung auftreten und dann kann die Dosierung schrittweise (jeweils 5 Tagesschritte auf 50/30/20/10 bis 7,5 mg/d) gesenkt werden. Die gefürchtete Nebennierenrinden-Insuffizienz durch zu lange Inaktivität ist immer nach mehr als 2-wöchiger Behandlung mit Dosen oberhalb der Cushing-Schwelle zu erwarten und kann nur durch eine noch langsamere Dosis-Reduktion (Stufen auf 10 – 28 Tage ausdehnen) abgefangen werden. Auf Glucocorticoide zur **systemischen Immunsuppression** kann auch heute nicht verzichtet werden. Ihr chronischer Gebrauch sollte aufgrund des relativ ungünstigen Nutzen-Risiko-Verhältnisses bei langfristiger Anwendung so weitgehend wie möglich eingeschränkt werden. Ein Corticoid-sparender Effekt kann durch die hier besprochenen Immunmodulatoren in vielen Fällen erreicht werden.

Cyclosporin und Tacrolimus

Cyclosporin A

Cyclosporin A (Ciclosporin) ist ein zyklisches Peptid, das aus Pilzen gewonnen wird. Es enthält 11 zum Teil ungewöhnliche und zum Teil methylierte Aminosäuren.

▶ **Wirkungsweise.** Cyclosporin A wirkt immunsuppressiv, indem es in die Signalübermittlung zwischen den Lymphozyten eingreift. Gegenüber den Glucocorticoiden hat es den Vorteil, dass der immunsuppressive Effekt nicht an andere Stoffwechselwirkungen gekoppelt ist.

Cyclosporin A lagert sich im Zytoplasma von T-Helferzellen an das Protein Cyclophilin an. Der Komplex interagiert mit der Phosphatase Calcineurin, welche normalerweise durch Dephosphorylierung bestimmte zytosolische Proteine in die Lage versetzt, in den Zellkern zu gelangen und dort fördernd auf die Transkription von Cytokinen zu wirken. Unter dem Einfluss von Cyclosporin A wird Calcineurin gehemmt. Die Freisetzung von Interleukin 2 und die Bildung von Interleukin-Rezeptoren sistieren, dadurch wird die Proliferation von T-Lymphozyten, deren Aufgabe es ist, als körperfremd erkannte Zellen zu zerstören (zytotoxische T-Lymphozyten), vermindert. Dies geschieht in Konzentrationen, die keine Wirkung auf andere Zellen bzw. Tumorzellen ausüben. Die Tätigkeit phagozytierender Zellen und die Antikörperproduktion können reduziert sein.

▶ **Anwendung.** Cyclosporin A wird mit gutem Erfolg verwendet, um Abstoßungsreaktionen nach **Organtransplantationen** zu verhindern. So hat sich nach Einführung von Cyclosporin A die Erfolgsquote besonders bei Nierentransplantationen, aber auch bei Herz- und Lebertransplantationen deutlich steigern lassen. Versuchsweise wird Cyclosporin A auch bei Autoimmunerkrankungen eingesetzt. Weitere Indikationen sind schwere endogene Uveitis sowie Behçet-Uveitis mit Beteiligung der Retina, schwerste Formen der Psoriasis und bestimmte Formen des nephrotischen Syndroms.

▶ **Nebenwirkungen.** Hier steht eine **Nierenschädigung** im Vordergrund, zu vermeiden ist die gleichzeitige Gabe anderer nephrotoxischer Substanzen (z. B. Aminoglykosid-Antibiotika, Diclofenac). Vor dem Manifestwerden einer Nierenschädigung lässt sich häufig schon eine Minderdurchblutung der Niere feststellen, und auch in anderen Gefäßgebieten ist eine Vasokonstriktion beobachtet worden. Es gibt Hinweise, dass diese Reaktion

Cyclosporin A

über Endothelin vermittelt sein könnte. Die Leberfunktion sollte überwacht werden. In Einzelfällen wird über zentralnervöse Symptome berichtet (Tremor, Lethargie, erhöhte Krampfbereitschaft). Magen-Darm-Störungen treten auf. Einzelfälle von Cyclosporin A-bedingten Myopathien sind berichtet worden. Bemerkenswerterweise kommt es gar nicht so selten zu einer Gingiva-Hyperplasie (Vorsicht bei gleichzeitiger Gabe von Nifedipin, S. 114). Bei Patienten, die nach einer Nierentransplantation lange Zeit mit Cyclosporin A behandelt wurden, *erhöhte* sich die *Inzidenz* von *Malignomen* nach 5jähriger Beobachtungszeit um das 3- bis 4fache im Vergleich zur normalen Bevölkerung. Die Liste der Nebenwirkungen des Cyclosporin A ist noch länger. Praktisch alle wichtigen kardiovaskulären Risikofaktoren wie die Hypertonie, der Glucose- und der Lipidstoffwechsel werden durch Cyclosporin A ungünstig beeinflusst. Zu Beginn der Transplantationsära schien dies ein akzeptabler Nachteil, denn die Lebenserwartung der meisten Patienten war damals so kurz, dass die Spätschäden dieser Nebenwirkungen nicht erlebt wurden. Das hat sich inzwischen durch die verbesserten Behandlungsmethoden so geändert, dass die hohe Komplikationsrate im kardiovaskulären Bereich zum begrenzenden Faktor geworden ist. Dies lässt sich nur durch eine konsequente Therapie der Risikofaktoren (z. B. Hypertoniebehandlung), vor allem aber eine Dosisreduktion unter gleichzeitiger Gabe von Mycophenolat-mofetil, erzielen.
Kontraindikationen sind Schwangerschaft und Stillzeit.

▶ **Pharmakokinetik.** Cyclosporin A kann oral gegeben werden, weil die körpereigenen Peptidasen das Polypeptid dank seiner Zusammensetzung aus abnormen Aminosäuren nicht abbauen können. Die enterale Aufnahme ist nicht vollständig und schwankt erheblich. Bei gesunden Versuchspersonen liegt die Bioverfügbarkeit zwischen 20 und 50%, bei Transplantationspatienten kann die Unsicherheit noch größer sein. Die Substanz wird in der Leber abgebaut und vorwiegend biliär ausgeschieden; nur 3% der Dosis werden, vornehmlich als Metabolite, renal eliminiert. Die Metabolite könnten zum Teil an den Wirkungen der Cyclosporin A-Medikation beteiligt sein. Die Biotransformation von Cyclosporin A wird hauptsächlich vom Monooxygenase-Isoenzymen aus der CYP3 A-Reihe vermittelt. Enzym-induzierende Substanzen wie z. B. Johanniskraut können die Cyclosporin A-Elimination beschleunigen, Hemmstoffe von CYP 3 A wie Erythromycin und Ketoconazol können die Biotransformation bremsen. Cyclosporin A gehört insgesamt zu den pharmakokinetisch schwierigsten Substanzen der Medizin überhaupt. Dies liegt an den engen Zielbereichen (zu viel ist nebenwirkungsträchtig, zu wenig führt zur Abstoßung) einerseits, andererseits an der großen Störanfälligkeit fast aller für die Pharmakokinetik wichtigen Parameter. Daher sollte als Leitsatz gelten, dass bei jeder Änderung der Begleitmedikation (Ansetzen, Absetzen und Dosisänderung) eine engmaschige Plasmakonzentrationsmessung (zunächst täglich, erst im Gleichgewicht wieder nur alle 4 Wochen) erforderlich ist. Vor allem diese hohen Ansprüche in der Therapie mit Cyclosporin A haben dazu geführt, dass die Führung transplantierter Patienten heute vorwiegend in Spezialambulanzen mit dem entsprechenden Fachwissen stattfindet.

Tacrolimus

Tacrolimus ist ein Makrolid-Antibiotikum aus einer Streptomyces-Art. ▶ Es bindet sich im Zytoplasma der Erfolgszellen an spezifische Proteine, so genannte FK-Bindeproteine (FK506 war der ursprüngliche Code-Name für Tacrolimus). Der Komplex aus Tacrolimus und dem FK-Bindeprotein lagert sich an Calcineurin an und hemmt dieses. So besitzen also die Wirkungsmechanismen von Cyclosporin A und Tacrolimus eine gemeinsame Endstrecke. Auf die Dosis bezogen ist Tacrolimus erheblich wirksamer als Cyclosporin A, hinsichtlich der therapeutischen Breite gleicht es diesem jedoch. ▶ Im Vordergrund der Nebenwirkungen steht ebenfalls eine Nephrotoxizität. Diese scheint zwar geringer zu sein als bei Cyclosporin A, doch leider haben sich die großen Erwartungen an Tacrotolimus als deutlich verträglichere Substanz nicht bewahrheitet. Ein echter Fortschritt, wie es das Mycophenolat-mofetil darstellt, liegt hier nicht vor. ▶ Tacrolimus wird zur Hemmung der Transplantatabstoßung angewandt. Über günstige Effekte von lokal appliziertem Tacrolimus bei atopischer Dermatitis (atopisches Ekzem, Neurodermitis) wird berichtet.

Tacrolimus

Sirolimus

Sirolimus (Rapamycin) ist ein Makrolid aus Streptomyces hygroscopicus. ▶ Trotz der strukturellen Ähnlichkeit weist es einen anderen Wirkungsmechanismus als Cyclosporin A und Tacrolimus auf. Während letztere die *Bildung* von Interleukin 2 hemmen, interferiert Sirolimus mit der *Wirkung* von Interleukin 2. Nach der Bindung von IL 2 an seinen membranständigen Rezeptor wird über einen komplexen Signaltransduktionsweg der Übergang des Lymphozyten von der G1- in die S-Phase des Zellzyklus induziert. Innerhalb dieses Signalweges liegt eine Kinase namens mTOR („mammalian target of rapamycin"). Sirolimus führt zur Hemmung dieser Kinase, und zwar im Komplex mit FK-Bindeproteinen. Diese sind zwar auch die intrazellulären Andockstellen von Tacrolimus (s.o.), jedoch hat der Komplex aus Sirolimus und dem FK-Bindeprotein eine andersartige Konformation und Substratspezifität. ▶ Sirolimus wird nach peroraler Gabe gut resorbiert. Es ist ein Substrat von P-Glykoprotein in den Enterozyten und von CYP3 A4 in Darm und Leber, was zu vielfältigen Arzneistoff-Interaktionen führen kann. ▶ Offenbar ist die Nephrotoxizität, zumindest unter alleiniger Gabe von Sirolimus, geringer als bei Cyclosporin A. Es gibt zahlreiche andere Nebenwirkungen, darunter eine Hyperlipidämie. ▶ Sirolimus ist zugelassen für eine 2–3-monatige Kombinationstherapie mit Cyclosporin A und einem Glucocorticoid bei Patienten nach Nierentransplantation mit einem geringen bis mittleren Abstoßungs-Risiko. Danach kann Sirolimus zusammen mit einem Glucocorticoid weitergegeben werden. Die möglichen pharmakokinetischen Interaktionen zwischen Sirolimus und Cyclosporin A müssen beachtet werden. Sirolimus kann auch benutzt werden, um die Oberflächen von Stents zu beschichten. Damit wird eine erneute Proliferation des Endothels erschwert und einer Re-Stenosierung vorgebeugt.

Antikörper

Basiliximab ▶ ist ein chimärer monoklonaler Antikörper mit einem humanen F_c-Stück und von der Maus stammenden (murinen) F_{ab}-Stücken. Diese sind gegen den Rezeptor für Interleukin 2 gerichtet und blockieren ihn. Da das F_c-Stück nicht speziesfremd ist, hat der Antikörper eine geringere Antigenität und eine längere Verweilzeit im Blut als komplett murine Antikörper. ▶ Basiliximab kann in den ersten Tagen nach einer Nierentransplantation zur Hemmung der Transplantatabstoßung angewandt werden, und zwar additiv zur Immunsuppression mit Cyclosporin A und Glucocorticoiden. ▶ Basiliximab scheint gut verträglich zu sein.

Daclizumab ist ein Antikörper gegen den Interleukin-2-Rezeptor, bei dem der murine Anteil noch etwas weiter reduziert worden ist („humanisierter" Antikörper). Die pharmakologischen Eigenschaften entsprechen denen von Basiliximab.

Jetzt steht auch ein „Blocker" für den Interleukin-1-Rezeptor zur Verfügung: **Anakinra** ist jedoch kein Antikörper, sondern ein gentechnisch hergestelltes Analogon eines körpereigenen IL-1-Rezeptorantagonisten. Es kann bei schwerer rheumatoider Arthritis angewandt werden.

Muromonab CD3 ▶ ist ein **mur**iner **mon**oklonaler Antikörper (**antibody**) gegen das **CD3**-Protein von T-Lymphozyten. Dieses Glykoprotein ist als „Nachbar" zum T-Zell-Rezeptor an der Antigen-Erkennung der T-Lymphozyten beteiligt. Nach Besetzung durch den Antikörper ist die Antigen-Bindung blockiert. ▶ Muromonab CD3 kann bei beginnenden Abstoßungsreaktionen nach Herz-, Leber- und Nierentransplantationen angewandt werden. ▶ Nebenwirkungen, die auf die Freisetzung von Zytokinen nach der Injektion der Substanz zurückgeführt werden, sind Grippe-artige Symptome bis hin zu anaphylaktoiden Reaktionen; diesen kann durch Vorweggabe eines Glucocorticoids vorgebeugt werden.

Antilymphozyten-Serum. ▶ Aus dem Serum immunisierter Kaninchen und Pferde lassen sich Präparate herstellen, die Immunglobulin G gegen humane T-Lymphozyten enthalten. Sie können bei Abstoßungskrisen angewandt werden. ▶ Aufgrund des artfremden Charakters ist mit verschiedenen Unverträglichkeitsreaktionen zu rechnen.

Box 18.1

Immuntherapeutika zur Therapie der multiplen Sklerose

Die multiple Sklerose zählt zu den Autoimmunerkrankungen. Vermittelt über zytotoxische T-Lymphozyten kommt es zur Schädigung der Markscheiden-bildenden Oligodendrozyten. Eine wichtige antigene Struktur ist hierbei das basische Myelin-Protein (MBP).

Eine Therapie mit β-Interferon kann die Häufigkeit und Schwere der Erkrankungsschübe vermindern und die Progredienz von Behinderungen bremsen. Interferon β-1 b wird gentechnisch in prokaryonten E.-coli-Zellen produziert und unterscheidet sich vom natürlichen Glykoprotein unter anderem durch die fehlende Glykosylierung. Es wird jeden 2. Tag subkutan injiziert. Interferon β-1 a wird gentechnisch in eukaryonten CHO-Zellen (Ovarialzellen vom Chinesischen Hamster) erzeugt und entspricht der natürlichen Form. Eine pegylierte Form wirkt deutlich länger.

Die häufigste Nebenwirkung ist ein Grippe-ähnliches Syndrom. Außerdem können Entzündungsreaktionen an der Injektionsstelle auftreten, besonders bei subkutaner Zufuhr. Schließlich wurden Depressionen bis hin zur Suizidgefahr beobachtet.

Glatirameracetat (Copolymer-1) ▶ ist ein neues, jetzt zugelassenes Wirkprinzip. Es handelt sich um synthetische Peptide, die dem basischen Myelin-Protein ähneln und Immunzellen von diesem Antigen abhalten, indem sie deren Antigen-Rezeptoren blockieren. Glatirameracetat besteht aus den L-Aminosäuren Glutaminsäure, Alanin, Lysin und Tyrosin in zufälliger Reihenfolge. Das Molekulargewicht der Peptide liegt bei 5–13 kDa.

18.2 Förderung von Immunreaktionen

Kolonie-stimulierende Faktoren

Granulozyten-Kolonie-stimulierender Faktor (G-CSF). ▶ Dieses Glykoprotein (175 Aminosäuren) stimuliert im Knochenmark spezifisch die Bildung und Ausschüttung von neutrophilen Granulozyten und fördert somit die Fähigkeit des Organismus zur unspezifischen Immunantwort. G-CSF wird heute gentechnisch hergestellt: **Filgrastim** aus E. coli (nicht-glykosyliert), **Lenograstim** aus Ovarialzellen des chinesischen Hamsters (human-identisch).

▶ Die Faktoren werden genutzt, um einer Schädigung der Granulopoese durch Zytostatika entgegenzuwirken. G-CSF mildert das Absinken der Zahl neutrophiler Granulozyten im Blut und beschleunigt die Erholung des Blutbildes. Diese Wirkungen sind verbunden mit einer verminderten Infektionsgefahr. Thrombopenie und Anämie werden nicht gebessert. Die Präparate werden subkutan oder intravenös injiziert, bis die Granulozytenzahl den Normwert erreicht hat.

Neben dem Einsatz bei Zytostatika-induzierten Neutropenien haben die genannten Faktoren eine zunehmende Bedeutung in der sog. „Knochenmarktransplantation". Heute wird hierbei in der Regel kein Knochenmark mehr übertragen, sondern aus peripherem Blut gewonnene, pluripotente hämatopoetische Stammzellen. Diese Stammzellen sind in der Lage, das durch Zytostatika und/oder Bestrahlung blutbildungsfreie Knochenmark wieder zu besiedeln und hier eine neue Produktion von Blutzellen zu beginnen. Leider ist beim Gesunden ihre Konzentration so gering, dass sehr große Mengen Blutes verarbeitet werden müssten. Dies wird durch eine Vorbehandlung der gesunden Spender mit G-CSF verbessert, der die periphere Konzentration an Stammzellen deutlich erhöht. Dann werden nach Extraktion diese Zellen bereits in Kultur expandiert, wiederum unter dem In-vitro-Einsatz dieser und ähnlicher Faktoren.

▶ Kurz nach der Injektion können Knochen- und Muskelschmerzen auftreten; insgesamt ist die Verträglichkeit recht gut. G-CSF scheint ein echter Fortschritt bei der Therapie mit Zytostatika zu sein.
Dem Granulozyten-Makrophagen-Kolonie-stimulierenden Faktor (GM-CSF) entspricht **Molgramostim**, welches gentechnisch aus E. coli gewonnen wird. Therapeutisch wird es ebenfalls gegen Zytostatika-induzierte Neutropenien eingesetzt.

Immunstimulantien

Immunstimulantien sind Substanzen bzw. Impfstoffe, welche die Immunabwehr u. a. auch gegen Tumorzellen vermehren sollen. Es hat sich gezeigt, dass Neoplasmen temporär bei günstiger Abwehrsituation langsam oder gar nicht wachsen. Die Erfolge, die Immunabwehr bei Tumoren zu verbessern, sind allerdings beschränkt. Immerhin haben sich bei manchen Melanomen gewisse Erfolge durch Verwendung des **Tuberkulose-Impfstoffes BCG** gezeigt. Es ist intensiv untersucht worden, ob auch chemisch definierte Substanzen wie z. B. Levamisol oder Tiloron, die möglicherweise die Immunabwehr stimulieren, einen günstigen Einfluss auf neoplastische Erkrankungen aufweisen. Diese Art der Stimulation der Immunabwehr könnte einen neuen Aspekt in der Tumortherapie eröffnen.

Levamisol ist das levo-Enantiomer des Anthelminthikum Tetramisol und ebenfalls gegen Nematoden wirksam. In Tierversuchen steigerte Levamisol bei Tieren mit Immundefekten die Aktivität von T-Lymphozyten und B-Lymphozyten, außerdem fanden sich antineoplastische Effekte. In klinischen Versuchen bei Patienten mit kolorektalen Karzinomen des Stadiums Dukes C (regionale Metastasen) und chirurgischer Entfernung betroffener Dickdarmabschnitte erbrachte eine adjuvante Therapie mit Fluoruracil in Kombination mit Levamisol verbesserte Therapieerfolge.

Selbstmedikation mit Immunstimulantien. Es ist immer wieder zu hören, häufige Erkältungskrankheiten und Ähnliches könnten mit einem „schwächlichen Immunsystem" zusammenhängen, und zur Stärkung des Immunsystems werden dann von den Patienten frohgemut rezeptfreie „Immunstimulantien" angewandt. Dabei wäre eigentlich zu bedenken, dass eine somatisch wirksame „Immunstimulation" im Prinzip mit dem Risiko, unerwünschte Immunreaktionen (allergische Erkrankungen, autoimmunologische Prozesse) zu fördern, verbunden sein müsste. Bei psychologisch wirkenden „Immunstimulantien" sind solche Überlegungen allerdings „kontraproduktiv".

Weitere Prinzipien

Die Anwendung von **Interleukin 2** (Aldesleukin), welches zytotoxische T-Lymphozyten stimuliert, zur Therapie metastasierender Nierenkarzinome wird auf S. 481 erwähnt.
Die Nutzung **monoklonaler Antikörper** (Edrecolomab, Rituximab) mit dem Ziel, eine Immunreaktion gegen maligne Neoplasmen auszulösen, ist auf S. 481 dargestellt.
Imiquimod ist ein Imidazochinolin-Derivat, das an der Haut zur Behandlung spitzer Kondylome angewandt wird. Es wird vermutet, dass dieser Effekt auf einer Förderung von Immunreaktionen beruht, die gegen die zugrundeliegende Papillomavirus-Infektion gerichtet sind.

─ Notwendige Wirkstoffe ─────────────────────

Immunmodulatoren

Wirkstoff	Handelsname	Alternative	Bemerkungen
Mycophenolat-mofetil	*Cellcept*® Tab., Kaps.	–	
Ciclosporin	*Sandimmun*® Kaps., Lösg., Inf.	*Cicloral*® Kaps.	
Tacrolimus	*Prograf*® Kaps., Inf.	–	
Sirolimus	*Rapamune*® Lösg.	–	
Muromonab CD3	*Orthoclone*® Inj.	–	
Filgrastim	*Neupogen*® Inj.	–	
Lenograstim	*Granocyte*® Inj.	–	
Molgramostim	*Leucomax*® Inj.	–	
Glatirameracetat	*Capoxone*® Inj.	–	
Anakinra	*Kineret*® Inj.	–	
Levamisol	*Ergamisol*® Tab.	–	
Imiquimod	*Aldara*® Creme	–	
Interferone, Interleukin 2 und monoklonale Antikörper	siehe Grüne Liste S. 484		

Eigene Eintragungen

· · ·

· · ·

19 Dermatika

19.1   Vorbemerkungen

Im Folgenden soll nur über Medikamente gesprochen werden, die typisch für die dermatologische Therapie sind: Zubereitungsformen für Dermatika (sog. Salbengrundlagen) und ausgewählte differente Mittel.

Es sei darauf hingewiesen, dass eine gezielte therapeutische Beeinflussung tiefergelegener Gewebe durch Auftragung eines Pharmakons auf die Haut nicht möglich ist, denn auf seinem Diffusionsweg trifft das Pharmakon, nachdem es die Epithelbarriere überwunden hat, sogleich auf vaskularisierte Regionen, so dass es mit dem Blutstrom fortgeschwemmt wird.

Um eine systemische Wirkung zu erzielen, ist die perkutane Darreichung für verschiedene Substanzen ein günstiger Weg, so für Estradiol (S. 384), Glyceryltrinitrat (S. 162) und Scopolamin (S. 69).

Zubereitungsformen. Es lassen sich im Prinzip 6 Zubereitungsformen für Dermatika unterscheiden:
- Lösung (wässrig, alkoholisch oder ölig),
- Creme (Öl-in-Wasser-Emulsion),
- Salbe (Wasser-in-Öl-Emulsion, „Fettsalbe": ohne Wasser),
- Schüttelmixtur (Pulver in Lösung, d. h. Suspension),
- Paste (Pulver in Salbe),
- Puder.

Differente und indifferente Substanzen. Die *indifferenten Substanzen*, aus denen diese Zubereitungsformen hergestellt sind, können zwei Aufgaben haben:
- Sie können den Hautbezirk, auf dem sie aufgetragen sind, kühlen, fetten, abdecken oder trocknen.
- Sie dienen als Vehikel für *differente* Medikamente.

Das Ziel, das verfolgt wird, und die individuellen Gegebenheiten (Hauttyp, Art der Erkrankung) bestimmen die Wahl des indifferenten Mittels (das trotz des Terminus nicht „indifferent" zu sein braucht).

Wasserlöslichkeit der Salbengrundlagen. Salbengrundlagen können weiter unter folgenden Gesichtspunkten eingeteilt werden:
- *Wasserabstoßende* Salbengrundlagen: Zur Herstellung eignen sich Paraffine und Vaseline. Sie vermindern die natürliche Wasserabgabe der Haut. Dadurch reichert sich Wasser in der Hornschicht an. Die Hornschicht wird weich, flexibel und besitzt eine höhere Permeabilität für aufgebrachte Substanzen.
- *Wasserfreie*, aber *wasseraufnehmende* Salbengrundlagen: Sie bestehen aus Adeps lanae anhydricus oder Eucerinum anhydricum. Der Zusatz von Emulgatoren verleiht den an sich wasserabweisenden Grundstoffen die Fähigkeit zur Wasseraufnahme.
- *Wasser-Öl-Emulsionen* werden entweder als Wasser-in-Öl-Emulsion oder umgekehrt als Öl-in-Wasser-Emulsion bezeichnet. Zum ersten Typ gehören Lanolin und Eucerin cum aqua, zum letzteren das Unguentum lanetti. Die Salbengrundlagen vom Emulsionstyp wirken kühlend (durch Wasserverdunstung) und sind (bei Öl-in-Wasser-Emulsionen) leicht abwaschbar, die in ihnen enthaltenen Pharmaka werden gut in die Haut aufgenommen.
- *Wasserlösliche* Salbengrundlagen bestehen entweder aus Polyethylenglykolen oder quellenden Kolloiden in Glycerinwasser, die dann eine geleeartige Konsistenz haben. Als fettfreie Salbe spielt dieser Typ auch in der Kosmetik eine Rolle.
- *Pasten* sind Salben, die bis zur Hälfte ihre Gewichtes anorganisches Pulver enthalten, z.B. Zincum oxydatum oder Bolus alba (weiße Tonerde). Sie dienen zur Abdeckung von Hautarealen.

19.2   Differente Arzneistoffe

Hyperämisierende Pharmaka

Hyperämisierende Pharmaka werden, insbesondere vom Laienpublikum, gerne angewendet, um tiefer gelegene Krankheitsherde (Arthritis, Neuritis etc.) zu beeinflussen. Wenn dieses Vorgehen auch von zweifelhaftem Wert ist, sind „Einreibemittel" andererseits sicher nicht ohne psychotherapeutischen Erfolg: Hautrötung und Wärmegefühl. Drastische Mittel aus der Medizingeschichte, wie Kantharidin (aus dem Käfer Lytta vesicatoria und verwandten Arten), Senföl oder Capsaicin (aus Paprika = Capsicum anuum) sind heute obsolet. Ätherische Öle oder deren Bestandteile, wie zum Beispiel Kampfer und Eucalyptol, können angewendet werden; besser dagegen sind Nicotinsäure-Derivate, wie der Benzylester oder 2-Butyl-oxyethylester.

Glucocorticoide

▶ Bei vielen, vor allem entzündlichen, nicht infektiösen Hauterkrankungen (u. a. Ekzemen) ist die topische Anwendung von Glucocorticoiden eine wichtige therapeutische Maßnahme. Bei der Wahl des Glucocorticoid muss die Wirksamkeit der einzelnen Derivate berücksichtigt werden, die natürlich auch von der Konzentration in der Zubereitung und der Penetrationsfähigkeit unter den gegebenen Bedingungen (z. B. Zusatz von Harnstoff) abhängig ist. In der grünen Tabelle (s. u.) sind die Glucocorticoid-Derivate nach ihrer Wirksamkeit zu-

sammengestellt, die Übergänge von einer Gruppe zur anderen sind fließend. Es sollte in der jeweiligen Situation dasjenige Derivat ausgewählt werden, das aufgrund seiner Wirkstärke eben gerade den erwarteten Effekt auslöst.

▶ Als Nebenwirkungen können im behandelten Hautareal Atrophie der Haut, Striae und Teleangiektasien auftreten. Diese unerwünschten Wirkungen sind von der Potenz des Glucocorticoids und der Behandlungsdauer abhängig. Bei Anwendung der stärker wirksamen Derivate können nach längerer Behandlung und großflächiger Applikation systemische Nebenwirkungen im Sinne eines Cushing-Syndroms ausgelöst werden.

— **Notwendige Wirkstoffe** —

Glucocorticoide zur topischen Anwendung

Wirkstärke	Wirkstoff u. Konzentration	Handelspräparate	Bemerkungen
mild	Hydrocortisonacetat 1%	*Hydrocortison, Ebenol®* u. a.	
	Cortisolacetat	*Sagittocortin®* u. a.	
mäßig stark	Clobetason-butyrat	*Emovata®*	
	Dexamethason	*Dexamethason, Duodexa®* u. a.	
	Methylprednisolon	*Advantan®*	
	Prednicarbat	*Dermatop®*	
stark	Betamethason-valerat	*Betnesol®, Celestan®, Euvaderm®*	
	Fluticason	*Flutivate®*	
	Hydrocortison-butyrat	*Alfason®, Laticort®*	
	Triamcinolon-acetonid	*Triamcinolon, Volon®, Triam®, Triamgalen®, Volonimat®* u. a.	
sehr stark	Clobetasol-propionat	*Dermoxin®, Karison®*	
	Diflucortolon	*Nerisona®*	

Eigene Eintragungen

· · ·

· · ·

Mittel gegen Psoriasis

Die Therapie einer Psoriasis, die einem Facharzt überlassen werden sollte, kann nach Schwere des einzelnen Falles lokal oder systemisch erfolgen.

Lokale Therapie

Salicylsäure ▶ wirkt keratolytisch; in 2- bis 10%iger Verdünnung erweicht sie Hornmaterial und löst Schuppen ab. ▶ Sie wird zur Beseitigung der Schuppen in Salbenform in steigender Konzentration benutzt. Auch Teerpräparate, die gleichzeitig entzündungshemmend wirken, könnten für diesen Zweck verwendet werden. Teer wird jedoch nicht mehr verordnet, weil ein cancerogener Effekt nicht völlig ausgeschlossen werden kann.

Dithranol ist 1,8,9-Trihydroxyanthracen; es penetriert gut durch die Haut und oxidiert an der Luft unter Lichteinwirkung zum Cignolin-Braun (Braunfärbung der Wäsche).

▶ Dithranol senkt die erhöhte Mitoserate der Keratinozyten. Der Wirkungsmechanismus ist nicht bekannt, verschiedene Angriffspunkte werden erörtert. ▶ Di-

thranol wird in Salbenzubereitung ganztätig in steigender Konzentration oder in 1- bis 3%iger Vaseline-Zubereitung zur Kurzzeittherapie (20–40 Minuten) angewendet. ▶ Es löst konzentrationsabhängig eine Reizung der Haut aus, die mit Verzögerung auftritt.

Dithranol (Cignolin)
1,8,9-Trihydroxyanthracen

Vitamin-D-Derivate. Die Wirkstoffe Calcipotriol und Tacalcitol ▶ hemmen die Zelldifferenzierung und -proliferation. In bezug auf den Ca-Stoffwechsel sind sie erheblich weniger wirksam als Vitamin D_3, da sie nach der kutanen Resorption sehr schnell abgebaut werden. ▶ Sie werden zur lokalen Behandlung von umschriebenen Psoriasis-Herden angewendet.

Tazaroten. Dieses topisch anwendbare Retinoid-Analogon steht erst seit kurzer Zeit zur Therapie der Psoriasis zur Verfügung. Es handelt sich um einen Ester, nach dessen Spaltung der eigentliche Wirkstoff, die Tazarotensäure, entsteht. Diese bindet sich an die Retinoid-Rezeptoren und hemmt den Krankheitsprozess. Die Substanz muss einige Wochen lang auf die psoriatischen Herde aufgetragen werden.

Systemische Therapie

Bei schweren Formen der Psoriasis muss eine systemische Behandlung der Patienten durchgeführt werden.

Die **Photochemotherapie** (PUVA) ist als Kombination von systemischer und lokaler Therapie aufzufassen:

8-Methoxypsoralen
(Methoxsalen, Ammoidin)

► Der Wirkstoff 8-Methoxypsoralen (Ammoidin) wird per os zugeführt und verteilt sich im Organismus. Durch anschließende Bestrahlung mit langwelligem ultravioletten Licht (UVA, 320–400 nm) werden aufgrund der geringen Eindringtiefe nur die in der Haut befindlichen Wirkstoffmoleküle aktiviert. Diese binden sich an DNS-Stränge und schädigen die Zelle im Sinne eines zytostatischen Effektes.
► Mit einer Besserung der Psoriasis ist im Laufe einiger Wochen zu rechnen. Diese Therapie kann auch bei anderen Hauterkrankungen angewandt werden, z.B. Lichen ruber und Mycosis fungoides.
► 8-Methoxypsoralen wird als Substanz im Allgemeinen gut vertragen, schwierig dagegen ist die Wahl der Lichtdosierung, die das Ausmaß der Giftung der Substanz bestimmt. Bei Überdosierung tritt eine blasige Dermatitis auf.

Acitretin. Dieses Vitamin-A-Derivat entsteht als freie Säure durch Esterspaltung aus Etretinat (s. Abb. 15.**1**, S. 407). ► Es hemmt verhornendes Epithel, beseitigt aber nicht die Ursache der Erkrankung und ist durch ► Nebenwirkungen belastet. Besonders hervorgehoben werden muss die teratogene Wirkung, weitere Nebenwirkungen s. S. 406.

Glucocorticoide. Abschließend muss erwähnt werden, dass bei der Therapie der Psoriasis je nach den Umständen die Glucocorticoide, topisch oder systemisch, von Nutzen sein können. In verzweifelten Fällen wird auch eine Therapie mit Methotrexat oder Ciclosporin versucht.

Antiinfektiöse Wirkstoffe zur topischen Anwendung

Bakterielle Erreger und Pilze. Bei Infektionen der Haut mit bakteriellen Erregern oder pathogenen Pilzen steht prinzipiell die gesamte Reihe antiinfektiöser Wirkstoffe und Antimykotika zur Verfügung (S. 445 ff.). Die Wahl des Wirkstoffs wird von zwei Gesichtspunkten bestimmt:
– der Effektivität gegenüber dem betroffenen Keim und

– einer guten Verträglichkeit auf der Haut (keine Sensibilisierung).

Die vielen sinnvollen Zubereitungen aufzuführen, die sich im Laufe der Zeit ergeben haben, würde den Rahmen dieses Buches sprengen.

Ektoparasiten. Bei Befall der Haare und der Haut mit Ektoparasiten wie Kopf- und Filzläusen oder mit Krätzmilben sind Lindan, Allethrin I oder Benzylbenzoat indiziert (s. grüne Tabelle und S. 501)

Akne und Rosacea. Zur lokalen Behandlung sekundärer Infektionen bei Akne werden neben Antibiotika Substanzen eingesetzt, die die Comedonenbildung verhindern sollen (s. grüne Tabelle S. 494). In schweren Fällen kann Isotretinoin auch peroral verabreicht werden; es besitzt jedoch teratogene Wirkungen (s. a. S. 407).
Bei der Rosacea steht die antiinfektiöse Therapie (lokal und in schweren Fällen systemisch) im Vordergrund.

Lichtschutzmittel

► Sie dienen – vordergründig betrachtet – dazu, einen „Sonnenbrand" zu vermeiden. Der Sonnenbrand ist Symptom einer Licht-bedingten Schädigung der Haut mit reaktiver Entzündung („Dermatitis solaris" mit Rötung, Überwärmung, Schwellung, Schmerz). Die Schädigung betrifft auch die DNS der Hautzellen und erhöht so das Risiko einer späteren malignen Entartung (z.B. malignes Melanom). Die eigentliche Aufgabe der Lichtschutzmittel ist also, eine Licht-bedingte Schädigung der Haut, insbesondere der DNS, zu verhüten.
► Es gibt zwei Wirkprinzipien:
1. Zur *Absorption* von schädigendem UV-Licht dienen verschiedene Gruppen von Lichtschutzmitteln:
   – p-Aminobenzoesäure und Derivate absorbieren nur ultraviolettes Licht im Bereich 280–320 nm (UV-B). Photoallergische Erkrankungen wie auch Erkrankungen, die durch Licht mit längerer Wellenlänge (UV-A, sichtbares Licht) ausgelöst werden, sind damit nicht zu verhindern.
   – Benzophenon-Derivate und Zimtsäure-Abkömmlinge (Zinnamate) schützen sowohl vor UV-B- als auch vor UV-A-Einstrahlung.
   – Dibenzoylmethan-Derivate absorbieren besonders UV-A-Strahlung.
2. Lichtabdeckende Salben, vor allem Zinkoxid, Titandioxid (Lotio Cordes) bieten hervorragenden Lichtschutz, indem sie die auftreffende *Strahlung reflektieren und streuen.*

Zur Einstufung der Stärke des Lichtschutzes dient der **Lichtschutzfaktor**. Er gibt an, um das Wievielfache eine Lichtdosis erhöht oder die Expositionszeit verlängert werden muss, um unter Verwendung des Lichtschutzmittels eine minimale Erythemreaktion auszulösen. Der Lichtschutzfaktor einer üblichen Sonnenschutzcreme sollte mindestens 8 betragen.

Weitere Wirkstoffe

Zur lokalen Therapie von *Juckreiz* eignet sich **Menthol** in alkoholischer Lösung, die ihrerseits noch kühlend wirkt. Bei allergischer Grundlage des Juckreizes können Antihistaminika topisch angewandt werden (H$_1$-Antihistaminika auf S. 98).

Spitze Kondylome können durch lokale Auftragung des Zytostatikums **Podophyllin** beseitigt werden. Allerdings ist bei Podophyllin mit resorptiv bedingten Neuropathien zu rechnen.

Zur *Ätzung überschießender Granulationen*, von Rhagaden und ähnlichem eignen sich **Metallsalze** (Argentum nitricum = Höllenstein) und **starke Säuren** wie Chromsäure, Milchsäure, Trichloressigsäure, konzentrierte Essigsäure. Eine Mischung aus Milchsäure (10%) und Salicylsäure (10%) in Collodium[1] eignet sich gut zur medikamentösen Lokaltherapie von *Hühneraugen*.

Becaplermin ist ein rekombinanter humaner thrombozytärer Wachstumsfaktor (rhPDGF), der als Gel im Rahmen einer Behandlung von neuropathischen diabetischen Fußulzera angewandt werden kann.

⌐ Notwendige Wirkstoffe ────────────────────────────────

Mittel gegen Psoriasis und Wirkstoffe zur lokalen Anwendung

Wirkstoff	Handelsname	Bemerkungen
Mittel bei Psoriasis-Erkrankung		
Salicylsäure	–	
Dithranol	*Micanol®* 1–3% Creme	
Calcipotriol	*Dalvonex®* , *Psorcutan®* Salbe, Creme, Lösg.	
Tacalciton	*Curatoderm®* Salbe	
Tazarotene	*Zorac®* 0,05–0,1% Gel	
8-Methoxypsoralen	*Meladinine®* Tab., Lösg.	
Acitetrin	*Neotigason®* Kaps.	
Glucocorticoide	siehe oben	
Mittel gegen Ektoparasiten		
Lindan	*Jacutin®* Gel, Emulsion	
Allethrin I	*Jacutin N®*, *Spregal®*	
Benzylbenzoat	*Acarosan®, Antiscabiosum®*	
Mittel zur Akne-Behandlung		
Benzylperoxyd	*Akneroxid®, Klinoxid®, PanOxyl®* u. a.	
Azelainsäure	*Skinoren®* Creme	
Tretinoin	*Cordes Vas®, Airol®* Creme	
Isotretinoin	*Isotrex®* Gel, (*Roaccutan®* als Kapsel per os)	
Mittel zu spezischen Wundheilung		
Becaplermin	*Regranex®* 0,01% Gel	

Eigene Eintragungen

. . .

. . .

---

[1] Zähflüssige Lösung von Nitrozellulose in Alkohol und Äther

20 Desinfektionsmittel (Antiseptika)

Anforderungen an Desinfektionsmittel

An Substanzen dieser Gruppe werden ganz verschiedene Anforderungen gestellt, je nachdem, ob sie am Menschen selbst oder an unbelebten Objekten (Instrumenten, Abfallgruben, Trinkwasser etc.) angewandt werden sollen. Ein ideales Desinfiziens für die Anwendung am Menschen sollte etwa folgende Eigenschaften besitzen:

– **starke bakterizide**, **fungizide** und **viruzide** Wirkung;
– **gute lokale Verträglichkeit** für menschliche Haut, Schleimhaut und Wundgewebe;
– bei eventueller Resorption geringe bzw. möglichst ganz **fehlende Systemtoxizität;**
– es sollte gegen alle Arten von Bakterien und deren Sporen wirksam sein, also **keine Spezifität** besitzen, wie es von Chemotherapeutika und Antibiotika erwartet wird.

– die Wirksamkeit soll möglichst **nicht** durch die Anwesenheit von „**Inaktivatoren**" (Eiter, Blut, Wasserstoff- oder Hydroxyl-Ionen) **vermindert** werden;
– die **physikalischen** und **chemischen** Eigenschaften müssen entsprechend sein (Haltbarkeit, Löslichkeit, Schnelligkeit der Wirkung etc.).

Da einzelne Desinfektionsmittel Lücken im Wirkspektrum aufweisen, wird durch Kombination mehrerer Substanzen dieser Mangel kompensiert. Desinfizientien (der Terminus schließt im folgenden auch Antiseptika ein) gehören sehr verschiedenen chemischen Stoffklassen an. Eine Einteilung lässt sich am ehesten nach den oben genannten Klassen durchführen.

20.1   Phenol-Derivate

Phenol (Carbolsäure) ist ein schlechtes Desinfiziens und besitzt nur noch historisches Interesse. Es lässt sich durch Substituierung in Substanzen überführen, die eine stärkere bakterizide Wirkung und größere therapeutische Breite besitzen. So nimmt die Wirkungsstärke mit der Zahl der in das Molekül eingeführten Substituenten zu:

– Alkyl-Reste: *m*-Kresol, Thymol,
– Chlor-Atome: 4-Chlor-kresol, 4-Chlor-xylenol,
– Phenyl-Ring: 2-Biphenylol (2-Phenyl-phenol), 2-Benzyl-4-Chlorphenol.

m-Kresol

Thymol
(2-Isopropyl-kresol)

4-Chlor-xylenol

2-Phenyl-phenol (2-Biphenylol)

Kresole (Methylphenole)

Die Methylphenole sind etwa 3-mal so wirksam wie Phenol bei gleicher Giftigkeit. Die gelbbraune ölartige Flüssigkeit, die schlecht wasserlöslich ist, kann zur **Raumdesinfektion** verwandt werden. Um die Wasserlöslichkeit und Netzfähigkeit zu verbessern, wird Kresol mit Seifen zusammen verarbeitet.

Thymol und Eugenol

Thymol (2-Isopropylkresol) ist etwa 30-mal so wirksam wie Phenol bei geringer absoluter Giftigkeit: Seine Wasserlöslichkeit ist schlecht; die erreichbare Konzentration um 3×10^{-4} g/ml genügt aber für den bakteriostatischen Effekt. Es wird als **Konservierungsmittel** im klinischen

Laboratorium verwendet und kann ferner in 5%iger Lösung in Spiritus dilutus zur **Hautdesinfektion** benutzt werden. Besonders auffallend ist die **starke fungizide Wirkung** des Thymol, das auch zur Therapie von Pilzerkrankungen der Haut Verwendung findet.

Eugenol. In der Natur kommt Eugenol im Nelkenöl vor, es handelt sich um 2-Methoxy-4-allyl-phenol. Dieses „Desinfiziens" wird in der **Zahnmedizin** benutzt.

Chlorierte Phenol-Derivate

4-Chlorkresol und 4-Chlorxylenol. Diese Verbindungen sind gute Desinfizienten, die in **Fertigarzneimitteln** kombiniert vorkommen. In der Konzentration 0,5 – 5 % in Seifenlösung werden sie sowohl für **Haut- und Schleimhaut-** als auch zur **Instrumenten- und Gummihandschuh-Desinfektion** verwendet.

4-Chlorthymol ist ebenfalls stärker wirksam als Thymol; verglichen mit dem Phenol ist es etwa 75-mal so stark bakterientötend, seine Giftigkeit ist gering. Eine 5%ige Lösung in Spiritus dilutus ist zur **Händedesinfektion** geeignet.

Chlorhexidin (kein eigentliches Phenolderivat) bewährt sich gleichfalls zur Desinfektion der **Haut** und des **Mund-Rachen-Raumes**. Seine Anwendung zur routinemäßigen Händedesinfektion in Kliniken kann empfohlen werden. Insbesondere werden gute Erfahrungen bei der Behandlung und Prophylaxe von **Infektionen der Blase mit sonst resistenten Keimen** gemacht. Die nach Katheterisierung auftretenden Infektionen können weitgehend verhindert werden, wenn im Anschluss an diesen Eingriff Chlorhexidin (50 ml, 0,2%ig) in die leere Blase instilliert wird. In 0,1%iger Lösung ist diese Substanz zur Desinfektion von **Instrumenten** und **Geräten** geeignet. Die systemische Toxizität scheint geringer als die von Hexachlorophen zu sein.

Hexachlorophen (2,2'-Dihydroxy-3,5,6,3',5',6'-hexachlor-diphenyl-methan) ist eine fast wasserunlösliche Substanz, wird in Konzentrationen von 2 – 3% festen und flüssigen Seifen zugesetzt. Bei täglichem Gebrauch wird die Zahl der grampositiven Hautkeime vermindert.

Box 20.1

Chemische Struktur und biologische Wirkung

Menthol
(1-Hydroxy-2-isopropyl-4-methyl-cyclohexan),
eine „kühlende" Substanz

Propofol
(2,6-Di-isopropyl-phenol),
ein Injektionsnarkotikum

Die hier dargestellten Formeln weisen große Ähnlichkeit mit den Strukturen der abgebildeten Desinfektionsmittel auf. **Menthol** ist ein Inhaltsstoff des Pfefferminzöls. Diese Substanz ist kein Benzol-Derivat, sondern eine Cyclohexan-Verbindung. Sie erregt spezifisch Kälterezeptoren, wird zu Genußzwecken (Bonbons, Zigaretten, Haarwässer etc.) angewandt und ruft ein Kältegefühl hervor, ohne dass natürlich ein objektives Absinken der Temperatur eintritt.
Propofol könnte als substituiertes Phenol für ein Desinfektionsmittel gehalten werden. Bei dieser fast wasserunlöslichen Verbindung handelt es sich aber um ein modernes, als Fettemulsion zubereitetes Injektionsnarkotikum (s. S. 313). Dieser Formelvergleich mag demonstrieren, wie schwierig es ist, von einer chemischen Struktur auf eine biologische Wirkung zu schließen.

20.2 Alkohole, Aldehyde

Alkohole

Für praktisch-medizinische Zwecke haben **Ethanol** und **Propanol** bzw. **Isopropanol** (2-Propanol) Bedeutung. Bei der chirurgischen **Händedesinfektion** müssen etwa 80%iges Ethanol und 70%iges Propanol verwendet werden. Bakteriensporen werden von diesen Konzentrationen *nicht* abgetötet. Da die Alkohole rasch verdunsten, endet die Wirkung nach sehr kurzer Zeit. Dies gilt besonders für die Haut. Das routinemäßige, kurze Abwischen eines Hautareals mit Alkohol als Vorbereitung für eine Injektion reduziert die Keimzahlen höchstens auf ein Drittel.
Zur Instrumentendesinfektion genügt Alkohol allein nicht.

Glykole. Eine Reihe von mehrwertigen Alkoholen kann unter bestimmten Bedingungen (Wasserdampf-Gehalt der Luft) zur **Luftdesinfektion** benutzt werden. In Dampfform sind z.B. Propylenglykol und Triethylenglykol stark bakterizid und fungizid wirksam. Die benötigten Dampf-Konzentrationen liegen bei 0,5 mg **Propylenglykol** bzw. 0,005 mg **Triethylenglykol** pro Liter Luft. Die Giftigkeit der genannten Glykole für Säugetiere und Menschen ist relativ niedrig (S. 520).

Aldehyde

Formaldehyd. Von den Aldehyden hat die einfachste Verbindung, der Formaldehyd, für die Desinfektion die größte praktische Bedeutung. Neben den Bakterien tötet er auch Viren ab. Die abtötende Wirkung, vor allem gegen Sporen, stellt sich erst im Laufe vieler Stunden ein. Wegen seiner starken Reizwirkung ist Formaldehyd nicht zur Desinfektion von lebendem Gewebe geeignet, sondern nur zur **Raumdesinfektion** und zur **Sterilisation von Sputum**.
In verdünnter Lösung kann er **in Kombination** mit anderen Mitteln auf der Haut angewandt werden, die Konzentration sollte jedoch wegen einer Allergisierung 0,5% nicht überschreiten. Verdünnte Formaldehyd-Lösungen haben eine adstringierende und schweißsekretionshemmende Wirkung (Anwendung in Desodorantien).

Hexamethylentetramin. Anstelle von Formaldehyd lässt sich gut Hexamethylentetramin in Pasten oder Lösungen verwenden, aus dem durch den sauren Schweiß Formaldehyd abgespalten wird.

Glyoxal, Glutaral. Einfache aliphatische Verbindungen mit 2 Aldehyd-Gruppen wie Ethandial (Glyoxal) und Pentandial (Glutaral, Glutaraldehyd) besitzen gute desinfizierende Eigenschaften und sind nicht flüchtig. Sie sind in einer Reihe von Kombinationspräparaten enthalten.

20.3 Oxidationsmittel

Diesen Substanzen gemeinsam ist die Eigenschaft, Sauerstoff freizusetzen. Nativer (atomarer) Sauerstoff oxidiert aufgrund seiner starken Reaktionsfähigkeit Enzymsysteme im Bakterien-Körper, die in reduzierter Form für den Mikroorganismus lebensnotwendig sind. Molekularer Sauerstoff (O_2) ist selbstverständlich in dieser Hinsicht unwirksam.

Wasserstoffperoxid (H_2O_2, Hydrogenium peroxydatum) setzt unter Einfluss der in allen Geweben vorhandenen Katalase, die im physiologischen Milieu als Peroxidase wirkt, atomaren Sauerstoff frei. Es wirkt desinfizierend und damit desodorierend. Wasserstoffperoxid ist zum Spülen von Wunden und Schleimhäuten geeignet; außerdem lässt es sich zum mechanischen Säubern von Wunden und locker angeklebten Verbänden benutzen. Die desinfizierende Wirkung ist kurzfristig, die Eindringtiefe sehr gering. Verwendet wird 3%iges Wasserstoffperoxid (Hydrogenium peroxydatum solutum, offizinell), 5- bis 10fach verdünnt.

Kaliumpermanganat ist ein starkes Oxidationsmittel, das in Verdünnungen von 1 : 5000 bis 1 : 2000 (2- bis 5×10^{-4} g/ml) zu Spülungen von Wunden und Schleimhäuten verwandt werden kann. Neben der desinfizierenden Wirkung hat die Substanz einen adstringierenden Effekt.

20.4 Halogene

Iod

Elementares Iod ist bakterizid und fungizid wirksam. Der Wirkungsmechanismus, der diesem Effekt zugrunde liegt, ist nicht in allen Details bekannt; er mag ähnlich sein wie beim Chlor und besteht letztlich in einer Denaturierung bakterieller Eiweiße.

In entsprechender Konzentration ist Iod ein sehr gutes **Hautdesinfiziens**, da es sicher und schnell wirkt und vergleichsweise gut verträglich ist. Am zweckmäßigsten wird es in *alkoholischer Lösung* angewendet (Sterilisierung der Operationsfelder etc.). Zur Desinfektion genügt eine 2%ige Iod-Lösung. Zur „Desinfektion" eines Operationsfeldes ist die alkoholische Iod-Lösung von keinem anderen Desinfektionsmittel zu übertreffen, da die Wirkung sehr gut ist und schnell einsetzt. Bereits 5 Minuten nach dem Auftragen könnte die Iod-Lösung durch Spiritus abgewaschen werden.

Nur wenn eine **Überempfindlichkeit** gegen Iod besteht, sollte ein anderes Desinfektionsmittel für den beschriebenen Zweck verwendet werden. Eine echte Überempfindlichkeit mit schweren Schocksymptomen, Fieber und Hauteruptionen ist allerdings außerordentlich selten; häufiger dagegen reagiert die Haut gegenüber Tinctura Iodi mit Schuppung und Bläschenbildung an der Applikationsstelle. Auch **hyperthyreote Patienten** sollen nicht mit Iod-haltigen Desinfektionsmitteln behandelt werden. Bei **Neugeborenen** sollten Iod-Lösungen nur wenn unbedingt notwendig angewandt werden, weil durch deren Haut Iod leichter resorbiert wird und Störungen der Schilddrüsenfunktion in diesem Zusammenhang beobachtet wurden.

Statt in alkoholischer Lösung vorzuliegen, kann elementares Iod auch an *indifferente Polymere* gebunden werden, die löslich sind. Die aktuelle Konzentration an gelöstem Iod ist dann nur ein Bruchteil der Gesamtkonzentration, das Iod-Polymer stellt aber ein Depot dar, aus dem ständig nachgeliefert wird. Eine derartige Zubereitung ist **Povidon-Iod**. Es findet zur **Hände-** und **Hautdesinfektion** und ähnlichen Zwecken (z.B. Blenorrhoe-Prophylaxe) Verwendung. Wie bei der Iod-Tinktur können auch nach dieser Zubereitung Überempfindlichkeitsreaktionen beobachtet werden. Die Substanz eignet sich nicht zur Flächen-Desinfektion.

Chlor

Chlorgas (Cl_2) hat einen sehr starken keimtötenden Effekt (die Verdünnung $1 : 10^7$ ist für eine Reihe von Bakterien in 30 Sekunden tödlich), der zur Wasserdesinfektion ausgenutzt werden kann. Beim Einleiten von Chlorgas in Wasser entsteht unter anderem **unterchlorige Säure**:

$$Cl_2 + H_2O \longrightarrow H^+ + Cl^- + HOCl$$

Die unterchlorige Säure ist in ihrer undissoziierten Form stark bakterizid; außerdem zerfällt sie langsam unter Abgabe eines Sauerstoff-Atoms (naszierender Sauerstoff), das ebenfalls keimtötend wirkt. Die Reaktion, die der desinfizierenden Wirkung des Chlors zugrunde liegt, ist die Umwandlung von Aminogruppen der Eiweiße in Chloramingruppen. Zur **Wasserentkeimung** (Trinkwasser, Badeanstalten) sind Verdünnungen von Chlor von etwa $1 : 2\,000\,000$ ausreichend.

Chloramine. Die Verwendung von Chlorgas oder unterchloriger Säure ist auf die Wasserentkeimung beschränkt. Substanzen dagegen, die langsam und ständig unterchlorige Säure und damit auch Chlor freisetzen, haben einen viel weiteren Anwendungsbereich. Solche HOCl-freisetzende Verbindungen sind z.B. Chloramine der allgemeinen Formel:

$$R^1 \diagdown N-Cl + H_2O \longrightarrow R^1 \diagdown N-H + HOCl$$
$$R^2 \diagup \qquad\qquad\qquad R^2 \diagup$$

Tosylchloramid (p-Toluolsulfonchloramid) wird in 0,05- bis 0,25%iger Lösung für die Anwendung auf Schleimhäuten benutzt. Die Konzentration zur Händedesinfektion beträgt 0,25 – 0,5%, in Salben oder Streupudern 5 – 10%.

20.5 Detergentien (Invertseifen)

Die in der Medizin zur Antisepsis verwandten Detergentien werden auch als **Invertseifen** bezeichnet. Dieser Terminus kommt folgendermaßen zustande: Bei einer „normalen" Seife liegt die langkettige Fettsäure als Anion vor. In den oberflächenaktiven „Invertseifen" ist der langkettige Rest dagegen im Kation enthalten (s. Formeln); die Verhältnisse sind also invers!

Enthält ein Molekül hydrophile und hydrophobe Gruppen in größerem Abstand voneinander, so sammelt es sich an Grenzschichten in geordneter Form an und beeinflusst damit die physikalischen Eigenschaften dieser Grenzflächen. Da Zellmembranen aus einer inneren hydrophoben Schicht und hydrophilen Außenschichten bestehen, ist es verständlich, dass Moleküle mit starken hydrophoben und hydrophilen Gruppen die physikochemischen Strukturverhältnisse von Membranen zu verändern vermögen. Wenn auch der Wirkungsmechanismus im einzelnen nicht bekannt ist, so scheint doch eine Leckbildung, die zum Verlust von Enzymen, Coenzymen und Stoffwechsel-Zwischenprodukten führt, der entscheidende Eingriff zu sein.

Invertseifen werden je nach Verwendungszweck im Konzentrationsbereich 1 : 20 000 bis 1 : 1000 (bis 1 : 100) benutzt. Viele Keime, vor allem grampositive, werden sicher abgetötet; Sporen, Pilze, Viren und auch Tuberkel-Bakterien werden nicht mit Sicherheit erfasst. Die Wirksamkeit ist außerdem stark vom Milieu abhängig: alkalisches Milieu begünstigt, Seifen (anionische oberflächenaktive Substanzen) hemmen die Wirkung. In Gegenwart von Serum, Eiter oder Eiweiß verlieren die Invertseifen ebenfalls ihren Effekt. Detergentien werden in größerem Ausmaß an Oberflächen adsorbiert (Gummi, Plastikmaterial, Baumwolle), dadurch wird die aktuelle Wirkstoff-Konzentration erniedrigt.

Der große Vorteil dieser Substanzgruppe liegt in der geringen lokalen und systemischen Toxizität! Daher finden die Invertseifen ausgedehnte Verwendung zu **Wund-** und **Vaginalspülungen**. Zur Händedesinfektion sind sie nur bedingt brauchbar. Sterile Instrumente können in Invertseifen-Lösungen aufbewahrt werden, falls Sporen und Pilze nicht nachträglich hineingelangen können. Wegen ihres eingeschränkten Wirkungsspektrums werden die Invertseifen häufig kombiniert mit anderen Desinfizientien, was die Wirksamkeit der betreffenden Zubereitungen erhöht.

Bewährte Substanzbeispiele mit einem quaternisierten Stickstoff-Atom sind **Benzalkonium** (Alkyl-dimethyl-benzylammonium-chlorid, der Alkyl-Rest ist eine Mischung aus -C_8H_{17} bis -$C_{18}H_{37}$) und **Cetalkonium** (Hexadecyl-trimethyl-ammonium-bromid).

Als Beispiel für Verbindungen, die statt eines quaternisierten Stickstoffs ein entsprechendes Phosphor-Atom im hydrophilen Kern haben, sei das **Dodecyl-triphenyl-phosphonium-bromid** genannt, das neben der antibakteriellen auch eine antimykotische Wirkung besitzt und damit bei **Dermatomykosen** indiziert ist.

Die **Amphotenside** enthalten eine sauer und eine basisch reagierende Gruppe, z. B. Dodicin (Triazahenicosansäure). Sie sind ähnlich wirksam wie die Invertseifen.

Cetalkonium
(Hexadecyl-trimethyl-ammonium-bromid)

Dodecyl-triphenyl-phosphonium-bromid

Dodicin
(1-Dodecyl-1,4,7-triazaoctan-8-carbonsäure-HCl)

20.6 Schwermetallsalze

Quecksilbersalze wie das Mercurichlorid (Sublimat) spielten zu Beginn der wissenschaftlichen Medizin eine Rolle als Desinfektionsmittel. Aufgrund ihrer hohen Toxizität (s. S. 515) sind diese Verbindungen als Heilmittel völlig verlassen worden. Organisch gebundenes Quecksilber ist weniger giftig, aber auch weniger desinfizierend wirksam. Ein überkommener Vertreter dieser Art, das **Merbromin**, hat sich bis heute auf dem Markt gehalten.

Silber hat in Form von Silbernitrat (Argentum nitricum) neben der adstringierenden und ätzenden eine bakterizide Wirkung, die in Verbindung mit dem eiweißfällenden Effekt ausgenutzt wird bei der Behandlung **putrider Zystitisformen**, ferner bei der **Blenorrhoeprophylaxe** der Neugeborenen oder der Pinselung **entzündeter Rhagaden.**

20.7 Acridin- und Chinolin-Derivate

Der genaue Wirkungsmechanismus dieser Substanzen ist unbekannt; es spricht einiges dafür, dass sie hemmend in die Atmungskette der Mikroorganismen eingreifen.

Acridin-Derivate sind bei relativer Ungiftigkeit gut desinfizierend wirksam. Diese gelben Farbstoffe sind vor allem geeignet zur Behandlung **infizierter Wunden** mit feuchten Verbänden, da sie besonders stark gegen eiter-

erregende Kokken wirksam sind. Das zur lokalen Therapie benutzte Acridin-Derivat Ethacridin ist in Verdünnung 1 : 5000 bis 1 : 1000 oder 1- bis 5 %ig in Salbenform wirksam. Es liegt auch in Tablettenform zur Therapie von **Darminfektionen** vor.

Das **Chinolin-Derivat** Oxychinol (8-Chinolinol) kann ebenfalls zur **Wunddesinfektion** verwendet werden.

20.8 Kombinationen

Wie eingangs erwähnt, weisen die einzelnen Desinfektionsmittel Lücken in ihrem Wirkspektrum auf. Daher ist die antibakterielle (antimykotische) Sicherheit erhöht, wenn verschiedene Substanzen kombiniert werden. Es seien deshalb einige Präparate genannt, die nach diesem Prinzip aufgebaut sind (Tab. 20.1). Eingehendere Informationen über die Anwendung, die Vor- und Nachteile der einzelnen Desinfektionsmittel und ihrer Mischungen sollten aus den einschlägigen Lehrbüchern der Hygiene und Mikrobiologie entnommen werden.

Tabelle 20.**1** Kombinationspräparate (Auswahl)

Handelsname	Wirkstoffkombination
Kodan®, Primasept®	2-Propanol, 1-Propanol, 2-Biphenylol
Desmanol®	Chlorhexidin, 1-Propanol, 2-Propanol
Braunoderm®	Polyvidon (mit 10 % verfügbarem Jod), 2-Propanol
Cutasept®	2-Propanol, Benzalkonium
Desderman®	Ethanol, Tetrabromkresol

21 Insektizide

Überblick

Die Insektizide lassen sich im Wesentlichen drei Gruppen zuordnen:

Chlorierte Kohlenwasserstoffe

Chlorphenotan (DDT), Hexachlorcyclohexan (Lindan, Aldrin)
► Verzögern die Schließung spannungsabhängiger Na^+-Kanäle von Nervenzellen der Insekten.
Sie zeichnen sich durch eine geringe akute Giftigkeit für den Menschen aus, persistieren aber wegen ihrer chemischen Stabilität in der Umwelt, in tierischen Organismen und im Menschen.

Pyrethrine

Naturstoffe aus Chrysanthemen-Arten oder halbsynthetische Derivate
► Wirkmechanismus wie DDT.

Phosphorsäureester (Organophosphate)
► Irreversible Hemmstoffe der Cholinesterase
Sie sind akut für den Menschen sehr giftig, aber chemisch labil, so dass sie in der Umwelt schnell zerfallen und im Organismus nicht kumulieren.
Eine Vergiftung mit Organophosphat-Insektiziden erfordert folgende Gegenmittel: Atropin in hoher Dosis, Esterase-Reaktivatoren wie Obidoxim sowie zusätzliche symptomatische Maßnahmen.

Unter **Pestiziden** versteht man Wirkstoffe, die gegen tierische und pflanzliche Lebewesen gerichtet sind, welche direkt oder indirekt der menschlichen Existenz abträglich sein können. Die Pestizide umfassen unter anderem folgende Gruppen: Insektizide, Arachnizide, Rodentizide, Moluskizide, Herbizide, Fungizide.
Im Folgenden sollen aus der großen Gruppe der Pestizide nur die **Kontaktgifte** besprochen werden, die z. B.

schon bei Fußkontakt mit einer besprühten Fläche für das Insekt tödlich sind. Sie beanspruchen neben der überragenden Bedeutung, die sie für die Ungezieferbekämpfung besitzen, ein großes toxikologisches Interesse. Gemeinsam ist den Gruppen, dass sie von Insekten und Spinnentieren durch deren äußere Bedeckung (Chitinhülle) aufgenommen werden und das Nervensystem vergiften.

21.1   Chlorierte Kohlenwasserstoffe

Chlorphenothan (DDT)

Chlorphenothan hat eine sehr starke insektizide Wirkung (tödliche Dosis ca. 10^{-9} g/g Fliege).

Chlorphenothan
(Dichlor-diphenyl-trichlorethan = DDT)

► **Wirkungsweise.** Die toxische Wirkung beruht wohl auf einer Störung der neuronalen Ionenpermeabilitäten während des Erregungsvorgangs. Wahrscheinlich wird die Inaktivierung des schnellen Natrium-Kanals verzögert. Die Schnelligkeit, mit der der Tod nach einem Erregungsstadium eintritt, hängt von der aufgenommenen Menge ab; auch bei hohen Dosen dauert dies Stunden.

Die bei Einführung von Chlorphenothan ursprünglich beobachtete Empfindlichkeit von Insekten ist bei vielen Spezies und abhängig von der geographischen Gegend geringer geworden. Diese Resistenzentwicklung kann in Extremfällen bis zur Unempfindlichkeit gegenüber Chlorphenothan führen.

► **Vergiftung mit Chlorphenothan.** Für Säugetiere und den Menschen ist Chlorphenothan akut relativ ungiftig, da der spezifische Effekt auf die Ionenpermeabilitäten am Warmblüter-Nerv offenbar nicht vorhanden ist. Hinzu kommt, dass Chlorphenothan von der Haut nicht und vom Darm her nur langsam resorbiert wird. Die enterale Resorption wird durch Fette beschleunigt. Nur wenn es in organischen Lösungsmitteln gelöst ist, kann eine perkutane Resorption größeren Ausmaßes stattfinden. Da Chlorphenothan schlecht wasserlöslich, dagegen gut fettlöslich ist, wird es im Organismus vorwiegend im Fettgewebe gespeichert, es resultiert ein sehr niedriger Blutspiegel. Die Ausscheidung erfolgt im Laufe von Mo-

naten hauptsächlich in Form der Dichlordiphenylessig-
säure; Chlorphenothan kumuliert also. Da es unverändert mit der Milch ausgeschieden wird, muss darauf geachtet werden, dass Kühe kein Chlorphenothan-haltiges
Futter bekommen. Auch Muttermilch enthält mitunter
nicht tolerable Konzentrationen an Chlorphenothan. Die
Belastung der Muttermilch mit Chlor-haltigen Kohlenwasserstoffen ist in den letzten Jahren allerdings deutlich zurückgegangen. Die Substanz ist in der Natur chemisch stabil und wird aufgrund ihrer Lipidlöslichkeit in
der Nahrungskette, an deren Ende der Mensch steht, immer stärker angereichert.

Vergiftungssymptome. Schon in geringen Dosen ruft
Chlorphenothan eine Enzyminduktion in der Leber hervor. Die Vergiftungserscheinungen selbst sind recht uncharakteristisch. Aus Tierversuchen geht hervor, dass
höhere psychische Leistungen und das Verhalten zuerst
betroffen werden. Bei Vergiftungen höheren Grades treten folgende Symptome auf: Müdigkeit, Abschwächung
der Reflexe, Tremor, auch Krämpfe, schließlich Koma
und Tod. Die Chlorphenothan-Vergiftung wird durch eine Diät verstärkt, die zu einer Verminderung des Fettgewebes führt (Aktivierung der weggespeicherten Menge).
*Der Vorteil von Chlorphenothan und anderen Chlor-halti-
gen Insektiziden ist ihre niedrige akute Toxizität für den
Menschen, ihr Nachteil die chemische Stabilität und damit
ihre Kumulation.*

▶ **Anwendung.** Neben **Fliegen** und **Mücken** sind auch
die menschlichen **Ektoparasiten** Läuse, Flöhe und Wan-
zen empfindlich gegen Chlorphenothan. Es wird zur Bekämpfung der Läuse und Flöhe als 5%iges Pulver oder
zum Imprägnieren der Kleidung in 0,2%iger Emulsion
verwendet. Zur Wanzenvernichtung muss eine 5%ige
Lösung auf Wände, Tapeten und Möbel gesprüht werden.

In einigen Ländern, u.a. in Deutschland, ist die Anwendung von Chlorphenothan untersagt, zumal auch Ge-
wässer und Trinkwasserquellen schon hohe Konzentrationen aufweisen. Es gibt jetzt Anhaltspunkte dafür, dass
nach Beschränkung der Anwendung der Gehalt an chlorierten Kohlenwasserstoffen im Fettgewebe des Menschen geringer wird. In den Ländern der Dritten Welt ist
es aber zur Verhinderung von Massenerkrankungen, die
durch Arthropoden übertragen werden, unentbehrlich.
Wie notwendig die Anwendung von Chlorphenothan in
einem Malaria-verseuchten Land ist, zeigt ein Bericht
aus der Provinz Natal (Südafrika). Im Jahre 1996 wurden
ca. 8000 Malaria-Fälle registriert und in demselben Jahr
wurde der Gebrauch von DDT verboten. In 4 Jahren stieg
die Zahl der jährlichen Malaria-Erkrankungen auf
38000 an. Eine ähnliche Beobachtung liegt auch aus
Südamerika vor.

Chlorierte Diene

Weitere Verbindungen, die anstelle von Chlorphenothan
Verwendung finden, sind chlorierte Diene wie **Aldrin**
und **Dieldrin**.

Aldrin

Hexachlorcyclohexan

Das γ-Isomere (Lindan[1]) ist ebenso wie Chlorphenothan
ein sehr wirksames Kontaktinsektizid.

Hexachlorcyclohexan (Lindan)

▶ **Wirkungsweise.** Die Wirkung beginnt schneller als
nach Chlorphenothan, auch sie besteht in einer vorübergehenden Erregung und anschließenden Lähmung des
Nervensystems der Insekten und Spinnentiere. Während die insektizide Wirkung des Hexachlorcyclohexan
ebenso stark ist wie die von Chlorphenothan, scheint die
Giftigkeit für das Säugetier höher zu sein. Die Stabilität
in der Umwelt ist geringer.
Der genaue Wirkungsmechanismus von Hexachlorcyclohexan ist nicht bekannt. Ebensowenig kann erklärt
werden, warum Insekten eine Resistenz gegen die Insektizide entwickeln. Obgleich beim Warmblüter die akute
Vergiftung mit Konvulsionen einhergeht, ist die Krampfbereitschaft für lange Zeit vermindert. Im übrigen ist die
Substanz in Bezug auf ihre chronische Giftigkeit wie
Chlorphenothan zu beurteilen.

▶ **Anwendung.** Über die Indikationen hinaus, die schon
beim Chlorphenothan besprochen wurden (Raument-
wesung und Ektoparasitenbekämpfung), ist Hexachlorcyclohexan ein sehr gutes **Antiskabiesmittel** (0,3 – 1%ige
Emulsion).

Box 21.1

Arachnizide

Die Anwendung dieser Arzneimittelgruppe beschränkt sich
bei uns auf die Bekämpfung des Skabieserregers, Acarus
scabiei, einer Milbenart. Wie erwähnt, ist Hexachlorcyclohexan ein gutes Mittel (in 0,3 – 1%-Zubereitungen). Ebenfalls gut wirksam ist die ölige Flüssigkeit Benzylbenzoat, am
besten in Form einer 25%igen Emulsion. Eine erfolgreiche
Lokaltherapie eines Scabies-Befalls kann auch mit **Ivermectin**[2] in 1%iger Zubereitung durchgeführt werden. In hartnäckigen, hyperkeratotischen Fällen ist eine systemische
Behandlung (0,2 mg Ivermectin/kg per os) möglich.

---

[1] *Delitex®, Jacutin®*
[2] *Mectizan®*

21.2 Pyrethrine

Aus verschiedenen Chrysanthemen-Arten[1] lassen sich Substanzen isolieren, die insektizide Wirkung besitzen. Sie werden als Pyrethrine, ihre halbsynthetischen Derivate als Pyrethroide bezeichnet. Als Beispiel ist das Pyrethroid Allethrin I dargestellt (enthalten in *Jacutin® N, Spregal®*).

Allethrin I

Da die Verbindungen in den Insekten zu schnell abgebaut werden, ist in den Präparaten gleichzeitig ein Enzymhemmstoff beigefügt. Es handelt sich um Piperonylbutoxid, welches das Cytochrom P_{450} der Insekten hemmt. Im menschlichen Organismus werden die Esterbindungen der Pyrethrine hydrolysiert und dadurch die Verbindungen entgiftet. Diese Insektizid-Gruppe ist für den Warmblüter-Organismus sehr wenig giftig.

▶ Der insektizide Wirkungsmechanismus dieser Gruppe ist ähnlich demjenigen von Phenothan (DDT), nämlich eine Verzögerung der Schließung der spannungsabhängigen Na^+-Kanäle.

▶ Die Pyrethrine finden weite Anwendung als **Insektensprays** und zur Behandlung von **Ektoparasiten-Befall**.

21.3 Phosphorsäureester

▶ **Anwendung.** Die „Organophosphate" besitzen sehr starke insektizide Wirkungen und zerfallen nach der Anwendung schnell. Aus diesem Grund haben sie weite Verbreitung als **Pflanzenschutzmittel** gefunden. Wegen ihrer hohen Systemtoxizität (s. u.) spielen sie als Therapeutika in der Humantherapie keine Rolle.

Allerdings sind Vergiftungen akzidenteller, suizidaler und krimineller Genese mit den Phosphorsäureestern relativ häufig (sie werden auch perkutan aufgenommen). *Der Nachteil der Organophosphate ist ihre hohe akute Toxizität für den Menschen und für höhere Tiere, ihr Vorteil die chemische Labilität,* so dass landwirtschaftliche Produkte schon kurze Zeit nach der Aufbringung der Organophosphate verzehrt werden können und eine Kumulation unmöglich ist.

Derselbe molekulare Wirkungsmechanismus, der die Toxizität der Organophosphate beim Warmblüter bedingt, ist auch die Ursache für den insektiziden Effekt. Das Acetylcholin-System ist in der Entwicklungsgeschichte des Tierreiches schon sehr früh „erfunden" worden.

▶ **Wirkungsweise.** Die Phosphorsäureester sind Cholinesterase-Hemmstoffe: Sie verhindern den Abbau des körpereigenen Acetylcholins, der Organismus vergiftet sich selbst. Wie in Abb. 21.1 gezeigt, wird Acetylcholin in dem Augenblick von der Cholinesterase gespalten, in dem es mit den zwei aktiven Zentren der Esterase reagiert.

Die Wirkung der Organophosphate beruht auf einer kovalenten Bindung von Phosphor an die OH-Gruppe des Serin-Moleküls im esteratischen Zentrum der Cholinesterase. Diese Phosphorylierung des Zentrums entspricht der Acetylierung, die bei der enzymatischen Hydrolyse von Acetylcholin als Zwischenreaktion auftritt,

und der Carbamoylierung bei Kontakt der Esterase mit Hemmstoffen vom Typ des Physostigmin (S. 64). Die Dephosphorylierung erfolgt im Gegensatz zur Deacetylierung so langsam (Abb. 21.1), dass eine irreversible Schädigung des Enzyms vorgetäuscht wird; denn das aktive Zentrum steht nun nicht mehr für die Acetylcholin-Hydrolyse zur Verfügung. Acetylcholin ist nicht in der Lage, den Phosphorsäure-Rest vom Enzym zu „verdrängen"; die Organosphosphate sind also gegenüber Acetylcholin *nichtkompetitive Hemmstoffe*.

Die Cholinesterase-Aktivität erholt sich erst wieder durch Neusynthese der Enzymmoleküle. So dauert es etwa 50 Tage, bis die Cholinesterase im Gehirn vollständig regeneriert ist. Da die kernlosen Erythrozyten nicht zur Eiweißsynthese fähig sind, erholt sich die Enzymaktivität erst durch einen Ersatz der vergifteten Zellen durch neue Erythrozyten in etwa 100 Tagen. Die bedrohlichen Vergiftungssymptome verschwinden allerdings schon, wenn nur ein Bruchteil der normalen Enzymaktivität wieder vorhanden ist. Einige als Insektizide verwendete Organophosphate dissoziieren spontan vom esteratischen Zentrum der Esterase, so dass die Vergiftungsdauer kürzer ist als bei irreversiblen Hemmstoffen.

Substanzbeispiele. In Abb. 21.2 sind einige typische Organophosphate abgebildet. **Fluostigmin** (DFP) entspricht dem einfachen Grundprinzip: Nach Abspaltung des Fluor wird der Phosphor an die OH-Gruppe des Serin-Moleküls im aktiven Zentrum der Cholinesterase gebunden und das Enzym dadurch gehemmt. Auch die unspezifische Cholinesterase und andere Enzyme, die im aktiven Zentrum ein Serin-Molekül besitzen, werden betroffen. Das akute Vergiftungsbild wird aber ausschließlich von der Hemmung der Acetylcholinesterase bestimmt.

Im **Nitrostigmin** (E605, Parathion) wird *in vivo* der Schwefel durch Sauerstoff ersetzt (Paraoxon), dadurch entsteht erst die hohe Affinität zur Esterase.

Ecothiopat weist als Besonderheit die Stickstoff-haltige Seitenkette (Cholin) auf. Dadurch erfolgt eine zusätzli-

---

[1] Z.B. Pyrethrum roseum (kaukasische Wucherblume). Aus ihr wird das in der Volksmedizin verbreitete Kaukasische Insektenpulver gewonnen.

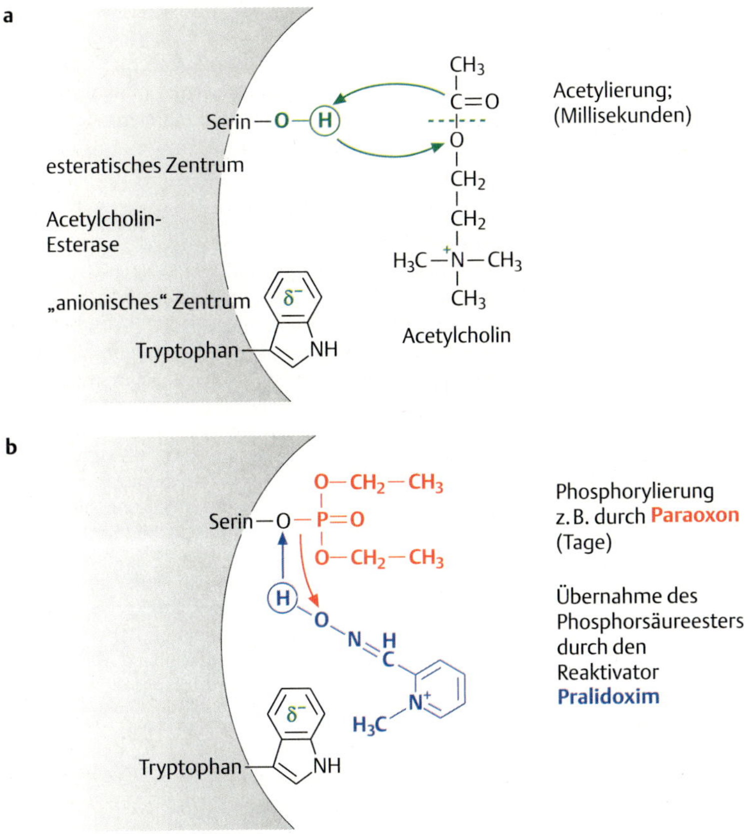

a

Serin—O—(H)

esteratisches Zentrum

Acetylcholin-Esterase

„anionisches" Zentrum

Tryptophan

Acetylierung; (Millisekunden)

Acetylcholin

Abb. 21.1 Reaktionen an der Acetylcholinesterase.
a Der positiv geladene Stickstoff des Substrates Acetylcholin interagiert mit einem Tryptophan-Rest, der eine negative Partialladung aufweist (sog. „anionisches" Zentrum; die Namensgebung erfolgte vormals unter der Annahme, dass ein negativ geladener Aminosäure-Rest beteiligt sei). An der Esterspaltung wirkt ein Serin-Rest mit (esteratisches Zentrum), dessen Hydroxylgruppe den Essigsäure-Rest des Acetylcholin in kovalenter Bindung übernimmt. Die Acetylierung der Esterase bleibt aber nur für Millisekunden bestehen, danach kann die Esterase ein weiteres Acetylcholin-Molekül spalten.
b Organophosphate wie Paraoxon übertragen den Phosphorsäure-Rest auf die Hydroxylgruppe des Serins. Die Phosphorylierung des Enzyms kann über Tage bestehen bleiben (länger als die Lebensdauer des Enzyms: „irreversible Hemmung"). Die Esterase ist durch Oxime wie Pralidoxim reaktivierbar (s. S. 504). Diese treten zunächst über ihren positiv geladenen Stickstoff mit dem „anionischen" Zentrum des Enzyms in Wechselwirkung und übernehmen dann durch Umesterung den Phosphorsäure-Rest vom Enzym.

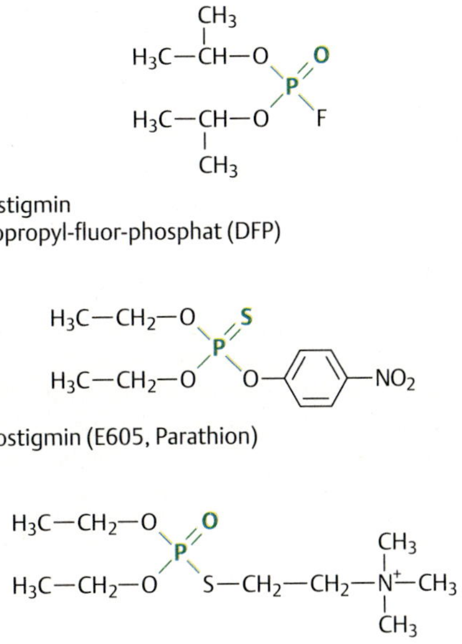

b

Phosphorylierung z. B. durch **Paraoxon** (Tage)

Übernahme des Phosphorsäureesters durch den Reaktivator **Pralidoxim**

Abb. 21.2 Drei typische Organophosphate.

Fluostigmin Diisopropyl-fluor-phosphat (DFP)

Nitrostigmin (E605, Parathion)

Ecothiopat

Vergiftung mit Organophosphaten

Therapieplan. Die Therapie bei Phosphorsäureester-Vergiftung erfordert folgende Schritte:
- Blockade der peripheren und zentralen Muscarin-Rezeptoren durch Atropin (s. Box 21.3). Die benötigten Dosen sind sehr hoch (30–100 mg/Dosis, in Extremfällen bis zu 4000 mg als Infusion/Tag)[1], weil Atropin die Blut-Hirn-Schranke nur langsam zu penetrieren vermag.
- Reaktivierung der Cholinesterase durch Oxime (s. u.);
- Unterbrechung der zentral ausgelösten Krämpfe durch dämpfende Mittel (z. B. Diazepam);
- künstliche Beatmung;
- Bekämpfung der Azidose durch Trispuffer und $NaHCO_3$;
- symptomatische Behandlung der starken Bronchialsekretion.

Oxime: Reaktivatoren der Cholinesterase. Mit Substanzen vom Oximtyp gelingt es, schon vergiftete Acetylcholinesterase wieder zu reaktivieren (Abb. 21.3), nicht dagegen die unspezifische Cholinesterase des Serums. Al-

che Anlagerung an das anionische Zentrum der Cholinesterase (analog der Anlagerung von Acetylcholin). So wird die Affinität zur Esterase und damit die Giftigkeit besonders hoch.

[1] Die hohen Dosen von Atropin sind nur in speziellen Ampullen enthalten, die in der Antidot-Sammlung (s. S. 507) vorhanden sein sollten und von Vergiftungszentralen bezogen werden können.

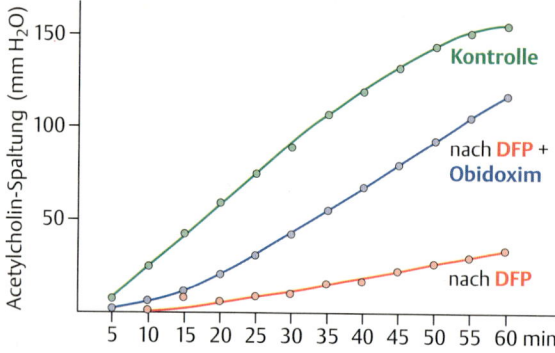

Abb. 21.3 Reaktivierung der DFP-vergifteten Acetylcholin-esterase durch Obidoxim.
Kontrolle: Spaltung von Acetylcholin durch echte Cholinestera-se (Meerschweinchen-Erythrozyten).
DFP-Kurve: Hemmung der Enzymaktivität durch Zusatz von Di-isopropyl-fluorphosphat (3×10⁻⁶ mol/l) 30 Minuten vor Ver-suchsbeginn.
DFP+Obidoxim-Kurve: Reaktivierung der mit DFP vergifteten Esterase durch Zusatz von Obidoxim (1×10⁻⁴ M) zum Zeitpunkt 5 Minuten.
Versuchsanordnung nach Warburg (isovolumetrische Messung der Acetylcholin-Spaltung).

lerdings hängt das Ausmaß der Reaktivierung davon ab, wie lange Hemmstoff und Cholinesterase in Kontakt ge-standen haben, und ferner von den chemischen Eigen-schaften des betreffenden Phosphorsäureesters.

▶ Die Reaktivatoren lagern sich zuerst mit dem positiv geladenen Stickstoff an das anionische Zentrum der Esterase an (Abb. 21.1b). Die Aldoxim-Seitenkette ge-langt dadurch in unmittelbare Nähe des phosphorylier-ten esteratischen Zentrums. Jetzt erfolgt eine Umphos-phorylierung und Freigabe der Cholinesterase.

Nach Bildung des Esterase-Hemmstoff-Komplexes werden bei einem Teil der Komplexe Alkyl-Reste abgespalten („**Alterung**"); dieser gealterte Komplex lässt sich dann nicht mehr reaktivie-ren. Es besteht die Tendenz, als Insektizide Cholinesterase-Hemmstoffe zu verwenden, die nur langsam und mäßig altern, als Kampfstoffe dagegen Substanzen zu entwickeln, die beson-ders rasch altern, so dass bei einer Vergiftung die Reaktivierung nicht möglich ist.

Als Beispiel für Cholinesterase-Reaktivatoren seien **Prali-doxim** (PAM) und **Obidoxim** genannt.

Pralidoxim

Obidoxim

Die Reaktivatoren sind nicht gegen alle langsam altern-den Organophosphate wirksam. Bei einigen Insektiziden können die Vergiftungssymptome sogar verstärkt wer-den (Erläuterungen auf der Verpackung beachten!). Bei Ausbleiben des Erfolges dürfen Reaktivatoren nicht wei-ter zugeführt werden. Atropin muss in jedem Fall gege-ben werden.

Spätfolgen nach Organophosphat-Vergiftung. Nach wiederhol-ter Aufnahme bestimmter, fluorhaltiger Hemmstoffe der Acetyl-cholinesterase vom Typ der Organophosphate und nach einma-liger oder wiederholter Aufnahme von Hemmstoffen der unspe-zifischen Cholinesterase (Triarylphosphate, z.B. Triorthokresyl-phosphat) treten **Neuropathien** auf. Je nach Schwere der Vergif-tung wurden **sensible Störungen** (Kribbeln, Schmerzen) beob-achtet, die distal in den Extremitäten beginnen, aufsteigen und sich verstärken können. Gleichzeitig entwickeln sich **motori-sche Störungen** bis zu einer Lähmung, ebenfalls distal begin-nend. Diesen Störungen liegen Axon-Schwellungen und Frag-mentierungen und schließlich Demyelinisierung peripherer und zentraler Axone zugrunde. Das klinische Bild kann als **Poly-neuropathie** bezeichnet werden.
Eine spezifische Arzneimitteltherapie ist nicht bekannt. Die Rückbildung der Erscheinungen dauert Monate oder Jahre. Schäden (Spastizität) können zurückbleiben. Bei chronischer Aufnahme von Organophosphaten können auch muskuläre Stö-rungen beobachtet werden, die auf multiplen lokalisierten De-generationen einzelner Muskelfasern beruhen.

Box 21.2

Methylcarbamate

Es sei erwähnt, dass auch Cholinesterase-Hemmstoffe an-derer chemischer Natur, nämlich Methylcarbamate, und mit dementsprechend differentem Wirkungsmechanismus als Insektizide in der Landwirtschaft eingesetzt werden. Nach ihrer Ausbringung sind sie recht labil, so dass kurze Wartezeiten bis zur Verwendung der Frucht und geringere Rückstandsbildung resultieren. Die Methylcarbamte (u.a. Carbaryl) carbamoylieren das esteratische Zentrum der Cholinesterase (vergleichbar den indirekten Parasympatho-mimetika).
Die Therapie einer Vergiftung beschränkt sich auf die Zu-fuhr von Atropin, die Reaktivatoren sind bei dieser Art von Vergiftung sinnlos.

Box 21.3

Massenvergiftungen als denkbares Ereignis

Die Möglichkeit, dass bei einer kriegerischen Auseinander-setzung auch chemische und biologische Kampfstoffe zur Anwendung kommen, muss ernsthaft in Betracht gezogen werden. Daher ist es sicher eine weise Voraussicht, wenn die Ärzteschaft über die Behandlung derartiger Vergiftungen informiert ist. Eine dieser chemischen Waffen sind die Orga-nophosphate, die schon seit den 30er Jahren in großem Maßstab produziert worden sind.
Grundsätzlich gilt: **Chemische und biologische Waffen sind sehr viel leichter herzustellen als Atombomben!**

22 Vergiftungen

22.1   Vorbemerkungen

22.1.1   Sachgebiete der Toxikologie

Die Toxikologie wird zweckmäßigerweise in verschiedene Gebiete unterteilt, ohne dass scharfe Abgrenzungen möglich sind:

Arzneimitteltoxikologie. Sie beschäftigt sich mit den Nebenwirkungen der Pharmaka. Dieses Gebiet ist für den Arzt, der therapeutisch tätig ist, besonders wichtig. Denn nur, wenn der Therapeut die Qualität und die Quantität der Nebenwirkungen der Arzneimittel kennt, ist er in der Lage, das therapeutische Risiko, also das Verhältnis Gefährdung durch die Krankheit zur Gefährdung durch die Therapie, wirklich abzuschätzen. Wir haben den Nebenwirkungen eine gebührende Aufmerksamkeit jeweils bei der Besprechung der entsprechenden Arzneimittel gewidmet. Im folgenden Abschnitt werden Nebenwirkungen von Pharmaka daher nicht mehr erwähnt.

Gewerbetoxikologie. Sie stellt eine eigene Disziplin dar und ragt in die Fächer Hygiene und Arbeitsmedizin hinein. Aus diesem Fachgebiet werden nur diejenigen Themen besprochen, die unmittelbare Bedeutung für die tägliche ärztliche Praxis besitzen.

Umwelttoxikologie. Schon in früheren Zeiten kam der Mensch mit Giften in Berührung, vornehmlich durch die Aufnahme pflanzlicher und tierischer Gifte. Die Gefahren, denen der Mensch in der Gegenwart ausgesetzt ist, sind erheblich größer geworden und noch ständig im Wachsen begriffen, weil der technisch-zivilisatorische Fortschritt unaufhaltsam ist und Chemie, Technik und Genmanipulation das Leben ständig mehr durchdringen. Die zunehmende Verunreinigung der Atmosphäre, der Flüsse und der Weltmeere hat ein Ausmaß erreicht, das bedrohlich für die Gesundheit der Menschen ist. Die Gefährdung betrifft nicht nur Bewohner industrieller Schwerpunkte, sondern bereits Menschen in entlegenen Gebieten.

Die **„Umweltgifte" (Schadstoffe, Biozide, Xenobiotika)** verursachen nur zum geringeren Teil Gesundheitsschäden durch akute Einwirkung. Viel wichtiger und schwerer durchschaubar sind die **Langzeitwirkungen**. Welche Bedeutung die Umweltgifte für die Entstehung chronischer Erkrankungen und für das Auftreten kanzerogener, mutagener und teratogener Effekte besitzen, ist erst zum Teil bekannt. Ein besonders schwierig zu überschauendes Problem ergibt sich aus der Kombinationswirkung von verschiedenen Schadstoffen. Die durch Umweltgifte ausgelösten chronischen Schäden sind in der ärztlichen Praxis nur schwer zu erfassen.

Hier besitzen dagegen besonders die **akuten Vergiftungen** eine Bedeutung. Sie erfordern oft eine spezifische Therapie mit einem speziellen Antidot. Häufiger ist der Arzt allerdings gezwungen, mit symptomatischer Therapie auszukommen, da der Vergiftung ein unspezifischer Mechanismus zugrunde liegt und ein spezifisches Antidot nicht bekannt ist.

Box 22.1

Toxikophobie

So erfreulich es ist, wie breiten Schichten die Gefährdung durch Umweltgifte klar geworden ist, so wenig erfreulich ist es, zu beobachten, wie emotional und nicht selten ohne Sachverstand diese Fragen erörtert werden. So wird beispielsweise vielfach übersehen: nicht ein Agens als solches ist giftig, sondern die Giftigkeit hängt von der Dosis des einwirkenden Agens ab. Es kann davon gesprochen werden, dass eine Haltung der Toxikophobie grassiert. Viele Menschen spüren aufgrund der suggestiven Berichte von „Fachleuten" und sensationeller Berichterstattung der Laienpresse Vergiftungssymptome, die meistens recht uncharakteristisch sind, wie Kopfschmerzen, Übelkeit, Abgeschlagenheit, Schlaflosigkeit, Magen-Darm-Störungen und Herzbeschwerden. Es sind dieselben Symptome, wie sie bei der Verordnung von Placebo-Präparaten zu registrieren sind. Dabei handelt es sich oft um psychisch ausgelöste Befindlichkeitsstörungen, die völlig unabhängig von irgendwelchen Giften sind.

22.1.2 Allgemeine Richtlinien zur Therapie von akuten Vergiftungen

Um rasch Rat zu erlangen, wende man sich an eines der Informationszentren für Vergiftungsfälle, die rund um die Uhr besetzt sind. Eine Aufstellung mit Telefonnummern findet sich beispielsweise in der Roten Liste.

Maßnahmen zur Hinderung der Giftresorption

Entleerung des Magens. Die Entleerung des Magens durch ein zentral wirkendes **Emetikum** kann notwendig sein (Apomorphin-hydrochlorid* 5–10 mg subkutan oder intramuskulär, wegen der drohenden Blutdrucksenkung evtl. zusammen mit Norfenefrin). Apomorphin ist ein Dopamin-D_2-Agonist, der bei der Therapie schwerer Fälle von Morbus Parkinson eine beschränkte Rolle gespielt hat. Bei der Spülung des Magens oder beim Absaugen des Inhaltes muss eine Aspiration vermieden werden. Bei Bewusstlosen darf eine Magenspülung nur bei liegendem und geblocktem Trachealtubus durchgeführt werden. Da Gifte und Überdosen von Arzneimitteln häufig die Magenentleerung verzögern, sollte eine Magenspülung *auch noch viele Stunden nach Einnahme* vorgenommen werden. Der letzten Portion der Spülflüssigkeit kann ein Adsorbens (z. B. Carbo medicinalis) oder ein Laxans (NaSO₄) zugesetzt werden.

Beschleunigung der Darmpassage. Sie wird durch Zufuhr großer Dosen stark und schnell wirksamer **Laxantien** erzielt (s. S. 233). Für diesen Zweck eignen sich Natriumsulfat (20–30 g mit viel Wasser), Mannit (ca. 50 g pro l H_2O; davon ½–1 l p. o.) oder Ricinusöl (20–30 ml); letzteres ist bei fettlöslichen Giften nicht indiziert, da Ricinusöl die Gallesekretion und Fettaufnahme steigert.

Adsorption an Medizinalkohle. Die Adsorption oral aufgenommener Gifte an Substanzen mit großer aktiver Oberfläche erweist sich häufig als wirksam. Besonders günstig für diesen Zweck ist eine hohe Dosierung von Carbo medicinalis, 50–100 g in 5- bis 10%iger Aufschwemmung (eventuell durch einen Magenschlauch), dann wiederholt 50 g in 4 Stunden Abstand.

Verminderung der Resorption fettlöslicher Gifte. Die Resorption von fettlöslichen Giften kann durch orale Gabe von nicht resorbierbaren Fettlösungsmitteln vermindert werden. Hierfür eignet sich **Paraffinum subliquidum** (100–300 ml), in dem sich einfache und halogenierte Kohlenwasserstoffe lösen.

Chemische Antidota. Die Zufuhr eines chemischen Antidot kann das Gift im Gastrointestinaltrakt unschädlich machen. Hierzu gehören neutralisierende Maßnahmen, wie die Gabe von Säuren (Essig- oder Zitronensäure) bei Laugen-Vergiftungen oder die Applikation von Alkali (Magnesia usta oder Kalkmilch, nicht Natriumbicarbonat) bei oraler Säure-Vergiftung.

Kompressionsverband bei parenteraler Giftzufuhr. Bei parenteraler Giftzufuhr (Schlangenbiß, Insektenstich) kann eventuell durch das Anlegen eines Kompressionsverbandes erreicht werden, dass die Gifte verzögert in den Kreislauf gelangen.

Maßnahmen zur Beschleunigung der Elimination von Giften

Forcierte Diurese. Durch Einleitung einer forcierten Diurese lässt sich die renale Ausscheidung vieler Gifte fördern. Geeignet hierfür sind Furosemid oder andere Schleifendiuretika, aber auch die Infusion von Mannit-Lösung ist für diesen Zweck brauchbar (S. 207). Der Wasser- und Elektrolytverlust muss per infusionem ersetzt werden. Je nachdem, ob es sich bei dem Gift um eine Substanz mit Säure- oder Basencharakter handelt, ist durch eine entsprechende Einstellung des pH-Wertes des Urins dafür zu sorgen, dass sie in geladener, also wasserlöslicher Form vorliegt. Dies reduziert die tubuläre Rückresorption und fördert die renale Ausscheidung. Um basische Substanzen schneller renal auszuscheiden, müssen sie durch eine hohe Protonen-Konzentration in die geladene Form überführt werden. Der Harn wird angesäuert durch Gabe von Ammoniumchlorid. Für saure Verbin-

---

* Neuerdings wird Apomorphin in 2 und 3 mg Tabletten (sublingual appliziert) als *Uprima*® und *Ixense*® zur Auslösung von Erektionen angeboten; als häufige Nebenwirkungen werden Nausea und Erbrechen angegeben: eine pikante Kombination von Haupt- und Nebenwirkung.

dungen gilt das Gegenteil, der Harn muss alkalisiert werden, z. B. durch Gabe von Natriumlactat oder -citrat.

Austauschtransfusion, Dialyse. Diese Methode ist dann am schnellsten und am stärksten wirksam, wenn das Gift nicht aufgrund hydrophober Eigenschaften im Gewebe gebunden ist, sondern in relativ hoher Konzentration im Blut vorliegt. Ebenso kann eine Hämodialyse, eine Hämoperfusion oder mit geringerem Erfolg die Durchführung einer Peritonealdialyse durch die Entfernung eines Teils des im Blut kreisenden Giftes lebensrettend wirken. Diese Methoden sind umso effektiver, je kleiner das Verteilungsvolumen und damit die zelluläre Aufnahme des betreffenden Giftes ist.

Symptomatische Maßnahmen

Auf die vielen Möglichkeiten der unterstützenden Therapie soll hier nicht eingegangen werden. Einige Hinweise mögen genügen: Kontrolle des Kreislaufs, der Gefäßpermeabilität, der Atmung, des Wasser- und Elektrolythaushaltes, der Körpertemperatur, der Funktion des Zentralnervensystems und der vegetativen Organe, Therapie des Lungenödems. Je nach dem Vergiftungsbild wird sich dabei eine Reihe symptomatischer Maßnahmen ergeben, deren konsequente Durchführung die Überlebenschance eines Vergifteten ganz wesentlich erhöht.

Entgiftung der in den Organismus aufgenommenen Gifte

Direkte chemische Veränderung. Es ist möglich, bestimmte Gifte direkt chemisch so zu verändern, dass sie ihren Giftcharakter verlieren. Hierher gehört die Bindung von Schwermetallen an Dimercaprol oder Ethylendiamintetraessigsäure (chemischer Antagonismus) und die Komplexierung von Digoxin durch spezifische Antikörper-Fragmente.

Gabe von Antagonisten. Häufiger besteht dagegen die Möglichkeit, eine Giftwirkung durch einen spezifischen oder einen funktionellen Antagonismus zu vermindern. Zu Konkurrenzreaktionen zweier Substanzen um denselben Rezeptor gehören z. B. bei der Morphin-Intoxikation die Gabe von Naloxon, bei der Vergiftung mit Parasympathomimetika die Gabe von Atropin. Es sei hier aber vermerkt, dass allgemein im klinischen Alltag die Bedeutung der Resorptionsverhinderung und Eliminationsbeschleunigung viel größer als die der Antidota ist.

Vorrat an Antidota

Es ist zweckmäßig, eine immer komplette Sammlung von Gegengiften zur Verfügung zu haben, da häufig der schnelle Einsatz eines Antidot lebensrettend wirken kann. Dementsprechend ist in den meisten Kliniken eine derartige Sammlung vorhanden. Die Übersichtstabelle soll als Anregung zur Zusammenstellung eines Vorrats an Antidoten dienen.

– Notwendige Wirkstoffe ————————————————————

Antidota, die ständig verfügbar sein sollten

Art der Vergiftung	Antidot	Fertigarzneimittel	Bemerkungen
Eisen, Aluminium	Desferrioxamin (Deferoxamin)	*Desferal®*	
Thallium	Fe^{III}-hexacyanoferrat	*Antidotum Thallii®*	
Blei, Chrom, Eisen, Kobalt, Kupfer, Mangan	Na_2-Ca-Edetat	*Calciumdetat®*	
Nickel, Quecksilber, Thorium, Zink	Na_3-Ca-Pentetat	*Ditripentat®*	
Arsen, Gold, Quecksilber, Wismut, (Kobalt, Kupfer, Mangan, Nickel, Vanadium)	Dimercapto-propansulfonsäure	*Dimaval®*	
Blei, Gold, Kobalt, Kupfer, Quecksilber, Zink	D-Penicillamin N-Acetyl-D,L-Penicillamin	*Trolovol®*	
Blausäure, Cyanide	4-Dimethylaminophenol Hydroxocobalamin Dikobalt-edetat $Na_2S_2O_3$ (Na-thiosulfat)	*4-DMAP* *Cyanokit®*	
Methämoglobin-Bildung	Toluidinblau = Tolonium	*Toluidinblau*	
Opioide (einschl. Heroin)[1]	Naloxon	*Narcanti®*	
Benzodiazepin	Flumazenil	*Anexate®*	
Paracetamol	N-Acetylcystein	*Fluimucil® Antidot* Amp. 5 g	
Digoxin, Digitoxin	FAB-Antikörperfragmente	*Digitalis-Antidot®*	
Organophosphat	Atropin Obidoxim	*Atropin* Amp. 50 mg u. 100 mg *Toxogonin®*	

Fortsetzung ▶

Notwendige Wirkstoffe

Antidota, die ständig verfügbar sein sollten (Fortsetzung)

Art der Vergiftung	Antidot	Fertigarzneimittel	Bemerkungen
Heparin	Protamin	*Protamin-Roche*	
Lähmung zentraler cholinerger Synapsen, z. B. durch Cholinolytika, Psychopharmaka, Alkohol	Physostigmin	*Anticholium®*	
Für weitere akute Maßnahmen sollten stets verfügbar sein:			
Adsorbens	Carbo medicinalis[2]	*Kohle pulvis® (Köhler)* *Pulver 10 g/Dose*	
Laxantien	Natrium-sulfat (15 – 25 g als Dosis) Rizinusöl (15 – 20 g)		
Diuretika	Mannit-Lösung (10 – 15 %) Furosemid		
Emetikum		*Apomorphin (10 mg Amp.)*	

Eigene Eintragungen

. . .

. . .

---

[1] Es sei daran erinnert, dass es Opioide gibt, deren Wirkung nicht durch den Antagonisten Naloxon aufzuheben ist, z. B. Buprenorphin.
[2] Kohletabletten enthalten nur 0,25 g, die notwendige Dosierung bei akuten Vergiftungen beträgt 10 – 50 g und mehr.

22.2 Gase

Sauerstoff

Reiner Sauerstoff (O_2). Die Einatmung von reinem Sauerstoff (O_2) bei atmosphärischem Druck ist schädlich, schon die Inhalation von 90 % Sauerstoff kann beim Menschen nach 24 – 60 Stunden zu Bronchitis, Atembeschwerden mit Abfall der Vitalkapazität, Tachykardie und heftigem Erbrechen führen, aber auch zu Schwindel, Parästhesien und anderen Störungen des Zentralnervensystems. Nach Inhalation von kürzerer Dauer oder kontinuierlicher Zufuhr von bis zu 50 % Sauerstoff sind keine Störungen bemerkbar. Die Vergiftungssymptome treten schneller auf und sind stärker ausgeprägt, wenn reiner Sauerstoff unter erhöhtem Druck angeboten wird. Frühgeburten dürfen nicht reinen Sauerstoff, sondern nur 40 %ige Gemische einatmen, weil sonst eine retrolentale Fibroplasie entsteht.

Bei **chronischer respiratorischer Azidose**, wie sie bei Emphysem mit chronischer Hypoxämie vorliegt, reagiert das Atemzentrum nicht mehr genügend auf Kohlendioxid. Die Atmung wird in diesen Fällen vorwiegend durch Impulse aus dem Glomus caroticum unterhalten, das durch Sauerstoff-Mangel erregt wird. Wenn diese Erregung infolge der Beseitigung der Hypoxämie durch die Sauerstoff-Zufuhr fortfällt, so wird die Atemtätigkeit beträchtlich vermindert bzw. völlig eingestellt. Es entsteht dann eine Vergiftung mit Kohlendioxid, die zu zahlreichen zentralen Störungen und Bewusstlosigkeit führen kann. Die Symptome verschwinden bei spontaner oder künstlicher Atmung mit normaler Luft.

Ozon (O_3) erzeugt Reizerscheinungen in den Atemwegen, Bronchitis, Dyspnoe, aber auch heftige Kopfschmerzen, Schwindel und Fieber. Diese Schädigungen treten auf, wenn die Ozonkonzentration in der Atemluft mehr als 0,1 ppm[3] beträgt. Nach höheren Konzentrationen kann sich ein Lungenödem entwickeln. Auch für chronische Exposition gilt 0,1 ppm als ungefährlich, die Konzentrationen von 0,2 – 0,3 ppm rufen fibrotische und emphysematische Veränderungen im Lungengewebe hervor. Starke retrosternale Schmerzen können in Verbindung mit den übrigen Erscheinungen eine Pneumonie oder einen Myokardinfarkt vortäuschen. Bei der akuten Vergiftung ist die Inhalation eines Glucocorticoid angezeigt.

Kohlenmonoxid

Kohlenmonoxid ist ein farb- und geruchloses und bei Einatmung nicht reizendes Gas. Es entsteht bei unvollständiger Verbrennung von organischen Verbindungen (z. B. Benzin). Auch Auspuffgase der Explosionsmotoren enthalten 4 – 10 % Kohlenmonoxid. Ebenso können schlechtziehende Kohle-, Öl- oder Gasöfen (z. B. in Camping-Wagen) zu Vergiftungen führen. Bei Sprengungen und Explosionen entstehen größere Mengen von Kohlenmonoxid. Raucher, die den Tabakrauch inhalieren, weisen in Abhängigkeit vom Konsum bis zu 15 % HbCO auf, dadurch wird die körperliche Leistungsfähigkeit bereits reduziert und Grundkrankheiten wie eine Koronarsklerose oder ein Lungenemphysem verschlechtert.

---

[3] ppm, eine in der Toxikologie übliche Konzentrationsangabe: parts per million (Gewichtseinheiten Giftstoff auf 1 Million Gewichtseinheiten Luft oder Flüssigkeit)

Es sei darauf hingewiesen, dass bei schwangeren Frauen, die eine Kohlenmonoxid-Vergiftung erleiden, mit einer Schädigung des Fetus gerechnet werden muss. Auch in diesem Zusammenhang ist an das Tabakrauchen zu erinnern.

Wirkungsweise. Kohlenmonoxid wird dadurch giftig, dass es Hämoglobin der Sauerstoff-Bindung und damit dem Sauerstoff-Transport entzieht. Kohlenmonoxid wird nämlich in derselben molaren Menge an das Eisen des Hämoglobins gebunden wie Sauerstoff (1 g Hämoglobin binden 1,34 ml Kohlenmonoxid bzw. Sauerstoff). Allerdings ist die Affinität von Kohlenmonoxid zum Hämoglobin ca. 220-mal größer als die von Sauerstoff, so dass verhältnismäßig kleine Kohlenmonoxid-Konzentrationen in der Atemluft bereits Hämoglobin-Moleküle besetzen (es entsteht Carboxyhämoglobin) und sie somit der Sauerstoff-Bindung entziehen (Abb. 22.**1**). Wenn die Kohlenmonoxid-Konzentration in der Atemluft $1/220$ der Sauerstoff-Konzentration von 20%, also $20/220 \approx 0,9\%$ beträgt, sind ohne Berücksichtigung des Zeitfaktors etwa 50% des Hämoglobins mit Kohlenmonoxid belegt. Es handelt sich um eine **Konkurrenz zweier Substanzen** um ein und dieselbe Bindungsstelle, wobei das Gift die höhere Affinität besitzt. Eine Kohlenmonoxid-Vergiftung verläuft schwerer, als es dem rechnerischen Anteil an HbCO entspricht (im Gegensatz zu der Methämoglobin-Vergiftung). Die Ursache hierfür liegt im Haldane-Effekt: Teilweise mit Kohlenmonoxid beladenes Hämoglobin gibt Sauerstoff schlechter ab als reines Sauerstoff-Hämoglobin.

Symptome. Bei einem Gehalt des Blutes von 10–20% Carboxyhämoglobin sind keine Vergiftungserscheinungen zu beobachten, wenn nicht die Sauerstoff-Versorgung der Gewebe aus irgendeinem Grund schon vorher gefährdet war (Anämie, Arteriosklerose). Bei 30–40% HbCO kommt es zu Kopfschmerzen, Ohrensausen, Schwindel, Benommenheit, Bewusstlosigkeit, Pupillenerweiterung, bei 60–65% zu tiefem Koma, Krämpfen und Atemlähmung. Nur durch sehr schnelle Maßnahmen lässt sich in diesem Stadium der Tod verhindern. Das Eintreten der Vergiftungen wird durch eine Erhöhung des Sauerstoff-Bedarfs infolge von Muskeltätigkeit und durch erhöhte Ventilation beschleunigt. Wegen der nur wenig von der des Oxyhämoglobins verschiedenen hellroten Farbe des Carboxyhämoglobins zeigen die Vergifteten statt einer Zyanose meistens ein frisches Aussehen. Auch nach dem Tode bleibt diese hellrote Farbe erhalten. Übersieht ein Arzt bei der Leichenschau diesen Umstand, der eine CO-Vergiftung sehr nahelegt, ist er unter Umständen für Folgen weiterer Vergiftungen aus derselben Quelle (z.B. defekter Ofen) straf- und zivilrechtlich haftbar.

Bei jeder Kohlenmonoxid-Vergiftung, die eine Bewusstlosigkeit hervorgerufen hat, besteht die Gefahr von Blutungen und der Ausbildung von Erweichungsherden im Zentralnervensystem. Diese besonders im Hirnstamm lokalisierten Schädigungen führen häufig zu der Entwicklung eines Morbus Parkinson. In seltenen Fällen bildet sich eine Demyelinisierung des Großhirnmarks in wenigen Tagen oder Wochen aus, die mit einem hirnorganischen Psychosyndrom einhergeht. Eine gewisse Besserung der klinischen Symptome ist möglich.

Therapie. Wegen der Gefahr der Spätschäden muss möglichst schnell gehandelt werden. Je höher der Sauerstoff-Druck in der Atemluft (evtl. kurzfristig bis 2 Atmosphären Druck) und je besser der respiratorische Gasaustausch, umso schneller wird das Kohlenmonoxid im Hämoglobin ersetzt. Es ist auf alle Fälle dafür zu sorgen, dass der Vergiftete sehr gut atmet, daher ist meistens die **künstliche Beatmung mit Sauerstoff** die wichtigste therapeutische Maßnahme. Eine bestehende Azidose muss entsprechend behandelt werden. Kohlenmonoxid wird ausschließlich über die Lungen ausgeschieden. Bei (Be-)Atmung mit Luft wird es mit einer Halbwertszeit von ca. 6 Stunden und bei einer Sauerstoff-Atmung mit einer Halbwertszeit von ca. 1,5 Stunden eliminiert. Hyperbare Sauerstoff-Beatmung beschleunigt den Prozess weiterhin. Der Vergiftete muss absolut ruhiggestellt werden, damit der Sauerstoff-Verbrauch der Gewebe so weit wie möglich gesenkt wird.
Bei leichteren Vergiftungsfällen, bei denen das Atemzentrum noch gut reagiert, kann die stimulierende Wirkung von Kohlendioxid (5–7%) kurzfristig ausgenutzt werden. Zentral angreifende Analeptika sind unzweckmäßig, weil sie eine bestehende Krampfbereitschaft erhöhen können. Zur Bekämpfung des Hirnödems ist die Zufuhr von **hypertonischen Lösungen** wirksam (Osmotherapie s.S. 207).

Blausäure

Blausäure (Cyanwasserstoff, HCN) ist eine farblose, bei 26°C siedende und bei Zimmertemperatur flüchtige Flüssigkeit. Sie kann bei Einatmung schon in einer Dosis von 50–60 mg in kürzester Zeit zum Tode führen. Die orale Zufuhr entsprechender Mengen von Cyaniden, z.B. Kaliumcyanid, hat denselben Effekt. Dabei wird Cyanwasserstoff, besonders durch die Salzsäure des Magens, freigesetzt. Die Vergiftung tritt infolgedessen nicht ganz so schnell ein wie nach Einatmung von Blausäure. Blausäure wird durch das Leberenzym Rhodanid-Synthetase unter Einlagerung von Schwefel in das relativ ungiftige Isothiocyanat (Rhodanid, SCN^-) umgewandelt.

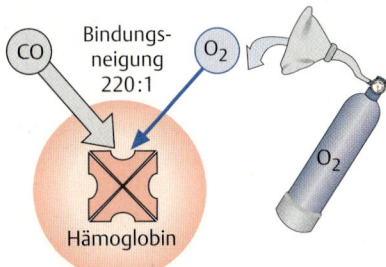

Abb. 22.**1 Kohlenmonoxid-Vergiftung und die Therapie.** CO konkurriert mit O_2 um die Bindung an Hämoglobin. Außerdem hemmt CO bei teilweiser Besetzung des Hämoglobins die Freigabe von gebundenem O_2 im Gewebe. Durch (ggf. hyperbare) Beatmung mit O_2 lässt sich CO vom Hämoglobin „verdrängen".

Wirkungsweise. Die Giftwirkung beruht auf der **Ausschaltung eisenhaltiger Fermente**, insbesondere der Cytochromoxidasen (Abb. 22.**2**). Dadurch wird momentan

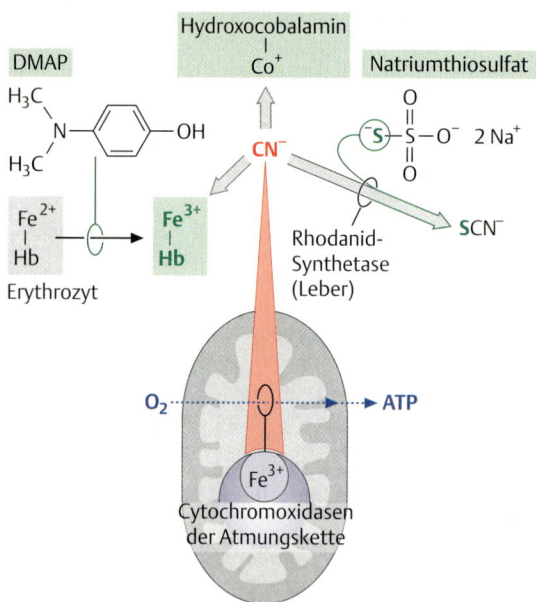

Abb. 22.2 Cyanid-Vergiftung und Antidota. Cyanid blockiert die Sauerstoff-Verwertung im Gewebe, indem es sich an das Fe^{3+} der Cytochromoxidasen der Atmungskette bindet. Dimethylaminophenol (DMAP) ist ein Methämoglobin-Bildner und ermöglicht auf diese Weise das Abfangen von CN^-, Natriumthiosulfat fördert durch „Schwefel-Bereitstellung" die Entgiftung von CN^- zu Isothiocyanat (Rhodanid). CN^- bindet sich mit hoher Affinität an Kobalt, z. B. Vit. B_{12a}, das leicht in die Zellen eindringt.

die Sauerstoff-Verwertung in den Zellen unterbrochen (Abfall der Konzentration an energiereichen Phosphaten in den Zellen, insbesondere in Nervenzellen). Infolgedessen zeigt das venöse Blut die hellrote Farbe des Oxyhämoglobin.

Symptome. Die Vergiftungssymptome sind durch die Erstickung erzeugt: Kopfschmerzen, Angstgefühl, Herzklopfen, Hyperpnoe, Mydriasis, dann Verminderung des Atemvolumens, Bewusstlosigkeit, Krämpfe, Atemstillstand, bei großen Dosen auch apoplektiformer Verlauf. Die anfängliche Hyperpnoe ist durch eine Erregung der Chemorezeptoren des Glomus caroticum bedingt. *Meistens ist schon nach kurzer Zeit die Entscheidung gefallen, ob der Patient überlebt.* Mitunter kommt es jedoch infolge der vorübergehenden Gewebsanoxie zu Blutungen und Erweichungen im Zentralnervensystem, so dass der Tod noch nach einigen Tagen eintreten kann – auch wenn die akuten Erscheinungen überstanden sind.

Therapie. Die Therapie der Vergiftung muss sofort einsetzen. Sie strebt an, das blockierte dreiwertige Eisen durch das Angebot einer großen Menge von Fe^{3+}-Verbindungen oder anderen leicht mit CN^- reagierenden Schwermetallen aus der Blausäure-Bindung zu befreien (Abb. 22.2). Dazu gehören vor allem **Kobalt-Verbindungen** wie Hydroxocobalamin (Vit. B_{12a}) oder Dikobaltedetat. Für Hydroxocobalamin steht jetzt ein Präparat zur intravenösen Zufuhr zur Verfügung, das die Anwendung in der erforderlichen hohen Dosis (initial 5 g) ermöglicht. Die schnellste und einfachste Methode, um

dreiwertiges Eisen im Organismus verfügbar zu machen, besteht darin, einen Teil des Hämoglobins (zweiwertiges Eisen) durch Zufuhr von Natriumnitrit oder besser (wegen fehlender Kreislaufwirkung) von **4-Dimethylaminophenol** in Methämoglobin (dreiwertiges Eisen) zu überführen. Es entsteht dann Cyan-Methämoglobin bei gleichzeitiger Freigabe der eisenhaltigen Fermente der Atmungskette. Dann kann versucht werden, durch Zufuhr von **Natriumthiosulfat** aus Cyanid das ungiftige Isothiocyanat zu bilden.

Schwefelwasserstoff und Schwefeldioxid

Schwefelwasserstoff (H_2S) bildet mit Schwermetallen unlösliche Sulfide und führt nach Einatmung zu ähnlichen Symptomen wie die Blausäure; denn seine **hohe Affinität zum Eisen** bewirkt wie bei Cyanid eine Ausschaltung der Cytochromoxidasen. Kreislauf und Atmung werden darüber hinaus schnell zusätzlich geschädigt. Bei längerdauernder Exposition mit niedrigen Konzentrationen kann sich das Bild einer Encephalopathie entwickeln, der ein Zelluntergang im ZNS zugrunde liegt. Therapeutisch ist bei H_2S-Vergiftung die Erzeugung von Methämoglobin nicht wirksam, so dass nur symptomatisches Vorgehen übrigbleibt.

Schwefeldioxid (SO_2) entsteht beim Verbrennen fossiler Brennstoffe. Es kann als typisches Umweltgift aufgefasst werden. Durch Filteranlagen ist der Ausstoß aus Fabriken und Motoren in den letzten Jahren allerdings erheblich vermindert worden. Dieses Anhydrid der schwefeligen Säure ist ein **Reizstoff für den Respirationstrakt**. Es trägt außerdem zur Entstehung des sauren Regens und zur Säuerung des Bodens und der Seen bei. Der bei Kindern auftretende Pseudokrupp (stenosierende Laryngotracheitis) wird immer wieder der chronischen Belastung durch „Reizgase", speziell dem Schwefeldioxid-Gehalt der Luft, zur Last gelegt. Bisher haben sich eindeutige Zusammenhänge aber nicht verifizieren lassen.

Reizgase

Es ist leicht verständlich, dass eine Reihe von Stoffen mit lokal reizender bzw. ätzender Wirkung wie z. B. Salzsäure (HCl) nicht nur beim Aufbringen auf die Haut, sondern erst recht bei Einatmung der Dämpfe in den Atemwegen heftige Reizungen bzw. Verätzungen auslösen kann. Wie Chlorwasserstoff sind auch die folgenden Verbindungen als Reizgase wirksam: Chlor, Fluorwasserstoff, eine Reihe von halogenhaltigen Verbindungen, wie z. B. Bromaceton, Chloraceton, Iodaceton, o-Chlorbenzyliden-malon-nitril, Chloracetophenon, und Arsin-Verbindungen, wie z. B. Diphenylarsinchlorid. Die Halogen-haltigen Substanzen werden auch als **Tränengase** bezeichnet, weil sie schon in sehr hoher Verdünnung heftige Augenschmerzen und Tränenfluss erzeugen.

Wirkungsweise und Symptome. Die Reizwirkung kommt durch chemische Reaktionen mit SH-Gruppen von Zellproteinen zustande, die zu groben Veränderungen führen können. Bei niedrigeren Dampf-Konzentrationen beschränkt sich die Wirkung nur auf die Schleimhäute des Auges, der Nase und der Atemwege. Es kommt zu Konjunktivitis, evtl. Keratitis, Rhinitis und später Pharyngitis, Laryngitis, Bronchitis und mitunter zu Bronchopneumonie oder letztlich zu Lungenödem. Einatmung höherer Konzentrationen hat einen Glottiskrampf oder ein Glottisödem zur Folge. Reflektorisch wird die Atmung zunächst eine Zeitlang unterbrochen, kommt dann aber mit zunehmender Erstickung (evtl. nur vorübergehend) wieder in Gang.

Ob bei Tränengas-exponierten Personen bleibende Gesundheitsschäden auftreten, lässt sich schwer feststellen und wird sehr kontrovers diskutiert. Da die Dosierung der Tränengase aufgrund des „Anwendungsmodus" außerordentlich unsicher ist, sollte die „therapeutische Breite" dieser Substanzen besonders groß sein.

Therapie. Als Notfallmaßnahme nach erfolgter Exposition mit einem Reizgas ist die inhalative Therapie mit einem Glucocorticoid durchzuführen.

Nitrosegase. Dieses „Gas" besteht aus einem Gemisch wechselnder Mengen von Stickstoffoxid, Stickstoffdioxid und salpetriger Säure. Es ist in rauchender Salpetersäure vorhanden und entsteht beim Verbrennen von Celluloid, bei Explosionen, beim autogenen Schweißen. Die Gefährdung durch Nitrosegase ist in geschlossenen Räumen besonders groß. Außer zentralen **narkotischen Wirkungen**, die auf den Gehalt an Stickoxid zu beziehen sind, kommt es zu lokalen **Reizwirkungen auf die Atemwege**, entsprechend denen der o. g. Reizgase. Nach einem symptomlosen Intervall von vielen Stunden entwickelt sich dann häufig ein **Lungenödem**.

Außerdem entsteht infolge des Gehaltes an salpetriger Säure auch **Methämoglobin**, wie nach Zufuhr von Nitriten.

Phosgen entsteht in Gegenwart offener Flammen aus Chloroform oder Tetrachlorkohlenstoff, der in Feuerlöschapparaten enthalten sein kann. Es hat, in tödlichen Konzentrationen eingeatmet, **primär keine Reizwirkung**. Erst nach einer Latenz von einigen Stunden entwickelt sich auch hier ein **Lungenödem**.

Ammoniakdämpfe. Die lokale Wirkung von Ammoniak beruht auf der Bildung von NH_4OH und ist dementsprechend wie eine Laugenverätzung zu bewerten (**Kolliquationsnekrose**). Diese Art der Gewebsschädigung erleichtert das weitere Eindringen des lipidlöslichen Ammoniaks in tiefere Schichten.

22.3 Methämoglobin-bildende Gifte

Neben einer Reihe von Arzneimitteln (Salpetersäureester, Primaquin etc.) kommen als Methämoglobin-Bildner besonders Nitrite, Anilin-Derivate und Nitrobenzol in Frage. Nitrite werden Fleischwaren als Farbkonservierungsmittel zugesetzt. Anilin und Nitrobenzol werden im Körper zu Nitrosobenzol, dem eigentlichen Methämoglobin-Bildner, „gegiftet". Säuglinge sind wegen Mangels an Methämoglobin-reduzierenden Enzymen besonders empfindlich gegen diese Gruppe von Blutgiften. Nitrat-Ionen selbst erzeugen kein Methämoglobin, werden aber bei Kleinkindern nach oraler Aufnahme im Magen zum Teil zu Nitrit-Ionen reduziert, die ihrerseits dann Methämoglobin bilden. Bei zu hohem Nitrat-Gehalt im Trinkwasser kann dieser Prozess eine Rolle spielen.

Wirkungsweise. Unter der Einwirkung der genannten Substanzen wird das zweiwertige Eisen des Hämoglobins in dreiwertiges umgewandelt (Abb. 22.**3**). Das entstandene Methämoglobin (Hämiglobin, Ferri-Hämoglobin) ist nicht mehr in der Lage, Sauerstoff leicht reversibel zu binden und erschwert die Freigabe von Sauerstoff aus dem Hämoglobin.

Symptome. Die Anwesenheit kleiner Mengen von Methämoglobin im Blut ist meistens unbedenklich. Bei Umwandlung eines größeren Teils des Blutfarbstoffs zu Methämoglobin kommt es jedoch zu Erstickungserscheinungen. Tödlich ist ein Methämoglobin-Anteil am gesamten Hämoglobin von 60–80%. Methämoglobin hat *in vitro* eine braune Farbe. Menschen mit methämoglobinhaltigem Blut sehen zyanotisch aus. Nach Entfernung des schädigenden Agens wird Methämoglobin un-

ter Einwirkung der Methämoglobin-reduzierenden Enzyme wieder in Hämoglobin zurückverwandelt. Dieser Prozess nimmt *in vivo* jedoch einige Stunden oder Tage in Anspruch.

Therapie. Nur wenn ein beträchtlicher Teil des Hämoglobins umgewandelt ist, besteht akute Lebensgefahr. Dann muss eine Austauschtransfusion durchgeführt werden. Sonst lässt sich die Reduktion von Methämoglobin durch Zufuhr von **Toluidinblau** (Toloniumchlorid) beschleunigen (beachte: „Therapeutische" Blaufärbung des Vergifteten!). Dosen von 2–4 mg/kg werden,

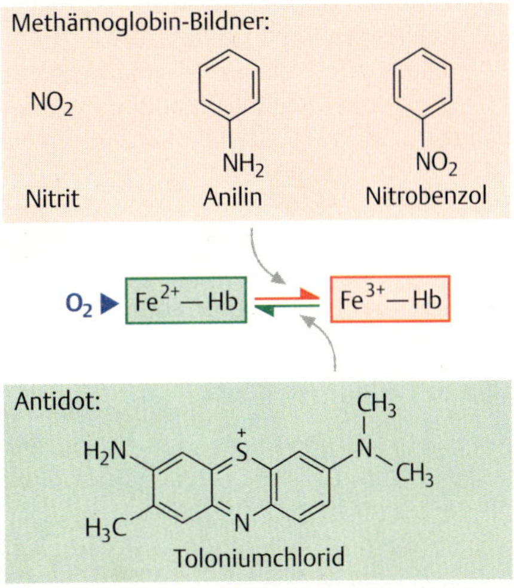

Abb. 22.**3** **Wirkung der Methämoglobin-Bildner und eines Antidots.**

wenn nötig, im Abstand von 30 Minuten mehrmals wiederholt intravenös injiziert. Toluidinblau ist bei toxischer Methämoglobin-Bildung effektiver als die bei idiopathischer Methämoglobin-Bildung wirksame **Ascorbinsäure**. Diese wird in Tagesdosen von 1 g und mehr per os oder intravenös als Natriumsalz zugeführt.

22.4 Metalle und Metall-Verbindungen

Während Metalle und Metall-Verbindungen früher in der Medizin häufig verwendet wurden, besitzen sie heute mit einer Ausnahme (Eisen) keine therapeutische Bedeutung mehr. Jedoch spielen sie eine Rolle als Gifte, die charakteristische Schädigungen des Organismus verursachen.

Wirkungsweise. Wichtig für die toxische Wirkung ist die Neigung der Metall-Ionen zur Komplexbildung mit Eiweißkörpern, bei denen sie besonders mit den Sulfhydryl-Gruppen reagieren. So können Metall-Verbindungen schon in niedrigen Konzentrationen Enzyme hemmen, die funktionell wichtige SH-Gruppen enthalten.

Symptome. Die Gifteinwirkung der Schwermetalle ist vor allem an den kleinen Gefäßen zu beobachten. Diese Gefäßschäden sind die Ursache für eine Reihe typischer Schwermetall-Vergiftungssymptome wie Encephalopathien, glomeruläre Nephropathien, Störungen der Darmfunktion. Häufig tritt eine Stomatitis auf, die im Falle von Quecksilber, Blei und Wismut eventuell mit einem Saum im Zahnfleischrand verbunden ist, der aus dem entsprechenden Metallsulfid gebildet wird. Auch Leber und Niere können geschädigt werden. Dabei ist die hohe Konzentrierung in diesen Organen ebenso wie auch im Darm von Bedeutung. Quecksilber, Wismut und Uran werden besonders in der Niere, Arsen besonders in der Leber und Blei in den Knochen angereichert.

Bemerkenswert ist die Neigung der Metalle, sich in Gewebs-„Depots" abzulagern, so dass sie auch nach Unterbrechung der Zufuhr von dort noch über Monate abgegeben werden. Viele Metalle, auch solche, die für den Organismus als Spurenelemente notwendig sind, werden an spezielle, niedermolekulare Eiweißkörper, die Metallothioneine, gebunden.

22.4.1 Antidota

Während bei den meisten Vergiftungen eine chemische Entgiftung allenfalls noch im Magen-Darm-Kanal möglich, aber nach der Resorption nur eine symptomatische Therapie durchführbar ist, stehen bei Metall-Vergiftungen spezifisch wirksame Antidota zur Verfügung.

Wirkungsmechanismen. Metalle als Ionen oder in biologisch gebundener Form können durch zwei Prinzipien entgiftet werden:
- Aufgrund der hohen Affinität der Metalle zu *SH-Gruppen-haltigen Antidota* können sie mit diesen eine feste Bindung eingehen und damit biologisch inaktiviert werden. Beispiel: die 2 SH-Gruppen enthaltende Dimercaptopropansulfonsäure.
- Die Metalle können mit Haupt- und Nebenvalenzen fest an geeignete Moleküle gebunden werden: *Chelatbildung*[1]; Beispiel: Ethylendiaminotetraessigsäure.

Die im Organismus gebildeten Antidot-Metall-Komplexe müssen möglichst selbst ungiftig sein, sich im Körper stabil verhalten und gut ausgeschieden werden können.

SH-Gruppen-haltige Antidota

Die **Dimercapto-Verbindungen** sind ▶ bei folgenden Vergiftungen wirksam: Arsen, Quecksilber, Gold, Chrom, Wismut und Antimon. Sie sind unwirksam oder schädlich bei Vergiftungen mit Thallium, Silber, Selen, Eisen, Cadmium und den üblichen Blei-Vergiftungen.

Die entgiftende Wirkung von Dimercapto-Verbindungen ist der des Cysteins oder anderer Monothiole überlegen, weil mit dem Metall eine stabile Ringstruktur gebildet wird. Auf diese Weise ist die Substanz imstande, die giftigen Metall-Verbindungen von ihrer Reaktion mit wichtigen Enzymen fernzuhalten. Außerdem wird das Metall in Form des Komplexes vermehrt ausgeschieden.

Dimercaprol (2,3-Dimercaptopropanol) war die erste Substanz dieser Art. ▶ Es ist nicht wasserlöslich und muss daher in öliger Lösung intramuskulär appliziert werden. Es wird langsam aus dem Depot freigesetzt und dringt gut in den Intrazellulärraum ein.

$$\underset{\substack{\text{Dimercapto-}\\\text{propan-}\\\text{sulfonsäure}}}{\begin{array}{l}H_2C-SH\\|\\HC-SH\\|\\H_2C-SO_3H\end{array}} + \underset{\text{Alkylarsenoxid}}{O{=}As-R} \xrightarrow{-H_2O} \underset{\substack{\text{stabiles, zyklisches}\\\text{Reaktionsprodukt}\\\text{des dreiwertigen}\\\text{Arsen}}}{\begin{array}{l}H_2C-S\\|\quad\quad\rangle As-R\\HC-S\\|\\H_2C-SO_3H\end{array}}$$

Dimercaprol wird im Körper schnell zerstört. Die bei Leberschädigung beobachtete erhöhte Toxizität spricht für einen Abbau in der Leber. ▶ Die Nebenwirkungen sind bei therapeutischen Dosen meist gering. Blutdruckanstieg, Schwächegefühl, Parästhesien, Oppressionsgefühl, Nausea und Erbrechen können vorkommen. Bei der Dimercaptobernsteinsäure scheinen die Nebenwirkungen geringer ausgeprägt zu sein.

---

[1] So genannt, weil die Metalle krallenförmig umfasst werden, vom griechischen χηλή = Klaue, Kralle.

Dimercaprol wird auch BAL genannt (für British Anti Lewisit), weil es ursprünglich in Großbritannien während des Zweiten Weltkrieges als Antidot gegen den blasenerzeugenden Kampfstoff Lewisit entwickelt wurde, bei dem es sich um eine organische Arsen-Verbindung handelt.

Dimercaptopropansulfonsäure-Natrium (DMPS, *Dimaval®*) ► ist im Gegensatz zu Dimercaprol wasserlöslich und steht für die perorale und intravenöse Darreichung zur Verfügung. DMPS hat das Dimercaprol abgelöst, welches nicht mehr im Handel ist.

Chelatbildner

Calciumedetat-Natrium und **Calciumpentetat-Natrium** sind Chelat-Bildner für einige Metalle. Diese Verbindungen stellen Chelate mit Calcium dar, denn andernfalls – bei Zufuhr einer reinen Na-EDTA-Lösung – würden sie die freie Ca^{2+}-Konzentration im Organismus gefährlich senken.

Na$_2$Ca-EDTA (Calciumedetat-Natrium)
(EDTA: Ethylendiamin-tetra-acetat)

► Da die Stabilität der Chelate mit verschiedenen Kationen wechselt, kann ein Metall ein anderes „verdrängen", wenn es ein stabileres Chelat bilden kann, d. h. eine größere Affinität zum Komplexbildner besitzt. ► Diese Komplexbildner eignen sich gut zur Therapie der **Blei-Vergiftung**, da sie das Blei-Ion Pb^{2+} anstelle von Ca^{2+} in das Chelat aufnehmen. Nach Beginn der Therapie steigt die renale Ausscheidung von Blei in komplexierter Form erheblich an, was einer Verminderung der aktuellen Blei-Konzentration im Extrazellulärraum entspricht. Daran schließt sich eine Phase der nur leicht gesteigerten Elimination an: Mobilisierung fester gebundener Blei-Depots. Unter Zufuhr von Calciumedetat- bzw. pentetat-Natrium erhöht sich ebenfalls die Ausscheidung von Zink, Kupfer, Mangan und Eisen.
Die Komplexbildner, die enteral unzureichend resorbiert werden, müssen intravenös zugeführt werden.

Desferrioxamin (Deferoxamin) ist eine aus verschiedenen Aktinomyceten gewonnene Verbindung mit drei Hydroxamsäure-Gruppen (grün), ► die dreiwertiges Eisen kovalent und koordinativ mit hoher Affinität binden. Diese hohe Affinität gilt für Ferri-Ionen und Eisen, das im Ferritin- und Hämosiderin-Komplex vorliegt. Um das im Hämoglobin und in den Cytochromen komplex gebundene Eisen konkurriert Desferrioxamin nicht. Desferrioxamin dringt nicht in Zellen ein, aus dem Magen-Darm-Kanal wird es nicht resorbiert. ► Tagesdosen von 500– 1000 mg intramuskulär, wenn nötig monatelang zuge-

Desferrioxamin plus Fe^{III}: Ferrioxamin

führt, erhöhen die Eisen-Ausscheidung unter normalen Bedingungen und vor allem aber bei der **idiopathischen Hämochromatose**, weniger bei der sekundären Form. Gleichzeitige orale Gaben vermindern die enterale Eisen-Resorption. Desferrioxamin ist zur Therapie einer **akuten Eisen-Vergiftung** geeignet, dazu werden bis 3 g/d unterteilt intravenös infundiert und initial bis zu 10 g per os zugeführt. In den nächsten Tagen muss die Dosis reduziert werden, weil sonst die ► Nebenwirkungen (Hypotension, Histamin-Freisetzung, Magen-Darm-Reizung, Katarakt-Bildung, Retinaschäden) bedrohlich werden.

Immer dann, wenn keine Anämie vorliegt, sind **Aderlässe** das wirksamste Mittel, um dem Körper Eisen zu entziehen.

D-Penicillamin ist ein ► Komplexbildner für einige Schwermetalle, unter anderem Kupfer.

D-Penicillamin, D-β,β-Dimethylcystein
*chirales Zentrum

► Es führt bei Dauerzufuhr zu einer erhöhten Ausscheidung von Cu^{2+} bei **Morbus Wilson** (hepatolentikuläre Degeneration), der mit einem Defekt im Kupfer-Stoffwechsel einhergeht. In analoger Weise ist D-Penicillamin bei der Blei-Vergiftung wirksam. D-Penicillamin findet ferner Anwendung in der Therapie **chronisch rheumatischer Erkrankungen** (S. 292) und bei der **Cystinurie**, die zur Bildung von Cystin-Grieß und -Steinen Anlass gibt.
► Es hat eine Reihe von ernsten Nebenwirkungen (u. a. Agranulozytose, Nierenschädigung), von denen manche an einen Vitamin-B$_6$-Mangel erinnern, die aber vor allem auf den Verlust essentieller Spurenelemente zu beziehen sind. Chronische Geschmacksstörungen kommen vor, die durch kleine orale Gaben von Kupfer- oder Zinksulfat gebessert werden können. Möglicherweise muss ein Teil der beobachteten Nebenwirkungen auf Verunreinigung der Präparate zurückgeführt werden.

22.4.2 Spezielle Metallvergiftungen

Blei

Es gibt zahlreiche Gelegenheiten, im gewerblichen Leben kleine Mengen von Blei aufzunehmen. Da bereits eine tägliche Zufuhr von 1 mg p. o. nach einiger Zeit Vergiftungserscheinungen auslösen kann, ist bei exponierten Personen besondere Vorsicht geboten. Auch im privaten Bereich ist eine Bleiexposition möglich. Früher waren „verbleite" Kraftstoffe (Antiklopfmittel Tetraethylblei) eine wesentliche Belastungsquelle. Zur Bleibelastung können auch bleihaltige Trinkwasserleitungsrohre und Bleifarben (ihre Anwendung zum Anstrich von Innenräumen ist in Deutschland bereits seit 1930 verboten) beitragen.

Blei wird durch Einatmen von bleihaltigem Staub (je nach den Bedingungen Resorptionsquote 40–50%) und durch den Magen-Darm-Kanal (Resorptionsquote ca. 10%, bei Kindern höher) aufgenommen. Es wird im Körper überall dort abgelagert, wo sich Calcium befindet. So werden über 90% des gesamten im Körper retinierten Bleis in den Knochen deponiert. Die Abgabe aus diesen Depots kann sich über Jahre hinziehen, während das im Blut befindliche Blei mit einer Halbwertszeit von etwa 1 Monat ausgeschieden wird. Der überwiegende Teil (ca. 75%) des resorbierten Bleis wird über die Nieren ausgeschieden, der Rest geht über die Galle, durch gastrointestinale Sekretion und mit Haaren, Nägeln, Schweiß und Hautabschilferungen verloren. Bei einer Blei-Vergiftung steigt die im Harn gefundene Menge von täglich 0,05–0,1 mg auf mindestens den 10fachen Wert an.

Auch in belasteten Gebieten sollte bei keinem Erwachsenen ein Blut-Blei-Wert von 0,15 mg Pb/l überschritten werden. Für Kinder ist bereits ein Wert von 0,1 mg Pb/l die kritische Grenze. Die δ-Aminolävulinsäure-Dehydratase (ALAD) wird bei dieser Blei-Konzentration bereits deutlich gehemmt. In den Erythrozyten kann bei dieser Blut-Blei-Konzentration ein erhöhter Protoporphyrin-Gehalt gemessen werden. Bei Blut-Blei-Werten über 0,5 mg/l muss mit dem Auftreten von akuten und chronischen Encephalopathien, peripheren neurologischen Störungen und klinischen Symptomen gerechnet werden. In der BRD lag der Durchschnittswert im Jahre 1984 bei 0,080 mg/l und fiel auf 0,025 mg/l Blut im Jahre 1998. Diese günstige Entwicklung ist wohl vor allem auf den Verzicht auf bleihaltiges Benzin zurückzuführen.

Die **akute Vergiftung** mit anorganischen Blei-Verbindungen ist extrem selten. Sie kommt nach massiver Aufnahme von Blei-Salzen zustande.

Symptome der chronischen Vergiftung sind nur wenig charakteristisch: Müdigkeit, Kopfschmerzen, Appetitlosigkeit, Obstipation, Blässe der Haut. Eine chronische Belastung von Kleinkindern mit Blei-Verbindungen verursacht wie bei Erwachsenen uncharakteristische Störungen des psychischen Verhaltens, die als Retardierung der geistigen Entwicklung imponieren (möglicherweise schon bei einem Bleigehalt im Blut von 0,15 mg/l). Auch nach einem Milieuwechsel mit Unterbrechung der Blei-Exposition können Dauerschäden bestehen bleiben. Es gibt Hinweise dafür, dass eine Blei-Belastung des Fetus zu einer verzögerten geistigen Entwicklung des Kindes führt.

Die als „**Blei-Kolorit**" bezeichnete blasse, graugelbliche Hautfarbe kommt durch das gleichzeitige Auftreten einer subikterischen Verfärbung, einer Anämie, einer Porphyrinämie und eines Spasmus der Hautgefäße zustande. Die Störung der Blutbildung zeigt sich nicht nur an der Anämie, sondern auch in einer Hemmung von Enzymen der Prophyrin-Synthese (z. B. der δ-Aminolävulinsäure-Dehydratase). Im Harn von Blei-Vergifteten finden sich deshalb größere Mengen von Koproporphyrin III und von δ-Aminolävulinsäure. In den Erythrozyten ist der Gehalt an freiem Protopophyrin erhöht. Auf das Auftreten eines **Blei-Saumes** ist zu achten. Es handelt sich um eine dunkle Verfärbung des Zahnfleischrandes infolge örtlicher Einlagerung von Bleisulfid. Quecksilber und Wismut können gleichfalls einen Saum erzeugen.

Spastische Obstipation kommt häufiger vor. Darüber hinaus treten oft plötzlich heftigste, schmerzhafte Spasmen des Dünndarmes auf: **Blei-Kolik**. Der Anfall dauert eventuell mehrere Stunden und kann von Erbrechen begleitet sein. Dabei ist der Blutdruck durch Gefäßspasmen erhöht, die Pulsfrequenz verlangsamt. Bei chronischer Blei-Vergiftung kann sich infolge einer Schädigung kleiner Nierengefäße, besonders der Glomerulus-Kapillaren, eine **Schrumpfniere** entwickeln.

Auch sonst treten vasale Spasmen auf, die vor allem plötzlich das Gebiet der Gehirngäße befallen können. Es kommt zu gesteigerter Erregbarkeit, Verwirrtheit, eventuell Halluzinationen, Krämpfen, Koma und mitunter Exitus in 1–2 Tagen. Das Krankheitsbild wird als **Blei-Encephalopathie** (Encephalopathia saturnina) bezeichnet. Bei Überstehen des Anfalls oder auch ohne diesen kann sich als Folge des Spasmus der Netzhautarterie eine **Optikusatrophie** entwickeln.

Die bei chronischer Blei-Vergiftung auftretenden **Lähmungen** betreffen vorwiegend die Extensoren der am meisten beanspruchten Muskeln, vor allem im Radialis- bzw. Peroneusgebiet (die „Fallhand" der Maler). Der Lähmung liegen degenerative Veränderungen der Myelinscheiden (segmentale Demyelinisierung) zugrunde. Über Chromosomen-Aberrationen ist berichtet worden.

Therapie. Ca-edetat und Ca-pentetat komplexieren Blei vornehmlich im Extrazellulärraum. Im Gegensatz dazu bindet D-Penicillamin Blei auch im Intrazellulärraum. Aus diesem Grunde scheint die kombinierte Gabe die optimale therapeutische Möglichkeit zu sein. Dimercaprol ist für die Therapie der Blei-Vergiftung allein nicht geeignet, weil die Konzentration an biologisch aktivem Blei im Blut so stark ansteigt, dass der Zustand akut verschlechtert wird. Dagegen wird Dimercaptopropansäure zur Förderung der Blei-Elimination in der chronischen Therapie erfolgreich eingesetzt. Bei Vergiftungen mit organischen Blei-Verbindungen hat die Anwendung von Komplexbildnern keinen Erfolg, weil das Blei-Atom in dieser Bindung nicht zur Komplexierung zur Verfügung steht.

Thallium

Einige zur Rattenvernichtung gebräuchliche Präparate enthalten Thallium-Verbindungen. Weniger als 1 g Thalliumsulfat per os kann beim Menschen durch kardiale Schädigung schon tödlich sein.

Symptome. Es kommt nach der Aufnahme zunächst zu Übelkeit und Erbrechen. Die später auftretenden Symptome gleichen z. T. denen bei Blei-Vergiftung, wie z. B. Polyneuritis, Nierenschädigung, hartnäckige Obstipation und basophile Tüpfelung der Erythrozyten. Charakteristisch ist der vollständige Ausfall der Haare. Ferner kommen hormonale und psychische Störungen vor und als Spätschädigung ein eventuell irreparables Korsakow-Syndrom.

Therapie. Kurze Zeit nach der Aufnahme von Thallium kann Kohle und Natriumsulfat zugeführt und bei eingetretener Vergiftung eine Therapie mit Berliner Blau (Eisen-hexacyano-ferrat = $Fe^{III}[Fe^{II}(CN)_6]_3$) versucht werden, das oral gegeben und nicht resorbiert wird, aber das enteral ausgeschiedene Thallium abfängt und die erneute Resorption verhindert. Damit wird die Elimination von Thallium beschleunigt. Infusionen von Kalium-Salzen sollen die Ausscheidung von Thallium fördern.

Quecksilber

Quecksilber und seine Verbindungen spielten früher in der Medizin eine große Rolle. Es sei nur an die Behandlung der Lues durch Quecksilber-Schmierkuren oder an die Desinfektion mit Sublimat (Hydrargyrum bichloratum, $HgCl_2$) erinnert.

Heute kommen v. a. gewerbliche Vergiftungen mit Quecksilber vor, unter anderem durch Aufnahme von Quecksilber-Dampf. Quecksilber besitzt einen hohen Dampfdruck, das bedeutet u. a., dass eine kleine Menge metallisches Quecksilber in der Lage ist, sich mit der Atmosphäre eines größeren Raumes ins Gleichgewicht zu setzen, wenn der Luftaustausch gering ist. Gefährdet sind alle Menschen, die in Räumen arbeiten, in denen sich metallisches Quecksilber unverschlossen befindet, z. B. in chemischen und physikalischen Laboratorien, bei der Barometer- und Thermometerherstellung. Neben metallischem Quecksilber und anorganischen Salzen spielen für die Gefährdung des Menschen organische Quecksilber-Verbindungen eine zunehmende Rolle, wie manche Saatbeizmittel und Fungizide. Außerdem können Quecksilber-Salze, die in Fabrikabwässern enthalten sind, durch Mikroorganismen im Bodenschlamm von Gewässern in organische Verbindungen überführt werden, die über die Nahrungskette in den Menschen gelangen.

Die **akute Vergiftung** kam meistens durch Sublimat zustande, das als Desinfektionsmittel weit verbreitet war. Die Substanz wirkt stark ätzend. Dadurch wird nach oraler Aufnahme ein heftiges Erbrechen ausgelöst. Im Gegensatz zu vielen anderen Schwermetallsalzen, die durch eine Koagulationsnekrose ihre weitere Resorption erschweren, verflüssigen Quecksilber-Salze das Gewebe (**Kolliquationsnekrose**) und werden daher gut resorbiert. Nach Resorption des Giftes kommt es nach einer vorübergehenden Polyurie zu einer **Oligurie** bzw. **Anurie** infolge einer Nierentubuli-Nekrose.

Symptome der subakuten Vergiftung. Bei der subakuten Vergiftung kommen ebenfalls Veränderungen in der Mundhöhle vor. Neben einer **erhöhten Salivation** findet sich eine „**Stomatitis mercurialis**" mit entzündlichen und ulzerativen Veränderungen der Schleimhaut, besonders am Zahnfleischrand. Dort erscheint bei längerem Verlauf ein durch Einlagerung von Mercurisulfid erzeugter dunkler Saum. Auch hier können Schädigungen des Dar-

---

Box 22.2

Hg-Belastung

Bei nicht belasteten Personen wird in Europa ein Quecksilber-Gehalt im Blut $< 5\,\mu g/l$ gefunden, aber auch erheblich höhere Werte sind beobachtet worden, z. B. bei Menschen, die reichlich Fisch essen, bis zu $40\,\mu g/l$. Auch bei Zahnärzten und ihrem Personal können erhöhte Werte festgestellt werden, wenn achtlos bei der Herstellung der Amalgam-Mischung vorgegangen wird. Der Schwellenwert für das Auftreten von Vergiftungssymptomen liegt bei $200\,\mu g/l$.

Bei einigen Menschen kann schon der kurze Aufenthalt in einem Raum, in dem sich nur kleine Mengen von Quecksilber etwa in Spalten des Fußbodens befinden, zu heftigen Schwellungen der Schleimhäute der Nase und Atemwege führen. Dabei handelt es sich nicht um eine toxische Quecksilber-Wirkung, sondern um eine allergische Reaktion. Bei derartiger **Überempfindlichkeit**, aber nur bei dieser, können Amalgam-Füllungen in den Zähnen unangenehme Reaktionen auslösen. Auch allergische Hautreaktionen kommen vor.

Die Bedeutung von **Amalgam-Füllungen** für die Gesundheit und das Wohlbefinden wird immer wieder emotional diskutiert. Amalgam enthält metallisches Quecksilber, hat also nicht die lokal aggressive Wirkung von löslichen Quecksilbersalzen. Die Menge, die sich in den Zahnkavitäten befindet, ist naturgemäß klein. Dementsprechend sind die Quantitäten, die im Laufe von Jahren aus einer Amalgam-Plombe abgegeben werden können, verschwindend gering, denn eine derartige Plombe tut ihre Dienste ja für Jahrzehnte. So ist es auch nicht gelungen, einen Beitrag von Amalgam-Füllungen zum Hg-Spiegel im Blut nachzuweisen. Das Anrühren des Amalgams in der Zahnarzt-Praxis kann höchstens für den Zahnarzt bzw. die Helferin gesundheitsschädigend sein, wenn nachlässig und im Widerspruch zu den Schutzbestimmungen gearbeitet wird.

---

mes und der Nieren in ähnlicher Weise wie bei der akuten Vergiftung zustande kommen.

Symptome der chronischen Vergiftung. Es ist zwar gleichfalls eine Stomatitis zu beobachten, aber die wesentlichen Symptome sind auf eine **Schädigung des Gehirns** zu beziehen, besonders dann, wenn das Quecksilber in Dampfform aufgenommen wird. Der Quecksilber-Dampf wird pulmonal resorbiert und im Blut nur zum Teil zu Hg^{2+} oxidiert. Das metallische, im Blut vorhandene Quecksilber durchdringt die Blut-Hirn-Schranke und wird im Hirngewebe zu Hg^{2+}-Ionen umgewandelt, die dort gebunden werden, so dass eine Akkumulation im Gehirn auftritt. Die Kranken zeigen nervöse Unruhe, Reizbarkeit (Erethismus mercurialis), Konzentrationsunfähigkeit, Schlaflosigkeit, ferner auch einen Intentionstremor (Tremor mercurialis). Bei weiterem Fortschreiten der Vergiftung werden die Patienten kachektisch.

Eine besonders starke Anreicherung im Zentralnervensystem findet sich auch nach oraler Zufuhr der gut lipidlöslichen alkylierten Quecksilber-Verbindungen (wie Ethyl- und Methylquecksilber). Das recht stabile Alkylquecksilber erzeugt vorwiegend schwere neurologische Erkrankungen (Seh- und Hörschäden, Ataxien), die irreversibel sein können, emotionale Veränderungen und eventuell Psychosen (Minamata-Krankheit in Japan). Die Vergiftung geht wegen der sehr geringen Eliminationsgeschwindigkeit der Quecksilber-Verbindungen nur langsam zurück, es besteht ein enterohepatischer Kreislauf.

Therapie. Die *akute Vergiftung* mit löslichen Hg-Salzen erfordert schnelles Handeln. Dabei muss versucht werden, möglichst viel Gift durch **Magenspülung** zu entfernen. Bei stärkerer Verätzung ist die Spülung eventuell gefährlich. In jedem Fall sind zur Adsorption des Giftes reichliche Mengen (50–100 g) **Carbo medicinalis** indiziert. Zur Entgiftung des resorbierten Quecksilbers ist **Dimercaptopropan-Sulfonsäure** (und eventuell D-Penicillamin) sehr gut wirksam und bei rechtzeitiger Zufuhr fast immer lebensrettend.

Wismut (Bismutum)

Die Wismut-haltigen „Antidiarrhoika" wie Bismutum-nitrat und -salicylat sollten nicht mehr verwendet werden, weil doch Spuren resorbiert werden und damit eine unnötige Belastung darstellen. Die Behandlung einer Helicobacter-pylori-Besiedelung der Magenschleimhaut durch Wismut-Verbindungen ist wieder hinfällig geworden (s. S. 242).
Symptome. Die Symptome der Vergiftung mit Wismut sind denen der Quecksilber-Vergiftung ähnlich. Es kommt zu Stomatitis, Colitis, Nierenschädigung, gelegentlich zu Ikterus, Enzephalopathien und Exanthemen, zu Schwarzfärbung der Schleimhäute und der Faeces.
Therapie. Das beste Antidot ist wiederum eine **Dimercapto-Verbindung**.

Gold

Vergiftungen sind auch bei einer Gold-Therapie (S. 291) möglich. Stomatitis, Enteritis, Nierenschädigung, Dermatitis (eventuell exfoliativa), Augenschädigungen, Agranulozytose, Panmyelophthise treten auf. Dimercapto-Verbindungen sind imstande, das im Körper vorhandene Gold zu binden und die Ausscheidung zu fördern. Gold kann sonst monate- und jahrelang retiniert werden, da es in phagozytierenden Zellen gespeichert ist (s. S. 292).

Cadmium

Cadmium wird sehr langsam, vorwiegend renal ausgeschieden ($t_{1/2}$ = 10–30 Jahre), es kumuliert daher in besonderem Maße. Expositionen kommen extrem selten in der metallverarbeitenden Industrie durch Einatmen von Cadmium-haltigen Stäuben vor. Sonst enthalten Nahrungsmittel sehr geringe Konzentrationen an Cadmium, das enteral nur zu 2–8 % resorbiert wird. Wahrscheinlich geschieht dies über den Ca-Resorptionsmechanismus. Cadmium wird vor allem in den Nieren, jedoch auch in der Leber und im Pankreas angereichert. Der Cadmium-Gehalt der Niere steigt bis zum 50. Lebensjahr kontinuierlich an. Raucher haben höhere Cadmium-Konzentrationen in Nieren, Leber und Lunge als Nichtraucher (bei letzteren mittlere Blutkonzentration bis 1 µg/l). Die Ausscheidung des resorbierten Cadmiums erfolgt hauptsächlich über die Nieren, zu einem geringen Anteil jedoch auch über Haare, Nägel und Schweiß.
Symptome. Bei der *akuten inhalativen* Cadmium-Vergiftung treten mit einer typischen Latenz von einigen Stunden Reizerscheinungen in den Atemwegen und in der Lunge auf. Bei erheblicher Cadmium-Einwirkung ist noch nach 5–7 Tagen die Ausbildung

eines Lungenödems möglich. Eine *chronische* Exposition mit niedrigen Konzentrationen von Cadmium in der Atemluft scheint das Auftreten eines Lungenemphysems zu begünstigen. Nach der *akuten oralen* Cadmium-Aufnahme bestimmen gastrointestinale Störungen mit Erbrechen und Durchfall das Vergiftungsbild. Als Schwellendosis für eine akute orale Cadmium-Vergiftung wurde retrospektiv eine Menge von 15 mg Cadmium pro Mensch ermittelt. Bei der *chronischen oralen* Cadmium-Vergiftung stehen Nierenfunktionsstörungen mit dem Leitsymptom Proteinurie im Vordergrund. Als Folge der Nierenschädigung kann sekundär der Ca-Stoffwechsel des Skelettsystems in Mitleidenschaft gezogen werden (analog zum Fanconi-Syndrom). Leberfunktionsstörungen sind bei der chronischen Cadmium-Vergiftung selten. Dies ist im wesentlichen darauf zurückzuführen, dass Cadmium an niedermolekulare, hitzestabile Polypeptide (Thioneine, Mol.-Gew. 6000) mit einem hohen Cystein-Gehalt gebunden und dadurch inaktiviert wird. Als weitere Symptome wären eine leichte hypochrome Anämie, eine Erniedrigung der α_2- und eine Vermehrung der γ-Globulin-Fraktionen zu nennen.
Therapie. Eine spezifische Therapie der Cadmium-Vergiftung ist bisher nicht bekannt. Die üblichen Komplexbildner haben sich nicht bewährt, einige andere, wie z. B. 2,3-Dimercapto-Bernsteinsäure, erwiesen sich im Tierversuch bei einer Cadmium-Vergiftung als wirksam.

Arsen

Arsen-Verbindungen wie das Arsenik spielten in der antiken und mittelalterlichen Medizin eine Rolle. Da Arsenik geruchs- und gechmackslos ist und die Giftwirkung mit einer Latenz auftritt, war Arsenik auch über viele Jahrhunderte ein „beliebtes" Gift[1]. Erst als ein empfindlicher Nachweis von Arsen auch in Leichenteilen (Marsch 1838) entwickelt worden war, verlor Arsenik als Mordgift an Attraktivität, da das Risiko für die Mörder zu groß wurde. Bis in unser Jahrhundert hat sich Arsen als Bestandteil von Arzneimitteln gehalten, z. B. Fowler-Lösung als „Roborans" und in Chemotherapeutika, Arsphenamin (*Salvarsan*®) als Lues-Mittel. Heute sind jedoch fast alle arsenhaltigen Arzneimittel durch weniger toxische Verbindungen abgelöst, lediglich zur Therapie einiger Tropenkrankheiten müssen noch Arsen-Verbindungen verwendet werden. Daher kommt eine Arsen-Vergiftung als medizinale Intoxikation nicht mehr vor, sondern nur noch als Berufserkrankung bei der Verarbeitung arsenhaltiger Erze und Metalle.

Symptome. Die toxischen Wirkungen von Arsenik nach oraler Aufnahme beruhen auf dem kapillarlähmenden Effekt des Giftes mit folgenden Symptomen: schwere Gastroenteritis mit Erbrechen und reiswasserähnlichen Stühlen („gastrointestinale Form"), gefolgt von Bluteindickung, Störung des Elektrolythaushaltes und Kreislaufversagen. Die „paralytische Form" der akuten Vergiftung ist seltener und nur nach sehr großen Dosen zu beobachten. Dabei kommt es zu allgemeiner Schwäche, Bewußtlosigkeit, Koma und Tod durch Vasomotoren- und Atemlähmung.
Bei der *chronischen Vergiftung*, die im Bergbau, in der metallverarbeitenden Industrie und bei Arsen-Belastung des Trinkwassers in manchen Weltgegenden auftreten kann, finden sich häufig eine Hyperkeratose, mitunter auch eine Hyperpigmentierung der Haut (Melano-

---

[1] Siehe Lewin L. Die Gifte in der Weltgeschichte. Berlin: Springer; 1920

se) und Veränderungen der Nägel. Entzündungen der Schleimhäute des Auges, der Nase, des Mundes und des Magen-Darm-Kanals und eine Polyneuritis kommen vor. Leber- und Knochenmarkschädigungen sind seltener. Nach einer Latenz von 15–20 Jahren werden Präkanzerosen, Basaliome und Spinozellulome, ferner Zirrhose und Tumoren der Leber und – falls Arsen durch Inhalation aufgenommen wurde – Bronchialkarzinome beobachtet. Der bei Nickelarbeitern vorkommende „Nickelkrebs" der Nase ist gleichfalls durch Arsen ausgelöst.

Therapie. Die Therapie der akuten und chronischen Vergiftung wird in analoger Weise wie die der Quecksilber-Vergiftung mit **Dimercapto-Verbindungen** durchgeführt. Auch die nach Aufnahme von organischen Arsen-Verbindungen vorkommenden Vergiftungserscheinungen lassen sich erfolgreich durch die SH-Gruppen-haltigen Substanzen bekämpfen. Die bei der akuten Vergiftung auftretenden, z.T. schweren Störungen des Wasser- und Elektrolythaushaltes und des Kreislaufs müssen zusätzlich **symptomatisch** behandelt werden.

Kupfer

Es gibt eine autosomal rezessiv vererbte Anomalität des Kupfer-Stoffwechsels, bei der die hepatische Elimination gestört ist (es fehlt die Kupfer-transportierende ATPase), so dass es langsam zur Kupfer-Anreicherung im Organismus kommt: **Wilson-Erkrankung** (hepatolentikuläre Degeneration). Um die sich ausbildenden Degenerationen von Hirn und Leber zu verhindern, ist bei den Erkrankten eine lebenslange Therapie mit Substanzen vorzunehmen, die die Kupfer-Ausscheidung fördern. Am effektivsten wirkt in dieser Hinsicht **D-Penicillamin**, die Dosierung liegt im Bereich von 1,0–2,0 g täglich. Diese Therapie wird aber nicht von allen Patienten auf Dauer vertragen (über Nebenwirkungen s.S. 513). Für diese Fälle bietet sich ein Versuch mit der **Dimercaptopropansulfonsäure** an. Ferner hat sich zeigen lassen, dass konsequente orale Einnahme von **Zink-Salzen** zu einer Verbesserung der Kupfer-Bilanz führt. Die Dosierung von Zinksulfat wird mit 200–300 mg täglich angegeben.
Exogen bedingte Kupfer-Vergiftungen kommen nicht vor: Kupfer-Salze wirken in verdünnnten Lösungen adstringierend an den Schleimhäuten und hemmen damit ihre eigene Resorption, höhere Konzentrationen lösen Erbrechen aus.

Aluminium

Das Leichtmetall Aluminium ist in der Umwelt weit verbreitet. Bei normaler Nierenfunktion kann die mit Nahrung und Getränken aufgenommene Menge ohne Schwierigkeiten wieder ausgeschieden werden (0,01 mg Al/l Blut gilt als Normwert, Werte über 0,06 mg/l sprechen für eine übermäßige Al-Belastung, toxische Zeichen treten bei Blutspiegeln über 0,2 mg/l auf). Wenn dagegen Aluminium akkumuliert, entweder aufgrund einer schweren renalen Ausscheidungsstörung oder aufgrund einer übermäßigen Exposition (u.a. Antazida), entwickelt sich die typische Aluminium-Intoxikation:
Symptome. Charakteristisch sind eine Osteomalazie und eine mikrozytäre Anämie, schließlich eine Encephalopathie. Eine chronische Aluminium-Vergiftung ist besonders bei Dialyse-Patienten beobachtet worden und erfordert besondere Aufmerksamkeit bezüglich der Zusammensetzung der Dialyseflüssigkeit und der Materialien für die Geräte. Auch sollte eine medikamentöse Aluminium-Zufuhr zur Phosphat-Bindung im Darm bei Nierenerkrankung vermieden werden; statt dessen bewährt sich besser eine Phosphat-Bindung durch Calciumcarbonat.
Aufgrund einer oberflächlichen Ähnlichkeit zwischen der Symptomatik einer Aluminium-bedingten Encephalopathie und der Alzheimer-Erkrankung ist an eine ursächliche Beteiligung des Leichtmetalls an der Alzheimer-Degeneration gedacht worden. Dieser Zusammenhang besteht jedoch nicht.
Therapie. Aluminium ist dreiwertig und wird ebenso wie dreiwertiges Eisen von **Desferrioxamin** (Deferoxamin) komplexiert. Durch parenterale Zufuhr dieses Antidots kann eine deutliche Beschleunigung der Aluminium-Ausscheidung erreicht werden.

22.5   Säuren und Basen

22.5.1   Unspezifische Säurewirkungen

Lokale Ätzwirkungen. Nach Aufnahme von nicht genügend verdünnten Säuren per os kommt es zu lokalen Reiz- bzw. Ätzwirkungen in Mund, Rachen, Speiseröhre und Magen. Je nach Schwere können die Verätzungen akut durch Perforation oder später durch Infektionen oder Strikturen zu sekundären Erkrankungen führen.

Pathophysiologie der Azidose. Nach Resorption von Säure aus dem Magen-Darm-Kanal bleibt der pH-Wert des Blutes lange Zeit unverändert, weil die Pufferung ausgezeichnet ist. Sie ist zum großen Teil dem Hämoglobin und den Plasmaeiweißen zuzuschreiben. Ferner spielen die Phosphat- und Bicarbonatpuffer eine wichtige Rolle. Für die Aufrechterhaltung des pH-Wertes ist das konstante Verhältnis von Kohlendioxid zu Bicarbonat (1:20) im Blut von wesentlicher Bedeutung. Nach Zufuhr von Säure wird Kohlendioxid aus dem Bicarbonat freigesetzt, dadurch kommt es über eine Erregung des Atemzentrums zu einer verstärkten Atmung, infolgedessen zu einem Abatmen des vermehrten Kohlendioxids, bis die Relation von Kohlendioxid zu Bicarbonat von etwa 1:20 wiederhergestellt ist. Dieser Vorgang ist so lange möglich, bis das Standardbicarbonat (Alkalireserve) des Blutes erschöpft ist. Dann erst kommt es mit einer Erniedrigung des pH-Wertes zu einer *Azidose*, während man vorher von einer *kompensierten Azidose* spricht.

Folgen der Azidose. Bei Erniedrigung des pH-Wertes ist die Atmung stark verlangsamt und vertieft (**Kussmaul-Atmung**), der Blutdruck fällt ab, und es entwickelt sich ein komatöser Zustand. Bei einer Säuerung des Organismus ist die Ausscheidung von primärem Natriumphosphat auf Kosten des sekundären Natriumphosphates vermehrt. Der Harn reagiert stark sauer, weil die Sekretion von Wasserstoff-Ionen bzw. deren Austausch gegen Natrium-Ionen im Tubulus erhöht ist. Ferner werden bei einer Azidose im distalen Nephron vermehrt Ammonium-Ionen aus Ammoniak und Protonen gebildet.

Therapie. Die Therapie der Säurevergiftung ist bei den lokalen Schädigungen **symptomatisch**. Vor allen Dingen sind Magenspülungen wegen der Gefahr der Perforation zu vermeiden. Zur Neutralisation muss **MgO** statt NaHCO₃ verwendet werden, weil dieses durch Bildung von Kohlendioxid Magenrupturen verursachen könnte. Die resorptive Vergiftung wird durch intravenöse Infusion von Alkali, z. B. 7 – 8 % **Natrium phosphoricum** oder

„Trispuffer" (THAM)
Tris-(Hydroxy-methyl)amino-methan
Trometamol

auch 1,7 %iges **Natrium lacticum** behandelt. Phosphate wirken besonders günstig auf die Säureausscheidung der Niere. Auch die Zufuhr von **Trispuffer** (THAM) bietet eine Therapiemöglichkeit.

Dieser Puffer hat den Vorteil, dass die in anderen Puffern enthaltenen Natrium-Ionen fehlen. Der intrazelluläre pH-Wert wird mitbeeinflusst, was günstig oder ungünstig sein kann. Der Trispuffer wirkt diuretisch. Der Harn muss laufend auf alkalische Reaktion geprüft werden, um eine Alkalisierung zu vermeiden. In wässriger Lösung fungiert Trispuffer als schwache Base. THAM eignet sich auch zur Bekämpfung von Azidosen anderer Genese, z. B. bei Schock und Verbrennung.

Der Trispuffer wird langsam ausgeschieden, Kumulation ist deshalb möglich. Es besteht die Gefahr einer Atemdepression und einer Nierenschädigung. Für die Therapie wird THAM als Zusatz zu Infusionslösungen sehr langsam intravenös bis höchstens 1,5 g in 24 Stunden gegeben. Bei eventuell auftretenden Atemstörungen sind mechanische Ventilation und Sauerstoff-Zufuhr notwendig.

22.5.2 Spezifische Säurewirkungen

Einige Säuren besitzen neben ihren unspezifischen Säureeffekten spezifische Wirkungen, die für manche Intoxikationen ausschlaggebend sind. Im Folgenden sollen diese Vergiftungen kurz besprochen werden:

Kohlendioxid

Einatmung von Kohlendioxid in höheren Konzentrationen (ab ca. 5 %) erzeugt eine Reihe von Erscheinungen, die, wie man annimmt, nicht nur auf den Säurecharakter der Substanz, sondern auch auf spezifische Wirkungen zu beziehen sind. Möglicherweise beruhen diese Unterschiede aber nur darauf, dass Kohlendioxid sehr leicht permeiert.

Symptome. Es kommt mit steigenden Konzentrationen zu Tachypnoe, Kopfschmerzen, Schwitzen, Unruhe, Ohrensausen, Schwindel, Verwirrtheits- und Erregungszuständen. Danach können Krämpfe oder auch Apathie und tiefe Narkose folgen. Da CO₂ schwerer als die Luft ist, sammelt es sich am Boden von geschlossenen Räumen (wie Weinkellern, Brunnenschächten usw.) an und kann zum sofortigen Bewusstseinsverlust der herabgestiegenen Personen führen. Dies ist bei der Rettung der Vergifteten zu bedenken.

Therapie. Die Therapie der Kohlendioxid-Vergiftung erfordert im Allgemeinen nur das Atmen von Frischluft.

Fluorwasserstoff

Symptome. Fluorwasserstoff (in Wasser gelöst: Flusssäure) hat eine direkte ätzende Wirkung auf Gewebe. Nach *Einatmung* kommt es daher, wie nach anderen Reizgasen, zu Schädigungen der Atemorgane. Fluorwasserstoff und Fluoride hemmen in großen Verdünnungen eine Reihe von wichtigen Enzymen. Die *akute Vergiftung* mit Fluoriden ist durch uncharakteristische Symptome wie Nausea, Erbrechen, Durchfall, Bauchschmerzen, Par-

ästhesien und schließlich tetanische Anfälle ausgezeichnet.

Außerdem haben die Fluoride einen Einfluss auf den Calcium-Stoffwechsel, da Calciumfluorid schwer löslich ist. Bei lokalen Verätzungen kann das Aufbringen von oder Umspritzen mit löslichen Calcium-Salzen (z. B. Calciumgluconat) deshalb Antidot-Wirkung besitzen. Bei *chronischer Vergiftung* mit Fluoriden kommt es zu Gewichtsverlust, Brüchigkeit der Knochen, Anämien, allgemeiner Schwäche, Steifheit der Gelenke und fleckiger Verfärbung der Zähne. Die langfristige Zufuhr von Fluor bei Patienten mit Involutions-Osteoporose wird ausführlich auf S. 224 besprochen.

Fluor zur Kariesprophylaxe. Da Menschen mit einer hohen Fluorid-Aufnahme zwar fleckig verfärbte, aber nur selten kariöse Zähne besitzen, untersuchte man systematisch den Einfluss der Fluorid-Zufuhr auf die Karieshäufigkeit. Es ergab sich, dass regelmäßige Aufnahme von Trinkwasser mit 1 mg Fluor pro Liter den Kariesbefall erheblich vermindert, wenn sie von der Geburt bis zum Ende der Dentition erfolgt. Die Karies kann nicht völlig verhindert, aber ihre Häufigkeit deutlich reduziert werden. Fluor ersetzt eine Hydroxy-Gruppe im Apatit der Zähne. Dieses „Fluor-apatit" scheint besonders widerstandsfähig gegenüber Säuren zu sein. Wahrscheinlich kommt es auch bei Erwachsenen zu einer Remineralisation des Zahnschmelzes unter Einwirkung von fluoridhaltigem Speichel.

Viele Städte sind dazu übergegangen, ihr Trinkwasser mit Fluorid zu versetzen. Eine zusätzliche Aufnahme von Fluorid ist dann nicht mehr angebracht; denn bereits 1,5 mg Fluor pro Liter Trinkwasser kann zu fleckigen Zähnen führen. Wenn es sich dabei auch nur um einen kosmetischen Fehler handelt, sollte doch bei einer Kariesprophylaxe mit Fluor-Tabletten der Gehalt des Trinkwassers an Fluor berücksichtigt werden. Die Dosierung, empfohlen von der Ernährungskommission der Deutschen Gesellschaft für Kinderheilkunde, ist Tab. 22.1 zu entnehmen. Im übrigen sind eine konsequente Mundpflege sowie möglichst wenig Süßigkeiten die wirksam-

Tabelle 22.1 Dosierung von Fluorid zur Kariesprophylaxe bei Kindern

Lebens-jahr	Fluorid-Supplement (mg/Tag)	
	bei < 0,3 mg Fluorid/l Trinkwasser	bei 0,3 – 0,7 mg Fluorid/l Trinkwasser
1. u. 2.	0,25	–
3.	0,5	0,25
4. – 6.	0,75	0,5
> 7.	1,0	0,5

ste Prophylaxe der Karies – dies gilt natürlich auch für den Erwachsenen.

Ob die Fluoridierung des Trinkwassers eine völlig indifferente Maßnahme darstellt, muss nach neueren epidemiologischen Untersuchungen infrage gestellt werden, denn die Knochenbrüchigkeit alter Menschen scheint dadurch leicht anzusteigen.

22.5.3 Basen

Verätzungen. Bei lokaler Einwirkung auf Haut und Schleimhäute wirken starke Basen in ähnlicher Weise eiweißfällend wie starke Säuren. Allerdings ist der Ätzschorf weniger fest, so dass die Base innerhalb der Kolliquationsnekrose weiter in die Tiefe eindringen kann. So sind die Schädigungen meistens schwerer als bei einer vergleichbaren Säureverätzung. Dies gilt auch für die Narbenbildung nach Verätzung durch Basen, die am Ösophagus eine größere Strikturgefahr nach sich ziehen als Säureverätzungen.
Die häufigsten Verätzungen kommen durch Aufnahme von Kalium- oder Natriumhydroxid oder durch Ammoniak vor. Bei der letztgenannten Substanz ist die Aufnahme von Dämpfen in die Lunge und die infolge der guten Lipidlöslichkeit besonders starke Tiefenwirkung bemerkenswert.

Oxalsäure

Oxalsäure kommt in manchen Pflanzen reichlich vor, so z.B. im Rhabarber, und kann auch im Organismus entstehen.
Symptome. Oxalsäure und ihre Salze haben deshalb eine spezifische Wirkung, weil sie mit Calcium unlösliche Verbindungen eingehen. Dies führt zu dem eigenartigen subjektiven Gefühl der „stumpfen Zähne" nach reichlichem Genuß von Rhabarber. Bei Zufuhr oder Entstehung größerer Mengen von Oxalsäure kommt es zu Symptomen des Calcium-Mangels, der bei akuter Vergiftung mit größeren Dosen unter dem Bilde einer Tetanie und einer Herz- und Gefäßinsuffizienz sogar tödlich sein kann. Bei protrahierten, nichtletalen Vergiftungen stehen Symptome der Niereninsuffizienz im Vordergrund, welche wohl vor allem auf eine Verstopfung der Tubuluslumina durch Oxalat-Kristalle zurückzuführen ist. Hier sei an die renalen Nebenwirkungen einer chronischen Überdosierung von Vitamin C erinnert (S. 409).
Therapie. Bei der Therapie der akuten Vergiftung muss versucht werden, durch Magenspülungen mit Ca-Salzen die Oxalsäure im Magen-Darm-Kanal zu binden. Nach der Resorption von Oxalsäure ist eine parenterale Calcium-Zufuhr angezeigt. Die Prognose ist bei entsprechender Therapie meistens gut.

Auch stark basisch reagierende Lösungen von Arzneistoffen können bei unsachgemäßer Applikation zu Gewebeschäden führen. Das Virustatikum Aciclovir (S. 463) beispielsweise wird in Form seines Na-Salzes zur Herstellung einer wässrigen Infusionslösung verwendet. Aciclovir bindet Protonen, und deshalb nimmt die Infusionslösung einen alkalischen pH von 10 – 11 an. Bei versehentlicher paravenöser „Infusion" besteht die Gefahr von Gewebsnekrosen.

Therapie. Für die Therapie sind Magenspülungen wegen der Perforationsgefahr kontraindiziert. Reichliche **Zufuhr von Wasser**, möglichst mit Zusatz von schwachen Säuren (Citronensäure, Essigsäure) ist die angemessene Behandlung.

22.6 Organische Lösungsmittel

Von Jahr zu Jahr werden wachsende Mengen von organischen Lösungsmitteln hergestellt und für verschiedenartige Zwecke benutzt: zum Lösen von Fetten, Farbstoffen, Lacken, Kunststoffen, Kautschuk, Klebstoffen, zur Extraktion bei der Herstellung von Chemikalien, zur chemischen Reinigung. Vergiftungen sind daher immer häufiger möglich. Die technischen Produkte sind meistens nicht rein, so dass die beobachteten biologischen Wirkungen nicht immer jener Substanz allein zukommen, die dem Produkt den Namen gegeben hat. Dabei können auch allergische Reaktionen auftreten, die auf das Haupt- oder ein Nebenprodukt zu beziehen sind.

Symptome. Trotz verschiedener chemischer Konstitution haben alle organischen Lösungsmittel gerade wegen ihrer guten Lösungseigenschaften ähnliche toxische

Wirkungen. Obgleich sie meistens durch Inhalation aufgenommen werden, ist auch mit einer Aufnahme durch die Haut zu rechnen (z. B. Tetrachlorkohlenstoff = Tetrachlormethan). Danach können entweder dieselben resorptiven Vergiftungen entstehen wie durch Einatmung, oder es können sich auch lokal begrenzte Gewebe-, insbesondere Nervenschäden entwickeln.
Am **Zentralnervensystem** sind die Lösungsmittel narkotisch oder erregend wirksam, die Funktion peripherer Nerven kann geschädigt werden (s. a. Box 22.**3**). Die zentralnervös hemmenden Wirkungen können sich von Schwindel, Kopfschmerzen, Nausea, Erbrechen, Unsicherheit des Ganges und Beklemmungsgefühl in der Brust bis zu tiefem Koma und Atemlähmung erstrecken. Die erregenden Effekte reichen von leichter Unruhe und psychischer Erregung bis zu schweren Krampfanfällen.

Bewusstseinsverlust und Erregungssymptome sind häufig gemischt oder wechseln miteinander ab.

An **Leber, Niere und Herz** sind häufig degenerative Veränderungen zu beobachten. Einige Stoffe haben noch zusätzliche schädigende Wirkungen auf den blutbildenden Apparat, erhöhen die Blutungsbereitschaft oder beeinflussen die Produktion von Hormonen.

Im Folgenden werden – jeweils mit einigen Beispielen – jene Lösungsmittel-Gruppen genannt, die im gewerblichen Leben viel gebraucht werden und bei denen noch mit Symptomen gerechnet werden muss, die über die obengenannten Schädigungen hinausgehen.

Kohlenwasserstoffe

Benzine. Bei der chronischen Benzin-Vergiftung ist die Entstehung einer toxisch bedingten aplastischen Anämie charakteristisch. Schleimhautblutungen kommen vor.

Benzol wird überwiegend durch Inhalation aufgenommen. Der retinierte Anteil beträgt 40–50 %. Benzol kann jedoch auch über die Haut resorbiert werden. Von dem resorbierten Benzol werden 30–50 % unverändert über die Lunge wieder ausgeatmet. Im Harn erscheinen nur unbedeutende Spuren von unverändertem Benzol. Der Rest wird in der Leber durch mischfunktionelle Oxidasen zu Phenol oxidiert und in Form der Phenylmercaptursäure und von Phenolkonjugaten über die Nieren ausgeschieden (Abb. 22.**4**). In der ersten Oxidationsstufe wird das Benzolepoxid gebildet. Es wird vermutet, dass dieses hochreaktive Epoxid für die toxischen Wirkungen im Knochenmark (Anämie, Leukopenie, Thrombozytopenie) und möglicherweise auch für die Induktion einer Leukämie verantwortlich ist. Die toxische Schädigung des blutbildenden Markes lässt sich auch im Tierversuch nachweisen.

Halogenierte Kohlenwasserstoffe. Die „klassischen" Verbindungen dieser Gruppe (wie z. B. Chloroform, Ha-

lothan, Tetrachlormethan, 1,1,2,2-Tetrachlorethan, Vinylchlorid) haben neben den Wirkungen auf das Zentralnervensystem und einer sensibilisierenden Wirkung gegenüber den Katecholaminen vor allem leberschädigende Effekte, die zu akuter gelber Leberatrophie oder bei chronischer Exposition zur Leberzirrhose führen können. Die Nieren sind meistens gleichfalls betroffen, so dass die Todesursache mitunter in einem Versagen der Nieren zu suchen ist.

Insbesondere Tetrachlormethan (Tetrachlorkohlenstoff) führt häufig zu Vergiftungen. Es findet nicht nur als Lösungsmittel, sondern auch in Feuerlöschern als Löschflüssigkeit Verwendung. Bei Abbau von CCl_4 und anderen polyhalogenierten Methanen treten reaktive Metabolite auf, die kovalent an Proteine, Fette und Phospholipide gebunden werden. Damit ist eine Aktivierung der Phospholipase C verbunden, die ihrerseits zelluläre Membranen abzubauen vermag. Gleichzeitig lässt sich eine verminderte Aktivität des Cytochrom P-450 feststellen.

Für alle halogenierten Kohlenwasserstoffe gilt, dass nicht die Ausgangssubstanz die eigentlich giftige Verbindung zu sein braucht. Vielmehr scheinen kurzlebige, aber reaktive Zwischenprodukte, die beim metabolischen Abbau durchlaufen werden, die toxischen Wirkungen auszulösen. Als Beispiel sei das Trifluorethanol genannt:

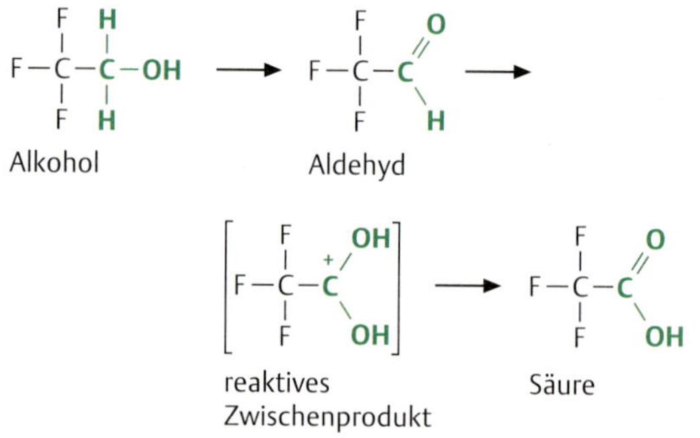

Bei der akuten und chronischen Vergiftung mit den genannten halogenierten Kohlenwasserstoffen ist eine spezifische **Therapie** nicht bekannt. Die Anwendung von Katecholaminen ist im akuten Vergiftungsstadium wegen einer Sensibilisierung des Herzens kontraindiziert.

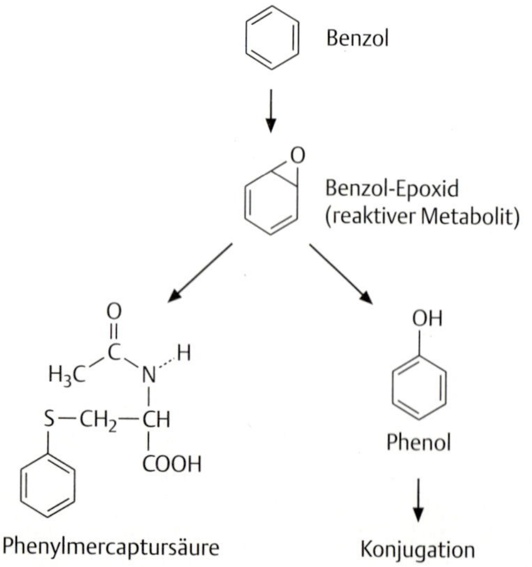

Alkohole und Glykole

Methanol, das sehr viel als Lösungsmittel gebraucht wird, ist viel toxischer als alle anderen Alkohole, weil es sich im Stoffwechsel völlig anders verhält (S. 528). Die **höheren Alkohole** („Fuselstoffe") erzeugen im Vergleich zu Ethanol (S. 526) wesentlich mehr unangenehme Erscheinungen von Seiten des Zentralnervensystems und des Magen-Darm-Kanals.

Ethylenglykol (1,2-Ethandiol; 1,2-Dihydroxy-ethan), das als Frostschutzmittel weite Verbreitung findet, ist verhältnismäßig ungiftig, so dass erst nach Zufuhr größerer Mengen schwere Vergiftungen infolge von Nierenschädigungen vorgekommen sind. Diese Schädigung findet ihre Erklärung dadurch, dass Ethylenglykol durch die Al-

Abb. 22.**4** **Metabolismus von Benzol.**

Box 22.3

Schnüffeln von Lösungsmitteln

Euphorie-Symptomatik. Die Inhalation niedriger Konzentrationen einiger Lösungsmittel kann bei manchen Menschen eine Euphorie erzeugen. Es war schon lange bekannt, dass Narkotika (Äther und Chloroform), die im Wesentlichen ähnliche Wirkungen wie die organischen Lösungsmittel besitzen, von einigen Menschen zur Erzeugung eines rauschähnlichen Zustandes absichtlich eingeatmet werden. Dabei entstehen Krankheitsbilder, die dem chronischen Alkoholismus ähnlich sind. Auch nach Benzol, Benzin und Trichlorethylen sind euphorisierende Wirkungen beschrieben worden. In entsprechender Weise ist auch die euphorisierende Wirkung des Klebstoffschnüffelns („glue sniffing") aufzufassen. Dabei atmen Jugendliche Lösungsmitteldämpfe ein, die durch Ausdrücken einer Klebstofftube in ein Taschentuch oder einen Plastikbeutel gewonnen werden. Nicht nur eine euphorische Stimmung, sondern auch Halluzinationen und Wahnideen oder auch eventuell stundenlange Bewusstlosigkeit kommen danach vor.

Die Dosis muss bei Wiederholung immer mehr gesteigert werden, es bildet sich eine **echte Abhängigkeit** aus. **Akute Todesfälle** nach Einatmung von Toluol, Benzol, Trichlorethan und fluorierten Kohlenwasserstoffen sind nicht mehr selten. Meistens liegt ein akuter Herztod (Kammerflimmern) vor.

Folgezustände. Neben den oben erwähnten akuten Wirkungen kommt bei chronischer Inhalation, insbesondere bei Abhängigen, eine **periphere Neuropathie** vor, die distal beginnt. Experimentell ist gezeigt worden, dass eine Verlangsamung des neuronalen Transportes auftritt. Durch die reaktiven Metabolite der Kohlenwasserstoffe werden die Neurofilamente vernetzt und das Axon geschädigt. Dieser Zustand bildet sich trotz Abstinenz nur sehr langsam zurück. Auch **Encephalopathien** sind bei Jugendlichen nach ausgedehntem Klebstoffschnüffeln berichtet worden, die Erholung verlief sehr langsam.

Mißbräuchlich benutzte Lösungsmittel. Es handelt sich unter anderem um aliphatische, aromatische und halogenierte Kohlenwasserstoffe (z. B. *n*-Hexan, Benzin, Benzol, Trichlorethylen, Methylenchlorid, Trichlor-fluormethan); um Ester wie Ethylacetat und Acrylacetat sowie um Ketone wie Aceton, Methylethylketon und Methylbutylketon. Möglicherweise werden diese Ketone im Organismus auch in neurotoxische Diketone oder weiter zu Pyrrolen umgebildet. Einfache Kohlenwasserstoffe wie *n*-Hexan werden im Organismus in Ketone umgewandelt.

---

kohol-Dehydrogenase zum Glykolaldehyd und dann weiter bis zur Glyoxylsäure und schließlich zum Teil zu Oxalsäure (S. 519) abgebaut wird (Abb. 22.5). Therapeutisch kann daher durch Infusion von Ethanol die Umsetzung zu Oxalsäure verlangsamt werden. Die Vergiftung kann abgeschwächt oder unterdrückt werden, wenn die Alkoholhydrogenase durch den Hemmstoff Fomepizole daran gehindert wird, Glykolaldehyd zu bilden. Fomepizole ist eine einfache Verbindung, nämlich 4-Methyl-pyrazolon (Pyrazolon-Formel S. 286).

Bei illegalen Weinpanschereien wurde zur Erhöhung der Viskosität („Süffigkeit") der Ausgangsweinlösung Ethylenglykol zugesetzt. Da gleichzeitig die „richtige Therapie", nämlich Ethanol-Zufuhr, getrieben wurde, sind schwere Vergiftungen nicht aufgetreten.

1,3-Propandiol (1,3-Propylenglykol), das im Körper zu Malonsäure, einem Enzymgift, umgebaut wird, ist 2- bis 3-mal giftiger als **1,2-Propandiol** (1,2-Propylenglykol), das zu Milchsäure oxidiert wird. Propylenglykole werden als Hilfsstoffe zur Zubereitung von Säften, Sirupen und Elixieren benutzt, die schlecht wasserlösliche Pharmaka enthalten, so z. B. Paracetamol. Bei der (irrtümlichen) Verwendung von Diethylenglykol für diesen Zweck ist es in Bangladesh zu einer Massenvergiftung (Nierenversagen) von Kindern gekommen. **Diethylenglykol** ([Bis-2-hydroxyethyl]ether) und andere Ether dieser Gruppe sind wesentlich giftiger.

Glycerin hat eine starke wasseranziehende Kraft, die zu lokalen Reizwirkungen und bei intravenöser Injektion zu Hämolyse führen kann. Sonst ist Glycerin ungiftig, zumal es im Stoffwechsel verwertet wird.

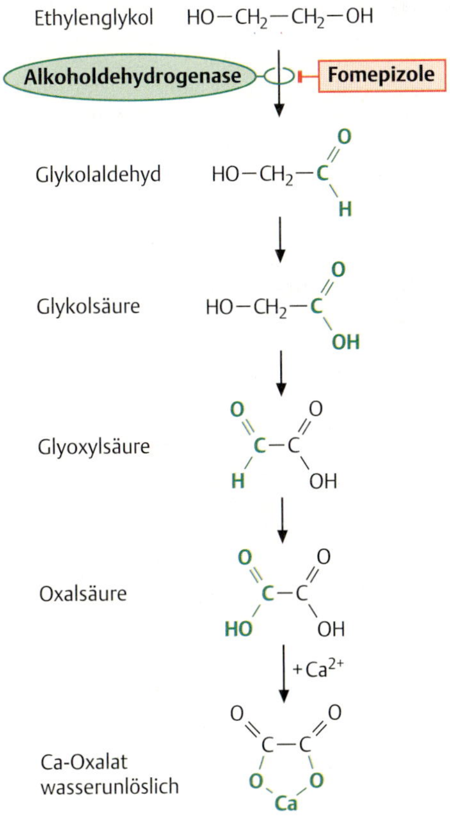

Abb. 22.**5** **Abbau von Ethylenglykol.**

22.7 Chlorierte Aromaten

Eine Reihe von chlorierten aromatischen Verbindungen wird aus der Umwelt ständig von Tier und Menschen aufgenommen. Sie sind stoffwechselstabil und sehr gut lipidlöslich, deshalb können sie schlecht ausgeschieden werden und reichern sich in Fettgewebe und Zentralnervensystem an. Zu diesen Substanzen gehören neben Chlorphenothan (S. 500) **polychlorierte Biphenyle**, die als Dielektrikum in Transformatoren und Kondensatoren, als Hydraulik-Öle, als Weichmacher von Plastikmaterial weit verbreitet sind und beim Verbrennen der Kunststoffe auf Müllplätzen in die Atmosphäre gelangen, sowie die **„Dioxine"** (Abb. 22.6).

Chlorierte Dibenzodioxine

Bei der Synthese von Trichlorphenolen und Trichlorphenoxyessigsäuren, die als Herbizide Anwendung finden, können in einer Nebenreaktion chlorierte Dibenzodioxine entstehen. Ebenso kann eine unvollständige Verbrennung von Abfällen, die chlorierte Phenole enthalten, Anlass zur Bildung von chlorierten Dibenzodioxinen (PCDD) und Dibenzofuranen (PCDF) geben (Abb. 22.6). Je nach Anzahl der gebundenen Chlor-Atome und ihrer Stellung im Molekül sind 75 Möglichkeiten vorhanden. Die Verbindungen unterscheiden sich in ihrem physikochemischen Verhalten kaum voneinander, biologisch sind dagegen nur wenige hochaktiv. Daher ist es analytisch extrem schwierig, die wenigen sehr giftigen Substanzen in der Fülle der möglicherweise vorliegenden Verbindungen nachzuweisen.

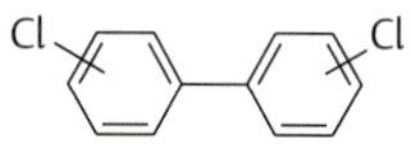

Beurteilung der Toxizität. Nach tierexperimentellen Untersuchungen ist 2,3,7,8-Tetrachlor-dibenzo-1,4-dioxin (TCDD) die giftigste Verbindung aus der Serie (Abb. 22.6). Die mittlere Letaldosis liegt zwischen 0,002 mg/kg bei Meerschweinchen und 1,1 mg/kg bei Hamstern. Es bestehen also ungewöhnlich große Unterschiede in der akuten Toxizität zwischen den verschiedenen Spezies. Selbst innerhalb einer Spezies kann die Empfindlichkeit von einem Stamm zum anderen um mehr als das 100fache variieren (Untersuchungen an Ratten). Die Empfindlichkeit des Menschen ist nicht mit Sicherheit anzugeben. Neben Untersuchungen von Unglücksfällen mit chlorierten Dibenzodioxinen, bei denen sehr viele Menschen exponiert wurden (Box 22.4), liegen einige umfassende Studien über den Gesundheitszustand von Chemie-Arbeitern vor, die während ihrer Tätigkeit Chemikalien hergestellt haben, bei deren Produktion chlorierte Dibenzodioxine als Nebenprodukt entstanden (Box 22.5).

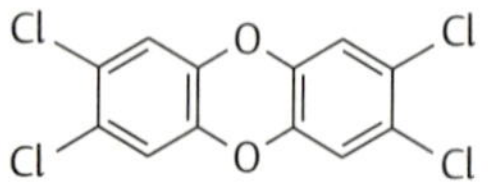

Da aufgrund der Tierversuche gefürchtet wurde, dass sich auch beim Menschen nach der Exposition mit chlorierten Dibenzodioxinen eine massive karzinogene Wirkung und Gesundheitsschädigung manifestieren würde, sind die in Box 22.5 ausführlich zitierten Untersuchungen mit Erleichterung aufgenommen worden. Das Ergebnis hat eine Überprüfung in Gang gesetzt, ob das als „giftigste Substanz" apostrophierte 2,3,7,8-Tetrachlordibenzodioxin für den Menschen wirklich diese Bedeutung hat. Es sieht fast so aus, als würde die Spezies

Polychlorierte Biphenyle

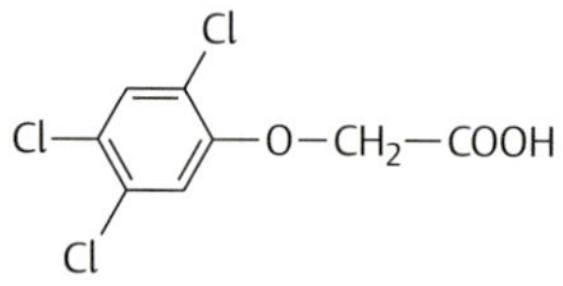

2,4,5-Trichlor-phenoxyessigsäure

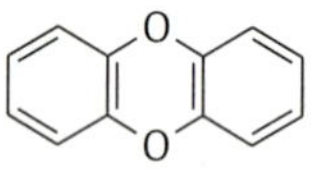

Dibenzodioxin
(bis zu 8 Chloratome können gebunden sein)

2,3,7,8-Tetrachlor-dibenzo-1,4-dioxin, TCDD

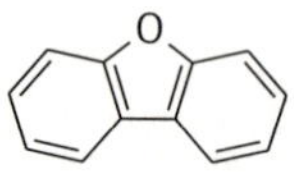

Dibenzofuran
(bis zu 8 Chloratome können gebunden sein)

Abb. 22.6 Chlorierte Aromaten.

Box 22.4

Massen-Expositionen mit chlorierten Dibenzodioxinen
Die erste Massen-Exposition mit den chlorierten Dibenzodioxinen ereignete sich im **Vietnam-Krieg**. Das aus der Luft eingesetzte Entlaubungsmittel (Herbizid) enthielt die betreffenden Verbindungen. Militäreinheiten und die Zivilbevölkerung wurden damit den chlorierten Dibenzodioxinen exponiert. Kürzlich wurde eine Nachuntersuchung der Todeshäufigkeit, des Gesundheitszustandes und der aufgetretenen Erkrankungen von über 1000 amerikanischen Veteranen veröffentlicht, die dem Herbizid ausgesetzt waren. Das Resultat ergab, dass weder eine erhöhte Todeshäufigkeit noch eine vermehrte Karzinom- oder Melanom-Inzidenz feststellbar war.

Aufgrund einiger **industrieller Unglücksfälle** – das erste ereignete sich 1949 in den USA, das jüngste 1976 in Seveso (Italien) – kann Folgendes festgestellt werden: Wahrscheinlich löst TCDD bei direktem Kontakt mit der Haut eine Chlor-Akne aus, die längere Zeit persistiert. Akute Todesfälle oder akute innere Erkrankungen sind bei den akzidentellen Expositionen jedoch nicht aufgetreten. Die Beobachtung des Gesundheitszustandes der Betroffenen hat keinen Anhaltspunkt für eine Häufung von Fehlgeburten oder von Mißbildungen Neugeborener ergeben. Nachuntersuchungen von Männern, die im Alter von 18–20 Jahren 1976/77 in Seveso TCDD exponiert worden sind, ergaben jetzt, dass sich das Geschlechtsverhältnis ihrer Kinder zugunsten des weiblichen Geschlechtes verschoben hat (nur 38 % Knaben).

Box 22.5

Retrospektive Untersuchungen an exponierten Chemie-Arbeitern

In einer US-amerikanischen Studie an über 5000 Arbeitern aus 12 verschiedenen Fabriken wurde Folgendes gefunden: Das hohe Krebsrisiko, das dem 2,3,7,8-Tetrachlor-dibenzodioxin (TCDD) zukommen soll, kann *nicht bestätigt* werden. Über das Risiko der Bildung von Sarkomen können auf der Grundlage dieser Untersuchung keine Aussagen gemacht werden, da nur 4 Fälle auftraten und eventuell fehlerhafte Todeszertifikate ausgestellt worden waren. Möglicherweise besteht ein Zusammenhang zwischen TCDD-Exposition und zusätzlicher Neoplasma-Entstehung, wenn alle Neoplasma-Typen zusammengezählt werden, jedoch kann ein Beitrag anderer Chemikalien während der Berufstätigkeit und vielleicht Rauchgewohnheiten nicht ausgeschlossen werden.

Von Bedeutung ist noch, dass der mittlere Serumspiegel an TCDD bei 253 Arbeitern aus dieser Studie bis 233 pg/g Lipide, bei einer besonders exponierten Untergruppe sogar bis 418 pg/g Lipide reichte. Der Vergleichswert der normalen Bevölkerung beträgt 7 pg TCDD/g Lipide.

In einer deutschen Untersuchung an ca. 1600 Arbeitern einer Herbizid-herstellenden Fabrik ergab sich ein um den Faktor 1,24–1,39 erhöhtes Risiko, an einem Neoplasma zu erkranken. Auch in diesem Fall konnte ein Beitrag anderer Chemikalien nicht mit Sicherheit ausgeschlossen werden.

In einer neuen retrospektiven Untersuchung aus Schweden ergab sich, dass bei einer Gruppe von exponierten Arbeitern mit erhöhten Dioxin-Serumspiegeln keine gesteigerte Tumor-Rate nachzuweisen war.

Diese retrospektiven Untersuchungen bringen somit keine eindeutigen Aussagen, ein marginaler Effekt von chlorierten Dibenzodioxinen kann aber nicht ausgeschlossen werden.

Box 22.6

Zum Stoffwechsel von PCDD und PCDF

Der Stoffwechsel der unterschiedlich stark chlorierten Dibenzodioxine und der Dibenzofurane weist einen interessanten Aspekt auf. Wie schon für den einfachsten Aromaten, nämlich Benzol, auf S. 520 gezeigt wurde, findet eine Hydroxylierung statt, die aber nur geschehen kann, wenn sich vorher als Durchgangsstadium ein Epoxid gebildet hat (Abb. 22.**4**, S. 520). Dies setzt aber zwei benachbarte, nicht substituierte C-Atome voraus. Wie leicht durch einen Blick auf das Molekül des 2,3,7,8-Tetrachlor-dibenzodioxin (TCDD) zu erkennen ist, gibt es in diesem Molekül keine zwei benachbarten freien C-Atome. Daher ist eine Epoxid-Bildung, Hydroxylierung, anschließende Kopplung und damit Entgiftung unmöglich. Der menschliche Körper wird die stark chlorierten Verbindungen nicht los (geschätzte $t_{1/2}$ 10 – 20 Jahre). Diese extrem langsame Elimination kann durch Substitution der Margarine in der Nahrung durch einen unverdaulichen Margarine-Ersatz (*Olestra*®) um das 8–10fache beschleunigt werden (Einzelbeobachtungen). Dagegen werden die Dibenzodioxine mit geringerem Cl-Gehalt hydroxyliert und ausgeschieden. Bei Menschen, die viel Fisch verzehren, kann dasselbe Metaboliten-Muster von TCDD nachgewiesen werden, wie es bereits in den Fischen der östlichen Ostsee gefunden wird (Bericht aus Finnland).

Mensch eher zu den unempfindlichen Arten gehören. Die US-amerikanische „Environmental Protection Agency" hat die chlorierten Dioxine lediglich als „public health concern" eingestuft.

Allerdings sind polychlorierte Dibenzodioxine sehr stoffwechselstabil, so dass sie im menschlichen Körper nicht abgebaut werden (s. Box 22.**6**). Seit die Bevölkerung und damit dann auch die Behörden „umweltbewusst" geworden sind, konnte der Ausstoß an chlorierten Kohlenwasserstoffen erheblich gesenkt werden. Die positiven Folgen lassen sich zum Beispiel daran erkennen, dass der Gehalt der Muttermilch an diesen Substanzen merklich zurückgegangen ist.

Wirkungsmechanismus. Der eigentliche Wirkungsmechanismus, der der Giftwirkung von TCDD zugrunde liegt, scheint trotz intensiver Bemühungen noch immer nicht völlig geklärt zu sein. Es ist zwischen wenigstens zwei Wirkungen des TCDD zu unterscheiden:

- der akuten Giftigkeit (Chlor-Akne und langsamer Tod nach Abmagerung) und
- der Tumor-Entstehung.

Ob beide Effekte auf demselben Mechanismus beruhen, ist unklar. Nachgewiesen ist, dass die chlorierten Dibenzodioxine an den Arylhydrocarbon-Rezeptor (Ah-Rezeptor) gebunden werden. Hierdurch sollen „enhancer"-Einheiten der DNS und die Transkription einer Reihe von Genen aktiviert werden. Dieser Mechanismus scheint dem mancher Hormone ähnlich zu sein, die auf die Proteinsynthese Einfluss nehmen. So wird das Cytochrom P-450 einer Arylkohlenwasserstoff-Hydrolase stark induziert. Man vermutet, dass neben diesem Enzym auch „Tumorpromotoren" vermehrt über lange Zeit gebildet werden, die dann mit Karzinogenen vom Initiärtyp zum Auftreten von Neoplasmen Anlass geben können.

Im akuten Tierversuch lassen sich nach Zufuhr von TCDD ein Gewichtsverlust und verschiedene endokrine Störungen nachweisen. So nimmt die Zahl der Estrogen-Rezeptoren in verschiedenen Organen der Ratte ab, was mit einer Verminderung der spontan auftretenden Zahl an Mamma- und Uterustumoren einhergeht. Unter bestimmten Bedingungen, nämlich Gabe von Schilddrüsen-Hormonen an gravide Mäuse, führte die Behandlung mit TCDD zu vermehrtem Auftreten von Gaumenspalten bei den Nachkommen. Ferner lassen sich Störungen im Stoffwechsel der Leberzellen aufzeigen.

22.8 Bispyridinium-Verbindungen

Neben den chlorierten Herbiziden finden in der Landwirtschaft und im Gartenbau Bispyridinium-Verbindungen weite Verbreitung. **Paraquat** (*Gramoxon®*, *Weedol®*) und ähnliche Substanzen wie **Diquat** besitzen eine verhältnismäßig hohe akute Toxizität.

$$\left[H_3C-\overset{+}{N}\bigcirc\bigcirc\overset{+}{N}-CH_3 \right] \ 2\,Cl^-$$

Paraquat
1,1'-Dimethyl-4,4'-bis-pyridinium-dichlorid

$$\left[\bigcirc\overset{+}{N}\ \overset{+}{N}\bigcirc \right] \ 2\,Br^-$$

Diquat
1,1'-Ethylen-2,2'-bis-pyridinium-dibromid

Innerhalb von 10 Jahren kam es hauptsächlich durch Unfälle und Suizide zu insgesamt mehreren Hundert Todesfällen. Als letale Dosis wird eine Menge von 60–70 mg/kg KG angenommen.

Wirkungsweise. Paraquat interferiert mit dem Elektronentransport in den Stoffwechselketten der Zellatmung und führt zur vermehrten Bildung von Epoxiden, Sauerstoff-Radikalen und zur Fettsäureketten-Peroxidation.

Verlauf der Vergiftung. Er lässt sich in 3 Phasen gliedern:
- Gleich nach der oralen Aufnahme kommt es zu spontanem Erbrechen.
- In der zweiten Phase stehen toxische Wirkungen an Nieren und Leber im Vordergrund. Die Nierenfunktionsstörungen können nach 5–10 Tagen zurückgehen.
- Zu dieser Zeit treten aber bereits erste Zeichen pathologischer Lungenveränderungen (Zerstörung der Alveolarepithelien und Proliferationen) auf.

Die Vergifteten sterben innerhalb von 3 Wochen an pulmonal bedingter Hypoxämie.

Therapie. Die Therapie einer Paraquat-Intoxikation sollte zunächst in einer raschen **Entleerung des Magen-Darm-Traktes** bestehen (Magenspülung, Fuller-Erde oder ebensogut Carbo medicinalis, salinische Abführmittel). Eine konsequente Hämoperfusion oder Hämodialyse ist möglicherweise von Nutzen, um einen Teil des Paraquat zu eliminieren.
Wie aus Einzelberichten hervorgeht, lässt sich die Ausbildung der Lungenfibrose durch **Zytostatika-Gabe** (3 g Cyclophosphamid in 6 Tagen) und Bestrahlungstherapie unterdrücken. Auch eine Therapie mit **Desferrioxamin** kann versucht werden. Dieses Antidot soll die Aufnahme von Paraquat in die Lungen-Epithelzellen aufgrund seiner Polyamin-Struktur hemmen und das Eisen, welches zur Bildung freier Radikale in Anwesenheit von Paraquat führt, komplexieren, so dass weniger Radikale entstehen.

22.9 Ethanol und Methanol

Ethanol (Ethylalkohol)

Ethanol ist das am weitesten verbreitete Genussmittel, seine Herstellung ist in allen Ländern und bei allen Völkern gelungen. Aufgrund seiner physikalisch-chemischen Eigenschaften durchdringt Ethanol leicht Lipidbarrieren und gelangt somit rasch in das Zentralnervensystem. Die Wirkung des Ethylalkohols wird (von den meisten Menschen) geschätzt, weil er, in kleinen Dosen genossen, eine subjektiv angenehme Wirkung auslöst, die als entspannend, entkrampfend, stimmungshebend, kontaktfördernd beschrieben wird. Steigende Dosen von Ethanol rufen dann Störungen des Gehirns hervor bis hin zur Narkose.

Wirkungsmechanismus. Der Wirkungsmechanismus von Ethanol ist nicht auf eine spezielle Interaktion mit einem bestimmten biochemischen Prozess zurückzuführen. Wahrscheinlich spielt eine physicochemisch getriebene Einlagerung von Ethanol in integrale Membranproteine eine wichtige Rolle. Dies betrifft unterschiedliche Membrankomponenten in variablem Ausmaß; besonders empfindlich sind bestimmte Ionenkanäle, die den Wirkungen der Überträgersubstanzen γ-Aminobuttersäure und der Glutaminsäure unterliegen.
Reines Ethanol wirkt lokal reizend und hyperämisierend auf Haut und Schleimhäute, daher seine Anwendung als Externum, z. B. als Franzbranntwein.

Resorption. Die Resorption des Ethanols erfolgt zu ca. 20% bereits vom Magen aus; der Rest wird vom Dünndarm aufgenommen. Nach der Resorption verteilt sich der Ethanol gleichmäßig im gesamten Körperwasser. Die Ethanol-Konzentration im Blut ist abhängig von:
- der Menge des aufgenommenen Ethanols,
- der Geschwindigkeit der Resorption. Diese wird mitbestimmt von der Ethanol-Konzentration des Getränkes (Bier 2–5%; Weiß- und Rotwein 7–10%, Südweine 15–20%, Branntwein und andere Destilla-

---

Box 22.7

Ethanol und Volksgesundheit

Das öffentliche Bewusstsein ist zur Zeit sehr stark auf Umweltprobleme und Gifte in der Umwelt gerichtet. In diesem Zusammenhang ist es bemerkenswert, dass dem Ethanol kaum Aufmerksamkeit geschenkt, sondern den Alkoholika eher liebevolle Anteilnahme zuteil wird. Dabei geht von Alkoholika die stärkste Schädigung der Volksgesundheit aus. In Deutschland gibt es schätzungsweise 2,5 Millionen Menschen, die als Alkoholkranke angesehen werden müssen. Außerdem darf nicht übersehen werden, dass hochprozentige Alkoholika die billigsten (und vielleicht angenehmsten) Suizidmittel darstellen, die überall zu haben sind. Als Gedankenspiel stelle man sich einmal vor, eine so lässige Handhabung würde gegenüber anderen Giften an den Tag gelegt.

te 30–45%) und der Füllung des Magen-Darm-Kanals,

– dem Körpergewicht bzw. der Menge des Körperwassers und des Körperfettes und

– der Geschwindigkeit der Ethanol-Elimination.

Elimination. Die Elimination des Ethanol beginnt sofort nach der Zufuhr. Die Ausscheidung von unverändertem Ethanol durch Niere, Atemluft und Haut beträgt nur wenige Prozent, der Rest wird abgebaut. Der Abbau von Ethanol erfolgt nicht proportional zur Konzentration, sondern es wird pro Zeiteinheit immer die gleiche Menge abgegeben: Die pro Zeit- und Gewichtseinheit verbrannte Menge Ethanol beträgt für den Mann 0,1, für die Frau 0,085 g x kg^{-1}x h^{-1}. Von Fall zu Fall schwanken diese Werte um ± 30%, während sie für die einzelne Person ziemlich konstant bleiben. In entsprechender Weise ist für den einzelnen mit einem gleichmäßigen Absinken der Blutalkohol-Konzentration nach Beendigung der Resorption zu rechnen. Die Werte sinken um 0,1–0,2 Promille in der Stunde, meistens etwa 0,15 Promille, ab. Bei Alkoholikern ist der Abbau im Vergleich zu Abstinenten wenig oder gar nicht erhöht, die etwas gesteigerte Ausscheidung spielt keine Rolle.

Wie Abb. 22.7 zeigt, wird Ethanol enzymatisch unter Verbrauch von NAD zur Essigsäure oxidiert. Da der zweite Schritt schneller als der erste Schritt verläuft, bleibt die aktuelle Konzentration an Acetaldehyd sehr niedrig. Das anfallende Acetat wird u. a. zur Fettsäure-Synthese verbraucht und ist Anlass zur Ausbildung einer alkoholischen Fettleber. Ein kleiner Teil des Ethanols wird in der Leberzelle auch durch das endoplasmatische Cytochrom P-450 oxidiert.

Akute Wirkungen und Vergiftung

Am **Zentralnervensystem** wirkt Ethanol grundsätzlich nicht anders als ein Narkosemittel. So lassen sich alle Stadien der Narkose auslösen. Kleine oder mäßige Dosen von Ethanol führen bei vielen Menschen, besonders in geeigneter Umgebung, zu einer Belebung der motorischen und psychischen Funktionen. Dabei werden die Konzentrationsfähigkeit, die motorischen Leistungen und die Selbstkritik vermindert, aber das Selbstbewusstsein erhöht. Es tritt eine Enthemmung auf, die sich bei den verschiedenen Menschen sehr unterschiedlich äußern kann: von der weinerlichen Verzweiflung über das Elend dieser Welt bis hin zu manischer Aggressivität. Die zu beobachtende sexuelle Enthemmung mancher Menschen nach Alkohol-Konsum wird übrigens von einer verminderten sexuellen Potenz begleitet.

Die Reaktionszeit wird verlangsamt, besonders in unerwarteten Situationen. Im Straßenverkehr kann sich gerade diese Kombination von psychischen Veränderungen als besonders gefährlich erweisen. Bei einer Blutalkohol-Konzentration von 0,5 Promille ist bei 20–30% der Menschen bereits klinisch eine deutliche Ethanolwirkung feststellbar, bei Werten von 1,0 Promille bei ca. 50%; bei 2–2,5 Promille ist in den meisten Fällen mit schwerer Intoxikation zu rechnen. Bei diesen hohen Werten kann bereits eine Narkose vorliegen. Es sind allerdings auch Fälle beschrieben worden, wo bei einem Blutalkoholspiegel um 3 Promille keine auffälligen Symptome, wie z. B. Sprachstörungen vorlagen. Hierbei handelt es sich wohl immer um Menschen mit chronischem Alkohol-Abusus. Werte von 3,5–5 Promille wurden bei tödlich verlaufenden Vergiftungen gefunden. In Testversuchen wurde bei Autofahrern eine deutliche Beeinträchtigung der Leistung bei einem Blutalkoholspiegel von 0,8 Promille festgestellt. Ein Wert von 0,5 Promille ist jetzt als Begrenzung der Fahrtüchtigkeit in der BRD gesetzlich festgelegt. In anderen Staaten gelten niedrigere Werte. Die Ethanol-Wirkung wird durch gleichzeitige Gabe von Psychopharmaka, Hypnotika und manchen Antihistaminika beträchtlich verstärkt. In der Roten Liste sind alle Arzneimittel, die die Fahrtüchtigkeit insbesondere bei gleichzeitiger Alkohol-Aufnahme herabsetzen, mit einem dezenten V (wie Verkehr) versehen.

Die **Kreislaufwirkungen** des Ethanols beruhen gleichfalls auf einer Beeinflussung des Zentralnervensystems. Die Hautgefäße werden erweitert; da gleichzeitig das Wärmeregulationszentrum gelähmt ist, tritt ein starker Wärmeverlust auf. So können Ethanol-Vergiftete bei Temperaturen weit über Null Grad infolge einer Unterkühlung sterben. Die Erweiterung der Hautgefäße führt nicht zu einer Blutdrucksenkung, weil gleichzeitig die Gefäße des Splanchnikusgebietes verengt werden. Herzminutenvolumen und Blutdruck können etwas ansteigen. Bei entsprechend disponierten Menschen kann nach Genuss größerer Mengen von Alkoholika Vorhofflimmern mit absoluter Arrhythmie auftreten. Bei Patienten mit anfallsweise auftretenden Attacken

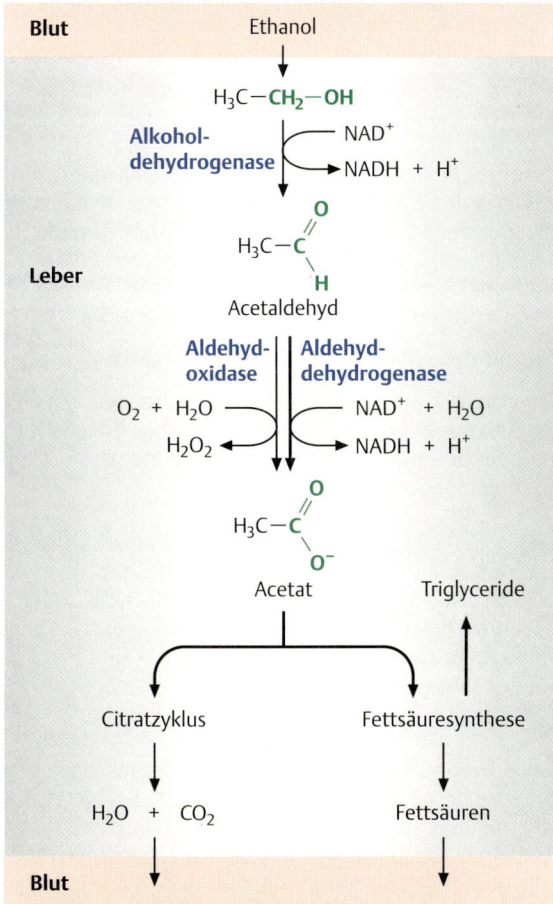

Abb. 22.7 Abbau von Ethanol.

ist immer an eine alkoholische Genese zu denken. Bei schwerer Ethanol-Vergiftung kommt es zu einem zentral bedingten (neurogenen) Schock.

Obgleich mitunter subjektive Beschwerden bei Koronarinsuffizienz durch Ethanol gebessert werden, lässt sich objektiv am EKG keine Wirkung zeigen, weil die Koronargefäße nicht erweitert werden.

Während des Anstiegs der Blutalkohol-Konzentration wird die **Adiuretin-Inkretion** des Hypophysen-Hinterlappens reduziert. Dadurch wird die Wasserausscheidung gesteigert.

Ethanol hemmt besonders bei Mangel an Leberglykogen die **Gluconeogenese** aus Aminosäuren. Die so entstehende Hypoglykämie kann speziell beim Insulin-behandelten Diabetiker, aber auch bei Kindern bedenkliche Folgen haben, zumal die Ursache der Bewusstlosigkeit und der Krämpfe oft nicht erkannt wird und der Blutalkoholspiegel bereits wieder abgefallen sein kann. Die Neigung der **Thrombozyten** zur Aggregation wird durch Ethanol-Konzentrationen, wie sie nach Alkoholgenuss im Blut zustande kommen, vermindert. Gleichzeitig lässt sich nachweisen, dass die Thromboxan-A-Synthese reduziert wird. Möglicherweise steht diese Wirkung mit der lokalen Blutungsneigung bei der alkoholbedingten Gastritis in Verbindung.

Box 22.8

Alkoholische Getränke: „Unreines" Ethanol

Ethanol wird kaum jemals als chemisch reine Substanz genossen, sondern in Form irgendeines alkoholischen Getränkes, das wechselnde Mengen anderer Substanzen enthält. Die Symptomatik, die Ethanol auslöst, kann durch die Begleitsubstanzen abgewandelt werden. Wahrscheinlich spielen in diesem Zusammenhang höhere Alkohole und Aldehyde, die für den Geschmack mancher Alkoholika von Bedeutung sind, eine wichtige Rolle. So wird vermutet, dass die Katersymptome, die am nächsten Morgen nach abendlichem Alkohol-Exzess auftreten, eher auf die Fuselöle als auf Ethanol zurückgeführt werden müssen. Diese Verbindungen werden langsamer als Ethanol und konzentrationsproportional eliminiert. Auch für die Auslösung der Leberschädigung durch chronischen Abusus mag die „Qualität" der vorwiegend genossenen alkoholischen Getränke mitbestimmend sein. Ein historisch-belegtes Beispiel ist die auf Ethanol bezogene überproportionale Schädigung, die bei chronischem Absinth-Trinken zu beobachten war. Wie aus der Presse zu entnehmen ist, wurde jetzt (2001) im Rahmen einer formal-juristischen Argumentation auch in der BRD der Verkauf von Absinth-haltigen Alkoholika wieder erlaubt, der bisher aus gutem Grund untersagt war. Vom medizinischen Standpunkt aus gesehen eine unsinnige Entscheidung.

Therapie der akuten Vergiftung. Die akute Alkohol-Vergiftung kann **nur symptomatisch** behandelt werden: künstliche Beatmung, Bronchialtoilette, Beobachtung des Wasser- und Salzhaushaltes und der Wärmeregulation. Ein bei starker Alkohol-Vergiftung möglicherweise auftretendes Hirnödem erfordert eine Osmotherapie. Glucose-Infusionen sind nützlich, besonders bei den oft vorkommenden Hypoglykämien, die auf einer Störung der Gluconeogenese in der Leber beruhen. Da Ethanol sehr gut wasserlöslich ist und rasch penetriert, kann der Blutspiegel durch eine Hämodialyse wirksam gesenkt werden. Falls das Vergiftungsbild durch motorische Unruhe gekennzeichnet ist, bewährt sich zur Ruhigstellung die Anwendung von Benzodiazepinen.

Gewöhnung und Abhängigkeit

Gewöhnung. Bei regelmäßiger Zufuhr von Alkohol zeigt sich eine Abnahme der pharmakologischen Wirkungen.

Diese höhere Toleranz lässt sich nicht durch Änderung der Resorption, der Verteilung oder der Elimination erklären. Man nimmt deshalb an, dass das Zentralnervensystem weniger empfindlich wird oder dass der Alkoholiker es lernt, trotz des hohen Alkohol-Gehaltes seines Blutes bessere Leistungen zu vollbringen, als dies einem Nichtgewöhnten möglich wäre. Mitunter wurde bei Alkoholikern nach gleichen Dosen Alkohol ein geringerer Anstieg der Blutalkoholwerte beobachtet als bei Kontrollpersonen. Die letale Dosis für Alkohol ist in der Regel beim Alkoholiker nicht erhöht. Auch dies spricht dafür, dass in diesen Fällen nicht mit einem schnelleren Abbau des Alkohols zu rechnen ist.

Abhängigkeit (Definition s. S. 54) kommt nach chronischem Alkohol-Genuss häufiger vor. In einem Teil dieser Fälle entsteht nach langsamer oder oft plötzlicher Steigerung der täglichen Dosis eine Sucht. Eine Unterbrechung der Alkohol-Aufnahme löst in diesen Fällen psychische und körperliche Entzugssymptome aus. Diese können lebensbedroht sein, wie die epileptiformen Krämpfe und das Delirium tremens.

Alkohol ist in Bezug auf die Häufigkeit der Abhängigkeit und ihre sozialen Folgen das weitaus wichtigste aller Genussgifte. Der Alkohol-Konsum steigt weltweit an. Untersuchungen neueren Datums weisen darauf hin, dass heute mit 2 – 3 % Alkohol-Kranken in unserer Bevölkerung gerechnet werden muss, in der Bundesrepublik Deutschland also mit 1,5 Millionen oder mehr, darunter 10 % junge Menschen und 20 % Frauen. Besonders bedenklich ist es, dass sich bereits Kinder von 8 – 10 Jahren unter den Alkohol-Abhängigen befinden. Es wird geschätzt, dass in Europa in der Altersgruppe 15 – 29 Jahren von 4 Todesfällen 1 Fall direkt oder indirekt (z. B. Verkehrsunfall) durch übermäßigen Alkoholgenuss ausgelöst wird. Als Folge der Einführung der Freien Marktwirtschaft in den früheren Ostblock hat der Alkoholkonsum zugenommen und trägt wesentlich dazu bei, dass die Lebenserwartung der Männer in Russland von 62 auf 58 Jahre gefallen ist.

Folgen des chronischen Alkohol-Abusus

Chronische Zufuhr von Alkohol führt neben den genannten psychischen Erscheinungen der Giftabhängigkeit zu einer Reihe von weiteren körperlichen und psychischen Erkrankungen.

Folgen der Schleimhautreizung. Aufgrund der schleimhautreizenden Wirkung höher konzentrierter Alkoholika entwickelt sich häufig eine (hämorrhagische) **Gastritis** mit morgendlichem Erbrechen. **Plattenepithel-Karzinome** im Mund, am Kehlkopf, im Pharynx und im Ösophagus sind häufiger bei Alkoholikern als bei Kontroll-Kollektiven.

Leberzirrhose. Diese alkoholbedingte Organschädigung ist besonders häufig anzutreffen (Box 22.**9**). Die Wahrscheinlichkeit der Entwicklung einer Leberzirrhose ist statistisch von der Menge des täglich genossenen Alkohols und möglicherweise von dem Gehalt an Fuselölen und der Dauer des chronischen Abusus abhängig. Das vollausgebildete Krankheitsbild ist durch portale Hypertension infolge einer Einengung der portalen Strombahn, Aszites, Ösophagus-Varizen, eine Einschränkung der Leberfunktion und ggf. die hepatische Encephalopathie gekennzeichnet. Die Prognose hängt davon ab, ob der Betroffene den weiteren Alkohol-Genuss einstellen kann oder nicht. Nur durch eine völlige Abstinenz ist der Krankheitsprozess zum Stehen zu bringen.

Für Frauen ist das Risiko der Zirrhose-Entstehung höher als für Männer. Als Schwellendosis für Frauen wird ein täglicher Alkoholkonsum zwischen 40 und 60 g geschätzt, bei Männern soll sie bei 100–150 g liegen.

Box 22.9

Pathophysiologie der alkoholischen Leberzirrhose

Im Allgemeinen gehen der Entwicklung einer Zirrhose eine alkoholische Fettleber und eine toxische Hepatitis voraus, beide Zustände sind bei strenger Karenz meistens reversibel. Wird der Leber jedoch ständig weiterhin Alkohol angeboten, kommt es zum Absterben einzelner Leberzellen (oder Zellgruppen), es bilden sich kleine Narben, an denen auch Fibromyozyten beteiligt sind, die die Fähigkeit zur Kontraktion und zur Bildung von Extrazellulärmaterial besitzen. Daher schrumpfen die Narben und schädigen naheliegende noch gesunde Hepatozyten durch mechanischen Druck. Die Organfunktion wird also weiter beeinträchtigt; eine Regeneration, zu der die Leber unter anderen Bedingungen sehr wohl in der Lage ist, kann nicht stattfinden. Noch Monate nach einer überstandenen infektiösen Hepatitis kann bereits eine mäßige Menge Alkohol ein Rezidiv hervorrufen. Auch nach dieser Erkrankung sollte daher eine jahrelange Alkohol-Abstinenz eingehalten werden.

Störungen anderer Organfunktionen. Weiterhin kann es zu Störungen der exokrinen Pankreasfunktion (akute Pankreatitis), der Erythropoese, zur Senkung des Magnesium-Spiegels im Blut und seltener zu einer chronischen Nieren- und Herzerkrankung kommen. Chronischer Alkohol-Abusus kann die Ursache von Tachyarrhythmien sein. Die alkoholische Myopathie (Rhabdomyolyse), die vorwiegend Männer im mittleren Alter nach einem täglichen Ethanol-Konsum von mehr als 150 g betrifft, ist prognostisch ungünstig, da ein „myoglobinurisches" Nierenversagen auftreten kann.

Die klinisch lange bekannte „Feminisierung" von Alkoholikern beruht wohl auf einer Verschiebung des Verhältnisses zwischen dem Testosteron-Gewebsspiegel (verminderte Produktion) und dem Estrogen-Gewebsspiegel (reduzierter Abbau durch den vorliegenden Leberschaden).

Alkohol-Polyneuritis. Sie geht mit einem relativen Mangel an Vitamin B_1 einher und lässt sich durch Zufuhr von Thiamin bessern (S. 408). Der Stoffwechsel des Alkoholikers ist in Bezug auf dieses Vitamin so einseitig belastet wie bei reiner Kohlenhydrat-Zufuhr, die zu Beri-Beri führt.

1 g Ethanol liefert 29,7 Joule (7,1 Kalorien) und ersetzt damit weitgehend die Kohlenhydrate. Durch laufende Zufuhr von Ethanol lassen sich maximal 70% des Grundumsatzes decken (0,7 Kalorien $\times$ kg $\times$ h^{-1}). Die Volkskrankheit Adipositas ist wesentlich durch Alkoholgenuss mitverursacht.

Störungen der Gehirnfunktion. Die Störungen der Gehirnfunktionen bei chronischem Abusus können be-

trächtlich sein. In exzessiven Fällen lässt sich ein Verlust an Hirnsubstanz nachweisen. So konnte bei Alkohol-Abhängigen eine Abnahme der Zahl von Neuronen in der Rinde des Frontalhirns aufgezeigt werden. Es kann zum Wernicke-Korsakow-Syndrom (vornehmlich Folge des Vitamin-B_{12}-Mangels, S. 174) und zur akuten Alkohol-Halluzinose kommen.

Die häufigste Form der Hirnfunktionsstörung ist das **Delirium tremens**, das vorwiegend durch plötzlichen Entzug von alkoholischen Getränken ausgelöst wird (Vorsicht bei Hospitalisierung von Alkoholikern!). Das Delirium tremens ist jedoch kein für den Ethanol-Abusus allein charakteristischer Zustand, denn es kann auch bei einer Arzneimittelsucht auftreten. Mit absinkendem Blutspiegel bildet sich zuerst ein Prädelir aus (Tremor, vegetative Symptomatik, Unruhe, Angstzustände), das dann im Laufe von 1–2 Tagen in das vollausgebildete Delirium tremens übergeht. Diese schwere somatische und psychische Erkrankung führt unbehandelt bei mehr als 70% der Betroffenen zum Tode (Therapie s. S. 528).

Alkoholismus in der Schwangerschaft

Eine Aufnahme von bis zu 100 g Ethanol pro Woche durch die Schwangere scheint noch ohne statistisch nachweisbare Wirkung auf den Verlauf der Gravidität und die Gesundheit des Neugeborenen zu sein. Die tägliche Aufnahme von 30 g Ethanol während der Gravidität führt statistisch zu einer eben nachweisbaren Reduktion des Neugeborenen-Gewichtes. Konsum höherer Alkohol-Mengen vermindert das Neugeborenen-Gewicht weiter.

Der Ethanol-Abusus ist für die fetale und postfetale Entwicklung besonders schädlich. Es entsteht ein **„embryofetales Alkohol-Syndrom"**. Die wichtigsten Symptome sind: verzögertes intrauterines Wachstum und mögliche Mißbildungen des Gesichtes, des Schädels (Mikrozephalie), des Herzens, des Brustkorbes, der Extremitäten und des Genitale, ferner Anomalitäten des Leber- und Nierenaufbaus. Es können bleibende intellektuelle Störungen auftreten. Die alkoholischen Schädigungen beruhen nicht auf einer Mangelernährung oder Beeinträchtigung der Leberfunktion der Mutter, sondern sind sehr wahrscheinlich durch eine direkte Wirkung des Ethanols auf die Reifung des ZNS und anderer Organe zurückzuführen. Über eine Blockade der NMDA-Glutamat-Rezeptoren und eine starke Aktivierung der GABA$_A$-Rezeptoren wird eine apoptotische Degeneration ausgelöst und die Ausbildung der notwendigen Anzahl von Synapsen behindert. Diese Vorgänge erklären das verminderte Hirngewicht der Alkohol-geschädigten Neugeborenen und ihre z. T. irreversiblen Verhaltensdefekte. Die an Neugeborenen beobachteten Symptome konnten tierexperimentell bestätigt werden.

Die fetale Alkohol-Schädigung gehört zu den häufigsten Ursachen von geistigen Entwicklungsstörungen. Aus Ländern, in denen epidemiologische Erhebungen durchgeführt werden, wird eine Häufigkeit von mehr als einem Fall auf 1000 Geburten berichtet. Zum Vergleich: die Häufigkeit von Kindern mit Down-Syndrom liegt in derselben Größenordnung, nämlich 1,25 Fälle auf 1000 Geburten.

Therapie des Alkoholismus

Die Heilung der Alkohol-Abhängigkeit ist schwierig. Rezidive nach Entziehungskuren sind häufig, zumal die Sitten der Gesellschaft die Aufnahme von alkoholischen Getränken anregen und überall begünstigen. Ohne eine wirksame **psychotherapeutische Behandlung** ist nur selten mit einem Dauererfolg zu rechnen.

Entziehungstherapie. Für Entziehungskuren lassen sich die Wirkungen von Psychopharmaka der **Benzodiazepin**-Reihe vorübergehend ausnutzen. Die Anwendungsdauer ist allerdings beschränkt, weil sich sonst bei den Alkoholikern eine Abhängigkeit von den Psychopharmaka ausbildet. Völlige Abstinenz ist erforderlich. Die Versuche, die Entziehung durch die Behandlung mit einem Opiat-Antagonisten (Naltrexon) zu erleichtern, sind fehlgeschlagen.

Disulfiram (*Antabus®*) ► Die Substanz wird ausschließlich zur Entziehungstherapie chronischer Alkoholiker benutzt. ► Disulfiram erzeugt eine Überempfindlichkeit gegenüber Alkohol, die durch eine Hemmung der Oxidation von Acetaldehyd hervorgerufen wrd. Disulfiram und sein Metabolit Diethyl-thiocarbamat sind relativ ungiftige Substanzen. Der sich sehr schnell bildende Metabolit ist die eigentliche Wirksubstanz. Sie bindet mit hoher Affinität Kupfer, so kommt es zur Hemmung von Metalloenzymen, zu denen auch die Aldehyd-Dehydrogenase gehört. Wird einige Stunden nach oraler Zufuhr von 1 – 2 g Disulfiram (0,25 – 0,5 g während der Erhaltungstherapie) Ethanol eingenommen, so treten je nach Ethanol-Menge Hautrötung, Herzklopfen, Nausea, Erbrechen, Kreislaufkollaps und Zyanose auf. ► Disulfiram sollte aufgrund der starken und von der eingenommenen Ethanol-Menge abhängigen Nebenwirkungen *nur unter kontrollierbaren Bedingungen* benutzt werden und nur mit Wissen des Patienten. Schon kleinste Mengen von Ethanol (einige Milliliter) können zu unangenehmen Reaktionen Anlass geben; Vorsicht ist auch geboten mit der Anwendung von Arzneimitteln in alkoholischer Lösung und mit alkoholischen Externa.

Manche Arzneimittel, wie z. B. orale Antidiabetika, bestimmte Cephalosporine, Nitroimidazol-Chemotherapeutika und das Pilzgift Coprin besitzen als Nebenwirkungen einen Disulfiram-artigen Effekt und führen damit zur Alkoholunverträglichkeit.

Acamprosat (Ca-Salz der δ-Acetyl-amido-1-propansulfonsäure; *Campral®*). Wie einleitend gesagt wurde (S. 524), wirkt Ethanol auf die Rezeptoren für die Überträgersubstanzen Glutaminsäure und die γ-Aminobuttersäure im ZNS. Wird bei einem Alkoholkranken der Alkoholkonsum unterbrochen, treten Entzugssymptome auf und der Betroffene entwickelt ein starkes Verlangen nach erneutem Ethanol-Genuss. Dieser Zustand kann durch die neu in die Therapie eingeführte Substanz Acamprosat abgeschwächt werden ► Acamprosat wirkt antagonistisch auf den NMDA-Rezeptor und agonistisch am GABA-Rezeptor. Es muss in Tagesdosen über 2 g über viele Monate genommen werden. ► Die Rückfallhäufigkeit wird nach kontrollierten klinischen Studien geringfügig vermindert. Der therapeutische Wert von Acamprosat kann aber wohl noch nicht endgültig beurteilt werden.

Therapie des Delirium tremens. Eine Wiederaufnahme der Alkohol-Zufuhr im Stadium des Prädelirs (S. 527) verhindert den weiteren Ablauf nicht. Eine **konsequente intensiv-medizinische Behandlung** und die Dauerzufuhr von **Clomethiazol** (s. a. S. 304, *Distraneurin®*), das sowohl sedierend als auch antikonvulsiv wirkt, hat die Überle-

benschance wesentlich verbessert. Richtwerte für die Dosierung von Clomethiazol sind 25 – 50 mg/min bis zur Sedierung, und dann 0,4 – 0,8 mg/min zur Unterhaltung des Effektes als Infusion. Hierbei muss jedoch mit den bekannten Nebenwirkungen (Atem- und Kreislaufdepression, bronchiale Hypersekretion) gerechnet werden. Besondere Aufmerksamkeit ist den Elektrolyten zu widmen: Während des Delirs sind im Allgemeinen die Kalium- und Magnesium-Spiegel deutlich erniedrigt, eine entsprechende Substitution ist notwendig.

Bei Versagen von Clomethiazol, dem Mittel der ersten Wahl, bewährt sich auch die Anwendung von **Haloperidol** (s. a. S. 330) (als Dauerinfusion maximal 50 mg in 24 Stunden). Extrapyramidale Nebenwirkungen und eine Steigerung der Krampfbereitschaft sind möglich. Die zusätzliche Gabe von **Benzodiazepinen** kann hilfreich sein, β-Blocker sollten gleichzeitig gegeben werden.

Das Versagen von Clomethiazol beruht meistens darauf, dass diese Substanz dem Alkoholiker schon in der Vorgeschichte über längere Zeit als Alkohol-Ersatzmittel gedient hat. Clomethiazol sollte daher Alkoholikern nicht chronisch verordnet werden, weil man sich dadurch der besten Delirium-tremens-Therapie beraubt.

Box 22.10

Alkoholika als „Therapeutika"

In den vergangenen Jahren hat sich eine Reihe von epidemiologischen Untersuchungen mit der Frage befasst, ob mäßiger Alkohol-Genuss „gesundheitsfördernd" wirkt. Der Ausgangspunkt für diese Bemühungen war das sogenannte „Französische Paradoxon", das dadurch gekennzeichnet ist, dass Frankreich das Land mit dem höchsten Alkohol-Konsum pro Einwohner darstellt und gleichzeitig die niedrigste Häufigkeit an koronaren Herzkrankheiten aufweist. Es ist jetzt ein interessanter biochemischer Befund erhoben worden, der das französische Paradoxon erklären könnte: Im Rotwein sind Polyphenole enthalten, die zum Teil erst während des Gährungs- und Reifungsprozesses entstehen. Diese Polyphenole hemmen die Bildung oder Freisetzung des Endothelins aus dem Gefäßendothel. Endothelin wirkt vasokonstriktorisch und soll arteriosklerotische Leiden fördern. Weißweinen und Rosé-Weinen fehlte diese Schutzwirkung. Untersuchungen aus Dänemark und England haben in der Tat ergeben, dass mäßiger Genuss von Wein (1 – 2 Glas pro Tag) mit einer verminderten Gefährdung, an einer koronaren Erkrankung zu sterben, einhergeht. Bei Betrachtung einzelner Faktoren konnte bei „mäßigen Trinkern" eine Steigerung der HDL-Fraktion, eine Besserung des Gerinnungssystems und sogar eine höhere Knochendichte im Vergleich zu Kontrollgruppen aufgezeigt werden. Ob aus diesen epidemiologischen Untersuchungen wirklich auf einen kausalen, „gesundheitsfördernden" Effekt von Wein geschlossen werden kann, ist natürlich sehr fraglich. Die „mäßigen Weintrinker" könnten ja auch ein Kollektiv primär gesünderer Menschen sein, die zum Genuss einer kultivierten Alkoholzubereitung und dem damit verbundenen Ritual neigen.

Methanol

Methanol (Methylalkohol, CH_3OH) ist sehr viel giftiger als Ethanol. Bereits Mengen von 30 – 50 g, mitunter sogar weniger, haben zu tödlichen Vergiftungen geführt. Da es in der Technik viel Verwendung findet, wird immer wieder einmal Methanol mit Ethanol verwechselt. Alkoholische Getränke aus „dunklen Quellen" enthalten manchmal Methanol. Dieser Alkohol erzeugt kaum einen Rauschzustand.

Die Vergiftungssymptome sind nicht auf die Substanz selbst zu beziehen, sondern auf die Metaboliten **Formaldehyd** und **Ameisensäure** (Abb. 22.**8**). Der enzymatisch durch Alkohol-Dehydrogenase begonnene Abbau verläuft langsamer als bei Ethanol, so dass das Maximum der Ameisensäure-Konzentration im Blut erst 2 Tage nach der Zufuhr erreicht ist. Auch die toxischen Symptome entwickeln sich langsam nach einer Latenz von 18 – 24 Stunden.

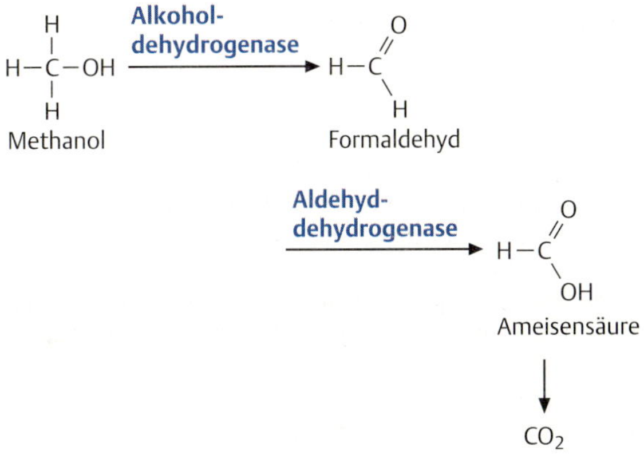

Symptome. Die wesentlichen Symptome sind: partielle oder totale, eventuell irreparable Schädigung des peripheren Sehapparates, schwere Azidose, heftige Leibschmerzen (evtl. Pankreatitis), Bewusstseinsstörungen bis hin zu einer Narkose, mitunter Oligurie. Der Schweregrad der Azidose kann nicht allein durch die Ameisensäure-Konzentration erklärt werden, sondern beruht auf der Entstehung von Protonen im gestörten Zellstoffwechsel. Ameisensäure hemmt nämlich die mitochondriale Cytochromoxidase und ruft so auf zellulärer Ebene phänomenologisch einen Sauerstoff-Mangel hervor.

Therapie. Die Therapie der Methanol-Vergiftung besteht in einer **Hämodialyse** und in einer konsequenten Behandlung der Azidose durch Zufuhr von **Natrium-hydrogencarbonat** (NaHCO$_3$) oder **Natrium-hydrogenphos-**

Abb. 22.**8 Abbau von Methanol.**

phat (Na$_2$HPO$_4$) in Mengen, die zu einer dauernden alkalischen Reaktion des Harnes führen. Die Therapie muss 5 Tage und länger (Tag und Nacht!) fortgesetzt werden. Da Ethanol und Methanol als Substrat um dasselbe Enzym konkurrieren und Ethanol dem Methanol im günstigen Verhältnis 9 : 1 vorgezogen wird, lässt sich der Methanol-Abbau durch ständige **Zufuhr von Ethylalkohol** wirksam verlangsamen. Dabei sind Ethanol-Blutspiegel von 1,5 Promille zweckmäßig. Da Tetrahydrofolsäure im Tierversuch die Elimination von Ameisensäure beträchtlich fördert, wird **Folsäure** bis zu 10 mg/d intravenös zugeführt.

22.10 Rauschmittel

22.10.1 Euphorika

Seit ältesten Zeiten haben sich die Menschen Mittel einverleibt, um Wirkungen auf ihre Psyche zu erzielen. Dabei hatten sie verschiedene Absichten: Die Mittel sollten das Denken oder die körperliche Leistungsfähigkeit verbessern, körperliche und seelische Schmerzen lindern, die Stimmungslage erhöhen oder die Phantasie anregen, evtl. sogar Halluzinationen auslösen.

Bestimmte Substanzen vermögen die Stimmung mancher Menschen zu erhöhen. Dabei kann ein Zustand von Euphorie entstehen, in dem die Betreffenden die Welt und ihre eigene Existenz besonders lebhaft genießen und in dem Empfindungen und Gedanken lustbetont sind. Zu dieser Gruppe von Substanzen gehören nicht nur solche, die Unlustgefühl und Schmerzen beseitigen („Betäubungsmittel"), sondern auch solche, welche die psychische Aktivität über die normale Ausgangslage erhöhen („Euphorika", auch Rauschgifte genannt). Auch einige Arzneimittel können bei manchen Menschen eine euphorisierende Wirkkomponente haben, Interessanterweise weisen auch körpereigene Substanzen, wie die Glucocorticoide und Endorphine, einen euphorisierenden Effekt auf.

Das Bestreben, einen solchen lustbetonten seelischen Zustand häufig herbeizuführen, ist sehr verständlich – insbesondere bei Menschen, die mit ihrem Leben unzufrieden sind oder mit ihren Konflikten nicht fertig wer-

den (Neurosen). Die zu diesem Zweck eingenommenen Substanzen vermögen zwar häufig im Augenblick den Wunsch zu erfüllen, bringen aber die Gefahr der psychischen Abhängigkeit oder gar der Sucht mit sich, ohne die Probleme zu lösen.

Risiken durch Abhängigkeit. Die Entwicklung einer Abhängigkeit oder Sucht bedeutet für den Betroffenen eine starke Gefährdung. Jede Dauereinnahme eines Suchtmittels schädigt den Organismus und beeinträchtigt das psychische Wohlbefinden. *Das „Süchtigsein" ist eine schwere Erkrankung mit geringer Heilungsaussicht.* Die Betroffenen haben eine wesentlich verringerte Lebenserwartung. In einer Untersuchung an 20jährigen Süchtigen (vor allem Opiat-Abhängigen) ergab sich, dass die Sterblichkeit bei weiblichen Suchtkranken 29fach höher, bei männlichen Kranken 12fach höher lag als bei Gesunden eines Vergleichskollektivs.

Suchtmittel, die von den Betreffenden injiziert werden müssen, bringen noch eine weitere Bedrohung mit sich: Durch Mehrfachgebrauch der Injektionsnadeln werden Virus-Infektionen übertragen. Daher weist das Kollektiv der Süchtigen eine viel höhere Häufigkeit an Hepatitis-Virus- und HIV-Infektionen auf.

Das in der ganzen Welt am häufigsten benutzte Euphorikum ist **Alkohol** (S. 524). Die Zahl der Fälle von Gewohnheitsbildung und Sucht nach Ethanol ist wesentlich größer als nach allen anderen Mitteln zusammengenommen.

Morphin

Morphin und morphinähnlich wirkende Opiate erzeugen bei gesunden Menschen anfangs nicht immer eine Euphorie, häufig sogar Unbehagen. Aber durch wiederholte Zufuhr können auch psychisch gesunde Menschen von diesen Stoffen abhängig werden. Für den einzelnen Menschen kann nicht vorausgesagt werden, ob er schon nach der ersten Applikation oder erst nach chronischer Zufuhr euphorisch reagiert. Im ungünstigsten Fall lässt sich eine Abhängigkeit schon in wenigen Tagen auslösen. Besonders groß ist die Gefahr, eine Abhängigkeit und Sucht zu induzieren, bei schnell anflutenden Opioiden wie **Heroin** intravenös (S. 272).

Cocain

Cocain (S. 83) ist als Euphorikum in Form des reinen Alkaloids in Gebrauch, während die Verwendung der Droge selbst, der Blätter von Erythroxylon coca, in Südamerika weit verbreitet ist. Cocain als Reinsubstanz war in den zwanziger Jahren als Suchtmittel en vogue und ist in den letzten Jahren erneut in Mode gekommen.

Cocain wird in zwei Formen „gehandelt": 1. als Cocainhydrochlorid in Pulverform für die Applikation auf der Nasenschleimhaut oder nach Lösung zur Injektion und 2. als freie Cocain-Base („crack"), die durch Rauchen inhaliert wird und besonders schnell wirkt. Da das Cocain-Salz von der Nasenschleimhaut gut resorbiert wird, kann es durch Schnupfen appliziert werden, schädigt aber bei längerer Anwendung wegen der vasokonstriktorischen und der lokalanästhetischen Wirkung die Schleimhaut und darunterliegende Gewebsschichten (bis zur Zerstörung der Nasenscheidewand). Aufgrund seines Wirkungsmechanismus (Hemmung der Rückaufnahme von Noradrenalin, S. 83 u. Abb. 2.**17**) löst Cocain akut eine unkontrollierte, systemische Noradrenalin-Wirkung aus, die eine starke Belastung des Herzens bedeuten kann: Anstieg des Sauerstoff-Bedarfs (positiv chronotroper und inotroper Effekt, Blutdrucksteigerung), Vasokonstriktion im Koronargebiet, gesteigerte Thrombose-Neigung. Das Ergebnis sind Dysrhythmien und Ischämien des Herzmuskels, die den Schweregrad eines Infarktes erreichen können.

Folgen der langfristigen Anwendung. Die Betroffenen leiden an Reizbarkeit, Kopfschmerzen und nach Abklingen der akuten Wirkung an Schläfrigkeit, depressiver Verstimmung, Gedächtnis- und Konzentrationsschwäche, Verfolgungsideen. Insgesamt resultieren Versagen im Beruf, Störung menschlicher Beziehungen, Verarmung und ein Zwang zu kriminellen Handlungen, um an Geld für neues Cocain oder direkt an Cocain heranzukommen. Wenn Schwangere zu Beginn der Gravidität einem Cocain-Abusus unterliegen, ist mit einem vermehrten Auftreten von urogenitalen Mißbildungen beim Fetus zu rechnen.

Weckamine. Die Weckamine (S. 347) Amphetamin, Methamphetamin, Phenmetrazin wirken in Bezug auf Leistungssteigerung, Ermüdungsbeseitigung und Euphorisierung ähnlich wie Cocain. In allen Fällen ist eine Erregung sympathischer Zentren beteiligt.

Haschisch

Es ist ein aus Cannabis indica, dem indischen Hanf, gewonnenes Harz, das durch Rauchen imprägnierten Tabaks oder per os aufgenommen wird. Marihuana sind die getrockneten und zerkleinerten Blätter derselben Pflanze, die ebenfalls geraucht werden. Der Mißbrauch dieser Droge hat in den vergangenen Jahren in vielen Ländern erheblich zugenommen.

Wirkungsmechanismus. Der wichtigste Wirkstoff ist Δ^9-Tetrahydrocannabinol.

Δ^9-Tetrahydrocannabinol

Es wirkt agonistisch an spezifischen Bindungsstellen, den Cannabinoid-Rezeptoren. Diese gehören zu den G-Protein-gekoppelten Rezeptoren. Bei der Suche nach körpereigenen Liganden für die „CB-Rezeptoren" wurde 2-Arachidonyl-glycerin als endogener Ligand erkannt. Ein weiterer möglicher Kandidat ist Anandamid (Arachidonylethanolamid). In dieser Substanz ist Arachidonsäure an seiner Carboxylgruppe mit 2-Aminoethanol amidartig verknüpft.

2-Arachidonyl-glycerin

Anandamid

Akute Wirkung. Nach Inhalation setzt die Wirkung von Haschisch schnell ein und ist stärker als nach oraler Aufnahme. Nach mäßigen Dosen treten bei nichtgewöhnten Personen folgende **somatische Symptome** auf: Zunahme der Pulsfrequenz, leichter Blutdruckanstieg, Erweiterung der Bronchien, Rötung der Konjunktiven, Mundtrockenheit.

Die psychischen Symptome hängen sehr stark von dem Charakter des Betreffenden und der Umgebung ab, ob alleine oder in Gemeinschaft. Im Vordergrund steht eine **Änderung der Bewusstseinslage**, die Welt wird traumhaft verkannt, Zeit- und Raumempfinden werden verändert, Ideenflucht ist ausgeprägt. Die Grundstimmung ist meistens gehoben (Euphorie), die Mimik und andere Äußerungen erscheinen dem Außenstehenden inadäquat.

Die akute Wirkung klingt nach einigen Stunden wieder ab. Es können Erinnerungslücken auftreten. Die Substanz verweilt aber erheblich länger im Körper, vor allem im Gehirn (die Eliminationshalbwertszeit liegt bei 50 Stunden). Die langanhaltende Verkehrsuntüchtigkeit muss bedacht werden. Eine nachträgliche depressive Verstimmung kann sich bemerkbar machen. Nach höheren Dosen treten **psychoseartige Symptome** mit paranoid-depressivem Charakter auf: Angstzustände, die zu Depersonalisation und Fehlhandlungen führen, eventuell mit tödlichem Ausgang (z. B. Sprung aus dem Fenster im Glauben, fliegen zu können).

Angemerkt sei, dass Tetrahydrocannabinol durchaus auch **therapeutisch interessante Wirkungen** hat, wie beispielsweise einen antiemetischen und einen analgetischen Effekt. Wegen seiner psychotropen Wirkungen ist es aber in den entsprechenden Indikationsgebieten den spezifischer wirkenden Arzneistoffen nicht vorzuziehen, wie eine Reihe vergleichender klinischer Untersuchungen deutlich belegt.

Chronische Wirkung. Die psychische Wirkung ist bei Wiederholung ausgeprägter als nach der ersten Zufuhr. Da der Wirkstoffgehalt des zur Verfügung stehenden Materials stark schwankt, ist die Wirkung, d. h. die Stärke

der psychischen Veränderungen, im Einzelfall nicht voraussehbar. Bei längerem Gebrauch von Haschisch kann in manchen Fällen zunehmende Indolenz, Unproduktivität und Vernachlässigung der Hygiene beobachtet werden, so dass die Übernahme oder Erfüllung sozialer Funktionen unmöglich wird („**Amotivationssyndrom**"). Diese Erscheinungen können bei Jugendlichen bereits innerhalb kurzer Frist eintreten, während sie sich beim chronischen Alkohol-Abusus im allgemeinen erst nach einer Latenz von 10–15 Jahren bemerkbar machen.

Schwerwiegend ist die Gefahr, dass Haschisch aufgrund der eingetretenen Kritiklosigkeit als **Schrittmacher** für stärker wirksame Rauschgifte wie LSD, Heroin und andere wirkt. Es kann zu einer Polytoxikomanie kommen, d. h., der Süchtige weitet den Missbrauch auf mehrere Stoffe aus. Damit wird die Prognose für die Überwindung der „Drogenabhängigkeit", die auch schon bei chronischem, reinem Haschisch-Gebrauch ungünstig genug ist, noch wesentlich schlechter. Daraus ergibt sich die Notwendigkeit, aufklärend und prophylaktisch auf die Jugendlichen einzuwirken.

Auch rein **somatische Nebenwirkungen** sind bei chronischem Abusus berichtet worden: Hemmung der Testosteron-Inkretion und Leukopenien (erhöhte Infektanfälligkeit).

Box 22.11

Gedanken zur Freigabe von Rauschmitteln

Der längere Genuss von Haschisch kann zu sehr unangenehmen Erlebnissen und Erinnerungen führen. So können insbesondere Jugendliche durch Ereignisse während der Depersonalisierung, in der Euphorie und in der depressiven Verstimmung, während der Amotivationsphase und bei niveaulosen Sexualszenen für die Zukunft geprägt sein und möglicherweise einen unwiederbringlichen Verlust an Selbstachtung erleiden.

In der Öffentlichkeit wird immer wieder gefordert, den Haschisch-Verkauf freizugeben. Man mag argumentieren, dass auf diese Weise eine Kriminalisierung von Haschisch-Konsumenten vermieden und der illegale „Dealer-Markt" beseitigt werden könne. Auch sei es doch nur gerecht, wenn angesichts der gesellschaftlichen Legitimierung der potentiellen Sucht- und Schadstoffe Ethanol und Nicotin auch der Haschisch-Konsum akzeptiert würde. Aus gesundheitlicher Sicht ist dieses Argument nicht akzeptabel; vielmehr müssten die Anstren-

gungen darauf gerichtet sein, schädlichen Alkohol- und Zigaretten-Konsum zu reduzieren. Außerdem: je geringer die gesellschaftlichen Reglementierungen und weiter die Freiheiten, desto größer sind die Anforderungen an den Einzelnen, sein Handeln so zu gestalten, dass es für ihn (und andere) zum Vorteil ist. Die Fähigkeiten, das Verhalten so zu steuern, dass es nicht zum Schaden ist, sind individuell jedoch unterschiedlich ausgeprägt.

Ein unverstandenes Übermaß an „Freiheit" (Libertinage) kann die Zerstörung menschlicher Werte mit sich bringen. Auch die Wohlstandsgesellschaft braucht Vernunft und Bescheidung. Die Forderung kann nicht sein „Jedem das Recht auf sein Rauschmittel". Oder programmiert uns die Wohlstandsgesellschaft so auf „Lebensfreude durch Konsum" und auf das „Recht auf größtmöglichen Genuss", dass man im Bedarfsfalle zur Erzeugung von Wohlbefinden eben einfach ein Rauschmittel konsumieren muss?

22.10.2 Psychotomimetika

Diese Substanzen werden auch als Psychosomimetika, Psychodysleptika, Psychedelika oder Halluzinogene bezeichnet. Von einigen Drogen ist seit langem bekannt, dass sie bei normalen Menschen akut einen psychoseähnlichen Zustand auslösen können. Die dabei auftretenden Erscheinungen haben Ähnlichkeit mit den bei Schizophrenen vorkommenden Symptomen. Dabei spielen Entfremdungserlebnisse und vor allem Halluzinationen eine Rolle, so dass die Stoffe mit Recht Halluzinogene genannt werden.

Die Symptome setzen kurze Zeit nach der Einnahme der Substanz ein und klingen meist nach einigen Stunden

oder einigen Tagen wieder ab. Die unter dem Einfluss von Psychotomimetika stehenden Personen können sich und andere Menschen gefährden. Häufig zeigt sich eine Gewöhnung (erhöhte Toleranz) bei wiederholter Zufuhr und eine psychische, aber keine physische Abhängigkeit. Die Psychotomimetika haben keinerlei therapeutische Bedeutung, es sind reine Gifte, die das Zentralnervensystem schädigen und pathologisches Verhalten induzieren.

Mescalin

Diese Substanz stammt aus mexikanischen Kakteen (Anhalonium-Arten), deren Zubereitungen bei religiösen Zeremonien der Urbevölkerung Verwendung fanden.

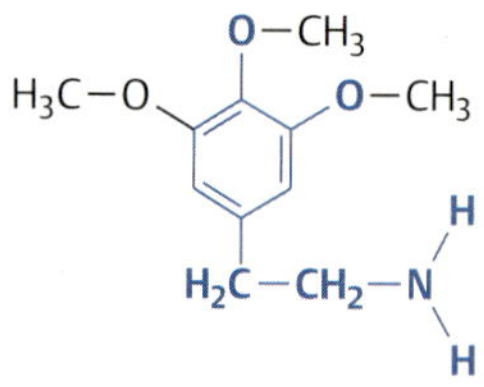

Mescalin
1-(3',4',5'-Trimethoxy-phenyl)2-amino-ethan
(vgl. mit der Struktur von Dopamin)

Es handelt sich chemisch um eine Dopamin-ähnliche Substanz mit nur geringen Kreislaufwirkungen. Bemerkenswert ist das Auftreten von Halluzinationen und Gespaltensein der Persönlichkeit. Schizophrene empfinden allerdings trotz des sonst ähnlichen Zustandsbildes meist keine Euphorie, sondern eher Angst. Die Substanz ist per os wirksam.

Methylen-dioxy-amphetamine

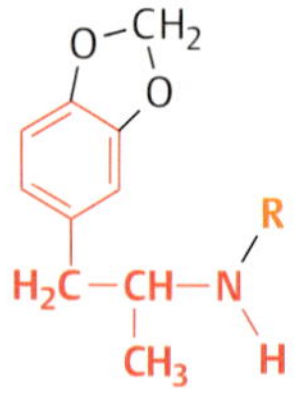

R = —H	3,4-Methylen-dioxy-amphetamin
R = —CH₃	3,4-Methylen-dioxy-methamphetamin, auch als „ecstasy" bekannt (MDMA)
R = —CH₂—CH₃	3,4-Methylen-dioxy-ethamphetamin (MDEA)

(vgl. mit der Struktur von Dopamin und Amphetamin)

Sie sind ähnlich wie Mescalin einzuschätzen. Sie rufen ebenfalls abnorme psychische Sensationen mit eher euphorischer Verstimmung hervor. Ihre Wirkung wird als eine Mischung derjenigen von Amphetamin und Lysergsäurediethylamid (s. u.) beschrieben. Mit diesen Amphetamin-Derivaten kann eine Modellpsychose erzeugt werden. Von illegalem Gebrauch zu „Rauschzwecken" wird gehäuft berichtet. Schwere Vergiftungen mit evtl. tödlichem Ausgang können vorkommen. Neben den psychischen Schäden sind nach Missbrauch von Methylen-dioxo-amphetaminen auch somatische Vergiftungssymptome zu registrieren. Nach der Einnahme steigen der systolische Blutdruck und die Herzfrequenz an, der Pupillen-Durchmesser nimmt zu. Bedrohliche Elektrolytstörungen (Hyponatriämie) können auftreten. Ferner kann „ecstasy" eine akute Hepatitis auslösen. Wenn Schwangere im ersten Trimester ecstasy „genossen" haben, können Missbildungen auftreten.

Psilocybin

Diese Substanz wird aus mexikanischen Pilzen gewonnen. Ihre Wirkungen sind denen des Mescalin ähnlich, obgleich es sich nicht um ein Noradrenalin-, sondern um ein Indol- bzw. Tryptamin-Derivat handelt.
Die Substitution in 4-Stellung ist für die halluzinogene Wirkung nicht Bedingung, sondern vielmehr die beiden Methyl-Gruppen in der Amino-Gruppe. Dies zeigt ein Blick auf die Struktur des halluzinogen wirkenden **Bufotenin**, das im Kröten-Sekret und im Samen einer südamerikanischen Pflanze, Piptadenia peregrina, vorkommt.

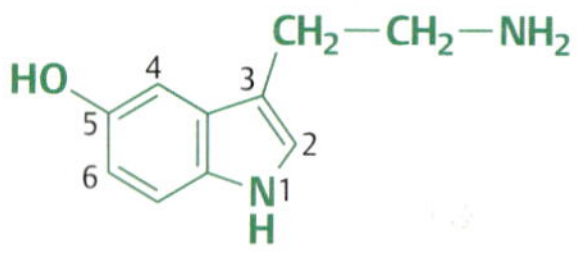

Serotonin
5-Hydroxy-tryptamin

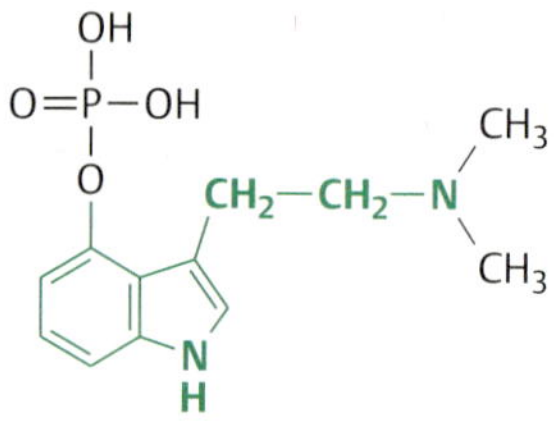

Psilocybin
Phosphorsäureester des
4-Hydroxy-N',N'-dimethyl-tryptamin

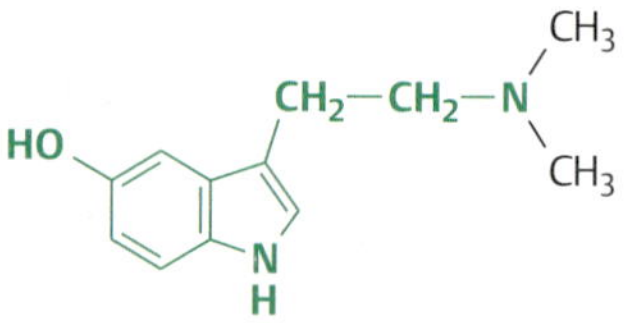

Bufotenin
N'-Dimethyl-serotonin

Lysergsäurediethylamid (LSD)

Die Lysergsäure ist Bestandteil aller Alkaloide aus Secale cornutum (S. 122), sie hat aber keine pharmakologischen Wirkungen. Lysergsäurediethylamid (LSD) dagegen erzeugt in Dosen von 0,02 – 0,4 mg per os beim Menschen „Mescalin-ähnliche" Symptome, aber häufig Angst und panische Reaktionen. Gleichzeitig kann es zu einer Aktivierung des sympathischen Systems kommen. Das Lysergsäurediethylamid ist eine außerordentlich stark wirksame Verbindung. Auf dem illegalen Markt

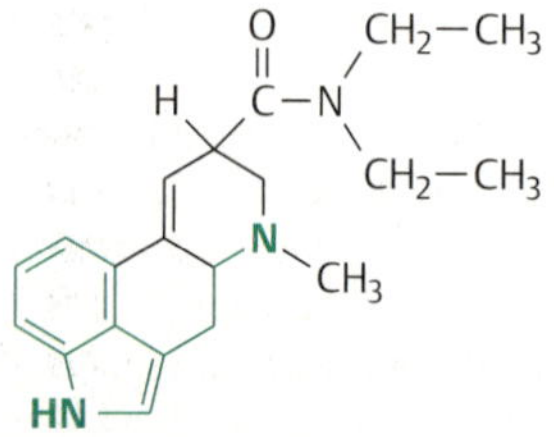

Lysergsäurediethylamid (LSD)

wird LSD unter anderem in Form imprägnierter Papierstückchen (in Briefmarkengröße) verkauft, die gelutscht werden. Es handelt sich wie bei Bufotenin um ein maskiertes Dimethylserotonin.

LSD hat Affinität zu verschiedenen Serotoninrezeptor-Subtypen. Die halluzinogene Wirkung wird besonders mit 5-HT$_{2A}$-Rezeptoren in Verbindung gebracht, an denen LSD als partieller Agonist wirkt. Es ist relativ leicht zugänglich (einfache Synthese), so dass der Missbrauch verbreitet ist. Obgleich das Absetzen von LSD Entzugssymptome im strengeren Sinne vermissen lässt, kann es bei emotionell Labilen und Psychopathen, auch nach einem freien Intervall, eine eventuell wochenlang anhaltende Veränderung des Bewusstseins herbeiführen („Echoeffekt"). Es scheinen psychische Dauerschäden vorzukommen.

Phencyclidin

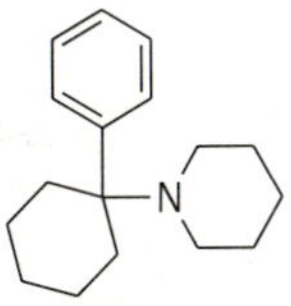

Phencyclidin

Diese synthetische Substanz wirkt blockierend auf Glutamat-Rezeptoren vom NMDA-Typ (S. 314) im Zentralnervensystem und ruft Psychose-artige Veränderungen hervor mit Denkstörungen, bizarrem Verhalten, Katatonie-artiger Rigidität, Stupor; hinzu treten vegetative Störungen. Sie kann wie Ketamin eine dissoziative Anästhesie auslösen. Das Suchtpotential von Phencyclidin ist hoch.

22.11 Tabak

Das Genussmittel Tabak wird ganz überwiegend durch Rauchen „genossen", Schnupfen oder Kauen des Tabaks spielen quantitativ keine Rolle. Unter dem pharmakologisch-toxikologischen Gesichtspunkt muss unterschieden werden zwischen der Wirkung des im Tabak enthaltenen Alkaloids Nicotin und der Wirkung des Tabakrauches.

Schädigung durch Nicotin

Giftwirkung des Nicotin. Das im Tabak enthaltene Alkaloid Nicotin ist ein starkes Gift; die tödlichen Dosen beginnen bei etwa 50 mg; sie führen in kurzer Zeit zu tonisch-klonischen Krämpfen und durch Atemlähmung zum Tod. Kleinere Mengen wirken stimulierend an den vegetativen Ganglien und am Nebennierenmark (Freisetzung von Adrenalin, S. 92). Gewisse zentral erregende Wirkungen sind nachweisbar. Diese Effekte sind ein wichtiger Grund dafür, dass ein Raucher immer wieder raucht. Durch Rauchen kann die akute tödliche Nicotin-Dosis von ca. 50 mg niemals erreicht werden.

Die Menge Nicotin, die beim Rauchen aufgenommen wird, hängt von verschiedenen Faktoren ab: vom Nicotin-Gehalt und pH-Wert des Tabaks, Art des Rauchens (Zug-Frequenz, Aufenthaltsdauer des Rauchvolumens im Mund und Respirationstrakt, Tiefe der Inhalation) und ganz wesentlich davon, ob das Nicotin als Base oder Salz im Rauch enthalten ist. Als Base (wie in Formel Abb. 22.**9**) wird Nicotin leicht durch die Schleimhaut aufgenommen, ist dagegen der Stickstoff protoniert wie in sauren Tabaksorten (Zigarettentabaken), wird das amphiphile Alkaloid schlecht resorbiert. Das ist der Grund, warum die Zigarettenraucher inhalieren müssen, um durch Vergrößerung der Kontaktfläche auf das gewünschte Quantum Nicotin zu kommen, und dafür, dass Tabakfirmen ihre Zigarettentabake alkalinisieren.

Elimination. Etwa 10 % des Nicotins werden durch die Nieren unverändert ausgeschieden, 80 % vorwiegend in der Leber abgebaut. Hauptmetaboliten sind das in Blut und Urin nachweisbare Cotinin bzw. 3-Hydroxycotinin (Abb. 22.**9**).

Toleranz und Gewöhnung. Bei häufig wiederholter Zufuhr von Nicotin kommt es zu einer Gewöhnung. Die Toleranz gegen die Substanz kann im Laufe der Zeit um das 2- bis 3fache erhöht sein. Diese erhöhte Toleranz kann bei fieberhaften Erkrankungen, bei organischen Gehirnschädigungen oder schwerer Anämie verschwinden. Außer dieser langfristigen Toleranzerhöhung ist eine höchstens 2 Stunden anhaltende Tachyphylaxie zu beobachten. Eine Zigarette, die nach einer längeren Unterbrechung (z. B. morgens nach dem Schlaf) geraucht wird, hat deshalb einen stärkeren Effekt.

Das Rauchen führt leicht zur Gewohnheitsbildung, dabei spielt das Zeremoniell des Rauchens eine Rolle. Die Gewohnheitsbildung (psychische Abhängigkeit) kann derartige Ausmaße annehmen, dass selbst schwere Erkrankungen nicht zu einem Verzicht auf das Rauchen führen, wie alltägliche Erfahrung in den Krankenhäusern lehrt.

Folgen chronischer Nicotin-Aufnahme. Die Beziehung des Nicotins zu Erkrankungen des Herzens und der Gefäße ist häufig untersucht worden. Während des Rauchens sind akute **Veränderungen des EKG**, des **Tonus der Gefäße und der Bronchien** zu beobachten, die durch eine Erregung des cholinergen oder adrenergen Systems erklärt werden können. Schon beim Rauchen einer Zigarette

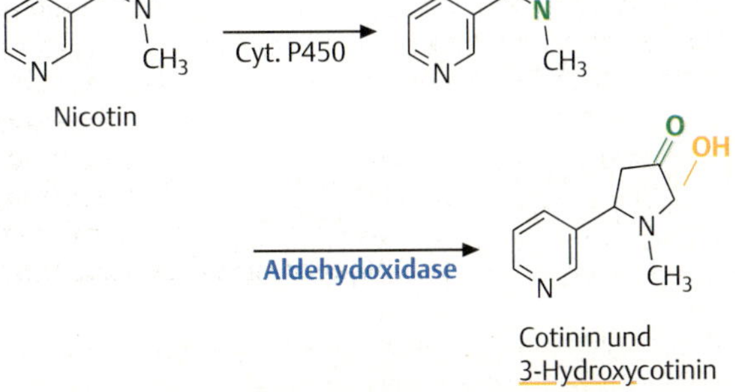

Abb. 22.**9** **Abbau von Nicotin.**

können die Blutspiegel von Noradrenalin um ca. 50% und von Adrenalin um ca. 15% ansteigen. Da die Ursachen für die Entstehung der Arteriosklerose mannigfach sind und die Erkrankung ohnehin häufig ist, lässt sich das Rauchen als Ursache für die Entstehung der Arteriosklerose schwer nachweisen. Unbestritten ist jedoch, dass Rauchen von Zigaretten (nicht von Zigarren und Pfeifen) das Risiko einer tödlichen **ischämischen Herzerkrankung** auf das 3fache bei mehr als 15 Zigaretten täglich und auf das 5fache nach 40 Stück/d erhöht. Bei starken Rauchern sind die Plasmalipide vermehrt. Bei Rauchern, die einen Herzinfarkt überstanden haben, vermindert Zigarettenrauchen die Herzleistung und erhöht das Re-Infarkt-Risiko. Die Wahrscheinlichkeit, einen **Schlaganfall** zu erleiden, ist bei Zigarettenrauchern dreifach höher als bei Nichtrauchern. Das Risiko wird 20fach höher, wenn gleichzeitig noch ein Hochdruck besteht.

Die **Thrombangiitis obliterans** (Buerger-Erkrankung, das „Raucherbein") tritt ausschließlich nur bei starken Rauchern auf und kann nur durch Aufgabe des Rauchens zum Stillstand kommen. Nach englischer Version ist die Behandlung der Claudicatio intermittens in 5 Worten ausdrückbar: „stop smoking and keep walking". Schon das Rauchen von wenigen Zigaretten kann die Erkrankung wieder fortschreiten lassen.

Die Entstehung von **Ulzera des Magens und Duodenums** wird durch Rauchen wohl nicht gefördert, aber die Heilung dieser Geschwüre wird möglicherweise verzögert. Die bei manchen Rauchern auftretende, primär degenerative **N.-opticus-Schädigung** (Tabak-Amblyopie) geht mit einer Erniedrigung des Blutspiegels von Vitamin B_{12} einher. Raucher ohne Sehstörungen weisen normale B_{12}-Werte auf.

Bei Raucherinnen wird in der Postmenopause der **Knochen** stärker abgebaut als bei nichtrauchenden Kontrollpersonen. Im Alter von 80 Jahren sind Oberschenkelfrakturen bei Raucherinnen doppelt so häufig wie bei Nichtraucherinnen. Bei Raucherinnen setzt übrigens die Menopause 2–3 Jahre früher ein als bei einer nichtrauchenden Vergleichsgruppe.

Box 22.12

Raucht man wegen des Nicotins?

Obgleich der Raucher eine bestimmte Menge Nicotin aufnehmen will, ist es doch nicht das Nicotin allein, auf das es ankommt. So ließ sich bei Versuchspersonen durch gleichzeitige Infusion von Nicotin die in 6 Stunden gerauchte Zahl von Zigaretten nur um 2,7 Stück vermindern, obgleich durch die Infusion in derselben Zeit ein Nicotin-Äquivalent von 9 Zigaretten infundiert worden war. Ein derartiger Befund unterstützt die allgemeine Beobachtung, dass das Rauchbedürfnis nicht durch Nicotin allein befriedigt werden kann. Ebensowenig lässt sich bei den meisten Rauchern das Rauchen erfolgreich durch die Zufuhr von Nicotin aus Kaugummi ersetzen. Möglicherweise beruhen diese negativen Untersuchungsergebnisse aber auch darauf, dass eine rhythmische Beibringung von Nicotin anders wirkt als die kontinuierliche Zufuhr.

Die Anwendung von Nicotin-Pflastern scheint, besonders dann, wenn zusätzlich eine gute Führung durch den behandelnden Arzt gewährleistet ist, die Entwöhnung zu erleichtern. Diese Pflaster liegen in 3 Stärken vor, die 7, 14 oder 21 mg/d freisetzen sollen. Die Stärke muss so gewählt werden, dass der betreffende Raucher eben gerade eine leichte Nicotin-Vergiftung spürt. Jede dann gerauchte Zigarette ruft offensichtlich Missbehagen hervor.

Schädigung durch „Mitrauchen". Nur ca. 30% des Nicotins gelangen mit dem Rauch des „Hauptstromes" der Zigarette oder Zigarre in den Mund des Rauchers. Der Hauptanteil des Nicotins geht mit anderen flüchtigen Substanzen in den „Nebenstrom", d.h. direkt in die Luft über, so dass die Menschen in der Umgebung des Rauchers, besonders in kleinen Räumen „mitrauchen" müssen. Messungen ergaben, dass Nichtraucher, die sich in „verräucherten" Räumen aufhalten, pro Tag etwa soviel Nicotin passiv aufnehmen, wie dem Rauchen eines Drittels einer normalen Zigarette entspricht. Die gesundheitliche Schädigung, die durch dieses „Mitrauchen" entstehen kann, wird oft missachtet. Es liegen aber Untersuchungen vor, die zeigen, dass Kinder mit asthmatischen Erkrankungen zusätzlich geschädigt werden und dass Bronchialkarzinome bei Frauen, die selbst Nichtraucher waren, aber ständig „mitrauchen" mussten, häufiger auftraten als bei einer nicht-rauchenden und nicht-mitrauchenden Kontrollgruppe. Ferner wurde nachgewiesen, dass bei herzgesunden Nichtrauchern durch „Mitrauchen" die Funktion der Koronargefäße eingeschränkt wird. In Publikationen, die in irgendeiner Weise von der Tabakindustrie unterstützt wurden, wird kaum ein unvoreingenommener Standpunkt erwartet werden können.

Schädigungen durch Tabakrauch

Im Hauptstrom des Tabakrauches wurden neben Nicotin noch mehrere Tausend weitere Stoffe identifiziert, die zum Teil toxikologische Bedeutung haben. Sie lassen sich in drei Gruppen einteilen:
- Kohlenmonoxid,
- reizende Gase und Dämpfe, vor allem Aldehyde und Ammoniak,
- Teer, Benzpyren, Nitrosamine, Arsen und Chrom als Karzinogene (möglicherweise auch das radioaktive Polonium ^{210}Po).

Kohlenmonoxid. Der Gehalt an Kohlenmonoxid im Hauptstrom der Zigarette beträgt 1–3%, der Pfeife ca. 2%, der Zigarre ca. 6%. Da die aufgenommenen Kohlenmonoxid-Mengen klein sind, kommt es nicht zu Vergiftungen. Im Blut finden sich bei einem täglich 20 Zigaretten inhalierenden Raucher ca. 5% Kohlenmonoxid-Hämoglobin. Bei starken Rauchern kommen Konzentrationen von 10–15%, eventuell sogar mehr vor, die bei starken Anstrengungen, bei Herzkranken oder bei Aufenthalt in größeren Höhen schon bedenkliche Folgen haben können. Infolge der dauernden Beeinträchtigung der Hämoglobin-Funktion fand sich bei manchen Rauchern eine Polyglobulie.

Reizgase. Unter den reizenden Gasen spielen besonders verschiedene Aldehyde und bei alkalischen Tabaken Ammoniak eine wichtige Rolle. Sie sind verantwortlich für die Entstehung des Raucherhustens und der chronischen Bronchiolitis, Bronchitis und des Emphysems. Einige Rauchbestandteile hemmen die Zilienbewegungen. Die Zahl der Erkrankungen der oberen Luftwege ist bei Rauchern beträchtlich höher als bei Nichtrauchern. Sie tragen zur Verminderung der Lebenserwartung von starken Rauchern bei. Die ständige Entzündung der Schleimhaut des Respirationstraktes mag per se ein Krebsrisiko darstellen.

Karzinogene. Von den gewebetoxikologisch als Karzinogene bekannten Stoffen wie Teer, Arsen und Chrom dürften im Fall des Tabakrauches vorwiegend Teer und Teerinhaltsstoffe als Karzinogene in Betracht kommen. Von diesen ist nachgewiesen worden, dass sie bei Arbeitern in Gaswerken nach Einatmung in Dampfform die Sterblichkeit an **Bronchialkrebs** auf das 10- bis 15fache erhöhten. Die Krankheit zeigt sich nach einer Exposition von 10–15 Jahren. Bei Zigarettenrauchern ist mit ähnlichen Expositionszeiten und ähnlicher Häufung von Bronchialkarzinomen zu rechnen. Nach sehr eingehenden und kritischen englischen Untersuchungen ist beim Rauchen von täglich ca. 40 Zigaretten die Mortalität an Lungenkrebs etwa 30-mal höher als bei Nichtrauchern. Aber auch bei täglichem Konsum von 20 Zigaretten ist sie noch 15-mal, nach ca. 8 Zigaretten 10-mal höher. In den USA gewonnene Zahlen zeigen grundsätzlich dasselbe. Pfeifenraucher erkranken „nur" ca. 3- bis 4-mal häufiger an Bronchialkarzinomen als Nichtraucher. Die Werte für Zigarrenraucher gleichen denen von Nichtrauchern oder sind nur wenig erhöht.

Der Einwand, dass es in Anbetracht der langen Latenz von 10–15 und mehr Jahren zwecklos sein würde, jahrelanges Rauchen noch einzustellen, ist nicht stichhaltig; denn schon nach einer Abstinenz von weniger als 10 Jahren sinkt die Häufigkeit der Lungenkrebserkrankungen auf etwa die Hälfte herab, nach 13 Jahren nähern sich die Werte denen von Nichtrauchern.

Ein statistischer Zusammenhang zwischen Rauchen und **Krebs des Kehlkopfes, des Mundbereiches, des Pankreas und der Blase** ist ebenfalls gesichert. Auch die Häufigkeit colorektaler Carcinome ist bei langjährigen Rauchern erhöht (eine Auswertung an 310 000 Männern und 470 000 Frauen in den USA).

Bei starken Rauchern finden sich metaplastische Veränderungen der Bronchialschleimhaut, die auch bei gleichzeitigem Bronchialkarzinom vorhanden sind. Diese Metaplasie ist nach Aufgeben des Rauchens weitgehend reversibel.

Das Krebsrisiko ist erhöht bei chronischer Bronchitis mit Sputumproduktion. Wahrscheinlich wirken mehrere Stoffe zusammen bei der Entstehung des Bronchialkrebses. Im Tabakteer finden sich neben den Karzinogenen (z. B. Benzpyren) auch Kokarzinogene (z. B. Phenole). Kokarzinogene lassen in Experimenten eine unterschwellige Dosis eines Karzinogens wirksam werden. Um eine Vorstellung von der Schädlichkeit des Rauchens zu vermitteln, sei hier die Zahl der Todesfälle als Folge chronischen Rauchens genannt: In den USA sterben jährlich 430 000 Erwachsene am „Tabakgenuss". Man muss sich darüber im Klaren sein, dass das Rauchen von Filterzigaretten nicht weniger gesundheitsschädigend wirkt als der „Genuss" normaler Zigaretten.

Risiko des Rauchens und die Entwöhnung

Einfluss auf die Lebenserwartung. Wenn man nicht allein Lungenkrebs oder Koronarerkrankungen in Betracht zieht, sondern den Einfluss des Rauchens auf die Lebenserwartung überhaupt, so ergeben sich eindrucksvolle Zahlen. Aus einer Statistik, bei der die Rauchgewohnheiten britischer Ärzte in Beziehung zur Lebenserwartung gesetzt wurden, ergab sich folgendes: Die Chance, in den nächsten 10 Jahren zu sterben, beträgt für den 35jähri-

gen, starken Zigarettenraucher 1:23, beim gleichaltrigen Nichtraucher 1:90. 15 % (1 von 6) werden vor Erreichen des 65. Lebensjahres sterben, wenn sie nicht rauchen, 33 % (2 von 6), wenn sie stark rauchen. Selbst wenn nicht die gesamte Differenz auf das Rauchen selbst zu beziehen wäre, so sind die Zahlen doch brauchbar, um den wesentlichen Einfluss des Rauchens auf die Lebenserwartung zu zeigen. Aus einer 40 Jahre dauernden Untersuchung an britischen Ärzten hat sich ergeben, dass von den regelmäßigen Zigarettenrauchern etwa die Hälfte an Erkrankungen gestorben ist, die als Folge des Rauchens angesehen werden müssen.

Rauchen in der Schwangerschaft erhöht die Zahl der Frühgeburten. Das Gewicht der Neugeborenen wird in Abhängigkeit von der Zahl der während der Schwangerschaft gerauchten Zigaretten zum Teil beträchtlich vermindert. Die perinatale Sterblichkeit ist erhöht. Die körperliche und geistige Entwicklung in der ersten Lebensdekade ist verzögert.

Entwöhnung. Es ist Allgemeinwissen, dass (Zigaretten-) Rauchen gesundheitsschädigend wirkt. Dennoch können Gewohnheitsraucher das Rauchen nicht unterlassen, es besteht also eine echte Abhängigkeit. Welche Möglichkeiten bestehen nun, um einem Raucher zu helfen, seine Abhängigkeit zu überwinden? Da es sich *nicht* um eine reine Substanzabhängigkeit vom Nicotin handelt, sondern das Ritual des Rauchens eine mehr oder minder große Rolle spielt, hat sich der Versuch, eine Entwöhnung durchzuführen, an dem individuellen Fall zu orientieren.

Eine vorwiegend somatische Methode besteht in der **Dauerzufuhr von Nicotin,** z. B. als Pflaster mit abgestufter Freigabe von 5–20 mg in 24 Stunden. Die Wirkstärke muss so gewählt werden, dass der Raucher gerade eben vor einer ständigen Nicotin-Vergiftung steht. Jede dann gerauchte Zigarette löst eine leichte Nicotin-Vergiftung aus, wie sie jeder Raucher am Beginn seiner Karriere erlebt hat: Stuhldrang, Schweißausbruch, Unwohlsein! Wenn der Betreffende dieses „Zigaretten-Erlebnis" immer wieder durchlebt, solange die Pflastertherapie beibehalten wird, verleidet er sich das Rauchen und ist von seinem Leiden befreit. Die Erfolgsquote dieser Therapie liegt bei ca. 20 %. Die Zufuhr von Nicotin in einem Kaugummi hat wohl auch keinen besseren Nutzeffekt.

Bupropion
(rote Markierung demonstriert
Ähnlichkeit mit Methamphetamin)

Neuerdings wird ein anderes Prinzip propagiert, um eine Entwöhnung zu erleichtern. Es handelt sich um **Bupropion** (Amfebutamon, *Zyban*®), das als antidepressiver Wirkstoff entwickelt wurde, dann auch als Anorektikum galt (es ist chemisch nahe verwandt mit Amfepramon, S. 347) und jetzt wohl aufgrund einer gewissen stimulierenden Wirkung zur Entwöhnung verordnet wird. In einer Placebo-kontrollierten Untersuchung ergab sich

---

Box 22.13

Anstieg des Zigarettenkonsums und Einfluss der Reklame

In der Bevölkerung eine ablehnende Haltung gegenüber dem Rauchen zu erzeugen, ist ein fast hoffnungsloses Unterfangen, solange Jugendlichen und Erwachsenen durch vordergründige Reklame Erfolg suggeriert und Statussymbole vorgegaukelt werden, wenn sie die Zigaretten einer bestimmten Marke rauchen. Der jetzt vorgeschriebene Hinweis über die Gefährdung der Gesundheit, der auf jeder Packung vorhanden sein muss, hat den Zigarettenkonsum nicht reduziert. Obwohl es heute zum gesicherten Wissen gehört, dass (Zigaretten-)Rauchen gesundheitsschädigend wirkt – es werden ausgesprochen schwere Erkrankungen induziert –, steigt der weltweite Zigarettenkonsum immer noch an. Der prozentuale Zuwachs war am höchsten in Afrika (42%), in Latein-Amerika (24%) und in Asien (22%). Das Rauchen ist bei den Jugendlichen in den USA von 1991–1997 um 36% angewachsen, bei den farbigen Jugendlichen sogar um 50%. Der Zigaretten-Konsum hat lediglich in den „besser gestellten" Schichten abgenommen. Hervorgehoben werden muss auch, dass der Zigaretten-Verbrauch bei den Frauen besonders stark angewachsen ist, in den USA von 1950 bis 2000 um das 6fache. Über die Wirksamkeit der Zigaretten-Reklame, die sonst von den Herstellerfirmen gar nicht betrieben würde, besteht kein Zweifel. Es ist deprimierend, zur Kenntnis nehmen zu müssen, dass sich jährlich weltweit ca. 4 Millionen prämature Todesfälle als Folge chronischen Zigarettenkonsums ereignen, dass 35–50% der Raucher an den Konsumfolgen sterben werden und dass die mittlere Lebenserwartung der Raucher um ca. 12 Jahre verkürzt ist. Obgleich diese epidemiologischen Fakten gut bekannt sind, können sich die Gesundheitspolitiker nicht gegen die Macht der Tabak-Industrie durchsetzen.

---

nach 1-jähriger Behandlung: In der Placebo-Gruppe haben 12%, bei täglicher Einnahme von 100 mg Bupropion 20%, von 150 mg 23% und bei täglicher Dosis von 300 mg ebenfalls 23% das Rauchen aufgegeben. Als Nebenwirkungen wurden Schlaflosigkeit, Kopfschmerzen und verminderte Gewichtszunahme registriert. Über Krampfanfälle und Todesfälle wird berichtet, aber es ist unklar, ob eine kausale Verbindung mit dem Wirkstoff besteht. Die deutsche Zulassungsbehörde (BfArM) hat Anfang 2002 eine Überprüfung der Nutzen/Risiko-Bewertung eingeleitet.

Eine rein **psychische „Therapie"** zur Entwöhnung eines Rauchers kann natürlich immer versucht werden und hat in Einzelfällen auch Erfolg. Es bleibt aber ein Millionen-Kollektiv von Rauchern übrig, das sich unbeirrt seine Gesundheit ruiniert. Von dieser Situation profitieren der Staat (Tabaksteuer) und die Industrie.

Möglichkeiten der Prävention. Da beim Beginn des Rauchens vorwiegend soziale Faktoren eine Rolle spielen, sollte versucht werden, schon bei Kindern und Jugendlichen durch geeignete Maßnahmen eine ablehnende Haltung gegenüber dem Rauchen zu erzeugen. Auch Ärzte können sehr viel zur Prophylaxe tun, wenn sie ihre Patienten gelegentlich einer Bronchitis, eines Ulcus duodeni oder einer Gefäßerkrankung auffordern, nicht mehr zu rauchen. Wenn sie selbst Nichtraucher sind, werden sie mehr überzeugen.

An sich können gute Filter schädigende Stoffe zurückhalten. So zeigte sich 10 Jahre nach Überwechseln von filterlosen Zigaretten auf Filterzigaretten in einer Untersuchungsserie eine Verringerung des Bronchialkrebsrisikos, in einer anderen aber keine Risikosenkung. Ob die Zigaretten mit niedrigen Nicotin- und „Kondensat"-Werten im Rauch weniger gesundheitsgefährdend sind als die bisherige Normal-Zigarette, ließ sich für kardiovaskuläre Erkrankungen und obstruktive Lungenkrankheiten nicht nachweisen, ebensowenig für die Fetalschädigung. Beim echten Zigarettenraucher besteht die Tendenz, beim Rauchen nicotinarmer Zigaretten seinen Konsum zahlenmäßig zu erhöhen und sogar Pfeifenrauch zu inhalieren.

Box 22.14

Resignierendes Fazit, ein offenes Wort

Es ist hier der Ort, um klar auszusprechen, dass die Gesundheitsschäden, die sich die Menschen **selbst freiwillig** zufügen, bei weitem schwerwiegender sind, als alle Giftwirkungen wie Arzneimittelnebenwirkungen und Umweltgifte zusammengenommen. Die häufigsten Schäden sind ausgelöst durch Alkohol, Tabak und fettreiche Überernährung mit zwangsläufigem Übergewicht.

Allein die Folgekrankheiten des Rauchens, das Bronchialkarzinom, die Coronarsklerose und das Raucherbein mit der häufig notwendigen Amputation, sind für die Betroffenen und die Familienangehörigen schwerwiegende Ereignisse, aber darüber hinaus auch für das Gesundheitswesen eine erhebliche (finanzielle) Belastung. Obgleich der kausale Zusammenhang zwischen Zigarettenkonsum und den geschilderten Folgekrankheiten klar ist, führt dies statistisch gesehen nicht zu einer Einschränkung des Rauchens: ein deprimierendes Beispiel für die Uneinsichtigkeit der Menschen.

Diese Zusammenhänge sind natürlich auch unseren Gesundheitsbehörden und Politikern bekannt. Trotzdem ist es nicht möglich, in Deutschland ein Verbot der Tabak- und Zigaretten-Werbung zu erlassen, wie es in anderen Mitgliedstaaten der Europäischen Union der Fall ist. Dies ist eines der Beispiele für die übergroße Einflussnahme der Industrie auf unser Gesundheitswesen. Dabei ist den großen Tabak-Firmen die gesundheitsschädigende Wirkung des Zigaretten-Rauchens seit langer Zeit bekannt, wie aus den Schadensersatz-Prozessen, die jetzt in verschiedenen Ländern geführt werden, klar hervorgeht.

Ähnliches lässt sich zu der „fettreichen Übernährung" und anderen Diät-erfordernden Zuständen sagen. In Deutschland kann eine notwendige Diät unter normalen häuslichen Bedingungen nicht zubereitet werden, weil die Lebensmittel nicht quantitativ deklariert werden müssen. Bei einer Konserve oder einem Fertiggericht wird weder der Fett- oder Salzgehalt, noch der Kohlehydrat- oder Eiweiß-Gehalt angegeben, noch kann der Anteil an ungesättigten Fettsäuren erahnt werden. Dieselben deutschen oder ausländischen Produkte sind in den Nachbarstaaten (z. B. im EG-Land Dänemark) voll deklariert. Was für den menschlichen Gebrauch nicht notwendig zu sein scheint, gilt bei uns aber für jedes Hunde- und Katzenfutter: diese sind genau deklariert. Auch in dieser Hinsicht steht man als Mediziner mit therapeutischer Intention verständnislos vor unserer Gesetzgebung und dem Verhalten unserer Gesundheitspolitiker.

22.12 Tierische Gifte und Pilzgifte

Tierische Gifte

Schlangengifte sind je nach Tierart verschieden zusammengesetzt. Neben beträchtlichen Mengen von Enzymen enthalten sie wechselnde Mengen von Polypeptiden. Die Enzyme sind Lipasen, Esterasen, Proteasen, Oxidasen und Hyaluronidase. Eine Phospholipase A vermag aus Lecithin das hämolysierende Lysolecithin zu bilden. Ein Trypsin-ähnlich wirkendes Enzym aktiviert wie die Thrombokinase Prothrombin zu Thrombin (vgl. auch Ancrod, S. 187). Die Trypsin-ähnliche Wirkung zeigt sich auch bei der Inkubation mit Plasmaglobulinen. Dabei entsteht das Oligopeptid Bradykinin, das darmerregend und blutdrucksenkend wirkt.

Die klinischen Erscheinungen nach Schlangenbiss sind auf eine erhöhte Gerinnbarkeit sowie nekrotisierende, hämolysierende und neurotoxische Wirkungen zurückzuführen. Da neben Bradykinin auch Histamin freigesetzt wird, ist mit einem starken Absinken des Blutdrucks zu rechnen.

Die Skelettmuskulatur kann durch einen präsynaptischen oder einen postsynaptischen Mechanismus gelähmt werden. Beispiele für präsynaptisch wirkende Schlangengifte sind Taipoxin, Notexin und β-Bungarotoxin, die nach einer anfänglich gesteigerten Acetylcholin-Freisetzung aus dem motorischen Nervenende eine Erschöpfung dieses Mechanismus nach sich ziehen. α-Bungarotoxin wirkt dagegen postsynaptisch, es wird fest an den Actylcholin-Rezeptor gebunden und verhindert die Interaktion zwischen Rezeptor und Acetylcholin.

Vipera berus, die Kreuzotter, ist praktisch die einzige in Deutschland vorkommende Giftschlange. Ihr Biss ist selten tödlich. Es entstehen lokal ein Ödem, Lymphangitis, Petechien, Hämatome, Blasen, eventuell tiefgehende Nekrosen. Nach Resorption entwickeln sich in Minuten bis Stunden Benommenheit, Kopfschmerz, Schwindel, Herzklopfen, Übelkeit, Erbrechen, Koliken und Kreislaufkollaps. Hämorrhagien in verschiedenen Gebieten können vorkommen.

Therapie des Schlangenbisses. Nach Kompression der Bissstelle müssen möglichst innerhalb der ersten 2 Stunden 10–30 ml Antiserum[1] intramuskulär verabreicht werden. Zusätzlich können hohe Dosen von Glucocorticoiden gegeben werden.

Das Gift der **Wespen**, **Hornissen** und **Skorpione** enthält unter anderem Serotonin. Diese Substanz erzeugt zwar Schmerz, ist aber nicht allein dafür verantwortlich. Im Wespengift findet sich daneben Histamin und eine bradykininähnliche Substanz, im Hornissengift viel Acetylcholin und gleichfalls ein Kinin. **Mückengift** enthält gleichfalls Histamin, **Bienengift** die basischen Peptide Melittin und Apamin. Im Gift von Skorpionen und von bestimmten Seeanemonen sind Polypeptide enthalten, die die Inaktivierung des schnellen Natrium-Kanals hemmen.

---

[1] Schlangengift-Immunserum Behring, gegen sämtliche europäische und mediterrane Schlangengifte wirksam

Aus Tetrodon-Arten, ostasiatischen Fischen, konnte **Tetrodotoxin** isoliert werden, das großes experimentelles Interesse besitzt. Dieser Giftstoff hemmt nämlich spezifisch den Natrium-Einstrom während der fortgeleiteten Erregung in Nerven und Muskelgeweben.

Das ähnlich wirkende **Saxitoxin** hat nach dem Genuss verschiedener Muschelarten aus dem Pazifik und der Nordsee zu Lähmungen bei Menschen und Seevögeln geführt. Das hitzestabile Gift wird durch Dinoflagellaten erzeugt, die in den Muscheln leben.

Bakterielle Gifte. Ein besonders stark wirksames Gift wird von dem anaeroben Bacillus *Clostridium botulinum,* der in überalterten Lebensmitteln gedeiht, produziert. Das Gift **Botulinus-Toxin** besteht aus zwei Eiweiß-Einheiten. Die eine Einheit bindet sich mit hoher Affinität an die präsynaptische Membran des motorischen Nervenendes und vermittelt den Durchtritt des Proteins ($M_r \approx 150\,000$ Da) durch das Plasmalemm. Die zweite Einheit hat Protease-Aktivität und inaktiviert die Proteine, die zur Freisetzung der Acetylcholin-haltigen Vesikel notwendig sind. Damit wird die Übertragung des Nervenimpulses auf die Skelettmuskelfaser unmöglich, der Muskel ist gelähmt.

Vergiftungen treten auf, wenn „verdorbene Nahrungsmittel" gegessen werden. Die enterale Resorption des Giftstoffes ist zwar gering, aber unglaublich kleine Mengen rufen bereits eine Lähmung der Skelettmuskulatur hervor (letale Dosis bei der Maus 10^{-12} g!). Das Botulinus-Toxin ist eine der giftigsten Substanzen. Die Schädigung der einzelnen Synapsen ist irreversibel, die Erholung dauert lange, da erst neue Nervenenden auswachsen und Kontakt zur Skelettmuskel-Faser aufnehmen müssen. Bei einer totalen Lähmung müssen die Patienten natürlich künstlich beatmet und eine Intensivpflege vorgenommen werden. Ein Botulinus-Antitoxin ist nur wirksam, solange der Giftstoff noch nicht in die Motornerven eingedrungen ist.

Es sei angemerkt, dass *Botulinus-Toxin als Arzneimittel* Anwendung findet. Es wird lokal in eine Muskelgruppe injiziert, um einen sonst unbehandelbaren, quälenden Muskelspasmus zu durchbrechen (z.B. einen Blepharospasmus). Beim Vorliegen einer quälenden Hyperhidrosis in der Achselhöhle kann durch eine intradermale Injektion von Botulinus-Toxin die cholinerge Innervation der Schweißdrüsen ausgeschaltet werden. Die Reinnervation durch den Sympathikus dauert Monate.

Es sei ferner die Vermutung vermerkt, dass im Rahmen einer Kriegsführung mit *biologischen Waffen,* wie sie auf unserer Welt vorkommt oder geplant wird, dem Botulinus-Toxin eine besondere Bedeutung zukommt. Es kann als Aerosol angewandt werden und ein Gegengift ist nicht verfügbar.

Ein verwandter Keim, nämlich *Clostridium tetani* gibt einen ähnlich gebauten Giftstoff, das **Tetanus-Toxin** ab, der ebenfalls in periphere Nervenenden eindringt und dann bis in das Rückenmark aufsteigt. Dort verlässt er das Motoneuron, gelangt in hemmende Interneurone und verhindert an deren präsynaptischen Enden die Exozytose

Glycin-haltiger Vesikel. Glycin, ein inhibitorischer Transmitter, dämpft Erregungsübertragungen auf Motoneurone. Das „makroskopische Ergebnis" einer Tetanus-Toxin-Vergiftung sind tetanische Krämpfe verschiedenen Ausmaßes. Das Vergiftungsbild entspricht dem einer Strychnin-Intoxikation (s. S. 348): Tetanus-Toxin verhindert die Freisetzung von Glycin, Strychnin ist ein Antagonist am Glycin-Rezeptor.

Pilzgifte (Mykotoxine)

Die häufigste Pilzvergiftung kommt durch Genuss des **Knollenblätterpilzes**, Amanita phalloides, zustande, der mit dem Champignon verwechselt werden kann. Der Pilz enthält zwei Gruppen von Giften: Bei den Amatoxinen handelt es sich um zyklische Oktapeptide, bei den Phallotoxinen um bizyklische Heptapeptide. Bei leichten und mittelschweren Vergiftungen wird das Symptomenbild von den Amatoxinen (z. B. α-Amantidin) bestimmt. Nur bei massiven Intoxikationen treten die Wirkungen der Phallotoxine in den Vordergrund. Die Gifte werden weitgehend von der Leber abgefangen, so dass sich die Vergiftung an der Leber abspielt. Nur bei schweren Verläufen werden auch andere Organe in Mitleidenschaft gezogen.

Wirkungsmechanismus. Die Hauptwirkung des α-Amanitin beruht auf einer spezifischen Hemmung einer DNS-abhängigen RNS-Polymerase. Die symptomfreie Latenz der Vergiftungen steht mit diesem Wirkungsmechanismus in Übereinstimmung. Histologisch lassen sich jedoch bereits 1–2 Stunden nach der Aufnahme Veränderungen im Bereich der Leberzellkerne nachweisen. Die kurze Zeit nach der Pilzaufnahme beobachteten gastrointestinalen Vergiftungssymptome beruhen wahrscheinlich auf der lokalen Wirkung des Phalloidin.

Symptome. Nach einer Latenzzeit von 10–20 Stunden treten starke **Durchfälle** und **Koliken** auf. Degenerative Veränderungen der Herzmuskelzellen können zu akutem Herzversagen führen. In den folgenden Tagen entstehen ein Ikterus bzw. eine akute gelbe Leberatrophie und eventuell auch ein akutes Nierenversagen. Auch zentrale Erscheinungen, Krämpfe, Lähmungen, Atemlähmung können vorkommen.

Therapie. Bisher ist keine abgesicherte und erprobte spezifische Therapie der Knollenblätterpilzvergiftung bekannt. Eine frühzeitige Hämodialyse und Austauschtransfusionen scheinen möglicherweise den Vergiftungsverlauf günstig zu beeinflussen. Besser scheint sich noch eine Hämoperfusion über Aktivkohle auszuwirken. Ebenfalls trägt eine forcierte Diurese zur Elimination des Giftes bei. Das Gift wird jedoch schnell vom Plasmaeiweiß und von den Zellen gebunden. Außerdem versucht man mit den üblichen Mitteln, wie Glucose-Infusionen und Cholin, die toxische Leberschädigung zu mildern. Auch soll ein Inhaltsstoff aus der Mariendistel (Carduus Mariae), das Silibinin, einen günstigen Einfluss auf die Vergiftung nehmen. Ähnlich unsicher ist die Wirkung hoher Penicillin-G-Dosen zur Behandlung der Amanita-Vergiftung. Günstige Wirkungen werden der Zufuhr hoher Dosen von N-Acetyl-cystein nachgesagt (*Fluimucil*®-Antidot, 5,0 g/25 ml Inj.-Flasche).

Die Vergiftungen mit der **Frühjahrslorchel** (Gyromitra esculenta) sind im Wesentlichen auf das Gyromitrin (N-Formyl-N-Methyl-acetaldehyd-hydrazon) zurückzuführen. Das Vergiftungsbild entspricht den bei der Knollenblätterpilzvergiftung beobachteten Symptomen. Die Symptome nach Aufnahme von **Satanspilz** (Boletus satanas), **Giftreizker** (Lactarius torminosus) und **Speiteufel** (Russula emetica) entsprechen den oben aufgezählten, die Leber wird jedoch nicht in dem Maße geschädigt wie nach Amanita-phalloides-Verzehr. Aus dem **Knotentintling** (Coprinus atramentarius) konnte eine als Coprin (N-[1-Hydroxy-cyclopropyl])-L-glutamin) bezeichnete Verbindung isoliert werden. Coprin hemmt die Aldehyd-Dehydrogenase. In Verbindung mit Alkohol-Genuss kann diese Substanz, die für sich allein ungiftig ist, ein „Disulfiram-Syndrom" (S. 528) hervorrufen.

Der **Fliegenpilz**, Amanita muscaria, erzeugt zwar auf Muscarin (S. 60) beruhende cholinerge Reizerscheinungen wie Nausea, Erbrechen und Schwitzen. Vor allem kommt es aber zu rauschartigen Erregungszuständen, die nicht auf das Muscarin zurückgehen, sondern auf psychotrop wirkende 3-Hydroxy-1,2-oxazol-Derivate (wie Muscimol und Ibotensäure, die über den Rezeptor für γ-Aminobuttersäure wirken sollen). Da diese Symptome eher atropinartig sind, ist Atropin als Antidot gegen die Muscarin-bedingten Symptome in diesem Fall nicht zu gebrauchen. Die Therapie beschränkt sich auf eine zentrale Sedierung. Die Vergiftung mit dem **Ziegelroten Risspilz** (Inocybe lateraria) beruht auf dem hohen Muscarin-Gehalt.

Auch können Pilze, die als essbar oder nach dem Abkochen als genießbar gelten, in seltenen Fällen zu Vergiftungen Anlass geben. So ist ein wahrscheinlich auf immunologischer Basis abgelaufener tödlicher Vergiftungsfall nach Genuss des **Kahlen Kremplings** (Praxislus involutus) bekannt geworden. Weitere Mykotoxine sind die Secale-Alkaloide (S. 122) und das karzinogen wirkende Aflatoxin (S. 542).

22.13 „Toxische Aspekte" der Röntgenkontrastmittel

Bariumsulfat

Für die röntgenologische Darstellung des **Magen-Darm-Kanals** wird Barium sulfuricum (Ba-sulfat) verwendet. Vergiftungen kommen mit dieser völlig unlöslichen Verbindung nicht vor, allerdings können Instillationen in die Bauchhöhle (akzidentell oder bei Perforation) langwierige Peritonitiden erzeugen. Verwechslungen mit löslichen Barium-Salzen haben schwere Vergiftungen ergeben, da Barium-Ionen zu Spasmen der gesamten glatten Muskulatur (S. 124) und zu Schädigungen der Herzfunktion führen.

Organische Iod-Verbindungen

Für die Kontrastdarstellung **aller anderen Hohlräume** des Körpers werden organische Verbindungen gebraucht, in denen viele Iod-Atome enthalten sind (Abb. 22.**10**), um mit möglichst niedrigen Konzentrationen einen optimalen Kontrast zu erzielen.

Einteilung nach der Osmolarität

Dimere Verbindungen. Eine Möglichkeit, den osmotischen Druck bei gegebener Kontrastgebung zu vermindern, besteht darin, statt monomerer Verbindungen dimere Formen zu verwenden (z. B. Iotrolan).

Nicht-ionische Kontrastmittel. Eine andere Möglichkeit besteht in der Verwendung nicht-ionischer Verbindungen, da bei diesen im Gegensatz zu den ionischen Kontrastmitteln kein osmotisch wirksames Gegenion vorhanden ist (z. B. Iopamidol). Die nicht-ionischen Verbindungen sind neuere Entwicklungen und sind besser verträglich. Aber auch sie müssen noch in Konzentrationen angewandt werden, die bezogen auf das Blut hyperosmolar sind (etwa 600 mosmol/l).

Daher bedeutet die Entwicklung von **nicht-ionischen und zugleich dimeren Verbindungen** (z. B. Iotrolan, Iodixolan) einen weiteren Fortschritt in osmotischer Hinsicht, wobei aber auch hier auf die z.T. sehr schweren Nebenwirkungen verwiesen werden muss (s. u.). Diese Substanzen werden entweder direkt in die Hohlräume

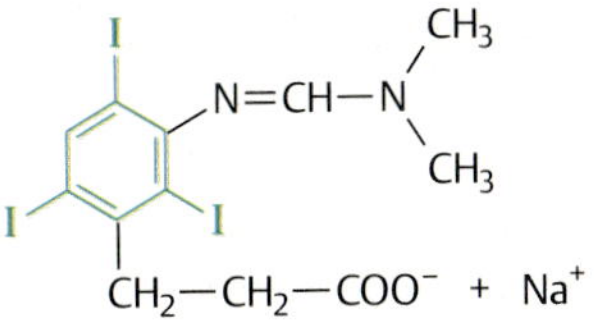

Iopodat, monomer

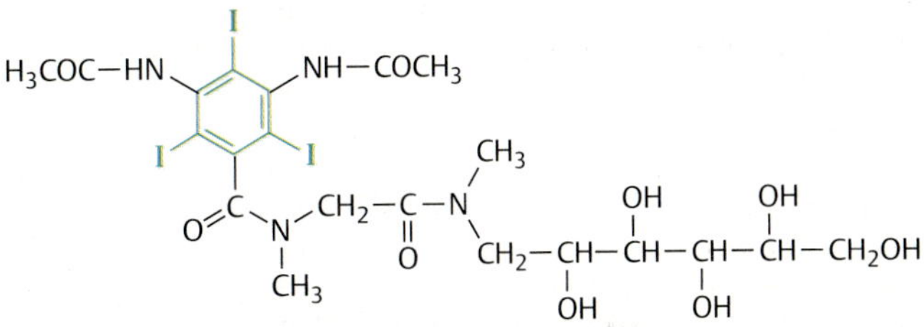

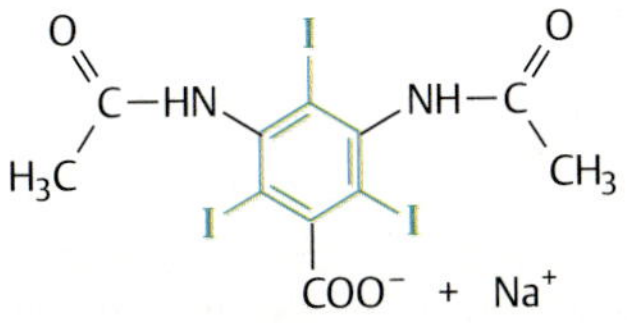

Amidotrizoat, monomer

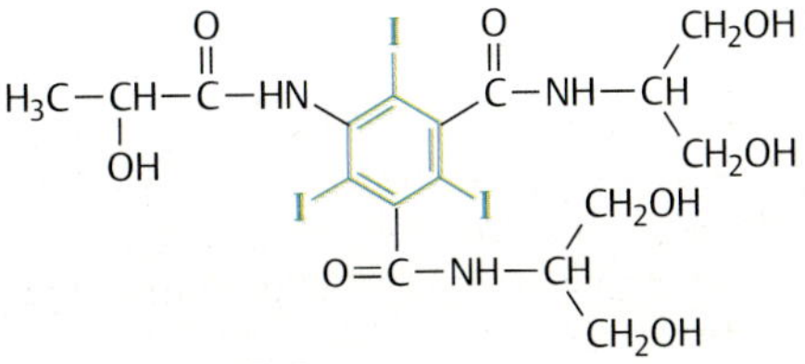

Isarcol, nicht-ionisch, monomer

Iopamidol, nicht-ionisch, monomer

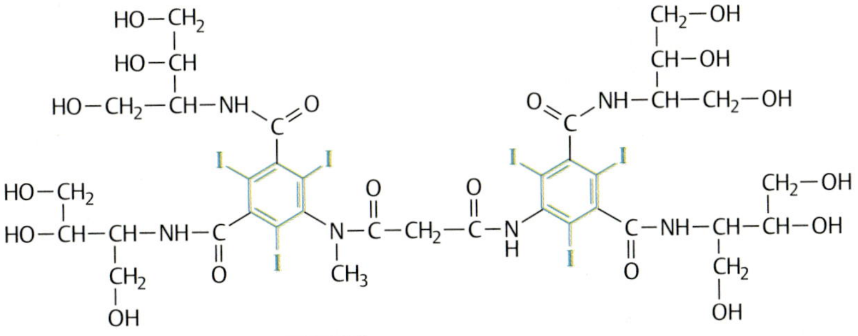

hydrophob
hydrophil

Iotrolan, nicht-ionisch, dimer

Abb. 22.**10** **Röntgenkontrastmittel.** Auswahl, ca. 20 Substanzen sind im Handel.

(Myelo- und Ventrikulographie, Bronchographie, Hysterosalpingographie, Darstellung von Fisteln und Nebenhöhlen, Urethrographie, retrograde Pyelographie) oder in Gefäße (Angiographie, Lymphographie) injiziert. Zur Ausscheidungsurographie oder zur Cholezystangiographie bzw. Cholezystographie werden die Kontrastmittel intravenös bzw. oral zugeführt.

Einteilung nach physikochemischen Eigenschaften

Die Röntgenkontrastmittel können auch nach ihren physikochemischen Eigenschaften unterteilt werden in
- Verbindungen mit *hydrophilem Charakter*, die *lokal anwendbar* sind, weil sie am Ort der Applikation längere Zeit liegen bleiben, und
- Substanzen mit *hydrophoberen Eigenschaften*, die sich *systemisch verteilen.*

Hydrophile Substanzen. Sie dienen zur direkten Darstellung von Körperhöhlen wie bei der Myelographie, Ventrikulographie, Arthrographie, Bronchographie. Ihre Resorption aus den entsprechenden Hohlräumen geht sehr langsam vor sich, so dass systemisch nur vernachlässigbare Konzentrationen auftreten. Beispiele sind: Iodierte Stearinsäureethylester, das Dimethylglucamin-Salz der Iocarminsäure und die beiden nicht-ionischen Substanzen Ioversol und Iopamidol zu Myelographie, Urographie, Angiographie sowie Diiodpyridon bzw. Abkömmlinge zur Bronchographie.
Auf der anderen Seite werden bei intravenöser Zufuhr hydrophile iodierte *m*-Aminobenzoesäure-Derivate, die wenig Plasmaeiweiß-gebunden sind (z.B. Natrium-Salz und Megluminat der Amidotrizoesäure), schnell renal ausgeschieden und eigenen sich daher zur Darstellung des Nierenbeckens und der abgeleitenden Harnwege. Bei oraler Zufuhr werden dieselben Substanzen schlecht resorbiert und können zur Darstellung des Ösophagus und des Magen-Darm-Traktes verwendet werden.

Hydrophobe Verbindungen. Wird dagegen oral oder intravenös eine hydrophobe Verbindung appliziert, erfolgt ihre Ausscheidung vornehmlich durch die Leber, so dass eine Kontrastdarstellung der ableitenden Gallenwege ermöglicht wird, z.B. durch Na-Iopodat per os oder Ioglycaminsäure intravenös.

Nebenwirkungen

Allergische und anaphylaktische Reaktionen. Obgleich diese Mittel in den angewendeten Dosen nicht direkt toxisch sind (es ist jedoch bei kardialer Anwendung auf eine negative Inotropie zu achten), muss doch nach intravenöser Zufuhr mit allergischen und sogar anaphylaktischen Reaktionen mehr oder minder schweren Grades gerechnet werden. Nach Gabe von Kontrastmittel steigt der Histamin-Gehalt im Plasma für mehrere Minuten an. Auch eine Aktivierung des Kallikrein-Kinin-Systems lässt sich nachweisen. Die allergischen Erscheinungen äußern sich als Urtikaria, Lid- und Glottisödem, Übelkeit, Brech-, Nies- und Hustenreiz, Asthma bronchiale, Kreislaufkollaps.

Die Häufigkeit von unerwünschten Reaktionen wird folgendermaßen eingeschätzt: Leichte bis mittelschwere Reaktionen kommen in ca. 10% der Fälle vor, schwere Zwischenfälle treten bei 1 von 1000 bis 14000 Untersuchungen auf, und über Todesfälle wird in einer sehr wechselnden Häufigkeit berichtet. Diese Werte gelten für ionische Kontrastmittel, die neueren nicht-ionischen Verbindungen schneiden besser ab. Allerdings sind auch bei Iotrolan und Iodixanol Überempfindlichkeitsreaktionen aufgetreten, die in ihrer Schwere bis hin zum allergischen Schock reichen.
Absolut notwendig ist die Bereitschaft zu einer Schocktherapie schon vor Beginn der diagnostischen Maßnahmen. Eine prophylaktische Prüfung der Empfindlichkeit durch Testdosen ist nicht zu empfehlen, da auch diese schon einen schweren Schock auslösen können.
Kontraindiziert sind diese Mittel bei allgemeiner Neigung zu allergischen Reaktionen und bei Iod-Überempfindlichkeit. Wenn trotzdem bei einem so vorbelasteten Patienten ein Röntgenkontrastmittel gegeben werden muss, bewährt sich folgende **Vorbehandlung**: Gabe eines Glucocorticoids, z.B. Prednisolon 3 Tage lang 24 mg/d, und eines H_1-Antihistaminikums, dann 2 Stunden vor der Applikation des Kontrastmittels Prednisolon 80 mg intravenös und zusätzlich noch ein H_2-Antagonist.

Zur **Therapie der allergischen Erscheinungen** sind die auch sonst bei allergischen Reaktionen üblichen Substanzen anzuwenden, z.B. Antihistaminika, vor allem große Dosen von Prednisolon intravenös, bei Asthma bronchiale und anaphylaktischem Schock auch Theophyllin und Adrenalin- bzw. Isoprenalin-Dauerinfusionen.

Lokale Schädigung des untersuchten Organs. Neben dem allergischen Geschehen spielt für die Toxizität der Kontrastmittel noch ein anderer Mechanismus eine entscheidende Rolle. Zur Angiographie jeglicher Lokalisation werden hochprozentige, stark hypertone und visköse Kontrastmittel-Lösungen benötigt. Da sie aus technischen Gründen schnell injiziert werden müssen, ist die Durchblutung des betreffenden Organs durch eine zähe Flüssigkeitssäule behindert. Hinzu kommt noch, dass durch den überhöhten osmotischen Druck den Zellen der Gefäßwand Wasser entzogen wird, was der Funktionsfähigkeit sicherlich abträglich ist. Je stärker das zu untersuchende Organ vorgeschädigt ist, umso häufiger und schwerer werden die Folgen des diagnostischen Eingriffs sein.
Ernste oder tödliche Zwischenfälle treten vergleichsweise häufig bei Angiographien des Herzens (Infarkte und Kammerflimmern) oder des Gehirns auf. Bei komplikationslos verlaufender Koronarangiographie mit einem bestimmten Kontrastmittel konnte beobachtet werden, dass die Kontraktionskraft des Herzmuskels vorübergehend durchschnittlich um 30% absank. Nach komplikationsloser Kontrastdarstellung der Nieren kann bei den meisten Patienten eine vorübergehende Proteinurie und ein Ansteigen der Serumkreatinin-Konzentration festgestellt werden. Bei einer Kontrastdarstellung der Nieren soll eine Vorbehandlung mit Acetylcystein die Nierenschädigung mehr oder weniger verhindern. Als Folge dieser Annahme wurde die einzig sichere Vorbereitung des Patienten durch reichliche Wasser- und Kochsalz-Zufuhr vernachlässigt. Die Folge war, dass etliche Patien-

ten wegen der auftretenden Nierenschädigung einer Dialyse-Behandlung zugeführt werden mussten. Bei Myelographien ist mit dem Auftreten neurologischer Komplikationen zu rechnen: Kopfschmerzen, Erbrechen, Verwirrtheits- und Erregungszustände, deren Prognose aber günstig ist.

Intoxikationssymptome nach intravasaler Anwendung. Von Seiten des Herzens können Arrhythmien, muskuläre Insuffizienz, Infarkte auftreten; von Seiten des Kreislaufs eine Gefäßdilatation mit Blutdruckabfall und pulmonaler Hypertension, Gerinnungsstörungen; von Seiten des Gehirns apoplektiforme Zustände, Krämpfe, Koma und schließlich schwere Störungen der Nieren-, Leber- und Magen-Darm-Funktion.

Mit den Kontrastmitteln wird dem Patienten eine große Menge fest gebundenen Iods zugeführt. Im Organismus kann dann aber ein kleiner Teil freigesetzt werden. Dieses freie Iod führt bei disponierten Patienten zur Hyperthyreose. Im übrigen ist die Schilddrüsen-Diagnostik noch viele Monate nach Anwendung iodhaltiger Kontrastmittel gestört.

Risiko bei systemischen Erkrankungen. Nicht nur Erkrankungen oder eine Vorschädigung des zu untersuchenden Organs, sondern auch systemische Erkrankungen können das Risiko einer Untersuchung mit Röntgenkontrastmitteln erhöhen. So sind Todesfälle nach Routineanwendung von Kontrastmitteln bei einer Paraproteinämie (Morbus Waldenström) und bei einer Polyarteriitis nodosa berichtet worden. Die auf das Kontrastmittel selbst (nicht auf andere Komplikationen wie z. B. Luftembolie oder mechanische Verletzungen bei der Koronarangiographie) zurückzuführenden tödlichen Zwischenfälle werden mit einer Häufigkeit von 1 : 10 000 bis 1 : 40 000 angegeben.

Gadolinium-Verbindungen

Gadopentetsäure (*Magnevist®*) dient zur Kontrastgebung bei der kranialen und spinalen Magnet-Resonanz-Tomographie (MRT). Bei oraler Zufuhr ist sie auch zur resonanztomographischen Darstellung und Abgrenzung des Verdauungstraktes anwendbar. Das paramagnetische Gadolinium liegt in Form eines Chelates vor, das als Dimegluminsalz intravenös zugeführt wird. Neben eher uncharakteristischen Erscheinungen kann als seltene Nebenwirkung auch eine anaphylaktische Reaktion auftreten, evtl. auch Krampfanfälle. Für die zentrale Diagnostik ist ebenfalls eine neuere Gadolinium-Verbindung, das Gadobutrol (*Gadovist®*) geeignet.

Gadopentetsäure

Gadobutrol

22.14 Karzinogene

Unter dem Begriff **Karzinogene** werden alle Substanzen zusammengefasst, die aus normalen Körperzellen entartete neoplastische Zellen erzeugen können. Ein Karzinogen entsteht häufig erst im Organismus aus einem zugeführten „Präkarzinogen" durch metabolische Umwandlung. Neben den karzinogenen Substanzen sind weitere Faktoren als krebserzeugend erkannt worden, wie z. B. ionisierende Strahlen und Viren.

Von den karzinogenen Verbindungen sind die Substanzen abzugrenzen, die mit dem Terminus **Kokarzinogene** beschrieben werden. Man versteht darunter alle Substanzen, die nur in Verbindung mit anderen zusammen – sei es gleichzeitig oder zeitlich hintereinander – eine neoplastische Entartung auszulösen vermögen.

Die große Bedeutung, die den Karzinogenen und Kokarzinogenen beizumessen ist, braucht nicht betont zu werden. Es ist bisher eine sehr große Zahl solcher Verbindungen bekanntgeworden. Man findet sie sowohl unter den neugeschaffenen, synthetischen Substanzen als auch bei den Naturstoffen. Die Erforschung der Karzinogene wird durch die sehr unterschiedliche Empfindlichkeit verschiedener Organe und Spezies gegenüber krebserzeugenden Substanzen außerordentlich erschwert. Die Übertragbarkeit tierexperimenteller Befunde auf den Menchen ist auf diesem Gebiet der experimentellen Medizin schwieriger als in anderen Forschungsrichtungen. Im vorliegenden Rahmen, nämlich einer kurzen Darstellung praktisch-toxikologischer Probleme, kann auf die chemische Krebserzeugung nicht ausführlich eingegangen werden. Es werden daher im Folgenden nur einige Hauptgruppen mit jeweils einigen Vertretern als Beispiel für Karzinogene genannt.

Alkylierende Substanzen. Einige Alkylrest-übertragende Verbindungen sind bereits bei den Zytostatika (S. 473) besprochen, da sie aufgrund ihrer Eigenschaften in der Lage sind, in Tumorzellen die Nucleinsäuren chemisch zu verändern. Dieser Vorgang kann auch in normalen Zellen ablaufen. Die alkylierenden Substanzen wirken dann karzinogen, mutagen oder teratogen. Außer den schon genannten Zytostatika können auch Nitrosamin-Derivate und Lactone aufgrund ihrer alkylierenden Eigenschaften kanzerogene Wirkung besitzen.

Dimethylnitrosamin

N-Methyl-N-nitrosoharnstoff

Parasorbinsäure
(ein Lacton aus *Sorbus aucuparia*
[Eberesche, Vogelbeerbaum])

Da in Viehfuttermitteln nach Nitrit-Zusatz karzinogen wirksame Mengen von Dimethylnitrosamin entstehen können, muss mit der Möglichkeit gerechnet werden, dass in menschlichen Nahrungsmitteln, denen Nitrite zugesetzt werden, ähnliche Reaktionen stattfinden.

Polyzyklische Kohlenwasserstoffe und **aromatische Amine.** In diese Gruppen gehört eine große Anzahl sehr stark wirksamer Karzinogene. Man nimmt an, dass diese Substanzen, in Nucleinsäure-Stränge eingelagert, zu besonders reaktionsfähigen Epoxiden umgewandelt werden und dadurch eine Funktionsstörung auslösen. **Estrogenähnlich wirkende Stilbene** können nach langer Latenz Karzinome erzeugen.

Benzpyren

Dimethylaminostilben

Anorganische Substanzen. Zu den karzinogenen Vertretern gehören **Arsen, Chromate** und **Asbest.** Die im Organismus beständigen Asbeste (faserförmige Silikate) sind ein Beispiel für karzinogene Substanzen, die chemisch inert sind und deren karzinogene Wirkung lediglich von der geometrischen Form der Kristalle abhängt: Fasern länger als 5 µm und mit einem Durchmesser von weniger als 3 µm sind maximal wirksam.

Nach Einatmung von Asbest-Staub wird in der Lunge ein langdauernder phagozytotischer Prozess ausgelöst, der zu fibrotischen Veränderungen und schließlich mit einer Latenz von 10–20 Jahren zur Entstehung von Mesotheliomen der Pleura und zu Bronchialkarzinomen führen kann. Der zugrundeliegende Mechanismus ist nicht genau bekannt. Es sei hier aber daran erinnert, dass auch glatte inerte Oberflächen von Plättchen, die im Tierversuch subkutan implantiert werden, die Entstehung von Sarkomen auslösen. Es wird angenommen, dass in beiden Fällen die „Fremdkörper" ständig phagozytäre Zellen irritieren und diese zur Mediatoren-Freisetzung anregen, bis schließlich eine Entartung erfolgt.

Natürlich vorkommende Karzinogene. Auch natürlich vorkommende Substanzen können kanzerogen wirken. Als Beispiel seien genannt die Pyrrolizidin-Alkaloide aus Senecio-Arten (s. Box 22.15), Gerbstoffe, Safrol (4-Allyl-1,2-methylen-dioxybenzol), Parasorbinsäure (allerdings in sehr hohen Mengen zugeführt) und Inhaltsstoffe aus Schimmelpilzen wie die Aflatoxine aus Aspergillus flavus.

Box 22.15

Pyrrolizidin-Alkaloide aus Senecio-Arten

Zu den Senecio-Arten gehört unser Gemeines Kreuzkraut (Senecio vulgaris), das Bestandteil naturheilkundlicher Tees sein kann. Auch in Boraginaceen wie Beinwurz (Symphytum offinicale), Borretsch (Borago officinalis) und Heliotropium lasocarpium, einem in Südrussland heimischen Kraut, sind Pyrrolizidin-Alkaloide enthalten. Letzteres hat 1992 in Tadschikistan eine Massenvergiftung (ca. 4000 Betroffene) ausgelöst, weil die Kornfelder mit Heliotropium durchsetzt waren und die Samen in das Mehl gelangten. Das Hauptsymptom der Vergiftung war die Leberschädigung, akut verstarben 1,3 % der Patienten.

Teratogene. Die meisten der oben genannten Karzinogene, aber auch Zytostatika (z. B. Antimetabolite) können die Embryonalentwicklung schädigen. Die Feten sterben ab oder weisen Missbildungen auf. Allerdings muss man auch damit rechnen, dass eine im Embryonalleben stattgehabte (eventuell einmalige) Exposition sich erst im späteren Leben dieses Individuums bemerkbar macht. Hier sei an das künstliche Estrogen Diethylstilbestrol erinnert. Nach Behandlung schwangerer Frauen mit dieser Substanz traten bei den Töchtern nach 15–20 Jahren vermehrt Karzinome der Vagina und der Zervix auf.

23 Schädigungen der Frucht durch Arzneimittel

Manche Arzneimittel und Fremdstoffe können, wenn sie von einer schwangeren Frau eingenommen werden, zu einer Störung der Entwicklung des Embryos bzw. des Fetus führen. Art und Schwere der Schädigung hängen nicht nur vom Charakter der Substanz ab, sondern auch vom Entwicklungsstadium, in dem sich die Leibesfrucht befindet. Da es sich bei diesen Schädigungen um Eingriffe in die „Ausformung" eines neuen Individuums handelt, kommen diese Schädigungen beim Erwachsenen nicht vor und sind in der Regel aus der eigentlichen pharmakologischen Wirkung der Substanzen nicht vorherzusagen: **Teratogene und embryotoxische Schäden.** Davon abzugrenzen sind Störungen, die als Folge der typischen Arzneimittelwirkungen auch am Ungeborenen auftreten und vorhersehbar sind: **Pharmakotherapeutische Schädigungen.**

Teratogene und embryotoxische Schädigungen

Schwierigkeiten beim Nachweis einer teratogenen Wirksamkeit

Ein sicherer Nachweis über den kausalen oder auch nur korrelativen Zusammenhang zwischen Arzneimitteltherapie der Mütter und Fehlbildungshäufigkeit der Frucht ist sehr schwer zu erbringen. Nur für wenige Substanzen bzw. Substanzgruppen ist bisher ein sicherer Zusammenhang erwiesen worden.

Ein Beispiel ist **Thalidomid**[1], das eine besondere Art von Fehlbildung, eine Dysmelie, hervorruft. Die Störung der Extremitäten-Anlagen durch Thalidomid bzw. einen Metaboliten tritt nur während eines sehr kurzen Zeitraumes auf. In Versuchen mit Kaninchen wurde gefunden, dass nur innerhalb eines 10-stündigen Intervalls am 10. Tage der Gravidität diese charakteristische Schädigung auslösbar war.

Spontanes Auftreten von Fehlbildungen. Löst ein Arzneimittel ein spezielles Fehlbildungssyndrom aus, das spontan nicht oder extrem selten vorkommt, ist der Nachweis relativ leicht zu führen. Die meisten Fehlbildungen kommen aber auch spontan ohne nachweisbare Belastung der Schwangeren vor.

Werden alle Fehlbildungen leichtester bis schwerster Arten zusammengenommen, ergeben sich etwa 450 Fälle auf 10 000 Neugeborene. Die spontane Häufigkeit einzelner Fehlbildungen variiert aber sehr stark, häufig sind z. B. Inguinalhernien (ca. 3 % der Neugeborenen), seltener Klumpfüße (ca. 1,5 %), Kiefer-Lippen-Gaumenspalten (ca. 0,3 %); selten Trichterbrust (ca. 0,07 %),

Transposition der großen Gefäße (0,02 %) und extrem selten ein Situs inversus (ca. 0,006 %).

Steht ein Arzneimittel im Verdacht, eine auch spontan relativ häufig auftretende Fehlbildung auszulösen, muss die Häufigkeit der Fehlbildung, wie sie bei behandelten Graviden auftritt, statistisch abgesichert werden gegen die spontane Häufigkeit. Dies bedeutet die Erfassung eines sehr großen Kollektivs, wenn die Fehlbildungsfrequenz nur geringfügig ist, ja selbst wenn sie das Mehrfache der Norm beträgt. Ein derartiger Nachweis scheitert im Allgemeinen schon daran, dass während der Schwangerschaft häufig mehr als ein Pharmakon angewendet wird.

Therapeutische versus teratogene Arzneimittelwirkung. Ein weiterer Faktor, der die Aufhellung eines Zusammenhanges erschwert, besteht darin, dass die Gravide Arzneimittel erhält, weil sie an einer Krankheit leidet. Diese mag ihrerseits ein Risiko für die embryofetale Entwicklung darstellen. Daher kann für die Beurteilung der Arzneimittel-bedingten Fehlbildungshäufigkeit diejenige bei gesunden Graviden als Kontrolle nicht verwendet werden. Kontrollbeobachtungen müssten bei unbehandelten, erkrankten Graviden herangezogen werden, was natürlich nicht durchführbar ist. Derartige Schwierigkeiten in der Beurteilung von Pharmaka bezüglich ihrer Fruchtschädigung ergeben sich z. B. bei Grundkrankheiten wie Diabetes mellitus, Hyperthyreose, anderen hormonellen Störungen, Hyperemesis gravidarum, Epilepsie.

Nachgewiesene Fruchtschädigungen durch Arzneimittel

In Tab. 23.**1** sind Arzneimittel und Arzneimittelgruppen genannt, bei denen die Möglichkeit einer Fruchtschädigung nachgewiesen wurde.

Antiinfektiöse Therapie in der Schwangerschaft. *Ohne Gefahr* für das Ungeborene können Penicilline, Cephalosporine und Erythromycin gegeben werden.

Kurz vor der Entbindung sind *kontraindiziert*:
– Sulfonamide (Gefahr des Kernikterus),
– Chloramphenicol (Grau-Syndrom).

Relative Kontraindikationen bestehen für
– Aminoglykosid-Antibiotika (fetale Ohr- und Nierenschädigung),
– Tetracycline (Einlagerung in Zahnkeime und Knochen).

Pharmakotherapeutische Schädigungen

Pränatale Wirkungen. Schädigungen, die auf der pharmakologischen Wirkung der verabreichten Substanzen

---

1 *Contergan*® als Schlafmittel nicht mehr im Handel, jetzt aber wieder als „Anti-Leprosum" in den USA verfügbar.

Box 23.1

Die Thalidomid-Katastrophe

Im Jahre 1957 wurde Thalidomid (*Contergan®*) als rezeptfreies Sedativum und leichtes Schlafmittel von der Firma Grünenthal auf den Markt gebracht. 1958 übernahm die englische Firma Distillers Co. diesen Wirkstoff in Lizenz und versorgte Großbritannien, Canada, Australien und Neuseeland. Lediglich in den USA wurde die Zulassung durch die Food-and-Drug-Administration wegen mangelhafter Untersuchung des Wirkstoffes abgelehnt.

Bereits in den Jahren 1958 bis 1961 wurden bei Patienten, die über längere Zeit Thalidomid eingenommen hatten, Polyneuropathien festgestellt, die irreversibel waren. Der erste Fall einer schweren Fehlbildung nach Einnahme von *Contergan®* in der Frühschwangerschaft wurde 1959 registriert. Im November 1961 berichtete der Pädiater Prof. W. Lenz der Firma Grünenthal über eine Häufung von Fehlbildungen (Dysmelien) nach Einnahme von *Contergan®* während der Gravidität. Die Firma lehnte jeden Zusammenhang mit ihrem Arzneimittel ab und versuchte Prof. Lenz wegen falscher Anschuldigungen zu verklagen; gleichzeitig versandte sie 70 000 Informationsbriefe mit der Feststellung „Contergan is a safe drug". Ende November 1961 berichtete die deutsche Presse ausführlich über das Fehlbildungsrisiko nach Einnahme von Thalidomid und die Forderung von Prof. Lenz, *Contergan®* zurückzuziehen („Jeder Monat Verzögerung ergibt 50–100 geschädigte Neugeborene"). Im Dezember 1961 wurde Thalidomid vom Markt genommen. Das Resultat in der BRD: ca. 40 000 Fälle von peripheren Neuropathien, 8000–12 000 geschädigte Neugeborene, von denen ca. 5000 als Behinderte überlebten.

Man fragt sich, wie so etwas möglich gewesen ist.

1. Zum damaligen Zeitpunkt brauchte nach dem gültigen Arzneimittel-Gesetz ein neuer Wirkstoff lediglich registriert zu werden (Untersuchungen tierexperimenteller oder klinischer Art wurden nicht verlangt).
2. So weit bekannt geworden ist, war Thalidomid von der Herstellerfirma nur an Ratten auf seine Giftigkeit geprüft worden. Es war gut verträglich, da es – wie sich später herausstellte – bei der Ratte ungenügend resorbiert wird.
3. Da Thalidomid beim Menschen als Sedativum wirkte, musste die Substanz bei dieser Spezies resorbiert werden und die Blut-Hirn-Schranke überwinden können. Diese Kinetik bedeutet gleichzeitig natürlich auch, dass der Embryo der Substanz ausgesetzt wird. Das Wissen darum, dass die Plazentarschranke weniger „dicht" ist als die Blut-Hirn-Schranke, war damals nicht Allgemeingut.
4. Die Dysmelie (Amelie) ist an sich eine extrem seltene Fehlbildung (1 Fall auf 10 Mill. Geburten), d. h. die Geburtshel-

fer kannten diese nur aus den Lehrbüchern und haben selbst noch kein derartiges Ereignis miterlebt. Da es in Deutschland kein Fehlbildungsregister (mit entsprechender Meldepflicht) gab, nahmen die betreffenden Kollegen nur staunend zur Kenntnis, dass sie auch einmal einen so extrem seltenen Fall erlebten. Auf die Idee, es könne sich bei dieser Fehlbildung um einen Arzneimittelschaden handeln, wird kaum jemand gekommen sein, zumal *Contergan®* zur Anwendung bei werdenden und stillenden Müttern empfohlen wurde.

5. Das Erkennen eines kausalen Zusammenhanges zwischen *Contergan®*-Einnahme und der Embryonalschädigung wurde weiterhin dadurch erschwert, dass die vulnerable Phase nur wenige Tage in der Frühschwangerschaft beträgt (28. bis 35. Tag nach der letzten Menstruation).
6. Der Vorgang, welcher der Fruchtschädigung zugrunde liegt, war völlig unklar. Es hat bis zum Jahre 2000 gedauert, bis der Mechanismus wahrscheinlich gemacht werden konnte: Das Auswachsen der Extremitäten-Knospen beruht auf einer Stimulierung durch Wachstums-Faktoren und auf dem Vorhandensein bestimmter Integrine zur Bildung der notwendigen Kapillaren. Die Gene von wenigstens drei der beteiligten Proteine, nämlich ein Fibroblasten-Wachstums-Faktor (FGF_2), der Insulin-ähnliche Wachstums-Faktor (IGF_1, Somatomedin) und die Integrine alpha V und beta 3 besitzen Promotoren mit der unüblichen Sequenz GGGCGG (GC-Boxen). Thalidomid hat eine hohe Affinität zu den Guaninen in den GC-Boxen, bindet sich dort und blockiert die Expression der benötigten Wachstumsfaktoren und die Gefäßneubildung.

Die Thalidomid-Katastrophe hat aber auch eine positive Nachwirkung gezeigt. Sie hat den Gesetzgeber eindringlich auf die Mängel in unserer Arzneimittelgesetzgebung hingewiesen. Ein neues Arzneimittel-Gesetz wurde dann in den 70er Jahren eingeführt, in dem ausführliche Anforderungen an die Prüfung neuer Wirkstoffe festgelegt sind.

Literatur:

Stephens T, Bunde CJ, Fillmore BJ. Mechanism of action in thalidomide teratogenesis. Biochem. Pharmacol. 2000; 59: 1489

Stephens T, Brynner R. Dark Remedy. The impact of thalidomide and its revival as a vital medicine. Perseus Publishing, Cambridge Mass. 2001

---

beruhen, sind z. B. Blutungen nach Gabe von Antikoagulantien, Schilddrüsenunterfunktion nach Behandlung der Mutter mit Thyreostatika, Feminisierung männlicher Feten nach Verabreichung von Estrogenen oder Antiandrogenen an die Mutter. In diese Gruppe gehören auch die Zytostatika (bis zu 30 % der Neugeborenen weisen Fehlbildungen auf).

Postnatale Wirkungen. Ferner ist daran zu denken, dass kurz vor dem Geburtstermin auch andere Arzneimittel möglichst nicht gegeben werden sollten. Dazu gehören Acetylsalicylsäure und weitere nicht steroidale Antirheumatika (Verzögerung der Geburt, vorzeitiger Verschluss des Ductus Botalli), Opioide (Atemdepression des Neugeborenen), Benzodiazepine (Atemstörungen und Lethargie des Neugeborenen), andere Psychopharmaka (Neuroleptika und Thymoleptika), die alle leicht

die Plazenta-Schranke überwinden und entsprechend hemmend auf das ZNS des Neugeborenen wirken. Darüber hinaus vermag der „unreife" Metabolismus des Neugeborenen diese Substanzen nur langsam zu entgiften.

Übertragung durch die Muttermilch. Schließlich muss darauf hingewiesen werden, dass eine Reihe von hydrophoben Arzneimitteln in die Muttermilch gelangt und damit durch das Stillen auf den Säugling übergeht. Beispiele für Pharmaka-Gruppen, die durch die Muttermilch übertragen werden, sind z. B. Barbiturate, Benzodiazepine und Anthrachinon-Laxantien.

Schlussfolgerung. Gerade aus Mangel an sicherem Wissen über den Zusammenhang zwischen Arzneimittelzufuhr in der Schwangerschaft und embryotoxischen und

Tabelle 23.**1 Fruchtschädigung durch Arzneimittel**	
Substanzen	Art der Schädigung
Androgene, Anabolika	Virilisierung weiblicher Feten, vorzeitige Skelettreifung
Antiepileptika	nach Geburt Atemdepression, Fetalschäden möglich (S. 318)
Antikoagulantien (orale)	Knorpel- und Knochenwachstumsstörungen; Hämorrhagien, retroplazentar und im Fetus, Fruchttod
Aminoglykosid-Antibiotika	Ototoxizität
β-Blocker	Bradykardie des fetalen Herzens, reduzierte Vitalität und Hypoglykämie der Neugeborenen
Chinin	Fruchttod
Chloramphenicol	Grau-(Grey-)Syndrom nach Geburt
Chloroquin	Taubheit, Retinaschäden
Diethylstilbestrol (synthet. Estrogen)	Adenokarzinome der Vagina bei den Töchtern in der Pubertät (Latenz etwa 15 Jahre!)
Glucocorticoide	Wachstumshemmung, Nebennierinsuffizienz
Iodide, Lithium	Struma
Lokalanästhetika	Atemdepression und Bradykardie nach Geburt
Opiate	Atemdepression und bei abhängier Mutter Opiat-Entzungssymptome des Neugeborenen
Prostaglandin-Synthese-Hemmstoffe (Indometacin, Acetylsalicylsäure u. a.)	eventuelle Hinauszögerung des Geburtstermins
Reserpin	fetale Bradykardie, Lethargie des Neugeborenen
Sulfonamide	Kernikterus nach Geburt
Tetracycline	Störungen des Knochenwachstums und der Dentition
Thyreostatika	Struma, Kretinismus
Vitamin-A-Säure-Derivate	Fehlbildungen von ZNS, von Herzgefäßen und großen Gefäßen und des Gesichtschädels
Vitamin K	Kernikterus nach Geburt
Zytostatika	Wachstumsstörungen, Fruchttod (im Vordergrund steht die teratogene Wirkung)

teratogenen Wirkungen sollte die Anwendung von Pharmaka während der Gravidität auf ein Minimum reduziert werden.

Besteht jedoch eine Erkrankung, die als solche auch eine Gefährdung der embryofetalen Entwicklung mit sich bringen kann, so sollte unter Abwägung des Risikos eine gezielte Arzneimitteltherapie durchgeführt werden. Die funktionellen, Pharmakon-bedingten Störungen sind stets zu berücksichtigen. Das gilt auch für die Vitalität Neugeborener, die durch eine pränatale Behandlung der Mutter eingeschränkt werden kann.

Chemische Grundstrukturen

Die Strukturformeln von Arzneimitteln können für den Arzt einen großen Informationsgehalt besitzen. Sie sind jedoch kaum auf den Verpackungen von Arzneimitteln, den Beipackzetteln oder in Prospekten zu finden, dagegen werden im Allgemeinen chemische Deklarationen angegeben. Nun ist es jedoch für einen Mediziner meistens recht mühsam, die Deklarationen in eine Strukturformel umzusetzen. Um dies zu erleichtern, sind im Folgenden chemische Grundstrukturen zusammengestellt, die in Pharmaka vorkommen. Dabei wurde aus verständlichen Gründen keine Vollständigkeit angestrebt.

Alkyl-Reste

H_3C- Methyl-

H_3C-CH_2- Ethyl-

H_3C-CH-
       |
      CH_3 Isopropyl-

$H_3C-CH_2-CH_2-CH_2-$ Butyl-

      CH_3
       |
H_3C-C-
       |
      CH_3 tertiäres Butyl

$H_2C=CH-CH_2-$ Allyl-

Cyclopentyl-

Cyclohexyl-

1-Cyclohexenyl-

4-Piperidyl-

Piperazinyl-

Aryl-, Heteroaryl-Reste

Phenyl-

$-CH_2-$ Benzyl-

Naphthyl-

Pyridyl-

Säure-Reste

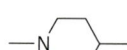 Acetyl-

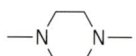 Butyryl-

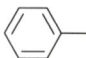 Carbaminoyl-

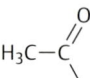 Phosphoryl-

Benzoyl-

Ringsysteme

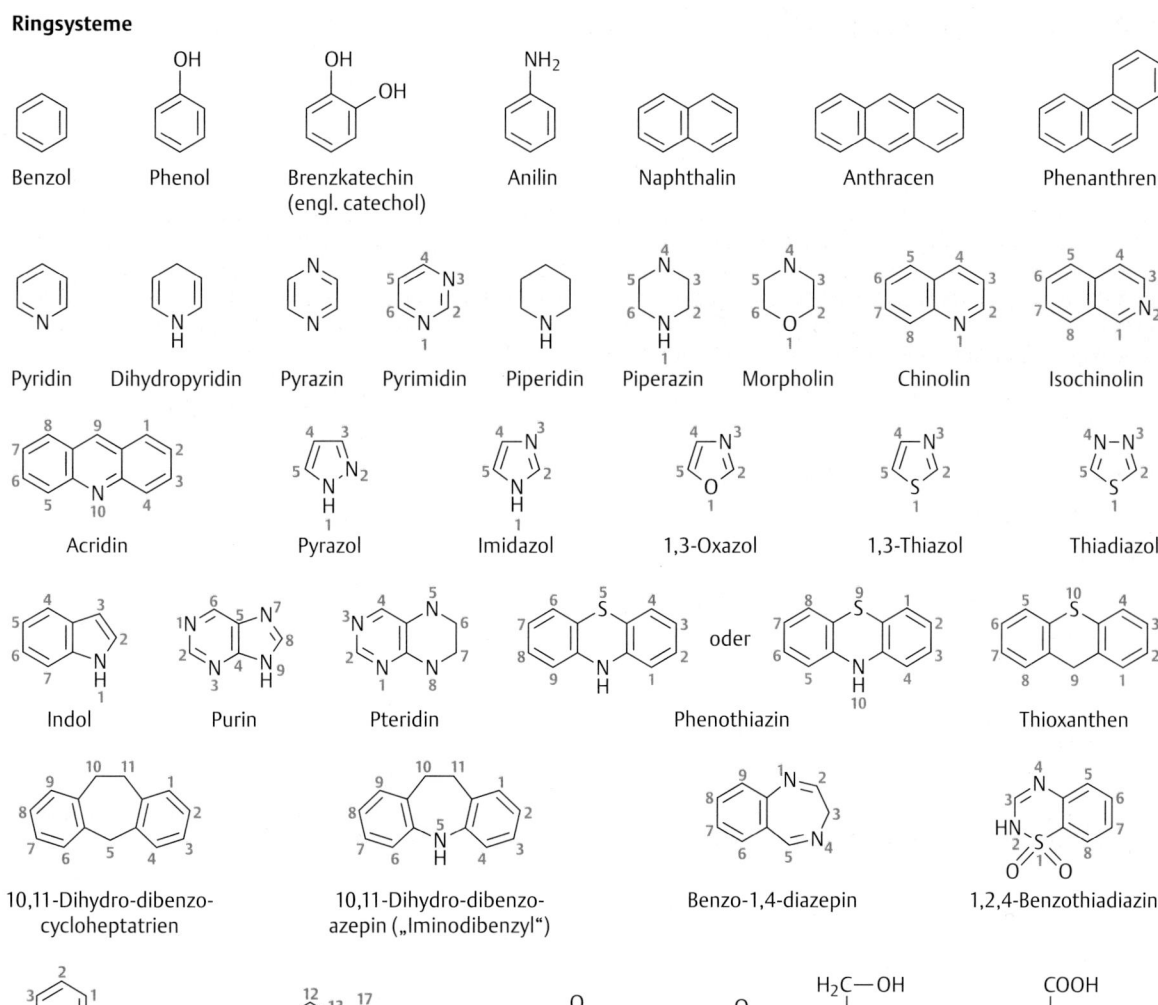

Benzol — Phenol — Brenzkatechin (engl. catechol) — Anilin — Naphthalin — Anthracen — Phenanthren

Pyridin — Dihydropyridin — Pyrazin — Pyrimidin — Piperidin — Piperazin — Morpholin — Chinolin — Isochinolin

Acridin — Pyrazol — Imidazol — 1,3-Oxazol — 1,3-Thiazol — Thiadiazol

Indol — Purin — Pteridin — Phenothiazin — oder — Thioxanthen

10,11-Dihydro-dibenzo-cycloheptatrien — 10,11-Dihydro-dibenzo-azepin („Iminodibenzyl") — Benzo-1,4-diazepin — 1,2,4-Benzothiadiazin

Morphinan — Steran Cyclopentanoperhydrophenanthren — Barbitursäure (Malonylharnstoff) — Hydantoin — β-D-Glucose — D-Glucuronsäure

Zeittafel

13. Jahrhundert: Raymondus Lullius entdeckt das sogenannte süße Vitriol (Äther).

16. Jahrhundert: Theophrastus Bombastus von Hohenheim (Paracelsus) entdeckt das „süße Vitriol" von neuem.

1630 Bericht über die Anwendung der Chinarinde bei Malaria. ca. 1650 L. Rivìere führt Kalomel als Diuretikum in die Therapie ein.

1747 J. Lind führt kontrollierte Versuche mit Zitronensaft gegen Skorbut bei Schiffsbesatzungen durch.

1772 I. Priestly, Pfarrer und Chemiker, entdeckt Stickoxydul.

1785 W. Withering beschreibt die Wirkung von Digitalis auf das kranke Herz.

1800/1810 S. Hahnemann begründet die Homöopathie.

1800 H. Davy empfiehlt zur Aufhebung des Schmerzes Stickoxydul bei Operationen.

1804 F. W. A. Sertürner gelingt die Reindarstellung von Morphin.

1811 B. Courtois entdeckt das Jod in der Asche von Meeresalgen.

1819 F. F. Runge entdeckt Chinin.

1820 J. Pelletier und B. Caventou gelingt die Reindarstellung von Chinin.

1820 J. F. Coindet führt das Jod in die Strumabehandlung ein und beschreibt 1821 die Jodthyreotoxikose.

1821 F. Magendie empfiehlt für kontrollierte klinische Untersuchungen Scheinmedikamente.

1830 Der Apotheker P. F. Touery demonstriert im Selbstversuch die entgiftende Wirkung von Holzkohlepulver nach Einnahme einer etwa 10fach tödlichen Dosis von Strychnin.

1831 E. Soubeiran, J. Liebig u. S. Guthry entdecken unabhängig voneinander Chloroform.

1842 C. W. Long unternimmt die erste Operation in Äthernarkose.

1844 H. Wells extrahiert den ersten Zahn schmerzlos während einer Stickoxydulinhalation.

1846 J. C. Warren operiert in Äthernarkose auf Empfehlung von C. T. Jackson.

1846 W. T. G. Morton behandelt Zähne in Äthernarkose.

1846 R. Liston amputiert in Äthernarkose.

1847 M. J. P. Flourens bemerkt die betäubende Wirkung des Chloroform in Tierversuchen.

1847 J. Y. Simpson führt die Chloroformnarkose für Geburten und Operationen ein.

1847 R. Buchheim gründet das erste Institut für experimentelle Pharmakologie in Dorpat.

1851 L. Traube begründet mit seinen Tierexperimenten die moderne Digitalistherapie des Herzens.

1856 Claude Bernard und A. R. Kölliker entdecken die Wirkung von Curare auf die motorische Endplatte.

1857 T. L. Brunton behandelt Angina pectoris mit Amylnitrit.

1860 A. Niemann gelingt die Reindarstellung von Cocain.

1867 J. Lister führt Phenol in die antiseptische Wundbehandlung ein.

1869 B. Naunyn untersucht tierexperimentell Chinin.

1869 O. Liebreich führt Chloralhydrat als Schlafmittel ein.

1873 E. Klebs, B. Naunyn und O. Schmiedeberg gründen die erste pharmakologische Fachzeitschrift, das Archiv für experimentelle Pathologie und Pharmakologie.

1879 W. Murrel behandelt Angina pectoris mit Nitroglycerin.

1883 L. Knorr entdeckt Phenazon (Antipyrin®).

1884 E. Baumann entdeckt Sulfonal.

1884 A. Kast führt Sulfonal als Schlafmittel ein.

1884 G. Koller entdeckt die lokalanästhetische Wirkung von Cocain.

1885 L. Pasteur führt die aktive Schutzimpfung in die Tollwutbehandlung ein.

1887 O. Hinsberg synthetisiert Phenacetin.

1887/1888 F. Loeffler, E. Roux und A. I. E. Yersin entdecken das Diphtherietoxin.

1889/1890 J. V. Mering und O. Minkowski beobachteten, dass Entfernung des Pankreas beim Hund Diabetes-mellitus-ähnliche Symptome auslöst.

1889 J. N. Langley und W. L. Dickinson zeigen, dass Nicotin Ganglienzellen zuerst erregt, dann lähmt.

1890 E. Behring und Sh. Kitasato begründen die Serumtherapie.

1890 E. Behring entdeckt das spezifische Diphtherie- und Tetanusantitoxin.

1890 E. Ritsert stellt Ethoform (Benzocain, Anästhesin®) her.

1892 E. Kraepelin begründet die Pharmako-Psychologie.

1895 G. Oliver und E. A. Schäfer entdecken die blutdrucksteigernde Wirkung von Extrakten aus Nebennieren und Hypophysen.

1896 C. Eijkmann entdeckt in Experimenten an Vögeln als Ursache der Beri-Beri eine Avitaminose.

1896 F. Stolz stellt Aminophenazon (Pyramidon®) dar, woraufhin es in die Praxis eingeführt wird.

1898 F. Hofmann und E. A. Eichengrün synthetisieren Acetylsalicylsäure und führen sie in die Therapie ein.

1901 P. Sudeck führt den Ätherrausch ein.

1901 T. B. Aldrich und I. Takamine gelingt die Isolierung von kristallinem Adrenalin.

1902/1903 Ch. Richet, M. Arthus und P. Portier entdecken die Anaphylaxie.

1903 E. Fischer und J. V. Mering veranlassen die Einführung von Barbital (Veronal®) in die Therapie.

1904 F. Stolz synthetisiert Adrenalin.

1904 P. Ehrlich und K. Shiga begründen mit ihren Arbeiten die Chemotherapie.

1905 A. Einhorn synthetisiert Procain (Novocain®).

1906 A. Fraenkel führt die intravenöse Strophanthinbehandlung ein.

1906 H. H. Dale prägt den Begriff von der Adrenalinumkehr.

1906 H. H. Dale beobachtet die starke Uteruswirksamkeit von Hypophysenhinterlappenextrakten und erkennt die α-Rezeptoren-blockierende Wirkung der Secale-Alkaloide.

1908 A. Windaus und W. Vogt gelingt die Synthese des Histamins.

1907–1910 A. Holst und Th. Fröhlich gelingt der tierexperimentelle Nachweis, dass Skorbut eine Avitaminose ist.

1909 W. Blair-Bell verwendet Hypophysenhinterlappenextrakt bei postpartalen Blutungen.

1910 P. Ehrlich und S. Hata führen Arsphenamin (Salvarsan®) in die Syphilisbehandlung ein.

1911 M. Dohrn stellt Cinchophen (Atophan®) dar, woraufhin es in die Praxis eingeführt wird.

1912 A. Läwen berichtet über die Anwendung von subcutan oder intramuskulär verabreichter Curarin-Lösung zur Erschlaffung der Bauchdecken-Muskulatur bei abdominalen Eingriffen.

1913 P. Ehrlich führt Acriflavin (Trypaflavin®) als trypanozides Mittel in die Therapie ein.

1913 C. Funk prägt den Begriff „Vitamine".

1914 H. H. Dale erkennt die Bedeutung des Acetylcholin und unterscheidet dessen Muscarin- und Nicotin-artige Wirkung.

1914 K. F. Wenckebach weist auf die therapeutische Wirkung des Chinin bei Arrhythmia perpetua hin.

1914 C. Funk isoliert das Vitamin B.

1914 E. C. Kendall isoliert Thyroxin aus der Schilddrüse.

1915 I. Pohl stellt N-Allylnorcodein her, das die atmungslähmende Wirkung des Morphin aufhebt.

1916 W. Howell entdeckt Heparin.

1916 F. C. McLean gewinnt aus Leber und Herz Heparin.

1916 H. Hörlein entdeckt Phenobarbial (Luminal®) für die Therapie.

1917 O. Dressel, R. Kothe und W. Roehl entdecken die trypanozide Wirkung von Suramin (Germanin®).

1918 W. Frey führt Chinidin in die Therapie der Arrythmia perpetua ein.

1920 Gründung der Deutschen Pharmakologischen Gesellschaft.

1920 P. Saxl und R. Helig führen Merbaphen (Novasurol®) als erstes synthetisches Quecksilberdiuretikum ein.

1921 O. Loewi weist die chemische Übertragung des Nervenreizes auf das Erfolgsorgan nach.

1921 H. M. Evans und J. A. Long stellen erhöhtes Wachstum und Luteinisierung der Ovarien nach Injektion von Vorderlappenextrakten fest.

1921 F. G. Banting, C. H. Best und I. B. Collip gelingt die Herstellung von Insulin.

1924 K. K. Chen und C. F. Schmidt beschreiben die adrenalinartige Wirkung von Extrakten aus Ephedra vulgaris.

1924 W. Schulemann, F. Schönhöfer und A. Wingler stellen Pamaquin (Plasmochin®) her.

1925/1926 K. F. Schmidt, F. Hildebrandt und O. Eichler veranlassen die Einführung von Pentetrazol (Cardiozal®) in die Therapie.

1926 O. Loewi und E. Navratil finden Acetylcholin nach Vagusreiz im Herzen.

1926 P. Mühlens u. Mitarb. finden als erstes synthetisches Mittel mit Wirkung gegen die Malaria des Menschen Pamaquin (Plasmochin®).

1926 B. C. Jansen und W. F. Donath isolieren Aneurin.

1926 G. R. Minot und W. P. Murphy führen die Lebertherapie bei perniziöser Anämie ein.

1927 A. Windaus und A. F. Hess finden durch UV-Bestrahlung von Ergosterin das Vitamin D.

1927 F. Eichholtz führt die rektale Narkose mit Tribromethanol (Avertin®) ein.

1927 I. I. Abel und Mitarb. gelingt die Reindarstellung des Insulin in kristallisierter Form.

1927 P. E. Smith findet im Hypophysenvorderlappen mehrere Hormone, darunter eines mit stimulierender Wirkung auf die Nebennierenrinde.

1928 A. Fleming entdeckt Penicillin.

1928 A. Szent Györgyi isoliert die Ascorbinsäure.

1929–1934 A. Butenandt, E. A. Doisy, E. Laqueur und T. Reichstein isolieren zahlreiche Steroidhormone.

1929 W. Roehl veranlasst die Einführung Pamaquin (Plasmochin®) in die Malariatherapie.

1931 G. Sen und K. C. Bose weisen die blutdruckmindernde und beruhigende Wirkung der pulverisierten Rauwolfiawurzel nach.

1931 P. Karrer u. Mitarb. klären die chemische Konstitution des Vitamin A auf.

1932 F. Mietzsch und H. Mauss synthetisieren Mepacrin (Atebrin®).

1932 W. Kikuth, F. Sioli und F. M. Peter führen Mepacrin (Atebrin®) in die Malariatherapie ein.

1932 F. Mietzsch und I. Klarer stellen als erstes Sulfonamid Sulfamidochrysoidin (Prontosil®) her.

1933 H. H. Dale unterteilt das autonome Nervensystem in einen cholinergen und einen adrenergen Anteil.

1933 H. Weese führt die Narkose mit Hexobarbital (Evipan®) ein.

1934 A. Butenandt stellt aus einem in der Sojabohne vorkommenden Sterin Progesteron her.

1935 G. Domagk führt die Sulfonamide in die Therapie ein.

1935 U. S. von Euler isoliert aus menschlicher Samenflüssigkeit eine von ihm Prostaglandin genannte, sehr stark wirksame Substanz.

1935 P. S. Hench und E. C. Kendall isolieren Cortison aus der Nebennierenrinde.

1936 J. Jorpes stellt das 1916 von W. H. Howell entdeckte Heparin rein dar.

1937 R. Kuhn und I. O. Morris synthetisieren das Vitamin A.

1937 M. Steiger und T. Reichstein synthetisieren Desoxycorticosteron.

1938 H. H. Merritt und T. I. Putnam führen Phenytoin als Antiepileptikum in die Therapie ein.

1938 O. Eisleb und O. Schaumann führen Pethidin (Dolantin®) als erstes vollsynthetisches Opiat ein.

1939 P. Müller entdeckt die insektizide Wirkung von Chlorphenothan (DDT).

1941 A. Fleming, E. P. Abraham, E. Chain, C. M. Fletscher und H. W. Florey ermöglichen durch ihre Arbeiten die Einführung von Penicillin in die Therapie.

1941 E. R. Hart stellt N-Allylnormorphin (Nalorphin®) her, das die atmungslähmende Wirkung des Morphin aufhebt.

1941 C. Huggins u. Mitarb. sowie W. P. Herbst demonstrieren die hormonale Kontrolle des Prostatakarzinoms und die Wirksamkeit von Kastration und Estrogentherapie.

1941 H. A. Campbell und K. P. Link identifizieren das bei Vieh nach Fütterung von verdorbenem Kleeheu zur Hemmung der Blutgerinnung führende Agens als Cumarin-Derivat.

1942 B. W. Halpern und unabhängig davon P. Stern beschreiben die ersten Antihistaminika.

1942 S. A. Waksman prägt den Begriff Antibiotika.

1943 C. H. Li, G. Sayers u. Mitarb. isolieren Corticotropin (ACTH).

1943 H. Weese und G. Hecht entwickeln das erste Plasmaersatzmittel.

1943 K. Unna untersucht Nalorphin pharmakologisch.

1944 A. Loubatières beschreibt den blutzuckersenkenden Effekt der Sulfonamide.

1944 S. A. Waksman und A. Schatz entdecken Streptomycin.

1945 B. A. Johnson u. Mitarb. entdecken Bacitracin.

1945 C. H. Li, H. M. Evans und M. E. Simpson isolieren das Wachstumshormon.

1946 V. du Vigneaud synthetisiert Penicillin.

1946 F. M. Berger findet das Antikonvulsivum Mephenesin.

1946 D. Bovet u. Mitarb. entwickeln das erste synthetische Muskelrelaxans vom Curare-Typ.

1946 I. Lehmann führt aufgrund der Beobachtungen von F. Bernheim die p-Aminosalicylsäure in die Tuberkulosetherapie ein.

1947 I. Ehrlich, A. R. Bartz, P. R. Burkholder, D. Gottlieb u. Mitarb. entdecken und isolieren Chloramphenicol.

1947 A. Hofmann entdeckt und W. A. Stoll erforscht die psychotomimetische Wirkung von Lysergsäurediethylamid (LSD).

1948 R. P. Ahlquist beschreibt die α- und β-Rezeptoren des adrenergen Systems.

1948 B. M. Duggar stellt Chlortetracyclin (Aureomycin®) dar.

1948 P. S. Hench und E. C. Kendall beschreiben die antirheumatische Wirkung von Cortison.

1948 K. Folkers und Mitarb. sowie L. Smith und L. F. Parker stellen Vitamin B_{12} rein dar.

1948/1949 R. B. Barlow und H. R. Ing bzw. W. D. M. Paton und E. J. Zaimis entwickeln Muskelrelaxantien vom depolarisierenden Typ und ganglienblockierende Substanzen.

1949 S. A. Waksman und H. A. Lechevalier finden Neomycin.

1949 J. F. J. Cade führt aufgrund tierexperimenteller Beobachtungen Lithium in die Therapie der Manie ein.

1950 A. C. Finlay entdeckt Oxytetracyclin (*Terramycin*®).

1951 H. Laborit und P. Huguenard führen Chlorpromazin zur Erzeugung einer Hypothermie bei Operationen ein.

1951 R. W. Berliner u. Mitarb. demonstrieren die Carboanhydrasewirkung von Acetazolamid (*Diamox*®) an der Niere.

1952 J. M. McGuire u. Mitarb. stellen Erythromycin dar.

1952 I. C. Müller, E. Schlittler und H. I. Bein isolieren Reserpin und ermitteln die chemische Konstitution.

1952 R. W. Wilkins führt Reserpin in die Therapie der Hypertonie ein.

1952 J. Delay und P. Deniker beschreiben die Wirkung von Chlorpromazin als Psychosedativum.

1953 V. du Vigneaud u. Mitarb. ermitteln die chemische Konstitution von Oxytocin und Vasopressin und synthetisieren Oxytocin.

1953 F. Sanger u. Mitarb. ermitteln die chemische Konstitution von Insulin.

1953 F. H. Dost prägt den Begriff der Pharmakokinetik.

1954 E. Weber und N. S. Kline führen Reserpin in die Behandlung der Psychosen ein.

1954 F. M. Berger u. Mitarb. beschreiben die Wirkungen von Meprobamat.

1954 S. A. Simpson, J. F. Tait, A. Wettstein, T. Reichstein u. Mitarb. klären die Konstitution des Aldosteron auf.

1954 M. Schou u. Mitarb. untersuchen systematisch mittels der Doppelblindtechnik die Wirksamkeit von Lithium bei der Manie (s. 1949).

1955 C. H. Li u. Mitarb. sowie Bell u. Mitarb. ermitteln die Konstitution von Corticotropin.

1955/1956 J. D. Achelis und K. Hardebeck sowie A. Bänder und J. Scholz berichten über die Einführung der Sulfonylharnstoff-Derivate in die Therapie zur Blutzuckersenkung.

1956 W. Kunz, H. Keller und H. Mückter führen Thalidomid (*Contergan*®) als Sedativum und Hypnotikum ein. Die durch diese Substanz erzeugten Polyneuritiden und vor allem die teratogene Wirkung führen zu einer weltweiten Überprüfung des Problems der Arzneimittelnebenwirkungen und der Neueinführung von Präparaten.

1956 G. Pincus und Mitarb. legen die Grundlagen für die Anwendung hormonaler Kontrazeptiva.

1957 C. M. Kagawa u. Mitarb. entdecken Aldosteronantagonisten.

1957 Aufgrund der von R. Charonnat, P. Lechat u. J. Chareton entdeckten antikonvulsiven und hypnotischen Wirkungen führen H. Laborit und R. Coirault Chlormethiazol in die Klinik ein.

1957 R. Kuhn entdeckt die thymoleptische Wirkung von Imipramin.

1957 F. C. Novello und J. M. Sprague führen als erstes Saluretikum der Benzothiadiazin-Gruppe Chlorothiazid ein.

1958 H. Arnold, F. Bourseaux und N. Brock beschreiben die antineoplastische Wirkung von Cyclophosphamid (*Endoxan*®)

1959 P. A. J. Janssen u. Mitarb. entwickeln mit Haloperidol das erste Neuroleptikum vom Butyrophenon-Typ.

1960 E. W. Sutherland u. Mitarb. zeigen die Bedeutung von zyklischem 3′, 5′-AMP als „second messenger".

1960 R. A. Maxwell, A. J. Plummer, F. Schneider, H. Povalski und A. I. Daniel beschreiben die blutdrucksenkende Wirkung von Guanethidin (Ismelin®).

1960 J. A. Oates, L. Gillespie, S. Udenfriend und A. Sjoerdsma berichten über die blutdrucksenkende Wirkung von α-Methyl-Dopa.

1960/1962 O. Hornykiewicz, H. Ehringer und W. Birkmayer weisen beim Parkinson-Syndrom einen Dopamin-Mangel im Zentralnervensystem nach und beschreiben die Wirkung von L-Dopa.

1963 S. Bergström u. Mitarb. eröffnen durch die Aufklärung der chemischen Struktur von 2 Prostaglandinen die Möglichkeiten für die praktische Verwendung dieser Substanzgruppe.

1963 R. W. Rundles u. Mitarb. führen Allopurinol in die Behandlung der Gicht ein.

1963/64 G. V. Foster u. Mitarb. sowie P. F. Hirsch u. Mitarb. erkennen als Ursprungsort des zuerst von D. H. Copp 1962 beschriebenen Calcitonin die Schilddrüse.

1964 E. J. Ariëns u. Mitarb. veröffentlichen eine umfassende Darstellung einer quantitativen Rezeptortheorie.

1964 Erste Anwendung von β-Blockern zur Hypertonie-Behandlung durch Prichard u. Mitarb.

1965 Paul A. J. Janssen berichtet über die neuroleptische Wirkung der Butyrophenone.

1967 G. C. Cotzias u. Mitarb. führen L-Dopa in die Therapie des Parkinsonismus ein.

1968/1970 M. Bygdeman u. Mitarb., J. M. Beazly u. Mitarb., S. M. M. Karim u. Mitarb. zeigen die klinische Brauchbarkeit von Prostaglandinen zur Anregung von Wehen.

1969 M. Plempel, K. Bartmann, K. H. Büchel und E. Regel berichten über Clotrimazol, das erste Imidazol-Antimykotikum.

1968/71 A. Fleckenstein u. Mitarb. beschreiben die Wirkung der Calcium-Antagonisten.

1971 J. R. Vane u. Mitarb. zeigen die Bedeutung von Prostaglandinen bei der Schmerzauslösung und die Hemmung der Prostaglandin-Synthese als Ursache für die analgetische Wirkung von Acetylsalicylsäure.

1972 W. Vater u. Mitarb. beschreiben Nifedipin als ersten Vertreter der Ca-Antagonisten von Dihydropyridin-Typ.

1972 Das erste H_2-Antihistaminikum wird von J. Black beschrieben und in die Therapie eingeführt.

1975/76 H. W. Kosterlitz u. Mitarb. sowie S. H. Snyder u. Mitarb. weisen Morphin-artig wirkende, körpereigene Substanzen nach: Enkephaline, Endorphine.

1976 A. Endo u. Mitarb. isolieren aus Pilzen die ersten Statine, M. S. Brown u. Mitarb. erkennen die hemmende Wirkung dieser Substanzen auf die HMG-CoA-Reduktase.

1976/78 Praziquantel, ein sehr wirksames Anthelminthikum wird gemeinsam von den Firmen Bayer, Leverkusen, und Merck, Darmstadt, entwickelt.

1977 D. W. Cushman, H. S. Cheung, E. F. Sabo und M. A. Ondetti entwickeln mit Captopril den ersten therapeutisch verwendbaren ACE-Hemmstoff.

1979 Omeprazol, ein Hemmstoff der Protonenpumpe der Belegzellen, wird von U. Junggren, S. E. Sjöstrand, P. Berntsson, A. Brändström und L. Olbe in der Firma Astra Hässle (Göteborg) entwickelt.

1980/83 R. F. Furchgott u. Mitarb. erkennen die Bedeutung des Endothels für die Tonusregulierung der Gefäßmuskulatur.

1981 Aufgrund der Untersuchungen von D. W. Cushman und Mitarbeitern wird als erster ACE-Hemmstoff Captopril in die Therapie eingeführt.

1982 Y. Furakawa u. Mitarb. synthetisieren die ersten Angiotensin-II-Rezeptorantagonisten.

1987 S. Moncada und Mitarbeiter weisen nach, dass die vom Endothel abgegebene vasodilatorische Substanz Stickoxid (NO) ist.

1988/1992 W. A. Devane und Mitarbeiter beschreiben den Cannabinoid-Rezeptor im Gehirn.

1990 R. D. Krell u. Mitarb. finden Antagonisten gegen Leukotriene.

Liste der Forscher, die für die Entwicklung neuer Wirkstoffe mit dem Nobelpreis ausgezeichnet wurden

1901 E. von Behring führt die Therapie mit Antiseren gegen Diphtherie und Tetanus ein.

1923 E. G. Banting und J. J. R. MacLeod isolieren Insulin und behandeln damit Insulin-Mangelzustände.

1934 G. H. Whipple, G. R. Minot und W. P. Murphy gelingt die Behandlung der perniziösen Anämie.

1939 G. Domagk erkennt die chemotherapeutische Bedeutung der Sulfonamide.

1945 A. Fleming, E. B. Chain und H. W. Florey entdecken mit dem Penicillin das antibiotische Prinzip.

1957 D. Bovet beschreibt das erste H_1-Antihistaminikum.

1982 J. R. Vane, S. Bergström und B. Samuelsson erkennen die Bedeutung der Eicosanoide für die Entzündung und die Schmerzauslösung.

1988 G. Elion, G. Hitchings und J. Black wurden für die Entwicklung von Antimetaboliten, Urikostatika, β-Blockern und H_2-Antihistaminika ausgezeichnet.

1998 R. F. Furchgott, L. J. Ignarro und F. Murad werden für die Entdeckung des Stickstoffmonoxids (NO) als zellulären Botenstoff ausgezeichnet. Die Beeinflussung dieses Mechanismus und die Entstehung von NO aus Pharmaka ist ein wichtiges Therapieprinzip.

2000 Der Pharmakologe Arvid Carlsson wird für seine Erkenntnisse über die Bedeutung des Dopamin für die Hirnfunktion ausgezeichnet.

Literatur

Zur Vertiefung der Kenntnisse möchten wir auf das **Handbuch der Experimentellen Pharmakologie** und das große Lehrbuch von Goodman und Gilman: **The Pharmacological Basis of Therapeutics** (10. Auflage 2001) verweisen. Arzneimittel-therapeutische Probleme sind ausführlich in **Avery's Drug Treatment** (4. Auflage 1997) und von **J. Frölich** und **W. Kirch** (Praktische Arzneitherapie, 3. Auflage 2000) dargestellt. Um sich über Nebenwirkungen und Vergiftungen intensiver zu orientieren, seien genannt: **M. N. G. Dukes Meyler: Side Effects of Drugs** (13. Auflage 1996), **J. H. Stockley: Drug Interactions** (1994), **D. M. Davies: Textbook of Adverse Drug Reactions** (1998), **C. Gloxhuber: Toxikologie** (5. Auflage 1994), **H. Marquard u. S. G. Schäfer: Lehrbuch der Toxikologie** (1997), **H. Greim u. E. Deml: Toxikologie** (1996) und **B. Ballantyne, T. Marrs und T. Syversen: General and applied Toxicology** (2. ed., 2000). Um sich über die neuesten Fortschritte zu informieren, eignen sich die jährlich erscheinenden Periodika wie **Annual Review of Pharmacology** und **Annual Review of Physiology**.

Ausführliche Übersichten über den klinischen Wert von Arzneimitteln stellen den Inhalt der Zeitschrift **Drugs** dar. Kritische Kurzinformationen können aus dem **Arzneimittelbrief** entnommen werden. Ausgewogene Berichte und Stellungnahmen über die Arzneimitteltherapie finden sich in den Wochenzeitschriften **The Lancet, British Medical Journal** (aus Großbritannien) und **New England Journal of Medicine** (aus den USA), die dem tätigen Arzt besonders zur Lektüre empfohlen werden. Praktische Ratschläge zur Anwendung von Medikamenten bieten die **Arzneiverordnungen**, herausgegeben von der Arzneimittelkommission der Deutschen Ärzteschaft (Köln 2000). Über das Verordnungsverhalten der deutschen Ärzteschaft informiert jährlich **„Der Arzneiverordnungsreport"** (Herausgeber U. Schwabe u. D. Paffrath). Eine umfassende Übersicht über alle auf der Welt vorhandenen Arzneimittel gibt die **„Stoffliste"** vom Arzneibüro der Deutschen Apothekerschaft (9. Auflage 1994 mit fortlaufenden Ergänzungen, Eschborn). Hier sei nochmals auf die Arzneimittelliste aus Großbritannien aufmerksam gemacht: **„British National Formulary"**, herausgegeben von der „British Medical Association" und der „Royal Pharmaceutical Society of Great Britain" (London, erscheint halbjährlich).

Für die Verschreibung im Kindesalter siehe **P. D. Walson et al.: Principles of Drug Prescribing in Infants and Children** (Drugs 1993; 46: 281). Zur Anwendung von Arzneimitteln während der Schwangerschaft und zur Beurteilung eines möglichen Risikos lassen sich Informationen aus folgenden Werken entnehmen: **J. Kleinebrecht: Arzneimittel in der Schwangerschaft und Stillzeit** (1999), **H. Spielmann et al.: Arzneiverordnungen in Schwangerschaft und Stillperiode** (6. Auflage 2001) und **V. Stark: Arznei- und Genußmittel während der Schwangerschaft** (Arzneimittelther. 1995; 13: 40).

Im Folgenden haben wir Literatur zusammengestellt, die vorwiegend aus den letzten 15 Jahren stammt und vornehmlich Übersichtsreferate umfasst. Der Leser kann sich daher schnell über ein Gebiet eingehender orientieren und gegebenenfalls auf dort zitierte Originalarbeiten zurückgreifen.

1 Generelle Prinzipien

Ackerman MJ, Clapham DE. Ion channels – basic science and clinical disease. N Engl J Med. 1997; 336: 1575.

Alexander SPH, Peters JA. Receptor and ion channel nomenclature. 8th ed. TIPS. 1997; Suppl.

Atkinson HC, Begg E. Prediction of drug distribution into human milk from physiochemical characteristics. Clin Pharmacokinet. 1990; 18: 151 – 167.

Barry M, Feely J. Enzyme induction and inhibition. Pharmacol Ther. 1990; 48: 71 – 94.

Beers MH, Ouslander JG. Risk factors in geriatric drug prescribing. A practical guide to avoiding problems. Drugs. 1989; 37: 105 – 112.

Bertz RJ, Granneman GR. Use of in vitro and in vivo data to estimate the likelihood of metabolic pharmacokinetic interactions. Clin Pharmacokinet. 1997; 32: 210.

Boynton AL, Dean NM, Hill TD. Inositol 1,3,4,5-Tetracisphosphate and regulation of intracellular calcium. Biochem Pharmacol. 1990; 40: 1933 – 1939.

Bradburg MWB, ed. Physiology and pharmacology of the blood-brain barrier. Handbook of Experimental Pharmacology. Vol. 103. Heidelberg: Springer Verlag; 1992.

Camerin RG, Feuer G, de la Iglesia FA, ed. Drug-induced hepatotoxicity. Handbook of Experimental Pharmacology. Heidelberg: Springer; 1996.

Cheymol G. Effects of obesity on pharmacokinetics. Clin Pharmacokin. 2000; 39: 215.

Colquhoun D. Binding, gating, affinity and efficacy: the interpretation of structure-activity relationships for agonists and of the effects of mutating receptors. Br J Pharmacol. 1998; 125: 923.

D'Arcy PF, McElnay JC, Welling PG, eds. Mechanisms of drug interactions. Handbook of Experimental Pharmacology. Heidelberg: Springer; 1996.

Engelhardt KH. Kranke Medizin. Münster: Agenda-Verlag 1999.

Estler C-J. Geroprophylaxe und Gerotherapie. Tägl Prax. 1991; 32: 385 – 394.

Franz K. Altpräparate – ein Trauerspiel. Tägl Praxis. 2000; 41: 891.

Fricke U, Klaus W. Neue Arzneimittel. Stuttgart: Wiss Verlagsges; jährlich erscheinend.

Fugh-Berman A. Herb-drug interactions. Lancet. 2000; 355: 135.

Gram TE. Chemically reactive intermediates and pulmonary xenobiotic toxicity. Pharmacol Rev. 1997; 49: 297.

Himmel W. Selbstmedikation – ökonomische, sozialpharmakologische und toxikologische Aspekte. Deutsche Med Wochenschrift. 2000; 125: 401.

Jackson T. Structure and function of G protein coupled receptors. Pharmacol Ther. 1991; 50: 425 – 442.

Jasper JR, Insel PA. Evolving concepts of partial agonism. The β-adrenergic receptor as a paradigm. Biochem Pharmacol. 1992; 43: 119–130.

Jones MI, Greenfield SM, Bradley CP. Presciding new drugs: qualitative study of influences on consultants and practitioners. Brit Med J. 2001; 323: 378.

Kauffman FC, ed. Conjugation-deconjugation reactions in drug metabolism and toxicology. Handbook of Experimental Pharmacology. Vol. 112. Heidelberg: Springer; 1994.

Kaufmann W. Prinzipien und Perspektiven der klinischen Pharmakologie. Klin Wochenschr. 1991; 69(26):8–12.

Kenakin TP. The classification of seven transmembrane receptors in recombinant expression systems. Pharmacol Rev. 1996; 48: 413.

Kenakin TP, Bond RA, Bonner IJ. Definition of pharmacological receptor. Pharmacol Rev. 1992; 44: 351–362.

Klinger W. Biotransformation of drugs and other xenobiotics during postnatal development. Exper Toxicol Pathol. 1996; 48:1–88.

Kodavanti UP, Mehendale HM. Cationic amphiphilic drugs and phospholipid storage disorder. Pharmacol Rev. 1990; 42: 327–354.

Köbberling J. Der Wissenschaft verpflichtet. Med Klinik. 1997; 92: 181.

Köbberlin, J. Qualität deutscher medizinischer Journale. Deutsche Med Wochenschrift. 2000; 125: 1106.

Kupfermann I. Functional studies of cotransmission. Physiol Rev. 1991; 71: 683–732.

Levitzki A, Bar-Sinai A. The regulation of adenyl cyclase by receptor-operated G proteins. Pharmacol Ther. 1991; 50: 271–283.

Meyer, FP. Orthomolekulare Therapie. Tägl Praxis. 2000; 41: 144.

Miners JO, Mackenzie PJ. Drug glucuronidation in humans. Pharmacol Ther. 1991; 51: 241–298.

Mörike K. Pharmakokinetische Parameter. Welche sind für die Klinik wichtig? Arzneimittelther. 1990; 8: 382–394.

Okey AB. Enzyme induction in the cytochrome P-450 system. Pharmacol Ther. 1990; 45: 241–298.

Olate J, Allende JE. Structure and function of G proteins. Pharmacol Ther. 1991; 51: 403–419.

Persson CGA, et al. Unbalanced research. Trends in Pharmacol Sci. 2001; 22: 538.

Petersen OH, Stimulus-secretion coupling: cytoplastic calcium signals and the control of ion channels in exocrine acinar cells. J Physiol. 1992; 448: 1–51.

Pletscher A. Alternativmedizin. Glaube oder Wissenschaft? Intern Prax. 1991; 31: 149–161.

Pouyanne P, et al. for the French Pharmacovigilance Centres: Admissions to hospital by adverse drug reactions, cross sectional incidence study. Brit Med J. 2000; 320: 1036.

Power BM, et al. Pharmacokinetics of drugs used in critically ill adults. Clin Pharmacokinet. 1998; 34: 25.

Sackett DL, Richardson WS, Rosenberg W, Haynes RB. Evidence-Based Medicine. Edinburgh: Churchill-Livingston; 1998.

Schönhofer PS und Wille. Das Bremer Erfassungssystem für arzneimittelbedingte Erkrankungen. Tägliche Praxis 1997; 38: 195.

Schoenwald RD. Ocular drug delivery: pharmacokinetic considerations. Clin Pharmacokinet. 1990; 18: 255–269.

Shieh CC, Coughlan M, Sulivan JP, Krishnan MG. Potassium channels: Molecular defects, deseases, and therapeutic opportunities. Pharmacol Rev. 2000; 52: 557.

Tucker GT, Lennard MS. Enantiomer specific pharmacokinetics. Pharmacol Ther. 1990; 45: 309–329.

Wang W, Ballatori N. Endogenous glutathion conjugates: occurrence and biological functions. Pharmacol Rev. 1998; 50: 335.

Wehling M. Specific, nongenomic steroid action. Ann Rev Physiol. 1997; 59: 365–393.

Welling PG, Balant LP, eds. Pharmacokinetics of drugs. Handbook of Experimental Pharmacology. Vol. 110. Heidelberg: Springer; 1994.

2 Vegetatives Nervensystem

Alberts P. Subtype classification of presynaptic α-adrenoceptors. Gen Pharmacol. 1993; 24: 1–8.

Benfey BG. Function of myocardial α-adrenoceptors. Life Sci. 1990; 46: 743–757.

Brogden RN, Faulds D. Salmeterol xinafoate. A review of its pharmacological properties and therapeutic potential in reversible obstructive airways disease. Drugs. 1991; 42: 895–912.

Buck SH, Burks TF. The neuropharmacology of capsaicin: Review of some recent observations. Pharmacol Rev. 1986; 38: 180–226.

Chemnitius J-M. Chemnitius GC, Haselmeyer K-H, Kreuzer H, Zech R. Cholinesterases of heart muscle. Characterization of multiple enzymes using kinetics of irreversible organophosphorus inhibition. Biochem Pharmacol. 1992; 43: 823–829.

Civelli O, Bunzow JR, Grandy DK, Zhou Q-Y, van Tol HHM. Molecular biology of the dopamine receptors. Eur J Pharmacol. 1991; 207: 277–286.

Cruickshank JM. Measurement and cardiovasular relevance of partial agonist activity (PAA) involving β_1- and β_2-adrenoceptors. Pharmacol Ther. 1990; 46: 199–242.

Docherty JR. Subtypes of functional α_1- and α_2-adrenoceptors. Eur J Pharmacol. 1998; 361: 1.

Dorow P, Schmutzler H. Beta-Blockade und Atemwegsfunktion. Berlin: de Gruyter; 1985.

Eglen RM, Hedge SS, Watson N. Muscarine receptor subtypes and smooth muscle function. Pharmacol Rev. 1996; 48: 531.

Ford APDW, et al. α_1-adrenoreceptor classification. TIPS. 1994; 15: 167.

Gerstman BB, Jolson HM, Bauer M, Cho P, Livingston JM, Platt R. The incidence of depression in new users of beta-blockers and selected antihypertensives. J Clin Epidemiol. 1996; 49: 809–815.

Harron DWG, Goa KL, Langtry HD. Bopindolol. A review of its pharmacodynamic and pharmacokinetic properties and therapeutic efficacy. Drugs. 1991; 41: 130–149.

Hollander JE. The management of cocaine-associated myocardial ischemia. N Engl J Med. 1995; 333: 1267.

Jack D. A way of looking at agonism and antagonism: Lessons from salbutamol, salmeterol and other β-adrenoceptor agonists. Br J Clin Pharmacol. 1991; 31: 501–514.

Jackson RL, Busch SJ, Cardin AD. Glycosaminoglycans: molecular properties, protein. interactions, and role in physiological processes. Physiol Rev. 1991; 71: 481–539.

Johanson C-E, Fischman MW. The pharmacology of cocaine related to its abuse. Pharmacol Rev. 1989; 41: 3–52.

Kalix P. Pharmacological properties of the stimulant khat. Pharmacol Ther. 1990; 48: 379–416.

Kendall MJ, Lynch KP, Hjalmarson A, Kjekshus J. Beta-blockers and sudden cardiac death. Ann Intern Med. 1995; 123: 358–367.

Kumar V, Calache M. Treatment of Alzheimer's disease with cholinergic drugs. Internat J Clin Pharmacol Ther Toxicol. 1991; 29: 23–37.

Lee NH, El-Fakahany EE. Allosteric antagonists of the muscarinic acetylcholine receptor. Biochem Pharmacol. 1991; 42: 199–205.

Levant B. The D_3 dopamin-receptor: neurobiology and potential clinical relevance. Pharmacol Rev. 1997; 49: 231.

Männisto PT, Kaakkola S. Catechol-O-methyltransferase (COMT): Biochemistry, molecular biology, pharmacology, and clinical efficacy of the new selective COMT inhibitors. Pharm Rev. 1999; 51: 593.

Martinotti E. α-Adrenergic receptor subtypes on vascular smooth musculature. Pharmacol Res. 1991; 24: 297.

McAinsh J, Cruickshank JM. Beta-blockers and central nervous system side effects. Pharmacol Ther. 1990; 46: 163–197.

Melzer D. New drug treatment for Alzheimer's disease: lessons for healthcare policy. Br Med J. 1998; 316: 762.

Milligan G, et al. Why are there so many adrenoreceptor subtypes? Biochem Pharmacol. 1994; 48: 1059.

Milne RJ, Buckley MMT. Celiprolol. An updated review of its pharmacodynamic and pharmacokinetic properties, and therapeutic efficacy in cardiovascular disease. Drugs. 1991; 41: 941–969.

Missale C, et al. Dopamine receptors: from structure to function. Physiol Rev. 1998; 78: 189.

Pringle TH, Riddell JG. The cardioselectivity of beta adrenoceptor antagonists. Pharmacol Ther. 1990; 45: 39–68.

Richards MH. Pharmacology and second messenger interactions of cloned muscarinic receptors. Biochem Pharmacol. 1991; 42: 1645–1653.

Rossi R. Cocain and Cocain-Intoxikation. Pharmakologie, Symptomatik und Behandlung. Dtsch Med Wochenschr. 1990; 115: 868–873.

Ruffolo RR, Nichols AJ, Stadel JM, Hieble JP. Structure and function of α-adrenoceptors. Pharmacol Rev. 1991; 43: 475–505.

Sokoloff P, Schwartz JC. Novel dopamine receptors, half a decade later. TIPS. 1995; 16: 270.

Sussman JL, Harel M, Frolow F, et al. Atomic structure of acetylcholinesterase from Torpedo californica: a prototypic acetylcholine-binding protein. Science. 1991; 253: 872–879.

Terzic A, et al. Cardiac α_1-adrenoreceptors: an overview. Pharmacol Rev. 1993; 45: 147.

Trendelenburg U, Weiner N. Catecholamines Vol. 1 a. II. Handbook of Experimental Pharmacology. Vol. 90. Berlin: Springer; 1988.

Wadworth AN, Murdoch D, Brogden RN. Atenolol. A reappraisal of its pharmacological properties and therapeutic use in cardiovascular disorders. Drugs. 1991; 42: 468–510.

Weyler W, Hsu Y-P, Breakefield XO. Biochemistry and genetics of monoamine oxidase. Pharmacol Ther. 1990; 47: 391–417.

Youdim MBH, Finberg JPM. New directions in monoamine oxidase A and B selective inhibitors and substrates. Biochem Pharmacol. 1991; 41: 155–162.

Yu, P. Pharmacological and clinical implications of MAO-B inhibitors. Gen Pharmacol. 1994; 25: 1527.

Zhong H, Minneman KP. α_1-Adrenoceptor subtypes. Europ J Pharmacol. 1999; 375: 261.

Van Zwieten PA. Central imidazoline receptors as targets of centrally acting antihypertensives: moxonidine and rilmenidine. J Hypertension. 1997; 15: 117.

3 Andere Überträger- und Mediatorstoffe

Aapro MS. 5-HT$_3$ receptor antagonists. An overview of their present status and future potential in cancer therapy-induced emesis. Drugs. 1991; 42: 551–568.

Anderson M, Shou JS. Adverse reactions to H$_2$-receptor antagonists in Denmark before and after transfer of cimetidine and ranitidine to over-the counter status. Pharmacol Toxicol. 1991; 69: 253–258.

Brown DR, ed. Gastrointestinal regulatory peptides. Handbook of Experimental Pharmacology. Heidelberg: Springer; 1994.

Costall B, Naylor RJ. The psychopharmacology of 5-HT$_3$ receptors. Pharmacol Toxicol. 1992; 71: 401–515.

Gerhardt CC, van Heerikhuizen H. Functional characteristics of heterologously expressed 5-HT-Receptors. Eur J Pharmacol. 1997; 334: 1.

Göthert M. 5-Hydroxytryptamine receptors. Arzneimittel-Forsch. 1992; 42: 238–246.

Grant M, Langtry HD, Brogden RN. Ranitidine. An updated review of its pharmacodynamic and pharmacokinetic properties and therapeutic use in peptic ulcer disease and other allied diseases. Drugs. 1989; 37: 801–870.

Hall JM. Bradykinin receptors. Gen Pharmacol. 1997; 28: 1–6.

Henning RJ, Sawmiller DR. Vasoactive intestinal peptide: cardiovascular effects. Cardiovasc Res. 2001; 49: 27.

Hill SJ. Distribution, properties, and functional characteristics of three classes of histamine receptor. Pharmacol Rev. 1990; 42: 45–83.

Hill SJ, et al. Classification of histamin-receptors. International Union of Pharmacology. Pharmacol Rev. 1997; 49: 253.

Langtry HD, Grant SM, Goa KL. Famotidine. An updated review of its pharmacodynamic and pharmacokinetic properties, and therapeutic use in peptic ulcer disease and other allied diseases. Drugs. 1989; 38: 551–590.

Lund VJ. Seasonal allergic rhinitis – a review of current therapy. Allergy. 1996; 51(28):5–7.

McTavish D, Goa KL, Ferrill M. Terfenadine. An updated review of its pharmacological properties and therapeutic efficacy. Drugs. 1990; 39: 552–574.

McTavish D, Sorkin EM. Azelastine. A review of its pharmacodynamic and pharmacokinetic properties, and therapeutic potential. Drugs. 1989; 38: 778–800.

Murdoch D, McTavish D. Roxatidine acetate. A review of its pharmacodynamic and pharmacokinetic properties, and its therapeutic potential in peptic ulcer disease and related disorders. Drugs. 1991; 42: 240–260.

Nilson T, et al. Contractile 5-HT$_{1B}$ receptors in human cerebral arteries: pharmacological characterisation and localisation with immuncytochemistry. Brit J Pharmacol. 1999; 128: 1133.

Price AH, Brogden RN. Nizatidine. A preliminary review of its pharmacodynamic and pharmacokinetic properties, and its therapeutic use in peptic ulcer disease. Drugs. 1988; 36: 521–539.

Schlienger RG, Shear NH. Serotonin-Syndrom. Dtsch Med Wochenschr. 1997; 122: 1495.

Schwartz J-C, Arrang, J-M, Garbarg M, Pollard H, Ruat M. Histaminergic transmission in the mammalian brain. Physiol Rev. 1990; 71: 1–51.

Zifa E, Fillion G. 5-hydroxytryptamine receptors. Pharmacol Rev. 1992; 44: 402–458.

Renin-Angiotensin-Aldosteron

Burnier M. Angiotensin II type 1 receptor blockers. Circulation. 2001; 103: 904.

Churchill WG. Angiotensin II. Hemodynamic regulator or growth factor? J Mol Cell Cardiol. 1990; 22: 739–747.

Cockcroft JR, O'Kane KPJ, Webb DJ. Tissue angiotensin generation and regulation of vascular tone. Pharmacol Ther. 1995; 65: 135.

Cody RJ. The clinical potential of renin inhibitors and angiotensin antagonists. Drugs. 1994; 47: 586.

Csajka C, Buclin T, Brunner HR, Biollaz J. Pharmacokinetic-pharmacodynamic profile of angiotensin II receptor antagonists. Clinical Pharmacol. 1997; 32: 1.

Dominiak P, Unger Th. Angiotensin-II AT$_1$-Rezeptor-Antagonisten. Darmstadt: Steinkopf-Verlag; 1997.

Erdmann E. Focus on ACE inhibition: Implications for cardiovascular structure and function. J Cardiovasc Pharmacol. 1992; 20(B).

de Gasparo M, Catt EJ, Inagami T, Wright JW, Unger T. The angiotensin II receptors. Pharmacol Rev. 2000; 52: 415.

Grobecker H. Angiotensin II Rezeptor-Antagonisten. Wissenschaftl Verlagsges; 1999.

Heart Outcome Prevention Evaluation Study Investigators. Effect of an angiotensin-converting-enzyme inhibitor, Ramipril, on cardiovascular events in high-risk patients. New Engl J Med. 2000; 342: 145.

Heart Outcome Prevention Evaluation (HOPE) Study Investigators. Effect of ramipril on cardiovascular and microvascular outcome in people with diabetes mellitus: result of the HOPE study and MICRO-HOPE substudy. Lancet. 2000; 355: 253.

Kawano H, et al. Angiotensin II has multiple profibrotic effects in human cardiac fibroblasts. Circulation. 2000; 101: 1130.

Kelleher CC, ACE inhibitors in the prevention and therapy of diabetic nephropathy. What is their role? Drugs. 1990; 39: 639–645.

Kelly JG, O'Malley K. Clinical pharmacokinetics of the newer ACE inhibitors. Clin Pharmacokinet. 1990; 19: 177–196.

Kim S, Iwao H. Molecular and cellular mechanisms of angiotensin II – mediated cardiovascular and renal diseases. Pharmacol Rev. 2000; 52: 12.

Lindpaintner K, Ganten D. The cardiac renin-angiotensin system. An appraisal of present experimental and cinical evidence. Circ Res. 1991; 68: 904–921.

Mancia G, ed. Angiotensin II receptor antagonists in perspective. London: M. Dunitz Ltd. 2000.

Markham A, Spencer CW, Jarvis B. Irbesatan, an updated review of its use in cardiovascular disorders. Drugs. 2000; 59: 1187.

Meyer FP. ACE-Hemmer: Klinische Pharmakologie und differentialtherapeutische Möglichkeiten. Intern Prax. 1992; 32: 717–727.

Todd PA, Benfield P, Ramipril. A review of its pharmacological properties and therapeutic efficacy in cardiovascular disorders. Drugs. 1990; 39: 110–135.

Todd PA, Goa KL. Enalapril. An update of its pharmacological properties and therapeutic use in congestive heart failure. Drugs. 1989; 37: 141–161.

Touyz RM, Schiffrin EL. Signal transactions of Angiotensin II in vascular smooth muscle. Pharmacol Rev. 2000; 52: 639.

4 Glatte Muskulatur

Aernathy DR, Schwartz JB. Calcium – antagonist drugs. New Engl J Med. 1999; 341: 1447.

Ahmad RAS, Watson RDS. Treatment of postural hypotension. Drugs. 1990; 39: 74–85.

Allward WLM. Medical management of glaucoma. N Engl J Med. 1998; 339: 1298.

Andersson K-E. Clinical pharmacology of potassium channel openers. Pharmacol Toxicol. 1992; 70: 244–254.

Ànggàrd E. Nitric oxide: mediator, murderer, and medicine. Lancet. 1994; 343: 1199.

Arzneimittelkommission der Deutschen Ärzteschaft. Therapieempfehlungen: Asthma bronchiale. Arzneimittelverordnungen in der Praxis, Sonderheft Sept. 2001.

Awtry EH, Loscalzo J. Aspirin. Circulation. 2000; 101: 1206.

Baker EH. Ion channels and the control of blood pressure. Brit J clin Pharmacol. 2000; 49: 185.

Barnes PJ, Chung KF, Page CP. Inflammatory mediators of asthma. Pharmacol Rev. 1998; 50: 515.

Barnes PJ. Inhaled glucocorticoids for asthma. N Engl J Med. 1995; 332: 868.

Barnes PJ, Chung KF, Page CP. Inflammatory mediators of asthma. Pharmacol Rev. 1988; 40: 49–84.

Beers MH, Passman LJ. Antihypertensive medications and depressions. Drugs. 1990; 40: 792–799.

van Beger HP, Stevens WJ. Pharmacotherapy of childhood asthma. Drugs. 1992; 44: 36–46.

Behr J. Asthma bronchiale. Intern Prax. 1990; 30: 25–33.

Belch JJF, Ho M. Pharmacotherapy of Raynaud's phenomenon. Drugs. 1996; 52: 682.

Brogden RN, Todd PA, Sorkin EM. Captopril. An update of its pharmacodynamic and pharmacokinetic properties, and therapeutic use in hypertension and congestive heart failure. Drugs. 1988; 36: 540–600.

Buckley MMT, Grand SM. Goa KL, McTavish D, Sorkin EM. Diltiazem. A reappraisal of its pharmacological properties and therapeutic use. Drugs. 1990; 39: 757–806.

Burge PS, et al. on behalf of the ISOLDE study investigators. Randomised, double blind, placebo controlled study of fluticasone in patients with moderate to severe chronic obstructive pulmonary disease: the ISOLDE trial. Brit Med J. 2000; 320: 1297.

Chin JP, Dart AM. How do fish oils affect vascular function? Clin Exp Pharmacol Physiol. 1995; 22(2):71–81.

Collier J, Vallance P. Physiological importance of nitric oxide. An endogenous nitrovasodilator. Br Med J. 1991; 302: 1289–1290.

Commentary. Which drug for treatment of hypertension? Lancet. 1999; 353: 604.

Commentary. Selection of initial antihypertensive drug therapy. Lancet. 2000; 356: 1942.

Cosentino F, Luscher TF. Maintenance of vascular integrity: role of nitric oxide and other bradykinin mediators. Eur Heart J. 1995; 16:(K):4–12.

Dascal N. Analysis and functional characteristics of dihydropyridine-sensitive and -insensitive calcium channel proteins. Biochem Pharmacol. 1990; 40: 1171–1178.

Dechant KL, Clissold SP. Sumatriptan. A review of its pharmacodynamic and pharmacokinetic properties, and therapeutic efficacy in the acute treatment of migraine and cluster headache. Drugs. 1992; 43: 776–798.

Diener HC, et al. Therapie der Migräneattacke und Migräneprophylaxe (Empfehlungen der DMKG). Arzneimittelther. 2000; 18: 315.

Diener HC, Limmroth V. Therapie der akuten Migräneattacke und Migräneprophylaxe. Dtsch Med Wochenschr. 1998; 123: 1449.

Edwards G, Weston AH. Potassium channel openers and vascular smooth muscle relaxation. Pharmacol Ther. 1990; 48: 237–258.

Felder CC, Singer-Lahat D, Mathes C. Voltage-dependent calcium channels. Biochem Pharmacol. 1994; 48: 1997.

Fisher M, Grotta J. New uses for calcium channel blockers. Therapeutic implications. Drugs. 1996; 46: 961.

Fitton A. Benfield P. Isradipine. A review of its pharmacodynamic and pharmacokinetic properties, and therapeutic use in cardiovascular disease. Drugs. 1990; 40: 31–74.

Förstermann U. Biochemistry and molecular biology of nitric oxide synthases. Arzneimittelforschg. 1994; 44: 3 a.

Förstermann U, Kleinert H. Nitric oxide synthase: expression and expressional control of three isoforms. Arch Pharmacol. 1995; 352: 351.

Furchgott RF. Studies on endothelium-dependent vasodilatation and the endothelium-derived relaxing factor. Acta Physiol Scand. 1990; 139: 257–270.

Ganten D, Mulrow PJ. Pharmacology of Antihypertensive Therapeutics. Handbook of Experimental Pharmacology. Vol 93. Berlin: Springer; 1990.

Garland CJ, Angus JA. The Pharmacology of Vascular Smooth Muscle. Oxford Press; 1996.

Gimpl G, Fahrenholz F. The Oxytocin receptor system: structure, function, and regulation. Physiol Rev. 2001; 81: 629.

van Golde LMG, Batenburg JJ, Robertson B. The pulmonary surfactant system: Biochemical aspects and functional significance. Physiol Rev. 1988; 68: 374–455.

Guidelines for the management of asthma: a summary. Br Med J. 1993; 306: 776.

Gurney AM. Mechanisms of drug-induced vasodilation. J Pharm Pharmacol. 1994; 46: 242.

He J, et al. Dietary sodium intake and subsequent risk of cardiovascular disease in overweight adults. J Amer Med Ass. 1999; 282: 2027.

Hollenberg MD. Tyrosine kinase pathways and the regulation of smooth muscle contractility. Trends Pharmacol Sci. 1994; 15(4):108 – 114.

Horowitz A, Menice CB, Laporte R, Morgan KG. Mechanism of smooth muscle contraction. Physiol Rev. 1996; 76: 967.

Hoyng PFJ, van Beck LM. Pharmacological therapy for glaucoma, a review. Drugs. 2000; 59: 411.

Huggins JP, Pelton JT, Miller RC. The structure and specificity of endothelin receptors: their importance in physiology and medicine. Pharmacol Ther. 1993; 59: 55.

Ignarro LJ. Signal transduction mechanisms involving nitric oxide. Biochem Pharmacol. 1991; 41: 485 – 490.

Jaadad AR, et al. Systematic reviews and meta-analyses on treatment of asthma: critical evaluation. Brit Med J. 2000; 320: 537.

Jarvis B, Markham A. Montelukast, a review of its therapeutic potential in persistent asthma. Drugs. 2000; 59: 891.

Jarvis B, Faulds D. Inhaled fluticasone propionate. Drugs. 1999; 57: 769.

Kanzow G, Magnussen H. Therapie des Asthma bronchiale. Intern Prax. 1991; 31: 425 – 432.

Kaplan NM. Management of hypertension emergencies. Lancet. 1994; 344: 1335.

Karaki H, et al. Calcium movements, distribution, and functions in smooth muscle. Pharmacol Rev. 1997; 49: 157.

Kirch W, Kleinbloesem CH, Belz GG. Drug interactions with calcium antagonists. Pharmacol Ther. 1990; 45: 109 – 136.

Kuriyama H, et al. Physiological features of visceral smooth muscle cells with special reference to receptors and ion channels. Physiol Rev. 1998,78: 811.

Langley MS, Sorkin EM. Nimodipine. A review of its pharmacodynamic and pharmacokinetic properties, and therapeutic potential in cerebrovascular disease. Drugs. 1989; 37: 669 – 699.

Laurent S, Vanhoutte P, Cavero I, et al. The arterial wall: a new pharmacological and therapeutic target. Clin Pharmacol. 1996; 10(3):243 – 257.

Lavie CJ, Ventura HO. Messerli FH. Regression of increased left ventricular mass by antihypertensives. Drugs. 1991; 42: 945 – 961.

Lien EJ, Gao H, Lien LL. In search of ideal antihypertensive drugs: progress in five decades. Prog Drug Res. 1994; 43: 44.

Lins RL. Daelemans A, Hoff W. Efficacy and tolerability of 2 combination diuretics in the treatment of essential hypertension. Drug Invest. 1990; 2: 214 – 218.

Lyons D, Petrie JC, Reid JL. Drug treatment in hypertension: present and future. Br Med Bull. 1994; 50: 472.

Mancia G, van Zwieten PA. How safe are calcium antagonists in hypertension and coronary heart disease? J Hypertension. 1996; 14: 13.

Marin J, Sanchez-Ferrer CF. Role of endothelium-formed nitric oxide on vascular responses. Gen Pharmacol. 1990; 21: 575 – 587.

Masamitsu I. Calcium release mechanisms in smooth muscle. Japan J Pharmacol. 1990; 54: 345 – 354.

McDonald TF, Pelzer S, Trautwein W, Pelzer DJ. Regulation and modulation of calcium channels in cardiac, skeletal, and smooth muscle cells. Physiol Rev. 1994; 74: 365.

McTavish D, Sorkin EM. Verapamil. An updated review of its pharmacodynamic and pharmacokinetic properties, and therapeutic use in hypertension. Drugs. 1989; 38: 19 – 76.

McPherson GA. Current trends in the study of potassium channel openers. Gen Pharmacol. 1993; 24: 275 – 281.

Meyer FP. Regression der linksventrikulären Herzhypertrophie durch Antihypertensiva. Intern Praxis. 1995; 35: 23.

Moncada S, Higgs A. The L-arginine-nitric oxide pathway. N Engl J Med. 1993; 329: 2002.

Moncada S, Higgs A, Furchgott R. Nomenclature in nitric oxide research. Pharmacol Rev. 1997; 49: 137.

Moncada S, Radomski MW, Palmer RMJ. Endothelium-derived relaxing factor. Identification as nitric oxide and role in the control of vascular tone and platelet function. Biochem Pharmacol. 1988; 37: 2495 – 2501.

Murdoch D, Heel RC. Amlodipine. A review of its pharmacodynamic and pharmacokinetic properties, and therapeutic use in cardiovascular disease. Drugs. 1991; 41: 478 – 505.

Murray KJ. Cyclic AMP and mechanisms of vasodilation. Pharmacol Ther. 1990; 47: 329 – 345.

Nilius B, Droogmans G. Ion channels and their functional role in vascular epithelium. Physiol Rev. 2001; 81: 1415.

Ochsner M. Ca^{++} transient, cell volumes, and microviscosity of the plasma membrane in smooth muscle. Biochem Pharmacol. 1997; 53: 1765.

O'Donnell ME, Owen NE. Regulation of ion pump and carriers in vascular smooth muscle. Physiol Rev. 1996; 74: 683.

Olesen J. Understanding the biological basis of migraine. N Engl J Med. 1994; 331: 1713.

Orallo F. Regulation of cytosolic calcium levels in vascular smooth muscle. Pharmacol Ther. 1996; 69: 153 – 171.

Powell CVE, Everhard ML. Treatment of childhood asthma. Drugs. 1998; 55: 237.

Putney JW. Receptor-regulated calcium entry. Pharmacol Ther. 1990; 48: 427 – 434.

Rampe D, Triggle DJ. New synthetic ligands for L-type voltage-gated calcium channels. Prog Drug Res. 1993; 40: 191.

Ramsey LE, et al. British Hypertension Society guidelines for hypertension management 1999: Summary. Brit Med J. 1999; 319: 630.

Rand MR. Nitrergic transmission: nitric oxide as a mediator of non-adrenergic, non-cholinergic neuro-effector transmission. Clin Exp Pharmacol Physiol. 1992; 19: 147 – 169.

Schlueter WA, Batlle DC. Renal effects of antihypertensive drugs. Drugs. 1989; 37: 900 – 925.

Setaro JF, Black HR. Refractory hypertension. N Engl J Med. 1992; 327: 543 – 547.

Sibai BM. Treatment of hypertension in pregnant women. N Engl J Med. 1996; 335: 257.

Smith LJ. Leukotrienes in asthma. The potential therapeutic role of antileukotriene agents. Arch Intern Med. 1996; 156 (19):2181 – 2189.

Snyder SH. Janus face of nitric oxide. Nature. 1993; 364: 577.

Soyka D, Diener H-C, Gerber WD, Pfaffenrath V, Ziegler A. Behandlung des Spannungskopfschmerzes. Arzneimittelther. 1990; 8: 330 – 334.

Striessnig, et al. Structural basis of drug binding to L Ca-channels. Trends Pharmacol. Sci. 1998; 19: 108.

Strube G, Rudolf M. Should steroids be the first line treatment for asthma? Brit Med J. 2000; 320: 47.

Stump DL, Hardin TC. The use of vasopressin in the treatment of upper gastrointestinal haemorrhage. Drugs. 1990; 39: 38 – 53.

Svedmyr N, Löfdahl CG. The use of β_2-adrenoreceptor agonists in the treatment of bronchial asthma. Pharmacol Toxicol. 1996; 78: 3.

Szekeres L, Papp JG, eds. Pharmacology of smooth muscle. Handbook of Experimental Pharmacol. Vol. 111. Heidelberg: Springer; 1994.

Thomas LH, Warner JA. The eosinophil and its role in asthma. Gen Pharmacol. 1996; 27: 593.

Taubes G. The (political) science of salt. Science. 1998; 281: 898 – 907.

Todd PA, Faulds D. Felodipine. A review of the pharmacology and therapeutic use of the extended release formulation in cardiovascular disorders. Drugs. 1992; 44: 251 – 277.

Triggle DJ. The pharmacology of ion channels: with particular reference to voltage-gated Ca++ channels. Europ J Pharmacol. 1999; 375: 311.

Trost BN. Hypertension in the diabetic patient. Selection and optimum use of antihypertensive drugs. Drugs. 1989; 38: 621–633.

Wadsworth RM. Selectivity of calcium antagonist drugs on vascular smooth muscle. Clin Exp Pharmacol Physiol. 1993; 20: 745.

Yanagisawa M, Masak T. Endothelin, a novel endothelium-derived peptide. Pharmacological activities, regulation and possible roles in cardiovascular control. Biochem Pharmacol. 1989; 38: 1877–1883.

Young DB, Lin H. McCabe RD. Potassium's cardiovascular protective mechanisms. Am J Physiol. 1995; 268: 825–837.

Vaughan CJ, Delanty N. Hypertensive emergencies. Lancet. 2000; 356: 411.

Van Zwieten PA. The influence of antihypertensive drug treatment on the prevention and regression of left ventricular hypertrophy. Cardiovasc Res. 2000; 45: 82.

Van Zwieten PA, Hansson L, Epstein E. Slowly acting calcium antagonists and their merits. Blood Pressure. 1997; 6: 78.

5 Herz

Abrams J. Use of nitrates in ischemic heart disease. Curr Probl Cardiol. 1992; 17(8):481–542.

Ahlner J, Andersson RGG, Torfgard K, Axelsson K. Organic nitrate esters: clinical use and mechanisms of actions. Pharmacol Rev. 1991; 43: 351–423.

Akera T, Ng YC. Digitalis sensitivity of Na+, K+-ATPase, myocytes and the heart. Life Sci. 1991; 48: 97–106.

Allessie MA, et al. Pathophysiology and prevention of atrial fibrillation. Circulation. 2001; 103: 769.

Anonymus: Leitlinien zur umfassenden Risikosenkung für Patienten mit koronaren Herzkrankheiten oder peripherer Arteriosklerose. Arzneimittelbrief. 1995; 29: 78.

Becker RC, Gore JM. Cardiovascular therapy in the 1990 s. Drugs. 1991; 41: 345–357.

Bryson HM. Propafenone. Drugs. 1993; 45: 85.

Burkhard-Meier C, Deutsch HJ, Erdmann E. Aktuelle Therapie der instabilen Angina pectoris. Deutsche Med Wochenschrift. 1999; 124: 733.

Campbell JJ, Williams KM. Therapeutic drug monitoring: antiarrhythmic drugs. Brit J Clin Pharmacol. 2001; 52: 21 S.

Carmeliet E. Cardiac ionic currents and acute ischemia: from channels to arrhythmias. Physiol Rev. 1999; 79: 917.

Cohn JN. The management of chronic heart failure. N Engl J Med. 1996; 335: 490.

Collins P, Fox KM. Pathophysiology of angina. Lancet. 1990; 335: 94–96.

Collins R, Peto R, Baigent C, Sleight P. Aspirin, heparin and fibrinolytic therapy on suspected acute myocardial infarction. N Engl J Med. 1997; 336: 847.

Cowan JC. Avoiding nitrate tolerance. Br J Clin Pharmacol. 1992; 34: 96–101.

Daniels JM, Brien JF, Massey TE. Pulmonary fibrosis induced in the hamster by amiodarone and desethylamiodarone. Toxicol Appl Pharmacol. 1989; 100: 350–359.

Dickstein K, Smith TW. Current therapy of congestive heart failure. J Cardiovasc Pharmacol. 1989; 14: 48–56.

Dirksen M, Pijls N, Duijst P, Boerema J. Enalapril and captopril in severe chronic heart failure. Drug Invest. 1991; 3: 25–33.

Falk RH. Atrial fibrillation. New Engl J Med. 2000; 344: 1067.

Faulds D, Sorkin EM. Abciximab (c7 E3 Fab). A review of its pharmacology and therapeutic potential in ischaemic heart disease. Drugs. 1994; 48: 583–598.

Flaherty JT. Nitrate tolerance. A review of the evidence. Drugs. 1989; 37: 523–550.

Freemantle N, et al. β-Blockade after myocardial infarction: systematic review and meta regression analysis. Brit Med J. 1999; 318: 1731.

Glitsch HG. Electrophysiology of the Na-K.ATPase in cardiac cells. Physiol Rev. 2001; 81: 1791.

Glynn JM. All hands to the sodium jump. J Physiol. 1993; 462: 1.

Goto A, Yamada K, Yagi N, Yoshioka M, Sugimoto T. Physiology and pharmacology of endogenous digitalis-like factors. Pharmacol Rev. 1992; 44: 377–399.

Gulba DC, Westhoff-Bleck M. Reil G-H. Thrombolysetherapie des akuten Herzinfarktes – Ergebnisse und neue Entwicklungen. Dtsch Med Wochenschr. 1990; 115: 187–195.

Hasenfuss G. Calcium pump overexpression and myocardial function. Circ Res. 1998; 83: 966.

Heidenreich PA, et al. Meta-analysis of trials comparing β-blockers, calcium antagonists, and nitrates for stable angina. J Amer Med Ass. 1999; 281: 1927.

Heller M. Cardiac glycosides. New/old ideas about old drugs. Biochem Pharmacol. 1990; 40: 919–925.

Hennekens CH, Albert CM, Godfried SL, Gaziano JM, Buring JE. Adjunctive drugs of acute myocardial infarction – evidence from clinical trials. N Engl J Med. 1996; 335: 1660.

Hennersdorf MG, Strauer BE. Arterial hypertension and cardiac arrhythmias. J Hypertension. 2001; 19: 167.

Hohnloser SH, Podrid PJ. Proarrhythmische Effekte von Antiarrhythmika. Dtsch Med Wochenschr. 1990; 115: 626–628.

Hostetler KY, Berg JV, Aldern KA, Brophy GT. Effect of amiodarone on the phospholipid and lamellar body content of lymphocytes in vivo. Biochem Pharmacol. 1991; 41: 1007–1013.

Irisawa H, Brown HF, Giles W. Cardiac pacemaking in the sinoatrial node. Physiol Rev. 1993; 73: 197–227.

Jackson R, Scragg R, Beaglehole R. Alcohol consumption and risk of coronary heart disease. Br Med J. 1991; 303: 211–216.

Johannesson M, Jonsson B, Kjekshus J, Olsson AG, Pedersen TR, Wedel H. Cost effectiveness of simvastatin treatment to lower cholesterol levels in patients with coronary heart disease. Scandinavian Simvastatin Survival Study Group. N Engl J Med. 1997; 336 (5): 332 –336.

Katz AM. Cardiac ion channels. N Engl J Med. 1993; 328: 1244–1251.

Kelly RA, Smith TW. Endogenous cardiac glycosides. Adv Pharmacol. 1994; 25: 263.

Kramer HJ. Atrial natriuretic hormones. Gen Pharmacol. 1988; 19: 747–753.

Krum H. β-adrenoceptor blockers in chronic heart failure. Br J Clin Pharmacol. 1997; 44: 111.

Krum H. β-Blockers in heart failure. Drugs. 1999; 58: 203.

Kulick DL, Rahimtoola SH. Current role of digitalis therapy in patients with congestive heart failure. JAMA. 1991; 265: 2995–2997.

Lewis RV. Atrial fibrillation. The therapeutic options. Drugs. 1990; 40: 841–853.

von der Leyen H, Meyer W. Phosphodiesterase-III-Hemmstoffe in der Therapie der Herzinsuffizienz. Arzneimittelther. 1991; 9: 42–55.

Lonn E, McKelvie R. Drug treatment in heart failure. Brit Med J. 2000; 320: 1188.

Mac Fadyen RJ, et al. Clinical case studies in heart failure management. Brit J clin Pharmacol. 1999; 47: 239.

Marban E, et al (eds). Calcium and heart failure. Cardiovasc Res. 1998; 37: 277–550.

Meijler FL, Janse MJ. Morphology and electrophysiology of the mammalian atrioventriclar node. Physiol Rev. 1988; 68: 608–647.

Moncada S, Palmer RMJ, Higgs EA. Biosynthesis of nitric oxide from L-arginine. A pathway for the regulation of cell function and communication. Biochem Pharmacol. 1989; 38: 1709–1715.

Moncada S, Palmer RMJ, Higgs EA. Nitric oxide: physiology, pathophysiology, and pharmacology. Pharmacol Rev. 1991; 43: 109–142.

Monk JP, Brogden RN. Mexiletine. A review of its pharmacodynamic and pharmacokinetic properties, and therapeutic use in the treatment of arrhythmias. Drugs. 1990; 40: 374–411.

Morrison LJ, et al. Mortality and prehospital thrombolysis for acute myocardial infarction. J Amer Med Ass. 2000; 283: 2686.

Mubagawa K, Mullane K, Flameng W. Role of adenosine in the heart and circulation. Cardiovasc Research. 1996; 32: 797.

Nattel S. Antiarrhythmic drug classifications. A critical appraisal of their history, present status, and clinical relevance. Drugs. 1991; 41: 672–701.

Nattel S, Roden DM, Escande D. Molecular biology of ion channels and electrical remodeling. Cardiovas Res. 1999; 42: 250.

Nidorf SM, Parsons RW, Thompson PL, Jamrozik KD, Hobbs MST. Reduced risk of death at 28 days in patients taking a β-blocker before admission to hospital with myocardiac infarction. Br Med J. 1990; 300: 71–74.

Olsson RA, Pearson JD. Cardiovascular purinoceptors. Physiol Rev. 1990; 70: 761–845.

Ornish D, Brown S, Scherwitz LW, et al. Can liefestyle changes reverse coronary heart disease? Lancet. 1990; 336: 129–133.

Parker JD, Parker JO. Nitrate therapy for stable angina. N Engl J Med. 1998, 338: 520.

Radford NB, et al. Dissociation of intracellular sodium from contractile state in guinea-pig hearts treated with ouabain. J molec cellul Cardiology. 1998; 30: 639.

Reicher-Reiss H, Barasch E. Calcium antagonists in patients with heart failure. Drugs. 1991; 42: 343–364.

Ridker PM, Hebert PR, Fuster V, Hennekens CH. Are both aspirin and heparin justified as adjuncts to thrombolytic therapy for acute myocardial infarction? Lancet. 1993; 341: 1574.

Rimm EB, Giovannucci EL, Willett WC, et al. Prospective study of alcohol consumption and risk of coronary disease in men. Lancet. 1991; 338: 464–468.

The Risk Group: Risk of myocardial infarction and death during treatment with low dose aspirin and intravenous heparin in men with unstable coronary artery disease. Lancet. 1990; 336: 827–830.

Roy D, et al. Amiodarone to prevent recurrence of atrial fibrillation. New Engl J Med. 2000; 342: 913.

Salt Collaborative Group: Swedish aspirin low-dose trial (salt) of 75 mg aspirin as secondary prophylaxis after cerebrovascular ischaemic events. Lancet. 1991; 338: 1345–1349.

Santana LF, Gomez AM, Lederer WJ. Ca^{2+} Flux through promiscuous cardiac Na^+ channels: slip-mode conductance. Science. 1998; 279: 1027.

Schüren KP. Differentialtherapie der chronischen Herzinsuffizienz. Dtsch Med Wochenschr. 1990; 115: 1319–1324.

Späth G. Herzinsuffizienz. Weinheim: Beltz-Verlag; 1997.

Stäubli M. Amiodaron-Nebenwirkungen. Dtsch Med Wochenschr. 1990; 115: 102–105.

Thienemann C. Nitric oxide and septic shock. Gen Pharmacol. 1997; 29: 159.

Todd PA, Goa KL, Langtry HD. Transdermal nitroglycerin (glyceryl trinitrate). A review of its pharmacology and therapeutic use. Drugs. 1990; 40: 880–902.

Vaughan Williams EM, Campbell TJ. Antiarrhythmic drugs. Handbook of Experimental Pharmacology. Vol. 89. Berlin: Springer; 1989.

Wallmark B, Sachs G, Karlisch S, Kaplan JH. Ion pumps – structure and mechanism. Acta Physiol Scand. 1992; 146 (607).

Weidmann S. Cardiac cellular electrophysiology: past and present. Experientia. 1987; 43: 133–146.

Wink K. Klinische Bedeutung von Phosphodiesterase-III-Hemmer in der Behandlung der Herzinsuffizienz. Intern Prax. 1992; 32: 253–263.

Woosley RL. Antiarrhythmic drugs. Annu Rev Pharmacol Toxicol. 1991; 31: 427–455.

van Zwieten PA, Eijsman L. Drug therapy in cardio-thoracic surgery. Van Zuiden Comm., Alphen, Netherlands, 2001

Yeghiazarians Y, et al. Unstable angina pectoris. New Engl J Med. 2000; 342: 101.

6 Blut

Albers GW, et al. Intravenous tissue-type plasminogen activator for treatment of acute stroke. J Amer Med Ass. 2000; 283: 1145.

Andrews N. Disorders of iron metabolism. New Engl J Med. 1999; 341: 1986.

Anticoagulation for patients with atrial fibrillation and risk factors for stroke. Warfarin reduces the risk by two thirds, but doctors still aren't prescibing it enough. Brit Med J. 2000; 320: 1219.

Bajoria R, Contractor SF. Transfer of heparin across the human perfused placental lobule. J Pharm Pharmacol. 1992; 44: 952–959.

Bays HE, Dujovne CA. Drugs for treatment of patients with high cholesterol blood levels and other dyslipidemias. Prog Drug Research. 1994; 43: 9–41.

Bennet CL, et al. Thrombotic thrombocytopenic purpura associated with Clopidogrel. New Engl J Med. 2000; 342: 1773.

Bruhn HD. Niedrig dosiertes Heparin. 8. Aufl. Stuttgart: Schattauer; 1996.

Collen D, Lijnen HR. Molecular mechanisms of thrombolysis: implications for therapy. Biochem Pharmacol. 1990; 40: 177–186.

Davidson MH. Safety profiles for the HMG-CoA reductase inhibitors. Drugs. 2001; 61: 197.

Desager JP, Horsmans Y. Clinical Pharmacokinetics of 3-hydroxy-3-methylglutaryl-coenzyme A reductase inhibitors. Clin Pharmacokinet. 1996; 31: 348.

van Domburg RT, et al. A review of the long-term effects of thrombolytic agents. Drugs. 2000; 60: 293.

Dunn CJ, Goa KL. Tranexamic acid. Drugs. 1999; 57: 1005.

Eikelboom JW, et al. Unfractionated heparin and low-molecular-weight heparin in acute coronary syndrome without ST elevation: a meta-analysis. Lancet. 2000; 355: 1936.

Fears R. Biochemical pharmacology and therapeutic aspects of thrombolytic agents. Pharmacol Rev. 1990; 42: 201–222.

Fischer JW. Biochemical pharmacology of blood and blood forming organs. Handbook for Experimental Pharmacology. Vol. 101. Berlin: Springer; 1992.

Fischer JW. Recent advances in erythropoetin research. Prog Drug Res. 1993; 41: 293.

Goa KL, Henwood GM, Stolz JF, Langley MS, Clissold SP. Intravenous streptokinase. A reappraisal of its therapeutic use in acute myocardial infarction. Drugs. 1990; 39: 693–719.

Goodnough LT, Monk TG, Andriole GL. Erythropoetin therapy. N Engl J Med. 1997; 336: 933.

Haas S, Haas P. Niedermolekulares Heparin. Steinen: Zelt-Verlag; 1996.

Harrell CC, Kline SS. Oral vitamin K_1: an option to reduce warfarin's activity. Ann Pharmacol Ther. 1995; 29 (12): 1228–1232.

Hamelin BA, Turgeon J. Hydrophilicity/lipophilicity: relevance for the pharmacology and clinical effects of HMG-CoA reductase inhibitors. TIPS. 1998; 19: 26.

Hirsch J, Weitz JI. New antithrombotic agents. Lancet. 1999; 353: 1431.

Huebers HA, Finch CA. The physiology of transferrin and transferrin receptors. Physiol Rev. 1987; 67: 520–582.

Hulley SB, et al. Statins: underused by those who would benefit. Brit med J. 2000; 321: 971.

Jaenecke J. Antikoagulantien. und Fibrinolysetherapie. 5. Aufl. Stuttgart: Thieme; 1997.

Jelkman W. Erythropoietin: structure, control of production, and function. Physiol Rev. 1992; 72: 449–489.

Jelkmann W, Pagel H. Erythropoietin. Dtsch Med Wochenschr. 1989; 114: 959–963.

Jelkmann W. Use of recombinant Erythropoetin as an antianemic and performance enhancing drug. Curr Pharmaceutical Biotechnology. 2000; 1: 11.

Kaltwasser JP, Schwarz-van de Sand W. Orale Eisentherapie. Bioverfügbarkeit und therapeutische Wirksamkeit von Ferro-Eisen als Brausetabletten bei posthämorrhagischer Eisenmangelanämie. Dtsch Med Wochenschr. 1989; 114: 1188–1195.

Knopp RH. Drug treatment of lipid disorders. New Engl J Med. 1999; 341: 498.

Kong DF, Califf RM. Glycoprotein IIb/IIIa receptor antagonists in non-ST elevation acute coronary syndromes and percutaneous revascularisation. Drugs. 1999; 58: 609.

Kuse R. Hämatologie für Praxis und Klinik. Stuttgart: Fischer; 1996.

Macdougall IC, Roberts DE, Coles GA, Williams JD. Clinical pharmacokinetics of epoetin (recombinant human erythropoietin). Clin Pharmacokinet. 1991; 20: 99–113.

Markwardt F. The development of hirudin as an antithrombotic drug. Thromb Res. 1994; 74: 1.

Masini G. Intravenous urokinase in acute myocardial infarction. A critical review of an Italian multicentre experience. Drugs Invest. 1991; 3: 368–373.

Matheson AJ, Goa KL. Desirudin. A review of its use in the management of thrombotic disorders. Drugs. 2000; 60: 679.

Matzdorff A, Kemkes-Mathes B. Therapie mit oralen Antikoagulantien. Arzneimittelther. 1990; 16: 213.

McMillan DD. Administration of vitamin K to newborns: implications and recommendations [editorial; comment]. Can Med Assoc J. 1996; 154: 347–349.

McTavish D, Faulds D, Goa KL. Ticlopidine. An updated review of its pharmacology and therapeutic use in platelet-dependent disorders. Drugs. 1990; 40: 238–259.

McTavish D, Sorkin EM. Pravastatin. A review of its pharmacological properties and therapeutic potential in hypercholesterolaemia. Drugs. 1991; 42: 65–89.

Meade TW. Thrombosis. Br Med Bull. 1994; 50: 753.

Metcalfe DD, Baram D, Mekori YA. Mast cells. Physiol Rev. 1997; 77: 1033.

Mulvany MJ, Aalkjaer C. Structure and function of small arteries. Physiol Rev. 1990; 70: 921–961.

Nurmohamed MT, ten Cate H, ten Cate JW. Low molecular weight heparin(oids). Drugs. 1997; 53: 736.

O'Connor P, Feely J, Shepherd J. Lipid lowering drugs. Br Med J. 1990; 300: 677–672.

Oster JR, Singer I, Fishman LM. Heparin-induced aldosterone suppression and hyperkalemia. Am J Med. 1995; 98: 575–586.

Paragh G, et al. Comparison of the lipid-lowering effects of Fluvastatin, Lovastatin and Simvastatin in patients with hyperlipoproteinaemia. Clin Drug Invest. 1999; 18: 209.

Parker JD, Parker JO. Nitrate therapy of stable angina. N Engl J Med. 1998; 338: 520.

Pignone M, Phillips C, Mulrow C. Use of lipid lowering drugs for primary prevention of coronary heart disease: meta-analysis of randomized trials. Brit Med J. 2000; 321: 983.

Pruthi RK, Tefferi A. Pernicious anemia revisited. Mayo Clin Proc. 1994; 68 (2): 144–150.

Riess FC, Poetzsch B, Mueller-Berghaus G. Recombinant hirudin as an anticoagulant during cardiac surgery. In Pifarré R, ed. New Anticoagulants for the Cardiovascular Patient. Philadelphia: Hanley & Belfus; 1997: 197–221.

Roath S. Management of Raynaud's phenomenon. Focus on newer treatments. Drugs. 1989; 37: 700–712.

Roberts JS, Bratton SL. Colloid volume expanders. Drugs. 1998; 55: 621.

Ross R. The pathogenesis of atherosclerosis: a perspective for the 1990 s. Nature. 1993; 362: 801–809.

Samana MM, et al. A comparison of Enoxaparin with placebo for prevention of venous thromboembolism in acutely ill medical patients. New Engl J Med. 1999; 341: 793.

Scarborough RM, et al. Platelet glycoprotein IIb/IIIa antagonists. Circulation. 1999; 100: 437.

Schettler G, Habenicht AJR. Principles and treatment of lipoprotein disorders. Handbook of Experimental Pharmacology. Vol. 109. Heidelberg: Springer; 1994.

Schini VB, Vanhoutte PM. Entothelin-1: A potent vasoactive peptide. Pharmacol Toxicol. 1991; 69: 303–309.

Shearer MJ. Vitamin K. Lancet. 1995; 345: 229.

Schrör K. Antiplatelet drugs, a comparative review. Drugs. 1995; 50: 7.

Siess W. Molecular mechanisms of platelet activation. Physiol Rev. 1989; 69: 58–178.

Steinhubl S, et al. Incidence and clinical course of thrombocytopenic purpura due to Ticlopidine following coronary stenting. J Amer Med Ass. 1999; 281: 806.

Todd PA, Goa KL Simvastatin. A review of its pharmacological properties and therapeutic potential in hypercholesterolaemia. Drugs. 1990; 40: 583–607.

Topol EJ, et al. Outcome at 1 year and economic implications of platalet glycoprotein IIb/IIIa blockade in patients undergoing coronary stenting: results from a multicentre randomised trial. Lancet. 1999; 354: 2019 Editorial.

Turpie AGG, et al. Synthetic pentasaccharide for the prevention of deep-vein thrombosis after total hip replacement. New Engl J Med. 2001; 344: 619.

Vestreate M. Use of thrombolytic drugs in non-coronary disorders. Drugs. 1989; 38: 801–821.

Wald NJ, Hackshaw AD, Stone R, Sourial NA. Blood folic acid and vitamin B_{12} in relation to neural tube defects. Br J Obstet Gynaecol. 1996; 103 (4): 319–324.

Weitz JI. Low-molecular-weight heparin. N Engl J Med. 1997; 337: 688.

7 Niere

Anand-Srivastava MB, Trachte GJ. Atrial natriuretic factor receptors and signal transduction mechanisms. Pharmacol Rev. 1993; 45: 455.

Baker PF, Metcalfe JC. Calcium, drugs and hormones. Br Med Bull. 1986; 42: 341–446.

Black HR. The evolution of low-dose diuretic therapy: the lessons from clinical trials. Am J Med. 1996; 101:47–52.

Clausen T, van Hardeveld C, Everts ME. Significance of cation transport in control of energy metabolism and thermogenesis. Physiol Rev. 1991; 71: 733–774.

Dibona GF, Kopp UC. Neural control of renal function. Physiol Rev. 1997; 77: 75.

Evans RA. Hypercalcaemia. What does it signify? Drugs. 1986; 31: 64–74.

Friedel HA, Buckley MM-T. Torasemide. A review of its pharmacological properties and therapeutic potential. Drugs. 1991; 41: 81–103.

Garel J-M. Hormonal control of calcium metabolism during the reproductive cycle in mammals. Physiol Rev. 1987; 67: 1–66.

Greger RF, Knauf H, Mutschler E. Diuretics. Handbook of Experimental Pharmacology. Vol. 117. Heidelberg: Springer; 1995.

Gutkowska J, Antunes-Rodrigues J, McCann SM. Atrial natriuretic peptide in brain and pituitary gland. Physiol Rev. 1997; 77: 465.

Hendry BM, Ellory JC. Molecular sites for diuretics. TIPS. 1988; 9: 416–421.

Junaid A, et al. Regulation of aquaporin-2-expression by the α_2-adrenoceptor agonist clonidine in the rat. J Pharmacol exp Ther. 1999; 291: 920.

King L, et al. Aquaporins in health and disease. Molecular Med. 2000; 6: 60.

Lang F, Rehwald W. Potassium channels in renal epithelial transport regulation. Physiol Rev. 1992; 72: 1–32.

Levin ER, Gardner DG, Samson WK. Natriuretic peptides. N Engl J Med. 1998; 339: 321.

Reyes AJ. Diuretics: Clinical Pharmacology and uses in cardiovascular medicine, nephrology and hepatology. Prog Pharmacol Clin Pharmacol. 1992; 9: 1–665.

Ruskoaho H. Atrial natriuretic peptide: synthesis, release, and metabolism. Pharmacol Rev. 1992; 44: 481.

Russell JM. Sodium-potassium-chlorid cotransport. Physiol Rev. 2000; 80: 211.

Struthers AD. Why does spirolactone improve mortality over and above an ACE inhibitor in chronic heart failure? Brit J clin Pharmacol. 1999; 47: 483.

Walker RJ, Fawcett JP. Drug nephrotoxicity – the significance of cellular mechanisms. Prog Drug Res. 1993; 41: 51.

8 Elektrolyte

Adams JS, Lukert BP. Osteoporosis: Genetics, prevention and treatment. Amsterdam: Kluwer; 1999.

Baker PF. Calcium in drug action. Handbook of Experimental Pharmacology. Vol. 83. Berlin: Springer; 1988.

Bilezikian JP. Management of acute hypercalcaemia. N Engl J Med. 1992; 326: 1196–1203.

Carafoli E. Calcium pump of the plasma membrane. Physiol Rev. 1991; 71: 129–153.

Clemett D, Spencer CM. Raloxifene. A review of its use in postmenopausal osteoporosis. Drugs. 2000; 60: 379.

Conigrave D, et al. Cooperative multi-modal sensing and therapeutic implications of extracellular Ca^{2+}-sensing receptors. Trends in Pharmacol. 2000; 21: 401.

Delmas PD, Meunier PJ. The management of Paget's disease of bone. N Engl J Med. 1997; 336: 558.

Eastell R. Treatment of postmenopausal osteoporosis. N Engl J Med. 1998; 338: 736.

Fleisch H. Bisphosphonates. Pharmacology and use in the treatment of tumor-induced hypercalcaemic and metastatic bone disease. Drugs. 1991; 42: 919–944.

Francis RM. Management of established osteoporosis. Br J Clin Pharmacol. 1998; 45: 95.

Halperin ML, Kamel KS. Potassium. Lancet. 1998; 352: 135.

Harris ST, et al. Effects of Risedronate treatment on vertebral and nonvertebral fractures in woman with postmenopausal osteoporosis. J Amer Med Ass. 1999; 282: 1344.

Isenbarger DW, Chapin BL. Osteoporosis. Current pharmacologic options for prevention and treatment. Postgrad Med J. 1997; 101 (1): 129–132, 136–137, 141–142.

Kaluza W, Märker-Hermann E. Arzneimittelnebenwirkungen am Skelettsystem. Arzneimitteltelther. 2000; 18: 173.

Kruse HP. Halbiertes Frakturrisiko durch 10% Knochenzuwachs – eine Illusion in der Osteoporose-Therapie? D Med Wochenschr. 1998; 123: 472.

Kumar S, Berl T. Sodium. Lancet. 1998, 352: 220.

Licata AA. Bisphosphonate therapy. Am J Med Sci. 1997; 313 (1): 17–22.

McLean RM. Magnesium and its therapeutic uses: a review. Am J Med. 1994; 96 (1): 63–76.

Mundy GR, Martin TJ. Physiology and pharmacology of bone. Handbook of Experimental Pharmacology. Vol. 107. Heidelberg: Springer; 1993.

Orwoll E, et al. Alendronate for the treatment of osteoporosis in men. New Engl J Med. 2000; 343: 604.

Peel N, Eastell R. Osteoporosis. Br Med J. 1995; 310: 989.

Pfeifer M, HW Minne. Prophylaxe und Therapie der Osteoporose. Eine Übersicht über Maßnahmen, deren Wirkung nachgewiesen ist. Intern Praxis. 2000; 40: 83.

Porras AG, Holland SD, Gertz BJ. Pharmacokinetics of Alendronate. Clin Pharmacokin. 1999; 36: 315.

Riggs BL, Melton JJ. The prevention and treatment of osteoporosis. N Engl J Med. 1992; 327: 620.

Ringe JD. Osteoporose – Prävention und Therapie. Arzneimitteltelther. 1991; 9: 145–146.

Ringe JD, Riis BHJ. Prävention und Therapie der Osteoporose. Arzneimitteltelther. 1996; 14: 338.

Ringe JD, Dorst A. Reduktion osteoporotischer Wirbelfrakturen durch moderne Bisphosphonate bereits im ersten Therapiejahr. Arzneimitteltelther. 2000; 18: 333.

Ringe JD, Nickelsen T. Raloxifen. Eine Alternative in der Frühtherapie der Osteoporose und zur Prävention anderer postmenopausaler Gesundheitsrisiken. Arzneimitteltelther. 1999; 17: 113.

Roux C, Dougados M. Treatment of patients with Paget's disease of bone. Drugs. 1999; 58: 823.

Schairer C, et al. Menopausal estrogen and estrogen-progestin replacement therapy and breast cancer risk. J Amer Med Ass 2000; 283: 485.

Scharf O, Foder B. Regulation of cytosolic calcium in blood cells. Physiol Rev. 1993; 73: 547.

9 Verdauungskanal

Aldersley MA, O'Grady JG. Hepatic disorders. Drugs. 1995; 49: 83.

Allen A, et al. Gastroduodenal mucosal protection. Physiol Rev. 1993; 73: 823.

Barnert J, Wienbeck M. Omeprazol, ein Vergleich mit Lansoprazol und Pantoprazol. Tägl. Prax. 1997; 38: 243.

Blum HE. Therapie der chronischen Hepatitis. Dtsch Med Wochenschr. 1990; 115: 1438–1441.

de Boer WA, Tytgat GNJ. Treatment of Helicobacter pylori infection. Brit Med J. 2000; 320: 31.

Bornstein JC. Local neural control of intestinal motility: nerve circuits deduced for the guinea pig small intestine. Clin Exp Pharmacol. Physiol. 1994: 21: 441

van den Bosch F, et al. Crohn's disease associated with spondyloarthropathy: effect of TNF-α blockade with infliximab on articular symptoms. Lancet. 2000; 356: 1821.

Cameron RG, Feuer G, de la Iglesia FA. Drug-induced hepatotoxicity. Handbook of Experimental Pharmacology. Vol. 121. Heidelberg: Springer; 1996.

Chehab FF. Leptin as a regulator of adipose mass and reproduction. Trends in Pharmacol. 2000; 21: 309.

Ching CK, Lam SAK. Antacids, indications and limitations. Drugs. 1994; 47: 305.

Collen M, Benjamin SB. Pharmacology of Peptic Ulcer Disease. Handbook of Experimental Pharmacology. Vol. 99. Berlin: Springer 1991.

Eurogast Study Group: an international association between helicobacter pylori infection and gastric cancer. Lancet. 1993; 341: 1359.

Feighner SD, et al. Receptor for Motilin identified in the human gastrointestinal system. Science 1999; 284: 2184.

Ghosh S, Shand A, Ferguson A. Ulcerative colitis. Brit Med J 2000; 320: 1119.

Goodwin CS, Mendall MM, Northfield TC. Helicobacter pylori infection. Lancet. 1997; 349: 265.

Goulis J, et al. Randomised controlled trials of ursodeoxycholic-acid therapy for primary biliary cirrhosis: a meta-analysis. Lancet. 1999; 354: 1053.

Harris AG. Octreotide in the treatment of disorders of the gastrointestinal system. Drug Invest. 1992; 4 (3): 1 – 54.

Herfarth H, Andus T, Schölmerich J. Infliximab (Remicade®) bei chronisch entzündlichen Darmerkrankungen. Arzneimittelther. 2000; 18: 33.

Hersey SJ, Sachs G. Gastric acid secretion. Physiol Rev. 1995; 75: 155.

Howden CW. Clinical pharmacology of omeprazole. Clin Pharmacokinet. 1991; 20: 38 – 49.

Jaakkimainen RL, Boyle E, Tudiver F. Is Helicobacter pylori associated with non-ulcer dyspepsia and will eradication improve symptoms? A meta-analysis. Brit Med J. 1999; 319: 1040.

Klotz U. Pharmacokinetic considerations in the eradication of Helicobacter pylory. Clin Pharmcokin. 2000; 38: 243.

Langtry HD, Markham A. Rabeprazole. Drugs. 1999; 58: 727.

Lauritsen K, Laursen LS. Rask-Madsen J. Clinical pharmacokinetics of drugs used in the treatment of gastrointestinal diseases (Part I). Clin Pharmacokinet. 1990; 19: 11 – 31.

Maton PN, Burton ME. Antacids revisited. A review of their pharmacology and recommended therapeutic use. Drugs. 1999; 57: 855.

McTavish D, Buckley MM-T, Heel RC. Omeprazole. An updated review of its pharmacology and therapeutic use in acid-related disorders. Drugs. 1991; 42: 138 – 170.

Penston JG, McColl KEL. Eradication of helicobacter pylori: an objective assessment of current therapies. Br J Clinical Pharmacol. 1997; 43: 223.

Prins NH, et al. 5-HT$_4$ receptor on cholinergic nerves involved in contractility of canine and human large intestine longitudinal muscle. Brit J Pharmacol 2000; 131: 927.

Protzer U, Holtermüller KH. Omeprazol. Dtsch Med Wochenschr. 1993; 118: 230.

Raedsch R. Wismut-Therapie in der Gastroenterologie. Dtsch Med Wochenschr. 1991; 116: 821 – 824.

Rauws EAJ, van der Hulst RWM. Current guidelines for the eradication of helicobacter pylori in peptic ulcer disease. Drugs. 1995; 50: 984.

Sack DA. Use of oral rehydration therapy in acute watery diarrhoea. Drugs. 1991; 41: 566 – 573.

Walsh JH, Petersen WL. The treatment of helicobacter pylori infection in the management of peptic ulcer. N Engl J Med. 1995; 333: 984.

Walt RP, Langman MJS. Antacids and ulcer healing. A review of the evidence. Drugs. 1991; 42. 205 – 212.

Wilde MJ, McTavish D. Omeprazole, an update. Drugs. 1994; 48: 91.

Williams JA, Blevins GT. Cholecystokinin and regulation of pancreatic acinar cell function. Physiol Rev. 1993; 73: 701.

Wilson C, Imrie CW. Current concepts in the management of pancreatitis. Drugs. 1991; 41: 358 – 366.

Übergewicht

Carek PJ, Dickerson LM. Current concepts in the pharmacological management of obesity. Drugs. 1999; 57: 883.

Ellrott T. Aktuelle medikamentöse Ansätze in der Adipositastherapie. Deutsch Med. Wochenschrift. 2000; 125: 256.

Hauner H. Adipositas – die neue Herausforderung. Deutsch Med Wochenschrift. 2000; 125: 255.

Hvizdos KM, Markham A. Orlistat. A review of its use in the management of obesity. Drugs. 1999; 58: 743.

Jick H. Heart valve disorders and appetite-suppressant drugs. J Amer Med Ass. 2000; 283: 1738.

Macdonald JA. Obesity: are we any closer to identifying causes and effective treatments? Trends Pharmacol. Sci. 2000; 21: 334.

Rayner DV, Trayhurn P. Regulation of leptin production: sympathetic nervous system interactions. J Mol Med. 2001; 79: 8.

Reidenberg MM. Are we treating health or physical appearance when we prescribe drugs for obesity? Clin Pharmacol Ther 2000; 67: 193.

Rothman RB, et al. Evidence for possible involvement of 5-HT$_{2B}$ receptors in the cardiac valvulopathy associated with Fenfluramine and other serotonic medications. Circulation. 2000; 102: 2836.

Valodia P, Syce JA. The effect of Fenfluramin on the pulmonary disposition of 5-hydroxytryptamine in the isolated perfused rat lung, a comparison with Chlorphentermin. J Pharm Pharmacol 2000; 52: 53.

Yanofski JA, Yanofski SZ. Recent advances in basic obesity research. J amer Med Ass. 1999; 282: 1504.

10 Motorisches System

Baas H. Entacapone. Arzneimittelther. 1999; 17: 209.

Berchtold MW, Brinkmeier H, Müntener M. Calcium ion in skeletal muscle: its crucial role for muscle function, plasticity, and disease. Physiol Rev. 2000; 80: 1215.

Bormann J. The „ABC" of GABA-receptors. Trends in Pharmacol. Sci. 2000; 21: 16.

Calakos N, Scheller RH. Synaptic vesicle biogenesis, docking, and fusion: a molecular description. Physiol Rev. 1996; 76: 1.

Crestani F, et al. Molecular targets for the myorelaxant action of Diazepam. Mol Pharmacol. 2001; 59: 442.

Drachmann DB. Myasthenia gravis. N Engl J Med. 1994; 330: 1797.

Golbe LI, Langson JW. Shoulson I. Selegiline and Parkinson's disease. Protective and symptomatic considerations. Drugs. 1990; 39: 646 – 651.

Gordon AM, Homsher E, Regnier M. Regulation of contraction in striated muscle. Physiol Rev. 2000; 80: 853.

Havard CWH, Fonseca V. New treatment approaches to myasthenia gravis. Drugs. 1990; 39; 66 – 73.

Hunter JM. New muscular blocking agents. N Engl J Med. 1995; 332: 1691.

Kaye CM, Nicholls B. Clinical pharmacokinetics of Ropinirole. Clin Pharmacokin. 2000; 39: 243.

Kita M, Goodkin DE. Drugs used to treat spasticity. Drugs. 2000; 59: 487.

van den Kloot W, Molgo J. Quantal acetylcholine release at the vertebrate neuromuscular junction. Physiol Rev. 1994; 74: 900.

Langtry HD, Clissold SP. Pergolide. A review of its pharmacological properties and therapeutic potential in Parkinson's disease. Drugs. 1990; 39: 491 – 506.

Merins D, et al. Riluzole for levodopa-induced dyskinesias in advanded Parkinson's disease. Lancet. 1999; 353: 1764.

Mirakhur RK. Newer neuromuscular blocking drugs. An overview of their clinical pharmacology and therapeutic use. Drugs. 1992; 44: 182 – 199.

Onrust SV, Foster RH. Rapacuronium bromide. A review of its use in anaesthetic practice. Drugs. 1999; 58: 887.

Parkinson Study Group. Pramipexole vs Levodopa as initial treatment for Parkinson disease. J Amer Med Ass. 2000; 284: 1931.

Quinn N. Drug treatment of Parkinson's disease. Br J Med. 1995; 310: 575.

Rascol O, et al. A five-year study of the incidence of dyskinesia in patients with early Parkinson's disease who were treated with Ropinirole or Levodopa. New Engl J Med. 2000; 342: 1484.

Sparr HJ, et al. Newer neuromuscular blocking agents. How do they compare with established agents? Drugs. 2001; 61: 919.

Vincent A, Palace J, Hilton-Jones D. Myasthenia gravis. Lancet. 2001; 357: 2122.

Whittaker VP. The cholinergic synapse. Handbook of Experimental Pharmacology. Vol. 86. Berlin: Springer; 1988.

11 Nozizeptives System

Lokalanästhesie

Catterall WA. Cellular and molecular biology of voltage gated sodium channels. Physiol Rev. 1992; 72: 15.

Chang DHT, et al. Direct cardiac effects of intracoronary bupivacaine, levobupivacaine and ropivacaine in the sheep. Brit J Pharmacol 2001; 132: 649.

De Jong RH. Local anesthetics. St. Louis: Mosby Year Book; 1993.

Foster RH, Markham A. Levobupivacaine. Drugs. 2000; 59: 551.

Herz A, ed. Opioids. Handbook of Experimental Pharmacology. Vol. 104/1 & 104/2. Heidelberg: Springer; 1993.

Miners JO. Drug interactions involving aspirin (acetylsalicylic acid) and salicylic acid. Clin Pharmacokinet. 1989; 17: 327–344.

Wilmanns W, ed. Zytokine. Stuttgart: Thieme; 1993.

Opiate

Anonymus: Die Behandlung Opiatabhängiger mit Methadon. Arzneimittelbrief. 1997; 31: 1.

Besson J-M. Nouvelle donne dans la prise en charge de la douleur: apport du tramadol. Drugs. 1997; 53 (2).

Besson JM. The neurobiology of pain. Lancet. 1999; 353: 1610.

Buchnell TG, Justins DM. Choosing the right analgesic. Drugs. 1993; 46: 394.

Calo G, et al. Pharmacology of nociceptin and its receptor: a novel therapeutic target. Brit J Pharmacol. 2000; 129: 1261.

Connor M, MJ Christie. Opioid receptor signaling mechanisms. Clin Exp Pharmacol Physiol. 1999; 26: 493.

Dhawan BN, et al. Classification of Opioid Receptors. Pharmacol Rev. 1996; 48: 567.

Dickensen A, Besson JM, eds. The Pharmacology of Pain. Handbook of Experimental Pharmacology. Vol. 130. Berlin: Springer; 1997.

Garrido MJ et al. Modeling of the in vivo antinociceptive interaction between an opioid agonist, (+)-O-desmethyltramadol, and a monoamine reuptake inhibitor, (-)-O-desmethyltramadol, in rats. J Pharmacol exp Ther. 2000; 295: 352.

Hain RDW, et al. Morphine and morphine-6-glucuronide in the plasma and cerebrospinal fluid of children. Brit J clin Pharmacol. 1999; 48: 37.

Hellenbrecht D, Saller R. Pharmakologische und medizinische Aspekte der Opiatabhängigkeit und der Substitutionsbehandlung. Intern Praxis. 1993; 33: 809 und 1994; 34: 117.

Hoskin PJ, Hanks GW. Opioid agonist-antagonist drugs in acute and chronic pain states. Drugs. 1991; 41: 326–344.

Joranson DE, et al. Trends in medical use and abuse of opioid analgesics. J Amer Med Ass 2000; 283: 1710.

Kanazi GE, et al. Treatment of postherpetic neuralgia. Drugs. 2000; 59: 1113.

Levy MH. Pharmacological treatment of cancer pain. N Engl J Med. 1996; 335: 1124.

Pfersmann D, Wagner E, Reisinger E. Methadonsubstitution. Intern Prax. 1992; 32: 601–606.

Ramsey NF, Van Ree JM. Reward and abuse of opiates. Pharmacol Toxicol. 1992; 71: 81–94.

van Ree JM, et al. Opioids, reward and addiction: an encounter of Biology, Psychology, and Medicine. Pharmacol Rev. 1999; 51: 341.

Satoh M, Minami M. Molecular pharmacology of the opioid receptors. Pharmacol Ther. 1995; 68 (3): 343–364.

Schug SA, Merry AF, Acland RH. Treatment principles for the use of opioids in pain of nonmalignant origin. Drugs. 1991; 42: 228–239.

Siddall PJ, Cousins MJ. Pain mechanisms and management, an update. Clin Exp Pharmacol Physiol. 1995; 22: 679.

Spanagel R. Is there a pharmacological basis for therapy with rapid opioid detoxification? Lancet 1999; 354: 2017.

Stein C, et al. Local analgesic effect of endogenous opioid peptides. Lancet. 1993; 42: 321.

Strumpf M, Donner B, Kulka PJ, Zenz M. Therapie von tumorbedingten Schmerzen. Tägl Praxis. 2000; 41: 39.

Strumpf H. Krebsschmerz. Arzneimittelther. 2001; 19: 123.

Täschner K-L, Wiesbeck GA. Heroinsucht. Teil I: Verbreitung, pharmakologische Grundlagen und Wirkungen des Heroins. Dtsch Med Wochenschr. 1991; 116: 1603–1609.

Täschner K-L, Wiesbeck GA. Heroinsucht. Teil II. Therapie und Prävention. Dtsch Med Wochenschr. 1991; 116: 1640–1645.

Willenbrink HJ, et al. Schmerzbehandlung bei Tumorpatienten. Dtsch Med Wochenschr. 1995; 120: 1363.

Woolf CJ, Mannion RJ. Neuropathic pain: aetiology, symptoms, mechanisms, and management. Lancet. 1999; 353: 1959.

Zaki PA, Bilsky EJ. Vanderah TW, Lai J, Evans CJ, Porreca F. Opioid receptor types and subtypes: the delta receptor as a model. Annu Rev Pharmacol Toxicol. 1996; 36: 379–401.

Antipyretische Analgetika

Aulitzky WE, et al. Interleukins. Drugs. 1994; 48: 667.

Bannwarth B, Labat L, Moride Y, Schaeverbeke T. Methotrexate in rheumatoid arthritis. Drugs. 1994; 47: 25.

Brune K. Selektive Inhibitoren der Zyklooxygenase 2. Deutsch Ärzteblatt. 2000; 97: C 11, 365.

Butcher J. There's no pain without brain. Lancet. 2001; 357: 939.

Choy EHS, Panayi GS. Cytokine pathways and joint inflammation in rheumatic arthritis. New Engl J Med. 2001; 344: 907.

Clemett D, Goa KL. Celecoxib. A review of its use in osteoarthritis, rheumatoid arthritis and acute pain. Drugs. 2000; 59: 957.

Davies NM, et al. Clinical pharmacokinetics and pharmacodynamics of Celecoxib. Clin Pharmacokin. 2000; 38: 225.

Donnerer J, Amann R. The inhibition of neurogenic inflammation. Gen Pharmacol. 1993; 24: 519.

Ehrich EW, et al. Characterization of Rofecoxib as a cyclooxygenase – 2 isoform inhibitor and demonstrations of analgesia in the dental pain model. Clin Pharm Ther. 1999; 65: 336.

Emdry P, et al. Colecoxib versus Diclofenac in long-term management of rheumatoid arthritis: randomised double-blind comparison. Lancet. 1999; 354: 2106.

Frölich JC. A classification of NSAIDs according to the relative inhibition of cyclooxygenase isoenzymes. Trends in Pharmacol Sci. 1997; 18: 30.

Gabriels G, Greven J. Renale Wirkungen nicht-steroidaler Antiphlogistika. D Med Wochenschr. 1998; 123: 88.

Grant SM, Goa KL. Iloprost. A review of its pharmacodynamic and pharmacokinetic properties, and therapeutic potential in peripheral vascular disease, myocardial ischaemia and extracorporeal circulation procedures. Drugs. 1992; 43: 889–924.

Ibelgaufts H. Zytokine – Lexikon. München: Medikon Verlag; 1992.

Jackson LM, Hawkey CJ. COX-2 selective nonsteroidal anti-inflammatory drugs. Drugs. 2000; 59: 1207.

Jamali F, Brocks DR. Clinical pharmacokinetics of ketoprofen and its enantiomers. Clin Pharmacokinet. 1990; 19: 197–217.

Jurna J, Yaksh TL. Central mechanisms for analgesia by acetylsalicylic acid and related compounds. Prog Pharmacol. 1993; 1–116.

Kluger MJ. Fever: Role of pyrogens and cryogens. Physiol Rev. 1991; 71: 93–127.

Lipsky PE, et al. Infliximab and Methotrexate in the treatment of rheumatoid arthritis. New Engl J Med. 2000; 343: 1594.

Lovell DJ, et al. Etanercept in children with polyarticular juvenile rheumatoid arthritis. New Engl J Med. 2000; 342: 763.

Maarkham A, Lamb HM. Infliximab. A review of its use in the management of rheumatoid arthritis. Drugs. 2000; 59: 1341.

Maini R, et al. Infliximab (chimeric anti-tumour necrosis factor α monoclonal antibody) versus placebo in rheumatic arthritis patients receiving concomitant methotrexate: a randomised phase III trial. Lancet. 1999; 354: 1932.

Marnett LJ, Kalgutkar AS. Cyclooxygenase 2 inhibitors: discovery, selectivity and the future. Trends in Pharmacol. Sci. 1999; 20: 465.

Mease PJ, et al. Etanercept in the treatment of psoriatic arthritis and psoriasis: a randomized trial. Lancet. 2000; 356: 385.

Mitchell JA, Larkin S, Williams TJ. Cyclooxygenase-2: Regulation and relevance in inflammation. Biochem Pharmacol. 1995; 50: 1535.

Mitchell JA, Warner TD. Cyclo-oxygenase -2: pharmacology, biochemistry, and relevance to NSAID therapy. Brit J Pharmacol. 1999; 128: 1121.

Oberle GP, Stahl RAK. Akute Nebenwirkungen nicht-steroidaler Antiphlogistika auf die Nieren. Dtsch Med Wochenschr. 1990; 115: 309–314.

Pairet M, Engelhardt G. Distinct isoforms (COX-1 and COX-2) of cyclooxygenase: possible physiological and therapeutic implications. Fundamental Clin Pharmacol. 1996; 10: 1–15.

Prakash A, Jarvis B. Leflunomide. Drugs. 1999; 58: 1137.

Prescott LF. Paracetamol (acetaminophen): a critical bibliographic review. London: Taylor and Francis; 1996.

Rainsford KD, Roberts SC, Brown S. Ibuprofen and paracetamol: relative safety in non-prescription dosages. J Pharm Pharmacol. 1997; 49: 345.

Roderick PJ, Wilkes HC, Meade TW. The gastrointestinal toxicity of aspirin: an overview of randomized trials. Br J Clin Pharmacol. 1993; 35: 219.

Schnabel A, Reinhold-Keller E, Gross WL. Risikoprofil von niedrigdosiertem Methotrexat in der Therapie der chronischen Polyarthritis. Dtsch Med Wochenschr. 1992; 117: 116–1121.

Silverstein FE, et al. Gastrointestinal toxicity with Colecoxib vs nonsteroidal anti-inflammatory drugs for osteoarthritis and rheumatoid arthritis. J Amer Med Ass. 2000; 284: 1247.

Simon LS, et al. Anti-inflammatory and upper gastrointestinal effects of Celecoxib in rheumatic arthritis. J Amer Med Ass. 1999; 282: 1921.

Steinbach G, et al. The effect of Celecoxib, a cyclooxygenase-2-inhibitor, in familial adenomatous polyposis. New Engl J Med. 2000; 342: 1946.

Thatai D, Turi ZG. Current guidelines for the treatment of patients with rheumatic fever. Drugs. 1999; 57: 545.

Thomas SHL. Paracetamol (acetaminophen) poisoning. Pharmacol Ther. 1993; 60: 91.

Todd PA, Clissold SP. Naproxen. A reappraisal of its pharmacology, and therapeutic use in rheumatic diseases and pain states. Drugs. 1990; 40: 91–137.

Vale JA, Proudfoot AT. Paracetamol (acetaminophen) poisoning. Lancet. 1994; 346: 547.

Vane J, Botting R. Clinical significance and potential of selective COX-2 inhibitors. William Harvey Press; 1998.

Walker-Bone K, et al. Medical management of osteoarthritis. Brit Med J. 2000; 321: 936.

12 Mittel zur Behandlung der Gicht

Chetrit B, Levy M. Cholcicine: 1998 update. Semin Arthritis Rheumat. 1998; 28: 48.

Emmerson BT. The management of gout. New Engl J Med. 1996; 334: 445.

Gröbner W, Zöllner N. Hyperurikämie. Der Internist. 1995; 36: 1107.

Wallace SJ, Singer JZ. Review: systemic toxicity with intravenous administratio of colchicine. J Rheumatol. 1988; 15: 495.

13 Gehirn

Hypnotika, Antiemetika, Narkotika

Baeder C, Albrecht M. Embryotoxic/teratogenic potential of halothane. Int Arch occup environ Hlth 1990; 62: 263–271.

Belelli D, et al. General anaesthetic action at transmitter-gated inhibitory amino acid receptors. Trends in Pharmacol. Sci. 1999; 20: 496.

La Bella F, Stein D, Queen G. The site of general anaesthesia and cytochrome P 450 monooxygenase: occupation of the enzyme heme pocket by xenon and nitrous oxide. Europ J Pharmacol. 1999; 381: 21.

Bellocchio EE, et al. Uptake of glutamate into synaptic vesicles by an inorganic phosphate transporter. Science 2000; 289: 957.

Bowery N. GABA$_B$ receptors and their significance in mammalian pharmacology. Trends Pharmacol. Sci. 1989; 10: 401–407.

Cassel W. Arzneimittel-bedingte Schlaf-Wach-Störungen. Arzneimittelther. 1994; 12: 373.

Crestani F, et al. Mechanism of action of the hypnotic Zolpidem in vivo. Brit J Pharmacol. 2000; 131: 1251.

Diemunsch P, Grélot L. Potential of substance P antagonists as antiemetics. Drugs. 2000; 60: 533.

Dingemanse J, Danhof M, Breimer DD. Pharmacokinetik-pharmacodynamic modeling of CNS drug effects: an overview: Pharmacol Ther. 1988; 38: 1–52.

Fulton B, Sorkin EM. Propofol. Drugs. 1995; 50: 636.

Holm KJ, Goa KL. Zolpidem. An update of its pharmacology, therapeutic efficacy and tolerability in the treatment of insomnia. Drugs. 2000; 59: 865.

Italian Group for Antiemetic Research. Dexamethasone alone or in combination with ondansetron for prevention of delayed nausea and vomiting induced by chemotherapy. New Engl J Med. 2000; 342: 1554.

Kales A. The pharmacology of sleep. Handbook of Experimental Pharmacology. Vol. 116. Heidelberg: Springer; 1995.

Kanto J, Gepts E. Pharmacokinetic implications for the clinical use of propofol. Clin Pharmacokinet. 1989; 17: 308–326.

Kovac AL. Prevention and treatment of postoperative nausea and vomiting. Drugs. 2000; 59: 213.

Langtry HD, Benfield P. Zolpidem. A review of its pharmacodynamic and pharmacokinetic properties and therapeutic potential. Drugs. 1990; 40: 291–313.

van Leeuwen, FXR. The toxicology of bromide ion. Crit Rev Toxicol. 1987; 18: 189–213.

Loskar M, Conzen P. Desfluran. Intern Praxis. 1999; 39: 636.

Marin J, Ibanez MC, Arribas S. Therapeutic management of nausea and vomiting. Gen Pharmacol. 1990; 21: 1–10.

Marquort H. Prämedikation. Stuttgart: Thieme; 1995.

Mazzotta P, Magee LA. A risk-benefit assessment of pharmacological and nonpharmacological treatments for nausea and vomiting of pregnancy. Drugs. 2000; 59: 781.

Mendelson WB, Jain B. An assessment of short-acting hypnotics. Drug Saf 1995; 13 (4): 257–270.

Milne RJ, Heel RC. Ondansetron. Therapeutic use as an antiemetic. Drugs. 1991; 41: 574–595.

Mitchelson F. Pharmacological agents affecting emesis. A review (Part I). Drugs. 1992; 43: 295–315.

Ostermann M, et al. Sedation in the intensive care unit. J Amer Med Ass. 2000; 283: 1451.

Patell SS, Goa KL. Desflurane. Drugs. 1995; 50: 742.

Rascol O, et al. Antivertigo medications and drug-induced vertigo. Drugs. 1995; 50: 777.

Riess H, Ludat K. Prophylaxe und Therapie des Zytostatika-induzierten Erbrechens. Dtsch Med Wochenschr. 1991; 116: 705–712.

Rudorfer MV, Potter WZ. Antidepressants. A comparative review of the clinical pharmacology and therapeutic use of the newer versus the older drugs. Drugs. 1989; 37: 713–738.

Russell SCS, Doyle E. Paediatric anaesthesia. Br Med J. 1997; 314: 201.

Sabers A, Gram L. Pharmacology of vigabatrin. Pharmacol Toxicol. 1992; 70: 237–243.

Schmidt D. Vigabatrin und Lamotrigin. Arzneimittelther. 1993; 50; 219.

Simpson K, et al. Tropisetron. An update of its use in the prevention of chemotherapy-induced nausea and vomiting. Drugs. 2000; 59: 1297.

Takamori S, et al. Identification of a vesicular glutamate transporter that defines a glutaminergic phenotype in neurons. Nature. 2000; 407: 189.

Veyrat-Follet C, Farinotti R, Palmer JI. Physiology of chemotherapy-induced emesis and antiemetic therapy. Drugs. 1997; 53: 206.

Vizi, ES. Role of high-affinity receptors and membrane transporters in nonsynaptic communication and drug action in the central nervous system. Pharmacol Rev. 2000; 52: 64.

Wadworth AN, Heel RC. Remoxipride. A review of its pharmacodynamic and pharmacokinetic properties, and therapeutic potential in schizophrenia. Drugs. 1990; 40: 863–879.

Antiepileptika

Battino D, Estienne M, Avanzini G. Clinical pharmacokinetics of antiepileptic drugs in paediatric patients. Clin Pharmacokinet. 1995; 29: 257.

Benedetti MS. Enzyme induction and inhibition by new antiepileptic drugs: a review of human studies. Fund clin Pharmacol 2000; 14: 301.

Biggio G, Concas A, Conta MG, Giorgi O, Sanna E, Serra M. Gabaergic and dopaminergic transmission in the rat cerebral cortex: effect of stress, anxiolytic and anxiogenic drugs. Pharmacol Ther. 1990; 48: 121–142.

Brodie MJ, Richter MA. Antiepileptic drugs. N Engl J Med. 1996; 334: 168.

Brodie MJ, French JA. Management of epilepsy in adolescents and adults. Lancet. 2000; 356: 323.

Chadwick D. Safety and efficacy of vigabatrin and carbamezepine in newly diagnosed epilepsy: a multicentre randomized double-blind study. Lancet. 1999; 354: 13.

Davis R, Peters DH, McTavish D. Valproic acid. Drugs. 1994; 47: 332.

Eadie MJ, Vajda F (Eds). Antiepileptic drugs – Pharmacology and Therapeutics. Handbook of experimental Pharmacology. Berlin: Springer; 1999; 138.

Fitton A, Goa KL. Lamotrigine. Drugs. 1995; 50: 691.

Goa KL, Ross SR, Chrisp P. Lamotrigine. Drugs. 1993; 46: 152.

Goa KL, Sorkin EM. Gabapentin. Drugs. 1993; 46: 409.

Heafield MTE. Managing status epilepticus. Brit Med J. 2000; 320: 953.

Kwan P, Brodie MJ. Neuropsychological effects of epilepsy and antiepileptic drugs. Lancet. 2001; 357: 216.

Levine M, Chang T. Therapeutic drug monitoring of phenytoin, rationale and current status. Clin Pharmacokinet. 1990; 19: 341–358.

Löscher W. New visions in the pharmacology of anticonvulsions. Eur J Pharmacol. 1998; 342: 1.

Maine MJ, et al. Retigabine. Mol Pharmacol. 2000; 58: 253.

Nulman I, Laslo D, Koren G. Treatment of epilepsy in pregnancy. Drugs. 1999; 57: 535.

Perucca E. The new generation of antiepileptic drugs: advantages and disadvantages. Br J Clin Pharmacol. 1996; 42: 531.

Rogawski MA, Porter RJ. Antiepileptic drugs. Pharmacological mechanisms and clinical efficacy with consideration of promising developmental stage compounds. Pharmacol Rev. 1990; 42: 224–286.

Wilton LV, Stephens MDB, Mann RD. Visual field defect associated with Vigabatrin; observational cohort study. Brit Med J. 1999; 319: 1165.

Psychopharmaka

Bailer U, Kasper S. Nefazodon. Klinisches Profil eines dual-serotogenen Antidepressivums. Arzneimittelther. 1999; 17: 242.

Benkert O, Hippius H. Kompendium der Psychiatrischen Pharmakotherapie. Berlin: Springer; 1998.

Bertilsson L, Baillie TA, Reviego J. Factors influencing the metabolism of diazepam. Pharmacol Ther. 1990; 45: 85–91.

Brogden RN, Goa KL. Flumazenil. A reappraisal of its pharmacological properties and therapeutic efficacy as a benzodiazepine antagonist. Drugs. 1991; 42: 1061–1089.

Butcher J. Dopamine hypothesis gains more support. Lancet 2000; 356: 140.

Callaghan JT, et al. Olanzepine. Pharmacokinetic and Pharmacodynamic profile. Clin Pharmacokin. 1999; 37: 177.

Carpenter WT, Buchanan RW. Schizophrenia. N Engl J Med. 1994; 330: 681.

Csernansky JG, ed. Antipsychotics. Handbook of Experimental Pharmacology. Vol. 120. Heidelberg: Springer; 1996.

Danysz W, Parsons CG. Glycine and N-Methyl-D-aspartate receptors. Pharmacol Rev. 1998; 50: 597.

Davis JM, et al. Depot Antipsychotic drugs, place in therapy. Drugs. 1994; 47: 741.

Ebadi M, Pfeiffer RF, Murrin LC. Pathogenesis and treatment of neuroleptic malignant syndrome. Gen Pharmacol. 1990; 21: 367–386.

Ebadi M, Srinivasan SK. Pathogenesis, prevention, and treatment of neuroleptic-induced movement disorders. Pharmacol Rev. 1995; 47: 576.

Edwards G, Anderson J. Systematic review and guide to selection of selective serotonin reuptake inhibitors. Drugs. 1999; 57: 507.

Emilien G, Maloteaux JM, Segherst A, Charles G. Lithium therapy in the treatment of manic-depressive illness. Arch Int Pharmacodyn 1995; 330: 231.

Farmer AE, Blewett A. Drug treatment of resistant schizophrenia. Drugs. 1993; 45: 374.

File SE. Interactions of anxiolytic and antidepressant drugs with hormones of the hypothalamic-pituitary-adrenal axis. Pharmacol Ther. 1990; 46: 357–375.

Fitton A, Heel RC. Clozapine. A review of its pharmacological properties, and therapeutic use in schizophrenia. Drugs. 1990; 40: 722–747.

Frangou S, Byrne P. How to manage the first episode of schizophrenia. Brit Med J. 2000; 321: 522.

Gale C, Oakley-Browne M. Anxiety disorders. Brit Med J 2000; 321: 1204.

Hägg S, Spigset O, Söderström TG. Association of venous thromboembolism and Clozapine. Lancet. 2000; 355: 1155.

Hertel P, Fagerquist MV, Svebsson TH. Enhanced cortical dopamine output and antipsychotic-like effects of Raclopride by α_2 adrenoceptor blockade. Science. 1999; 286: 105.

Hirsch RD. Psychopharmakotherapie bei alten Patienten. Indikationen, Nebenwirkungen und Gefahren. Intern Praxis. 1995; 35: 355.

Holm KJ, Markham A. Mirtazapine. A review of its use in major depression. Drugs. 1999; 57: 607.

Jones EA, Basile AS, Mullen KD, Gammal SH. Flumazenil: potential implications for hepatic encephalopathy. Pharmacol Ther. 1990; 45: 331–343.

Kane JM. Newer antipsychotic drugs. Drugs. 1993; 46: 585.

Kane JM. Schizophrenia. N Engl J Med. 1996; 334: 34.

Kane JM, McGlashan TH. Treatment of schizophrenia. Lancet. 1995; 346: 820.

Kilian JG, et al. Myocarditis and cardiomyopathy associated with Clozapine. Lancet. 1999; 354: 1841.

Kimmel SE, Calabrese JR, Woyshville MJ, Meltzer HY. Clozapine in treatment-refactory mood disorders. J Clin Psychiatry 1994; 55 (B): 91–93.

Kötter HU, Möller HJ, Hampel H. Sertralin. Ein moderner selektiver Serotonin-Wiederaufnahmehemmer in der antidepressiven Therrapie multimorbider Patienten. Arzneimittelther. 1999; 17: 395.

Kulkarni SK, Ninan I. Dopamine D_4 receptors and development of newer antipsychotic drugs. Fund Clin Pharmacol. 2000; 14: 529.

McGrath J, Emmerson WB. Treatment of schizophrenia. Brit Med J. 1999; 319: 1047.

McTavish D, Benfield P. Clomipramine. An overview of its pharmacological properties and a review of its therapeutic use in obsessive compulsive disorder and and panic disorder. Drugs. 1990; 39: 136–153.

Michels R, Marzuk PM. Schizophrenia. N Engl J Med. 1993; 329: 628.

Millan MJ. Improving the treatment of schizophrenia: focus on serotonin $(5-HT)_{1A}$ receptors. J Pharmacol exp Therap. 2000; 295: 853.

Müller HJ, Volz HP. Drug treatment of depression in the 1990's. Drugs. 1996; 52: 625.

Nutt DJ, Glue P. Clinical pharmacology of anxiolytics and antidepressants: a psychopharmacological perspective. Pharmacol Ther. 1989; 44: 309–334.

Price LH, Heninger GR. Lithium in the treatment of mood disorders. N Engl J Med. 1994; 351: 591.

Santosh PJ, Baird G. Pharmacotherapy in children and adults with inellectual disabilities. Lancet. 1999; 354: 233.

Scott J. Treatment of chronic depression. New Engl J Med. 2000; 342: 1518.

Schultz SK, Andreasen NC. Schizophrenia. Lancet. 1999; 353: 1425.

Schwarz JT, Brotman AW. A clinical guide to antipsychotic drugs. Drugs. 1992; 44: 981.

Spigset O, Mårtensson B. Drug treatment of depression. Brit Med J. 1999; 318: 1188.

Strange PG. Antipsychotic drugs: Importance of dopamine receptors for mechanisms of therapeutic actions and side effects. Pharmacol Rev. 2001; 53: 119.

Tiller JWG, Schweitzer I. Benzodiazepines. Depressants or antidepressants? Drugs. 1992; 44: 65–169.

Willner P. Animal models of depression: an overview. Pharmacol Ther. 1990; 45: 425–455.

Woods JH, Katz JL. Winger G. Abuse liability of benzodiazepines. Pharmacol Rev. 1987; 39: 251–413.

14 Endokrine Drüsen

Hypothalamus und Hypophyse

Battershill PE, Clissold SP. Octreotide. A review of its pharmacodynamic and pharmacokinetic properties, and therapeutic potential in conditions associated with excessive peptide secretion. Drugs. 1989; 38: 658–702.

Baumann G. Growth hormone heterogeneity: genes, variants, and binding proteins. Endocr Rev. 1991; 12: 424.

Brogden RN, Buckley MM-T. Ward A. Buserelin. A review of its pharmacodynamic and pharmacokinetic properties, and clinical profile. Drugs. 1990; 39: 399–437.

Chrisp P, Goa KL. Goserelin. A review of its pharmacodynamic and pharmacokinetic properties, and clinical use in sex hormone-related conditions. Drugs. 1991; 41: 254–288.

Combarnous Y. Molecular basis of the specifity of binding of glycoprotein hormones to their receptors. Endocr Rev. 1992; 13: 670.

Conn PM, Crowley WF. Gonadotropin-releasing hormone and its analogues. N Engl J Med. 1991; 324: 93.

Cutfield WS, et al. Incidence of diabetes mellitus and impaired glucose tolerance in children and adolescents receiving growth-hormone treatment. Lancet. 2000; 355: 610.

Filicori M. Clinical review: gonadotropin-releasing hormone analogs in ovulation induction: current status and perspectives. J Clin Endocrinol Metab 1996; 81 (7): 2413–2416.

Freeman ME, et al. Prolactin: structure, function, and regulation of secretion. Physiolol Rev. 2000; 80: 1523.

Gillies PS, et al. Ganirelix. Drugs. 2000; 59: 107.

Jörgensen JOL. Human growth hormone replacement therapy: Pharmacological and clinical aspects. Endocr Rev 189,12: 1991.

Kletter GB, Kelch RP. Clinical review: effects of gonadotropin-releasing hormone analog therapy on adult stature in precocious puberty. J Clin Endocrinol Metab 1994; 79: 331–334.

Melmed S. Acromegaly. N Engl J Med. 1990; 322: 966.

Owens MJ, Nemeroff CB. Physiology and pharmacology of corticotropin-releasing factor. Pharmacol Rev. 1991; 43: 425–473.

Trainer PJ, et al. Treatment of acromegaly with the growth hormone-receptor antagonist Pegvisomant. New Engl J Med. 2000; 342: 1171.

Vance ML, Mauras N. Growth hormone therapy in adults and children. New Engl J Med. 1999; 341: 1206.

Wheeler MD. Styne DM. Drug treatment in precocious puberty. Drugs. 1991; 41: 737–728.

Wynick D, Polak JM, Bloom SR. Somatostatin and its analogues in the therapy of gastrointestinal disease. Pharmacol Ther. 1989; 41: 353–370.

Schilddrüse

Brent GA. The molecular basis of thyroid hormone action. N Engl J Med. 1994; 331: 847.

Cooper DS. Clinical review: thyroxine suppression therapy for benign nodular disease. J Clin Endocrinol Metab 1995; 80 (2): 331–334.

Franklyn JA. The management of hyperthyreoidism. N Engl J Med. 1994; 330: 1731.

Fregly MJ. Activity of the hypothalamic-pituitary-thyroid axis during exposure to cold. Pharmacol Ther. 1989; 41: 85–142.

Grigsby PW, Siegel BA, Baker S, Eichling JO. Radiation exposure from outpatient radioactive Iodine (^{131}I)therapy for thyroid carcinoma. J Amer Med Ass. 2000; 283: 2272.

Harjai KJ, Licata AA. Effects of amiodarone on thyroid function. Ann Intern Med. 1997; 126 (1): 63–73.

Klein L, Becker DV, Levey GS. Treatment of hyperthyroid disease. Ann Intern Med. 1994; 121: 281.

Mandel SJ, Brent GA, Larsen PR. Review of antithyroid drug use during pregnancy and report of a case of aplasia cutis. Thyroid. 1994; 4: 129.

Marx SJ. Hyperparathyroid and hypoparathyroid disorders. New Engl J Med. 2000; 343: 1863.

Meyer-Geßner M, Benker G, Olbricht Th, et al. Nebenwirkungen der antithyreoidalen Therapie der Hyperthyreose. Eine Untersuchung an 1256 fortlaufend betreuten Patienten. Dtsch Med Wochenschr. 1989; 114: 166–171.

Nijweide PJ, Burger EH, Feyen JHM. Cells of bone: proliferation, differentiation, and hormonal regulation. Physiol Rev. 1986; 66: 855 – 886.

Ron E, et al. Cancer mortality following treatment for adult hyperthyroidism. J Amer Med Ass. 1998; 280: 347.

Spitzweg C, Heufelder AE. Der Natrium-Jod-Symporter der Schilddrüse. Deutsch Med Wochenschrift. 1999; 124: 1077.

Toft AD. Thyroxine therapy. N Engl J Med. 1994; 331: 174.

Weetman A. Graves' disease. New Engl J Med. 2000; 343: 1236.

Yen PM. Physiological and molecular basis of Thyroid hormone action. Physiol Rev. 2001; 81: 1097.

Nebennierenrinde und Gonaden

Bagatell CJ, Brenner WJ. Androgens in men – uses and abuses. N Engl J Med. 1996; 334: 707.

Baird DT, Glasier AF. Hormonal contraception. N Engl J Med. 1994; 328: 1543.

Barnes PJ, Adcock I. Anti-inflammatory actions of steroids. Trends in Pharmacol Sci. 1993; 14: 436.

Barnes PJ, Karin M. Nuclear factor – ϰB – a pivotal transcription factor in chronic inflammatory diseases. N Engl J Med. 1997; 336: 1066.

Belchetz PE. Hormonal treatment of postmenopausal women. N Engl J Med. 1994; 330: 1062.

van Boxter CJ, Sheffer AL. The pharmacokinetics of Fluticasone propriate. Clin Pharmacokin. 2000; 39: Suppl. 1.

Brogden RN, Clissold SP. Flutamide. A preliminary review of its pharmacodynamic and pharmacokinetic properties, and therapeutic efficacy in advanced prostatic cancer. Drugs. 1989; 38: 185 – 203.

Brogden RN, Goa KL. Faulds D. Mifepristone. A review of its pharmacodynamic and pharmacokinetic properties, and therapeutic potential. Drugs. 1993; 45: 384 – 409.

Buckley MM-T, Goa KL. Tamoxifen. A reappraisal of its pharmacodynamic and pharmacokinetic properties, and therapeutic use. Drugs. 1989; 37: 451 – 490.

Buttgereit F, Brand MD, Burmester GR. Equivalent doses and relative drugs potencies for non-genomic glucocorticoid effects: a novel glucocorticoid hierarchy. Biochem Pharmacol. 1999; 58: 363.

Catlin DH, et al. Trace contamination of over-the-counter Androstenedione and positive urine test results for a Nandrolone metabolite. J Amer Med Ass. 2000; 284: 2618.

Ceballos G, et al. Acute and nongenomic effects of Testosterone on isolated and perfused rat heart. J cardiovasc Pharmacol. 1999; 33: 691.

Christine-Maitre S, Bouchard P, Spitz JM. Medical termination of pregnancy. New Engl J Med. 2000; 342: 946.

Clark JH, Markaverich BM. The agonistic-antagonistic properties of clomiphene: a review. Pharmacol Ther. 1982; 15: 467 – 519.

Clarke R, et al. Cellular and molecular pharmacology of antiestrogen action and resistence. Pharmacol Rev. 2001; 53: 25.

Clemett D, Lamb HM. Exemestane: A review of its use in postmenopausal women with advanced breast cancer. Drugs. 2000; 59: 1279.

Croxtall J, Choudhury Q, Flower RJ. Glucocorticoids act within minutes to inhibit recruitment of signalling factors to activated EGF receptors through a receptor-dependent, transcription-independent mechanism. Brit J Pharmacol. 2000; 130: 289.

Cummings SR, et al. The effect of Raloxifene on risk of breast cancer in postmenopasal woman. J Amer Med Ass. 1999; 281: 2189.

Delcayre C, Silvester JS. Aldosterone and the heart: towards a physiological function? Cardiovasc Res. 1999; 43: 7.

Döring GK. Empfängnisverhütung. 12. Aufl. Stuttgart: Thieme; 1990.

Editorial. Third generation oral contraceptives: Caution is still justified. Brit Med J. 2000; 321: 190.

Falkenstein E, et al. Multiple actions of steroid hormones – a focus on rapid, nongenomic effects. Pharmacol Rev. 2000; 52: 513.

Falkenstein E, Norman AW, Wehling M. Mannheim classification of nongenomically initiated (rapid) steroids actions. J Clin Endocrinol Metabol. 2000; 85: 2072.

Gapstur SM, Morrow M, Sellers TA. Hormone replacement therapy and risk of breast cancer with favorable histology. J Amer Med Ass. 1999; 281: 2091.

Giannotti B, Pimpinelli N. Topical corticosteroids. Which drug and when? Drugs. 1992; 44: 675 – 71.

Hatz HJ. Glucocorticoide. Stuttgart: Wiss Verlagsges; 1998.

Herings RMC, Urquhart J, Leufkens HGM. Venous thromboembolism among users of different oral contraceptives. Lancet. 1999; 354: 127.

Jick H, et al. Risk of venous thromboembolism among users of third generation oral contraceptives compared with users of oral contraceptives with levonorgestrel before and after 1995: cohort and case-control analysis. Brit Med J. 2000; 321: 1190.

LaRochelle GE Jr, LaRochelle AG, Ratner RE, Borenstein DG. Recovery of the hypothalamic-pituitary-adrenal (HPA) axis in patients with rheumatic diseases receiving low-dose prednisone. Am J Med. 1993; 95 (3): 258 – 264.

Lengfelder W. Östrogenersatztherapie und koronare Herzerkrankungen. Dtsch Med Wochenschrift. 2000; 125: 1090.

Lippert TH, Mueck AO, Seeger H. Is the use of conjugated equine oestrogens in hormone replacement therapy still appropiate? Brit J clin Pharmacol. 2000; 49: 489.

Lobo RA, Stancyzyk FZ. New knowledge in the physiology of hormonal contraceptives. Am J Obstet Gynecol. 1994: 170: 1499.

Love RR, et al. Effects of tamoxifen on cardiovascular risk factors in postmenopausal women. Ann Intern Med. 1991; 115: 860.

McEwen BS, de Kloet ER, Rostene W. Adrenal steroid receptors and actions in the nervous system. Physiol Rev. 1986; 66: 1121 – 1188.

McNamara B, et al. Rapid activation of basolateral potassium transport in human colon by oestradiol. Brit J Pharmacol. 2000; 131: 1373.

Mendelsohn M, Karas RH. The protective effect of estrogen on the cardiovascular system. New Engl J Med. 1999; 340: 1801.

Mulder CJ, Tytgat GN. Review article: topical corticosteroids in inflammatory bowel disease. Aliment Pharmacol Ther. 1993; 7:125 – 130.

Nilsson S, et al. Mechanism of estrogen action. Physiol Rev. 2001; 81: 1535.

Niswender GD, et al. Mechanisms controlling the function and life span of the Corpus luteum. Physiol Rev. 2000; 80: 1.

Njar VCO, Brodie AMH. Comprehensive pharmacology and clinical efficacy of aromatase inhibitors. Drugs. 1999; 58: 233.

O'Brien PA. The third generation oral contraceptive controversy: The evidence shows they are less safe than second generation pills. Brit Med J. 1999; 319: 795.

Oettel M, Schilllinger E (Eds). Estrogens and Antiestrogens I a. II Handbook Exper Pharmacol. 1999; Vol 135, Berlin: Springer.

Osborne CK. Tamoxifen in the treatment of breast cancer. N Engl J Med. 1998; 339: 1609.

Power RF, Conneely OM, O'Malley BW. New insight into activation of the steroid hormone superfamily. Trends in Pharm Sci. 1992; 13: 318.

Riedel M. Rafflenbeul W, Lichtlen P. Ovarian sex steroids and atherosclerosis. Clin Invest. 1993; 71: 406 – 412.

Rittmaster RS. Finasteride. N Engl J Med. 1994; 330: 120.

Rittmaster RS. Clinical review: medical treatment of androgen-dependent hirsutism. J Clin Endocrinol Metab 1995; 80 (9): 2559 – 2563.

Rodenwald P et al. in Schulte H, Benker G, Allolio B. Therapie mit Glucocorticoiden. Schattauer 1993: 39 – 50.

Rodriguez C, et al. Estrogen replacement therapy and ovarian cancer mortality in a large prospective study of US women. J Amer Med Ass. 2001; 285: 1460.

Roy AK. Regulation of steroid hormone action in target cells by specific hormone-inactivating enzymes. Proc Soc Exp Biol Med. 1992; 199 (3): 265–272.

Sambrook PN, Jones G. Corticosteroid osteoporosis. Br J Rheumatol. 1995; 34 (1): 8–12.

Samsioie G. Coagulation and anticoagulation effects of contraceptive steroids. Am J Obstet Gynecol. 1994; 170: 1532.

Schaff EA et al. Vaginal Misoprostol administered 1, 2, or 3 days after Mifepristone for early medical abortation. J Amer Med Ass. 2000; 284: 1984

Spitz LM, Bardin CW. Mifepristone (RU 486) – a modulator of progestin and glucocorticoid action. N Engl J Med. 1993; 329: 404.

Sutanto W, de-Kloet ER. Corticosteroid receptor antagonists: a current perspective. Pharm World Sci. 1995; 17(2):31–41.

Wehling M. Looking beyond the dogma of genomic steroid action: insights and facts of the 1990 s. J Mol Med. 1995; 73: 439.

Wehling M. Specific, non-genomic actions of steroid hormones. Annu Rev Physiol. 1997; 59: 365.

Weiderpass E, et al. Low-potency oestrogen and risk of endometrial cancer: a case-control study. Lancet. 1999; 353: 1824.

Weisman MH. Corticosteroids in the treatment of rheumatologic diseases. Curr Opin Rheumatol. 1996; 8: 188–194.

Wild RA. Estrogen: effects on the cardiovascular tree. Obstet Gynecol. 1996; 87: 27 S–35 S.

Wilde MJ, Goa KL. Finasteride. Drugs. 1999; 57: 557.

Wilson JD. Androgen abuse by athletes. Endocrine Rev. 1988; 9: 181.

Zennaro MC. Mineralocorticoid resistance. Steroids 1996; 61 (4): 189–192.

Inselzellen des Pankreas

Bailey CJ. Insulin resistance and antidiabetic drugs. Bioch Pharmacol. 1999; 58: 1511.

Barman Balfour J, Plosker GL. Rosiglitazone. Drugs. 1999; 57: 921.

Barnett AH, Owens DR. Insulin analogues. Lancet. 1997; 349: 47–51.

Cheatham B, Kuhn CR. Insulin action and the insulin signaling network. Endocr Rev. 1995; 16: 117.

Cuatrecasas P, Jakobs S. Insulin. Handbook of Experimental Pharmacology. Vol. 93. Berlin: Springer; 1990.

Cubeddu LX, et al. Effects of metformin on intestinal 5-hydroxy-tryptamin release and on 5-HT$_3$ receptors. Arch Pharmacol. 2000; 361: 85.

Donelly R, Qu X. Mechanisms of insulin resistance and new pharmacological approaches to metabolism and diabetic complications. Clin Experim Pharmacol Physiol. 1998; 25: 79.

Duckworth WC. Insulin degradation: mechanisms, products, and significance. Endocr Rev. 1988; 9: 319.

Ferraris RP, Diamond J. Regulation of intestinal sugar transport. Physiol Rev. 1997; 77: 257.

Funk C, et al. Cholestatic potential of Troglitazone as a possible factor contributing to Troglitazone induced hepatotoxicity: in vivo and in vitro interaction at the canalicular bile salt export pump in the rat. Mol Pharmacol. 2001; 59: 627.

de Fronzo RA (Ed). Insulin resistence, type 2 diabetes and metformin. Drugs. 1999; 58: Supp. 1.

Gillies PS, Dunn CJ. Pioglitazone. Drugs. 2000; 60: 333.

Hauner H. Moderne Pharmakotherapie des Diabetes mellitus. Arzneimittelther. 2000; 18: 76.

Hollemann F, Hoekstra JBL. Insulin-lispro. N Engl J Med. 1997; 337: 176.

Itoh M. Immunological aspects of diabetes mellitus: prospects for pharmacological modification. Pharmacol Ther. 1989; 44: 351–406.

Kahn CR. Insulin action, diabetogenes, and the cause of type II diabetes. Diabetes 1994; 43: 1066.

Klotz U, Sailer D. Glitazone. Arzneimittelforschg. 2001; 51: 112.

Krentz AJ, et al. Thiazolidinediones for type 2 diabetes. Brit Med J. 2000; 321: 252.

Kuhlmann J, Puls W. Oral antidiabetics. Handbook of Experimental Pharmacology. Vol. 119. Heidelberg: Springer; 1996.

Lefebre PJ, ed. Glucagon. Handbook of Experimental Pharmacology. Heidelberg: Springer; 1996.

Luo RZT, et al. Quarterny structure of the insulin-insulin receptor complex. Science. 1999; 285: 1077.

Maechler P, Wollheim CB. Mitochondrial glutamate acts as a messenger in glucose-induced insulin exocytosis. Nature 1999; 402: 685.

O'Brien RM, Granner DK. Regulation of gene expression by insulin. Physiol Rev. 1996; 76: 1109.

Owens DR, Zinman B, Bolli GB. Insulin today and beyond. Lancet. 2001; 358: 739.

Pherson JNM, Feely J. Insulin. Br Med J. 1990; 300: 731–736.

Reaven GM. Pathophysiology of insulin resistance in human disease. Physiol Rev. 1995; 75: 473.

Scott LJ, Spencer CM. Miglitol. Drugs. 2000; 59: 521.

Schwartz MW, Kahn SE. Insulin resistance and obesity. Nature. 1999; 402: 860.

Schoonjans K, Auwerx J. Thiazolidinediones: an update. Lancet. 2000; 355: 1008.

Vajo Z, Duckworth WC. Genetically engineered insulin analogs: Diabetes in the new millenium. Pharmacol Rev. 2000; 52: 1.

de Vriese AS, et al. Endothelial dysfunction in diabetes. Brit J Pharmacol. 2000; 130: 963.

15 Vitamine

Biesalski HK. Comparative assessment of the toxicology of vitamin A and retinoids in man. Toxicology 1989; 57: 117–161.

Blomhoff R, Green MH. Green JB. Bern T. Norum KR. Vitamin A metabolism: new perspectives on absorption, transport, and storage. Am J Physiol Soc 1991; 71: 952–982.

Byrne PM, Freaney R, McKenna MJ. Vitamin D supplementation in the elderly: review of safety and effectiveness of different regimes. Calcif Tissue Int. 1995; 56 (6): 518–520.

Chytil F. Safety aspects of vitamin A administration. Eur J Clin Nutr 1996; 50 (3): S21–23.

Colloborative Group of the Primary Prevention Project. Low-dose aspirin and vitamin E in people at cardiovascular risk: a randomised trial in general practice. Lancet. 2001; 357: 89.

Gillis JC, Goa KL. Tretinoin. A review of its pharmacodynamic and pharmacokinetic properties and use in the management of acute promyelocytic leukaemia. Drugs. 1995; 50 (5): 897–923.

GISSI Prevenzione trial. Dietary supplementation with n-3 polyunsaturated fatty acids and vitamin E after myocardial infarction. Lancet. 1999; 354: 447.

Grossmann M, et al. Ascorbic acid-induced modulation of venous tone in humans. Hypertension. 2001; 37: 949.

Hemila H. Vitamin C and common cold incidence: a review of studies with subjects under heavy physical stress. Int J Sports Med. 1996; 17 (5): 379–383.

Heart Outcome Prevention Evaluation Study Investigators. Vitamin E supplementation and cardiovascular events in high-risk patients. New Engl J Med. 2000; 342: 154.

Huang SN, Swaan PW. Involvement of a receptor-mediated component in cellular translocation of Riboflavin. J Pharmacol exp Ther. 2000; 294: 117.

Jilial I, Fuller CJ. Effect of vitamin E, vitamin C and beta-carotene on LDL oxidation and atherosclerosis. Can J Cardiol. 1995; 11 (G): 97 G–103 G.

Jones G, Strugnell SA, de Luca HF. Current understanding of the molecular actions of Vit. D. Physiol Rev. 1998; 78: 1193.

Kumar R. Metabolism of 1,25-Dihydroxyvitamin D3. Physiol Rev. 1984; 64: 478–504.

Ovesen L. Vitamin therapy in the absence of obvious deficiency. What is the evidence? Drugs. 1984; 27: 148–170.

Sporn MB, Roberts AB, Goodman De WS. The Retinoids. Vols I and II. New York: Academic Press; 1984.

Weber P, Bendich A, Schalch W. Vitamin C and human health – a review of recent data relevant to human requirements. Int J Vitam Nutr Res. 1996; 66 (1): 19–30.

Wyatt KM, et al. Efficacy of vitamin B_6 in the treatment of premenstrual syndrome: systematic review. Brit Med J. 1999; 380: 1375.

16 Antiinfektiöse Therapie

Ali BH. Gentamicin nephrotoxicity in humans and animals: some recent research. Gen Pharmacol. 1995; 26: 1477.

Aminimanizani A, Beringer P, Jelliffe R. Comparative pharmacokinetics and pharmacodynamics of the newer Fluoroquinoline antibacterials. Clin Pharmacokin. 2001; 40: 169.

Andrews P. Praziquantel: mechanisms of anti-schistosomal activity. Pharmacol Ther. 1985; 29: 129–156.

Anonym. Neuere Fluorchinolone. Arzneimittelbrief. 2000; 34: 49.

Baird JK. Resurgent malaria at the millenium. Drugs. 2000; 59: 719.

Balfour HH. Antiviral drugs. New Engl J Med. 1999; 340: 1255.

Bardsley-Elliot A, Plosker GL. Nalfinavir. Use in HIV-Infection. Drugs. 2000; 59: 581.

Barker KF. Antibiotic resistance: a current perspective. Brit J clin Pharmacol. 1999; 48: 109.

Barman-Balfour JA, Lamb HM. Moxifloxacin. Drugs. 2000; 59: 115.

Baron S, Tyring SK, Fleischmann WR, et al. The interferons. Mechanisms of action and clinical applications. JAMA. 1991; 266: 1375–1383.

Barradell LB. Plosker GL, McTavish D. Clarithromycin. A review of its pharmacological properties and therapeutic use in mycobacterium avium-intracellulare complex infection in patients with acquired immune deficiency syndrome. Drugs. 1993; Aug; 46 (2): 289–312.

Bartmann K. Antituberculosis drugs. Handbook of Experimental Pharmacology. Vol. 84. Berlin: Springer; 1988.

Bastian I, Colebunders R. Treatment and prevention of multi-drug-resistent tuberculosis. Drugs. 1999; 58: 633.

Brogden RN, McTavish D. Loracarbef. A review of its antimicrobial activity, pharmacokinetic properties and therapeutic efficacy. Drugs. 1993; 45: 716–736.

Brogden RN, Peters DH. Teicoplanin. A reappraisal of its antimicrobial activity, pharmacokinetic properties and therapeutic efficacy [published errata appear in Drugs. 1994; 48: 484 and 1994; 48: 929 and 1995; 49: 70]. Drugs. 1994; 47: 823–854.

Brook I. Microbiology and management of sinusitis. J Otolaryngol. 1996; 25: 249–256.

Bryson HM, Goa KL. Halofantrine. A review of its antimalarial activity, pharmacokinetic properties and therapeutic potential. Drugs. 1992; 43: 236–285.

Bryson HM, Spencer CM. Quinupristin-dalfopristin. Drugs. 1996; 52: 406–415.

Burri C, et al. Efficacy of new, concise schedules for melarsoprol in treatment of sleeping sickness caused by Tryponosoma gambiense: a randomised trial. Lancet. 2000; 355: 1419.

Campoli-Richards DM, Chaplin S, Sayce RH, Goa KL. Netilmicin. A review of its antibacterial activity, pharmacokinetic properties and therapeutic use. Drugs. 1989; 38: 703–756.

Chocas EC, Paap CM, Godley PJ. Cefpodoxime proxetil: a new, broad-spectrum, oral cephalosporin. Ann PharmacoTher. 1993; 27:1369–1377.

Cirelle R, Herne K, McCrary M, Lee P, Tyring SK. Famciclovir: review of clinical efficacy and safety. Antiviral Res. 1996; 29: 141–151.

Clemett D, Markham A. Prolonged-release Mesalazine. A review of its therapeutic potential in ulcerative colitis and Crohn's disease. Drugs. 2000; 59: 929.

Croff A. Malaria: prevention in travellers. Brit Med J. 2000; 321: 154.

Cullmann W, Then RL. Cefetamet: Its in vitro activity and interaction with β-lactamases and penicillin-binding proteins. Drug Invest. 1991; 299–307.

Davey P. Antibiotic policies. Economics and effectiveness from a UK perspective. Drugs. 1996; 52: 83–87.

Denning DW, et al. Fungal nail disease: a guide to good practice. Br Med J. 1995; 311: 1277.

Diekema DJ, Jones RN. Oxazolidiones. A review. Drugs. 2000; 59: 7.

Dienstag JL, et al. Lamivudine as initial treatment for chronic hepatitis B in the United States. New Engl J Med. 1999; 341: 1256.

Dunn CJ, Goa KL. Zanamavir, a review of its use in influenca. Drugs. 1999; 58: 761.

Edwards G, Breckenridge AM. Clinical pharmacokinetics of anthelmintic drugs. Clin Pharmacokinet. 1988; 15: 67–93.

Escalante CP, Rubenstein EB, Rolston KV. Outpatient antibiotic treatment in low-risk febrile neutropenic cancer patients. Support-Care-Cancer 1996; 4: 358–363.

Evans ME, Kortas KJ. Vancomycin use in a university medical center: comparison with hospital infection control practices advisory committee guidelines (see comment). Infect Control Hosp Epidemiol. 1996; 17: 356–359.

Faulds D, Brogden RN. Didanosine. A review of its antiviral activity, pharmacokinetic properties and therapeutic potential in human immunodeficiency virus infection. Drugs. 1992; 44: 94–116.

Finter NB, Chapman S, Dowd, P et al. The use of interferon in virus infections. Drugs. 1991; 42: 749–765.

Frayha GJ, Smith JD, Gobert JG, Savel J. The mechanisms of action of antiprotozoal and anthelmintic drugs in man. Gen Pharmacol. 1997; 28: 273.

Freeman CD, Klutman NE, Lamp KC. Metronidazole, a therapeutic review and update. Drugs. 1997; 54: 679.

Gainer RB. Cefprozil, a new cephalosporin: its use in various clinical trials. South Med J. 1995; 88: 338–346.

Ginsburg H, Krugliak M. Quinoline-containing antimalarials: mode of action, drug resistance and its reversal. An update with unresolved puzzles. Biochem Pharmacol. 1992; 43: 63–70.

Goa KL, Baradell LB. Fluconazole. Drugs. 1995; 50: 658.

Grant SM, Clissold SP. Itraconazole. A review of its pharmacodynamics and pharmacokinetic properties, and therapeutic use in superficial and systemic mycoses. Drugs. 1989; 37: 310–344.

Grant SM, Heel RC. Recombinant granulocyte-macrophage colony-stimulating factor (rGM-CSF). A review of its pharmacological properties and prospective role in the management of myelosuppression. Drugs. 1992; 43: 516–560.

Gupta AK, et al. An overview of topical antifungal therapy in dermatomycoses. Drugs. 1998; 55: 645.

Gupta AK, Scher RK. Oral antifungal agents for onchomycosis. Lancet. 1998; 351: 541.

Haria M, Benfield P. Interferon-alpha-2 a. A review of its pharmacological properties and therapeutic use in the management of viral hepatitis. Drugs. 1995; 50: 873–896.

Hart R, et al. Systemic review of topical treatment for fungal infections of the skin and nails of the feet. Brit Med J. 1999; 319: 79.

Hedberg M, Nord CE. Beta-lactam resistance in anerobic bacteria: a review. J ChemoTher. 1996; 8: 3 – 16.

Heisig P. Fluorchinoloncarbonsäuren. Moderne antibakterielle Chemotherapeutika mit breitem Wirkspektrum. Arzneimittelther. 1997; 15: 14.

Hervey PS, Perry CM. Abacavir, a review. Drugs. 2000; 60: 447.

Hurst M, Lamb HM. Meropenem. Drugs. 2000; 59: 653.

Hong J, Davis JM. Nosocomial infections and nosocomial pneumonia. Am J Surg 1996; 172:33 – 37.

Kamali F. Clinical pharmacology of zidovudine and other 2'-3'-dideoxynucleoside analogs. Clin Invest. 1993; 71: 392 – 405.

Kamchonwongpaisan S, Meshnick SP. The mode of action of the antimalarial artemisinin and its derivatives. Gen Pharmacol. 1996; 27: 587.

Kang J, et al. Interactions of a series of fluoroquinolone antibacterial drugs with the human cardiac K+ channel HERG. Mol Pharmacol. 2001; 59: 122.

Kaufmann CA, Carver PL. Antifungal agents in the 1990 s. Drugs. 1997; 53: 539.

Keystone JS. Prevention of malaria. Drugs. 1990; 39: 337 – 354.

Langtry HD, Campoli-Richards DM. Zidovudine. A review of its pharmacodynamic and pharmacokinetic properties, and therapeutic efficacy. Drugs. 1989; 37: 408 – 450.

van den Linden PD, et al. Achilles tendinitis associated with fluoroquinolones. Brit J clin Pharmacol. 1999; 48: 433.

Lode H, Borner K, Koeppe P, Schaberg T. Azithromycin – review of key chemical, pharmacokinetic and microbiological features. J Antimicrob ChemoTher. 1996; 37: 1 – 8.

Lowe MN, Lamb HM. Meropenem. An updated review of its use in the management of intra-abdominal infections. Drugs. 2000; 60: 619.

Lyman CA, Walsh TJ. Systemically administered antifungal agents. A review of their clinical pharmacology and therapeutic application. Drugs. 1992; 44: 9 – 35.

McClellan K, Perry CM. Oseltamivir. A review of its use in influence. Drugs. 2001; 61: 263.

Markham A, McTavish D. Clarithromycin and omeprazole as helicobacter pylori eradication therapy in patients with H. pylori-associated gastric disorders. Drugs. 1996; 51: 161 – 178.

Marra F, Partovi N, Jewesson P. Aminoglycoside administration as a single daily dose. An improvement to currrent practice of a repeat of previous errors? Drugs. 1996; 52: 344 – 370.

Nathens B, Rotstein OD. Antimicrobial therapy for intraabdominal infection. Am J Surg 1996; 172: 1 – 6.

Niewerth M, Korting HC. Management of Onchomycose. Drugs. 1999; 58: 283.

Noble S, Faulds D. Saquinavir. A review of its pharmacology and clinical potential in the management of HIV infection. Drugs. 1996; 52: 93 – 112.

Nolan CM, Golgberg SV, Buskin SE. Hepatoxicity associated with Isoniazid preventive therapy. J Amer Med Ass. 1999; 281: 1014.

Ormrod D, Scott L-J, Perry CM. Valaciclovir. A review. Drugs. 2000; 59: 839.

Paap CM, Nahata MC. Clinical pharmacokinetics of antibacterial drugs in neonates. Clin Pharmacokinet. 1990; 19: 280 – 318.

Palmer KJ, Holliday SM. Brogden RN. Mefloquine. A review of its antimalarial activity, pharmacokinetic properties and therapeutic efficacy. Drugs. 1993; 45: 430 – 475.

Panisko DM, Keystone JS. Treatment of Malaria – 1990. Drugs. 1990; 39: 160 – 189.

Panitsch HS, Interferons in multiple sclerosis. A review of the evidence. Drugs. 1992; 44: 946 – 962.

Patmore L, et al. Effects of Sparfloxacin, Grepafloxacin, Moxifloxacin, and Ciprofloxacin on cardiac action potential duration. Europ J Pharmacol. 2000; 406: 449.

Perry CM, Markham A. Piperacillin/Tazobactam. Drugs. 1999; 57: 805.

Perry CM, et al. Gatifloxacin. Drugs. 1999; 58: 683.

Peters W. The prevention of antimalarial drug resistance. Pharmacol Ther. 1990; 47: 499 – 508.

Peters DH, Clissold SP. Clarithromycin. A review of its antimicrobial activity, pharmacokinetic properties and therapeutic potential. Drugs. 1992; 44: 117 – 164.

Prakash A, Markham A. Oral delayed-release Mesalazine. A review of its use in ulcerative colitis and Crohn's disease. Drugs. 1999; 57: 383.

Quale J, Landmann D, Atwood E, et al. Experience with a hospital-wide outbreak of vancomycin-resistant enterococci. Am J Infect Control. 1996; 24: 372 – 379.

Radl S. Structure-activity relationships in DNA gyrase inhibitors. Pharmacol Ther. 1990; 48: 1 – 17.

Rapp RP, McCraney SA, Goodman NL, Schaddick DJ. New macrolide antibiotics: usefulness in infections caused by mycobacteria other than mycobacterium tuberculosis. Ann PharmacoTher. 1994; 28: 1255 – 1263.

Reimann IW, Kemmler H, Boulat O. Chloroquin. Teil II. Klinische Anwendung und Maßnahmen bei Überdosierung. Arzneimittelther. 1991; 9: 237 – 249.

Rezabek GH, Friedman AD. Superficial fungal infections of the skin. Diagnosis and current treatment recommendations. Drugs. 1992; 43: 674 – 682.

Rodman DP, McKnight JT, Anderson RL. A critical review of the new oral cephalosporins. Considerations and place in therapy [published erratum appears in Arch Fam Med. 1995; 4: 723]. Arch Fam Med. 1994; 3: 975 – 980.

Rosenfeld RM. An evidence-based approach to treating otitis media. Pediatr Clin North Am 1996; 43:1165 – 1181.

Ryley JF. Chemotherapy of fungal diseases. Handbook of Experimental Pharmacology. Bd. 96. Heidelberg: Springer; 1990.

Saracco G, Rizzetto M. A practical guide to the use of interferons in the management of hepatitis virus infection. Drugs. 1997; 53: 74.

Scholz H, Naber KG. Paul Ehrlich Gesellschaft: Einteilung der Oralcephalosporine. Arzneimittelther. 2000; 18: 17.

Schoonover LL, Occhipinti DJ, Rodvold KA, Danziger LH. Piperacillin/tazobactam: a new beta-lactam/beta-lactamase inhibitor combination. Ann PharmacoTher. 1995; 29: 501 – 514.

de Silva N, Guyatt H, Bundy D. Anthelmintics. Drugs. 1997; 53: 769.

Simon C, Stille W. Antibiotika-Therapie in Klinik und Praxis. 10. Aufl. Stuttgart; Schattauer; 1999.

Stoeckel K. Pharmacokinetics of intravenous cefetamet and oral cefetamet pivoxil in human subjects. Drug Invest. 1991; 3: 291 – 298.

Takayama S, Hirohashi M, Kato M, Shimada H. Toxicity of quinolone antimicrobial agents. J Toxicol Environ Health 1995; 45: 1 – 45.

Tie H, et al. Inhibition of HERG potassium channels by the antimalarial agent Halofantrine. Brit J Pharmacol. 2000; 130: 1967.

Tillotson GS. Quinolones: structure-activity relationships and future predictions. J Med Microbiol. 1996; 44: 320 – 324.

Todd PA, Benfield P. Amoxicillin/clavulanic acid. An update of its antibacterial activity, pharmacokinetic properties and therapeutic use. Drugs. 1990; 39: 264 – 307.

Todd PA, Faulds D. Ofloxacin. A reappraisal of its antimicrobial activity, pharmacology and therapeutic use. Drugs. 1991; 42: 825 – 876.

van Voorhis WC. Therapie and prophylaxis of systemic protozoan infections. Drugs. 1990; 40: 176 – 202.

Wadworth AN, Fitton A. Olsalazine. A review of its pharmacodynamic and pharmacokinetic properties, and therapeutic potential in inflammatory bowel disease. Drugs. 1991; 41: 647 – 664.

Weinke Th, Weber G, Schultes U, Hopfenmüller W. Janitschke K. Malaria prophylaxis in travelers to tropical Africa. Klin Wochenschr. 1990; 68: 277 – 280.

Wesche DL, et al. Mechanism of cardiotoxicity of Halofantrine. Clin Pharmacol Ther. 2000; 67: 521.

Westphal JF. Macrolide induced clinically relevant drug interactions with cytochrome P-450 A (CYP) 3 A4: an update focused on Clarithromycin, Azithromycin and Dirithromycin. Brit J Clin Pharmacol. 2000; 50: 285.

White NJ. The treatment of malaria. N Engl J Med. 1996; 335: 800.

White NJ, et al. Averting a malaria disaster. Lancet. 1999; 353: 1965.

Whittington R, Faulds D. Interleukin-2. A review of its pharmacological properties and therapeutic use in patients with cancer. Drugs. 1993; 46: 446–514.

Willems TE. How chloroquine works. Nature. 1992; 355: 108–109.

Williams JD, Campoli-Richards DM, Speight TM. The cephalosporin antibiotics. Drugs. 1987; 34: 1–258.

Zambrano D. Recent advances in antibiotic regimes for the treatment of obstetric-gynecologic infections. Clin Ther. 1996; 18: 213–227.

Zhanel GG, et al. Review of macrolides and ketolides. Drugs. 2001; 61: 443.

17 Antineoplastische Wirkstoffe

Aapro MS. Phase II data on paclitaxel and docetaxel in gastro-intestinal malignancies. Recent Results Cancer Res. 1996; 142: 425–430.

Adjei AA. A review of the pharmacology and clinical activity of new chemotherapy agents for the treatment of colorectal cancer. Brit J clin Pharmacol. 1999; 48: 265.

Anonymus. Die Einführung von Paclitaxel in die Onkologie. Ursachen und Auswirkungen eines fragwürdigen Erfolgs. Arzneimittelbrief. 1999; 33: 81.

Bellg AJ, Morrow R, Barry M, Angel C, DuBeshter B. Autonomic measures associated with chemotherapy-related nausea: techniques and issues. Cancer Invest. 1995; 13: 313–323.

Blackwill F, Mantovani A. Inflammation and cancer: back to Virchow? Lancet. 2001; 357: 539.

Bruhn HD, Zurborn KH. Hämato-onkologische Therapie. Stuttgart: Schattauer; 1992.

Couillard JY, et al. Irinotecan combined with fluorouracil compared with fluorouracil alone as first-line treatment for metastatic colorectal cancer: a multicenter randomised trial. Lancet. 2000; 355: 1041.

Crown J, O'Leary M. The taxanes: an update. Lancet. 2000; 355: 1176.

Dechant KL, Brogden RN, Pilkington T, Faulds D. Ifosfamide/mesna. A review of its antineoplastic activity, pharmacokinetic properties and therapeutic efficacy in cancer. Drugs. 1991; 42: 428–467.

Dooley M, Goa KL. Capecitabine. Drugs. 1999; 58: 69.

Ernst E. Alternative Krebsbehandlung. Fortschritte der Medizin. 2000; 142: 52.

Figgit DP, Wiseman LR. Docetaxel. Drugs. 2000; 59: 621.

Ford JM, Hait WN. Pharmacology of drugs that alter multidrug resistance in cancer. Pharmacol Rev. 1990; 42: 155–199.

Fraiser LH, Kanekat S, Kehrer JP. Cyclophosphamide toxicity. Characterising and avoiding the problem. Drugs. 1991; 42: 781–795.

Ganz WI, Sridhar KS, Ganz SS, Gonzalez R, Chakko S, Serafini A. Review of tests for monitoring doxorubicin-induced cardiomyopathy. Oncology 1996; 53: 461–470.

Goa KL, Faulds D. Vinorelbine. A review of its pharmacological properties and clinical use in cancer chemotherapy published [erratum appears in Drugs Aging 1995; 7:116]. Drugs Aging 1994; 5: 200–234.

Hauschild A, Volkenandt M, Garbe C. Adjuvante medikamentöse Therapie des malignen Melanoms. Dtsch Med Wochenschrift. 2000; 125: 1272.

Heath EI, Grochow LB. Clinical potential of matrix metalloprotease inhibitors in cancer therapy. Drugs. 2000; 59: 1043.

Himes RH. Interactions of the catharanthus (vinca) alkaloids with tubulin and microtubules. Pharmacol Ther. 1991; 51: 257–267.

Kiemle-Kallee J, Porzsolt F. Retinoide in der Onkologie. Dtsch Med Wochenschr. 1993; 118: 390–394.

Kosmas C, Linardou H, Epenetos AA. Review: advances in monoclonal antibody tumour targeting. J Drug Target. 1993; 1: 81–91.

Lichtenstein P, et al. Environmental and heritable factors in the causation of cancer. New Engl J Med. 2000; 343: 78.

Long HJ. Paclitaxel (Taxol): a novel anticancer chemotherapeutic drug. Mayo Clin Proc 1994; 69: 341–5.

Markham A, Sorkin EM. Ondansetron. An update of its therapeutic use in chemotherapy-induced and postoperative nausea and vomiting [published erratum appears in Drugs. 1993; 46:268]. Drugs. 1993; 45: 931–952.

O'Brian MER, Tonge K, Blake P, Moskovic E, Wiltshaw E. Blindness associated with high-dose carboplatin. Lancet. 1992; 339: 558.

Ormrod D, Spencer CM. Topotecan. Efficacy in small cell lung cancer. Drugs. 1999; 58: 533.

Parker WB, Cheng YC. Metabolism and mechanism of action of 5-fluorouracil. Pharmacol Ther. 1990; 48: 381–395.

Possinger K, Classen S, Beykirch M. Flatz B, Wilmanns W. Hormontherapie beim metastasierten Mammakarzinom der Frau. Dtsch Med Wochenschrift. 1991; 116: 1921–129.

Rowinsky EK. Donehower RC. The clinical pharmacology and use of antimicrotubule agents in cancer chemotherapeutics. Pharmacol Ther. 1991; 52: 35–84.

Rubin SC, Wong GY, Curtin JP, Barakat RR, Hakes TB, Hoskins WJ. Platinum-based chemotherapy of high-risk stage I epithelial ovarian cancer following comprehensive surgical staging. Obstet Gynecol. 1993; 82: 143–147.

Schallhorn A. Oxaliplatin – ein neues Zytostatikum zur Behandlung kolorectaler Karzinome. Arzneimittelther. 2000; 18: 198.

Singhal S, et al. Antitumor activity of thalidomide in refractory multiple myeloma. New Engl J Med. 1999; 341: 1565.

Slamon DJ, et al. Use of chemotherapy plus a monoclonal antibody against HER 2 for metastatic breast cancer that overexpresses HER 2. New Engl J Med. 2001; 344: 783.

Stadtmauer EA, et al. Conventional-dose chemotherapy compared with high-dose chemotherapy plus autologous hemopoetic stem-cell transplantatio of metastatic breast cancer. New Engl J Med. 2000; 342: 1069.

Stasi R, Venditti A, Del-Poeta G, et al. High-dose chemotherapy in adult acute myeloid leukemia: rationale and results. Leuk Res. 1996; Jul; 20 (7): 535–549.

Tan EH, Ang PT. Chemotherapy in non-small cell lung cancer: a review. Ann Acad Med Singapore. 1996; Jul; 25 (4): 570–583.

Teichmann JV, Ludwig W-D. Thiel E. Therapie der malignen Lymphome. Dtsch Med Wochenschrift. 1990; 115: 743–748.

Trudeau ME. Docetaxel: a review of its pharmacology and clinical activity. Can J Oncol. 1996; Jun; 6 (1): 443–457.

Yagoda A, Petrylak D. Cytotoxic chemotherapy for advanced hormone-resistant prostate cancer. Cancer 1993; Feb 1; 71 (3): 1098–1109.

18 Beeinflussung des Immunsystems

Anonymus: Neuere Therapieformen der multiplen Sklerose. Arzneimittelbrief 1998; 32: 9.

Barnes P. Therapeutic strategies for allergic diseases. Nature. 1999; 402 Suppl. B31.

Bayas A, Rieckmann P. β-Interferone in der Behandlung der multiplen Sklerose. Internist Praxis. 2000; 40: 375.

Beniaminovitz A, et al. Prevention of rejection in cardiac transplantation by blockade of the interleukin-2 receptor with monoclonal antibody. New Engl J Med. 2000; 342: 613.

Borel JF, ed. Ciclosporin. Basel: Karger; 1986.

Bray MA, Morley J. The pharmacology of lymphocytes. Handbook of Experimental Pharmacology. Vol. 85. Berlin: Springer; 1988.

Breedfeld FC. Therapeutic monoclonal antibodies. Lancet 2000; 355: 735.

Caliezi C, et al. C1-esterase inhibitor: An anti-inflammatory agent and its potential use in the treatment of diseases other than heriditary angioedema. Pharmacol Rev. 2000; 52: 92.

Chan TM. Efficacy of mycophenilate in patients with diffuse proliferative lupus nephritis. New Engl J Med. 2000; 343: 1165.

Crohns C, Untch M. Trastuzumab. Monoklonale Antikörper zur Behandlung des Mammacarcinoms. Arzneimittelther. 2001; 19: 44.

Davidson A, Diamond B. Autoimmune disease. New Engl J Med. 2001; 345: 350.

Dewes PJ, Roitt JM. The immune system. New Engl J Med. 2000; 343: 108.

Dunn CJ, Goa KI. Lenograstim. An update of its pharmacological properties and use in chemotherapy-induced neutropenia and related clinical settings. Drugs. 2000; 59: 681.

Easthope S, Jarnis B. Omalizumab. Drugs. 2001; 61: 253.

Frampton JE, Lee CR, Faulds D. Filgrastim. A review of its pharmacological properties and therapeutic efficacy in neutropenia. Drugs. 1994; 48: 731–760.

Frampton JE, Yarker YE, Goa KL. Lenograstim. A review of its pharmacological properties and therapeutic efficacy in neutropenia and related clinical settings. Drugs. 1995; 49: 767–793.

Grant SM, Heel RC. Recombinant granulocyte-macrophage colony-stimulating factor (rGM-CSF). A review of its pharmacological properties and prospective role in the management of myelosuppression. Drugs. 1992; 43: 516–560.

Hawthorne, AB, Hawkey CJ. Immunosuppressive drugs in inflammatory bowel disease. A review of their mechanisms of efficacy and place in therapy. Drugs. 1989; 38: 267–288.

Hollingshead LM, Goa KL. Recombinant granulocyte colony-stimulating factor (rG-CSF). A review of its pharmacological properties and prospective role in neutropenic conditions. Drugs. 1991; 42: 300–330.

Janssen PML, et al. Influence of Cyclosporin A on contractil function, calcium handling, and energetics in isolated human and rabbit myocardium. Cardiovas Res. 2000; 47: 99.

Kahan BH, et al. Efficacy of Sirolimus compared with Azathioprine for reduction of acute renal allograft rejection: a randomised multicentre study. Lancet. 2000; 356: 194.

Klupp J, Langrehr JM, Neuhaus P. mTOR-Inhibitoren – Eine neue Klasse von Immunsuppressiva. Arzneimitteltherapie. 2001; 19: 209–218.

Knoll GA, Bell RC. Tacrolimus versus cyclosporin for immunosuppression in renal transplantation: meta-analysis of randomised trials. Brit Med J. 1999; 318: 1104.

Kochi S, et al. Effects of Cyclosporin A or Tacrolimus on the function of blood-brain barrier cells. Europ J Pharmacol. 1999; 372: 287.

Kwak B, et al. Statins as newly recognized type of immunomodulators. Nature Med. 2000; 6: 1399.

Lieschke GJ, Burgess AW. Granulocyte colony-stimulating factor and granulocyte macrophage colony-stimulating factor (part I + part II). N Engl J Med. 1992; 327: 28–35; 99–106.

Munro CS, Higgins EM, Ramsay B, et al. The mode of action of cyclosporin. Drug Invest. 1990; 2: 1–9.

Parkin J, Cohen B. An overview of the immune system. Lancet. 2001; 357: 1777.

Peuckman V, Fisch M, Bruera E. Potential novel uses of Thalidomid. Drugs. 2000; 60: 273.

Plosker GL, Foster RH. Tacrolimus. A further update of its pharmacology and therapeutic use in the management of organ transplantation. Drugs. 2000; 59: 323.

Pöhlau D, et al. Glatirameracetat (Copolymer 1) zur Behandlung multipler Sklerose. Arzneimitteltherapie. 2000; 18: 229.

Polman CH, Uitdehaag BMJ. Drug treatment of multiple sclerosis. Brit Med J. 2000; 321: 490.

Rudzicka T, Bieber T, Schöpf E, et al. Short-term trial of tacrolimus ointment for atopic dermatitis. N Engl J Med. 1997; 337: 816–821.

Schönhöfer PS, Schulte-Sasse H. Sind pflanzliche Immunstimulantien wirksam und unbedenklich? Dtsch Med Wochenschr. 1989; 114: 1804–1806.

Söderlund T, et al. Interactions of Cyclosporin A with phospholipid membranes: effect of cholesterol. Mol Pharmacol. 1999; 55: 32.

Thomsen AW. Cyclosporin. Mode of action and clinical application. Boston: Kluwer Academic Publishers; 1989.

Weinstock-Guttman B, Jacobs LD. What is new in the treatment of Multiple Sclerosis. Drugs. 2000; 59: 401.

Ziesche R, et al. A preliminary study of long-term treatment with Interferone gamma-1 b and low dose Prednisolone in patients with idiopathic pulmonary fibrosis. New Engl J Med. 1999; 341: 1264.

21 Insektizide

Ataran A, et al. Balancing risk on the back of the poor. Nature Med. 2000; 6: 729.

Chosidow O. Scabies and pediculosis. Lancet. 2000; 355: 819.

Chouela EN, et al. Equivalent therapeutic efficacy and safety of Ivermectin and Lindane in the treatment of human scabies. Arch Dermatol 1999; 135: 651.

Roberts RJ, et al. Comparison of wet combing with Malathion for treatment of head lice in the UK: a pragmatic randomised controlled trial. Lancet. 2000; 356: 540.

22 Vergiftungen

Agarwal DP, Goedde HW. Pharmacogenetics of alcohol dehydrogenase (ADH). Pharmacol Ther. 1990; 45: 69–83.

Agarwal DP, Goedde HW. Medicobiological and genetic studies on alcoholism. Role of metabolic variation and ethnicity on drinking habits, alcohol abuse and alcohol-related mortality. Clin Invest. 1992; 70: 465–477.

Ahlborg UG, Brouwer A, Fingerhut MA, et al. Impact of polychlorinated dibenzo-p-dioxins, dibenzofurans and biphenyls on human and environmental health, with special emphasis on application of the toxic equivalency factor concept. Eur J Pharmacol. 1992; 228: 179.

Ameri A. The effects of cannabinoids on the brain. Prog Neurobiol. 1999; 58: 315.

Arnon SS, et al. Botulinum toxin as a biological weapon. Medical and public health management. J Amer Med Ass. 2001; 285: 1059.

Barth J, Uebelhoer M. Mechanismus Asbest-induzierter Erkrankungen der Lunge und Pleura. Dtsch Med Wochenschr. 1994; 119: 886.

Bero LA, Galbraith A, Rennie D. Sponsored symposia on environmental tobacco smoke. JAMA 1994; 271: 612.

Bertrand ME, et al. Influence of a nonionic, low-osmolar contrast medium (Iodixanol) versus an ionic, low-osmolar contrast medium (Ioxaglate) on major adverse cardiac events in patients undergoing percutaneous transluminal coronary angioplasty. Circulation. 2000; 101: 131.

Bond JA. Review of the toxicology of styrene. CRC Crit Rev Toxicol. 1989; 19: 227–249.

Boot BP, McGregor ISM, Hall W. MDMA (Ecstasy) neurotoxicity: assessing and communicating the risk. Lancet. 2000; 355: 1818.

Bradbury J. Add colorectal cancer to list of smoking-associated cancers, say experts. Lancet. 2000; 356: 3072.

Chernoff N, Rogers JM, Kavlock RJ. An overview of maternal toxicity and prenatal development: considerations for developmental toxicity hazard assessments. Toxicology 1989; 59: 111–125.

Chilmonczik BA, et al. Association between exposure to evironmental tobacco smoke and exacerbation of asthma in children. N Engl J Med. 1993; 328: 1665.

Commentary. Depleted uranium and public health. Fifty year's study of occupational exposure provides little evidence of cancer. Brit Med J. 2001; 322: 123.

O'Connor PG, Schottenfeld R. Patients with alcoholic problems. N Engl J Med. 1998; 338: 592.

Coogan TP, Latta DDM, Snow ET, Costa M. Toxicity and carcinogenicity of nickel compounds. CRC Crit Rev Pharmacol. 1989; 19: 341–348.

Cooper CS, Grover PL, Chemical carcinogenesis and mutagenesis I u. II. Handbook of Experimental Pharmacology. Vol. 94. Berlin: Springer; 1990.

Daynard RA, Bates C, Francey N. Tobacco litigation worldwide. Brit Med J. 2000; 320: 111.

Deitrich RA, Dunwiddie TV, Harris RA, Erwin VG. Mechanism of action of ethanol: initial central nervous system actions. Pharmacol Rev. 1990; 41: 489–537.

Dewey WL. Cannabinoid pharmacology. Pharmacol Rev. 1986; 38: 151.

Diamond J, Gordon AS. Cellular and molecular neuroscience of alcoholism. Physiol Rev. 1997; 77: 1.

Doll R, Peto R, Wheatley K, Gray R, Sutherland I. Mortality in relation to smoking: 40 years observation on male British doctors. Br Med J. 1994; 309: 901.

Edwards GA, Peters TJ. Alcohol and alcohol problems. Br Med Bull. 1984; 50: 1–234.

Elsenhans B, Forth W, Schümann K. Metal-metal interactions. Gütersloh: Bertelsmann; 1993.

Erley CM, Duda SH. Nephropathie durch Kontrastmittel. Dtsch Med Wochenschr. 1995; 120: 806.

Ernst A, Zibrak JD. Carbon monoxide poisoning. N Engl J Med. 1998; 339: 1603.

Foulkes EC. Cadmium. Handbook of Experimental Pharmacology. Vol. 80. Berlin: Springer; 1986.

Garbutt JC, et al. Pharmacological treatment of alcohol dependence. A review of evidence. J Amer Med Ass. 1999; 281: 1318.

Gerada C, Ashwort M. Addiction and dependence. I. Illicit drugs. Br Med J. 1997; 315: 297.

Geschwinde Th. Rauschdrogen. Berlin: Springer; 1985.

Goyer RA, Cherian MG. Toxicology of metals. Handbook of Experimental Pharmacology. Vol. 115. Heidelberg: Springer; 1995.

Hanson M, Pieva J. The dental amalgam issue. A review. Experientia. 1991; 47: 9.

Hart CL, et al. Alcohol consumption and mortality from all causes, coronary heart disease, and stroke: results from a prospective cohort study of Scottish men with 21 years of follow up. Brit Med J. 1999; 318: 1725.

Heckmann M, et al. for the Hyperhydrosis Study Group. Botulinum toxin A for axillary hyperhydrosis (excessive sweating). New Engl J Med. 2001; 344: 488.

Hincks JR, Kim H-Y, Segall HJ, Molyneux RJ, Stermitz FR, Coulombe RA. DNA cross-linking in mammalian cells by pyrrolizidine alkaloids: structure-activity relationships. Toxicol Appl Pharmacol. 1991; 111: 90–98.

Holsapple MP, Snyder NK, Wood SC, Morris DL. A review of 2,3 7,8-tetrachlorodibenzo-p-dioxin-induced changes in immunocompetence: 1991 update. Toxicology 1991; 69: 219–255.

Hoyseth KS, Jones PJH. Ethanol induced teratogenesis: characterization, mechanisms and diagnostic approaches. Life Sci. 1989; 44: 643–649.

Iribaren C, et al. Effect of cigar smoking on the risk of cardiovascular disease, chronic obstructive pulmonary disease, and cancer in men. New Engl J Med. 1999; 340: 1773.

Iversen L. The science of Marijuana. Oxford: Oxford Univ Press; 2000.

Johnson EM, Kochhar DM. Teratogenesis and reproductive toxicology. Handbook of Experimental Pharmacology. Vol. 65. Berlin: Springer; 1983.

Jones J. Tobacco companies mounted „dirty tricks" against WHO. Brit Med J. 2000; 321: 319.

Juchau MR. Chemical teratogenesis. Prog Drug Res. 1993; 41: 9.

Kaulock RJ, Daston GP, eds. Drug toxicity in embryonic development. Handbook of Experimental Pharmacology. Heidelberg: Springer; 1996.

Kawachi I, et al. Smoking cessation and decreased risk of stroke in women. JAMA. 1993; 269: 232.

Kessler D. A question of interest: A great American battle with a deadly industry. New York: Public Affair; 2001.

Kiss T, Osipenko ON. Toxic effects of heavy metals on ionic channels. Pharmacol Rev. 1994; 46: 245.

Kranzler HR, ed. The phamarcology of alcohol abuse. Handbook of Experimental Pharmacology. Vol. 114. Heidelberg: Springer; 1995.

Larkin M. Methamphetamine use could lead to long term brain damage. Lancet. 2000; 355: 1162.

Leshner AI. Addiction is a brain disease, and it matters. Science. 1997; 278: 45.

Lieber CS. Mechanism of ethanol induced hepatic injury. Pharmacol Ther. 1990; 46: 1–41.

Mas M, et al. Cardiovascular and neuroendocrine effects and pharmacokinetics of 3,4-Methylenedioxymethamphetamine in humans. J Pharmacol exp Ther. 1999; 290: 136.

Mattocks AR. Chemistry and toxicology of pyrrolizidine alkaloids. London: Academic Press; 1986.

McElhatton PR, et al. Congenital anomalies after prenatal ecstasy exposure. Lancet. 1999; 354: 1441.

McGinnis JM, Foege WH. Actual causes of death in the United States. JAMA. 1993; 270: 2207.

Meagher DJ. Delirium: optimising management. Brit Med J. 2001; 322: 144.

Mebs D, Ownby CL. Myotoxic components of snake venoms: their biochemical and biological activities. Pharmacol Ther. 1990; 48: 223–236.

Mechoulam R, Friede E, di Marzo V. Endocannabinoids. Eur J Pharmacol. 1998; 359: 1–18.

Mendelson JH, Mello NK. Management of cocain abusus and dependence. N Engl J Med. 1996; 334: 965.

Moeschlin S. Klinik und Therapie der Vergiftungen. 7. Aufl. Stuttgart: Thieme; 1986.

Moore S, Wolfe SM, Lindes D, Douglas CE. Epidemiology of failed tobacco control legislation. J Am Med Ass 1994; 272: 1171.

von Mühlendahl KE, Otto M. Das Ende der Amalgamkontroverse. Intern Praxis 1995; 35: 685.

Narahashi T. Neuronal ion channels as the target sites of insecticides. Pharmacol Toxicol. 1996; 78: 1–14.

Nuorti JP, et al. Cigarette smoking and invasive pneumococcal disease. New Engl J Med. 2000; 342: 681.

Nutt DJ. Addiction: brain mechanismsm and their treatment implications. Lancet. 1996; 347: 31.

Pacifici R, et al. Acute effects of 3,4-Methylenedioxymethamphetamine alone and in combination with ethanol on the immune system in humans. J Pharmacol exp Ther. 2001; 296: 207.

Penney DG. Acute carbon monoxide poisoning: animal models: a review. Toxicology 1990; 62: 123–160.

Pertwee R. The evidence for the existence of cannabinoid receptors. Gen Pharmacol. 1993; 24: 811.

Peterson RE, Theobald HM, Kimmel GR. Developmental and reproductive toxicity of dioxins and related compounds. Cross-species comparisons. CRC Crit Rev Toxicol. 1993; 23: 283.

Pohjanvirta R, Tuomista J. Short term toxicity of 2,3,7,8-tetrachlor-dibenzo-p-dioxin in laboratory animals: effects, mechanisms, and animal models. Pharmacol Rev. 1994; 46: 483.

Ridker PM, McDermott WV. Comfrey herb tea and hepatic veno-occlusive disease. Lancet 1989; I: 657–658.

Rimm EB, et al. Moderate alcohol intake and lower risk of coronary heart disease: meta-analysis of effects on lipids and haemostatic factors. Brit Med J. 1999; 319: 1523.

Saracci R, Kogevinas M, Bertazzi MP-A, Bueno de Mesquita BH, et al. Cancer mortality in workers exposed to chlorophenoxy herbicides and chlorophenols. Lancet 1991; 338: 1027–1032.

Sargent JD, et al. Brand appearances in contemporary cinema films and contribution to global marketing of cigarettes. Lancet. 2001; 357: 29.

Schimmer O. Substanzen mit gentoxischer, kanzerogener und teratogener Potenz in Pflanzen und pflanzlichen Arzneimitteln. Intern Prax. 1992; 32: 609–619.

Schuster CR, Kuhar MJ, ed. Pharmacological aspects of drug dependence. Handbook of Experimental Pharmacology. Heidelberg: Springer; 1996.

Seeger R. Vergiftungen durch höhere Pilze. Dtsch Apotheker Zeitung 1995; 135: 17.

Seeger R. Praktisch wichtige Pilzvergiftungen. Tägl. Praxis. 1997; 38: 753.

Silberhorn EM, Glauert HP, Robertson LW. Carcinogenicity of polyhalogenated biphenyls: PCBs and PBBs. CRC Crit Rev Toxicol. 1990; 20: 440–496.

Smith R. Making murder sound respectable – time for the European Union to ban tobacco promotion. Br Med J. 1993; 307: 1509.

Stark V. Arznei- und Genußmittel während der Schwangerschaft. Arzneimittelther. 1995; 13: 40.

Staessen JA, et al. for the Public Health and Environmental Exposure to Cadmium Group. Environmental exposure to Cadmium, forearm bone density, and risk of fractures: prospective population study. Lancet. 1999; 353: 1140.

Swift RM. Drug therapy of alcohol dependence. New Engl J Med. 1999; 340: 1482.

Tepel M, et al. Prevention of radiographic-contrast-agent-induced reductions in renal function by acetylcystein. New Engl J Med. 2000; 343: 180.

Tephly TR. The toxicity of methanol. Life Sci. 1991; 48: 1031–1041.

Van Thiel DH, Gavaler JS, Rosenblum E, Tarter RE. Ethanol, its metabolism and hepatotoxicity as well as its gonadal effects: effects of sex. Pharmacol Ther. 1989; 41: 27–48.

Ueno Y. The toxicology of mycotoxins. CRC Crit Rev Toxicol. 1985; 14: 99–132.

Wilhelm M, Jäger DE, Ohnesorge FK. Aluminium toxicokinetics. Pharmacol Toxicol. 1990; 66: 4–9.

Witschi HP, Brain JD. Toxicology of inhalted materials. Handbook of Experimental Pharmacology Vol. 75. Berlin: Springer; 1985.

Yokeel RA, McNamara PJ. Aluminium Toxicokinetics. Pharmacol Toxicol. 2001; 88: 159.

Zalups RK. Molecular interaction with Mercury in the kidney. Pharmacol Rev. 2000; 52: 114.

Zuccato E, et al. Presence of theapeutic drugs in the environment. Lancet. 2000; 355: 1789.

Zeittafel

Birmingham AT, Brown DA. Landmarks in Pharmacology. A selection of papers published in the British Journal of Pharmacology since its foundation 1946. Golden Jubilee. Brit. Pharmacological Soc. 1997.

Fulton, JF, Wilson LG. Selected readings in the History of Physiology. 2. Ed. Springfield: Thomas; 1966.

Holmstedt, B, Liljestrand G. Reading in Pharmacology. Oxford: Press; 1963.

Holmstedt, B, Efron DH. In: Ethnopharmacologic search for psychoactive drugs, ed. by Public Health Serv. Publ. No. 1645, S. 3. U.S. Dept. Health, Education and Welfare, Washington et al. D.C. 1967.

Jesskutz, B. Die Geschichte der Arzneimittelforschung. Bud Akadémiai Kiado; 1971.

Kuschinsky, G. The influence of Dorpat on the emergence of pharmacology as a distinct discipline. J. Hist. Med. allied Sci. 1968; 23: 258.

Lembeck, F, Giere W. Otto Loewi, Ein Lebensbild in Dokumenten. Berlin: Springer: 1968.

Lindner, J, Lüllmann H. Pharmakologische Institute und Biographien ihrer Leiter. Zeittafeln zur Geschichte der Pharmakologie im Deutschen Sprachraum von Anbeginn bis 1995. Aulendorf: Editio Cantor-Verlag: 1996.

Weinshilboum, RM. The therapeutic revolution. Clin. Pharmacol. and Ther. 1987; 42: 481–484.

The Excitement and Fascination of Science. A collection of autobiographical and philosophical essays. Annual Rev. Inc., Palo Alto 1965.

Sachverzeichnis

Vorbemerkung: Im Text des Buches sind für Wirkstoffe immer die internationalen Freinamen benutzt. Im Register sind die Handelsnamen im *Kursivdruck mit* ® gekennzeichnet. Die Handelsnamen sind in den Tabellen „Notwendige Wirkstoffe" aufgelistet.